Anatomia

TEXTO E ATLAS

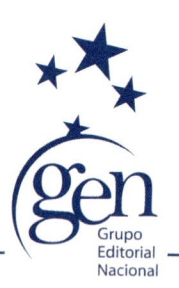

O GEN | Grupo Editorial Nacional – maior plataforma editorial brasileira no segmento científico, técnico e profissional – publica conteúdos nas áreas de ciências da saúde, exatas, humanas, jurídicas e sociais aplicadas, além de prover serviços direcionados à educação continuada e à preparação para concursos.

As editoras que integram o GEN, das mais respeitadas no mercado editorial, construíram catálogos inigualáveis, com obras decisivas para a formação acadêmica e o aperfeiçoamento de várias gerações de profissionais e estudantes, tendo se tornado sinônimo de qualidade e seriedade.

A missão do GEN e dos núcleos de conteúdo que o compõem é prover a melhor informação científica e distribuí-la de maneira flexível e conveniente, a preços justos, gerando benefícios e servindo a autores, docentes, livreiros, funcionários, colaboradores e acionistas.

Nosso comportamento ético incondicional e nossa responsabilidade social e ambiental são reforçados pela natureza educacional de nossa atividade e dão sustentabilidade ao crescimento contínuo e à rentabilidade do grupo.

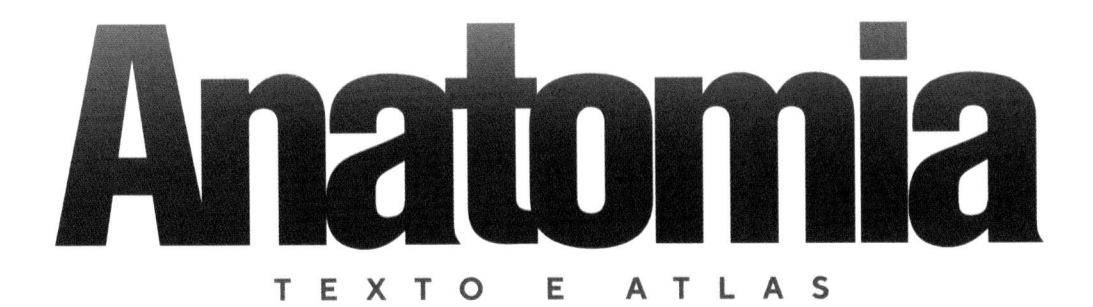

Anatomia

TEXTO E ATLAS

Anne M. Gilroy

Professor Emeritus

Department of Radiology

University of Massachusetts Medical School

Worcester, Massachusetts

Ilustrado por

Markus Voll

Karl Wesker

Revisão Técnica

Ricardo Thiago Paniza Ambrosio

Fisioterapeuta e Biólogo. Mestre em Cirurgia pela Faculdade de Ciências Médicas da Santa Casa de São Paulo (FCMSCSP). Pós-graduado em Medicina Tradicional Chinesa pelo Centro de Estudos de Acupuntura e Terapias Orientais (Ceata) e em Recursos Terapêuticos Manuais e Fisioterapia Cardiorrespiratória pela Universidade Cidade de São Paulo (Unicid). Coordenador do CBI of MIAMI. Docente da Universidade Paulista (UNIP). Pesquisador, conteudista e clínico em Dor. Voluntário no grupo de Dor Crônica da FCMSCSP.

Tradução

Carlos Henrique Cosendey (Capítulos 20, 23 e 29)

Denise Costa Rodrigues (Capítulos 1 a 9, 13, 16 e 17)

Patricia Lydie Voeux (Capítulos 10 a 12, 14, 15, 18, 19, 21, 22, 24 a 28)

3ª edição

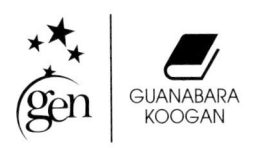

GUANABARA KOOGAN

- **Atendimento ao cliente: (11) 5080-0751 | faleconosco@grupogen.com.br**

- Esta obra é uma tradução do original da 3ª edição na língua inglesa de:
Copyright © 2021 of the original English language edition by Thieme Medical Publishers, New York City, NY, USA.
Original title: Anatomy - An Essential Textbook, 3/e, by Anne M. Gilroy. Illustrations by Markus Voll and Karl Wesker.

- Direitos exclusivos para a língua portuguesa
Copyright © 2024
EDITORA GUANABARA KOOGAN LTDA.
Uma editora integrante do GEN | Grupo Editorial Nacional
Travessa do Ouvidor, 11
Rio de Janeiro – RJ – CEP 20040-040
www.grupogen.com.br

- Capa: Bruno Sales

- Editoração eletrônica: Viviane Nepomuceno

- Ficha catalográfica

CIP-BRASIL. CATALOGAÇÃO NA PUBLICAÇÃO
SINDICATO NACIONAL DOS EDITORES DE LIVROS, RJ

G398a
3. ed.

Gilroy, Anne M.
    Anatomia : texto e atlas / Anne M. Gilroy ; ilustração Markus Voll , Karl Wesker ; revisão técnica Ricardo Thiago Paniza Ambrosio ; tradução Carlos Henrique Cosendey, Denise Costa Rodrigues, Patricia Lydie Voeux. - 3. ed. - Rio de Janeiro : Guanabara Koogan, 2024.
    il. ; 28 cm.

    Tradução de: Anatomy : an essential textbook
    Inclui índice
    ISBN 978-85-277-4006-7

    1. Anatomia humana - Atlas. I. Voll, Markus. II. Wesker, Karl. III. Ambrosio, Thiago Paniza.
IV. Cosendey, Carlos Henrique. V. Rodrigues, Denise Costa. VI. Voeux, Patricia Lydie. VII. Título.

		CDD: 611
23-85357		CDD: 611

Meri Gleice Rodrigues de Souza - Bibliotecária - CRB-7/6439

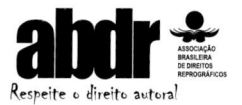

Respeite o direito autoral

Para minha mãe, Mary Gilroy, mulher de coragem e amor;
Para Colin e Bryan, minha força e sanidade;
e mais uma vez, para meu pai.

Agradecimentos

Agradeço especialmente aos autores dos premiados três volumes de *Prometheus | Atlas de Anatomia*, Michael Schuenke, Erik Schulte e Udo Schumacher, e aos ilustradores Markus Voll e Karl Wesker por seu trabalho durante todos esses anos.

Pela revisão cuidadosa e criteriosa do conteúdo, agradeço a:

William J. Swartz, PhD
Department of Cell Biology and Anatomy
LSU Health Sciences Center
New Orleans, Louisiana

Pelas contribuições para as questões de revisão, agradeço a:

Frank J. Daly, PhD
Department of Biomedical Sciences
University of New England
School of Osteopathic Medicine
Biddeford, Maine

Geoffrey Guttman, PhD
Department of Cell Biology and Anatomy
University of North Texas Health Science Center
Texas College of Osteopathic Medicine
Fort Worth, Texas

Colaborador dos capítulos sobre fundamentos da imagem clínica:

Joseph Makris, MD
Department of Radiology
Baystate Medical Center
Springfield, Massachusetts

Krista S. Johansen, MD
Department of Medical Education
Tufts University School of Medicine
Boston, Massachusetts

Michelle Lazarus, PhD
Center for Human Anatomy Education
Monash University
Melbourne, Victoria, Australia

Prefácio

Desde a publicação da primeira edição desta obra, o intuito tem sido oferecer um recurso acurado, atual e de fácil utilização para estudantes de anatomia. Contudo, além dessas considerações básicas, a inclusão de conteúdo clínico, as ilustrações requintadas e a organização cuidadosamente planejada foram elaboradas para inspirar os alunos a apreciarem plenamente o papel intrínseco que a anatomia desempenhará ao longo de suas carreiras médicas. A relevância da anatomia para o diagnóstico e o tratamento clínicos evolui continuamente; assim, espero que este livro forneça aos estudantes um conhecimento essencial que será crucial não apenas no ambiente médico atual, mas também no do futuro.

Assim como na segunda edição, esta obra segue o esquema geral do texto original. Os conceitos básicos e a visão geral dos sistemas anatômicos são abordados na primeira parte, enquanto as partes subsequentes se concentram na anatomia regional. Os capítulos iniciais incluem um panorama dos sistemas, e os demais abordam a forma e a função dos sistemas isoladamente. Cada parte apresenta um capítulo sobre a aplicação prática de exames de imagem e um extenso conjunto de questões de revisão.

Nesta terceira edição, foram feitas algumas mudanças úteis na organização. No início de cada parte, foi adicionado um sumário com capítulos e seções, bem como tabelas e boxes das respectivas partes. Foi feito um esforço para correlacionar o livro com a quarta edição de *Prometheus | Atlas de Anatomia*, frequentemente usado como recurso complementar. Observe que o capítulo sobre o pescoço foi realocado para seguir imediatamente após o capítulo introdutório da Parte 8, *Cabeça e Pescoço*. Essa nova ordem segue a organização revisada do *Atlas* e reflete a sequência de dissecações na maioria dos programas de anatomia macroscópica.

Embora a edição anterior já fosse rica em ilustrações, mais de 100 novas figuras foram adicionadas e muitas outras foram atualizadas, incluindo versões revisadas de todos os esquemas autonômicos. Novos tópicos em anatomia clínica e de desenvolvimento, como anastomoses vasculares clinicamente importantes, desenvolvimento da medula espinal e anomalias anatômicas comuns, são abordados ao longo do texto e 50 boxes *Correlações clínicas* e *Correlações com o desenvolvimento* adicionais são agora ilustrados com imagens descritivas, radiografias ou esquemas.

Novos conteúdos em diversas áreas, como defecação e continência fecal, estrutura dos esfíncteres uretrais e complexo ulnocarpal do punho, ampliam, esclarecem e atualizam o conteúdo. Os capítulos sobre fundamentos da imagem clínica de cada parte do corpo, inseridos pela primeira vez na segunda edição, provaram ser populares entre alunos e professores, e foram revisados e aprimorados com novas imagens nesta edição. As questões ao fim de cada parte também foram ampliadas, com mais de 40 novos conjuntos de perguntas e explicações detalhadas.

Assim como cada uma das publicações anteriores, esta nova edição nasceu do trabalho de uma equipe talentosa e dedicada. Sou extremamente grata ao apoio constante, à paciência e às perspectivas profissionais de Judith Tomat, editora de desenvolvimento, Barbara Chernow, PhD, editora de produção, e Torsten Scheihagen, gerente sênior de serviços de conteúdo. Suas orientações foram, sem dúvida, o ativo mais valioso ao longo do projeto. Agradeço ainda ao meu colega Joseph Makris, MD, que ofereceu sua experiência como educador e médico para criar os capítulos sobre fundamentos da imagem clínica na edição anterior e aprimorá-los na atual.

Um reconhecimento especial vai para os autores Michael Schuenke, Erik Schulte e Udo Schumacher, dos três volumes de *Prometheus | Atlas de Anatomia*, e para os ilustradores Markus Voll e Karl Wesker, cujo trabalho pode ser visualizado ao longo deste livro.

Finalmente, o *design* de cada nova edição foi motivado, em grande parte, pela contribuição dos leitores. Por isso, agradeço profundamente aos muitos alunos e professores que ofereceram comentários, correções e sugestões, com agradecimento especial a William Swartz, PhD, por sua revisão minuciosa e meticulosa. Aguardo suas considerações sobre esta nova edição.

Anne M Gilroy
Worcester, Massachusetts

Sumário

Parte 1 Introdução aos Sistemas Anatômicos e à sua Terminologia

1 Introdução aos Sistemas Anatômicos e à sua Terminologia

A anatomia do corpo humano pode ser estudada pela inspeção de todos os sistemas que ocupam uma região específica ou considerando os aspectos globais de um determinado sistema em todo o corpo. A primeira abordagem tende a se concentrar nas relações anatômicas, enquanto a segunda é mais adequada para estudar as influências fisiológicas. A maioria dos sistemas, entretanto, está convenientemente restrita a uma ou duas regiões e, neste livro, eles são discutidos nas unidades dedicadas a essas regiões. No entanto, alguns sistemas (aqueles incluídos neste capítulo) estão mais difundidos por todo o corpo, e uma compreensão fundamental de sua organização básica é importante antes de iniciar o estudo dos sistemas que eles sustentam.

1.1 Estrutura do corpo humano

Uma inspeção mais preliminar do corpo humano revela que ele é estruturalmente dividido em uma região de cabeça e pescoço, um tronco e extremidades superiores e inferiores (membros) pareadas. Cada um deles divide-se em regiões menores (Figura 1.1 e Tabela 1.1), que abrigam as estruturas que compõem os sistemas de órgãos funcionais, os quais executam as funções corporais básicas (Tabela 1.2). Embora o órgão primário de um sistema frequentemente esteja restrito a uma única região anatômica (p. ex., o cérebro está na cabeça), os sistemas estendem-se além das fronteiras regionais tanto anatômica quanto fisiologicamente, integrando suas influências na função e no crescimento normais.

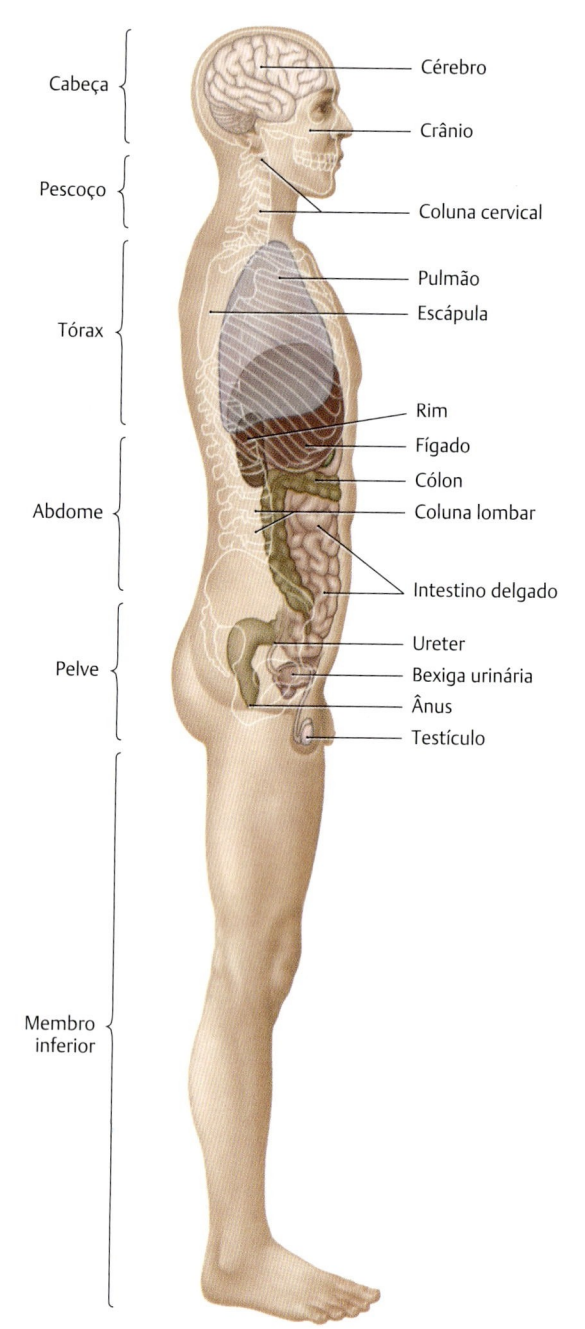

Tabela 1.1 Subdivisões regionais do corpo.

Cabeça
Pescoço
Tronco
• Tórax (peito)
• Abdome
• Pelve
Membro superior
• Cintura escapular
• Membro superior livre
Membro inferior
• Cintura pélvica
• Membro inferior livre

Tabela 1.2 Subdivisões funcionais por sistemas orgânicos.

Sistema locomotor (sistema musculoesquelético)
• Esqueleto e conexões esqueléticas (parte passiva)
• Musculatura esquelética estriada (parte ativa)
Vísceras
• Sistema cardiovascular
• Sistema hemolinfático
• Sistema endócrino
• Sistema respiratório
• Sistema digestivo
• Sistema urinário
• Sistemas reprodutores masculino e feminino
Sistema nervoso
• Sistemas nervosos central e periférico
• Órgãos sensoriais
Pele e seus anexos

Figura 1.1 Estrutura do corpo humano: localização dos órgãos internos. (De Schuenke M, Schulte E, Schumacher U. THIEME Atlas of Anatomy. Vol 1. Ilustrações de Voll M e Wesker K. 3rd ed. New York: Thieme Publishers; 2020.)

1.2 Termos de localização e direção, planos cardeais e eixos

— Todos os termos de localização e direção usados em anatomia e na prática da área da saúde referem-se ao corpo humano na **posição anatômica**, na qual o corpo está ereto, braços ao lado, com olhos, palmas das mãos e pés direcionados para a frente (Figura 1.2 e Tabela 1.3)
— Três planos cardeais perpendiculares e três eixos baseados nas três coordenadas espaciais podem ser desenhados através do corpo (Figura 1.3)
  - O **plano sagital** passa pelo corpo da frente para trás, dividindo-o em lados direito e esquerdo
  - O **plano coronal** passa pelo corpo de um lado para o outro, dividindo-o em partes da frente (anterior) e de trás (posterior)

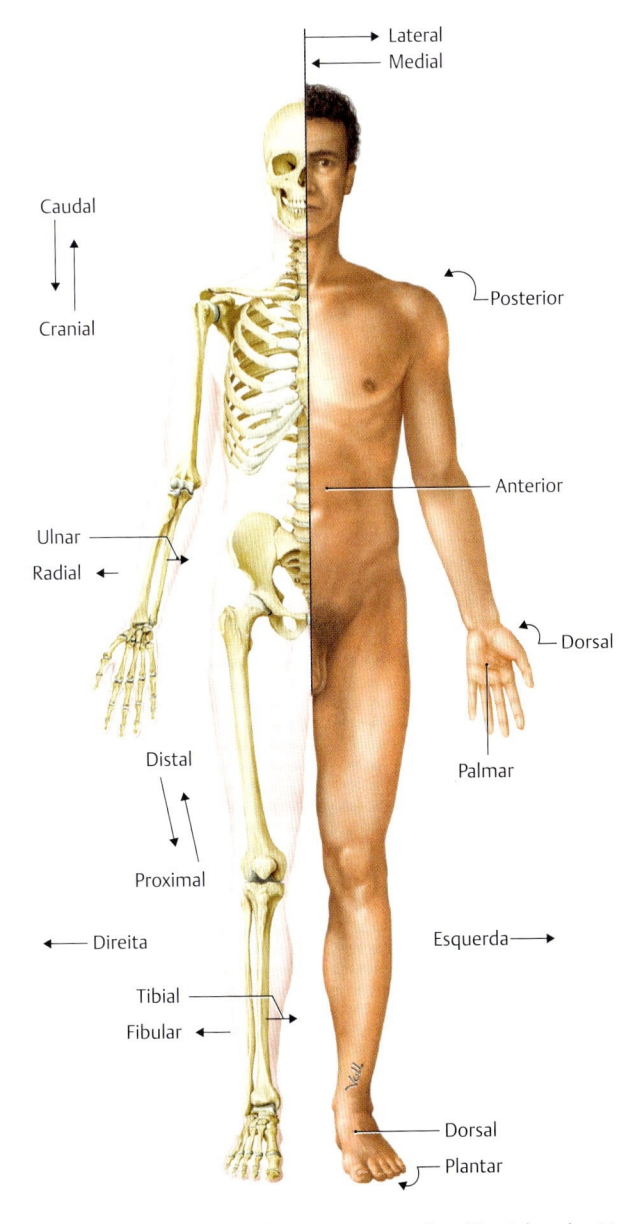

Figura 1.2 Posição anatômica. Vista anterior. (De Schuenke M, Schulte E, Schumacher U. THIEME Atlas of Anatomy. Vol 1. Ilustrações de Voll M e Wesker K. 3rd ed. New York: Thieme Publishers; 2020.)

Tabela 1.3 Termos gerais de localização e direção.

Termo	Explicação
Parte superior do corpo (cabeça, pescoço e tronco)	
Cranial	Pertencente à cabeça ou localizado em sua direção
Caudal	Pertencente à cauda ou localizado em sua direção
Anterior	Pertencente à fronte ou localizado em sua direção; sinônimo: ventral (usado para todos os animais)
Posterior	Pertencente ao dorso ou localizado em sua direção; sinônimo: dorsal (usado para todos os animais)
Superior	Superior ou acima
Inferior	Inferior ou abaixo
Axial	Pertencente ao eixo de uma estrutura
Transversal	Situado em ângulo reto com o eixo longo de uma estrutura
Longitudinal	Paralelo ao eixo longo de uma estrutura
Horizontal	Paralelo ao plano do horizonte
Vertical	Perpendicular ao plano do horizonte
Medial	Em direção ao plano mediano
Lateral	Longe do plano mediano (em direção ao lado)
Mediano	Situado no plano mediano ou na linha média
Periférico	Situado longe do centro
Superficial	Situado próximo da superfície
Profundo	Situado logo abaixo da superfície
Externo	Exterior ou lateral
Interno	Interior ou medial
Apical	Pertencente ao topo ou ao ápice
Basal	Pertencente à parte mais baixa ou à base
Sagital	Situado paralelamente à sutura sagital
Coronal	Situado paralelamente à sutura coronal (pertencente à coroa da cabeça)
Membros	
Proximal	Perto ou em direção ao tronco ou em direção ao ponto de origem
Distal	Longe do tronco (em direção à extremidade do membro) ou longe do ponto de origem
Radial	Pertencente ao rádio ou à parte lateral do antebraço
Ulnar	Pertencente à ulna ou à parte medial do antebraço
Tibial	Pertencente à tíbia ou à parte medial da perna
Fibular	Pertencente à fíbula ou à parte lateral da perna
Palmar (volar)	Relativo à palma da mão
Plantar	Relativo à planta do pé
Dorsal	Pertencente à parte de trás da mão ou à parte superior do pé

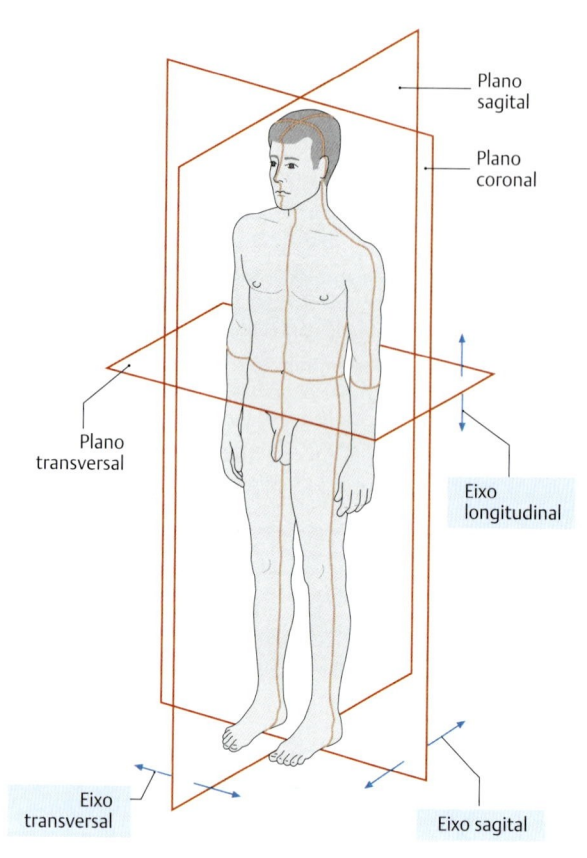

Figura 1.3 Planos e eixos cardeais. Posição neutra, vista anterolateral esquerda. (De Schuenke M, Schulte E, Schumacher U. THIEME Atlas of Anatomy. Vol 1. Ilustrações de Voll M e Wesker K. 3rd ed. New York: Thieme Publishers; 2020.)

- O **plano transversal** (axial, horizontal, transversal) divide o corpo em partes superior e inferior. Um corte transversal específico frequentemente recebe a designação do nível vertebral correspondente, como *T4*, que passa pela quarta vértebra torácica
- O **eixo longitudinal** passa ao longo da altura do corpo no sentido craniocaudal
- O **eixo sagital** passa da frente para trás (ou de trás para frente) do corpo na direção anteroposterior
- O **eixo transversal** (horizontal) atravessa o corpo de um lado para o outro.

1.3   Marcos e linhas de referência

— Na anatomia de superfície, são usadas estruturas palpáveis ou marcas visíveis na superfície do corpo para identificar a localização das estruturas subjacentes. **Linhas de referência** são planos verticais ou transversais que conectam estruturas ou marcações palpáveis (Tabelas 1.4 a 1.6; ver também Figura 1.5 mais adiante).

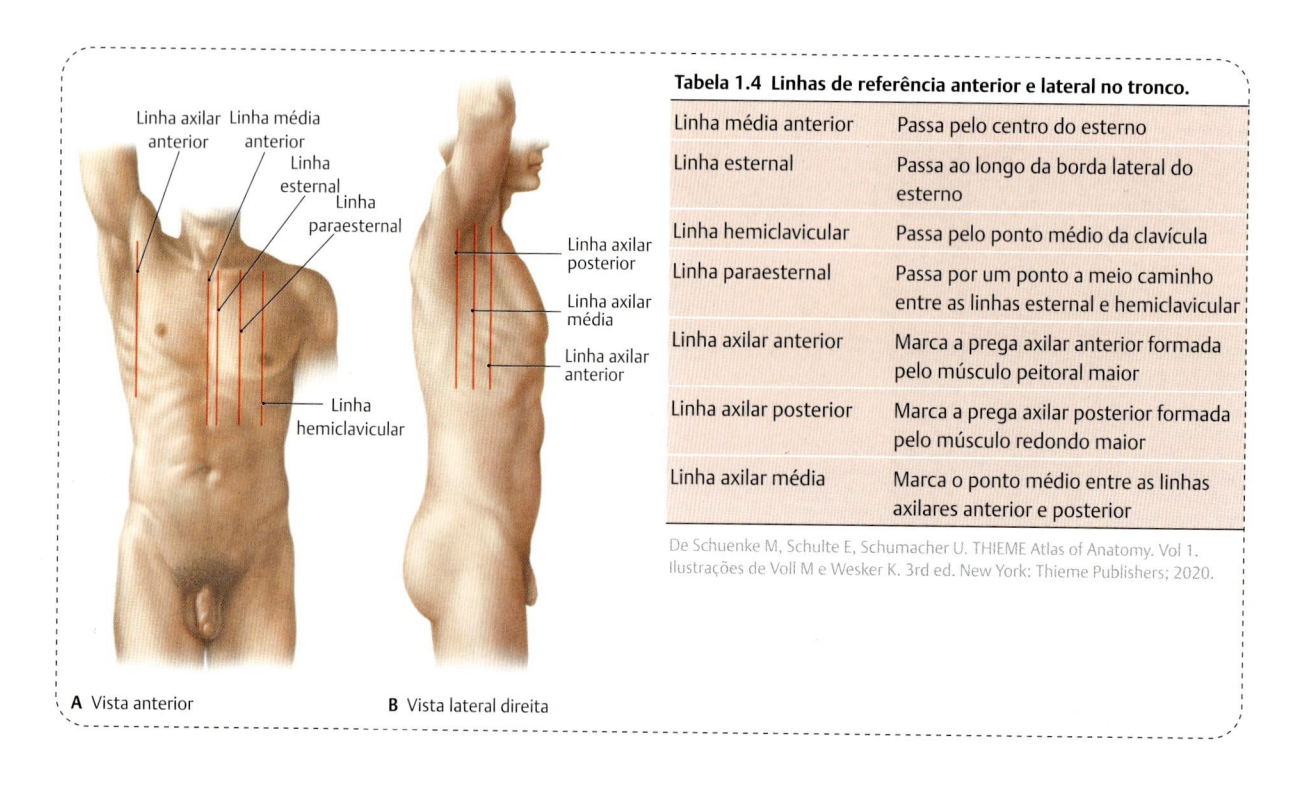

Tabela 1.4 Linhas de referência anterior e lateral no tronco.

Linha média anterior	Passa pelo centro do esterno
Linha esternal	Passa ao longo da borda lateral do esterno
Linha hemiclavicular	Passa pelo ponto médio da clavícula
Linha paraesternal	Passa por um ponto a meio caminho entre as linhas esternal e hemiclavicular
Linha axilar anterior	Marca a prega axilar anterior formada pelo músculo peitoral maior
Linha axilar posterior	Marca a prega axilar posterior formada pelo músculo redondo maior
Linha axilar média	Marca o ponto médio entre as linhas axilares anterior e posterior

De Schuenke M, Schulte E, Schumacher U. THIEME Atlas of Anatomy. Vol 1. Ilustrações de Voll M e Wesker K. 3rd ed. New York: Thieme Publishers; 2020.

A Vista anterior   **B** Vista lateral direita

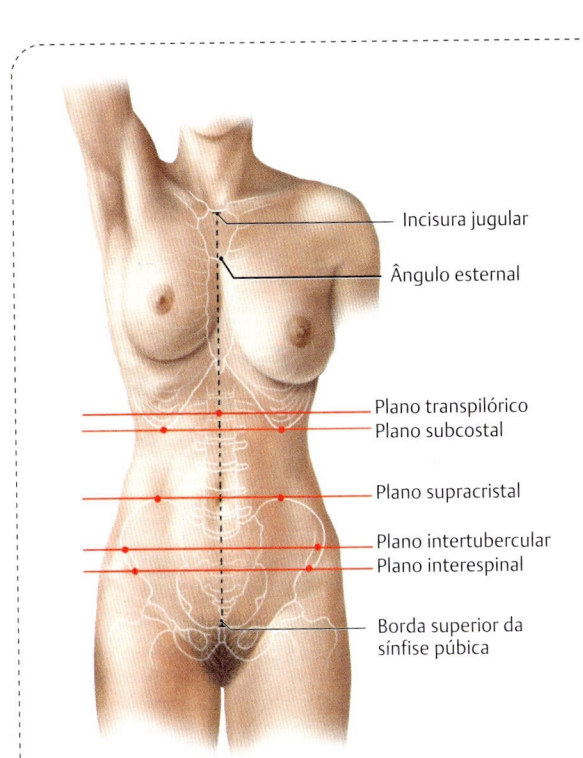

Incisura jugular

Ângulo esternal

Plano transpilórico
Plano subcostal

Plano supracristal

Plano intertubercular
Plano interespinal

Borda superior da
sínfise púbica

Tabela 1.5 Marcos e planos transversais no tronco anterior.

Incisura jugular	Marca a borda superior do manúbrio
Ângulo esternal	Marca a junção do manúbrio com o corpo do esterno
Plano transpilórico	Passa pelo ponto médio entre a incisura jugular e a sínfise púbica
Plano subcostal	Marca o nível mais baixo da caixa torácica: a décima cartilagem costal
Plano supracristal	Conecta o topo das cristas ilíacas
Plano intertubercular	Passa pelos tubérculos ilíacos
Plano interespinal	Conecta as espinhas ilíacas anterossuperiores

De Schuenke M, Schulte E, Schumacher U. THIEME Atlas of Anatomy. Vol 1.
Ilustrações de Voll M e Wesker K. 3rd ed. New York: Thieme Publishers; 2020.

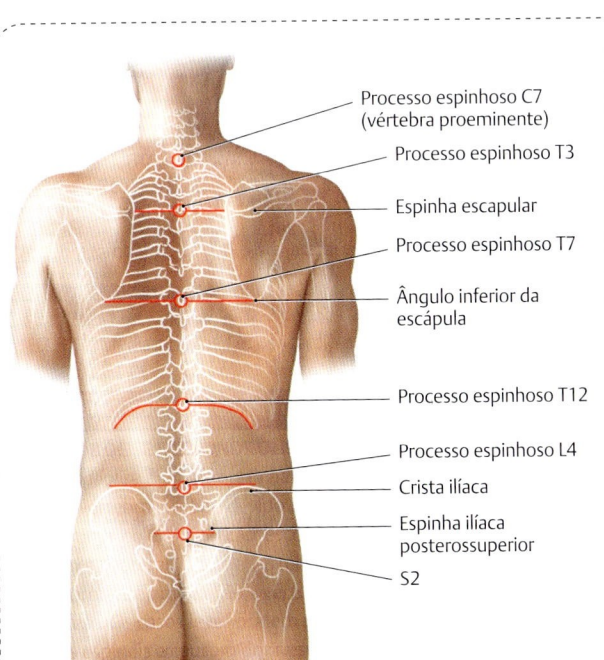

Processo espinhoso C7
(vértebra proeminente)

Processo espinhoso T3

Espinha escapular

Processo espinhoso T7

Ângulo inferior da
escápula

Processo espinhoso T12

Processo espinhoso L4

Crista ilíaca

Espinha ilíaca
posterossuperior

S2

Tabela 1.6 Processos espinhosos vertebrais e marcos posteriores.

C7	As vértebras proeminentes
T3	Nível da borda medial das espinhas das escápulas
T7	Nível dos ângulos inferiores das escápulas
T12	Nível do limite inferior da cavidade torácica
L4	Nível das cristas ilíacas
S2	Nível da espinha ilíaca posterossuperior

De Schuenke M, Schulte E, Schumacher U. THIEME Atlas of Anatomy. Vol 1.
Ilustrações de Voll M e Wesker K. 3rd ed. New York: Thieme Publishers; 2020.

1.4   Tecidos conjuntivo e de suporte

— O tecido conjuntivo compreende uma variedade de formas que são encontradas em todo o corpo. Sua característica comum é a predominância de material extracelular constituído em grande parte por proteínas fibrosas, uma substância fundamental amorfa e células amplamente espaçadas que podem incluir adipócitos, fibroblastos e células-tronco mesenquimais, bem como macrófagos e linfócitos. Osso e cartilagem são tipos especializados de tecido conjuntivo

— A classificação dos tipos de tecido conjuntivo é baseada no grau de organização dos seus componentes fibrosos

- Os tipos irregulares são:
  - ○ Tecido conjuntivo frouxo, ou areolar, amplamente distribuído em torno de vasos e nervos e dentro de órgãos, onde se liga a lobos e grupos de fascículos musculares. Ele fornece suporte enquanto possibilita o movimento de estruturas
  - ○ Tecido conjuntivo denso, que suporta as estruturas sob estresse mecânico. Ele envolve músculos e nervos, e forma as cápsulas de órgãos como o testículo
  - ○ Tecido adiposo, ou gordura, que é encontrado em áreas específicas, como o tecido subcutâneo da pele, a mama feminina, e o coxim das plantas dos pés e no leito renal ao redor dos rins
- O tecido conjuntivo regular, que é amplamente fibroso e também pode conter fibras de elastina, compõe os tendões, os ligamentos e as aponeuroses, bem como as camadas fasciais que envolvem os músculos e sustentam a pele

— Fáscia é um termo geral que foi redefinido nos últimos anos para descrever qualquer lâmina ou bainha de tecido conjuntivo facilmente discernível. Os usos mais comuns referem-se às camadas de tecido conjuntivo entre a pele e o músculo, anteriormente conhecidas como fáscias superficiais e profundas. A nova terminologia refere-se a essas camadas como o **tecido conjuntivo subcutâneo** com duas camadas (Figura 1.4)

— Uma **camada gordurosa** de espessura variável que se situa abaixo da pele, composta por tecido conjuntivo frouxo e gordura, e atravessada por nervos e vasos superficiais

— Uma **camada membranosa** da camada de tecido conjuntivo denso que fica abaixo (profundamente) da camada de gordura e é desprovida de gordura. Forma uma camada de revestimento que envolve estruturas neurovasculares e músculos dos membros, da parede do tronco, da cabeça e do pescoço. As invaginações dessa camada formam septos intermusculares que compartimentam a musculatura dos membros em grupos funcionais.

1.5   Sistema tegumentar

A pele (tegumento), o maior órgão do corpo, protege o tecido subjacente de lesões biológicas, mecânicas e químicas; regula a temperatura corporal; e participa de processos metabólicos, como a síntese de vitamina D.

— A pele é composta por
- Uma camada externa avascularizada impermeável, chamada **epiderme**, que possui uma camada superficial de células queratinizadas que se desprendem

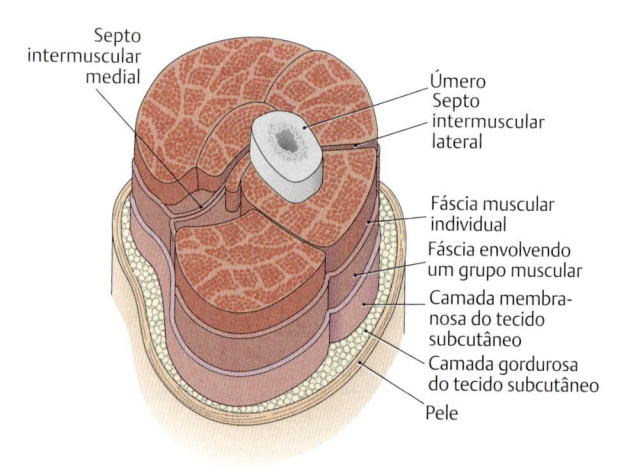

Figura 1.4 Fáscia. Corte transversal do braço direito, vista proximal. (De Schuenke M, Schulte E, Schumacher U. THIEME Atlas of Anatomy. Vol 1. Ilustrações de Voll M e Wesker K. 3rd ed. New York: Thieme Publishers; 2020.)

continuamente e uma camada basal profunda de células em regeneração
- Uma camada interna ricamente vascularizada e inervada, chamada **derme**, que sustenta a epiderme e contém folículos pilosos.

1.6   Sistema esquelético

Os ossos e as cartilagens do corpo, que compõem o sistema esquelético, fornecem alavanca para os músculos e protegem os órgãos internos. O osso também é o local de armazenamento de cálcio e produção de células sanguíneas, processo conhecido como hematopoese.

— Existem duas divisões anatômicas do esqueleto (Figura 1.5):
- **Esqueleto axial**, que consiste em crânio, vértebras, sacro, cóccix, costelas e esterno
- **Esqueleto apendicular**, que inclui a clavícula e a escápula da cintura peitoral, os ossos coxais da cintura pélvica e os ossos dos membros superiores e inferiores

— **Periósteo**, que é uma fina camada de tecido conjuntivo fibroso que reveste a superfície externa de cada osso (Figura 1.6). O **pericôndrio** forma uma camada semelhante ao redor das estruturas cartilaginosas. Esses tecidos nutrem e auxiliam na cicatrização do osso subjacente

— Todos os ossos têm uma camada superficial de **osso compacto** denso (cortical) que envolve um **osso esponjoso** menos denso. Em algumas áreas do osso, uma **cavidade medular** contém **medula óssea** amarela (gordurosa) ou vermelha (células sanguíneas ou formadoras de plaquetas)

— Os ossos desenvolvem-se a partir do **mesênquima** (tecido conjuntivo embrionário) por meio de dois processos de ossificação (formação óssea)
- A clavícula e alguns ossos do crânio desenvolvem-se por **ossificação membranosa**, na qual os ossos se formam por meio da ossificação direta de moldes mesenquimais que são estabelecidos durante o período embrionário
- A maioria dos ossos, incluindo os ossos longos dos membros, desenvolve-se por **ossificação endocondral**,

na qual um molde cartilaginoso, formado a partir do mesênquima, é estabelecido durante o período fetal. Ao longo da primeira e da segunda décadas de vida, o osso substitui a maior parte da cartilagem

- Dentro de cada osso submetido à ossificação endocondral, a formação óssea ocorre primeiro em um **centro de ossificação primário**, que está na **diáfise** dos ossos longos. Os **centros de ossificação secundários** aparecem mais tarde nas **epífises** (extremidades em crescimento) dos ossos

— Os ossos longos do esqueleto aumentam em comprimento por meio do crescimento das epífises e das diáfises em ambos os lados da **placa epifisária**, uma área cartilaginosa intermediária. Durante a infância e a adolescência, as placas epifisárias encurtam gradualmente à medida que são substituídas por osso. No adulto, essas áreas são completamente ossificadas, e apenas finas **linhas epifisárias** permanecem

— As **apófises**, que são protuberâncias ósseas que não possuem seu próprio centro de crescimento, servem como locais de fixação para ligamentos ou tendões. Apófises específicas são chamadas côndilos, tubérculos, espinhas, cristas, trocânteres ou processos

— **Ligamentos** são bandas de tecido conjuntivo que conectam os ossos uns aos outros ou à cartilagem (dentro das cavidades do corpo, o termo ligamento refere-se a pregas ou condensações de uma membrana serosa ou fibrosa que sustenta as estruturas viscerais)

— As articulações são classificadas de acordo com o tipo de tecido que conecta os ossos

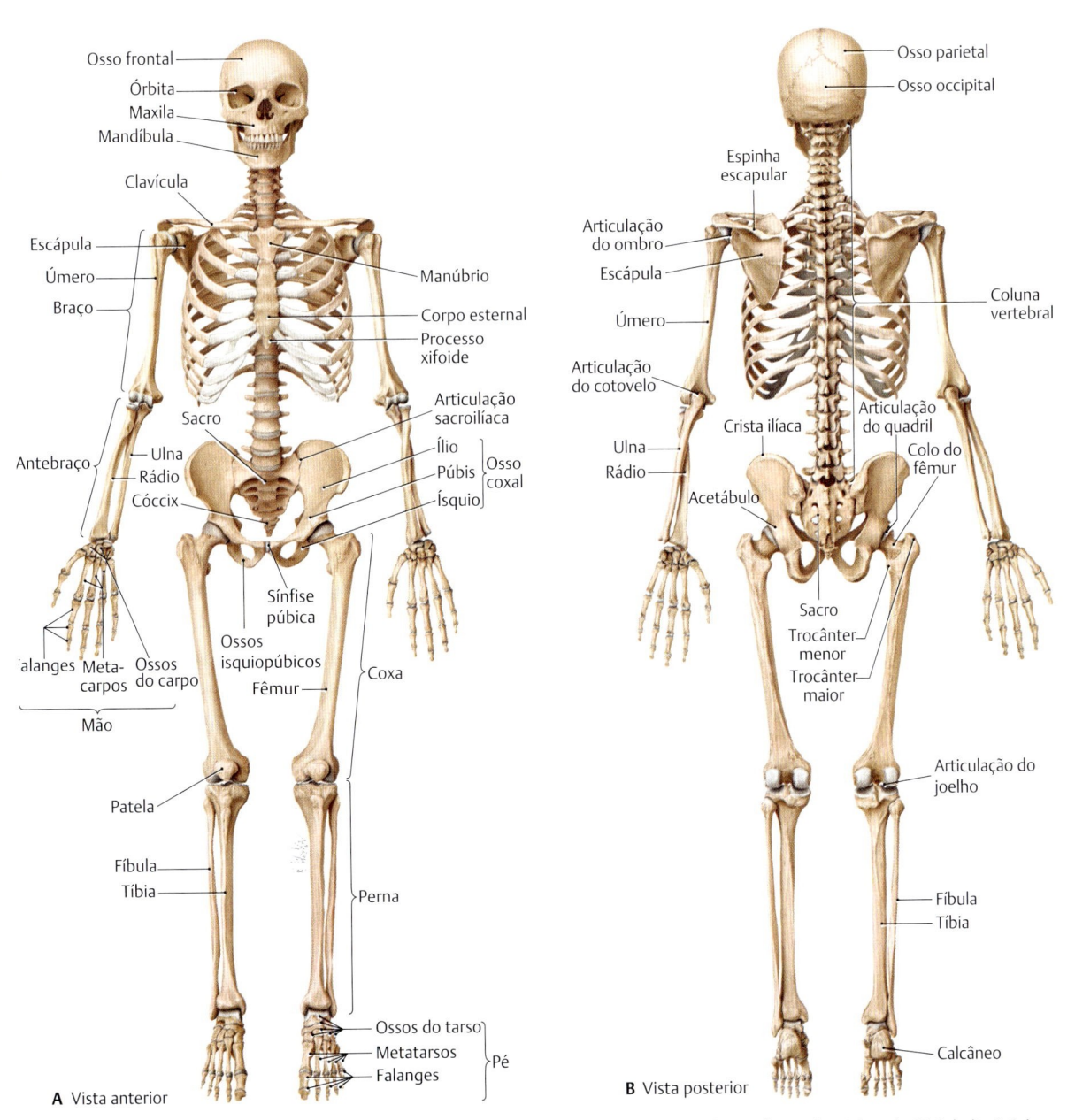

Figura 1.5 Esqueleto humano. O antebraço esquerdo está pronado, e ambos os pés estão em flexão plantar. (De Schuenke M, Schulte E, Schumacher U. THIEME Atlas of Anatomy. Vol 1. Ilustrações de Voll M e Wesker K. 3rd ed. New York: Thieme Publishers; 2020.)

BOXE 1.1 NOTAS ANATÔMICAS

ESTRUTURAS EXTRA-ARTICULARES E INTRA-ARTICULARES DAS ARTICULAÇÕES SINOVIAIS (FIGURA 1.10)

A cápsula articular de uma articulação sinovial é composta por uma membrana fibrosa externa e uma membrana sinovial interna. A íntima (revestimento mais interno) da membrana sinovial produz o líquido sinovial, que lubrifica e nutre as estruturas intra-articulares.

— Os ligamentos das articulações sinoviais atuam como estabilizadores articulares primários. Eles podem ser:
  • Extracapsulares (p. ex., ligamento colateral lateral [fibular] do joelho), que ficam fora da cápsula fibrosa
  • Intracapsulares, que correm dentro da membrana fibrosa (p. ex., ligamento colateral medial [tibial] do joelho) ou entre as membranas fibrosa e sinovial (p. ex., ligamentos cruzados)

— Meniscos, discos articulares e lábios articulares são estruturas intra-articulares compostas de tecido conjuntivo e fibrocartilagem:
  • Os meniscos são estruturas em forma de meia-lua encontradas na articulação do joelho. Atuam como amortecedores de choque e modificam a incongruência das superfícies articulares
  • Os discos articulares dividem as articulações em câmaras separadas e são encontrados nas articulações esternoclaviculares e proximais do punho
  • Os lábios articulares são estruturas em forma de cunha que revestem a glenoide da escápula e o acetábulo do osso coxal (quadril), aumentando assim as superfícies articulares das articulações do ombro e do quadril.

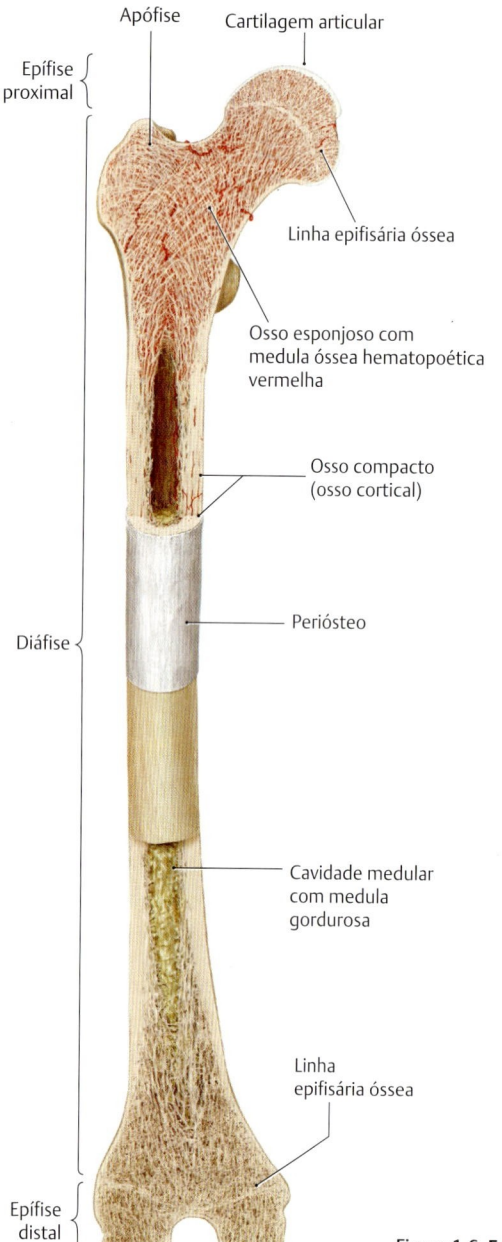

• As **sindesmoses** (articulações fibrosas), como as encontradas nas suturas do crânio e na membrana interóssea do antebraço, são unidas por tecido fibroso e só possibilitam movimentos mínimos (Figura 1.7)
• As **sincondroses** (articulações cartilaginosas) são unidas por segmentos fibrocartilaginosos, como cartilagens costais das costelas, discos intervertebrais e sínfise púbica (Figura 1.8 A e B), ou por cartilagem articular, frequentemente encontrada nas articulações temporárias, como as que unem o ílio, o ísquio e o púbis do osso do quadril (Figura 1.8 C). A fusão subsequente dessas articulações temporárias cria as **sinostoses** (locais de fusão óssea) (Figura 1.9)
• As **articulações sinoviais**, tipo mais comum de articulação, possibilitam o movimento livre (Figura 1.10) e tipicamente têm:

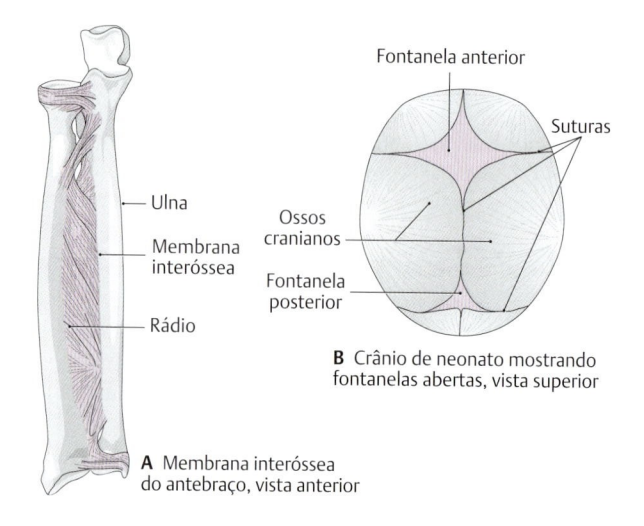

A Membrana interóssea do antebraço, vista anterior

B Crânio de neonato mostrando fontanelas abertas, vista superior

Figura 1.7 Sindesmoses. (De Schuenke M, Schulte E, Schumacher U. THIEME Atlas of Anatomy. Vol 1. Ilustrações de Voll M e Wesker K. 3rd ed. New York: Thieme Publishers; 2020.)

Figura 1.6 Estrutura de um osso longo típico. Ilustrado para o fêmur. Cortes coronais através das partes proximal e distal de um fêmur adulto. (De Schuenke M, Schulte E, Schumacher U. THIEME Atlas of Anatomy. Vol 1. Ilustrações de Voll M e Wesker K. 3rd ed. New York: Thieme Publishers; 2020.)

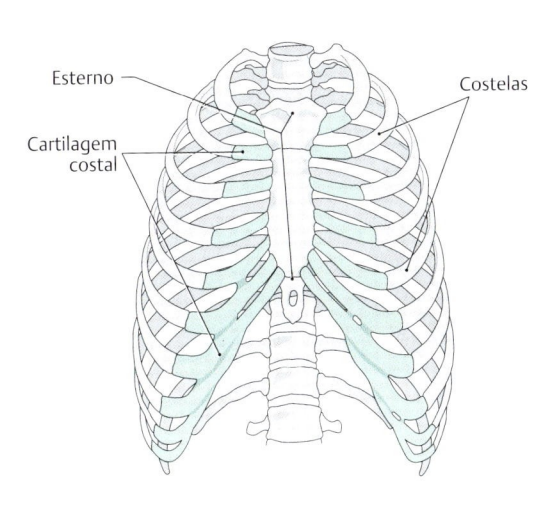

A Cartilagens costais

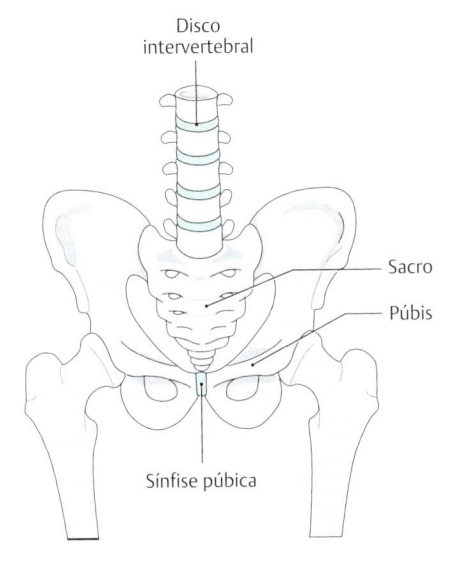

B Sínfise púbica e discos intervertebrais

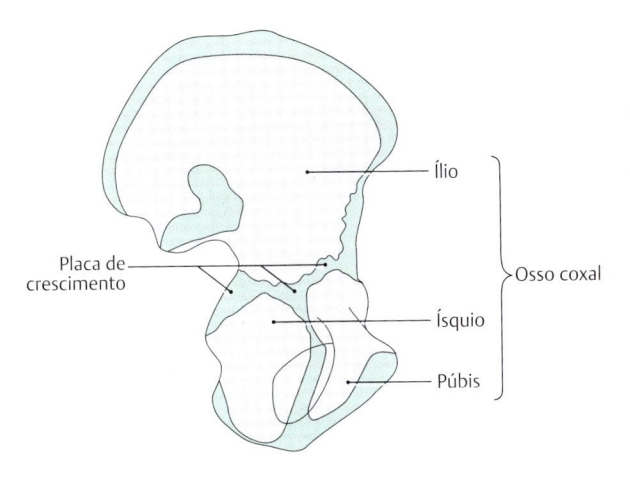

C Osso coxal antes do fechamento das placas de crescimento

Figura 1.8 Sincondroses. (De Schuenke M, Schulte E, Schumacher U. THIEME Atlas of Anatomy. Vol 1. Ilustrações de Voll M e Wesker K. 3rd ed. New York: Thieme Publishers; 2020.)

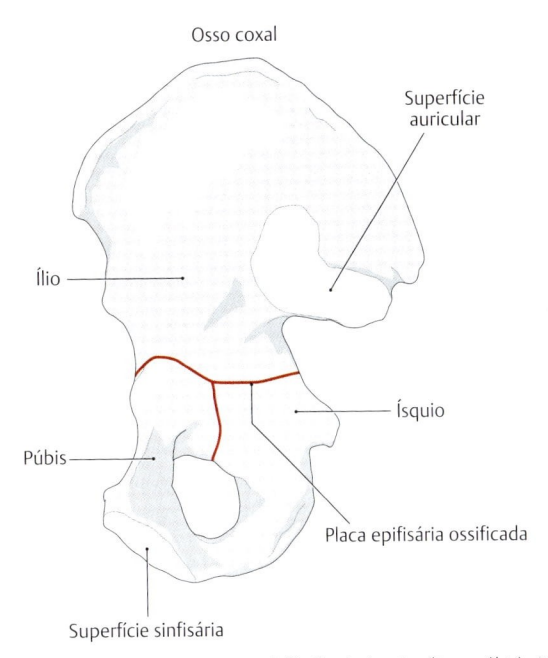

Figura 1.9 Sinostoses. Osso coxal (fusão do ísquio, ílio e púbis). (De Schuenke M, Schulte E, Schumacher U. THIEME Atlas of Anatomy. Vol 1. Ilustrações de Voll M e Wesker K. 3rd ed. New York: Thieme Publishers; 2020.)

- Cavidade articular envolta por uma **cápsula articular** fibrosa e revestida por uma **membrana sinovial** que secreta uma fina película de **líquido sinovial** lubrificante
- Extremidades articuladas dos ossos cobertas por cartilagem articular (hialina)
- Ligamentos extrínsecos na superfície externa, que reforçam as articulações
- Algumas articulações sinoviais também contêm ligamentos intrínsecos e estruturas fibrocartilaginosas intra-articulares
— As **bursas** são sacos fechados que contêm uma fina película de líquido e são revestidos por uma membrana sinovial. Comumente encontradas em torno das articulações dos membros, as bursas amortecem os processos ósseos proeminentes da pressão externa e evitam o atrito onde os tendões cruzam as superfícies ósseas.

1.7 Sistema muscular

O sistema muscular é composto por músculos e seus tendões, que produzem movimentos por meio da contração das células musculares.
— **Células musculares** são as unidades estruturais do sistema muscular. O tecido conjuntivo une as células musculares (fibras) para formar feixes, que, por sua vez, se unem para formar os músculos (Figura 1.11)
— Uma **unidade motora** é a unidade funcional dos músculos e descreve o grupo de fibras musculares inervadas por um único neurônio motor. As unidades motoras são relativamente pequenas nos músculos que realizam movimentos finos, mas são maiores nos músculos responsáveis por manter a postura ou realizar movimentos grosseiros
— Os músculos funcionam por meio de tensão e contração das fibras musculares, que proporcionam movimento e estabilidade

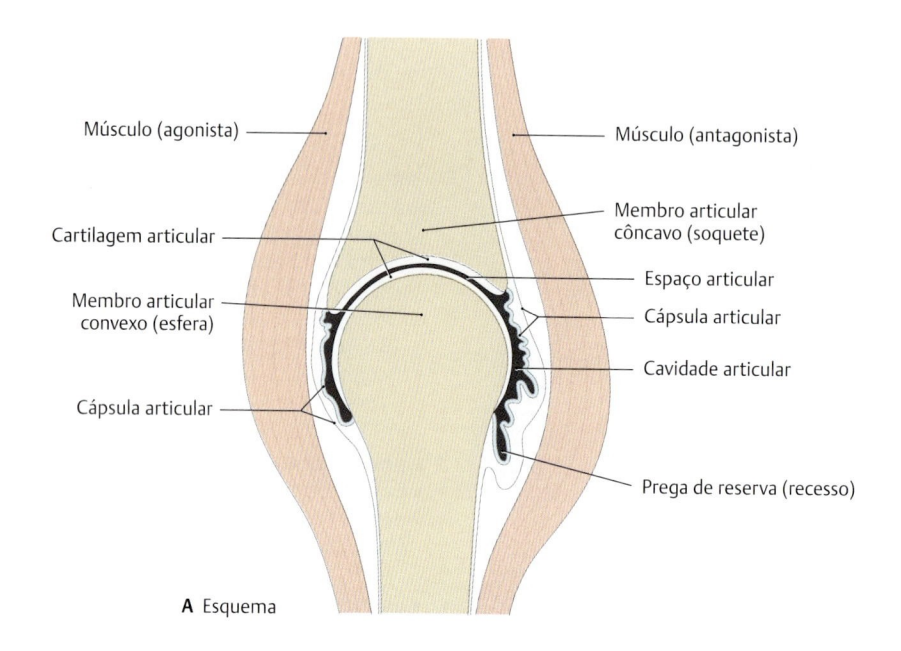

Músculo (agonista)

Músculo (antagonista)

Membro articular côncavo (soquete)

Cartilagem articular

Espaço articular

Membro articular convexo (esfera)

Cápsula articular

Cavidade articular

Cápsula articular

Prega de reserva (recesso)

A Esquema

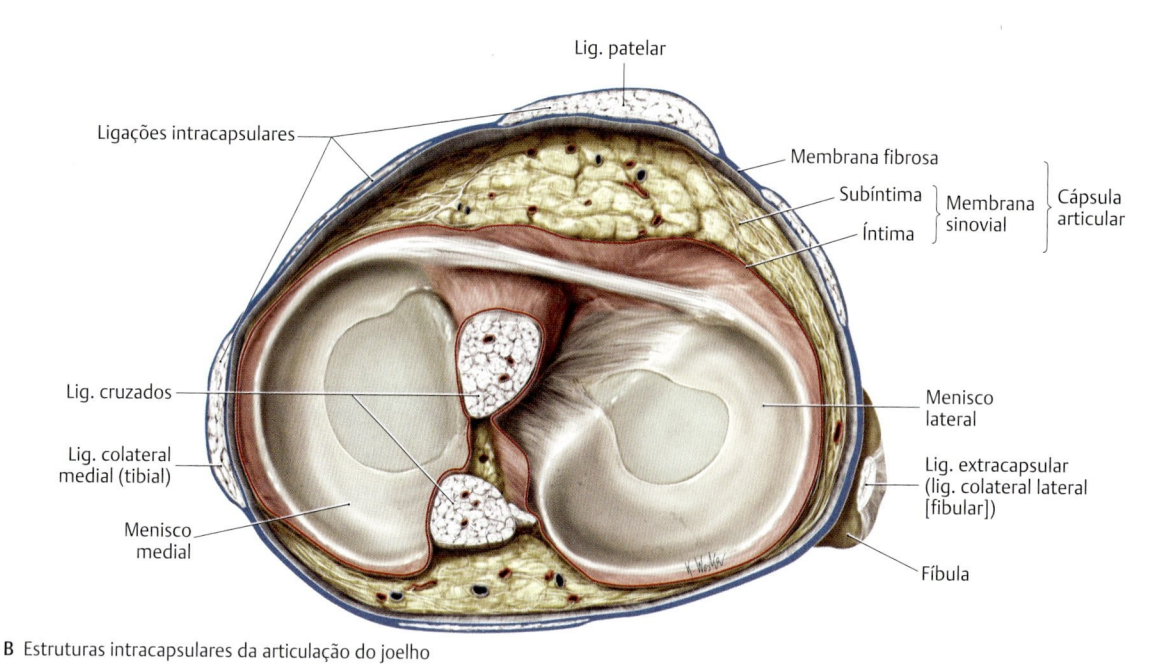

Lig. patelar

Ligações intracapsulares

Membrana fibrosa

Subíntima

Íntima

Membrana sinovial

Cápsula articular

Lig. cruzados

Menisco lateral

Lig. colateral medial (tibial)

Lig. extracapsular (lig. colateral lateral [fibular])

Menisco medial

Fíbula

B Estruturas intracapsulares da articulação do joelho

Figura 1.10 Estrutura da articulação sinovial. (De Schuenke M, Schulte E, Schumacher U. THIEME Atlas of Anatomy. Vol 1. Ilustrações de Voll M e Wesker K. 3rd ed. New York: Thieme Publishers; 2020.)

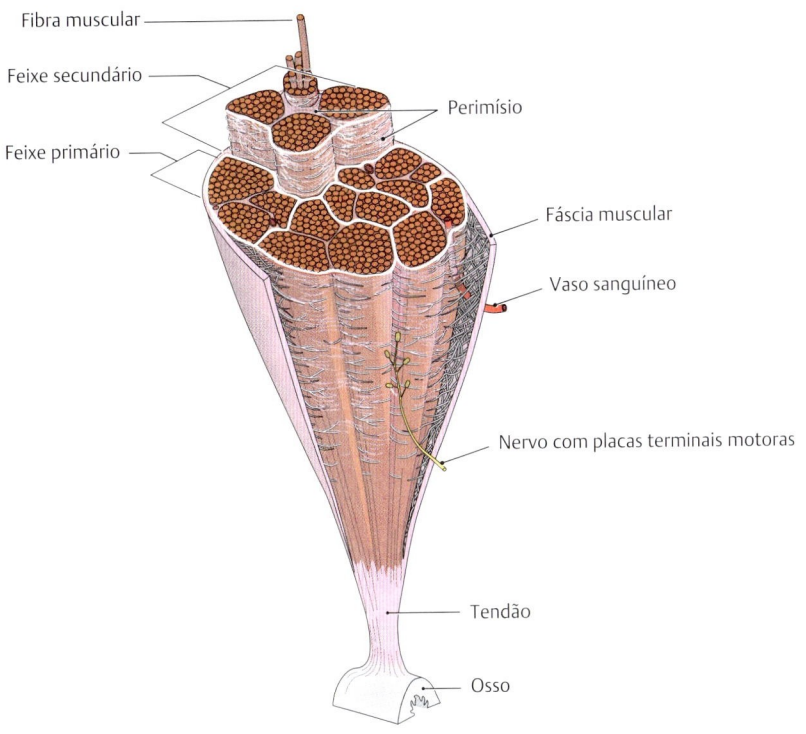

Figura 1.11 Estrutura de um músculo esquelético. Corte transversal através de um músculo esquelético. (De Schuenke M, Schulte E, Schumacher U. THIEME Atlas of Anatomy. Vol 1. Ilustrações de Voll M e Wesker K. 3rd ed. New York: Thieme Publishers; 2020.)

- As **contrações fásicas** podem alterar o comprimento do músculo por encurtamento (**contrações concêntricas**) ou alongamento (**contrações excêntricas**), ou simplesmente aumentando a tensão muscular (**contrações isométricas**)
- As **contrações tônicas** contribuem para a estabilidade das articulações e da posição, mas não proporcionam movimentos
- As **contrações reflexivas** são involuntárias e respondem ao alongamento muscular
— O tecido muscular é classificado pela localização (somática ou visceral), pelo aspecto (estriado ou não estriado) e pela inervação (voluntária ou involuntária)
— Os **músculos somáticos**, ou **esqueléticos**, o tipo mais prevalente, são encontrados no pescoço, na parede do tronco e nos membros, onde se movem e sustentam o esqueleto (Figura 1.12). São multinucleados, estriados e voluntários
- As fibras musculares somáticas são entrelaçadas com três bainhas de tecido conjuntivo, incluindo o **endomísio**, a bainha mais interna e que envolve e condensa as fibras musculares em feixes primários; o **perimísio**, que envolve e condensa os feixes primários em feixes secundários; e o **epimísio**, uma camada frouxa de tecido conjuntivo que envolve o músculo e se situa abaixo da fáscia muscular
- A **fáscia muscular** é a bainha de tecido conjuntivo resistente que envolve o músculo, mantém sua forma, e possibilita o movimento sem atrito entre os músculos e os grupos musculares
- Os **tendões**, que são bandas fibrosas densas, conectam os músculos às suas inserções ósseas. As **aponeuroses** são tendões que formam lâminas planas que prendem o músculo ao esqueleto, outros músculos ou órgãos

- Os formatos dos músculos são descritos de acordo com o arranjo das fibras musculares como peniformes (uni, bi, multi), fusiformes, circulares, convergentes ou paralelas
- As **bainhas dos tendões (sinoviais)**, como as encontradas no punho e no tornozelo, facilitam o movimento dos tendões sobre o osso. Semelhantes a uma cápsula articular sinovial, elas são compostas por uma membrana fibrosa externa revestida por uma membrana sinovial de duas camadas. O espaço entre as camadas sinoviais é preenchido com líquido sinovial
— Os **músculos viscerais**, considerados involuntários, alteram a forma de estruturas internas, como o coração e o trato gastrintestinal. Existem dois tipos:
- O **músculo cardíaco**, que compõe a espessa camada muscular (miocárdio) do coração, é estriado
- O **músculo liso**, que se encontra nas paredes dos vasos sanguíneos e nos órgãos internos ocos, não é estriado.

1.8   Sistema circulatório

O coração e os vasos sanguíneos, que compõem o sistema circulatório (Figuras 1.13 e 1.14), transportam sangue para os tecidos do corpo para a troca de gases, resíduos e nutrientes.
— O músculo cardíaco promove a ação de bombeamento que mantém o fluxo de sangue através dos vasos
— Os vasos sanguíneos do sistema circulatório (Figura 1.15) são classificados da seguinte maneira:
- **Artérias**, que transportam o sangue para fora do coração e se ramificam em muitas **arteríolas**
- **Veias**, que conduzem o sangue em direção ao coração e são formadas pela convergência de muitas pequenas **vênulas**

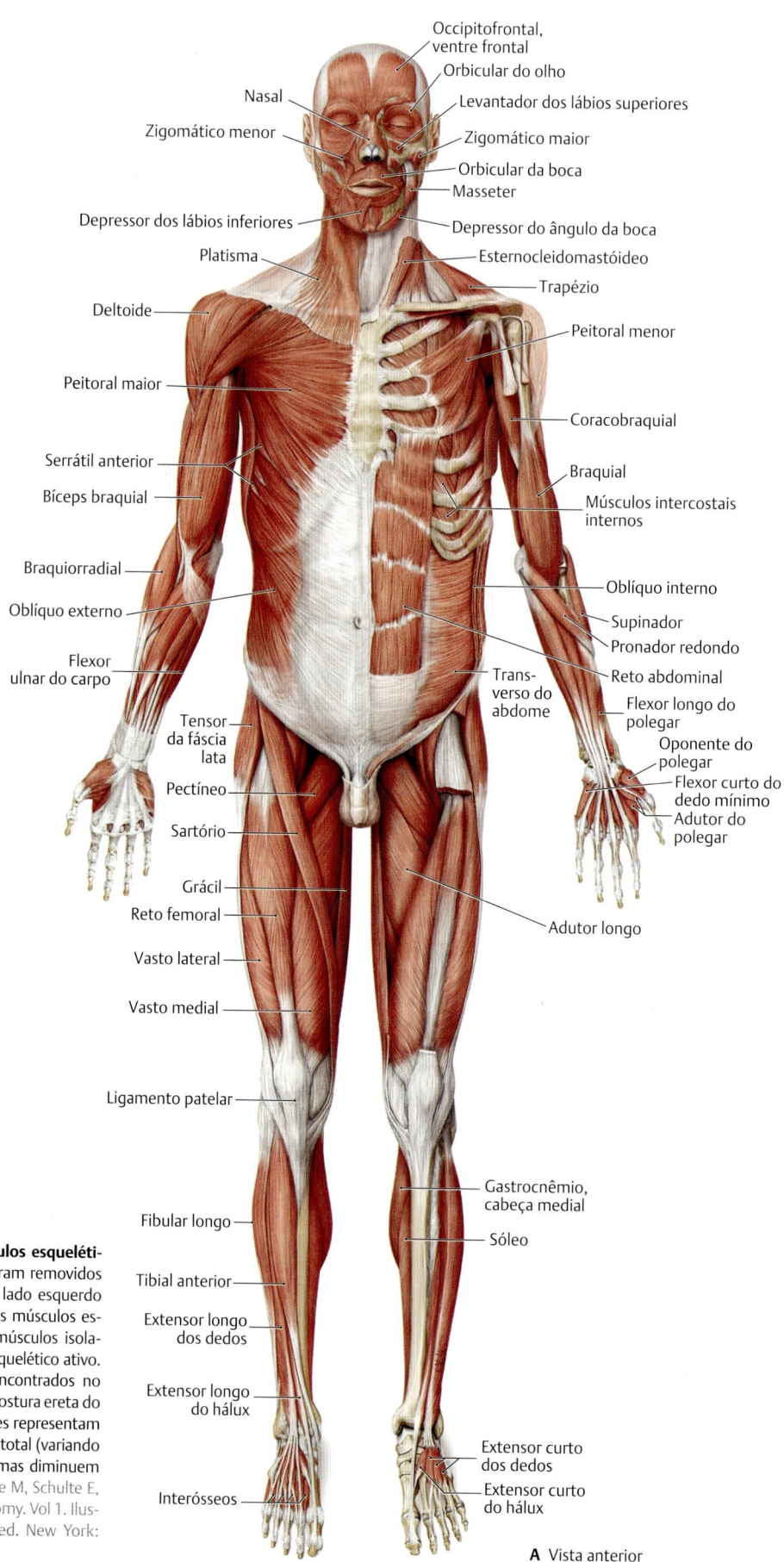

Figura 1.12 Visão geral dos músculos esqueléticos. Alguns músculos superficiais foram removidos ou receberam uma janela tanto no lado esquerdo (**A**) como no direito (**B**) do corpo. Os músculos esqueléticos (aproximadamente 220 músculos isolados) compõem o sistema musculoesquelético ativo. Dois terços desses músculos são encontrados no membro inferior, onde sustentam a postura ereta do corpo contra a força da gravidade. Eles representam uma média de 40% do peso corporal total (variando com sexo, idade e condição física), mas diminuem em massa com a idade. (De Schuenke M, Schulte E, Schumacher U. THIEME Atlas of Anatomy. Vol 1. Ilustrações de Voll M e Wesker K. 3rd ed. New York: Thieme Publishers; 2020.)

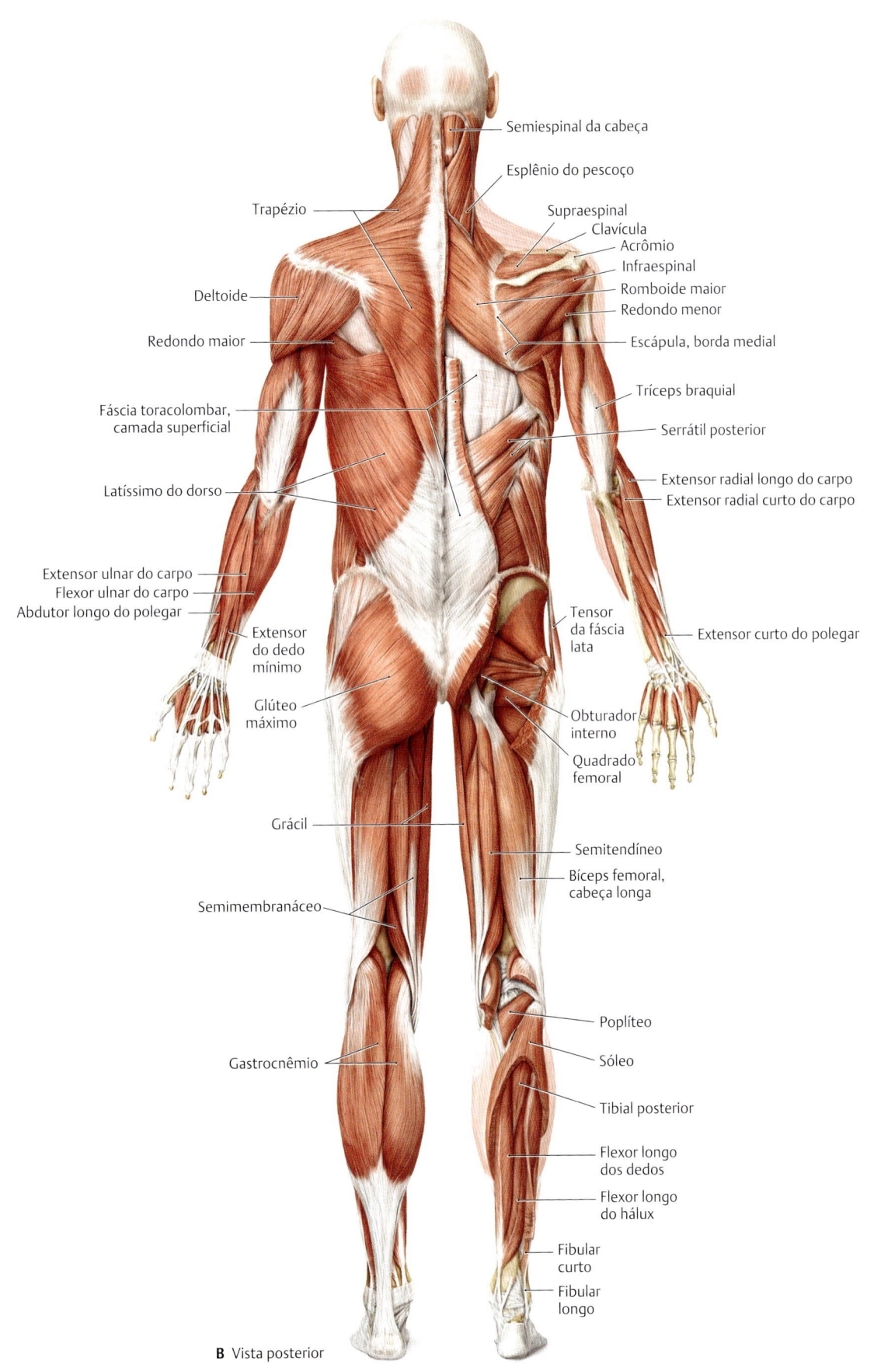

Semiespinal da cabeça

Esplênio do pescoço

Trapézio

Supraespinal

Clavícula

Acrômio

Infraespinal

Deltoide

Romboide maior

Redondo menor

Redondo maior

Escápula, borda medial

Fáscia toracolombar, camada superficial

Tríceps braquial

Serrátil posterior

Latíssimo do dorso

Extensor radial longo do carpo

Extensor radial curto do carpo

Extensor ulnar do carpo

Flexor ulnar do carpo

Abdutor longo do polegar

Extensor do dedo mínimo

Tensor da fáscia lata

Extensor curto do polegar

Glúteo máximo

Obturador interno

Quadrado femoral

Grácil

Semitendíneo

Bíceps femoral, cabeça longa

Semimembranáceo

Poplíteo

Sóleo

Gastrocnêmio

Tibial posterior

Flexor longo dos dedos

Flexor longo do hálux

Fibular curto

Fibular longo

B Vista posterior

Figura 1.12 (*continuação*) **Visão geral dos músculos esqueléticos.**

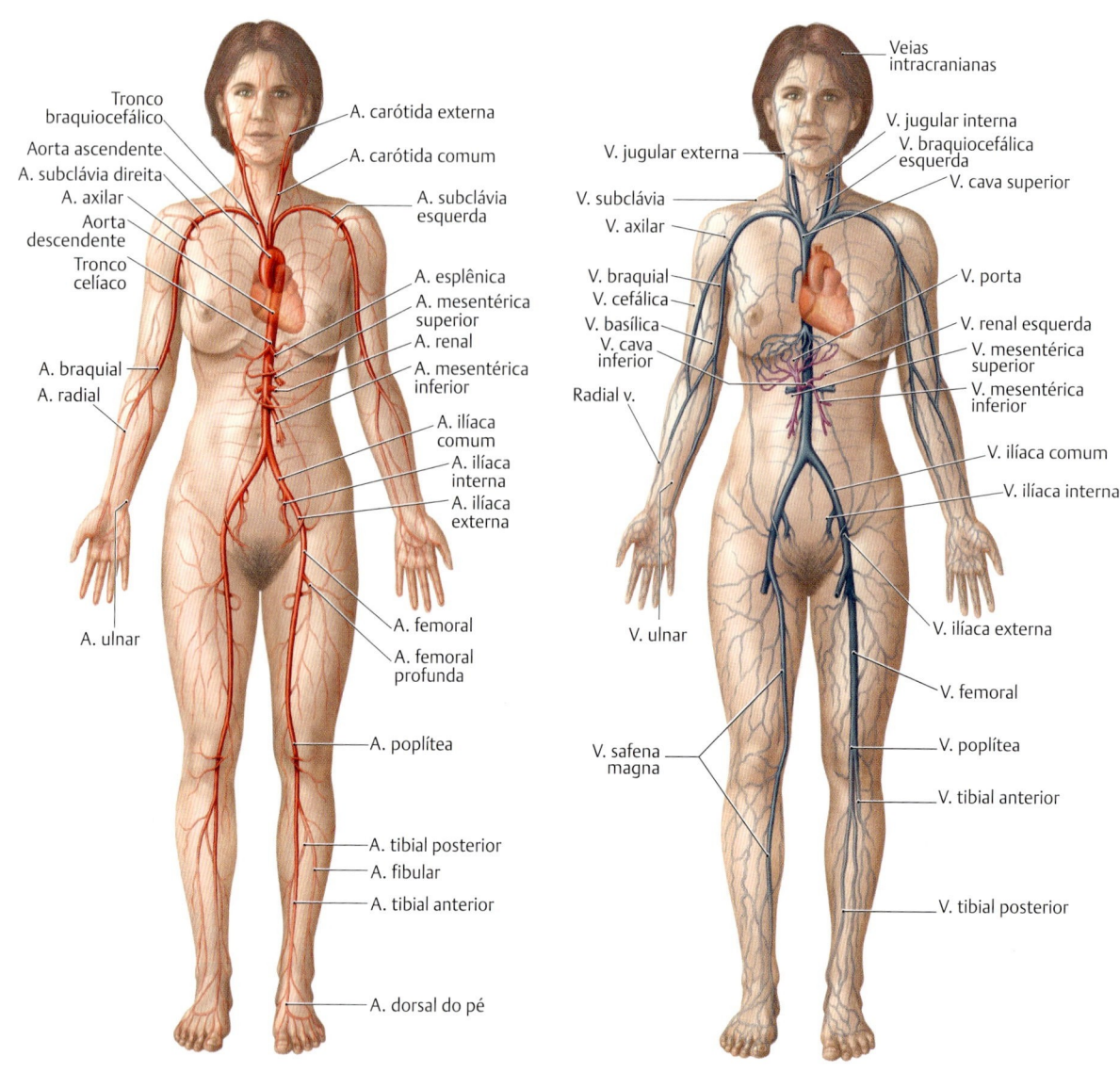

Figura 1.13 Visão geral das principais artérias na circulação sistêmica. Vista anterior. (De Schuenke M, Schulte E, Schumacher U. THIEME Atlas of Anatomy. Vol 2. Ilustrações de Voll M e Wesker K. 3rd ed. New York: Thieme Publishers; 2020.)

Figura 1.14 Visão geral das principais veias na circulação sistêmica. Vista anterior. A circulação portal do fígado é mostrada em roxo. As veias profundas são mostradas no membro esquerdo, e as veias superficiais são mostradas no membro direito. (De Schuenke M, Schulte E, Schumacher U. THIEME Atlas of Anatomy. Vol 2. Ilustrações de Voll M e Wesker K. 3rd ed. New York: Thieme Publishers; 2020.)

- ∘ Muitas veias, particularmente nos membros, têm múltiplas válvulas ao longo de seu comprimento para evitar o refluxo devido à gravidade
- ∘ As veias são divididas em **veias superficiais**, que trafegam no tecido subcutâneo, e **veias profundas**, que acompanham as artérias. As **veias perfurantes** conectam as circulações venosas superficial e profunda
- ∘ As veias são mais numerosas e mais variáveis do que as artérias e, muitas vezes, formam plexos venosos (redes), que são nomeados pela estrutura que circundam (p. ex., plexo venoso uterino)
- • **Capilares**, que formam redes que intervêm entre as artérias e veias nos **leitos vasculares terminais**, onde ocorre a troca de gases, nutrientes e resíduos
- • **Sinusoides**, que são vasos largos e de paredes finas que substituem os capilares em alguns órgãos, como o fígado

— O sistema circulatório tem dois circuitos (Figura 1.18, mais adiante):
1. A **circulação pulmonar** transporta sangue pobre em oxigênio do lado direito do coração para os pulmões através das **artérias pulmonares**. O sangue rico em oxigênio dos pulmões flui de volta para o lado esquerdo do coração através das **veias pulmonares**.
2. A **circulação sistêmica** distribui sangue rico em oxigênio do lado esquerdo do coração para os tecidos do corpo através das artérias sistêmicas (a **aorta** e seus ramos). O sangue pobre em oxigênio retorna ao coração através das veias sistêmicas (as **veias cavas superior** e **inferior** e suas tributárias – às vezes, chamadas de **sistema caval** – e o seio coronário).

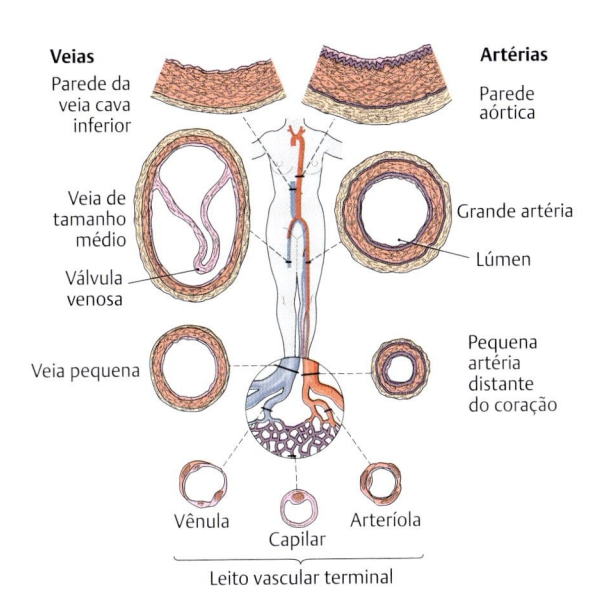

Figura 1.15 Estrutura dos vasos sanguíneos. Vasos sanguíneos em diferentes regiões da circulação sistêmica mostrados em corte transversal. (De Schuenke M, Schulte E, Schumacher U. THIEME Atlas of Anatomy, Vol 1. Ilustrações de Voll M e Wesker K. 3rd ed. New York: Thieme Publishers; 2020.)

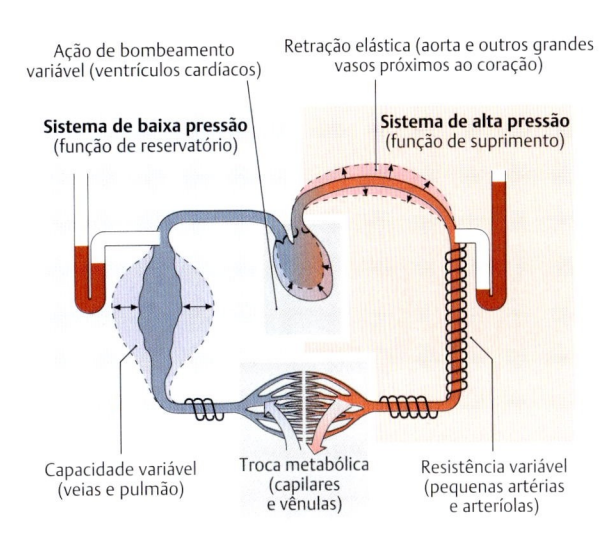

Figura 1.16 Gradientes de pressão no sistema circulatório. Nenhuma distinção é feita entre os sistemas sistêmico e pulmonar no diagrama. (De Klinke R, Sibernagel S. Lehbuch der Phyiologic. 3rd ed. Stuttgart: Thieme; 2001.)

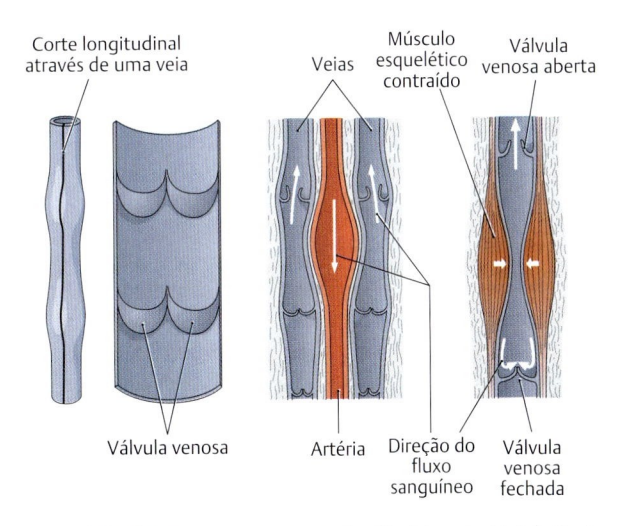

Figura 1.17 Retorno venoso ao coração. (De Schuenke M, Schulte E, Schumacher U. THIEME Atlas of Anatomy. Vol 1. Ilustrações de Voll M e Wesker K. 3rd ed. New York: Thieme Publishers; 2020.)

BOXE 1.2 NOTAS ANATÔMICAS

ASPECTOS FUNCIONAIS DO SISTEMA CIRCULATÓRIO

O sangue é transportado pelo sistema circulatório ao longo de um gradiente de pressão que é influenciado pelo tamanho, número e estrutura dos vasos pelos quais flui (Figura 1.16). A pressão relativamente alta é mantida no sistema arterial. As grandes artérias de tipo elástico podem acomodar o volume intermitente ejetado do coração, enquanto as artérias musculares mais distais, por meio de vasodilatação (expansão) e vasoconstrição (contração), podem controlar a resistência vascular e regular o fluxo sanguíneo local.

O sistema venoso mantém uma pressão muito menor e as veias têm paredes comparativamente mais finas e diâmetros maiores. Elas podem acomodar até 80% do volume total de sangue e, portanto, desempenham uma importante função de reservatório. O retorno do sangue venoso ao coração é auxiliado por fatores como (a) válvulas venosas que impedem o refluxo, (b) acoplamento arteriovenoso que transmite o pulso arterial para as veias acompanhantes e (c) a ação de bombeamento dos músculos circundantes (Figura 1.17).

Os leitos vasculares terminais, formados pela extensa ramificação de capilares, conectam as circulações arterial e venosa. Essas redes vasculares são caracterizadas por grande aumento na área de corte transversal e por diminuição correspondente na velocidade do fluxo, o que é necessário para o processo de troca entre o sangue e o líquido intersticial. O fluxo através desses leitos vasculares pode ser regulado localmente pela contração e pelo relaxamento dos esfíncteres pré-capilares. Em condições normais de repouso, apenas um quarto a um terço das redes capilares é perfundido.

— Uma **circulação portal** é uma via dentro da circulação sistêmica que desvia o sangue para uma segunda rede capilar antes de devolvê-lo às veias sistêmicas. A maior delas, o **sistema portal** no fígado, desvia o sangue do trato gastrintestinal para os capilares (sinusoides) no fígado antes de devolvê-lo às veias sistêmicas. Um sistema portal semelhante é encontrado na glândula hipófise

— Uma **anastomose**, uma comunicação entre os vasos sanguíneos, possibilita que o sangue contorne sua rota normal e flua por uma rota alternativa ou colateral. Embora o volume sanguíneo através da anastomose seja geralmente mínimo, ele aumenta quando o lúmen dos vasos ao longo do trajeto normal é obstruído

— As **artérias terminais** são vasos que não possuem anastomoses, como a artéria central da retina e as artérias renais.

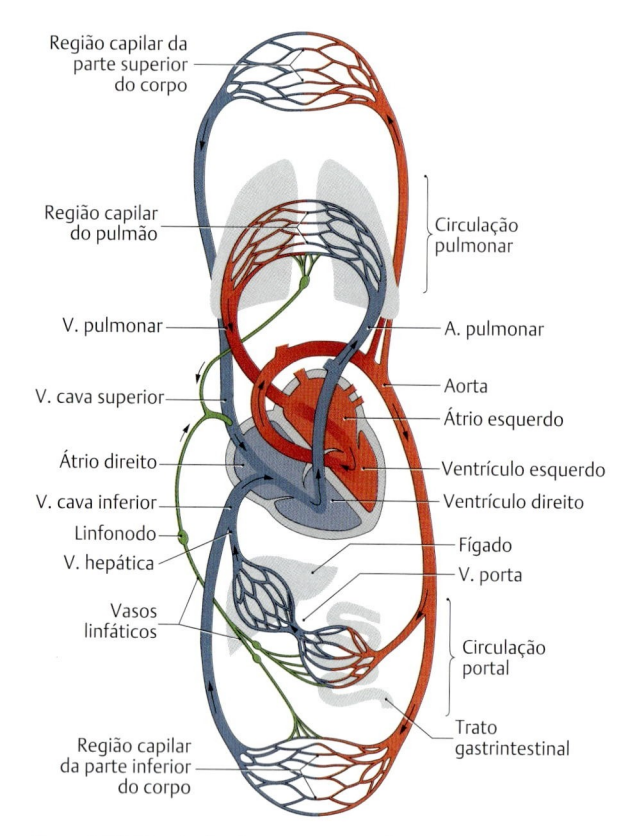

Figura 1.18 Circulação. Esquema mostrando as circulações pulmonar e sistêmica. A circulação portal através do fígado faz parte da circulação sistêmica. As artérias são mostradas em vermelho, as veias em azul e os vasos linfáticos em verde. (De Schuenke M, Schulte E, Schumacher U. THIEME Atlas of Anatomy. Vol 1. Ilustrações de Voll M e Wesker K. 3rd ed. New York: Thieme Publishers; 2020.)

O estreitamento gradual das artérias terminais estimula a formação de novos vasos, mas uma obstrução abrupta de uma artéria terminal pode causar necrose (morte) do tecido-alvo.

1.9   Sistema linfático

O sistema linfático, que corre paralelamente ao sistema circulatório, consiste em linfa, vasos linfáticos e órgãos linfoides.

— O sistema linfático desempenha as seguintes funções:
  • Drena o excesso de líquido extracelular dos tecidos do corpo e o devolve às veias da circulação sistêmica
  • Monta uma resposta imune no corpo
  • Transporta as moléculas de gordura e as grandes proteínas que não podem ser absorvidas pelos capilares venosos
— Os órgãos e tecidos linfoides que fazem parte do sistema imunológico do corpo são
  • Órgãos linfáticos primários: o timo e a medula óssea
  • Órgãos linfáticos secundários: baço, linfonodos, tecido linfático associado à mucosa (MALT, do inglês *mucosa-associated lymphatic tissue*), anel linfático faríngeo (de Waldeyer), tecido linfático associado ao brônquio (BALT, do inglês *bronchus-associated lymphatic tissue*) nas vias respiratórias e tecido linfático associado ao intestino (GALT, do inglês *gut-associated lymphatic tissue*) – como

as placas de Peyer e o apêndice vermiforme – no trato gastrintestinal (Figura 1.19)
— A **linfa**, um líquido extracelular extraído pelos capilares linfáticos e transportado pelos vasos linfáticos, é uma substância transparente e aquosa semelhante ao plasma sanguíneo
— Os vasos condutores do sistema linfático são:
  • **Capilares linfáticos** de fundo cego, que começam nos tecidos e drenam para os vasos linfáticos
  • **Vasos linfáticos**, que se interpõem com os linfonodos ao longo de sua extensão e drenam para os troncos linfáticos
  • Dois grandes **troncos linfáticos**, o ducto torácico (tronco linfático esquerdo) e o tronco linfático direito, que drenam para as grandes veias do pescoço
— O tronco linfático esquerdo, ou **ducto torácico** (cerca de 40 cm de comprimento), é o maior dos dois principais troncos linfáticos. Tem origem na **cisterna do quilo**, que é um vaso linfático dilatado no abdome, e drena a linfa dos quadrantes inferiores direito e esquerdo e do quadrante superior esquerdo do corpo. O tronco menor, o **ducto linfático direito** (cerca de 1 cm de comprimento), drena apenas o quadrante superior direito do corpo (Figura 1.20)
— A linfa transportada pelo ducto torácico e pelo ducto linfático direito retorna à circulação venosa sistêmica nos **ângulos venosos esquerdo** e **direito** (junção das veias jugular interna e subclávia), também conhecido como **junção jugulo-subclávia**, no pescoço (Figura 1.21)
— As tributárias do ducto torácico (tronco linfático esquerdo) são:
  • Tronco jugular esquerdo, que drena a metade esquerda da cabeça e o pescoço
  • Tronco subclávio esquerdo, que drena o membro superior esquerdo, os lados esquerdos do tórax e a parede posterior

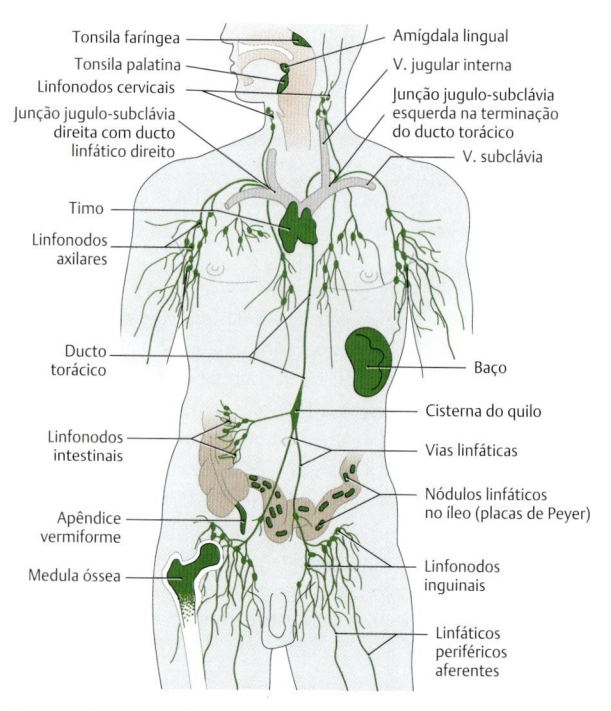

Figura 1.19 Sistema linfático. O sistema linfático é paralelo às veias do sistema circulatório e inclui linfonodos, vasos linfáticos e órgãos linfáticos. (De Schuenke M, Schulte E, Schumacher U. THIEME Atlas of Anatomy. Vol 1. Ilustrações de Voll M e Wesker K. 3rd ed. New York: Thieme Publishers; 2020.)

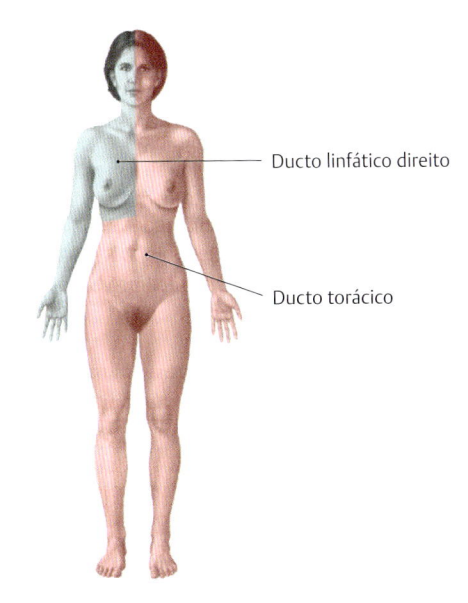

Figura 1.20 Drenagem linfática por quadrantes corporais. (De Gilroy AM, MacPherson BR, Wikenheiser JC. Atlas of Anatomy. Ilustrações de Voll M e Wesker K. 4th ed. Nova York: Thieme Publishers; 2020.)

- Tronco broncomediastinal esquerdo, que drena as vísceras da cavidade torácica esquerda (exceto do lobo inferior do pulmão esquerdo, que pode drenar para o tronco linfático direito). Comumente, esse tronco desemboca diretamente na veia subclávia esquerda
- Troncos intestinais dos órgãos abdominais
- Troncos lombares direito e esquerdo, que drenam ambos os membros inferiores, todas as vísceras pélvicas, e as paredes da pelve e do abdome
— As tributárias do ducto linfático direito são:
  - Tronco jugular direito, que drena a metade direita da cabeça e o pescoço
  - Tronco subclávio direito, que drena o membro superior direito e os lados direitos das paredes torácica e do dorso
  - Tronco broncomediastinal direito, que drena as vísceras da cavidade torácica direita. Esse tronco comumente desemboca diretamente na veia subclávia direita.

1.10   Sistema nervoso

O sistema nervoso recebe, transmite e integra informações por todo o corpo por meio da condução de impulsos nervosos. Este sistema complexo pode ser classificado de acordo com muitos critérios diferentes. Embora essas classificações sejam um tanto artificiais, elas são úteis para entender as inúmeras interconexões dentro do sistema nervoso (Figura 1.22).
— O sistema nervoso tem duas divisões estruturais ou anatômicas principais (Figura 1.23):
  - Um **sistema nervoso central** (SNC), que consiste no cérebro e na medula espinal, onde são processadas as informações sobre os ambientes interno e externo do corpo
  - Um **sistema nervoso periférico** (SNP), que consiste em 12 pares de nervos cranianos e 31 pares de nervos espinais e nervos autônomos (viscerais); os nervos periféricos transmitem informações entre o SNC e os órgãos e tecidos-alvo no restante do corpo

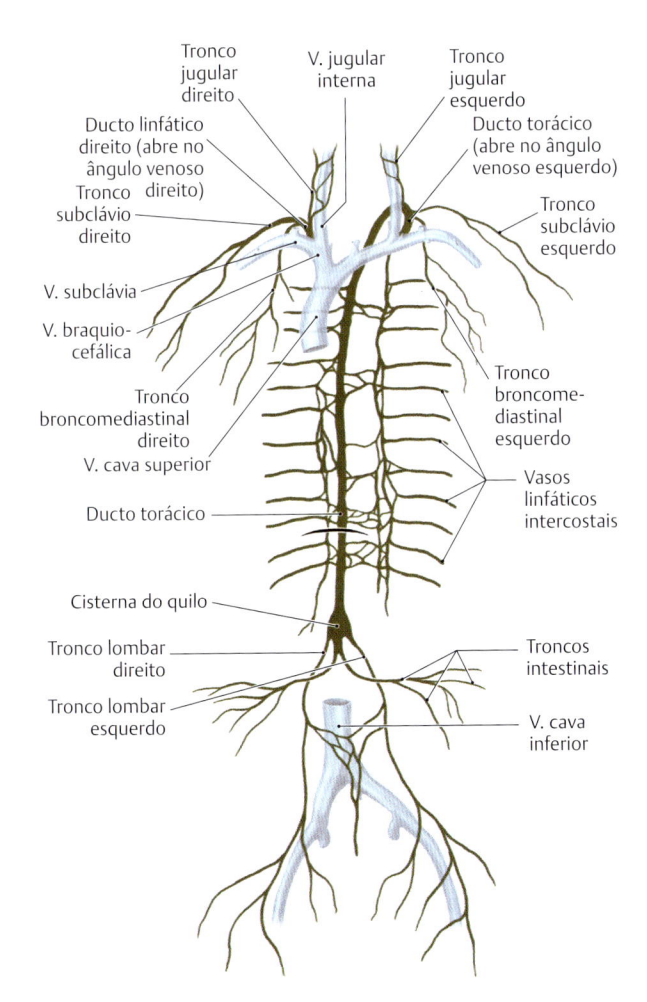

Figura 1.21 Vias linfáticas. Vista anterior. (De Schuenke M, Schulte E, Schumacher U. THIEME Atlas of Anatomy. Vol 1. Ilustrações de Voll M e Wesker K. 3rd ed. New York: Thieme Publishers; 2020.)

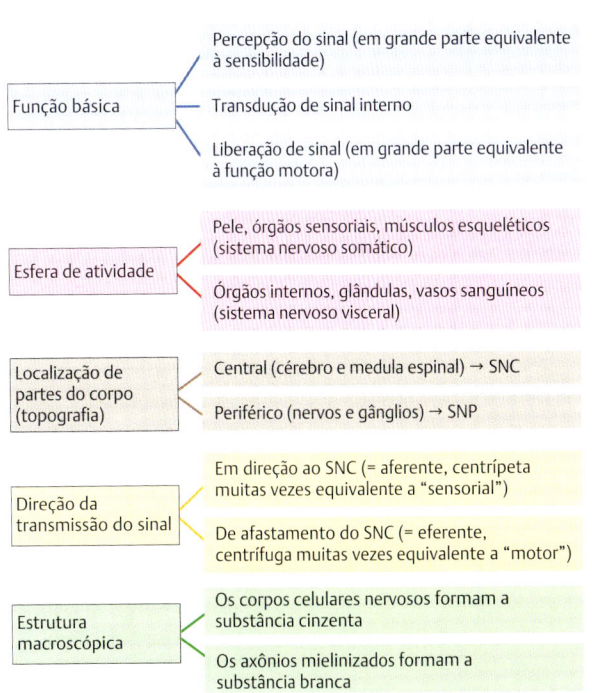

Figura 1.22 Classificação do sistema nervoso – visão geral.

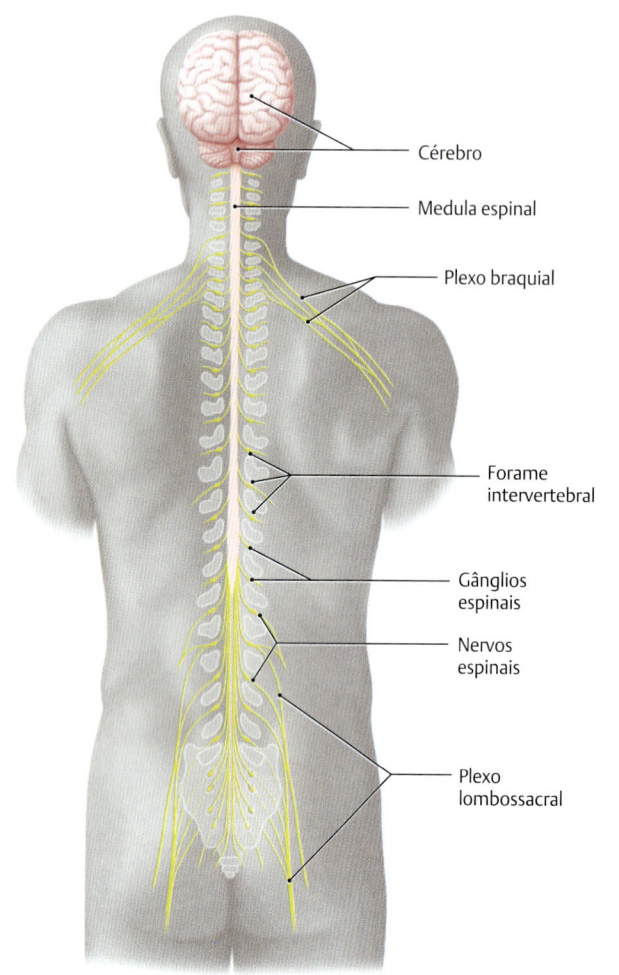

Figura 1.23 Topografia do sistema nervoso. Vista posterior. (De Schuenke M, Schulte E, Schumacher U. THIEME Atlas of Anatomy. Vol 1. Ilustrações de Voll M e Wesker K. 3rd ed. New York: Thieme Publishers; 2020.)

— O sistema nervoso também pode ser fragmentado em divisões funcionais (Figura 1.24). Tanto o SNC quanto o SNP contêm componentes de cada divisão funcional

- O **sistema nervoso somático** controla as funções voluntárias, como a contração dos músculos esqueléticos
- O **sistema nervoso autônomo** (visceral) controla as funções involuntárias, como as secreções das glândulas
— As **células nervosas** ou **neurônios**, a unidade funcional do sistema nervoso encontrada no SNC e no SNP, são especializadas na condução de impulsos nervosos. Elas geram sinais elétricos, o potencial de ação, e os transmitem para outras células nervosas ou musculares. Uma variedade de neurônios pode ser descrita com base em sua aparência, mas a estrutura básica permanece semelhante. O neurônio típico (Figura 1.25 A) tem:
  - Um **corpo celular** (soma). Um agregado de corpos celulares no SNC é chamado **núcleo**; um agregado de corpos celulares no SNP é chamado **gânglio**
  - Vários **dendritos** com ramificações curtas, que recebem informações de outros neurônios e transmitem impulsos para o corpo celular
  - Um único **axônio** longo ou fibra nervosa, que transmite impulsos para longe do corpo celular. Os feixes de axônios no SNC formam os **folhetos**; os feixes de axônios no SNP foram os **nervos**
— Os neurônios transmitem sinais elétricos de célula para célula por meio de junções chamadas **sinapses**. Na sinapse, o impulso elétrico da fibra nervosa **pré-sináptica** inicia a liberação de um sinal químico, ou transmissor, que gera um impulso elétrico no receptor, ou célula nervosa **pós-sináptica** (Figura 1.25 B)
— Conforme a função, os neurônios são classificados como:
  - **Nervos sensoriais** (aferentes), que transportam informações sobre dor, temperatura e pressão para o SNC a partir de estruturas periféricas
  - **Nervos motores** (eferentes), que transmitem impulsos do SNC que provocam respostas de órgãos-alvo periféricos
— A **neuróglia**, ou células **gliais**, que são os componentes celulares não neuronais do sistema nervoso, atua como células de suporte e desempenha uma variedade de funções metabólicas. As células da glia são responsáveis pela produção da **bainha de mielina**, uma camada rica em lipídios que circunda os axônios e aumenta a velocidade de condução do impulso (Figura 1.26). As células produtoras de mielina no SNP são chamadas **células de Schwann** e no SNC são chamadas **oligodendrócitos**.

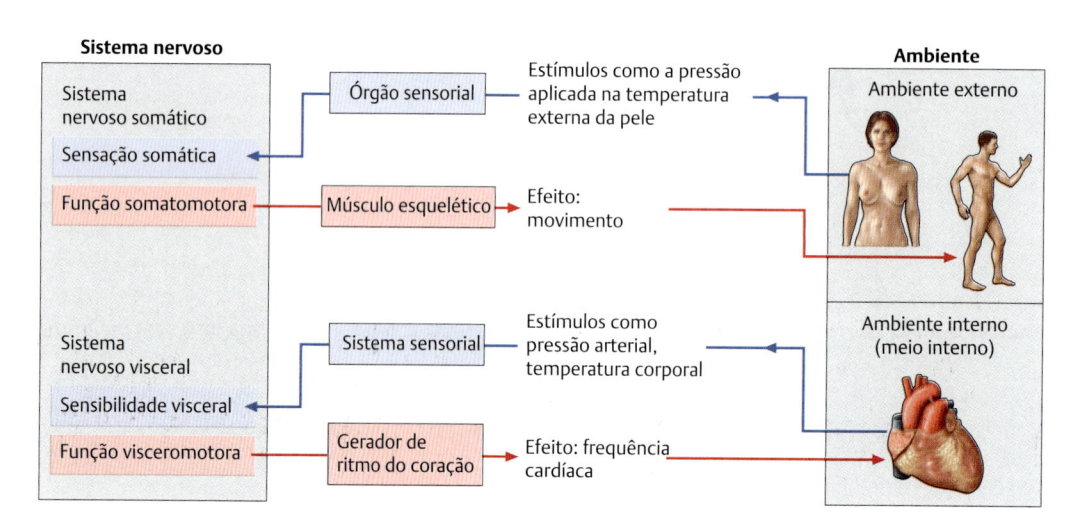

Figura 1.24 Classificação funcional do sistema nervoso.

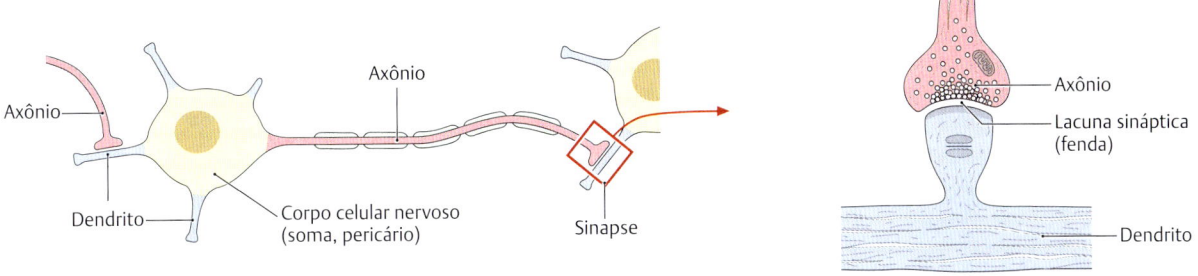

A A célula nervosa (neurônio) é a unidade estrutural básica do sistema nervoso

B Os neurônios comunicam-se nas sinapses onde os sinais elétricos iniciam a liberação de neurotransmissores (transmissores químicos), que criam então uma resposta excitatória ou inibitória no neurônio-alvo (pós-sináptico)

Figura 1.25 **Célula nervosa e sinapse.**

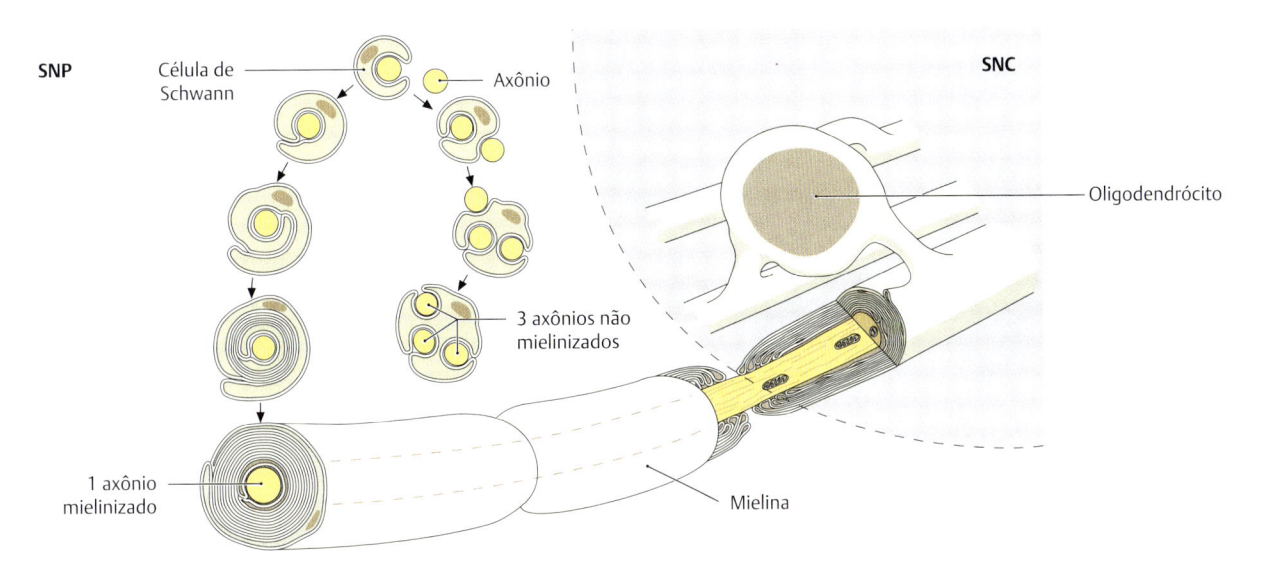

Figura 1.26 **Células gliais no sistema nervoso central (SNC) e no sistema nervoso periférico (SNP).** As células gliais formam bainhas de mielina ao redor dos axônios. Isso aumenta a velocidade com que os impulsos trafegam pelo sistema nervoso. Nos axônios mielinizados, múltiplas camadas de membrana glial circundam um único axônio, formando uma bainha de mielina distinta. Nos axônios não mielinizados, uma célula glial circunda e suporta vários axônios sem formar uma bainha de mielina. (De Schuenke M, Schulte E, Schumacher U. THIEME Atlas of Anatomy. Vol 1. Ilustrações de Voll M e Wesker K. 3rd ed. New York: Thieme Publishers; 2020.)

Sistema nervoso central

A anatomia detalhada do SNC é mais apropriadamente descrita em textos sobre neuroanatomia e, portanto, não está incluída neste texto. No entanto, como uma avaliação de sua estrutura é essencial para entender o funcionamento das estruturas periféricas, uma breve visão geral está incluída aqui, com mais discussões nos Capítulos 2 e 18.

— O cérebro e a medula espinal do SNC (Figura 1.27) consistem em:
  - **Substância cinzenta**, que contém os corpos celulares, os dendritos e os axônios não mielinizados dos neurônios
  - **Substância branca**, que contém os axônios mielinizados dos neurônios
  - Células neurogliais, que são abundantes nas substâncias branca e cinzenta
— O cérebro reside na cavidade craniana. O tecido do cérebro consiste em um **córtex cerebral** externo de substância cin-

zenta, um núcleo interno de substância branca, e ilhas de substância cinzenta dentro do cérebro conhecidas como **gânglios basais**. Os tratos axonais da substância branca ligam as regiões do cérebro entre si e com a medula espinal
— O cérebro (Figura 1.28) é dividido em:
  - **Hemisférios cerebrais**
  - **Diencéfalo**
  - **Cerebelo**
  - **Tronco encefálico**
— A coluna vertebral óssea envolve a medula espinal. A substância cinzenta na medula espinal está localizada centralmente e é cercada por tratos de substância branca. A substância cinzenta forma uma área em forma de H que consiste em:
  - **Cornos anteriores**, que contêm neurônios motores
  - **Cornos posteriores**, que contêm neurônios sensoriais
  - **Cornos laterais** na região torácica e lombar superior, que contêm neurônios visceromotores.

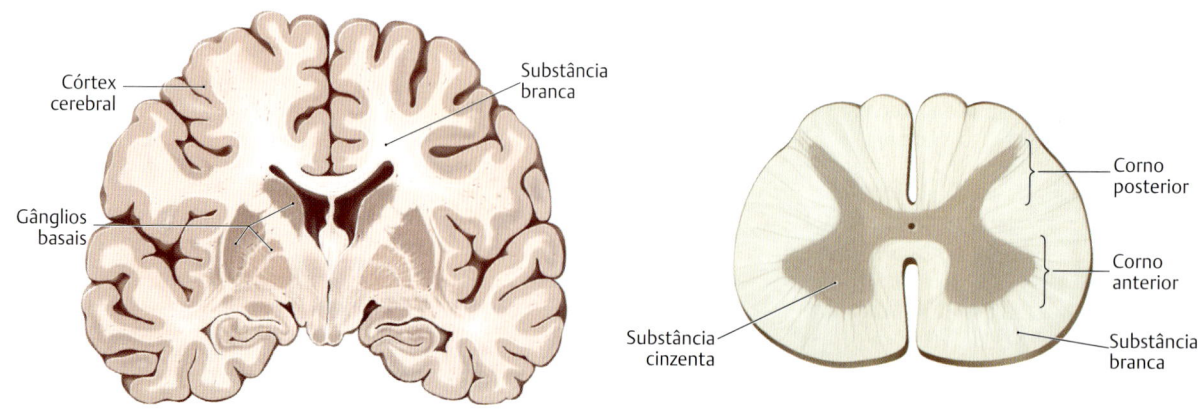

A Corte coronal através do cérebro

B Corte transversal através da medula espinal

Figura 1.27 Substâncias cinzenta e branca no sistema nervoso central. Os corpos das células nervosas aparecem em cinza na inspeção macroscópica, enquanto os processos das células nervosas (axônios) e suas bainhas de mielina isolantes aparecem em branco. (**A.** De Schuenke M, Schulte E, Schumacher U. THIEME Atlas of Anatomy. Vol 2. Ilustrações de Voll M e Wesker K. 3rd ed. New York: Thieme Publishers; 2020; **B.** De Schuenke M, Schulte E, Schumacher U. THIEME Atlas of Anatomy. Vol 1. Ilustrações de Voll M e Wesker K. 3rd ed. New York: Thieme Publishers; 2020.)

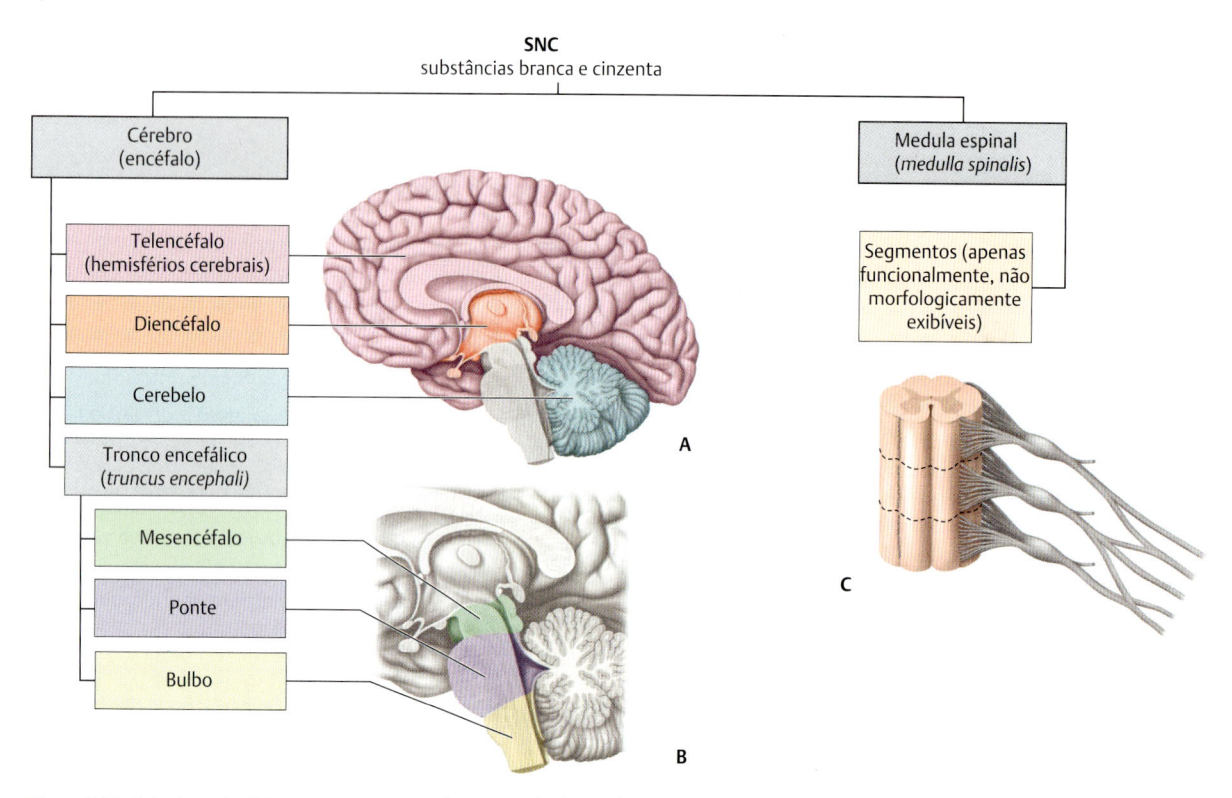

Figura 1.28 Estrutura do sistema nervoso central. A e B. Lado direito do cérebro, vista medial. **C.** Vista anterior de um corte da medula espinal. (De Gilroy AM, MacPherson BR, Wikenheiser JC. Atlas of Anatomy. Ilustrações de Voll M e Wesker K. 4th ed. Nova York: Thieme Publishers; 2020.)

Sistema nervoso periférico

— O SNP inclui as partes periféricas das divisões autônomas e somáticas. Os componentes de cada sistema (Figura 1.29) são encontrados em:

• Doze pares de **nervos cranianos** (tradicionalmente designados na ordem de cranial para caudal por numeral romano) que surgem do encéfalo e primariamente inervam estruturas da cabeça e do pescoço. O **nervo vago** (nervo craniano X) também inerva as vísceras do tórax e do abdome

• Trinta e um pares de **nervos espinais** que se originam da medula espinal e saem da coluna vertebral através de **forames intervertebrais** (aberturas entre as vértebras). Os nervos espinais são nomeados de acordo com a seção da medula espinal da qual eles se originam (p. ex., T4 é o quarto segmento da parte torácica da medula espinal)

— A maioria dos nervos do SNP é de nervos mistos que contêm fibras motoras e sensoriais (Figura 1.30)

• O sistema nervoso somático contém uma combinação de tipos de fibras:

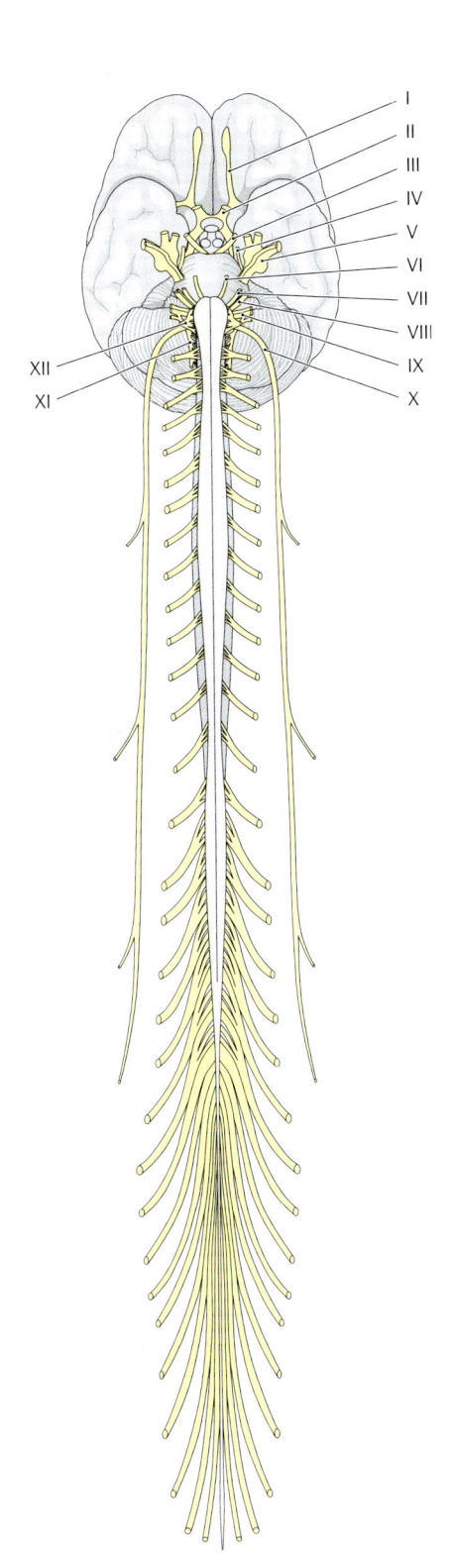

Figura 1.29 Nervos espinais e nervos cranianos. Vista anterior. Trinta e um pares de nervos espinais surgem da medula espinal no sistema nervoso periférico em comparação com 12 pares de nervos cranianos que surgem do cérebro. Os pares de nervos cranianos são tradicionalmente designados por algarismos romanos. (De Gilroy AM, MacPherson BR, Wikenheiser JC. Atlas of Anatomy. Ilustrações de Voll M e Wesker K. 4th ed. Nova York: Thieme Publishers; 2020.)

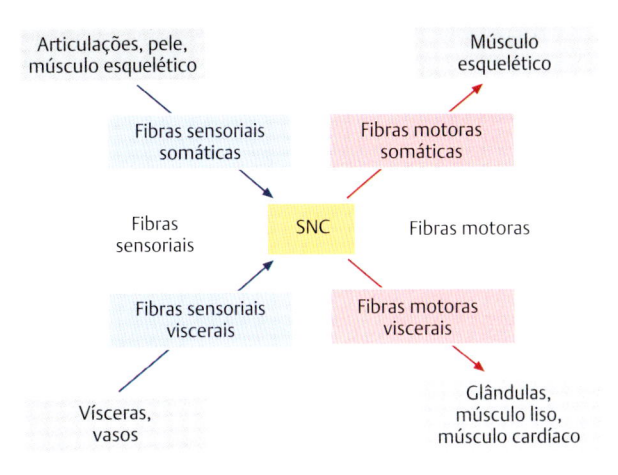

Figura 1.30 Fluxo de informações no sistema nervoso. As fibras que transportam informações para o sistema nervoso central (SNC) são chamadas fibras sensoriais ou aferentes; as fibras que levam os sinais para fora do SNC são chamadas fibras motoras ou eferentes.

- ○ **Fibras sensoriais somáticas** (somatossensoriais), que transmitem as informações da pele e dos músculos esqueléticos
- ○ **Fibras motoras somáticas** (somatomotoras), que inervam os músculos esqueléticos
- • O sistema nervoso autônomo contém apenas **fibras motoras viscerais** (visceromotoras), que inervam o músculo liso, o músculo cardíaco e as glândulas
- • As **fibras sensoriais viscerais** (viscerossensoriais) transmitem informações do músculo liso, do músculo cardíaco e dos órgãos internos. Embora muitas vezes acompanhem as fibras motoras viscerais, geralmente não são consideradas parte do sistema autônomo
- • Além dos mencionados anteriormente, os nervos cranianos também podem conter tipos especiais de fibras que estão associados a estruturas na cabeça:
  - ○ **Fibras sensoriais somáticas especiais** (somatomotoras), que conduzem informações da retina do olho, bem como dos aparelhos auditivo e vestibular da orelha
  - ○ **Fibras sensoriais viscerais especiais** (viscerossensoriais), que transmitem informações das papilas gustativas da língua e da mucosa olfatória
  - ○ **Fibras motoras viscerais especiais** (visceromotoras, branquiomotoras), que inervam os músculos esqueléticos que se originam dos arcos branquiais
- — O componente somático do sistema nervoso transmite a saída motora para as estruturas sobre as quais temos controle voluntário e consciente e a entrada sensorial dessas mesmas estruturas (considere uma atividade simples como caminhar, na qual temos controle sobre o movimento de nossas pernas e estamos cientes da dor provocada por uma articulação artrítica do joelho ou por uma lasca na planta do pé)
- — O componente autônomo transmite a saída motora para as estruturas que funcionam sem controle consciente. Suas duas divisões trabalham para excitar (**simpática**) ou relaxar (**parassimpática**) as respostas viscerais baseadas

em estímulos internos e externos. Juntas, elas trabalham para manter um ambiente interno estável (homeostático) (considere o aumento da frequência cardíaca quando você ganha na loteria e a correspondente diminuição crucial da frequência cardíaca quando você precisa dormir)

— Os sistemas nervoso somático e autônomo têm sua própria rede de nervos que transmitem informações entre o SNC e o SNP. Embora os nervos somáticos e autônomos possam trafegar juntos, as fibras nervosas permanecem anatômica e funcionalmente distintas

— A maioria dos nervos cranianos e todos os nervos espinais transportam fibras nervosas somáticas; alguns também carregam fibras autônomas:

- As fibras parassimpáticas são transportadas pelos nervos cranianos III, VII, IX e X e pelos nervos espinais S2-S4
- As fibras simpáticas originam-se nos níveis T1-L2 da medula espinal; mas, através do tronco simpático, são distribuídas e trafegam com os nervos espinais em todos os níveis

— Os nervos de cada sistema caracteristicamente formam plexos nervosos (*i. e.*, plexo nervoso somático, plexo nervoso autônomo). Cada um contém nervos que se originam de vários níveis da medula espinal

- Os plexos somáticos são constituídos por raízes nervosas grandes, distintas e facilmente identificáveis, e dão origem a nervos que recebem nomes descritivos (nervos mediano e femoral)
- Os plexos autônomos aparecem como densos emaranhados de nervos finos semelhantes a fios de cabelo que frequentemente se estendem perifericamente ao longo das artérias principais

— Tanto os nervos somáticos quanto os autônomos transportam informações motoras do SNC para uma estrutura periférica, mas o tipo de órgão-alvo que inervam e a resposta que provocam é muito diferente

- Os nervos somáticos iniciam respostas voluntárias (como a contração do bíceps)
- Os nervos autônomos iniciam respostas viscerais (como a secreção de sucos pancreáticos)

— Os nervos sensoriais somáticos e os nervos sensoriais viscerais transportam informações sensoriais dos órgãos-alvo para o SNC

- As sensações transportadas pelas fibras sensoriais viscerais são vagas e mal localizadas (como náuseas)
- As sensações transportadas pelas fibras sensoriais somáticas são nítidas e localizadas (como um corte de papel)

- Em todos os casos, os corpos celulares dos neurônios sensoriais periféricos situam-se nos gânglios sensoriais (raiz espinal/dorsal) que ficam fora do SNC

— Os **nervos esplâncnicos** são nervos do sistema nervoso autônomo que inervam estruturas viscerais (esplâncnico refere-se a órgãos internos ou vísceras). Eles podem transportar fibras simpáticas ou parassimpáticas (nunca ambas) e não contêm fibras somáticas. Todos os nervos esplâncnicos contêm fibras sensoriais viscerais e motoras viscerais.

1.11 Cavidades corporais e sistemas orgânicos internos

Os grandes órgãos dos sistemas endócrino, respiratório, digestivo, urinário e reprodutivo estão alojados nas cavidades torácica, abdominal e pélvica. Esses grandes espaços são divididos em cavidades serosas e espaços de tecido conjuntivo.

— Uma cavidade serosa é um espaço potencial totalmente fechado que é revestido por uma membrana serosa (secretora de líquido). A camada externa, ou **parietal**, desta membrana reveste a parede interna da cavidade. É contínua com a camada interna, ou **visceral**, que se projeta da parede para cobrir ou encerrar as vísceras dentro da cavidade. As grandes cavidades serosas são:

- No tórax
  - **Cavidades pleurais** em pares, que contêm os pulmões
  - Uma **cavidade pericárdica**, que contém o coração
- No abdome e na pelve
  - Uma **cavidade peritoneal**, que contém o trato gastrintestinal e suas estruturas acessórias

— Os espaços de tecido conjuntivo são espaços potenciais que ficam fora das cavidades serosas. Frequentemente, eles são definidos por camadas adjacentes de fáscia ou podem situar-se entre cavidades serosas opostas. Os principais exemplos são:

- O **espaço cervical profundo** entre as camadas fasciais do pescoço
- O **mediastino**, que fica entre as cavidades pleurais no tórax
- O **espaço retroperitoneal**, que fica posterior à cavidade peritoneal no abdome e sua continuação na pelve abaixo do peritônio, onde é conhecido como o **espaço subperitoneal**. Os órgãos urinários e reprodutivos, bem como as principais estruturas vasculares, residem nesses espaços extraperitoneais.

2 Introdução aos Fundamentos de Imagens Clínicas

A imagem é o principal método complementar de diagnóstico utilizado por diferentes especialidades médicas e profissionais da área da saúde. Todos os médicos e profissionais da saúde devem ter uma compreensão básica dos conceitos de radiologia e como a imagem pode ser utilizada de maneira otimizada no cuidado de seus pacientes. Os fundamentos de imagens clínicas abordados neste texto pretendem ser uma breve introdução às extraordinárias capacidades diagnósticas e terapêuticas da radiologia. Embora a imagem possa ser bastante desafiadora para os estudantes da área da saúde do primeiro ano que ainda não dominam anatomia, você é encorajado a se familiarizar com os conceitos básicos descritos aqui e em outros trabalhos introdutórios. É sobre esses fundamentos introdutórios que você construirá sua base para entender melhor a anatomia e a fisiologia, e também para atingir o objetivo final de usar imagens para cuidar melhor de seus pacientes independentemente da carreira que você escolher.

As quatro modalidades de imagem mais comumente usadas são:
1. Radiografias (raios X).
2. TC (tomografia computadorizada).
3. RM (ressonância magnética).
4. Ultrassom.

Raios X

— Os raios X são uma forma de energia eletromagnética e se constituem em radiações ionizantes. Um tubo de raios X gera energia na forma de fótons, que são direcionados para o paciente. Um detector eletrônico é posicionado atrás do paciente, que detecta os fótons (energia de raios X) que passam pelo paciente para produzir uma imagem (Figura 2.1). O grau em que essa energia é capaz de passar pelos diferentes tecidos do corpo produz os cinzas claros, escuros e intermediários que são observados na imagem. Os tecidos são processados como:
  • Branco quando a energia está bloqueada (metal)
  • Preto quando a energia não está bloqueada (ar)
  • Cinza quando a energia está parcialmente bloqueada (tecidos moles)
— A quantidade de energia de raios X que passa pelo corpo depende do tipo de tecido encontrado pelo feixe de raios X e da espessura dos tecidos. Com base nesses princípios, cinco densidades podem ser identificadas em uma radiografia (Tabela 2.1)

Tabela 2.1 Densidades radiográficas.

Tecido	Densidade radiográfica
Ar	Preto-escuro
Gordura	Preto-claro
Água e tecidos moles	Tons de cinza
Osso (cálcio)	Branco
Metal	Branco brilhante

— Os termos descritivos adicionais são "opacidade", "densidade" e "sombra", que indicam uma área mais branca na radiografia; já "lucência" indica uma área mais escura
— A imagem criada é uma soma de sombras com base no tipo e na espessura dos tecidos que os fótons de raios X encontram (Figura 2.2). Essa soma de sombras cria uma representação bidimensional da estrutura tridimensional do corpo. Como é frequentemente difícil determinar a profundidade de uma estrutura em uma imagem bidimensional, pode ser necessária uma projeção ortogonal adicional (ângulo reto) para "construir" mentalmente uma visualização tridimensional (Figura 2.3)
— A posição do paciente e a direção do feixe de raios X são manipuladas para otimizar a qualidade da imagem e produzir diferentes efeitos físicos e fisiológicos, como o movimento do líquido para a parte mais inferior (dependente) do paciente devido à gravidade. A imagem resultante é descrita em termos de posição do paciente e direção do feixe de raios X; por exemplo, incidência frontal vertical (Figura 2.4) ou incidência lateral supina. As posições-padrão do paciente são:
  • Vertical (em pé ou sentado)
  • Decúbito dorsal (deitado de costas)
  • Prona
  • Decúbito (deitado de lado)
  • Oblíquo

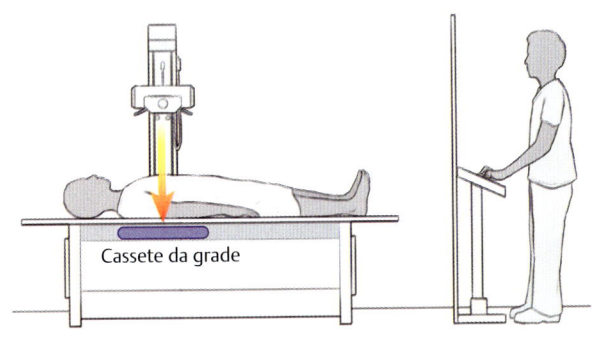

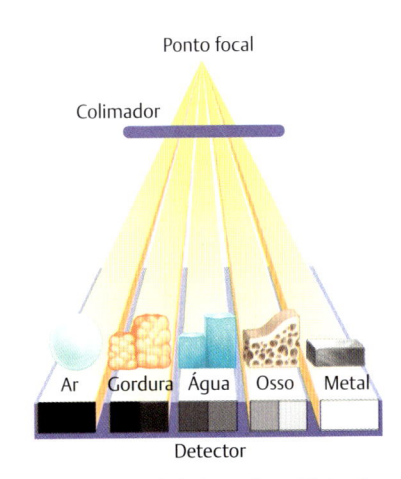

Figura 2.2 Efeitos da densidade (tipo de tecido) e da espessura do tecido na exposição de uma imagem de raios X usando as cinco densidades básicas. Observe que o ar praticamente não bloqueia nenhum dos feixes (toda a energia passa), enquanto o metal praticamente bloqueia toda a energia dos raios X.

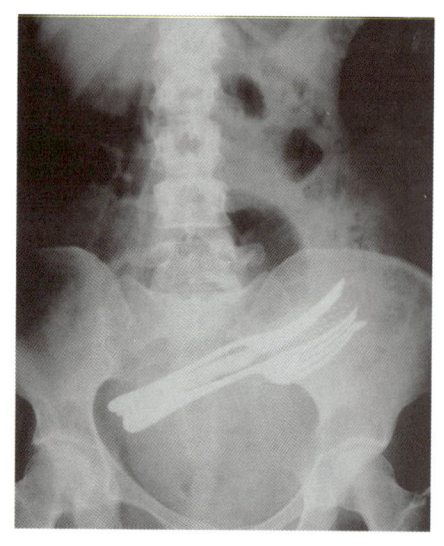

Figura 2.3 Radiografia abdominal em paciente que engoliu vários objetos estranhos. Os objetos são dois garfos, uma escova de cabelo plástica com cerdas parcialmente metálicas e uma caneta plástica com ponta metálica. Como a imagem é um somatório das sombras produzidas pelos objetos e pelo tecido, é impossível saber com base nessa única radiografia se os objetos estão na frente ou atrás do paciente, ou se estão de fato dentro do abdome. No entanto, pelo histórico do paciente de engolir objetos estranhos, deduzimos que eles estão dentro do trato gastrintestinal. Uma incidência lateral (ortogonal à incidência frontal) poderia confirmar isso. Usar a incidência frontal e lateral pode ajudar a triangular a posição dos objetos e visualizar o abdome em três dimensões. (De Gunderman R. Essential Radiology, 3rd ed. New York: Thieme; 2014.)

— A direção-padrão dos feixes de raios X inclui:
  • Frontal (ou PA ou AP). Observe que a distinção entre feixes de raios X posteroanteriores (PA) ou anteroposteriores (AP) encontra-se além do escopo deste texto, e vamos nos referir a eles coletivamente como uma incidência frontal
  • Lateral
— As radiografias são orientadas de maneira-padrão para visualização
  • As imagens frontais são visualizadas com o paciente em posição anatômica (sempre de frente para o observador). O lado direito do paciente é visto à esquerda do observador e vice-versa, e cada lado é rotulado como D ou E

• A projeção lateral pode ser visualizada com o paciente voltado para a direita ou para a esquerda, mas você deve estar coerente com seus padrões de visualização. A incidência lateral é mais bem utilizada em conjunto com a incidência frontal para transmitir a natureza tridimensional da estrutura. A incidência lateral também é útil para ver áreas "ocultas" na incidência frontal, como atrás do esterno e do coração
— Ao se avaliar radiografias, uma abordagem sistemática é importante e ela deve incluir uma lista de verificação das principais estruturas anatômicas, que são discutidas nas unidades apropriadas.

Tomografia computadorizada

— As tomografias computadorizadas (TCs) são criadas girando-se um feixe de raios X ao redor do paciente. O computador reconstrói esses dados em conjuntos de imagens de cortes ou "fatias" consecutivos (pense em um pão de forma cortado em fatias). (Figura 2.5; ver também Figura 2.7, mais adiante). Como a TC é composta por um grande número de raios X individuais, a dose de radiação é consideravelmente maior. Por esta razão, a TC é usada criteriosamente
— As imagens produzidas são baseadas no cálculo computadorizado da atenuação de raios X de cada pixel em cada fatia e expressas em unidades Hounsfield (Hounsfield foi um dos descobridores da TC). A água é definida arbitrariamente para 0 unidade Hounsfield; as estruturas mais densas são mais brancas (osso), e as estruturas menos densas são mais escuras (ar). No entanto, a TC pode discriminar tons mais sutis de cinza, de preto e de branco do que as radiografias, o que melhora o detalhamento dos tecidos moles. Por exemplo, a TC pode distinguir entre líquido e órgãos e entre sangue e outros tipos de líquidos. Quando um contraste IV é usado, o detalhe/contraste do tecido mole é melhorado significativamente
— Os cortes individuais de TC são orientados no plano transversal (axial) e, por convenção, são observados de uma perspectiva inferior (olhar dos pés em direção à cabeça) (Figura 2.6). No entanto, os tomógrafos também podem gerar um volume de dados que pode ser visualizado em qualquer plano, incluindo as três dimensões (reconstrução 3D realizada pelo *software*). Além disso, imagens individuais podem ser "colocadas em janelas", o que envolve alterar o brilho ou o contraste

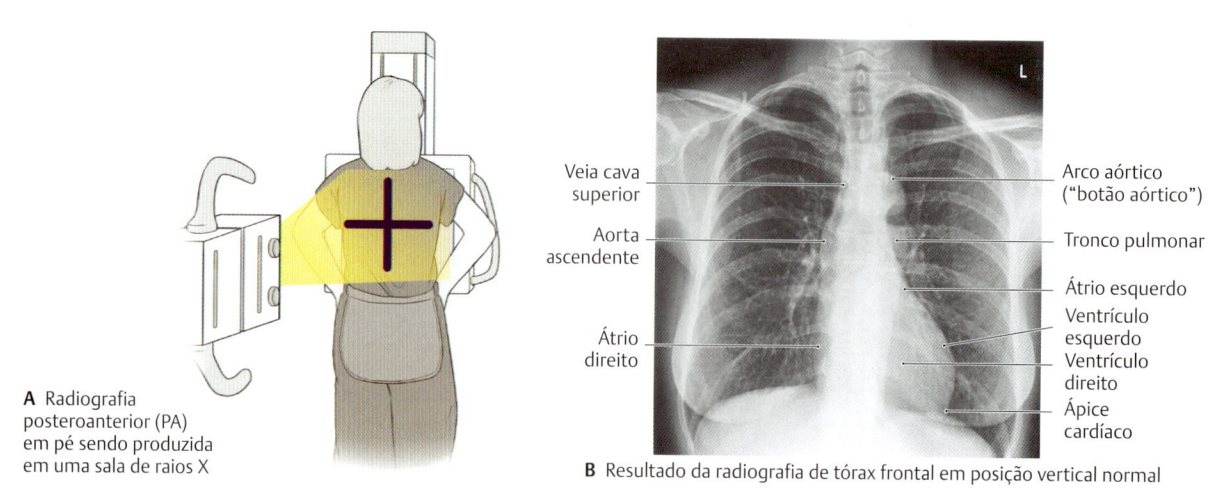

A Radiografia posteroanterior (PA) em pé sendo produzida em uma sala de raios X

Veia cava superior
Aorta ascendente
Átrio direito

Arco aórtico ("botão aórtico")
Tronco pulmonar
Átrio esquerdo
Ventrículo esquerdo
Ventrículo direito
Ápice cardíaco

B Resultado da radiografia de tórax frontal em posição vertical normal

Figura 2.4 Posicionamento do paciente e direção do feixe de raios X. (De Gilroy AM, MacPherson BR, Wikenheiser JC. Atlas of Anatomy. Ilustrações de Voll M e Wesker K. 2th ed. New York: Thieme Publishers; 2020.)

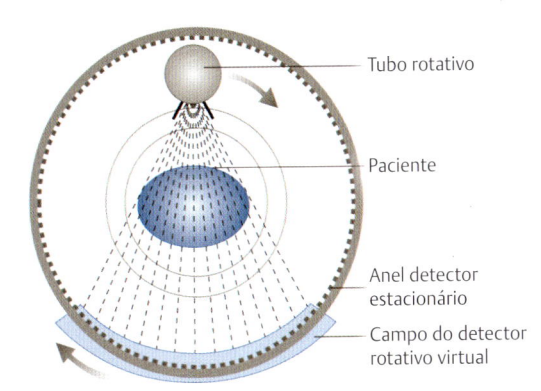

Figura 2.5 Como funcionam os *scanners* de tomografia computadorizada (TC). O tubo de raios X gira continuamente ao redor do paciente enquanto ele está deitado na mesa e desliza pela máquina. O detector de raios X curvo fica em frente ao tubo de raios X e registra a quantidade de energia de raios X que passa pelo corpo. Considerando a posição do tubo e a posição do paciente em cada ponto de tempo de medição, o computador constrói uma matriz de dados e, finalmente, um conjunto de imagens. (De Eastman G, et al. Getting Started in Radiology. Stuttgart: Thieme; 2005.)

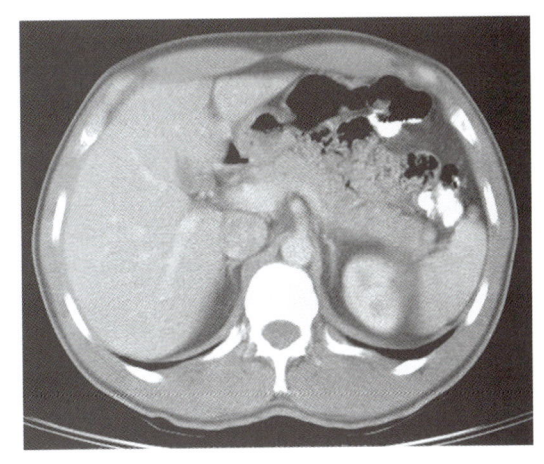

Figura 2.6 Exemplo de corte axial único de uma tomografia computadorizada abdominal normal. Esta imagem é mostrada em janelas de tecidos moles para destacar os órgãos sólidos e os vasos sanguíneos. (De Moeller TB, Reif E. Pocket Atlas of Sectional Anatomy. Vol 2, 3rd ed. New York: Thieme; 2007.)

para otimizar a aparência de estruturas com densidades específicas, como uma "janela" de osso ou de tecido mole.

Ressonância magnética

— Uma imagem de ressonância magnética (RM) é produzida pelas interações de um forte campo magnético nos prótons dentro das células e um pulso de energia de radiofrequência que perturba os prótons. Esses prótons giratórios produzem um "sinal" que é captado por um receptor e convertido em imagens por meio de uma manipulação matemática computadorizada

— As RMs são especialmente úteis porque carecem de radiação ionizante, produzem excelente contraste de tecidos moles e podem ser orientadas em qualquer plano (Figura 2.7). O contraste dos tecidos moles da RM é muito superior às outras modalidades de imagem e é uma característica fundamental que torna a RM tão poderosa. As desvantagens incluem o alto custo, o longo tempo de duração do exame e o pequeno espaço confinado que os pacientes devem tolerar. As máquinas de RM são semelhantes às de TC, mas o tubo no qual o paciente desliza é menor em diâmetro e mais longo

— As imagens de RM são tradicionalmente visualizadas nos planos axial, sagital e coronal, mas podem ser distorcidas para otimizar estruturas "fora do plano", como o coração. Como na TC, as imagens axiais são vistas como se o paciente estivesse em decúbito dorsal e o observador estivesse olhando para cima a partir do pé (ou seja, incidência inferior)

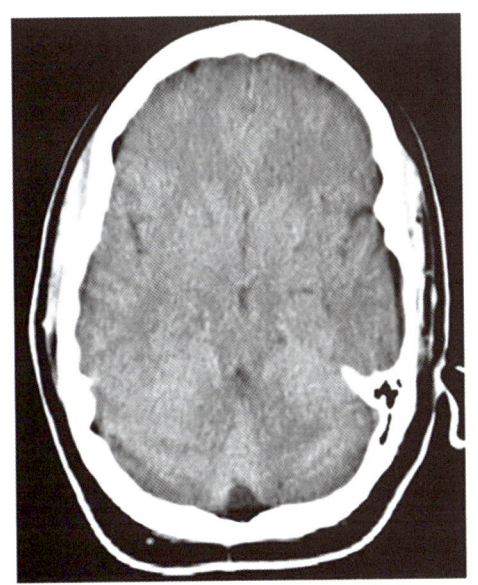

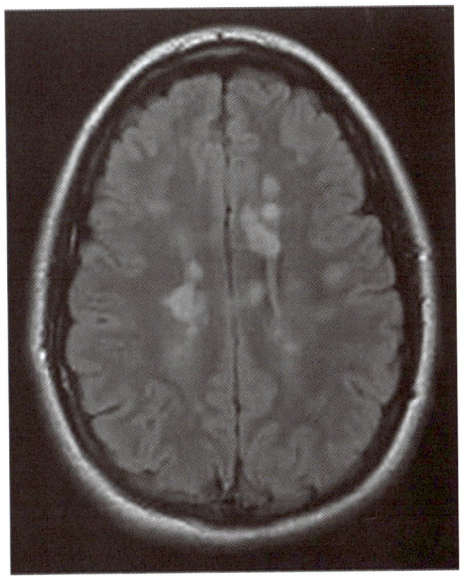

A Corte axial de tomografia computadorizada do cérebro em uma jovem com visão embaçada. Esta varredura é normal

B Corte axial de uma RM no mesmo local no mesmo paciente mostrando pontos brilhantes na substância branca, o que indica esclerose múltipla

Figura 2.7 Exemplo do contraste e da sensibilidade melhorados dos tecidos moles da ressonância magnética (RM). (De Gunderman R. Essential Radiology, 2nd ed. New York: Thieme; 2014.)

— Um exame de RM consiste em várias sequências com cada uma delas destacando diferentes tipos de tecido. Os mesmos tecidos podem parecer diferentes em diferentes sequências. As duas sequências básicas de RM são T1 e T2 (T representa a constante de tempo)
  • Sequência T1: o líquido parece escuro (preto)
  • Sequência T2: o líquido parece brilhante (branco)
  • O osso cortical geralmente aparece preto em todas as sequências.

Ultrassom

— As imagens de ultrassom são criadas usando-se um transdutor, que emite ondas sonoras de alta frequência que penetram no corpo. Ele então "escuta" o eco de retorno de modo semelhante como o sonar opera em um submarino (Figura 2.8). Como tecidos de diferentes densidades atenuam a onda sonora em diferentes graus, o eco de retorno produz uma imagem de vários tons de cinza (Figura 2.9)

— O ultrassom trafega mais facilmente pela água, que aparece preta na imagem, mas viaja mal pelo ar e pelos ossos, que bloqueiam a energia do som e aparecem em branco na imagem. Os termos comuns usados para descrever as imagens de ultrassom são *hipoecoico*, que significa mais preto ou com pouco eco das ondas vibratórias sonoras; e *hiperecoico*, ou com muito eco das ondas vibratórias sonoras ou *ecogênico*, que significa cinza ou branco

— O ultrassom é relativamente barato, pode ser portátil, é livre de radiação, e por isso é usado sempre que possível. É a principal modalidade de imagem em pediatria, obstetrícia e na geração de imagens de gônadas masculinas e femininas

— As imagens de ultrassom são exibidas como um único corte, geralmente como um corte longitudinal ou transversal através do órgão-alvo, mas também em qualquer plano necessário para identificar certas características ou patologias

— Observe que as imagens são orientadas para o órgão em si, não para todo o corpo

— O ultrassom também pode usar o efeito Doppler para identificar e caracterizar o movimento. Em imagens médicas, o Doppler é usado principalmente para caracterizar o fluxo nos vasos sanguíneos e avaliar a fisiologia do coração. O Doppler colorido codifica a direção e a velocidade em cores. Por convenção, o sangue que flui em direção ao transdutor de ultrassom é vermelho e o sangue que sai do transdutor é azul (independentemente do tipo de vaso). O Doppler espectral fornece uma representação gráfica da velocidade do fluxo em relação ao tempo e, portanto, pode revelar as características do fluxo arterial *versus* venoso e identificar padrões de fluxo anormais

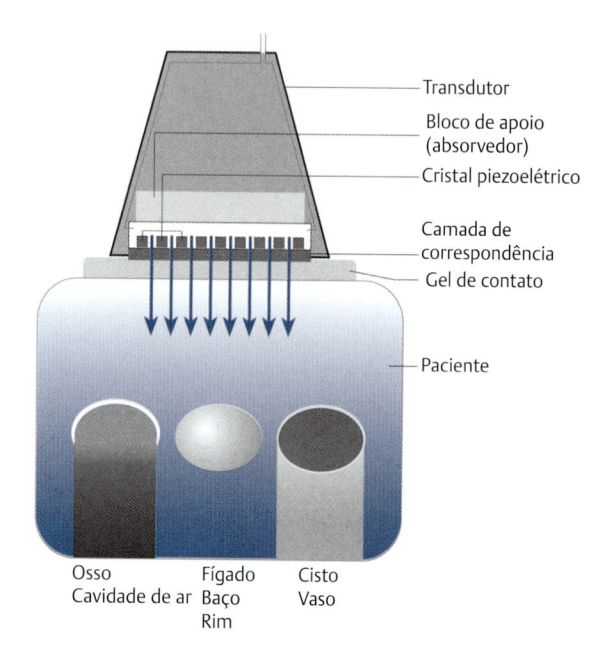

Transdutor
Bloco de apoio (absorvedor)
Cristal piezoelétrico
Camada de correspondência
Gel de contato
Paciente

Osso   Fígado   Cisto
Cavidade de ar   Baço   Vaso
Rim

Figura 2.8 Esquema da sonda de ultrassom encostada na pele do paciente. O gel é usado para acoplar acusticamente a sonda ao paciente. As ondas sonoras trafegam para o paciente e são absorvidas, refletidas ou espalhadas com base no tipo de tecido e na interface do tecido. A sonda escuta os ecos de retorno e o computador reconstrói os ecos em uma fatia de imagem bidimensional. (De Eastman G, et al. Getting Started in Radiology. Stuttgart: Thieme; 2005.)

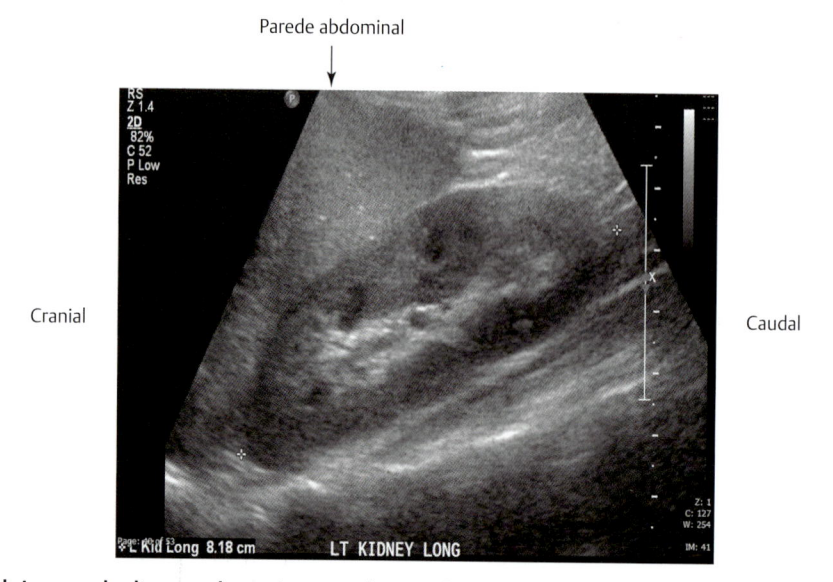

Parede abdominal

Cranial

Caudal

Figura 2.9 Exemplo de imagem de ultrassom de um rim esquerdo normal. A sonda foi posicionada no abdome de forma que o rim pudesse ser visto orientado longitudinalmente. A imagem é através do meio do rim. A ultrassonografia diferencia as pirâmides renais, que são mais escuras devido ao maior teor relativo de água. A gordura do seio renal mostra-se mais branca. Observe o tecido hepático anterior e superior ao rim. (De Gunderman R. Essential Radiology, 3rd ed. New York: Thieme; 2014.)

Questões de Revisão da Parte 1 | Introdução aos Sistemas Anatômicos e à sua Terminologia

1. Qual dos seguintes está associado à formação de osso membranoso?
   A. Centro de ossificação primária.
   B. Epífises.
   C. Ossificação direta de moldes mesenquimais.
   D. Ossos longos dos membros.
   E. Diáfise.

2. Um sistema de portal está associado a
   A. Derivações venosas que desviam o sangue para o coração.
   B. Circulação pulmonar.
   C. Anastomoses arteriovenosas.
   D. Leitos capilares no fígado.
   E. Capilares linfáticos.

3. Na posição anatômica
   A. Os olhos são direcionados para frente.
   B. As palmas das mãos são direcionadas para a frente.
   C. O corpo está ereto com os braços nas laterais.
   D. Os pés são direcionados para frente.
   E. Todas as opções anteriores.

4. Qual das seguintes afirmações é verdadeira em relação aos nervos esplâncnicos?
   A. Eles fazem sinapse nos gânglios próximos ao órgão-alvo.
   B. Inervam as vísceras do abdome.
   C. Eles podem transportar fibras simpáticas.
   D. Eles podem transportar fibras parassimpáticas.
   E. Todas as opções anteriores.

5. Uma professora de ensino médio de 43 anos queixou-se ao médico de distensão abdominal e dor pélvica. Os exames radiográficos mostraram um grande tumor envolvendo o ovário direito. Embora a paciente estivesse programada para uma cirurgia para remover o tumor, o médico estava preocupado com a disseminação do câncer pelos canais linfáticos. Qual é o padrão de drenagem linfática das vísceras pélvicas?
   A. Drenagem ipsilateral para os ductos linfáticos direito e esquerdo.
   B. Drenagem contralateral para os ductos linfáticos direito e esquerdo.
   C. Drenagem bilateral para os ductos linfáticos direito e esquerdo.
   D. Todas as vísceras pélvicas drenam para o ducto linfático direito.
   E. Todas as vísceras pélvicas drenam para o ducto linfático esquerdo.

6. Como um estudante de medicina inexperiente, você é voluntário em um ambulatório onde é solicitado a ajudar na administração de vacinas à grande população de sem-teto. Ao aplicar essas injeções percutâneas (através da pele), você se lembra de seu conhecimento sobre o tecido conjuntivo subcutâneo e entende que, profundamente na pele, a agulha passará primeiro através de
   A. uma camada gordurosa de tecido conjuntivo regular.
   B. uma camada gordurosa de tecido conjuntivo areolar e adiposo.
   C. uma camada membranosa de tecido conjuntivo denso.
   D. duas camadas de tecido conjuntivo denso.
   E. uma camada de fáscia que é desprovida de todos os vasos e nervos superficiais.

7. Como um residente de ortopedia júnior, você tem a tarefa de dar uma palestra para estudantes de medicina do primeiro ano sobre a anatomia das articulações. Quais das seguintes afirmações você pode incluir como ponto de partida em seu *slide* de resumo final?
   A. A maioria das articulações sinoviais é estabilizada por ligamentos intrínsecos e estruturas intra-articulares como os meniscos.
   B. As sincondroses são definidas como articulações cartilaginosas temporárias que posteriormente formam sinostoses, que são locais de fusão óssea.
   C. As articulações sinoviais normalmente contêm um espaço articular revestido por uma membrana sinovial.
   D. As superfícies articulares complementares dos ossos dentro de uma articulação proporcionam maior estabilidade.
   E. Sindesmoses são articulações fibrosas encontradas apenas nas suturas do crânio do neonato.

8. Qual dos seguintes pertence aos músculos viscerais?
   A. O tipo de músculo mais prevalente no corpo.
   B. Os tendões os conectam a anexos ósseos.
   C. As bainhas dos tendões facilitam o movimento entre as articulações.
   D. Eles incluem um tipo de músculo estriado encontrado no coração.
   E. As aponeuroses os ligam a outros músculos ou órgãos.

9. Depois de experimentar uma perda de peso repentina e inexplicável e uma forte dor abdominal, seu tio procurou conselho médico. Uma TC revelou um tumor pancreático de 3 cm no centro de seu abdome. O médico explicou que a dor resultava da pressão do tumor nos nervos e gânglios próximos associados ao seu sistema nervoso simpático. Os nervos que transmitem a dor contêm que tipo de fibras?
   A. Sensorial visceral especial.
   B. Sensorial somático especial.
   C. Sensorial visceral.
   D. Sensorial somática.
   E. Motora visceral especial.

10. Qual dos seguintes métodos de imagem não usa radiação ionizante como fonte de energia?
  A. Ultrassom.
  B. Radiografias.
  C. TC.
  D. RM.

11. Qual das seguintes estruturas seria a mais escura vista em raios X?
  A. Fígado.
  B. Baço.
  C. Coração.
  D. Alça intestinal cheia de gás.
  E. Alça intestinal cheia de líquido.

Respostas e explicações

1. **C.** No processo de ossificação membranosa, os moldes mesenquimais embrionários são substituídos por osso (ver Capítulo 1, Seção 1.6).
  A. Um centro primário de ossificação, geralmente na diáfise dos ossos longos, é o local onde começa a ossificação endocondral.
  B. As epífises, localizadas em cada extremidade dos ossos longos, são os centros secundários de ossificação para a ossificação endocondral.
  D. Os ossos longos dos membros sofrem formação óssea endocondral, na qual um molde cartilaginoso se forma a partir do mesênquima embrionário antes de ser substituído por osso.
  E. A diáfise é a haste de um osso longo, e ela sofre ossificação endocondral.

2. **D.** O maior sistema portal do corpo desvia o sangue dos leitos capilares no trato gastrintestinal para os capilares secundários no fígado antes de devolvê-lo às veias sistêmicas (ver Capítulo 1, Seção 1.8).
  A. Um sistema portal desvia o sangue venoso de uma rede capilar para outra, em vez de permitir que ele flua diretamente para as veias sistêmicas em direção ao coração.
  B. Um sistema portal é um sistema venoso dentro da circulação sistêmica (corpo geral), mas não dentro da circulação pulmonar (pulmão).
  C. Um sistema portal desvia o sangue de uma rede capilar para outra, processo contrário ao das anastomoses arteriovenosas, que desviam o sangue dos leitos capilares.
  E. Os capilares linfáticos estão restritos ao sistema linfático e não estão envolvidos com os sistemas venosos portais.

3. **E.** A posição anatômica é a posição-padrão do corpo utilizada nas referências médicas. O corpo está ereto, de frente para o observador, com os braços ao lado e a cabeça, os olhos, as palmas das mãos e os pés direcionados para a frente (ver Capítulo 1, Seção 1.1).
  A. Os olhos são direcionados para frente e as outras posições também estão corretas (E).
  B. As palmas das mãos estão direcionadas para frente e as outras posições também estão corretas (E).
  C. O corpo está ereto com os braços ao lado e as outras posições também estão corretas (E).
  D. Os pés estão direcionados para frente e as outras posições também estão corretas (E).

4. **E.** Todas as opções anteriores (ver Capítulo 1, Seção 1.10).
  A. Os nervos esplâncnicos fazem sinapse perto de seus órgãos-alvo nos gânglios pré-vertebrais ou nos pequenos gânglios das vísceras. B a D também estão corretas (E).
  B. Os nervos esplâncnicos são nervos autônomos que inervam as vísceras do tórax, do abdome e da pelve. A, C e D também estão corretos (E).
  C. As fibras simpáticas surgem da medula espinal T1-L2 para formar os nervos esplâncnicos torácicos, lombares e sacrais. A, B e D também estão corretas (E).
  D. As fibras parassimpáticas originam-se da medula espinal S2-S4 e formam os nervos esplâncnicos pélvicos. A a C também estão corretas (E).

5. **E.** O ducto linfático esquerdo recebe linfa de todo o corpo abaixo do diafragma, bem como do lado esquerdo do tórax, da cabeça e do pescoço, e do membro superior esquerdo. O ducto linfático direito recebe linfa apenas do lado direito do tórax, da cabeça e do pescoço, bem como do membro superior direito (ver Capítulo 1, Seção 1.9).
  A. As vísceras dos lados direito e esquerdo da pelve drenam para o ducto linfático esquerdo.
  B. Todas as vísceras pélvicas drenam para o ducto linfático esquerdo.
  C. Todas as vísceras pélvicas drenam para o ducto linfático esquerdo.
  D. Apenas o quadrante superior direito do corpo drena para o ducto linfático direito.

6. **B.** A agulha passaria primeiro pela camada mais superficial do tecido conjuntivo subcutâneo, que é composto pelos tecidos areolar e adiposo (ver Capítulo 1, Seção 1.4).
  A. Tanto o tecido conjuntivo areolar quanto o adiposo, que compõem a camada gordurosa, são tipos irregulares de tecido conjuntivo.
  C. A agulha perfuraria a camada membranosa após passar pela camada gordurosa mais superficial.
  D. O tecido conjuntivo subcutâneo é composto por uma camada gordurosa superficial e uma camada membranosa mais profunda.
  E. A camada gordurosa é atravessada pelos vasos e nervos superficiais.

7. **C.** As articulações sinoviais normalmente possuem um espaço articular fechado por uma cápsula fibrosa revestida por uma membrana sinovial (ver Capítulo 1, Seção 1.6).
  A. A maioria das articulações sinoviais é estabilizada por ligamentos extrínsecos, embora algumas também tenham ligamentos intrínsecos. As estruturas intra-articulares são encontradas apenas em certas articulações, como o joelho ou o ombro.
  B. Embora algumas sincondroses posteriormente se tornem totalmente fundidas (sinostoses), muitas permanecem como articulações cartilaginosas.
  D. Os ligamentos extrínsecos são os estabilizadores primários da maioria das articulações.
  E. As sindesmoses também são encontradas no crânio adulto, bem como nas membranas interósseas que unem os ossos do antebraço e da perna.

8. **D.** O coração é feito de músculo cardíaco, um dos dois tipos de músculos viscerais (ver Capítulo 1, Seção 1.8).
  A. O músculo somático, ou esquelético, é o tipo de músculo mais prevalente.

B. Os músculos viscerais não têm tendões e não são presos aos ossos.

C. As bainhas dos tendões envolvem os tendões dos músculos somáticos para facilitar o movimento à medida que cruzam as articulações.

E. As aponeuroses são tendões que formam lâminas planas e estão associadas aos músculos somáticos.

9. **C.** As fibras sensoriais viscerais transmitem as sensações dos órgãos internos (ver Capítulo 1, Seção 1.10).

A. As fibras sensoriais viscerais especiais transmitem apenas o paladar a partir da língua e o olfato a partir da mucosa olfatória.

B. As fibras sensoriais somáticas especiais transmitem informações apenas da retina do olho e dos aparelhos auditivo e vestibular da orelha.

D. As fibras somáticas sensoriais conduzem informações das estruturas somáticas, da pele e dos músculos esqueléticos.

E. As fibras motoras viscerais especiais inervam apenas músculos específicos derivados dos arcos branquiais.

10. **A** e **D.** O ultrassom utiliza energia acústica (ondas sonoras de alta frequência) e a RM usa energia de radiofrequência dentro de um campo magnético de alta potência (ver Capítulo 2).

B. As radiografias (ou raios X) utilizam radiação ionizante na forma de ondas eletromagnéticas de alta energia.

C. As TCs utilizam o mesmo tipo de energia eletromagnética que os raios X.

11. **D.** O gás (ar) em uma alça intestinal cheia de gás não atenua a energia dos raios X tanto quanto os tecidos moles; portanto, ficará em cinza mais escuro (ver Capítulo 2).

A, B, C e **E.** O fígado, o baço, o coração e o intestino cheio de líquido teriam densidades semelhantes em uma radiografia. Todas essas são "densidades de tecidos moles", e elas não podem ser diferenciadas de maneira confiável pela radiografia convencional. Lembre-se de que a TC tem contraste de tecidos moles muito maior do que as radiografias comuns.

Parte 2 Dorso

3 Dorso

3.1 Coluna vertebral

O dorso inclui a coluna vertebral, a medula espinal e os nervos espinais, e os músculos e a pele sobrejacentes.

Características gerais

- Coluna vertebral
  - envolve e protege a medula espinal
  - sustenta a cabeça e o tronco
  - fornece fixação para os membros
  - transfere o peso do corpo para os membros inferiores
- A coluna vertebral, que se estende desde sua articulação com o crânio até o cóccix, compreende 33 vértebras e os discos intervertebrais intermediários, que se dividem em cinco regiões (Figura 3.1):
  - Sete vértebras cervicais
  - Doze vértebras torácicas
  - Cinco vértebras lombares
  - Cinco vértebras sacrais fundidas
  - Três a cinco vértebras coccígeas fundidas
- Dentro de cada região, cada vértebra individual é identificada por um número, uma designação frequentemente chamada **nível vertebral** (como o nível vertebral T8)
- As vértebras aumentam de tamanho da região cervical para a lombar e diminuem de tamanho da parte superior do sacro para o cóccix
- Quando a coluna vertebral é vista lateralmente, dois tipos de curvaturas são evidentes pelos segmentos vertebrais (Figura 3.2):
  - As **curvaturas cifóticas** das regiões torácica e sacral, conhecidas como curvaturas primárias, são curvadas posteriormente e estão presentes antes do nascimento
  - As **curvaturas lordóticas** das regiões cervical e lombar, curvadas anteriormente, são curvaturas secundárias que se desenvolvem no pós-natal
- Um **canal vertebral** passa pelo centro da coluna vertebral e envolve a medula espinal, as meninges espinais (membranas que envolvem a medula espinal), as raízes dos nervos espinais, e a vasculatura associada (ver Seção 3.2)
- Os **forames intervertebrais**, que são aberturas entre as vértebras, possibilitam a passagem dos nervos espinais
- Os ligamentos vertebrais fortes sustentam as articulações da coluna vertebral enquanto viabilizam a flexibilidade do tronco
- Os discos intervertebrais fibrocartilaginosos situam-se entre os corpos vertebrais de todas as vértebras, exceto entre C1 e C2. Eles atuam como amortecedores para a coluna e possibilitam uma flexibilidade entre as vértebras. Com os corpos vertebrais, eles formam a parede anterior do canal vertebral.

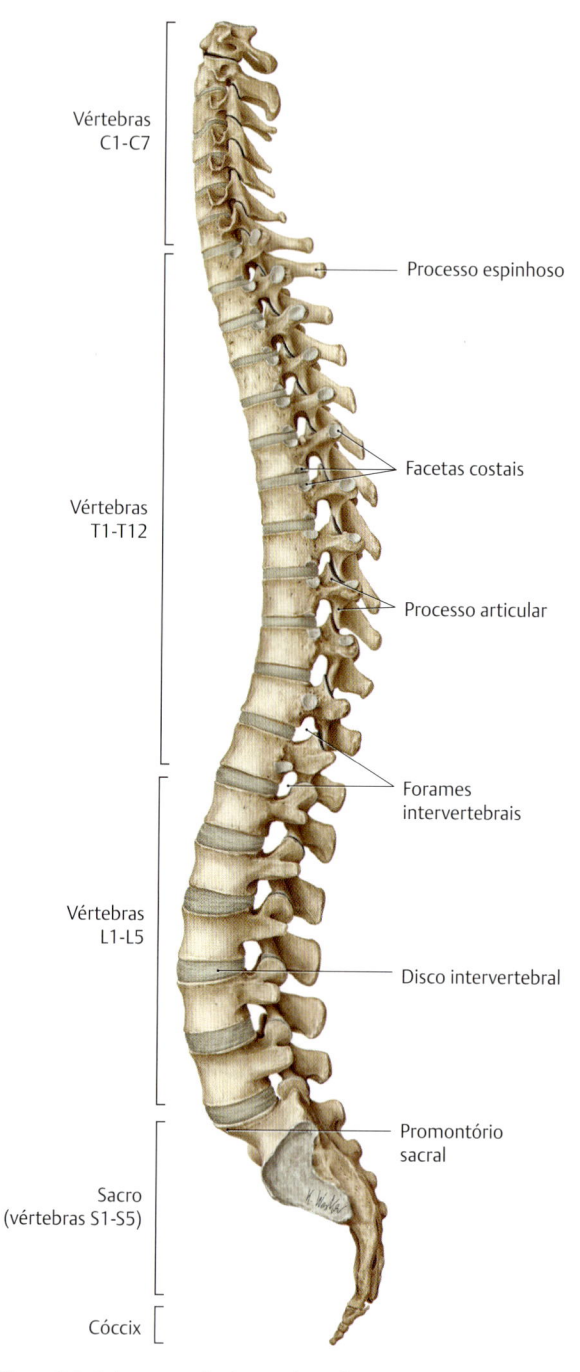

Vértebras C1-C7

Processo espinhoso

Facetas costais

Vértebras T1-T12

Processo articular

Forames intervertebrais

Vértebras L1-L5

Disco intervertebral

Promontório sacral

Sacro (vértebras S1-S5)

Cóccix

Figura 3.1 Coluna vertebral. Vista lateral esquerda. (De Schuenke M, Schulte E, Schumacher U. THIEME Atlas of Anatomy, Vol 1. Ilustrações de Voll M e Wesker K. 3rd ed. New York: Thieme Publishers; 2020.)

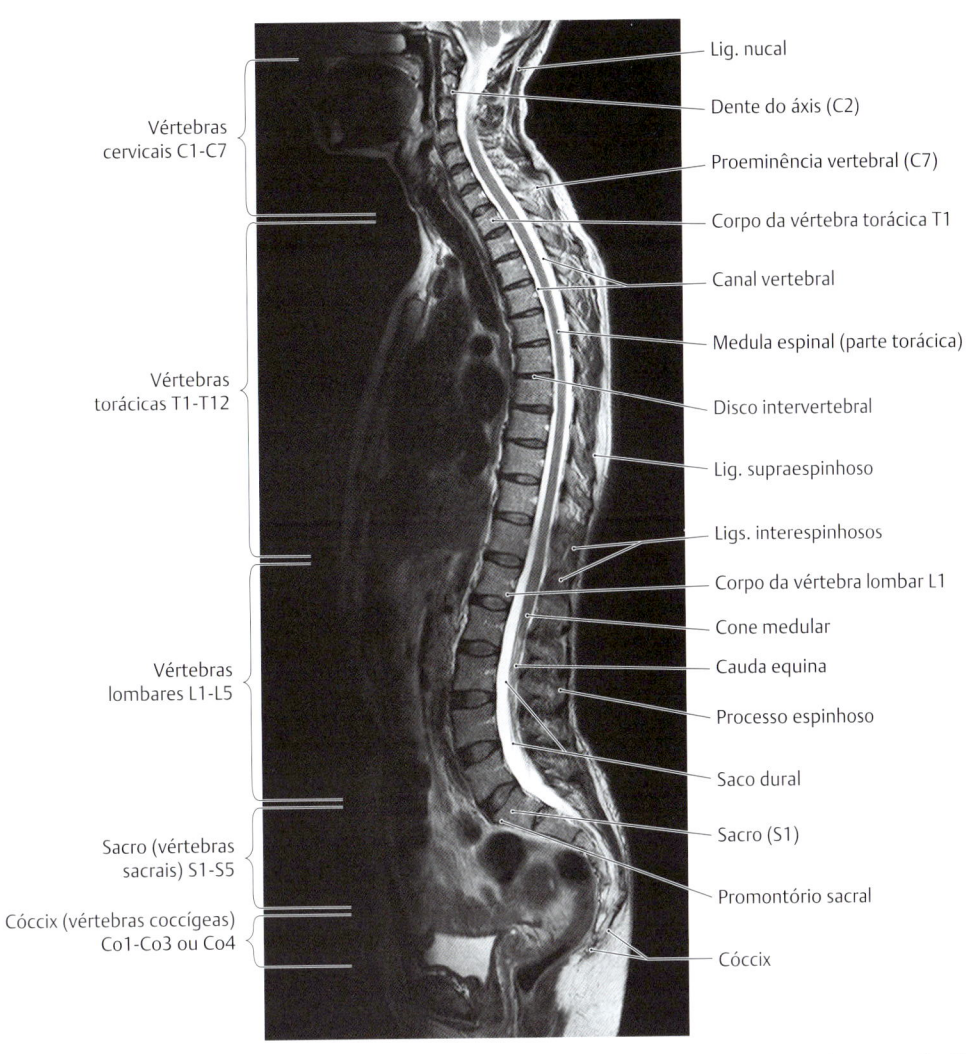

Vértebras cervicais C1-C7

Vértebras torácicas T1-T12

Vértebras lombares L1-L5

Sacro (vértebras sacrais) S1-S5

Cóccix (vértebras coccígeas) Co1-Co3 ou Co4

Lig. nucal

Dente do áxis (C2)

Proeminência vertebral (C7)

Corpo da vértebra torácica T1

Canal vertebral

Medula espinal (parte torácica)

Disco intervertebral

Lig. supraespinhoso

Ligs. interespinhosos

Corpo da vértebra lombar L1

Cone medular

Cauda equina

Processo espinhoso

Saco dural

Sacro (S1)

Promontório sacral

Cóccix

Figura 3.2 Ressonância magnética (RM) da coluna. Vista sagital. (De Moeller TB, Reif E. Pocket Atlas of Sectional Anatomy: The Musculoskeletal System. New York: Thieme Publishers; 2009.)

BOXE 3.1 CORRELAÇÃO COM O DESENVOLVIMENTO

DESENVOLVIMENTO DA COLUNA

As curvaturas características da coluna vertebral adulta aparecem ao longo do desenvolvimento pós-natal, estando apenas parcialmente presentes em um recém-nascido. O recém-nascido tem uma curvatura espinal "cifótica" (**A**); a lordose lombar desenvolve-se mais tarde e se torna estável na puberdade (**C**).

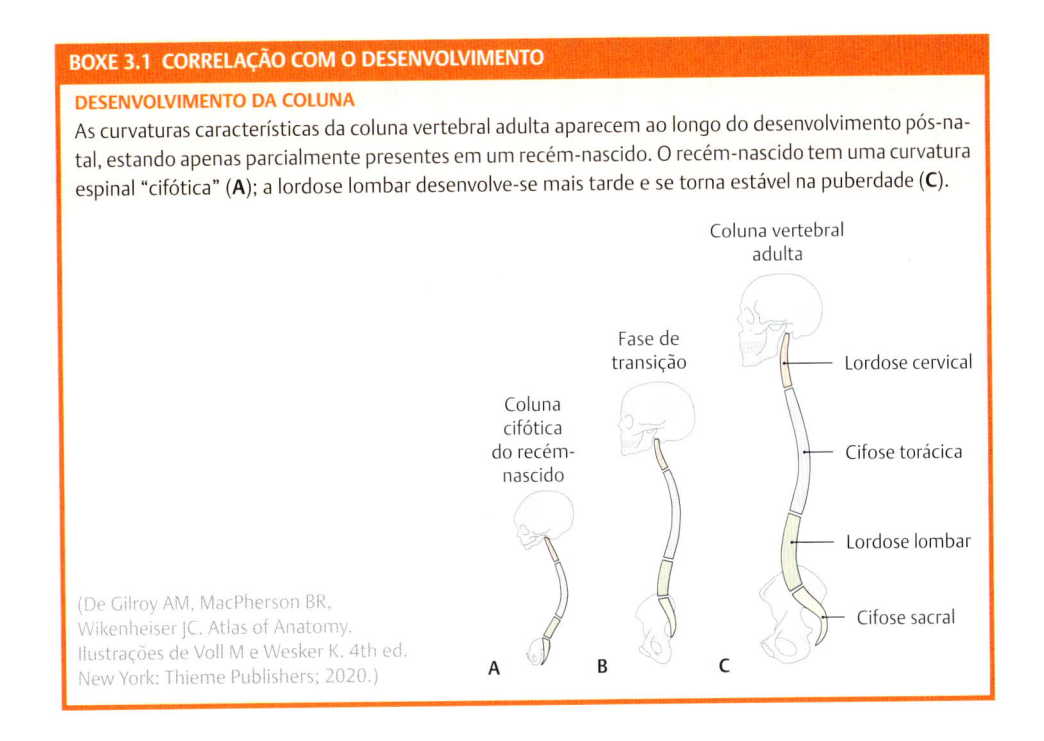

Coluna vertebral adulta

Fase de transição

Coluna cifótica do recém-nascido

Lordose cervical

Cifose torácica

Lordose lombar

Cifose sacral

A   B   C

(De Gilroy AM, MacPherson BR, Wikenheiser JC. Atlas of Anatomy. Ilustrações de Voll M e Wesker K. 4th ed. New York: Thieme Publishers; 2020.)

BOXE 3.2 CORRELAÇÃO CLÍNICA

CURVATURAS ANORMAIS DA COLUNA VERTEBRAL: CIFOSE, LORDOSE E ESCOLIOSE

A cifose ("corcunda"), uma curvatura anterior excessiva da coluna torácica, frequentemente é observada em mulheres idosas. Embora possa ser congênita ou postural, geralmente é secundária a alterações degenerativas (colapso) dos corpos vertebrais. A lordose (*swayback*, ou curvatura para dentro), uma

curvatura posterior excessiva da coluna lombar, frequentemente se desenvolve como um efeito colateral temporário durante a gravidez, mas nas mulheres não grávidas pode ter causas patológicas ou mesmo relacionadas ao peso. A escoliose é uma curvatura lateral da coluna vertebral e pode ser congênita ou neuromuscular, e é causada por doenças como paralisia cerebral e distrofia muscular.

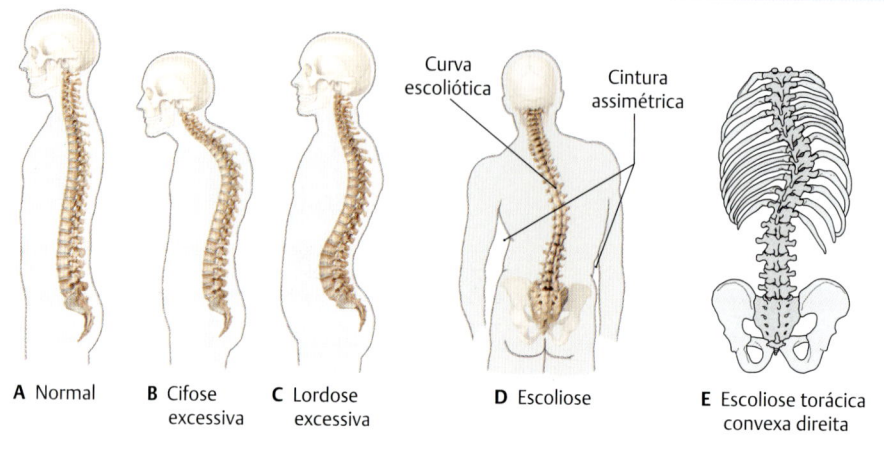

A Normal   **B** Cifose excessiva   **C** Lordose excessiva   **D** Escoliose   **E** Escoliose torácica convexa direita

De Gilroy AM, MacPherson BR, Wikenheiser JC. Atlas of Anatomy. Ilustrações de Voll M e Wesker K. 4th ed. New York: Thieme Publishers; 2020.

BOXE 3.3 CORRELAÇÃO CLÍNICA

OSTEOPOROSE

A coluna vertebral é o alvo primário das doenças degenerativas do esqueleto, como a osteoporose, na qual a taxa de reabsorção pelos osteoclastos excede a de formação óssea pelos osteoblastos. A perda de massa óssea resultante predispõe o indivíduo a fraturas por compressão da coluna.

Características regionais das vértebras

A maioria das vértebras compartilha uma forma típica, ou seja, que se apresenta similar (Figura 3.3), embora as características específicas variem de acordo com a região.

- A maioria das vértebras tem o seguinte:
  - Um corpo vertebral anterior
  - Um arco vertebral posterior formado por pedículos pareados e lâminas pareadas (os pedículos se ligam ao corpo vertebral e as lâminas pareadas se unem para formar um processo espinhoso)
  - Processos transversos pareados que se projetam lateralmente a partir do arco vertebral
  - Processos articulares superiores e inferiores que se articulam com as vértebras adjacentes
  - Um forame vertebral circundado pelo corpo vertebral e pelo arco vertebral (os forames vertebrais combinados de todas as vértebras formam o canal vertebral)
- As vértebras cervicais, as menores de todas as vértebras, sustentam a cabeça e formam o esqueleto posterior do pescoço (Figura 3.4). As sete vértebras cervicais são caracterizadas como típicas e atípicas
  - Vértebras cervicais típicas (Figura 3.5 A)
    - C3-C6 têm corpo pequeno, um grande forame vertebral e, muitas vezes, processos espinhosos bífidos (duas pontas)

- Vértebras cervicais atípicas
  - C1, o **atlas**, não possui corpo vertebral nem processo espinhoso (Figura 3.5 B). Possui arcos vertebrais anteriores e posteriores que são conectados de cada lado por **massas laterais**, que são bem evidenciadas em alguns exames de imagem, como a radiografia transoral. C1 articula-se superiormente com o osso occipital do crânio (articulação atlanto-occipital) e inferiormente com C2 (articulação atlantoaxial)
  - C2, o áxis, tem um **dente** em forma de cavilha ou prego que se projeta superiormente de seu corpo que se articula com o arco anterior de C1 (Figura 3.5 C)
  - C7, a **vértebra proeminente**, tem um processo espinhoso longo e palpável

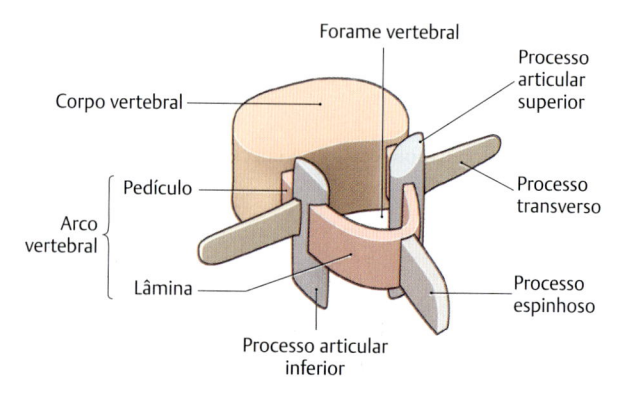

Figura 3.3 Elementos estruturais de uma vértebra. Vista posterossuperior esquerda. Com exceção do atlas (**C1**) e do áxis (**C2**), todas as vértebras consistem nos mesmos elementos estruturais. (De Schuenke M, Schulte E, Schumacher U. THIEME Atlas of Anatomy, Vol 1. Ilustrações de Voll M e Wesker K. 3rd ed. New York: Thieme Publishers; 2020.)

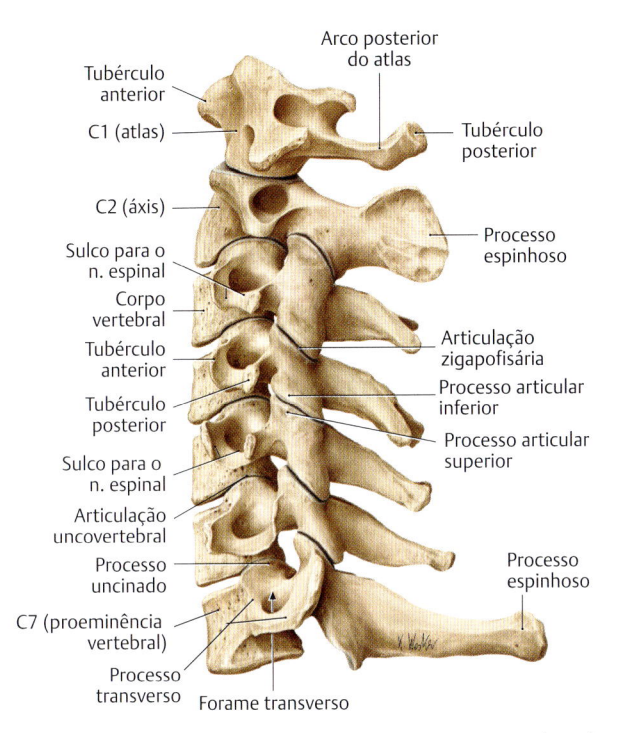

Figura 3.4 **Coluna cervical.** Ossos da coluna cervical, vista lateral esquerda. (De Gilroy AM, MacPherson BR, Wikenheiser JC. Atlas of Anatomy. Ilustrações de Voll M e Wesker K. 4th ed. New York: Thieme Publishers; 2020.)

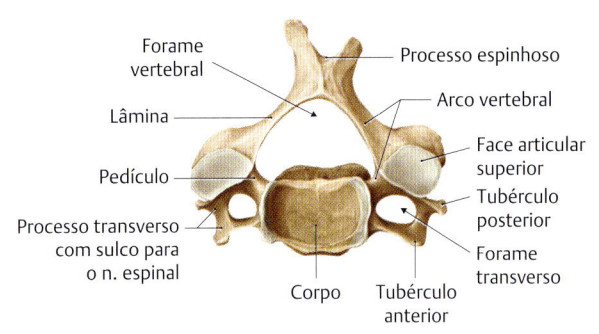

A Vértebra cervical típica (C4), vista superior

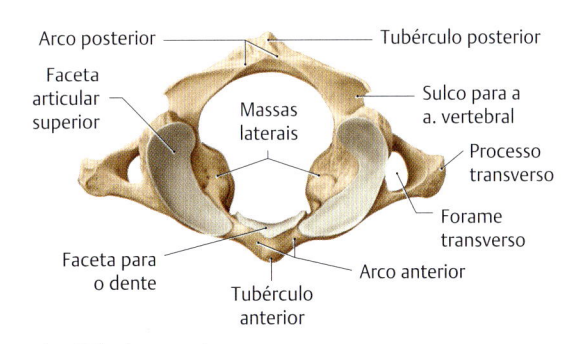

B Atlas (C1), vista superior

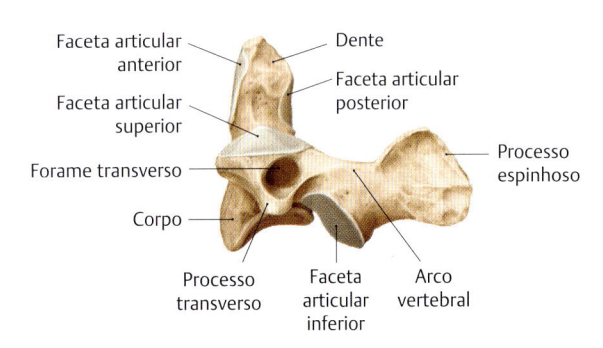

C Áxis (C2), vista lateral esquerda

Figura 3.5 **Vértebras cervicais.** (De Schuenke M, Schulte E, Schumacher U. THIEME Atlas of Anatomy, Vol 1. Ilustrações de Voll M e Wesker K. 3rd ed. New York: Thieme Publishers; 2020.)

- Todas as vértebras cervicais possuem **forames transversos** bilaterais, que são aberturas formadas pelos tubérculos anterior e posterior de cada processo transverso
— As **artérias vertebrais** bilaterais ascendem ao pescoço através dos forames transversos de C1-C6, passam por um sulco no arco posterior de C1 e entram na base do crânio através de uma grande abertura, o **forame magno**
— As vértebras torácicas (Figura 3.6) têm:
  - Processos espinhosos longos que se projetam inferiormente
  - Corpos vertebrais em forma de coração
  - **Facetas articulares superior** e **inferior** que são orientadas no plano coronal
  - **Facetas costais** que se articulam com as costelas
— As vértebras lombares (Figura 3.7), as mais robustas, têm:
  - Corpos grandes
  - Processos espinhosos curtos e largos
  - Uma **parte interarticular** (*pars interarticularis*), parte da lâmina entre as facetas articulares superior e inferior, que forma o pescoço do "cão escocês" observado em incidências oblíquas de radiografias da coluna lombar. É um local comum de fratura
— As cinco vértebras sacrais são fundidas em um único osso, o **sacro** (Figura 3.8), que forma a parede posterossuperior da pelve e se articula lateralmente com os ossos do quadril. O sacro contém:
  - O **canal sacral**, uma continuação do canal vertebral que se abre inferiormente no hiato sacral
  - A **crista sacral mediana**, os processos espinhosos fundidos das vértebras sacrais

- As **cristas sacrais mediais** pareadas, que terminam inferiormente como **cornos sacrais** em ambos os lados do hiato sacral
- Quatro pares de **forames sacrais anterior** e **posterior** para a passagem dos ramos do nervo espinal
- O **promontório**, que é formado pelo lábio anterior do corpo vertebral de S1
— As pequenas vértebras coccígeas, geralmente quatro (mas isso pode variar de três a cinco), fundem-se em um único osso de formato triangular, o **cóccix**, que se articula superiormente com o sacro na **articulação sacrococcígea**.

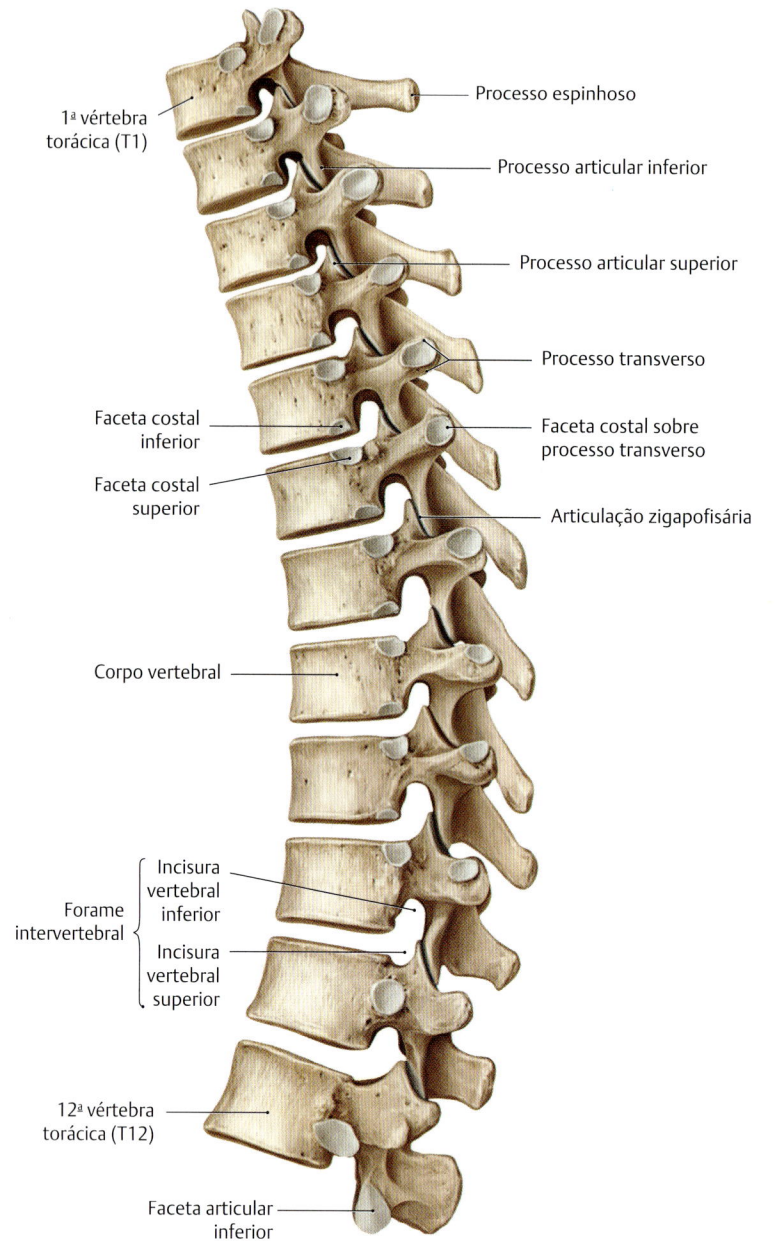

1ª vértebra torácica (T1)

Processo espinhoso

Processo articular inferior

Processo articular superior

Processo transverso

Faceta costal inferior

Faceta costal sobre processo transverso

Faceta costal superior

Articulação zigapofisária

Corpo vertebral

Incisura vertebral inferior

Forame intervertebral

Incisura vertebral superior

12ª vértebra torácica (T12)

Faceta articular inferior

A Ossos da coluna torácica, vista lateral esquerda

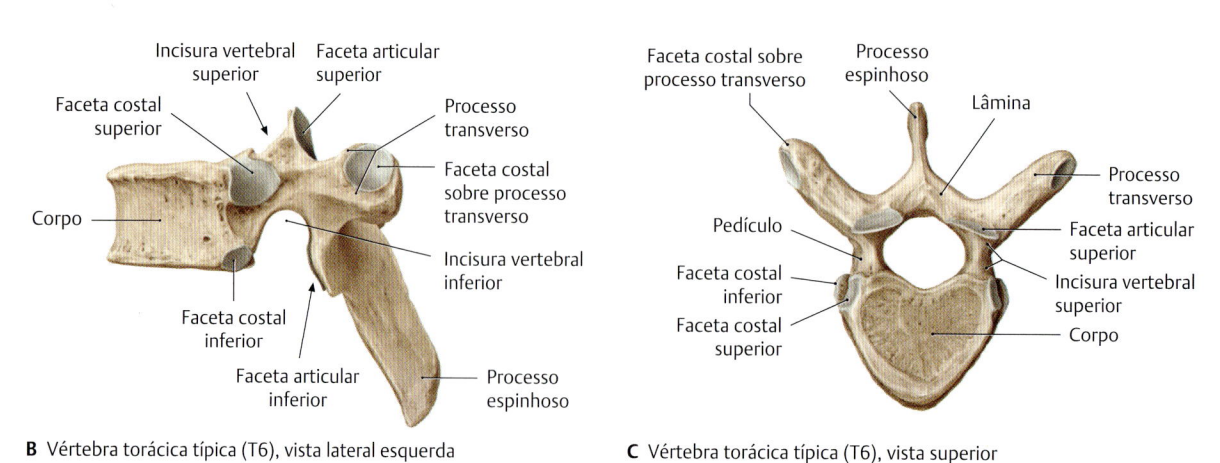

Incisura vertebral superior

Faceta articular superior

Faceta costal superior

Corpo

Processo transverso

Faceta costal sobre processo transverso

Incisura vertebral inferior

Faceta costal inferior

Faceta articular inferior

Processo espinhoso

B Vértebra torácica típica (T6), vista lateral esquerda

Faceta costal sobre processo transverso

Processo espinhoso

Lâmina

Processo transverso

Pedículo

Faceta costal inferior

Faceta costal superior

Faceta articular superior

Incisura vertebral superior

Corpo

C Vértebra torácica típica (T6), vista superior

Figura 3.6 Coluna torácica. (De Schuenke M, Schulte E, Schumacher U. THIEME Atlas of Anatomy, Vol 1. Ilustrações de Voll M e Wesker K. 3rd ed. New York: Thieme Publishers; 2020.)

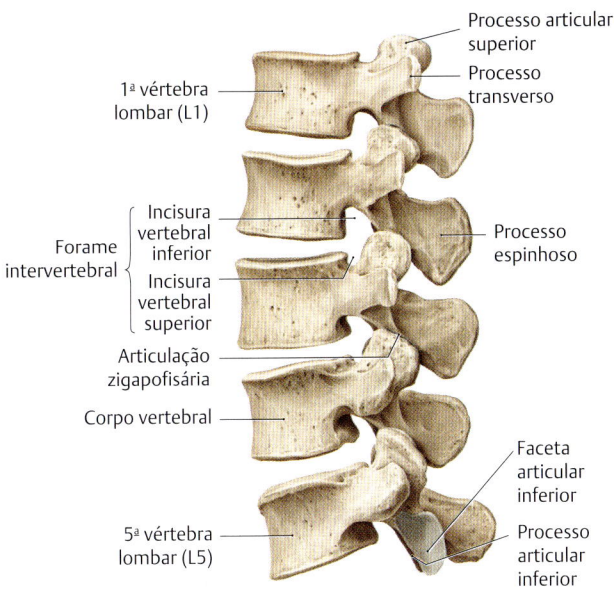

A Ossos da coluna lombar, vista lateral esquerda

Labels (A): Processo articular superior; Processo transverso; 1ª vértebra lombar (L1); Incisura vertebral inferior; Incisura vertebral superior; Forame intervertebral; Processo espinhoso; Articulação zigapofisária; Corpo vertebral; Faceta articular inferior; 5ª vértebra lombar (L5); Processo articular inferior

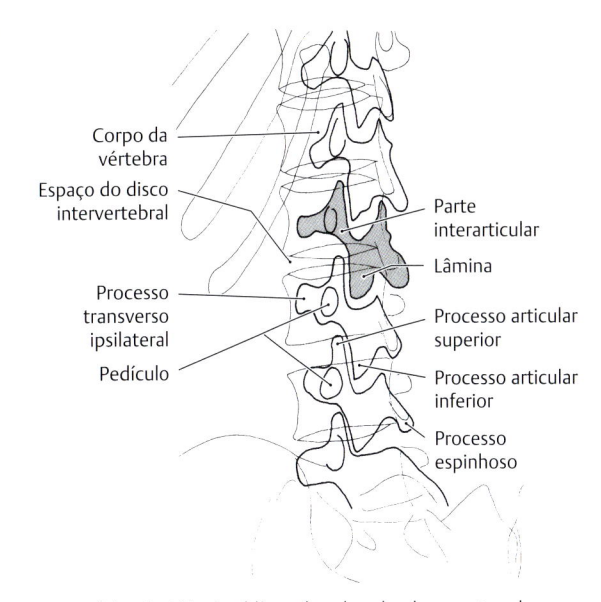

B Esquemático. Incidência oblíqua da coluna lombar mostrando o "cão escocês", como visto nas radiografias da coluna lombar

Labels (B): Corpo da vértebra; Espaço do disco intervertebral; Parte interarticular; Lâmina; Processo transverso ipsilateral; Processo articular superior; Pedículo; Processo articular inferior; Processo espinhoso

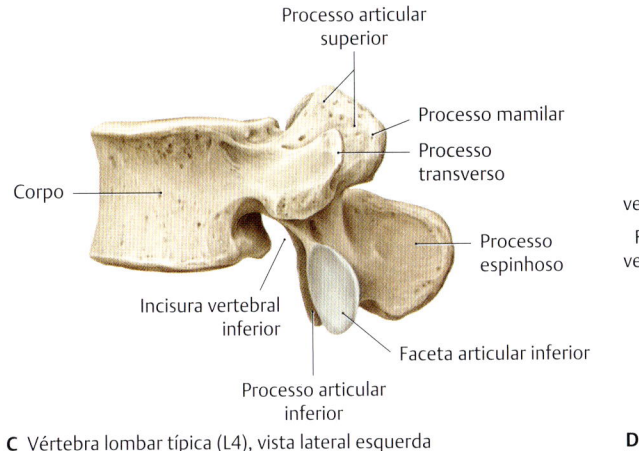

C Vértebra lombar típica (L4), vista lateral esquerda

Labels (C): Processo articular superior; Processo mamilar; Processo transverso; Corpo; Processo espinhoso; Incisura vertebral inferior; Faceta articular inferior; Processo articular inferior

D Vértebra lombar típica (L4), vista superior

Labels (D): Processo espinhoso; Faceta articular superior; Processo mamilar; Processo costal; Arco vertebral; Forame vertebral; Corpo; Processo articular superior; Incisura vertebral superior

Figura 3.7 Coluna lombar. (De Gilroy AM, MacPherson BR, Wikenheiser JC. Atlas of Anatomy. Ilustrações de Voll M e Wesker K. 4th ed. New York: Thieme Publishers; 2020.)

BOXE 3.4 CORRELAÇÃO CLÍNICA

ESPONDILÓLISE E ESPONDILOLISTESE

A *espondilólise* é uma fratura na parte interarticular da lâmina, com maior incidência na quinta vértebra lombar, devido ao seu posicionamento em relação à gravidade. Aparece como uma coleira no "cão escocês" observado em radiografias lombares. Quando o defeito é bilateral, o corpo vertebral pode separar-se de seu arco vertebral e deslocar-se anteriormente em relação à vértebra abaixo dele, uma condição conhecida como *espondilolistese*. Os casos leves podem ser assintomáticos, mas os mais graves comprimem os nervos espinais e causam dor nos membros inferiores e no dorso, e possivelmente dores neuropáticas. Observação: a espondilose, um nome de som semelhante, mas uma condição não relacionada, refere-se à degeneração relacionada à idade e à formação de osteófitos (Boxe 3.7).

Uma anterolistese de 50% de um corpo vertebral sobre outro com as facetas articulares inferiores da vértebra superior travadas na frente das facetas articulares superiores da vértebra inferior. Naturalmente, essa anterolistese tende a comprometer o canal vertebral e ameaça neurologicamente o paciente. (De Gunderman R. Essential Radiology, 3rd ed. New York: Thieme; 2014.)

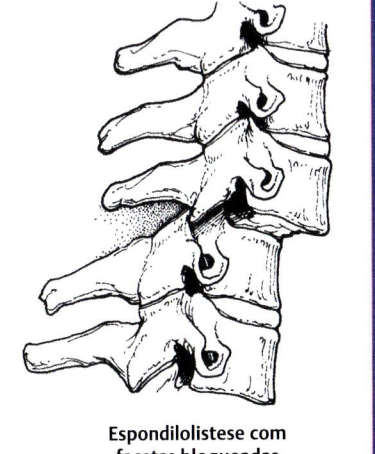

Espondilolistese com facetas bloqueadas

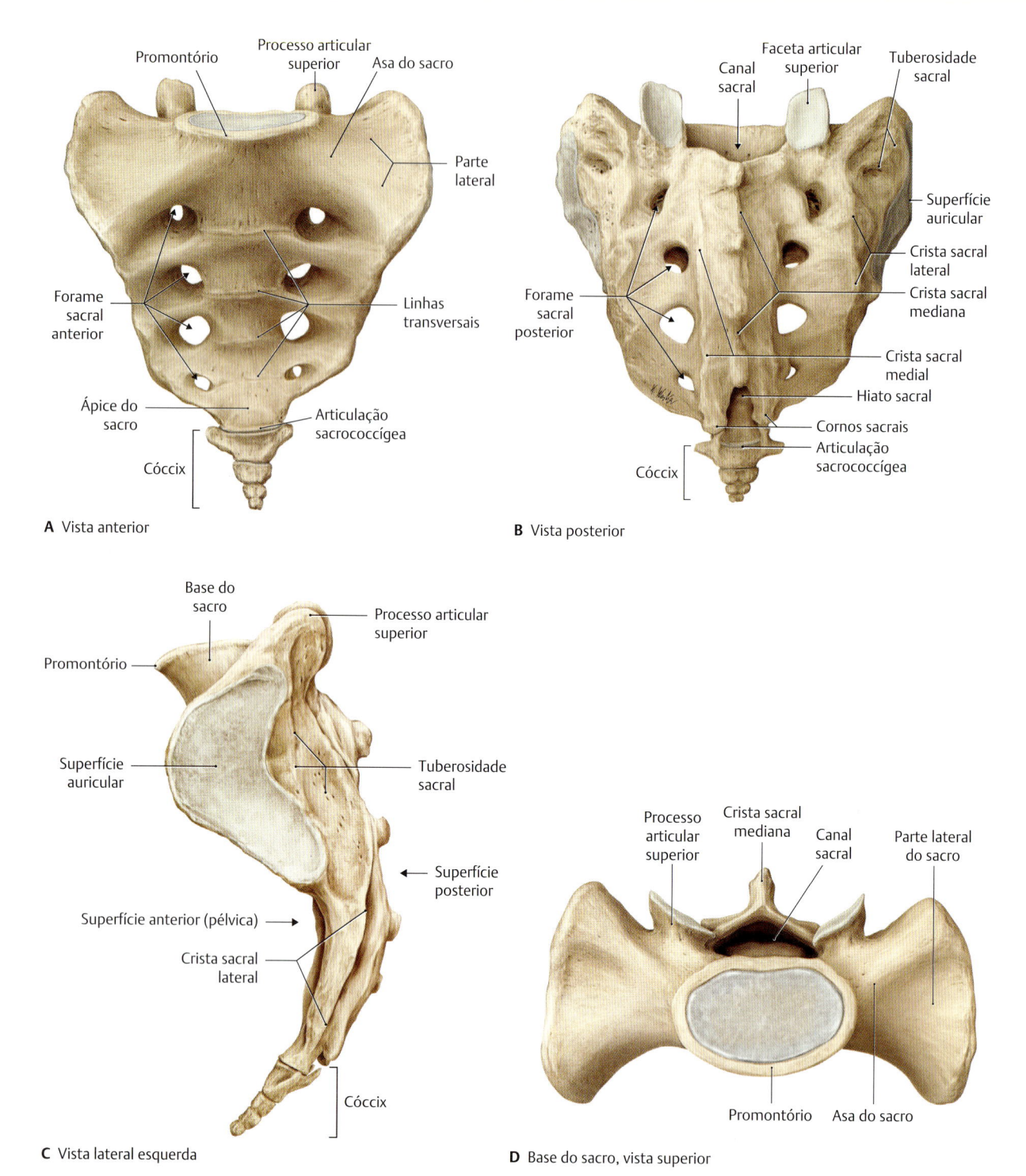

A Vista anterior

B Vista posterior

C Vista lateral esquerda

D Base do sacro, vista superior

Figura 3.8 Sacro e cóccix. (De Schuenke M, Schulte E, Schumacher U. THIEME Atlas of Anatomy, Vol 1. Ilustrações de Voll M e Wesker K. 3rd ed. New York: Thieme Publishers; 2020.)

Articulações da coluna vertebral

As articulações da coluna vertebral incluem articulações entre corpos vertebrais adjacentes e articulações entre arcos vertebrais adjacentes. Elas também se formam entre a coluna vertebral e o crânio (Tabela 3.1). As articulações vertebrais individuais possibilitam pequenos movimentos locais, mas a combinação desses movimentos em vários níveis vertebrais é responsável pela considerável flexibilidade da coluna vertebral em seus diferentes planos.

– As **articulações craniovertebrais** (Figura 3.9) são articulações sinoviais entre o crânio e C1, e entre C1 e C2:
  • As **articulações atlanto-occipitais** pareadas entre o osso occipital do crânio e o atlas (C1) possibilitam a flexão e a extensão da cabeça (como ao acenar "sim")
  • As **articulações atlantoaxiais**, que incluem uma articulação mediana e duas laterais entre o atlas e o áxis (C1 e C2), possibilitam a rotação da cabeça de um lado para o outro (como ao dizer "não")

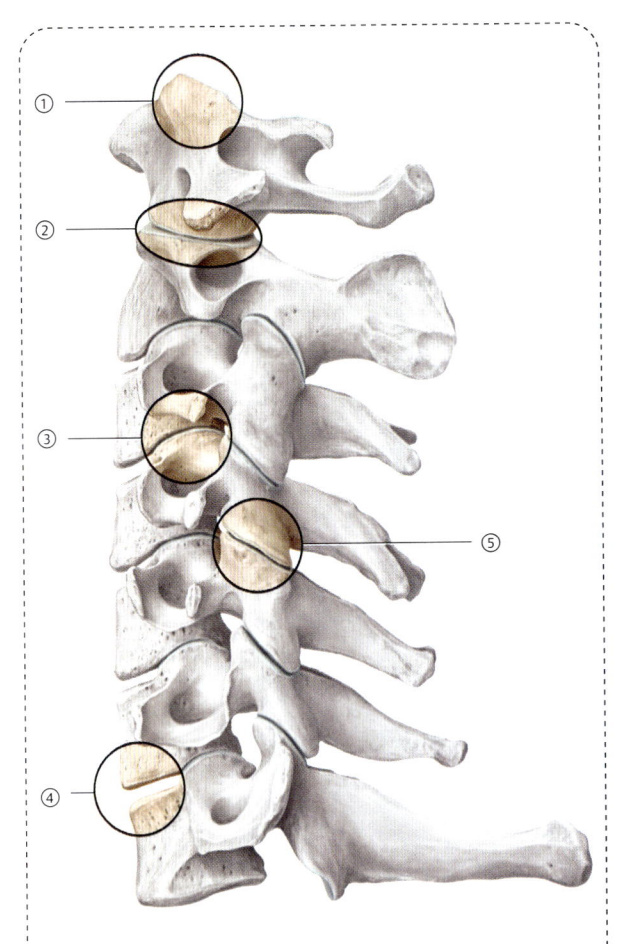

Tabela 3.1 Articulações da coluna vertebral.

Articulações craniovertebrais

①	Articulações atlanto-occipitais	Occipital-C1
②	Articulações atlantoaxiais	C1-C2

Articulações dos corpos vertebrais

③	Articulações uncovertebrais	C3-C7
④	Articulações intervertebrais	C2-S1

Articulação do arco vertebral

⑤	Articulação zigapofisária	C1-S1

— As **articulações uncovertebrais** formam-se entre os **processos uncinados** (lábios laterais nas bordas superiores dos corpos vertebrais) das vértebras C3-C7 e os corpos vertebrais imediatamente superiores a elas
  • Essas articulações, que não estão presentes no nascimento, formam-se durante a infância, provavelmente como resultado de uma fissura na cartilagem do disco intervertebral, que assume então um caráter articular
— As **articulações intervertebrais** formam-se entre os **discos intervertebrais (IV)** e as superfícies articulares dos corpos vertebrais. Não há disco IV entre C1 e C2, e aqueles entre as vértebras sacrais e coccígeas são rudimentares
  • Os discos IV atuam como amortecedores e são compostos por um anel fibroso externo, o **anel fibroso**, e um núcleo gelatinoso, o **núcleo pulposo** (Figura 3.10)
  • A altura do disco IV em relação à altura do corpo vertebral determina o grau de mobilidade da articulação; a mobilidade é maior nas regiões cervical e lombar
  • As diferenças entre as alturas anterior e posterior dos discos cervical e lombar contribuem para as curvaturas lordóticas
— As **articulações zigapofisárias**, também conhecidas como **articulações facetárias**, são articulações sinoviais que unem as facetas articulares superior e inferior das vértebras adjacentes. A orientação dessas articulações difere entre as regiões e influencia o grau e a direção do movimento da coluna vertebral
  • Na região cervical, as articulações estão principalmente no plano horizontal e possibilitam o movimento na maioria das direções
  • No tórax, as articulações encontram-se em grande parte no plano coronal, o que limita o movimento à flexão lateral
  • Na região lombar, as articulações estão no plano sagital, o que facilita a flexão e a extensão.

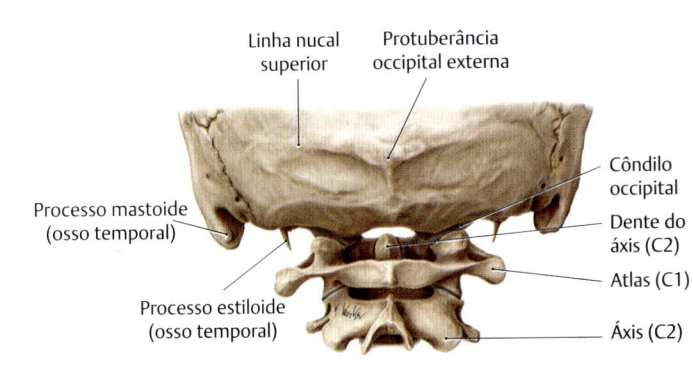

A Vista posterior

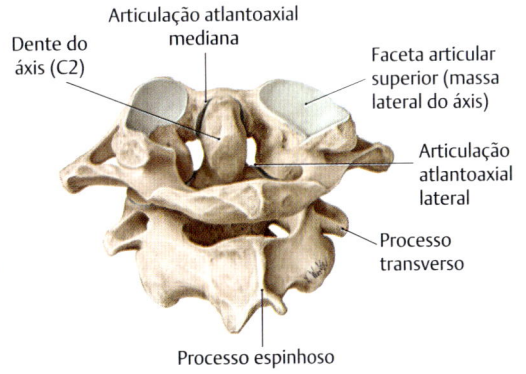

B Atlas e áxis, vista posterossuperior

Figura 3.9 Articulações craniovertebrais. (De Gilroy AM, MacPherson BR, Wikenheiser JC. Atlas of Anatomy. Ilustrações de Voll M e Wesker K. 4th ed. New York: Thieme Publishers; 2020.)

BOXE 3.6 CORRELAÇÃO CLÍNICA

HÉRNIA DE DISCOS INTERVERTEBRAIS

À medida que a elasticidade do anel fibroso diminui com a idade, forças compressivas podem fazer com que o núcleo pulposo se projete através de áreas enfraquecidas. Caso o anel fibroso venha a se romper posterocentralmente, com o extravasamento do núcleo pulposo ou mesmo com seu abaulamento, a medula espinal pode ficar comprometida. Já quando a herniação é lateral, o comprometimento pode ocorrer em direção ao forame, possivelmente afetando os nervos espinais, sendo mais comum na região entre L4-L5 e L5-S1. Na região lombar, onde os nervos espinais saem do canal vertebral acima do disco IV, é provável que a hérnia comprima o nervo espinal abaixo desse nível (p. ex., uma hérnia do disco L4-L5 impactará o nervo espinal L5) e a dor é sentida ao longo do dermátomo correspondente e com sinais neuropáticos.

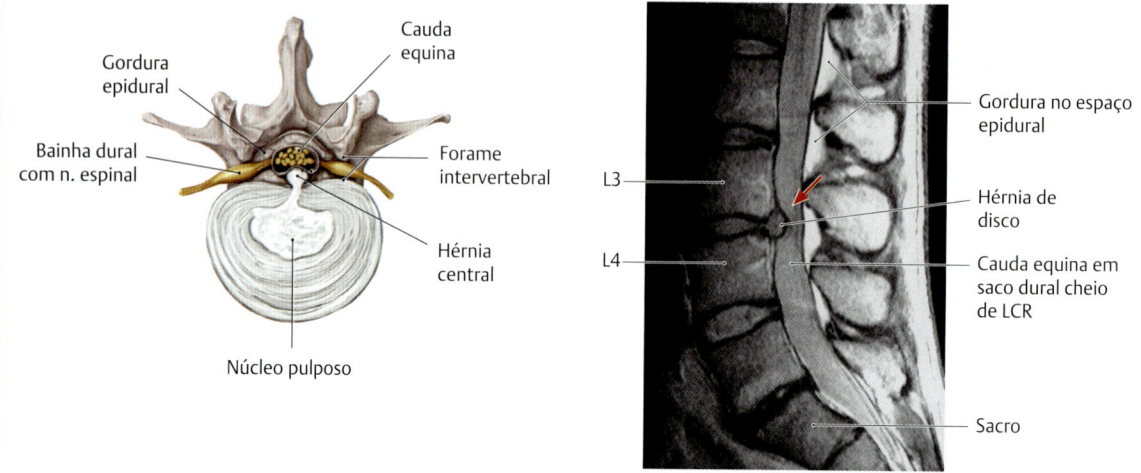

A Vista superior

B RM ponderada em T2 sagital média

Hérnia posterior (A, B). Na RM, uma hérnia de disco conspícua no nível de L3-L4 projeta-se posteriormente. O saco dural é profundamente recortado nesse nível. LCR, líquido cefalorraquidiano. (**A.** De Schuenke M, Schulte E, Schumacher U. THIEME Atlas of Anatomy, Vol 1. Ilustrações de Voll M e Wesker K. 3rd ed. New York: Thieme Publishers; 2020; **B.** De Jallo J e Vaccaro AR. Neurotrauma and Critical Care of the Spine, 2nd ed. New York: Thieme Publishers; 2018.)

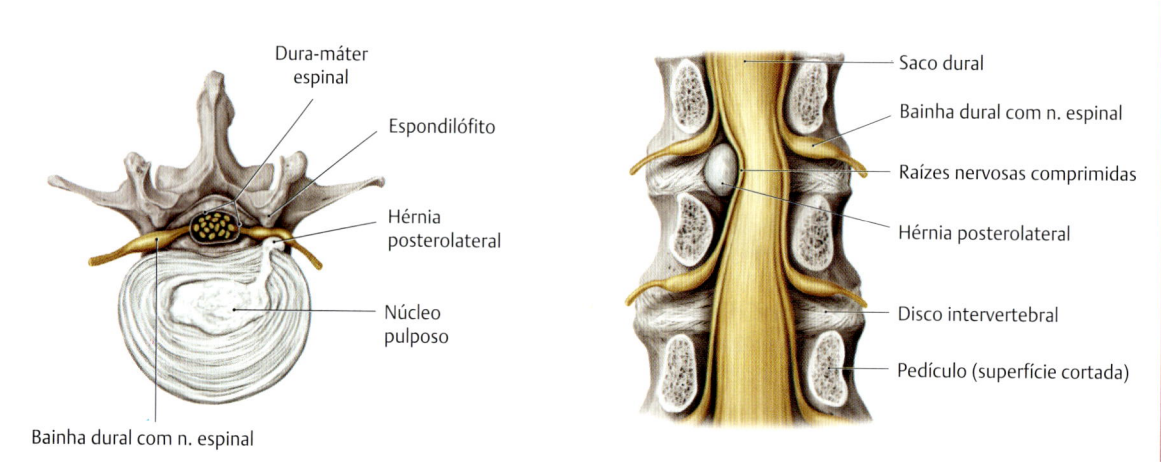

C Vista superior

D Vista posterior, arcos vertebrais removidos

Hérnia posterolateral (C, D). Uma hérnia posterolateral pode comprimir o nervo espinal ao passar pelo forame intervertebral. Se posicionada mais medialmente, a hérnia pode poupar o nervo nesse nível, mas impactar os nervos em níveis inferiores. (**C.** De Schuenke M, Schulte E, Schumacher U. THIEME Atlas of Anatomy, Vol 1. Ilustrações de Voll M e Wesker K. 3rd ed. New York: Thieme Publishers; 2020; **D.** De Schuenke M, Schulte E, Schumacher U. THIEME Atlas of Anatomy, Vol 1. Ilustrações de Voll M e Wesker K. 3rd ed. New York: Thieme Publishers; 2020.)

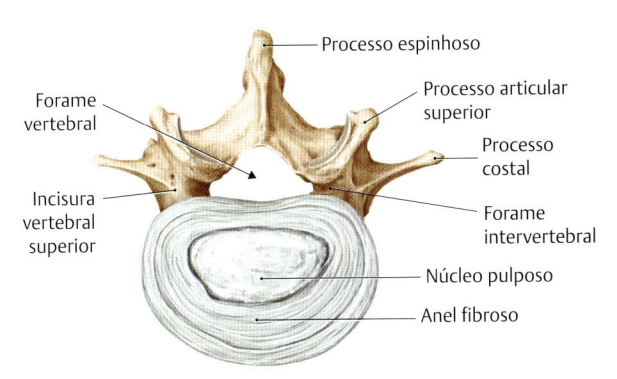

Figura 3.10 Disco intervertebral. Quarta vértebra lombar, vista superior. (De Schuenke M, Schulte E, Schumacher U. THIEME Atlas of Anatomy, Vol 1. Ilustrações de Voll M e Wesker K. 3rd ed. New York: Thieme Publishers; 2020.)

BOXE 3.7 CORRELAÇÃO CLÍNICA

ALTERAÇÕES NAS VÉRTEBRAS RELACIONADAS COM A IDADE

Com o avanço da idade, a diminuição da densidade óssea e o envelhecimento dos discos IV podem levar a um aumento das forças compressivas nas articulações vertebrais. As alterações degenerativas subsequentes podem incluir depleção da cartilagem articular e formação de osteófitos (esporões ósseos devido ao crescimento irregular das estruturas que sofrem tensões mecânicas excessivas). A formação de osteófitos na periferia dos corpos vertebrais onde eles se unem aos discos IV é conhecida como **espondilose**. Alterações degenerativas semelhantes das articulações zigapofisárias indicam osteoartrite, que é comum nas colunas cervical e lombar, mas também se manifesta nas articulações da mão, do quadril e do joelho.

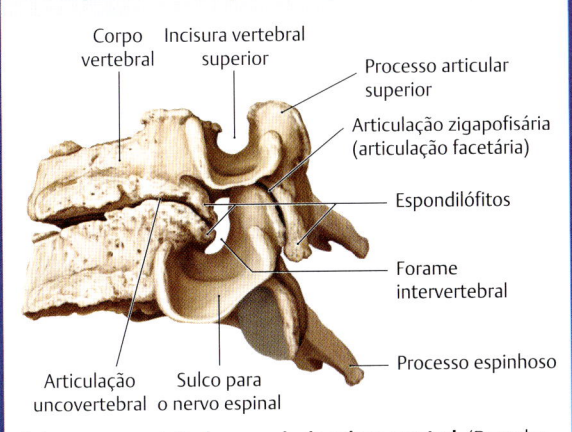

Artrose uncovertebral avançada da coluna cervical. (Desenho baseado na amostra da Coleção Anatômica da Universidade de Kiel). (De Schuenke M, Schulte E, Schumacher U. THIEME Atlas of Anatomy, Vol 1. Ilustrações de Voll M e Wesker K. 3rd ed. New York: Thieme Publishers; 2020.)

Ligamentos vertebrais

Os ligamentos vertebrais sustentam as articulações da coluna vertebral.

- Os ligamentos que sustentam as articulações vertebrais cranianas (Figura 3.11) são:
  - As **membranas atlanto-occipitais**, que conectam o osso occipital do crânio aos arcos anterior e posterior do atlas (C1)

- Os **ligamentos alares**, que prendem os antros de C2 ao crânio
- O **ligamento cruciforme**, formado por fascículos longitudinais (fibras) e um ligamento transverso, que fixa o dente contra o arco anterior do atlas

— Dois ligamentos longitudinais (Figuras 3.12 e 3.13) unem todos os corpos vertebrais:
  1. O **ligamento longitudinal anterior**, uma ampla faixa fibrosa que se estende do osso occipital do crânio ao sacro, fixa-se às superfícies anterior e lateral dos corpos vertebrais e aos discos IV, e evita a hiperextensão.
  2. O **ligamento longitudinal posterior**, uma fina faixa fibrosa que se estende de C2 ao sacro ao longo da face anterior do canal vertebral, fixa-se primariamente aos discos IV e oferece fraca resistência à hiperflexão. Superiormente, esse ligamento estende-se para dentro do crânio como **membrana tectorial**.

— Os ligamentos que unem os arcos vertebrais da vértebra adjacente são os seguintes:
  - Os **ligamentos amarelos** pareados, que unem as lâminas das vértebras adjacentes na parede posterior do canal vertebral. Eles limitam a flexão e fornecem o suporte postural da coluna vertebral (Figura 3.14)
  - O **ligamento supraespinhoso**, que conecta a crista posterior dos processos espinhosos (Figura 3.15)
  - O **ligamento nucal**, uma expansão em forma de barbatana do ligamento supraespinhoso no pescoço que se estende do osso occipital ao processo espinhoso de C7 (Figura 3.15)

— Os ligamentos vertebrais adicionais conectam elementos dos arcos vertebrais e dos processos espinhosos (Figura 3.12).

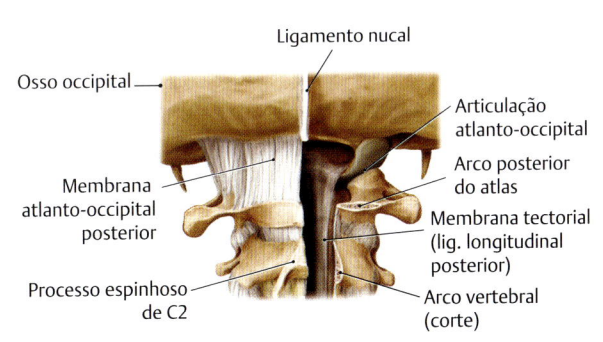

A Ligamento longitudinal posterior. *Removidos*: medula espinal; canal vertebral janelado

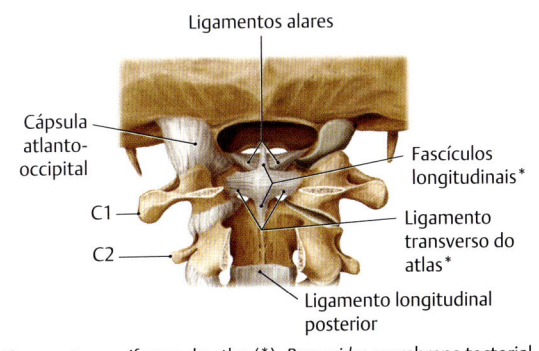

B Ligamento cruciforme do atlas (*). *Removido*: membrana tectorial

Figura 3.11 Dissecção dos ligamentos da articulação craniovertebral. Vista posterior. (De Gilroy AM, MacPherson BR, Wikenheiser JC. Atlas of Anatomy. Ilustrações de Voll M e Wesker K. 4th ed. New York: Thieme Publishers; 2020.)

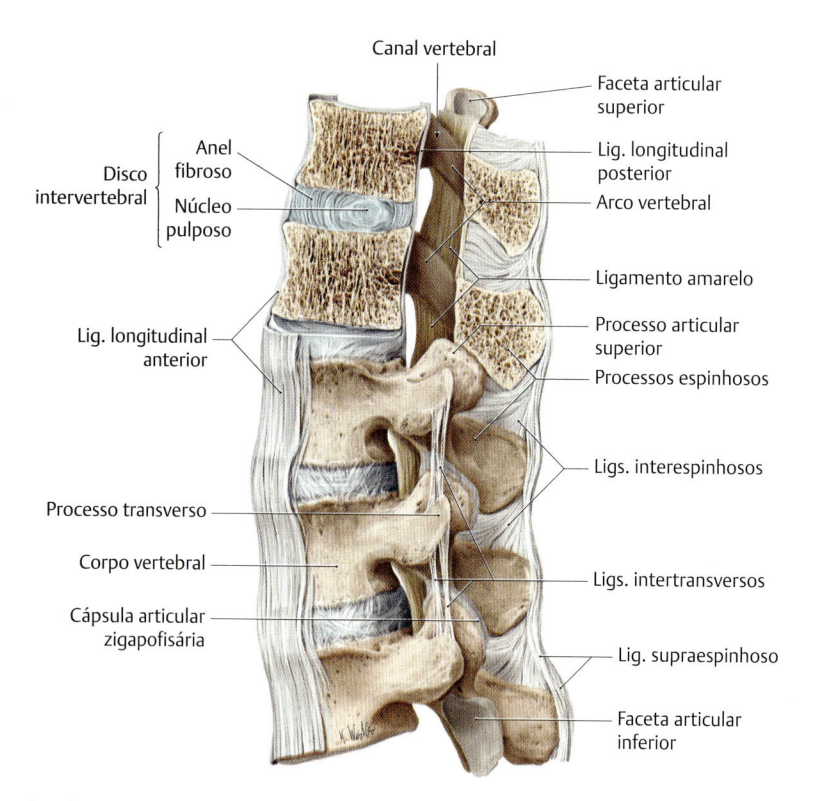

Figura 3.12 Ligamentos da coluna vertebral: junção toracolombar. Vista lateral esquerda de T11-L3 com T11-T12 seccionado no plano sagital médio. (De Gilroy AM, MacPherson BR, Wikenheiser JC. Atlas of Anatomy. Ilustrações de Voll M e Wesker K. 4th ed. New York: Thieme Publishers; 2020.)

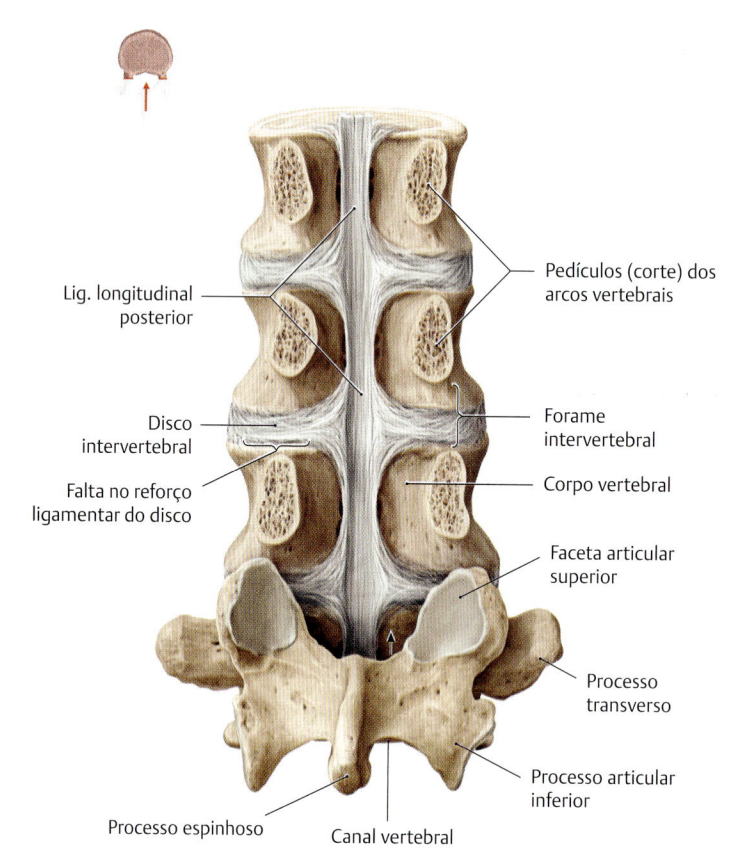

Figura 3.13 Ligamento longitudinal posterior. Vista posterior do canal vertebral aberto no nível de L2-L5. *Removido*: arcos vertebrais L2-L4 no nível pedicular. (De Gilroy AM, MacPherson BR, Wikenheiser JC. Atlas of Anatomy. Ilustrações de Voll M e Wesker K. 4th ed. New York: Thieme Publishers; 2020.)

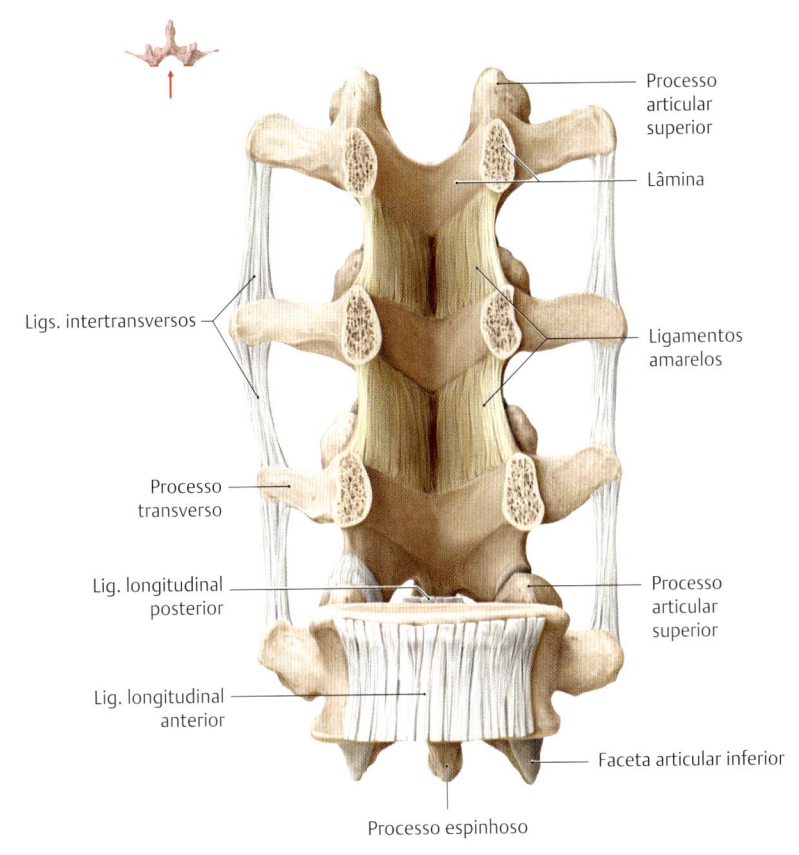

Processo articular superior

Lâmina

Ligamentos amarelos

Ligs. intertransversos

Processo transverso

Lig. longitudinal posterior

Processo articular superior

Lig. longitudinal anterior

Faceta articular inferior

Processo espinhoso

Figura 3.14 Ligamentos amarelos e ligamentos intertransversos. Vista anterior do canal vertebral aberto no nível de L2-L5. *Removido*: corpos vertebrais L2-L4. (De Gilroy AM, MacPherson BR, Wikenheiser JC. Atlas of Anatomy. Ilustrações de Voll M e Wesker K. 4th ed. New York: Thieme Publishers; 2020.)

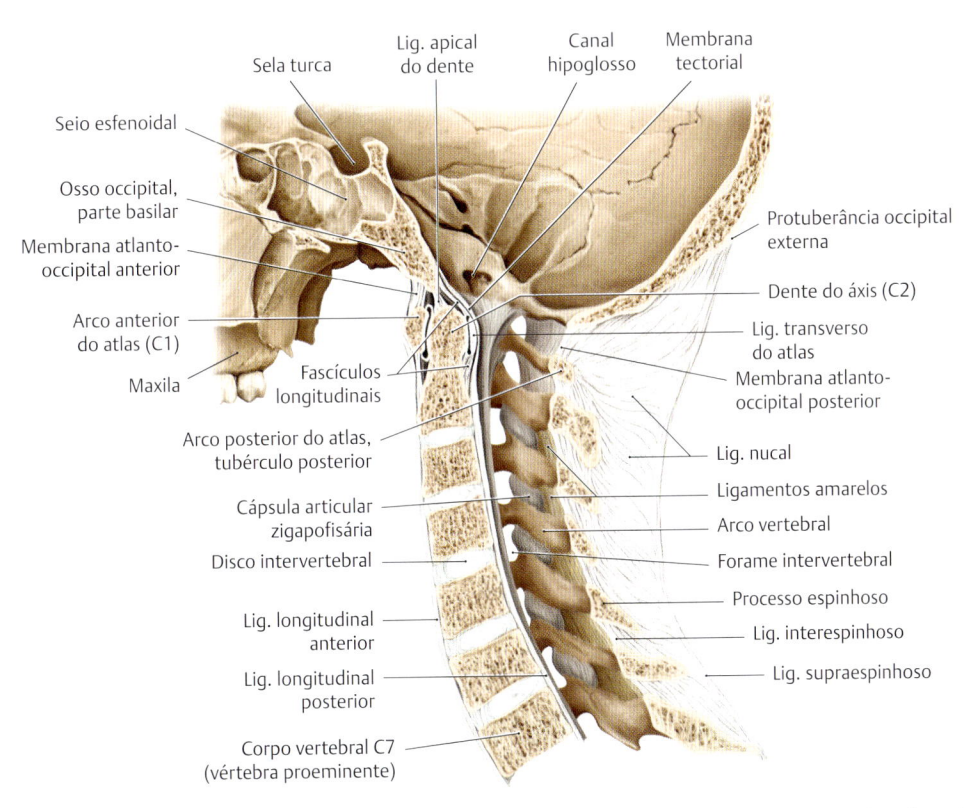

Lig. apical do dente

Canal hipoglosso

Membrana tectorial

Sela turca

Seio esfenoidal

Osso occipital, parte basilar

Membrana atlanto-occipital anterior

Arco anterior do atlas (C1)

Maxila

Fascículos longitudinais

Arco posterior do atlas, tubérculo posterior

Cápsula articular zigapofisária

Disco intervertebral

Lig. longitudinal anterior

Lig. longitudinal posterior

Corpo vertebral C7 (vértebra proeminente)

Protuberância occipital externa

Dente do áxis (C2)

Lig. transverso do atlas

Membrana atlanto-occipital posterior

Lig. nucal

Ligamentos amarelos

Arco vertebral

Forame intervertebral

Processo espinhoso

Lig. interespinhoso

Lig. supraespinhoso

Figura 3.15 Ligamentos da coluna cervical. Corte sagital médio, vista lateral esquerda. O ligamento nucal é a parte alargada e orientada sagitalmente do ligamento supraespinhoso que se estende da proeminência vertebral (C7) até a protuberância occipital externa. (De Gilroy AM, MacPherson BR, Wikenheiser JC. Atlas of Anatomy. Ilustrações de Voll M e Wesker K. 4th ed. New York: Thieme Publishers; 2020.)

Neurovasculatura da coluna vertebral

— As seguintes artérias (Figura 3.16) suprem as vértebras, os ligamentos vertebrais, as meninges e a medula espinal:
- As artérias segmentares, ramos pareados da aorta descendente, como as **artérias intercostal posterior** e **lombar**, que se originam nas regiões torácica e lombar
- Os ramos da **artéria subclávia** no pescoço, incluindo a artéria intercostal suprema (que supre a primeira e a segunda artérias intercostais), e as artérias vertebrais e **cervicais ascendentes**
- A **artéria sacral mediana**, que se origina próximo à bifurcação aórtica, e as **artérias iliolombar** e **sacral lateral**, ramos da **artéria ilíaca interna** na pelve

— O **plexo venoso vertebral** (de Batson) circunda os corpos vertebrais e drena a medula espinal, as meninges e as vértebras (Figura 3.17)
- Os **plexos externos anterior** e **posterior** circundam as vértebras, e os **plexos internos anterior** e **posterior** situam-se no espaço epidural no canal vertebral
- Ambos os plexos internos e externos drenam para as **veias intervertebrais**, que por sua vez drenam para as **veias vertebrais** do pescoço e para as veias segmentares (tributárias pareadas da veia cava inferior e do sistema ázigo) nas regiões torácica, lombar e sacral
- As veias do plexo venoso vertebral têm poucas válvulas; assim, há uma comunicação venosa livre entre o crânio, o pescoço, o tórax, o abdome e a pelve

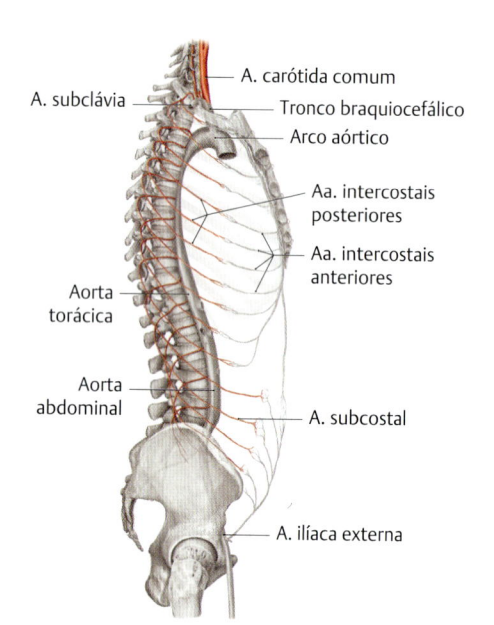

A Vista lateral direita

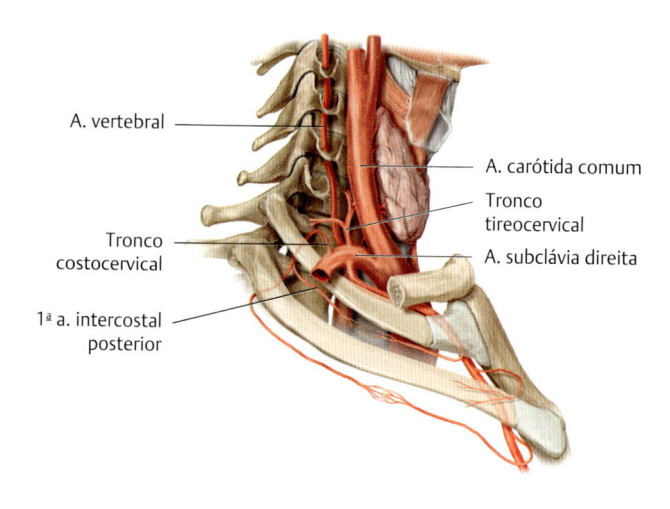

B O suprimento vascular para as vértebras cervicais origina-se da artéria vertebral e dos ramos dos troncos tireocervical e costocervical

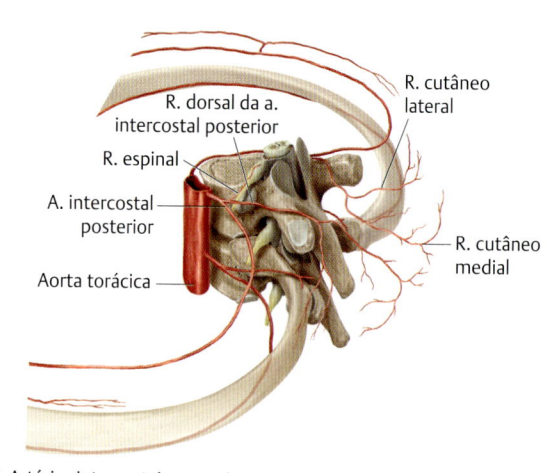

C Artérias intercostais posteriores, vista posterossuperior oblíqua. As artérias intercostais posteriores originam ramos cutâneos e musculares, bem como ramos espinais que suprem a medula espinal

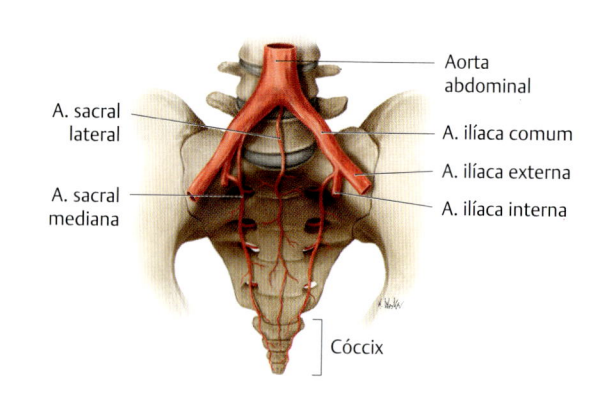

D Suprimento vascular para o sacro, vista anterior

Figura 3.16 Artérias do tronco. (De Gilroy AM, MacPherson BR, Wikenheiser JC. Atlas of Anatomy. Ilustrações de Voll M e Wesker K. 4th ed. New York: Thieme Publishers; 2020.)

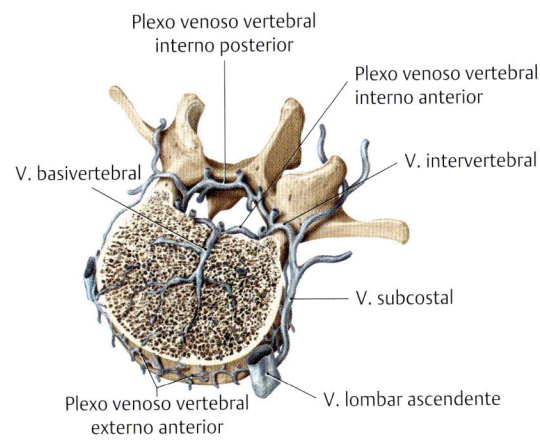

A Plexos venosos vertebrais, vista superior

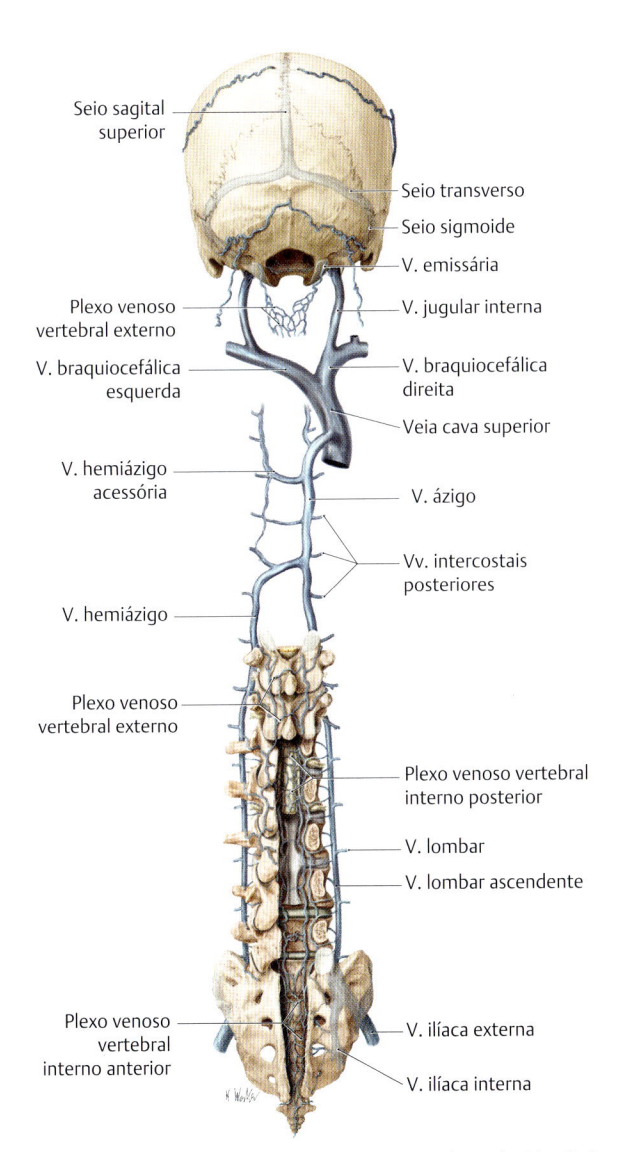

B Plexo venoso vertebral, vista posterior com canal vertebral janelado nas colunas lombar e sacral

Figura 3.17 Plexo venoso vertebral. As veias intervertebral e basivertebral conectam os plexos venosos internos e externos, que drenam para o sistema ázigo. (De Gilroy AM, MacPherson BR, Wikenheiser JC. Atlas of Anatomy. Ilustrações de Voll M e Wesker K. 4th ed. New York: Thieme Publishers; 2020.)

— A drenagem linfática a partir das vértebras e dos ligamentos vertebrais geralmente segue as artérias que irrigam cada região e terminam nos linfonodos cervicais, torácicos, lombares e sacrais

— Os ramos posteriores e os ramos meníngeos dos ramos anteriores dos nervos espinais inervam as vértebras, os ligamentos vertebrais e as meninges espinais.

BOXE 3.8 CORRELAÇÃO CLÍNICA

METÁSTASE E PLEXO VENOSO VERTEBRAL

O plexo venoso vertebral liga as drenagens venosas das vísceras no tórax, no abdome e na pelve e os seios venosos do cérebro. Essas comunicações foram identificadas como uma provável rota de metástases de carcinoma da próstata (comumente), da mama e do pulmão (menos comumente) para o sistema nervoso central e o osso.

3.2 Medula espinal

A medula espinal é a parte do sistema nervoso central que transmite informações entre o cérebro e o corpo. A medula espinal, junto com seus nervos espinais, membranas circundantes (as **meninges**) e a vasculatura associada, encontra-se encerrada dentro do canal vertebral.

Estrutura da medula espinal

— A medula espinal, uma estrutura cilíndrica ligeiramente achatada, é contínua com o tronco encefálico. Dentro do canal vertebral, estende-se da base do crânio até uma extremidade afilada, o **cone medular**, no nível da vértebra L1 ou L2 (Figura 3.18)

— Ao longo de sua extensão, ocorrem dois alargamentos nas regiões da medula espinal que inervam os membros:
  • O **aumento cervical** em C4-T1 está relacionado ao plexo braquial, um plexo de nervos que inervam o membro superior
  • O **aumento lombossacral** em T11-S1 está relacionado com os plexos lombar e sacral, plexos nervosos que inervam a parede abdominal e o membro inferior

— A medula espinal consiste em 31 segmentos (8 cervicais, 12 torácicos, 5 lombares, 5 sacrais e 1 coccígeo), cada um dos quais inerva uma área específica do tronco ou dos membros. Cada segmento da medula espinal está associado a um par de **nervos espinais** que passam para o canal vertebral ou a partir dele através dos forames intervertebrais no nível vertebral correspondente. Tanto os segmentos da medula espinal quanto os nervos da coluna são identificados por região e número (p. ex., T4)

— A medula espinal adulta é consideravelmente mais curta que a coluna vertebral, e ocupa apenas os dois terços superiores do canal vertebral. Como resultado, a maioria dos segmentos da medula espinal não fica adjacente ao nível vertebral do mesmo número, embora os nervos espinais que surgem desses segmentos ainda saiam pelos forames intervertebrais correspondentes (Figura 3.19)

— A medula espinal é cercada por três camadas, ou **meninges**, e está suspensa no líquido cefalorraquidiano.

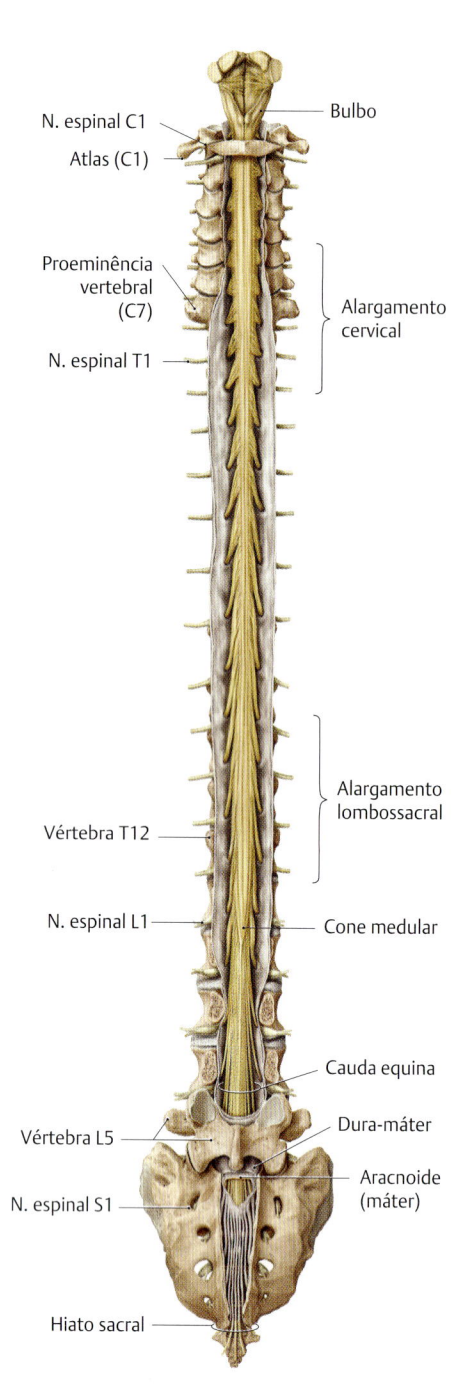

Figura 3.18 Medula espinal *in situ*. Vista posterior com o canal vertebral janelado. (De Gilroy AM, MacPherson BR, Wikenheiser JC. Atlas of Anatomy. Ilustrações de Voll M e Wesker K. 4th ed. New York: Thieme Publishers; 2020.)

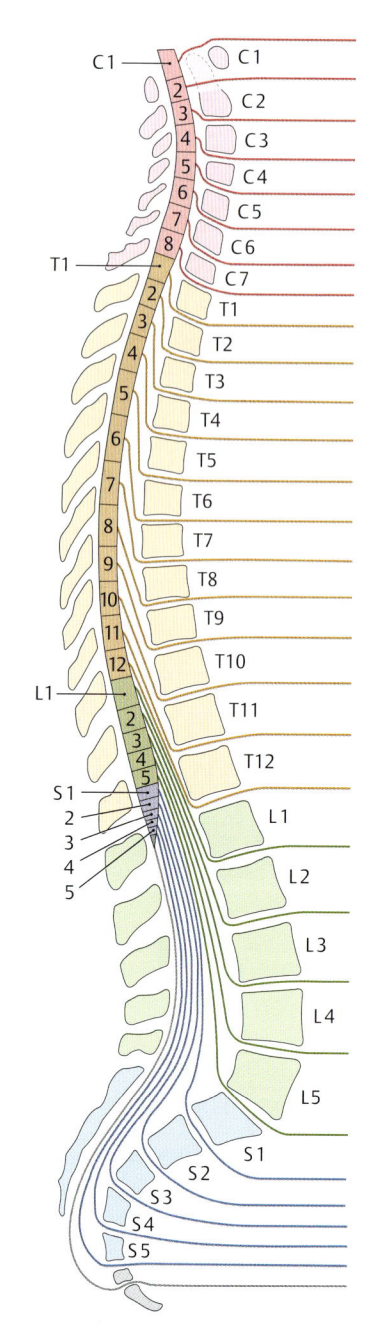

Figura 3.19 Segmentos da medula espinal e níveis vertebrais. A medula espinal é dividida em quatro regiões principais: cervical, torácica, lombar e sacral. Os segmentos da medula espinal são numerados pelos pontos de saída de seus nervos espinais associados. (De Schuenke M, Schulte E, Schumacher U. THIEME Atlas of Anatomy, Vol 1. Ilustrações de Voll M e Wesker K. 3rd ed. New York: Thieme Publishers; 2020.)

Meninges da medula espinal

As **meninges espinais** são membranas que envolvem a medula espinal e as raízes nervosas e que contêm o **líquido cefalorraquidiano** (um líquido que amortece e nutre o cérebro e a medula espinal) (Figura 3.20; ver Capítulo 26).

— As três camadas de meninges espinais são contínuas com as meninges que circundam o cérebro:

1. **Dura-máter**, uma camada externa resistente que forma o **saco dural** que envolve a medula espinal e se estende ao longo das raízes nervosas até os forames intervertebrais. O saco dural começa no forame magno do crânio e termina no nível de S2.

2. **Aracnoide-máter**, uma delicada camada intermediária que reveste o saco dural e está conectada à membrana subjacente por **trabéculas aracnoides** (fios de tecido conjuntivo).

3. **Pia-máter**, uma fina camada que adere à superfície da medula espinal. Os **ligamentos denticulados**, extensões transversais da pia-máter, fixam-se à dura-máter e suspendem a medula espinal dentro do saco dural.

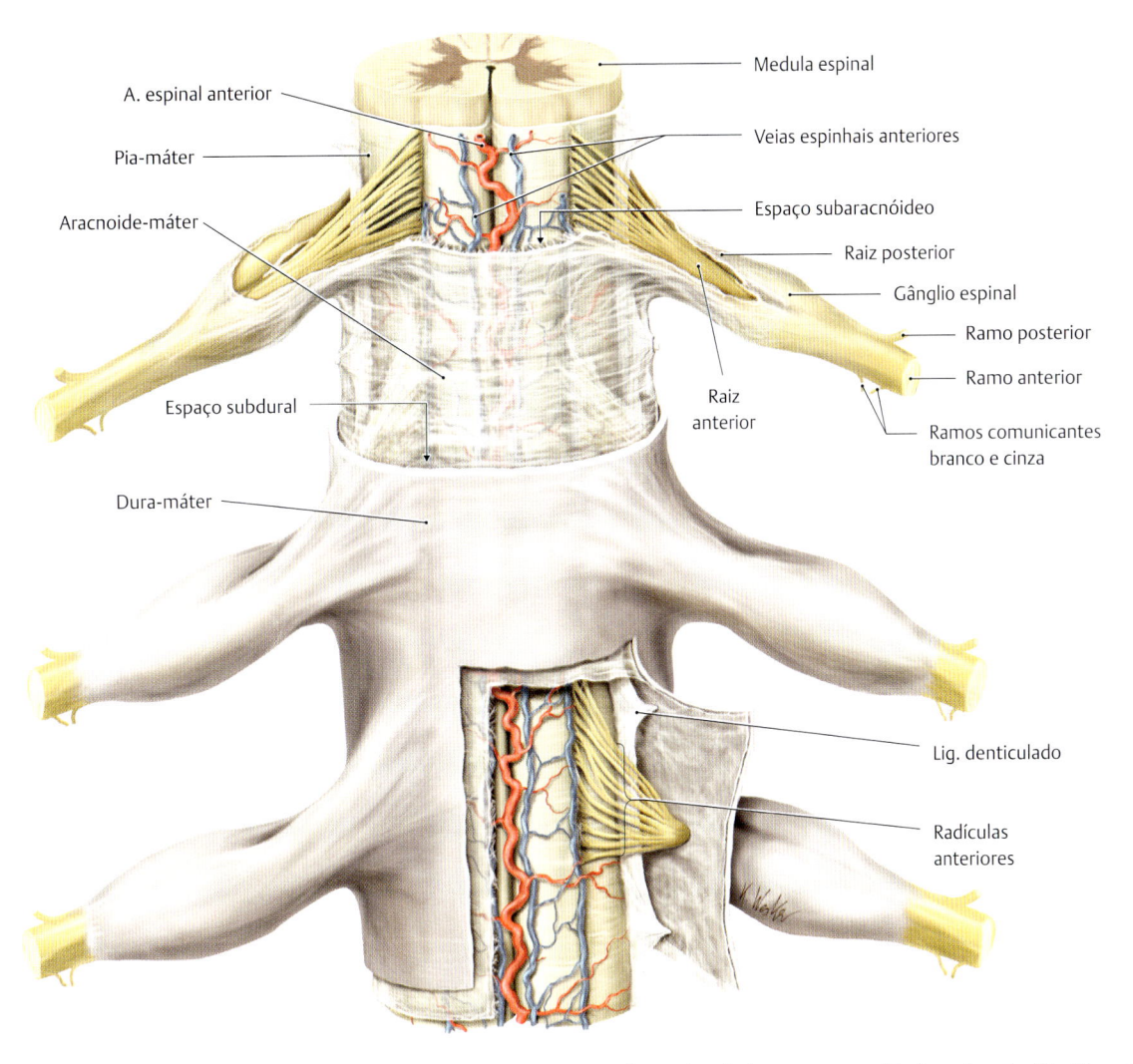

Figura 3.20 Medula espinal e suas camadas meníngeas. Vista posterior. A dura-máter é aberta e a aracnoide é seccionada. (De Gilroy AM, MacPherson BR, Wikenheiser JC. Atlas of Anatomy. Ilustrações de Voll M e Wesker K. 4th ed. New York: Thieme Publishers; 2020.)

BOXE 3.9 CORRELAÇÃO CLÍNICA

PUNÇÃO LOMBAR, ANESTESIA ESPINAL E ANESTESIA EPIDURAL

Uma punção lombar, usada para extrair o líquido cefalorraquidiano do espaço subaracnóideo espinal, é administrada por meio da inserção de uma agulha entre o processo espinhoso de L3 e L4 (às vezes, entre L4 e L5). A agulha perfura o ligamento amarelo e a parede do saco dural antes de entrar na cisterna lombar (2). A injeção de um anestésico local para raquianestesia também é administrada dessa maneira. Uma abordagem semelhante pode ser na anestesia epidural (1) para insensibilizar nervos espinais emergentes, mas o anestésico é injetado no espaço epidural sem entrar no saco dural. Uma abordagem caudal através do hiato sacral também permite o acesso ao espaço epidural (3).

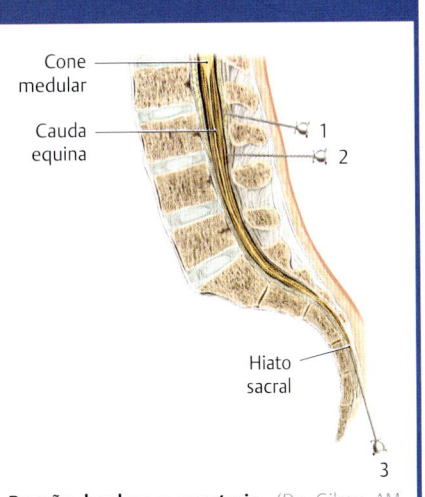

Punção lombar e anestesia. (De Gilroy AM, MaPherson BR, Wikenheiser JC. Atlas of Anatomy. Ilustrações de Voll M e Wesker K. 4th ed. New York: Thieme Publishers; 2020.)

- O ***filum terminale***, um fino cordão de tecido conjuntivo envolvido pela pia-máter, estende-se do cone medular ao ápice do saco dural. Lá ele é circundado pela dura-máter espinal e se estende até a extremidade do canal vertebral, onde ancora ambas as membranas ao cóccix
- Três espaços separam as camadas das meninges (Figura 3.21):
  - O **espaço epidural** situa-se entre a parede óssea do canal vertebral e a dura-máter. Contém gordura e o plexo venoso vertebral

- O **espaço subdural**, um potencial espaço entre as camadas dura e aracnoide, contém uma fina película de líquido lubrificante
- O **espaço subaracnóideo** situa-se abaixo da camada aracnóidea e contém o líquido cefalorraquidiano que banha a medula espinal e as raízes dos nervos espinais. Esse espaço se expande inferiormente como a **cisterna lombar** entre a extremidade da medula espinal na vértebra L1/L2 e a extremidade do saco dural revestido por aracnoide na vértebra S2.

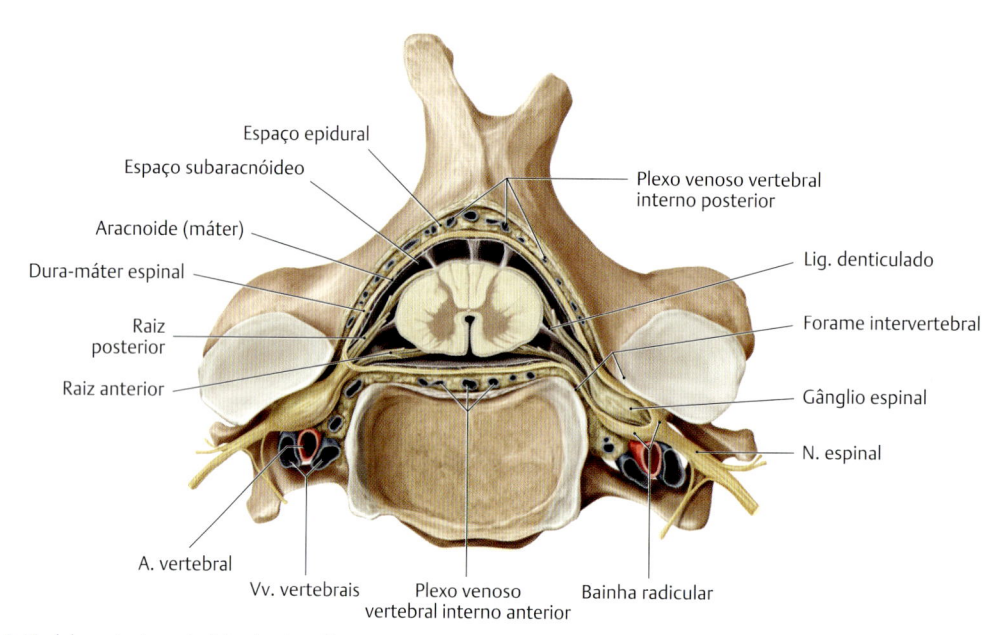

A Medula espinal no nível da vértebra C4

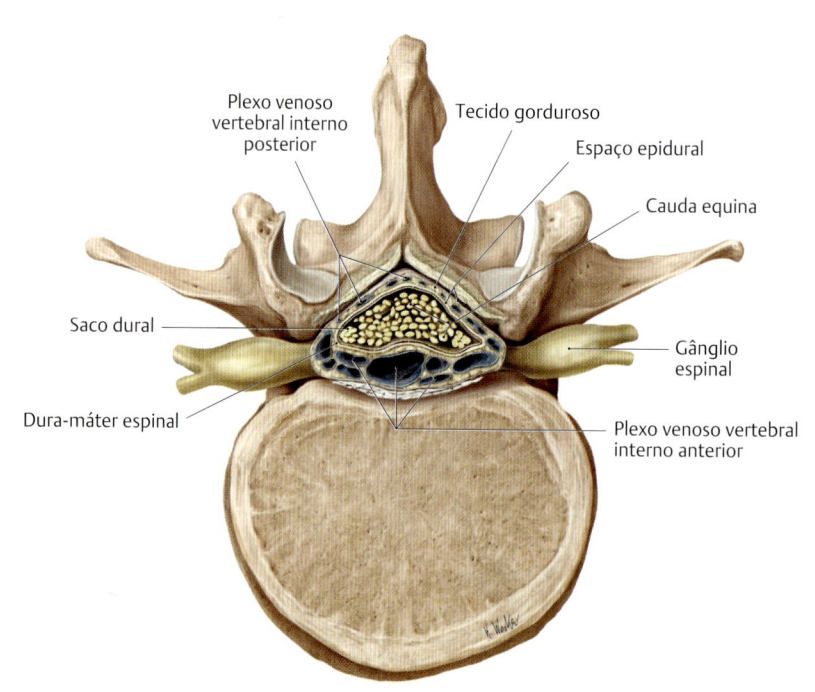

B Cauda equina no nível da vértebra L2

Figura 3.21 Medula espinal *in situ*: corte transversal. Vista superior. (De Gilroy AM, MacPherson BR, Wikenheiser JC. Atlas of Anatomy. Ilustrações de Voll M e Wesker K. 4th ed. New York: Thieme Publishers; 2020.)

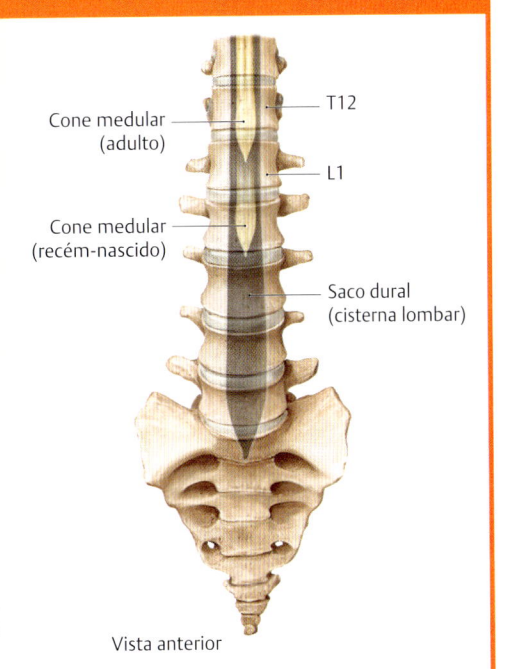

BOXE 3.10 CORRELAÇÃO COM O DESENVOLVIMENTO

ALTERAÇÕES DE DESENVOLVIMENTO DA MEDULA ESPINAL, DO SACO DURAL E DA COLUNA VERTEBRAL

Durante o desenvolvimento pós-natal, o crescimento longitudinal da coluna vertebral excede o da medula espinal. Ao nascimento, o cone medular está no nível da vértebra L3; porém, no adulto médio, ele situa-se no nível da vértebra L1 ou da L2. Em todas as idades, a cisterna lombar do saco dural estende-se até o canal sacral.

De Gilroy AM, MacPherson BR, Wikenheiser JC. Atlas of Anatomy. Ilustrações de Voll M e Wesker K. 4th ed. New York: Thieme Publishers; 2020.

Vista anterior

Suprimento sanguíneo para a medula espinal

O suprimento de sangue arterial para a medula espinal origina-se das artérias vertebrais, bem como de ramos das artérias subclávias e da aorta descendente (Figura 3.22).

— As artérias espinais longitudinais suprem a parte superior da medula espinal
  • Uma única **artéria espinal anterior** origina-se das duas artérias vertebrais (ramos das artérias subclávias) e supre os dois terços anteriores da medula espinal
  • As **artérias espinais posteriores** pareadas originam-se das artérias vertebrais (ou de um de seus ramos, a artéria cerebelar posterior) e suprem o terço posterior da medula espinal
— As **artérias medulares segmentares anterior e posterior** são vasos grandes e irregularmente espaçados que se comunicam com as artérias espinais
  • Originam-se de ramos da artéria subclávia e das artérias segmentares nas regiões torácica e lombar
  • As artérias medulares entram no canal vertebral através dos forames intervertebrais e são encontradas principalmente nas intumescências cervicais e lombares
— A **grande artéria medular segmentar anterior** (de Adamkiewicz), um grande vaso único que geralmente se situa no lado esquerdo, pode fornecer uma importante contribuição para a circulação dos dois terços inferiores da medula espinal
  • Surge como um ramo de uma artéria segmentar torácica inferior ou lombar
  • Entra no canal vertebral através de um forame intervertebral no tórax inferior ou na região lombar superior
— As **artérias radiculares anterior e posterior** são pequenas artérias que suprem as raízes dos nervos espinais e a substância cinzenta superficial da medula espinal. Elas não se comunicam com as artérias espinais.

As veias da medula espinal, que são mais numerosas que as artérias, têm a mesma distribuição, anastomosam-se livremente umas com as outras e drenam para o plexo vertebral interno (Figura 3.23).

3.3 Nervos espinais

Os nervos espinais transmitem informações entre os tecidos periféricos do corpo e a medula espinal. Um único par de nervos espinais surge de cada segmento da medula espinal.

— Existem 31 pares de nervos espinais: 8 cervicais, 12 torácicos, 5 lombares, 5 sacrais e 1 coccígeo. Cada par é nomeado segundo o segmento da medula espinal do qual se origina
— Os nervos espinais são formados pela fusão de (Figura 3.24):
  • Uma **raiz anterior** que transporta fibras motoras (eferentes) cujos corpos celulares estão localizados no corno anterior da medula espinal
  • Uma **raiz posterior** que transporta fibras sensoriais (aferentes) cujos corpos celulares estão localizados em um gânglio espinal localizado fora da medula espinal
— Os nervos espinais passam pelos forames intervertebrais no nível vertebral correspondente
  • Os nervos cervicais C1-C7 saem do canal vertebral superior à vértebra do mesmo número (p. ex., o nervo espinal C4 sai entre as vértebras C3 e C4)
  • O nervo espinal C8 sai abaixo da vértebra C7 (entre as vértebras C7 e T1)
  • Os nervos espinais T1-Co1 saem do canal inferior à vértebra correspondente
— Como a medula espinal é mais curta que a coluna vertebral, as raízes nervosas da medula espinal inferior (L2-Co1) devem descer abaixo do cone medular dentro da cisterna lombar do saco dural antes de sair pelos respectivos forames intervertebrais. Esse grupo solto de raízes nervosas dentro do saco dural é chamado **cauda equina** (Figuras 3.19 e 3.21).

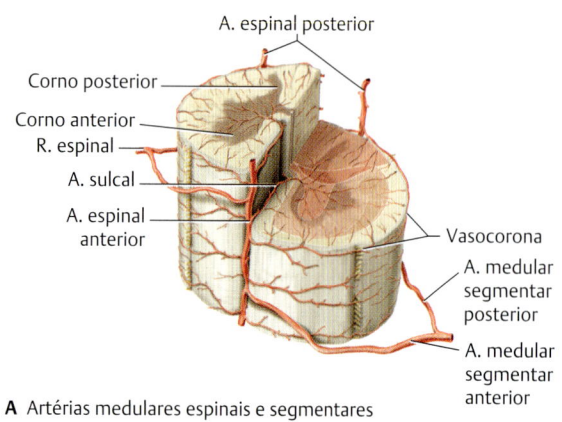

A Artérias medulares espinais e segmentares

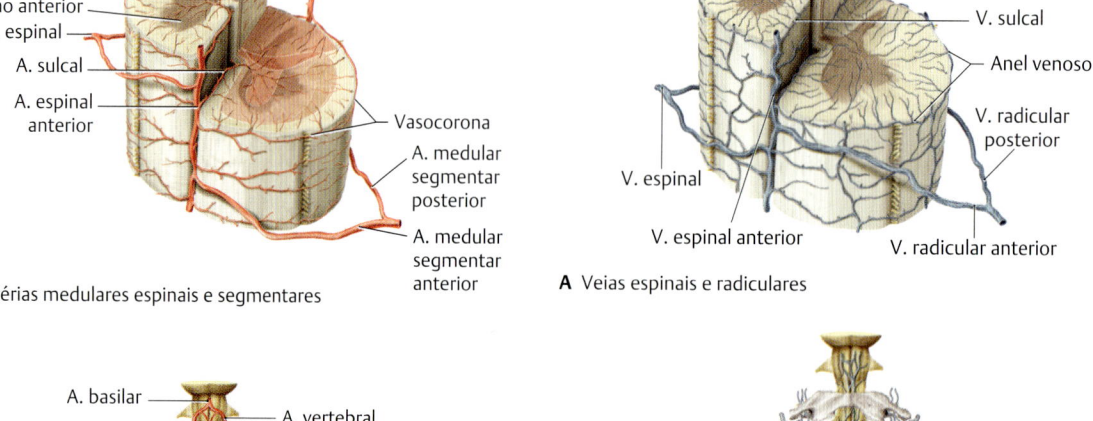

A Veias espinais e radiculares

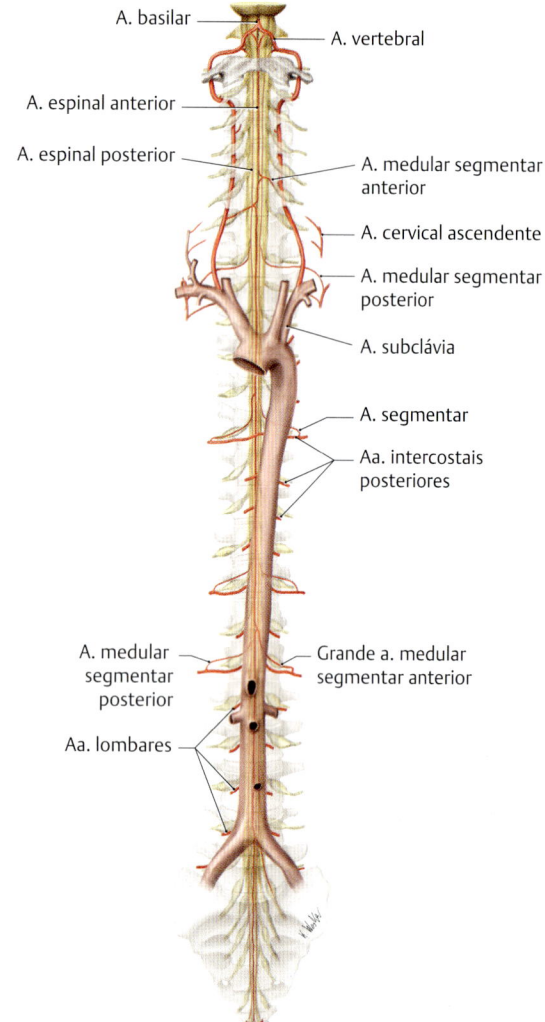

B Sistema de suprimento arterial

Figura 3.22 Artérias da medula espinal. As artérias espinais anteriores não pareadas e posteriores pareadas tipicamente originam-se das artérias vertebrais. À medida que descem dentro do canal vertebral, as artérias espinais são reforçadas pelas artérias medulares segmentares anterior e posterior. Dependendo do nível espinal, esses ramos de reforço podem surgir das artérias vertebrais, cervicais ascendentes ou profundas, intercostais posteriores, lombares ou sacrais laterais. (De Gilroy AM, MacPherson BR, Wikenheiser JC. Atlas of Anatomy. Ilustrações de Voll M e Wesker K. 4th ed. New York: Thieme Publishers; 2020.)

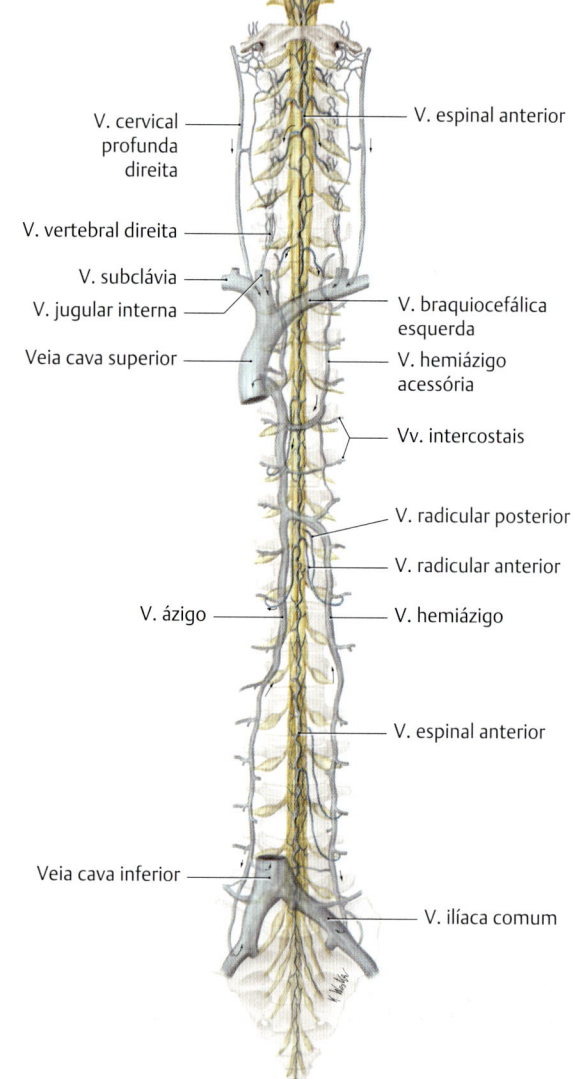

B Sistema de drenagem venosa

Figura 3.23 Veias da medula espinal. O interior da medula espinal drena através de plexos venosos em uma veia espinal anterior e em uma posterior. As veias radiculares e espinais conectam as veias da medula espinal com o plexo venoso vertebral interno. As veias intervertebral e basivertebral conectam os plexos venosos vertebrais internos e externos, que drenam para o sistema ázigo. (De Gilroy AM, MacPherson BR, Wikenheiser JC. Atlas of Anatomy. Ilustrações de Voll M e Wesker K. 4th ed. NewYork: Thieme Publishers; 2020.)

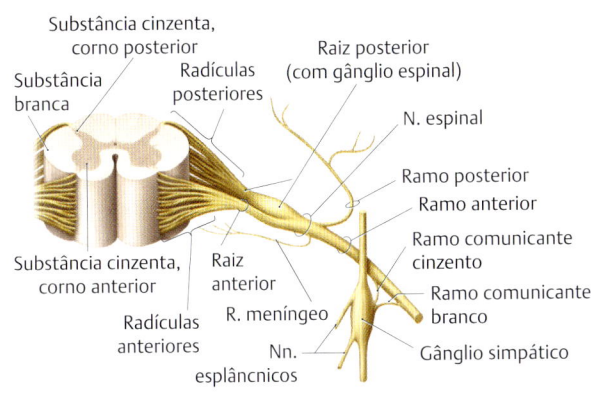

Figura 3.24 Estrutura de um segmento da medula espinal. Vista anterior. Os segmentos da medula espinal são definidos como uma seção da medula espinal que está associada a um único par de nervos espinais. Os nervos surgem como radículas anteriores (motoras) e posteriores (sensoriais) que se combinam para formar raízes anteriores e posteriores, respectivamente. As duas raízes se fundem dentro do forame intervertebral para formar um nervo espinal misto. Os ramos subsequentes do nervo espinal contêm fibras motoras e sensoriais (exceto o ramo meníngeo, que é apenas sensorial). (De Gilroy AM, MacPherson BR, Wikenheiser JC. Atlas of Anatomy. Ilustrações de Voll M e Wesker K. 4th ed. New York: Thieme Publishers; 2020.)

Vias nervosas periféricas do sistema nervoso somático

O sistema nervoso somático inerva estruturas sob controle consciente, como a pele e os músculos esqueléticos.

— À medida que os nervos espinais emergem do forame intervertebral, eles se dividem para formar ramos que contêm fibras sensoriais e motoras (exceto C1, que contém apenas fibras motoras) (Figura 3.24)
- Os **ramos posteriores** inervam a pele e os músculos do tronco posterior, da cabeça e do pescoço
- Os **ramos anteriores** formam nervos e plexos periféricos que inervam o resto do corpo

— Os ramos posteriores não formam plexos, e a maioria é referida pelo segmento da medula espinal de onde se originam (p. ex., ramo posterior de T4). O nervo suboccipital (C1), o nervo occipital maior (C2), e o terceiro nervo occipital (C3) que inervam o couro cabeludo são os únicos ramos posteriores nomeados individualmente (Figura 3.25 A)

— Os ramos anteriores têm uma distribuição maior do que os ramos posteriores, e a maioria tem um curso mais complexo (Figura 3.25)

Segmento da medula espinal	Ramos anteriores	Ramos posteriores
C1		N. suboccipital
C2	Plexo cervical	N. occipital maior
C3		Terceiro n. occipital
C4		
C5	Plexo branquial	
C6		
C7		
C8		
T1		
T2		
T3		
T4		
T5		
T6	Nn. intercostais	
T7		
T8		
T9		Ramos posteriores
T10		
T11		
T12		
L1		
L2	Plexo lombar	
L3		
L4		
L5		
S1		
S2	Plexo sacral	
S3		
S4		
S5		
Co1	Plexo coccígeo	
Co2		

A Ramos anteriores e posteriores dos nervos espinais

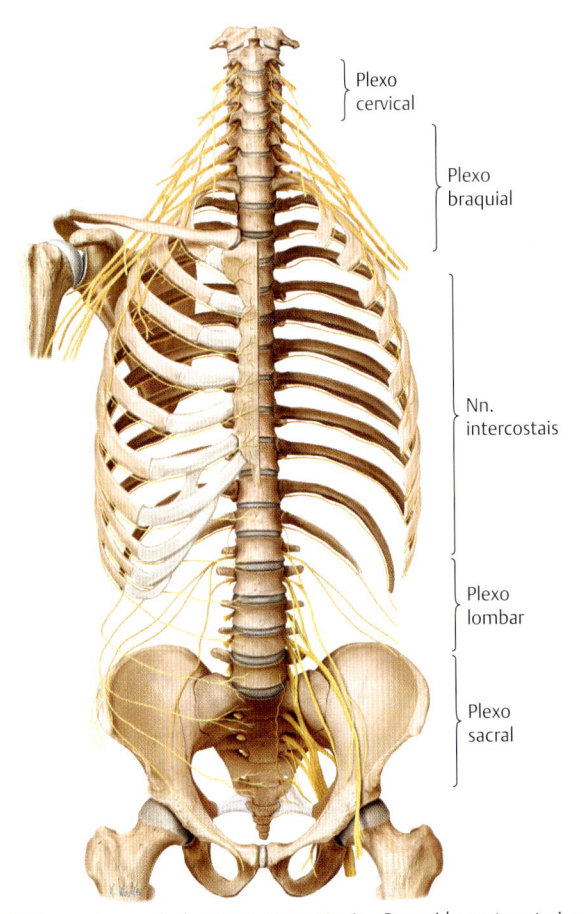

B Nervos da parede do tronco, vista anterior. *Removido*: parte anterior da metade esquerda da caixa torácica

Figura 3.25 Nervos da parede do tronco. (De Schuenke M, Schulte E, Schumacher U. THIEME Atlas of Anatomy, Vol 1. Ilustrações de Voll M e Wesker K. 3rd ed. New York: Thieme Publishers; 2020.)

- Os ramos anteriores dos nervos espinais torácicos não formam plexos, mas tornam-se **nervos intercostais**, que correm nos espaços entre as costelas para inervar as paredes abdominais torácica e anterolateral
- Os ramos anteriores das regiões cervical, lombar e sacral formam plexos que dão origem a nervos multissegmentares que podem transportar apenas fibras sensoriais ou apenas motoras, ou podem ser nervos mistos transportando fibras sensoriais e motoras. Geralmente, esses nervos recebem nomes específicos (p. ex., nervos radial e femoral). Esses plexos somáticos são:
  - O plexo cervical (C1-C4), que inerva os músculos do pescoço e a pele sobre o pescoço e o couro cabeludo
  - O plexo braquial (C5-T1), que inerva a cintura escapular e o membro superior
  - O plexo lombar (L1-L4), que inerva a parede abdominal anteroinferior e a parte anterior da coxa
  - O plexo sacral (L4-S3), que inerva a região glútea, a parte posterior da coxa e a perna
- Nos plexos nervosos somáticos, as fibras nervosas sensoriais associadas a um único segmento da medula espinal são distribuídas entre vários nervos periféricos. Trafegando da periferia em direção à medula espinal, as fibras sensoriais convergem para entrar na medula espinal através da raiz posterior. Lá elas fazem sinapse com neurônios sensoriais no corno posterior da medula espinal (Figura 3.26)
- As raízes sensoriais de cada segmento da medula espinal correspondem à inervação sensorial (cutânea) de uma área particular da pele, conhecida como **dermátomo** (Figura 3.27). Como as fibras sensoriais de cada segmento são distribuídas entre múltiplos nervos periféricos, há uma grande área de sobreposição entre os dermátomos adjacentes. Assim, a lesão de uma única raiz nervosa sensorial (como o impacto de uma hérnia de disco) teria um efeito mínimo
- Normalmente, os nervos sensoriais periféricos transportam fibras de vários níveis da medula espinal. As lesões de um nervo sensorial, portanto, afetariam um território cutâneo maior, cobrindo múltiplos dermátomos (Figura 3.28)

- As sensações cutâneas transmitidas pelos nervos sensoriais somáticos incluem dor, pressão (toque) e temperatura. Os nervos sensoriais também transmitem uma sensação de posição, ou **propriocepção**, que fornece informações sobre a posição espacial dos membros

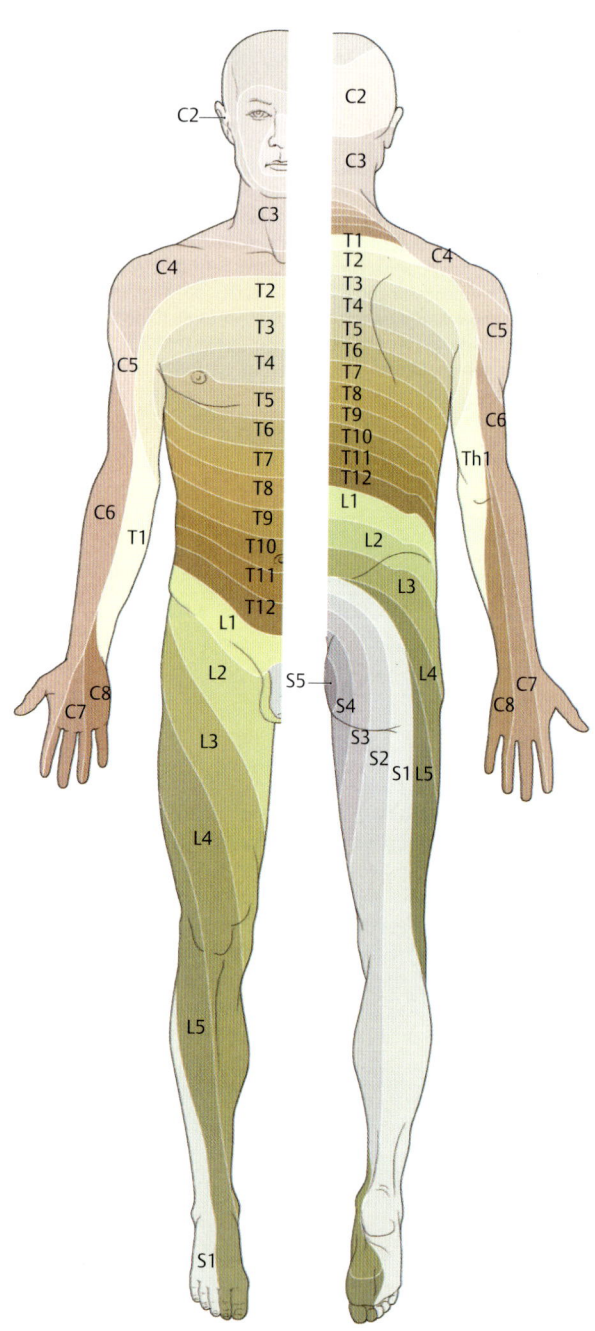

Figura 3.27 Dermátomos da cabeça, do tronco e dos membros. Cada segmento da medula espinal inerva uma área específica da pele (dermátomo). Os dermátomos são áreas de pele em forma de faixa inervadas por um par de nervos espinais que surgem de um único segmento da medula espinal. Como o nervo espinal C1 transporta apenas fibras motoras, não há dermátomo correspondente. (De Schuenke M, Schulte E, Schumacher U. THIEME Atlas of Anatomy, Vol 1. Ilustrações de Voll M e Wesker K. 3rd ed. New York: Thieme Publishers; 2020.)

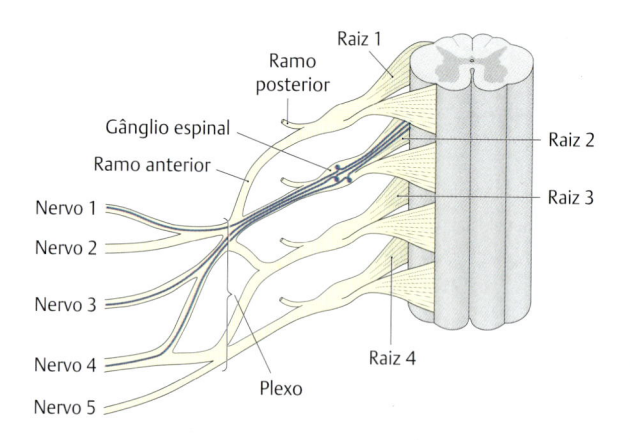

Figura 3.26 Princípios da formação de um plexo: nervos sensoriais. Os axônios, que formam os aferentes de um dermátomo, estendem-se desse dermátomo até uma única raiz na medula espinal. (De Gilroy AM, MacPherson BR, Wikenheiser JC. Atlas of Anatomy. Ilustrações de Voll M e Wesker K. 4th ed. New York: Thieme Publishers; 2020.)

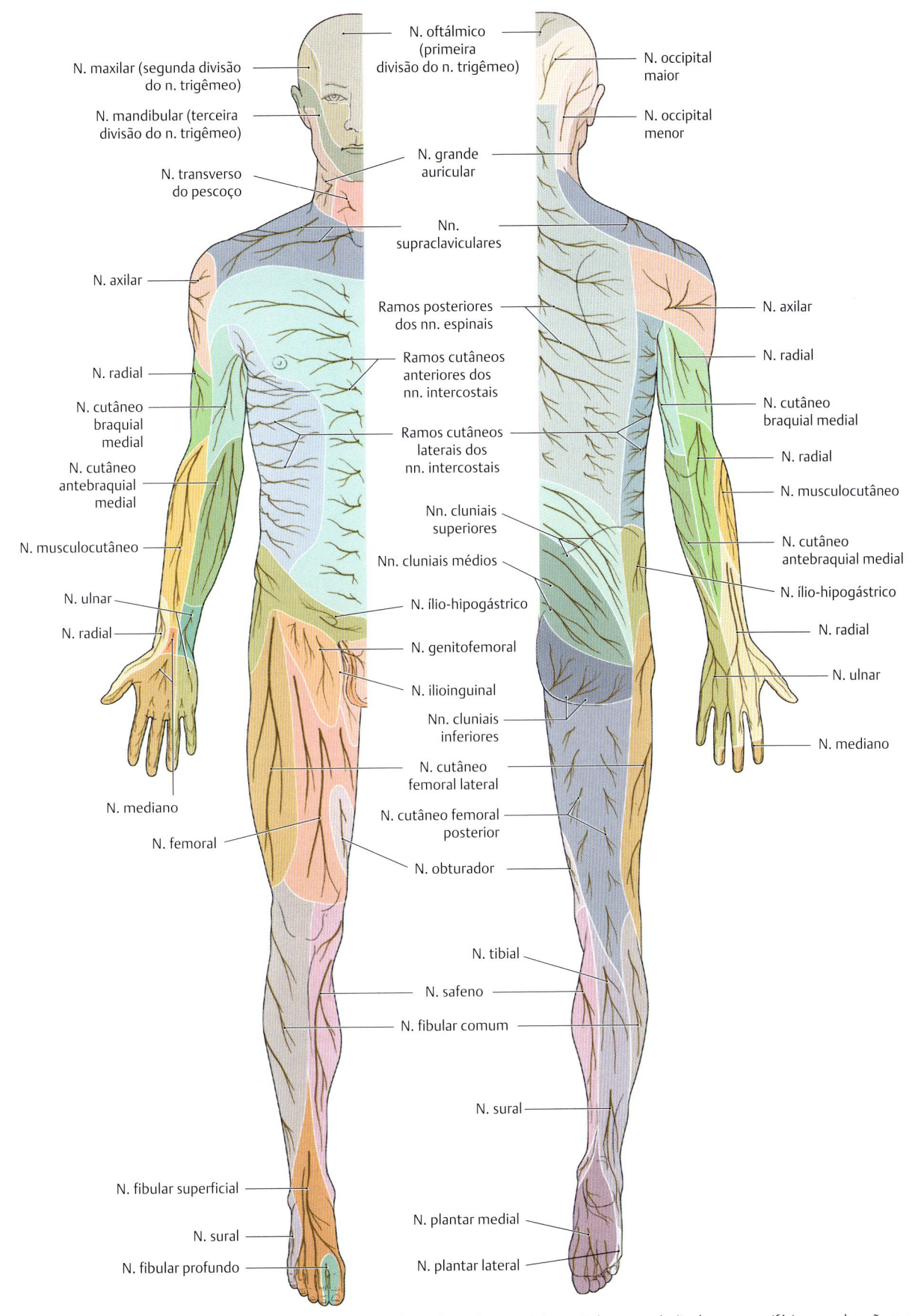

Figura 3.28 Padrão de sensação cutânea periférica. Os padrões de perda sensorial associados a uma lesão de nervo periférico se sobrepõem a vários dermátomos. (De Schuenke M, Schulte E, Schumacher U. THIEME Atlas of Anatomy, Vol 1. Ilustrações de Voll M e Wesker K. 3rd ed. New York: Thieme Publishers; 2020.)

– Semelhantemente à distribuição das fibras sensoriais em um plexo, as fibras motoras de vários níveis da medula espinal podem se combinar em um nervo periférico para inervar um único músculo esquelético. Em outros casos, os músculos podem ser inervados por um único segmento da medula espinal. Os músculos são divididos em dois grupos com base em seus padrões de inervação (Figura 3.29):

- Os músculos com inervação **monossegmentar** são inervados por neurônios motores de um único segmento da medula espinal
- Os músculos com inervação **polissegmentar** são inervados por neurônios cujos núcleos se estendem por vários segmentos da medula espinal

– Os **miótomos** representam a massa muscular que é inervada por um único segmento da medula espinal. Por exemplo, embora tanto o nervo femoral quanto o nervo obturador contenham ramos anteriores de L2-L4, eles inervam músculos diferentes. O miótomo de L2 compreenderia todas as fibras musculares inervadas pelo segmento espinal de L2, sejam elas transportadas no nervo femoral ou no nervo obturador

– Os músculos que são inervados por um único segmento da medula espinal (monossegmentar) podem ser avaliados clinicamente, testando-se um **reflexo** correspondente. Os reflexos, como o reflexo do tendão patelar, são mediados pelos neurônios motores (membro eferente) e sensoriais (membro aferente) que estão localizados em um único segmento da medula espinal.

Vias nervosas periféricas do sistema nervoso autônomo

O sistema nervoso autônomo, a parte visceral do sistema nervoso periférico, regula o ambiente interno em resposta a estímulos internos e externos.

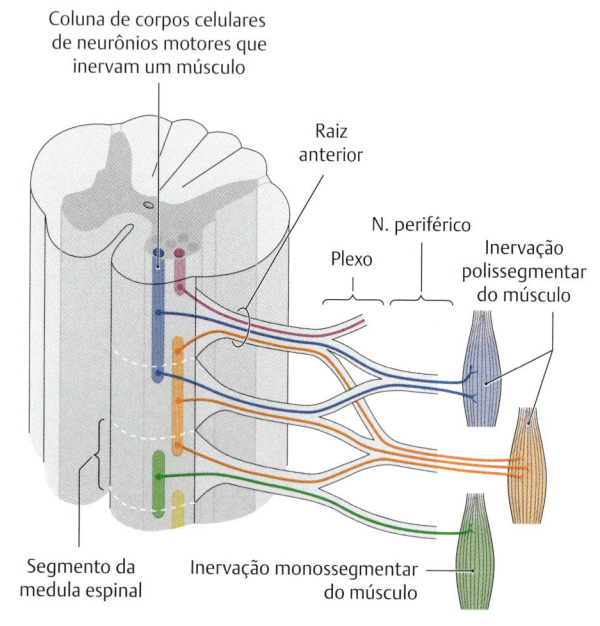

Coluna de corpos celulares de neurônios motores que inervam um músculo

Raiz anterior

N. periférico

Plexo

Inervação polissegmentar do músculo

Segmento da medula espinal

Inervação monossegmentar do músculo

Figura 3.29 Inervações monossegmentar e polissegmentar. (De Gilroy AM, MacPherson BR, Wikenheiser JC. Atlas of Anatomy. Ilustrações de Voll M e Wesker K. 4th ed. New York: Thieme Publishers; 2020.)

– Suas duas divisões geralmente têm efeitos antagônicos no mesmo órgão e coordenam essas respostas para manter um ambiente interno homeostático (Figura 3.30 e Tabela 3.2):

- A **divisão simpática** possibilita que o corpo responda ao estresse ("lutar ou fugir")
- A **divisão parassimpática** possibilita ao corpo manter ou retornar a um estado de homeostase ("descansar e digerir")

– As vias nervosas dos sistemas simpático e parassimpático consistem em uma cadeia de dois neurônios entre o sistema nervoso central (SNC) e o órgão-alvo: um neurônio pré-ganglionar proximal (pré-sináptico) e um neurônio pós-ganglionar distal (pós-sináptico) que fazem sinapse entre si em um gânglio intermediário (Figura 3.31)

– Frequentemente, os nervos autônomos formam plexos densos, que trafegam para seus órgãos-alvo ao longo de rotas arteriais. Os plexos são nomeados pelos órgãos que inervam, como o cardíaco ou o hepático, ou pela artéria que acompanham, como a carótida interna, a celíaca ou a renal

– A divisão simpática é conhecida como componente toracolombar porque seus nervos surgem do corno lateral da medula espinal nas regiões torácica e lombar (T1-L2). Eles saem pelos forames intervertebrais com as fibras motoras dos nervos espinais correspondentes

– Além dos nervos simpáticos, o sistema simpático inclui **troncos simpáticos** pareados, cadeias de **gânglios paravertebrais** que contêm os corpos celulares dos nervos simpáticos pós-ganglionares. Os troncos correm ao longo de cada lado dos corpos vertebrais de C1 a S5. Os gânglios paravertebrais estão conectados aos nervos espinais via:

- **Ramos comunicantes cinzentos**, que conectam os gânglios paravertebrais em todos os níveis (C1-S5) ao nervo espinal correspondente; e
- **Ramos comunicantes brancos**, que conectam apenas os gânglios paravertebrais entre T1 e L2 ao nervo espinal correspondente

– Logo após emergirem da coluna vertebral, as fibras simpáticas pré-ganglionares deixam o nervo espinal através dos ramos comunicantes brancos para entrar no gânglio paravertebral. A partir deste ponto, as fibras simpáticas podem tomar três rotas diferentes:

- Elas podem fazer sinapse com o neurônio pós-ganglionar nos gânglios paravertebrais naquele nível e retornar ao nervo espinal via ramos comunicantes cinzentos. Como parte do nervo espinal, essas fibras seguirão as fibras sensoriais e motoras dos ramos anterior e posterior para inervar estruturas no dermátomo
- Elas podem subir ou descer dentro do tronco para fazer sinapse com gânglios em outros níveis. As fibras pós-ganglionares então se juntam aos nervos espinais nesses níveis. Essa via possibilita que as fibras simpáticas sejam distribuídas para os nervos espinais ao longo de toda a extensão da medula espinal e, portanto, para todas as regiões do corpo, mesmo que se originem apenas do segmento toracolombar
- Elas podem passar pelos gânglios paravertebrais sem fazer sinapse para formar **nervos esplâncnicos torácicos**, **lombares** ou **sacrais**. Esses fazem sinapse em **gânglios pré-vertebrais**, como o gânglio celíaco (ver Capítulo 11, Seção 11.2). As fibras pós-ganglionares contribuem para os plexos autonômicos no tórax, no abdome e na pelve que percorrem rotas periarteriais para inervar vísceras nessas regiões

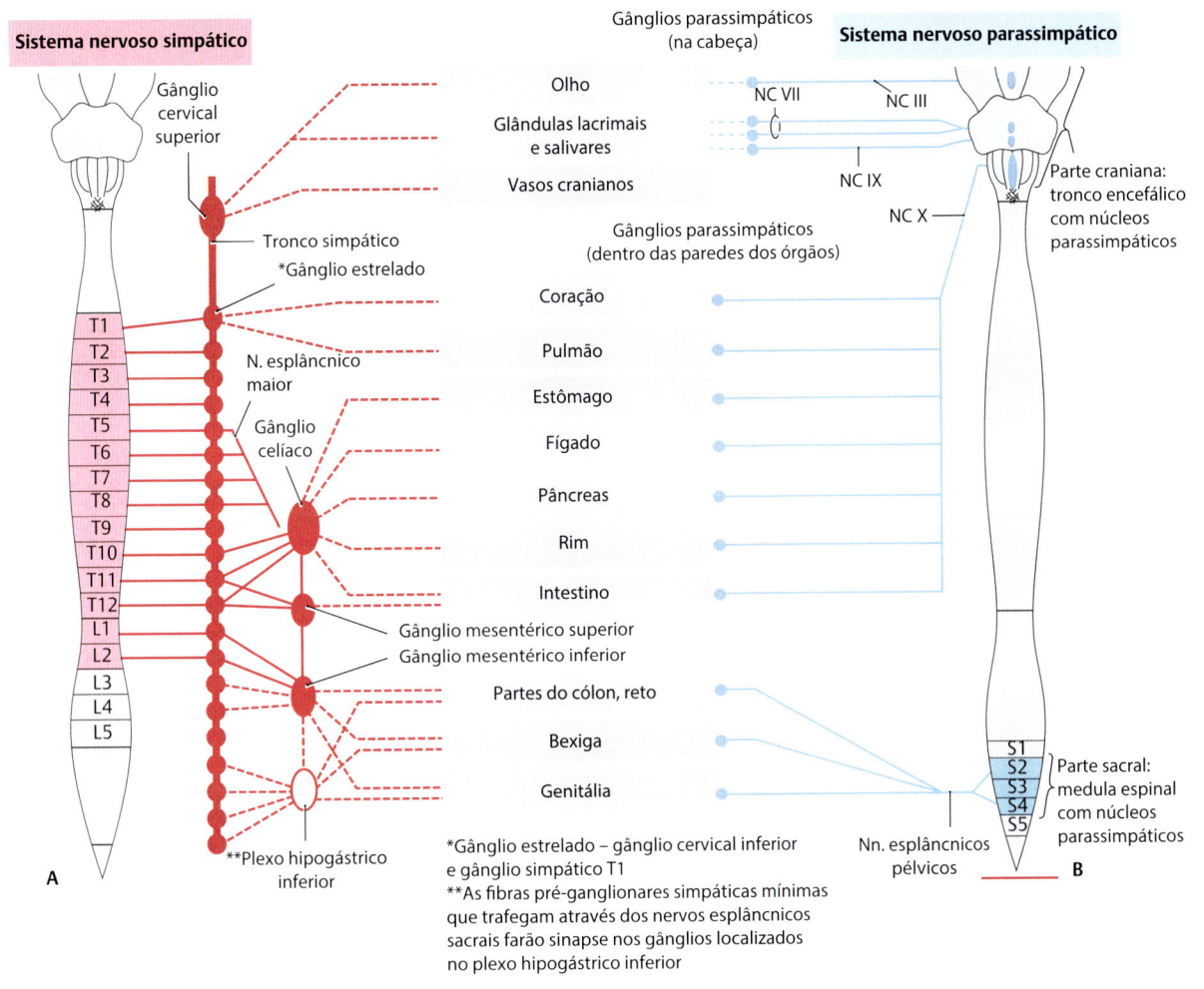

Figura 3.30 Sistema nervoso autônomo. O sistema nervoso autônomo é dividido em (**A**) simpático (toracolombar) e (**B**) parassimpático (cranios-sacral). Cada um utiliza uma via de dois neurônios em que neurônios pré-ganglionares fazem sinapse com neurônios pós-ganglionares em gânglios autônomos periféricos. (De Gilroy AM, MacPherson BR, Wikenheiser JC. Atlas of Anatomy. Ilustrações de Voll M e Wesker K. 4th ed. New York: Thieme Publishers; 2020.)

Tabela 3.2 Efeitos dos sistemas nervosos simpático e parassimpático.

Órgão	Sistema nervoso simpático	Sistema nervoso parassimpático
Olho	Dilatação pupilar	Constrição pupilar e aumento da curvatura do cristalino
Glândulas salivares	Salivação diminuída (escassa, viscosa)	Salivação aumentada (abundante, aquosa)
Coração	Elevação da frequência cardíaca	Desaceleração da frequência cardíaca
Pulmões	Diminuição das secreções brônquicas; dilatação brônquica	Aumento das secreções brônquicas; constrição brônquica
Trato gastrintestinal	Diminuição das secreções e da atividade motora	Aumento das secreções e da atividade motora
Pâncreas	Diminuição da secreção da parte endócrina da glândula	Aumento da secreção
Órgãos sexuais masculinos	Ejaculação	Ereção
Pele	Vasoconstrição, suor, secreção, piloereção	Sem inervação parassimpática

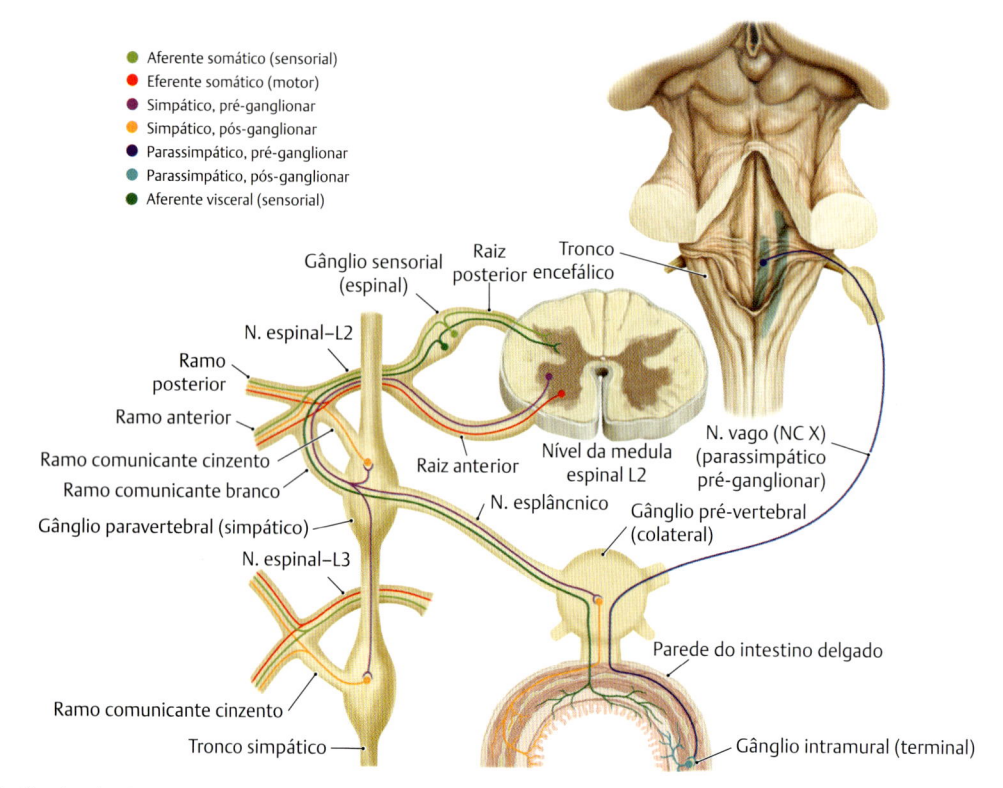

Aferente somático (sensorial)
Eferente somático (motor)
Simpático, pré-ganglionar
Simpático, pós-ganglionar
Parassimpático, pré-ganglionar
Parassimpático, pós-ganglionar
Aferente visceral (sensorial)

Gânglio sensorial (espinal)
Raiz posterior
Tronco encefálico
N. espinal–L2
Ramo posterior
Ramo anterior
Ramo comunicante cinzento
Ramo comunicante branco
Gânglio paravertebral (simpático)
N. espinal–L3
Raiz anterior
Nível da medula espinal L2
N. esplâncnico
N. vago (NC X) (parassimpático pré-ganglionar)
Gânglio pré-vertebral (colateral)
Ramo comunicante cinzento
Parede do intestino delgado
Tronco simpático
Gânglio intramural (terminal)

Figura 3.31 Circuito do sistema nervoso autônomo. (De Gilroy AM, MacPherson BR, Wikenheiser JC. Atlas of Anatomy. Ilustrações de Voll M e Wesker K. 4th ed. New York: Thieme Publishers; 2020.)

— A divisão parassimpática é conhecida como **componente craniossacral** porque seus nervos surgem do cérebro e dos segmentos S2-S4 da medula espinal sacral
  • As fibras parassimpáticas pré-ganglionares que se originam do cérebro trafegam com os nervos cranianos III, VII, IX e X, e fazem sinapse em gânglios parassimpáticos da cabeça ou, no caso do nervo vago, em gânglios próximos ao órgão-alvo. As vias neurais envolvidas são discutidas em detalhes no Capítulo 26
    ∘ O nervo vago é o único nervo craniano que se estende inferiormente ao pescoço. Suas fibras parassimpáticas chegam até o cólon transverso no abdome. Assim, ele fornece inervação parassimpática a todas as vísceras torácicas e à maioria das vísceras abdominais
  • De modo semelhante às fibras simpáticas na região toracolombar, os nervos parassimpáticos sacrais deixam a medula espinal com os nervos motores dos nervos espinais somáticos correspondentes (S2-S4). Essas fibras parassimpáticas pré-ganglionares são conhecidas como **nervos esplâncnicos pélvicos**. Eles contribuem para os plexos autônomos na pelve e no abdome, e fazem sinapse em pequenos gânglios localizados próximos ou dentro de seu órgão-alvo

— O músculo liso da pele e da parede corporal (importante para vasoconstrição, piloereção, secreção glandular) não recebe qualquer inervação parassimpática. A inervação simpática é responsável pela constrição dos vasos sanguíneos; a vasodilatação ocorre quando a estimulação simpática cessa
— As fibras sensoriais viscerais transmitem sensações de processos fisiológicos, como a distensão da bexiga. Demonstrou-se que as fibras nociceptivas (dor) acompanham os nervos simpáticos e parassimpáticos
  • As fibras nociceptivas das vísceras trafegam nos nervos esplâncnicos para os gânglios simpáticos e alcançam o nervo espinal através dos ramos comunicantes brancos. Como os neurônios sensoriais somáticos, seus corpos celulares estão localizados nos gânglios espinais. Elas entram no corno posterior da medula espinal através das raízes posteriores
  • As fibras nociceptivas que trafegam com fibras parassimpáticas cranianas têm seus corpos celulares nos gânglios inferiores ou superiores do nervo vago (nervo craniano X). Aquelas que trafegam com nervos parassimpáticos sacrais têm seus corpos celulares nos gânglios espinais sacrais de S2-S4.

BOXE 3.11 CORRELAÇÃO CLÍNICA

DOR REFERIDA

Dor referida é uma sensação que se origina nas vísceras, mas é percebida como se viesse de uma estrutura somática sobrejacente ou próxima. Ocorre porque as fibras sensoriais somáticas e viscerais convergem para o mesmo segmento da medula espinal. A irritação diafragmática de um abscesso esplênico, por exemplo, é normalmente referida ao ombro porque tanto o diafragma quanto a pele sobre o ombro transmitem a informação sensorial para os segmentos C3-C5 da medula espinal (Figura 3.32).

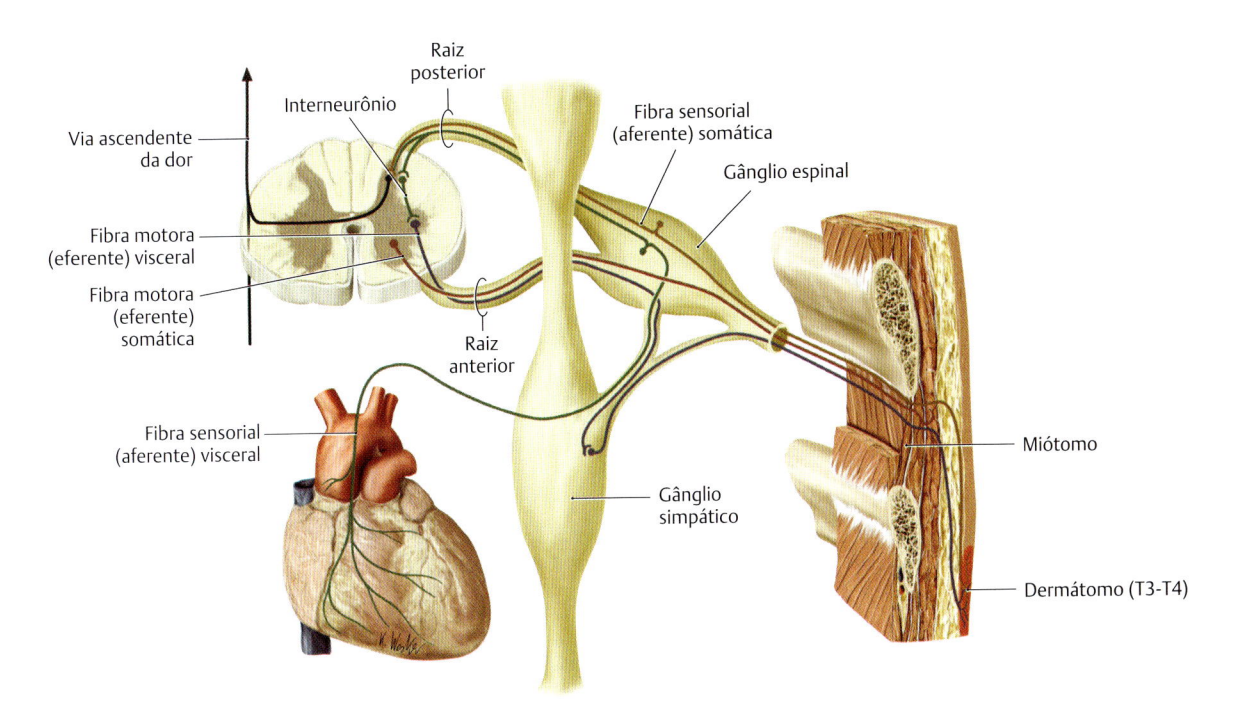

Figura 3.32 Dor referida. Acredita-se que as fibras sensoriais nociceptivas dos dermátomos (dor somática) e dos órgãos internos (dor visceral) terminam nos mesmos neurônios de retransmissão na medula espinal. A convergência de fibras sensoriais somáticas e viscerais confunde a relação entre os locais percebidos e reais da dor, um fenômeno conhecido como dor referida. Esta dor é normalmente percebida no local somático, uma vez que a dor somática é bem localizada, enquanto a dor visceral não é. (De Gilroy AM, MacPherson BR, Wikenheiser JC. Atlas of Anatomy. Ilustrações de Voll M e Wesker K. 4th ed. New York: Thieme Publishers; 2020.)

3.4 Músculos do dorso e da região suboccipital

— **Músculos extrínsecos**, os músculos mais superficiais que cobrem o dorso, estabilizam e movem o membro superior (ver Capítulo 19 para conhecer uma discussão sobre os músculos do membro superior)
- Os músculos extrínsecos são o trapézio, o latíssimo do dorso, o levantador da escápula e os romboides maior e menor
— **Músculos intrínsecos**, que se ligam às vértebras ou às costelas, movem e sustentam a coluna vertebral (Tabela 3.3)
- Eles estão dispostos nas camadas superficial, intermediária e profunda (Figuras 3.33 e 3.34)
- A camada superficial inclui o grupo muscular **esplênio** que cobre lateral e posteriormente os músculos cervicais mais profundos. Esses músculos estendem e giram a cabeça e o pescoço. Eles se estendem superolateralmente dos processos espinhosos das vértebras cervicais e torácicas superiores até o osso occipital e os processos transversos de C1 e C2
- A camada intermediária inclui o grupo de músculos **eretores da espinha** que se estende lateralmente da linha média do dorso até o ângulo das costelas. Esses grandes músculos são os principais extensores e estabilizadores das colunas vertebrais torácica e lombar. Eles incluem:
  ○ O **iliocostal**, a coluna mais lateral que se origina da **fáscia toracolombar**, do sacro, da crista ilíaca e das costelas e se estende superolateralmente às costelas e às vértebras cervicais e lombares

Tabela 3.3 Músculos do dorso e da região suboccipital.

Grupo muscular	Inervação	Ação
Músculos intrínsecos do dorso		

Camada superficial
  Esplênio da cabeça
  Esplênio do pescoço
	Ramos posteriores dos nn. espinais cervicais	Estender, girar e flexionar lateralmente a cabeça e a coluna cervical

Camada intermediária (eretor da espinha)
  Espinal
  Longuíssimo
  Iliocostal
	Ramos posteriores dos nn. espinais	Estender e flexionar lateralmente a coluna

Camada profunda
  Grupo transverso espinal
    Rotadores (curto e longo)
    Multífido
    Semiespinal
  Grupo segmentar profundo
    Interespinais
    Intertransversais
    Levantadores do dorso
	Ramos posteriores dos nn. espinais	Estender, girar e flexionar lateralmente a cabeça e a coluna

Músculos da região suboccipital		
Reto posterior maior da cabeça Reto posterior menor da cabeça Oblíquo superior da cabeça Oblíquo inferior da cabeça	N. suboccipital (C1, ramo posterior)	Estender e girar a cabeça

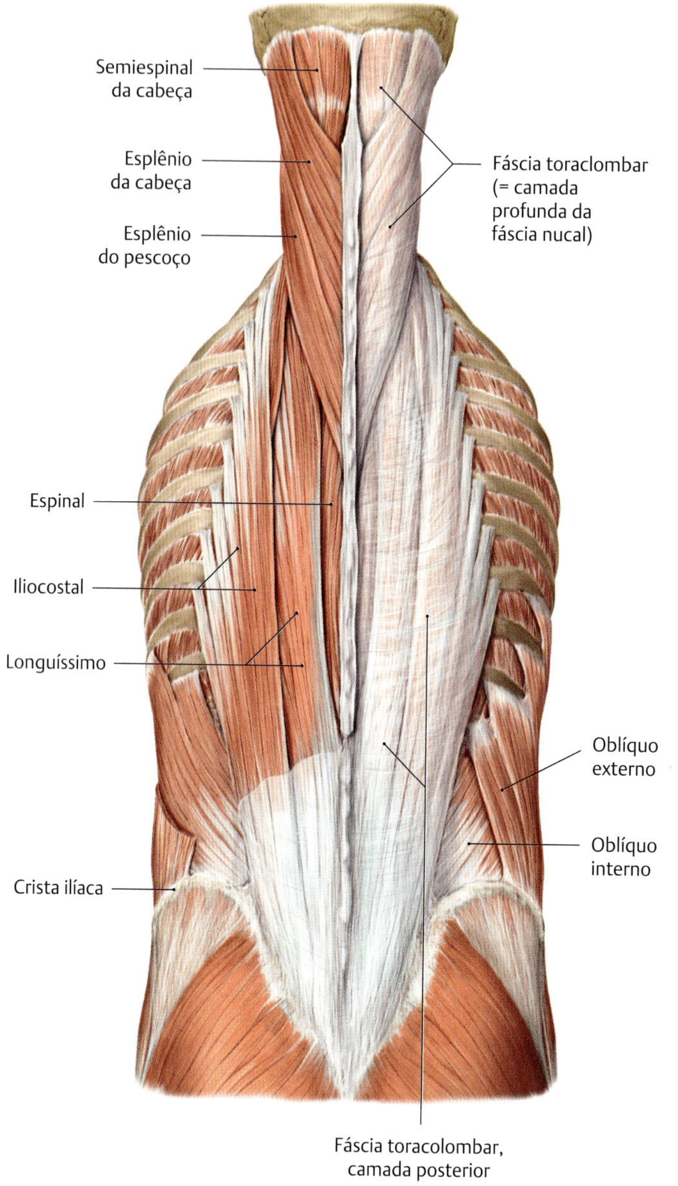

Figura 3.33 Músculos superficiais e intermediários do dorso. Vista posterior. *Removido*: fáscia toracolombar (*esquerda*). (De Gilroy AM, MacPherson BR, Wikenheiser JC. Atlas of Anatomy. Ilustrações de Voll M e Wesker K. 4th ed. New York: Thieme Publishers; 2020.)

- ○ O **longuíssimo**, a coluna média que se origina do sacro, da crista ilíaca, dos processos espinhosos das vértebras lombares e dos processos transversos das vértebras torácicas e cervicais. Insere-se superiormente no osso temporal do crânio, nas vértebras cervicais, torácicas e lombares, e nas costelas
- ○ O **espinal**, a coluna mais medial que se estende entre os processos espinhosos das vértebras cervicais e torácicas
- A camada profunda inclui músculos curtos em vários níveis vertebrais que produzem pequenos movimentos ao longo de toda a coluna vertebral. Eles são divididos em um grupo de músculos **transversospinais** e um grupo de músculos **segmentares profundos**. Os músculos transversospinais estendem-se entre os processos transverso e espinhoso das vértebras. Eles incluem:
  - ○ Os músculos **semiespinais**, o grupo mais superficial
  - ○ O **multífido**, mais proeminente na região lombar

- ○ Os **rotadores**, os músculos mais profundos do grupo transversoespinal e são mais bem desenvolvidos na região torácica
- Os músculos segmentares profundos são os menores do dorso. Incluem os **interespinais** e os **intertransversais**, que conectam as vértebras adjacentes, e os **levantadores do dorso**, que conectam as vértebras às costelas
- Uma fáscia profunda que envolve os músculos intrínsecos corre lateralmente da linha média posterior aos processos transversos cervicais e lombares e às costelas. Essa **fáscia toracolombar** continua até o pescoço como a camada profunda da **fáscia nucal**, a extensão posterior da **fáscia cervical** (ver Capítulo 25)
- — Os músculos da região posterior do pescoço ocupam o pequeno **compartimento suboccipital** (Figura 3.35) que se localiza inferiormente à base do crânio e abaixo do trapézio e dos músculos intrínsecos do dorso que se estendem até o

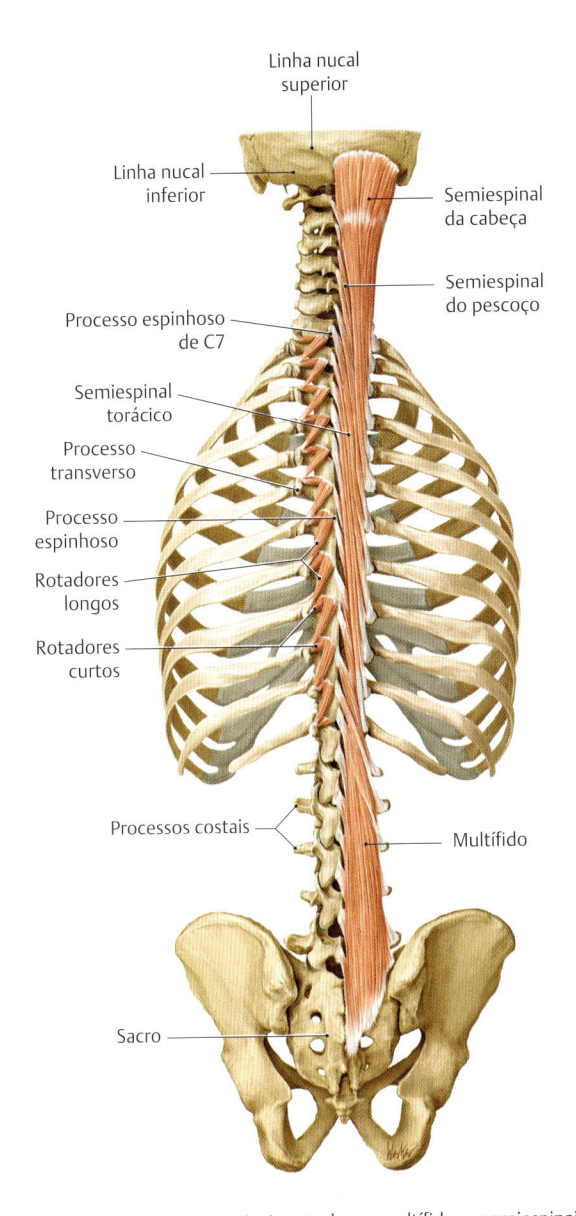

A Músculos transversospinais: rotadores, multífidos e semiespinais

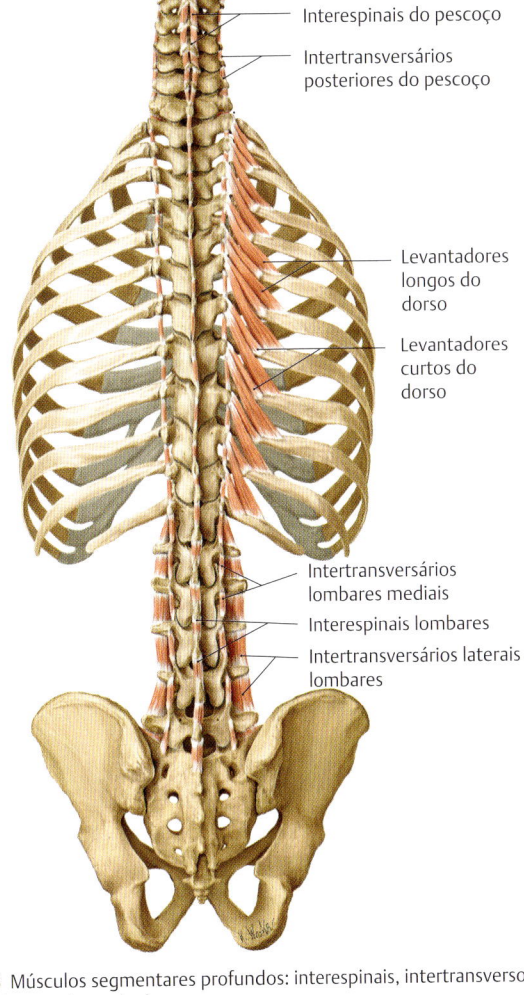

B Músculos segmentares profundos: interespinais, intertransversos e levantadores do dorso

Figura 3.34 Músculos intrínsecos profundos do dorso. Vista posterior. (De Gilroy AM, MacPherson BR, Wikenheiser JC. Atlas of Anatomy. Ilustrações de Voll M e Wesker K. 4th ed. New York: Thieme Publishers; 2020.)

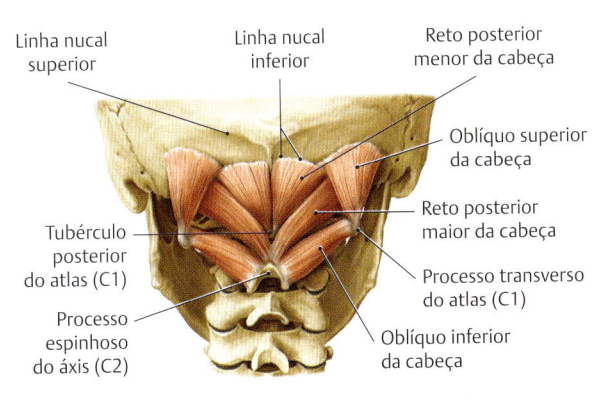

Figura 3.35 Músculos curtos das articulações nucal e craniovertebral. Músculos suboccipitais, vista posterior. (De Schuenke M, Schulte E, Schumacher U. THIEME Atlas of Anatomy, Vol 1. Ilustrações de Voll M e Wesker K. 3rd ed. New York: Thieme Publishers; 2020.)

pescoço. Os músculos suboccipitais surgem de C1 ou C2 e se estendem para cima para se inserir no osso occipital ou no processo transverso de C1. Todos auxiliam no posicionamento da cabeça e são inervados pelo nervo suboccipital, o ramo posterior de C1. Eles incluem o **reto posterior maior da cabeça**, o **reto posterior menor da cabeça**, o **oblíquo inferior da cabeça** e o **oblíquo superior da cabeça**

— As artérias intercostais posteriores e as lombares (ramos da aorta descendente e da artéria subclávia) suprem a pele e os músculos do dorso

— As veias posteriores intercostais e lombares acompanham as artérias correspondentes para drenar os músculos do dorso. Essas veias são tributárias do sistema ázigo, que se comunica tanto com o plexo venoso vertebral quanto com as veias cavas

— Os ramos posteriores dos nervos espinais intercostais e lombares suprem a pele e os músculos intrínsecos do dorso (Figuras 3.36 e 3.37).

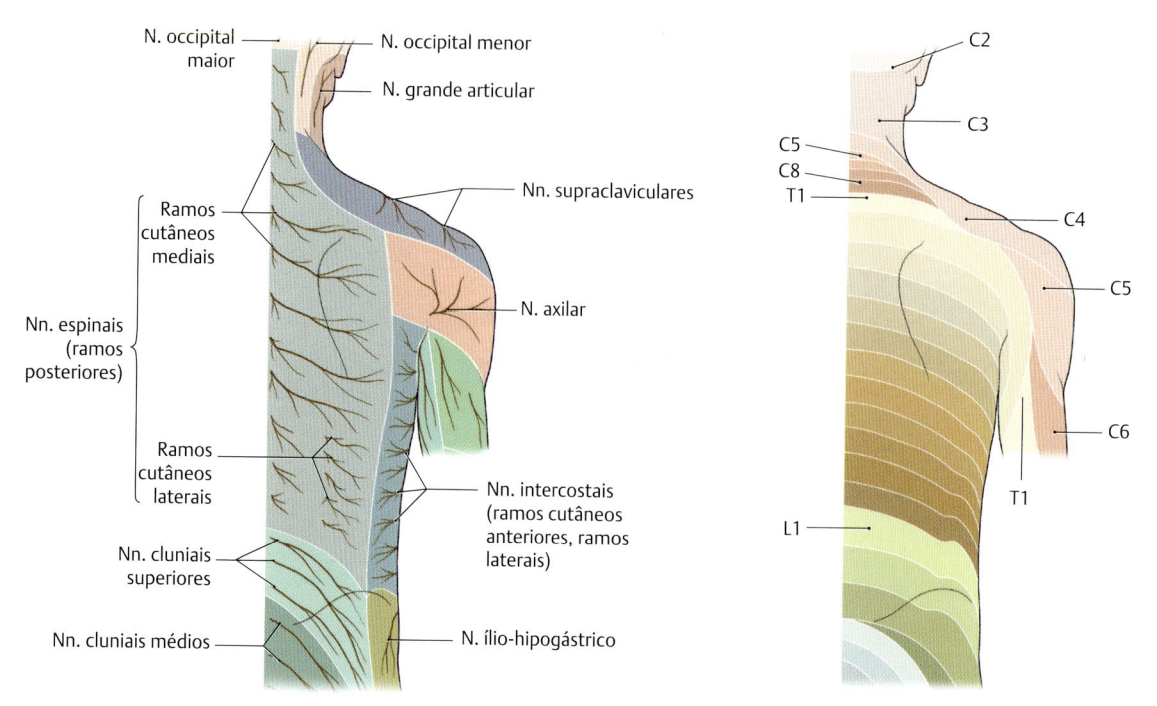

A Padrões de inervação cutânea de nervos periféricos específicos

B Dermátomos: inervação cutânea segmentar (radicular) do dorso. *Observação*: o ramo posterior de C1 é puramente motor; consequentemente, não há dermátomo C1

Figura 3.36 Inervações cutâneas do dorso. (De Gilroy AM, MacPherson BR, Wikenheiser JC. Atlas of Anatomy. Ilustrações de Voll M and Wesker K. 4th ed. New York: Thieme Publishers; 2020.)

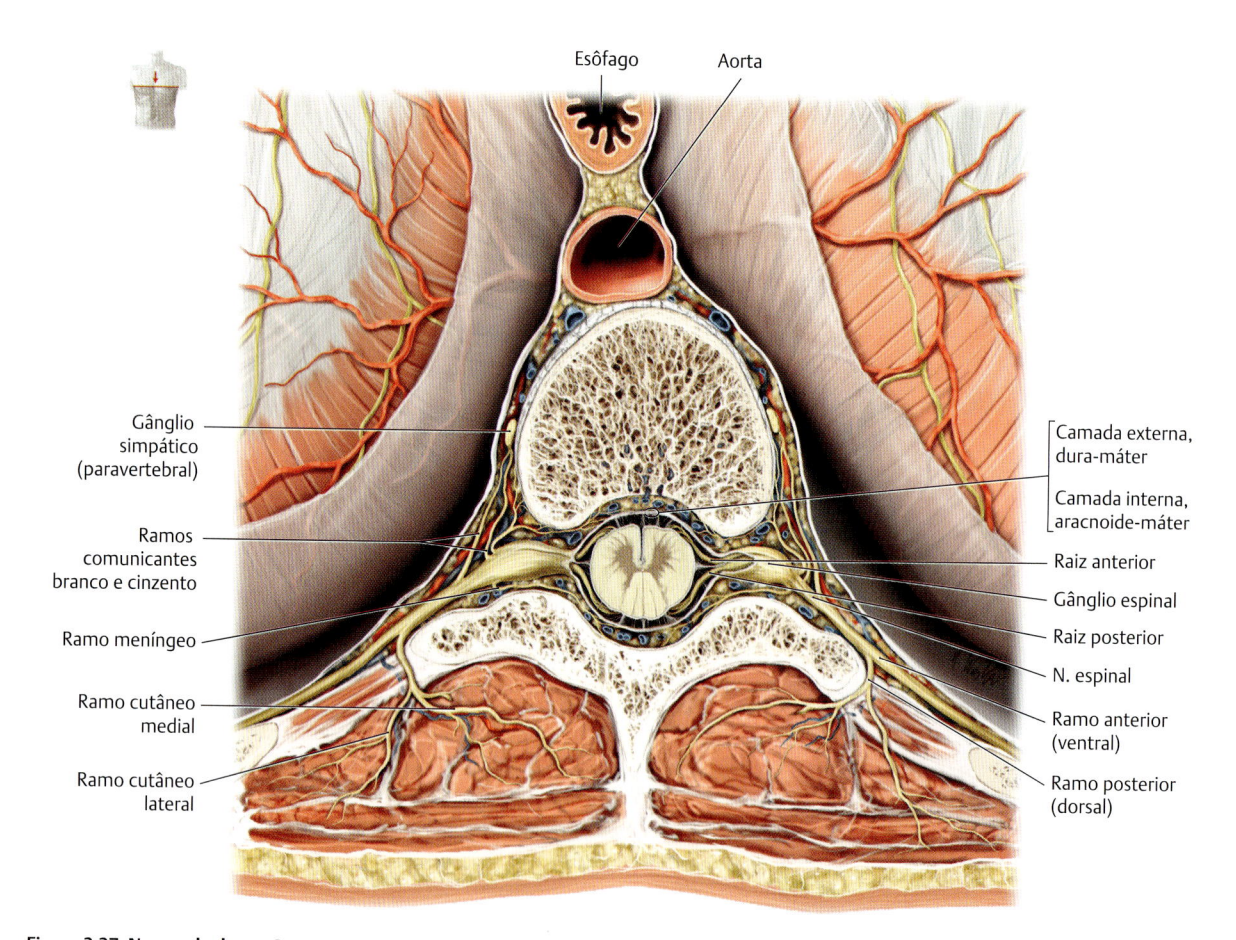

Figura 3.37 Nervos do dorso. Corte transversal através da coluna vertebral e da medula espinal com a musculatura circundante, vista superior. (De Gilroy AM, MacPherson BR, Wikenheiser JC. Atlas of Anatomy. Ilustrações de Voll M e Wesker K. 4th ed. New York: Thieme Publishers; 2020.)

4 Fundamentos da Imagem Clínica da Coluna

As radiografias fornecem uma avaliação inicial rápida do alinhamento geral da coluna e, muitas vezes, são o primeiro estudo de imagem obtido em pacientes com trauma. No entanto, algumas das fraturas sem deslocamento podem ser invisíveis ou pouco perceptíveis na radiografia e detectadas apenas com a alta resolução e detalhes da tomografia computadorizada (TC). Como a radiografia e a TC não mostram bem os tecidos moles, a ressonância magnética (RM) é usada para uma avaliação ideal da medula espinal, das raízes nervosas, dos ligamentos e dos discos intervertebrais (Tabela 4.1). A coluna adulta totalmente desenvolvida não é adequada para análise por ultrassom, pois os ossos das vértebras bloqueiam as ondas sonoras. Nos bebês, o aspecto posterior dos corpos vertebrais ainda não está ossificado, possibilitando a transmissão do som para o canal espinal a partir do dorso do bebê (Figura 4.1). Essa consideração anatômica, o pequeno tamanho do bebê, e a ausência de radiação tornam o ultrassom ideal para a avaliação da medula e do canal espinais em bebês na investigação de anomalias do desenvolvimento da coluna vertebral, como uma mielomeningocele.

O exame radiográfico da coluna deve incluir as incidências frontal e lateral. Isso é especialmente importante para avaliar o alinhamento. Observe que em ambas as incidências os corpos vertebrais aparecem como retângulos resultantes da "sombra da somatória" (Figuras 4.2 e 4.3). Os processos espinhosos e os pedículos de cada vértebra, que estão sobrepostos aos corpos vertebrais, são facilmente observados nas radiografias frontais devido ao brilho das bordas corticais. As articulações facetárias são mais bem avaliadas na incidência lateral. A TC fornece detalhes mais minuciosos da anatomia óssea e da coluna vertebral. Além disso, as imagens podem ser reconstruídas em planos múltiplos e em imagens tridimensionais para otimizar a avaliação de condições patológicas (Figura 4.4). A RM é extremamente valiosa na imagem da coluna/dorso. O detalhamento mais preciso dos tecidos moles e o contraste são inestimáveis para a avaliação da medula espinal, das raízes nervosas, dos discos intervertebrais, da medula óssea dos corpos vertebrais, e dos tecidos moles circundantes (Figuras 4.5 e 4.6).

Tabela 4.1 Adequação das modalidades de imagem para o dorso e a coluna vertebral.

Modalidade	Notas clínicas
Radiografias (raios X)	Excelente para avaliação de primeira linha do alinhamento da coluna vertebral e avaliação de fraturas em pacientes com trauma; a anatomia vertebral é bem descrita
TC (tomografia computadorizada)	Embora as estruturas moles importantes não sejam bem observadas, outras relações anatômicas são vistas com detalhes excepcionais; mais sensível do que as radiografias para avaliação de fraturas (especialmente fraturas não deslocadas) e lesões nas estruturas posteriores
RM (ressonância magnética)	Melhor para avaliação dos discos, raízes nervosas, medula espinal, ligamentos e outros tecidos moles
Ultrassom	Usado apenas em lactentes pequenos cuja coluna vertebral não está totalmente ossificada, possibilitando então uma excelente imagem da medula espinal infantil

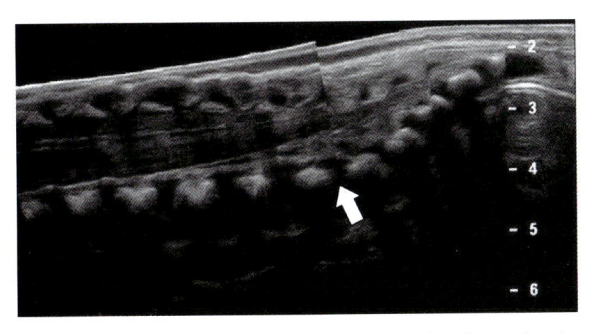

Figura 4.1 Ultrassonografia da coluna vertebral infantil. Vista longitudinal de uma coluna inferior normal/canal espinal em uma criança. Observe que as duas imagens sucessivas são "costuradas" no nível L5-S1 (*seta*) para criar essa vista panorâmica. A sonda é colocada na parte inferior das costas do bebê e orientada para o centro do canal espinal. (De Beek E, Van Rijn R, 1st ed. Diagnostic Pediatric Ultrasound. NewYork: Thieme; 2015.)

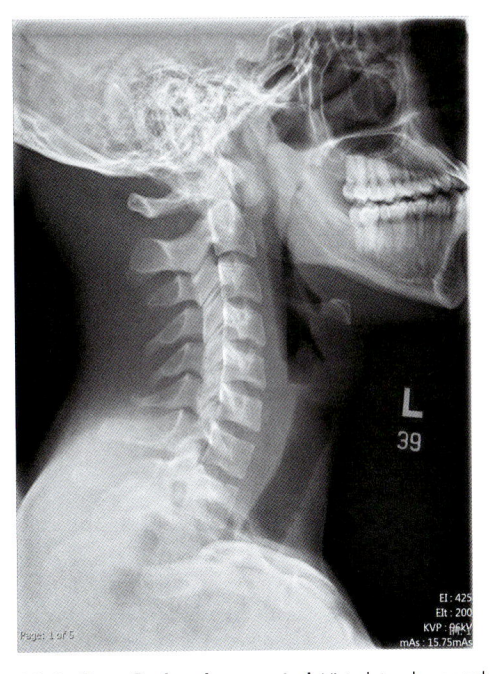

Figura 4.2 Radiografia da coluna cervical. Vista lateral esquerda. Em uma radiografia normal da coluna vertebral, os corpos vertebrais aparecem aproximadamente em forma retangular e os cantos de cada corpo vertebral alinham-se com os cantos do corpo vertebral acima e abaixo dele. Os espaços dos discos intervertebrais são uniformes de nível em nível e o processo espinhoso de cada vértebra é facilmente identificado. (Cortesia de Joseph Makris, MD, Baystate Medical Center.)

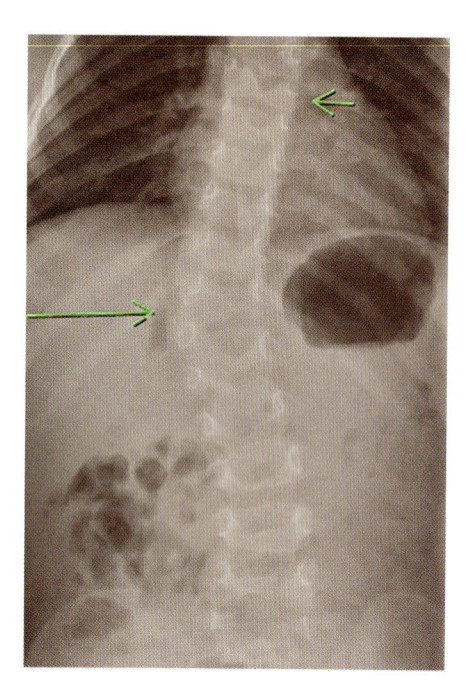

Figura 4.3 **Vista frontal da coluna torácica inferior e lombar em uma criança.** As costelas inferiores podem ser observadas articulando-se com as vértebras torácicas inferiores; o corpo vertebral mais inferior com uma costela adjacente é T12. Observe a forma anormal do corpo vertebral de T12 e que há dois pedículos em seu lado direito (seta longa). Observe também a forma anormal do corpo vertebral T7 (seta curta) com uma fenda vertical central – esta é uma vértebra em "borboleta". Os corpos vertebrais deviam ser retangulares, e cada um devia ter um pequeno pedículo arredondado visível em cada lado (pequenos círculos brancos devido ao osso cortical). (Cortesia de Joseph Makris, MD, Baystate Medical Center.)

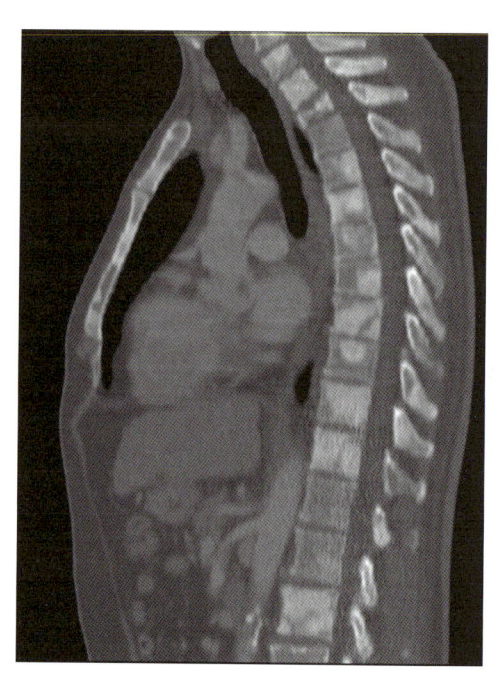

Figura 4.4 **Reconstrução por tomografia computadorizada (TC) da coluna vertebral.** Corte sagital mediano representando uma única fatia de uma TC reconstruída digitalmente. Esta imagem é uma única fatia da linha média que foi "reconstruída" digitalmente no plano sagital a partir das imagens originais de TC. A coluna é mais fácil de ser avaliada nesse plano porque as relações entre as vértebras estão mais bem representadas. Essa imagem é apresentada na "janela óssea", que é a melhor para avaliar as estruturas ósseas. As densidades múltiplas (manchas mais brancas) ao longo de muitos dos corpos vertebrais são lesões metastáticas de câncer de próstata, chamadas de lesões escleróticas ou blásticas porque há osso aumentado no foco metastático. Embora possam ser visíveis em uma radiografia da coluna vertebral, elas são mais evidentes na TC. Assim como nas radiografias, as bordas de cada corpo vertebral devem se alinhar com as bordas do corpo vertebral acima e abaixo. (De Gunderman R. Essential Radiology, 3rd ed. New York: Thieme; 2014.)

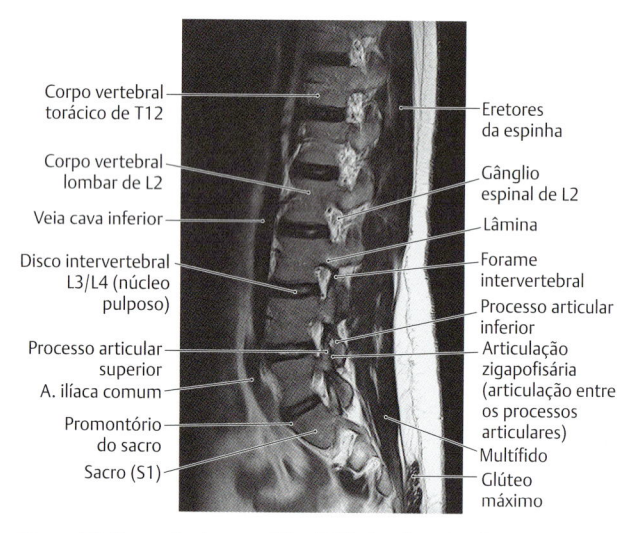

Corpo vertebral torácico de T12
Corpo vertebral lombar de L2
Veia cava inferior
Disco intervertebral L3/L4 (núcleo pulposo)
Processo articular superior
A. ilíaca comum
Promontório do sacro
Sacro (S1)

Eretores da espinha
Gânglio espinal de L2
Lâmina
Forame intervertebral
Processo articular inferior
Articulação zigapofisária (articulação entre os processos articulares)
Multífido
Glúteo máximo

Figura 4.5 **Ressonância magnética (RM) da coluna lombar.** Corte parassagital através das bordas laterais dos corpos vertebrais e dos forames intervertebrais. Vista lateral esquerda (*Gordura = branco, músculos = preto, raízes nervosas = cinza-claro, osso = cinza-escuro*). Essa imagem demonstra a capacidade superior da RM para mostrar tecidos moles, uma vantagem sobre as radiografias e a TC. Os forames intervertebrais são claramente visualizados com as raízes nervosas escuras cercadas por gordura dentro dos forames intervertebrais. Se este paciente tivesse uma hérnia de disco, o tecido do disco seria claramente visível invadindo o canal espinal. Observe o núcleo pulposo branco no meio dos discos intervertebrais. (De Moeller TB, Reif E. Pocket Atlas of Sectional Anatomy, Vol 3, 2nd ed. New York: Thieme; 2017.)

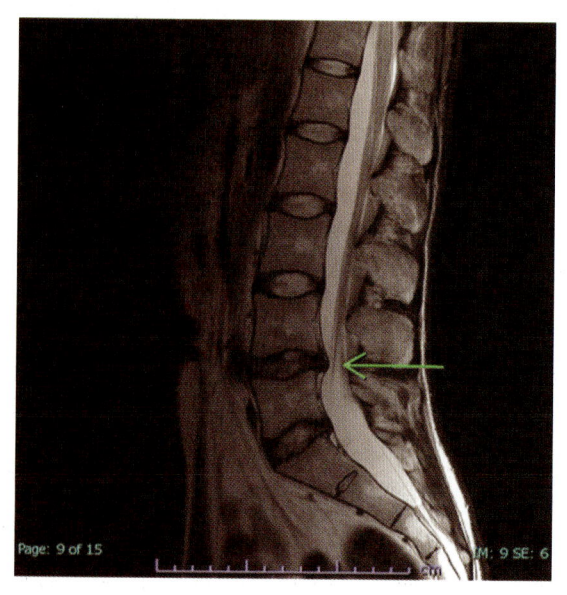

Figura 4.6 **Ressonância magnética (RM) da coluna lombar, hérnia de disco.** Corte sagital através da coluna lombar mediana mostrando protrusão dos discos intervertebrais no canal espinal, que está mais pronunciada no nível L4-L5. (Cortesia de Joseph Makris, MD, Baystate Medical Center.)

Questões de Revisão da Parte 2 | Dorso

1. Durante a correção cirúrgica de um aneurisma da aorta em um paciente de 62 anos, a artéria intercostal esquerda T10, que irrigava a grande artéria segmentar anterior (de Adamkiewicz), foi inadvertidamente ligada. Uma consequência provável disso seria a interrupção do suprimento de sangue para:
   A. O alargamento cervical da medula espinal.
   B. O alargamento lombossacral da medula espinal.
   C. As vértebras torácicas inferiores.
   D. Os músculos intrínsecos profundos do dorso.
   E. O terço posterior da medula espinal.

2. Uma mulher de 57 anos que corre 6,5 km 3 vezes/semana queixou-se ao seu médico de cuidados primários de uma dor lombar e uma parestesia irritante (formigamento) ao longo do aspecto interno da perna direita. Os estudos eletromiográficos identificaram uma lesão no nervo espinal L4 no lado direito. O nervo espinal L4:
   A. Transporta apenas fibras sensoriais.
   B. Contribui para os plexos nervosos lombar e sacral.
   C. Contém fibras nervosas simpáticas que inervam as vísceras pélvicas.
   D. Emerge do forame intervertebral entre as vértebras L3 e L4.
   E. Inerva os músculos intrínsecos e a pele do dorso por meio de seu ramo anterior.

3. O *filum terminale* é mais bem descrito como:
   A. Extensão da aracnoide-máter que se conecta à pia-máter.
   B. Ligamento transverso que suspende a medula espinal dentro do saco dural.
   C. Extensão da pia-máter que desce dentro da cisterna lombar.
   D. Ligamento que conecta os processos espinhosos das vértebras.
   E. Extensão da pia-máter que ancora o cone medular à vértebra L2.

4. Os nervos que descem dentro da cisterna lombar do saco dural são chamados:
   A. Plexo lombar.
   B. Plexo sacral.
   C. Cauda equina.
   D. Ramos posteriores.
   E. Nervos espinais sacrais.

5. Um homem de 87 anos consulta seu médico de exames de rotina e cuidados primários com queixa de confusão mental e dor no dorso. Embora o médico considere que esses sintomas podem ser uma consequência normal da idade do paciente, o exame revela que ele tem câncer de próstata avançado que se espalhou para o cérebro e a coluna vertebral. A provável rota da metástase é identificada como o plexo venoso vertebral, que:
   A. Drena os discos vertebrais e intervertebrais, mas não drena a medula espinal.
   B. Encontra-se dentro do espaço subaracnóideo.

   C. Consiste em veias com múltiplas válvulas ao longo de seu comprimento.
   D. Consiste em veias longitudinais pareadas dentro do canal vertebral.
   E. É um sistema de veias sem válvula.

6. Um trabalhador da construção civil de 47 anos procurou seu médico com uma dor debilitante na região lombar e nos membros inferiores. Os estudos radiográficos mostraram um disco intervertebral herniado no nível vertebral L4-L5. Qual das afirmações seguintes é verdadeira?
   A. A hérnia de disco provavelmente sinaliza uma fraqueza do ligamento longitudinal anterior.
   B. Uma herniação posterior deste disco pode resultar em compressão da medula espinal adjacente.
   C. A dor dessa hérnia provavelmente seria sentida ao longo do dermátomo L4.
   D. A herniação resulta da perda de elasticidade do anel fibroso, que possibilitou a protrusão do núcleo pulposo.
   E. Nenhuma das opções anteriores.

7. Sobre o grupo muscular esplênio, é correto afirmar que:
   A. Encontra-se abaixo do trapézio.
   B. É envolvido pela fáscia toracolombar.
   C. Estende a coluna cervical e a cabeça.
   D. É inervado pelos ramos posteriores dos nervos espinais cervicais.
   E. Todas as opções anteriores.

8. Uma mulher de 92 anos permanece mentalmente alerta e fisicamente ativa, mas perdeu vários centímetros de altura e sua postura está curvada para a frente. Seu geriatra explica que essa curvatura exagerada se deve à degeneração dos corpos de duas de suas vértebras torácicas, o que costuma ocorrer em mulheres mais velhas como resultado da diminuição da densidade óssea. A curvatura exibida por essa paciente é conhecida como:
   A. Escoliose.
   B. Espondilólise.
   C. Lordose.
   D. Cifose.
   E. Espondilose.

9. A medula espinal termina caudalmente como:
   A. Ligamento denticulado.
   B. *Filum terminale.*
   C. Cone medular.
   D. Cisterna lombar.
   E. Hiato sacral.

10. Qual dos seguintes ligamentos impediria a hiperextensão da coluna vertebral?
   A. Ligamento longitudinal anterior.
   B. Ligamento longitudinal posterior.
   C. Ligamento amarelo.
   D. Ligamento alar.
   E. Ligamento cruciforme.

11. Qual das seguintes características vertebrais é compatível com a região vertebral correta?
    A. Promontório-sacral.
    B. Proeminência vertebral-torácica.
    C. Antro-torácica.
    D. Forame transverso-lombar.
    E. Faceta costal-cervical.

12. A estimulação parassimpática é responsável por respostas como a contração da pupila do olho, diminuição da frequência cardíaca e ereção do pênis no homem. Qual das seguintes afirmações descreve com precisão as características do sistema parassimpático?
    A. As fibras pré-ganglionares fazem sinapse em grandes gânglios espinais sacrais.
    B. Os nervos esplâncnicos pélvicos são nervos parassimpáticos que surgem dos níveis S2-S4 para inervar as vísceras da pelve.
    C. As fibras pré-ganglionares que se originam do cérebro trafegam com os nervos cranianos III, IV, V e X.
    D. Os nervos parassimpáticos da pele inervam o músculo liso responsável por meio da constrição dos vasos sanguíneos.
    E. As fibras nociceptivas (dor) trafegam apenas com os nervos do componente sacral do sistema parassimpático.

13. Durante o último mês de gravidez, Janice confidenciou ao seu obstetra que estava muito ansiosa com a maternidade e particularmente preocupada com a dor que sabia acompanhar o parto. Seu médico sugeriu que ela se submetesse a um procedimento que fornecesse um grau de anestesia para diminuir o desconforto. Sua recomendação provavelmente envolveu:
    A. Injeção de anestésico no espaço epidural.
    B. Punção lombar.
    C. Injeção para raquianestesia no nível T12-L1.
    D. Extração de líquido cefalorraquidiano do espaço subaracnóideo.
    E. Extração de líquido cefalorraquidiano da cisterna lombar.

14. A avaliação dos reflexos faz parte da maioria dos exames físicos-padrão. Ele mede a integridade do suprimento nervoso para os músculos. Um reflexo, como o reflexo patelar, envolve todos os itens a seguir, exceto:
    A. Primariamente os nervos autônomos que se originam no tronco simpático.
    B. Um membro sensorial (aferente) e um motor (eferente) que estão localizados dentro de um único segmento da medula espinal.
    C. Apenas músculos inervados monossegmentarmente.
    D. Apenas músculos esqueléticos.
    E. Nervos que provavelmente surgem de um plexo nervoso somático.

15. Valerie é uma executiva ativa de 55 anos que recentemente sentiu algumas dores e "estalos" no pescoço. Embora ela possa aliviar a dor com ibuprofeno, ela notou que a rotação da cabeça de um lado para o outro encontra-se um pouco mais limitada do que antes. Durante seu exame físico anual, uma radiografia da coluna cervical mostrou uma leve perda de densidade óssea e a formação de osteócitos. Seu médico explicou que esse era um resultado comum do envelhecimento e recomendou o uso contínuo de analgésicos leves e exercícios regulares. Qual das seguintes opções melhor descreve sua condição?
    A. Fratura do antro de sua segunda vértebra cervical.
    B. Espondilolistese.
    C. Espondilose.
    D. Espondilólise.
    E. Aumento da frouxidão da coluna cervical.

16. Qual afirmação distingue corretamente um dermátomo e um miótomo?
    A. Um dermátomo transporta apenas fibras sensoriais; um miótomo transporta apenas fibras motoras.
    B. Os dermátomos são compostos de fibras musculares somáticas; os miótomos são compostos de músculo liso.
    C. Os nervos sensoriais dos dermátomos transmitem as sensações de dor, de pressão e de temperatura; os nervos sensoriais dos miótomos transmitem a sensação de propriocepção (senso de posição).
    D. Cada dermátomo é inervado por um par de nervos espinais de um único segmento da medula espinal; cada miótomo é inervado por um par de nervos espinais de múltiplos segmentos da medula espinal.
    E. As lesões de uma única raiz espinal teriam grande impacto no dermátomo correspondente; elas produziriam um efeito mínimo no miótomo correspondente.

17. Um homem de 45 anos tem intensa dor no dorso com irradiação para a perna esquerda (região do dermátomo do nervo isquiático). Seu exame físico revela fraqueza relativa e sensibilidade reduzida no lado esquerdo. Qual modalidade de imagem seria mais adequada para avaliar sua suspeita de que o paciente tem uma hérnia de disco intervertebral?
    A. RM.
    B. TC.
    C. Ultrassom.
    D. Radiografia (raios X).

18. Um adolescente está se queixando de dor no pescoço após sofrer um acidente automobilístico. Em outros aspectos, ele está bem. A coluna cervical foi estabilizada por um colar pelos paramédicos no local. Qual modalidade de imagem você escolheria como a avaliação de primeira linha da coluna cervical?
    A. RM.
    B. TC.
    C. Ultrassom.
    D. Radiografia (raios X).

Respostas e explicações

1. **B.** A grande artéria segmentar anterior (de Adamkiewicz) supre os dois terços inferiores da medula espinal, que inclui a região do alargamento lombossacral (T11-S1) (ver Capítulo 3, Seção 3.2).
   A. A grande artéria segmentar anterior (de Adamkiewicz) supre os dois terços inferiores da medula espinal, que não inclui a região do alargamento cervical (C4-T1).
   C. As vértebras são supridas por artérias segmentares da aorta descendente, bem como por ramos das artérias subclávias e artérias da pelve.

D. Os músculos intrínsecos do dorso obtêm seu suprimento sanguíneo de ramos posteriores das artérias intercostais e lombares.

E. As artérias espinais posteriores que geralmente se originam das artérias vertebrais no pescoço suprem o terço posterior da medula espinal.

2. **B.** O plexo lombar inclui os ramos anteriores dos nervos espinais L1-L4, e o plexo sacral inclui os ramos anteriores dos nervos espinais L4-S4 (ver Capítulo 3, Seção 3.3).

A. Todos os nervos espinais transportam fibras sensoriais e motoras.

C. As fibras simpáticas são transportadas apenas nos nervos espinais entre T1 e L2.

D. Com exceção dos nervos da região cervical, os nervos espinais emergem abaixo da vértebra do número correspondente; assim, L4 sai entre as vértebras L4 e L5.

E. Os músculos intrínsecos e a pele do dorso são inervados pelos ramos posteriores dos nervos espinais.

3. **C.** O *filum terminale* é um filamento da pia-máter que corre dentro da cisterna lombar com a cauda equina desde o cone medular até o fim do saco dural. Inferiormente ao saco dural, é circundado pela dura-máter espinal e se estende até o cóccix (ver Capítulo 3, Seção 3.2).

A. As trabéculas aracnóideas conectam a aracnoide-máter à pia-máter.

B. Os ligamentos denticulados suspendem a medula espinal dentro do saco dural.

D. O ligamento supraespinal conecta os processos espinhosos de todas as vértebras torácicas, lombares e sacrais. Na região cervical, ele se expande como o ligamento nucal, que é semelhante a uma nadadeira que se liga superiormente ao osso occipital.

E. A extremidade da medula espinal, o cone medular, fica adjacente à vértebra L2, mas não está ligada a ela.

4. **C.** Como a medula espinal é mais curta que a coluna vertebral, os nervos espinais L2-Co1 descem como um grupo (cauda equina) dentro do saco dural antes de sair no forame intervertebral apropriado (ver Capítulo 3, Seção 3.3).

A. O plexo lombar se forma fora do canal vertebral na parede abdominal posterior e contém apenas os ramos anteriores dos nervos espinais lombares (L1-L4).

B. O plexo sacral se forma fora do canal vertebral na parede posterior da pelve e contém apenas os ramos anteriores dos nervos espinais L4-S4.

D. Os nervos da cauda equina são nervos espinais, que contêm ramos anterior e posterior.

E. A cauda equina contém nervos espinais lombares e sacrais.

5. **E.** O plexo venoso vertebral é um sistema sem válvulas que possibilita a comunicação entre os sistemas cava e ázigos, que drenam o tronco, e os seios venosos do cérebro (ver Capítulo 3, Seção 3.1).

A. O plexo venoso vertebral drena as vértebras, as meninges e a medula espinal.

B. O plexo venoso vertebral interno encontra-se no espaço epidural. O plexo externo envolve a parte externa da coluna vertebral.

E. O plexo venoso vertebral é um sistema sem válvulas que possibilita a comunicação entre os sistemas cava e ázigos, que drenam o tronco, e os seios venosos do cérebro.

D. O plexo venoso consiste em veias interconectadas que formam um plexo interno dentro do canal vertebral e um plexo externo que envolve as vértebras.

6. **D.** A perda de elasticidade do anel fibroso, que pode ocorrer com o envelhecimento, possibilita a herniação do núcleo pulposo (ver Capítulo 3, Seção 3.1).

A. O ligamento longitudinal anterior sustenta os corpos e os discos vertebrais anteriormente. O ligamento longitudinal posterior sustenta os discos posteriormente onde a herniação normalmente ocorre.

B. A medula espinal termina em L2 e não está presente nesta parte do canal vertebral.

C. O nervo espinal L4 sai do forame intervertebral superiormente ao disco intervertebral e geralmente não é acometido pela hérnia. A hérnia comprimiria o próximo nervo espinal inferior, L5, e a dor seria sentida ao longo desse dermátomo.

E. Não aplicável.

7. **E.** Todos os itens anteriores (ver Capítulo 3, Seção 3.4).

A. Os músculos esplênios são músculos intrínsecos superficiais do dorso que se situam abaixo do trapézio, um músculo extrínseco da parte superior do dorso. B a D também estão corretas (E).

B. Todos os músculos intrínsecos do dorso, incluindo o grupo esplênio, são envolvidos pela fáscia profunda do dorso, conhecida como fáscia toracolombar. A, C e D também estão corretas (E).

C. Os músculos esplênios estendem a coluna cervical e a cabeça ao trabalhar bilateralmente. Unilateralmente, flexionam e giram a cabeça para o mesmo lado. A, B e D também estão corretas (E).

D. Os músculos esplênios são inervados pelos ramos posteriores dos nervos espinais C1-C6. A a C também estão corretas (E).

8. **D.** A cifose é uma curvatura posterior anormal da coluna torácica frequentemente observada em mulheres idosas (ver Capítulo 3, Seção 3.1).

A. A escoliose é uma curvatura lateral da coluna vertebral.

B. A espondilólise refere-se a uma fratura ou defeito na parte interarticular da lâmina das vértebras lombares.

C. A lordose é uma curvatura anterior exagerada da coluna lombar frequentemente observada em mulheres grávidas.

E. A espondilose é uma degeneração do disco intervertebral e do corpo vertebral correspondente que resulta na formação de osteófitos.

9. **C.** A medula espinal termina caudalmente como o cone medular. Isso geralmente corresponde ao nível vertebral L1-L2 em um adulto (ver Capítulo 3, Seção 3.2).

A. Os ligamentos denticulados são extensões transversais da pia-máter que se ligam à dura-máter e suspendem a medula espinal dentro do saco dural.

B. A pia-máter termina caudalmente como *filum terminale*.

D. A cisterna lombar faz parte do espaço subaracnóideo que fica entre o cone medular e a extremidade inferior do saco dural.

E. O hiato sacral é a abertura inferior do canal sacral, que é uma continuação do canal vertebral.

10. A. O ligamento longitudinal anterior fixa as superfícies anterior e lateral dos corpos vertebrais e discos intervertebrais, e evita a hiperextensão (ver Capítulo 3, Seção 3.1).

B. O ligamento longitudinal posterior liga-se principalmente aos discos intervertebrais e produz uma fraca resistência à hiperflexão.

C. Os ligamentos amarelos unem-se às lâminas das vértebras adjacentes. Eles limitam a flexão e fornecem o suporte postural da coluna vertebral.

D. Os ligamentos alares prendem o antro de C2 ao crânio.

E. O ligamento cruciforme, formado por fibras longitudinais e um ligamento transverso, prende os dentes contra o arco anterior do atlas.

11. A. O lábio anterior de S1 forma o promontório do sacro (ver Capítulo 3, Seção 3.1).

B. A proeminência vertebral é a vértebra C7, nomeada por seu longo e palpável processo espinhoso.

C. Apenas a vértebra C2 tem um dente, o processo semelhante a uma cavilha que se articula com C1.

D. Apenas as vértebras cervicais têm forames transversais.

E. Apenas as vértebras torácicas têm facetas costais onde se articulam com as costelas.

12. B. Os nervos esplâncnicos pélvicos (S2-S4) formam o componente parassimpático dos plexos autonômicos que inervam as vísceras pélvicas (ver Capítulo 3, Seção 3.3).

A. Os nervos pré-ganglionares fazem sinapse em pequenos gânglios próximos ou dentro de seu órgão-alvo.

C. Somente os nervos cranianos III, VII, IX e X transportam nervos parassimpáticos.

D. A vasoconstrição ocorre por estimulação simpática. Os vasos sanguíneos não recebem inervação parassimpática.

E. As fibras nociceptivas trafegam com as partes craniana e sacral do sistema parassimpático, bem como com os nervos esplâncnicos simpáticos.

13. A. A anestesia epidural, frequentemente usada durante o parto, envolve uma injeção de anestésico no espaço epidural (ver Capítulo 3, Seção 3.2).

B. A punção lombar é usada para extrair líquido cefalorraquidiano e não envolve injeção de anestésico.

C. As injeções no canal espinal devem ser realizadas inferiormente a L2, abaixo do nível do cone medular, a fim de se evitar danos à medula espinal.

D e E. A anestesia dos nervos espinais relevantes requer uma injeção de anestésico, não a extração de líquido cefalorraquidiano.

14. A. Os nervos autônomos inervam apenas os músculos involuntários e não estão envolvidos em reflexos (ver Capítulo 3, Seção 3.3).

B. Um reflexo intacto envolve ramos sensoriais e motores que são mediados no nível da medula espinal.

C. Ambos os ramos sensorial e motor do reflexo estão localizados dentro de um único segmento da medula espinal.

D. Apenas os músculos esqueléticos estão envolvidos nos reflexos. Os músculos lisos ou cardíacos são inervados por nervos autônomos e não estão envolvidos em reflexos.

E. Os reflexos são conduzidos pelos nervos somáticos, que na maioria das vezes (exceto os nervos intercostais) formam plexos nervosos somáticos.

15. C. A espondilose é uma condição relacionada à idade caracterizada pela perda de densidade óssea e formação de osteócitos (ver Capítulo 3, Seção 3.1).

A. Apenas um incidente traumático, como o violento "chicote" resultante de um acidente de carro, normalmente leva à fratura do antro.

B. A espondilolistese descreve uma condição na qual um corpo vertebral é deslocado anteriormente em relação ao corpo vertebral abaixo dele.

C. A espondilólise descreve uma fratura de uma ou ambas as lâminas da vértebra. Quando bilateral, pode resultar em espondilolistese.

D. O aumento da frouxidão da coluna cervical torna a coluna mais propensa a lesões, mas não é resultado do envelhecimento ou causa de perda óssea e formação de osteócitos.

16. A. Um dermátomo é uma faixa de pele inervada por um nervo sensorial de um único segmento da medula espinal. Um miótomo refere-se à massa muscular inervada por um nervo motor de um único segmento da medula espinal (ver Capítulo 3, Seção 3.3).

B. Os dermátomos são bandas de pele; miótomos referem-se a um grupo de fibras musculares esqueléticas (somáticas).

C. Os nervos sensoriais dos dermátomos transmitem as sensações de dor, de pressão, de temperatura e propriocepção; miótomos são grupos de fibras musculares inervadas por nervos motores, que não transmitem informações sensoriais.

D. Tanto os dermátomos quanto os miótomos são inervados por nervos de um único segmento da medula espinal.

E. Devido à considerável sobreposição entre os dermátomos, a perda de uma única raiz nervosa espinal teria um impacto mínimo na sensibilidade desse dermátomo.

17. A. A RM é melhor para a avaliação dos discos intervertebrais, raízes nervosas, canal espinal e tecidos moles circundantes. Nesse caso, a RM mostraria a porção herniada do disco intervertebral estendendo-se para o neuroforames e impactando a raiz nervosa que sai.

B. A TC é altamente sensível para fraturas e desalinhamento da coluna, mas não tem contraste de tecidos moles suficiente para diagnosticar com segurança patologias das raízes nervosas, da medula espinal e do disco.

C. O ultrassom não tem utilidade na avaliação da coluna vertebral do adulto. Ao contrário dos bebês, o tronco do adulto é muito grande e sua coluna vertebral é muito ossificada para possibilitar uma janela ultrassonográfica adequada.

D. A radiografia é melhor para avaliar o alinhamento geral da coluna vertebral e para fraturas deslocadas, mas não seria útil para identificar patologia de disco ou de tecidos moles.

18. **D.** As radiografias seriam a melhor escolha aqui, pois fornecem excelente avaliação do alinhamento da coluna vertebral, são boas para a triagem de fraturas, e podem ser obtidas rapidamente. Se a radiografia for normal, será possível "limpar" a coluna cervical por meio de um exame físico completo do pescoço após a remoção do colar.

A. RM seria reservada para avaliar um paciente com um exame físico anormal ou se a dor for persistente, ou se o exame físico não puder ser realizado de forma confiável (inconsciente).

B. Embora a TC seja mais sensível para fraturas e desalinhamentos sutis, seu uso seria reservado para os casos em que as radiografias são anormais ou de qualidade abaixo do ideal (p. ex., pacientes muito grandes), especialmente em crianças para reduzir a exposição geral à radiação. A TC também é frequentemente usada em pacientes inconscientes que não podem fazer um exame físico confiável.

C. O ultrassom não tem utilidade na avaliação da coluna vertebral do adulto.

2 DORSO

Parte 3   Tórax

5 Visão Geral do Tórax

O tórax é a região do tronco entre o pescoço e o abdome. A cavidade torácica, que está cercada por uma caixa óssea que protege o seu conteúdo, é aberta até o pescoço por meio da abertura torácica superior, mas separada do abdome na abertura torácica inferior por um diafragma muscular. As vísceras do tórax incluem os órgãos primários dos sistemas respiratório e cardiovascular, bem como os componentes dos sistemas gastrintestinal, endócrino e linfático.

5.1 Características gerais

— O tórax é dividido em dois compartimentos laterais: as **cavidades pulmonares**, que contêm os pulmões e os sacos pleurais; e um compartimento central, o **mediastino**, que contém o coração, o saco pericárdico, a traqueia e os brônquios, o esôfago, o timo e a neurovasculatura (Figura 5.1 e Tabela 5.1)

— Um **saco pericárdico** envolve o coração e um **saco pleural** envolve cada pulmão. Esses sacos membranosos fechados contêm uma fina camada de líquido seroso que possibilita um movimento sem atrito, o que é crucial para a função desses órgãos

— Os pulmões são os órgãos da respiração. Eles comunicam-se com a **árvore traqueobrônquica** (as passagens de ar entre os pulmões e o ambiente externo) e com o coração através do **hilo**, uma reentrância na superfície medial de cada pulmão

— O coração é um órgão muscular de quatro câmaras que funciona como uma bomba dupla que impulsiona o sangue pelo corpo. Cada bomba é composta por duas câmaras: um **átrio** de paredes finas e um **ventrículo** de paredes espessas

— Durante um ciclo cardíaco, a bomba direita recebe sangue com baixa concentração de oxigênio da **circulação sistêmica** (circulação do sangue por todas as regiões do corpo, exceto os pulmões) e o direciona para a **circulação pulmonar** nos pulmões. A bomba esquerda recebe sangue com elevada concentração de oxigênio da circulação pulmonar e o devolve à circulação sistêmica para a distribuição de oxigênio e nutrientes (Figura 5.2)

— A contração coordenada dos átrios e ventrículos, conhecida como **ciclo cardíaco**, é automoderada pelo tecido especializado que está dentro do músculo cardíaco e que compõe o **sistema de condução** do coração.

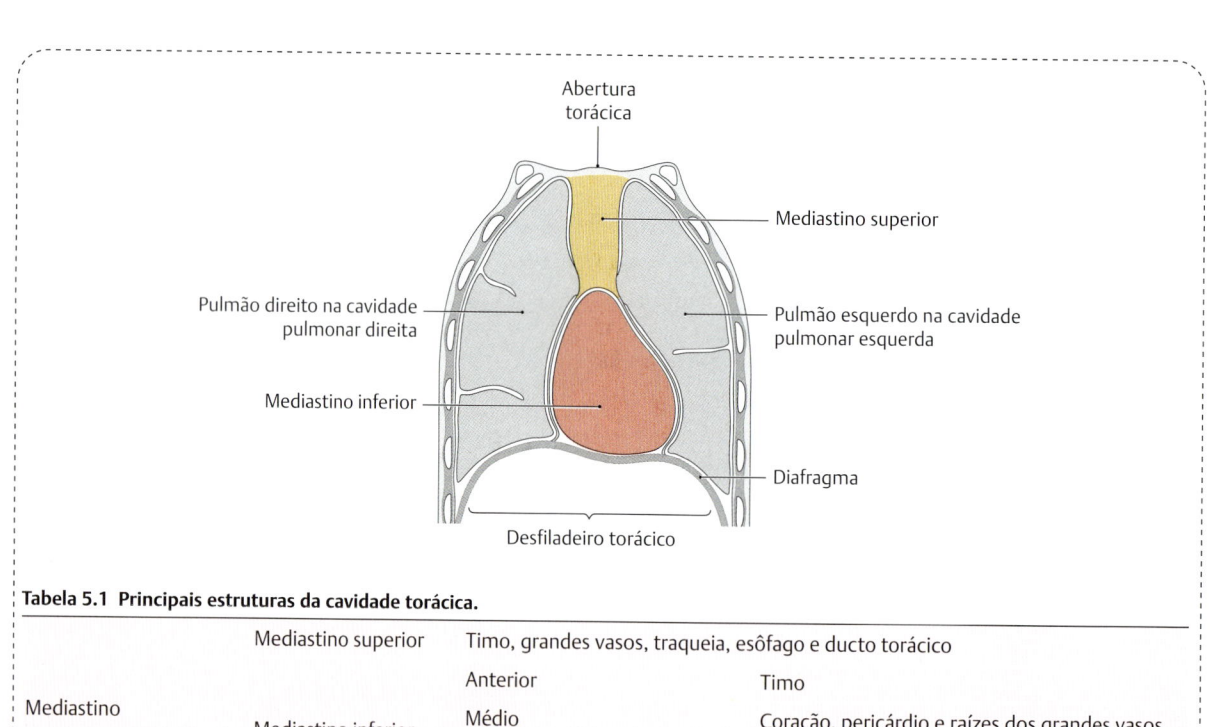

Tabela 5.1 Principais estruturas da cavidade torácica.

Mediastino	Mediastino superior		Timo, grandes vasos, traqueia, esôfago e ducto torácico
	Mediastino inferior	Anterior	Timo
		Médio	Coração, pericárdio e raízes dos grandes vasos
		Posterior	Aorta torácica, ducto torácico, esôfago e sistema venoso ázigo
Cavidades pulmonares	Cavidade pulmonar direita		Pulmão direito, pleura
	Cavidade pulmonar esquerda		Pulmão esquerdo, pleura

De Gilroy AM, MacPherson BR, Wikenheiser JC. Atlas of Anatomy. Ilustrações de Voll M e Wesker K. 4th ed. New York: Thieme Publishers; 2020.

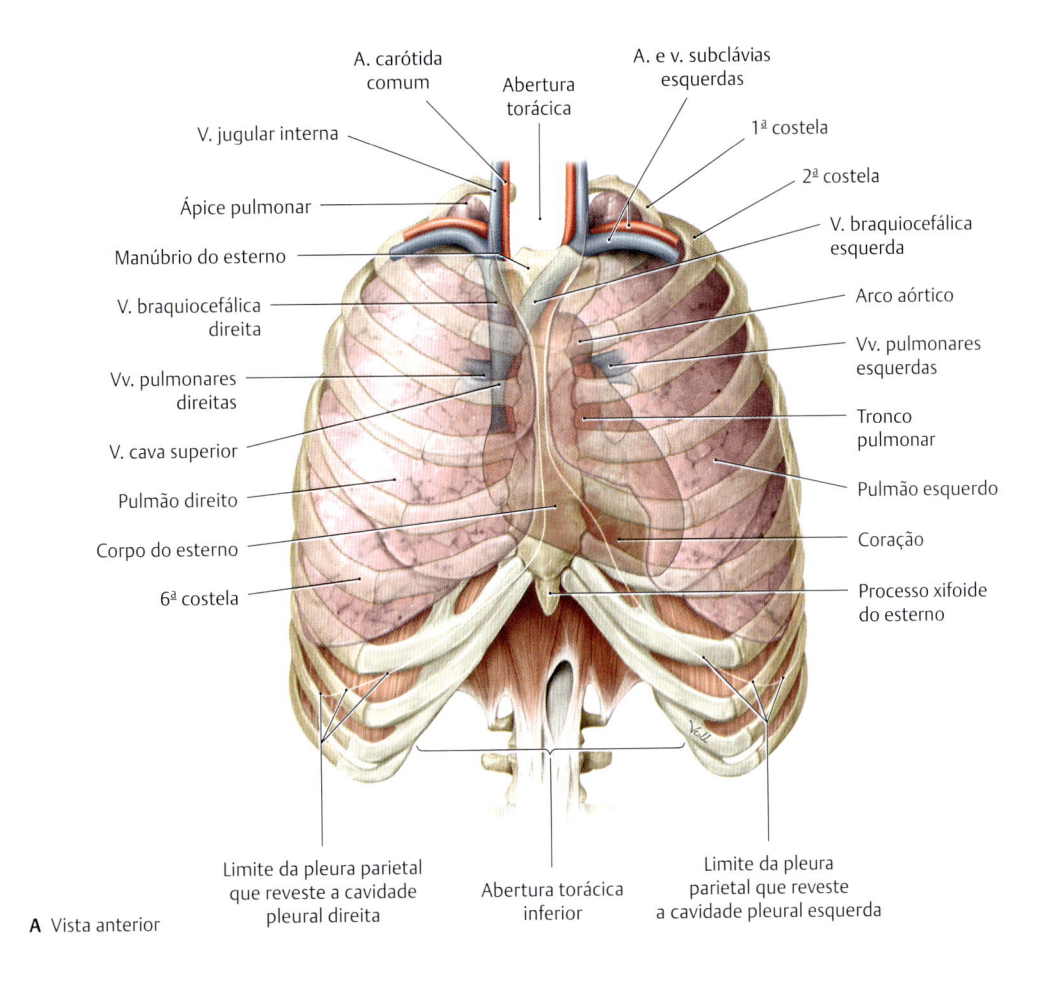

A Vista anterior

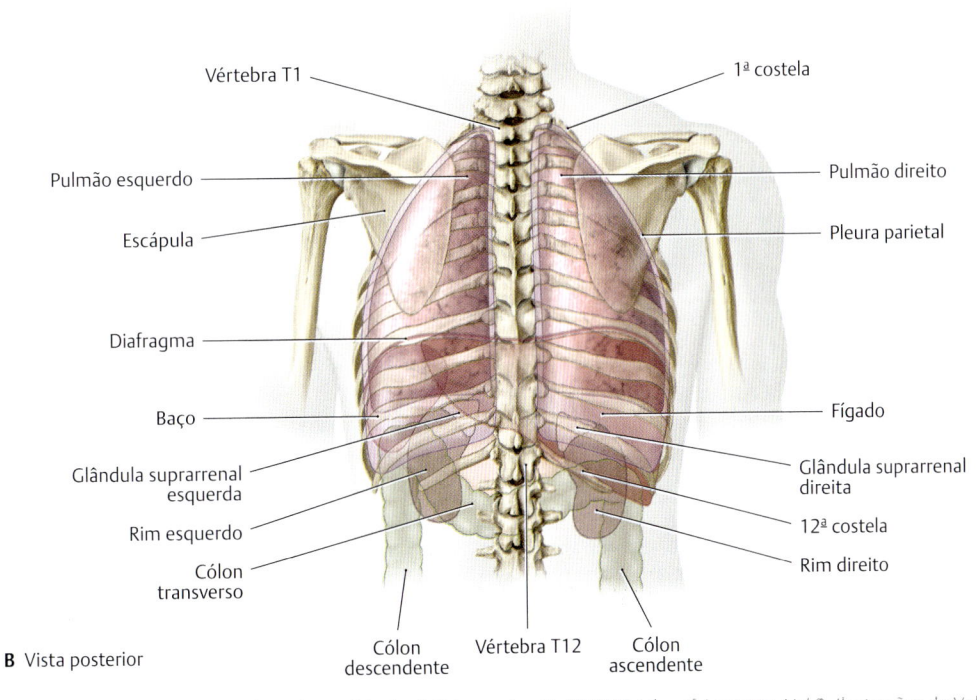

B Vista posterior

Figura 5.1 Visão geral do tórax. (De Schuenke M, Schulte E, Schumacher U. THIEME Atlas of Anatomy, Vol 2. Ilustrações de Voll M e Wesker K. 3rd ed. New York: Thieme Publishers; 2020.)

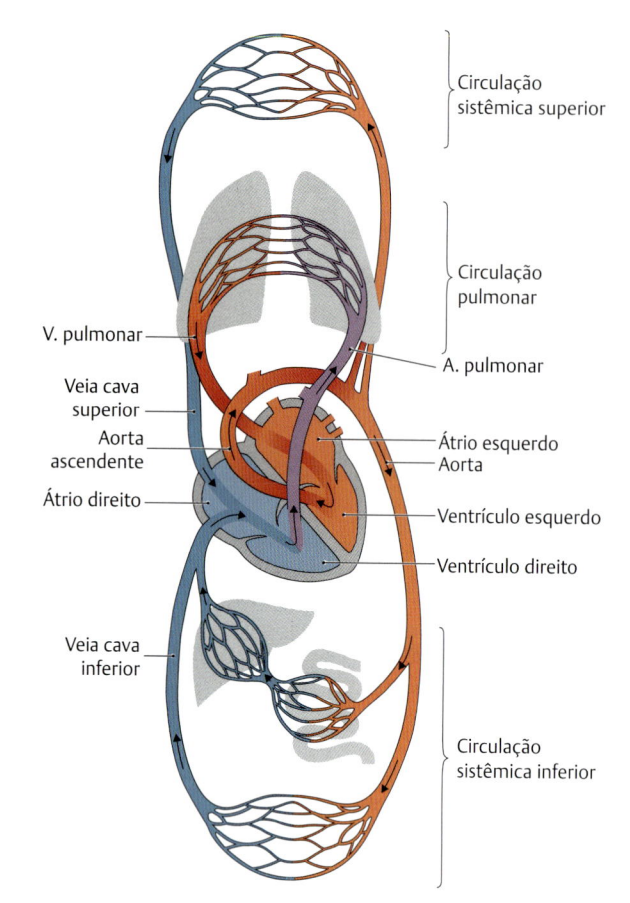

Figura 5.2 Circulações sistêmica e pulmonar. *Vermelho*, sangue rico em oxigênio; *azul*, sangue pobre em oxigênio. (De Schuenke M, Schulte E, Schumacher U. THIEME Atlas of Anatomy, Vol 1. Ilustrações de Voll M e Wesker K. 3rd ed. New York: Thieme Publishers; 2020.)

5.2 Neurovasculatura do tórax

Os "grandes vasos", que incluem as artérias e veias pulmonares, a aorta, a veia cava superior e a veia cava inferior, direcionam o sangue para dentro e para fora do coração e dos pulmões. Seus ramos e mais detalhes de sua anatomia, junto com descrições mais detalhadas da drenagem linfática e dos nervos do tórax, são discutidos nos Capítulos 7 e 8 sobre o mediastino e as cavidades pulmonares.

Artérias do tórax

— O **tronco pulmonar** direciona o sangue com baixa concentração de oxigênio do lado direito do coração para a circulação pulmonar. Origina-se do ventrículo direito na superfície anterior do coração, segue superior e posteriormente e, sob o arco da aorta, divide-se em **artérias pulmonares direita e esquerda** (Figura 5.3)

— Uma artéria pulmonar entra em cada pulmão, onde se ramifica gerando vasos menores que acompanham as vias respiratórias. As artérias pulmonares transportam sangue com baixa concentração de oxigênio para as pequenas unidades respiratórias nos pulmões

— A **aorta torácica** surge do lado esquerdo do coração e transporta o sangue com elevada concentração de oxigênio, que é distribuído para a circulação sistêmica. É dividida em três seções (Figura 5.4):

- A **aorta ascendente** origina-se do ventrículo esquerdo do coração e sobe até o nível da quarta vértebra torácica. As artérias coronárias direita e esquerda são seus únicos ramos

- O **arco aórtico** (radiograficamente, o "botão aórtico") ascende anteriormente à artéria pulmonar direita e à bifurcação da traqueia (onde a traqueia se divide em brônquios direito e esquerdo). Cursa posteriormente e para a esquerda, arqueia sobre as estruturas que entram no pulmão esquerdo e então vira inferiormente para descer para a esquerda da traqueia e do esôfago. Termina no lado esquerdo do corpo vertebral T4. Três grandes ramos surgem do arco:

  ○ O **tronco braquiocefálico**, que sobe posteriormente à articulação esternoclavicular direita, onde se bifurca nas **artérias carótida comum direita** e **subclávia direita**

  ○ A **artéria carótida comum esquerda**, que entra no pescoço posteriormente à articulação esternoclavicular esquerda

  ○ A **artéria subclávia esquerda**, que se origina do segmento distal do arco e entra no pescoço posteriormente à articulação esternoclavicular esquerda

- A **aorta descendente**, uma continuação do arco aórtico, desce dentro do mediastino posterior, onde passa posteriormente à raiz do pulmão esquerdo e anterior e à esquerda dos corpos vertebrais torácicos. Passa para o abdome através do diafragma em T12. Seus ramos torácicos (Figura 5.5 e Tabela 5.2) são:

  ○ A 3ª à 11ª **artérias intercostais posteriores** (a 1ª e a 2ª surgem da artéria subclávia), que correm anteriormente dentro dos espaços intercostais correspondentes (entre as costelas), onde se anastomosam com as artérias intercostais anteriores

  ○ Os ramos viscerais para o esôfago, a traqueia, os brônquios e o pericárdio

— As **artérias torácicas internas** originam-se das artérias subclávias no pescoço e descem abaixo das costelas em ambos os lados do esterno. Seus ramos, que suprem as paredes torácica e abdominal, incluem (Figura 5.6):

- As **artérias intercostais anteriores**, que correm dentro dos espaços intercostais

- As **artérias musculofrênicas**, ramos terminais das artérias torácicas internas, que se originam no nível da sexta cartilagem costal e acompanham lateralmente a margem inferior da caixa torácica

- As **artérias epigástricas superiores**, ramos terminais das artérias torácicas internas, que correm inferiormente para suprir os músculos da parede abdominal anterior.

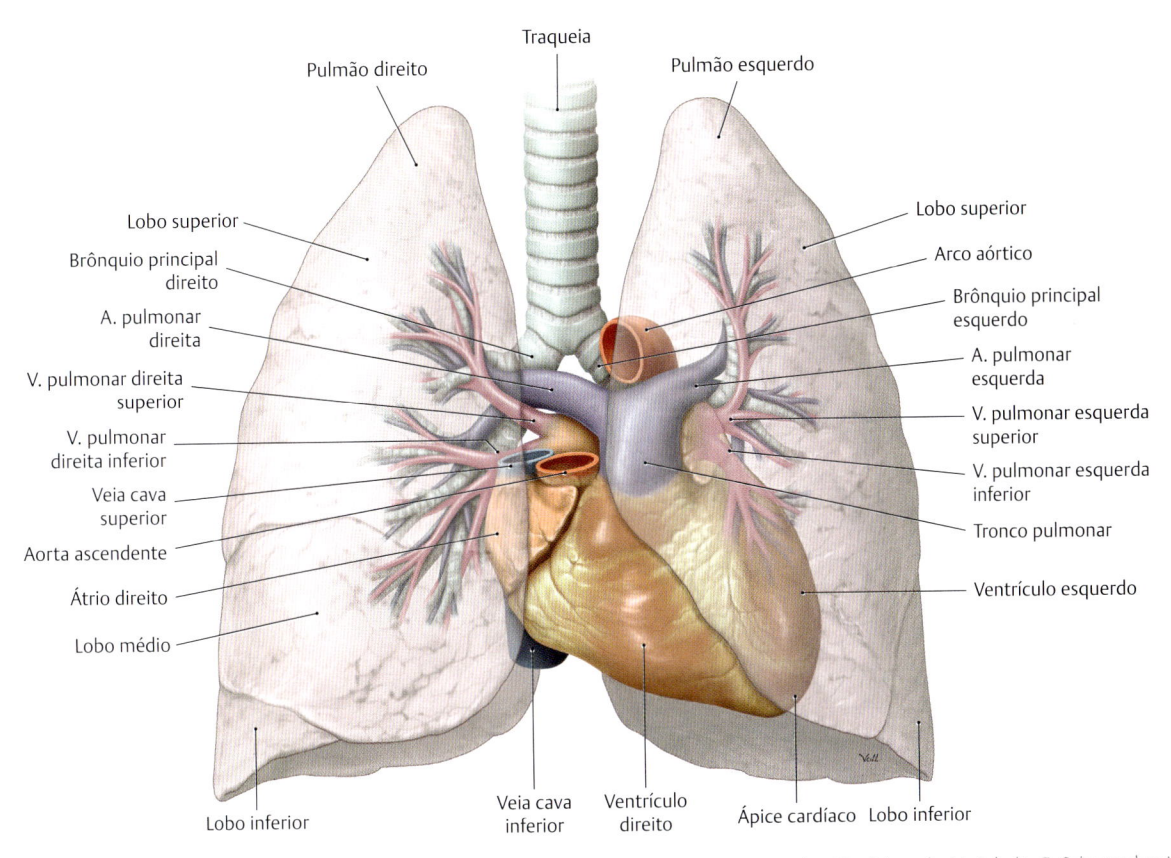

Traqueia

Pulmão direito

Pulmão esquerdo

Lobo superior

Brônquio principal direito

A. pulmonar direita

V. pulmonar direita superior

V. pulmonar direita inferior

Veia cava superior

Aorta ascendente

Átrio direito

Lobo médio

Lobo inferior

Lobo superior

Arco aórtico

Brônquio principal esquerdo

A. pulmonar esquerda

V. pulmonar esquerda superior

V. pulmonar esquerda inferior

Tronco pulmonar

Ventrículo esquerdo

Veia cava inferior

Ventrículo direito

Ápice cardíaco

Lobo inferior

Figura 5.3 Artérias e veias pulmonares. Distribuição das artérias e veias pulmonares, vista anterior. (De Schuenke M, Schulte E, Schumacher U. THIEME Atlas of Anatomy, Vol 2. Ilustrações de Voll M e Wesker K. 3rd ed. New York: Thieme Publishers; 2020.)

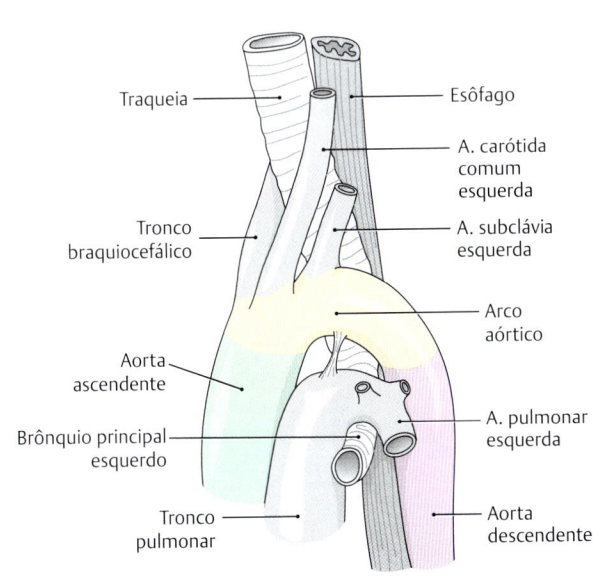

Traqueia

Esôfago

A. carótida comum esquerda

A. subclávia esquerda

Tronco braquiocefálico

Arco aórtico

Aorta ascendente

A. pulmonar esquerda

Brônquio principal esquerdo

Tronco pulmonar

Aorta descendente

A Partes do arco aórtico, vista lateral esquerda. *Observação*: O arco aórtico começa e termina no nível do ângulo do esterno (T4-T5). (De Gunderman R. Essential Radiology, 3rd ed. New York: Thieme; 2014; De Gilroy AM, MacPherson BR, Wikenheiser JC. Atlas of Anatomy. Ilustrações de Voll M e Wesker K. 4th ed. New York: Thieme Publishers; 2020.)

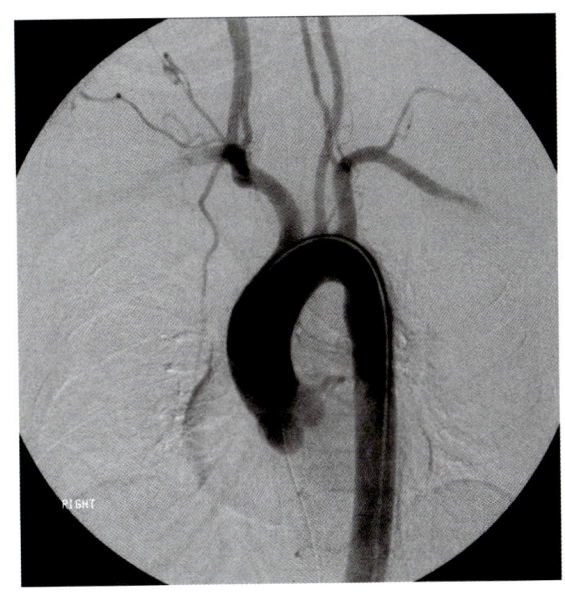

B Angiografia por subtração digital do arco aórtico. (De Gunderman R. Essential Radiology, 3rd ed. New York: Thieme; 2014.)

Figura 5.4 Aorta torácica.

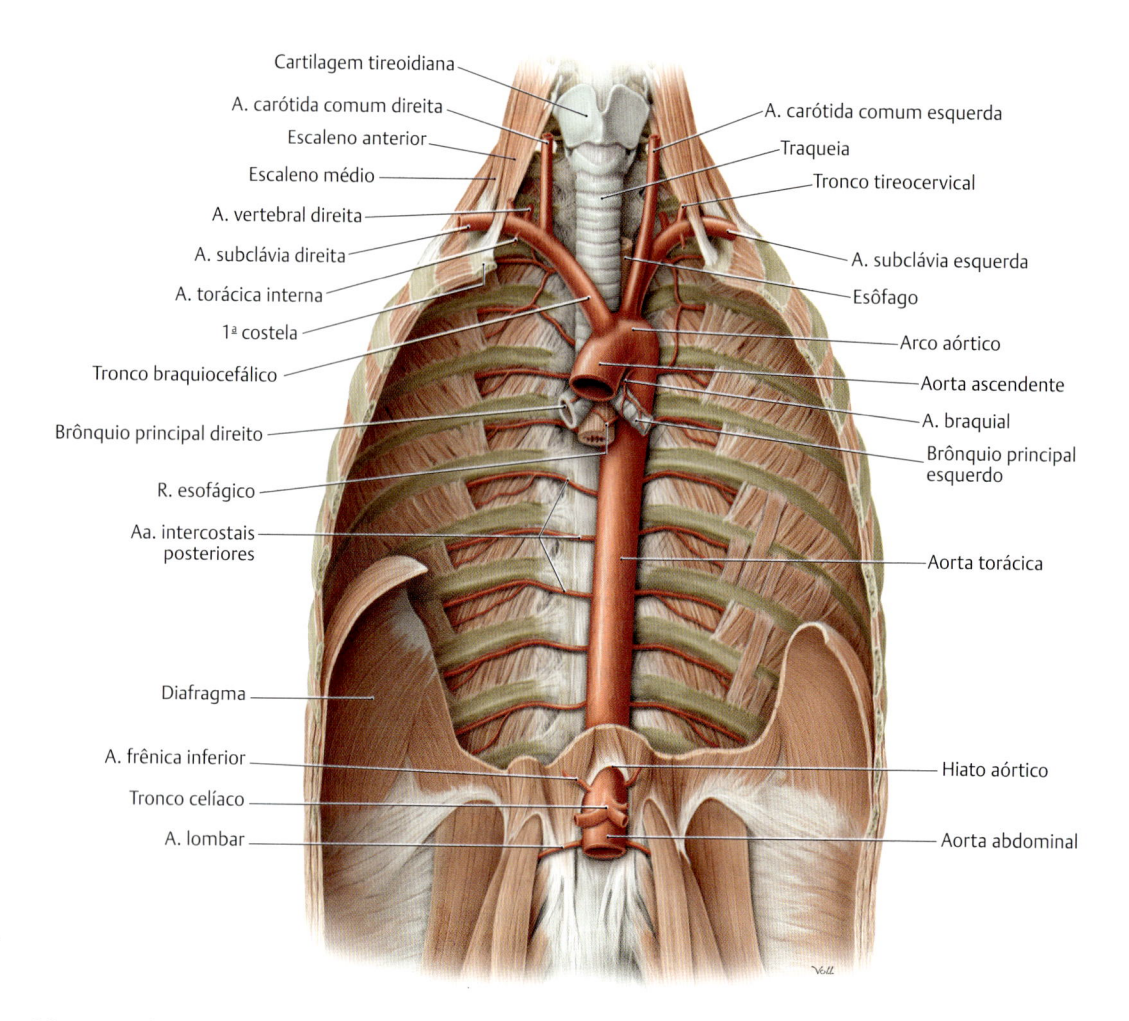

Figura 5.5 **Aorta torácica *in situ*, vista anterior.** *Removidos*: coração, pulmões e partes do diafragma. (De Gilroy AM, MacPherson BR, Wikenheiser JC. Atlas of Anatomy. Ilustrações de Voll M e Wesker K. 4th ed. New York: Thieme Publishers; 2020.)

Tabela 5.2 Ramos da aorta torácica.

Os órgãos torácicos são supridos por ramos diretos da aorta torácica, bem como por ramos indiretos das artérias subclávias.

Parte da aorta	Ramos			Região suprida
Aorta ascendente	Aa. coronárias direita e esquerda			Coração, brônquios, traqueia, esôfago
Arco da aorta	Tronco braquiocefálico	A. subclávia direita		(ver a. subclávia esquerda para conhecer os ramos complementares e as regiões supridas)
		A. carótida comum direita		Cabeça e pescoço
	A. carótida comum esquerda			
	A. subclávia esquerda	A. vertebral		
		A. torácica interna	Aa. intercostais anteriores	Parede torácica anterior
			Rr. tímicos	Timo
			Rr. mediastinais	Mediastino posterior
			A. pericardicofrênica	Pericárdio, diafragma
		Tronco tireocervical	A. tireóidea inferior	Esôfago, traqueia, glândula tireoide
		Tronco costocervical	A. intercostal superior	Parede torácica
Aorta descendente	Rr. viscerais			Brônquios, traqueia, esôfago
	Rr. parietais		Aa. intercostais posteriores	Parede torácica posterior
			Aa. frênicas superiores	Diafragma

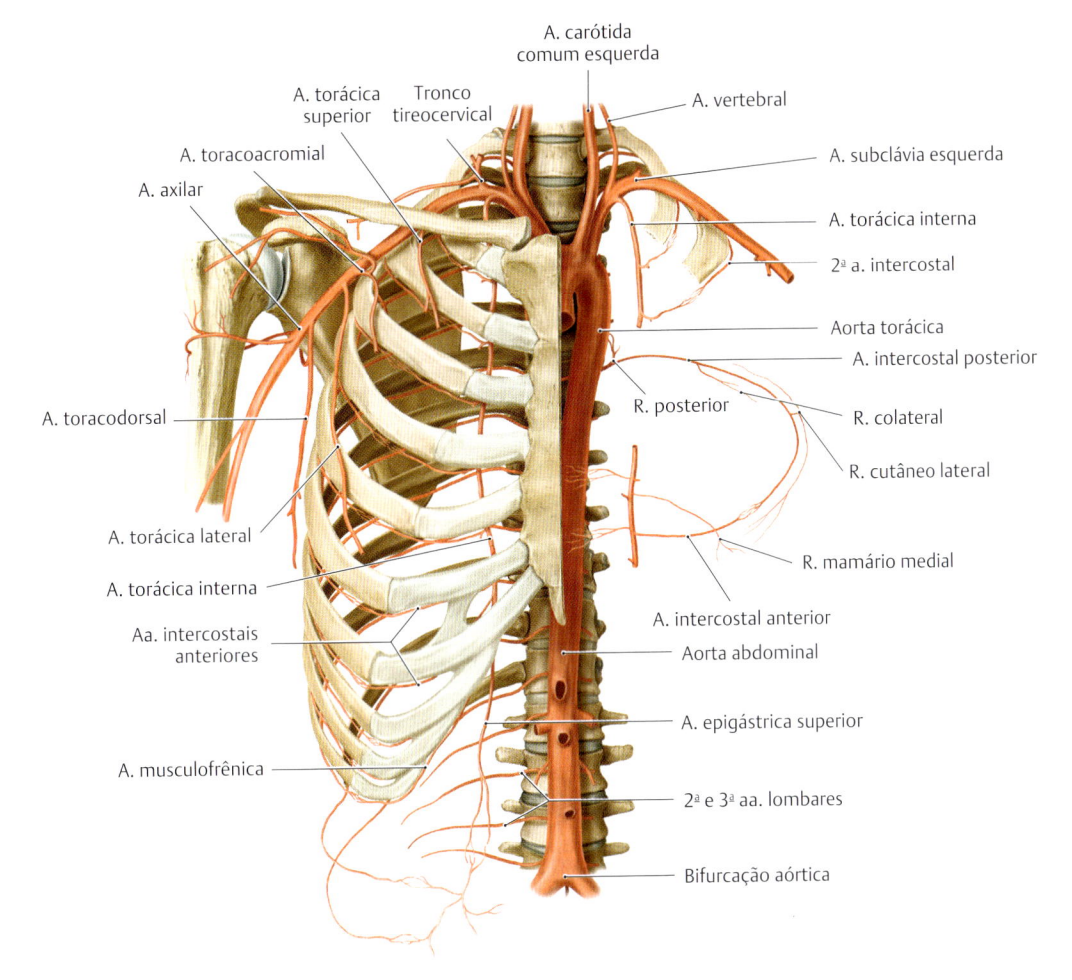

Figura 5.6 Artérias da parede torácica. Vista anterior. (De Gilroy AM, MacPherson BR, Wikenheiser JC. Atlas of Anatomy. Ilustrações de Voll M e Wesker K. 4th ed. New York: Thieme Publishers; 2020.)

Veias do tórax (Figura 5.7)

— As **veias torácicas internas**, que recebem as veias intercostais anteriores, acompanham as artérias torácicas internas e drenam para as veias braquiocefálicas do mediastino superior

— As **veias braquiocefálicas direita** e **esquerda**, que drenam a cabeça, o pescoço e o membro superior, formam-se atrás da clavícula pela convergência das veias jugular interna e subclávia. A veia braquiocefálica esquerda, que é mais longa que a direita, cruza a linha média imediatamente anterior aos ramos do arco aórtico e converge com a veia braquiocefálica direita para formar a veia cava superior

— A **veia cava superior**, que retorna o sangue com baixa concentração de oxigênio da parte superior do corpo para o coração, forma-se no lado direito, posterior à cartilagem costal da primeira costela pela junção das veias braquiocefálicas. Desce atrás e para o lado direito da aorta e drena para o polo superior do átrio direito

— A **veia cava inferior**, que retorna o sangue com baixa concentração de oxigênio ao coração vindo do abdome, da pelve e dos membros inferiores, entra no átrio direito após passar pelo diafragma. Apenas uma pequena porção, portanto, está localizada dentro do tórax

— As **veias pulmonares**, duas de cada lado (geralmente três do lado esquerdo), transportam sangue com elevada concentração de oxigênio dos pulmões para o lado esquerdo do coração (Figura 5.3)

— O **sistema ázigo** drena as veias das paredes torácica e anterolateral do abdome (Figuras 5.7 e 5.8)

  • A **veia ázigo** sobe ao longo do lado direito dos corpos vertebrais torácicos enquanto drena as **veias intercostais posteriores** da parede torácica desse lado. Ela arqueia sobre a raiz do pulmão direito para desembocar na veia cava superior

  • As **veias hemiázigo acessórias e hemiázigo** correm ao longo do lado esquerdo das vértebras torácicas e drenam a parede torácica no lado esquerdo. Elas cruzam a linha média independentemente (ou podem se unir para formar um único vaso) para drenar na veia ázigo no lado direito

  • As veias ázigo e hemiázigo são a continuação das **veias lombares ascendentes** no abdome, que se comunicam com a veia cava inferior. Assim, o sistema ázigo liga as drenagens das veias cavas superior e inferior e fornece um caminho colateral (alternativo) para o sangue voltar ao coração

  • As **veias mediastinal, esofágica** e **brônquica** no tórax e no plexo venoso vertebral (ver Capítulo 3, Seção 3.2) também são tributárias do sistema ázigo.

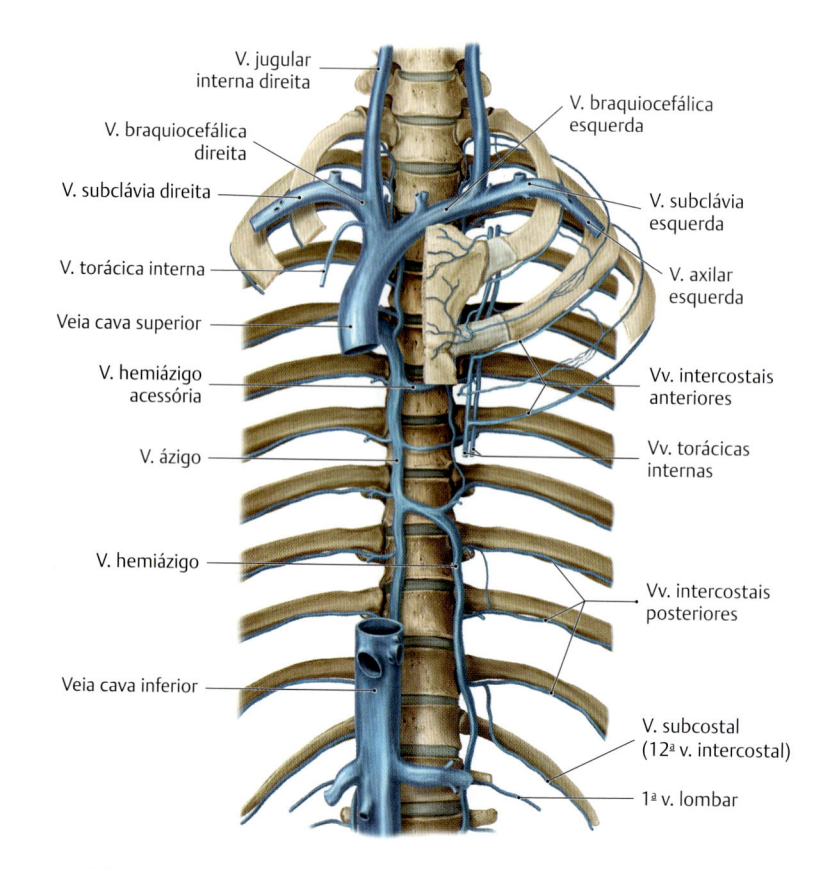

Figura 5.7 Veias da parede torácica. Vista anterior com a caixa torácica aberta. *Removido:* clavícula. (De Gilroy AM, MacPherson BR, Wikenheiser JC. Atlas of Anatomy. Ilustrações de Voll M e Wesker K. 4th ed. New York: Thieme Publishers; 2020.)

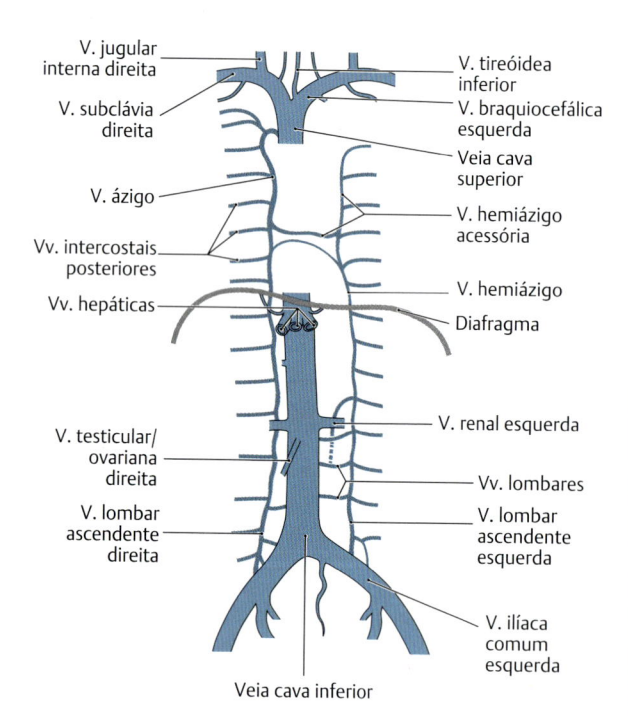

Figura 5.8 Sistema ázigo. Vista anterior. (De Schuenke M, Schulte E, Schumacher U. THIEME Atlas of Anatomy, Vol 2. Ilustrações de Voll M e Wesker K. 3rd ed. New York: Thieme Publishers; 2020.)

BOXE 5.1 CORRELAÇÃO CLÍNICA

SÍNDROME DA VEIA CAVA SUPERIOR

A síndrome da veia cava superior é uma obstrução da veia cava superior (VCS) que na maioria dos casos é causada por tumores mediastinais, como carcinoma pulmonar metastático (o lobo superior do pulmão direito fica próximo à VCS), linfoma, câncer de mama ou câncer de tireoide. As causas não cancerosas incluem as tromboses (coágulos sanguíneos) que obstruem o lúmen e as infecções que produzem cicatrizes. Geralmente, o início dos sintomas é gradual e inclui dispneia (falta de ar) e inchaço da face, do pescoço e dos braços.

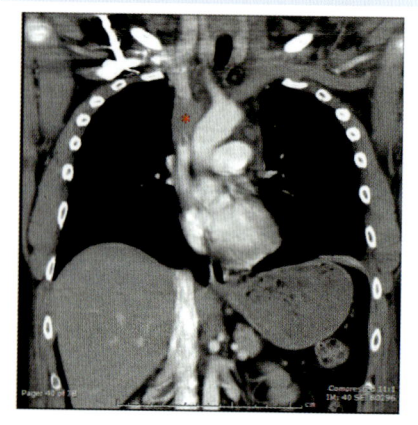

A imagem coronal de tomografia computadorizada (TC) com contraste intravenoso (IV) demonstra uma massa hipodensa (*) ocluindo a VCS e causando um inchaço da face e dos membros superiores. (De Gunderman R. Essential Radiology, 3rd ed. New York: Thieme; 2014.)

Linfáticos do tórax (ver Capítulo 1, Seção 1.9)

— O **ducto torácico**, o principal vaso linfático do corpo
  - Drena o abdome, a pelve e os membros inferiores, e o lado esquerdo do tórax, da cabeça, do pescoço e do membro superior esquerdo (exceto o lobo inferior do pulmão esquerdo; ver Capítulo 8, Seção 8.5)
  - Entra no tórax desde sua origem no abdome e passa superiormente na linha média do mediastino posterior
  - Termina na junção das veias subclávia esquerda e jugular interna esquerda (junção jugulo-subclávia ou "ângulo venoso") no pescoço
— O **ducto linfático direito**, que tem uma forma variável
  - Drena a linfa do lado direito do tórax, do lobo inferior do pulmão esquerdo, da cabeça, do pescoço, e do membro superior direito
  - Geralmente termina na junção das veias subclávia direita e jugular interna direita (junção jugulossubclávia)
— A linfa da maioria das estruturas torácicas drena através de cadeias de linfonodos que desembocam nos **troncos broncomediastinais** no mediastino (Figuras 5.9 e 5.10). Eles incluem:
  - Linfonodos paraesternais e intercostais da parede torácica e da face superior do diafragma
  - Linfonodos broncopulmonares e intrapulmonares dos pulmões e dos brônquios
  - Linfonodos traqueobrônquicos, paratraqueais e paraesofágicos do coração, do pericárdio, da traqueia e do esôfago
— Os troncos broncomediastinais podem desembocar nos ductos torácico e linfático direito; porém, mais comumente desembocam diretamente nas veias subclávias no pescoço.

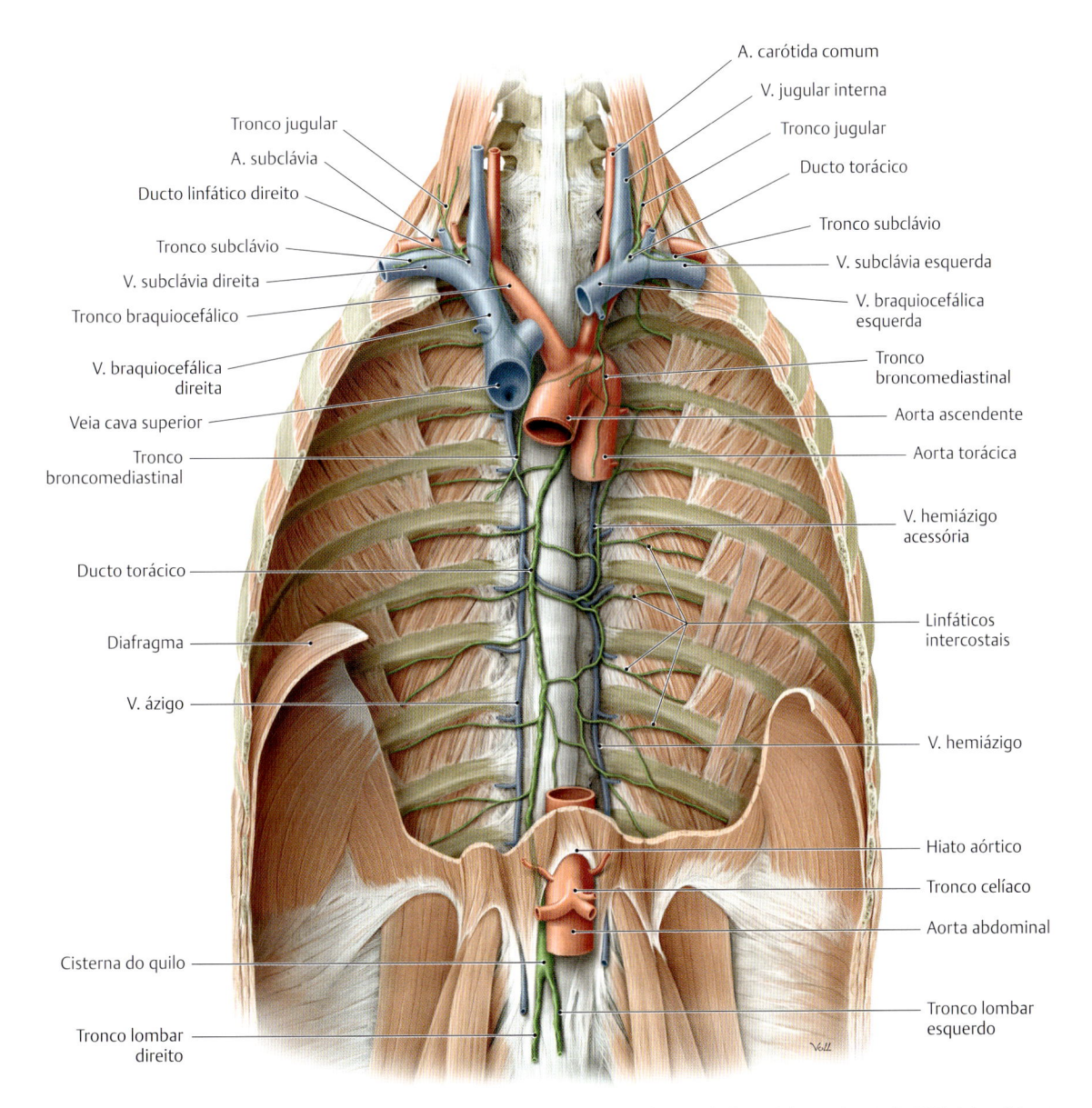

Figura 5.9 Troncos linfáticos no tórax. Vista anterior do tórax aberto. (De Schuenke M, Schulte E, Schumacher U. THIEME Atlas of Anatomy, Vol 2. Ilustrações de Voll M e Wesker K. 3rd ed. New York: Thieme Publishers; 2020.)

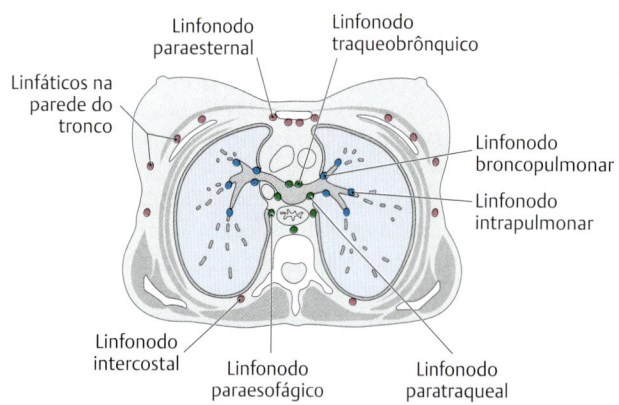

Figura 5.10 Linfonodos torácicos. Corte transversal ao nível da bifurcação traqueal (aproximadamente em T4) visto de baixo. Topograficamente, os linfonodos torácicos podem ser divididos em três grandes grupos:
— Linfonodos na parede torácica (*rosa*)
— Linfonodos no pulmão e nas divisões da árvore brônquica (*azul*)
— Linfonodos associados à traqueia, ao esôfago e ao pericárdio (*verde*)
(De Schuenke M, Schulte E, Schumacher U. THIEME Atlas of Anatomy, Vol 2. Ilustrações de Voll M e Wesker K. 3rd ed. New York: Thieme Publishers; 2020.)

Nervos do tórax (Figuras 5.11 a 5.14)

— Os pares de **nervos intercostais posteriores** surgem dos ramos anteriores de T1-T11 e passam ao longo da borda inferior das costelas em sua superfície profunda
  • Os nervos inervam os músculos entre as costelas, os músculos sobrejacentes e as peles da parede torácica e da mama
— Os **nervos frênicos** originam-se no pescoço dos ramos anteriores de C3, C4 e C5 ("para manter o diafragma vivo") e descem para o tórax
  • À direita, o nervo corre ao longo da veia cava superior; à esquerda, desce ao longo da face lateral do arco aórtico
  • Ambos os nervos passam anteriormente aos hilos dos pulmões enquanto descem para o diafragma entre os sacos pericárdico e pleural
  • Os nervos frênicos fornecem inervação motora ao diafragma e transmitem informações sensoriais do mediastino, das pleuras mediastinal e diafragmática, e do peritônio na superfície inferior do diafragma
— Os **troncos simpáticos torácicos** correm ao longo de ambos os lados da coluna vertebral torácica.

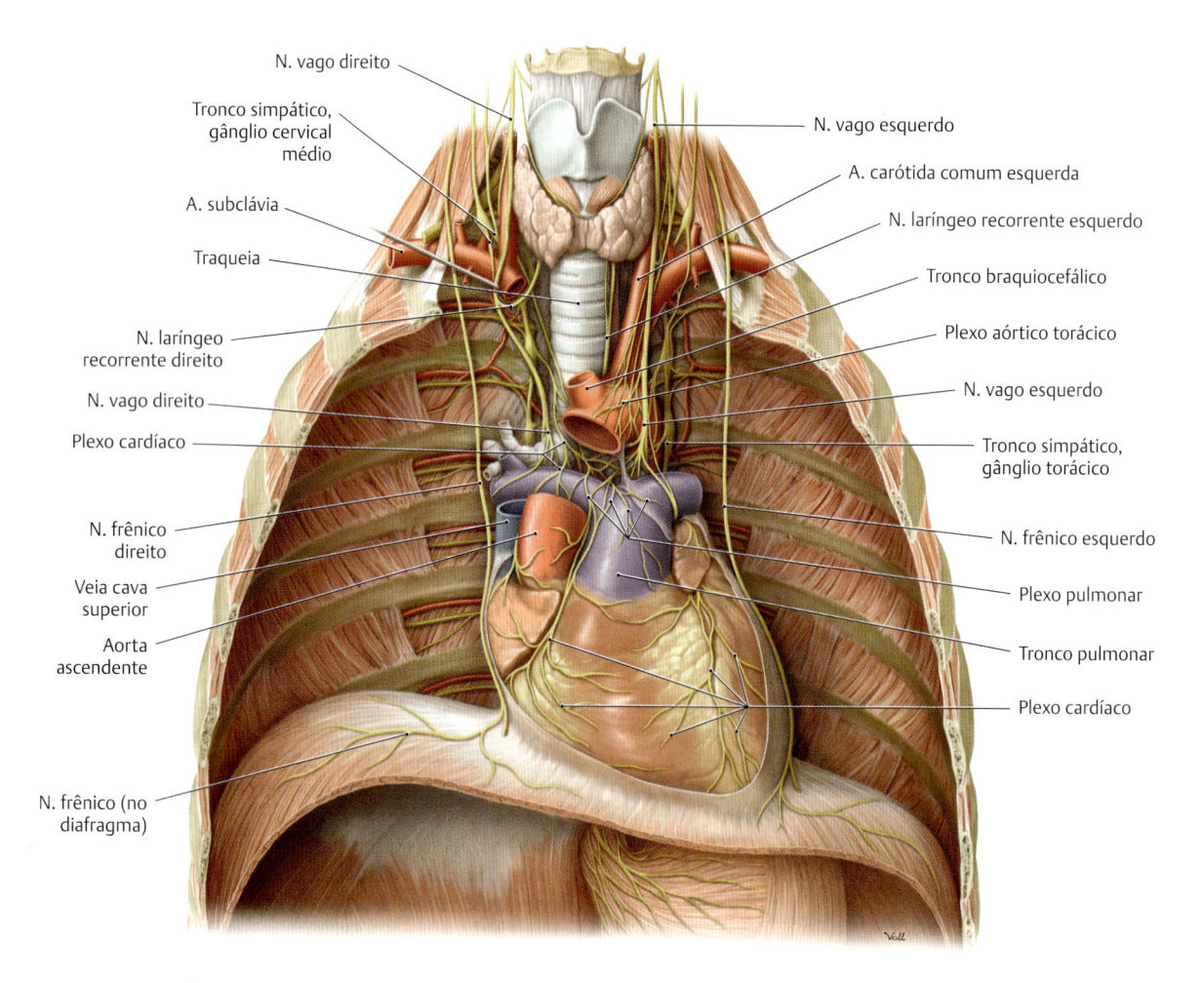

Figura 5.11 Nervos do tórax. Vista anterior do tórax aberto. (De Schuenke M, Schulte E, Schumacher U. THIEME Atlas of Anatomy, Vol 2. Ilustrações de Voll M e Wesker K. 3rd ed. New York: Thieme Publishers; 2020.)

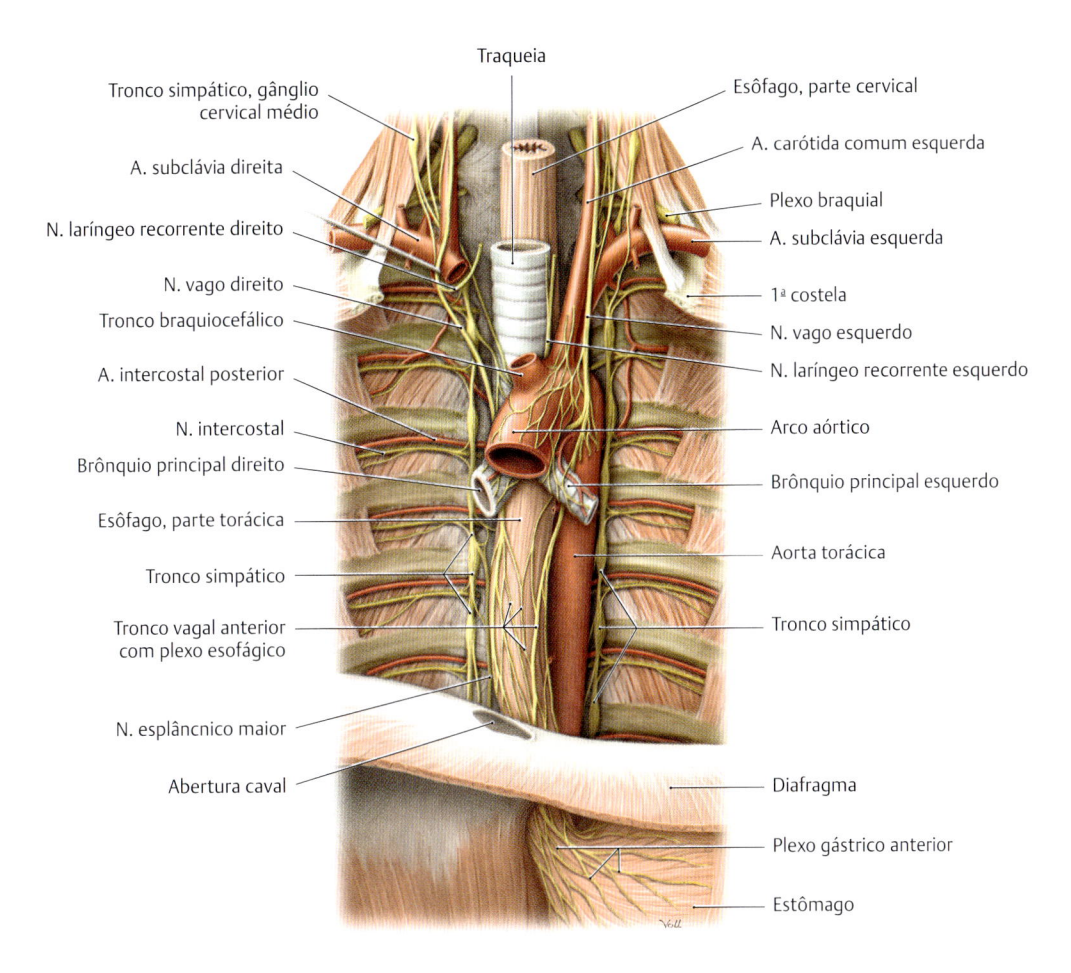

Figura 5.12 Nervos do mediastino posterior. Vista anterior. (De Gilroy AM, MacPherson BR, Wikenheiser JC. Atlas of Anatomy. Ilustrações de Voll M e Wesker K. 4th ed. New York: Thieme Publishers; 2020.)

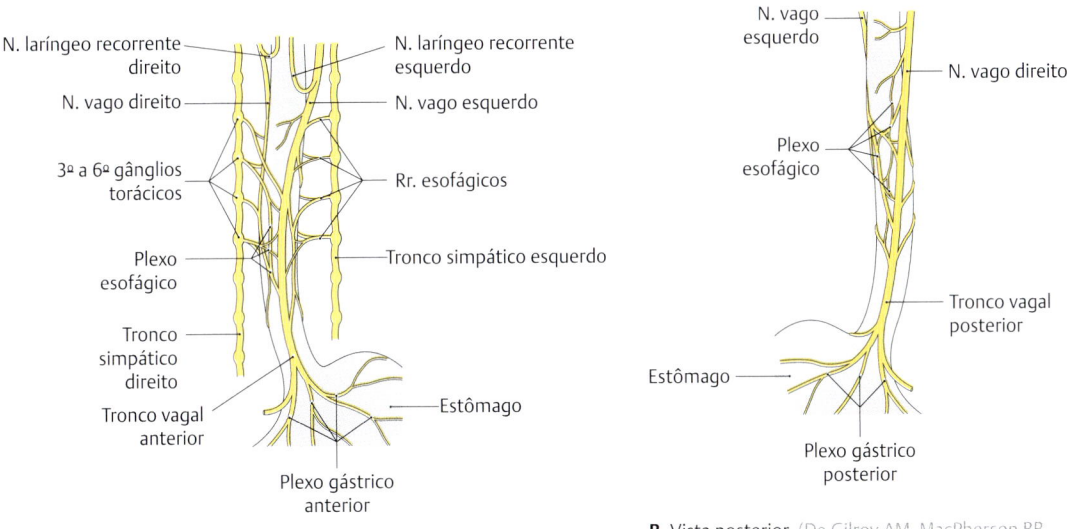

A Vista anterior. (De Gilroy AM, MacPherson BR, Wikenheiser JC. Atlas of Anatomy. Ilustrações de Voll M e Wesker K. 4th ed. New York: Thieme Publishers; 2020.)

B Vista posterior. (De Gilroy AM, MacPherson BR, Wikenheiser JC. Atlas of Anatomy. Ilustrações de Voll M e Wesker K. 4th ed. New York: Thieme Publishers; 2020.)

Figura 5.13 Plexo esofágico.

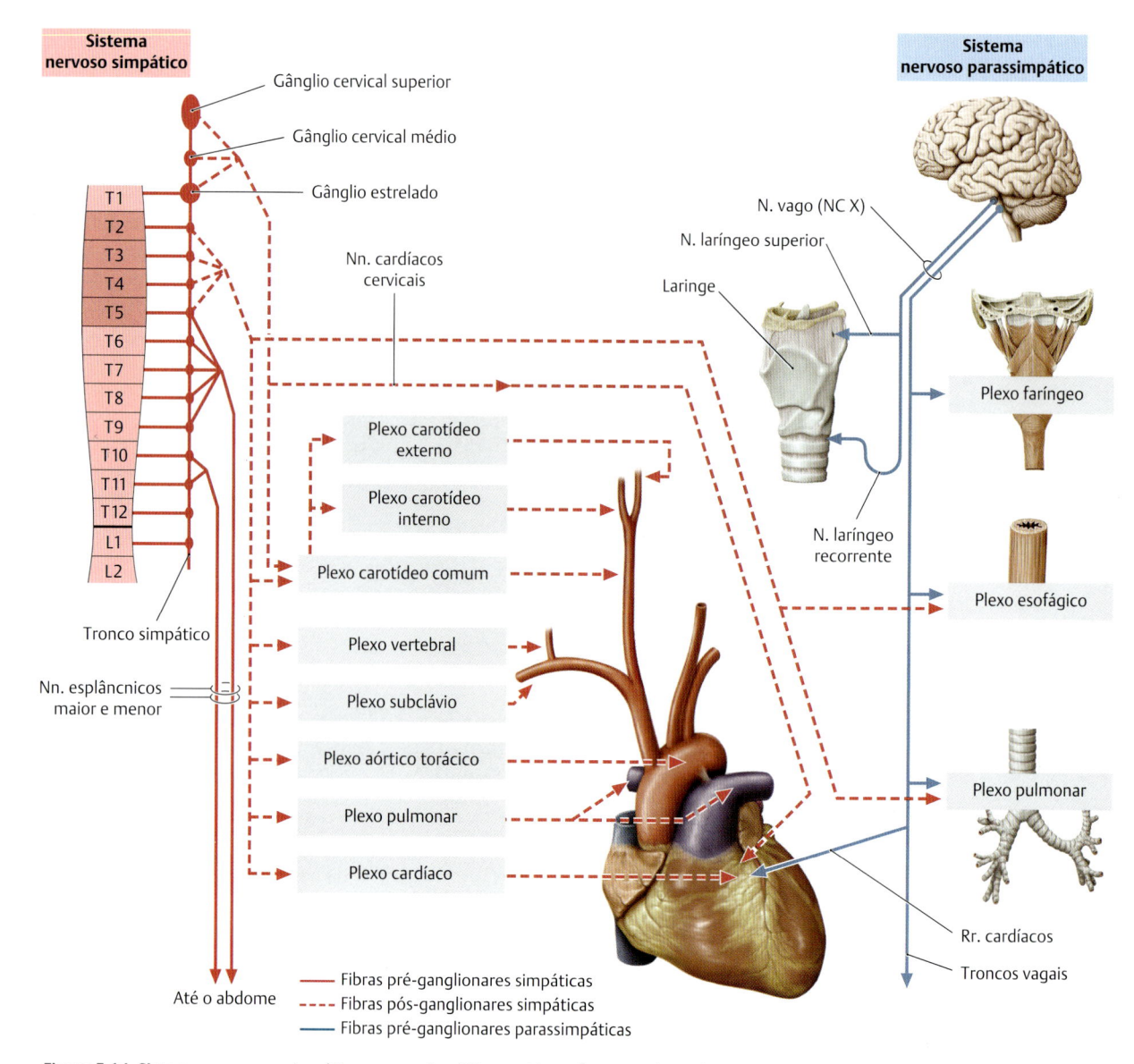

Figura 5.14 Sistemas nervosos simpático e parassimpático no tórax. Esquema. (De Gilroy AM, MacPherson BR, Wikenheiser JC. Atlas of Anatomy. Ilustrações de Voll M e Wesker K. 4th ed. New York: Thieme Publishers; 2020.)

- Os gânglios simpáticos (paravertebrais) em cada nível espinal comunicam-se com os nervos espinais através dos ramos comunicantes branco e cinza
- O gânglio T1 pode se combinar com o gânglio em C8 para formar um grande gânglio estrelado (em forma de estrela)
- Pequenos nervos esplâncnicos cursam medialmente a partir do tronco simpático para contribuir com os plexos autônomos do tórax, que inervam as vísceras torácicas
- Três grandes nervos esplâncnicos adicionais surgem de cada lado do tronco simpático torácico: os **nervos esplâncnicos maior** (T5-T9 ou T10), **menor** (T10-T11) e **mínimo** (T12). Eles cursam inferomedialmente ao longo dos corpos vertebrais torácicos para o abdome. Contêm fibras pré-ganglionares que fazem sinapse nos gânglios pré-vertebrais dos plexos nervosos autônomos abdominais (Tabela 5.3)

- Os **nervos vagos** (nervo craniano X) descem do pescoço até o tórax
- O vago direito segue atrás da veia cava superior medialmente ao arco da veia ázigo; o vago esquerdo corre lateralmente ao arco aórtico
- Ambos os nervos vagos passam posteriormente ao hilo do pulmão antes de se fundirem na parede do esôfago
- Os nervos vagos contribuem com fibras parassimpáticas para os plexos cardíaco, pulmonar e esofágico (Tabela 5.4)
- O **nervo laríngeo recorrente esquerdo**, um ramo do nervo vago esquerdo, passa sob o arco aórtico posteriormente ao **ligamento arterioso** (ver Seção 5.6), e volta-se superiormente para ascender ao pescoço no sulco entre a traqueia e o esôfago

Tabela 5.3 Sistema nervoso simpático periférico.

Origem das fibras pré-ganglionares*	Células ganglionares	Curso das fibras pós-ganglionares	Alvo
Medula espinal	Tronco simpático	Seguem os nervos intercostais	Vasos sanguíneos e glândulas na parede torácica
		Acompanha as artérias intratorácicas	Alvos viscerais
		Juntam-se nos nn. esplâncnicos maior e menor	Abdome

*Os axônios dos neurônios pré-ganglionares saem da medula espinal via raízes anteriores e fazem sinapse com neurônios pós-ganglionares nos gânglios simpáticos.

Tabela 5.4 Sistema nervoso parassimpático periférico.

Origem das fibras pré-ganglionares	Curso dos axônios motores pós-ganglionares		Alvo
Tronco encefálico	N. vago (NC X)	Rr. cardíacos	Plexo cardíaco
		Rr. esofágicos	Plexo esofágico
		Rr. traqueais	Traqueia
		Rr. brônquicos	Plexo pulmonar (brônquios, vasos pulmonares)

As células ganglionares do sistema nervoso parassimpático estão espalhadas em grupos microscópicos em seus órgãos-alvo. O nervo vago então transporta os axônios motores pré-ganglionares para esses alvos. NC, nervo craniano.

- O nervo laríngeo recorrente direito, um ramo do vago direito, corre novamente ao redor da artéria subclávia no pescoço e não é uma estrutura torácica
— O **plexo esofágico** envolve o esôfago inferior
  - É composto pelas fibras parassimpáticas pré-ganglionares dos nervos vago direito e esquerdo e pelas fibras pós-ganglionares do tronco simpático torácico
  - Os **troncos vagais anterior** e **posterior** surgem do plexo e passam para o abdome anterior e posteriormente ao esôfago
— O **plexo cardíaco** (Figura 5.13), que está localizado acima do coração na concavidade do arco da aorta, continua ao longo das artérias coronárias. Ele inerva o sistema de condução do coração e contém:

- Fibras simpáticas pré-ganglionares de T1 a T5 e fibras simpáticas pós-ganglionares de ramos cardiopulmonares dos troncos simpáticos cervical e torácico
- Fibras parassimpáticas pré-ganglionares dos ramos cardíacos do nervo vago que surgem na região cervical e contribuições dos nervos laríngeos recorrentes
- Fibras sensoriais viscerais que trafegam com nervos simpáticos e parassimpáticos
— O **plexo pulmonar** é uma continuação do plexo cardíaco na bifurcação da traqueia e dos brônquios que penetram no hilo de cada pulmão
  - Regula a constrição e a dilatação dos vasos pulmonares e vias respiratórias
  - Transmite a sensação do pulmão e da camada visceral, ou interna, do saco pleural que está aderido à superfície do pulmão.

6   Parede Torácica

Uma caixa óssea e muscular que se comunica superiormente com o pescoço e inferiormente com o abdome envolve e protege o conteúdo torácico. Uma camada superficial de músculos extrínsecos recobre a caixa torácica, embora esses músculos atuem principalmente no membro superior. A mama, um derivado da epiderme (camada mais externa da pele), é uma estrutura superficial proeminente da parede torácica.

6.1   Mama

Características gerais

A mama é formada pela **glândula mamária**, uma glândula sudorípara modificada, e seu tecido adiposo e fibroso de sustentação (Figuras 6.1 e 6.2). As mamas permanecem rudimentares nos homens, mas são estruturas proeminentes na região peitoral feminina.

- As mamas femininas estendem-se da borda lateral do esterno até a linha axilar média, e cobrem a 2ª até a 6ª costela
- A mama está inserida na camada subcutânea da pele que recobre a fáscia profunda dos músculos peitoral maior e serrátil anterior
- O **espaço retromamário** é um plano de tecido conjuntivo frouxo que separa a mama da fáscia subjacente do músculo peitoral maior e possibilita o movimento das mamas na parede torácica
- A maior proeminência da mama, o **mamilo**, está localizado no centro da aréola. As fibras musculares lisas dispostas circularmente causam a ereção do mamilo em resposta ao frio ou à estimulação tátil. Nos homens e nas mulheres jovens, o mamilo está no nível vertebral T4, mas nas mulheres mais velhas essa localização varia consideravelmente

- A **aréola**, a pele pigmentada que envolve o mamilo, contém glândulas sebáceas cujas secreções oleosas lubrificam a área durante a amamentação
- Uma **cauda axilar**, ou pequena projeção da glândula, pode se estender para a axila ao longo da borda inferior do músculo peitoral
- O volume de gordura, e não o volume de tecido glandular, determina em grande parte as diferenças no tamanho dos seios entre as mulheres.

Glândula mamária

A glândula mamária tem dois componentes:
- O **parênquima**, que é a parte produtora de leite da glândula (Figura 6.2)
  - O parênquima consiste em lobos divididos em 15 a 20 lóbulos, que contêm aglomerados de alvéolos semelhantes a uvas, bolas ocas revestidas por células secretoras
  - Os **ductos lactíferos** no parênquima drenam cada lóbulo e se abrem no mamilo. Abaixo da aréola, cada ducto tem uma pequena porção dilatada chamada **seio lactífero** onde, nas mulheres lactantes, uma pequena quantidade de leite é armazenada
- O **estroma**, ou estrutura fibrosa, da glândula que separa os lóbulos e sustenta os lóbulos
  - O estroma está ligado à derme sobrejacente da pele por **ligamentos suspensores (de Cooper)**, que são particularmente fortes na superfície superior da mama.

Neurovascularização da mama

- Os ramos intercostais anteriores e os ramos mamários mediais (de ramos perfurantes) da artéria torácica interna, os **ramos torácico lateral** e **toracoacromial** da artéria axilar, e as 2ª, 3ª e 4ª artérias intercostais posteriores suprem a mama (ver Capítulo 5, Seção 5.2, e Seção 6.4, neste capítulo)
- O sangue venoso drena principalmente para a veia axilar, mas também para a veia torácica interna
- A maior parte da linfa (> 75%) dos drenos mamários (particularmente do quadrante lateral) segue para os linfonodos axilares (Figura 6.3); de lá, cursa em direção aos nodos ao redor da clavícula e do ducto linfático ipsilateral
  - Alguma linfa pode drenar para os linfonodos peitorais profundos, onde se junta à drenagem broncomediastinal no mediastino
  - As porções mediais da mama podem drenar para os linfonodos paraesternais e para a mama contralateral; segmentos inferiores podem drenar para os linfonodos abdominais
- Os ramos cutâneos anterior e lateral do IV, V e VI nervos intercostais inervam a mama.

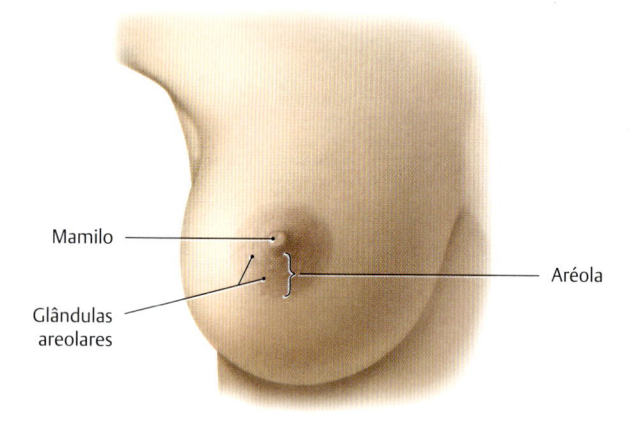

Mamilo

Glândulas areolares

Aréola

Figura 6.1 Superfície da mama. Mama direita, vista anterior. (De Schuenke M, Schulte E, Schumacher U. THIEME Atlas of Anatomy, Vol 1. Ilustrações de Voll M e Wesker K. 3rd ed. New York: Thieme Publishers; 2020.)

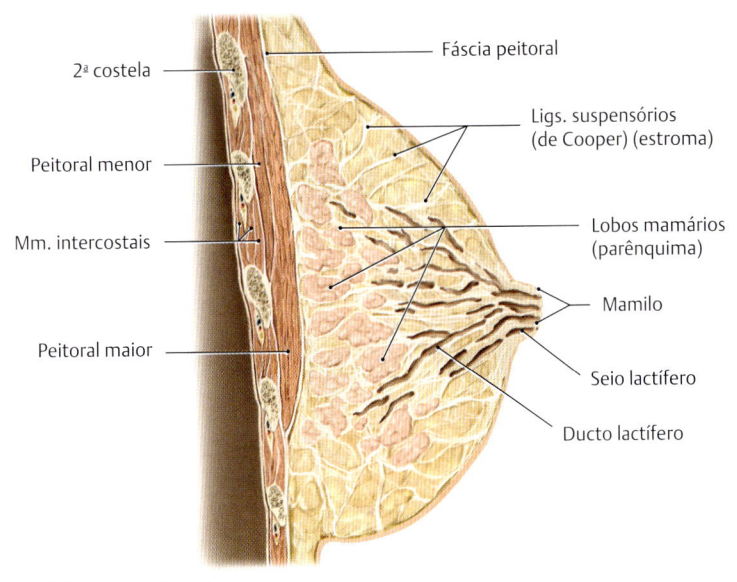

2ª costela
Peitoral menor
Mm. intercostais
Peitoral maior

Fáscia peitoral
Ligs. suspensórios (de Cooper) (estroma)
Lobos mamários (parênquima)
Mamilo
Seio lactífero
Ducto lactífero

A Corte sagital ao longo da linha hemiclavicular

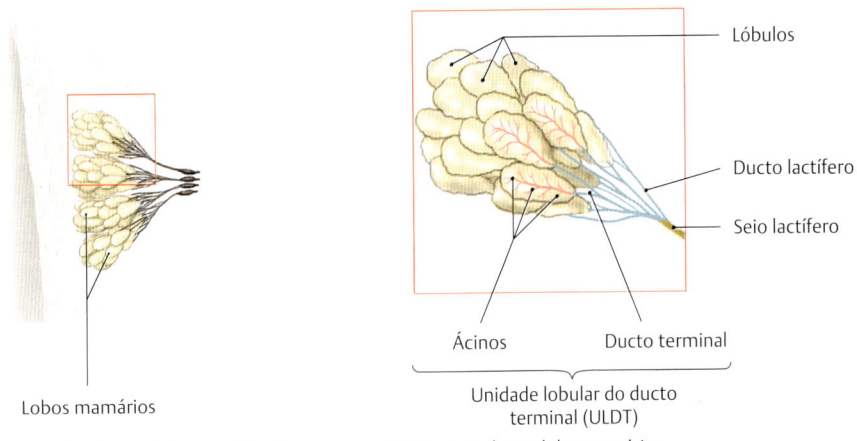

Lóbulos
Ducto lactífero
Seio lactífero
Ácinos
Ducto terminal
Unidade lobular do ducto terminal (ULDT)

Lobos mamários

B Sistema de ductos e porções de um lobo mamário. Na mama não lactante (mostrada aqui), os lóbulos contêm aglomerados de ácinos rudimentares

C Estrutura de um lobo mamário

Figura 6.2 Estrutura da mama. (De Gilroy AM, MacPherson BR, Wikenheiser JC. Atlas of Anatomy. Ilustrações de Voll M e Wesker K. 4th ed. New York: Thieme Publishers; 2020.)

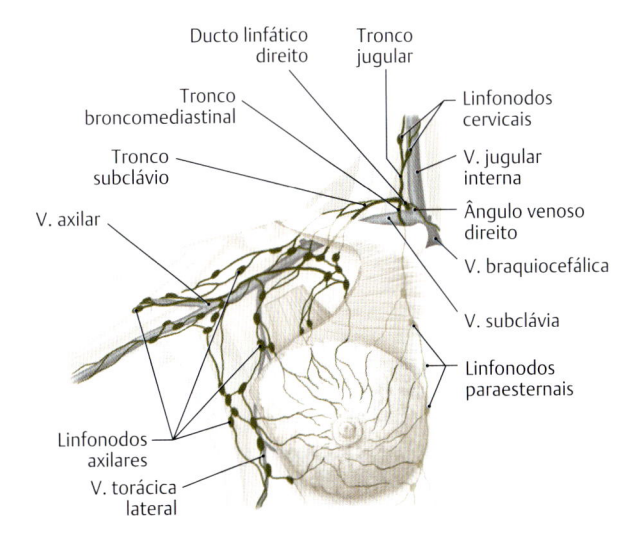

Ducto linfático direito
Tronco jugular
Tronco broncomediastinal
Linfonodos cervicais
V. jugular interna
Tronco subclávio
Ângulo venoso direito
V. axilar
V. braquiocefálica
V. subclávia
Linfonodos paraesternais
Linfonodos axilares
V. torácica lateral

Figura 6.3 Drenagem linfática da mama feminina. Incidência anterior. Linfonodos axilares, paraesternais e cervicais. Regiões torácica e axilar direita com o braço abduzido. (De Schuenke M, Schulte E, Schumacher U. THIEME Atlas of Anatomy, Vol 1, Ilustrações de Voll M e Wesker K. 1st ed. New York: Thieme Publishers; 2020.)

BOXE 6.1 CORRELAÇÃO CLÍNICA

CARCINOMA DA MAMA

O tipo mais comum de câncer de mama, o carcinoma ductal invasivo, surge do revestimento dos ductos lactíferos. Normalmente, metastatiza através dos canais linfáticos, mais abundantemente para os linfonodos axilares do quadrante supralateral, mas também pode cursar em direção aos linfonodos supraclaviculares, mama contralateral e abdome. A obstrução da drenagem linfática causa edema e a fibrose (encurtamento) dos ligamentos suspensores pode causar um aspecto esburacado na pele. Através da comunicação venosa com o sistema ázigo e o plexo venoso vertebral, o câncer de mama pode metastatizar para as vértebras, o crânio e o cérebro. A elevação da mama com contração do músculo peitoral maior sugere invasão da fáscia peitoral e do espaço retromamário.

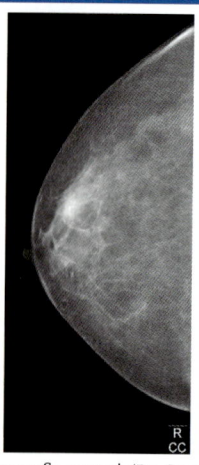

Mamografia normal. (De Gunderman R. Essential Radiology, 3rd ed. New York: Thieme; 2014.)

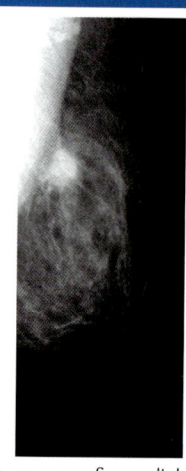

Esta mamografia mediolateral oblíqua demonstra uma massa espiculada no quadrante superior externo, um carcinoma ductal infiltrante, nesta mulher de 63 anos. (De Gunderman R. Essential Radiology, 3rd ed. New York: Thieme; 2014.)

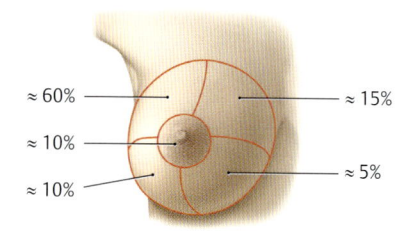

≈ 60%   ≈ 15%
≈ 10%
≈ 10%   ≈ 5%

Origem dos tumores malignos da mama por quadrante. Mama direita. (De Schuenke M, Schulte E, Schumacher U. THIEME Atlas of Anatomy, Vol 1. Ilustrações de Voll M e Wesker K. 3rd ed. New York: Thieme Publishers; 2020.)

6.2 Esqueleto torácico

O esqueleto torácico protege as vísceras torácicas e fornece fixação ao membro superior. A caixa torácica inclui o esterno, 12 pares de costelas e as 12 vértebras torácicas (Figura 6.4).

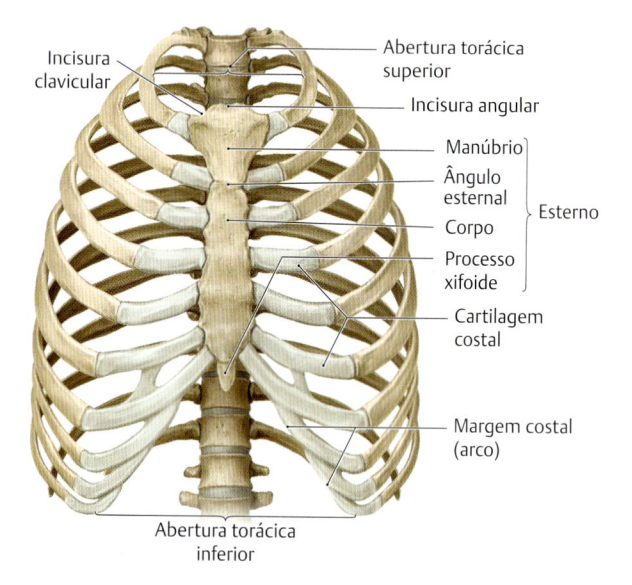

Incisura clavicular — Abertura torácica superior — Incisura angular — Manúbrio — Ângulo esternal — Corpo — Processo xifoide — Esterno — Cartilagem costal — Margem costal (arco) — Abertura torácica inferior

Figura 6.4 Esqueleto torácico. Vista anterior. (De Schuenke M, Schulte E, Schumacher U. THIEME Atlas of Anatomy, Vol 1. Ilustrações de Voll M e Wesker K. 3rd ed. New York: Thieme Publishers; 2020.)

Esterno

O **esterno** é um osso plano e alongado que tem três partes:

1. O **manúbrio**, que se articula lateralmente com as cartilagens costais (cartilagem que fixa as costelas ao esterno) da 1ª e da 2ª costela. Uma **incisura jugular** profunda separa as articulações esternoclaviculares direita e esquerda, onde o manúbrio se articula com as clavículas.

2. O **corpo**, que se funde superiormente com o manúbrio na **articulação manubrioesternal**. Lateralmente, o corpo se articula com as cartilagens costais da 2ª à 7ª costela.

3. O **processo xifoide**, a parte mais baixa do esterno, que se une superiormente com o corpo do esterno na articulação xifoesternal.

   • O **ângulo esternal** é um importante marco de superfície na parede torácica anterior que fornece orientação para a anatomia interna do tórax. É uma crista palpável que marca a fusão do manúbrio com o corpo do esterno. Um plano horizontal que passa pelo ângulo do esterno intercepta:

      ○ A articulação entre o esterno e as cartilagens costais da 2ª costela
      ○ A divisão do mediastino em regiões superior e inferior
      ○ A origem e a terminação do arco aórtico
      ○ A bifurcação da traqueia
      ○ O disco intervertebral T4-T5.

Costelas

— As costelas são numeradas de 1 a 12 de superior para inferior, e cada uma delas articula-se com uma vértebra torácica de mesmo número

— As costelas pendem obliquamente para baixo a partir de sua articulação com a coluna vertebral. Suas extremidades anteriores podem estar de dois a cinco níveis vertebrais abaixo de sua fixação posterior

— As costelas 1 a 10 articulam-se anteriormente com um segmento cartilaginoso denominado **cartilagem costal**

— As costelas são classificadas de acordo com a articulação de sua cartilagem costal com o esterno (Figura 6.5):

• As **costelas verdadeiras** (1 a 7) articulam-se diretamente com o esterno por meio de cartilagens costais individuais

• As **costelas falsas** (8 a 10) articulam-se indiretamente com o esterno por meio de cartilagens costais que se unem à cartilagem superior a ele

• As **costelas flutuantes** (11 e 12) não têm conexão com o esterno

— A maioria das costelas apresenta três articulações (Figura 6.6):

1. **Articulações costocondrais** entre os segmentos ósseos das costelas 1 a 10 e suas respectivas **cartilagens costais**.

2. **Articulações esternocostais** entre o esterno e as cartilagens costais das costelas 1 a 7 de cada lado.

3. **Articulações costovertebrais** entre as costelas e as vértebras.

Essas articulações podem conter múltiplas conexões.

◦ O **tubérculo costal** de cada costela articula-se com a faceta costal da vértebra torácica que a acompanha (ver Capítulo 3, Figura 3.6)

◦ As **cabeças** das costelas 2 a 10 articulam-se com a vértebra do mesmo número e com a vértebra superior a elas. As costelas 1, 11 e 12 articulam-se apenas com sua própria vértebra.

Aberturas torácicas

— A caixa torácica tem aberturas superiores e inferiores (Figura 6.4):

• A **abertura torácica superior (entrada torácica)**, que é delimitada pela vértebra T1, as primeiras costelas e o manúbrio do esterno. O tórax comunica-se com o pescoço através desta abertura

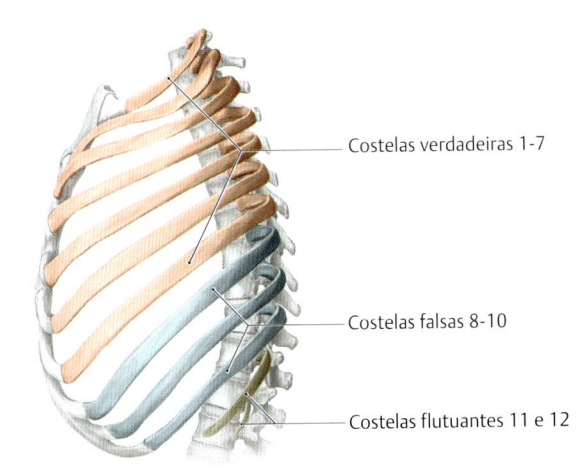

Figura 6.5 **Tipos de costelas.** Vista lateral esquerda. (De Schuenke M, Schulte E, Schumacher U. THIEME Atlas of Anatomy, Vol 1. Ilustrações de Voll M e Wesker K. 3rd ed. New York: Thieme Publishers; 2020.)

Costelas verdadeiras 1-7

Costelas falsas 8-10

Costelas flutuantes 11 e 12

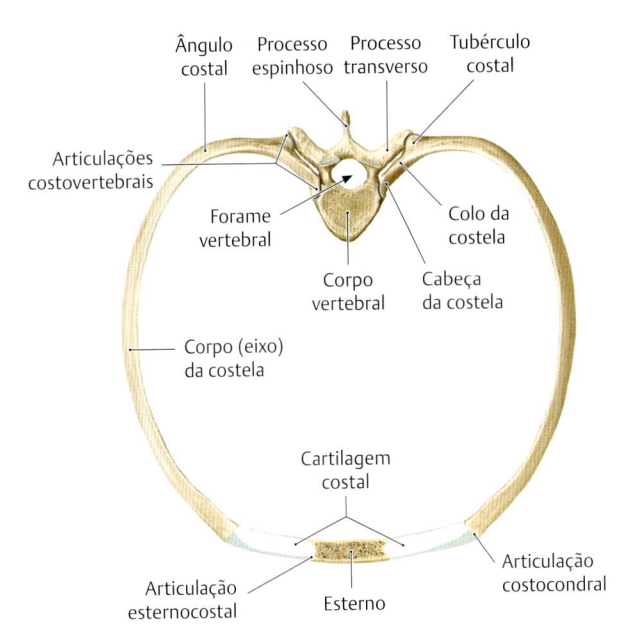

Ângulo costal   Processo espinhoso   Processo transverso   Tubérculo costal

Articulações costovertebrais

Forame vertebral

Colo da costela

Corpo vertebral   Cabeça da costela

Corpo (eixo) da costela

Cartilagem costal

Articulação esternocostal   Esterno   Articulação costocondral

Figura 6.6 **Estrutura de um segmento torácico.** Vista superior do 6º par de costelas. (De Schuenke M, Schulte E, Schumacher U. THIEME Atlas of Anatomy, Vol 1. Ilustrações de Voll M e Wesker K. 3rd ed. New York: Thieme Publishers; 2020.)

• A **abertura torácica inferior (desfiladeiro torácico)**, que é delimitada pela vértebra T12, a 11ª e a 12ª costela, a **margem costal** (margem inferior da caixa torácica) e o processo xifoide. Um diafragma muscular fecha esta abertura, separando então a cavidade torácica da cavidade abdominal.

6.3   Músculos do tórax

Músculos da parede torácica (Figura 6.7 e Tabela 6.1)

— Os músculos extrínsecos do membro superior, incluindo o **peitoral maior**, o **peitoral menor**, e o **serrátil anterior**, cobrem o tórax. Embora movimentem ou estabilizem principalmente o membro superior, esses músculos também auxiliam nos movimentos das costelas durante a inspiração profunda (ver Capítulo 18)

— Os **músculos escaleno anterior**, **escaleno médio** e **escaleno posterior** originam-se nos processos transversos das vértebras cervicais e se inserem na 1ª e na 2ª costela. Eles auxiliam os músculos torácicos intrínsecos durante a inspiração e são considerados músculos extrínsecos da respiração

— Os músculos intrínsecos da parede torácica são os principais músculos que movem as costelas durante a respiração

• Os **músculos intercostais** ocupam os espaços intercostais entre as costelas. Eles se estendem da borda inferior de uma costela até a borda superior da próxima costela inferior. Os músculos intercostais movem as costelas principalmente durante a respiração forçada. Durante a respiração silenciosa, eles estabilizam a parede torácica. Eles incluem:

◦ Os **músculos intercostais externos**, que contêm fibras direcionadas inferoanteriormente e que compõem a camada mais superficial

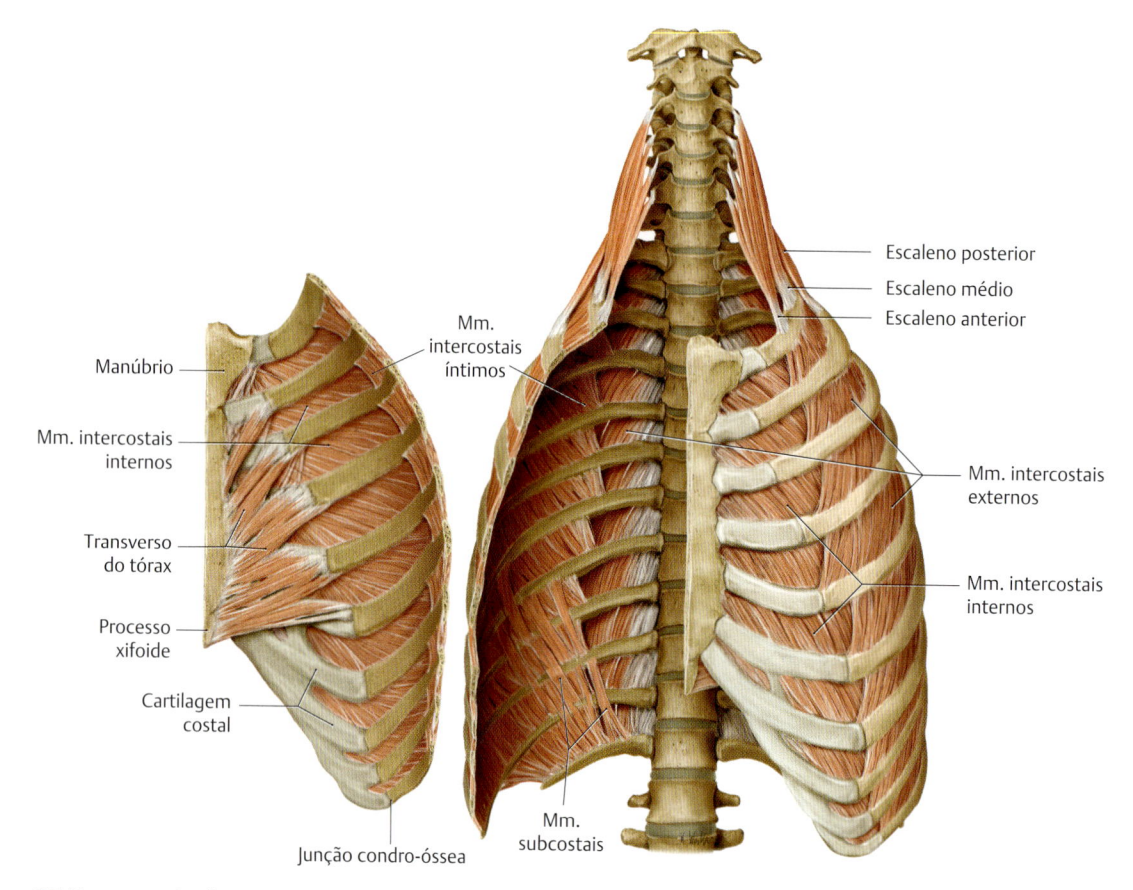

Figura 6.7 Transverso do tórax. Vista anterior com a caixa torácica aberta para expor a superfície posterior da parede anterior. As membranas intercostais externa e interna foram removidas. (De Gilroy AM, MacPherson BR, Wikenheiser JC. Atlas of Anatomy. Ilustrações de Voll M e Wesker K. 4th ed. New York: Thieme Publishers; 2020.)

Tabela 6.1 Músculos da parede torácica.

Músculo		Origem	Inserção	Inervação	Ação
Mm. escalenos	Escaleno anterior	C3-C6 (processos transversos, tubérculos anteriores)	1ª costela (tubérculos escalenos anteriores)	C4-C6	Elevar as costelas superiores durante a inspiração
	Escaleno médio	C1-C2 (processos transversos) C3-C7 (processos transversos, tubérculos posteriores)	1ª costela (posterior ao sulco da a. subclávia)	C3-C8	
	Escaleno posterior	C5-C7 (processos transversos, tubérculos posteriores)	2ª costela (superfície externa)	C6-C8	
Mm. intercostais	Mm. intercostais externos	Margem inferior da costela até a margem superior da próxima costela inferior (cursa obliquamente para frente e para baixo do tubérculo costal até a junção condro-óssea)		1º ao 11º nervo intercostal	Elevar as costelas durante a inspiração
	Mm. intercostais internos	Margem inferior da costela até a margem superior da próxima costela inferior (cursa obliquamente para frente e para cima do ângulo costal ao esterno)			Abaixar as costelas durante a expiração
	Mm. intercostais íntimos				
Mm. subcostais		Margem inferior das costelas inferiores até a superfície interna das costelas duas a três costelas abaixo		Nn. intercostais inferiores adjacentes	Abaixar as costelas durante a expiração
Transverso do tórax		Esterno e processo xifoide (superfície interna)	2ª a 6ª costelas (cartilagem costal, superfície interna)	2º ao 6º nervo intercostal	Abaixar fracamente as costelas durante a expiração

○ Os **músculos intercostais internos** e **intercostais íntimos**, que ocupam as camadas média e profunda da parede torácica, respectivamente, com suas fibras direcionadas inferoposteriormente

- Os **músculos subcostais** são mais proeminentes ao longo da parede torácica inferior, onde cruzam a superfície interna de um ou dois espaços intercostais
- Os **músculos transversos do tórax** consistem em quatro das cinco lâminas finas que se estendem superior e lateralmente da superfície posterior do esterno até as costelas.

Diafragma torácico

O **diafragma torácico** (ou simplesmente **diafragma**), uma lâmina musculotendínea que separa o tórax do abdome, é o principal músculo da respiração. O diafragma forma o assoalho do tórax, o teto do abdome e uma parte da parede abdominal posterior (Figura 6.8).

— As fibras musculares esqueléticas do diafragma originam-se ao longo da margem costal, dos corpos vertebrais de L1-L3, dos **ligamentos arqueados medial** e **lateral** e do processo xifoide. Eles se inserem no **tendão central** do diafragma

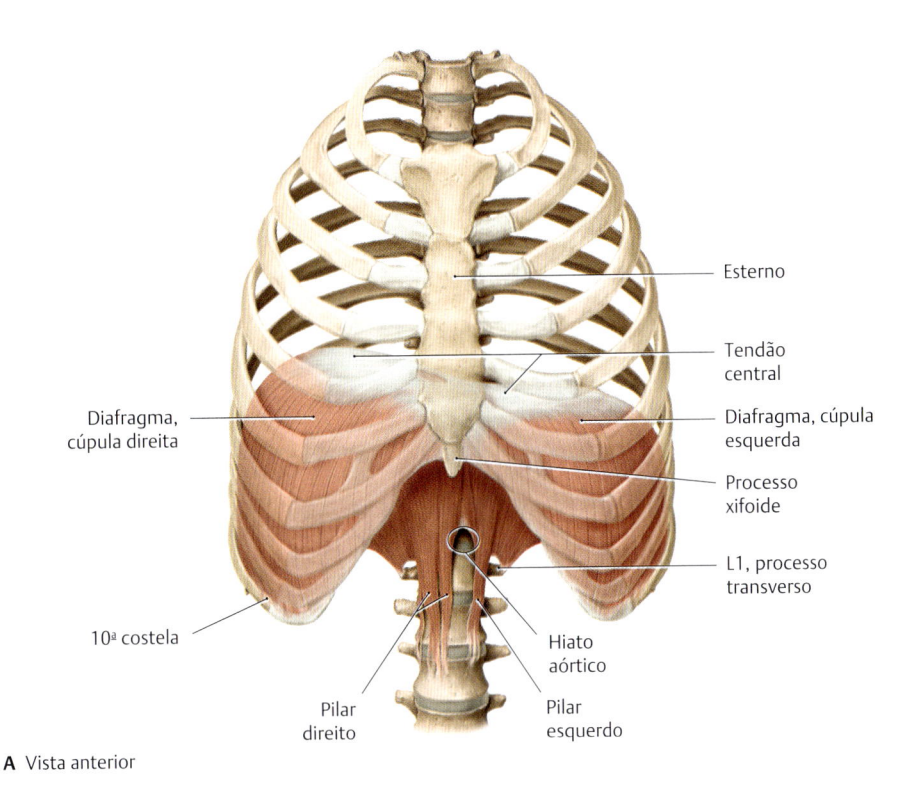

A Vista anterior

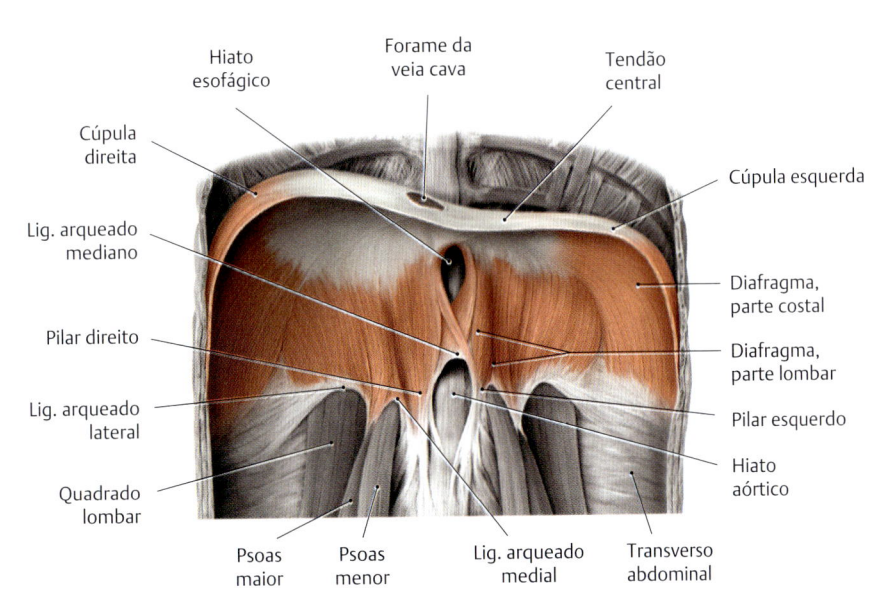

B Corte coronal com diafragma em posição intermediária

Figura 6.8 Diafragma. O diafragma, que separa o tórax do abdome, possui duas cúpulas assimétricas e três aberturas (para a aorta, a veia cava e o esôfago). (De Gilroy AM, MacPherson BR, Wikenheiser JC. Atlas of Anatomy. Ilustrações de Voll M e Wesker K. 4th ed. New York: Thieme Publishers; 2020.)

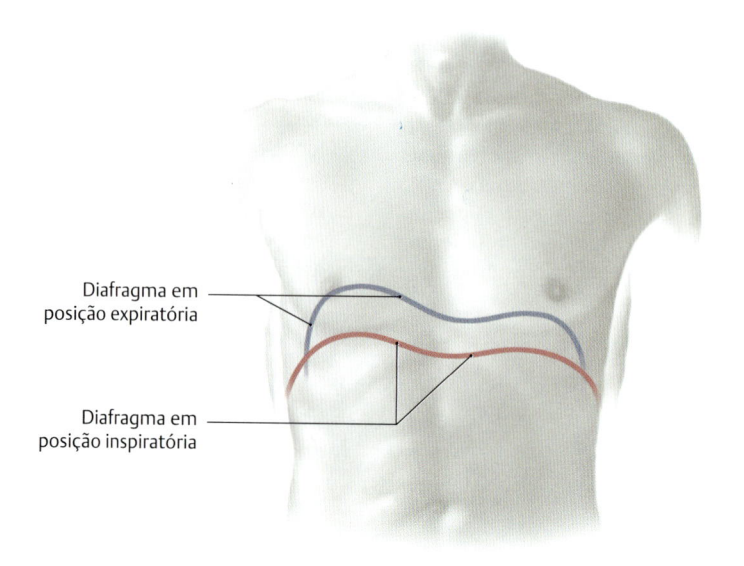

Figura 6.9 Projeção do diafragma para o tronco. Incidência anterior. Posição do diafragma na inspiração e na expiração. (De Schuenke M, Schulte E, Schumacher U. THIEME Atlas of Anatomy, Vol 2. Ilustrações de Voll M e Wesker K. 3rd ed. New York: Thieme Publishers; 2020.)

— Os **pilares direito** e **esquerdo**, extensões do diafragma posterior, inserem-se nos corpos das vértebras lombares com o pilar direito estendendo-se ligeiramente abaixo do pilar esquerdo
— As cúpulas dos lados direito e esquerdo do diafragma são assimétricas; geralmente, o hemidiafragma direito é mais alto que o esquerdo
— Durante a expiração completa, o diafragma fica 4 a 6 cm mais alto do que durante a inspiração total. Durante a expiração, ele sobe até o nível da 4ª ou da 5ª costela à direita e ligeiramente inferior à esquerda, embora isso varie com a respiração, a postura e o tipo corporal (Figura 6.9)
— O diafragma tem três aberturas para possibilitar a passagem de estruturas entre o tórax e o abdome (Figura 6.10):
  1. O **forame da veia cava**, que é uma passagem para a veia cava inferior através do tendão central no nível vertebral T8.
  2. O **hiato esofágico**, que é uma abertura no nível vertebral T10 para o esôfago, os troncos vagais anterior e posterior, e a artéria e veia gástricas esquerdas. Geralmente, ele é

formado pelo pilar direito do diafragma (ocasionalmente tanto pelos pilares direito como esquerdo), que, quando contraído, forma um esfíncter ao redor do esôfago.
  3. O **hiato aórtico**, que é uma passagem para a aorta entre os pilares direito e esquerdo à medida que passa por trás do diafragma em T12. O ducto torácico, e muitas vezes as veias ázigo e hemiázigo, também passa por essa abertura.
— As artérias frênicas inferiores, ramos da aorta abdominal (ou tronco celíaco), são o suprimento sanguíneo primário para o diafragma. As artérias frênica superior, pericardicofrênica e musculofrênica fazem contribuições adicionais (Figura 6.11)
— O sangue venoso drena para o sistema ázigo através das veias intercostal posterior e frênica superior
— O nervo frênico (C3-C5) fornece toda a inervação motora e a maior parte da inervação sensorial ao diafragma. Os nervos subcostal e intercostal inferior transmitem informações sensoriais da periferia do diafragma (Figura 6.12).

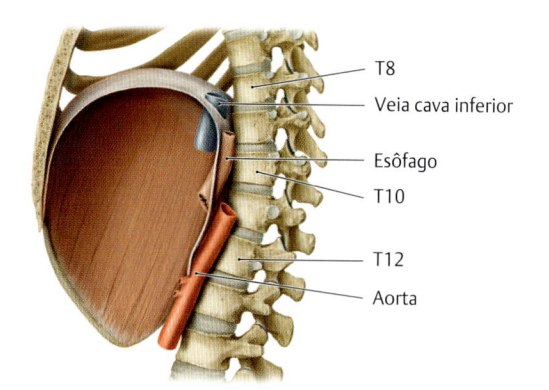

A Vista lateral esquerda do tórax aberto

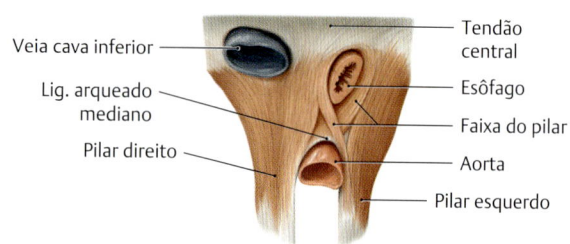

B Vista anterior da parte lombar do diafragma

Figura 6.10 Aberturas diafragmáticas. (**A.** De Gilroy AM, MacPherson BR, Wikenheiser JC. Atlas of Anatomy. Ilustrações de Voll M e Wesker K. 4th ed. New York: Thieme Publishers; 2020; **B.** De Schuenke M, Schulte E, Schumacher U. THIEME Atlas of Anatomy, Vol 2. Ilustrações de Voll M e Wesker K. 3rd ed. New York: Thieme Publishers; 2020.)

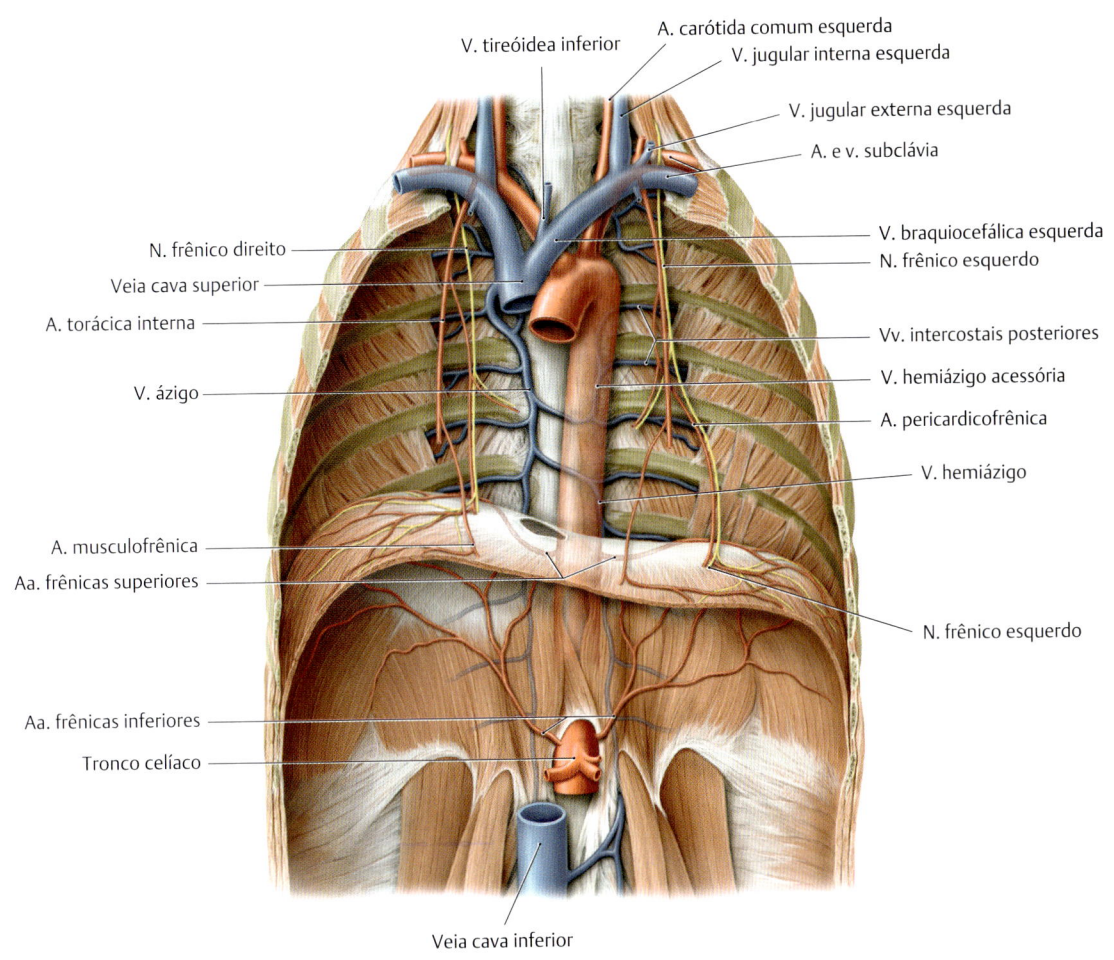

A Vista anterior da caixa torácica aberta

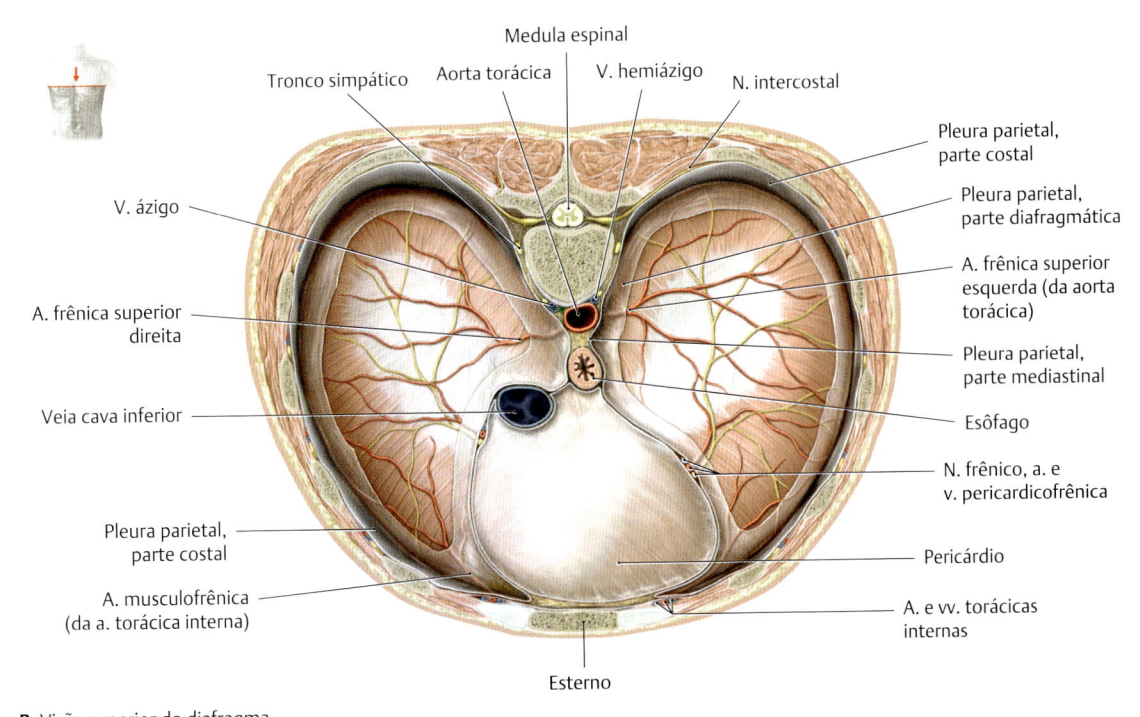

B Visão superior do diafragma

Figura 6.11 Neurovasculatura do diafragma. (**A.** De Gilroy AM, MacPherson BR, Wikenheiser JC. Atlas of Anatomy. Ilustrações de Voll M e Wesker K. 4th ed. New York: Thieme Publishers; 2020; **B.** De Schuenke M, Schulte E, Schumacher U. THIEME Atlas of Anatomy, Vol 2. Ilustrações de Voll M e Wesker K. 3rd ed. New York: Thieme Publishers; 2020.)

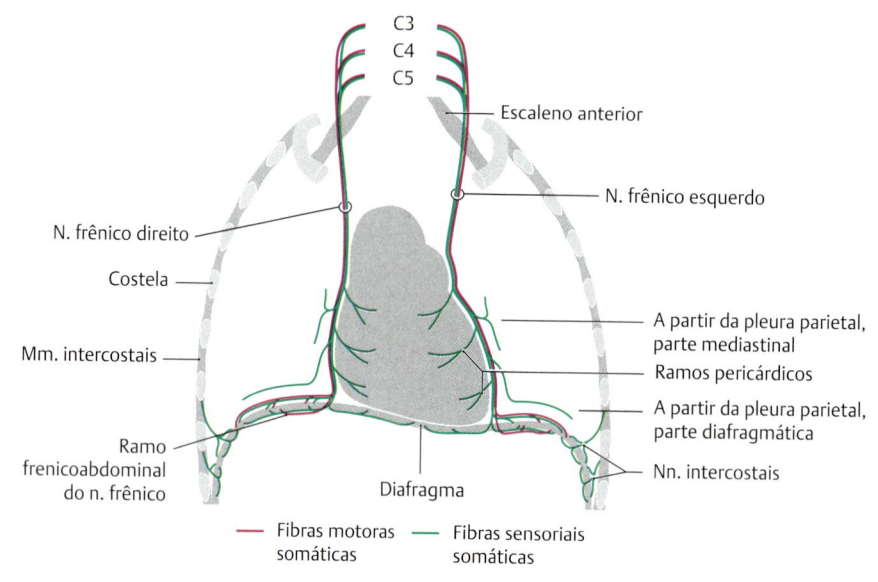

Figura 6.12 Inervação do diafragma. Incidência anterior. O nervo frênico situa-se na superfície lateral do pericárdio fibroso junto com as artérias e as veias pericardiofrênicas. *Observação*: o nervo frênico também inerva o pericárdio. (De Gilroy AM, MacPherson BR, Wikenheiser JC. Atlas of Anatomy. Ilustrações de Voll M e Wesker K. 4th ed. New York: Thieme Publishers; 2020.)

6.4 Neurovasculatura da parede torácica

— Os feixes neurovasculares intercostais seguem ao longo da superfície inferior das costelas dentro do sulco costal (Figuras 6.13 a 6.16)
  - As artérias intercostais anteriores (ramos das artérias torácicas internas) e as artérias intercostais posteriores (ramos da aorta torácica e das artérias subclávias) suprem os músculos e a pele da parede torácica (Figura 6.14)
  - As veias intercostais primariamente drenam para o sistema ázigo, mas também para as veias braquiocefálica e torácica interna, que se unem à veia cava superior (Figura 6.15)
— A **veia toracoepigástrica** é um vaso superficial que drena o tecido subcutâneo das paredes torácica e abdominal anterolaterais. Ela drena superiormente para a veia axilar do membro superior e inferiormente para a veia epigástrica superficial (Figura 6.16)
— A parede torácica é drenada por três grandes grupos de linfonodos:
  - Os **nódulos paraesternais**, que estão espalhados ao longo da artéria torácica interna. Eles recebem linfa da mama, da parede torácica anterior, do fígado e da superfície profunda superior da parede abdominal anterior

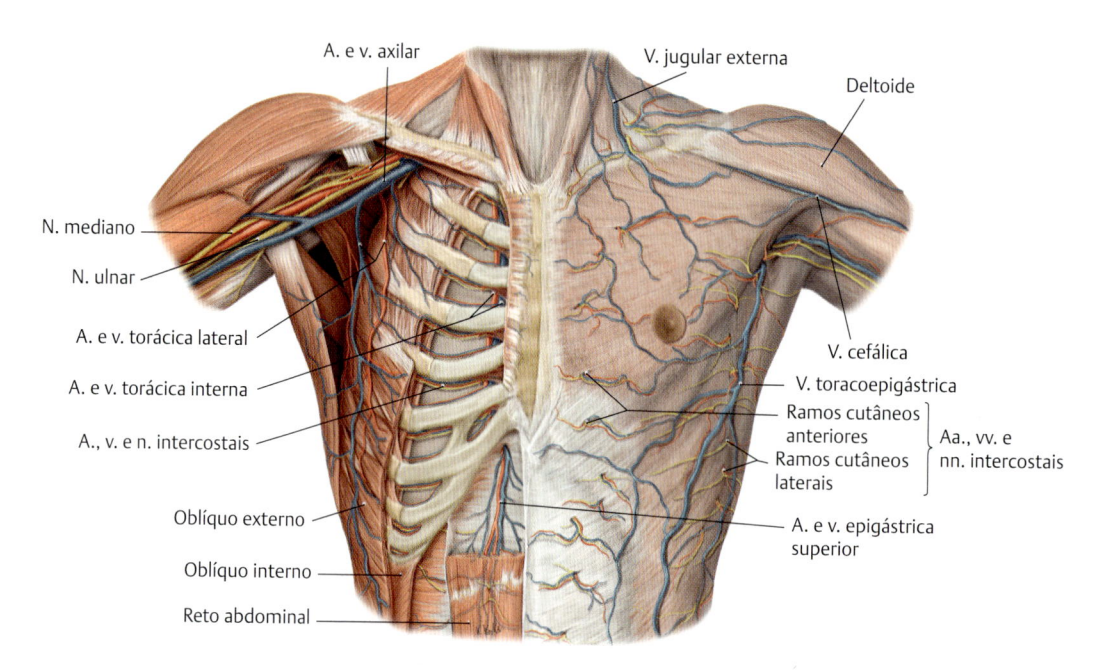

Figura 6.13 Topografia neurovascular da parede torácica. (De Gilroy AM, MacPherson BR, Wikenheiser JC. Atlas of Anatomy. Ilustrações de Voll M e Wesker K. 4th ed. New York: Thieme Publishers; 2020.)

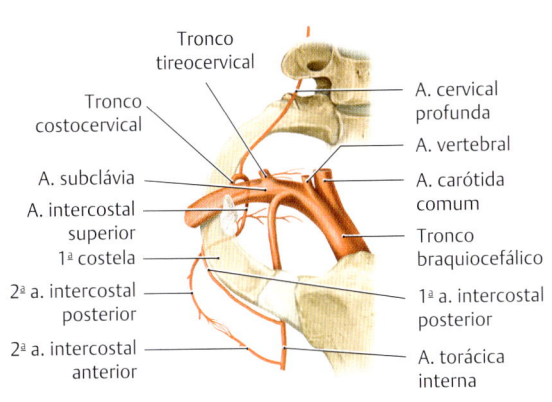

A Vista anterior. A primeira e a segunda artérias intercostais posteriores originam-se da artéria intercostal superior, um ramo indireto da artéria subclávia

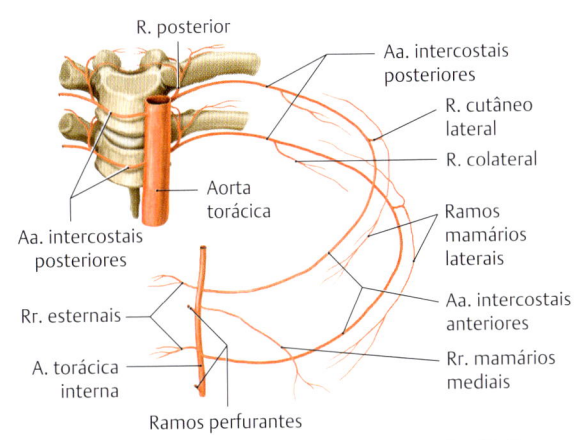

B Vista anterior. As artérias intercostais posteriores 3 a 11 são ramos segmentares da aorta torácica

Figura 6.14 Curso e ramos das artérias intercostais. (De Schuenke M, Schulte E, Schumacher U. THIEME Atlas of Anatomy, Vol 1. Ilustrações de Voll M e Wesker K. 3rd ed. New York: Thieme Publishers; 2020.)

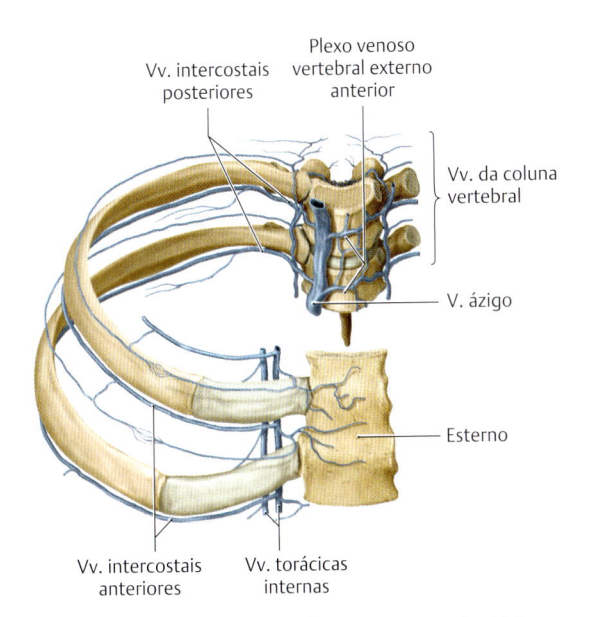

Figura 6.15 Veias intercostais. Incidência anterossuperior. Coluna vertebral e segmento da costela. (De Schuenke M, Schulte E, Schumacher U. THIEME Atlas of Anatomy, Vol 1. Ilustrações de Voll M e Wesker K. 3rd ed. New York: Thieme Publishers; 2020.)

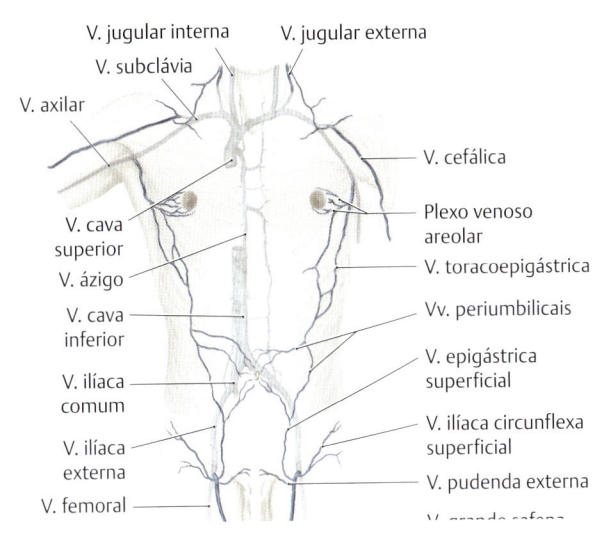

Figura 6.16 Veias superficiais. Incidência anterior. As veias toracoepigástricas são uma potencial via de drenagem venosa colateral superficial em caso de obstrução da veia cava superior ou inferior. (De Schuenke M, Schulte E, Schumacher U. THIEME Atlas of Anatomy, Vol 1. Ilustrações de Voll M e Wesker K. 3rd ed. New York: Thieme Publishers; 2020.)

- Os **nódulos intercostais**, que estão localizados nos espaços intercostais perto das cabeças e dos colos das costelas. Eles drenam a parte posterolateral do tórax e das glândulas mamárias
- Os **nódulos diafragmáticos**, que estão localizados na superfície superior do diafragma. Eles drenam o tendão central do diafragma, o pericárdio fibroso e a superfície superior do fígado
— Os nervos intercostais T1-T11 inervam os músculos da parede torácica. Na linha axilar média, esses nervos emitem um ramo cutâneo lateral que supre os músculos superficiais e a pele do tórax (Figuras 6.17 e 6.18)
— O 7º a 11º nervo intercostal continua anteriormente a partir do espaço intercostal para inervar a parede abdominal anterior
— Os dermátomos marcantes na parede torácica incluem T4 no mamilo e T6 sobre o processo xifoide
— Os nervos e os vasos intercostais ficam protegidos dentro do **sulco costal** na borda inferior profunda das costelas (Boxe 6.2). Dentro desse feixe de estruturas neurovasculares, o nervo corre inferiormente aos vasos que o acompanham.

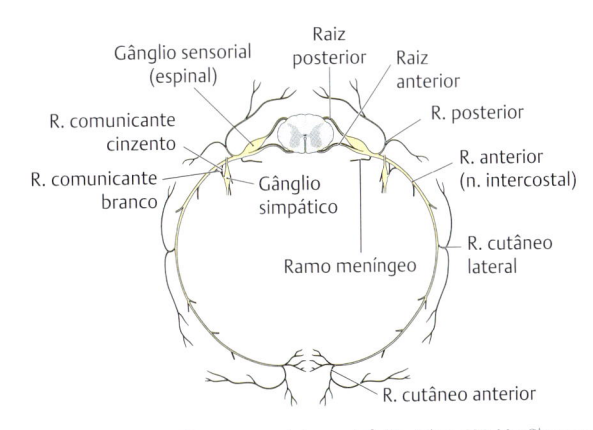

Figura 6.17 Ramos de um nervo intercostal. (De Gilroy AM, MacPherson BR, Wikenheiser JC. Atlas of Anatomy. Ilustrações de Voll M e Wesker K. 4th ed. New York: Thieme Publishers; 2020.)

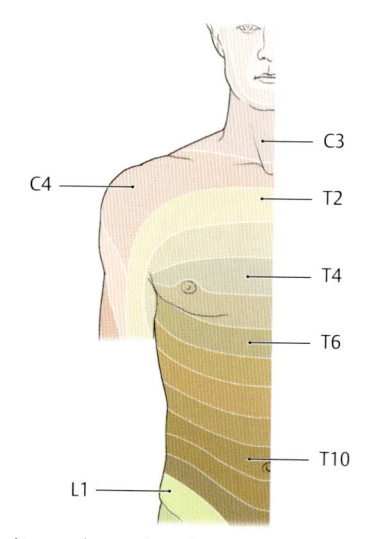

A Nervos sensoriais da parede torácica anterior

B Dermátomos da parede torácica anterior. *Marcos:* T4 geralmente inclui o mamilo; T6 inerva a pele sobre o xifoide

Figura 6.18 Inervação cutânea da parede torácica. Incidência anterior. (De Schuenke M, Schulte E, Schumacher U. THIEME Atlas of Anatomy, Vol 1. Ilustrações de Voll M e Wesker K. 3rd ed. New York: Thieme Publishers; 2020.)

BOXE 6.2 CORRELAÇÃO CLÍNICA

INSERÇÃO DE DRENO TORÁCICO

O acúmulo anormal de líquido no espaço pleural (p. ex., derrame pleural devido a carcinoma brônquico) pode exigir a inserção de um dreno torácico. Em geral, o local ideal de punção em um paciente sentado é no nível do quarto e quinto espaço intercostal na linha axilar média a anterior imediatamente atrás da borda lateral do peitoral maior. O dreno deve ser sempre introduzido na margem superior de uma costela para evitar lesões na veia, na artéria e no nervo intercostais.

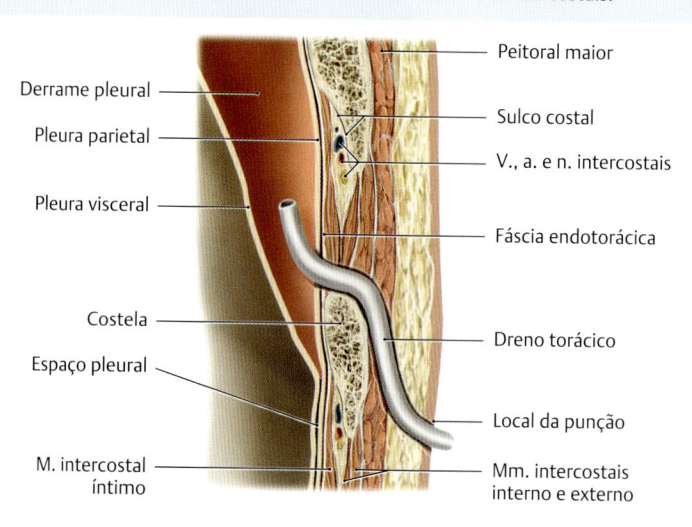

Corte coronal, vista anterior. (De Gilroy AM, MacPherson BR, Wikenheiser JC. Atlas of Anatomy. Ilustrações de Voll M e Wesker K. 4th ed. NewYork: Thieme Publishers; 2020.)

7   Mediastino

O **mediastino** é a região dentro do tórax entre as cavidades pulmonares direita e esquerda (Figura 7.1; ver Tabela 5.1, no Capítulo 5). O esterno e as cartilagens costais das costelas 1 a 7 formam seu limite anterior, e as vértebras torácicas formam seu limite posterior. O mediastino contém o coração, os grandes vasos e o pericárdio, bem como o esôfago, a traqueia, o timo e a neurovasculatura associada (Figura 7.2).

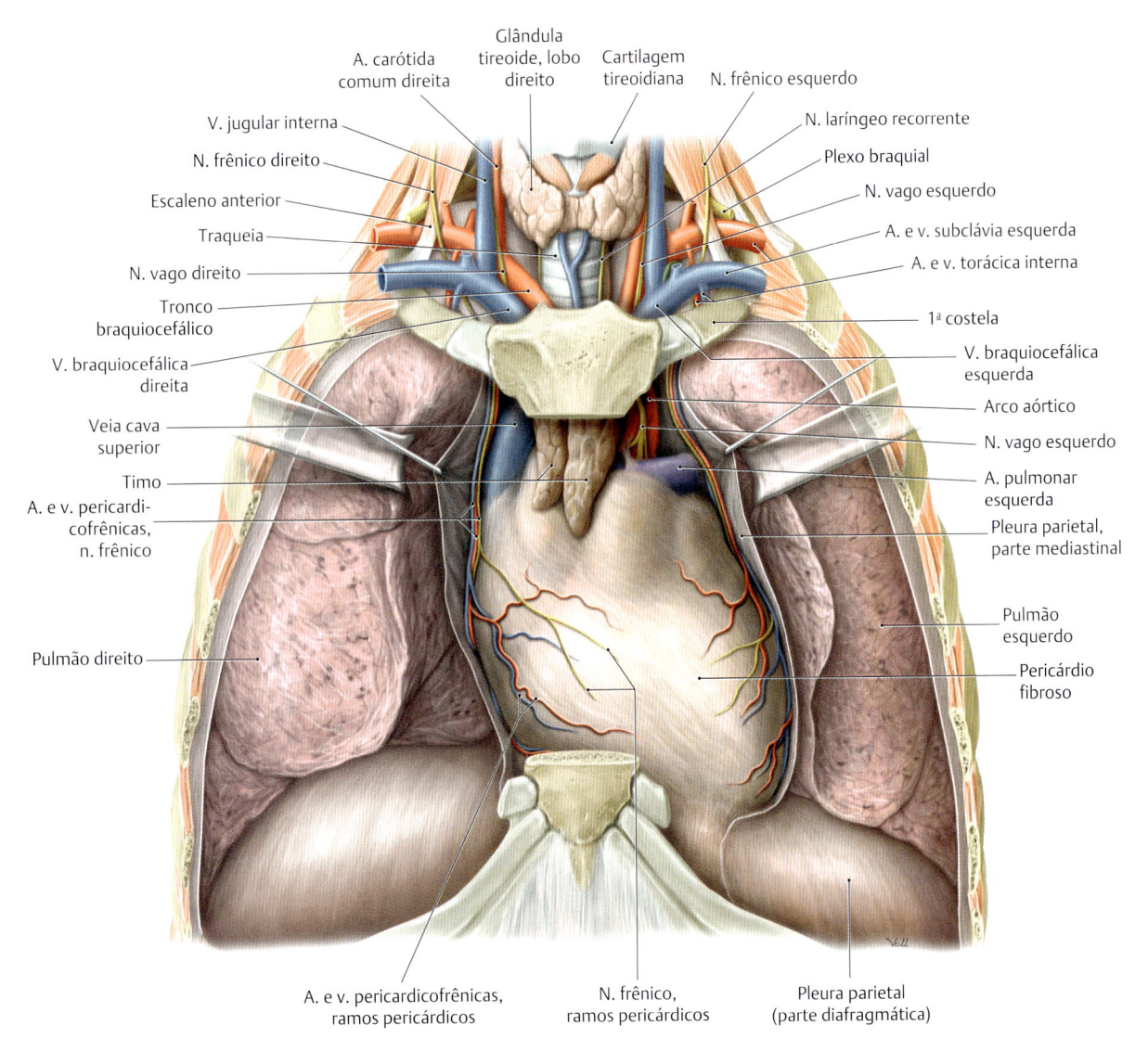

Glândula tireoide, lobo direito
A. carótida comum direita
Cartilagem tireoidiana
N. frênico esquerdo
V. jugular interna
N. laríngeo recorrente
N. frênico direito
Plexo braquial
Escaleno anterior
N. vago esquerdo
Traqueia
A. e v. subclávia esquerda
N. vago direito
A. e v. torácica interna
Tronco braquiocefálico
1ª costela
V. braquiocefálica direita
V. braquiocefálica esquerda
Veia cava superior
Arco aórtico
Timo
N. vago esquerdo
A. e v. pericardi-cofrênicas, n. frênico
A. pulmonar esquerda
Pleura parietal, parte mediastinal
Pulmão esquerdo
Pulmão direito
Pericárdio fibroso
A. e v. pericardicofrênicas, ramos pericárdicos
N. frênico, ramos pericárdicos
Pleura parietal (parte diafragmática)

Figura 7.1 Cavidade torácica. Cavidade torácica aberta. *Removidos*: parede torácica; tecido conjuntivo do mediastino anterior. (De Schuenke M, Schulte E, Schumacher U. THIEME Atlas of Anatomy, Vol 2. Ilustrações de Voll M e Wesker K. 3rd ed. New York: Thieme Publishers; 2020.)

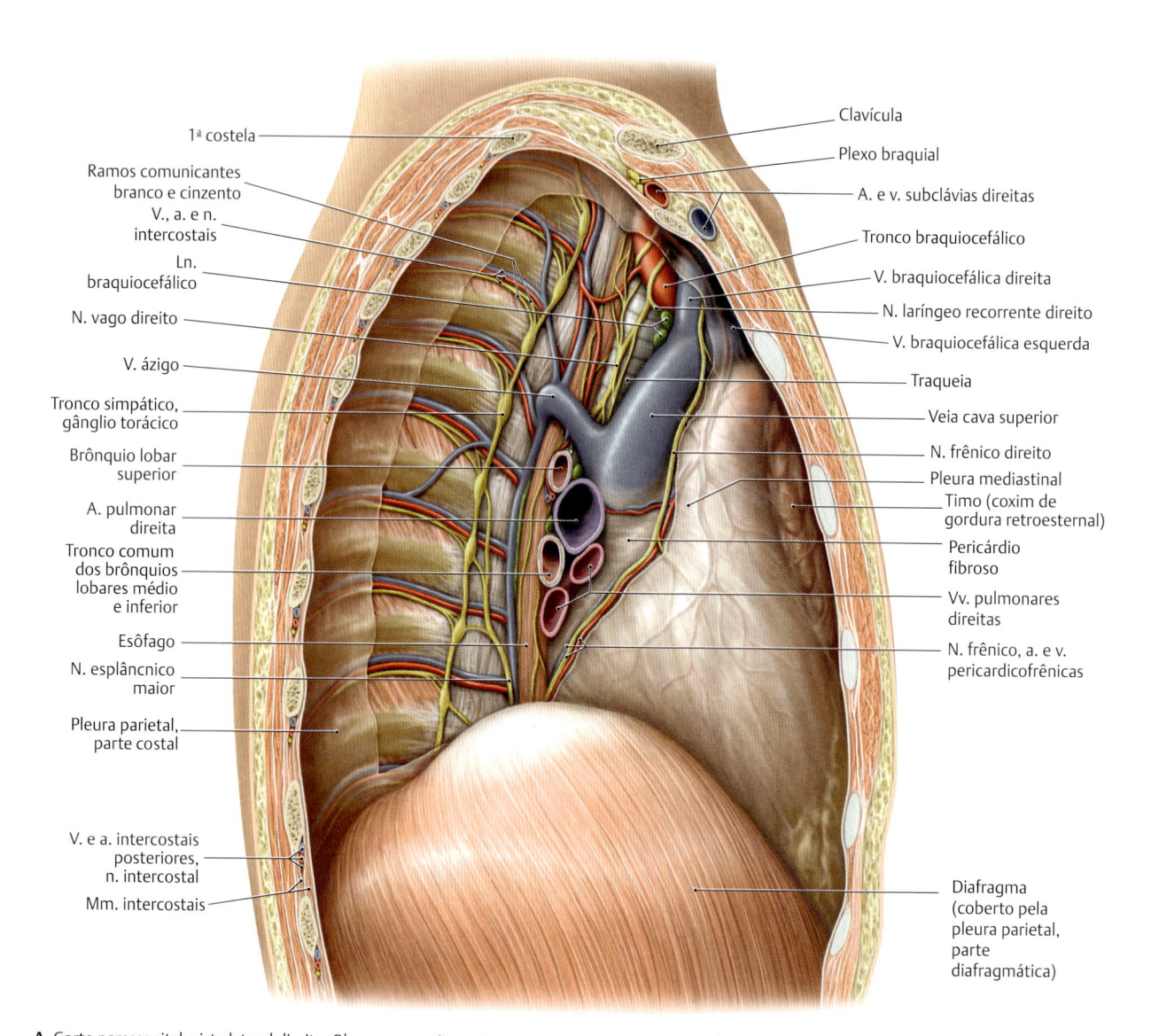

A Corte parassagital, vista lateral direita. Observe as muitas estruturas que passam entre o mediastino superior e inferior (médio e posterior)

Figura 7.2 Mediastino. Divisões do mediastino. (**A.** De Schuenke M, Schulte E, Schumacher U. THIEME Atlas of Anatomy, Vol 2. Ilustrações de Voll M e Wesker K. 3rd ed. New York: Thieme Publishers; 2020; **B.** De Gilroy AM, MacPherson BR, Wikenheiser JC. Atlas of Anatomy. Ilustrações de Voll M e Wesker K. 4th ed. New York: Thieme Publishers; 2020.)

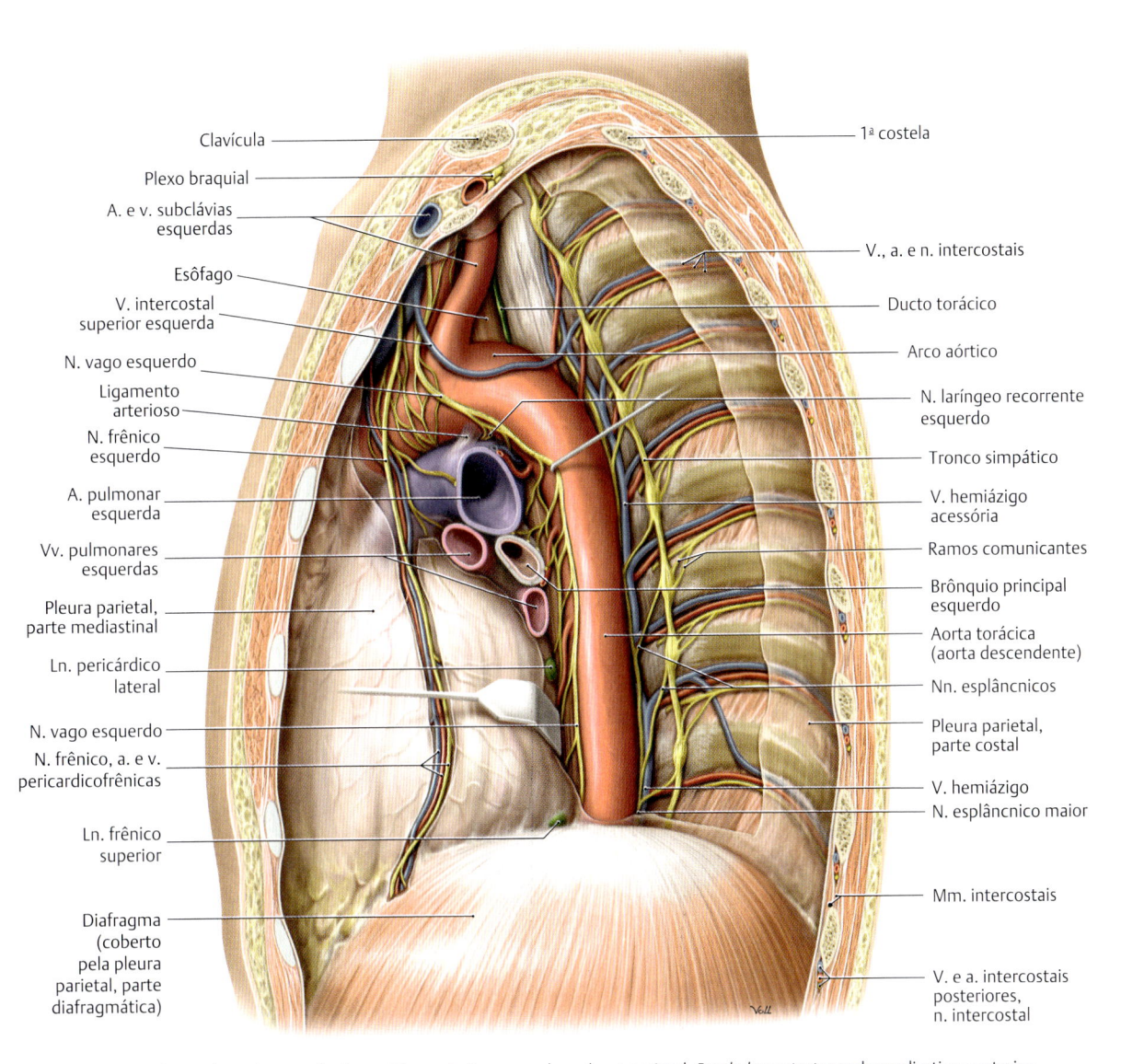

Clavícula

Plexo braquial

A. e v. subclávias esquerdas

Esôfago

V. intercostal superior esquerda

N. vago esquerdo

Ligamento arterioso

N. frênico esquerdo

A. pulmonar esquerda

Vv. pulmonares esquerdas

Pleura parietal, parte mediastinal

Ln. pericárdico lateral

N. vago esquerdo

N. frênico, a. e v. pericardicofrênicas

Ln. frênico superior

Diafragma (coberto pela pleura parietal, parte diafragmática)

1ª costela

V., a. e n. intercostais

Ducto torácico

Arco aórtico

N. laríngeo recorrente esquerdo

Tronco simpático

V. hemiázigo acessória

Ramos comunicantes

Brônquio principal esquerdo

Aorta torácica (aorta descendente)

Nn. esplâncnicos

Pleura parietal, parte costal

V. hemiázigo

N. esplâncnico maior

Mm. intercostais

V. e a. intercostais posteriores, n. intercostal

B Corte parassagital, vista lateral esquerda. *Removidos*: pulmão esquerdo e pleura parietal. *Reveladas*: estruturas do mediastino posterior

Figura 7.2 (*continuação*) **Mediastino.** (**A.** De Schuenke M, Schulte E, Schumacher U. THIEME Atlas of Anatomy, Vol 2. Ilustrações de Voll M e Wesker K. 3rd ed. New York: Thieme Publishers; 2020; **B.** De Gilroy AM, MacPherson BR, Wikenheiser JC. Atlas of Anatomy. Ilustrações de Voll M e Wesker K. 4th ed. New York: Thieme Publishers; 2020.)

7.1 Regiões do mediastino (Tabela 7.1)

— Um plano horizontal passando pelo ângulo do esterno (no disco intervertebral T4-T5) divide a região em um **mediastino superior**, limitado acima pela abertura torácica superior, e um **mediastino inferior**, limitado inferiormente pelo diafragma torácico

— O mediastino inferior é ainda dividido em:

- **Mediastino anterior**, um espaço estreito posterior ao esterno e anterior ao pericárdio
- **Mediastino médio**, a maior seção do mediastino inferior, que contém o pericárdio, o coração e os vasos principais
- **Mediastino posterior**, uma pequena área posterior ao pericárdio e anterior à 5ª à 12ª vértebra torácica.

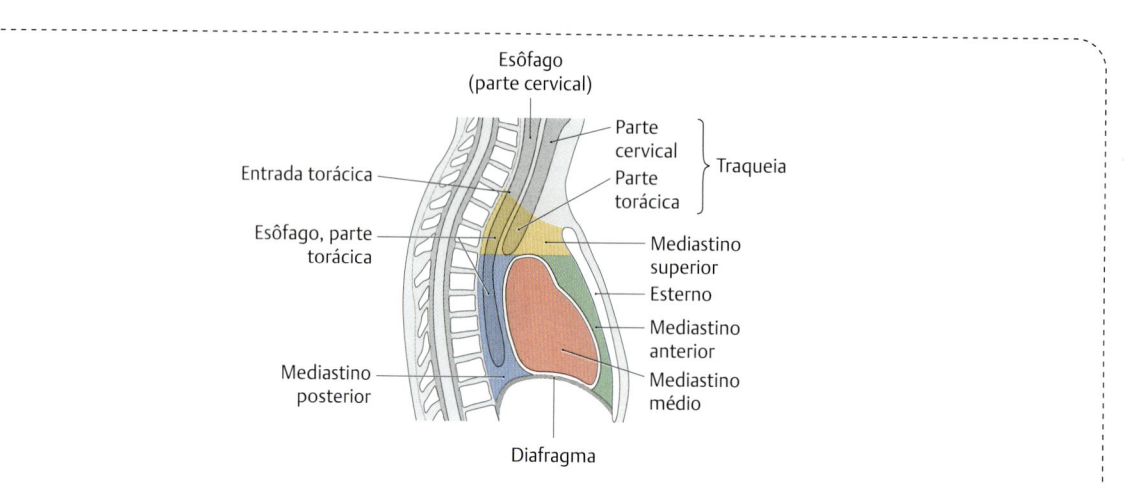

Tabela 7.1 Conteúdo do mediastino.

		Mediastino inferior		
	Mediastino superior ⚪	**Anterior** 🟢	**Médio** 🔴	**Posterior** 🔵
Órgãos	• Timo • Traqueia • Esôfago	• Timo, aspectos inferiores (especialmente nas crianças)	• Coração • Pericárdio	• Esôfago
Artérias	• Arco aórtico • Tronco braquiocefálico • A. carótida comum esquerda • A. subclávia esquerda	• Vasos menores	• Aorta ascendente • Tronco e ramos pulmonares • Aa. pericardicofrênicas	• Aorta torácica e ramos
Veias e vasos linfáticos	• Veia cava superior • Vv. braquiocefálicas • Ducto torácico e ducto linfático direito	• Vasos menores, linfáticos e linfonodos	• Veia cava superior • V. ázigo • Vv. pulmonares • Vv. pericardicofrênicas	• V. ázigo • V. hemiázigo acessória e hemiázigo • Ducto torácico
Nervos	• Nn. vagos • N. laríngeo recorrente esquerdo • Nn. cardíacos • Nn. frênicos	• Nenhum	• Nn. frênicos	• Nn. vagos

De Schuenke M, Schulte E, Schumacher U. THIEME Atlas of Anatomy, Vol 2. Ilustrações de Voll M e Wesker K. 3rd ed. New York: Thieme Publishers; 2020.

7.2 Mediastino anterior

Timo

O timo é uma glândula do sistema imunológico responsável pela maturação dos linfócitos T (Figura 7.3).

— Na infância, o timo apresenta-se como um grande órgão bilobado que recobre o coração e os grandes vasos nos mediastinos superior e anterior
— Na puberdade, os altos níveis de hormônios sexuais circulantes causam atrofia da glândula.

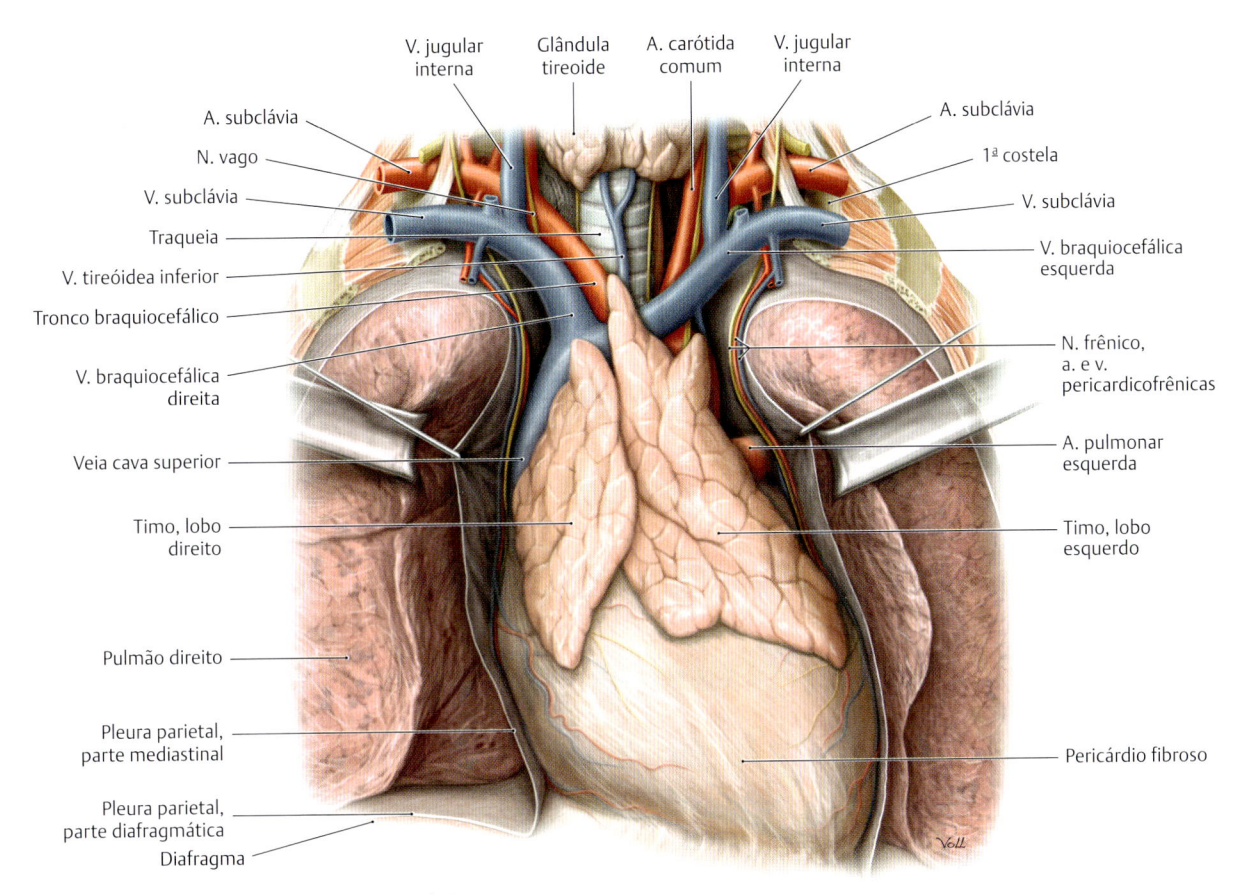

V. jugular interna — Glândula tireoide — A. carótida comum — V. jugular interna

A. subclávia
N. vago
V. subclávia
Traqueia
V. tireóidea inferior
Tronco braquiocefálico
V. braquiocefálica direita
Veia cava superior
Timo, lobo direito
Pulmão direito
Pleura parietal, parte mediastinal
Pleura parietal, parte diafragmática
Diafragma

A. subclávia
1ª costela
V. subclávia
V. braquiocefálica esquerda
N. frênico, a. e v. pericardicofrênicas
A. pulmonar esquerda
Timo, lobo esquerdo
Pericárdio fibroso

A Vista anterior do mediastino de uma criança de 2 anos

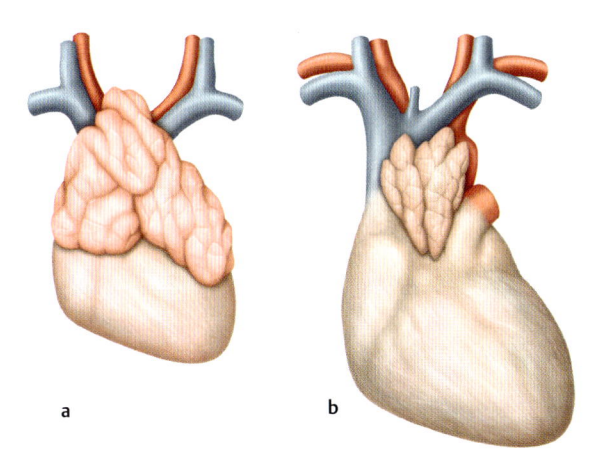

a   b

B Tamanho do timo em recém-nascidos (a) e em adultos (b)

Figura 7.3 Timo em recém-nascidos e adultos. O timo dos recém-nascidos é muito maior que o dos adultos e se estende inferiormente na parte anterior do mediastino inferior. Por se atrofiar durante a puberdade, o timo em adultos é pequeno e se estende apenas até o mediastino superior. (De Schuenke M, Schulte E, Schumacher U. THIEME Atlas of Anatomy, Vol 2. Ilustrações de Voll M e Wesker K. 3rd ed. New York: Thieme Publishers; 2020.)

7.3 Mediastino médio: pericárdio e cavidade pericárdica

Pericárdio

O **pericárdio**, uma membrana fibrosserosa de dupla camada, forma o **saco pericárdico** que envolve o coração e as origens dos grandes vasos (Figuras 7.4 e 7.5).

— O pericárdio é composto por duas camadas: uma camada fibrosa externa e uma camada serosa interna
  • O **pericárdio fibroso** externo é composto de um tecido conjuntivo resistente e inelástico. Está ligado inferiormente ao diafragma e é contínuo superiormente com a túnica adventícia (camada externa) dos grandes vasos
  • O **pericárdio seroso** delgado consiste nas camadas parietal e visceral
    ○ A **camada parietal do pericárdio seroso** reveste a superfície interna do pericárdio fibroso
    ○ A **camada visceral do pericárdio seroso** adere-se firmemente à superfície externa do coração como o **epicárdio**. Essa camada é contínua com a camada parietal do pericárdio seroso na raiz dos grandes vasos
— As **artérias pericardicofrênicas**, ramos das artérias torácicas internas, fornecem o principal suprimento sanguíneo para o pericárdio. As veias que acompanham as artérias drenam para a veia cava superior
— Os nervos vago (nervo craniano X) e frênico (C3-C5) e ramos dos troncos simpáticos inervam o pericárdio
— A dor pericárdica é muitas vezes referida via nervo frênico para a pele da região supraclavicular ipsilateral (dermátomos C3-C5).

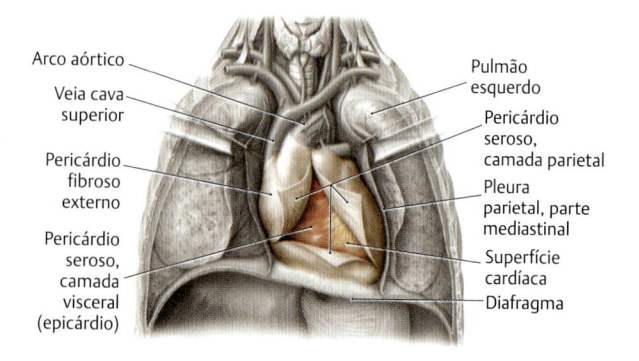

Figura 7.4 Pericárdio. Vista anterior do tórax aberto. *Removido*: timo. *Refletidos*: retalhos do pericárdio fibroso. (De Gilroy AM, MacPherson BR, Wikenheiser JC. Atlas of Anatomy. Ilustrações de Voll M e Wesker K. 4th ed. New York: Thieme Publishers; 2020.)

BOXE 7.1 CORRELAÇÃO CLÍNICA

PERICARDITE

A pericardite é uma inflamação do pericárdio, que causa dor aguda, retroesternal ou epigástrica e um típico atrito pericárdico (um som como o farfalhar de seda) que é ouvido na ausculta. Isso é causado pelo atrito das camadas ásperas do pericárdio inflamado se esfregando. A pericardite pode levar a derrame pericárdico (líquido na cavidade pericárdica) ou a tamponamento cardíaco (acúmulo anormal de líquido na cavidade pericárdica que impede o retorno venoso ao coração) e pode ser acompanhada de dispneia (falta de ar) e edema periférico (inchaço).

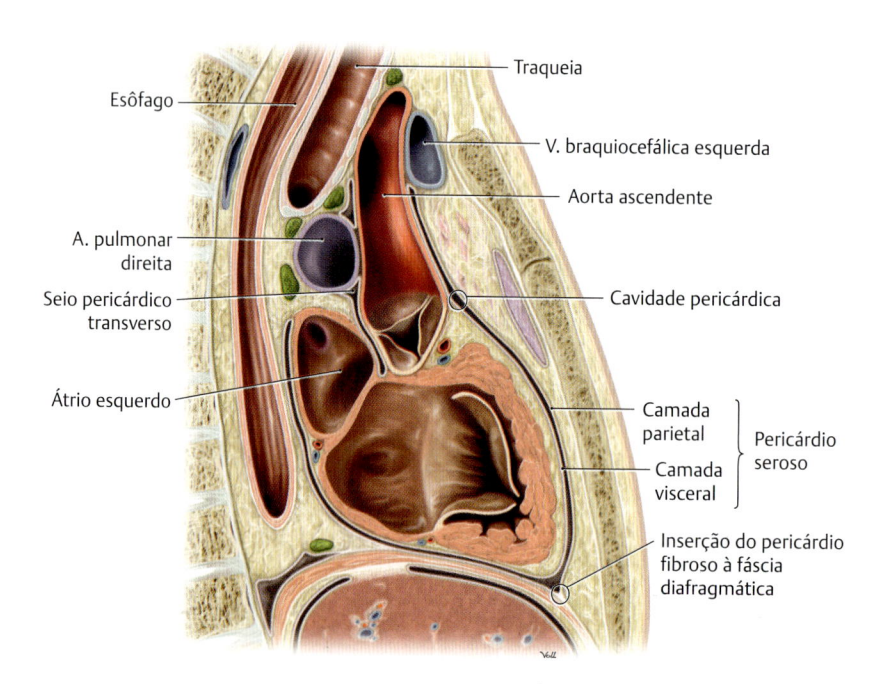

Figura 7.5 Reflexões pericárdicas serosas. Corte sagital através do mediastino. Observe a continuidade do pericárdio seroso parietal e seroso visceral. (De Schuenke M, Schulte E, Schumacher U. THIEME Atlas of Anatomy, Vol 2. Ilustrações de Voll M e Wesker K. 3rd ed. New York: Thieme Publishers; 2020.)

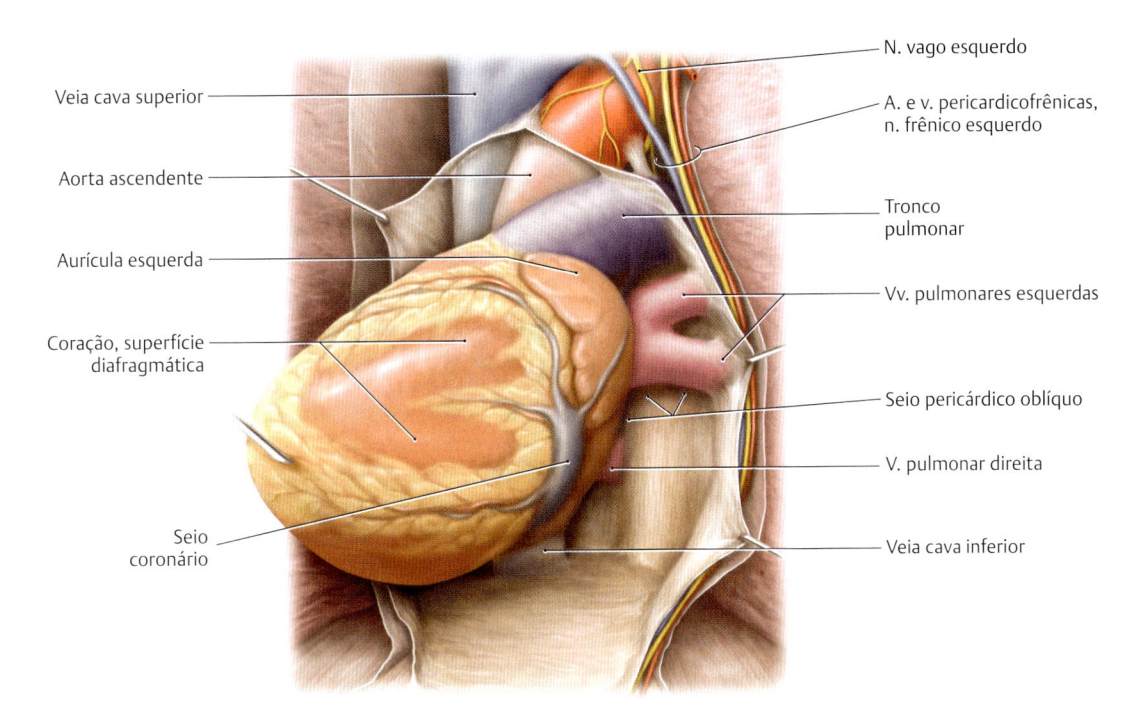

Figura **7.6 Cavidade pericárdica posterior.** Vista anterior. O coração foi elevado para visualizar parcialmente a cavidade pericárdica posterior e o seio pericárdico oblíquo. (De Gilroy AM, MacPherson BR, Wikenheiser JC. Atlas of Anatomy. Ilustrações de Voll M e Wesker K. 4th ed. New York: Thieme Publishers; 2020.)

Cavidade pericárdica

A **cavidade pericárdica** é o espaço dentro do saco pericárdico entre as camadas parietal e visceral do pericárdio seroso (Figuras 7.6 e 7.7).

— A cavidade pericárdica é preenchida com uma fina camada de líquido seroso que possibilita o movimento sem atrito do coração

— Formam-se dois recessos pericárdicos onde o pericárdio seroso se reflete em torno das raízes dos grandes vasos:

  • O **seio transverso do pericárdio** é uma passagem entre os canais de entrada (veia cava superior e veias pulmonares) e os canais de saída (aorta e tronco pulmonar) do coração

---

BOXE 7.2 CORRELAÇÃO CLÍNICA

TAMPONAMENTO CARDÍACO

O tamponamento cardíaco é uma condição com risco de vida em que o líquido se acumula no espaço pericárdico. O aumento da pressão intrapericárdica restringe o enchimento do coração durante a diástole e reduz o débito cardíaco, mas aumenta a frequência cardíaca. A inibição do retorno venoso ao coração causa edema periférico, hepatomegalia (aumento do fígado) e aumento da pressão venosa (muitas vezes observada pela distensão da veia jugular interna). A pericardiocentese, que é a aspiração do líquido do espaço pericárdico, pode aliviar o tamponamento.

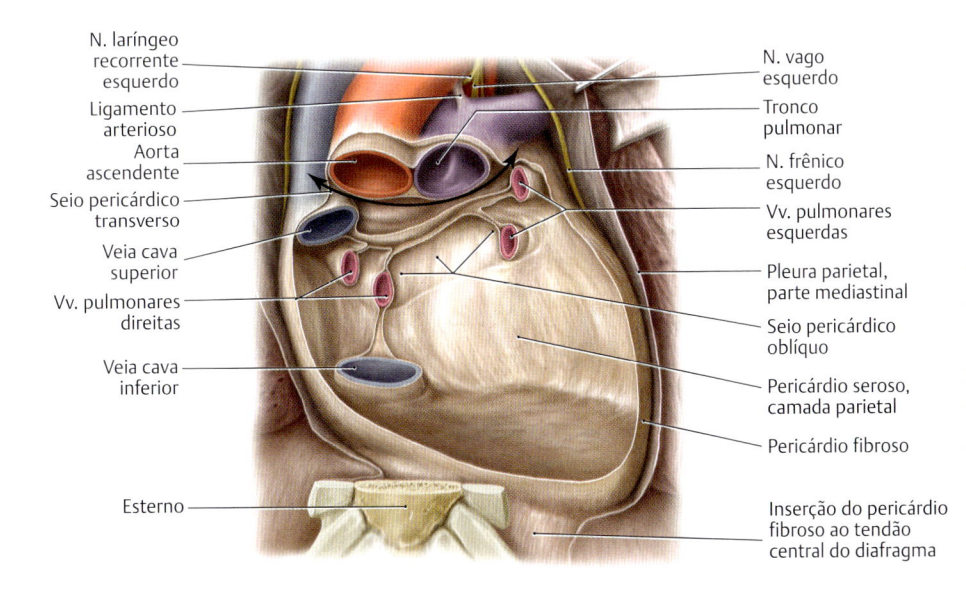

Figura **7.7 Recessos pericárdicos.** Pericárdio posterior, vista anterior. *Removidos*: pericárdio anterior e coração. *Revelados*: pericárdio posterior e seio pericárdico oblíquo. A *seta de duas pontas* indica o curso do seio transverso do pericárdio, a passagem entre as reflexões da camada serosa do pericárdio ao redor dos grandes vasos arteriais e venosos do coração. (De Schuenke M, Schulte E, Schumacher U. THIEME Atlas of Anatomy, Vol 2. Ilustrações de Voll M e Wesker K. 3rd ed. New York: Thieme Publishers; 2020.)

- O **seio pericárdico oblíquo** é um recesso da cavidade pericárdica posterior ao coração entre as veias pulmonares direita e esquerda.

7.4 Mediastino médio: o coração

Características gerais

- O coração é um órgão muscular oco localizado no mediastino médio dentro do saco pericárdico. Ele repousa sobre o tendão central do diafragma e é flanqueado em ambos os lados pelas cavidades pulmonares direita e esquerda (Figura 7.8)
- O coração tem formato cônico. Ancorada pelos grandes vasos, a **base** está em suas faces superior e posterior. Localizado aproximadamente no 5º espaço intercostal, o **ápice** projeta-se anterior e inferiormente e para a esquerda, e se move livremente dentro do saco pericárdico
- Internamente, o coração é dividido em quatro câmaras: os átrios direito e esquerdo e os ventrículos direito e esquerdo

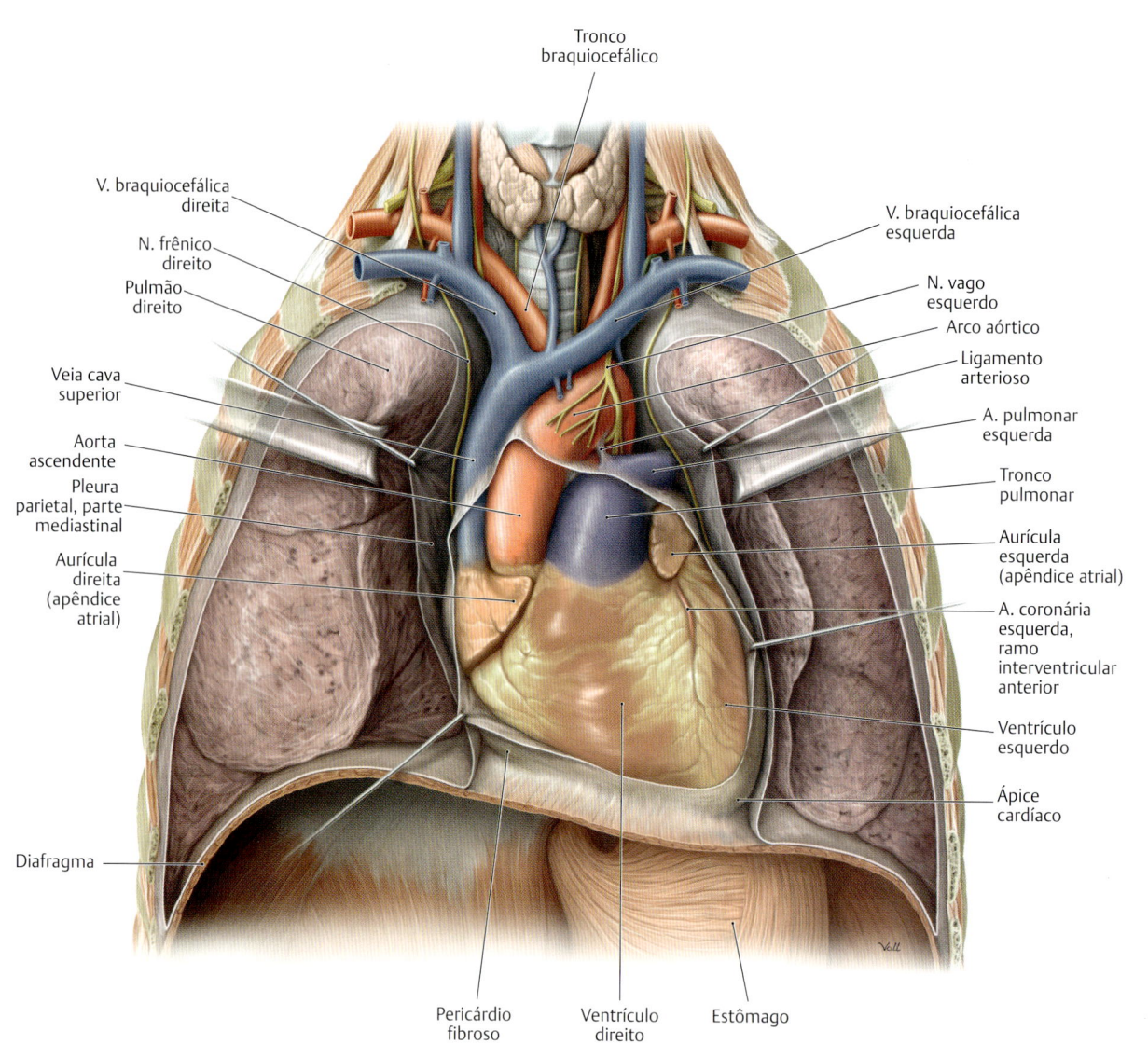

Figura 7.8 Coração *in situ*. Vista anterior do tórax aberto. *Removidos*: timo e pericárdio anterior. *Revelado*: coração. (De Schuenke M, Schulte E, Schumacher U. THIEME Atlas of Anatomy, Vol 2. Ilustrações de Voll M e Wesker K. 3rd ed. New York: Thieme Publishers; 2020.)

- Os átrios direito e esquerdo, separados por um **septo interatrial**, são as câmaras de entrada do coração e recebem sangue da circulação sistêmica à direita e da circulação pulmonar à esquerda
- Os ventrículos direito e esquerdo, separados por um **septo interventricular**, são as câmaras de saída do coração. O sangue flui do ventrículo direito para a circulação pulmonar (pequena circulação) e do ventrículo esquerdo para a circulação sistêmica (grande circulação)
— Dois pequenos apêndices, as **aurículas direita** e **esquerda**, são extensões dos átrios e são visíveis externamente
— As superfícies do coração (Figura 7.9) são:
  - **Superfície esternocostal** na face anterior do coração, formada principalmente pelo ventrículo direito com porções do átrio direito e do ventrículo esquerdo
  - Base nas faces posterior e superior do coração, formada pelo átrio esquerdo e uma porção do átrio direito
  - **Superfície diafragmática** no lado inferior do coração, formada pelos ventrículos esquerdo e direito
— As bordas do coração definem a sombra cardíaca que é observada nas imagens radiográficas (Tabela 7.2)
— Três sulcos na superfície externa do coração podem ser usados para determinar a posição das câmaras:

- O **sulco coronário** circunda o coração entre os átrios e os ventrículos. Como o coração tem orientação oblíqua, o sulco é quase vertical
- O **sulco interventricular anterior** é um sulco longitudinal na superfície anterior do coração que marca a posição do septo interventricular
- O **sulco interventricular posterior** é um sulco longitudinal na superfície diafragmática do coração que marca a posição do septo interventricular
— O *crux cordis* é um ponto na superfície posterior do coração onde os sulcos coronários (atrioventriculares) e interventriculares se encontram. Marca a junção das quatro câmaras do coração
— A parede do coração consiste em três camadas:
  - O **epicárdio**, a fina camada mais externa, formada pela camada visceral do pericárdio seroso
  - O **miocárdio**, a espessa camada de músculo cardíaco, mais espessa nas paredes dos ventrículos
  - O **endocárdio**, a fina camada interna, que reveste as câmaras e as válvulas do coração
— O **esqueleto cardíaco** de tecido conjuntivo fibroso denso forma quatro **anéis fibrosos** e **trígonos** intervenientes que separam as câmaras do coração, fornecem pontos de ancoragem para fibras musculares cardíacas e válvulas cardíacas, e isolam os impulsos elétricos do sistema de condução do coração (Figura 7.10).

Tabela 7.2 Bordas do coração.

Borda	Estruturas definidoras
Borda cardíaca direita	• Átrio direito • Veia cava superior
Ápice	• Ventrículo esquerdo
Borda cardíaca esquerda	• Arco aórtico ("botão aórtico") • Tronco pulmonar • Átrio esquerdo • Ventrículo esquerdo
Borda cardíaca inferior	• Ventrículo esquerdo • Ventrículo direito

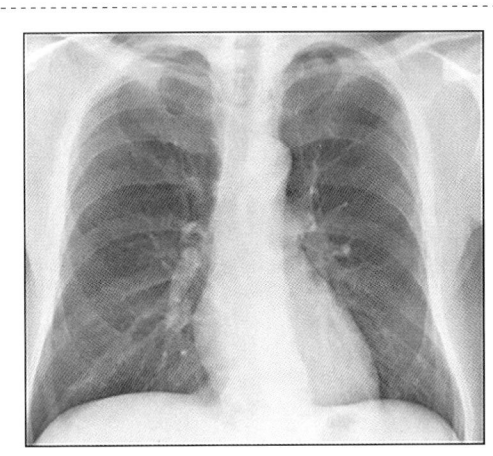

Aspecto radiográfico do coração. (De Gunderman R. Essential Radiology, 3rd ed. Nova York: Thieme; 2014.)

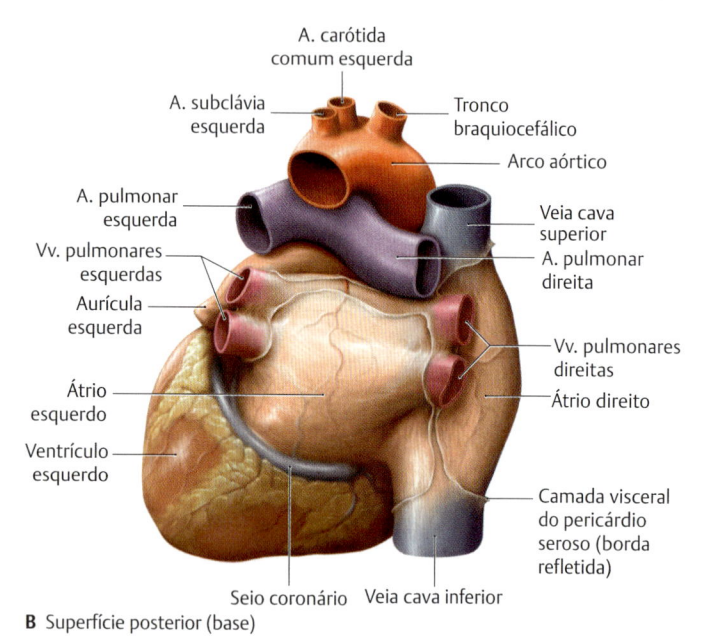

A Superfície anterior (esternocostal)

B Superfície posterior (base)

C Superfície inferior (diafragmática)

Figura 7.9 Superfícies do coração. O coração tem três superfícies: anterior (esternocostal), posterior (base) e inferior (diafragmática). (De Schuenke M, Schulte E, Schumacher U. THIEME Atlas of Anatomy, Vol 2. Ilustrações de Voll M e Wesker K. 3rd ed. New York: Thieme Publishers; 2020.)

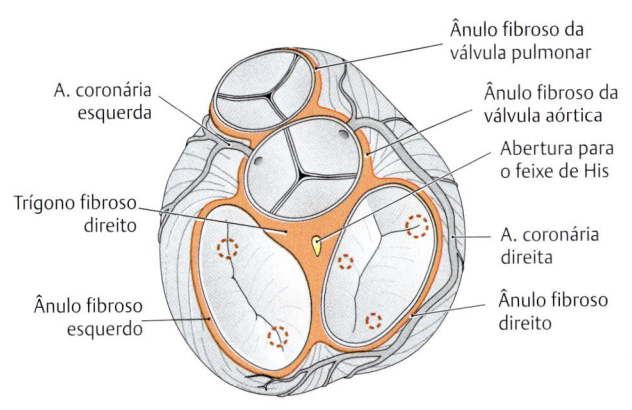

Figura 7.10 Esqueleto cardíaco. Vista superior. Os *círculos pontilhados vermelhos* indicam os locais de fixação dos músculos papilares nas válvulas. (De Schuenke M, Schulte E, Schumacher U. THIEME Atlas of Anatomy, Vol 2. Ilustrações de Voll M e Wesker K. 3rd ed. New York: Thieme Publishers; 2020.)

Átrios

Os **átrios** (Figuras 7.11 e 7.12) são as câmaras de entrada de paredes finas do coração.

- O átrio direito recebe as veias cavas superior e inferior da circulação sistêmica e as veias cardíacas do coração. O átrio esquerdo recebe as veias pulmonares dos pulmões
- Cada átrio está associado a uma aurícula, uma pequena bolsa que expande a capacidade do átrio e cujas paredes rugosas contêm músculos pectíneos
- Uma depressão no trajeto direito do septo interatrial, a **fossa oval** (*fossa ovalis*), é um remanescente do **forame oval**, uma abertura através da qual o sangue foi desviado do átrio direito para o esquerdo na circulação pré-natal
- O átrio direito é dividido em duas partes por uma crista muscular, a **crista terminal** (*crista terminalis*). A crista é evidente do lado de fora do coração como o **sulco terminal**. As duas partes do átrio direito são:

- **Seio venoso** (*sinus venarum*), uma região de paredes lisas na parede posterior que contém as aberturas da veia cava superior, veia cava inferior, seio coronário e veias cardíacas anteriores
- **Átrio propriamente dito**, a porção muscular anterior que, como a aurícula direita, contém músculos pectíneos
- O átrio esquerdo é menor, mas tem paredes mais espessas do que o átrio direito e recebe as quatro a cinco veias pulmonares dos pulmões. As paredes atriais são lisas, com os músculos pectíneos restritos à aurícula esquerda.

Ventrículos

Os ventrículos (Figuras 7.11 e 7.12) são câmaras de paredes espessas que se conectam aos canais de saída do coração: o ventrículo direito à artéria pulmonar e o ventrículo esquerdo à aorta.

- As paredes dos ventrículos são marcadas com uma malha de espessas cristas musculares conhecidas como **trabéculas cárneas**
- A maior parte do septo interventricular é muscular, mas há uma pequena parte membranosa na extremidade superior que é um local comum de defeitos septais
- O ventrículo direito é o menor e de paredes mais finas dos dois ventrículos. Uma crista muscular, a **crista supraventricular**, separa-o em duas partes:
- **Ventrículo direito próprio**, a porção de entrada do ventrículo que recebe sangue do átrio direito
  - Um **músculo papilar anterior** e um **posterior** surgem de seu assoalho, e um **músculo papilar septal** origina-se do septo interventricular
  - Uma **trabécula septomarginal** muscular (banda moderadora) se estende do septo até a base do músculo papilar anterior e carrega uma parte do sistema de condução elétrica (o ramo direito do feixe atrioventricular) que facilita a contração coordenada do músculo papilar
- **Cone arterial** (infundíbulo), o canal de saída de paredes lisas através do qual o sangue flui para o tronco pulmonar

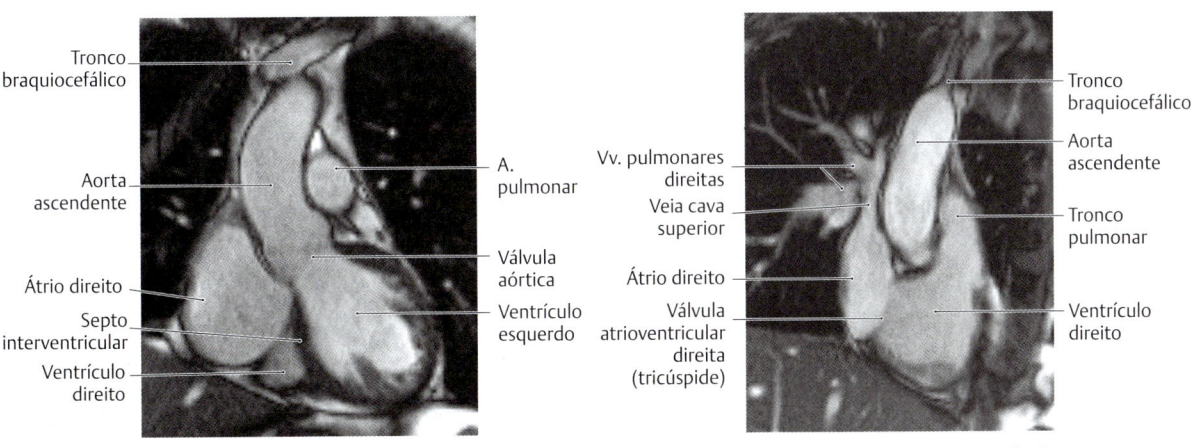

A Via de saída do ventrículo esquerdo

B Vista de duas câmaras do ventrículo direito

Figura 7.11 Ressonância magnética (RM) do coração. (De Moeller TB, Reif E. Pocket Atlas of Sectional Anatomy, Vol 2, 3rd ed. New York: Thieme; 2007.)

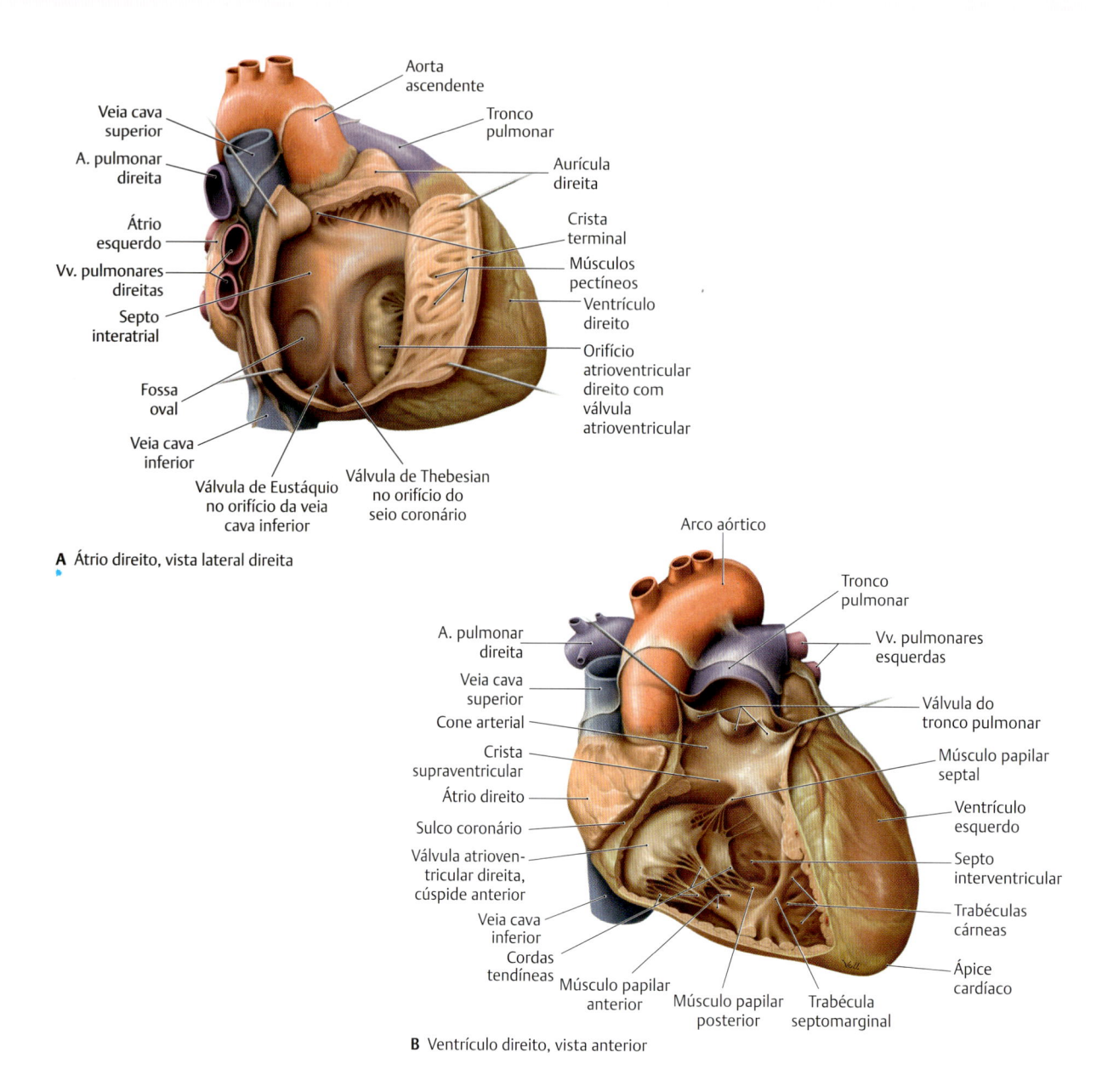

A Átrio direito, vista lateral direita

B Ventrículo direito, vista anterior

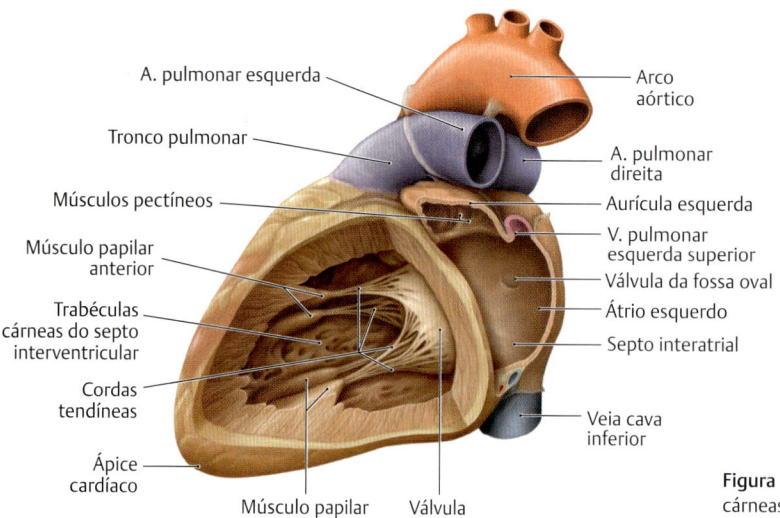

C Átrio e ventrículo esquerdos, vista lateral esquerda

Figura 7.12 Câmaras do coração. Observe as trabéculas cárneas irregulares típicas da parede ventricular. (De Schuenke M, Schulte E, Schumacher U. THIEME Atlas of Anatomy, Vol 2. Ilustrações de Voll M e Wesker K. 3rd ed. New York: Thieme Publishers; 2020.)

— O ventrículo esquerdo, que inclui o ápice do coração, é a câmara de paredes mais espessas do coração. Semelhante ao ventrículo direito, o esquerdo é dividido em porções de entrada e saída:

- O **ventrículo esquerdo próprio**, que recebe sangue do átrio esquerdo. Um grande músculo papilar anterior e um pequeno músculo papilar posterior originam-se do seu assoalho
- O **vestíbulo aórtico**, o canal de saída de paredes lisas através do qual o sangue flui para a aorta.

BOXE 7.4 CORRELAÇÃO COM O DESENVOLVIMENTO

TETRALOGIA DE FALLOT

A tetralogia de Fallot é uma rara combinação de quatro defeitos cardíacos congênitos: estenose pulmonar, aorta cavalgante, comunicação interventricular (CIV) e hipertrofia ventricular direita. Os sintomas incluem cianose, dispneia (falta de ar), desmaio, baqueteamento digital, fadiga e choro prolongado em bebês.

Válvulas do coração

Existem dois tipos de válvulas cardíacas: atrioventricular e semilunar (Figura 7.13).

1. As **válvulas atrioventriculares** separam os átrios dos ventrículos e evitam a regurgitação de sangue para os átrios durante a contração dos ventrículos.
   - As válvulas atrioventriculares são constituídas por cúspides, que são folhetos finos com margens internas livres e margens externas que se fixam aos anéis fibrosos do esqueleto cardíaco
   - Fios finos chamados **cordas tendíneas** prendem as bordas livres dos folhetos valvares aos músculos papilares nos ventrículos. Esses cordões mantêm o fechamento das válvulas e previnem a regurgitação de sangue durante a contração ventricular. Cada cúspide se liga às cordas tendíneas de mais de um músculo papilar

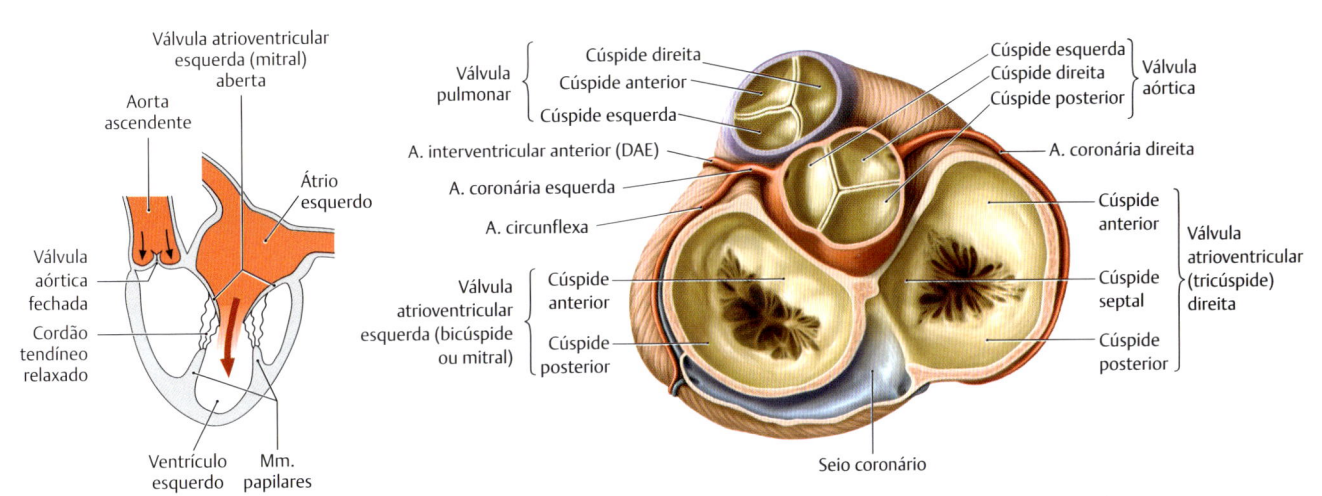

A Fluxo sanguíneo pelo lado esquerdo do coração durante a diástole ventricular (relaxamento dos ventrículos), vista anterior. *Fechadas*: válvulas semilunares. *Abertas*: válvulas atrioventriculares

B Vista superior das válvulas cardíacas durante a diástole ventricular. *Fechadas*: válvulas semilunares. *Abertas*: válvulas atrioventriculares. *Removidos*: átrios e grandes artérias

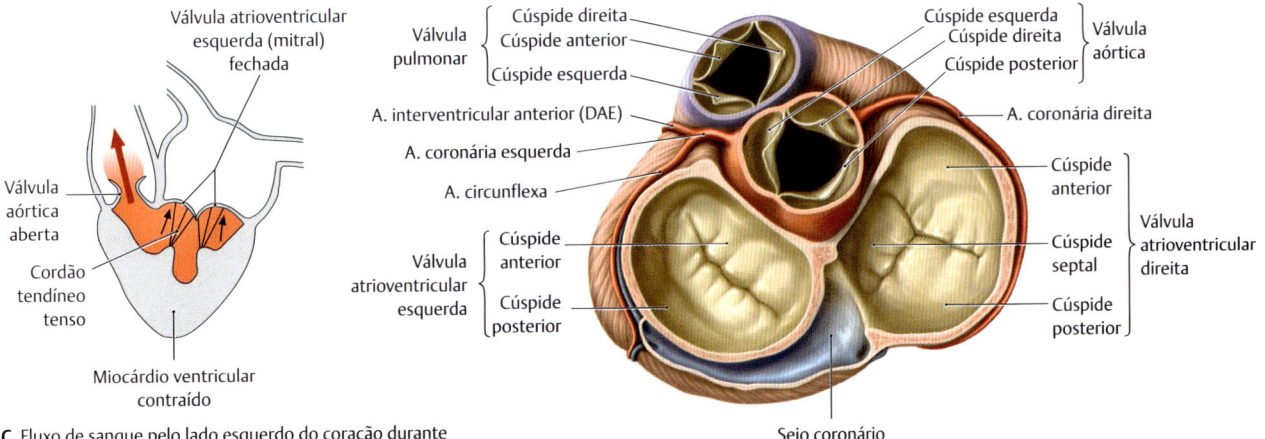

C Fluxo de sangue pelo lado esquerdo do coração durante a sístole ventricular (contração dos ventrículos). *Fechadas*: válvulas atrioventriculares. *Abertas*: válvulas semilunares

D Vista superior das válvulas cardíacas durante a sístole ventricular. *Fechadas*: válvulas atrioventriculares. *Abertas*: válvulas semilunares. *Removidos*: átrios e grandes artérias

Figura 7.13 Válvulas cardíacas. (De Gilroy AM, MacPherson BR, Wikenheiser JC. Atlas of Anatomy. Ilustrações de Voll M e Wesker K. 4th ed. New York: Thieme Publishers; 2020.)

- As válvulas atrioventriculares incluem:
  - **Válvula tricúspide**, que separa o átrio direito do ventrículo direito e é composta pelas cúspides anterior, posterior e septal
  - **Válvula bicúspide** (ou **mitral**), que separa o átrio esquerdo do ventrículo esquerdo e é composta pelas cúspides anterior e posterior. A cúspide anterior é imediatamente adjacente e contínua com a parede da aorta.

BOXE 7.5 CORRELAÇÃO CLÍNICA

PROLAPSO DA VÁLVULA MITRAL

O prolapso da válvula mitral é uma condição na qual um ou ambos os folhetos da válvula mitral prolapsam (evertem) para o átrio esquerdo, causando então a regurgitação de sangue através da válvula mitral durante a sístole. Geralmente, essa condição é assintomática, mas é observada por um clique mesossistólico (prolapso da válvula) e um sopro (regurgitação).

---

2. As **válvulas semilunares** impedem o fluxo de saída dos ventrículos à medida que as câmaras se enchem e o refluxo de sangue para os ventrículos tenha sido expelido.
   - Cada válvula é composta por três cúspides semilunares com margens internas livres e margens externas unidas. Um **seio**, ou bolso, é criado entre cada cúspide e a parede do vaso. A margem livre espessada da cúspide, a **lúnula**, é o ponto de contato das cúspides. Um **nódulo** marca o centro da lúnula
   - As válvulas semilunares incluem as seguintes:
     - A **válvula semilunar pulmonar** (**válvula pulmonar**), que se localiza no tronco pulmonar no topo do cone arterial, onde modera o fluxo sanguíneo pelo canal de saída do ventrículo direito. Suas cúspides estão nas posições anterior, direita e esquerda
     - A **válvula semilunar aórtica** (**válvula aórtica**), que está localizada dentro da aorta imediatamente adjacente à válvula mitral, onde modera o fluxo sanguíneo através do canal de saída do ventrículo esquerdo. Suas cúspides estão nas posições posterior, direita e esquerda. As artérias coronárias surgem dos seios acima das cúspides direita e esquerda.

BOXE 7.6 CORRELAÇÃO CLÍNICA

ESTENOSE DA VALVA AÓRTICA

A estenose da válvula aórtica é a anormalidade valvar mais comum. As calcificações dos folhetos valvares estreitam a via de saída e levam à sobrecarga do ventrículo esquerdo, o que resulta em hipertrofia ventricular esquerda.

Sons cardíacos e locais de ausculta

Quando as válvulas cardíacas se fecham, elas produzem sons típicos descritos como *lub dub*.

- O fechamento das válvulas tricúspide e mitral durante a contração dos ventrículos produz o primeiro som (*lub*)
- O fechamento das válvulas pulmonar e aórtica à medida que os ventrículos relaxam produz o segundo som (*dub*)
- Levados pelo sangue à medida que flui para o próximo vaso ou câmara, os sons são mais bem distinguidos nos **locais de auscultação** a jusante das válvulas (Tabela 7.3).

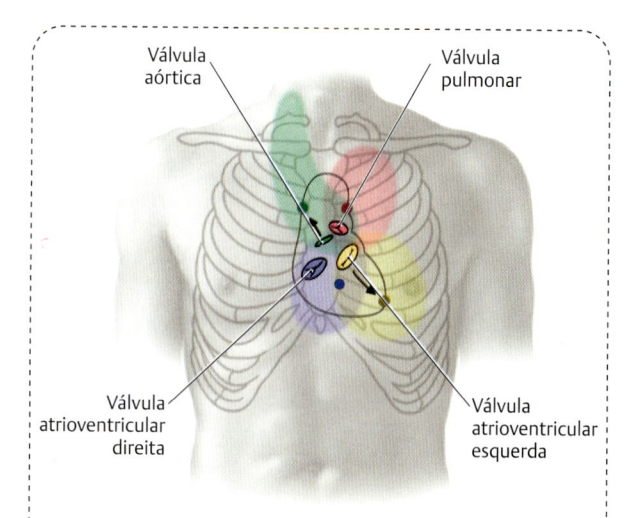

Tabela 7.3 Posição e locais de auscultação das válvulas cardíacas.

Válvula	Projeção anatômica	Local de auscultação
Válvula aórtica	Borda esternal esquerda (no nível da 3ª costela)	2º espaço intercostal direito (na margem esternal)
Válvula pulmonar	Borda esternal esquerda (no nível da 3ª cartilagem costal)	2º espaço intercostal esquerdo (na margem esternal)
Válvula atrioventricular esquerda	4ª/5ª cartilagem costal esquerda	5º espaço intercostal esquerdo (na linha hemiclavicular) ou ápice cardíaco
Válvula atrioventricular direita	Esterno (no nível da 5ª cartilagem costal)	5º espaço intercostal esquerdo (na margem esternal)

Observação: Os locais de ausculta das válvulas cardíacas estão indicados por *pontos coloridos*. A doença cardíaca valvular causa um fluxo sanguíneo turbulento através de uma válvula; isso produz um sopro que pode ser detectado na *região colorida* ao redor da válvula.

De Schuenke M, Schulte E, Schumacher U. THIEME Atlas of Anatomy, Vol 2. Ilustrações de Voll M e Wesker K. 3rd ed. New York: Thieme Publishers; 2020.

Sistema de condução do coração

O sistema de condução do coração (Figura 7.14) produz e transmite impulsos que modulam a contração do músculo cardíaco. Consiste em nodos, que iniciam os impulsos, e fibras condutoras, que distribuem os impulsos ao músculo cardíaco para efetuar uma contração coordenada das câmaras cardíacas.

- O **nodo sinoatrial (SA)**, o marca-passo do coração, inicia e coordena o tempo de contração das câmaras cardíacas
  - Com uma frequência de 60 a 70 batimentos por minuto, o nodo SA transmite impulsos tanto para os átrios quanto para o nodo atrioventricular
  - É subepicárdico, localizado na superfície externa do coração, imediatamente dentro do miocárdio do átrio direito na junção com a veia cava superior
  - Geralmente, um ramo da artéria coronária direita supre o nodo SA

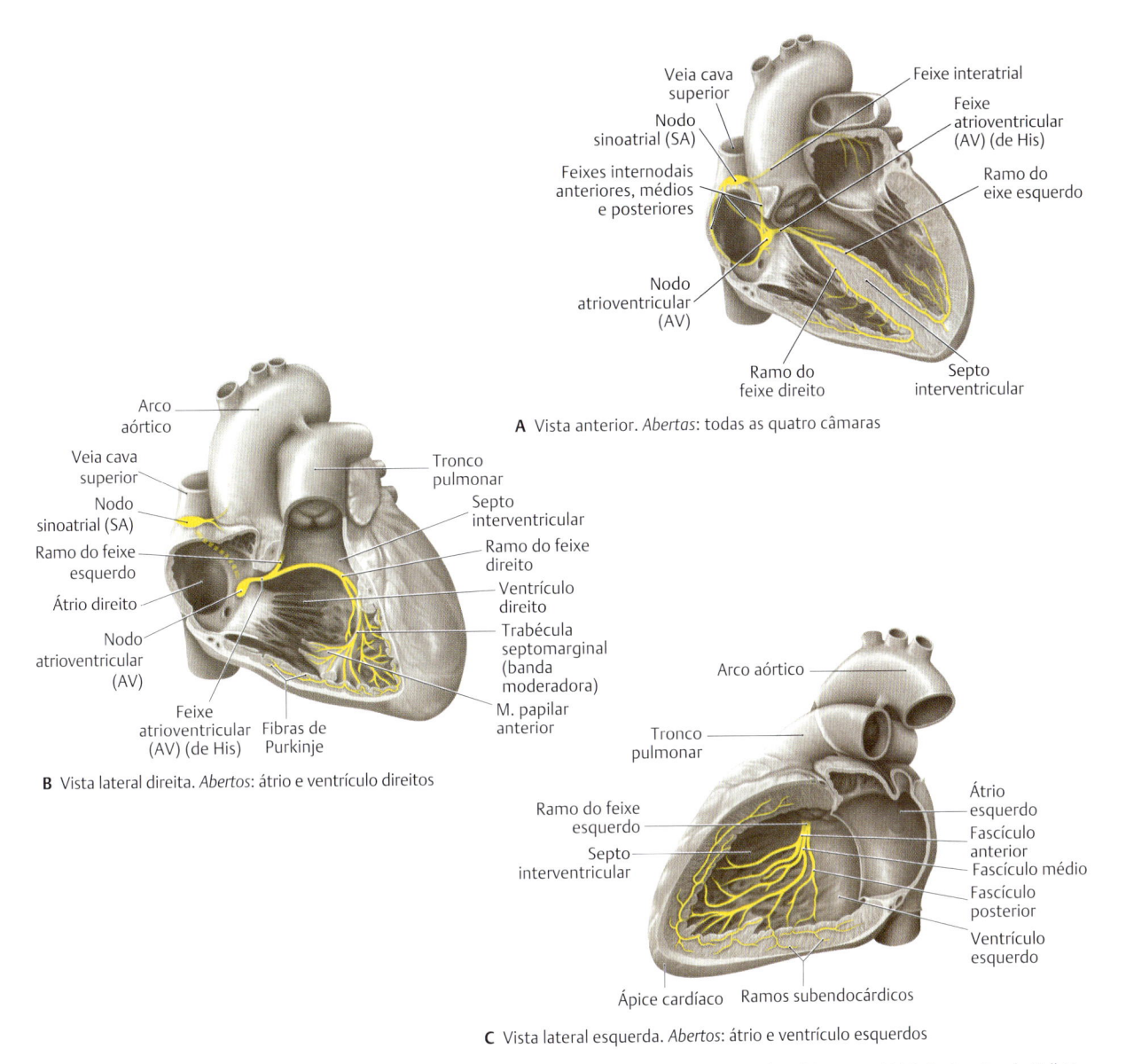

A Vista anterior. *Abertas*: todas as quatro câmaras

B Vista lateral direita. *Abertos*: átrio e ventrículo direitos

C Vista lateral esquerda. *Abertos*: átrio e ventrículo esquerdos

Figura 7.14 Sistema de condução cardíaca. (De Schuenke M, Schulte E, Schumacher U. THIEME Atlas of Anatomy, Vol 2. Ilustrações de Voll M e Wesker K. 3rd ed. New York: Thieme Publishers; 2020.)

— O **nodo atrioventricular (AV)** é estimulado pelo nodo SA e transmite impulsos ao feixe AV

- É subendocárdico, localizado na base do septo interatrial acima da cúspide septal da válvula tricúspide
- A artéria nodal AV, geralmente um ramo da artéria coronária direita, surge perto da origem da artéria interventricular posterior no *crux cordis*

— O **feixe atrioventricular (AV)** (de His) surge das células do nodo AV e transmite impulsos para as paredes dos ventrículos

- Primeiro ele corre ao longo da parte membranosa do septo interventricular e depois se divide em **ramos direito** e **esquerdo do feixe** que descem até o ápice de cada lado da parte muscular do septo
- Os ramos do feixe terminam como **fibras de Purkinje**, que são fibras cardíacas modificadas que ascendem dentro das paredes musculares dos ventrículos.

BOXE 7.7 CORRELAÇÃO CLÍNICA

BLOQUEIO CARDÍACO ATRIOVENTRICULAR

O bloqueio AV cardíaco é um bloqueio parcial ou completo da condução de impulsos elétricos entre os átrios e os ventrículos. Isso causa bradicardia (batimentos cardíacos lentos) e arritmias (batimentos cardíacos irregulares) e, em última análise, impede que o coração se contraia de maneira eficaz e distribua sangue para o corpo. Embora o bloqueio cardíaco possa ser congênito, frequentemente é o resultado de dano ao músculo cardíaco após infarto do miocárdio (IM).

Ciclo cardíaco

O sistema de condução do coração modera o ciclo cardíaco e a coordenação **sistólica** (contração) e **diástólica** (relaxamento) dos átrios e dos ventrículos. A Figura 7.15 resume a sequência de eventos do ciclo.

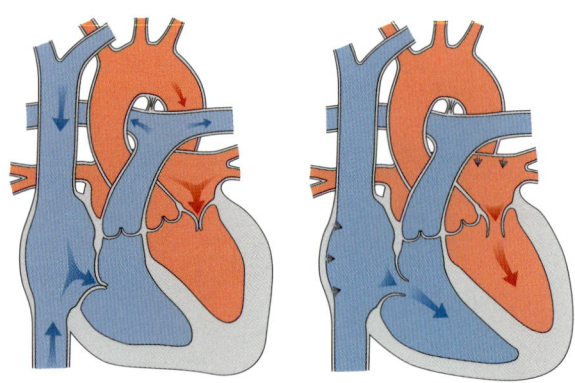

A e **B** Diástole ventricular

1. Na fase inicial da diástole, os átrios e os ventrículos estão relaxados e as válvulas AV e semilunar estão fechadas.
2. No final da diástole, os átrios se enchem, as válvulas AV se abrem e o sangue flui passivamente para os ventrículos.
3. A estimulação do nodo SA inicia a contração dos átrios, forçando então o restante do volume de sangue atrial para os ventrículos.
4. À medida que a pressão nos ventrículos aumenta acima da pressão nos átrios, as válvulas AV se fecham.
5. A estimulação do nodo AV e dos feixes AV inicia a contração dos ventrículos (sístole ventricular).
6. O aumento da pressão intraventricular força a abertura das válvulas semilunares. O sangue é ejetado do ventrículo direito para o tronco pulmonar e do ventrículo esquerdo para a aorta.
7. O relaxamento dos ventrículos (diástole ventricular) causa refluxo no tronco pulmonar e na aorta e fechamento das válvulas pulmonar e aórtica.

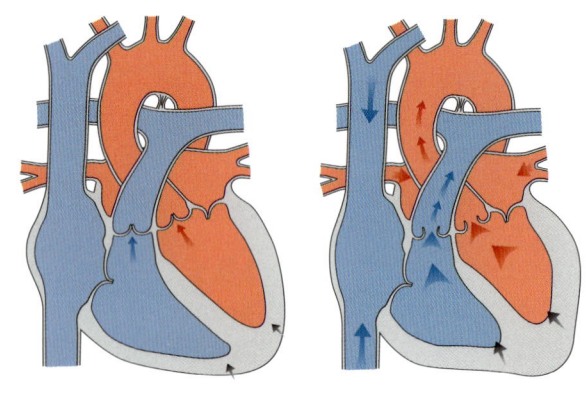

C e **D** Sístole ventricular

Figura 7.15 Ciclo cardíaco. (De Schuenke M, Schulte E, Schumacher U. THIEME Atlas of Anatomy, Vol 2. Ilustrações de Voll M e Wesker K. 3rd ed. Nova York: Thieme Publishers; 2020.)

7.5 Mediastino médio: neurovasculatura do coração

Artérias coronárias

As **artérias coronárias direita** e **esquerda** (Figuras 7.16 e 7.17; Tabela 7.4) originam-se da aorta ascendente imediatamente superior às cúspides direita e esquerda da válvula aórtica. Na fase inicial da diástole ventricular, o aumento local da pressão aórtica causado pelo refluxo fecha a válvula aórtica e conduz o sangue para as artérias coronárias. O fluxo sanguíneo nas artérias é maior durante a diástole por causa da compressão das artérias dentro do miocárdio durante a sístole.

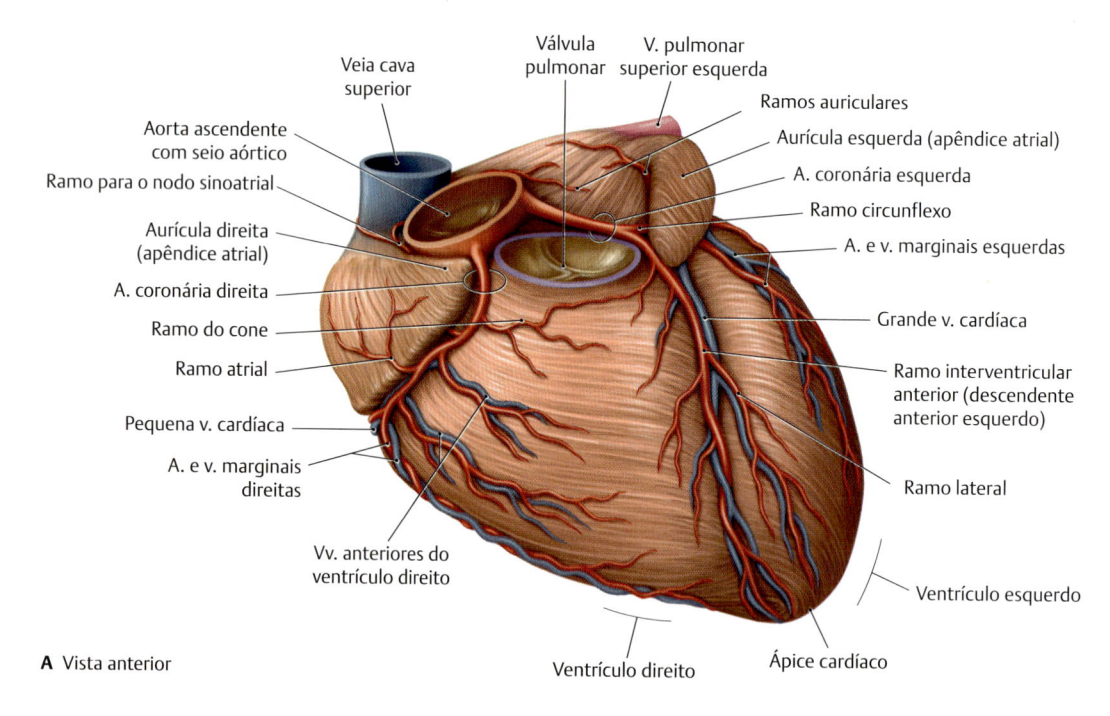

A Vista anterior

Figura 7.16 Artérias coronárias e veias cardíacas. (De Gilroy AM, MacPherson BR, Wikenheiser JC. Atlas of Anatomy. Ilustrações de Voll M e Wesker K. 4th ed. New York: Thieme Publishers; 2020.)

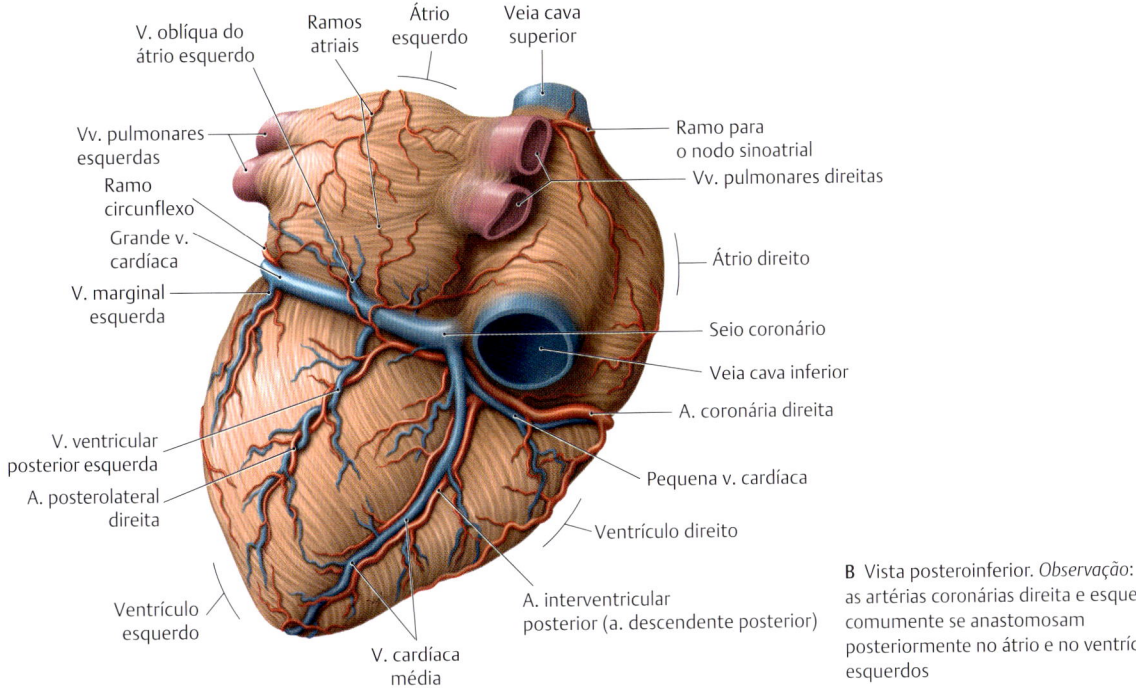

Figura 7.16 (*continuação*) **Artérias coronárias e veias cardíacas.**

B Vista posteroinferior. *Observação:* as artérias coronárias direita e esquerda comumente se anastomosam posteriormente no átrio e no ventrículo esquerdos

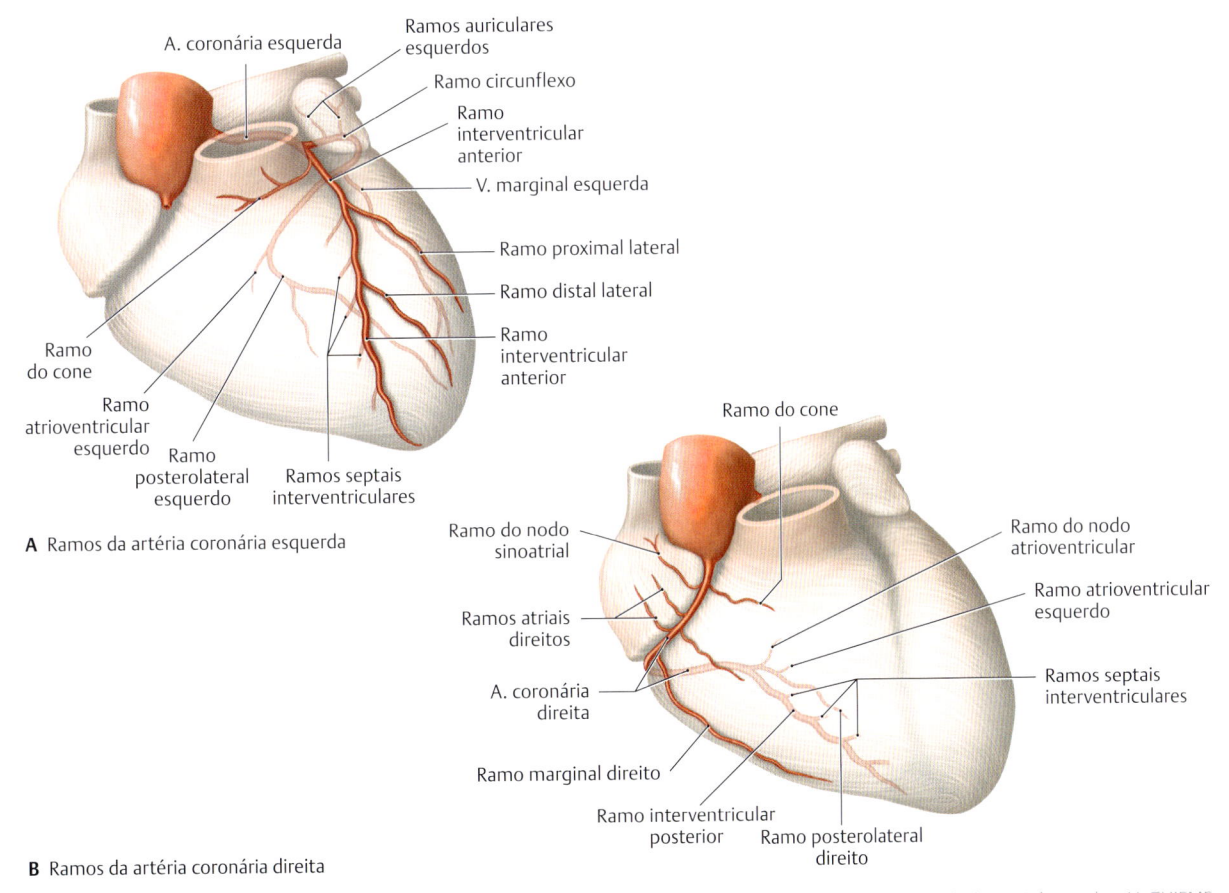

A Ramos da artéria coronária esquerda

B Ramos da artéria coronária direita

Figura 7.17 **Classificação das artérias coronárias.** Vista anterior, superfície esternocostal. (De Schuenke M, Schulte E, Schumacher U. THIEME Atlas of Anatomy, Vol 2. Ilustrações de Voll M e Wesker K. 3rd ed. New York: Thieme Publishers; 2020.)

Tabela 7.4 Ramos das artérias coronárias.

Artéria coronária direita
  – Ramo do nodo sinoatrial
  – Ramos atriais direitos
  – Ramo do cone direito
  – Ramos ventriculares anteriores
  – A. marginal direita
  – Ramo do nodo atrioventricular
  – Ramo interventricular posterior (inferior) (a. descendente posterior)
  – Ramos septais interventriculares

Artéria coronária esquerda
  – A. interventricular anterior (a. descendente anterior esquerda)
    • Ramo do cone esquerdo
    • Ramo lateral proximal (diagonal)
    • Ramo lateral distal (diagonal)
    • Ramos septais interventriculares
  – A. circunflexa
    • Ramo do nodo sinoatrial (em 40%)
    • Ramos atriais esquerdos
    • A. marginal esquerda
    • Ramo posterolateral esquerdo
    • A. interventricular posterior (inferior) (em cerca de um terço dos casos)

— As artérias coronárias direita e esquerda suprem o miocárdio e o epicárdio do coração
  • A **artéria coronária direita** desce dentro do sulco coronário ao redor do lado direito do coração. Seus principais ramos e sua distribuição são:
    ◦ **Ramo para o nodo sinoatrial** (artéria nodal SA), que supre o átrio direito e o nodo SA
    ◦ **Ramo marginal direito**, que supre o ápice e parte do ventrículo direito
    ◦ **Ramo interventricular posterior** (inferior), que supre os ventrículos direito e esquerdo e o terço posterior do septo interventricular, e às vezes se anastomosa com o ramo interventricular da artéria coronária esquerda próximo ao ápice na superfície diafragmática
    ◦ **Artéria nodal AV**, que supre o nodo AV
  • A **artéria coronária esquerda**, geralmente maior que a artéria coronária direita, origina-se da aorta posteriormente ao tronco pulmonar. Após um percurso curto, mas variável, divide-se em dois grandes ramos: a **artéria interventricular anterior** (descendente anterior esquerda, DAE), que desce no sulco interventricular anterior; e a **artéria circunflexa**, que contorna o lado esquerdo do coração no sulco coronário. Seus ramos e distribuições incluem:
    ◦ Artéria interventricular anterior, que supre as faces anteriores dos ventrículos direito e esquerdo e os dois terços anteriores do septo interventricular, incluindo o feixe AV do sistema de condução
    ◦ Artéria circunflexa, que supre o átrio esquerdo e, através de seu **ramo marginal esquerdo**, o ventrículo esquerdo. Em cerca de 40% da população, um **ramo nodal SA** surge para alimentar o nodo SA
— A variação na circulação coronária é comum, mas a linguagem descritiva é enganosa. A palavra *dominante* não se refere à artéria que supre o maior volume de tecido cardíaco (que quase sempre é a artéria coronária esquerda), mas à artéria que dá origem ao ramo interventricular posterior
  • Uma circulação dominante direita ocorre em cerca de dois terços da população. O ramo interventricular posterior origina-se da artéria coronária direita e supre o terço posterior do septo interventricular
  • Uma pequena porcentagem de pessoas exibe uma dominância esquerda na qual a artéria interventricular posterior é um ramo da artéria circunflexa. Nesses casos, todo o septo interventricular e o nodo AV são supridos pela artéria coronária esquerda
  • Na dominância compartilhada ou "equilibrada", observada em um pequeno grupo de pessoas, ramos de ambas as artérias coronárias correm no sulco interventricular e suprem conjuntamente o septo interventricular.

BOXE 7.8 CORRELAÇÃO CLÍNICA

ANGINA

A angina (*angina pectoris*), uma dor subesternal repentina e esmagadora, é resultado de uma isquemia miocárdica (suprimento insuficiente de sangue) causada por um estreitamento das artérias coronárias. O exercício após uma refeição pesada, o estresse ou mesmo o tempo frio podem desencadear um episódio. Embora a dor da angina possa ser intensa, ela é aliviada por um breve descanso e não resulta em infarto do músculo cardíaco.

BOXE 7.9 CORRELAÇÃO CLÍNICA

DOENÇA ARTERIAL CORONARIANA

A doença arterial coronariana resulta em isquemia do miocárdio e é uma das principais causas de morte nos EUA. Na aterosclerose das artérias coronárias, depósitos lipídicos acumulam-se na parede interna do vaso e gradualmente estreitam o lúmen. Na doença aguda, um fragmento da placa se desprende e obstrui completamente o vaso. Isso cria uma área necrótica (morta) do miocárdio conhecida como infarto do miocárdio. A doença crônica é caracterizada por um estreitamento gradual (estenose) dos vasos. Com o tempo, desenvolve-se uma circulação colateral que contorna o segmento estreitado e pode prevenir ou limitar os danos causados por outros eventos isquêmicos.

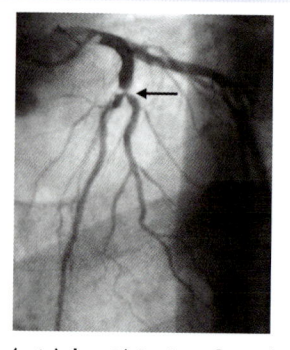

Estenose grave (*seta*) da artéria circunflexa. (De Claussen CD, et al. Pareto Reihe Radiologie. Herz/Pareto Series Radiology. Heart. Stuttgart: Thieme; 2007.)

BOXE 7.10 CORRELAÇÃO CLÍNICA

REVASCULARIZAÇÃO DO MIOCÁRDIO

O enxerto de revascularização do miocárdio (CABG, do inglês *coronary artery bypass graft*) é um procedimento cirúrgico realizado para contornar estreitamentos ateroscleróticos das artérias coronárias que são a causa da dor anginosa. Se não forem tratados, esses estreitamentos podem subsequentemente ocluir o vaso e levar ao infarto do miocárdio (IM). A artéria torácica interna e a veia safena magna são mais comumente usadas como vasos de derivação.

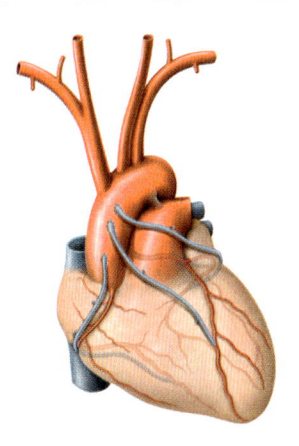

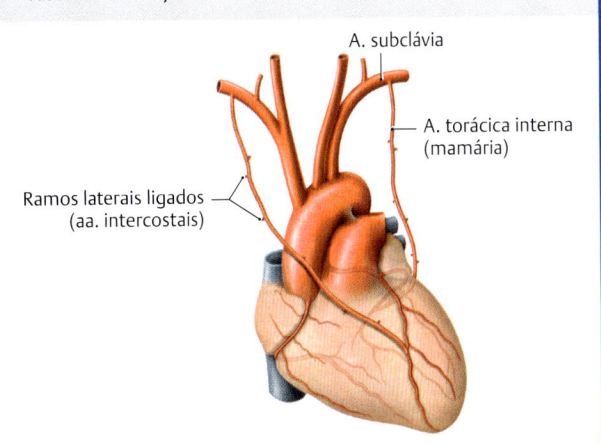

A Derivação venosa aortocoronária em paciente com doença triarterial. Os enxertos venosos são anastomosados à artéria coronária direita e aos ramos interventricular anterior e da artéria coronária esquerda para contornar os segmento circunflexo estenóticos das partes proximais desses vasos

B *Bypass* arterial de AMI (artéria mamária interna [torácica]). A extremidade distal das artérias torácicas internas (mamárias) é desconectada de seu leito vascular e anastomosada à artéria coronária pós-estenótica. Este método de *bypass* tem uma incidência significativamente menor de oclusão pós-cirúrgica a longo prazo e de incidentes cardíacos do que a cirurgia de *bypass* venoso

De Schuenke M, Schulte E, Schumacher U. THIEME Atlas of Anatomy, Vol 2. Ilustrações de Voll M e Wesker K. 3rd ed. New York: Thieme Publishers; 2020.

Veias coronárias (Figura 7.18)

— O **seio coronário**, que recebe a maior parte do retorno venoso do coração, corre no sulco coronário posterior entre o átrio e o ventrículo esquerdos. A **válvula de Thebesian** protege o orifício do seio coronário onde ele drena para o átrio direito próximo à abertura da veia cava inferior (Figuras 7.9 e 7.12)

— As grandes veias do coração são tributárias do seio coronário
  • A **grande veia cardíaca** recebe as veias interventricular anterior, marginal esquerda e ventricular esquerda posterior, que drenam o átrio esquerdo e ambos os ventrículos
  • A **veia interventricular posterior (cardíaca média)** corre no sulco interventricular posterior com a artéria interventricular posterior e drena a parte posterior do septo interventricular

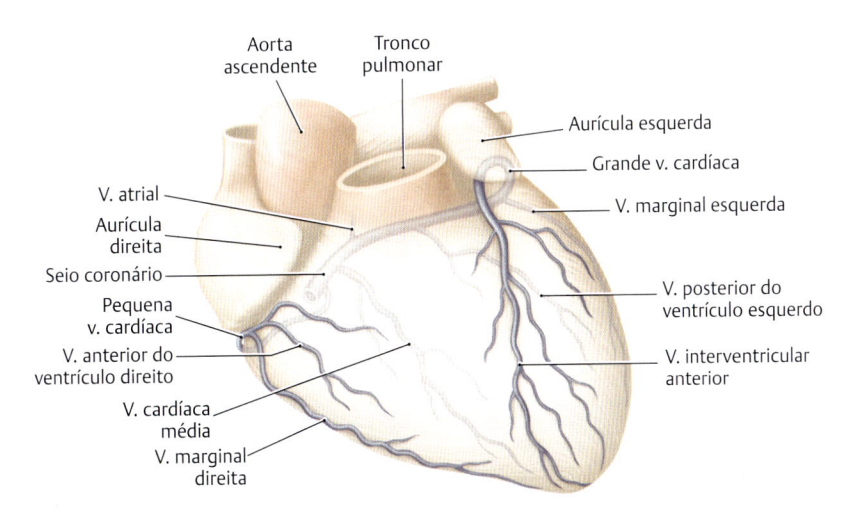

Figura 7.18 Classificação das veias cardíacas. Vista anterior, superfície esternocostal. (De Schuenke M, Schulte E, Schumacher U. THIEME Atlas of Anatomy, Vol 2. Ilustrações de Voll M e Wesker K. 3rd ed. New York: Thieme Publishers; 2020.)

- A **pequena veia cardíaca**, que drena o átrio direito posterior e o ventrículo direito, acompanha a artéria coronária direita no sulco atrioventricular
— As **veias cardíacas anteriores** drenam a superfície anterior do ventrículo direito e se abrem diretamente no átrio direito.

Drenagem linfática do coração

— Os vasos linfáticos do coração têm um padrão de drenagem "cruzado". A linfa do átrio e do ventrículo esquerdos drena através de um tronco coronário esquerdo para os linfonodos traqueobrônquicos inferiores. Os eferentes desses linfonodos geralmente drenam para a junção venosa direita através do tronco broncomediastinal. A linfa do ventrículo e do átrio direitos drena através de um tronco coronário direito que segue ao longo da aorta ascendente até os linfonodos braquiocefálicos próximos à junção venosa esquerda (Figura 7.19)
— O pericárdio geralmente drena para as junções venosas direita e esquerda via linfonodos frênicos superiores e troncos broncomediastinais, mas também pode drenar superiormente para os linfonodos braquiocefálicos.

Inervação do coração

Os nervos autônomos do plexo cardíaco inervam o sistema de condução do coração (Figura 7.20; ver também Seção 5.2, no Capítulo 5); eles, portanto, regulam a frequência cardíaca, mas não iniciam o batimento cardíaco.
— A inervação simpática aumenta a frequência e a força das contrações, aumentando a resposta dos nodos SA e AV. Também possibilita a dilatação das artérias coronárias
— A inervação parassimpática diminui a taxa de contrações e causa vasoconstrição das artérias coronárias
— As fibras sensoriais viscerais que inervam os barorreceptores (receptores que medem a pressão sanguínea) e os quimiorreceptores (receptores que medem o CO_2 no sangue) no coração e no arco aórtico cursam com as fibras parassimpáticas do nervo vago
— As fibras sensoriais viscerais que transportam a sensação de dor cursam com as fibras simpáticas para a medula espinal T1-T5.

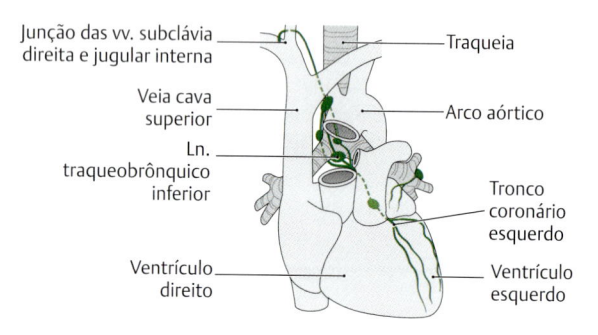

A Drenagem linfática das câmaras esquerdas, vista anterior

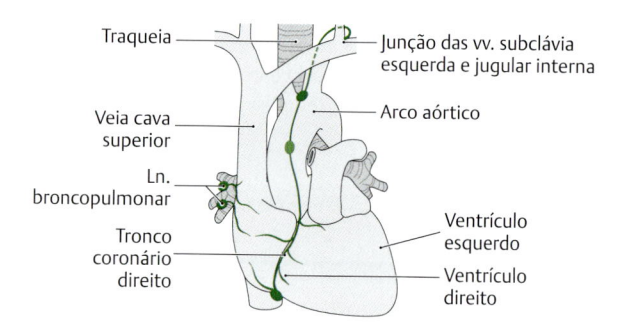

B Drenagem linfática das câmaras direitas, vista anterior

Figura 7.19 Drenagem linfática do coração. Existe um padrão de drenagem "cruzado" único no coração: a linfa do átrio e do ventrículo esquerdos drena para a junção venosa direita, enquanto a linfa do átrio e do ventrículo direitos drena para a junção venosa esquerda. (De Schuenke M, Schulte E, Schumacher U. THIEME Atlas of Anatomy, Vol 2. Ilustrações de Voll M e Wesker K. 3rd ed. New York: Thieme Publishers; 2020.)

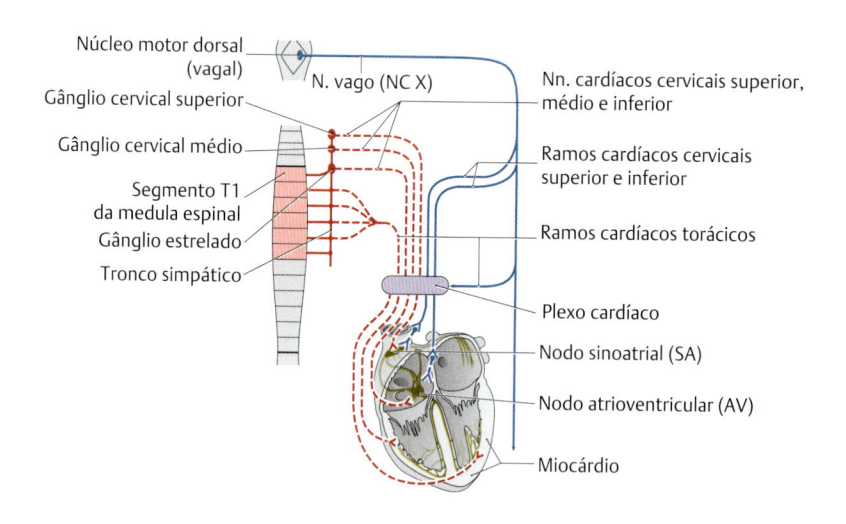

—— Fibras pré-ganglionares simpáticas
---- Fibras pós-ganglionares simpáticas
—— Fibras pré-ganglionares parassimpáticas
---- Fibras pós-ganglionares parassimpáticas

Figura 7.20 Inervação autônoma do coração. Esquema. (De Gilroy AM, MacPherson BR, Wikenheiser JC. Atlas of Anatomy. Ilustrações de Voll M e Wesker K. 4th ed. New York: Thieme Publishers; 2020.)

7.6 Circulações pré-natal e neonatal

Circulação pré-natal

Os *shunts* fetais que direcionam o fluxo de sangue através do fígado, do coração e dos pulmões criam uma circulação pré-natal que difere da do adulto. As etapas numeradas na Figura 7.21 ilustram o fluxo sanguíneo na circulação fetal:

1. O sangue fetal suprido com oxigênio e nutrientes na placenta segue pela veia umbilical em direção ao fígado do feto.
2. Embora uma porção do sangue seja distribuída para o fígado, mais da metade contorna o fígado e é redirecionada por um *shunt*, o **ducto venoso**, que desemboca diretamente na veia cava inferior. Esse sangue se mistura com quantidades menores de sangue do fígado e das partes inferiores do corpo antes de entrar no átrio direito do coração.
3. A **válvula de Eustáquio** (Figura 7.12 A) no orifício da veia cava inferior direciona essa mistura bem oxigenada através do átrio direito para o átrio esquerdo através do forame oval no septo interatrial. A pressão sistólica mais alta no átrio direito em relação à do esquerdo cria esse *shunt* da direita para a esquerda.

Do átrio esquerdo, o fluxo continua para o ventrículo esquerdo, a aorta e a circulação sistêmica da cabeça e do pescoço. Assim, o sangue mais altamente oxigenado e rico em nutrientes da placenta é direcionado para as artérias coronárias, carótidas e subclávias para suprir a parte superior do corpo, especialmente o coração e o cérebro em desenvolvimento.

4. O sangue sem oxigênio que entra no átrio direito a partir da veia cava superior é direcionado para baixo através da válvula tricúspide para o ventrículo direito e sai pelo tronco pulmonar.

Como a alta resistência vascular nos pulmões impede que muito sangue entre nas artérias pulmonares, a maior parte é desviada para a aorta descendente através do **ducto arterioso**, uma conexão entre o tronco pulmonar e o arco aórtico.

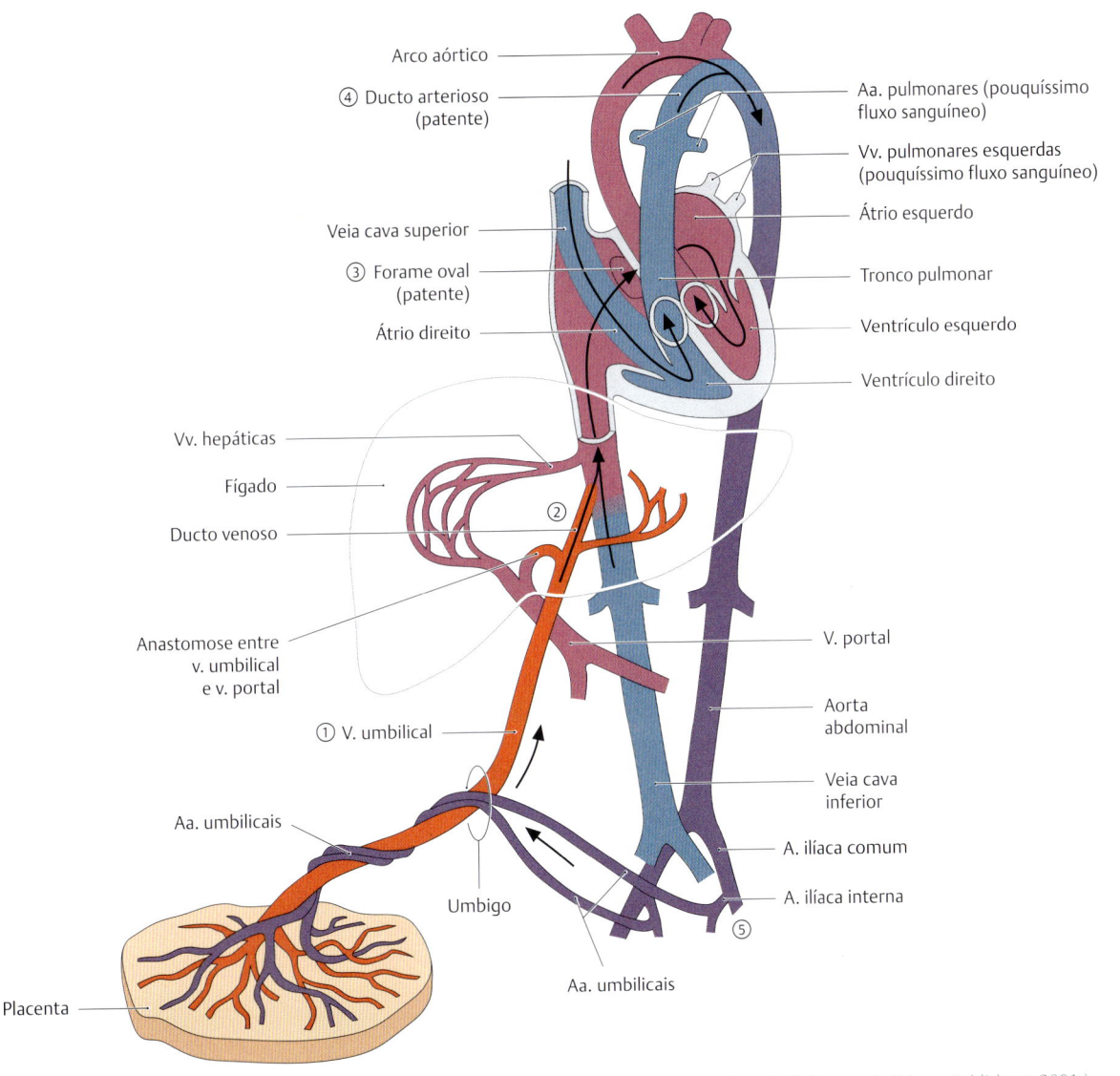

Figura 7.21 Circulação pré-natal. (De Fritsch H, Kuhnel W. Taschenatlas der Anatomie. Bd.2.7. Aufl. Stuttgart: Thieme Publishers; 2001.)

5. O sangue que entra na aorta pelo ducto arterioso mistura-se com um pouco de sangue do arco aórtico. Esse sangue parcialmente oxigenado flui para a aorta descendente e é distribuído para a parte inferior do corpo ou de volta à placenta por meio das artérias umbilicais pareadas.

b. Início da respiração pulmonar, que diminui drasticamente a pressão arterial pulmonar e aumenta o fluxo sanguíneo para os pulmões.

Alterações cardiovasculares ao nascimento

Ao nascimento, ocorre uma série de alterações no sistema cardiovascular (Figura 7.22 e Tabela 7.5).
1. A pressão no átrio direito diminui como resultado de:
   a. Ligadura da veia umbilical, que corta o fluxo sanguíneo da placenta.

Tabela 7.5 Derivados das estruturas circulatórias fetais.

Estrutura fetal	Remanescente adulto
Ducto arterioso	Ligamento arterioso
Forame oval (*foramen ovale*)	Fossa oval (*fossa ovalis*)
Ducto venoso	Ligamento venoso
V. umbilical	Lig. redondo do fígado (*ligamentum teres*)
A. umbilical	Lig. umbilical medial

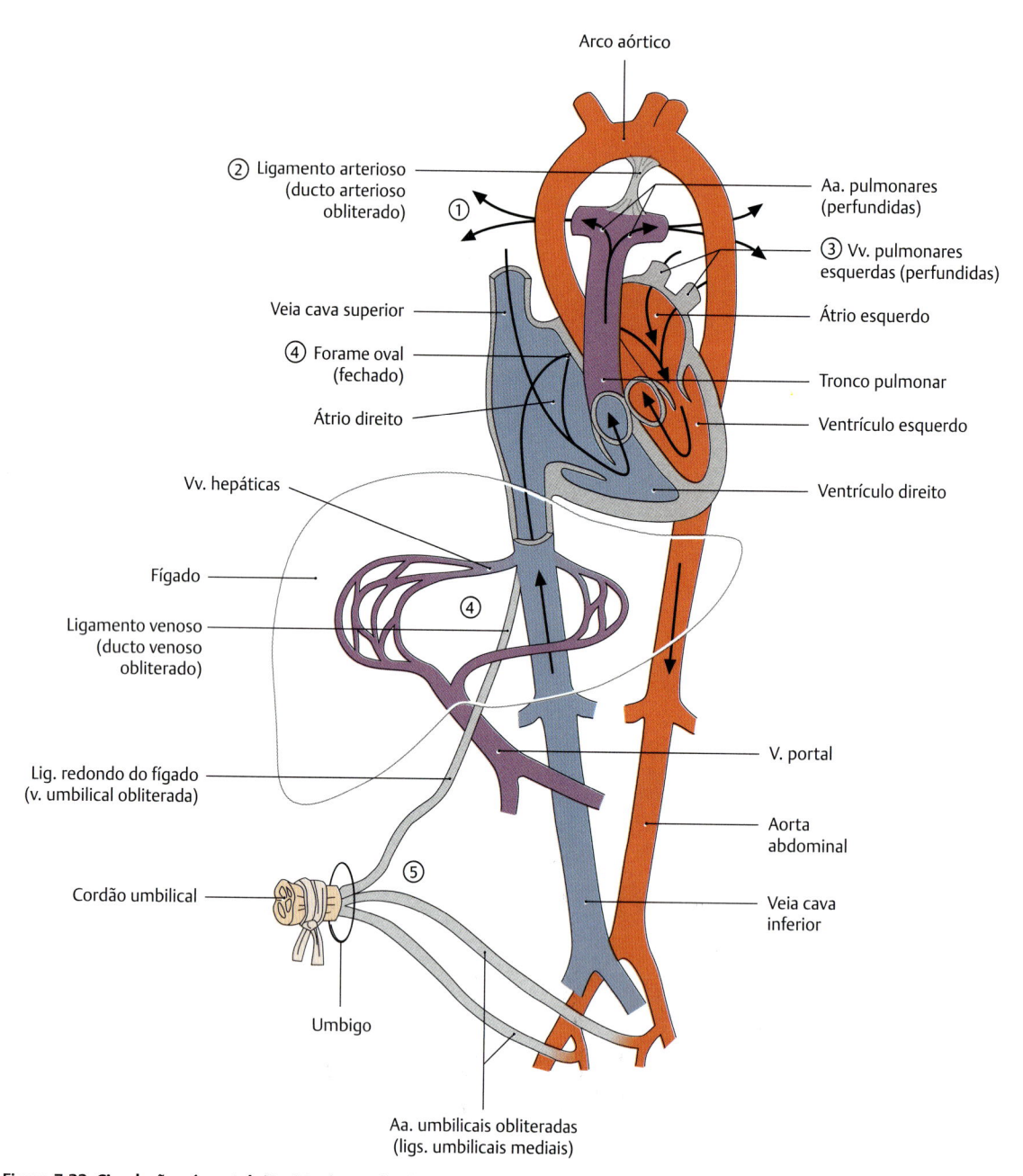

Figura 7.22 Circulação pós-natal. (De Fritsch H, Kuhnel W. Taschenatlas der Anatomie. Bd.2.7. Aufl. Stuttgart: Thieme Publishers; 2001.)

2. Como resultado do aumento do fluxo através dos pulmões, há uma diminuição do fluxo sanguíneo através do ducto arterioso, que se contrai dentro de 10 a 15 horas após o nascimento. No adulto, o remanescente dessa estrutura é o **ligamento arterioso**.

3. O sangue que retorna ao coração pelas veias pulmonares aumenta a pressão no átrio esquerdo.

4. O aumento da pressão no átrio esquerdo, junto com uma diminuição correspondente na pressão no átrio direito, causa um fechamento funcional do forame oval (*foramen ovale*) poucas horas após o nascimento. O fechamento completo do forame oval geralmente ocorre após vários meses, formando então a **fossa oval** (*fossa ovalis*) no coração adulto.

5. O fechamento funcional das artérias umbilicais, da veia umbilical e do ducto venoso ocorre minutos após o nascimento, embora a obliteração do lúmen em cada vaso possa levar vários meses. Os remanescentes desses vasos no adulto são estruturas ligamentares.

BOXE 7.12 CORRELAÇÃO COM O DESENVOLVIMENTO

DUCTO ARTERIOSO PATENTE

A abertura da circulação pulmonar ao nascimento causa a constrição do ducto arterioso, provavelmente em resposta a um aumento da tensão local de oxigênio. Se o ducto permanecer aberto, como um ducto arterioso patente (DAP), o sangue desoxigenado continua a entrar na aorta descendente (Figura 7.23 C). Pode não haver sintomas se o defeito for pequeno, mas os defeitos maiores podem causar atraso no crescimento, dispneia (falta de ar), fadiga, taquicardia (aumento da frequência cardíaca) e cianose. Como as prostaglandinas mantêm a patência do ducto durante a vida fetal, os bebês prematuros cujo ducto não se contrai espontaneamente ao nascimento podem ser tratados com inibidores de prostaglandina.

BOXE 7.11 CORRELAÇÃO COM O DESENVOLVIMENTO

DEFEITO DO SEPTO VENTRICULAR

Os defeitos do septo ventricular (DSVs), os mais comuns dos defeitos cardíacos congênitos, geralmente envolvem a parte membranosa do septo interventricular e estão associados a síndrome de Down, tetralogia de Fallot e síndrome de Turner. Os DSVs também podem ocorrer traumaticamente devido à ruptura do septo membranoso após um infarto do miocárdio. Quando o DSV é grande, o *shunt* esquerda-direita resultante aumenta o fluxo sanguíneo pela circulação pulmonar, causando hipertensão pulmonar e insuficiência cardíaca (Figura 7.23 B).

BOXE 7.13 CORRELAÇÃO COM O DESENVOLVIMENTO

DEFEITO DO SEPTO ATRIAL

Os defeitos do septo atrial (DSAs) (Figura 7.23 D) estão entre as anomalias cardíacas congênitas mais comuns e estão particularmente associados à síndrome de Down. A maioria dos DSAs resulta de uma falha no fechamento do forame oval ao nascimento, mas também pode resultar do desenvolvimento incompleto dos componentes septais. Os DSAs resultam em *shunt* da esquerda para a direita e em um aumento no volume de sangue através da circulação pulmonar. Os pequenos DSAs geralmente são assintomáticos, mas DSAs maiores causarão hipertrofia do átrio e do ventrículo direitos e das artérias pulmonares em decorrência da sobrecarga de líquidos.

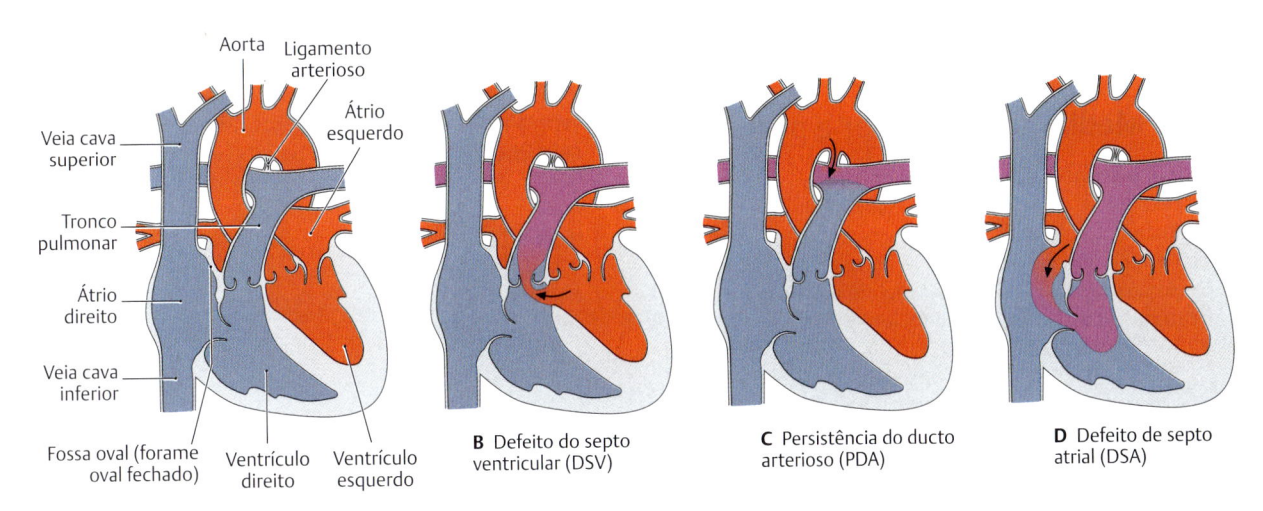

Figura 7.23 Defeitos cardíacos congênitos. (De Schuenke M, Schulte E, Schumacher U. THIEME Atlas of Anatomy, Vol 2. Ilustrações de Voll M e Wesker K. 3rd ed. New York: Thieme Publishers; 2020.)

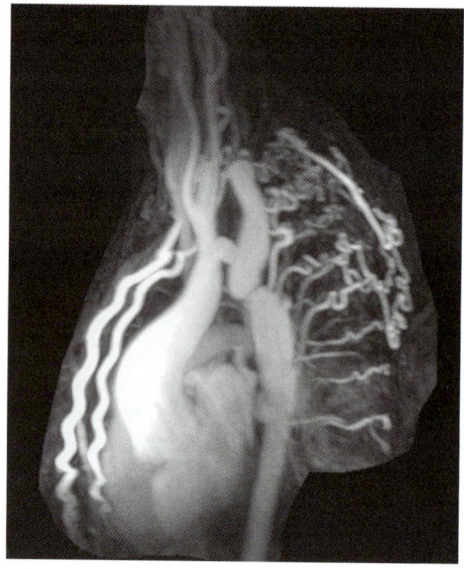
7.7 Mediastinos superior e posterior

Muitas das grandes artérias e veias do tórax – veia cava superior (VCS), veia cava inferior (VCI), aorta, carótida comum e artérias subclávias – passam pelos mediastinos superior e posterior em direção ao pescoço ou ao abdome, ou a ambos. Elas são acompanhadas pelos nervos vago, frênico e cardíaco. Essas estruturas estão listadas na Tabela 7.1 e descritas em detalhes na Seção 5.2. Apenas as vísceras dos mediastinos superior e posterior serão discutidas nesta seção.

Esôfago

O esôfago, o segmento torácico do sistema gastrintestinal, é um tubo muscular estreito, mas altamente distensível. Ele conecta a faringe no pescoço ao estômago no abdome (Figura 7.24).

— O esôfago desce anteriormente aos corpos vertebrais torácicos no mediastino posterior. Superiormente, situa-se posteriormente à traqueia; inferiormente, situa-se posterior ao átrio esquerdo do coração

— No tórax superior, o esôfago desce pelo lado direito da aorta. Antes de passar pela abertura esofágica do diafragma, o esôfago passa primeiro anterior e depois à esquerda da aorta

— O esôfago superior é composto principalmente por um músculo estriado disposto em camadas circulares internas e longitudinais externas. O músculo estriado é gradualmente substituído por fibras musculares lisas inferiormente

— Três constrições estreitam o lúmen do esôfago (Figura 7.25):
  • O **esfíncter esofágico superior**, criado pelo músculo cricofaríngeo (parte do músculo constritor inferior da faringe), que envolve a abertura esofágica superior no pescoço
  • A **constrição do esôfago médio**, criada pelo arco aórtico e pelo brônquio principal esquerdo
  • A **constrição esofágica inferior**, ou esfíncter cardíaco, criada por músculos circulares do esôfago distal, por pregas na mucosa formada por um plexo venoso submucoso, e pela abertura esofágica muscular do diafragma

— O suprimento sanguíneo para os esôfagos superior, médio e inferior origina-se de vasos no pescoço (tireoide inferior), no tórax (ramos esofágicos da aorta descendente) e no abdome (gástrico esquerdo e frênico inferior esquerdo), respectivamente

— As veias dos segmentos esofágicos superior e médio drenam para o sistema ázigo. As veias do segmento inferior do esôfago drenam inferiormente ao longo das veias frênicas inferiores para o sistema portal hepático (a drenagem venosa para os órgãos do sistema gastrintestinal abdominal). Quando o fluxo venoso portal é obstruído no fígado (como na cirrose), o sangue pode ser desviado pelas veias esofágicas para o sistema ázigo e para a veia cava superior (Figura 7.26)

— O **plexo esofágico**, formado pelos nervos vagos direito e esquerdo com contribuições dos nervos esplâncnicos torácicos, inerva o esôfago.

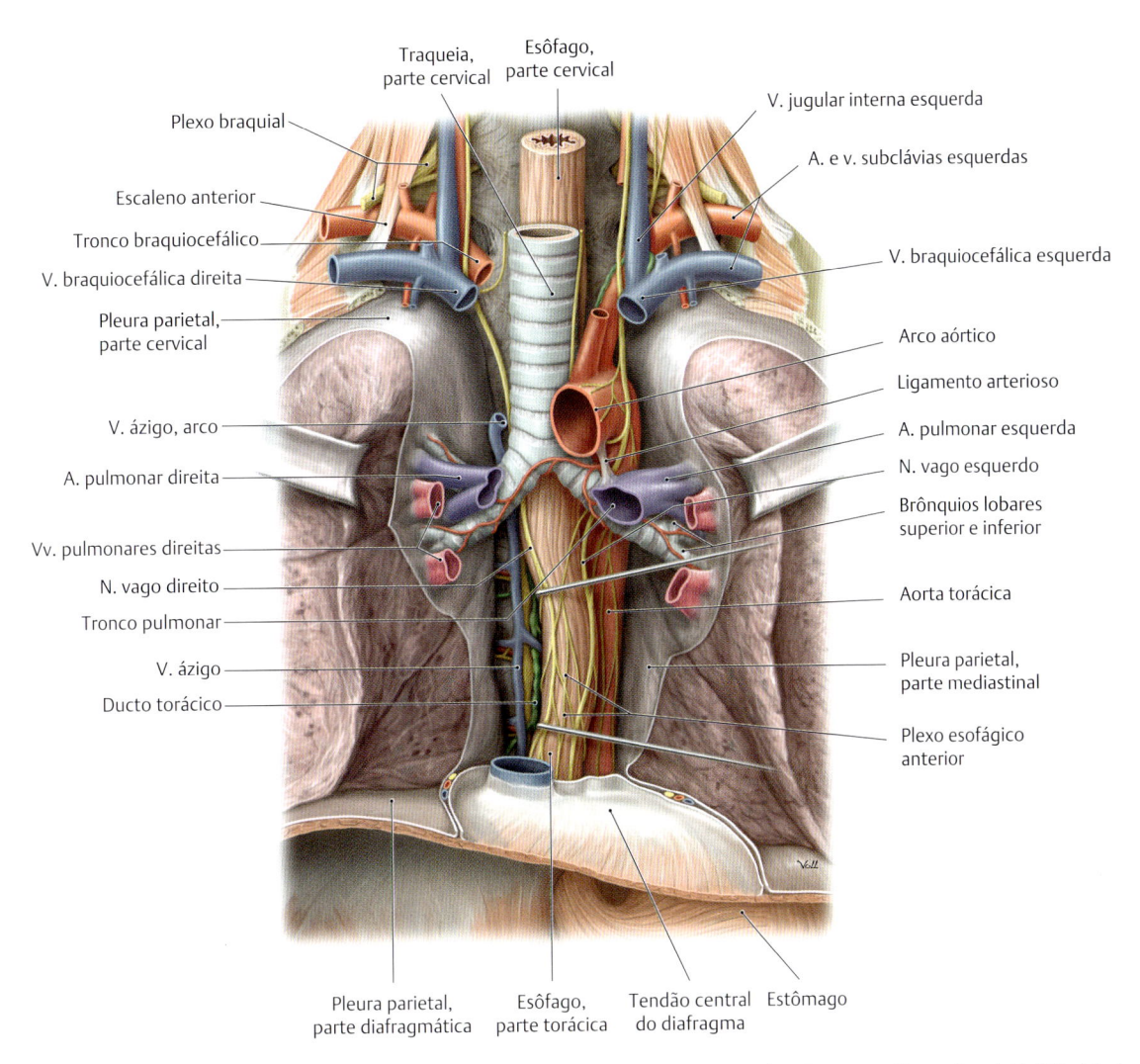

Traqueia, parte cervical
Esôfago, parte cervical
V. jugular interna esquerda
Plexo braquial
A. e v. subclávias esquerdas
Escaleno anterior
Tronco braquiocefálico
V. braquiocefálica direita
V. braquiocefálica esquerda
Pleura parietal, parte cervical
Arco aórtico
Ligamento arterioso
V. ázigo, arco
A. pulmonar esquerda
A. pulmonar direita
N. vago esquerdo
Brônquios lobares superior e inferior
Vv. pulmonares direitas
N. vago direito
Aorta torácica
Tronco pulmonar
V. ázigo
Pleura parietal, parte mediastinal
Ducto torácico
Plexo esofágico anterior
Pleura parietal, parte diafragmática
Esôfago, parte torácica
Tendão central do diafragma
Estômago

Figura 7.24 Esôfago *in situ.* Vista anterior. (De Gilroy AM, MacPherson BR, Wikenheiser JC. Atlas of Anatomy. Ilustrações de Voll M e Wesker K. 4th ed. New York: Thieme Publishers; 2020.)

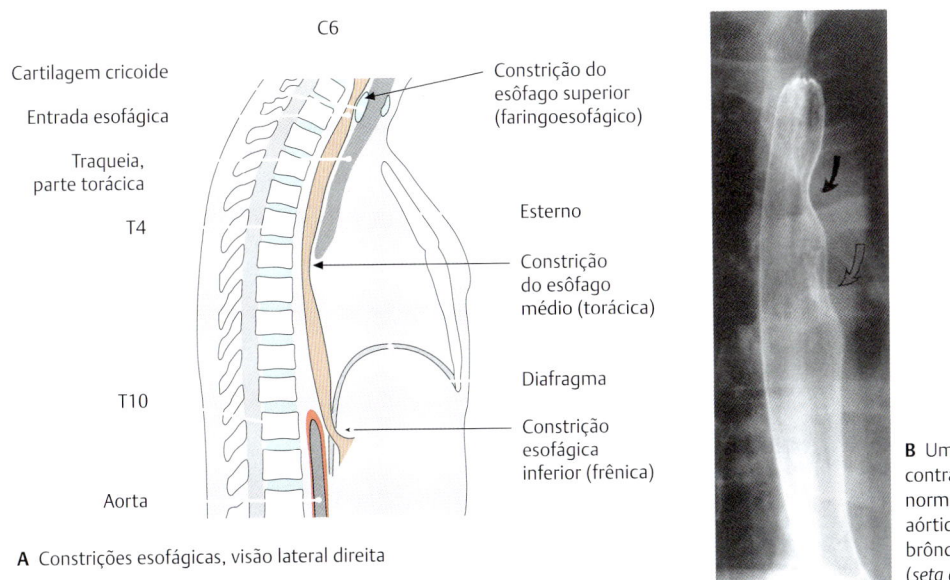

C6
Cartilagem cricoide
Entrada esofágica
Traqueia, parte torácica
T4
T10
Aorta

Constrição do esôfago superior (faringoesofágico)
Esterno
Constrição do esôfago médio (torácica)
Diafragma
Constrição esofágica inferior (frênica)

A Constrições esofágicas, visão lateral direita

B Um esofagograma de duplo contraste demonstra impressões normais no esôfago pelo arco aórtico (*seta contínua*) e pelo brônquio principal esquerdo (*seta aberta*)

Figura 7.25 Esôfago: localização e constrições. (**A.** De Schuenke M, Schulte E, Schumacher U. THIEME Atlas of Anatomy, Vol 2. Ilustrações de Voll M e Wesker K. 3rd ed. New York: Thieme Publishers; 2020; **B.** De Gunderman R. Essential Radiology, 3rd ed. New York: Thieme; 2014.)

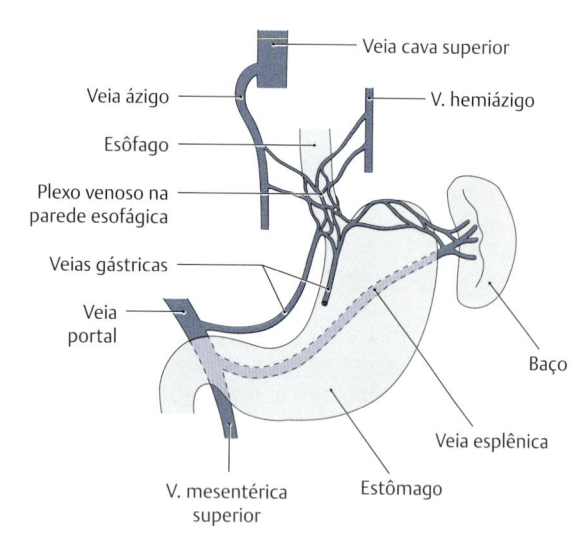

Figura 7.26 Colaterais venosos esofágicos. (De Schuenke M, Schulte E, Schumacher U. THIEME Atlas of Anatomy, Vol 2. Ilustrações de Voll M e Wesker K. 3rd ed. NewYork: Thieme Publishers; 2020.)

BOXE 7.15 CORRELAÇÃO CLÍNICA

ACALASIA

Acalasia é uma deficiência de neurônios inibitórios na parte inferior do esôfago. Esses neurônios são responsáveis por anular a contração tônica normal de repouso das células musculares lisas no esfíncter esofágico inferior. Sua deficiência resulta na falha do esfíncter em relaxar durante a deglutição. Como o alimento se acumula acima do esfíncter, há um risco aumentado de pneumonia por aspiração.

Traqueia e brônquios

A traqueia, localizada no mediastino superior, é a parte proximal da **árvore traqueobrônquica**, uma passagem de ar entre os pulmões e o meio externo. A parte distal dessa passagem, a **árvore brônquica**, estende-se até os pulmões e é discutida com as cavidades pulmonares no Capítulo 8.

- À medida que a traqueia desce pelo mediastino superior ligeiramente à direita da linha média, situa-se anteriormente ao esôfago e posteriormente aos grandes vasos
- Anéis cartilaginosos em forma de C formam o esqueleto da traqueia e evitam o colapso do lúmen. Uma membrana muscular conecta posteriormente as extremidades dos anéis (Figura 7.27)

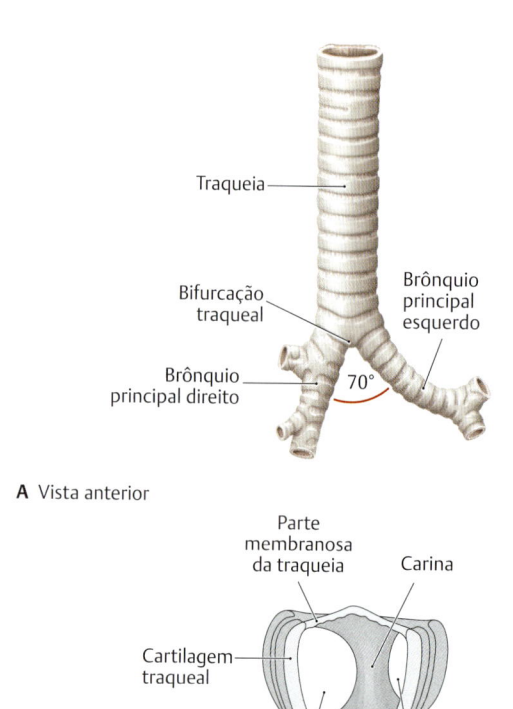

A Vista anterior

B Bifurcação traqueal, vista superior

Figura 7.27 Traqueia. (De Schuenke M, Schulte E, Schumacher U. THIEME Atlas of Anatomy, Vol 2. Ilustrações de Voll M e Wesker K. 3rd ed. New York: Thieme Publishers; 2020.)

- A **carina**, uma cartilagem em forma de cunha, marca a bifurcação da traqueia em um **brônquio direito** e em um **esquerdo** no nível vertebral T4-T5
- Dos dois brônquios principais, o direito é mais curto, mais largo e mais vertical que o esquerdo, e, portanto, é mais suscetível à obstrução por objetos estranhos
- Os ramos descendentes da artéria tireóidea inferior (um ramo do tronco tireocervical) no pescoço, bem como as artérias brônquicas que se originam da aorta torácica, suprem a traqueia. O sangue venoso drena para as veias tireóideas inferiores
- Os nervos esplâncnicos torácicos e as fibras parassimpáticas do nervo vago (nervo craniano X) inervam a traqueia através do plexo pulmonar.

8 Cavidades Pulmonares

As cavidades pulmonares direita e esquerda, que flanqueiam o mediastino lateral e anteriormente, estendem-se superiormente acima das cartilagens costais da primeira costela e inferiormente ao diafragma torácico. Cada cavidade pulmonar contém um pulmão, uma árvore brônquica com neurovasculatura associada e um saco pleural.

8.1 Pleura e cavidade pleural

Pleura

A **pleura** é uma membrana fibrosserosa que envolve cada pulmão e reveste as cavidades pulmonares (Figura 8.1).
— A pleura é composta por duas camadas:
  • **Pleura parietal**, que é uma camada contínua que reveste a parede interna da cavidade torácica, a superfície superior do diafragma e o mediastino. Suas partes são nomeadas de acordo com a localização: cervical, costal, diafragmática e mediastinal (Figura 8.2)
  • **Pleura visceral**, que cobre a superfície do pulmão e se estende até suas fissuras
— As camadas visceral e parietal são contínuas uma com a outra no hilo do pulmão. Juntas, elas formam as paredes interna e externa de um saco pleural fechado que contém uma **cavidade pleural** (Figura 8.3)
— O **ligamento pulmonar** é uma prega de dupla camada de pleura visceral e parietal que se estende verticalmente do hilo até o diafragma ao longo da margem mediastinal de cada pulmão (ver Figura 8.5 B e D, adiante)
— O suprimento sanguíneo e a inervação da pleura são derivados de nervos e vasos que suprem as estruturas adjacentes
  • A pleura visceral compartilha a neurovasculatura dos pulmões e dos brônquios
  • A pleura parietal compartilha a neurovasculatura da parede torácica, do pericárdio e do diafragma.

BOXE 8.1 CORRELAÇÃO CLÍNICA

PLEURITE

A inflamação da pleura, ou pleurite, cria um atrito entre as camadas visceral e parietal que produz uma dor aguda e lancinante quando as camadas deslizam umas sobre as outras durante a respiração. A inflamação também pode produzir aderências entre as duas camadas.

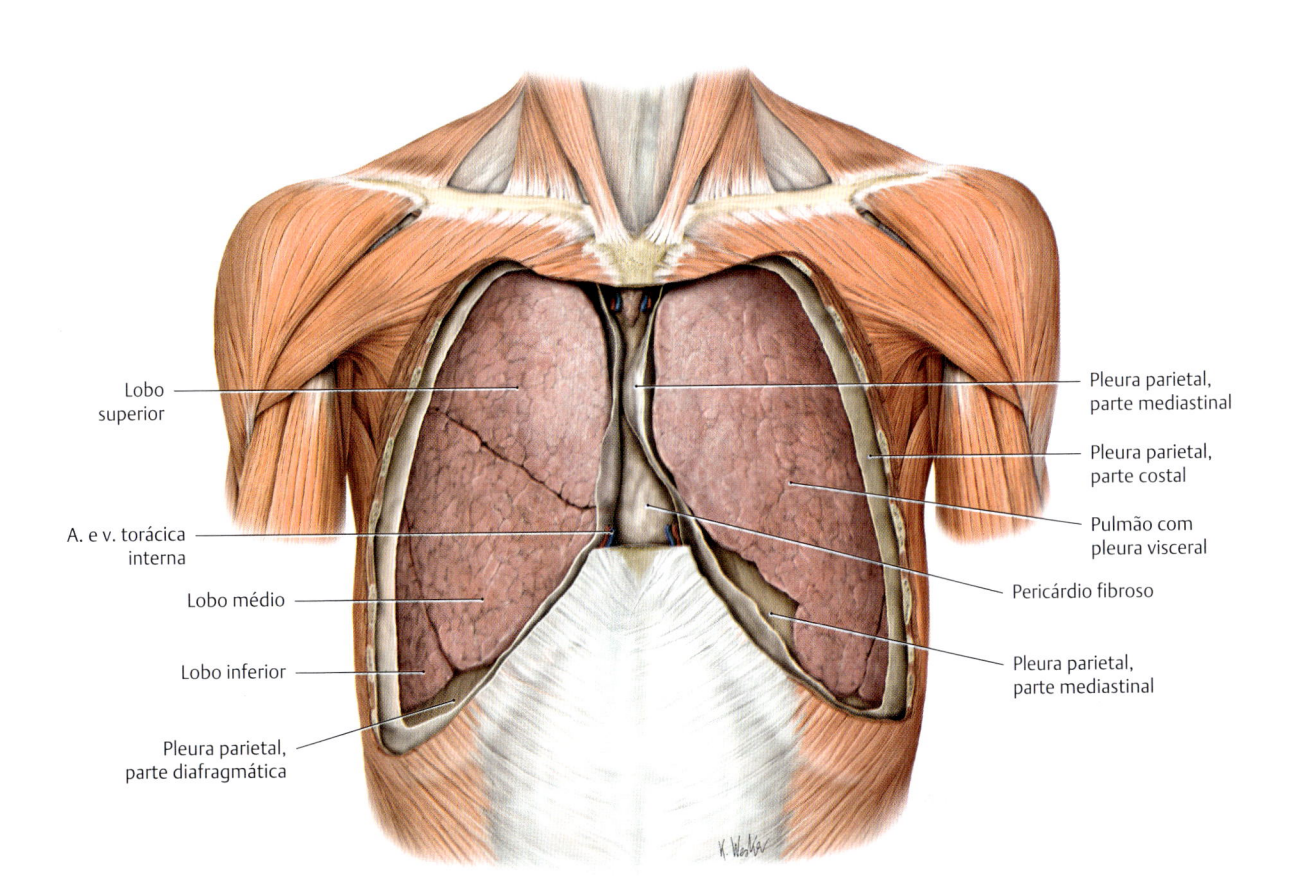

Figura 8.1 **Pulmões *in situ.*** Vista anterior. *Removidas*: parede torácica anterior e parte costal da pleura parietal. (De Gilroy AM, MacPherson BR, Wikenheiser JC. Atlas of Anatomy. Ilustrações de Voll M e Wesker K. 4th ed. New York: Thieme Publishers; 2020.)

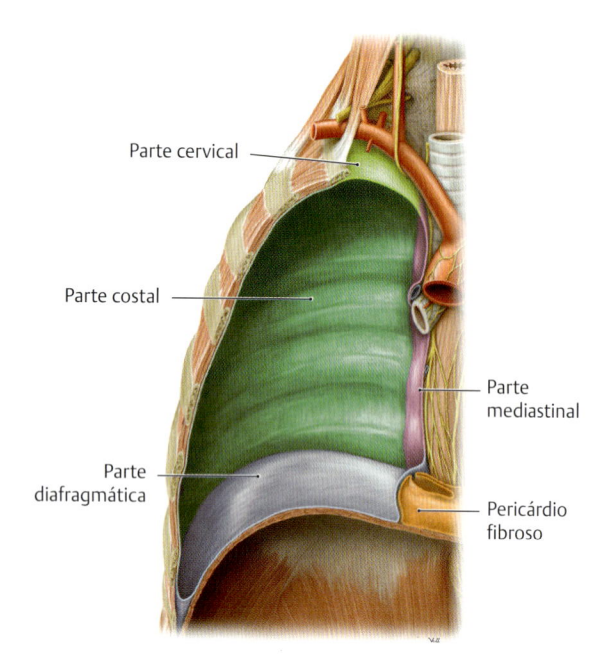

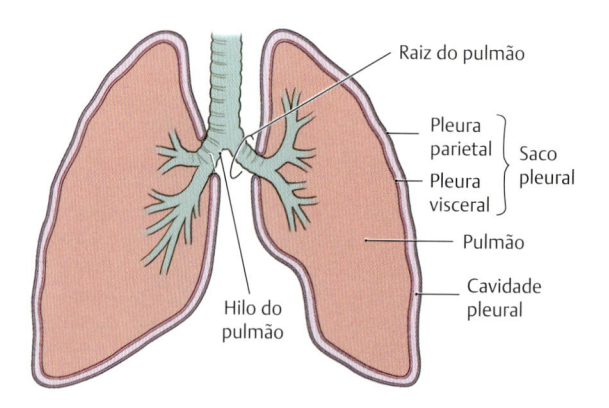

Figura 8.3 Pleura e cavidade pleural. Esquema.

Figura 8.2 Partes da pleura parietal. Vista anterior. *Aberta*: cavidade pleural direita. (De Gilroy AM, MacPherson BR, Wikenheiser JC. Atlas of Anatomy. Ilustrações de Voll M e Wesker K. 4th ed. New York: Thieme Publishers; 2020.)

Cavidade pleural

A **cavidade pleural**, a cavidade dentro do saco pleural, é o espaço potencial entre as camadas visceral e parietal da pleura (Figura 8.3).

– A cavidade pleural contém uma fina camada de líquido seroso que lubrifica as superfícies pleurais adjacentes, facilita o movimento do pulmão e mantém a tensão superficial que é crucial para a respiração

– Na maioria das superfícies, as duas camadas pleurais se aproximam, mas o pulmão e sua pleura visceral são um pouco menores que a parede externa da cavidade pleural e de seu revestimento de pleura parietal. Dois recessos que se formam como resultado dessa discrepância acomodam a expansão dos pulmões durante a inspiração (Figura 8.4):

• **Recesso costodiafragmático** forma-se onde a pleura diafragmática projeta-se do perímetro do diafragma para encontrar a pleura costal na parede torácica

• **Recesso costomediastinal** forma-se entre o saco pericárdico e o esterno, onde a pleura mediastinal projeta-se para encontrar a pleura costal.

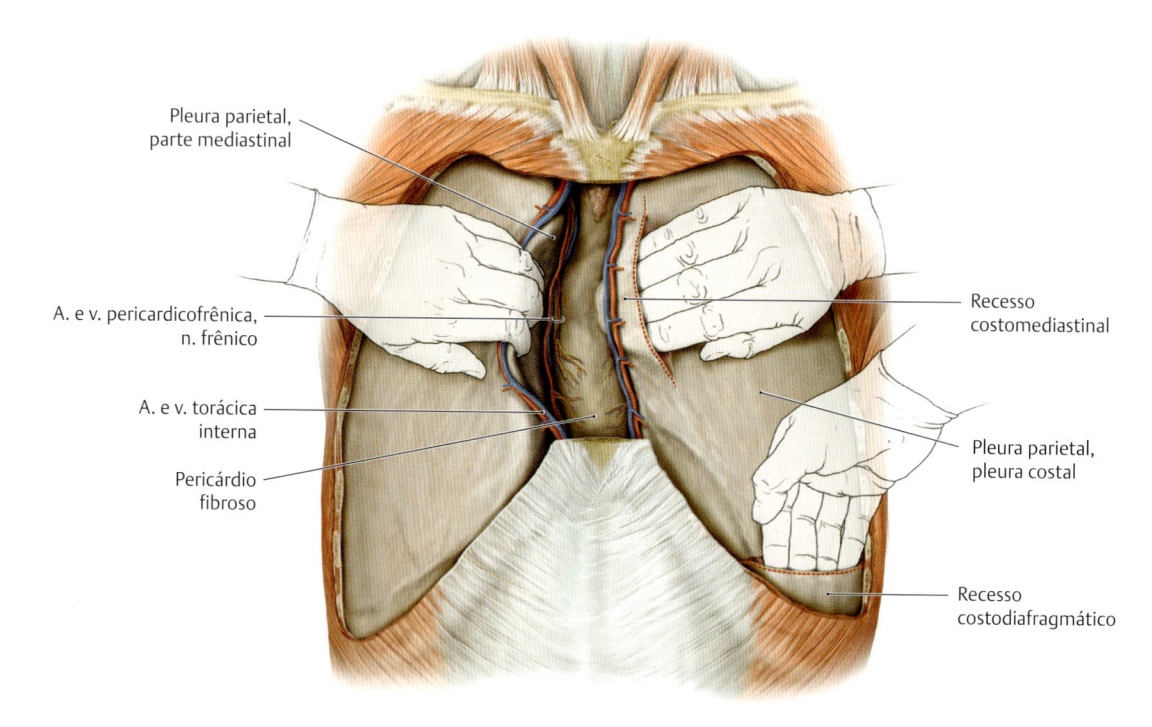

Figura 8.4 Recessos costomediastinal e costodiafragmático. No lado esquerdo do tórax, as pontas dos dedos do examinador são colocadas nos recessos costomediastinal e costodiafragmático. Esses recessos são formados pela projeção aguda da parte costal da pleura parietal sobre o pericárdio fibroso (costomediastinal) ou o diafragma (costodiafragmático). (De Gilroy AM, MacPherson BR, Wikenheiser JC. Atlas of Anatomy. Ilustrações de Voll M e Wesker K. 4th ed. New York: Thieme Publishers; 2020.)

BOXE 8.2 CORRELAÇÃO CLÍNICA

PNEUMOTÓRAX

O pneumotórax é uma condição na qual o ar entra no espaço pleural. Pode resultar de uma ruptura na parede torácica e na pleura parietal (como uma facada) ou uma ruptura da pleura visceral (como na ruptura de uma lesão pulmonar). O ar no espaço pleural diminui a pressão negativa que normalmente mantém os pulmões insuflados e leva a um colapso pulmonar parcial ou total.

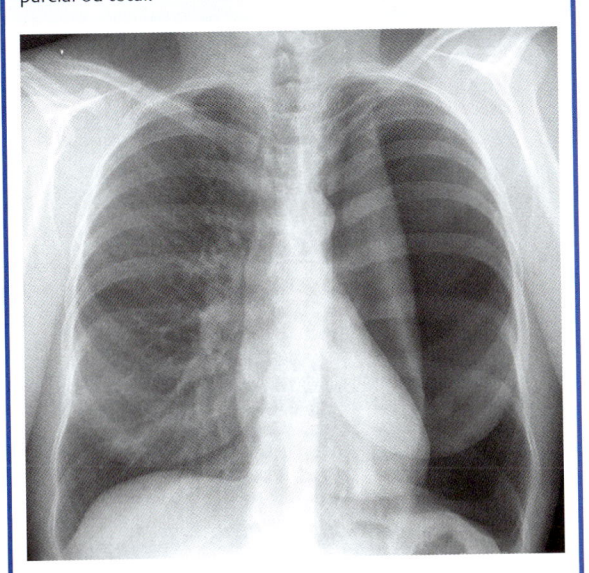

Radiografia frontal de tórax. A radiografia de uma mulher de 44 anos demonstra ausência de marcas pulmonares na metade lateral do hemitórax esquerdo e uma linha pleural visceral que delineia claramente o pulmão esquerdo colapsado em decorrência de um grande pneumotórax esquerdo. (De Gunderman R. Essential Radiology, 3rd ed. New York: Thieme; 2014.)

BOXE 8.3 CORRELAÇÃO CLÍNICA

PNEUMOTÓRAX HIPERTENSIVO

O pneumotórax hipertensivo é uma condição com risco de vida em que o ar se acumula no espaço pleural e fica preso porque o tecido lesionado atua como uma válvula unidirecional. Isso causa o colapso completo do pulmão no lado acometido e um deslocamento do coração para o lado oposto, comprometendo, assim, o retorno venoso e o débito cardíaco. Esse deslocamento do mediastino também comprime o pulmão oposto e prejudica sua capacidade ventilatória.

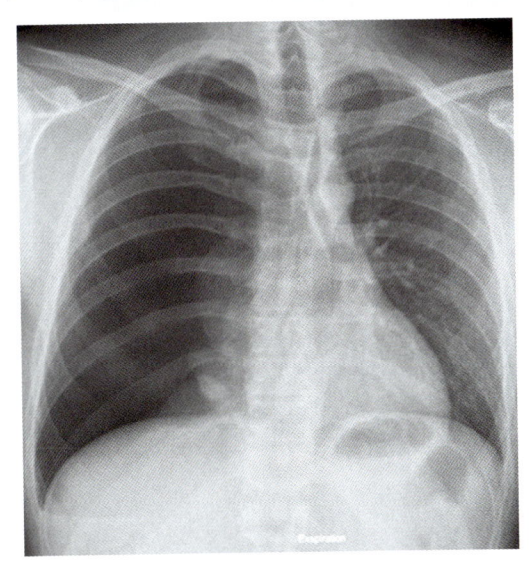

Pneumotórax hipertensivo à direita. A radiografia de tórax mostra atelectasia quase completa do pulmão direito. O mediastino é deslocado para a esquerda. Os espaços intercostais estão alargados no lado direito. (De Krombach GA, Mahnken AH. Body Imaging: Thorax and Abdomen. New York: Thieme Publishers; 2015.)

BOXE 8.4 CORRELAÇÃO CLÍNICA

DERRAME PLEURAL

O derrame pleural é uma condição na qual há excesso de líquido no espaço pleural. Os derrames são designados por sua concentração de proteínas em transudatos (baixa proteína) e exsudatos (alta proteína). Os transudatos geralmente são causados por insuficiência cardíaca congestiva ou sobrecarga de líquidos (causando aumento da pressão venosa). Menos comumente, eles são causados por insuficiência hepática ou doença renal. Em estados inflamatórios, pneumonia, tuberculose (TB) e câncer de pulmão, podem vazar exsudatos dos capilares pleurais. Os sintomas incluem dispneia (falta de ar), tosse e uma irritante dor torácica. Os derrames pleurais são tratados drenando o líquido por meio de um procedimento conhecido como toracocentese (ver Boxe 6.2, no Capítulo 6).

Derrame pleural. A radiografia frontal de tórax desta mulher de 58 anos demonstra um grande derrame pleural à direita. (De Gunderman R. Essential Radiology, 3rd ed. New York: Thieme; 2014.)

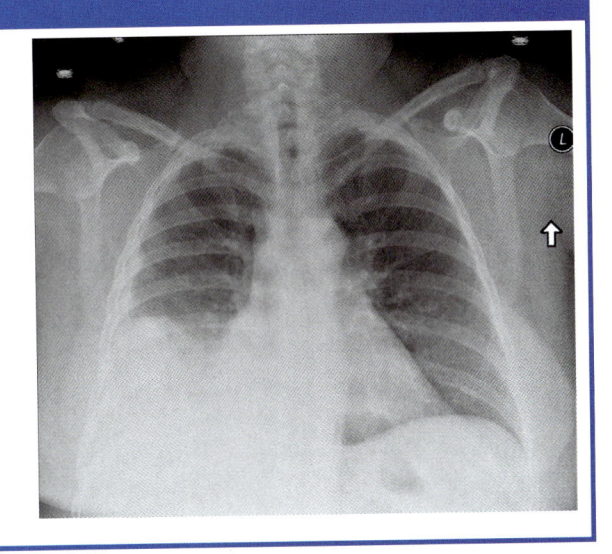

8.2   Pulmões

Características gerais
(Figura 8.5 e Tabela 8.1)

— Cada pulmão tem superfícies costal, mediastinal e diafragmática
— O **ápice** de cada pulmão projeta-se no pescoço acima da primeira cartilagem costal; a **base** de cada pulmão repousa sobre o diafragma
— A **raiz** do pulmão, que conecta o pulmão ao mediastino, contém vasos pulmonares, nervos e brônquios. A raiz entra no pulmão pelo **hilo**, uma reentrância na superfície mediastinal (Figuras 8.3 e 8.6)

Tabela 8.1 Estrutura dos pulmões.

	Pulmão direito	**Pulmão esquerdo**
Lobos	Superior, médio, inferior	Superior, inferior
Fissuras	Oblíqua, horizontal	Oblíqua
Segmentos broncopulmonares	10	8 a 10
Características exclusivas	Maior e mais pesado que o esquerdo, mas mais curto e largo devido ao hemidiafragma direito mais alto	Lobo superior caracterizado pela língula e uma incisura cardíaca profunda

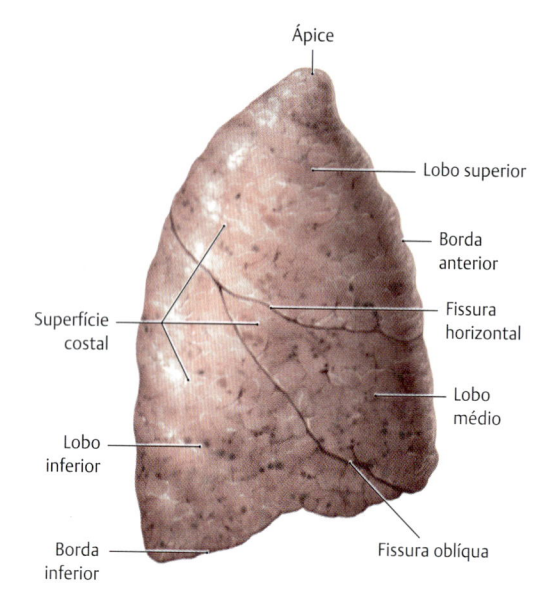

A   Pulmão direito, vista lateral

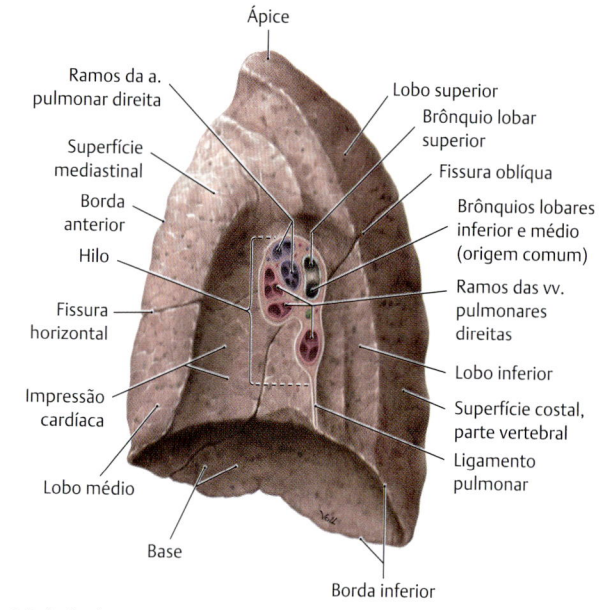

B   Pulmão direito, vista medial

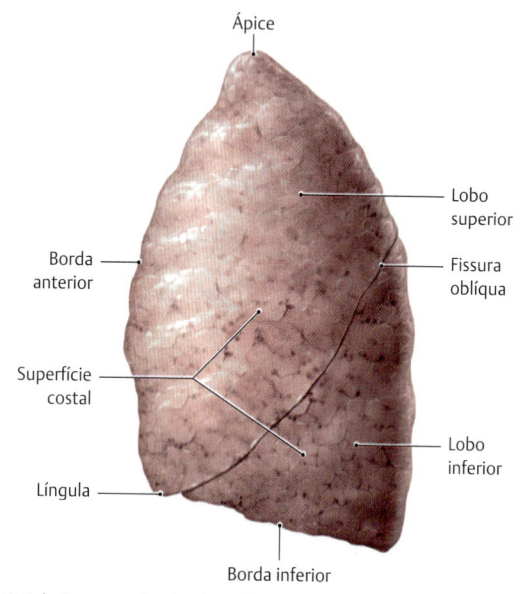

C   Pulmão esquerdo, vista lateral

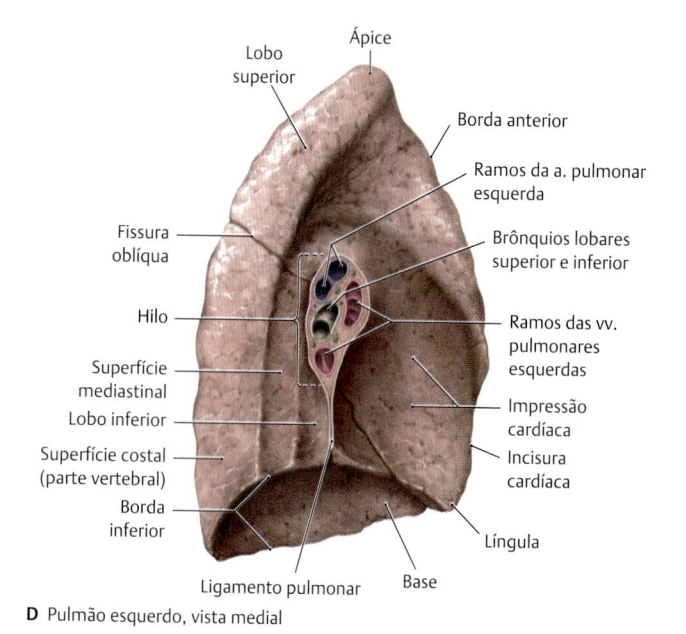

D   Pulmão esquerdo, vista medial

Figura 8.5   Anatomia macroscópica dos pulmões. (De Schuenke M, Schulte E, Schumacher U. THIEME Atlas of Anatomy, Vol 2. Ilustrações de Voll M e Wesker K. 3rd ed. New York: Thieme Publishers; 2020.)

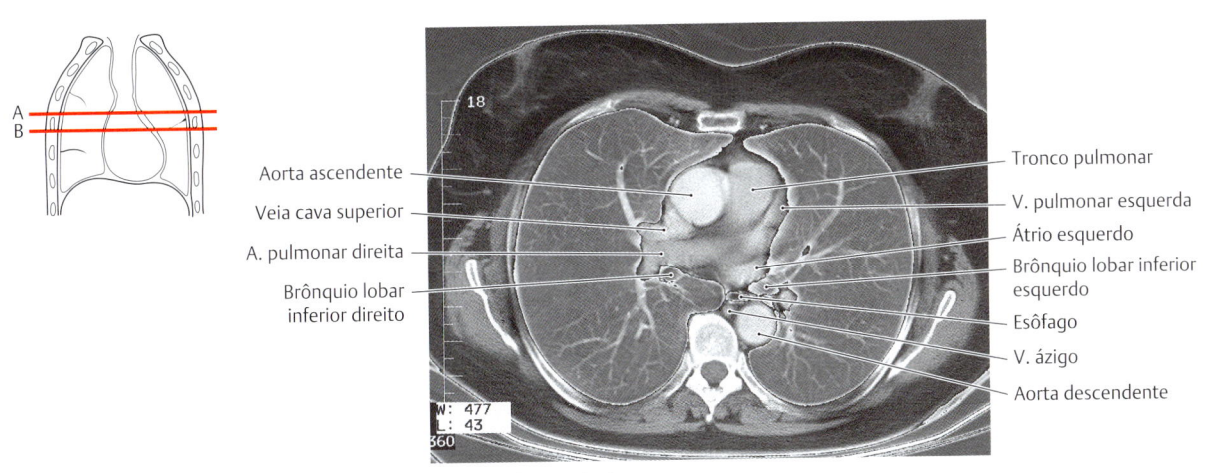

A Corte axial no nível da artéria pulmonar direita

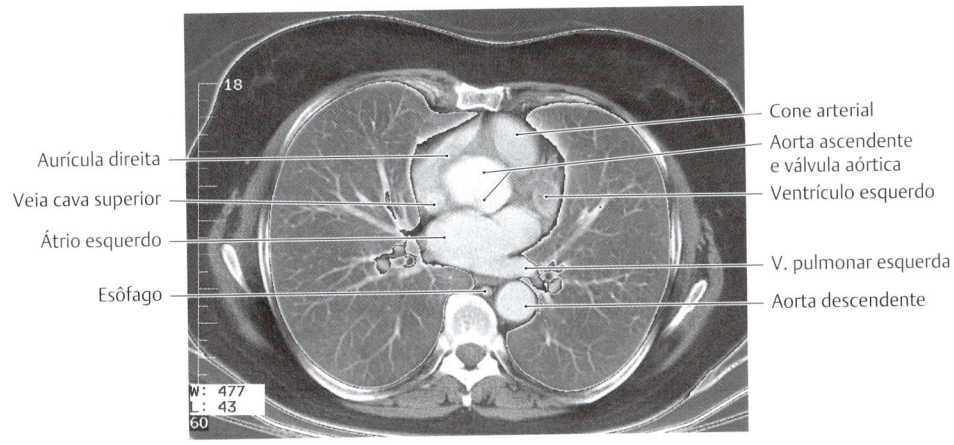

B Corte axial no nível da válvula aórtica e do átrio esquerdo

Figura 8.6 Tomografia computadorizada (TC) de tórax no nível dos hilos dos pulmões. (De Moeller TB, Reif E. Pocket Atlas of Sectional Anatomy, Vol 2, 3rd ed. New York: Thieme Publishers; 2007.)

— Revestidas por pleura visceral, fissuras dividem cada pulmão em lobos: três lobos à direita e dois lobos à esquerda
— Septos finos de tecido conjuntivo (septos intersegmentares) que são contínuos com a pleura visceral subdividem os lobos dos pulmões em unidades distintas de forma piramidal chamadas **segmentos broncopulmonares** (Figura 8.7)
  • Cada segmento broncopulmonar é uma unidade respiratória anatômica e funcionalmente independente. Essa independência possibilita a ressecção cirúrgica de segmentos individuais
  • Existem 10 segmentos broncopulmonares no pulmão direito e 8 a 10 segmentos no pulmão esquerdo.

Pulmão direito

— Como a cúpula do diafragma é mais alta no lado direito, o pulmão direito é mais curto e mais largo que o pulmão esquerdo
— Fissuras horizontais e oblíquas dividem o pulmão direito em lobos superior, médio e inferior
— A raiz do pulmão passa sob o arco da aorta, posteriormente ao átrio direito e sob o arco da veia ázigo (ver Figura 7.2 A, no Capítulo 7)

— O brônquio direito e seus ramos são as estruturas mais posteriores dentro da raiz do pulmão. A artéria pulmonar passa anterior ao brônquio, e as veias pulmonares situam-se anterior e inferiormente à artéria.

Pulmão esquerdo

— Uma fissura oblíqua divide o pulmão esquerdo em lobos superior e inferior
— Uma reentrância profunda ao longo da borda anterior do lobo superior, denominada **incisura cardíaca**, acomoda a projeção para a esquerda do ápice do coração
— A **língula**, uma língua fina de tecido pulmonar do lobo superior, forma a margem inferior da incisura cardíaca e se move para dentro e para fora do recesso costomediastinal durante a respiração
— O arco aórtico cruza o brônquio esquerdo e a aorta descendente passa atrás da raiz do pulmão (ver Figura 7.2 B, no Capítulo 7)
— A artéria pulmonar esquerda arqueia sobre o brônquio esquerdo para se tornar a estrutura mais superior na raiz do pulmão. As veias pulmonares passam anterior e inferiormente ao brônquio.

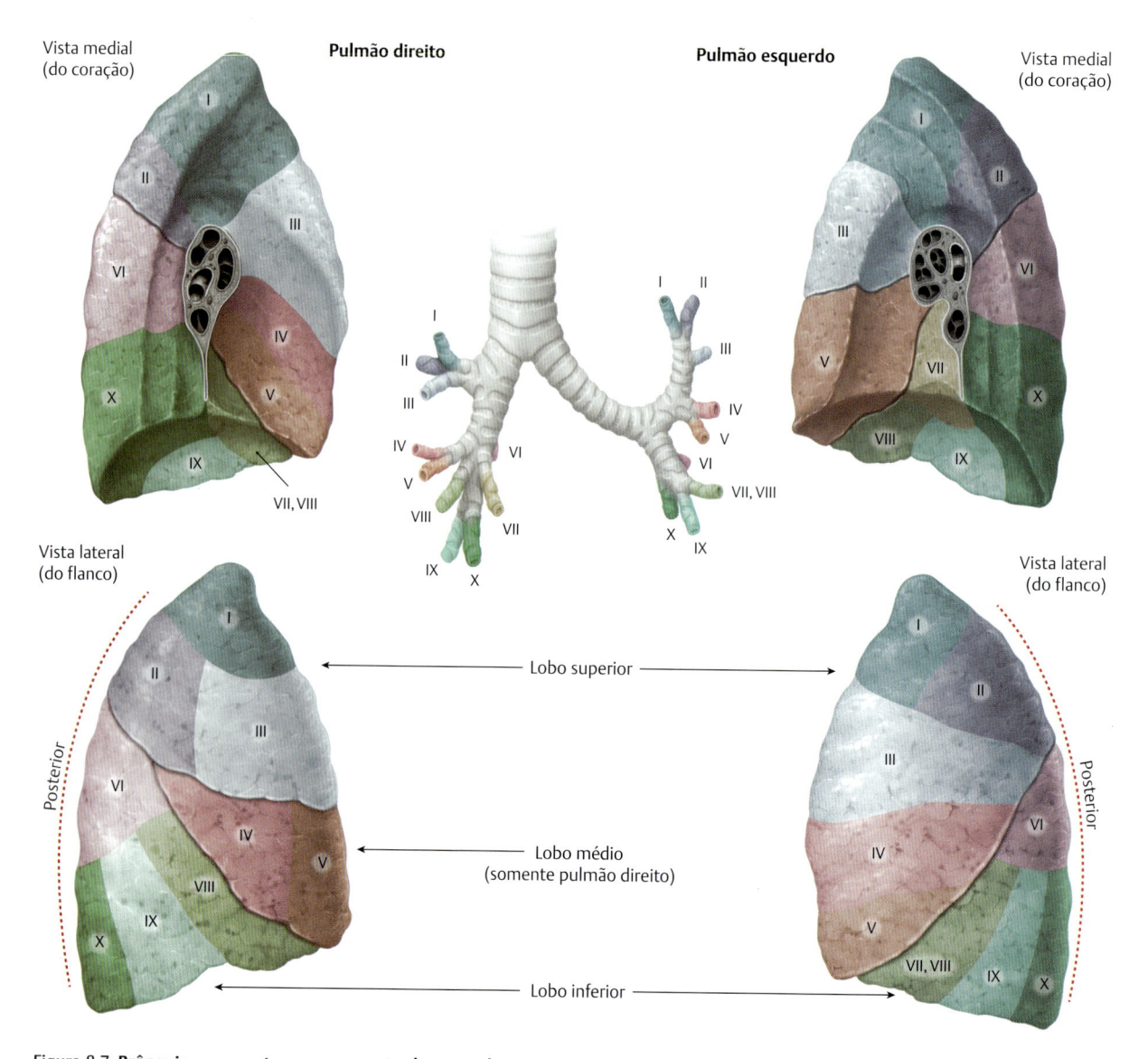

Figura 8.7 Brônquios segmentares e segmentos broncopulmonares. (De Krombach GA, Mahnken AH. Body Imaging: Thorax and Abdomen. New York: Thieme Publishers; 2015.)

8.3 Árvore traqueobrônquica

A árvore traqueobrônquica consiste na traqueia e nos brônquios no mediastino e na árvore brônquica (gerações de ramos formados por bifurcações sucessivas) dentro dos pulmões (a traqueia é discutida na Seção 7.7, no Capítulo 7). A árvore traqueobrônquica possui componentes condutores e respiratórios.

— A traqueia e seus ramos proximais maiores formam o componente condutor, uma passagem para a troca de ar entre o pulmão e o ambiente externo (Figuras 8.8 e 8.9 A). Todos, exceto o mais distal desses ramos, têm anéis ou placas cartilaginosas em suas paredes. Os ramos incluem:
- Os **brônquios principais** (primários) **direito** e **esquerdo**, formados pela bifurcação da traqueia no mediastino superior. Um brônquio principal entra no hilo de cada pulmão
- Os **brônquios lobares** (secundários), que se ramificam dos brônquios principais. Um brônquio lobar entra em cada lobo do respectivo pulmão (três à direita e dois à esquerda)

- Os **brônquios segmentares** (terciários), que se ramificam dos brônquios lobares. Um brônquio segmentar entra em cada segmento broncopulmonar e se divide em brônquios subsegmentares grandes e depois pequenos
- Os **bronquíolos condutores**, uma rede de vias respiratórias sem cartilagem que se forma à medida que os brônquios segmentares se subdividem e diminuem de tamanho
- Os **bronquíolos terminais**, os últimos ramos dos bronquíolos condutores e a parte final da via respiratória condutora

— O componente respiratório (observado apenas histologicamente), formado por passagens distais aos bronquíolos terminais, está envolvido na condução de ar e nas trocas gasosas (Figura 8.9 B)
- As estruturas nesta parte da árvore brônquica incluem os **bronquíolos respiratórios**, os **sacos alveolares** e os **alvéolos**
- As paredes unicelulares dos alvéolos são projetadas para trocas gasosas eficientes.

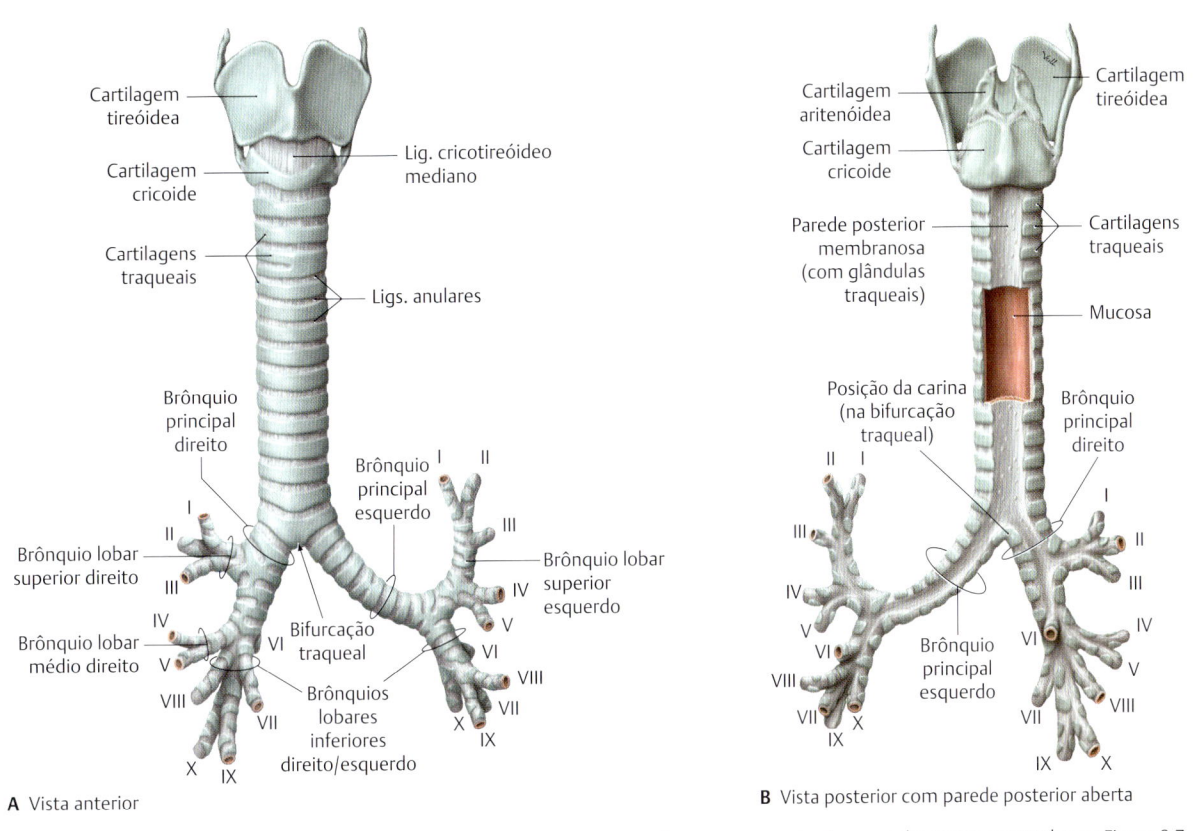

A Vista anterior

B Vista posterior com parede posterior aberta

Figura 8.8 Traqueia. Os números I a IX dos brônquios segmentares correspondem aos segmentos broncopulmonares mostrados na Figura 8.7. (De Gilroy AM, MacPherson BR, Wikenheiser JC. Atlas of Anatomy. Ilustrações de Voll M e Wesker K. 4th ed. New York: Thieme Publishers; 2020.)

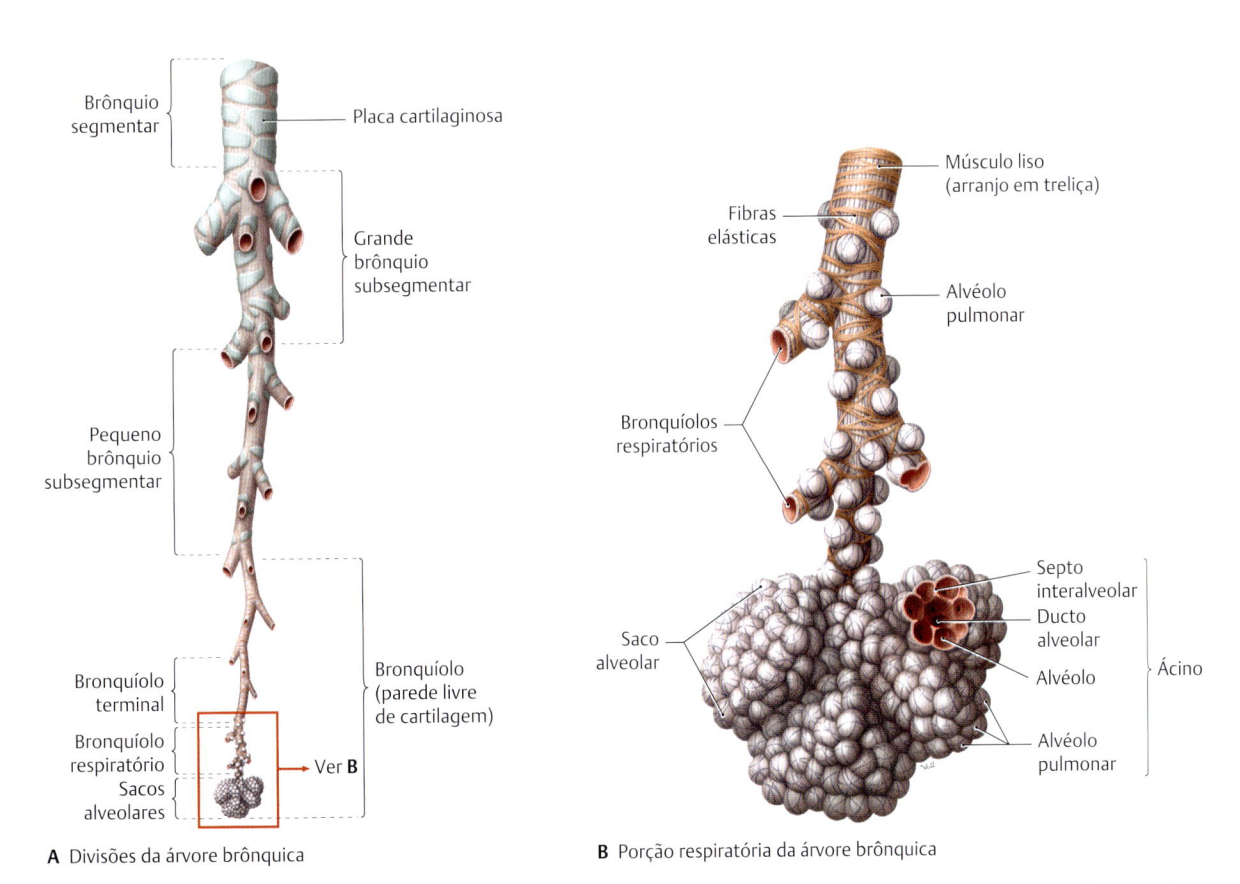

A Divisões da árvore brônquica

B Porção respiratória da árvore brônquica

Figura 8.9 Árvore brônquica. (De Schuenke M, Schulte E, Schumacher U. THIEME Atlas of Anatomy, Vol 2. Ilustrações de Voll M e Wesker K. 3rd ed. New York: Thieme Publishers; 2020.)

BOXE 8.5 CORRELAÇÃO CLÍNICA

ASPIRAÇÃO DE CORPO ESTRANHO

As crianças pequenas correm um risco particularmente alto de aspiração potencialmente fatal de corpos estranhos. Em geral, é mais provável que os corpos estranhos se alojem no brônquio principal direito do que no esquerdo: o brônquio esquerdo diverge mais acentuadamente na bifurcação traqueal para passar mais horizontalmente sobre o coração, enquanto o brônquio direito é relativamente reto e mais alinhado com a traqueia.

BOXE 8.6 CORRELAÇÃO CLÍNICA

ATELECTASIA

A atelectasia é o colapso parcial ou completo dos alvéolos dentro do pulmão e pode resultar de muco nas vias respiratórias após uma cirurgia (mais comum), de fibrose cística, de asma ou de obstrução das vias respiratórias por um objeto estranho (p. ex., um tumor ou um coágulo sanguíneo). Quando grave, pode levar à insuficiência respiratória.

BOXE 8.7 CORRELAÇÃO COM O DESENVOLVIMENTO

SÍNDROME DO DESCONFORTO RESPIRATÓRIO NEONATAL

A síndrome do desconforto respiratório neonatal (SDR neonatal; também conhecida como doença da membrana hialina) está presente em 60% dos bebês nascidos antes de 29 semanas devido à deficiência de surfactante. A produção pulmonar de surfactante começa na semana 24, mas não é concluída até a semana 36. Nos bebês prematuros, essa deficiência leva ao colapso dos alvéolos (atelectasia). O uso de surfactante sintético e a administração de pressão positiva contínua nas vias respiratórias (CPAP, do inglês *continuous positive airway pressure*) podem ajudar a manter a desobstrução alveolar das vias respiratórias nesses lactentes.

BOXE 8.8 CORRELAÇÃO CLÍNICA

DOENÇA PULMONAR OBSTRUTIVA CRÔNICA

A bronquite obstrutiva crônica e o enfisema, ambos causados pelo tabagismo, contribuem em vários graus para a doença pulmonar obstrutiva crônica (DPOC). A inflamação da bronquite crônica leva ao espessamento dos tubos brônquicos, produção excessiva de muco e estreitamento das vias respiratórias. O enfisema destrói as paredes alveolares, reduzindo, assim, a capacidade de troca gasosa e, à medida que as pequenas vias respiratórias colapsam durante a expiração, o ar fica preso nos pulmões. Essa hiperinsuflação crônica dos pulmões e o aumento do trabalho expiratório criam uma aparência típica de tórax em barril (aumento do diâmetro anteroposterior).

8.4   Mecânica da respiração

A respiração, a troca entre oxigênio e dióxido de carbono, requer um fluxo contínuo de ar entre os pulmões e o ambiente externo. É realizado por meio da mudança rítmica no volume torácico e correspondente expansão (durante a **inspiração**) e contração (durante a **expiração**) dos pulmões (Figuras 8.10 a 8.12).

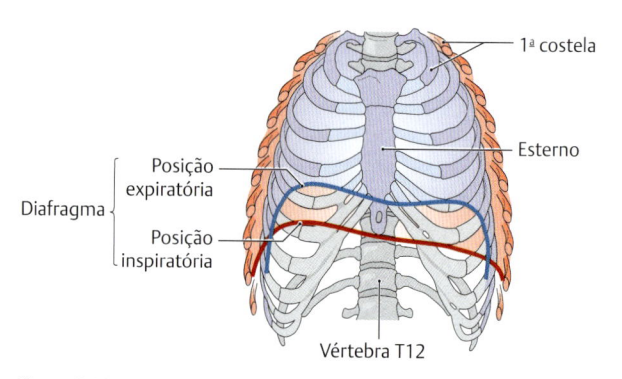

Figura 8.10 Trocas respiratórias no volume torácico. Posição inspiratória (*vermelha*); posição expiratória (*azul*). (De Schuenke M, Schulte E, Schumacher U. THIEME Atlas of Anatomy, Vol 2. Ilustrações de Voll M e Wesker K. 3rd ed. New York: Thieme Publishers; 2020.)

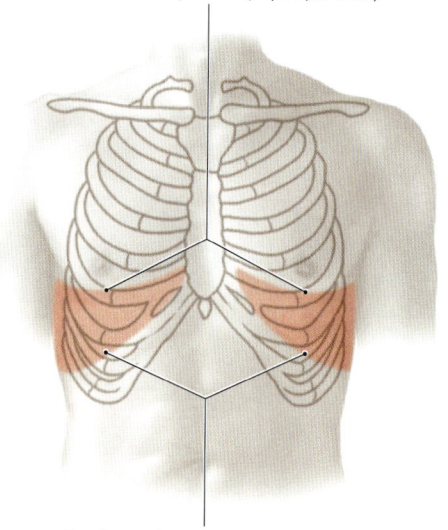

Figura 8.11 Trocas respiratórias no volume pulmonar. (De Schuenke M, Schulte E, Schumacher U. THIEME Atlas of Anatomy, Vol 2. Ilustrações de Voll M e Wesker K. 3rd ed. New York: Thieme Publishers; 2020.)

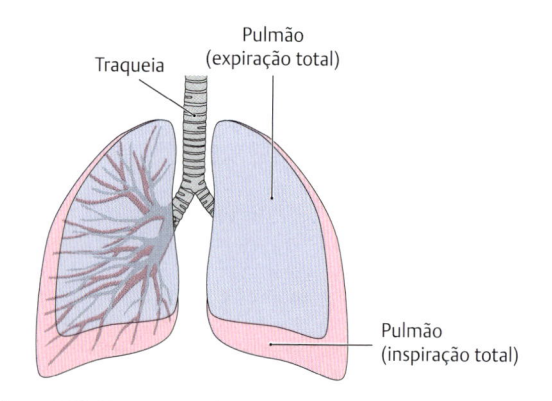

Figura 8.12 Movimentos do pulmão e da árvore brônquica. Como o volume do pulmão muda com o volume da cavidade torácica, toda a árvore brônquica se move dentro do pulmão. Esses movimentos estruturais são mais pronunciados em porções da árvore brônquica distantes do hilo pulmonar. (De Schuenke M, Schulte E, Schumacher U. THIEME Atlas of Anatomy, Vol 2. Ilustrações de Voll M e Wesker K. 3rd ed. New York: Thieme Publishers; 2020.)

— A inspiração requer expansão das cavidades pulmonares e diminuição da pressão intrapleural
  - Durante a respiração silenciosa, o diafragma, o principal músculo respiratório, contrai e se achata, aumentando a dimensão vertical da cavidade
  - A inspiração forçada envolve outros músculos respiratórios (principalmente os intercostais, os escalenos e o serrátil posterior) que elevam as costelas e o esterno, e também expandem as cavidades horizontalmente
  - À medida que as cavidades se expandem, o saco pleural é puxado para fora, causando aumento do volume pulmonar e diminuição da pressão intrapleural. Quando a pressão cai para abaixo da pressão atmosférica (pressão negativa), o ar é puxado para as vias respiratórias
— A expiração requer contração das cavidades pulmonares e aumento da pressão intrapleural
  - A expiração silenciosa é um processo passivo. Com o relaxamento do diafragma, há diminuição do volume torácico e correspondente contração dos pulmões. À medida que a pressão intrapleural aumenta, o ar é expelido

- A expiração forçada requer a contração dos músculos abdominais anteriores e intercostais para diminuir o volume torácico.

8.5 Neurovasculatura dos pulmões e da árvore brônquica

Artérias dos pulmões e da árvore brônquica

— As **artérias pulmonares**, ramos do tronco pulmonar, transportam sangue desoxigenado para a rede capilar que envolve os alvéolos respiratórios (Figura 8.13). Dentro dos pulmões, os ramos das artérias seguem os ramos da árvore brônquica à medida que se ramificam dentro dos lobos e segmentos broncopulmonares
— As **artérias brônquicas**, ramos da aorta torácica, suprem a árvore brônquica, o tecido conjuntivo dos pulmões e a pleura visceral. Normalmente, um ramo para o pulmão direito e dois para o pulmão esquerdo, essas artérias brônquicas viajam ao longo da face posterior dos brônquios principais e, em seguida, se anastomosam com ramos distais das artérias pulmonares.

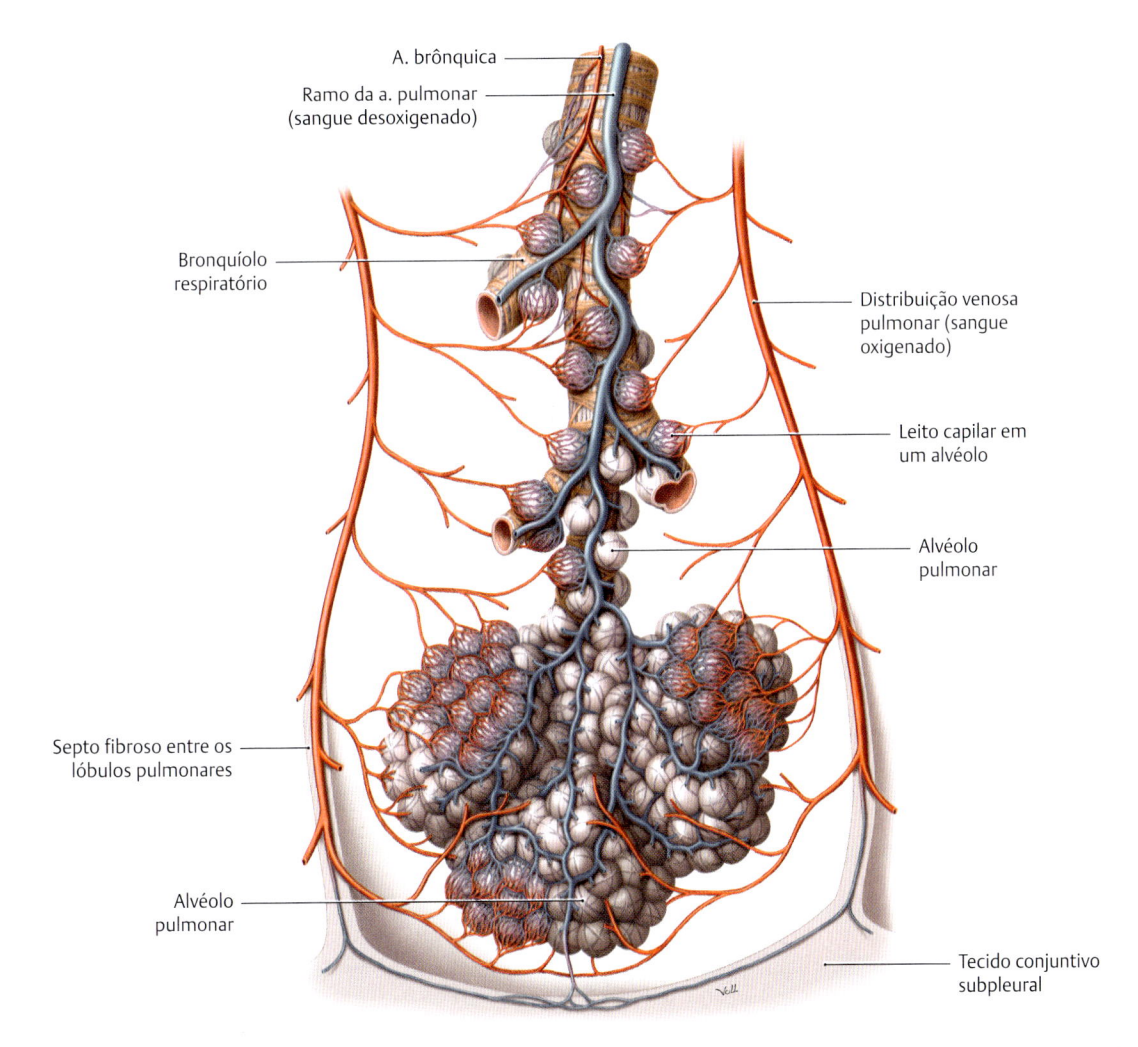

Figura 8.13 Vasculatura pulmonar. As artérias pulmonares (*azul*) transportam sangue *desoxigenado* e seguem a árvore brônquica. As veias pulmonares (*vermelhas*) são as únicas veias do corpo que transportam sangue *oxigenado*, que é recebido dos capilares alveolares na periferia do lóbulo. (De Schuenke M, Schulte E, Schumacher U. THIEME Atlas of Anatomy, Vol 2. Ilustrações de Voll M e Wesker K. 3rd ed. New York: Thieme Publishers; 2020.)

BOXE 8.9 CORRELAÇÃO CLÍNICA

EMBOLIA PULMONAR

A embolia pulmonar (EP) é a obstrução de uma artéria pulmonar ou de seus ramos por êmbolos gordurosos, bolhas de ar ou, mais comumente, tromboses (coágulos sanguíneos) que subiram das veias profundas das pernas. As grandes obstruções podem impedir o fluxo sanguíneo para o pulmão e, consequentemente, causar *cor pulmonale* (disfunção ventricular direita). As grandes obstruções costumam ser fatais, mas as obstruções menores podem afetar apenas um único segmento broncopulmonar e resultar em infarto pulmonar.

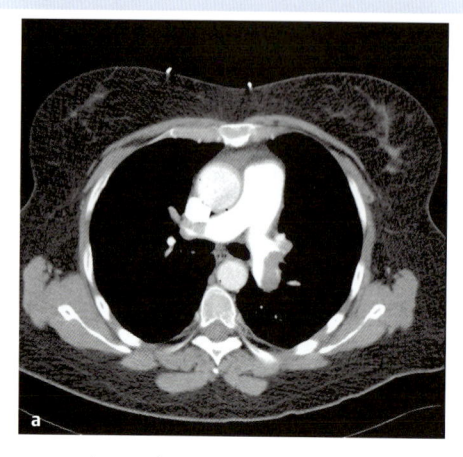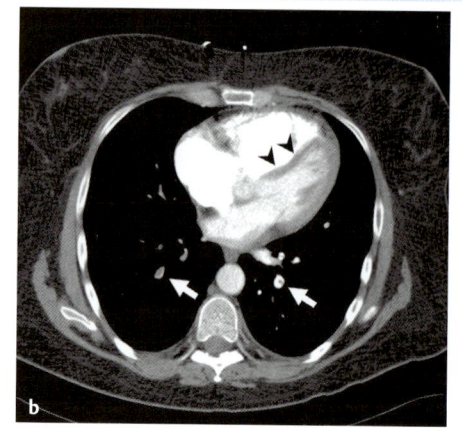

Embolia pulmonar central com oclusões vasculares subsegmentares. (a) Embolia pulmonar aguda com embolia central. (b) Oclusões vasculares subsegmentares também estão presentes (*setas*). A varredura também mostra um ventrículo direito aumentado com curvatura paradoxal do septo para a esquerda (*pontas de seta*) como sinal de sobrecarga do coração direito. (De Krombach GA, Mahnken AH. Body Imaging: Thorax and Abdomen. New York: Thieme Publishers; 2015.)

Veias dos pulmões e da árvore brônquica

- As **veias pulmonares** originam-se nos leitos capilares que circundam os alvéolos (Figura 8.13). Surgindo primeiro como pequenas veias que trafegam dentro dos septos intersegmentares transportando sangue oxigenado, elas recebem veias dos segmentos broncopulmonares adjacentes, bem como da pleura visceral. Essas veias se juntam para formar duas veias pulmonares dentro de cada pulmão, que atravessam o hilo e entram no átrio esquerdo do coração
- As **veias brônquicas**, uma de cada pulmão, drenam apenas a porção proximal da raiz e terminam nas veias ázigo e hemiázigo acessórias (ou intercostais superiores).

Linfáticos dos pulmões e da árvore brônquica

- O **plexo linfático superficial** dos pulmões, situado abaixo da pleura visceral, drena a pleura e o tecido pulmonar
- O **plexo linfático profundo**, situado dentro das paredes dos brônquios, drena as estruturas associadas à raiz pulmonar
- Enquanto os plexos superficial e profundo subsequentemente drenam para os **linfonodos traqueobrônquicos** superiores e inferiores (carinais), o plexo profundo drena inicialmente para os **linfonodos broncopulmonares** ao longo dos brônquios lobares (Figura 8.14)
- A linfa dos linfonodos traqueobrônquicos drena para **linfonodos paratraqueais** e depois para os **troncos broncomediastinais** em ambos os lados, que terminam na junção das veias subclávia e jugular (junções venosas jugulossubclávias)
- Os lobos superior, médio e inferior do pulmão direito e o lobo superior do pulmão esquerdo normalmente drenam ao longo de canais ipsilaterais. No entanto, uma quantidade significativa de linfa do lobo inferior do pulmão esquerdo drena para os linfonodos traqueobrônquicos direitos e, a partir daí, continua a seguir os canais do lado direito.

BOXE 8.10 CORRELAÇÃO CLÍNICA

CARCINOMA DE PULMÃO

O carcinoma de pulmão representa cerca de 20% de todos os cânceres e é causado principalmente pelo tabagismo. Origina-se primeiro no revestimento dos brônquios e metastatiza rapidamente para linfonodos broncopulmonares e posteriormente para outros grupos de linfonodos, incluindo os linfonodos supraclaviculares. É importante salientar que a linfa da maioria dos lobos dos pulmões drena ao longo dos canais ipsilaterais, mas a do lobo inferior esquerdo também drena para os linfonodos contralaterais, facilitando, assim, a disseminação bilateral. Também pode se espalhar pelo sangue para os pulmões, cérebro, ossos e glândulas suprarrenais. O câncer de pulmão pode invadir estruturas adjacentes, como o nervo frênico, culminando em paralisia de um hemidiafragma, ou o nervo laríngeo recorrente, o que resulta em rouquidão devido à paralisia das pregas vocais.

Nervos dos pulmões e da árvore brônquica

- O **plexo pulmonar**, um plexo nervoso autônomo que fica anterior e posterior à raiz do pulmão, inerva o pulmão, a árvore brônquica e a pleura visceral (Figura 8.15 e Tabela 8.2)
- As fibras sensoriais viscerais que transportam a dor dos brônquios e da pleura visceral trafegam com os nervos esplâncnicos simpáticos
- Fibras sensoriais viscerais de receptores relacionados à tosse e a reflexos de estiramento, e receptores para pressão arterial e níveis de gases no sangue cursam com o nervo vago (parassimpático)

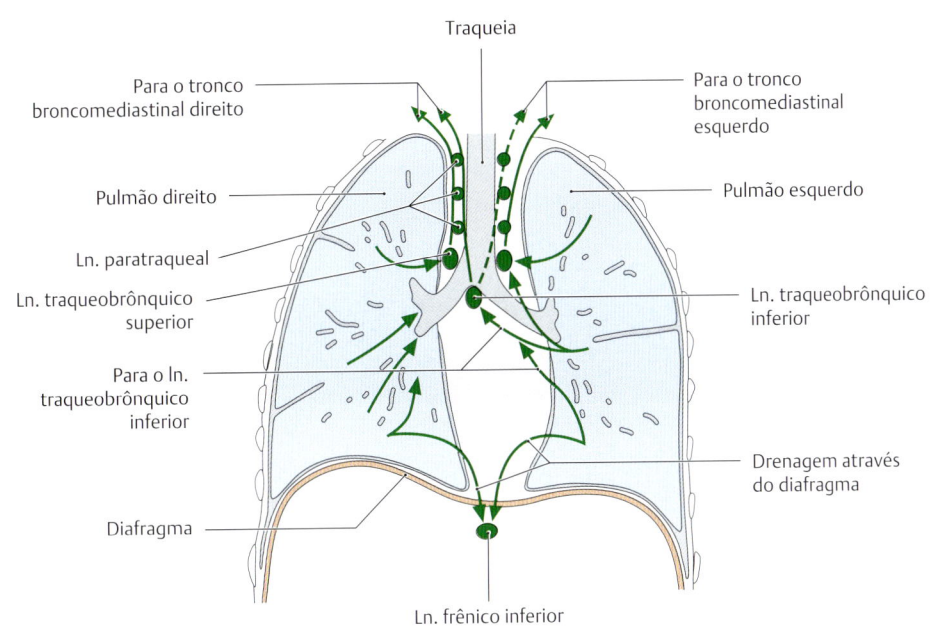

A Rede peribrônquica, corte coronal

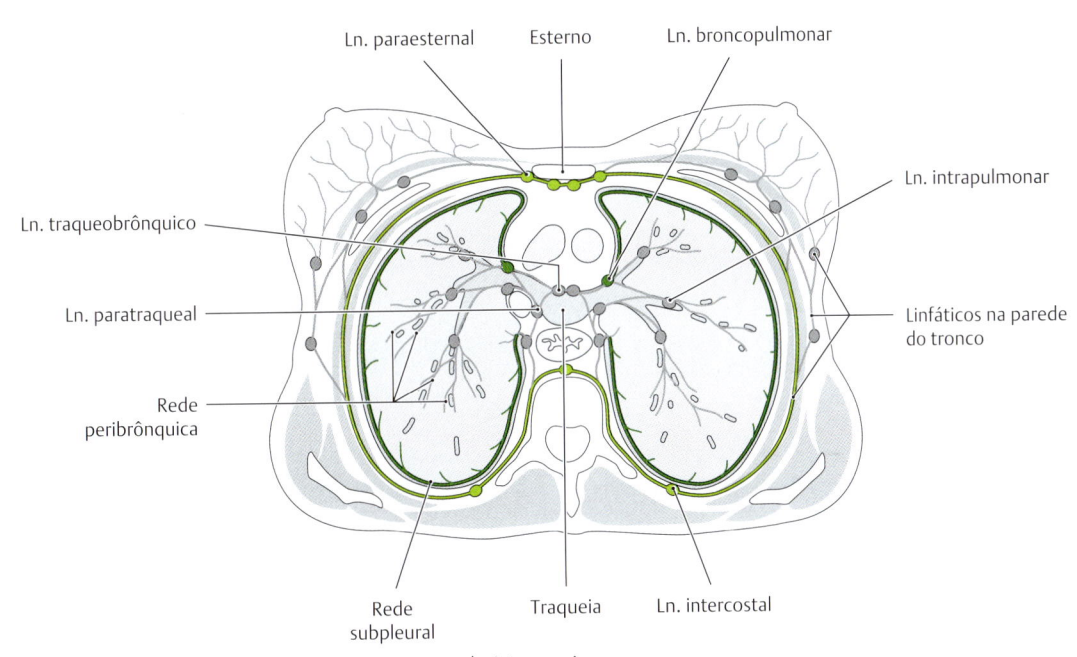

B Redes subpleurais e da parede torácica, corte transversal, vista superior

Figura 8.14 Drenagem linfática da cavidade pleural. (A. De Schuenke M, Schulte E, Schumacher U. THIEME Atlas of Anatomy, Vol 2. Ilustrações de Voll M e Wesker K. 3rd ed. New York: Thieme Publishers; 2020; **B.** De Gilroy AM, MacPherson BR, Wikenheiser JC. Atlas of Anatomy. Ilustrações de Voll M e Wesker K. 4th ed. New York: Thieme Publishers; 2020.)

Tabela 8.2 Inervação autônoma dos pulmões e da árvore brônquica.

Estruturas-alvo	Simpática	Parassimpática
Músculos brônquicos	Inibitório (broncodilatação)	Motor (broncoconstrição)
Vasos pulmonares	Motor (vasoconstrição)	Inibitório (broncodilatação)
Células secretoras dos alvéolos	Secretomotor	Inibitório

— A pleura parietal é inervada por nervos somáticos da parede torácica e é extremamente sensível à dor. Os nervos intercostais inervam a superfície costal, e os nervos frênicos (C3-C5) inervam as superfícies mediastinal e diafragmática

— A irritação da pleura parietal nas áreas supridas pelo nervo frênico é referida aos dermátomos C3-C5 no pescoço e no ombro.

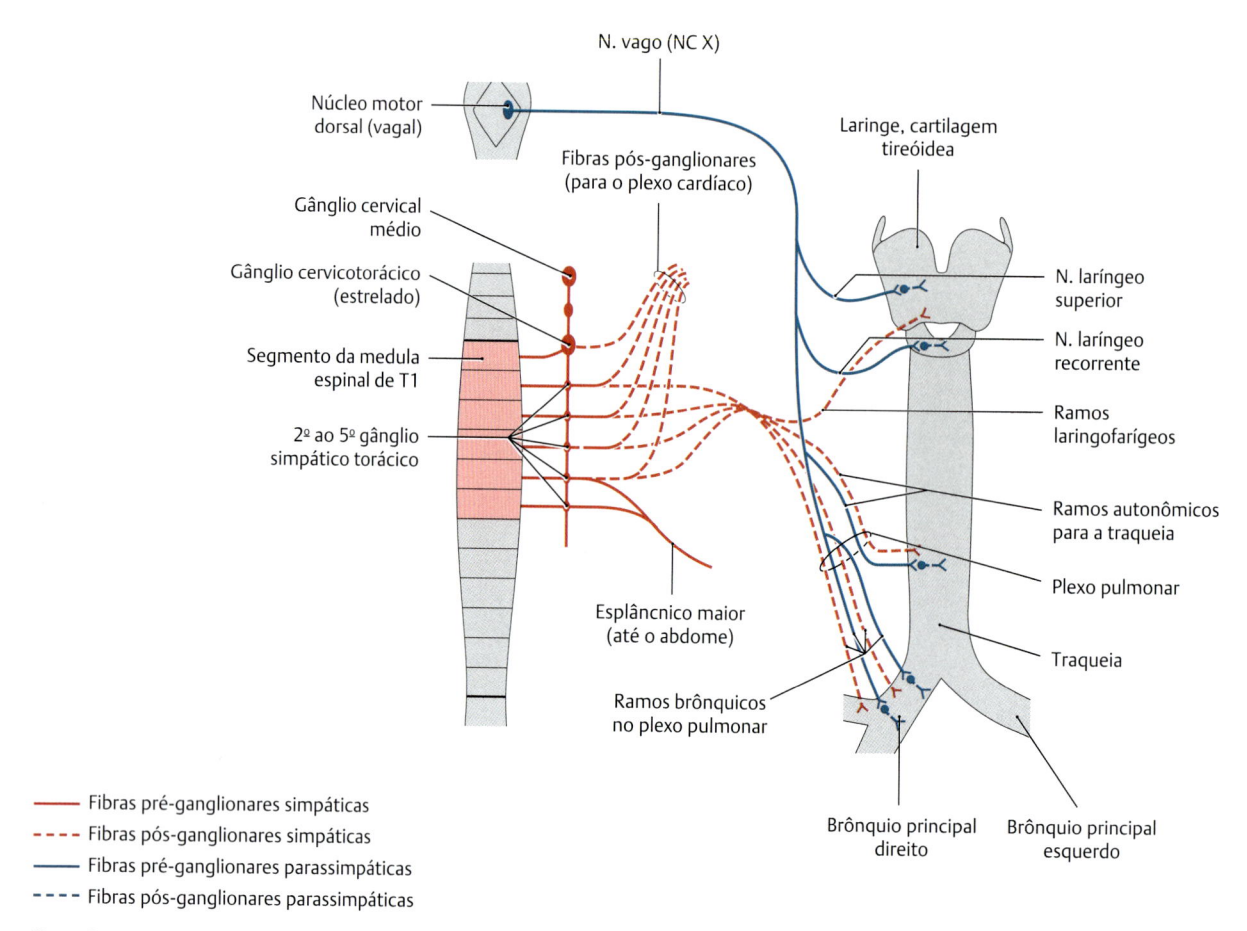

Figura 8.15 **Inervação autônoma da árvore traqueobrônquica.** Inervação simpática (*vermelho*); inervação parassimpática (*azul*). (De Gilroy AM, MacPherson BR, Wikenheiser JC. Atlas of Anatomy. Ilustrações de Voll M e Wesker K. 4th ed. New York: Thieme Publishers; 2020.)

9   Fundamentos da Imagem Clínica do Tórax

As radiografias são sempre a escolha inicial para a obtenção de imagens do tórax. Os pulmões cheios de ar são perfeitamente adequados para radiografias, pois facilitam a identificação de anormalidades do espaço de ar, como pneumonia, e fornecem alto contraste com os tecidos moles do coração e do mediastino. Quando mais detalhes do coração, do mediastino ou do parênquima pulmonar são necessários (p. ex., avaliação de doença pulmonar intersticial), é usada a tomografia computadorizada (TC). A importância da ressonância magnética (RM) em imagens cardíacas é em decorrência da sua capacidade de adquirir imagens dinâmicas (coração em movimento) sem radiação. O ultrassom (ecocardiografia) também tem utilidade para a obtenção de imagens dinâmicas sem radiação e sem os longos tempos de varredura e os problemas de claustrofobia associados à RM. No entanto, o detalhamento anatômico do ultrassom e a capacidade de avaliar os vasos coronários são limitados quando comparados com a TC e a RM (Tabela 9.1).

A radiografia de tórax é o ponto de partida da grande maioria das imagens torácicas. Ao avaliar uma radiografia de tórax (Figura 9.1), o examinador normalmente segue a via respiratória

Tabela 9.1 Adequação das modalidades de imagem para o tórax.

Modalidade	Usos clínicos
Radiografias (raios X)	Base da imagem torácica e estudo radiológico mais comum realizado; excelente para avaliação dos pulmões, do coração, dos vasos pulmonares e da pleura
TC	Detalhamento anatômico requintado do parênquima pulmonar e do interstício
RM	Mais adequada para imagens do coração e grandes vasos; resultado muito limitado na avaliação dos pulmões
Ultrassom	Usado primariamente para imagens cardíacas (ecocardiografia); fornece avaliações anatômica e fisiológica do coração em tempo real

RM, ressonância magnética; TC, tomografia computadorizada.

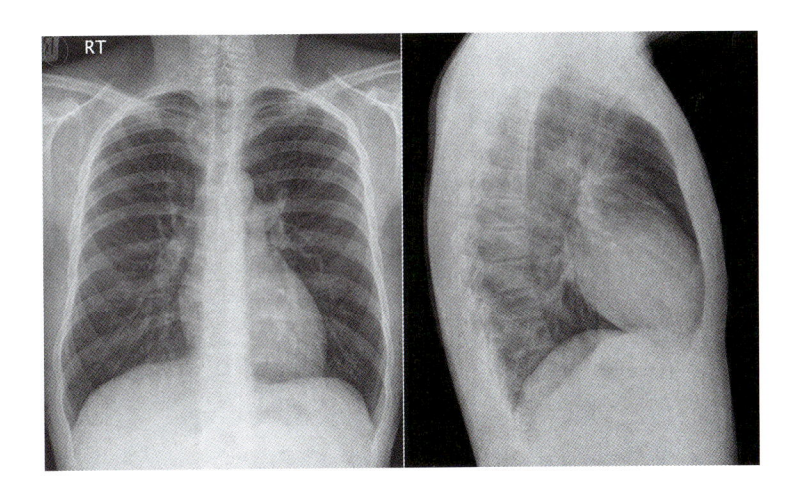

A Radiografias frontal e lateral do tórax (normal)

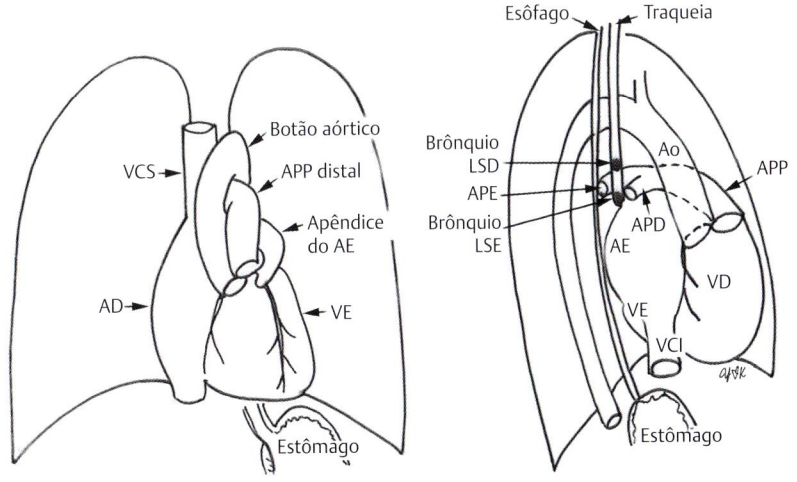

B Representação esquemática das bordas anatômicas normais observadas nas radiografias frontal e lateral do tórax

Figura 9.1 Anatomia radiográfica de tórax. Desenho representativo da anatomia radiográfica do tórax AD, átrio direito; AE, átrio esquerdo; Ao, aorta ascendente; APD, artéria pulmonar direita; APE, artéria pulmonar esquerda; APP, artéria pulmonar principal; LSD, brônquio lobar superior direito; LSE, brônquio lobar superior esquerdo; VCI, veia cava inferior; VCS, veia cava superior; VD, ventrículo direito; VE, ventrículo esquerdo. (De Yoo S, MacDonald C, Babyn P. Chest Radiographic Interpretation in Pediatric Cardiac Patients. 1st ed. New York: 2010.)

a partir da traqueia superior até os dois pulmões e, em seguida, visualiza cada pulmão em sua totalidade, fazendo uma varredura de um lado para o outro. As bordas do coração são avaliadas quanto a tamanho e formato, e as superfícies lisas de cada hemidiafragma e a borda mediastinal são confirmadas. Cada costela e vértebra são examinadas (Figura 9.2) e, em seguida, dedica-se atenção à parede torácica e aos tecidos moles. Um procedimento semelhante é usado para examinar a vista lateral. A radiografia de tórax na Figura 9.3 é de um paciente com tosse e febre. Compare as imagens com as radiografias normais na Figura 9.1. Observe a grande área branca (opacidade) à direita. A incidência lateral, em conjunto com a incidência frontal, confirma que essa opacidade está no pulmão direito e, mais especificamente, dentro do lobo médio direito.

As varreduras de TC são excelentes para mostrar detalhes dos tecidos moles do tórax e podem ser examinadas em diferentes janelas para destacar órgãos específicos (Figura 9.4). A TC também pode revelar anormalidades sutis dos pulmões que seriam muito pequenas para serem vistas em uma radiografia de tórax, como pequenos nódulos pulmonares inflamatórios ou neoplásicos ou doenças pulmonares intersticiais (Figura 9.5). Embora não seja adequada para imagens dos pulmões, a RM fornece detalhes muito bons do coração e possibilita imagens em planos específicos (Figura 9.6). Um ultrassom do coração, ou ecocardiograma, fornece uma visão dinâmica do coração e é mais bem visualizado em "tempo real". No entanto, imagens "instantâneas" estáticas-padrão podem fornecer informações importantes, como a visão de quatro câmaras (Figura 9.7).

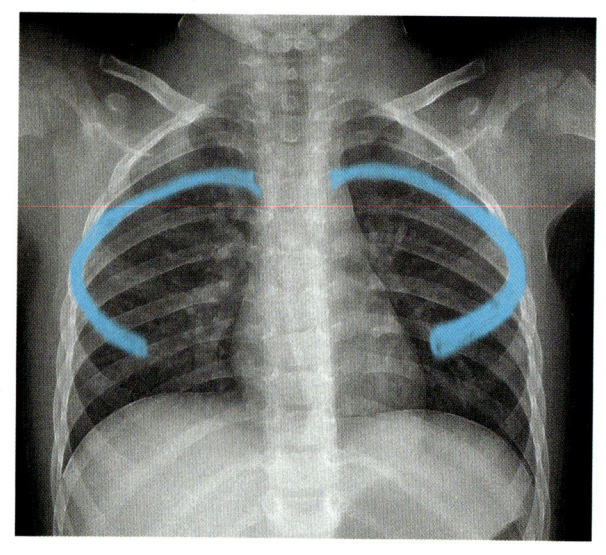

Figura 9.2 Radiografia do tórax com destaque para a 4ª costela. Incidência frontal. As costelas se estendem horizontalmente a partir de sua articulação com as vértebras e depois se curvam lateral, anterior e inferiormente. Ao examinar uma radiografia de tórax, cada costela deve ser traçada ao longo de todo o seu curso. Observe que a cartilagem costocondral não é visível em radiografia. (Cortesia de Joseph Makris, MD, Baystate Medical Center.)

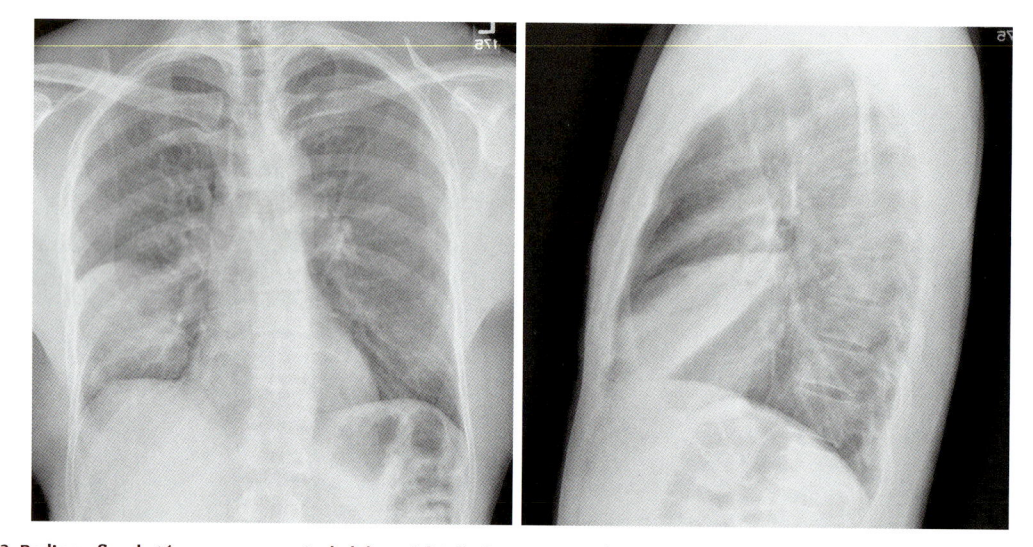

Figura 9.3 Radiografias de tórax – pneumonia do lobo médio direito. Aumento da opacidade (aumento do branco) no lobo médio direito compatível com pneumonia nesse paciente com tosse e febre. Observe os contornos nítidos da opacidade anormal na incidência lateral, que representam as fissuras oblíqua e horizontal. Estas são bem vistas aqui porque a pneumonia preenche o lobo médio direito. (De Baxter A. Emergency Imaging. A Practical Guide. 1st ed. New York: Thieme; 2015.)

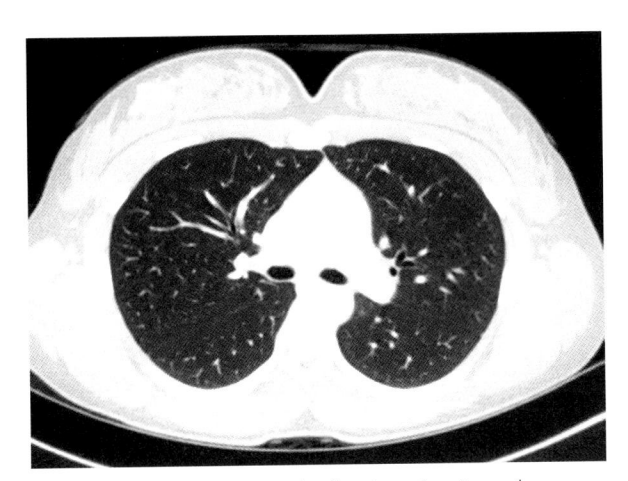

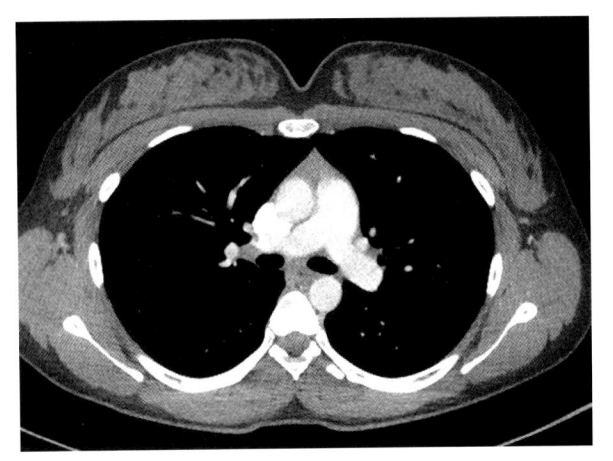

A A janela pulmonar otimiza os detalhes do parênquima pulmonar. Uma doença pulmonar sutil que pode ser invisível em uma radiografia de tórax pode ser detectada com TC de tórax

B A janela de tecido mole otimiza as estruturas de tecido mole, mas torna o parênquima pulmonar preto (invisível). Os tecidos moles da parede torácica são bem delineados. Observe também o detalhe da aorta e da artéria pulmonar principal à medida que se ramificam

Figura 9.4 Tomografia computadorizada (TC) do tórax, imagens axiais – normal. Essas imagens representam o mesmo corte axial de uma TC normal do tórax no nível da artéria pulmonar principal. Esse paciente recebeu contraste intravenoso, o que fez com que os vasos sanguíneos ficassem brancos. (Cortesia de Joseph Makris, MD, Baystate Medical Center.)

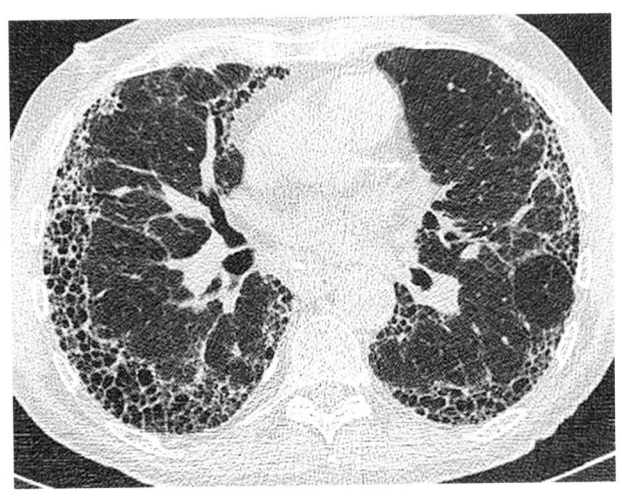

Figura 9.5 Tomografia computadorizada (TC) do tórax, incidência axial – doença pulmonar. Um único corte de uma TC de tórax apresentado em janelas pulmonares em um paciente com tosse crônica e doença pulmonar intersticial. Observe as opacidades lineares/reticulares ao longo dos pulmões indicando espessamento dos septos e inúmeros pequenos cistos na periferia dos pulmões com aspecto de "favo de mel". (De Wormanns D. Diagnostic Imaging of the Chest. 1st ed. New York: Thieme; 2020.)

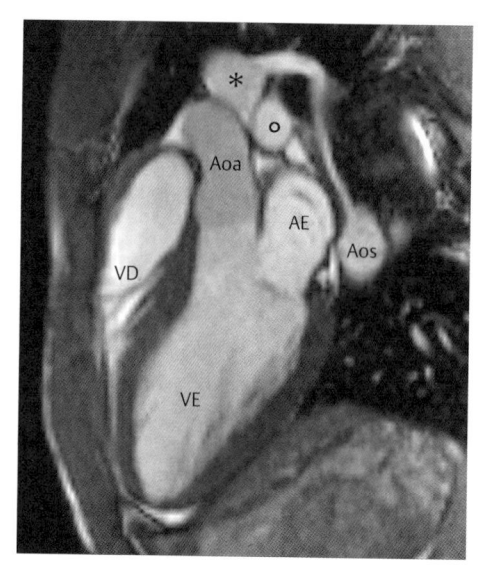

Figura 9.6 Ressonância magnética (RM) do coração mostrando a via de saída do ventrículo esquerdo. As varreduras de RM cardíaca podem ser obtidas em qualquer plano e com vários planos-padrão selecionados para otimizar a anatomia específica. Neste exemplo, o sangue nos vasos e nas câmaras é branco e o músculo cardíaco é cinza-escuro. Essa visualização da via de saída do ventrículo esquerdo posiciona o ventrículo esquerdo e a aorta ascendente no mesmo plano, de modo que toda a via de saída seja visível em uma única imagem. Uma RM cardíaca completa conteria cortes de todo o coração nesse plano, bem como em vários outros planos. Além disso, a RM possibilita imagens dinâmicas e pode produzir clipes de "cine" (filme) de vários ciclos cardíacos, mostrando o movimento da câmara, da parede e da válvula. Observe que as RMs dinâmicas não podem ser vistas em "tempo real" como no ultrassom. *, veia cava superior (com terminação da veia ázigo); ○, artéria pulmonar direita; AE, átrio esquerdo; Aoa, aorta ascendente; Aod, aorta descendente; VD, ventrículo direito; VE, ventrículo esquerdo. (De Claussen C, Miller S, Riessen R et al. Direct Diagnosis in Radiology. Cardiac Imaging. 1st ed. New York: Thieme; 2007.)

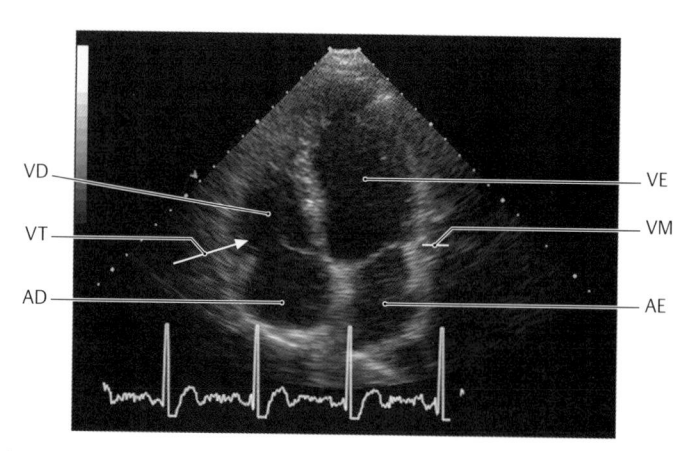

Figura 9.7 Ecocardiograma (ultrassonografia do coração). Vista apical de quatro câmaras com a sonda posicionada no ápice cardíaco. Ambos os ventrículos (VD, VE), ambos os átrios (AD, AE) e as válvulas mitral e tricúspide (VM, VT) são bem visualizados. Embora esta seja uma única imagem estática, o verdadeiro poder da ecocardiografia é a capacidade de ver o movimento do coração com imagens dinâmicas em tempo real. O movimento da parede ventricular, a ação da válvula e o fluxo sanguíneo podem ser vistos e analisados. O eletrocardiograma (ECG) exibido possibilita que o gerador de imagens sincronize o movimento do coração com sua atividade elétrica. (De Flachskampf F. Kursbuch Echokardiografie, 4th ed. Stuttgart: Thieme Publishers; 2008.)

Questões de Revisão da Parte 3 | Tórax

1. Qual dos seguintes nervos contribui para o nervo frênico?
   A. Ramos anteriores dos nervos espinais C3-C5.
   B. Ramos anteriores dos nervos espinais C5-T1.
   C. Fibras simpáticas dos segmentos C3-C5 da medula espinal.
   D. Fibras simpáticas dos segmentos T1-T4 da medula espinal.
   E. Nervos cardíacos do tronco simpático cervical.

2. Qual das seguintes afirmações é verdadeira para os segmentos broncopulmonares?
   A. Cada um é servido por um bronquíolo terminal.
   B. Existem três no pulmão direito e dois no pulmão esquerdo.
   C. Cada um é suprido por uma artéria brônquica.
   D. Cada um é uma unidade respiratória anatômica e funcionalmente distinta do pulmão.
   E. Possuem paredes unicelulares projetadas para trocas gasosas eficientes.

3. Qual das seguintes estruturas é/são encontradas no átrio direito?
   A. Cordas tendíneas.
   B. Fossa oval.
   C. Válvula mitral.
   D. Músculos papilares.
   E. Trabécula cárnea.

4. O ângulo do esterno (de Louis) marca a localização:
   A. Da segunda cartilagem costal.
   B. Do disco intervertebral T4-T5.
   C. Da origem do arco aórtico.
   D. Da bifurcação da traqueia.
   E. Todas as opções anteriores.

5. Você está estudando as imagens de TC de seu paciente que está sendo tratado de câncer de pulmão. Você se concentra na varredura que mostra a carina, onde você observa vários linfonodos aumentados. Que outra estrutura provavelmente é visível nessa imagem de TC?
   A. Átrio esquerdo.
   B. Artéria braquiocefálica.
   C. Ângulo do esterno.
   D. Válvula tricúspide.
   E. Veia pulmonar direita.

6. Poucas horas depois de chegar em casa após uma viagem de ônibus de 10 horas, uma mulher de 77 anos foi levada às pressas para a sala de emergência com falta de ar, suor e náuseas. Embora ela tenha morrido logo após ser internada, sua avaliação na sala de emergência revelou uma embolia pulmonar em sua artéria pulmonar esquerda. Que outros achados você esperaria nessa paciente?
   A. Colapso do pulmão esquerdo.
   B. Dilatação aguda do ventrículo direito.
   C. Um deslocamento das estruturas do mediastino para o lado direito.
   D. Hipertrofia do ventrículo esquerdo.
   E. Dilatação do átrio esquerdo.

7. Uma malignidade envolvendo a parte lateral da mama *provavelmente* metastatizaria primeiro para qual dos seguintes grupos de linfonodos?
   A. Nodos paraesternais.
   B. Nodos abdominais.
   C. Nodos peitorais profundos.
   D. Nodos axilares.
   E. Nodos da mama contralateral.

8. Qual é o ponto de referência da superfície do tórax que se aproxima da posição do ápice do coração?
   A. Ângulo do esterno.
   B. 3º espaço intercostal esquerdo.
   C. 5º espaço intercostal esquerdo.
   D. 5º espaço intercostal direito.
   E. Processo xifoide do esterno.

9. O Dr. P. estava realizando um *bypass* cardíaco em um homem de 53 anos cuja artéria interventricular anterior (também conhecida como artéria descendente anterior esquerda, DAE) estava estreitada perto de sua origem. Embora o Dr. P. frequentemente usasse um enxerto de veia safena para esse procedimento, ele optou por usar a artéria torácica interna esquerda. Deixando sua origem intacta, ele cortou suas conexões distais e anastomosou-a à DAE além do segmento estreitado. Isso restaurou com sucesso o fluxo para a parte anterior do coração. Que caminho o sangue segue por essa rota desviada?
   A. Arco aórtico para artéria subclávia esquerda para artéria torácica interna.
   B. Arco aórtico para artéria braquiocefálica para artéria torácica interna.
   C. Arco aórtico para artéria torácica interna.
   D. Arco aórtico para artéria subclávia esquerda para artéria pericardiofrênica para artéria torácica interna.
   E. Arco aórtico para artéria axilar para artéria torácica interna.

10. Um homem idoso que relata ter sentido algumas tonturas e pequenas palpitações no peito durante a última semana é finalmente admitido no pronto-socorro por causa de dor no peito e falta de ar. A imagem revela um grande bloqueio de sua artéria coronária direita perto do *crux cordis* bem próximo à origem da artéria interventricular posterior. Qual parte do coração seria afetada pela isquemia decorrente desse bloqueio?
    A. Nó sinoatrial (SA).
    B. Nó atrioventricular (AV).
    C. Dois terços anteriores do septo interventricular.
    D. Átrio esquerdo.
    E. Ventrículo direito.

11. Uma mulher com um episódio recente de infarto do miocárdio (IM) queixou-se ao cardiologista de uma dor aguda e lancinante atrás do esterno que irradiava para o ombro e era acompanhada de falta de ar, principalmente quando ela estava deitada. Seu médico notou um atrito pericárdico e tratou-a de pericardite, uma inflamação do

pericárdio causada pelo IM recente. A dor de seu pericárdio foi transmitida:

A. Pelos nervos frênicos.

B. Pelo plexo cardíaco.

C. Pelo plexo pulmonar.

D. Pelos nervos intercostais.

E. Nenhuma das opções anteriores.

12. O ducto linfático direito drena a linfa:

A. De todo o lado direito do corpo.

B. Do lado direito do tórax, do membro superior direito, e do lado direito da cabeça e do pescoço.

C. Apenas do lado direito do tórax.

D. Apenas do lado direito da cabeça e do pescoço, e do membro superior direito.

E. Do lado direito do tórax, do abdome, e dos membros inferiores e superiores direitos.

13. Quais das seguintes características estão associadas ao pulmão correto?

A. Língula – pulmão direito.

B. Fissura horizontal – pulmão esquerdo.

C. Incisura cardíaca – pulmão esquerdo.

D. Dois brônquios lobares – pulmão direito.

E. Mais curto e mais largo que o pulmão contralateral – pulmão esquerdo.

14. Várias semanas depois de sofrer um infarto agudo do miocárdio, um homem foi levado às pressas para o pronto-socorro, mas morreu pouco depois. Descobriu-se na necropsia que o músculo que ancorava um folheto de sua válvula mitral havia rompido, provavelmente como consequência de seu ataque cardíaco anterior. Qual foi o músculo afetado?

A. Músculo papilar.

B. Trabécula cárnea.

C. Músculo pectíneo.

D. Crista terminal.

E. Trabécula septomarginal (banda moderadora).

15. Qual é a origem da 3ª à 11ª artéria intercostal posterior?

A. Aorta descendente.

B. Artéria torácica interna.

C. Artéria torácica lateral.

D. Artéria subclávia.

E. Artéria epigástrica superior.

16. Uma mulher com histórico de asma chega ao pronto-socorro com falta de ar e chiado no peito. São administrados fármacos e oxigênio, mas sua condição piora. Ela é transferida para a unidade de terapia intensiva e colocada em um ventilador. Vinte e quatro horas após a admissão, ela morre de complicações da asma. Na necropsia, descobriu-se que ela tinha inflamação grave, aumento do músculo liso e outras alterações patológicas em torno de uma parte da árvore respiratória que não contém cartilagem. Qual parte das vias respiratórias provavelmente foi afetada nessa paciente?

A. Traqueia.

B. Brônquios principais (primários).

C. Brônquios lobares (secundários).

D. Brônquios segmentares (terciários).

E. Bronquíolos.

17. Durante o exame físico de um trabalhador da construção civil de 28 anos, você menciona que seu coração soa forte e saudável. Ele pede que você explique o que cria os sons do coração. Você diz a ele que o primeiro som do coração (o "lub") é produzido:

A. Pelo fechamento das válvulas tricúspide e pulmonar.

B. Pelo fechamento das válvulas atrioventriculares.

C. Pela abertura das válvulas semilunares.

D. Pela contração dos ventrículos.

E. Pelo fluxo turbulento através das válvulas.

18. Todas as estruturas a seguir estão em contato com os corpos vertebrais torácicos, exceto:

A. A veia ázigo.

B. A traqueia.

C. O tronco simpático.

D. O ducto torácico.

E. A artéria intercostal posterior direita.

19. Qual é/são o(s) músculo(s) primário(s) usado(s) na respiração silenciosa?

A. Músculos intercostais.

B. Músculos escalenos.

C. Diafragma.

D. Peitoral maior.

E. Músculos abdominais anteriores.

20. Qual das seguintes válvulas é mais audível no 2º espaço intercostal direito imediatamente lateral ao esterno?

A. Válvula aórtica.

B. Válvula atrioventricular esquerda.

C. Válvula pulmonar.

D. Válvula atrioventricular direita.

E. Válvula para o seio coronário.

21. Durante a ausculta do coração, qual das seguintes relações é *mais provável* de estar correta em um adulto normal?

A. O 4º espaço intercostal esquerdo na linha axilar média é o local de ausculta da válvula mitral.

B. O 2º espaço intercostal esquerdo na borda esternal é o local de ausculta da válvula aórtica.

C. O 3º espaço intercostal direito na borda esternal é o local de ausculta da válvula pulmonar.

D. O 2º espaço intercostal direito na borda esternal é o local de ausculta da válvula aórtica.

E. O 4º espaço intercostal direito na linha hemiclavicular é o local de ausculta da válvula tricúspide.

22. Qual dos seguintes eventos ocorre durante a expiração silenciosa ou forçada?

A. Colapso dos sacos alveolares.

B. Aumento do volume pulmonar.

C. Elevação das costelas.

D. Aumento da pressão intrapleural.

E. Colapso temporário dos brônquios segmentares.

23. Durante o exame físico de rotina de uma jovem que está treinando para competir nas provas olímpicas, você avalia seu ritmo cardíaco em busca de anormalidades. Qual dos seguintes eventos normalmente ocorrem durante a diástole ventricular?

A. Contração dos ventrículos.

B. Ejeção de sangue para o tronco pulmonar.

C. Abertura das válvulas semilunares.

D. Enchimento das artérias coronárias.

E. Fechamento das válvulas atrioventriculares.

24. Você está tratando uma mulher de 67 anos de um tumor no mediastino há 3 meses. Após sua última TC, fica claro que o tumor aumentou de tamanho apesar da quimioterapia, e agora é grande o suficiente para comprimir sua veia cava superior (síndrome da veia cava superior). Não obstante essa obstrução, as veias do pescoço e do membro superior parecem apenas ligeiramente distendidas. Você sabe pela TC que a obstrução está localizada abaixo da

junção da VCS com as veias ázigos e tem certeza de que o sangue venoso da cabeça e do membro superior está fluindo de volta para o coração por meio de canais colaterais. O refluxo de sangue por esses canais colaterais causaria alguma dilatação nos vasos colaterais. Qual das seguintes não seriam afetada por esse refluxo?

A. Veias jugulares externas.

B. Veias pulmonares direitas.

C. Veias intercostais posteriores.

D. Veia hemiázigos.

E. Veias torácicas internas.

25. Seu vizinho de 64 anos, um professor de biologia aposentado do ensino médio, aparentemente se recuperou de um grave ataque cardíaco de vários meses atrás. No entanto, durante um *check-up* recente, descobriu-se que ele tinha batimentos cardíacos anormalmente lentos e irregulares, um diagnóstico de bloqueio cardíaco atrioventricular. Em um esforço para acalmar sua angústia e explicar sua condição, você tenta explicar como o coração é inervado. Qual das seguintes afirmações é verdadeira sobre o plexo cardíaco?

A. Ele contém fibras simpáticas pós-ganglionares dos troncos simpáticos cervical e torácico.

B. As fibras sensoriais viscerais que inervam os barorreceptores (que medem a pressão sanguínea) acompanham as fibras simpáticas.

C. Ele contém ramos cardíacos do nervo vago, que contêm fibras simpáticas pós-ganglionares.

D. Ele inicia o batimento cardíaco, mas não regula a frequência cardíaca.

E. As sensações de dor transmitidas pelas fibras sensoriais viscerais trafegam com os ramos parassimpáticos do nervo vago.

26. Como estagiário de obstetrícia/ginecologia, sua primeira paciente é uma mulher de 23 anos que deu à luz uma menina prematura de 2,5 quilos com síndrome de Down. Nos primeiros dias, a criança é diagnosticada com um defeito do septo atrial (DSA), uma anomalia comum associada ao seu defeito congênito. Os defeitos do septo atrial

A. causam desvio de sangue da direita para a esquerda nos átrios.

B. resultam em uma diminuição do volume de sangue na circulação pulmonar.

C. resultam de uma falha do ducto arterioso em contrair.

D. podem resultar de uma falha do forame oval para fechar por ocasião do nascimento.

E. podem ser compensados por uma circulação colateral eficaz que contorna o defeito.

27. O esôfago é uma estrutura incomum, pois atravessa três regiões anatômicas: a região cervical, o tórax e o abdome. Embora seja um conduto importante do sistema gastrintestinal, não tem função na digestão. No entanto, é um órgão vulnerável a doenças e traumas e, como tal, suas relações anatômicas são significativas. Qual das seguintes descrições do esôfago é precisa?

A. Ele é inervado pelo plexo esofágico, um plexo nervoso parassimpático.

B. As veias esofágicas superior, média e inferior drenam exclusivamente para o sistema ázigo através das veias intercostais posteriores.

C. O arco aórtico e o brônquio esquerdo criam o esfíncter esofágico superior, uma constrição esofágica normal.

D. Ele passa pelo hiato esofágico no tendão central do diafragma anterior ao corpo vertebral de T8.

E. No tórax, desce posteriormente à traqueia e ao átrio esquerdo do coração.

28. Um paciente com doença multissistêmica conhecida é admitido no pronto-socorro com falta de ar e tosse. Ele é diagnosticado com derrame pleural no pulmão direito e é tratado com a inserção de um dreno torácico, que drena o líquido. Qual dos seguintes é verdadeiro?

A. O excesso de líquido está localizado em sua cavidade pleural, que é revestida por uma fina camada de pleura visceral circundada por uma espessa camada de pleura parietal.

B. É provável que o líquido vaze para a cavidade pleural do pulmão esquerdo.

C. É provável que o líquido se acumule no recesso costodiafragmático.

D. O dreno torácico é inserido na linha axilar anterior, no 5º espaço intercostal abaixo da costela para evitar danos ao fígado.

E. Um derrame pleural é frequentemente acompanhado por uma mudança de estruturas mediastinais, como o coração, para o lado oposto.

29. Um paciente com tosse e febre faz uma radiografia de tórax e é diagnosticado com pneumonia lobar completa envolvendo o lobo inferior direito. Que contorno anatômico usual pode se tornar invisível por causa da pneumonia?

A. Borda direita do coração.

B. Hemidiafragma direito.

C. Hemidiafragma esquerdo.

D. Mediastino superior direito.

E. Sombra da mama direita.

30. Qual seria a melhor maneira de detectar uma anormalidade do movimento da parede cardíaca em um paciente instável com um infarto do miocárdio (IM) recente?

A. Radiografia de tórax.

B. TC de tórax.

C. Ultrassom (ecocardiograma).

D. ECG.

E. RM.

Respostas e explicações

1. A. O nervo frênico é um nervo somático que contém os ramos anteriores C3-C5 (ver Capítulo 5, Seção 5.2).

    B. Os ramos anteriores de C5-T1 formam o plexo braquial.

    C. Não há nervos autônomos que se originem na medula espinal C3-C5.

    D. Os nervos esplâncnicos simpáticos que se originam em T1-T4 contribuem para os plexos cardíaco e pulmonar.

    E. Os ramos cardíacos do tronco simpático cervical contribuem para o plexo cardíaco e não estão relacionados com o nervo frênico.

2. D. Os segmentos broncopulmonares funcionam independentemente de outros segmentos e são separados deles por septos finos (ver Capítulo 8, Seção 8.2).

    A. Um brônquio segmentar entra em cada segmento broncopulmonar e se ramifica em muitos bronquíolos condutores, que, por sua vez, se dividem em muitos bronquíolos terminais.

B. O pulmão direito tem 10 segmentos broncopulmonares e o pulmão esquerdo tem 8 a 10 segmentos.

C. As artérias brônquicas suprem os brônquios e o tecido conjuntivo dos pulmões, incluindo a pleura visceral. Os ramos das artérias pulmonares suprem os segmentos broncopulmonares.

E. Os alvéolos, a menor unidade da árvore respiratória, possuem paredes unicelulares que facilitam as trocas gasosas.

3. **B.** A fossa oval no septo interatrial é o remanescente da abertura entre os átrios que permite o *shunt* da direita para a esquerda na circulação fetal (ver Capítulo 7, Seção 7.4).

A. As cordas tendíneas são encontradas nos ventrículos.

C. A válvula mitral separa o átrio e o ventrículo esquerdos.

D. Os músculos papilares são encontrados apenas nos ventrículos.

E. Trabécula cárnea são cristas musculares nas paredes dos ventrículos.

4. **E.** O ângulo do esterno é uma proeminência óssea palpável criada na junção do corpo com o manúbrio do esterno. Ele marca o plano transversal que passa pela 2ª cartilagem costal, pelo disco intervertebral T4-T5, pela origem do arco aórtico e pela bifurcação da traqueia (ver Capítulo 6, Seção 6.2).

5. **C.** A carina, na bifurcação da traqueia, situa-se aproximadamente no nível vertebral T4-T5, que também é o nível do ângulo do esterno (ver Capítulo 6, Seção 6.2).

A. O átrio esquerdo fica aproximadamente no nível de T6-T7, abaixo da carina na bifurcação da traqueia.

B. A artéria braquiocefálica, o primeiro ramo do arco aórtico, situa-se aproximadamente no nível de T3. A carina fica no nível do ângulo do esterno em T4-T5.

D. A válvula tricúspide situa-se no nível da 5ª cartilagem costal. A carina situa-se ao nível da 2ª cartilagem costal e do ângulo do esterno.

E. As veias pulmonares de ambos os lados entram no átrio esquerdo, aproximadamente no nível de T6-T7, bem abaixo da carina em T4-T5.

6. **B.** A obstrução da artéria pulmonar impede o fluxo sanguíneo para o pulmão e causa acúmulo de sangue no lado direito do coração. Isso causa dilatação aguda do átrio direito e do ventrículo direito (ver Capítulo 8, Seção 8.5).

A. O colapso do pulmão é um sintoma de pneumotórax no qual o ar entra na cavidade pleural.

C. A pressão de um pneumotórax hipertensivo pode fazer com que o coração se desloque para o lado oposto.

D. A hipertrofia do ventrículo esquerdo é o resultado de uma condição crônica que faz com que o miocárdio trabalhe mais em resposta a uma sobrecarga de líquido ou uma obstrução no trato de saída da aorta. A embolia pulmonar geralmente é um evento agudo que causa sobrecarga de líquido no ventrículo direito, mas diminui o retorno venoso para o ventrículo esquerdo.

E. A embolia pulmonar reduz o volume de sangue que entra no pulmão pelo lado direito do coração e, portanto, resulta em diminuição do retorno venoso para o lado esquerdo do coração. Os átrios e os ventrículos direitos

podem estar agudamente dilatados, mas os átrios e os ventrículos esquerdos não.

7. **D.** Uma malignidade envolvendo a mama lateral provavelmente se metastatizaria através dos linfonodos axilares e depois para os linfonodos ao redor da clavícula e do ducto linfático ipsilateral (ver Capítulo 6, Seção 6.1).

A. As porções mediais da mama podem drenar para os linfonodos paraesternais. Esses linfonodos também recebem linfa da parede abdominal anterior acima do umbigo, das partes mais profundas da porção anterior da parede torácica e da superfície superior do fígado.

B. Os linfonodos da parede abdominal anterior recebem linfa das partes medial e inferior da mama.

C. Embora alguma linfa da mama possa drenar para os linfonodos peitorais profundos posteriores ao músculo peitoral, a maior parte da linfa da mama drena para os linfonodos axilares.

E. A drenagem linfática da mama medial pode drenar para a mama contralateral, mas a drenagem linfática da mama lateral passa mais abundantemente para os gânglios axilares.

8. **C.** O ápice fica no nível do 5º espaço intercostal (ver Capítulo 7, Seção 7.4).

A. O ângulo do esterno está no nível da 2ª cartilagem costal.

B. O 3º espaço intercostal está acima do nível do coração.

D. O ápice do coração é encontrado na borda mais inferior e esquerda do coração, que fica à esquerda do esterno.

E. O processo xifoide situa-se na linha média, enquanto o ápice situa-se no lado esquerdo do esterno.

9. **A.** A artéria torácica interna é um ramo da artéria subclávia, o 3º ramo do arco aórtico (ver Capítulo 5, Seção 5.2).

B. A artéria torácica interna origina-se da artéria subclávia.

C. A artéria torácica interna não se origina diretamente do arco aórtico. É um ramo da artéria subclávia.

D. As artérias pericardicofrênicas originam-se das artérias torácicas internas para suprir o pericárdio e o diafragma. Elas não contribuem para o suprimento de sangue do coração.

E. A artéria torácica interna origina-se da artéria subclávia, não da artéria axilar.

10. **B.** A artéria nodal AV, que se ramifica da artéria coronária direita próximo à origem da artéria interventricular posterior, geralmente supre o nó AV (ver Capítulo 7, Seção 7.7).

A. O nó SA é suprido pela artéria nodal SA, um ramo da parte proximal da artéria coronária direita, ou pelo ramo circunflexo da artéria coronária esquerda.

C. A artéria interventricular anterior esquerda (DAE) supre os dois terços anteriores do septo interventricular.

D. O ramo circunflexo da artéria coronária esquerda supre o átrio esquerdo.

E. O ramo marginal da artéria coronária direita supre a maior parte do ventrículo direito. Sua origem é bem proximal ao *crux cordis* e não seria afetada por esse bloqueio.

11. **A.** Os nervos frênicos (C3-C5) são os nervos sensoriais primários do pericárdio. A dor referida é frequentemente

sentida na região supraclavicular, o dermátomo C3-C5 (ver Capítulo 7, Seção 7.3).

B. O plexo cardíaco é um plexo de fibras autônomas que inervam o coração.

C. O plexo pulmonar, uma extensão do plexo cardíaco, regula a constrição e a dilatação dos vasos pulmonares, como também as passagens brônquicas.

D. Os nervos intercostais inervam estruturas das paredes torácica e abdominal.

E. Não aplicável.

12. B. O ducto linfático direito drena a linfa do lado direito do tórax, do membro superior direito, e do lado direito da cabeça e do pescoço (ver Capítulo 5, Seção 5.2).

A. A linfa de todas as estruturas abaixo do diafragma drena para o ducto linfático esquerdo (ducto torácico).

C. O lado direito da cabeça e do pescoço, assim como o membro superior direito, também drena para o ducto linfático direito.

D. O lado direito do tórax também drena para o ducto linfático direito.

E. A linfa do abdome e de ambos os membros inferiores drena para o ducto torácico (ducto linfático esquerdo).

13. C. A incisura cardíaca é uma reentrância profunda ao longo da borda anterior do lobo superior do pulmão esquerdo (ver Capítulo 8, Seção 8.2).

A. A língula é uma língua fina de tecido que forma a borda inferior da incisura cardíaca do lobo superior do pulmão esquerdo.

B. O pulmão esquerdo tem apenas uma fissura oblíqua que separa os lobos superior e inferior.

D. O pulmão direito tem três lobos supridos por três brônquios lobares.

E. O pulmão direito é mais curto e mais largo que o pulmão esquerdo devido à presença do fígado abaixo do lado direito do diafragma.

14. A. Os músculos papilares do ventrículo esquerdo fixam-se às cordas tendíneas dos folhetos da válvula mitral e impedem o seu prolapso durante a sístole ventricular (ver Capítulo 7, Seção 7.4).

B. A trabécula cárnea são cristas musculares espessas das paredes ventriculares.

C. Os músculos pectíneos são encontrados nas aurículas direita e esquerda.

D. A crista terminal (*crista terminalis*) é uma crista muscular dentro do átrio direito que separa suas duas partes: o seio venoso e o átrio próprio.

E. A trabécula septomarginal interventricular é uma faixa muscular que conecta o septo interventricular ao músculo papilar anterior do ventrículo direito e transporta o ramo direito do feixe atrioventricular do sistema de condução.

15. A. A aorta supre a 3ª à 11ª artéria intercostal posterior (ver Capítulo 6, Seção 6.4).

B. A artéria torácica interna supre as artérias intercostais anteriores.

C. A artéria torácica lateral origina-se da artéria axilar e supre os peitorais maior e menor, os músculos serráteis anteriores e as artérias mamárias laterais.

D. A artéria subclávia supre apenas a 1ª e a 2ª das artérias intercostais. Também supre as artérias torácica interna, vertebral e axilar, bem como ramos para o pescoço e o ombro.

E. A artéria epigástrica superior é um ramo da artéria torácica interna. Supre as artérias intercostais anteroinferiores e a parede abdominal anterior.

16. E. Os bronquíolos não têm cartilagem, mas contêm uma camada de músculo liso que frequentemente se hipertrofia (as células aumentam de tamanho) na asma grave (ver Capítulo 8, Seção 8.3).

A. A traqueia contém anéis cartilaginosos em forma de C.

B. Os brônquios principais contêm anéis cartilaginosos em forma de C, semelhantes aos da traqueia.

C. Os brônquios lobares contêm placas de cartilagem.

D. Os brônquios segmentares contêm placas de cartilagem.

17. B. O fechamento das válvulas tricúspide e mitral (atrioventricular) produz o primeiro som ("lub") (ver Capítulo 7, Seção 7.4).

A. O fechamento da válvula tricúspide contribui para a primeira bulha ("lub"); o fechamento da válvula pulmonar contribui para a segunda bulha ("dub").

C. A abertura das válvulas semilunares não produz sons cardíacos discerníveis.

D. A contração dos ventrículos não produz nenhum som, embora coincida com o fechamento das válvulas atrioventriculares, que produz a primeira bulha.

E. O fluxo turbulento através das válvulas, frequentemente associado a estenose valvular e regurgitação, produz um sopro ouvido na ausculta.

18. B. A traqueia situa-se anteriormente ao esôfago ao longo de todo o seu comprimento e não está em contato com os corpos vertebrais (ver Capítulo 6, Seção 6.4 e Capítulo 7, Seção 7.7).

A. A veia ázigo sobe ao longo da superfície anterior das vértebras torácicas.

C. Os troncos simpáticos situam-se ao longo das faces laterais das vértebras torácicas.

D. O ducto torácico sobe ao longo dos corpos vertebrais entre as veias ázigos e hemiázigos.

E. As artérias intercostais posteriores surgem da aorta e cruzam os corpos vertebrais para correr dentro dos espaços intercostais no lado direito.

19. C. Durante a respiração silenciosa, a contração e o relaxamento do diafragma alteram o volume das cavidades pulmonares e, consequentemente, a expansão e a contração dos pulmões (ver Capítulo 8, Seção 8.4).

A. Os músculos intercostais são usados para elevar e abaixar as costelas durante a inspiração e a expiração forçadas.

B. Os músculos escalenos são músculos extrínsecos da respiração que movem as costelas durante a inspiração forçada.

D. O peitoral maior move e estabiliza o membro superior, mas também auxilia os movimentos das costelas durante a inspiração profunda.

E. Os músculos abdominais anteriores se contraem durante a expiração forçada.

20. **A.** A válvula aórtica é mais audível no 2º espaço intercostal direito imediatamente lateral ao esterno (ver Capítulo 7, Seção 7.4).

B. O som da válvula atrioventricular (AV) esquerda é mais audível acima do 5º espaço intercostal esquerdo na linha hemiclavicular.

C. O som da válvula pulmonar é mais audível acima do 2º espaço intercostal esquerdo imediatamente lateral ao esterno.

D. O som da válvula AV direita é mais audível a partir do 5º espaço intercostal esquerdo na margem esternal.

E. Geralmente não há som audível da válvula do seio coronário.

21. **D.** O 2º espaço intercostal direito na borda esternal é o local de ausculta da válvula aórtica (ver Capítulo 7, Seção 7.4).

A. O 5º espaço intercostal esquerdo na linha hemiclavicular é o local de ausculta da válvula mitral.

B. O 2º espaço intercostal esquerdo na borda esternal é o local de ausculta da válvula aórtica.

C. O 2º espaço intercostal esquerdo na borda esternal é o local de ausculta da válvula pulmonar.

E. O 5º espaço intercostal esquerdo na borda esternal é o local de ausculta da válvula tricúspide.

22. **D.** Durante a expiração, a contração da cavidade pulmonar causa um aumento na pressão intrapleural, que força a expulsão do ar do pulmão (ver Capítulo 8, Seção 8.4).

A. O surfactante que reveste as paredes dos alvéolos evita que colapsem durante a expiração.

B. Durante a inspiração, a cavidade torácica se expande, puxando então o saco pleural para fora e causando aumento do volume pulmonar.

C. A elevação das costelas aumenta o tamanho da cavidade torácica durante a inspiração.

E. Anéis cartilaginosos incompletos nas paredes dos brônquios impedem que eles colapsem durante a expiração.

23. **D.** No início da diástole ventricular (relaxamento dos ventrículos), as válvulas semilunares se fecham e o refluxo na aorta preenche as artérias coronárias (ver Capítulo 7, Seção 7.4).

A. Os ventrículos se contraem durante a sístole ventricular.

B. O sangue do ventrículo direito é ejetado para o tronco pulmonar durante a sístole ventricular.

C. As válvulas semilunares se abrem durante a sístole ventricular para permitir que o sangue flua para a aorta e o tronco pulmonar.

E. Durante a fase inicial da sístole ventricular, à medida que a pressão ventricular aumenta, as válvulas atrioventriculares se fecham.

24. **B.** O refluxo através de canais colaterais afetaria as veias que fazem parte dos sistemas ázigo e caval. O sangue acabaria drenando da veia cava inferior para o lado direito do coração, de modo que as circulações pulmonar e cardíaca permaneceriam inalteradas (ver Capítulo 5, Seção 5.1).

A. As veias jugulares externas drenam para o sistema ázigo através das veias jugulares internas e braquiocefálicas.

C. O fluxo reverso através da veia ázigo para as veias intercostais posteriores causaria dilatação desses vasos.

D. Como em todas as partes do sistema ázigo, as veias hemiázigos se dilatariam com o aumento do fluxo.

E. O fluxo reverso da veia subclávia para suas tributárias, inclusive a veia torácica interna, resultaria na dilatação desses vasos.

25. **A.** Os nervos simpáticos pós-ganglionares surgem dos troncos simpáticos cervical e torácico, assim como os nervos cardíacos cervicais superior, médio e inferior (ver Capítulo 7, Seções 7.4 e 7.5).

B. As fibras sensoriais viscerais que inervam tanto os barorreceptores quanto os quimiorreceptores do coração acompanham as fibras parassimpáticas do nervo vago.

C. Os ramos cardíacos do nervo vago contêm apenas fibras parassimpáticas.

D. O plexo cardíaco regula a frequência cardíaca, mas o nó SA inicia e coordena o tempo de contração das câmaras cardíacas.

E. A sensação de dor do coração é transportada pelas fibras sensoriais viscerais que cursam com as fibras simpáticas para a medula espinal T1-T5.

26. **D.** Por ocasião do nascimento, o forame oval, uma abertura normal entre os átrios direito e esquerdo durante o crescimento fetal, se fecha, forçando assim o sangue para a circulação pulmonar. A falha em fazer isso resulta em uma abertura conhecida como defeito do septo atrial (ver Capítulo 7, Seção 7.6).

A. Devido à pressão reduzida no átrio direito em comparação com o átrio esquerdo, um DSA resulta em um *shunt* da esquerda para a direita.

B. O aumento do fluxo para o átrio direito resulta em aumento do fluxo através do tronco pulmonar e da circulação pulmonar.

C. A falha na constrição do canal arterial é conhecida como persistência do canal arterial, uma condição não relacionada a um DSA.

E. Não há circulação colateral que compense o defeito do septo atrial.

27. **E.** Superiormente, o esôfago situa-se posteriormente à traqueia; inferiormente, passa posteriormente ao átrio esquerdo (ver Capítulo 7, Seção 7.7).

A. O plexo esofágico recebe fibras parassimpáticas dos nervos vagos, bem como inervação simpática dos nervos esplâncnicos torácicos.

B. As veias esofágicas inferiores se anastomosam inferiormente com as veias frênicas inferiores, que são tributárias do sistema portal que drena o sistema gastrintestinal. Essa é uma anastomose importante entre os sistemas venosos caval e portal.

C. O esfíncter esofágico superior é criado pelo músculo cricofaríngeo no pescoço.

D. O hiato esofágico é formado pelas cruras do diafragma no nível vertebral T10.

28. **C.** O recesso costodiafragmático é um recesso inferior da cavidade pleural onde provavelmente o líquido se acumula (ver Capítulo 8, Seção 8.1).

A. A cavidade pleural é cercada por uma única camada contínua de pleura. A pleura parietal reveste a parede externa da cavidade onde fica adjacente às costelas, ao diafragma e ao mediastino. É contínua com a pleura visceral que cobre a superfície do pulmão.

B. Cada cavidade pleural é um espaço separado. Não há comunicação entre as cavidades direita e esquerda.

D. É sempre inserido um dreno torácico acima da costela para evitar danos ao feixe neurovascular intercostal que corre no sulco ao longo da borda inferior da costela.

E. Um "deslocamento do mediastino" é um sintoma de pneumotórax hipertensivo, mas não de derrame pleural.

29. **B.** As consolidações lobares, como as de pneumonia, geralmente causam o "sinal da silhueta", que resulta em uma borda anatômica normal tornando-se invisível porque o pulmão adjacente normalmente cheio de ar está cheio de líquido. O lobo inferior direito encosta no hemidiafragma direito e o obscurece (ver Capítulo 9).

A. A maior parte da borda direita do coração encosta no lobo médio direito.

C. O hemidiafragma esquerdo ainda seria contornado por ar no lobo inferior esquerdo.

D. O mediastino superior direito não é contíguo ao lobo inferior direito.

E. A sombra da mama direita não seria afetada por um processo intrapulmonar.

30. **C.** O ultrassom (ecocardiograma) fornece uma avaliação em tempo real da anatomia cardíaca e é excelente para a averiguação de funções como movimento da parede, contratilidade e débito cardíaco. O ultrassom pode ser realizado à beira do leito, é relativamente rápido e barato, e não usa radiação ionizante (ver Capítulo 9).

A. A radiografia de tórax pode mostrar evidências de insuficiência cardíaca congestiva, mas não identificaria anormalidades cardíacas diretamente.

B. A anatomia cardíaca é bem delineada na TC, mas a função não.

D. O ECG não mostra anormalidades de movimento.

E. A RM cardíaca dinâmica é uma excelente ferramenta para avaliações anatômica e funcional cardíacas, mas não seria adequada para um paciente instável. Nesse cenário, são proibitivos tempos de varredura longos com o paciente colocado na máquina de ressonância magnética.

Parte 4 Abdome

10 Parede do Abdome e Região Inguinal

O abdome, a região do tronco entre o tórax e a pelve, contém a maior parte da **cavidade abdominopélvica**, um espaço revestido por peritônio, compartilhado com a pelve (Figura 10.1). O abdome abriga os principais órgãos do sistema digestório e do trato urinário, embora algumas vísceras abdominais (*i. e.*, o intestino delgado) normalmente ultrapassem os limites do abdome e ocupem espaços pélvicos, enquanto as vísceras pélvicas, quando distendidas (*i. e.*, bexiga e útero), podem se estender superiormente no abdome.

A parede do abdome, que é composta de pele, tela subcutânea e músculos, é sustentada por suas inserções às costelas, às vértebras lombares e à pelve óssea. Ela movimenta e estabiliza o tronco, sustenta as vísceras abdominais e cria pressão intra-abdominal, que é essencial para a digestão e a respiração. A parede muscular do abdome fornece pouca proteção para as vísceras subjacentes, porém a maioria das vísceras da parte superior do abdome situa-se sob a cúpula do diafragma, onde são protegidas pelo esqueleto torácico. A pelve óssea protege a maioria das vísceras na parte inferior do abdome.

10.1 Regiões e planos da parede do abdome

— Para descrever a localização das vísceras abdominais, o abdome é dividido em quatro quadrantes ou nove regiões utilizando-se linhas de referência verticais e planos transversos padrões (Figura 10.2)
— O **plano transpilórico**, um plano transverso no nível de T12-L1 medido à meia distância entre a incisura jugular e a sínfise púbica, é um plano horizontal útil que fornece orientação para a anatomia interna do abdome (Figura 10.3). O plano T12-L1 atravessa (ou passa muito próximo):
  • O piloro do estômago
  • A ampola do duodeno
  • A origem do tronco celíaco
  • A origem da artéria mesentérica superior
  • A origem da veia porta
  • O colo do pâncreas
  • A flexura esquerda do colo do intestino grosso.

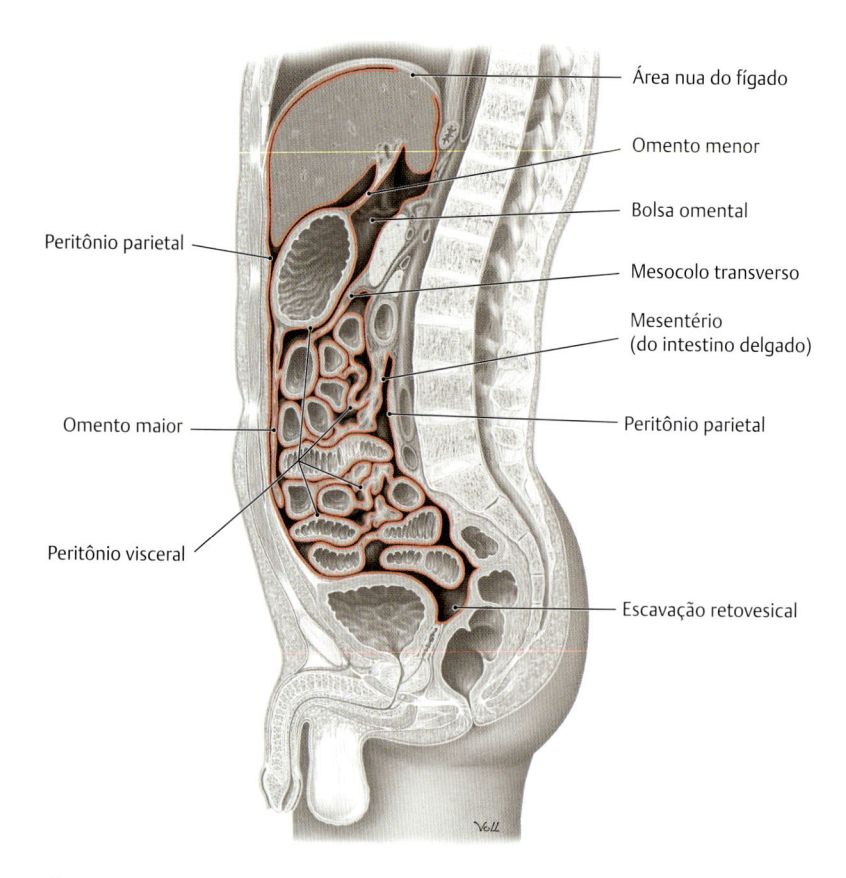

Figura 10.1 Relações peritoneais. Corte sagital mediano através da cavidade abdominopélvica masculina, vista da esquerda. O peritônio é mostrado (*em vermelho*). (De Gilroy AM, MacPherson BR, Wikenheiser JC. Atlas of Anatomy. Ilustrações de Voll M e Wesker K. 4th ed. New York: Thieme Publishers; 2020.)

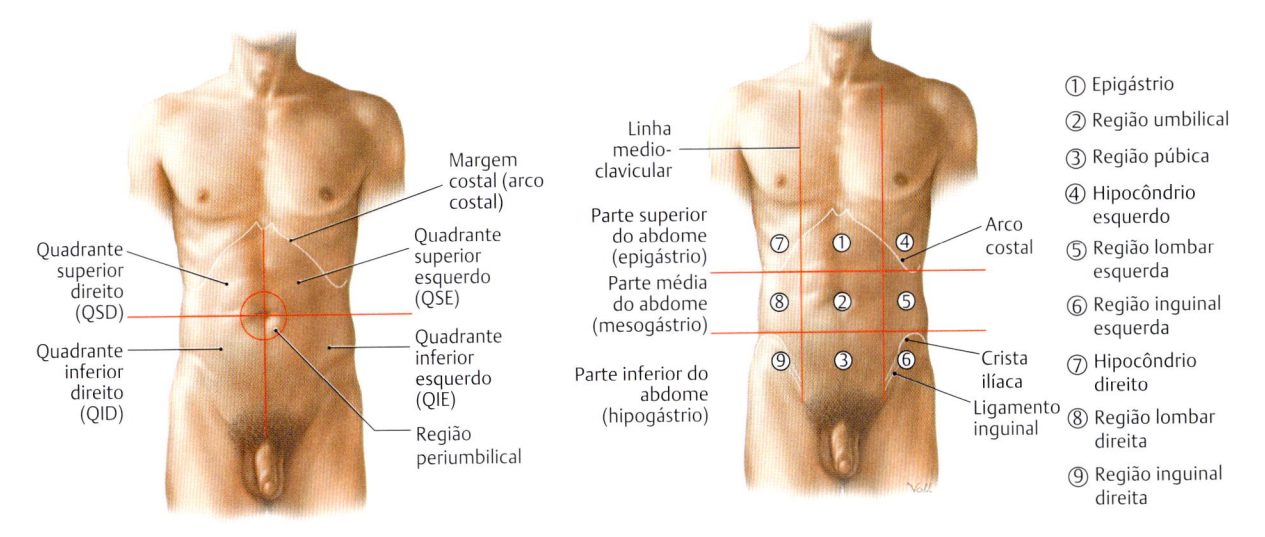

A O abdome é dividido em quatro quadrantes por duas linhas perpendiculares que cruzam o umbigo

B Um sistema coordenado composto de duas linhas verticais e duas horizontais divide o abdome em nove regiões, cada uma localizada nas partes superior, média ou inferior do abdome. As duas linhas verticais são as linhas medioclaviculares esquerda e direita. Uma das duas linhas horizontais passa pelo ponto mais inferior das décimas costelas, enquanto a outra passa pelo ápice das duas cristas ilíacas

Figura 10.2 Critérios para a divisão do abdome em regiões. (De Schuenke M, Schulte E, Schumacher U. THIEME Atlas of Anatomy, Vol 1. Ilustrações de Voll M e Wesker K. 3rd ed. New York: Thieme Publishers; 2020.)

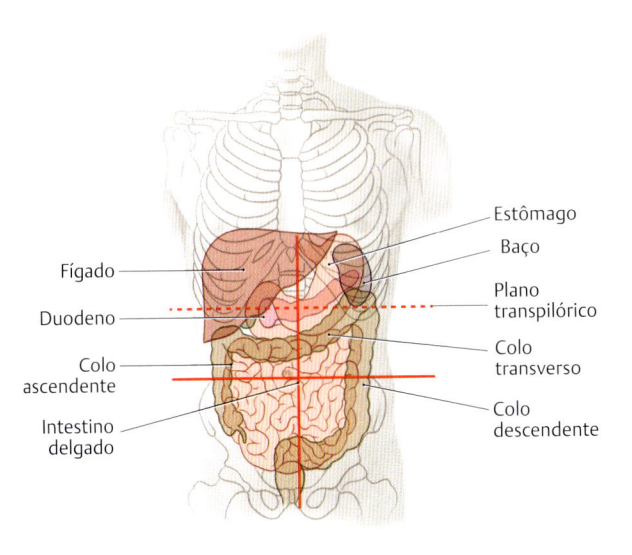

Figura 10.3 Plano transpilórico (*linha pontilhada vermelha*) e sua relação com as vísceras abdominais. Vista anterior. (De Schuenke M, Schulte E, Schumacher U. THIEME Atlas of Anatomy, Vol 2. Ilustrações de Voll M e Wesker K. 3rd ed. New York: Thieme Publishers; 2020.)

10.2 Estrutura da parede do abdome

Tela subcutânea do abdome

— A **tela subcutânea do abdome**, algumas vezes designada como "fáscia superficial" da parede do abdome, situa-se profundamente em relação à pele e superficialmente à camada muscular. Possui dois componentes (ver Figura 10.5, adiante)
  • A **fáscia intermédia de revestimento (fáscia de Camper)**, uma camada subcutânea de gordura cuja espessura varia entre indivíduos e que é contínua à fáscia superficial do tórax, do dorso e dos membros inferiores
  • O **estrato membranáceo da tela subcutânea (fáscia de Scarpa)**, uma lâmina fibrosa resistente situada profundamente à fáscia intermédia de revestimento que cobre a parede anterior inferior do abdome e que se estende inferiormente no períneo, onde é contínua à **tela subcutânea do períneo (fáscia de Colles)**.

Camada muscular: paredes anterior e posterior

— A maior parte da camada muscular das paredes lateral e anterior do abdome é composta por três músculos planos: **músculos oblíquo externo do abdome**, **oblíquo interno do abdome** e **transverso do abdome**. Suas grandes aponeuroses constituem a parte mais anterior da parede do abdome (Figura 10.4 e Tabela 10.1)
  • A margem inferior espessa da aponeurose do músculo oblíquo externo do abdome forma o **ligamento inguinal**, que se fixa lateralmente à **espinha ilíaca anterossuperior** e medialmente ao **tubérculo púbico** do púbis. Algumas fibras da extremidade medial do ligamento projetam-se para baixo como **ligamento lacunar** para se fixar à margem superior do púbis (ver Figura 10.14, mais adiante)
  • Inferiormente, as aponeuroses dos músculos oblíquo interno do abdome e transverso do abdome unem-se para formar a **foice inguinal**, onde se fixam ao púbis
  • Na linha mediana anterior, as aponeuroses dos três músculos se superpõem à aponeurose dos músculos contralaterais e formam a **linha alba**, uma rafe tendínea (junção) que se estende do processo xifoide até o púbis. O **anel inguinal**, um remanescente da abertura para o cordão umbilical, interrompe a rafe em seu ponto mediano

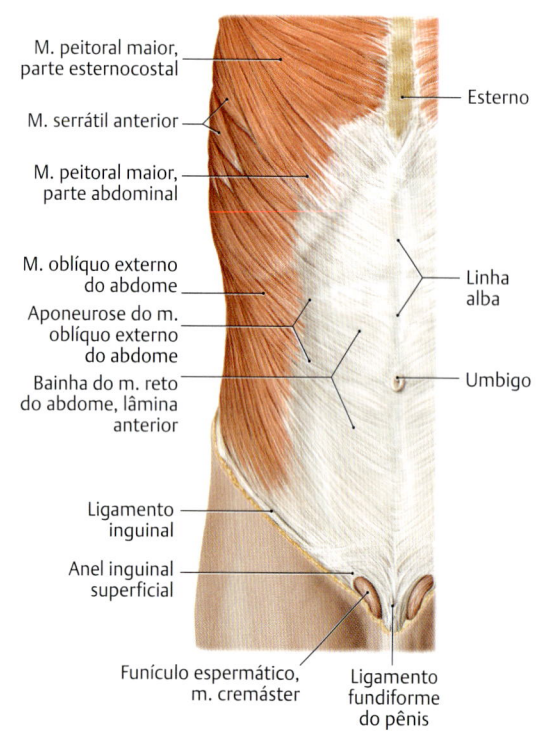

A Músculos superficiais da parede do abdome

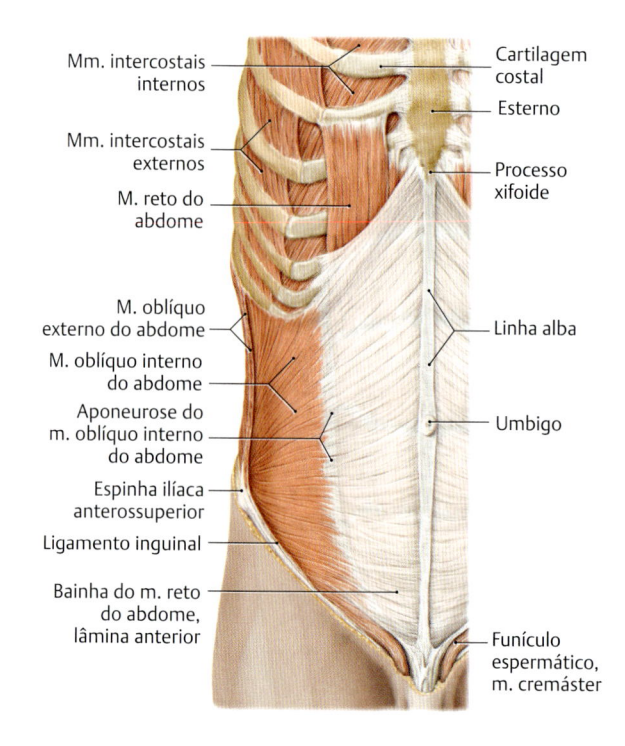

B *Removidos*: mm. oblíquo externo do abdome, peitoral maior e serrátil anterior

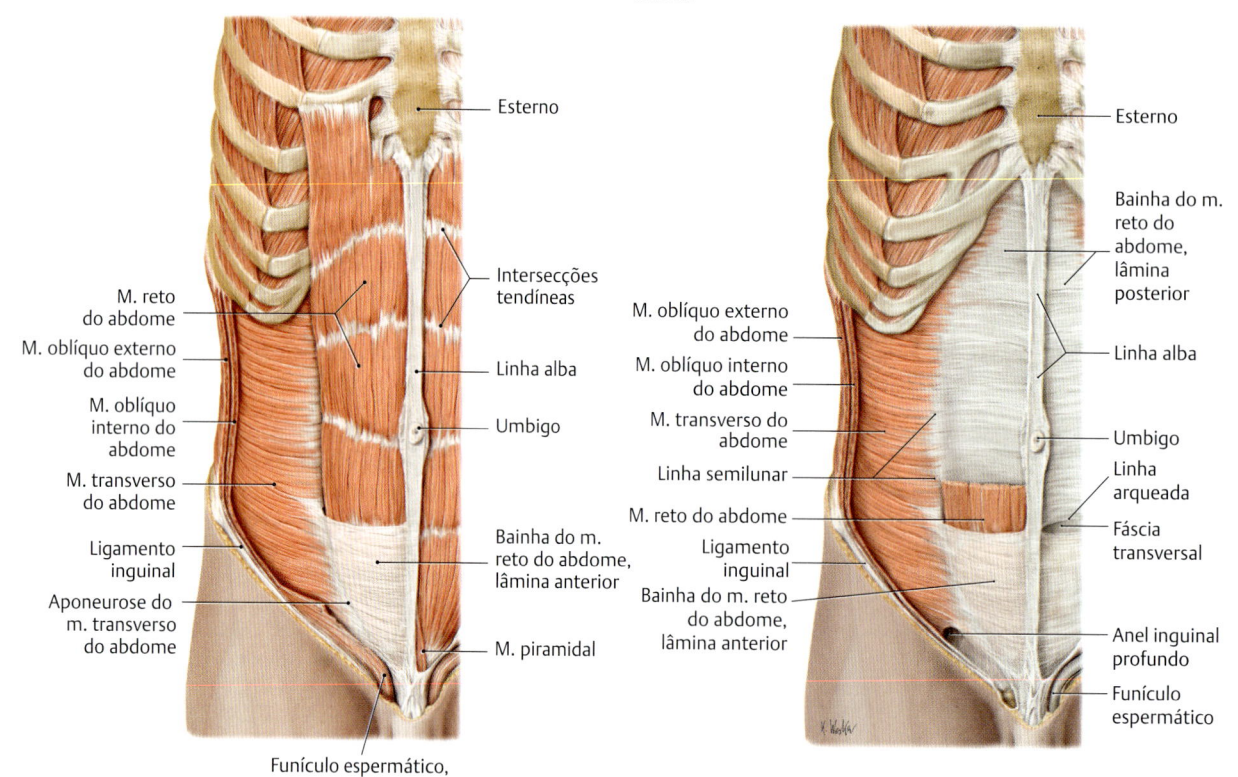

C *Removido*: m. oblíquo interno do abdome

D *Removido*: m. reto do abdome

Figura 10.4 Músculos da parede anterolateral do abdome. Lado direito, vista anterior. (De Schuenke M, Schulte E, Schumacher U. THIEME Atlas of Anatomy, Vol 1. Ilustrações de Voll M e Wesker K. 3rd ed. New York: Thieme Publishers; 2020.)

Tabela 10.1 Músculos das paredes anterolateral e posterior do abdome.

Músculos	Origem	Inserção	Inervação	Ação
Parede anterolateral do abdome				
Oblíquo externo do abdome	5ª à 12ª costela (face externa)	Linha alba, tubérculo púbico, crista ilíaca anterior	Nn. intercostais (T7-T11), n. subcostal (T12)	*Unilateral:* inclina o tronco para o mesmo lado, realiza a rotação do tronco para o lado oposto *Bilateral:* flexiona o tronco, comprime o abdome, estabiliza a pelve
Oblíquo interno do abdome	Aponeurose toracolombar (lâmina anterior), crista ilíaca (linha intermédia), espinha ilíaca anterossuperior, fáscia iliopsoas	10ª à 12ª costela (margens inferiores), linha alba (lâminas anterior e posterior)	Nn. intercostais, n. subcostal (T12), n. ílio-hipogástrico; n. ilioinguinal	
Transverso do abdome	7ª à 12ª cartilagem costal (faces internas), aponeurose toracolombar (lâmina anterior), crista ilíaca, espinha ilíaca anterossuperior (lábio interno), fáscia iliopsoas	Linha alba, crista púbica		*Unilateral:* rotação do tronco para o mesmo lado *Bilateral:* comprime o abdome
Reto do abdome	*Parte lateral:* crista púbica até o tubérculo púbico *Parte medial:* região anterior da sínfise púbica	5ª à 7ª cartilagem das costelas, processo xifoide do esterno	Nn. intercostais (T5-T12), n. subcostal (T12)	Flexiona o tronco, comprime o abdome, estabiliza a pelve
Piramidal	Púbis (anteriormente ao m. reto do abdome)	Linha alba (segue dentro da bainha do m. reto do abdome)	N. subcostal	Tensiona a linha alba
Parede posterior do abdome				
Psoas menor	Vértebras T12 e L1, e disco intervertebral (faces laterais)	Linha pectínea do púbis, ramo iliopúbico, fáscia ilíaca; as fibras mais baixas podem alcançar o ligamento inguinal	L1, L2 (L3)	Flexor fraco do tronco
Psoas maior, parte superficial	Corpos das vértebras T12-L4 e discos intervertebrais associados (faces laterais)	Fêmur (trocânter menor), inserção como músculo iliopsoas		Articulação do quadril: flexão e rotação lateral da coluna lombar (com o fêmur fixo): *Unilateral:* a contração inclina o tronco lateralmente *Bilateral:* a contração eleva o tronco a partir da posição de decúbito dorsal
Parte profunda	L1-L5 (processos costiformes)			
Ilíaco	Fossa ilíaca		N. femoral (L2-L4)	
Quadrado do lombo	Crista ilíaca e ligamento iliolombar	12ª costela, vértebras L1-L4 (processo costiforme)	N. subcostal (T12), L1-L4	*Unilateral:* inclina o tronco para o mesmo lado *Bilateral:* esforço para baixo e expiração, estabiliza a 12ª costela

— Em ambos os lados da linha mediana anterior, os **músculos reto do abdome** e **piramidal** são envolvidos em uma bainha do músculo reto do abdome, cujas margens laterais são externamente visíveis como **linhas semilunares**. A bainha apresenta lâminas anterior e posterior formadas pelas aponeuroses dos músculos anterolaterais quando passam ao redor dos músculos retos do abdome para decussar ao nível da linha alba na linha mediana (Figuras 10.5 e 10.6)

• A lâmina anterior estende-se ao longo do comprimento do músculo reto do abdome, enquanto a lâmina posterior reveste apenas os dois terços superiores. A extremidade inferior da lâmina posterior é marcada por uma **linha arqueada** horizontal curva, localizada em um ponto a um terço de distância entre o umbigo e o púbis

• Acima da linha arqueada, a lâmina anterior da bainha é formada pela aponeurose do músculo oblíquo externo do abdome e por um folheto anterior da aponeurose do músculo oblíquo interno do abdome. A lâmina posterior da bainha é formada pela aponeurose do músculo transverso do abdome e pelo folheto posterior da aponeurose do músculo oblíquo interno do abdome

• Abaixo da linha arqueada, as aponeuroses de todos os três músculos passam anteriormente ao músculo reto do abdome para formar a bainha anterior do músculo reto do abdome. Nessa área, a face posterior do músculo reto do abdome é revestida apenas pela fáscia transversal (um componente da fáscia endoabdominal) e pelo peritônio

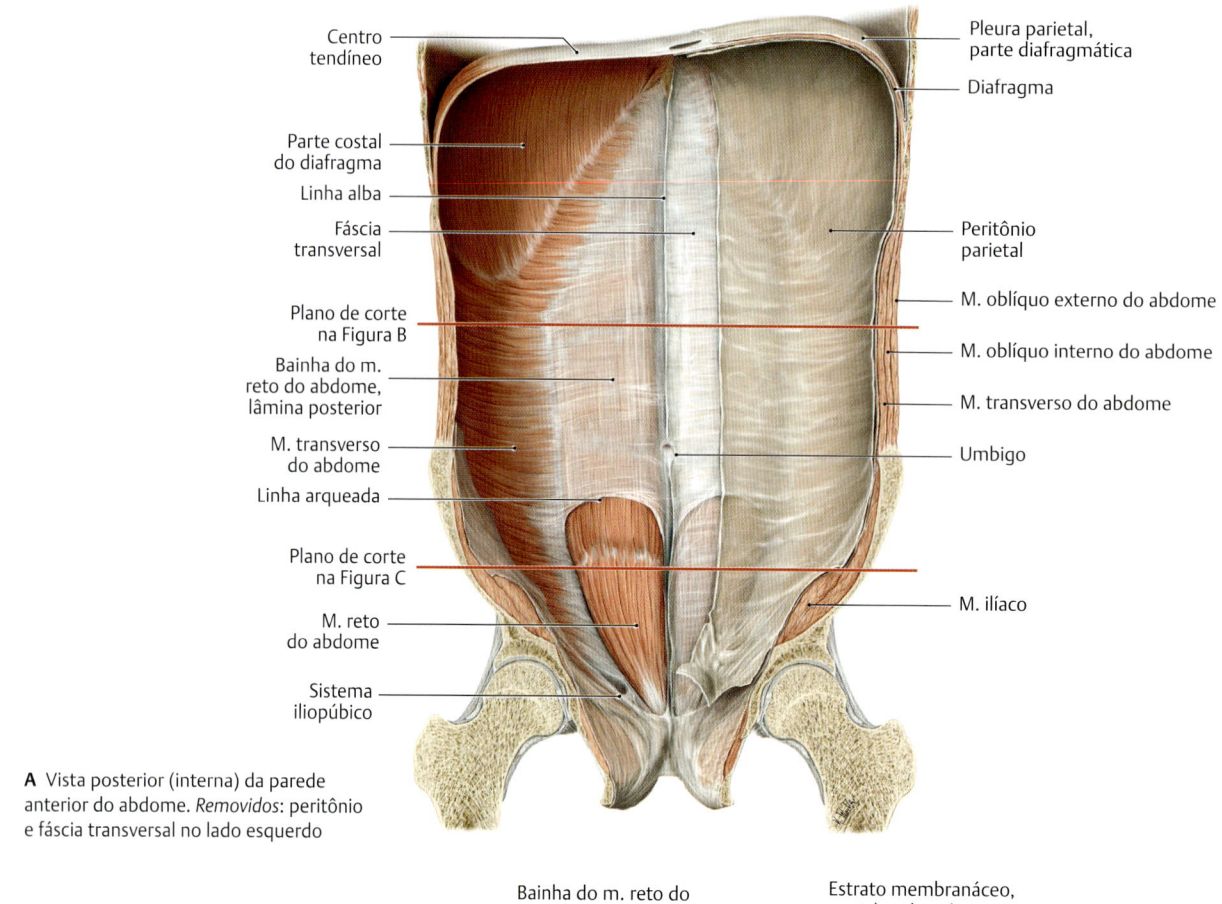

Centro tendíneo

Parte costal do diafragma

Linha alba

Fáscia transversal

Plano de corte na Figura B

Bainha do m. reto do abdome, lâmina posterior

M. transverso do abdome

Linha arqueada

Plano de corte na Figura C

M. reto do abdome

Sistema iliopúbico

Pleura parietal, parte diafragmática

Diafragma

Peritônio parietal

M. oblíquo externo do abdome

M. oblíquo interno do abdome

M. transverso do abdome

Umbigo

M. ilíaco

A Vista posterior (interna) da parede anterior do abdome. *Removidos*: peritônio e fáscia transversal no lado esquerdo

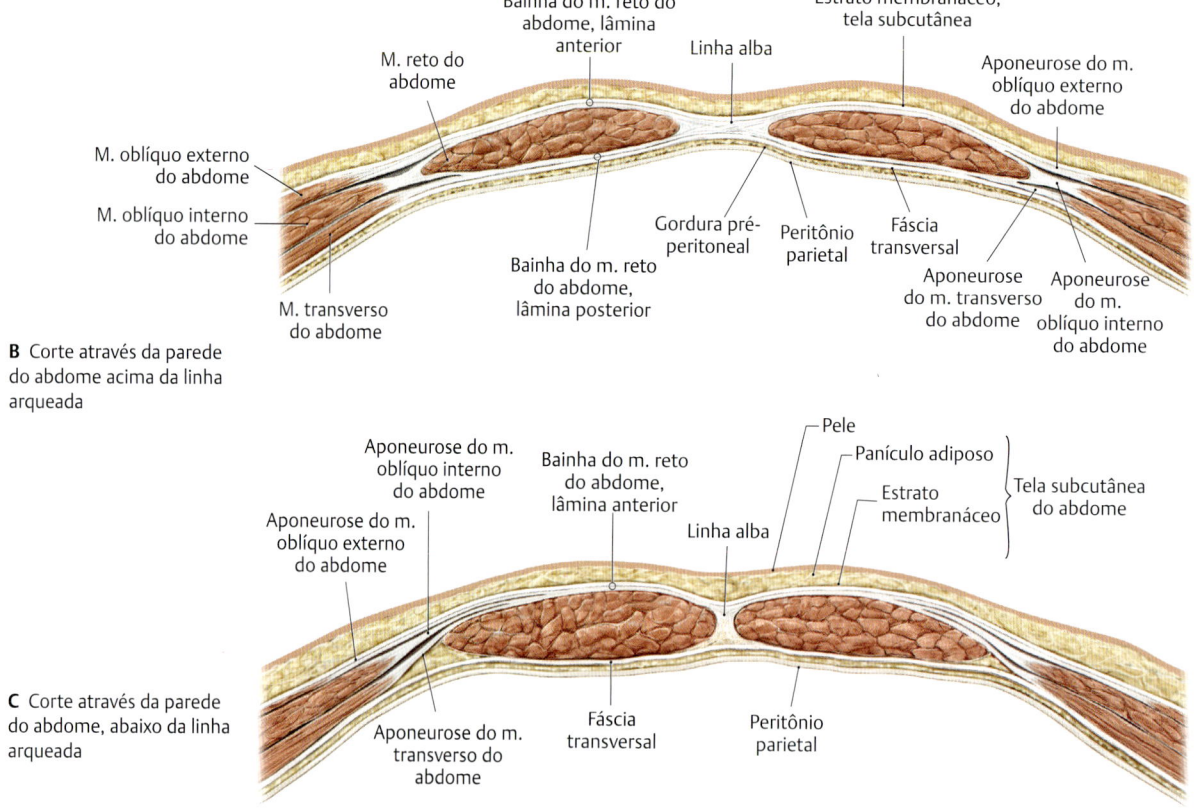

Bainha do m. reto do abdome, lâmina anterior

Estrato membranáceo, tela subcutânea

M. reto do abdome

Linha alba

Aponeurose do m. oblíquo externo do abdome

M. oblíquo externo do abdome

M. oblíquo interno do abdome

M. transverso do abdome

Bainha do m. reto do abdome, lâmina posterior

Gordura pré-peritoneal

Peritônio parietal

Fáscia transversal

Aponeurose do m. transverso do abdome

Aponeurose do m. oblíquo interno do abdome

B Corte através da parede do abdome acima da linha arqueada

Aponeurose do m. oblíquo interno do abdome

Bainha do m. reto do abdome, lâmina anterior

Pele

Panículo adiposo

Tela subcutânea do abdome

Aponeurose do m. oblíquo externo do abdome

Linha alba

Estrato membranáceo

Aponeurose do m. transverso do abdome

Fáscia transversal

Peritônio parietal

C Corte através da parede do abdome, abaixo da linha arqueada

Figura 10.5 Parede anterior do abdome e bainha do músculo reto do abdome. (De Gilroy AM, MacPherson BR, Wikenheiser JC. Atlas of Anatomy. Ilustrações de Voll M e Wesker K. 4th ed. New York: Thieme Publishers; 2020.)

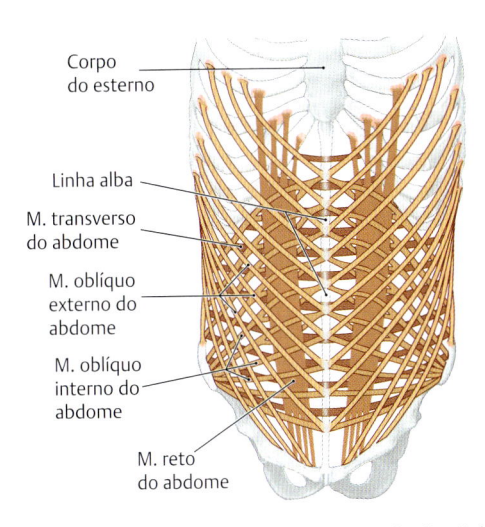

Figura 10.6 Disposição dos músculos da parede do abdome e bainha do músculo reto do abdome. (De Schuenke M, Schulte E, Schumacher U. THIEME Atlas of Anatomy, Vol 1. Ilustrações de Voll M e Wesker K. 3rd ed. New York: Thieme Publishers; 2020.)

— A parede posterior do abdome representa o limite posterior da cavidade abdominal. Embora seja contínua à região designada como "dorso", que contém a coluna vertebral e os músculos paravertebrais, a parede posterior do abdome é conceitualmente considerada uma região separada

— A maior parte da parede posterior do abdome é formada por cinco músculos: **músculos psoas maior**, **psoas menor** (algumas vezes ausente), **quadrado do lombo**, **ilíaco** e **diafragma** (Figura 10.7)

- Os músculos psoas maior e ilíaco unem-se para formar o **músculo iliopsoas**, que penetra na coxa e atua na articulação do quadril
- O diafragma do tórax forma a parte superior da parede posterior do abdome
- O músculo transverso do abdome contribui para a parte lateral da parede posterior do abdome
- Entre os músculos da parede posterior do abdome, apenas o músculo quadrado do lombo é envolvido pela aponeurose toracolombar (lâmina anterior), que também envolve os músculos paraespinais do dorso. Essa lâmina passa posteriormente ao músculo psoas maior e, lateralmente, funde-se com a aponeurose do músculo transverso do abdome

— A **fáscia endoabdominal** é uma lâmina fascial profunda que reveste a face interna dos músculos da parede do abdome. Situa-se superficialmente ao peritônio parietal (fora dele) e, em sua maior parte, é separada dele por uma camada de gordura denominada **gordura pré-peritoneal**

- Cada parte da fáscia endoabdominal é designada pelo músculo que ela reveste: **fáscia transversal** (Figura 10.5), **fáscia diafragmática** e **parte do psoas da fáscia iliopsoas**
- Na região inguinal, uma linha espessada da fáscia transversal, o **sistema iliopúbico**, insere-se na margem interna do ligamento inguinal, onde sustenta a parede posterior do canal inguinal (Figura 10.5)
- Na parede posterior, a parte do psoas da fáscia iliopsoas insere-se nas vértebras lombares medialmente e, superiormente, curva-se com o ligamento arqueado medial do diafragma. Estende-se inferiormente na coxa

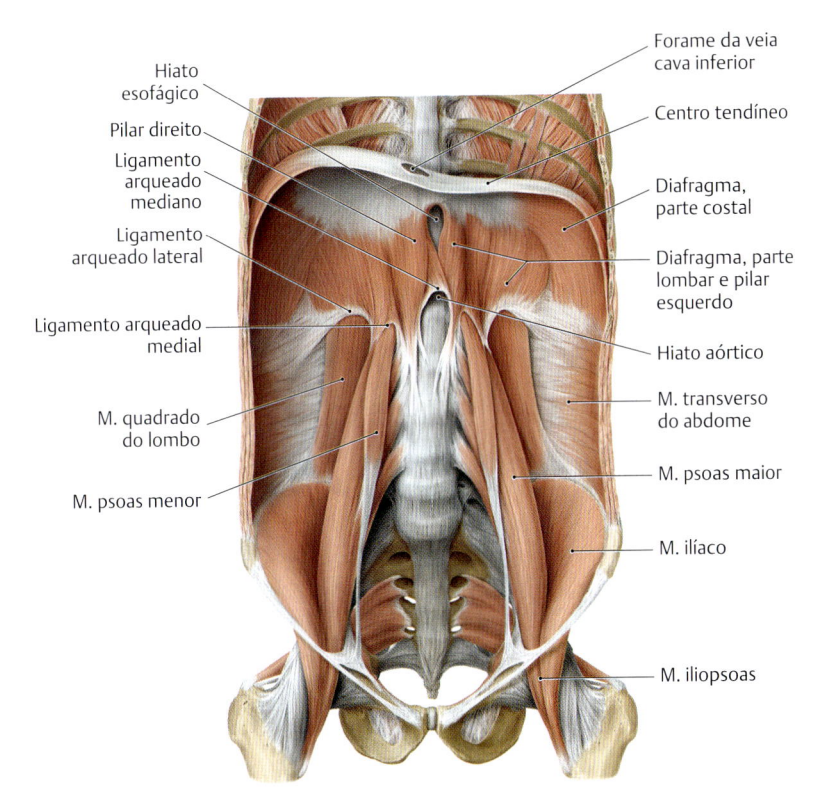

Figura 10.7 Músculos da parede posterior do abdome. Corte frontal com o diafragma na posição intermediária, vista anterior. (De Gilroy AM, MacPherson BR, Wikenheiser JC. Atlas of Anatomy. Ilustrações de Voll M e Wesker K. 4th ed. New York: Thieme Publishers; 2020.)

com o tendão do músculo iliopsoas. Essa fáscia separa o músculo psoas e o **plexo lombar** (ver Capítulo 11, Seção 11.2) das vísceras no retroperitônio da cavidade abdominal.

Face interna da parede anterior do abdome

A face interna da parede abdominal anterior é revestida pela fáscia transversal e pelo peritônio parietal com quantidade variável de gordura pré-peritoneal interposta (Figuras 10.8 e 10.9).

— As **pregas do peritônio** formam-se nos locais onde as estruturas entram em contato com o peritônio enquanto seguem o seu percurso entre ele e a fáscia transversal. As pregas incluem:
  - A **prega umbilical mediana**, uma prega única na linha mediana criada pelo **ligamento umbilical mediano**, um remanescente do **úraco** (uma conexão fetal entre a bexiga urinária e o umbigo)
  - As **pregas umbilicais mediais**, que são pareadas e criadas pelos **ligamentos umbilicais mediais**, remanescentes das artérias umbilicais no feto
  - As **pregas umbilicais laterais**, que são pareadas e criadas pelos **vasos epigástricos inferiores**
— As **fossas do peritônio** são formadas entre as pregas do peritônio e constituem locais potenciais de herniação (protrusão de vísceras através da parede ou do tecido). As fossas incluem:
  - A **fossa supravesical** entre as pregas umbilicais medianas e mediais
  - A **fossa inguinal medial**, conhecida comumente como **trígono inguinal** (triângulo de Hesselbach), entre as pregas umbilicais mediais e laterais
  - A **fossa inguinal lateral**, lateralmente às pregas umbilicais laterais
— O **ligamento falciforme** é uma reflexão peritoneal de dupla camada entre o fígado e a parede anterior do abdome, que se estende superiormente a partir do umbigo até o teto da cavidade abdominal. Envolve o ligamento redondo (remanescente da veia umbilical) e as veias paraumbilicais.

10.3 Neurovasculatura da parede do abdome

Artérias da parede do abdome

As artérias da parede do abdome, que se anastomosam extensamente umas com as outras, originam-se da artéria torácica interna, da parte abdominal da aorta, da artéria ilíaca externa e da artéria femoral (Figura 10.10).

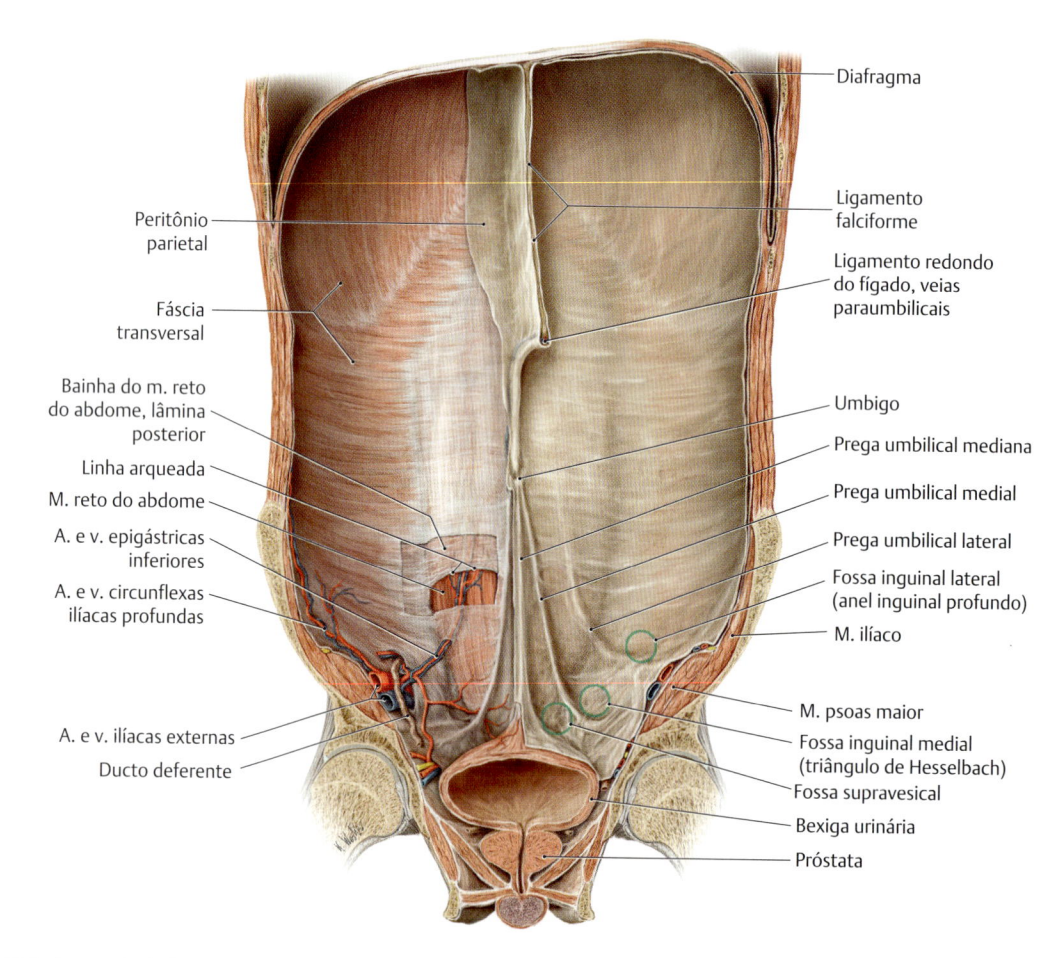

Figura 10.8 Anatomia da face interna da parede anterior do abdome no homem. Corte frontal através das cavidades abdominal e pélvica no nível da articulação do quadril, vista posterior. (De Gilroy AM, MacPherson BR, Wikenheiser JC. Atlas of Anatomy. Ilustrações de Voll M e Wesker K. 4th ed. New York: Thieme Publishers; 2020.)

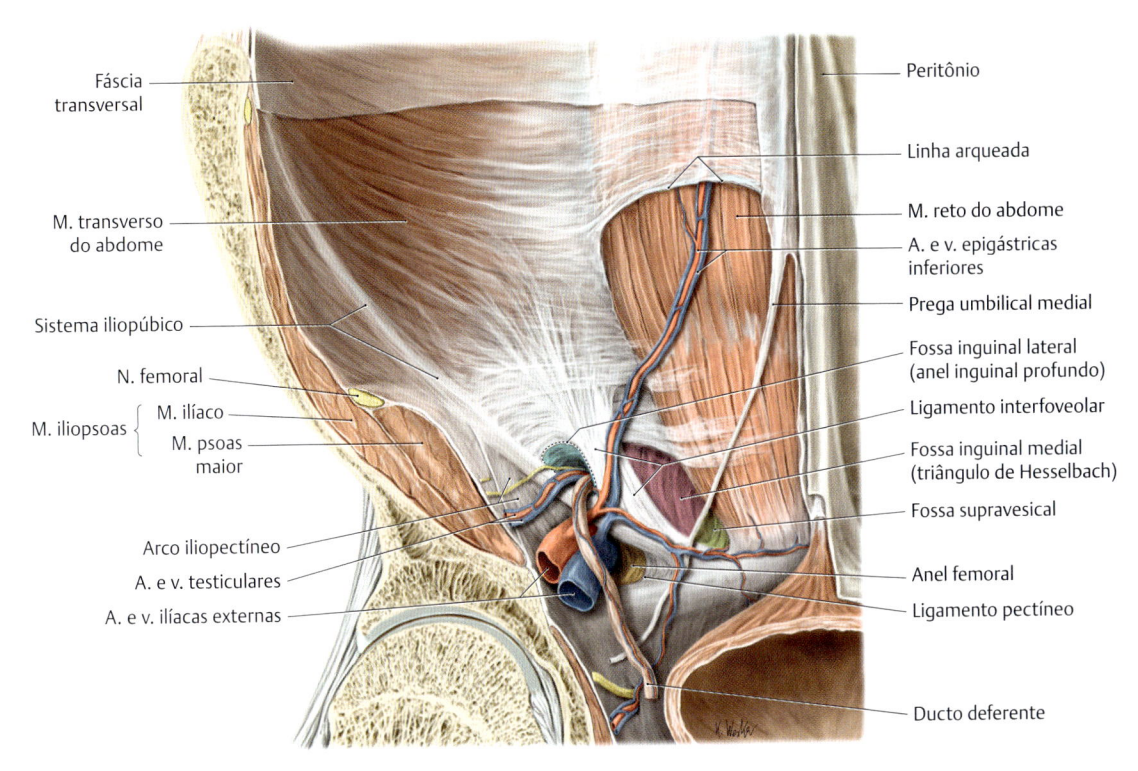

Figura 10.9 Parte inferior da parede anterior do abdome: estrutura e fossas. Corte frontal, vista posterior (interna) da parte inferior esquerda da parede anterior do abdome. (De Gilroy AM, MacPherson BR, Wikenheiser JC. Atlas of Anatomy. Ilustrações de Voll M e Wesker K. 4th ed. New York: Thieme Publishers; 2020.)

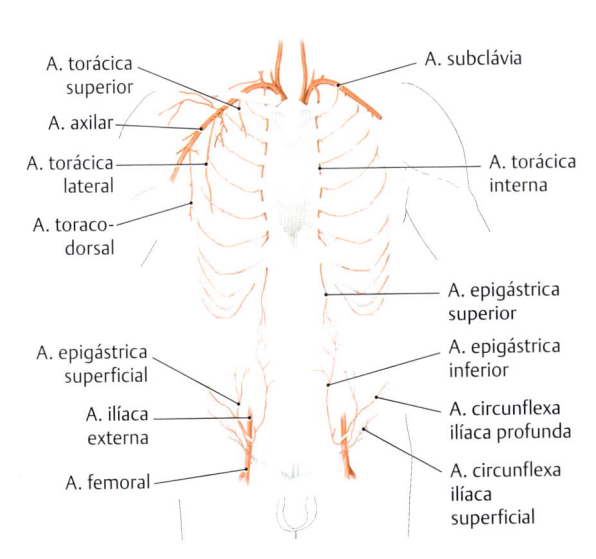

Figura 10.10 Artérias da parede do abdome. As artérias epigástricas superior e inferior formam uma anastomose potencial entre as artérias subclávia e femoral, o que pode possibilitar o desvio de sangue da parte abdominal da aorta. (De Schuenke M, Schulte E, Schumacher U. THIEME Atlas of Anatomy, Vol 2. Ilustrações de Voll M e Wesker K. 2nd ed. New York: Thieme Publishers; 2016.)

— Os ramos de cada artéria torácica interna são:
  • Artéria musculofrênica
  • Artéria epigástrica superior, que desce dentro da bainha do músculo reto do abdome posteriormente, onde se anastomosa com a artéria epigástrica inferior

— Os pares de ramos segmentares da parte abdominal da aorta são:
  • As artérias intercostais, subcostais e lombares
— Os ramos da artéria ilíaca externa são:
  • A artéria epigástrica inferior e a artéria circunflexa ilíaca profunda
— Os ramos da artéria femoral na coxa que irrigam a parede do abdome são:
  • A **artéria epigástrica superficial**
  • A **artéria circunflexa ilíaca superficial**.

Veias da parede do abdome

— As veias profundas da parede do abdome acompanham as artérias do mesmo nome e drenam o sangue para as veias cavas superior e inferior através das veias braquiocefálica, ázigo, hemiázigo e ilíaca comum (Figura 10.11)
— Uma extensa rede venosa subcutânea drena o sangue superiormente para as **veias torácica interna** e **torácica lateral** do tórax e, inferiormente, para as **veias epigástricas inferior** e **superior**
— A obstrução das veias cavas superior ou inferior pode alterar o fluxo venoso na parede do abdome, resultando no desenvolvimento ou no aumento de uma anastomose superficial entre as veias axilar e femoral através da veia toracoepigástrica (ver Capítulo 6, Seção 6.4).

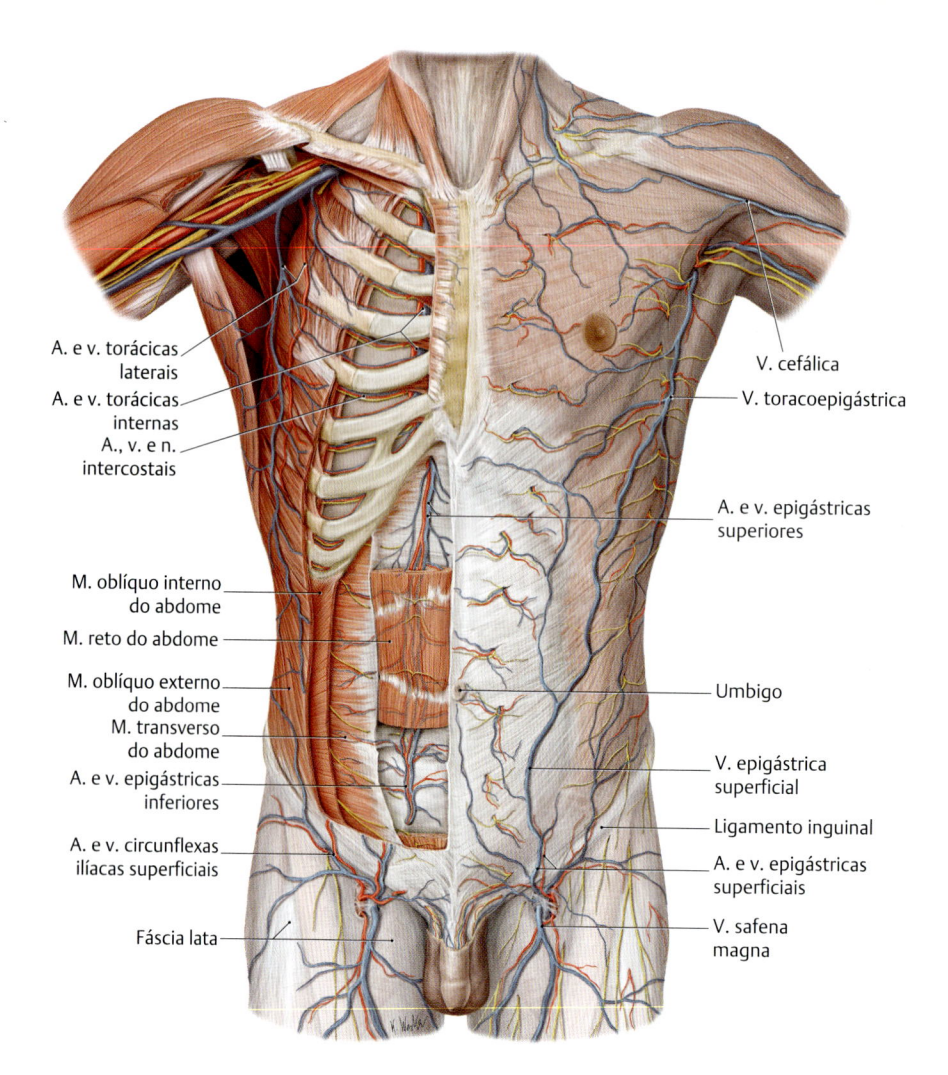

Figura 10.11 Estruturas neurovasculares da parede anterior do tronco. Vista anterior. *Lado esquerdo:* dissecção superficial. *Lado direito:* dissecção profunda. *Removidos:* músculos peitoral maior e peitoral menor. *Parcialmente removidos:* músculos oblíquo externo do abdome, oblíquo interno do abdome, transverso do abdome, reto do abdome e intercostais. (De Schuenke M, Schulte E, Schumacher U. THIEME Atlas of Anatomy, Vol 1. Ilustrações de Voll M e Wesker K. 3rd ed. New York: Thieme Publishers; 2020.)

Drenagem linfática da parede do abdome

— A drenagem linfática da parede do abdome é dividida em regiões superior e inferior por uma linha curva ("divisória") localizada entre o umbigo e o arco costal (Figura 10.12)

- A partir da região superior, a linfa é drenada superiormente para os linfonodos axilares ipsilaterais e paraesternais antes de drenar superiormente para as junções jugulossubclávias direita e esquerda (ângulos venosos)
- A partir da região inferior, a linfa é drenada inferiormente para os linfonodos inguinais superficiais ipsilaterais. Estes drenam a linfa para os linfonodos ilíacos externos e ilíacos comuns e, por fim, para o ducto torácico.

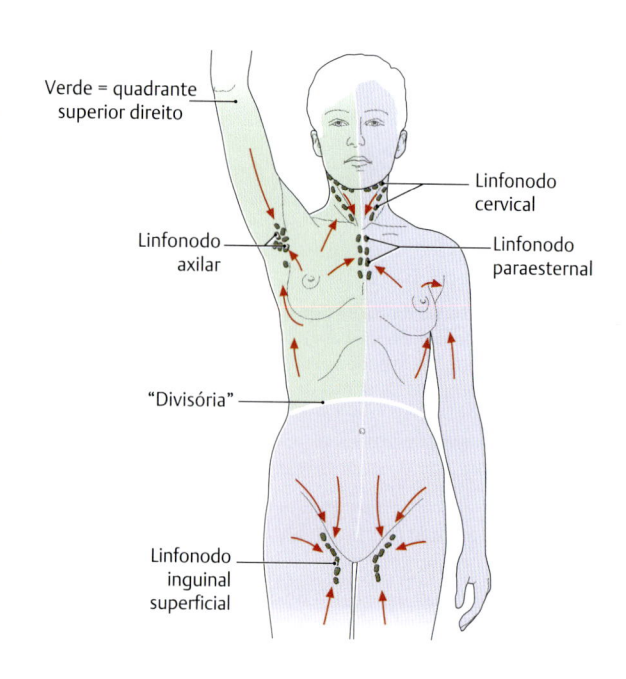

Figura 10.12 Vias linfáticas e linfonodos regionais da parede anterior do tronco. Vista anterior. As *setas* indicam a direção do fluxo linfático. (De Schuenke M, Schulte E, Schumacher U. THIEME Atlas of Anatomy, Vol 1. Ilustrações de Voll M e Wesker K. 3rd ed. New York: Thieme Publishers; 2020.)

Nervos da parede do abdome

- Os nervos da parede do abdome originam-se dos nervos espinais torácico e lombar (Figura 10.13) e incluem:
  - Os nervos intercostais inferiores (T7-T11) e o nervo subcostal (T12) do tórax
  - O nervo ílio-hipogástrico do plexo lombar
- Os dermátomos da parede do abdome acompanham a angulação das costelas. Os dermátomos de referência que correspondem às características de superfície visíveis da parede do abdome incluem T10 no umbigo e L1 no ligamento inguinal e no ápice do púbis.

10.4   Região inguinal

A **região inguinal** descreve a região inferolateral da parede anterior do abdome, o canal inguinal e, nos homens, o funículo espermático.

- A pele e a tela subcutânea da parede do abdome continuam inferiormente na coxa abaixo do ligamento inguinal e inferomedialmente no períneo (ver Capítulo 16, Seções 16.3 e 16.4, para conhecer uma discussão sobre o períneo)
  - Na mulher, a pele e tanto o panículo adiposo quanto o estrato membranáceo da tela subcutânea do abdome formam os **lábios maiores do pudendo**
  - No homem, a pele estende-se ao períneo como **escroto**. O panículo adiposo da tela subcutânea do abdome está ausente, porém o estrato membranáceo continua sobre o pênis como **fáscia do pênis** e reveste o escroto como **tela subcutânea do períneo** (fáscia de Colles)
- Os músculos anterolaterais da parede do abdome e suas fáscias formam o canal inguinal e contribuem para os revestimentos do funículo espermático.

Canal inguinal

O canal inguinal é uma passagem oblíqua através da parede do abdome que possibilita a passagem de estruturas entre as cavidades abdominal e pélvica e o períneo. O canal inguinal é criado por deficiências nos músculos anterolaterais do abdome, suas aponeuroses e fáscias profundas (Tabela 10.2). O canal está presente em ambos os sexos, porém é mais pronunciado no homem.

- Os limites do canal inguinal são:
  - A parede anterior, formada pela aponeurose do músculo oblíquo externo do abdome
  - A parede posterior, formada pela fáscia transversal e pela foice inguinal
  - O assoalho, formado pelo ligamento inguinal
  - O teto, formado por fibras arqueadas das aponeuroses dos músculos oblíquo interno do abdome e transverso do abdome
- O canal possui duas aberturas:
  - Na extremidade medial do canal, as fibras da aponeurose do músculo oblíquo externo do abdome dividem-se para criar uma abertura conhecida como **anel inguinal superficial**. Esse anel está localizado na parede anterior do trígono inguinal
  - Na extremidade lateral do canal inguinal, imediatamente lateral à origem dos vasos epigástricos inferiores, a fáscia transversal sofre evaginação no canal e cria o **anel inguinal profundo**. Esse anel está localizado na fossa inguinal lateral (Figura 10.9)
- Os conteúdos do canal inguinal incluem o **funículo espermático** nos homens e o **ligamento redondo** do útero nas mulheres (Figuras 10.14 e 10.15; ver também Capítulo 15, Seção 15.2).

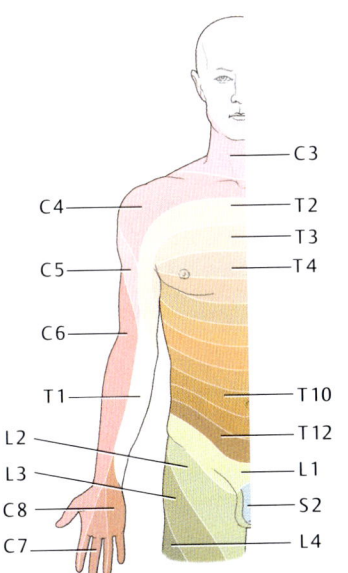

A Dermátomos da parede anterior do abdome

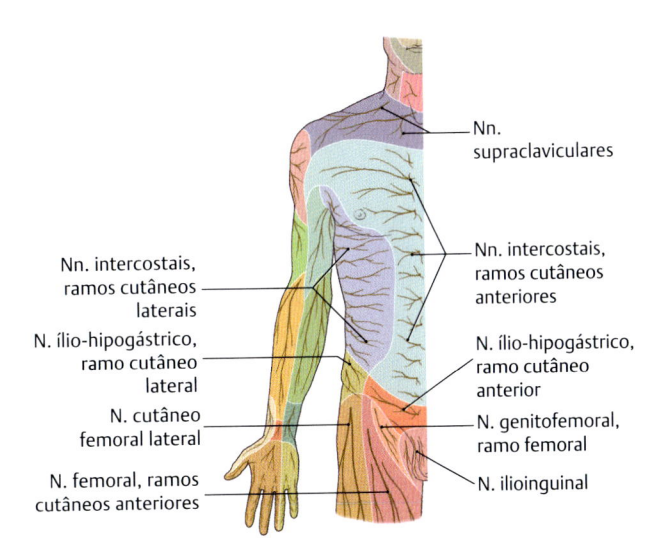

B Nervos sensitivos da parede anterior do abdome

Figura 10.13 Inervação cutânea da parede anterior do abdome. (De Schuenke M, Schulte E, Schumacher U. THIEME Atlas of Anatomy, Vol 1. Ilustrações de Voll M e Wesker K. 3rd ed. New York: Thieme Publishers; 2020.)

Tabela 10.2 Estruturas e relações do canal inguinal.

Estruturas		Formadas por
Parede	Parede anterior	① Aponeurose do m. oblíquo externo do abdome
	Teto	② M. oblíquo interno do abdome
		③ M. transverso do abdome
	Parede posterior	④ Fáscia transversal
		⑤ Peritônio parietal
	Assoalho	⑥ Ligamento inguinal (fibras densamente entrelaçadas da aponeurose inferior do m. oblíquo externo do abdome e fáscia lata adjacente da coxa)
Aberturas	Anel inguinal superficial	Abertura na aponeurose do m. oblíquo externo do abdome; delimitado pelos pilares medial e lateral, fibras intercrurais e ligamento inguinal rebatido
	Anel inguinal profundo	Evaginação da fáscia transversal lateralmente à prega umbilical lateral (vasos epigástricos inferiores)

De Gilroy AM, MacPherson BR, Wikenheiser JC. Atlas of Anatomy. Ilustrações de Voll M e Wesker K. 4th ed. New York: Thieme Publishers; 2020.

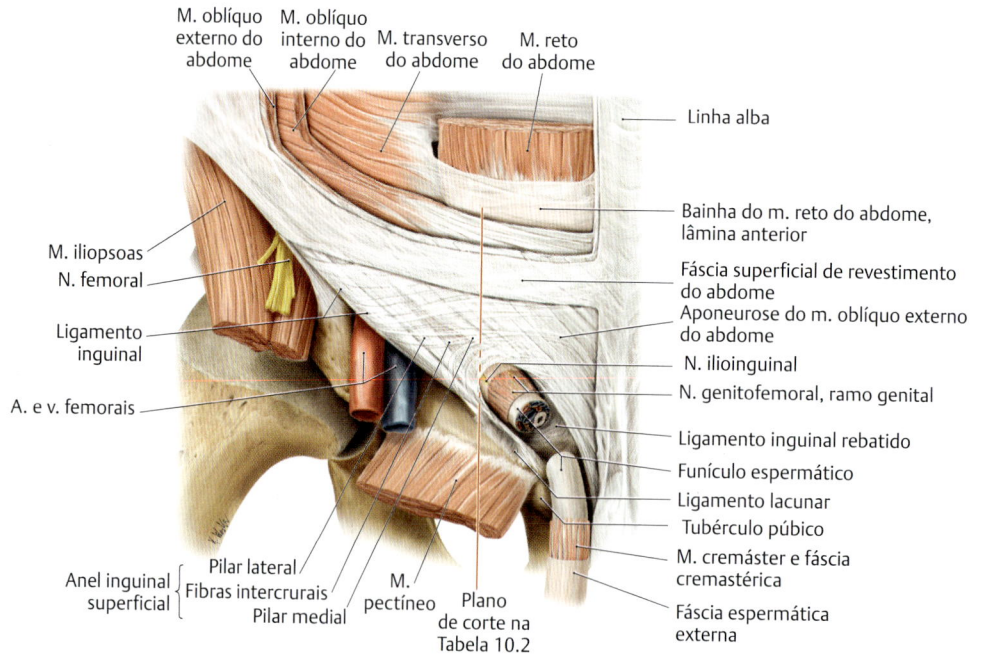

Figura 10.14 Região inguinal masculina. Lado direito, vista anterior. (De Schuenke M, Schulte E, Schumacher U. THIEME Atlas of Anatomy, Vol 1. Ilustrações de Voll M e Wesker K. 3rd ed. New York: Thieme Publishers; 2020.)

4 ABDOME

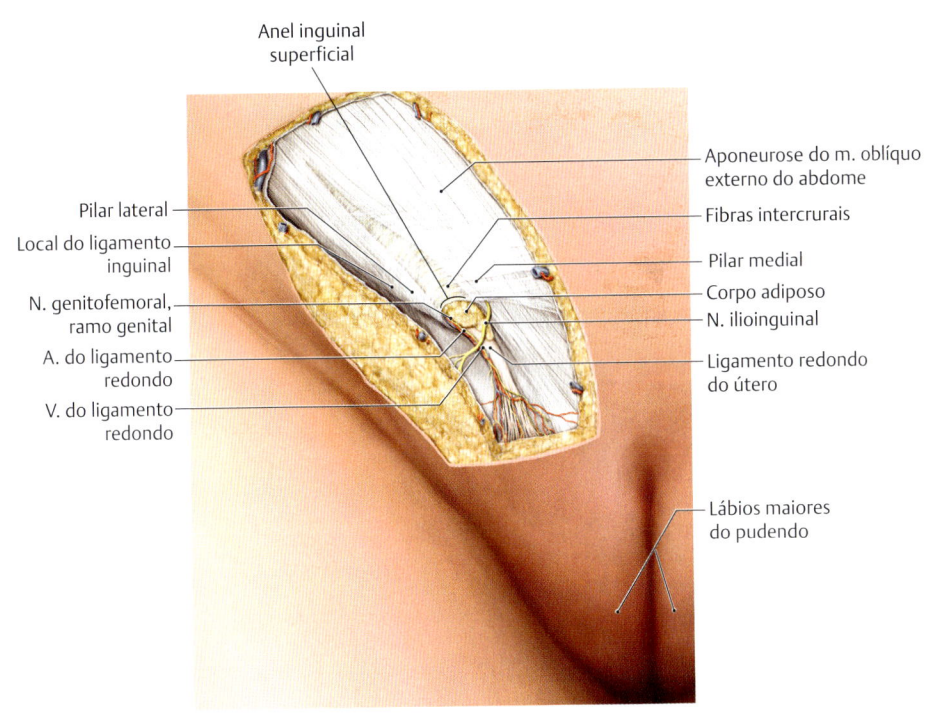

Figura 10.15 **Região inguinal feminina.** Lado direito, vista anterior. (De Gilroy AM, MacPherson BR, Wikenheiser JC. Atlas of Anatomy. Ilustrações de Voll M e Wesker K. 4th ed. New York: Thieme Publishers; 2020.)

Funículo espermático

O funículo espermático forma-se no anel inguinal profundo, atravessa o canal inguinal e sai através do anel inguinal superficial. Entra no escroto e desce pela face posterior do testículo (Figura 10.16).

— As estruturas encontradas no funículo espermático são:
  • Ducto deferente

  • Processo vaginal
  • Artéria testicular e o plexo pampiniforme de veias, a artéria e a veia do ducto deferente, e a artéria e a veia cremastéricas
  • Vasos linfáticos do testículo e do funículo espermático
  • Fibras simpáticas e parassimpáticas do plexo testicular e ramo genital do nervo genitofemoral

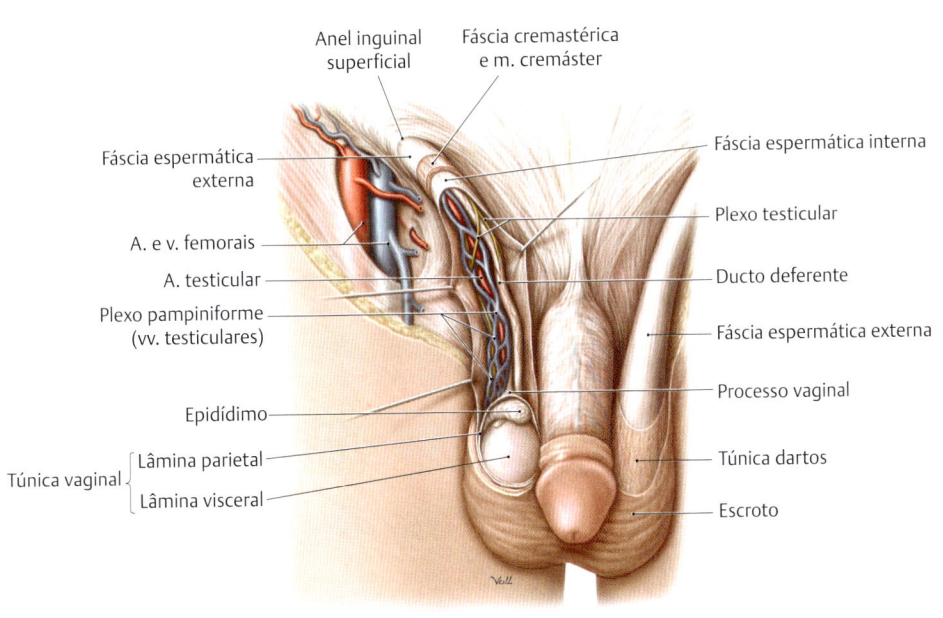

Figura 10.16 **Funículo espermático.** Pelve masculina, vista anterior. *Abertos*: canal inguinal e revestimentos do funículo espermático. (De Gilroy AM, MacPherson BR, Wikenheiser JC. Atlas of Anatomy. Ilustrações de Voll M e Wesker K. 4th ed. New York: Thieme Publishers; 2020.)

— Derivados dos músculos e das fáscias da parede do abdome circundam os conteúdos do funículo espermático quando atravessam o canal inguinal. As camadas formadas pelos músculos e pelas fáscias são as mesmas que circundam o testículo (Tabela 10.3)
  • A **fáscia espermática interna**, derivada da fáscia transversal
  • O **músculo cremáster** e a **fáscia cremastérica**, derivados do músculo oblíquo interno do abdome e de sua fáscia

• A **fáscia espermática externa**, derivada da aponeurose do músculo oblíquo externo do abdome e de sua fáscia
— O nervo ilioinguinal não está contido no funículo espermático. Entretanto, quando atravessa as camadas da parede do abdome, segue o seu percurso dentro do canal inguinal próximo ao funículo e é envolvido pela fáscia espermática externa quando sai do anel superficial.

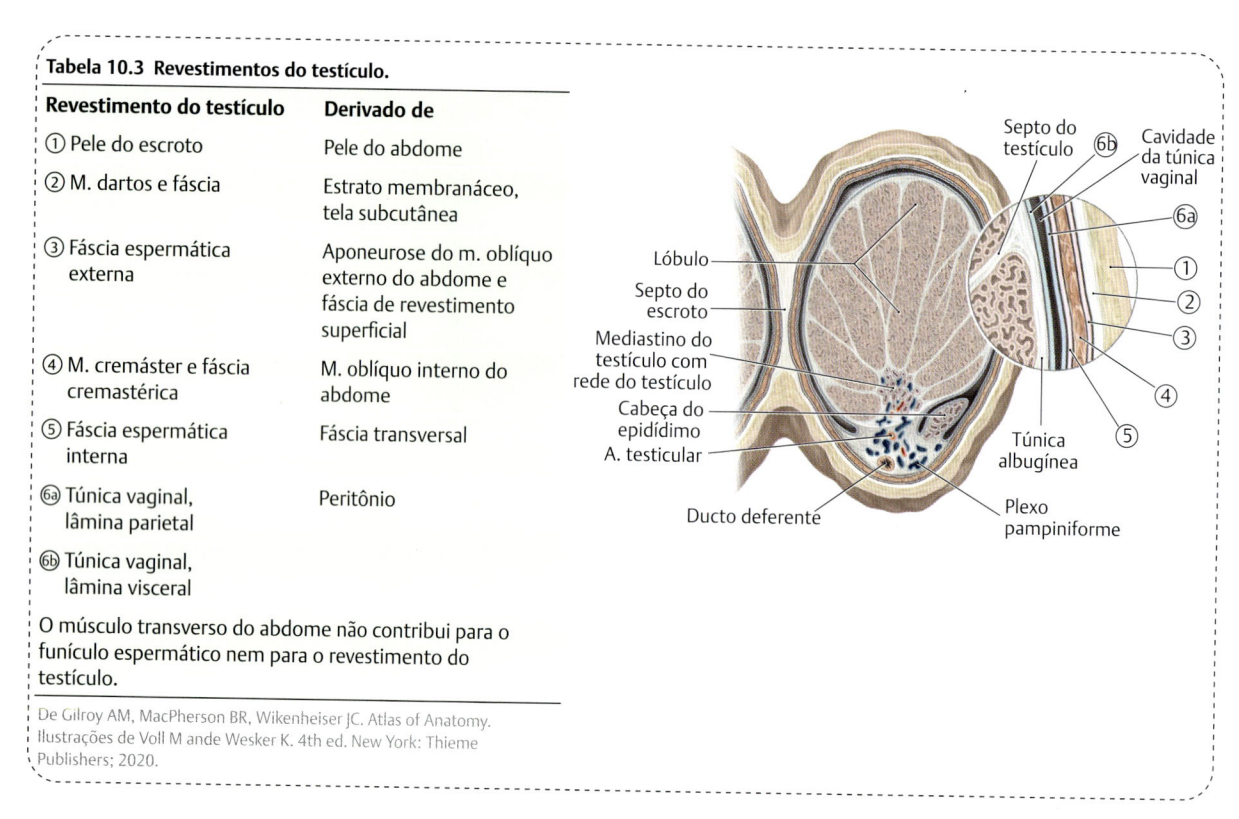

Tabela 10.3 Revestimentos do testículo.

Revestimento do testículo	Derivado de
① Pele do escroto	Pele do abdome
② M. dartos e fáscia	Estrato membranáceo, tela subcutânea
③ Fáscia espermática externa	Aponeurose do m. oblíquo externo do abdome e fáscia de revestimento superficial
④ M. cremáster e fáscia cremastérica	M. oblíquo interno do abdome
⑤ Fáscia espermática interna	Fáscia transversal
⑥a Túnica vaginal, lâmina parietal	Peritônio
⑥b Túnica vaginal, lâmina visceral	

O músculo transverso do abdome não contribui para o funículo espermático nem para o revestimento do testículo.

De Gilroy AM, MacPherson BR, Wikenheiser JC. Atlas of Anatomy. Ilustrações de Voll M ande Wesker K. 4th ed. New York: Thieme Publishers; 2020.

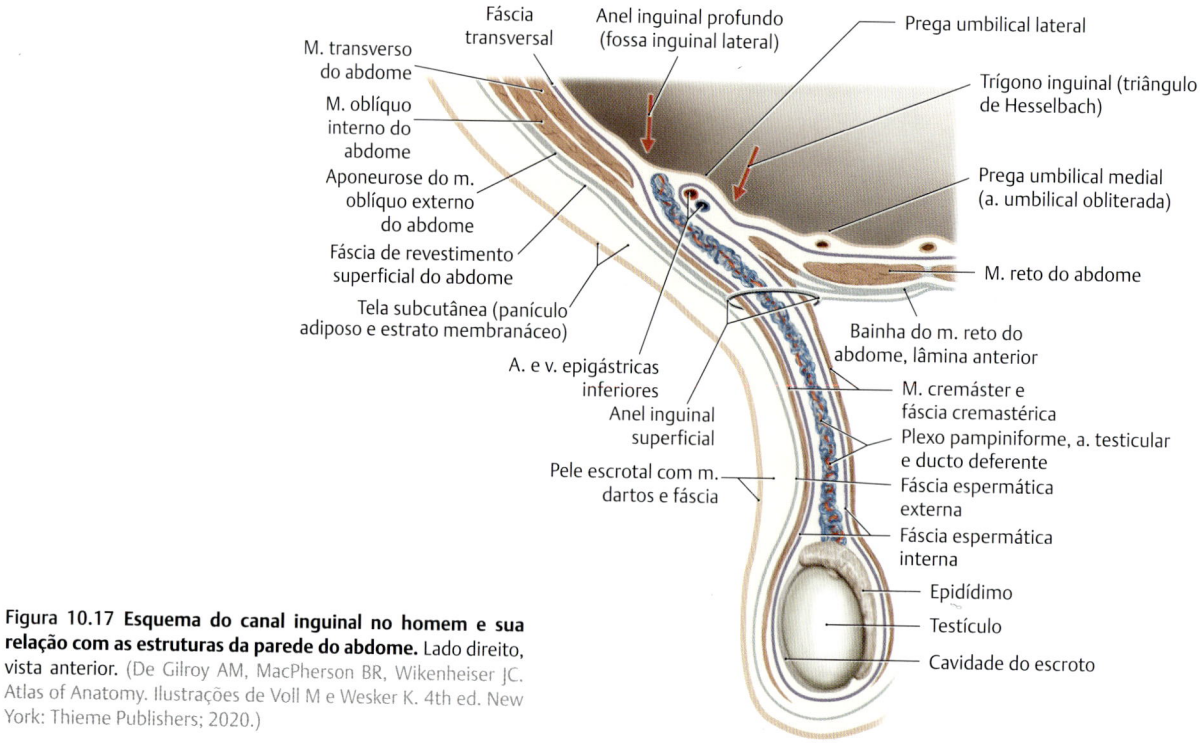

Figura 10.17 Esquema do canal inguinal no homem e sua relação com as estruturas da parede do abdome. Lado direito, vista anterior. (De Gilroy AM, MacPherson BR, Wikenheiser JC. Atlas of Anatomy. Ilustrações de Voll M e Wesker K. 4th ed. New York: Thieme Publishers; 2020.)

HÉRNIA INGUINAL

As hérnias inguinais respondem pela grande maioria das hérnias da parede do abdome, e a maioria ocorre em homens. A hérnia é uma protrusão de uma estrutura visceral para dentro de um espaço que ela normalmente não ocupa. As hérnias inguinais envolvem a protrusão do peritônio parietal, da gordura peritoneal ou do intestino delgado. Dos dois tipos de hérnias inguinais, a hérnia indireta pode ser adquirida ou pode ser congênita e é comum em homens jovens, enquanto a hérnia direta é sempre adquirida, resulta de enfraquecimento da parede do abdome e ocorre geralmente em homens de meia-idade.

Durante o crescimento, o processo vaginal, uma lâmina de peritônio, sofre evaginação para dentro do canal inguinal recém-formado e acompanha o testículo em sua descida para o escroto. Antes do nascimento, a maior parte do processo vaginal sofre obliteração, fechando então a comunicação entre ele e a cavidade peritoneal. Entretanto, se não ocorrer obliteração do processo vaginal, o conteúdo abdominal pode sofrer herniação (hérnia indireta) através de sua abertura no anel inguinal profundo, na fossa inguinal lateral (lateralmente aos vasos epigástricos inferiores), estendendo-se então para o escroto (ou para os lábios do pudendo nas mulheres). As vísceras herniadas seguem o seu percurso dentro do funículo espermático e, portanto, são recobertas pelas lâminas do funículo, além de pelo peritônio e pela fáscia transversal.

Ocorrem hérnias diretas quando o enfraquecimento da parede anterior do abdome no trígono inguinal (medialmente aos vasos epigástricos inferiores) possibilita a protrusão das vísceras através da extremidade medial do canal, por meio de um anel superficial aumentado e para dentro do escroto. Como essas vísceras herniadas seguem fora do funículo espermático, elas não são recobertas por camadas do funículo espermático, mas pelo peritônio e pela fáscia transversal da parede do abdome.

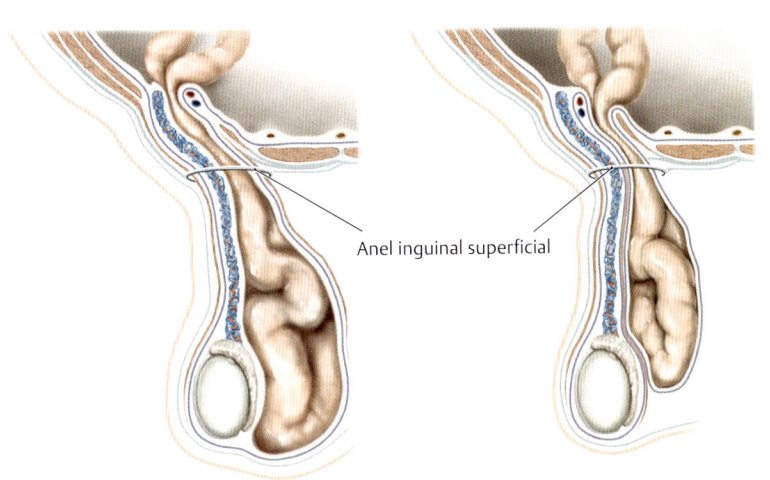

Anel inguinal superficial

A Hérnia inguinal indireta que se origina no anel inguinal profundo

B Hérnia inguinal direta que se origina de uma fraqueza na parede da fossa inguinal medial

De Schuenke M, Schulte E, Schumacher U. THIEME Atlas of Anatomy, Vol 1. Ilustrações de Voll M e Wesker K. 3rd ed. New York: Thieme Publishers; 2020.

Testículos

Os testículos são órgãos reprodutores ovoides pares, de 4 a 5 cm de comprimento e 3 cm de largura, localizados em compartimentos separados dentro do escroto. Produzem espermatozoides e secretam testosterona, o hormônio masculino (Figuras 10.18 e 10.19; Tabela 10.3).

— Uma extensão do peritônio, conhecida como **túnica vaginal**, forma um saco fechado que se dobra ao redor do testículo, circundando-o por completo, exceto em sua margem posterior. A túnica vaginal possui uma lâmina parietal externa e uma lâmina visceral interna que adere à superfície do testículo

— Cada testículo está envolvido pela **túnica albugínea**, uma cápsula resistente de tecido conectivo que se torna espessa ao longo da margem posterior na forma do mediastino do testículo e que sofre invaginação para dividir o testículo em mais de 200 lóbulos

— Os espermatozoides são produzidos nos **túbulos seminíferos**, que são túbulos altamente contorcidos dentro dos lóbulos. Os espermatozoides saem dos testículos através de uma rede de ductos, a **rede testicular**, no mediastino e, em seguida, passam pelos **dúctulos eferentes** até alcançar o **epidídimo**

— A artéria testicular, um ramo da parte abdominal da aorta, irriga o testículo. Um rico suprimento sanguíneo colateral origina-se de anastomoses com a artéria do ducto deferente, a **artéria cremastérica** (um ramo da artéria epigástrica inferior), e com a **artéria pudenda externa** (um ramo da artéria femoral) (Figura 10.20)

— O **plexo pampiniforme** de veias drena o testículo e converge para formar a veia testicular. As veias testiculares drenam na veia cava inferior à direita e na veia renal à esquerda

— Os vasos linfáticos dos testículos drenam a linfa diretamente para os linfonodos aórticos e pré-aórticos laterais

— O **reflexo cremastérico**, iniciado pela percussão da face interna da coxa, contrai o músculo cremáster e eleva o testículo. O nervo ilioinguinal fornece o ramo sensitivo, enquanto o ramo genital do nervo genitofemoral fornece o ramo motor

— O plexo testicular nervoso origina-se do plexo aórtico e segue o seu trajeto com a artéria testicular. Contém fibras simpáticas do nível T7 da medula espinal, bem como fibras aferentes viscerais e parassimpáticas vagais.

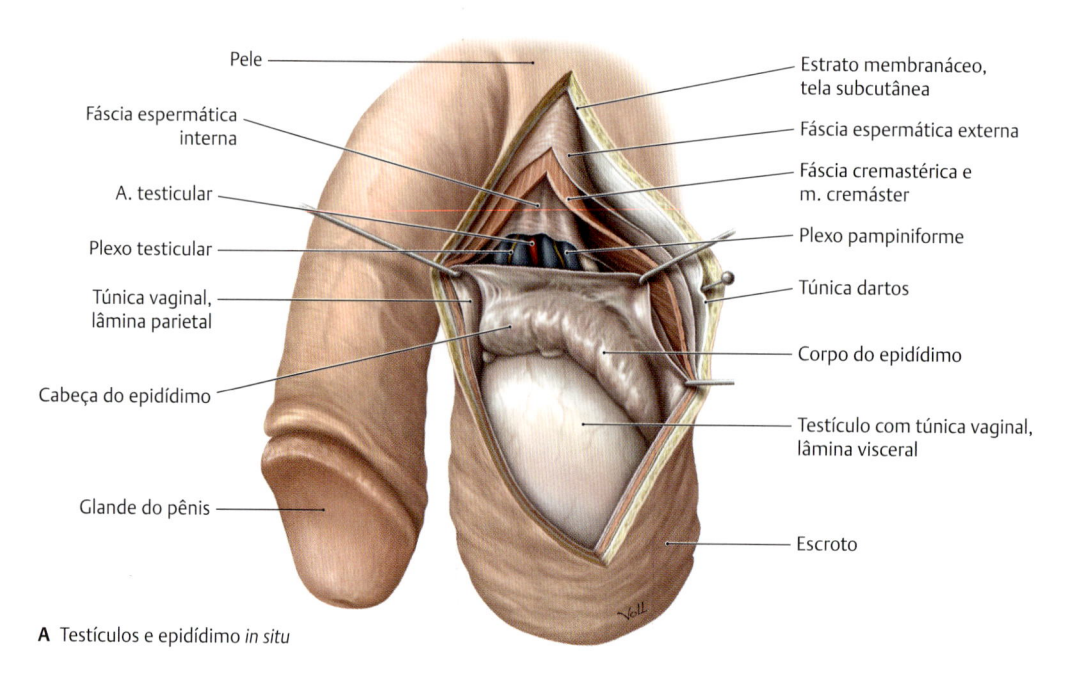

A Testículos e epidídimo *in situ*

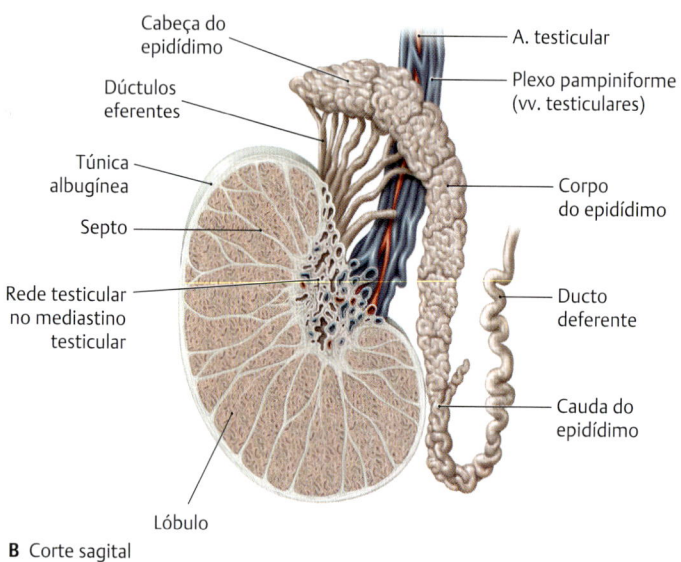

B Corte sagital

Figura 10.18 Testículo e epidídimo. Vista lateral esquerda. (De Schuenke M, Schulte E, Schumacher U. THIEME Atlas of Anatomy, Vol 2. Ilustrações de Voll M e Wesker K. 3rd ed. New York: Thieme Publishers; 2020.)

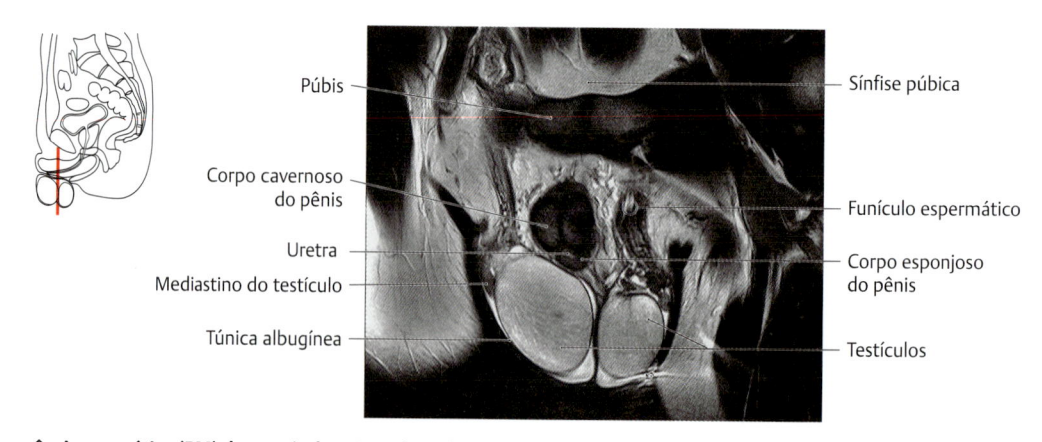

Figura 10.19 Ressonância magnética (RM) dos testículos. Corte frontal, vista anterior. (De Moeller TB, Reif E. Pocket Atlas of Sectional Anatomy, Vol 2, 3rd ed. New York: Thieme Publishers; 2007.)

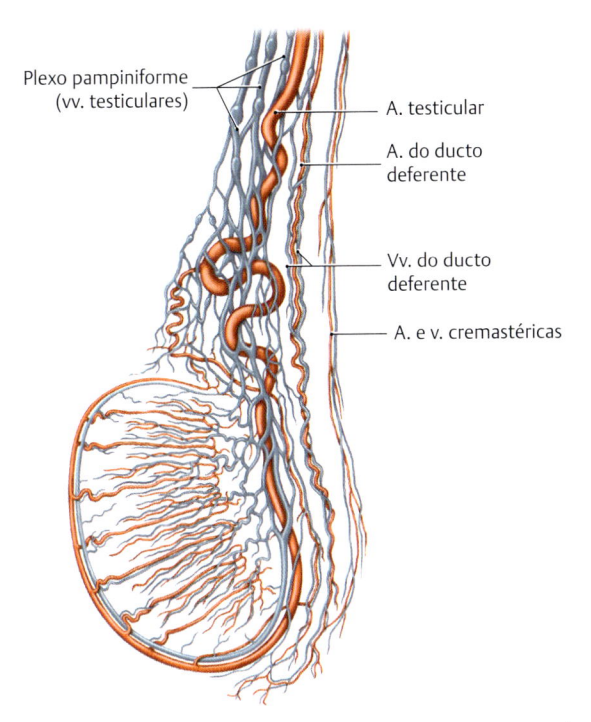

Plexo pampiniforme
(vv. testiculares)

A. testicular

A. do ducto
deferente

Vv. do ducto
deferente

A. e v. cremastéricas

Figura 10.20 Vasos sanguíneos do testículo. Vista lateral esquerda.
(De Schuenke M, Schulte E, Schumacher U. THIEME Atlas of Anatomy,
Vol 1. Ilustrações de Voll M e Wesker K. 3rd ed. New York: Thieme
Publishers; 2020.)

BOXE 10.2 CORRELAÇÃO CLÍNICA

HIDROCELE

A abertura dentro de um processo vaginal persistente pode
ser pequena o suficiente para impedir uma herniação, porém
grande o suficiente para formar uma hidrocele, isto é, o acúmulo excessivo de líquido peritoneal. A hidrocele pode ser
limitada ao escroto (hidrocele do testículo) ou ao funículo
espermático (hidrocele do funículo espermático). A confirma-
ção da presença de líquido em excesso é obtida por ultrassonografia ou transiluminação do escroto.

Processo
vaginal
obliterado

Túnica vaginal

Hidrocele do
funículo
espermático

Hidrocele
do testículo

BOXE 10.3 CORRELAÇÃO CLÍNICA

VARICOCELE

O plexo pampiniforme de cada testículo circunda a artéria testicular e converge para formar uma veia testicular. Se as válvulas venosas se tornarem incompetentes, o plexo pode sofrer
dilatação e se tornar sinuoso, formando então uma varicocele
que é frequentemente descrita como semelhante a um "saco
de vermes". A varicocele ocorre predominantemente do lado
esquerdo. Em geral, isso é atribuído ao término abrupto da veia
testicular esquerda na veia renal esquerda, o que pode tornar o
retorno venoso lento.

**Esse menino de 14 anos de idade apresentava desconforto e uma
massa palpável no escroto. Essa imagem de ultrassonografia do
escroto mostra uma massa constituída por múltiplos túbulos ser-
piginosos, o que indica varicocele.**

De Gunderman R. Essential Radiology, 3rd ed. New York: Thieme
Publishers; 2014.

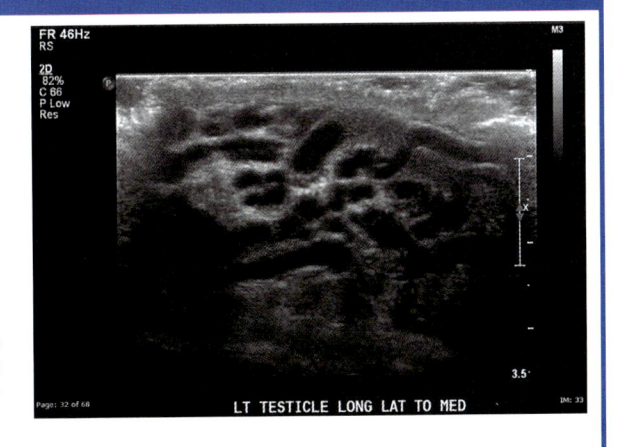

BOXE 10.4 CORRELAÇÃO CLÍNICA

TORÇÃO TESTICULAR

A ausência ou a redução do reflexo cremastérico que é acompanhada de dor testicular súbita, inflamação e elevação de um testículo, náuseas e vômitos pode indicar a ocorrência de torção testicular. A cirurgia imediata para a torção testicular (para corrigir o testículo afetado e fixar ambos os testículos) pode impedir a perda de um testículo.

BOXE 10.5 CORRELAÇÃO CLÍNICA

CÂNCER DE TESTÍCULO

O câncer de testículo é a malignidade mais comum em homens entre 15 e 34 anos. Esses cânceres são, em sua grande maioria, seminomas ou tumores de células germinativas que se originam das células germinativas que produzem espermatozoides imaturos. Os sintomas consistem no aparecimento de um nódulo no testículo afetado (em geral, apenas um testículo é afetado), sensação de peso no escroto, dor no testículo acometido ou no escroto, acúmulo súbito de líquido no escroto, e desenvolvimento de tecido mamário em excesso (ginecomastia). Comumente, o câncer de testículo metastatiza através dos linfonodos até os pulmões ou através da corrente sanguínea, frequentemente para o fígado, os pulmões, o cérebro e a coluna vertebral.

Epidídimo e ducto deferente

O epidídimo e o ducto deferente fazem parte do sistema de ductos masculino que transportam os espermatozoides dos testículos até as estruturas genitais na pelve (Figura 10.18).

— O epidídimo, um túbulo altamente contorcido onde os espermatozoides são armazenados e amadurecem, está unido à face posterior do testículo. Sua cabeça expandida contém os lóbulos com os dúctulos eferentes, o corpo é constituído por um longo ducto contorcido, e a cauda é contínua ao ducto deferente

— O **ducto deferente** é um tubo muscular que transporta os espermatozoides do escroto até a pelve
  • Começa na cauda do epidídimo e continua como parte do funículo espermático através do canal inguinal
  • No anel inguinal profundo, o ducto deferente desce para a pelve posteriormente à bexiga urinária, onde, próximo de sua terminação, aumenta formando a **ampola do ducto deferente** (ver Capítulo 15, Figura 15.2)
  • A ampola une-se ao ducto da glândula seminal para formar o **ducto ejaculatório** dentro da próstata (ver Capítulo 15, Seção 15.1).

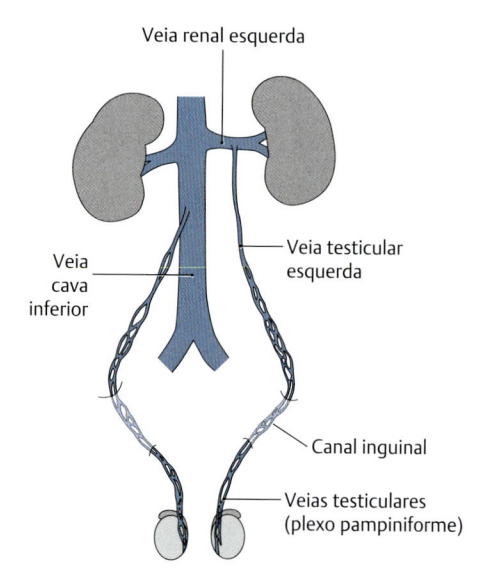

Veia renal esquerda

Veia cava inferior

Veia testicular esquerda

Canal inguinal

Veias testiculares (plexo pampiniforme)

Figura 10.21 Drenagem venosa assimétrica dos testículos direito e esquerdo. (De Schuenke M, Schulte E, Schumacher U. THIEME Atlas of Anatomy, Vol 2. Ilustrações de Voll M e Wesker K. 3rd ed. New York: Thieme Publishers; 2020.)

11 Cavidade Peritoneal e Neurovasculatura do Abdome

11.1 Peritônio e cavidade peritoneal

O **peritônio**, uma membrana serosa fina e transparente, reveste a cavidade abdominopélvica. As lâminas parietal e visceral do peritônio envolvem a **cavidade peritoneal**, que contém uma fina película de líquido seroso que facilita o movimento das vísceras durante a digestão e a respiração (Figura 11.1).

Relações peritoneais

— As estruturas no abdome são definidas com base em sua relação com o peritônio (Tabela 11.1 e Figuras 11.1 e 11.2)
  - Os órgãos **intraperitoneais**, que são quase totalmente envolvidos pela lâmina visceral do peritônio, estão suspensos dentro da cavidade peritoneal por **mesentérios**, que consistem em duplas camadas de peritônio fixadas à parede corporal
  - As estruturas **extraperitoneais** estão situadas posterior e inferiormente à cavidade peritoneal
    - As estruturas **primariamente retroperitoneais** estão localizadas posteriormente à cavidade peritoneal, não estão suspensas por mesentério e são cobertas pelo peritônio apenas em sua face anterior
    - As estruturas **secundariamente retroperitoneais** eram estruturas previamente intraperitoneais que se fixaram à parede posterior do abdome quando ocorreu a fusão de seu mesentério com o peritônio parietal durante o desenvolvimento
    - As **estruturas subperitoneais** incluem os órgãos pélvicos localizados abaixo do peritônio
— Os órgãos associados ao sistema digestório são intraperitoneais ou secundariamente retroperitoneais. Os órgãos do trato urinário são retroperitoneais.

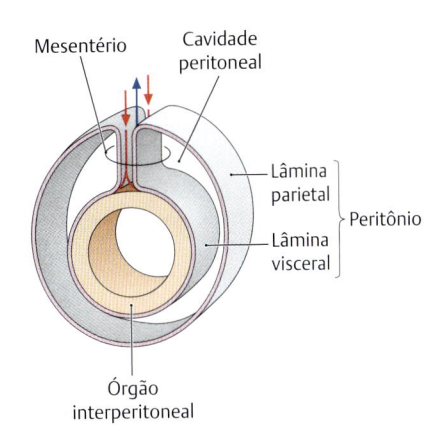

Figura 11.1 Peritônio e mesentério. As *setas vermelhas* e a *seta azul* indicam a localização dos vasos sanguíneos. (De Gilroy AM, MacPherson BR, Wikenheiser JC. Atlas of Anatomy. Ilustrações de Voll M e Wesker K. 4th ed. New York: Thieme Publishers; 2020.)

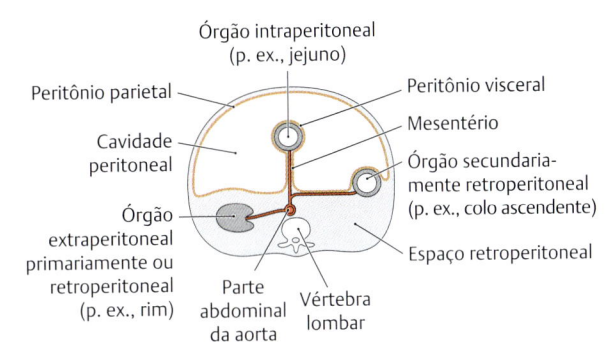

Figura 11.2 Relações peritoneais dos órgãos no abdome. Corte transversal do abdome mostrando as relações peritoneais dos órgãos abdominais. Vista superior. (De Gilroy AM, MacPherson BR, Wikenheiser JC. Atlas of Anatomy. Ilustrações de Voll M e Wesker K. 4th ed. New York: Thieme Publishers; 2020.)

Tabela 11.1 Órgãos do abdome.

Localização		Órgãos
Órgãos intraperitoneais: possuem mesentério e são quase totalmente recobertos pelo peritônio		
Cavidade peritoneal abdominal		• Estômago • Intestino delgado (jejuno, íleo, porção da parte superior do duodeno) • Baço • Fígado (com exceção da área nua) • Vesícula biliar • Ceco com apêndice vermiforme (partes de tamanho variável podem ser retroperitoneais) • Colo transverso e sigmoide
Órgãos extraperitoneais: não possuem mesentério ou o perderam durante o seu desenvolvimento		
Retroperitônio	Primariamente retroperitoneais	• Rins • Glândulas suprarrenais
	Secundariamente retroperitoneais	• Duodeno (partes descendente, horizontal e ascendente) • Pâncreas • Colos ascendente e descendente

Estruturas peritoneais

Em sua maioria, as vísceras abdominais são ligeiramente móveis durante a digestão e a respiração. As reflexões do peritônio, que ligam os órgãos à parede corporal ou a outros órgãos, impedem qualquer movimento excessivo (*i. e.*, torção), o que poderia comprometer a função normal. Essas reflexões formam os mesentérios, os omentos e os ligamentos peritoneais (Figuras 11.3 a 11.6).

— O **mesentério** é uma dupla camada de peritônio que conecta órgãos intraperitoneais à parede posterior do abdome e que conduz os vasos e os nervos (Figura 11.1). Existem três mesentérios principais no abdome (Figura 11.4):

- O **mesentério do intestino delgado** ou "mesentério" é um avental em formato de leque de peritônio que suspende a segunda e a terceira partes do intestino delgado (jejuno e íleo)
- O **mesocolo transverso** suspende a parte transversa do intestino grosso
- O **mesocolo sigmoide** suspende o colo sigmoide do intestino grosso no quadrante inferior esquerdo

— O **omento** é uma dupla camada de peritônio que conecta o estômago e o duodeno a outro órgão. Existem dois omentos (Figuras 11.3, 11.5 e 11.6):

- O **omento maior** é um avental de peritônio de quatro camadas que se origina de uma dupla camada de peritônio a partir da curvatura maior do estômago e da parte proximal do duodeno. Estende-se inferiormente, anterior ao intestino delgado, antes de ascender até a sua fixação distal na parede posterior do abdome
  - O **ligamento gastrocólico** é uma parte do omento maior que se adere ao colo transverso
  - O **ligamento gastroesplênico** é uma extensão lateral do omento maior que conecta o estômago ao baço e que é atravessado por ramos da artéria esplênica
- O **omento menor**, que consiste em uma dupla camada de peritônio, estende-se do fígado até o estômago e a parte proximal do duodeno. É formado pelos
  - **Ligamento hepatogástrico**, entre o fígado e o estômago
  - **Ligamento hepatoduodenal**, entre o fígado e o duodeno, que envolve as estruturas da **tríade porta** (veia porta do fígado, artéria hepática e **ducto colédoco**) em sua margem livre

— Os **ligamentos peritoneais** são reflexos do peritônio, que conectam órgãos entre si ou com a parede corporal. Esses ligamentos sustentam o órgão em sua posição e podem conduzir a sua neurovasculatura. Cada ligamento é discutido nas Seções 11.2 a 11.4 com os órgãos abdominais específicos.

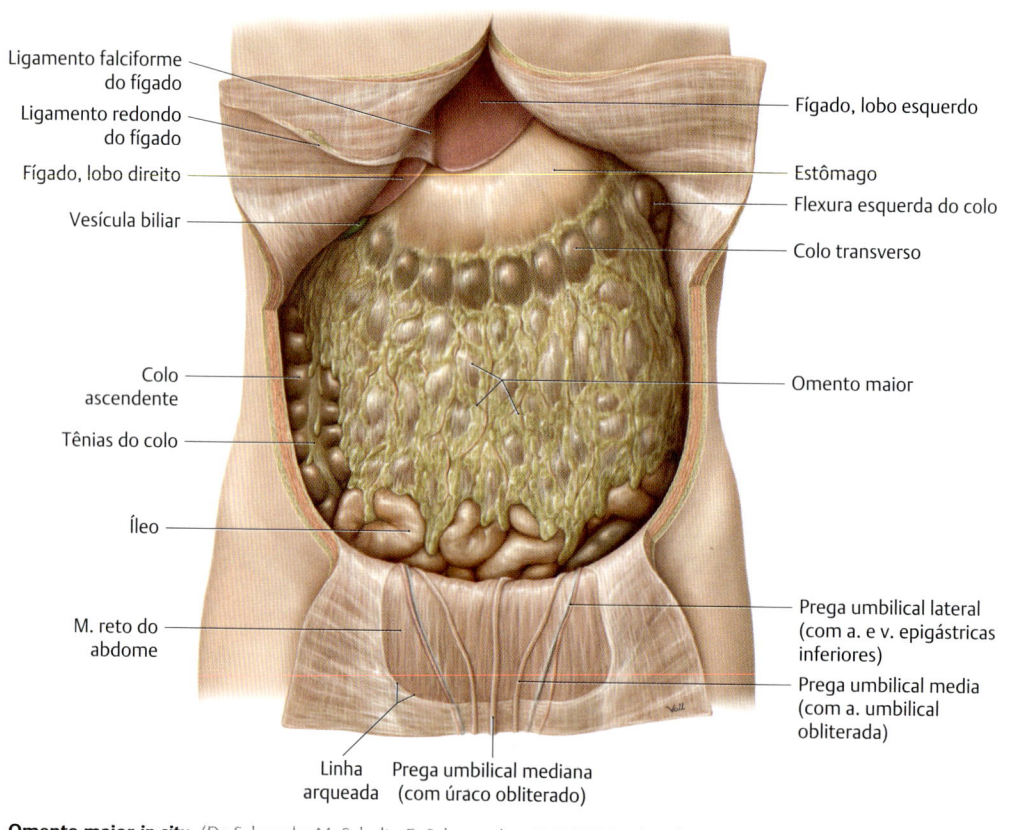

Figura 11.3 Omento maior *in situ*. (De Schuenke M, Schulte E, Schumacher U. THIEME Atlas of Anatomy, Vol 2. Ilustrações de Voll M e Wesker K. 3rd ed. New York: Thieme Publishers; 2020.)

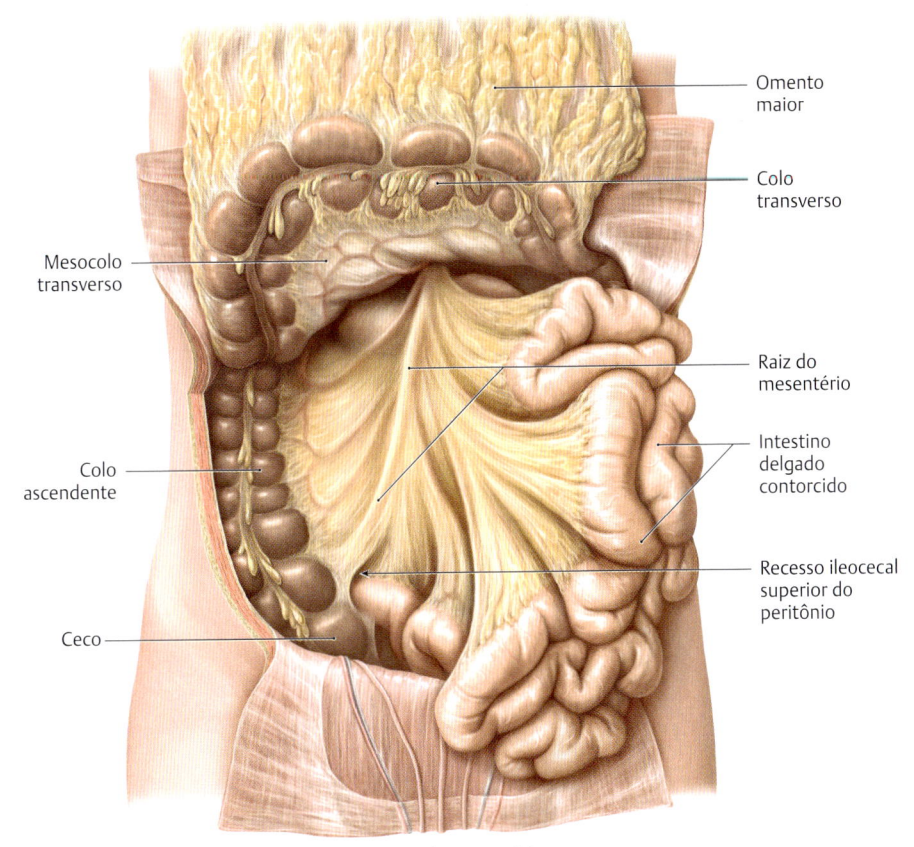

A O intestino delgado é refletido para mostrar a raiz do mesentério

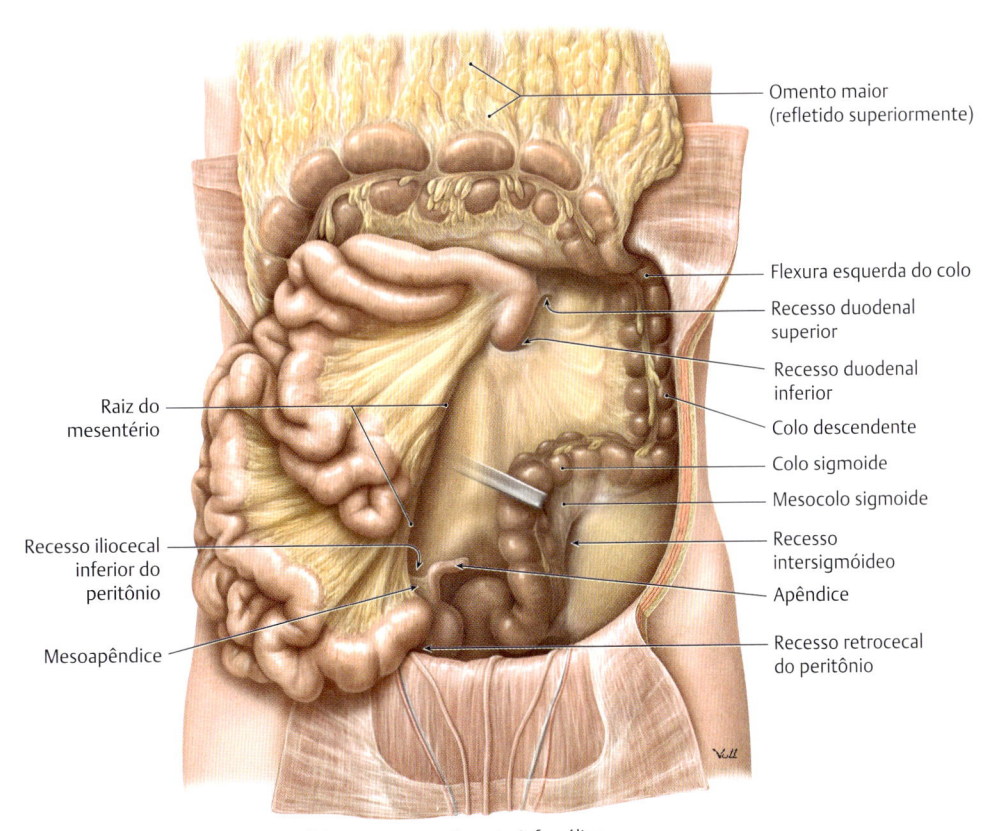

B Mesentérios e recessos mesentéricos no compartimento infracólico.
A reflexão do intestino delgado revela a raiz do mesentério e o mesocolo sigmoide

Figura 11.4 Visão geral dos mesentérios. Vista anterior. O colo transverso e o omento maior foram refletidos superiormente. (De Schuenke M, Schulte E, Schumacher U. THIEME Atlas of Anatomy, Vol 2. Ilustrações de Voll M e Wesker K. 3rd ed. New York: Thieme Publishers; 2020.)

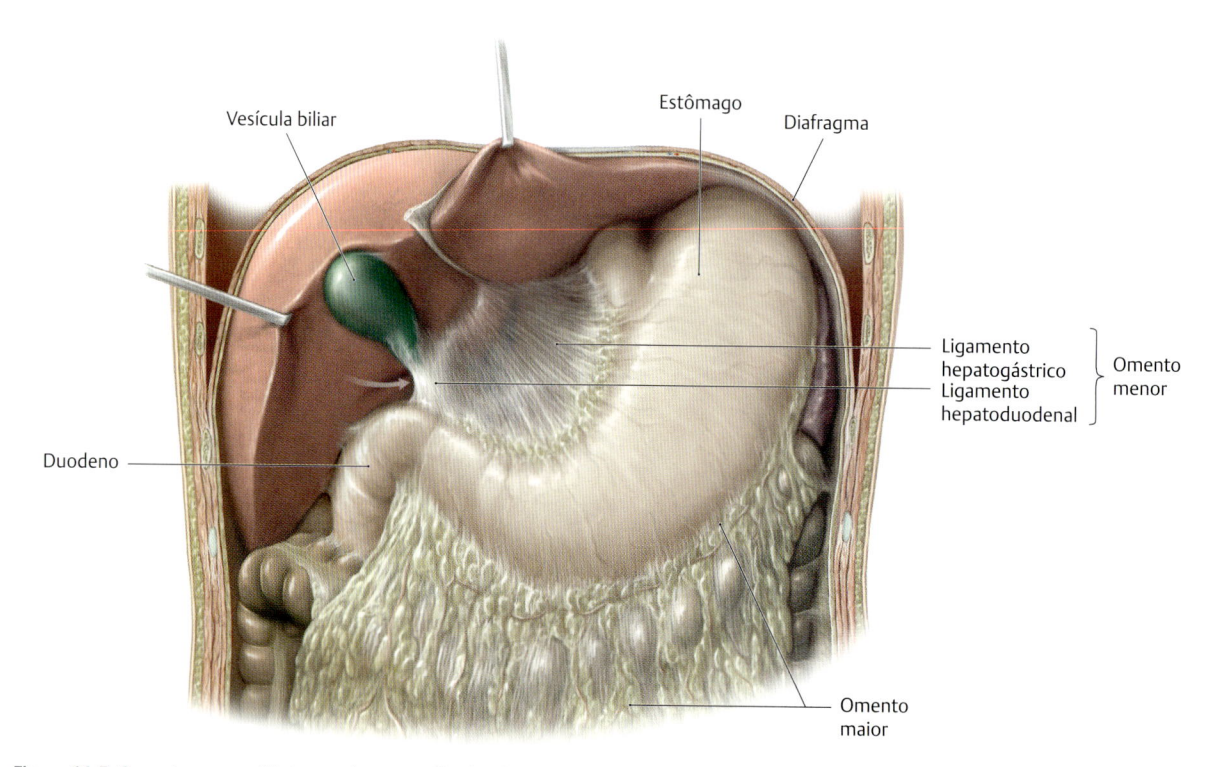

Figura 11.5 Omento menor. Vista anterior com o fígado afastado superiormente. A *seta* indica o forame omental, a abertura na bolsa omental, posteriormente ao omento menor. (De Gilroy AM, MacPherson BR, Wikenheiser JC. Atlas of Anatomy. Ilustrações de Voll M e Wesker K. 4th ed. New York: Thieme Publishers; 2020.)

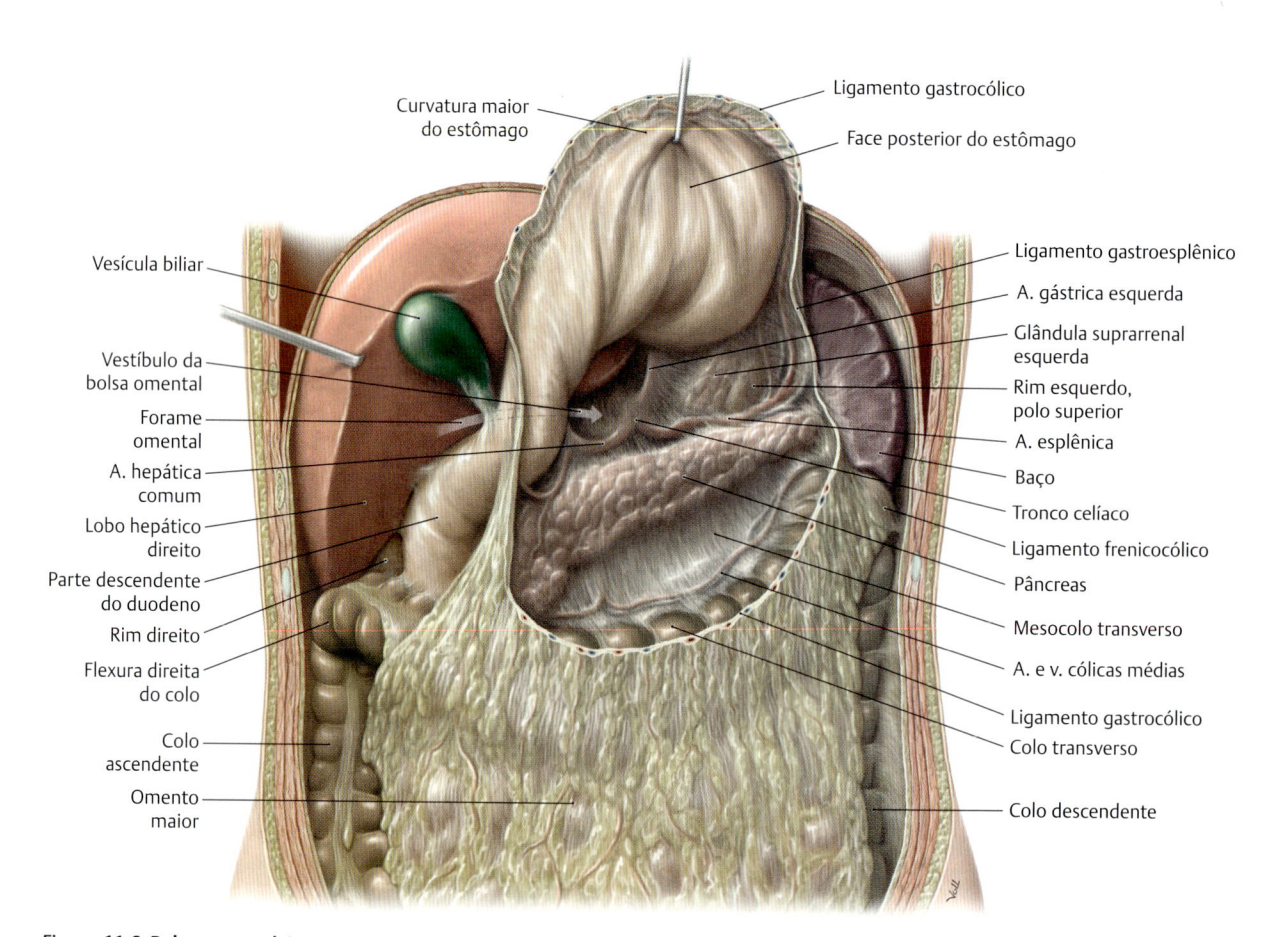

Figura 11.6 Bolsa omental *in situ*. Vista anterior. *Seccionado*: ligamento gastrocólico. *Afastado*: fígado. *Refletido*: estômago. (De Gilroy AM, MacPherson BR, Wikenheiser JC. Atlas of Anatomy. Ilustrações de Voll M e Wesker K. 4th ed. New York: Thieme Publishers; 2020.)

Subdivisões da cavidade peritoneal

- A cavidade peritoneal é dividida em dois espaços:
  - O **omento maior**, que inclui toda a cavidade peritoneal, com exceção do espaço definido pela bolsa omental
  - A **bolsa omental** (**saco menor**), que é uma pequena extensão da cavidade peritoneal localizada posteriormente ao estômago e ao omento menor (Tabela 11.2 e Figuras 11.6 a 11.8). Comunica-se com o omento maior por meio de uma única abertura, o **forame omental** (Tabela 11.3)
- As inserções do peritônio na parede corporal, que são formadas durante o desenvolvimento do sistema digestório, subdividem o omento maior. Essas inserções podem influenciar o fluxo de líquido na cavidade (Figura 11.9)
  - O **recesso subfrênico** entre o diafragma e o fígado é limitado pelos ligamentos coronários e separado em espaços direito e esquerdo pelo ligamento falciforme

- O **recesso sub-hepático** situa-se entre o fígado e o colo transverso. Uma extensão posterior desse espaço, o **recesso hepatorrenal** (bolsa de Morison), está localizada entre a face visceral do fígado e o rim e a glândula suprarrenal direitos. O recesso hepatorrenal comunica-se com o recesso subfrênico direito
- Os **compartimentos supracólico** e **infracólico** são definidos pela inserção do mesocolo transverso na parede posterior do abdome – com o compartimento supracólico acima do local de inserção, e o compartimento infracólico abaixo. A raiz do mesentério do intestino delgado ainda divide o compartimento infracólico em espaços direito e esquerdo
- Os **sulcos paracólicos**, de localização adjacente aos colos ascendente e descendente, possibilitam a comunicação entre os compartimentos supracólico e infracólico.

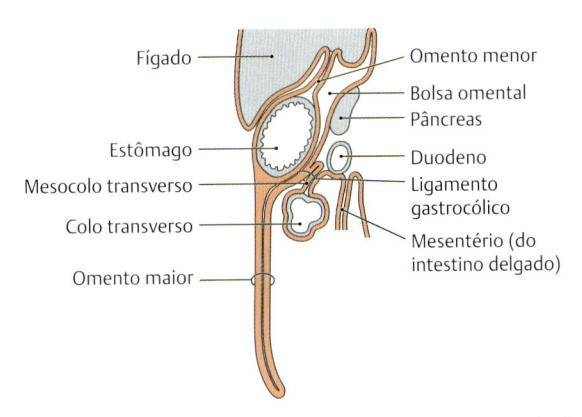

Figura 11.7 Estrutura dos omentos maior e menor e sua relação com a bolsa omental. Corte sagital, vista lateral esquerda. (De Gilroy AM, MacPherson BR, Wikenheiser JC. Atlas of Anatomy. Ilustrações de Voll M e Wesker K. 4th ed. New York: Thieme Publishers; 2020.)

Tabela 11.2 Limites da bolsa omental (saco menor).

Direção	Limite	Recesso
Anterior	Omento menor, ligamento gastrocólico	–
Inferior	Mesocolo transverso	Inferior
Superior	Fígado (com o lobo caudado)	Superior
Posterior	Pâncreas, aorta (parte abdominal), tronco celíaco, a. e v. esplênicas, prega gastroesplênica, glândula suprarrenal esquerda, rim esquerdo (polo superior)	–
Direita	Fígado, ampola do duodeno	–
Esquerda	Baço, ligamento gastroesplênico	Esplênico

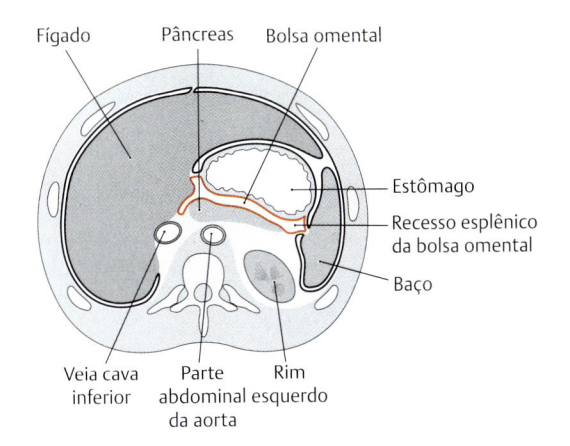

Figura 11.8 Localização da bolsa omental. Corte transverso, vista inferior. (De Gilroy AM, MacPherson BR, Wikenheiser JC. Atlas of Anatomy. Ilustrações de Voll M e Wesker K. 4th ed. New York: Thieme Publishers; 2020.)

Tabela 11.3 Limites do forame omental.

A comunicação entre o omento maior e a bolsa omental é o forame omental (ver seta nas Figuras 11.5 e 11.6)

Direção	Limite
Anterior	Ligamento hepatoduodenal com a v. porta do fígado, a. hepática própria e ducto colédoco
Inferior	Duodeno (parte superior)
Posterior	Veia cava inferior, diafragma (pilar direito)
Superior	Fígado (lobo caudado)

BOXE 11.1 CORRELAÇÃO CLÍNICA

INFECÇÕES E ABSCESSOS PERITONEAIS

O fluxo de líquido na cavidade peritoneal pode propagar infecções intraperitoneais e determinar os locais de formação de
abscessos peritoneais. Comumente, o líquido acumula-se nos
recessos subfrênicos direito e esquerdo, embora os abscessos
tenham mais tendência a se formar no lado direito em decorrência de rupturas do duodeno ou do apêndice. O líquido no
compartimento supracólico, como os recessos subfrênicos e a
bolsa omental, pode drenar no recesso hepatorrenal, que é a
parte mais baixa da cavidade abdominal no paciente em decúbito dorsal. Por conseguinte, trata-se de um local comum de
acúmulo de pus e formação de abscesso. No compartimento
infracólico, os sulcos paracólicos direcionam o líquido peritoneal e a infecção para a pelve (Figuras 11.9 e 11.10).

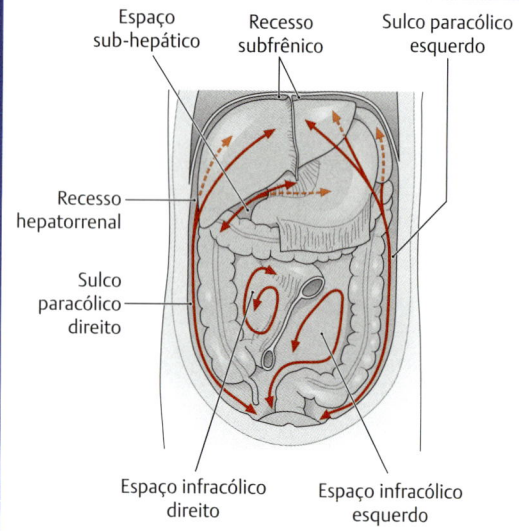

Espaços de drenagem na cavidade peritoneal. Vista anterior.
(De Schuenke M, Schulte E, Schumacher U. THIEME Atlas of Ana-
tomy, Vol 2. Ilustrações de Voll M e Wesker K. 3rd ed. New York:
Thieme Publishers; 2020.)

BOXE 11.2 CORRELAÇÃO CLÍNICA

PERITONITE E ASCITE

A contaminação bacteriana do peritônio após cirurgia ou ruptura de órgão inflamado (duodeno, vesícula biliar, apêndice)
resulta em peritonite, que consiste em inflamação do peritônio.
A peritonite é acompanhada de dor abdominal intensa, hipersensibilidade, náuseas e febre, e pode ser fatal quando generali-
zada na cavidade peritoneal. Com frequência, resulta em ascite,
que consiste no acúmulo de líquido peritoneal em excesso em
decorrência de uma alteração nos gradientes de concentração
com consequente perda de líquido capilar. A ascite também
pode acompanhar outras condições patológicas, como câncer
de fígado metastático e hipertensão porta. Nesses casos, pode
ocorrer acúmulo de muitos litros de líquido ascítico na cavidade
peritoneal. O líquido é aspirado por paracentese. Uma agulha é
cuidadosamente introduzida na parede do abdome de modo a
evitar a bexiga urinária e os vasos epigástricos inferiores.

Parede posterior e retroperitônio

— A parede posterior da cavidade abdominal é contínua com a
área designada como dorso, porém geralmente é considerada
como uma área definida separada, que é composta pelos músculos da parede posterior do abdome e suas fáscias. O retroperitônio é considerado como parte da parede posterior

— O retroperitônio é um espaço ou compartimento na face
anterior da parede posterior que contém vísceras retroperitoneais específicas. É delimitado anteriormente pelo peritônio parietal e superiormente pelo diafragma. Lateralmente, continua-se com o espaço extraperitoneal da parede
anterior e da parede lateral do abdome e, inferiormente,
continua-se com o espaço subperitoneal da pelve

  • Os órgãos retroperitoneais incluem os rins, os ureteres
  e as glândulas suprarrenais juntamente com a sua
  neurovasculatura

  • Alguns componentes do sistema digestório tornaram-se
  retroperitoneais durante o desenvolvimento ao perder
  parte de sua cobertura peritoneal. Incluem a segunda,

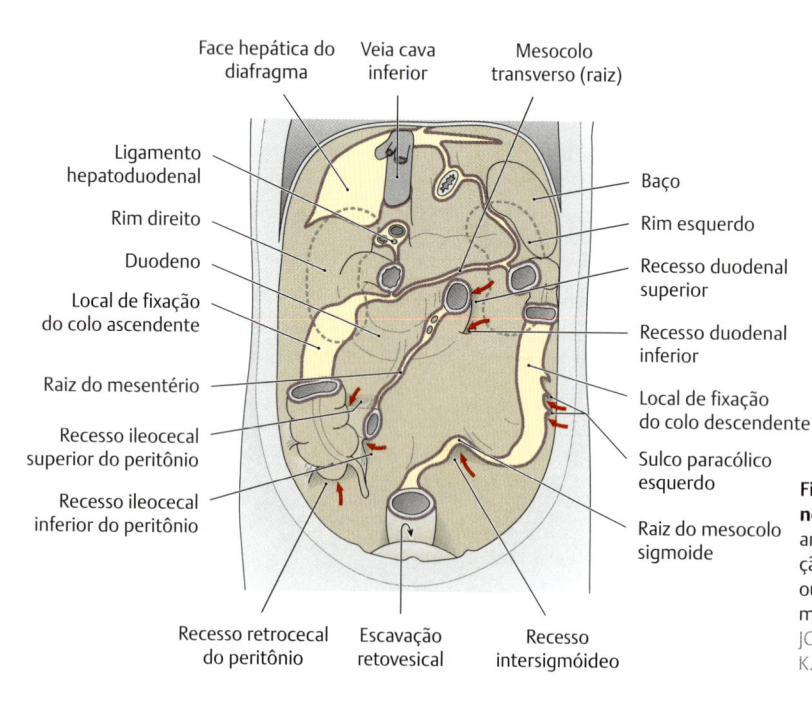

**Figura 11.9 Recessos dentro da cavidade perito-
neal.** Parede posterior da cavidade peritoneal, vista
anterior. As raízes mesentéricas e os locais de fixação dos órgãos criam espaços delimitados (recessos
ou sulcos) onde o líquido peritoneal pode fluir livremente. (De Gilroy AM, MacPherson BR, Wikenheiser
JC. Atlas of Anatomy. Ilustrações de Voll M e Wesker
K. 4th ed. New York: Thieme Publishers; 2020.)

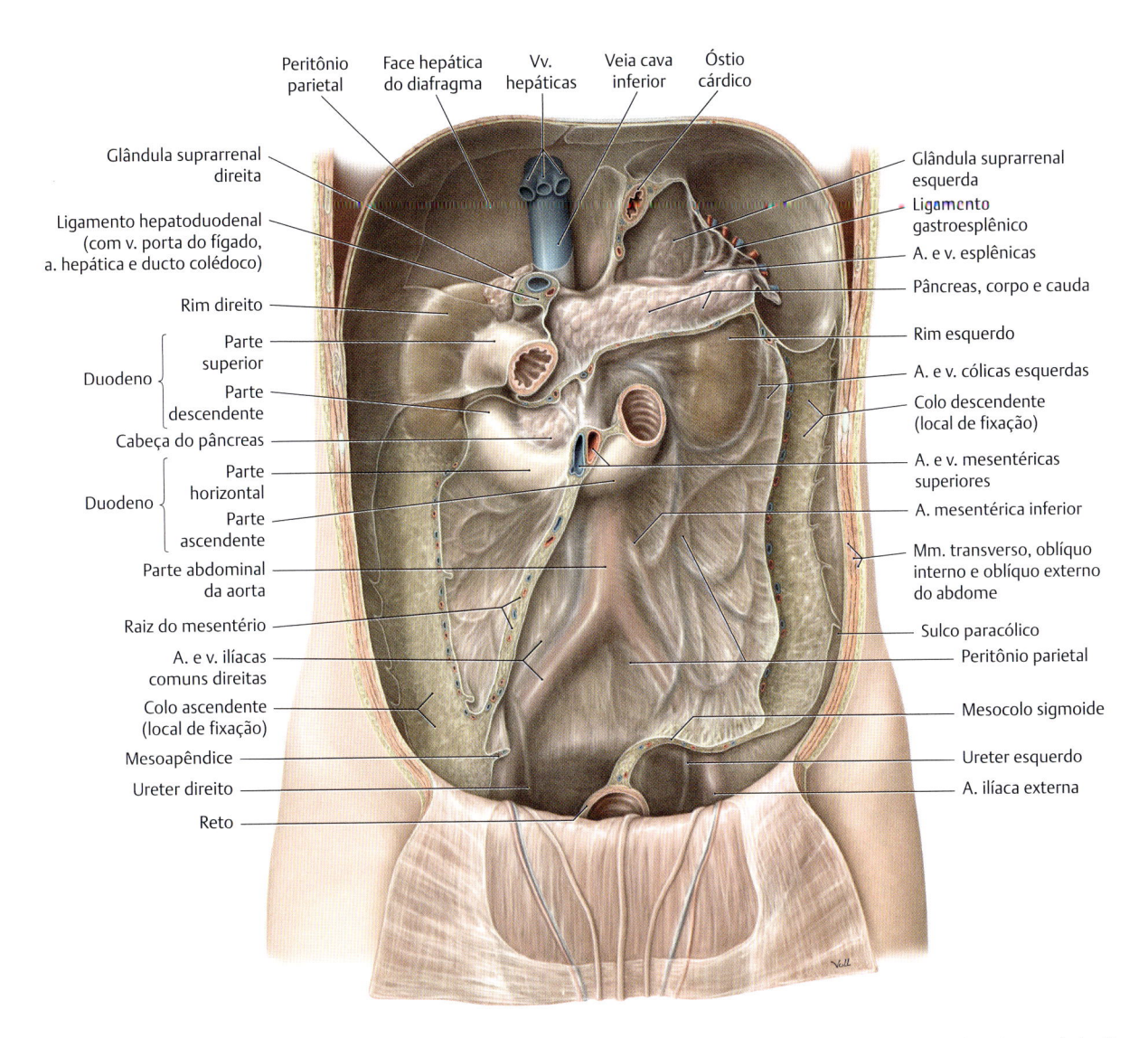

Figura 11.10 Parede posterior da cavidade peritoneal. Vista anterior. *Removidos*: todos os órgãos intraperitoneais. (De Schuenke M, Schulte E, Schumacher U. THIEME Atlas of Anatomy, Vol 2. Ilustrações de Voll M e Wesker K. 3rd ed. New York: Thieme Publishers; 2020.)

a terceira e a quarta parte do duodeno, o pâncreas, e os colos ascendente e descendente

- O retroperitônio contém as principais estruturas neurovasculares do abdome, o que inclui a aorta e seus ramos, a veia cava inferior e suas tributárias, as veias ázigo e hemiázigo, os linfonodos pré e para-aórticos e o ducto torácico, bem como os plexos lombares e os plexos autonômicos abdominais do abdome
- Os mesentérios do intestino delgado e do intestino grosso, bem como os ligamentos peritoneais associados ao fígado e ao baço, inserem-se no retroperitônio
- O retroperitônio é dividido em uma série de compartimentos, definidos por fáscia, que é variável e frequentemente difícil de identificar. Os espaços perirrenais e pararrenais ao redor dos rins são exemplos. A importância dessa organização é percebida quando se considera a contenção de um processo patológico ou de uma hemorragia.

Neurovasculatura do peritônio

O **peritônio parietal** e o **peritônio visceral** obtêm o seu suprimento sanguíneo, sua drenagem linfática e sua inervação de diferentes fontes.

- A neurovasculatura do peritônio parietal origina-se de vasos e nervos da parede corporal
  - A sua sensibilidade à dor, à pressão e à temperatura é bem localizada (sentida de forma aguda) por meio de nervos somáticos dos músculos e da pele sobrejacentes
- A neurovasculatura do peritônio visceral origina-se dos órgãos subjacentes
  - Os nervos autônomos medeiam a sensibilidade ao estiramento e à irritação química, porém o peritônio visceral carece da sensibilidade ao toque e à temperatura
  - A sensibilidade é precariamente localizada e, em geral, referida para regiões que refletem as origens embriológicas do órgão subjacente
    - A sensibilidade das estruturas do intestino anterior é referida para a região epigástrica
    - A sensibilidade das estruturas do intestino médio é referida para a região umbilical
    - A sensibilidade das estruturas do intestino posterior é referida para a região púbica.

11.2 Neurovasculatura do abdome

Artérias do abdome

- **A parte abdominal da aorta** irriga as vísceras abdominais e a maior parte da parede anterior do abdome (Figura 11.11)
  - Entra no abdome em T12 por meio do hiato aórtico do diafragma e desce ao longo da coluna vertebral à esquerda da linha média
  - Termina no nível de L4, onde se bifurca em duas **artérias ilíacas comuns**
  - Uma única **artéria sacral mediana** surge próximo à bifurcação
- A Tabela 11.4 fornece uma lista dos principais ramos da parte abdominal da aorta
  - Pares de ramos parietais (segmentares) irrigam as estruturas da parede posterior do abdome. Incluem as **artérias frênicas inferiores** e **lombares**
  - Pares de ramos viscerais irrigam órgãos do retroperitônio. São as **artérias suprarrenais médias**, **testiculares** ou **ováricas** e **renais**
  - Três ramos viscerais ímpares irrigam o intestino e os órgãos acessórios do sistema digestório:
    1. O **tronco celíaco**, um tronco curto que se origina no nível de T12/L1 e que irriga o intestino anterior no abdome. Seus ramos, as **artérias esplênica**, **gástrica esquerda** e **hepática comum**, anastomosam-se extensamente entre si (Figuras 11.12 a 11.15).
    2. A **artéria mesentérica superior** (AMS), que se origina em L1 posteriormente ao colo do pâncreas. Irriga as estruturas do intestino médio, e seus principais ramos incluem as **artérias pancreaticoduodenal inferior**, **cólica média**, **cólica direita** e **ileocólica**, bem como uma série de **ramos jejunais** e **ileais** (Figuras 11.16 e 11.17).
    3. A **artéria mesentérica inferior** (AMI), que se origina no nível de L3 e possui o menor calibre dos três troncos viscerais. Irriga o intestino posterior por meio das **artérias cólica esquerda**, **sigmóidea** e **retal superior** (Figuras 11.18 e 11.19).
- As artérias ilíacas comuns passam ao longo da margem da pelve e terminam bifurcando-se em dois ramos principais (Figura 11.11):
  - A **artéria ilíaca interna**, que desce na pelve
  - A **artéria ilíaca externa**, que dá origem às **artérias epigástrica inferior** e **circunflexa ilíaca profunda** antes de entrar no membro inferior como **artéria femoral**
- Anastomoses importantes conectam os três ramos viscerais ímpares da aorta e fornecem um suprimento sanguíneo colateral para os órgãos intestinais

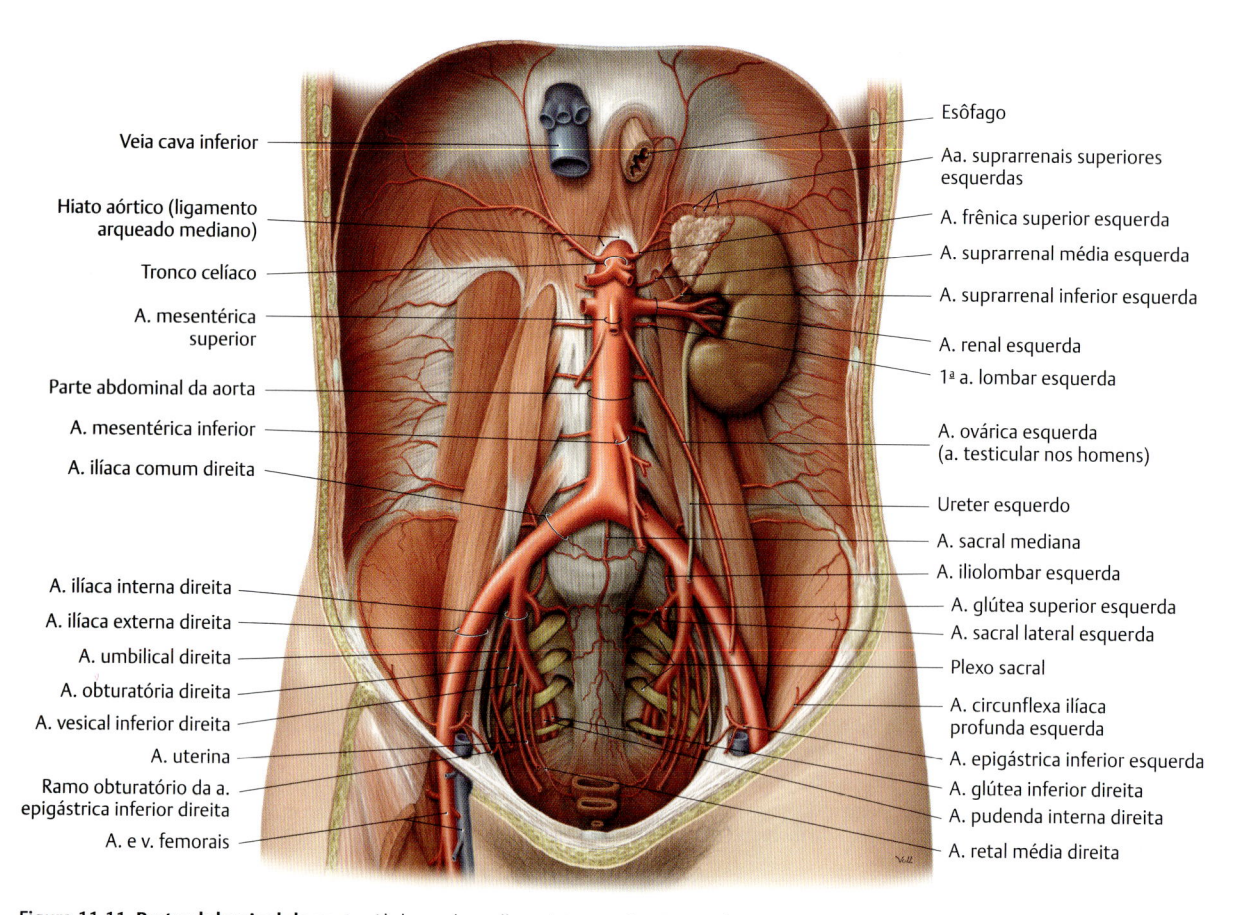

Figura 11.11 Parte abdominal da aorta. Abdome de mulher, vista anterior. *Removidos*: órgãos abdominais e peritônio. A parte abdominal da aorta é a continuação distal da parte torácica da aorta. Entra no abdome no nível de T12 e se bifurca nas artérias ilíacas comuns em L4. (De Schuenke M, Schulte E, Schumacher U. THIEME Atlas of Anatomy, Vol 2. Ilustrações de Voll M e Wesker K. 3rd ed. New York: Thieme Publishers; 2020.)

- O tronco celíaco e a artéria mesentérica superior anastomosam-se na cabeça do pâncreas por meio das **artérias pancreaticoduodenais** e no corpo e na cauda do pâncreas por meio das **artérias pancreática dorsal** e **pancreática inferior** (Figura 11.15)
- As artérias mesentérica superior e mesentérica inferior anastomosam-se próximo à junção do colo transverso e colo descendente por meio das artérias cólica média e cólica esquerda. A **artéria marginal** segue o seu percurso ao longo da margem mesentérica do intestino grosso e conecta as artérias ileocólica, cólica direita, cólica média e cólica esquerda
- A artéria mesentérica inferior anastomosa-se com as artérias do reto por meio da **artéria retal superior** (Figura 14.19).

> **BOXE 11.3 CORRELAÇÃO CLÍNICA**
>
> ### ANEURISMA DE AORTA ABDOMINAL
>
> Os aneurismas de aorta abdominal (AAAs) ocorrem mais comumente entre as artérias renais e a bifurcação da aorta. Quando pequenos, podem permanecer assintomáticos; entretanto, os grandes aneurismas podem ser palpados através da parede do abdome à esquerda da linha média. A ruptura de um AAA manifesta-se como dor abdominal intensa que se irradia por todo o abdome ou para o dorso. As taxas de mortalidade de aneurismas rotos aproximam-se de 90% por causa da ocorrência de hemorragia maciça.

Tabela 11.4 Ramos da parte abdominal da aorta.

A parte abdominal da aorta dá origem a três troncos principais não pareados (em negrito) e à artéria sacral mediana ímpar, bem como a seis pares de ramos.

Ramo da parte abdominal da aorta	Ramos	
Aa. frênicas inferiores (pareadas)	Aa. suprarrenais superiores	
Tronco celíaco	A. gástrica esquerda	
	A. esplênica	
	A. hepática comum	A. hepática própria
		A. gástrica direita
		A. gastroduodenal
Aa. suprarrenais médias (pareadas)		
A. mesentérica superior	A. pancreaticoduodenal inferior	
	A. cólica média	
	A. cólica direita	
	Aa. jejunais e ileais	
	A. ileocólica	
Aa. renais (pareadas)	Aa. suprarrenais inferiores	
Aa. lombares (1º a 4º, pareadas)		
Aa. testiculares/ováricas (pareadas)		
A. mesentérica inferior	A. cólica esquerda	
	Aa. sigmóideas	
	A. retal superior	
Aa. ilíacas comuns (pares)	A. ilíaca externa	
	A. ilíaca interna	
A. sacral mediana		

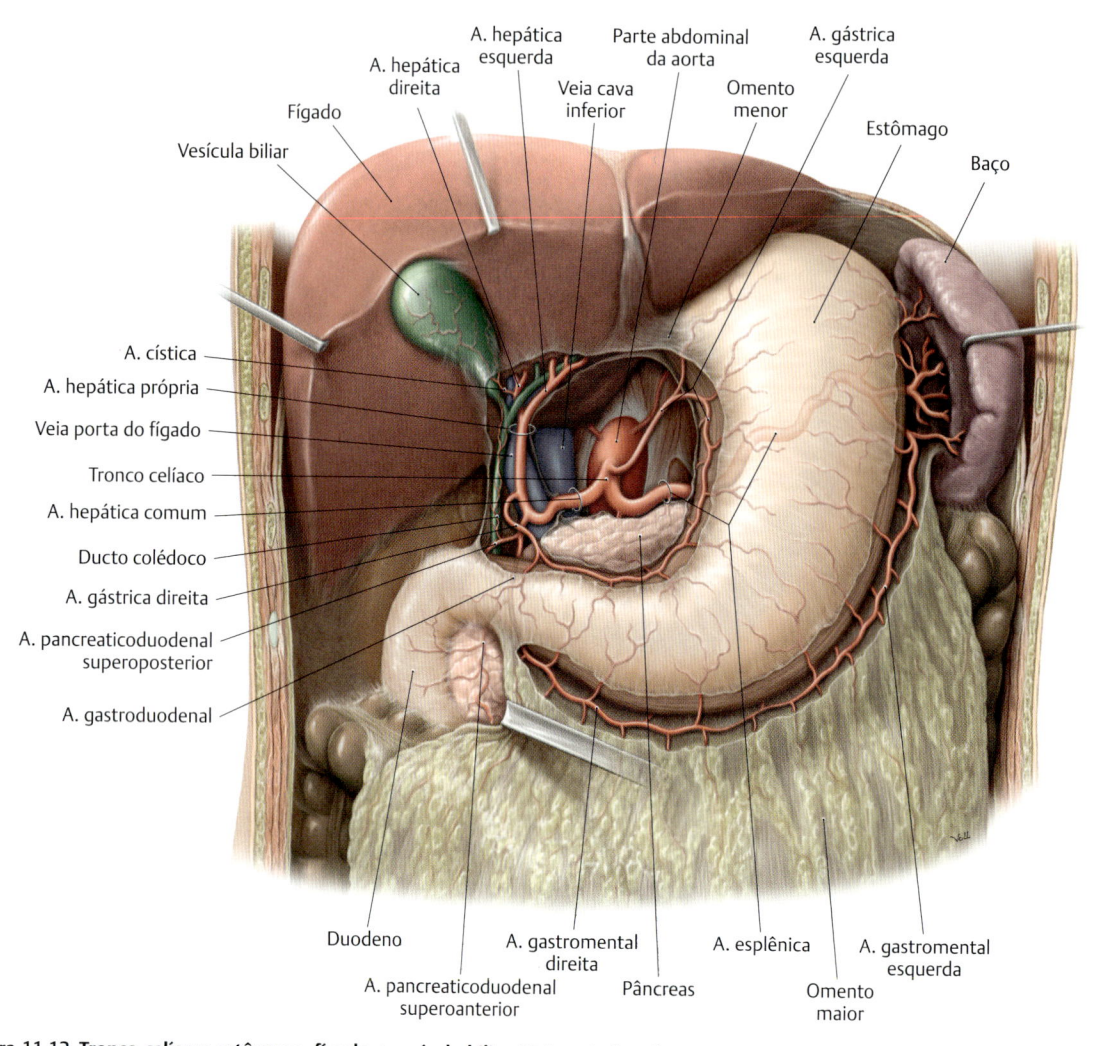

Figura 11.12 Tronco celíaco: estômago, fígado e vesícula biliar. Vista anterior. *Aberto*: omento menor. *Seccionado*: omento maior. O tronco celíaco origina-se da parte abdominal da aorta aproximadamente no nível de L1. (De Schuenke M, Schulte E, Schumacher U. THIEME Atlas of Anatomy, Vol 2. Ilustrações de Voll M e Wesker K. 3rd ed. New York: Thieme Publishers; 2020.)

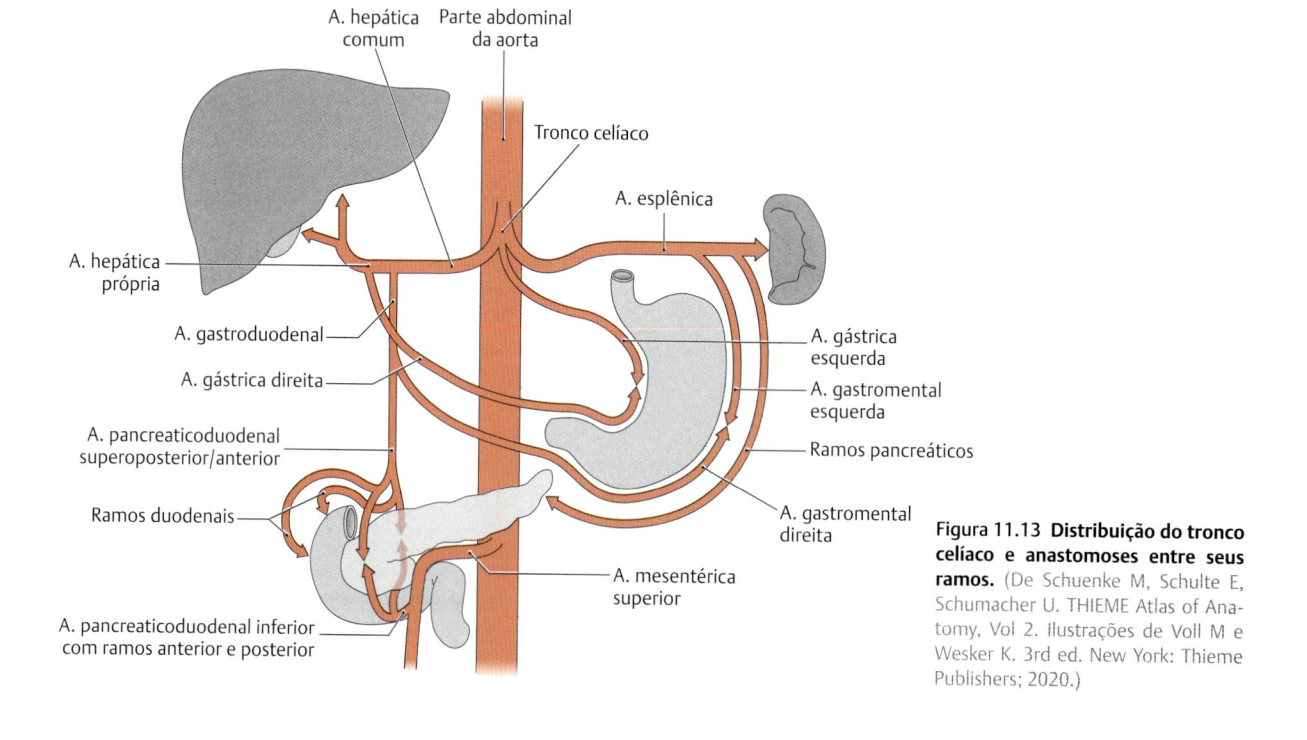

Figura 11.13 Distribuição do tronco celíaco e anastomoses entre seus ramos. (De Schuenke M, Schulte E, Schumacher U. THIEME Atlas of Anatomy, Vol 2. Ilustrações de Voll M e Wesker K. 3rd ed. New York: Thieme Publishers; 2020.)

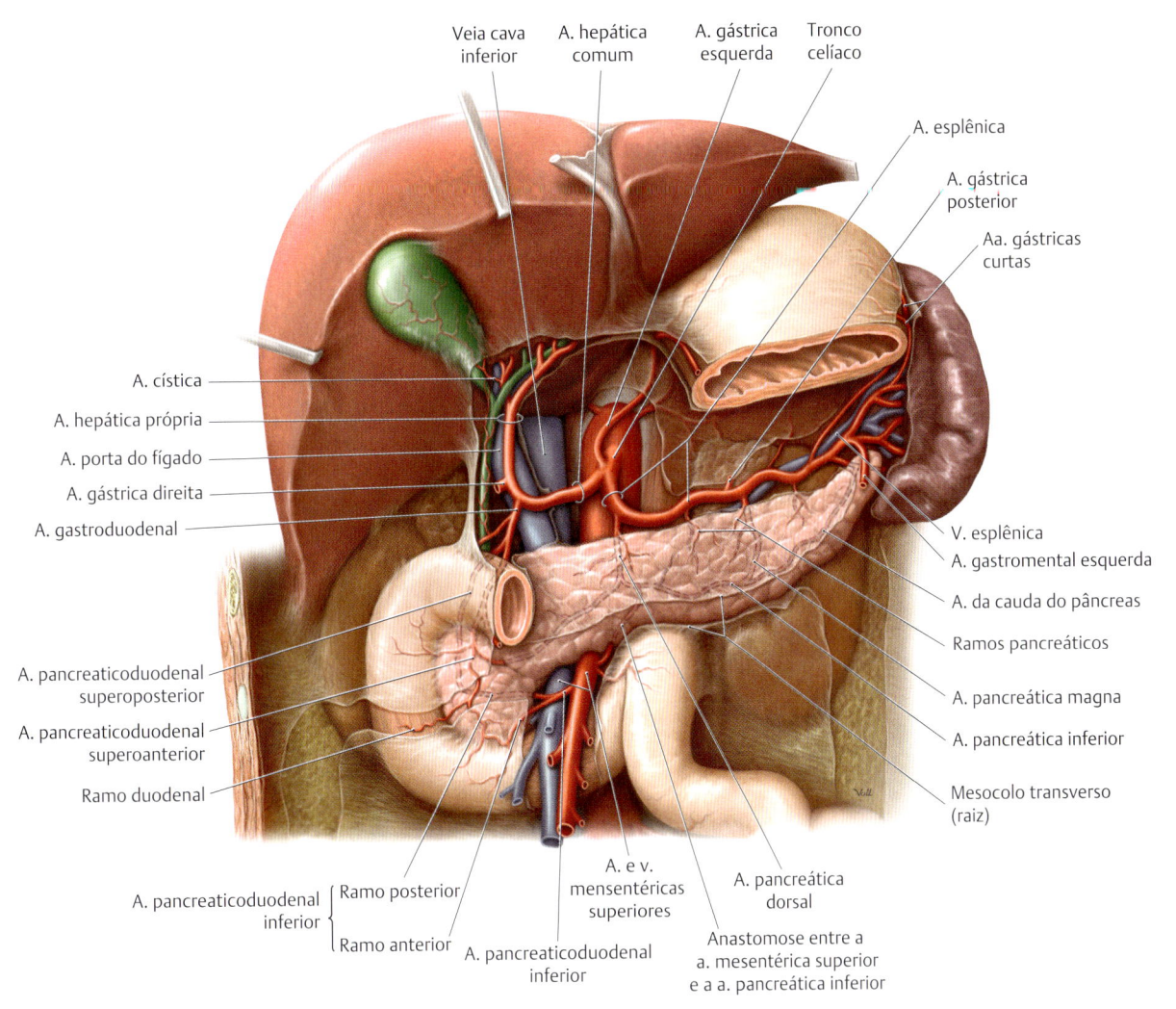

Figura 11.14 Tronco celíaco: pâncreas, duodeno e baço. Vista anterior. *Removidos*: estômago (corpo) e omento menor. (De Schuenke M, Schulte E, Schumacher U. THIEME Atlas of Anatomy, Vol 2. Ilustrações de Voll M e Wesker K. 3rd ed. New York: Thieme Publishers; 2020.)

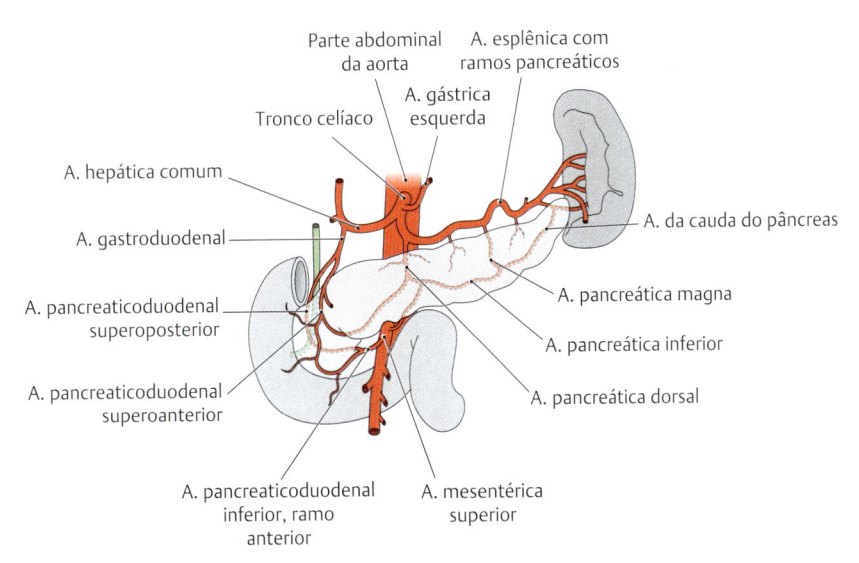

Figura 11.15 Arcada pancreaticoduodenal, uma anastomose entre os ramos do tronco celíaco e a artéria mesentérica superior. (De Gilroy AM, MacPherson BR, Wikenheiser JC. Atlas of Anatomy. Ilustrações de Voll M e Wesker K. 4th ed. New York: Thieme Publishers; 2020.)

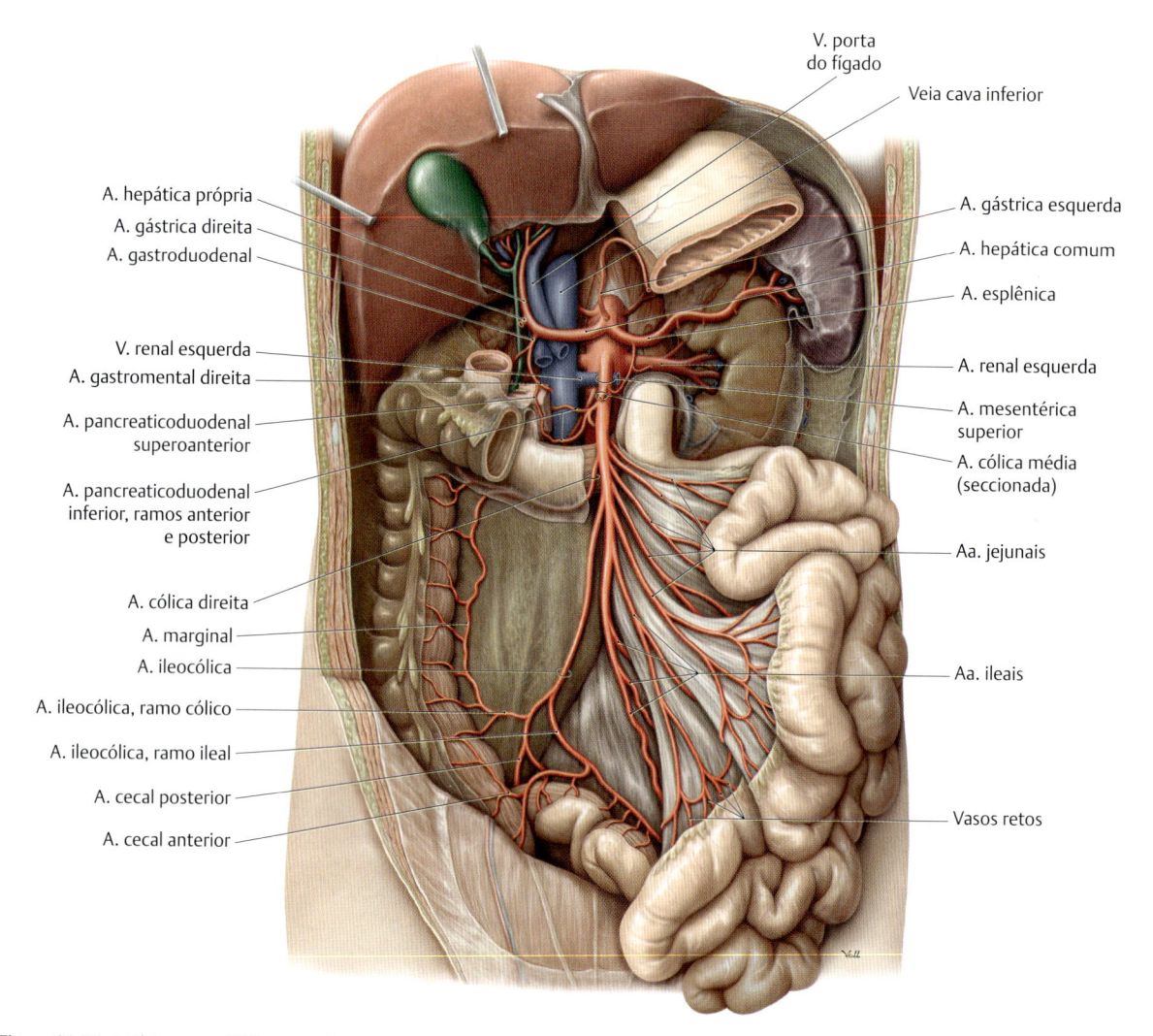

Figura 11.16 Artéria mesentérica superior. Vista anterior. *Parcialmente removidos*: estômago e peritônio. *Nota*: a artéria cólica média foi seccionada. A artéria mesentérica superior origina-se da aorta em oposição a L2. (De Schuenke M, Schulte E, Schumacher U. THIEME Atlas of Anatomy, Vol 2. Ilustrações de Voll M e Wesker K. 3rd ed. New York: Thieme Publishers; 2020.)

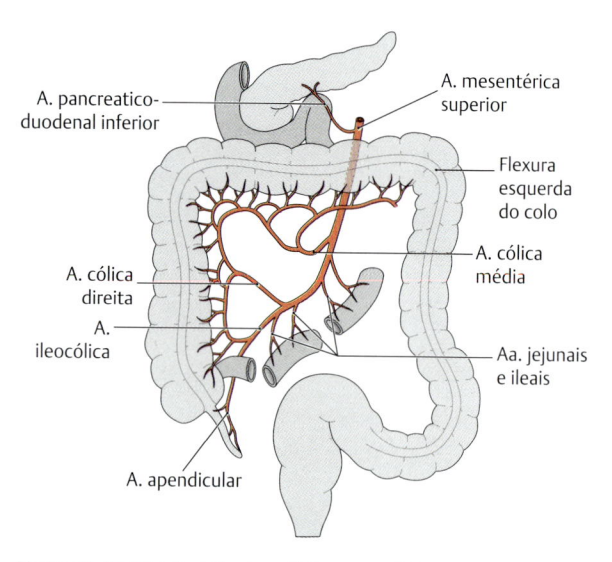

Figura 11.17 Distribuição da artéria mesentérica superior. (De Gilroy AM, MacPherson BR, Wikenheiser JC. Atlas of Anatomy. Ilustrações de Voll M e Wesker K. 4th ed. New York: Thieme Publishers; 2020.)

BOXE 11.4 CORRELAÇÃO CLÍNICA

ISQUEMIA MESENTÉRICA

Uma redução do fluxo sanguíneo para o intestino (isquemia) pode resultar de oclusão da artéria mesentérica superior (AMS) por trombo ou êmbolo (aguda), ou pode ser secundária a aterosclerose grave (crônica). Na condição aguda, o êmbolo pode provocar obstrução da AMS na sua origem ou, se for pequeno o suficiente, pode seguir ainda mais para obstruir um ramo mais periférico. A isquemia aguda resulta em necrose da parte afetada do intestino. A isquemia crônica representa uma ameaça menor, visto que a obstrução dos vasos ocorre de forma gradual, o que possibilita a formação de vasos colaterais que irão irrigar o intestino afetado. Em virtude das anastomoses extensas entre as artérias intestinais, a isquemia vascular crônica é rara. Ocorrem sintomas apenas se houver comprometimento de dois dos três vasos principais (tronco celíaco ou artérias mesentéricas superior ou inferior).

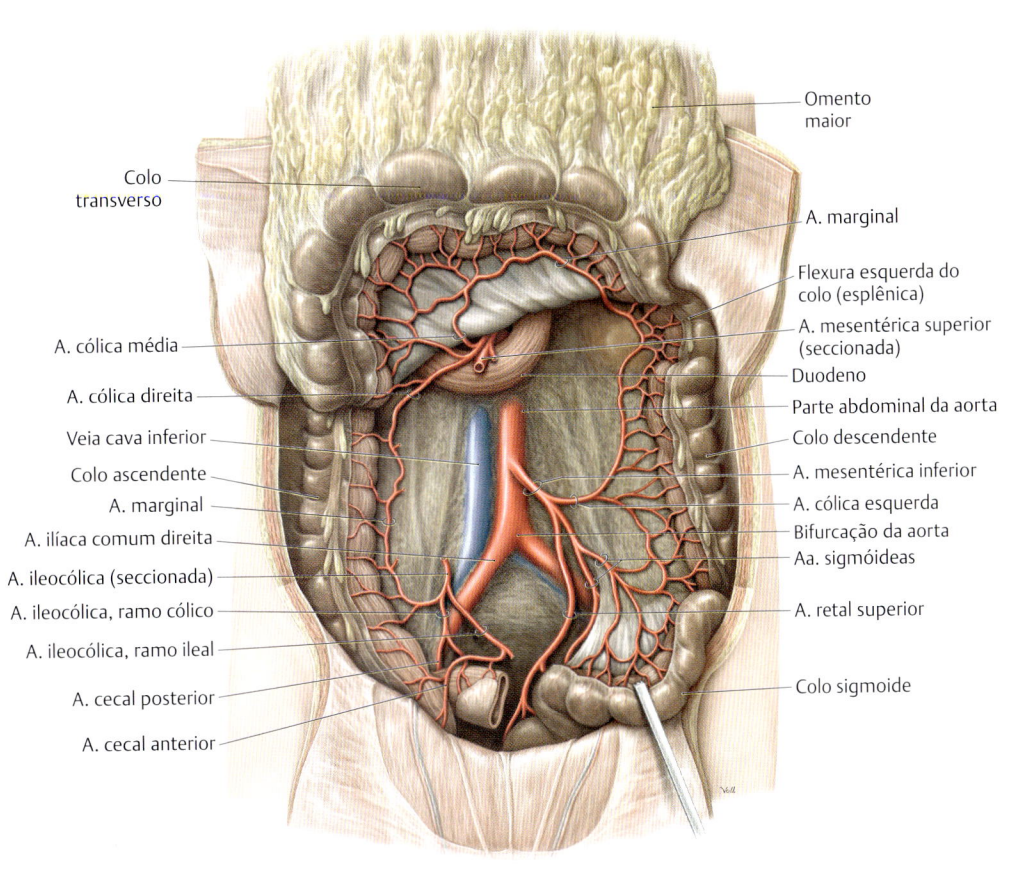

Figura 11.18 Artéria mesentérica inferior. Vista anterior. *Removidos*: jejuno e íleo. *Refletido*: colo transverso. A artéria mesentérica inferior origina-se da aorta em oposição a L3. (De Schuenke M, Schulte E, Schumacher U. THIEME Atlas of Anatomy, Vol 2. Ilustrações de Voll M e Wesker K. 3rd ed. New York: Thieme Publishers; 2020.)

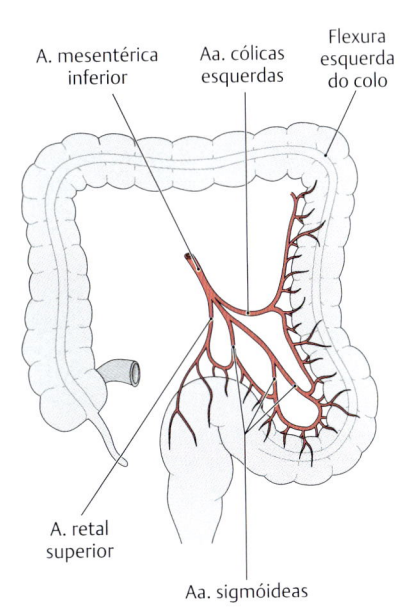

Figura 11.19 Distribuição da artéria mesentérica inferior. (De Gilroy AM, MacPherson BR, Wikenheiser JC. Atlas of Anatomy. Ilustrações de Voll M e Wesker K. 4th ed. New York: Thieme Publishers; 2020.)

BOXE 11.5 CORRELAÇÃO CLÍNICA

ANASTOMOSE ENTRE AS ARTÉRIAS DO INTESTINO GROSSO

As anastomoses entre ramos das artérias mesentérica inferior e mesentérica superior podem compensar um fluxo sanguíneo anormalmente baixo em qualquer uma das artérias. Apesar de variáveis, duas dessas anastomoses possuem valor significativo:

Arcada de Riolan (arco de Riolan) – conecta as artérias cólica média e cólica esquerda próximas às suas origens das artérias mesentérica superior e mesentérica inferior, respectivamente.

Artéria marginal (de Drummond) – conecta todas as artérias do colo que seguem o seu trajeto ao longo da periferia do mesentério próximo ao tubo intestinal.

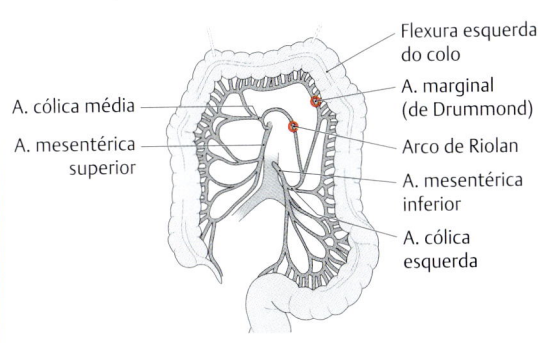

De Gilroy AM, MacPherson BR, Wikenheiser JC. Atlas of Anatomy. Ilustrações de Voll M e Wesker K. 4th ed. New York: Thieme Publishers; 2020.

Veias do abdome

A drenagem venosa do abdome e da pelve é realizada por meio de dois sistemas: o **sistema sistêmico (cava)** e o **sistema porta hepático** (Figura 11.20).

1. Os órgãos que drenam sangue diretamente para dentro da **veia cava inferior** ou suas tributárias compõem o sistema venoso sistêmico (da veia cava inferior)
   - A veia cava inferior (VCI) recebe sangue dos órgãos retroperitoneais e pélvicos, das paredes do abdome e da pelve, e dos membros inferiores (Figura 11.21)
     ○ Origina-se no nível vertebral de L5, onde as veias ilíacas comuns se unem
     ○ Ascende ao longo do lado direito da coluna vertebral, passa posteriormente ao fígado e atravessa o centro tendíneo do diafragma, no nível da vértebra T8, onde entra no átrio direito do coração
   - A Tabela 11.5 fornece uma lista das tributárias diretas da veia cava inferior
     ○ As veias ilíacas comuns pareadas drenam as **veias ilíaca externa** e **ilíaca interna**
     ○ As **veias frênica inferior** e **lombar** pareadas drenam a parede posterior do abdome e o diafragma, e acompanham as artérias do mesmo nome
     ○ As veias dos órgãos retroperitoneais incluem as **veias renais direita** e **esquerda**, a **veia suprarrenal direita** e a **veia testicular** ou **veia ovárica** direitas. As veias suprarrenal e gonadal no lado esquerdo drenam o sangue para a veia renal esquerda
     ○ Normalmente, três **veias hepáticas** entram na VCI a partir do fígado imediatamente abaixo do diafragma
   - As **veias lombares ascendentes** pareadas comunicam-se com as veias lombares e são contínuas com as veias ázigo e hemiázigo do tórax. Essas comunicações entre as veias lombares, lombares ascendentes, ázigo e hemiázigo atuam como via colateral entre as veias cavas inferior e superior
2. Os órgãos que drenam sangue para dentro da **veia porta do fígado** ou suas tributárias e atravessam o fígado antes de entrar na veia cava inferior compõem o sistema porta hepático
   - A veia porta do fígado desvia sangue venoso rico em nutrientes dos leitos capilares do sistema digestório e seus órgãos associados (fígado, vesícula biliar, pâncreas e baço) para os sinusoides do fígado (Figura 11.22). Por fim, esse sangue entra na veia cava inferior através das veias hepáticas
   - As tributárias da veia porta do fígado estão listadas na Tabela 11.6 e incluem as seguintes:
     ○ A **veia esplênica**, que drena o baço, e a **veia mesentérica superior**, que drena o intestino delgado e a maior parte do intestino grosso. Essas duas veias unem-se posteriormente ao colo do pâncreas para formar a veia porta do fígado
     ○ A **veia mesentérica inferior**, que drena a parte do intestino posterior do sistema digestório. Em geral, ela une-se com a veia esplênica, mas pode desembocar diretamente na veia porta
     ○ Veias da parte abdominal do esôfago, do estômago, do pâncreas, do duodeno e da vesícula biliar
   - As conexões normais entre o sistema venoso sistêmico (cava) e o sistema venoso porta, denominadas **vias portossistêmicas** (Figura 11.23), podem sofrer uma dilatação anormal quando ocorre obstrução das circulações porta ou sistêmica (*i. e.*, cirrose hepática ou gravidez). Essas dilatações são mais proeminentes nas
     1. **Veias esofágicas**.
     2. **Veias periumbilicais** através das veias epigástrica superior e epigástrica inferior da parede do abdome.
     3. **Veias cólicas** do retroperitônio.
     4. **Veias retais** do reto e do canal anal.

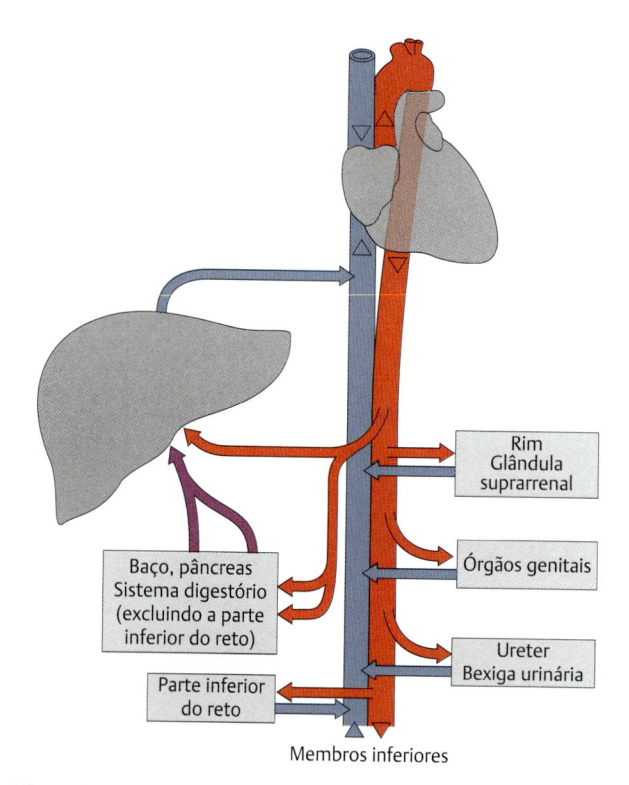

Figura 11.20 Esquema dos sistemas sistêmico e porta venoso. (De Schuenke M, Schulte E, Schumacher U. THIEME Atlas of Anatomy, Vol 2. Ilustrações de Voll M e Wesker K. 3rd ed. New York: Thieme Publishers; 2020.)

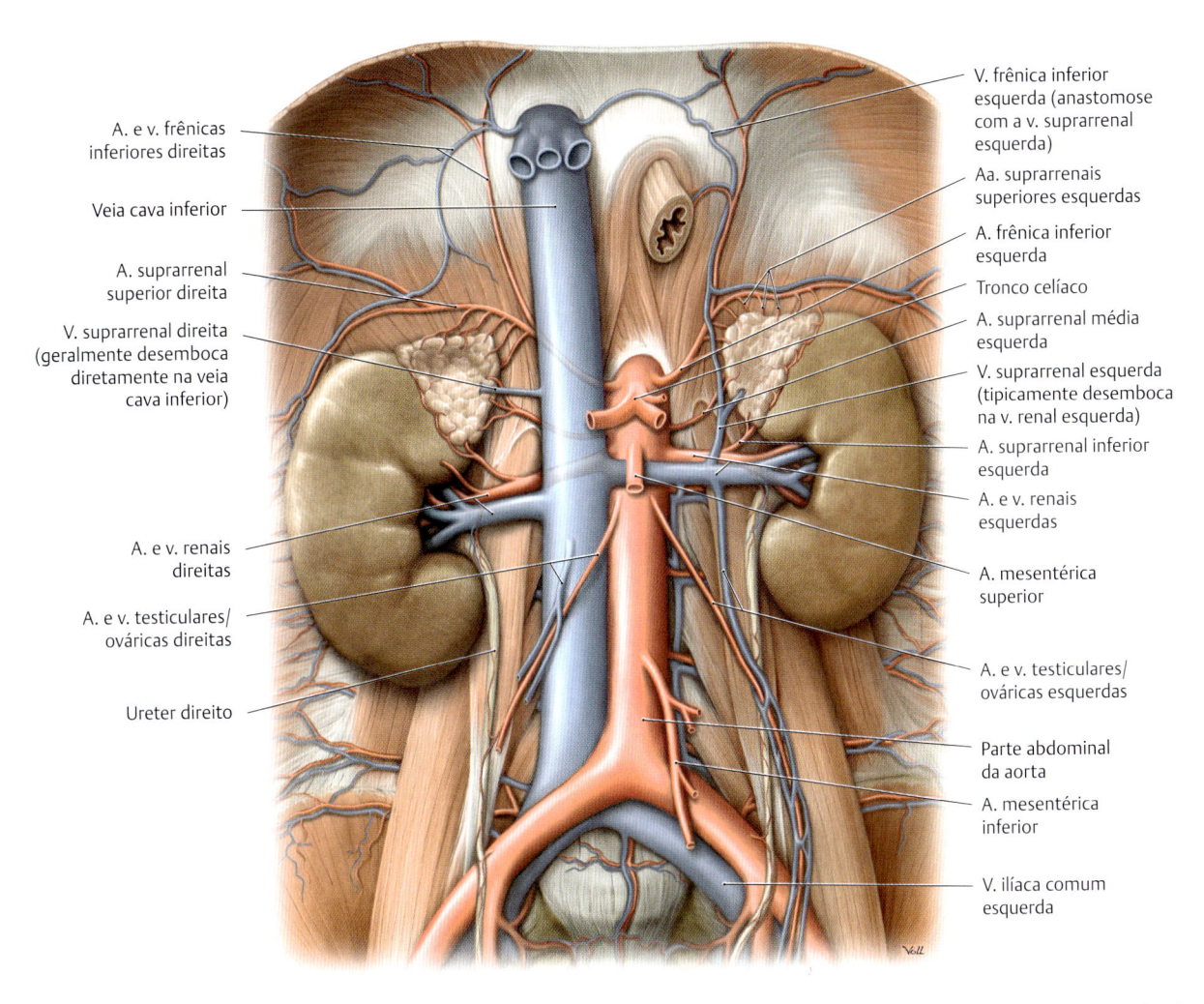

Figura 11.21 Veia cava inferior. Vista anterior. *Removidos*: todos os órgãos, com exceção dos rins e das glândulas suprarrenais. (De Schuenke M, Schulte E, Schumacher U. THIEME Atlas of Anatomy, Vol 2. Ilustrações de Voll M e Wesker K. 3rd ed. New York: Thieme Publishers; 2020.)

Tabela 11.5 Tributárias da veia cava inferior.

①R	①L	Vv. frênicas inferiores (pareadas)
	②	Vv. hepáticas (3)
③R	③L	Vv. suprarrenais (a veia direita é uma tributária direta)
④R	④L	Vv. renais (pareadas)
⑤R	⑤L	Vv. testiculares/ováricas (a veia direita é uma tributária direta)
⑥R	⑥L	Vv. lombares ascendentes (pareadas), não são tributárias diretas
⑦R	⑦L	Vv. lombares
⑧R	⑧L	Vv. ilíacas comuns (pareadas)
	⑨	V. sacral mediana

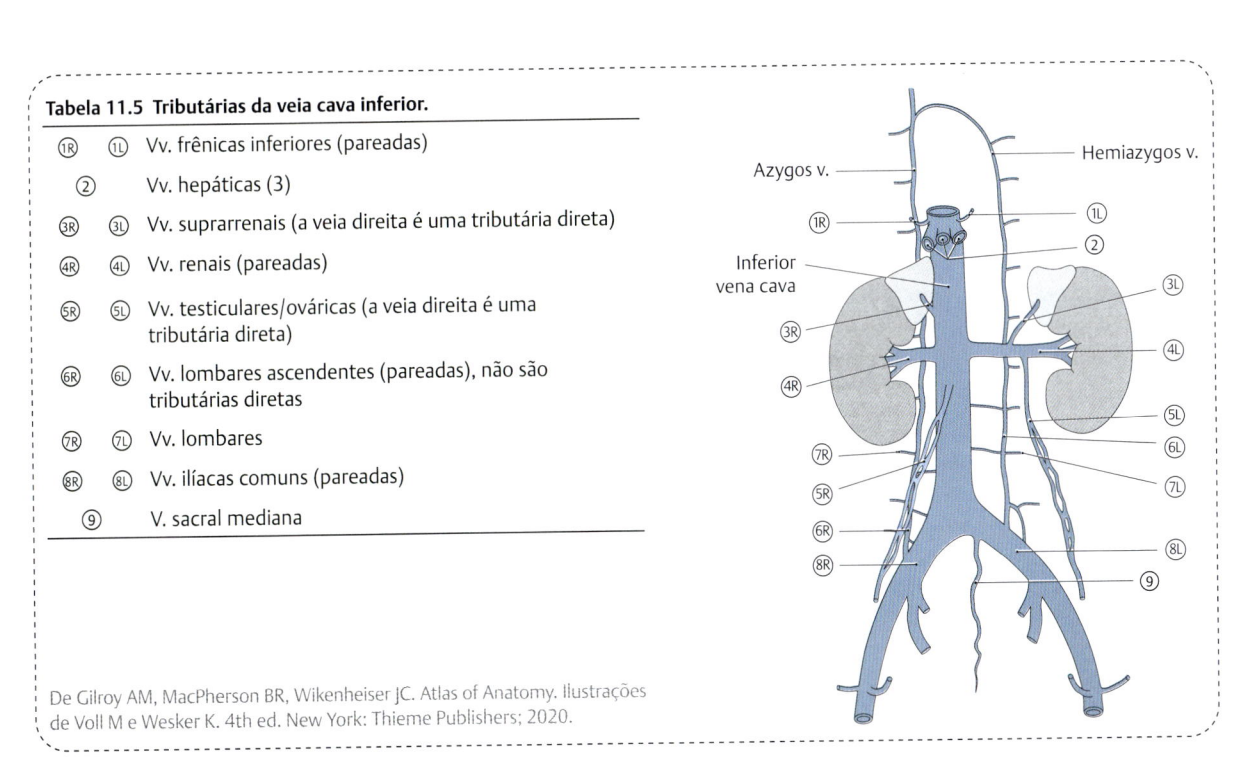

De Gilroy AM, MacPherson BR, Wikenheiser JC. Atlas of Anatomy. Ilustrações de Voll M e Wesker K. 4th ed. New York: Thieme Publishers; 2020.

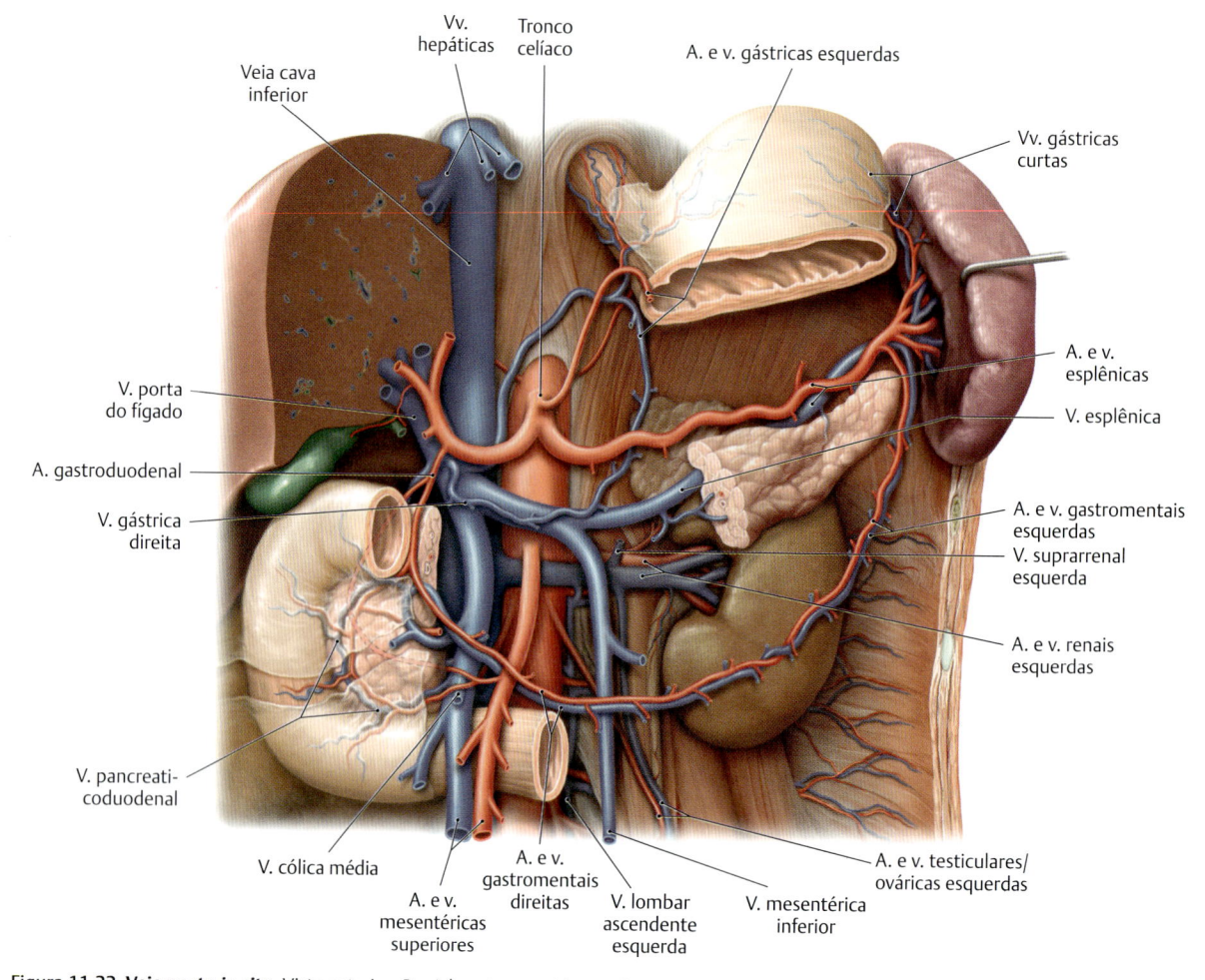

Figura 11.22 Veia porta *in situ*. Vista anterior. *Parcialmente removidos*: estômago, pâncreas e peritônio. (De Schuenke M, Schulte E, Schumacher U. THIEME Atlas of Anatomy, Vol 2. Ilustrações de Voll M e Wesker K. 3rd ed. New York: Thieme Publishers; 2020.)

Tabela 11.6 Tributárias da veia porta.

- **Veia mesentérica superior** com suas tributárias:
  1. Vv. pancreaticoduodenais
  2. Vv. pancreáticas
  3. V. gastromental direita
  4. Vv. jejunais e ileais
  5. V. ileocólica
  6. V. cólica direita
  7. V. cólica média

- **Veia mesentérica inferior** com suas tributárias:
  8. V. cólica esquerda
  9. Vv. sigmóideas
  10. V. retal superior

- **Veia esplênica** com suas tributárias:
  11. V. gastromental esquerda
  12. Vv. pancreáticas
  13. Vv. gástricas curtas

- **Tributárias diretas**
  14. V. cística
  15. V. gástrica esquerda com vv. esofágicas
  16. V. gástrica direita
  17. V. pancreaticoduodenal superoposterior
  – Vv. paraumbilicais (Figura 11.23)

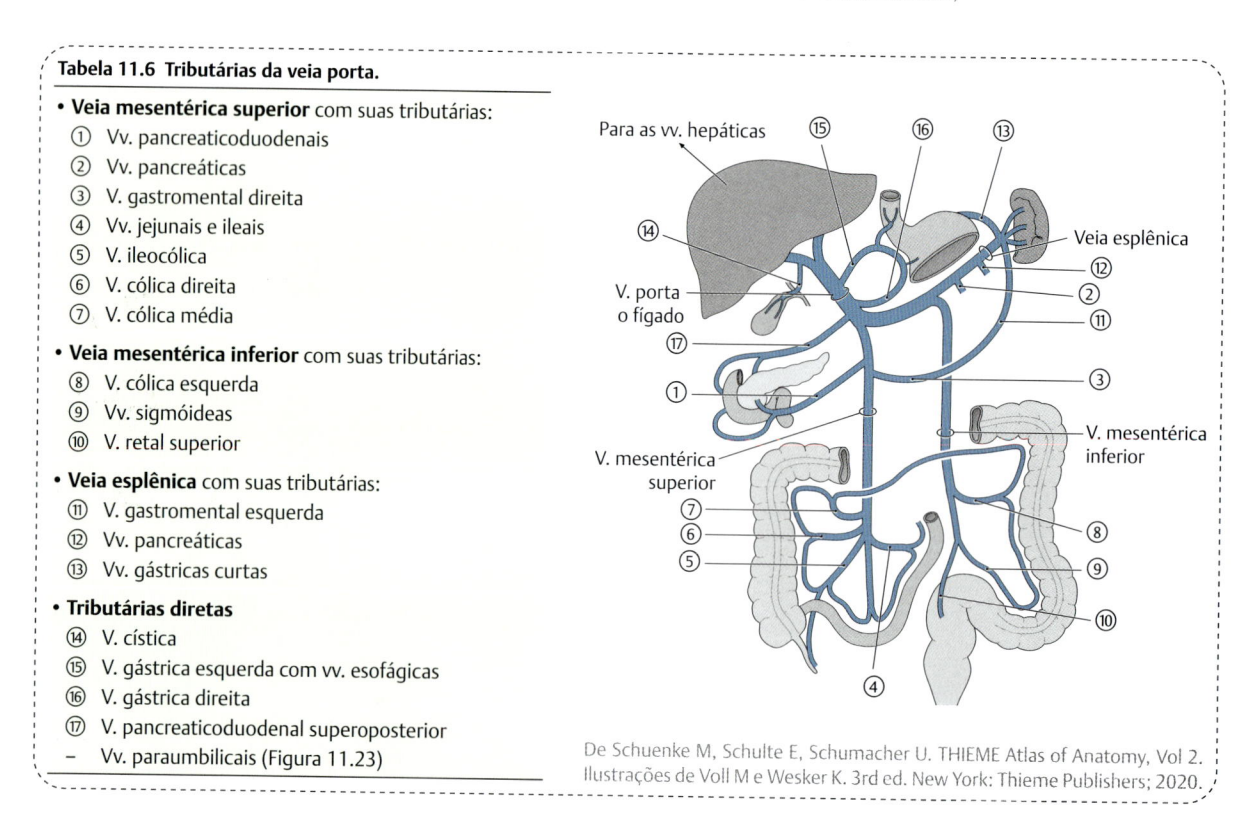

De Schuenke M, Schulte E, Schumacher U. THIEME Atlas of Anatomy, Vol 2. Ilustrações de Voll M e Wesker K. 3rd ed. New York: Thieme Publishers; 2020.

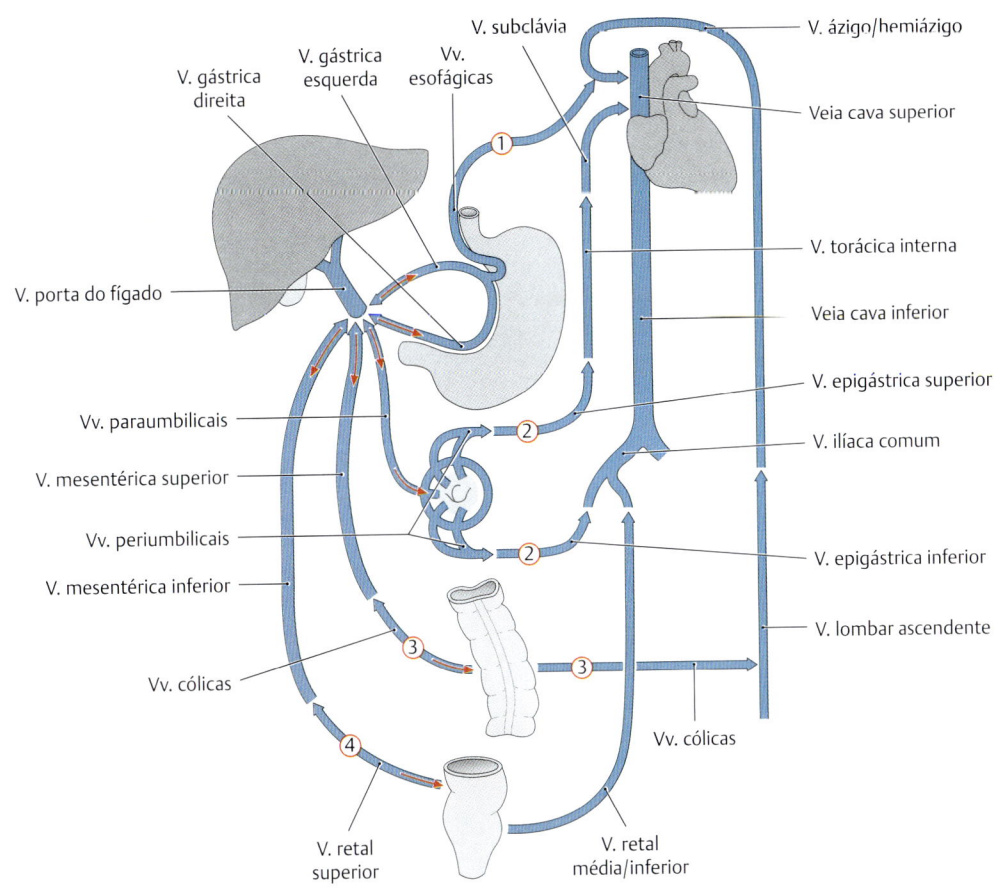

Figura 11.23 Colaterais portossistêmicas. Quando ocorre comprometimento do sistema porta, a veia porta do fígado pode desviar sangue do fígado de volta às suas veias, que então devolvem esse sangue rico em nutrientes ao coração através das veias cavas. As *setas vermelhas* indicam a reversão do fluxo nas (*1*) veias esofágicas, (*2*) veias paraumbilicais, (*3*) veias cólicas e (*4*) veias retal média e retal inferior. (De Schuenke M, Schulte E, Schumacher U. THIEME Atlas of Anatomy, Vol 2. Ilustrações de Voll M and Wesker K. 3rd ed. New York: Thieme Publishers; 2020.)

BOXE 11.6 CORRELAÇÃO CLÍNICA

VARIZES ESOFÁGICAS

As veias submucosas do esôfago drenam superiormente o sangue para o sistema sistêmico (através das veias ázigo) e inferiormente para o sistema porta. Quando ocorre obstrução do fluxo pela veia porta do fígado (como na hipertensão porta), essas anastomoses portossistêmicas possibilitam a drenagem do sangue da parte inferior do esôfago para as veias sistêmicas. As varizes esofágicas, que são veias dilatadas em decorrência desse fluxo aumentado, fazem uma protuberância no lúmen do esôfago e podem sofrer ruptura, causando hemorragia grave.

BOXE 11.7 CORRELAÇÃO CLÍNICA

HIPERTENSÃO PORTAL E DERIVAÇÕES PORTOCAVAS CIRÚRGICAS

Ocorre hipertensão portal em decorrência de doença hepática (p. ex., cirrose) ou trombose da veia porta. O aumento da resistência ao fluxo de sangue no sistema porta força o sangue através das anastomoses portossistêmicas (portocavas) para a circulação sistêmica, o que reverte o fluxo em algumas vias venosas. Os sintomas da hipertensão portal consistem em ascite, cabeça de medusa (aumento das veias periumbilicais na parede anterior do abdome), varizes das veias retais (hemorroidas) e varizes esofágicas. Os sintomas podem ser aliviados cirurgicamente por meio da criação de uma derivação portocava entre as circulações porta e sistêmica (veia porta do fígado para a veia cava inferior ou veia esplênica para a veia renal esquerda).

Drenagem linfática do abdome

A linfa das regiões abdominal e pélvica drena através dos vasos linfáticos que geralmente acompanham as artérias que irrigam essas regiões. A linfa passa através de um ou mais grupos de linfonodos, que podem incluir linfonodos primários, ou regionais, e linfonodos secundários, ou coletores. Estes últimos grupos recebem a linfa de várias regiões e, no abdome e na pelve,

são conhecidos como **linfonodos lombares**. Circundam a aorta e a veia cava inferior, e são subdivididos de acordo com a sua localização (Figura 11.24). A linfa drena desses linfonodos para dentro dos **troncos linfáticos lombar** ou **intestinal**, que convergem na parte superior do abdome para formar a **cisterna do quilo** e o ducto torácico.

— Grupos de linfonodos lombares drenam todas as vísceras abdominais (com exceção de um pequeno segmento hepático, que pode drenar para os linfonodos do diafragma) e a maior parte da parede do abdome (Figura 11.25 e Tabela 11.7). Ele incluem:

- Os **linfonodos pré-aórticos**, que estão localizados anteriormente à parte abdominal da aorta. Recebem a linfa do sistema digestório (até a parte média do reto) e dos órgãos associados. Os linfonodos que circundam a base das principais artérias formam grupos de linfonodos coletores, como os **linfonodos mesentéricos superior** e **inferior**. Esses linfonodos drenam para os **linfonodos celíacos**, que drenam para os troncos linfáticos intestinais
- Os **linfonodos lombares direito** e **esquerdo** (linfonodos aórticos laterais e cava) estão localizados ao longo da margem medial dos músculos psoas, dos pilares do dia-

fragma, da aorta e da veia cava inferior. Drenam as paredes do abdome e da pelve e as vísceras do retroperitônio, incluindo os ovários e os testículos. Recebem também linfa dos linfonodos ilíacos comuns, que drenam as vísceras pélvicas e o membro inferior. A drenagem a partir desses linfonodos lombares forma um tronco lombar em cada lado

— Os **linfonodos ilíacos comuns** drenam órgãos da pelve e os membros inferiores. A linfa desses linfonodos drena para os linfonodos lombares direito e esquerdo

— A cisterna do quilo é uma dilatação alongada, lobulada e de paredes finas que, quando presente, dá origem ao ducto torácico. Situa-se à direita do corpo da vértebra T12 e recebe os troncos lombar e intestinal.

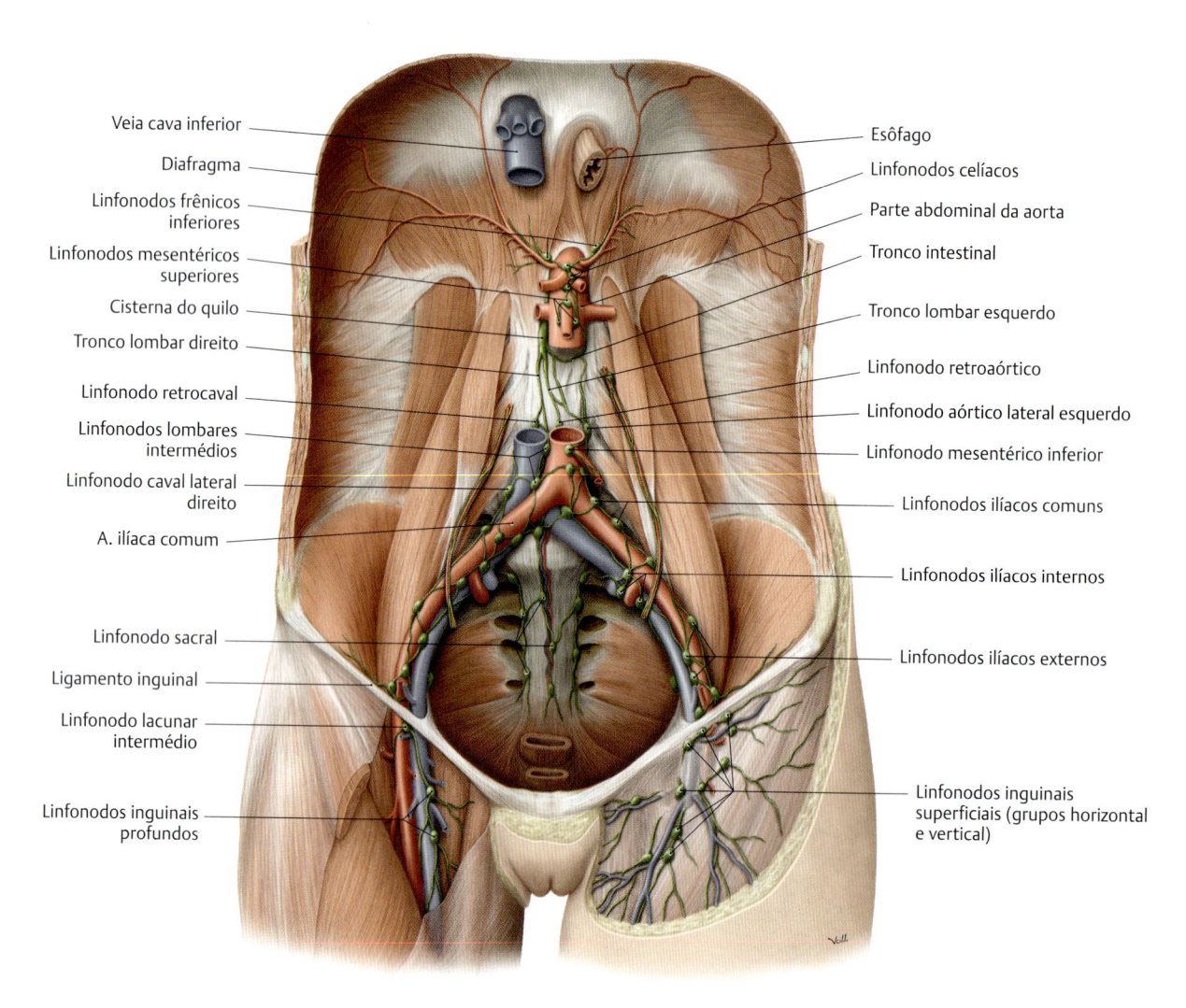

Figura 11.24 Linfonodos parietais do abdome e da pelve. Vista anterior. *Removidas*: todas as estruturas viscerais, com exceção dos vasos. (De Schuenke M, Schulte E, Schumacher U. THIEME Atlas of Anatomy, Vol 2. Ilustrações de Voll M e Wesker K. 3rd ed. New York: Thieme Publishers; 2020.)

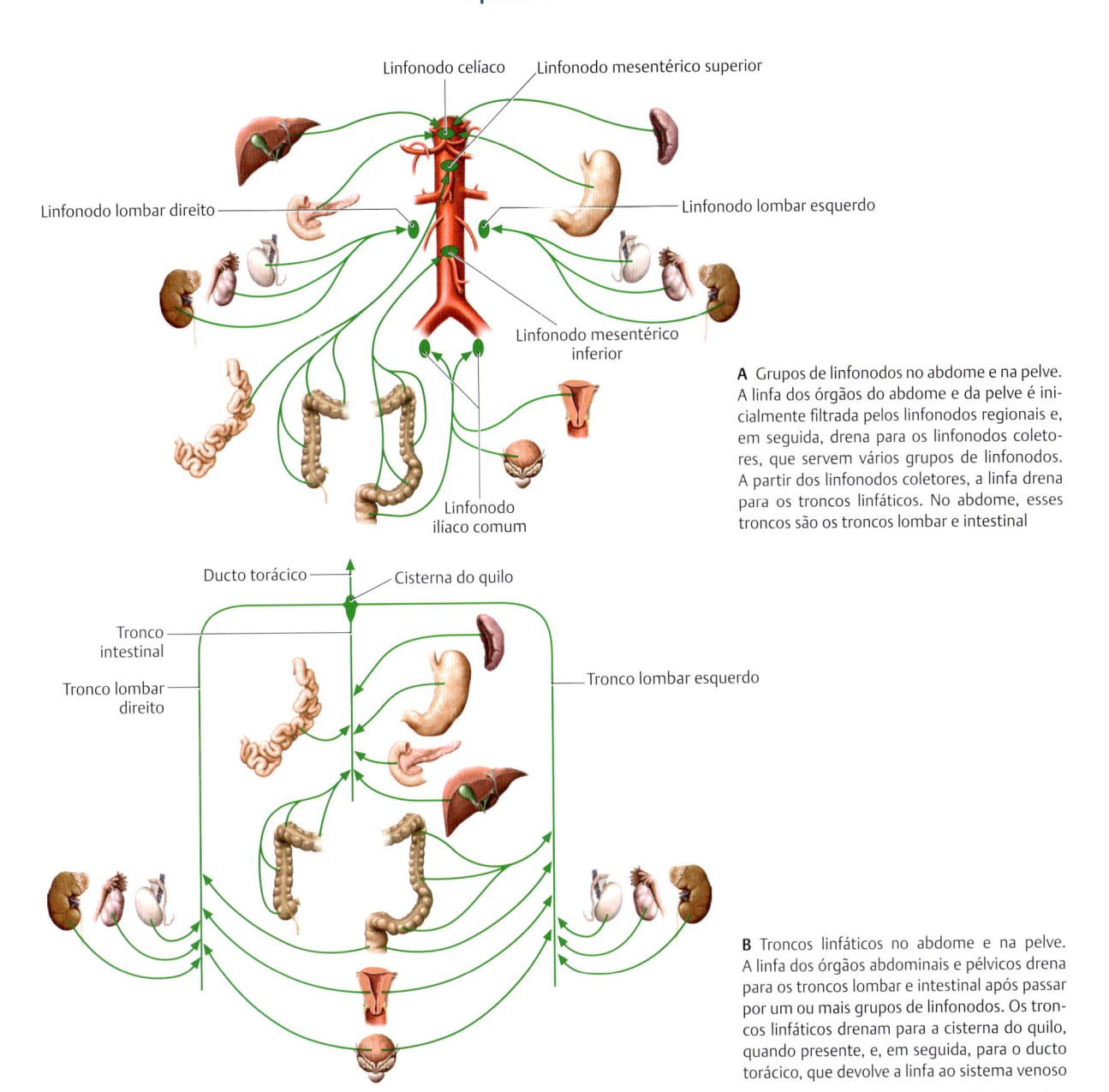

A Grupos de linfonodos no abdome e na pelve. A linfa dos órgãos do abdome e da pelve é inicialmente filtrada pelos linfonodos regionais e, em seguida, drena para os linfonodos coletores, que servem vários grupos de linfonodos. A partir dos linfonodos coletores, a linfa drena para os troncos linfáticos. No abdome, esses troncos são os troncos lombar e intestinal

B Troncos linfáticos no abdome e na pelve. A linfa dos órgãos abdominais e pélvicos drena para os troncos lombar e intestinal após passar por um ou mais grupos de linfonodos. Os troncos linfáticos drenam para a cisterna do quilo, quando presente, e, em seguida, para o ducto torácico, que devolve a linfa ao sistema venoso

Figura 11.25 Troncos linfáticos e linfonodos do abdome. (De Schuenke M, Schulte E, Schumacher U. THIEME Atlas of Anatomy, Vol 2. Ilustrações de Voll M e Wesker K. 3rd ed. New York: Thieme Publishers; 2020.)

Tabela 11.7 Grupos de linfonodos e regiões tributárias.

Grupos de linfonodos e linfonodos coletores	Localização	Órgãos ou segmentos de órgãos que drenam para esses grupos de linfonodos (regiões tributárias)
Linfonodo celíaco	Ao redor do tronco celíaco	Terço distal do esôfago, estômago, omento maior, duodeno (partes superior e descendente), pâncreas, baço, fígado e vesícula biliar
Linfonodo mesentérico superior	Na origem da a. mesentérica superior	Segunda até quarta partes do duodeno, jejuno e íleo, ceco com apêndice vermiforme, colo ascendente, colo transverso (dois terços proximais)
Linfonodo mesentérico inferior	Na origem da a. mesentérica inferior	Colo transverso (terço distal), colo descendente, colo sigmoide, reto (parte proximal)
Linfonodos lombares (direito, intermédio, esquerdo)	Ao redor da parte abdominal da aorta e da veia cava inferior	Diafragma (lado abdominal), rins, glândulas suprarrenais, testículos e epidídimo, ovário, tuba uterina, fundo do útero, ureteres, retroperitônio
Linfonodos ilíacos	Ao redor dos vasos ilíacos	Reto (extremidade anal), bexiga urinária e uretra, útero (corpo e colo), ducto deferente, vesícula seminal, próstata, órgãos genitais externos (através dos linfonodos inguinais)

Nervos do abdome

— Os nervos intercostais inferiores (T7-T11) e o **nervo sub-costal** (T12) continuam em direção anteroinferior a partir de sua posição na parede torácica para inervar a maioria dos músculos e a pele da parede anterolateral do abdome

— O **plexo lombar** é um plexo nervoso somático formado pelos ramos anteriores dos nervos espinais T12-L4. Seus ramos atravessam lateralmente ao músculo psoas maior e passam para a parede posterior do abdome (Figura 11.26). A maioria dos nervos desse plexo inerva o membro inferior (ver Capítulo 21, Seção 21.4 e Tabela 21.1). Os ramos que inervam a parede do abdome e a região inguinal incluem:

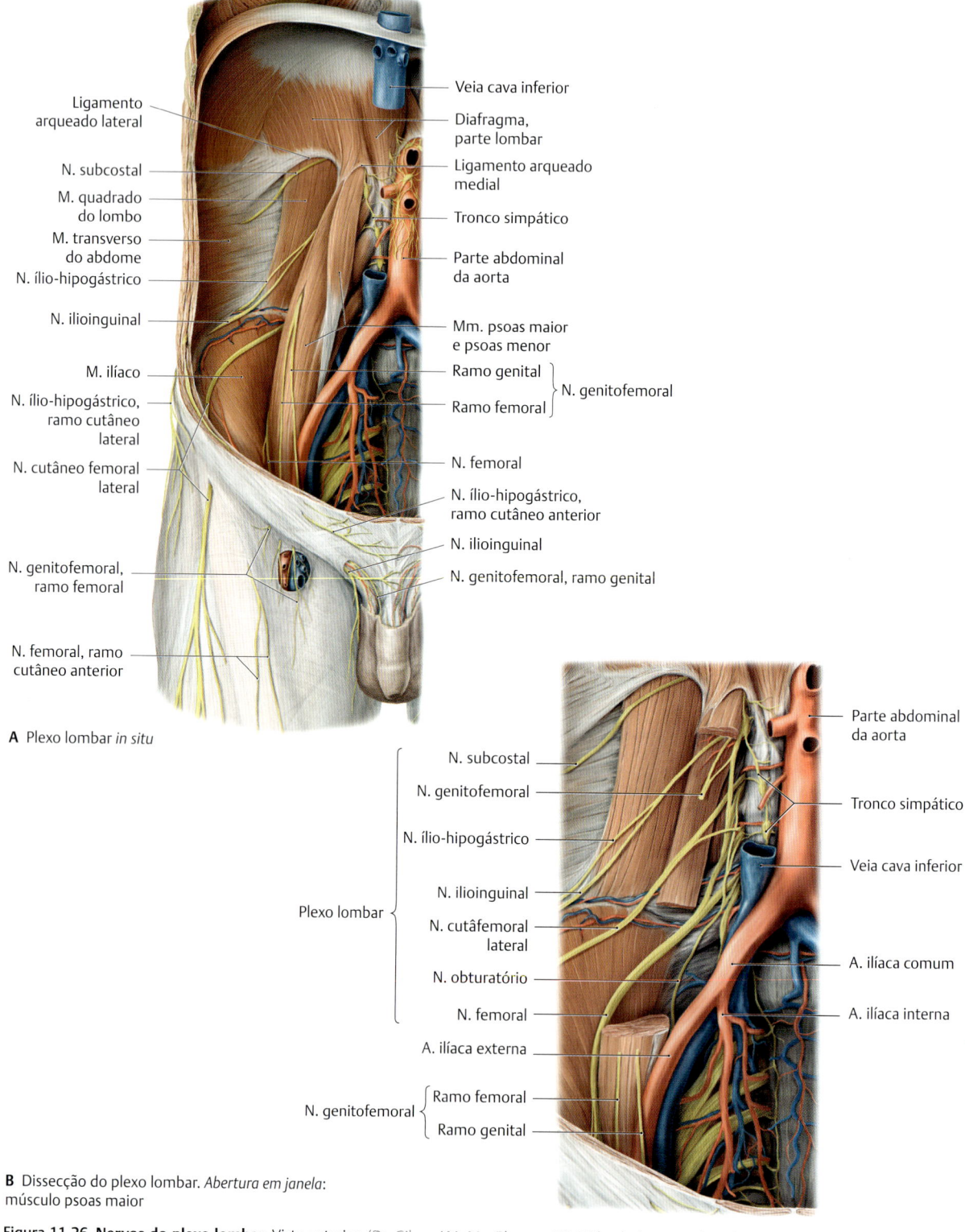

A Plexo lombar *in situ*

B Dissecção do plexo lombar. *Abertura em janela*: músculo psoas maior

Figura 11.26 Nervos do plexo lombar. Vista anterior. (De Gilroy AM, MacPherson BR, Wikenheiser JC. Atlas of Anatomy. Ilustrações de Voll M e Wesker K. 4th ed. New York: Thieme Publishers; 2020.)

- Os **nervos ílio-hipogástrico** e **ilioinguinal** (L1), que inervam a pele e os músculos da parede anteroinferior do abdome e a pele sobre as regiões inguinal e púbica
- O **nervo genitofemoral** (L1-L2), cujo ramo genital inerva o músculo cremáster que circunda o funículo espermático e a pele sobre o escroto e os lábios do pudendo
- Ramos musculares curtos (T12-L4), que inervam os músculos da parede posterior do abdome
— Os **troncos simpáticos lombares**, que são a continuação dos troncos simpáticos no tórax, descem ao longo da face lateral dos corpos vertebrais lombares e dão origem a três a quatro **nervos esplâncnicos lombares**, que se unem com os plexos autônomos do abdome
— Os plexos autônomos formam-se ao longo da aorta e seguem o seu trajeto com as principais artérias do abdome para

inervar as vísceras abdominais (Figuras 11.27 a 11.32; Tabelas 11.8 e 11.9). Os plexos contêm combinações de
- Nervos simpáticos pré-ganglionares, que fazem sinapse nos gânglios associados aos plexos (observe que os nervos simpáticos que inervam a medula da glândula suprarrenal constituem uma exceção e não fazem sinapse nesses gânglios). Os nervos simpáticos pré-ganglionares originam-se dos:
   ○ Nervos esplâncnicos torácicos (T5-T12), que contribuem para os plexos celíaco, mesentérico superior e renal
   ○ Nervos esplâncnicos lombares (T11-L2), que contribuem para os plexos mesentérico inferior, hipogástrico superior e hipogástrico inferior

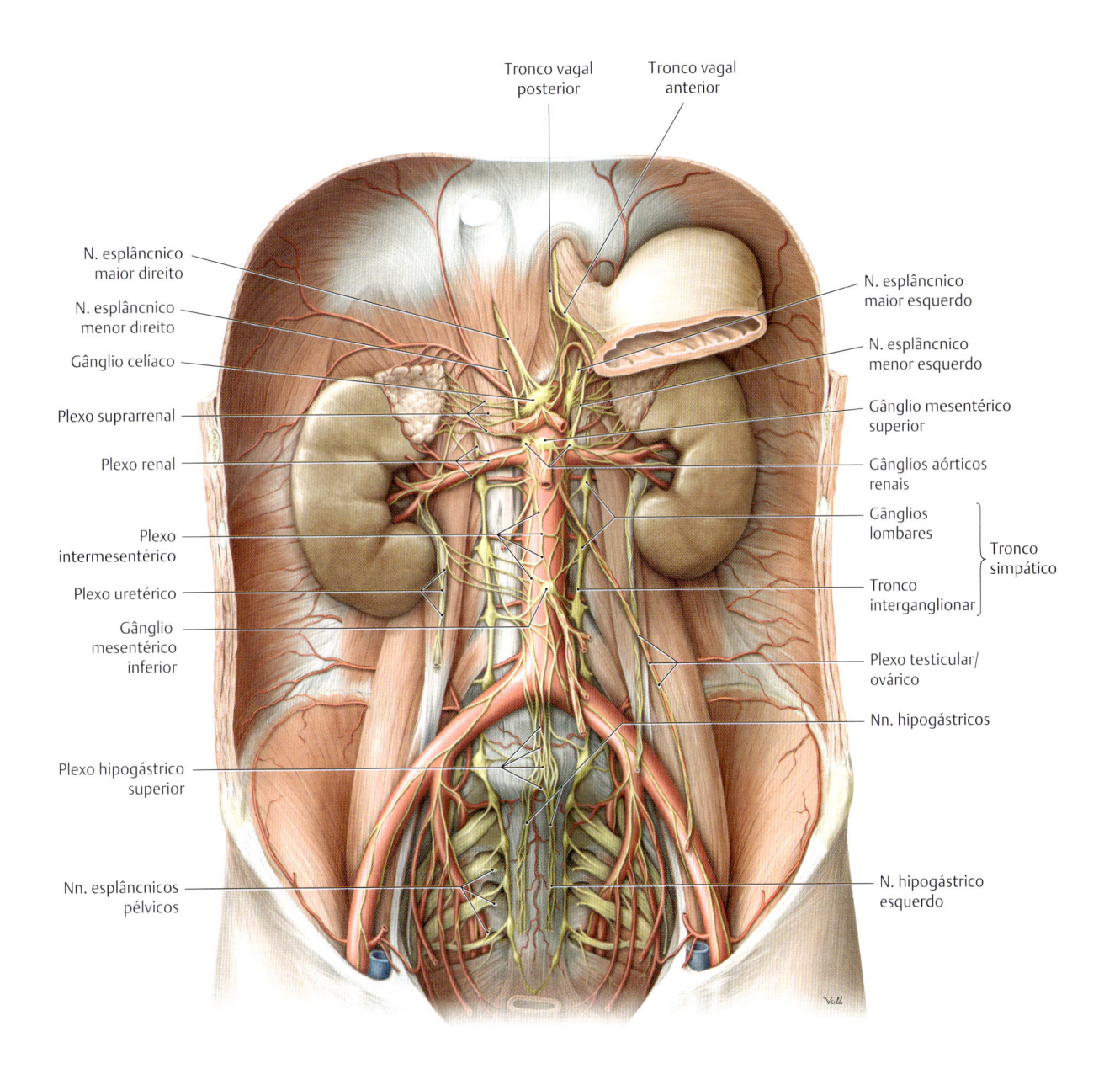

Figura 11.27 Plexos autônomos do abdome e da pelve. Vista anterior do abdome no homem. *Removidos*: peritônio e a maior parte do estômago. (De Schuenke M, Schulte E, Schumacher U. THIEME Atlas of Anatomy, Vol 2. Ilustrações de Voll M e Wesker K. 3rd ed. New York: Thieme Publishers; 2020.)

- Os nervos parassimpáticos pré-ganglionares, que atravessam os plexos e fazem sinapse nos gânglios próximos a seu órgão-alvo. Originam-se a partir dos:
  - Nervos vagos (nervo craniano X), que entram no abdome como troncos vagais anterior e posterior a partir do plexo esofágico. Inervam a maioria das vísceras abdominais, incluindo o sistema digestório, com exceção de seu segmento mais distal (do colo descendente até o canal anal). Contribuem para todos os plexos abdominais, com exceção dos plexos mesentérico inferior, hipogástrico superior e hipogástrico inferior

  Ou
  - **Nervos esplâncnicos pélvicos** (S2-S4), que ascendem a partir da pelve para inervar os colos descendente e sigmoide no abdome. Inervam também as vísceras da pelve. Essas fibras contribuem para os plexos hipogástricos inferiores

- Embora a maioria dos plexos abdominais contenha nervos tanto simpáticos quanto parassimpáticos, os plexos mesentérico inferior e hipogástrico superior contêm apenas fibras simpáticas. As vísceras inervadas por esses plexos recebem inervação parassimpática por meio dos nervos esplâncnicos pélvicos e do plexo hipogástrico inferior
- Quando a dor que surge em vísceras (dor visceral) e a dor que surge em estruturas somáticas (dor somática) são transmitidas para a mesma área da medula espinal, a convergência dessas fibras viscerais e somáticas confunde a relação entre a verdadeira origem da dor visceral e a sua origem percebida. Esse fenômeno é conhecido como **dor referida**. A origem percebida da dor visceral de um órgão específico é consistentemente projetada para uma área bem definida da pele. Assim, é fundamental ter um conhecimento das zonas cutâneas de dor referida para identificar problemas subjacentes.

Tabela 11.8 Plexos autônomos do abdome e da pelve.

Gânglios	Subplexo	Distribuição	
Plexo celíaco			
Gânglios celíacos	Plexo hepático	• Fígado, vesícula biliar	
	Plexo gástrico	• Estômago	
	Plexo esplênico	• Baço	
	Plexo pancreático	• Pâncreas	
Plexo mesentérico superior			
Gânglios mesentéricos superiores		• Pâncreas (cabeça)	• Ceco
		• Duodeno	• Colo (até a flexura esquerda do colo)
		• Jejuno	• Ovários
		• Íleo	
Plexos suprarrenal e renal			
Gânglio aórtico renal	Plexo uretérico	• Glândulas suprarrenais	
		• Rins	
		• Parte proximal dos ureteres	
Plexo ovárico/testicular		• Ovários/testículos	
Plexo mesentérico inferior			
Gânglio mesentérico inferior	Plexo cólico esquerdo	• Flexura esquerda do colo	
	Plexo retal superior	• Colos descendente e sigmoide	
		• Parte superior do reto	
Plexo hipogástrico superior	Nn. hipogástricos	• Vísceras pélvicas	
Plexo hipogástrico inferior			
Gânglios pélvicos	Plexos retal médio e retal inferior	• Partes média e inferior do reto	
	Plexo prostático	• Próstata	• Ducto ejaculatório
		• Glândulas seminais	• Pênis
		• Glândulas bulbouretrais	• Uretra
	Plexo deferencial	• Ducto deferente	
		• Epidídimo	
	Plexo uterovaginal	• Útero	• Vagina
		• Tuba uterina	• Ovários
	Plexo vesical	• Bexiga urinária	
	Plexo uretérico	• Ureteres (ascendente a partir da pelve)	

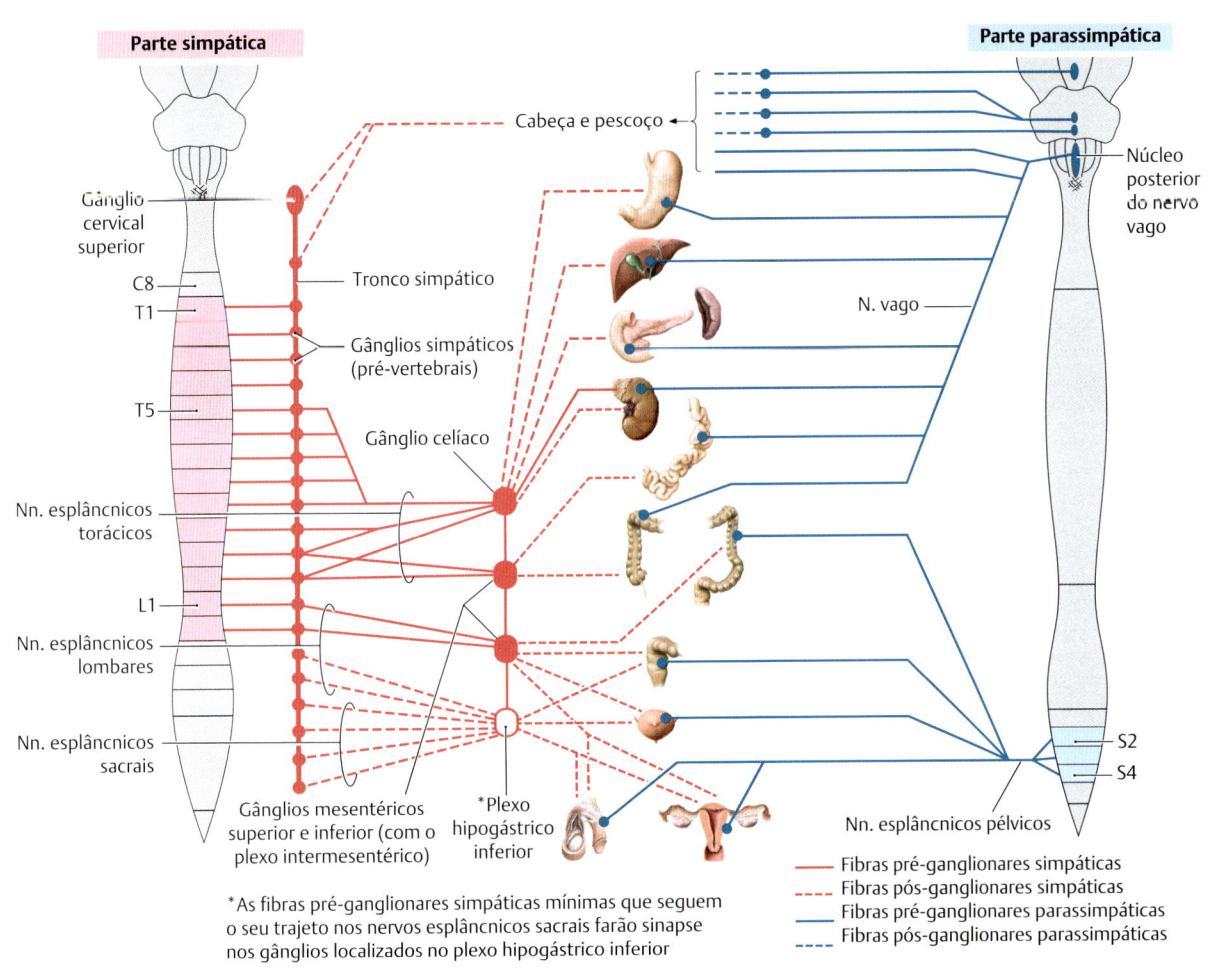

Figura 11.28 Partes simpática e parassimpática do sistema nervoso no abdome e na pelve. (De Gilroy AM, MacPherson BR, Wikenheiser JC. Atlas of Anatomy. Ilustrações de Voll M e Wesker K. 4th ed. New York: Thieme Publishers; 2020.)

Tabela 11.9 Efeitos da divisão autônoma do sistema nervoso no abdome e na pelve.

Órgão (sistema orgânico)		Efeito simpático	Efeito parassimpático
Sistema digestório	Fibras musculares longitudinais e circulares	↓ Motilidade	↑ Motilidade
	Músculos esfíncteres	Contração	Relaxamento
	Glândulas	↓ Secreções	↑ Secreções
Cápsula esplênica		Contração	Sem efeito
Fígado		↑ Glicogenólise/gliconeogênese	
Pâncreas	Pâncreas endócrino	↓ Secreção de insulina	
	Pâncreas exócrino	↓ Secreção	↑ Secreção
Bexiga urinária	Músculo detrusor da bexiga	Relaxamento	Contração
	Esfíncter vesical funcional	Contração	Inibe a contração
Glândulas seminais e ductos deferentes		Contração (ejaculação)	Sem efeito
Útero		Contração ou relaxamento, dependendo do estado hormonal	
Artérias		Vasoconstrição	Vasodilatação das artérias do pênis e do clitóris (ereção)
Glândulas suprarrenais (medula)		Liberação de epinefrina	Sem efeito
Trato urinário	Rins	Vasoconstrição (↓ formação de urina)	Vasodilatação

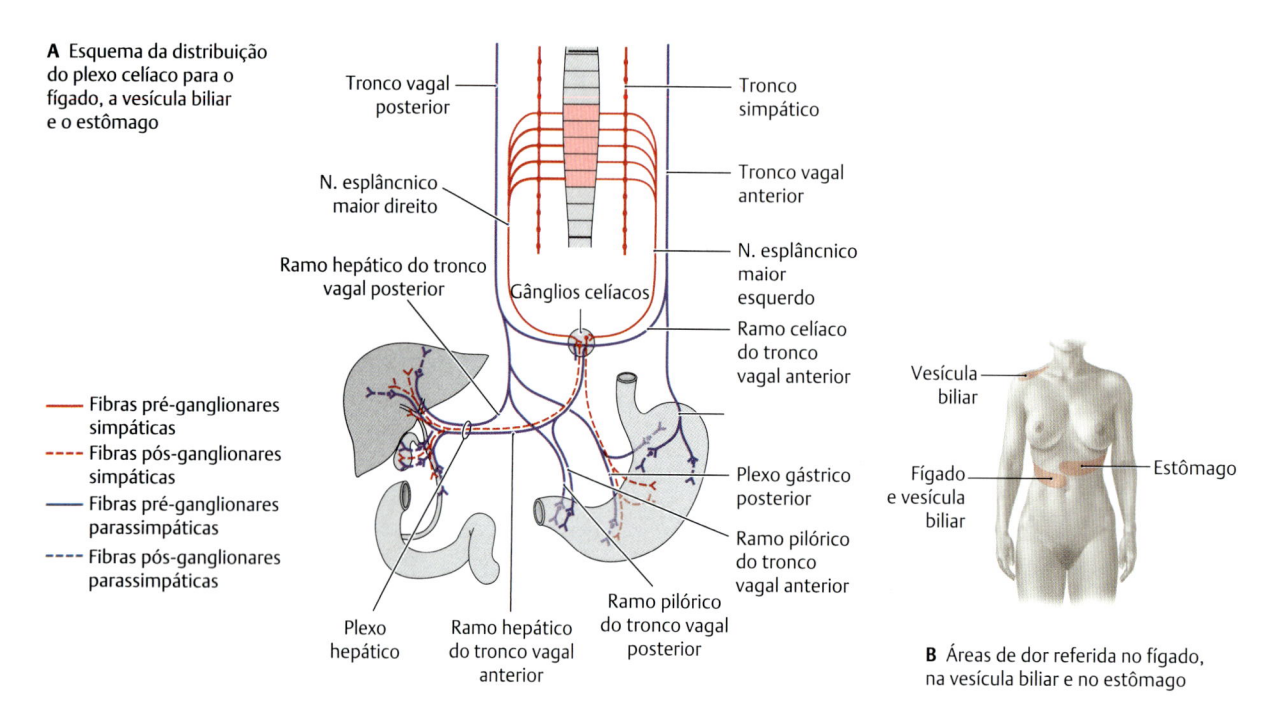

A Esquema da distribuição do plexo celíaco para o fígado, a vesícula biliar e o estômago

— Fibras pré-ganglionares simpáticas
--- Fibras pós-ganglionares simpáticas
— Fibras pré-ganglionares parassimpáticas
---- Fibras pós-ganglionares parassimpáticas

Tronco vagal posterior
N. esplâncnico maior direito
Ramo hepático do tronco vagal posterior
Gânglios celíacos
Tronco simpático
Tronco vagal anterior
N. esplâncnico maior esquerdo
Ramo celíaco do tronco vagal anterior
Plexo gástrico posterior
Ramo pilórico do tronco vagal anterior
Ramo pilórico do tronco vagal posterior
Plexo hepático
Ramo hepático do tronco vagal anterior

Vesícula biliar
Fígado e vesícula biliar
Estômago

B Áreas de dor referida no fígado, na vesícula biliar e no estômago

Figura 11.29 Inervação autônoma do fígado, da vesícula biliar e do estômago. (De Gilroy AM, MacPherson BR, Wikenheiser JC. Atlas of Anatomy. Ilustrações de Voll M e Wesker K. 4th ed. New York: Thieme Publishers; 2020.)

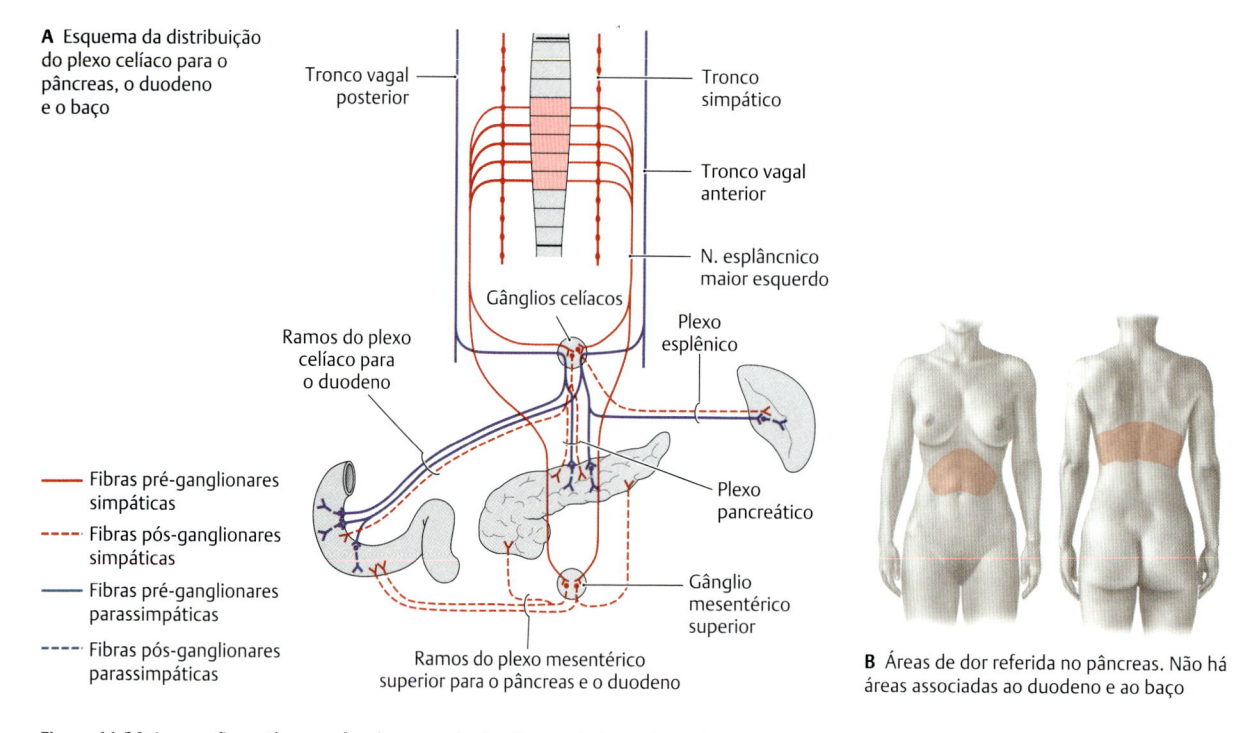

A Esquema da distribuição do plexo celíaco para o pâncreas, o duodeno e o baço

Tronco vagal posterior
Gânglios celíacos
Ramos do plexo celíaco para o duodeno
Tronco simpático
Tronco vagal anterior
N. esplâncnico maior esquerdo
Plexo esplênico
Plexo pancreático
Gânglio mesentérico superior
Ramos do plexo mesentérico superior para o pâncreas e o duodeno

— Fibras pré-ganglionares simpáticas
--- Fibras pós-ganglionares simpáticas
— Fibras pré-ganglionares parassimpáticas
---- Fibras pós-ganglionares parassimpáticas

B Áreas de dor referida no pâncreas. Não há áreas associadas ao duodeno e ao baço

Figura 11.30 Inervação autônoma do pâncreas, do duodeno e do baço. (De Gilroy AM, MacPherson BR, Wikenheiser JC. Atlas of Anatomy. Ilustrações de Voll M e Wesker K. 4th ed. New York: Thieme Publishers; 2020.)

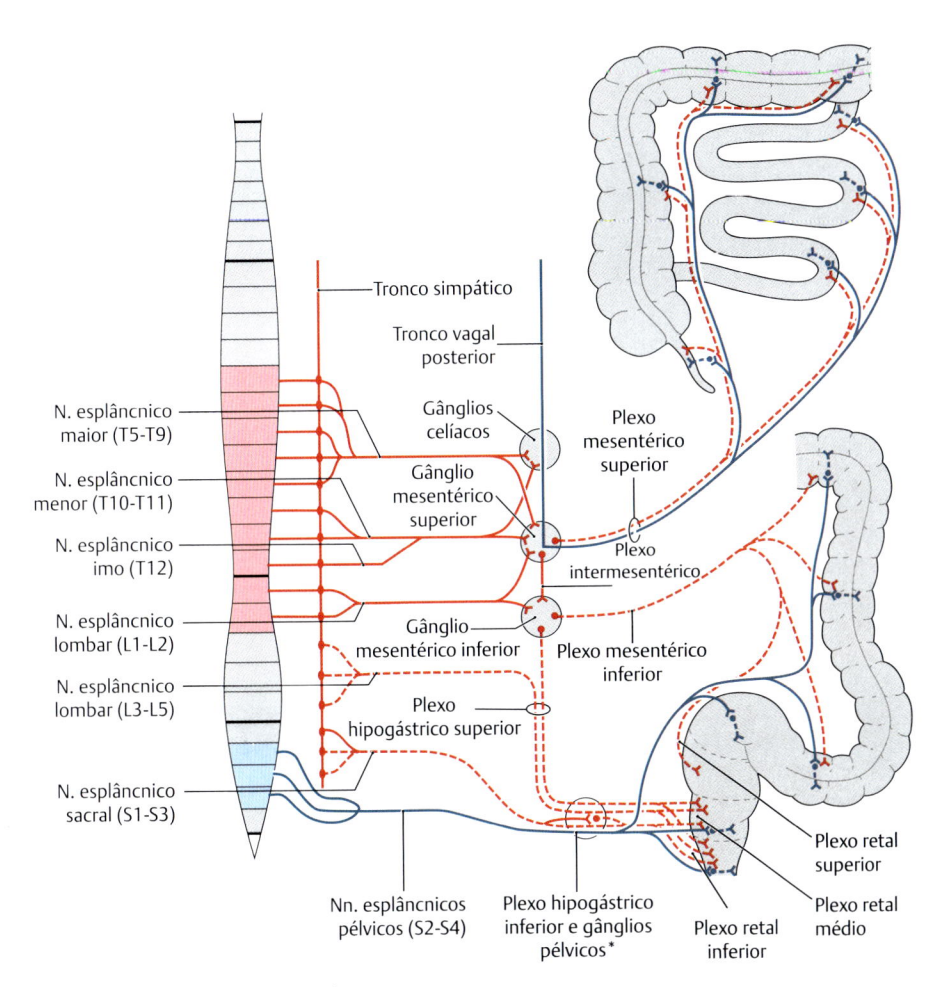

Tronco simpático

Tronco vagal
posterior

N. esplâncnico
maior (T5-T9)

N. esplâncnico
menor (T10-T11)

N. esplâncnico
imo (T12)

N. esplâncnico
lombar (L1-L2)

N. esplâncnico
lombar (L3-L5)

N. esplâncnico
sacral (S1-S3)

Gânglios
celíacos

Gânglio
mesentérico
superior

Gânglio
mesentérico inferior

Plexo
hipogástrico superior

Plexo
mesentérico
superior

Plexo
intermesentérico

Plexo mesentérico
inferior

Nn. esplâncnicos
pélvicos (S2-S4)

Plexo hipogástrico
inferior e gânglios
pélvicos*

Plexo retal
inferior

Plexo retal
superior

Plexo retal
médio

——— Fibras pré-ganglionares simpáticas

----- Fibras pós-ganglionares simpáticas

——— Fibras pré-ganglionares parassimpáticas

----- Fibras pós-ganglionares parassimpáticas

*As fibras pré-ganglionares simpáticas mínimas que seguem
o seu trajeto através dos nervos esplâncnicos sacrais farão
sinapse nos gânglios localizados no plexo hipogástrico inferior

A Esquema da distribuição dos plexos mesentérico superior,
mesentérico inferior e hipogástrico inferior

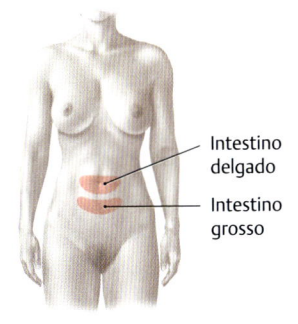

Intestino
delgado

Intestino
grosso

B Áreas de dor referida no intestino delgado
e no intestino grosso

Figura 11.31 Inervação autônoma dos órgãos intraperitoneais. (De Gilroy AM, MacPherson BR, Wikenheiser JC. Atlas of Anatomy. Ilustrações de
Voll M e Wesker K. 4th ed. New York: Thieme Publishers; 2020.)

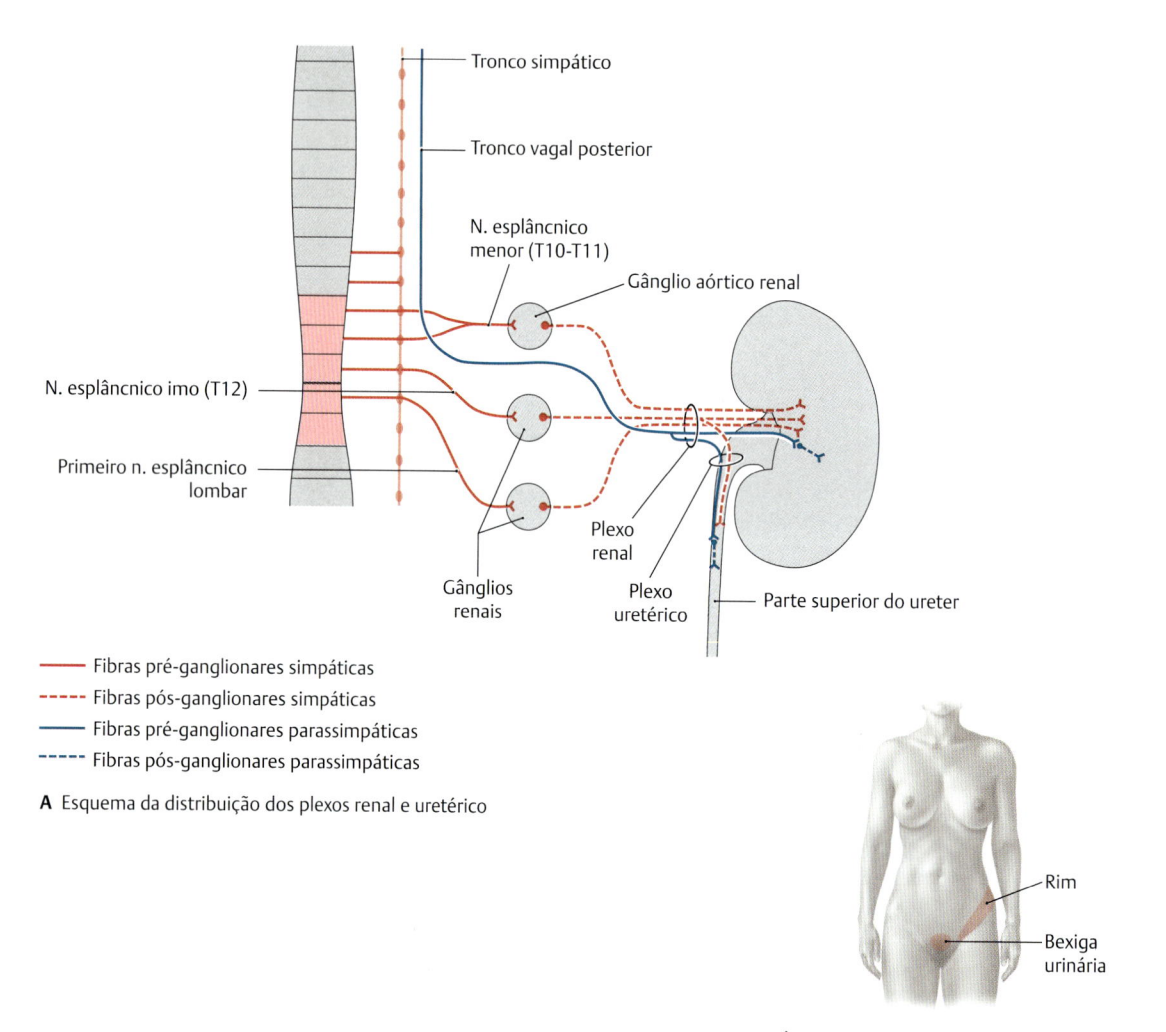

Tronco simpático

Tronco vagal posterior

N. esplâncnico menor (T10-T11)

Gânglio aórtico renal

N. esplâncnico imo (T12)

Primeiro n. esplâncnico lombar

Plexo renal

Gânglios renais

Plexo uretérico

Parte superior do ureter

———— Fibras pré-ganglionares simpáticas
----- Fibras pós-ganglionares simpáticas
———— Fibras pré-ganglionares parassimpáticas
----- Fibras pós-ganglionares parassimpáticas

A Esquema da distribuição dos plexos renal e uretérico

Rim

Bexiga urinária

B Áreas de dor referida no rim esquerdo e na bexiga urinária

Figura 11.32 Inervação autônoma dos rins e da parte superior dos ureteres. (De Gilroy AM, MacPherson BR, Wikenheiser JC. Atlas of Anatomy. Ilustrações de Voll M e Wesker K. 4th ed. New York: Thieme Publishers; 2020.)

12 Vísceras Abdominais

A cavidade peritoneal do abdome contém os órgãos principais e acessórios do sistema digestório. Os principais órgãos são o estômago, o intestino delgado e o intestino grosso; os órgãos acessórios são o fígado, a vesícula biliar, o pâncreas e o baço. Os rins, a parte proximal dos ureteres e as glândulas suprarrenais estão localizados fora da cavidade peritoneal dentro do retroperitônio na parede posterior do abdome (Figura 12.1).

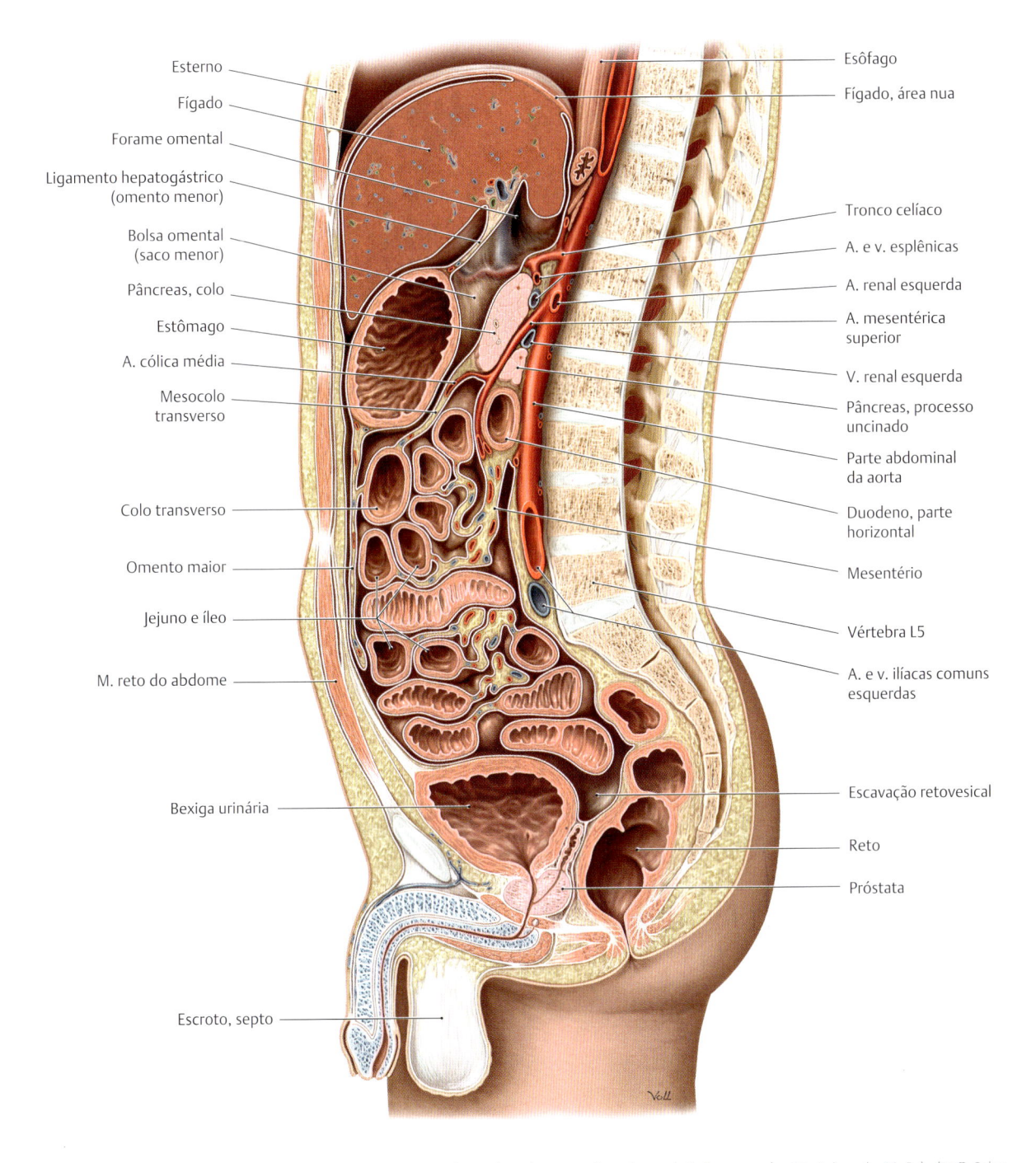

Figura 12.1 Órgãos do abdome e da pelve. Corte sagital mediano da pelve masculina vista pelo lado esquerdo. (De Schuenke M, Schulte E, Schumacher U. THIEME Atlas of Anatomy, Vol 2. Ilustrações de Voll M e Wesker K. 3rd ed. New York: Thieme Publishers; 2020.)

12.1 Órgãos da cavidade peritoneal – sistema digestório

Divisões do sistema digestório

As três divisões do embrionário sistema digestório são mantidas no sistema do adulto e refletem o seu suprimento sanguíneo e inervação. Essas divisões são:

— O **intestino anterior**, que consiste na parte distal do esôfago, no estômago, na metade proximal do duodeno, no fígado, na vesícula biliar e na parte superior do pâncreas
— O **intestino médio**, que inclui a metade distal do duodeno, o jejuno, o íleo, o ceco e o apêndice vermiforme, bem como o colo ascendente e os dois terços proximais do colo transverso
— O **intestino posterior**, que inclui o terço distal do colo transverso, o colo descendente, o colo sigmoide, o reto e a parte superior do canal anal.

BOXE 12.1 CORRELAÇÃO COM O DESENVOLVIMENTO

ROTAÇÃO DO INTESTINO MÉDIO

O desenvolvimento do intestino médio caracteriza-se pelo rápido alongamento do intestino e seu mesentério, resultando então na formação da alça intestinal primária. A alça é fixada anteriormente ao saco vitelino pelo ducto onfaloentérico (pedículo vitelino) e posteriormente à parede posterior do abdome pela artéria mesentérica superior. Em consequência desse rápido alongamento e da expansão do fígado, a cavidade abdominal torna-se demasiado pequena para conter todas as alças intestinais, que então sofrem uma herniação fisiológica dentro da parte proximal do cordão umbilical. De maneira coincidente com o crescimento em comprimento, a alça intestinal principal sofre uma rotação de 270° em sentido anti-horário (quando vista de frente) ao redor do eixo estabelecido pela fixação da artéria mesentérica superior. A rotação ocorre durante a herniação (aproximadamente 90°) e durante o retorno das alças intestinais para dentro da cavidade abdominal (os 180° remanescentes), que se acredita que ocorra quando o tamanho relativo do fígado e do rim diminui. A má rotação do intestino médio pode resultar em anormalidades congênitas como o vólvulo (torção) do intestino.

BOXE 12.2 CORRELAÇÃO COM O DESENVOLVIMENTO

LOCALIZAÇÃO DA DOR PROVENIENTE DE DERIVADOS DO INTESTINO ANTERIOR, DO INTESTINO MÉDIO E DO INTESTINO POSTERIOR

A dor proveniente de órgãos do sistema digestório segue as vias determinadas pela sua origem embriológica. A dor em estruturas do intestino anterior localiza-se na região epigástrica, enquanto a dor que provém de estruturas do intestino médio localiza-se na região periumbilical e a dor que se origina de estruturas do intestino posterior situa-se na região hipogástrica.

Estômago

O **estômago**, um reservatório oco que armazena, mistura e inicia a digestão do alimento, comunica-se com o esôfago proximalmente e com o duodeno do intestino delgado distalmente (Figuras 12.2 a 12.4).

— Normalmente, tem o formato de J e se localiza no quadrante superior esquerdo, embora o seu formato e posição variem entre indivíduos e também possam mudar dependendo de seu conteúdo
— O estômago possui quatro partes:
    1. A **cárdia**, que circunda a abertura do esôfago.
    2. O **fundo gástrico**, que consiste na parte superior que se eleva acima e à esquerda da abertura entre o esôfago e o estômago (**óstio cárdico**).
    3. O **corpo gástrico**, a grande parte expandida abaixo do fundo gástrico.
    4. A **parte pilórica**, que é o canal de efluxo formado pelo largo **antro pilórico**, por um **canal pilórico** estreito e pelo **piloro** ou região esfincteriana, que contém o músculo **esfíncter do piloro**, que circunda o óstio pilórico na primeira parte do duodeno.
— O estômago apresenta uma curvatura menor e uma curvatura maior:
    • A **curvatura menor** forma a margem côncava superior. Uma **incisura angular** ao longo dessa curvatura marca a junção do corpo gástrico com a parte pilórica
    • A **curvatura maior** forma a margem convexa inferior

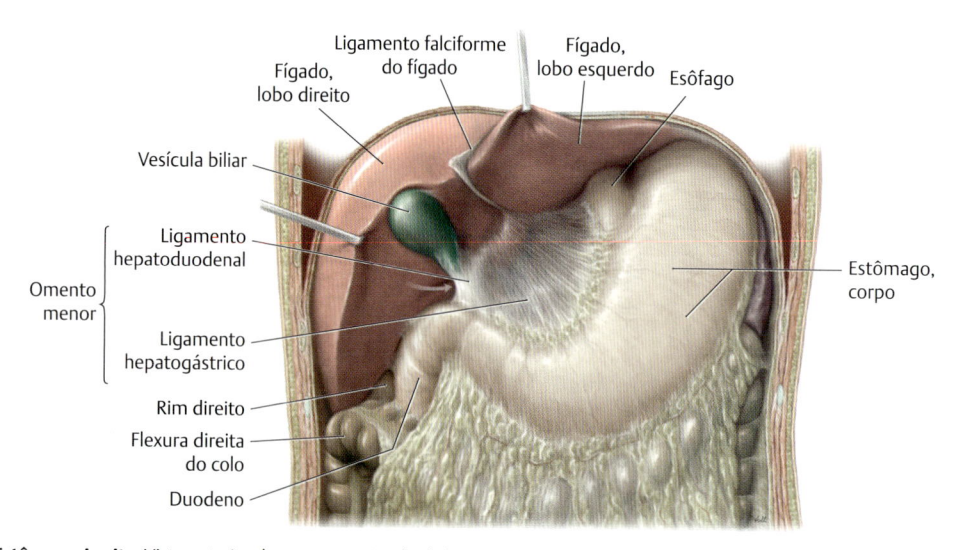

Figura 12.2 Estômago _in situ_. Vista anterior da parte superior do abdome. O fígado foi rebatido superiormente para expor o estômago e o omento menor. (De Gilroy AM, MacPherson BR, Wikenheiser JC. Atlas of Anatomy. Ilustrações de Voll M e Wesker K. 4th ed. New York: Thieme Publishers; 2020.)

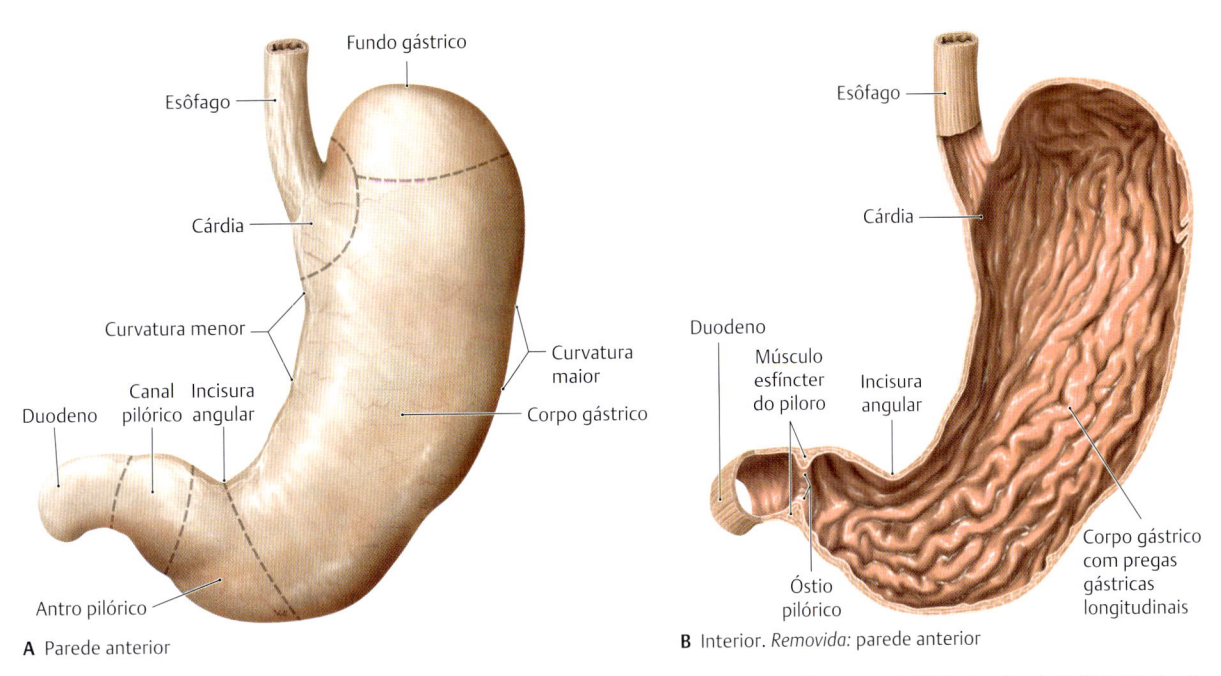

A Parede anterior

B Interior. *Removida:* parede anterior

Figura 12.3 Estômago. Vista anterior. (De Schuenke M, Schulte E, Schumacher U. THIEME Atlas of Anatomy, Vol 2. Ilustrações de Voll M e Wesker K. 3rd ed. New York: Thieme Publishers; 2020.)

— Embora os órgãos ocos do sistema digestório geralmente tenham paredes compostas por duas camadas musculares, o estômago é singular pela presença de três camadas: uma camada longitudinal externa, uma camada circular média e uma camada oblíqua interna. Essas camadas permitem ao estômago criar poderosos movimentos de agitação que quebram as grandes partículas de alimento

— A face interna do estômago é altamente distensível. Nos adultos, o estômago consegue acomodar 2 a 3 ℓ. As **pregas** longitudinais da mucosa gástrica, formadas durante a contração do estômago, são mais proeminentes na parte pilórica e ao longo da curvatura maior. O enchimento gástrico resulta no desaparecimento dessas pregas de mucosa

— As camadas de peritônio nas faces anterior e posterior do estômago unem-se ao longo da curvatura menor para formar o omento menor; ao longo da curvatura maior, unem-se para formar o omento maior (Figuras 12.1 e 12.2)

— Anteriormente, o estômago está em contato com a parede do abdome, o diafragma e o lobo hepático esquerdo. Posteriormente, forma a parede anterior da bolsa omental

— Na posição de decúbito dorsal, o estômago repousa sobre o pâncreas, o baço, o rim esquerdo, a glândula suprarrenal esquerda, e o colo transverso e seu mesentério

— As artérias gástricas direita e esquerda, as **artérias gastromentais direita** e **esquerda** e as **artérias gástricas curtas** (todas originadas de ramos do tronco celíaco) irrigam o estômago (ver Capítulo 11, Figuras 11.12 e 11.14)

— As veias que acompanham as artérias do estômago drenam para o sistema porta hepático venoso

— Os vasos linfáticos drenam para os linfonodos gástricos e gastromentais, que drenam para os linfonodos celíacos

— O plexo nervoso celíaco inerva o estômago (ver Capítulo 11, Figura 11.30)
  • Os nervos simpáticos promovem vasoconstrição e inibem o peristaltismo
  • Os nervos parassimpáticos estimulam a secreção gástrica.

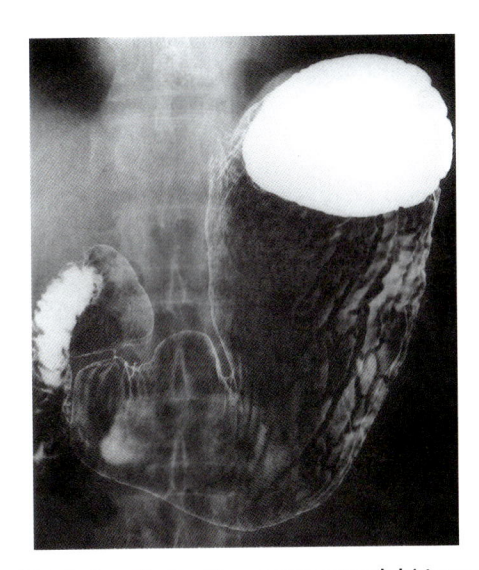

Figura 12.4 Radiografia do estômago com enema de bário com duplo contraste. Vista anterior. (De Gunderman R. Essential Radiology, 3rd ed. New York: Thieme Publishers; 2014.)

ÚLCERAS GÁSTRICAS

As úlceras gástricas são lesões abertas da mucosa que se acredita que sejam iniciadas pela secreção aumentada de ácido gástrico e exacerbadas pela presença da bactéria *Helicobacter pylori*. As úlceras gástricas podem causar hemorragia se erodirem nas artérias gástricas. As úlceras de localização posterior podem erodir o pâncreas e a artéria esplênica, causando então hemorragia grave. Os pacientes com úlceras crônicas podem ser submetidos à vagotomia, a secção cirúrgica do nervo vago, que pode reduzir a produção de ácido gástrico.

Intestino delgado

O **intestino delgado** estende-se do óstio pilórico do estômago até o óstio ileal na junção ileocecal e constitui o principal local de digestão e absorção dos alimentos digeridos. É constituído de três partes: o **duodeno**, que é, em sua maior parte, retroperitoneal; e o **jejuno** e o **íleo**, que estão suspensos pelo mesentério do intestino delgado.

— O duodeno, que constitui a parte inicial e mais curta do intestino delgado, forma uma curva em C em torno da cabeça do pâncreas e apresenta quatro partes (Figuras 12.5 a 12.7)

- A **parte superior** (primeira parte) situa-se no nível da vértebra L1
  - O segmento proximal de 2 cm, denominado **ampola do duodeno**, é suspensa a partir de um mesentério
- A **parte descendente** (segunda parte) estende-se ao longo do lado direito dos corpos vertebrais de L1-L3
  - Trata-se do local de junção do intestino anterior com o intestino médio
  - A **ampola hepatopancreática**, que é formada pelo ducto colédoco e pelo ducto pancreático principal, entra no duodeno por meio da **papila maior do duodeno** na parede posteromedial. Superiormente, o **ducto pancreático acessório** entra no duodeno por meio da **papila menor do duodeno**
- A **parte horizontal** (terceira parte) cruza e se dirige para a esquerda, anteriormente à veia cava inferior, a aorta e a vértebra L3, ao longo da margem inferior do pâncreas
  - A raiz do mesentério do intestino delgado (raiz mesentérica) e os vasos mesentéricos superiores cruzam-se anteriormente
- A **parte ascendente** (quarta parte) ascende ao longo do lado esquerdo da aorta até o nível da vértebra L2 na margem inferior do pâncreas
  - Une-se ao jejuno na flexura duodenojejunal, que é suspensa na parede posterior do abdome pelo **músculo suspensor do duodeno** (ligamento de Treitz)

— O jejuno, que constitui os dois quintos proximais da parte intraperitoneal do intestino delgado, é suspenso pelo mesentério e está predominantemente localizado no quadrante superior esquerdo (Figuras 12.8 a 12.11)

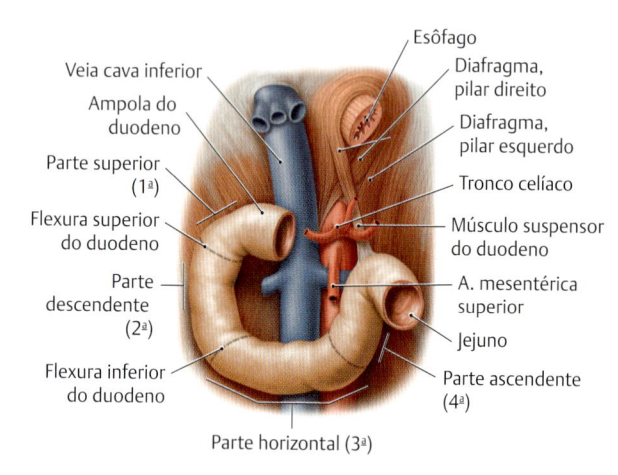

Figura 12.5 Partes do duodeno. Vista anterior. (De Gilroy AM, MacPherson BR, Wikenheiser JC. Atlas of Anatomy. Ilustrações de Voll M e Wesker K. 4th ed. New York: Thieme Publishers; 2020.)

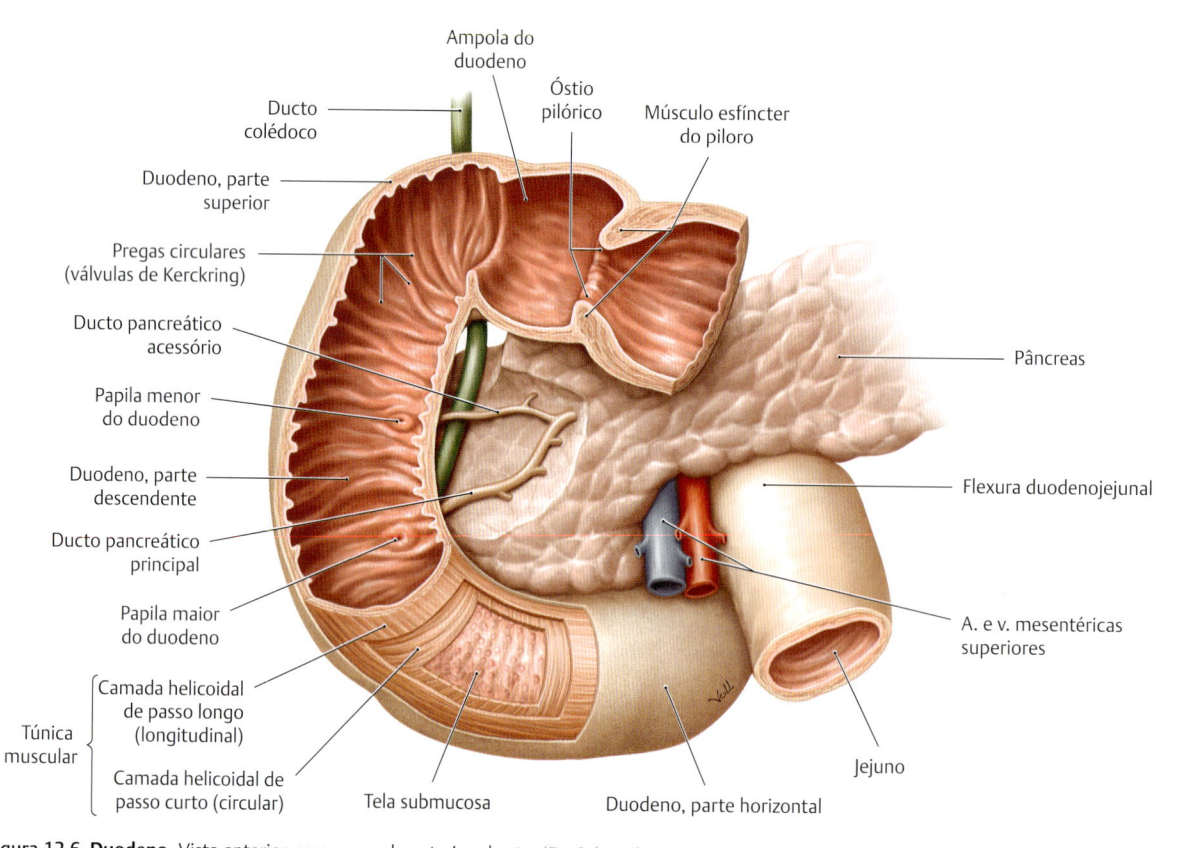

Figura 12.6 Duodeno. Vista anterior com a parede anterior aberta. (De Schuenke M, Schulte E, Schumacher U. THIEME Atlas of Anatomy, Vol 2. Ilustrações de Voll M e Wesker K. 3rd ed. New York: Thieme Publishers; 2020.)

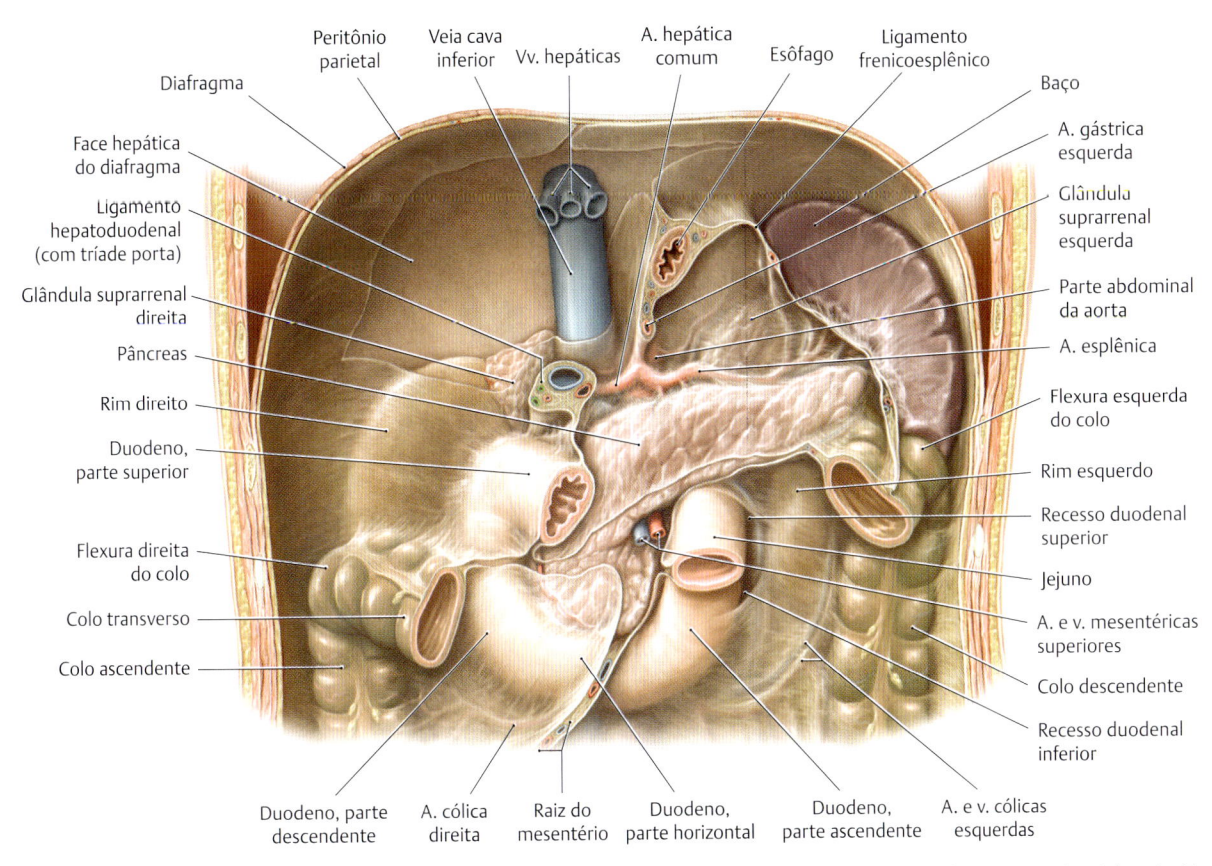

Figura 12.7 **Duodeno** *in situ.* Vista anterior. *Removidos:* estômago, fígado, intestino delgado e grande parte do colo transverso. (De Schuenke M, Schulte E, Schumacher U. THIEME Atlas of Anatomy, Vol 2. Ilustrações de Voll M e Wesker K. 3rd ed. New York: Thieme Publishers; 2020.)

- Possui uma parede mais espessa e maior diâmetro do que o íleo
- A sua face interna é revestida por **pregas circulares** altas e densamente agrupadas, o que aumenta a sua área de superfície para absorção
- Arcadas arteriais amplamente espaçadas dentro do mesentério dão origem a longas artérias retilíneas, as **arteríolas retas (vasos retos)** (ver Capítulo 11, Figura 11.16)
- O íleo, que constitui os três quintos distais da parte intraperitoneal do intestino delgado, também é suspenso pelo mesentério do intestino delgado. O íleo estende-se da extremidade do jejuno até a sua junção com o ceco (**junção ileocecal**) e se localiza no quadrante inferior esquerdo do abdome e na pelve maior (Figuras 12.8 a 12.11)
  - É mais comprido do que o jejuno
  - Nódulos linfáticos (**placas de Peyer**) projetam-se para fora a partir da camada de tecido conectivo sob o epitélio (lâmina própria)
  - As pregas circulares são baixas e escassas
  - O íleo possui mais gordura, arcadas arteriais mais densas e vasos retos mais curtos no seu mesentério do que o jejuno
- O suprimento sanguíneo, a drenagem linfática e a inervação das partes do intestino delgado refletem o seu desenvolvimento a partir do intestino anterior e intestino médio embrionários (ver Capítulo 11, Seção 11.2)
  - A parte que se estende do músculo esfíncter do piloro até abaixo da papila maior do duodeno (intestino anterior) é irrigada pelo ramo **pancreaticoduodenal superior** da **artéria gastroduodenal** (suprida pelo tronco celíaco)
  - O intestino médio (parte distal no duodeno descendente, jejuno e íleo) é irrigado pelas **artérias pancreati-**

coduodenal inferior, **jejunais** e **ileais**, ramos da artéria mesentérica superior
- As artérias são acompanhadas de veias de nomes semelhantes e terminam no sistema porta hepático
- Os vasos linfáticos do intestino delgado seguem o trajeto das artérias e drenam a linfa para os linfonodos celíacos e mesentéricos superiores
- Os plexos celíaco (para o intestino anterior) e mesentérico superior (para o intestino médio) inervam o intestino delgado
  - A inervação simpática inibe a mobilidade intestinal, a secreção e a vasodilatação
  - A inervação parassimpática restaura a atividade digestiva normal após estimulação simpática
  - As fibras sensitivas viscerais transmitem as sensações de distensão (frequentemente percebida como cólica), porém o intestino é insensível à maioria dos estímulos dolorosos.

BOXE 12.4 CORRELAÇÃO CLÍNICA

ÚLCERAS DUODENAIS (PÉPTICAS)

Em geral, as úlceras duodenais ocorrem a poucos centímetros do piloro em sua parede posterior. A perfuração do duodeno pode resultar em peritonite e ulceração de órgãos adjacentes. Ocorre uma hemorragia grave se houver erosão da úlcera através da artéria gastroduodenal, que segue o seu trajeto ao longo da face posterior do duodeno.

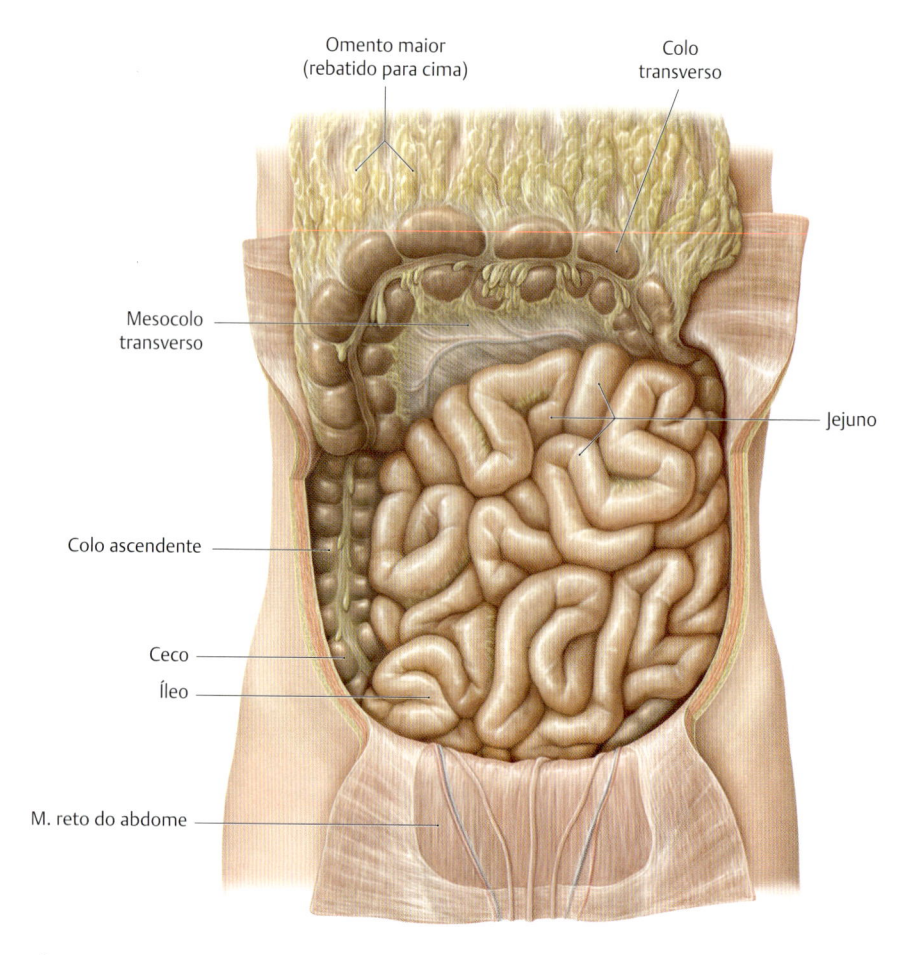

Omento maior
(rebatido para cima)

Colo
transverso

Mesocolo
transverso

Jejuno

Colo ascendente

Ceco

Íleo

M. reto do abdome

Figura 12.8 Jejuno e íleo *in situ*. Vista anterior. *Rebatidos*: colo transverso e omento maior. (De Schuenke M, Schulte E, Schumacher U. THIEME Atlas of Anatomy, Vol 2. Ilustrações de Voll M e Wesker K. 3rd ed. New York: Thieme Publishers; 2020.)

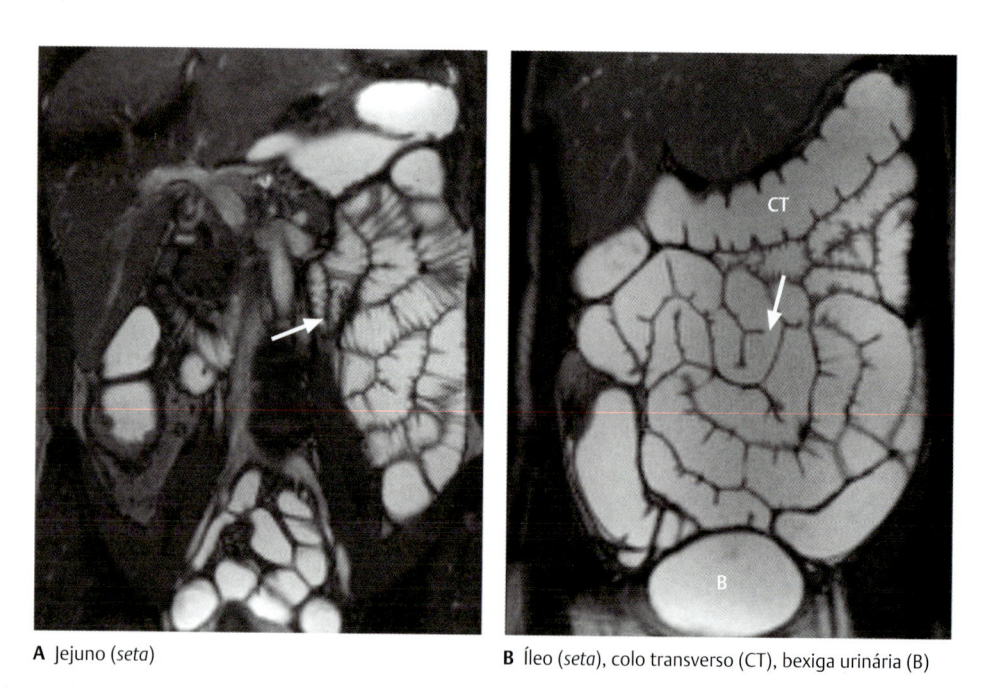

A Jejuno (*seta*)

B Íleo (*seta*), colo transverso (CT), bexiga urinária (B)

Figura 12.9 Ressonância magnética (RM) do intestino delgado. Vista frontal. As modalidades de imagens em corte, como a TC e a RM, substituíram, em grande parte, as radiografias convencionais na avaliação da doença gastrintestinal. (De Krombach GA, Mahnken AH. Body Imaging: Thorax and Abdomen. New York: Thieme Publishers; 2015.)

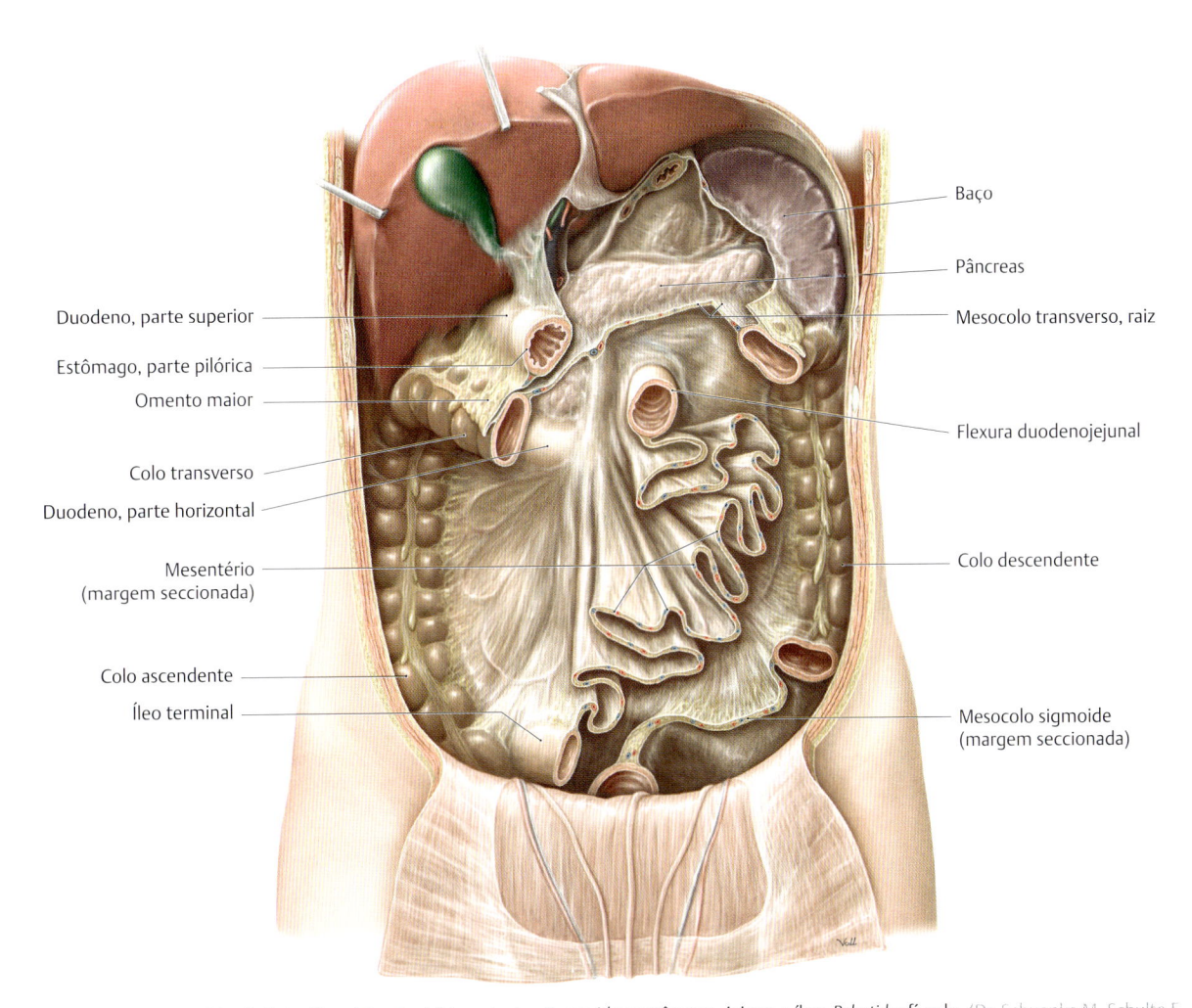

Baço

Pâncreas

Mesocolo transverso, raiz

Duodeno, parte superior

Estômago, parte pilórica

Omento maior

Flexura duodenojejunal

Colo transverso

Duodeno, parte horizontal

Mesentério
(margem seccionada)

Colo descendente

Colo ascendente

Íleo terminal

Mesocolo sigmoide
(margem seccionada)

Figura 12.10 Mesentério do intestino delgado. Vista anterior. *Removidos:* estômago, jejuno e íleo. *Rebatido:* fígado. (De Schuenke M, Schulte E, Schumacher U. THIEME Atlas of Anatomy, Vol 2. Ilustrações de Voll M e Wesker K. 3rd ed. New York: Thieme Publishers; 2020.)

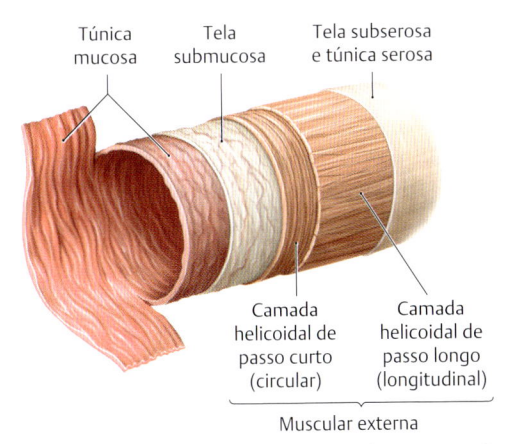

Túnica
mucosa

Tela
submucosa

Tela subserosa
e túnica serosa

Camada
helicoidal de
passo curto
(circular)

Camada
helicoidal de
passo longo
(longitudinal)

Muscular externa

A As camadas da parede do intestino delgado são mostradas em corte transversal de maneira "encaixada", e a túnica mucosa foi seccionada longitudinalmente e aberta

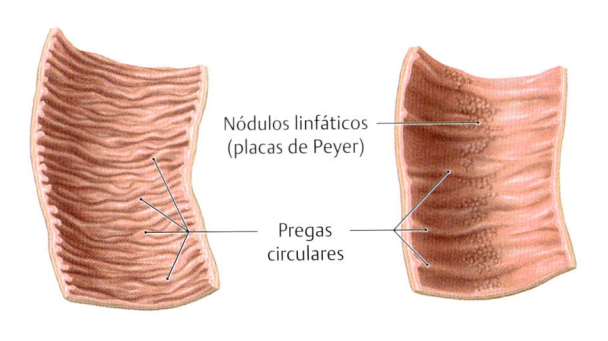

Nódulos linfáticos
(placas de Peyer)

Pregas
circulares

B,C O jejuno e o íleo possuem estruturas em sua parede que se assemelham àquelas de outros órgãos ocos do sistema digestório, porém é possível observar diferenças locais nas pregas circulares

Figura 12.11 Estrutura da parede do intestino delgado. (De Schuenke M, Schulte E, Schumacher U. THIEME Atlas of Anatomy, Vol 2. Ilustrações de Voll M e Wesker K. 3rd ed. New York: Thieme Publishers; 2020.)

BOXE 12.5 CORRELAÇÃO COM O DESENVOLVIMENTO

DIVERTÍCULO ILEAL

O divertículo ileal (também conhecido como divertículo de Meckel), que constitui a anormalidade congênita mais comum do intestino, é uma dilatação do íleo, que é um remanescente do ducto onfalomesentérico (pedículo vitelino) que não sofre reabsorção. O divertículo pode estar livre distalmente ou pode estar conectado ao umbigo por meio de um cordão fibroso ou uma fístula. O divertículo ileal ocorre em cerca de 2% da população, localiza-se a cerca de 60 cm proximalmente à junção ileocecal e, com frequência, contém dois ou mais tipos de mucosa. O divertículo pode conter tecido gástrico, pancreático, jejunal ou colônico. O divertículo ileal é geralmente assintomático; entretanto, quando inflamado, pode simular apendicite aguda.

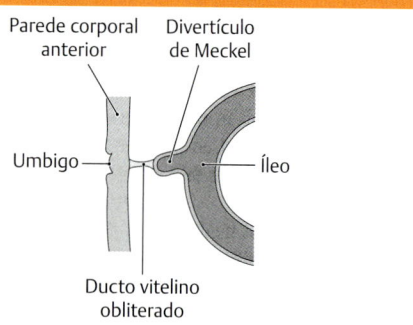

(De Schuenke M, Schulte E, Schumacher U. THIEME Atlas of Anatomy, Vol 2. Ilustrações de Voll M e Wesker K. 3rd ed. New York: Thieme Publishers; 2020.)

Intestino grosso

O **intestino grosso** estende-se do ceco até o canal anal (Figuras 12.12 a 12.14). Converte as fezes líquidas em um estado semissólido por meio da absorção de água, eletrólitos e sais. Além disso, armazena e lubrifica a matéria fecal. Embora seja constituído por cinco partes, apenas o **ceco**, o **apêndice** e o **colo** encontram-se no abdome. O **reto** e o **canal anal** são descritos no Capítulo15.

– O ceco é uma bolsa cega localizada no quadrante inferior direito

• Está fixado proximalmente de maneira terminolateral à parte terminal do íleo e é contínuo distalmente ao colo ascendente

• Carece de mesentério, porém é circundado por peritônio e, portanto, é bastante móvel

– O apêndice (vermiforme) é um divertículo (evaginação) muscular cego que se abre na parede posteromedial do ceco abaixo do **óstio ileal**

• Suas paredes contêm grandes massas de tecido linfoide

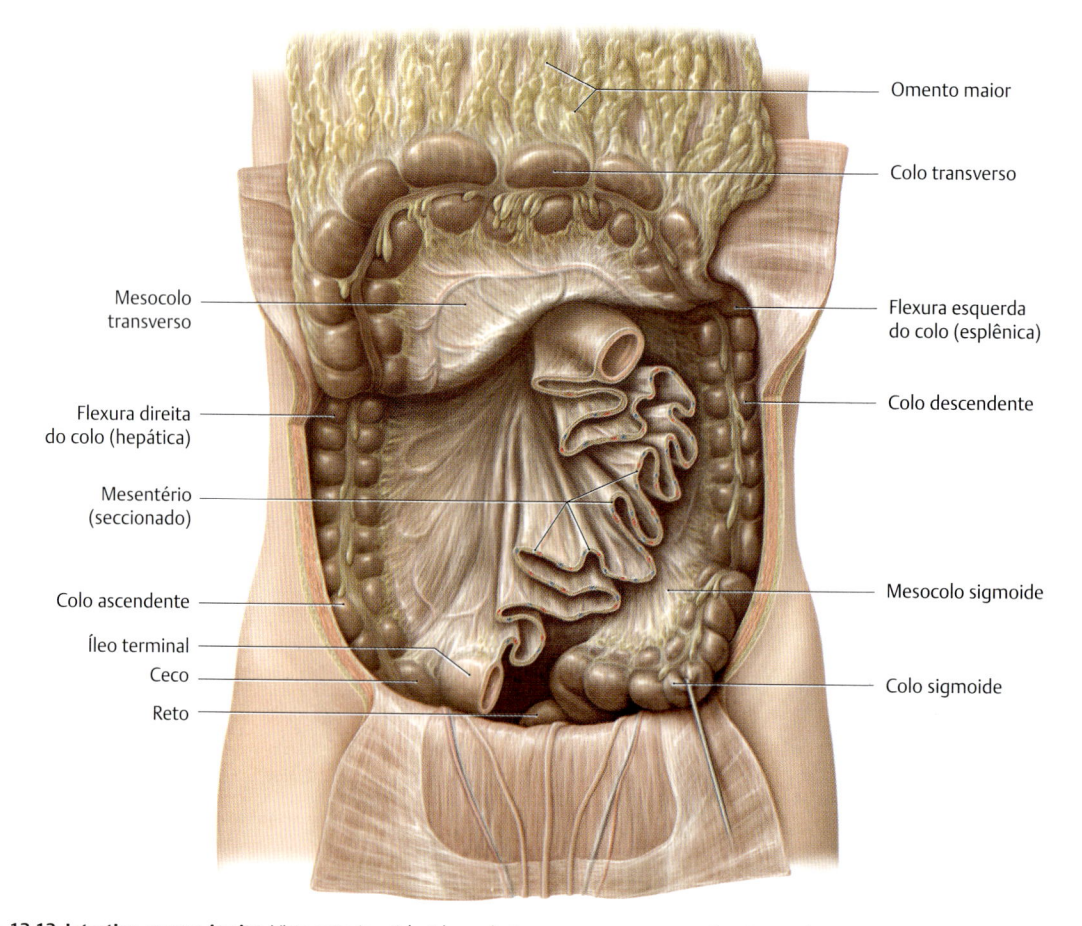

Figura 12.12 Intestino grosso *in situ*. Vista anterior. *Rebatidos:* colo transverso e omento maior. *Removido:* intestino delgado intraperitoneal. (De Schuenke M, Schulte E, Schumacher U. THIEME Atlas of Anatomy, Vol 2. Ilustrações de Voll M e Wesker K. 3rd ed. New York: Thieme Publishers; 2020.)

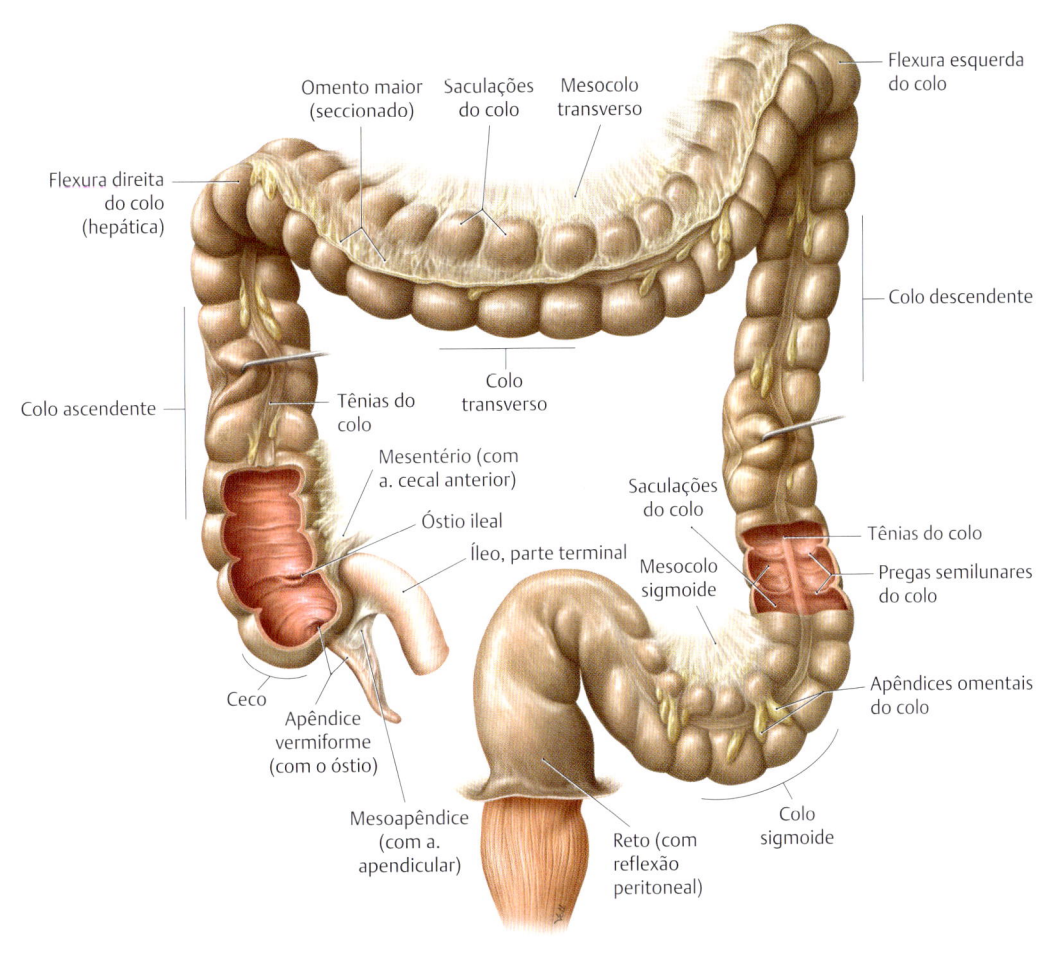

Figura 12.13 Intestino grosso. Vista anterior. (De Gilroy AM, MacPherson BR, Wikenheiser JC. Atlas of Anatomy. Ilustrações de Voll M e Wesker K. 4th ed. New York: Thieme Publishers; 2020.)

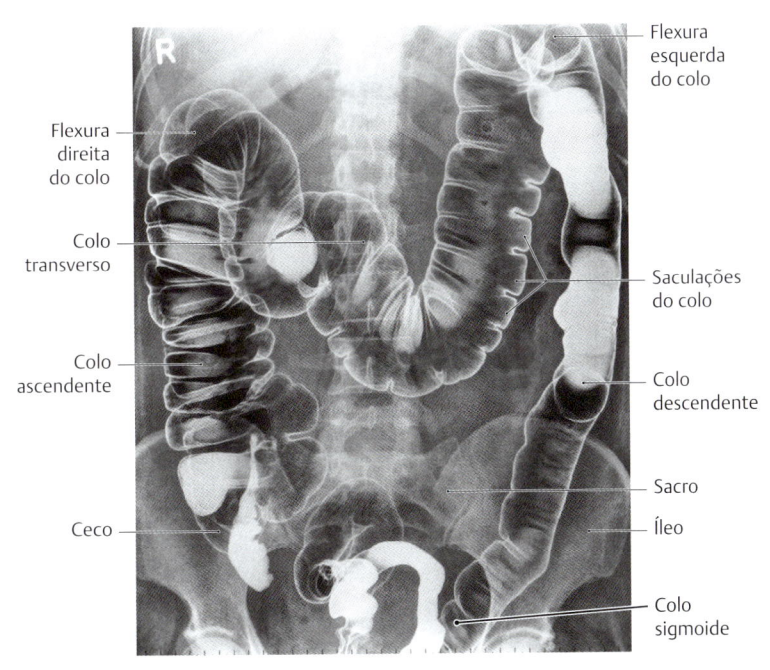

Figura 12.14 Radiografia do intestino grosso com enema de bário com duplo contraste. Vista anterior. (De Moeller TB, Reif E. Pocket Atlas of Sectional Anatomy, Vol 2, 3rd ed. New York: Thieme; 2007.)

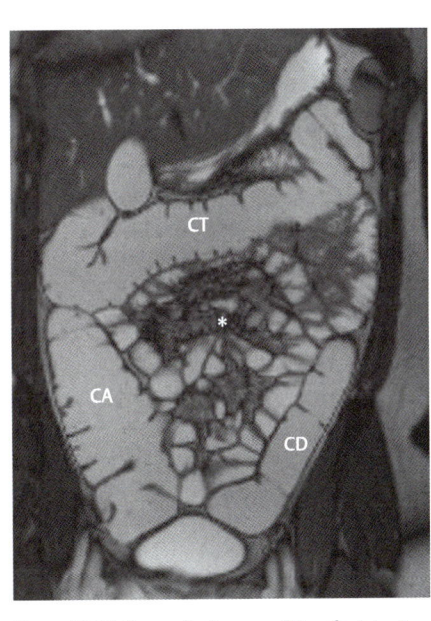

Figura 12.15 Ressonância magnética do intestino grosso. Colo ascendente (CA), colo descendente (CD), colo transverso (CT), *intestino delgado e estruturas mesentéricas. (De Gilroy AM, MacPherson BR, Wikenheiser JC. Atlas of Anatomy. Ilustrações de Voll M e Wesker K. 4th ed. New York: Thieme Publishers; 2020.)

- O seu mesoapêndice (mesentério) o suspende a partir do íleo
- Sua posição é altamente variável; todavia, com frequência, é retrocecal (posterior ao ceco)
— O colo apresenta quatro partes que emolduram as vísceras abdominais:
  1. O **colo ascendente** ascende do ceco, no quadrante inferior direito, até a **flexura direita do colo** (hepática) sob o fígado.
  2. O **colo transverso** cruza o abdome da flexura direita do colo até o quadrante superior esquerdo, onde termina na **flexura esquerda do colo** (esplênica).
  3. O **colo descendente** desce ao longo do lado esquerdo do abdome até o quadrante inferior esquerdo.
  4. O **colo sigmoide** cruza a fossa ilíaca para se unir ao reto na pelve.
— O apêndice vermiforme, o colo transverso e o colo sigmoide são intraperitoneais. Cada um é suspenso pelo seu respectivo **mesocolo** (mesentério). A flexura esquerda do colo é fixada ao diafragma pelo **ligamento frenocólico**
— Os colos ascendente e descendente são secundariamente retroperitoneais e, portanto, carecem de mesentério
— As características externas do colo o distinguem do intestino delgado
  - As **tênias do colo**, três bandas longitudinais (tênia mesocólica, tênia omental e tênia livre), que são formadas pela túnica muscular externa
  - As **saculações do colo**, que consistem em evaginações da parede intestinal visíveis entre as tênias do colo
  - Os **apêndices omentais do colo**, que são pequenas bolsas de gordura alinhadas ao longo das tênias do colo
— O suprimento sanguíneo, a drenagem linfática e a inervação das partes do intestino grosso refletem o seu desenvolvimento a partir dos embrionários intestino médio e intestino posterior (ver Capítulo 11, Seção 11.2)
  - As artérias ileocólica, cólica direita e cólica média, que são ramos da artéria mesentérica superior, irrigam o ceco,

o colo ascendente e os dois terços proximais do colo transverso (intestino médio)
- A artéria cólica esquerda e as artérias sigmóideas, que são ramos da artéria mesentérica inferior, irrigam o terço distal do colo transverso, o colo descendente e o colo sigmoide (intestino posterior). A artéria retal superior irriga a parte superior do reto na pelve
- A artéria marginal segue ao longo da margem mesentérica do intestino grosso anastomosando ramos da artéria mesentérica superior com os da artéria mesentérica inferior. Por sua vez, a artéria retal superior anastomosa-se com as artérias retal média e retal inferior na pelve
- As veias do colo acompanham o trajeto das artérias e drenam o sangue para o sistema porta hepático
- Os vasos linfáticos acompanham as vias arteriais para drenar nos linfonodos mesentéricos superiores ou mesentéricos inferiores
- Os plexos nervosos mesentérico superior (intestino médio) e mesentérico inferior (intestino posterior) inervam o intestino grosso.

BOXE 12.6 CORRELAÇÃO CLÍNICA

DOENÇA INFLAMATÓRIA INTESTINAL

Existem dois tipos de doença inflamatória intestinal (DII): a doença de Crohn e a colite ulcerativa. A doença de Crohn é uma condição inflamatória crônica que pode acometer todo o sistema digestório, mas que afeta mais comumente a parte terminal do íleo e o colo. Provoca úlceras, fístulas (comunicações anormais) e granulomas, deflagrando então sintomas como febre, diarreia, perda de peso e dor abdominal. A colite ulcerativa é uma doença inflamatória recorrente do colo e do reto que provoca diarreia sanguinolenta, perda de peso, febre e dor abdominal. Essas doenças são tratadas com fármacos que reduzem a resposta inflamatória.

BOXE 12.7 CORRELAÇÃO CLÍNICA

APENDICITE E POSIÇÃO VARIÁVEL DO APÊNDICE VERMIFORME

Anormalidades na rotação do intestino embrionário podem resultar em diversas variações de posição do ceco e do apêndice vermiforme. Isso pode atrapalhar uma interpretação acurada dos sintomas de apendicite. A inflamação de um apêndice na posição típica é sentida inicialmente como uma dor vaga na região periumbilical, que é transmitida por meio de fibras viscerais do segmento da medula espinal T10. À medida que a inflamação irrita o peritônio parietal sobrejacente, pode-se produzir uma hipersensibilidade pela compressão de dois pontos:

Ponto de McBurney: localizado a um terço da distância ao longo da linha entre a espinha ilíaca anterossuperior e o umbigo.

Ponto de Lanz: localizado a um terço da distância ao longo de uma linha entre a espinha ilíaca anterossuperior e o ponto de referência semelhante no lado esquerdo.

Se a posição do apêndice for atípica, a hipersensibilidade pode ser percebida em outros locais do abdome, complicando, assim, o diagnóstico.

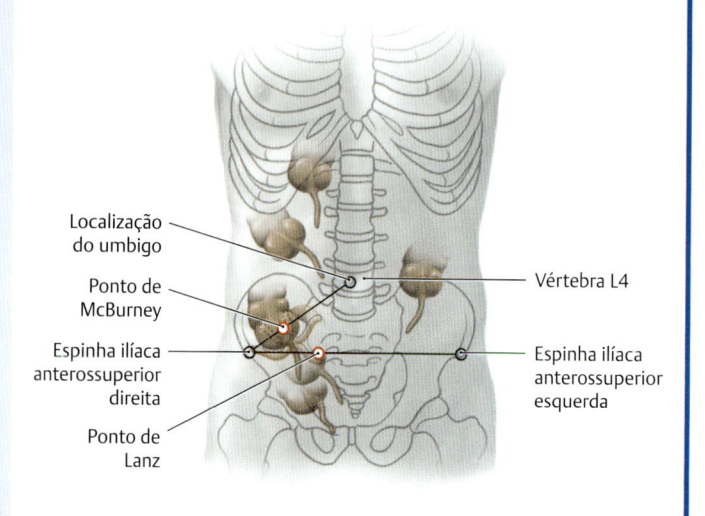

Localização do umbigo

Ponto de McBurney

Espinha ilíaca anterossuperior direita

Ponto de Lanz

Vértebra L4

Espinha ilíaca anterossuperior esquerda

(De Schuenke M, Schulte E, Schumacher U. THIEME Atlas of Anatomy, Vol 2. Ilustrações de Voll M e Wesker K. 3rd ed. New York: Thieme Publishers; 2020.)

BOXE 12.8 CORRELAÇÃO CLÍNICA

CARCINOMA DE COLO

Os tumores malignos do colo e do reto estão entre os tumores sólidos mais frequentes. Mais de 90% deles ocorrem em pacientes com mais de 50 anos. Nos estágios iniciais, o tumor pode ser assintomático; os sintomas que surgem posteriormente incluem perda do apetite, mudanças nos hábitos intestinais e perda de peso. A presença de sangue nas fezes é um achado particularmente incriminador e que exige um exame minucioso. As hemorroidas não constituem uma explicação suficiente para a presença de sangue nas fezes, a não ser que todos os outros exames (incluindo colonoscopia) sejam negativos.

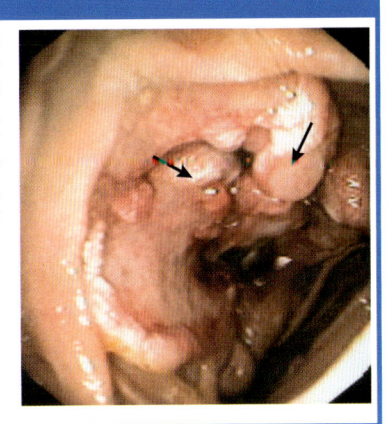

Colonoscopia do carcinoma de colo. O tumor (*setas pretas*) bloqueia parcialmente o lúmen do colo. (De Gilroy AM, MacPherson BR, Wikenheiser JC. Atlas of Anatomy. Ilustrações de Voll M e Wesker K. 4th ed. New York: Thieme Publishers; 2020.)

12.2   Órgãos da cavidade peritoneal – órgãos acessórios do sistema digestório

Fígado

O **fígado** está localizado no quadrante superior direito do abdome sob o hemidiafragma direito e se estende inferiormente até a margem costal (Figura 12.16). Desempenha um papel importante no metabolismo dos carboidratos, das proteínas e dos lipídios. Além disso, produz e secreta a bile e os pigmentos biliares; destoxifica substâncias absorvidas pelo sistema digestório; e armazena vitaminas e minerais, como o ferro. No feto, o fígado constitui o local de hematopoese (produção de eritrócitos).

– Externamente, os ligamentos e as fissuras dividem o fígado em quatro lobos anatômicos (topográficos): os **lobos hepáticos direito** e **esquerdo**, o **lobo caudado** e o **lobo quadrado** (Figura 12.17)

– A face diafragmática do fígado acompanha o formato do diafragma e é marcada pela **área nua**, que carece de peritônio e que está em contato direto com o diafragma

– A face visceral (inferior) do fígado apresenta três fissuras proeminentes:

  • A fissura sagital esquerda acomoda:

    ◦ O **ligamento redondo** do fígado, situado anteriormente entre os lobos hepático esquerdo e quadrado. O ligamento redondo é um remanescente da veia umbilical fetal

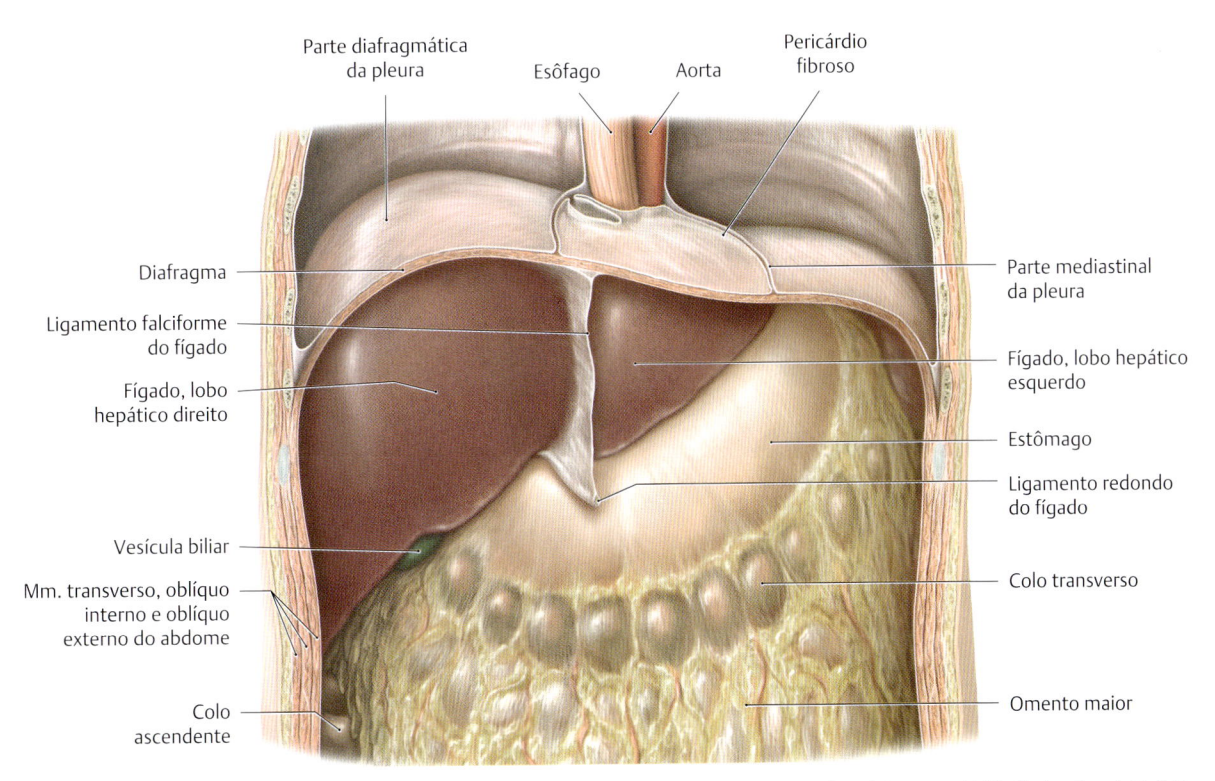

Figura 12.16 Fígado *in situ*. Vista anterior. (De Schuenke M, Schulte E, Schumacher U. THIEME Atlas of Anatomy, Vol 2. Ilustrações de Voll M e Wesker K. 3rd ed. New York: Thieme Publishers; 2020.)

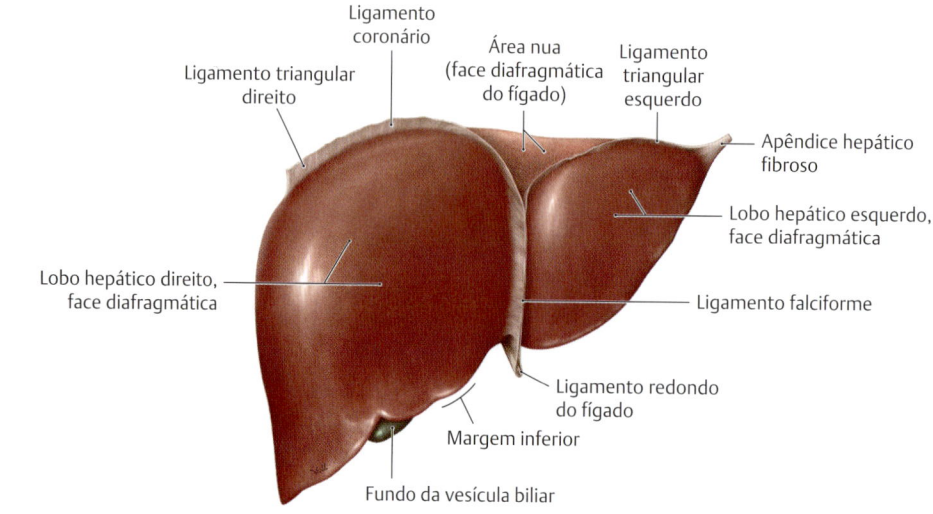

A Vista anterior

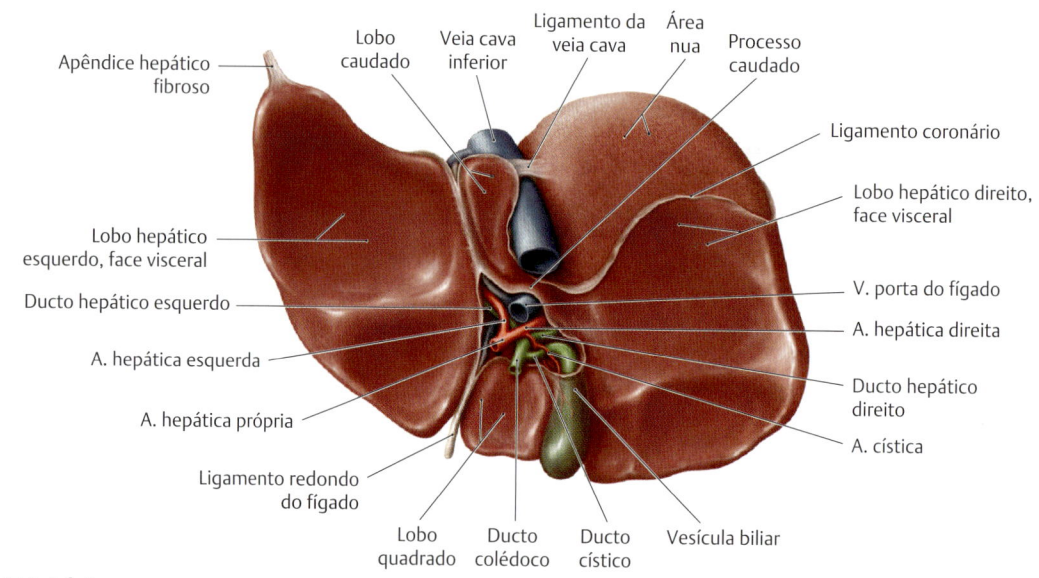

B Vista inferior

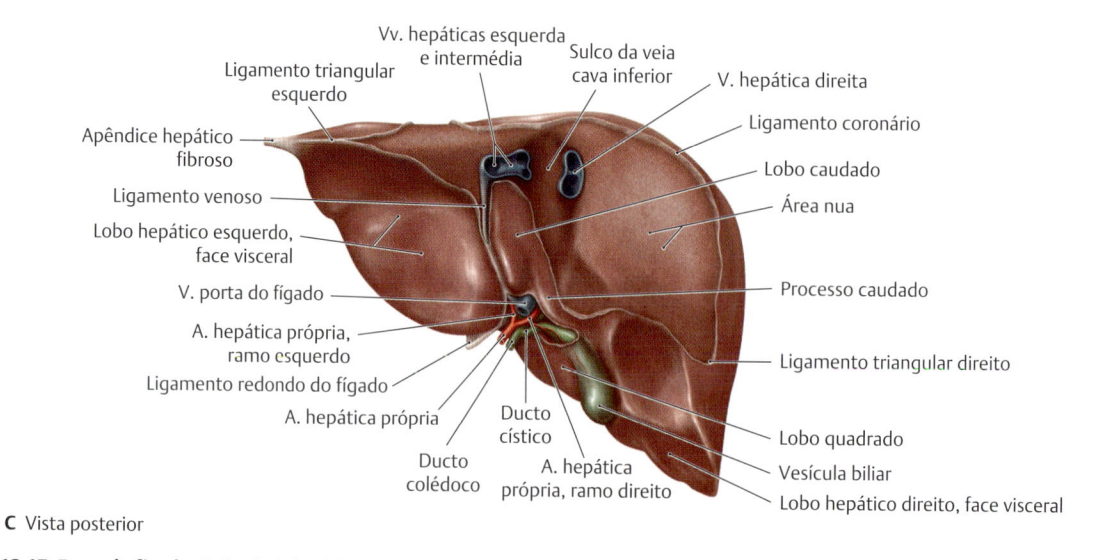

C Vista posterior

Figura 12.17 Faces do fígado. O fígado é dividido pelos seus ligamentos em quatro lobos: direito, esquerdo, caudado e quadrado. (De Schuenke M, Schulte E, Schumacher U. THIEME Atlas of Anatomy, Vol 2. Ilustrações de Voll M e Wesker K. 3rd ed. New York: Thieme Publishers; 2020.)

◦ O **ligamento venoso**, situado posteriormente entre os lobos hepático esquerdo e caudado. O ligamento venoso é um remanescente do ducto venoso fetal
• A fissura sagital direita acomoda:
  ◦ A vesícula biliar, situada anteriormente entre os lobos hepático direito e caudado
  ◦ A veia cava inferior, situada posteriormente entre os lobos hepático direito e caudado
• A fissura transversa acomoda:
  ◦ A **porta do fígado** ou hilo do fígado. Nesse local, entram ou saem estruturas da **tríade portal** (artéria hepática, veia porta do fígado e **ducto colédoco**)
— O fígado é intraperitoneal e é coberto por peritônio, exceto na área nua, na fossa da vesícula biliar e na porta do fígado. As reflexões peritoneais incluem:
  • Os **ligamentos coronário** e **triangular**, que consistem em reflexões de uma única camada entre o fígado e o diafragma que circundam a área nua
  • O ligamento falciforme, uma dupla camada de peritônio, que fixa o fígado à parede anterior do abdome e que contém o ligamento redondo em sua margem livre
  • Os ligamentos hepatogástrico e hepatoduodenal (ambos partes do omento menor), que fixam o fígado ao estômago e à parte proximal do duodeno
— Uma cápsula fibrosa subperitoneal, a cápsula fibrosa perivascular (**cápsula de Glisson**), recobre a superfície do fígado
— Internamente, a ramificação dos vasos sanguíneos intra-hepáticos divide o fígado em oito segmentos funcionais (designados por I a VIII) (Figura 12.18 e Tabela 12.1). Essa disposição segmentar do suprimento sanguíneo facilita a ressecção de segmentos enfermos individuais
— O fígado possui um duplo suprimento sanguíneo: a veia porta do fígado e a artéria hepática própria (ver Capítulo 11, Seção 11.2). Ambos os vasos se dividem para formar ramos primários e secundários que irrigam os segmentos hepáticos
  • A veia porta do fígado, que transporta o sangue rico em nutrientes proveniente do sistema digestório, fornece 75 a 80% do volume sanguíneo para o fígado
  • A artéria hepática própria, que é suprida pelo tronco celíaco através da artéria hepática comum, contribui com 20 a 25% do volume sanguíneo para o fígado

— As veias hepáticas direita, esquerda e intermédia seguem um percurso intersegmentar drenando segmentos adjacentes, e desembocam na veia cava inferior imediatamente abaixo do diafragma
— O fígado possui uma drenagem linfática superficial e outra profunda
  • O plexo linfático superficial, encontrado na cápsula fibrosa, drena as faces hepáticas anteriores para os linfonodos hepáticos (e, por fim, para os linfonodos celíacos) e drena as faces posteriores em direção à área nua, fluindo para os linfonodos frênicos ou mediastinais posteriores
  • O plexo linfático profundo, que acompanha os vasos dentro dos segmentos hepáticos, drena a maior parte do fígado fluindo, inicialmente, para os linfonodos hepáticos na porta do fígado e para o omento menor antes de drenar para os linfonodos celíacos
— O plexo nervoso hepático, que é uma divisão do plexo celíaco, segue o seu percurso ao longo dos vasos da tríade porta para inervar o fígado.

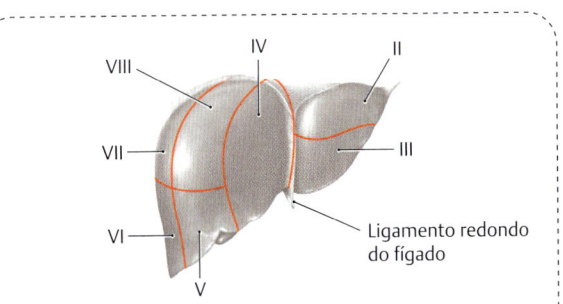

A Fígado, face diafragmática, vista anterior

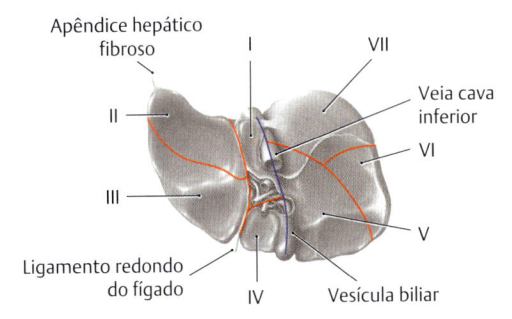

B Fígado, face visceral, vista inferior

De Schuenke M, Schulte E, Schumacher U. THIEME Atlas of Anatomy, Vol 2. Ilustrações de Voll M e Wesker K. 3rd ed. New York: Thieme Publishers; 2020.

Tabela 12.1 Segmentos hepáticos.

Parte	Divisão	Segmento	
Parte esquerda	Parte posterior	I	Lobo caudado
	Divisão lateral esquerda	II	Posterior lateral esquerdo
		III	Anterior lateral esquerdo
	Divisão medial esquerda	IV	Medial esquerdo
Parte direita	Divisão medial direita	V	Anterior medial direito
		VI	Anterior lateral direito
	Divisão lateral direita	VII	Posterior lateral direito
		VIII	Posterior medial direito

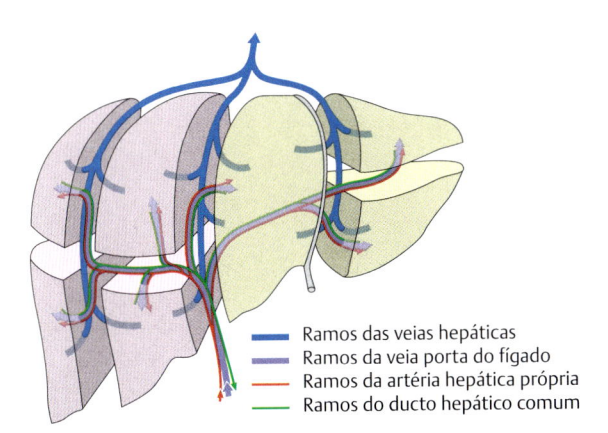

Ramos das veias hepáticas
Ramos da veia porta do fígado
Ramos da artéria hepática própria
Ramos do ducto hepático comum

Figura 12.18 Segmentação do fígado. Vista anterior. Os ramos da artéria hepática, da veia porta do fígado e dos ductos hepáticos dividem o fígado em segmentos hepáticos. (De Schuenke M, Schulte E, Schumacher U. THIEME Atlas of Anatomy, Vol 2. Ilustrações de Voll M e Wesker K. 2nd ed. New York: Thieme Publishers; 2016.)

Vesícula biliar e sistema biliar extra-hepático

A vesícula biliar é um saco piriforme localizado em uma fossa na face visceral do fígado (Figuras 12.17 e 12.19). Armazena a bile produzida e secretada pelo fígado e a concentra por meio da absorção de sais e de água. A estimulação hormonal e neural da vesícula biliar provoca a liberação de bile nos **ductos biliares extra-hepáticos** (Figura 12.20).

— A vesícula biliar é composta de quatro partes (Figura 12.21):
1. O **fundo**, que é a extremidade distal expandida que está em contato com a parede anterior do abdome.
2. O **corpo**, que constitui a parte principal.
3. O **infundíbulo**, situado entre o corpo e o colo da vesícula biliar.
4. O **colo**, o estreito segmento distal que se une ao ducto cístico.

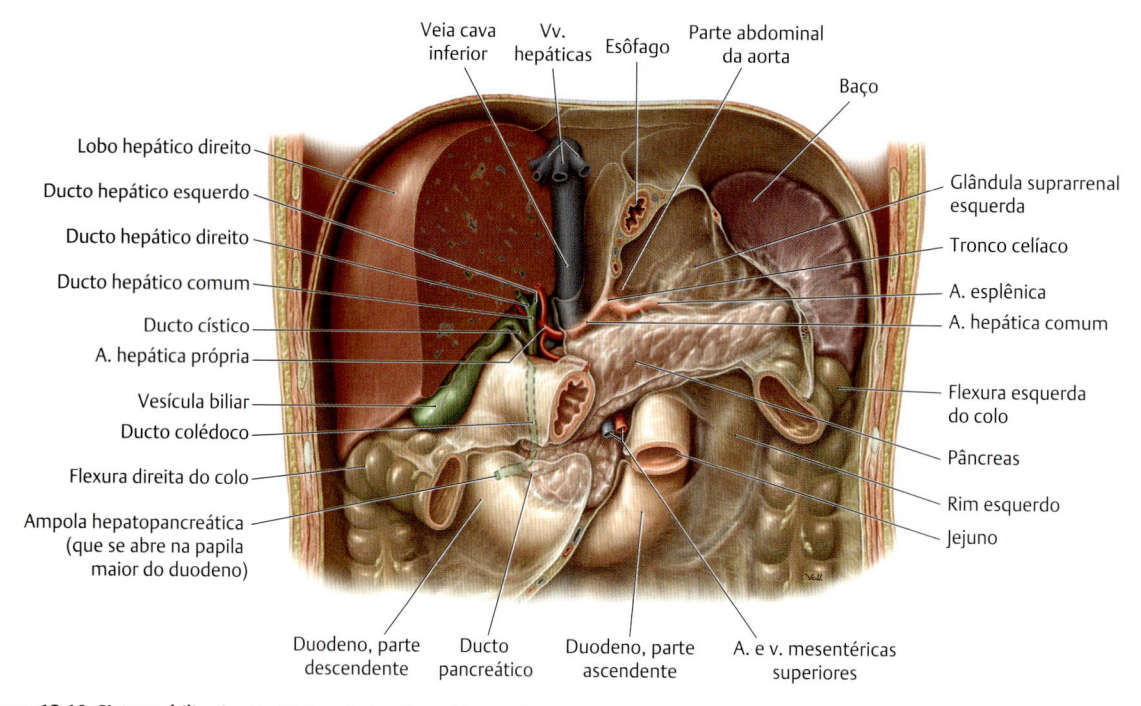

Figura 12.19 Sistema biliar *in situ*. Vista anterior. *Removidos:* estômago, intestino delgado, colo transverso e grande parte do fígado. A vesícula biliar é intraperitoneal e recoberta por peritônio visceral nos locais onde não está fixada ao fígado. (De Gilroy AM, MacPherson BR, Wikenheiser JC. Atlas of Anatomy. Ilustrações de Voll M e Wesker K. 4th ed. New York: Thieme Publishers; 2020.)

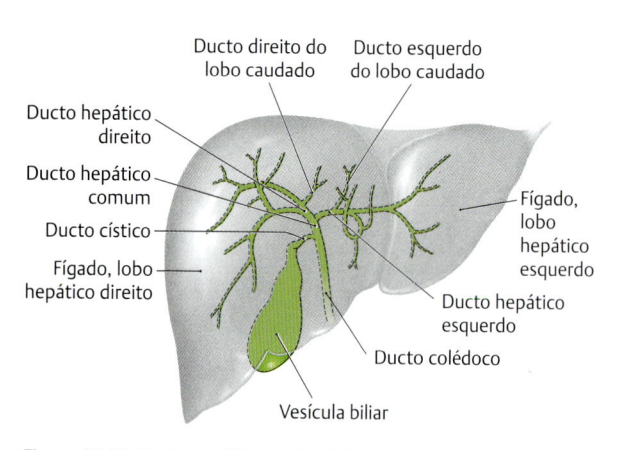

Figura 12.20 Ductos colédocos hepáticos. Projeção na superfície do fígado, vista anterior. (De Schuenke M, Schulte E, Schumacher U. THIEME Atlas of Anatomy, Vol 2. Ilustrações de Voll M e Wesker K. 3rd ed. New York: Thieme Publishers; 2020.)

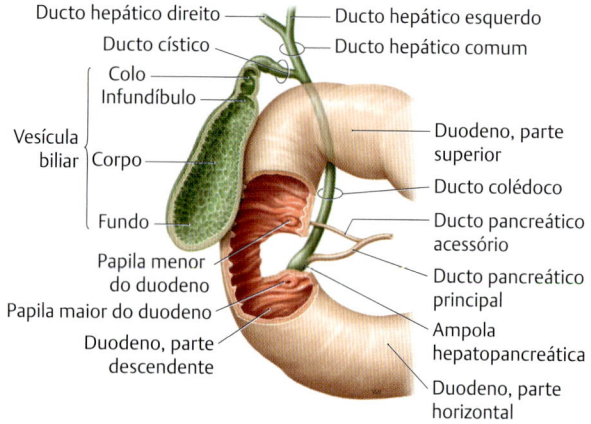

Figura 12.21 Ductos colédocos extra-hepáticos e vesícula biliar. Vista anterior. *Abertos:* vesícula biliar e duodeno. (De Schuenke M, Schulte E, Schumacher U. THIEME Atlas of Anatomy, Vol 2. Ilustrações de Voll M e Wesker K. 3rd ed. New York: Thieme Publishers; 2020.)

– O sistema biliar extra-hepático de ductos transporta a bile do fígado e da vesícula biliar até o duodeno. É constituído pelas seguintes partes:

- O **ducto hepático comum**, formado pela junção dos ductos hepáticos direito e esquerdo, que drena o fígado
- O **ducto cístico**, que drena a vesícula biliar e que se comunica com o ducto hepático comum proveniente do fígado (uma **prega espiral** no colo da vesícula biliar mantém o ducto cístico aberto)
- O **ducto colédoco**, formado pela junção do ducto hepático comum e do ducto cístico, que drena a bile para a parte descendente do duodeno

– O ducto colédoco passa posteriormente à primeira parte do duodeno e posteriormente à cabeça do pâncreas ou através dela. Termina na **ampola hepatopancreática** (de Vater), uma dilatação da extremidade distal do ducto, onde se une ao **ducto pancreático principal** do pâncreas

– Um músculo **esfíncter** (de Oddi) circunda a ampola hepatopancreática no local onde atravessa a parede medial do duodeno através da papila maior do duodeno e se abre na parte descendente do duodeno (Figura 12.22)

– A **artéria cística**, que geralmente é um ramo da artéria hepática direita, irriga a vesícula biliar

– O sangue venoso da vesícula biliar é drenado para as veias hepáticas no fígado, as quais drenam para a veia cava inferior

– O plexo hepático inerva a vesícula biliar

- A estimulação simpática inibe a secreção de bile
- A estimulação parassimpática provoca contração da vesícula biliar e liberação de bile.

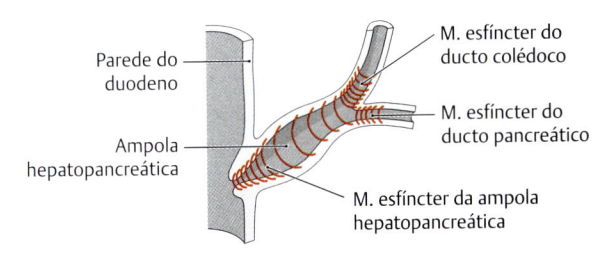

Figura 12.22 Sistema de músculos esfíncteres biliares. Músculos esfíncteres dos ductos pancreático e colédoco. (De Schuenke M, Schulte E, Schumacher U. THIEME Atlas of Anatomy, Vol 2. Ilustrações de Voll M e Wesker K. 3rd ed. New York: Thieme Publishers; 2020.)

BOXE 12.10 CORRELAÇÃO CLÍNICA

CÁLCULOS BILIARES

Os cálculos biliares são concreções de cristais de colesterol que se alojam dentro da árvore biliar. Ocorrem mais comumente em mulheres com mais de 40 anos. Os cálculos biliares podem permanecer assintomáticos. Entretanto, quando causam obstrução da ampola hepatopancreática, eles impedem o fluxo de bile e as secreções pancreáticas, o que pode causar a entrada de bile no pâncreas, resultando então em pancreatite. Os cálculos biliares que causam obstrução do ducto cístico provocam cólica biliar, que é caracterizada por ondas de dor intensa, colecistite e icterícia. Os cálculos que se acumulam no infundíbulo de uma vesícula biliar enferma (também conhecido como bolsa de Hartmann) podem ulcerar através da parede do fundo e passar para o colo transverso. Esses cálculos podem ser eliminados naturalmente pelo reto, ou podem passar para o intestino delgado, onde podem provocar obstrução da papila ileocecal e produzir obstrução intestinal (íleo biliar). A dor que surge em decorrência de cálculos biliares surge na região epigástrica ou no hipocôndrio direito, mas também pode ser referida para a parede posterior do tórax ou o ombro direito em decorrência da irritação do diafragma.

BOXE 12.11 CORRELAÇÃO CLÍNICA

COLECISTECTOMIA E TRÍGONO CISTO-HEPÁTICO (TRIÂNGULO DE CALOT)

Noventa e cinco por cento das lesões dos ductos colédocos extra-hepáticos ocorrem intraoperatoriamente e com mais frequência durante a retirada da vesícula biliar (colecistectomia), que inclui a transecção da artéria cística e do ducto cístico. O trígono cisto-hepático serve como guia para a identificação acurada dessas estruturas, cuja anatomia pode ser altamente variável. As margens desse espaço são formadas pelo ducto cístico inferiormente, pelo ducto hepático comum medialmente, e pela face visceral do fígado superiormente.

BOXE 12.12 CORRELAÇÃO CLÍNICA

IMPLICAÇÕES DO ESVAZIAMENTO COMPARTILHADO DO DUCTO COLÉDOCO E DO DUCTO PANCREÁTICO

Tanto o ducto colédoco quanto o ducto pancreático desembocam na papila maior do duodeno. Isso tem implicações clínicas importantes (p. ex., um tumor na cabeça do pâncreas pode causar obstrução do ducto colédoco, provocando então um refluxo biliar para o fígado e icterícia). De modo semelhante, um cálculo biliar que se aloja no ducto colédoco pode provocar obstrução da parte terminal do ducto pancreático, o que causa pancreatite aguda.

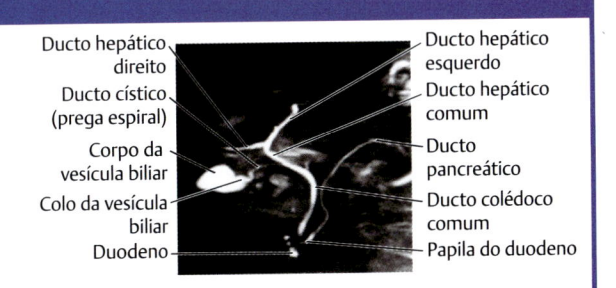

Colangiopancreatografia por ressonância magnética. (De Moeller TB, Reif E. Pocket Atlas of Sectional Anatomy, Vol 2, 3rd ed. New York: Thieme Publishers; 2007.)

Pâncreas

O **pâncreas** é uma glândula lobulada que desempenha duas funções. Como glândula exócrina, o pâncreas sintetiza enzimas digestivas e, como glândula endócrina, produz e secreta os hormônios insulina e glucagon (Figuras 12.19, 12.23 a 12.25).

- É secundariamente retroperitoneal e se localiza na parede posterior da bolsa omental
- Cruza a linha mediana com a sua cabeça localizada dentro do "C" do duodeno, enquanto a sua cauda entra em contato com o hilo esplênico
- O pâncreas apresenta quatro partes: a **cabeça** e o **processo uncinado**, o **colo**, o **corpo** e a **cauda**
- O **ducto pancreático principal** (de Wirsung) atravessa toda a extensão da glândula para se unir com o ducto colédoco na ampola hepatopancreática. Ambos os ductos drenam para a parte descendente do duodeno na **papila maior do duodeno** (Figuras 12.21 e 12.22)
- Quando presente, o **ducto pancreático acessório** (de Santorini) pode drenar para a parte descendente do duodeno na **papila menor do duodeno** 2 cm proximalmente ao local de drenagem do ducto pancreático principal
- Em virtude de sua localização central na parte superior do abdome, o pâncreas está relacionado topograficamente com muitas das principais estruturas vasculares do abdome (Figura 11.23):

- A cabeça do pâncreas situa-se anteriormente aos vasos renais direitos, à veia renal esquerda e à veia cava inferior
- O colo e o corpo do pâncreas cruzam anteriormente à parte abdominal da aorta, aos vasos mesentéricos superiores e à veia porta do fígado. O tronco celíaco origina-se da aorta imediatamente superior a ele
- A cauda do pâncreas cruza anteriormente o rim esquerdo e se estende até o hilo esplênico. A artéria esplênica segue o seu trajeto ao longo da margem superior do pâncreas, enquanto a veia esplênica segue um trajeto posterior
- O pâncreas é irrigado por ramos do tronco celíaco e pela artéria mesentérica superior (ver Capítulo 11, Seção 11.2)
  - A cabeça do pâncreas é irrigada pelas artérias pancreaticoduodenais, por ramos da artéria gastroduodenal (a partir do tronco celíaco) e pela artéria mesentérica superior
  - Ramos da artéria esplênica irrigam o colo, o corpo e a cauda do pâncreas
- O sangue venoso é drenado para as veias esplênica e mesentérica superior, que se unem para formar o sistema porta hepático
- A drenagem linfática é tão variada quanto o suprimento sanguíneo, porém geralmente acompanha as vias arteriais, drenando, por fim, nos linfonodos celíacos e mesentéricos superiores
- Os plexos celíaco e mesentérico superior inervam o pâncreas.

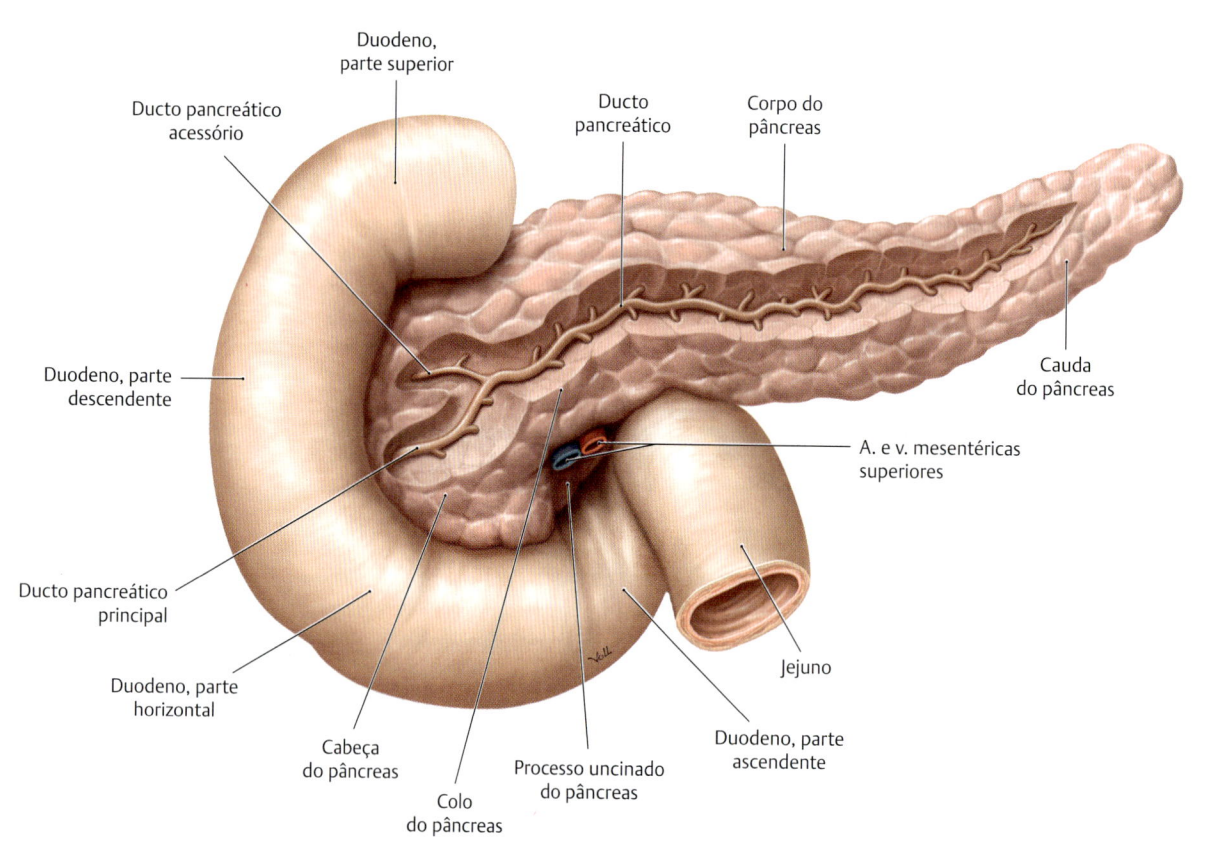

Figura 12.23 Pâncreas. Vista anterior com dissecção do ducto pancreático. (De Schuenke M, Schulte E, Schumacher U. THIEME Atlas of Anatomy, Vol 2. Ilustrações de Voll M e Wesker K. 3rd ed. New York: Thieme Publishers; 2020.)

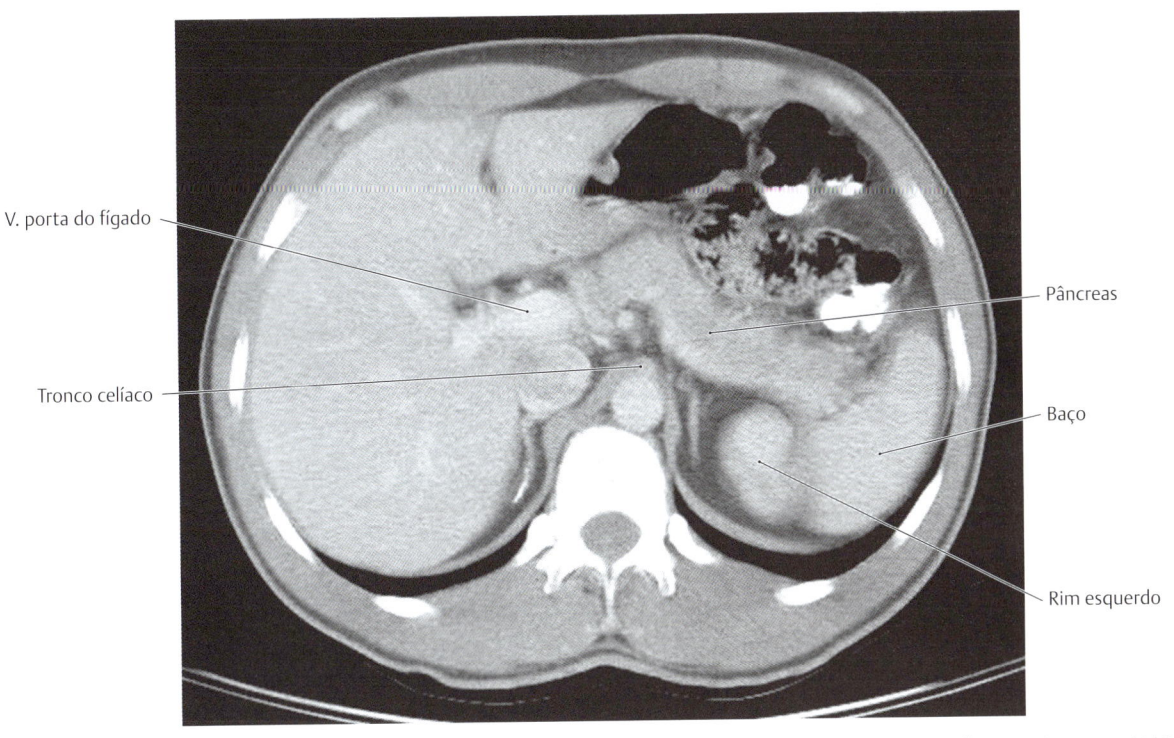

V. porta do fígado

Tronco celíaco

Pâncreas

Baço

Rim esquerdo

Figura 12.24 Tomografia computadorizada do abdome no nível da vértebra L1. (De Moeller TB, Reif E. Pocket Atlas of Sectional Anatomy, Vol 2, 3rd ed. New York: Thieme Publishers; 2007.)

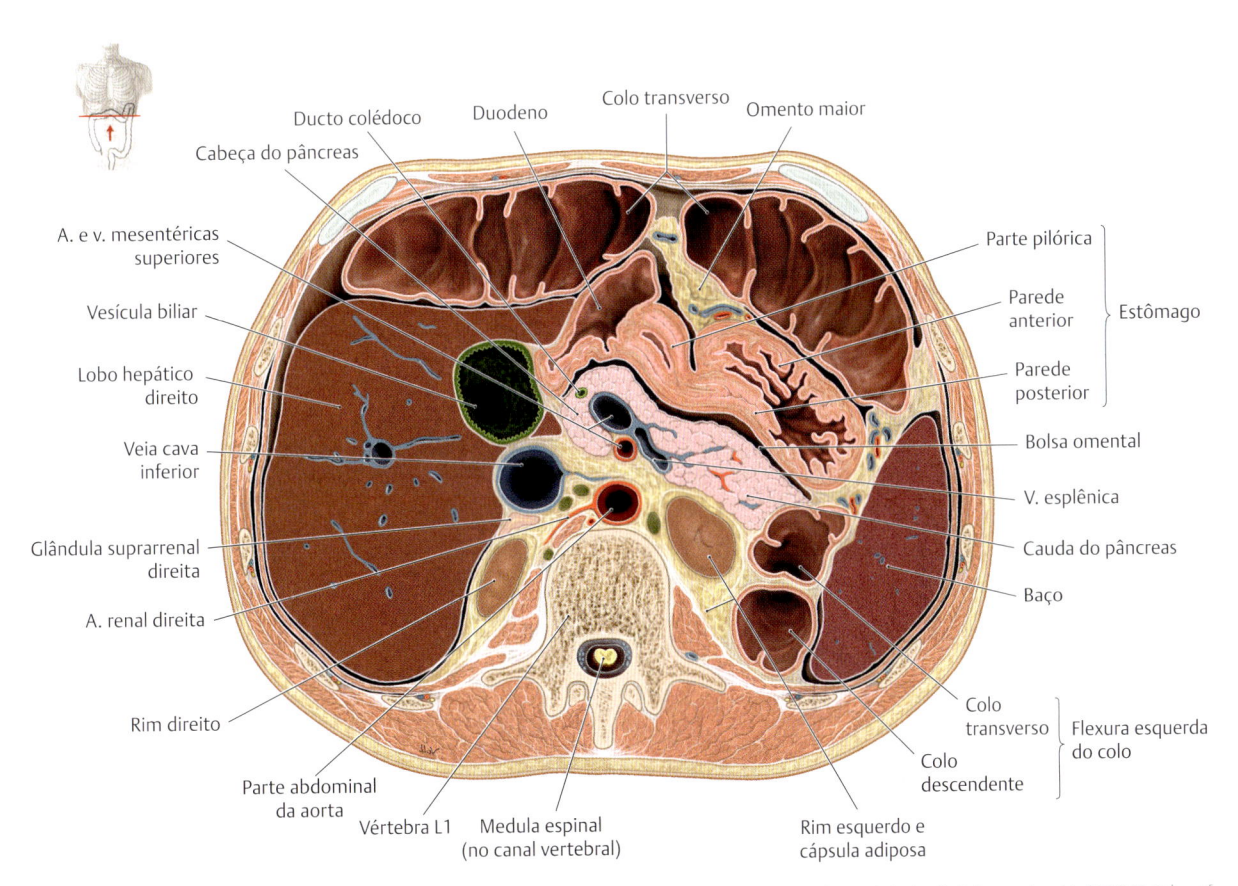

Ducto colédoco

Cabeça do pâncreas

Duodeno

Colo transverso

Omento maior

A. e v. mesentéricas superiores

Vesícula biliar

Lobo hepático direito

Veia cava inferior

Glândula suprarrenal direita

A. renal direita

Rim direito

Parte abdominal da aorta

Vértebra L1

Medula espinal (no canal vertebral)

Parte pilórica

Parede anterior

Parede posterior

Estômago

Bolsa omental

V. esplênica

Cauda do pâncreas

Baço

Colo transverso

Colo descendente

Flexura esquerda do colo

Rim esquerdo e cápsula adiposa

Figura 12.25 Corte transversal do abdome no nível da vértebra L1. Vista inferior. (De Schuenke M, Schulte E, Schumacher U. THIEME Atlas of Anatomy, Vol 2. Ilustrações de Voll M e Wesker K. 3rd ed. New York: Thieme Publishers; 2020.)

> **BOXE 12.13 CORRELAÇÃO CLÍNICA**
>
> **CARCINOMA DO PÂNCREAS**
>
> As relações do pâncreas têm importância clínica nos pacientes com câncer de pâncreas. O câncer de pâncreas sofre metástase extensamente para os linfonodos profundos e órgãos adjacentes. Os tumores da cabeça são os mais comuns e podem causar uma obstrução da drenagem da bile e dos ductos pancreáticos, resultando então em icterícia obstrutiva. Os tumores do colo e do corpo do pâncreas podem causar obstrução da veia porta do fígado ou da veia cava inferior.

Baço

O **baço** é um órgão intraperitoneal localizado no hipocôndrio do quadrante superior esquerdo (Figuras 12.25 a 12.27). Atua como uma glândula linfoide e como um filtro para os eritrócitos senescentes ou anormais

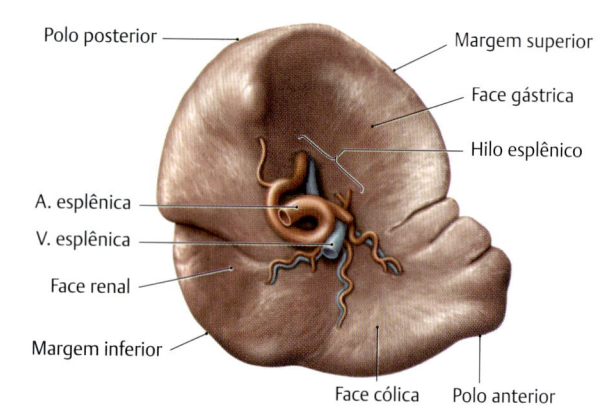

Figura 12.26 Baço. Face visceral. (De Schuenke M, Schulte E, Schumacher U. THIEME Atlas of Anatomy, Vol 2. Ilustrações de Voll M e Wesker K. 3rd ed. New York: Thieme Publishers; 2020.)

– Localizado sob a cúpula do diafragma, o baço normalmente não se projeta abaixo da margem costal e, portanto, não é palpável ao exame

– A face convexa recebe os vasos e os nervos esplênicos no **hilo esplênico**

– O baço está conectado aos órgãos adjacentes por ligamentos peritoneais

- O **ligamento esplenorrenal**, que contém os ramos dos vasos esplênicos e a cauda do pâncreas, liga o baço ao rim
- O **ligamento gastroesplênico**, que contém os vasos gástricos curtos e o vaso gastromental esquerdo, liga o baço ao estômago
- O **ligamento esplenocólico** conecta o baço à flexura esquerda do colo
- O **ligamento frenoesplênico** conecta o baço ao diafragma

– Embora seja protegido pelas 9ª, 10ª e 11ª costelas, o baço é particularmente vulnerável a lacerações causadas por costelas fraturadas e, em virtude de sua densa vascularização, sangra profusamente

– É comum a presença de baços acessórios (20%), que são encontrados mais frequentemente no ligamento gastresplênico, próximo ao hilo esplênico ou na cauda do pâncreas

– A artéria esplênica, um grande ramo tortuoso do tronco celíaco, divide-se dentro do ligamento esplenorrenal no hilo esplênico (ver Capítulo 11, Seção 11.2)

– O baço é vulnerável ao infarto (interrupção do suprimento sanguíneo, causando morte tecidual), visto que a artéria esplênica não possui artérias colaterais e representa o único suprimento sanguíneo da glândula

– A veia esplênica segue um trajeto posteriormente ao pâncreas, onde se une à veia mesentérica superior para formar a veia porta do fígado

– O plexo esplênico, um derivado do plexo celíaco, inerva o baço.

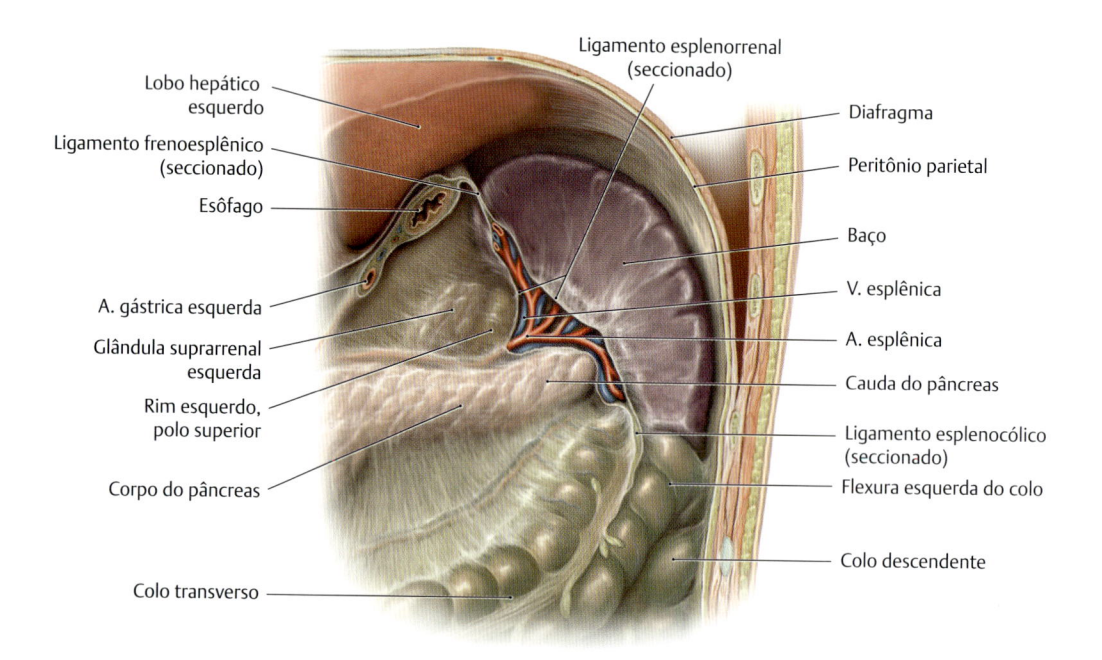

Figura 12.27 Baço *in situ*: relações peritoneais. Vista anterior no quadrante superior esquerdo (QSE) com o estômago removido. (De Schuenke M, Schulte E, Schumacher U. THIEME Atlas of Anatomy, Vol 2. Ilustrações de Voll M e Wesker K. 3rd ed. New York: Thieme Publishers; 2020.)

TRAUMATISMO ESPLÊNICO E ESPLENECTOMIA

Embora o baço pareça estar bem protegido pelas costelas inferiores na parede posterior, é o órgão abdominal que mais frequentemente sofre lesão. O baço é particularmente vulnerável à ruptura por um traumatismo do lado esquerdo que fratura as costelas inferiores. Um baço aumentado (esplenomegalia) que se projeta abaixo da margem costal pode ser vulnerável no caso de um trauma abdominal fechado, que pode causar ruptura da fina cápsula esplênica. A ruptura do baço resulta em hemorragia grave e pode exigir uma esplenectomia total ou parcial. Durante uma esplenectomia total, a cauda do pâncreas fica vulnerável à lesão no local onde atravessa o ligamento esplenorrenal com os vasos esplênicos.

BAÇOS ACESSÓRIOS

Os baços acessórios consistem em pequenos nódulos de tecido esplênico, geralmente com cerca de 1 cm de diâmetro, que se formam separadamente do baço principal. Em geral, localizam-se no hilo esplênico próximo à cauda do pâncreas, no ligamento gastroesplênico ou esplenorrenal, no mesentério, ou próximo ao ovário ou testículo.

12.3   Órgãos do retroperitônio

Rins

Geralmente, os **rins** são órgãos castanho-avermelhados, de margens lisas, com cerca de 11 cm de comprimento. São retroperitoneais e estão localizados anteriormente aos músculos quadrado do lombo de cada lado da coluna vertebral entre os níveis das vértebras T12 e L3 (Figuras 12.28 e 12.29). Os rins regulam a pressão arterial, o equilíbrio iônico e o conteúdo de água do sangue; além disso, eliminam os resíduos metabólicos e produzem a urina

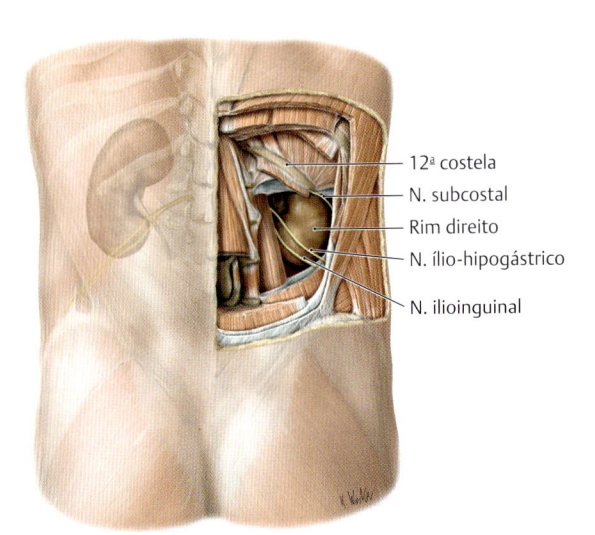

Figura 12.28 Rins *in situ*. Vista posterior com a parede do tronco aberta. (De Schuenke M, Schulte E, Schumacher U. THIEME Atlas of Anatomy, Vol 2. Ilustrações de Voll M e Wesker K. 3rd ed. New York: Thieme Publishers; 2020.)

- O rim direito:
  - Situa-se anteriormente à 12ª costela e ligeiramente mais baixo do que o rim esquerdo em decorrência da presença do grande lobo hepático direito
  - Situa-se posteriormente à glândula suprarrenal direita, ao fígado, à parte descendente do duodeno e à flexura direita do colo
- O rim esquerdo:
  - Situa-se anteriormente às 11ª e 12ª costelas
  - Está localizado posteriormente à glândula suprarrenal esquerda, ao baço, à cauda do pâncreas e à flexura esquerda do colo
- A **fáscia renal** (de Gerota) circunda cada rim e sua glândula suprarrenal, os vasos renais, o ureter e a cápsula de gordura perirrenal associados (Figura 12.30). O corpo adiposo pararrenal situa-se fora desse espaço e é mais espesso posteriormente
- Profundamente à fáscia renal, cada rim é totalmente revestido por uma fibrosa e fina **cápsula renal** (Figura 12.31 A)
- A margem lateral do rim é lisa e côncava; a margem medial apresenta um hilo renal vertical que é perfurado pela veia, pela artéria e pela pelve renais. O hilo expande-se dentro do rim na forma do **seio renal**
- Internamente, o rim é constituído pelas regiões cortical e medular, que contêm até 2 milhões de néfrons, que são as unidades funcionais do rim (Figura 12.30)
  - O córtex, que é a região externa, situa-se profundamente à cápsula fibrosa e estende-se para a região medular na forma de **colunas renais**
  - A medula renal, que é a região interna, dispõe-se em **pirâmides renais**, cuja base ampla está voltada externamente, enquanto o ápice se encaixa dentro de um **cálice menor** em formato de taça
  - Até 11 cálices renais menores unem-se para formar dois ou três **cálices renais maiores**, que se combinam para formar a **pelve renal**. No hilo renal, a pelve renal estreita-se para formar o ureter
- Normalmente, cada rim é irrigado por uma única artéria renal, um ramo direto da parte abdominal da aorta no nível de L2 (Figuras 12.31 e 12.32)
  - A artéria renal direita é mais longa do que a esquerda e passa posteriormente à veia cava inferior
  - A artéria renal divide-se próximo ao hilo renal para irrigar os segmentos anterior e posterior do rim, que são separados por um plano longitudinal avascular (linha branca de Brodel)
- Uma única veia renal em cada rim drena o sangue para a veia cava inferior (Figuras 12.31 e 12.32)
  - Ambas as veias renais recebem uma tributária do ureter, porém apenas a veia renal esquerda recebe as veias suprarrenal esquerda e testicular ou ovárica esquerda. No lado direito, essas veias drenam diretamente o sangue para a veia cava inferior
  - A veia renal esquerda é mais longa do que a veia direita e passa anteriormente à aorta em um ponto imediatamente inferior à origem da artéria mesentérica superior

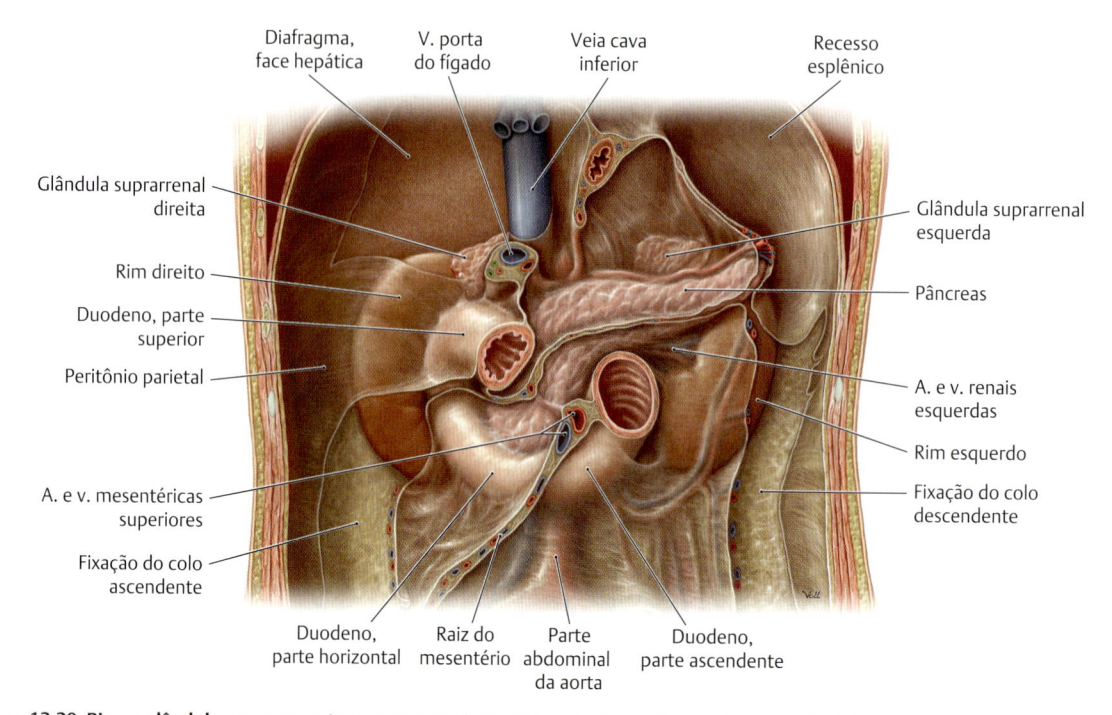

Figura 12.29 Rins e glândulas suprarrenais no retroperitônio. Vista anterior. Ambos os rins e as glândulas suprarrenais são retroperitoneais. *Removidos*: órgãos intraperitoneais juntamente com partes dos colos ascendente e descendente. (De Schuenke M, Schulte E, Schumacher U. THIEME Atlas of Anatomy, Vol 2. Ilustrações de Voll M e Wesker K. 3rd ed. New York: Thieme Publishers; 2020.)

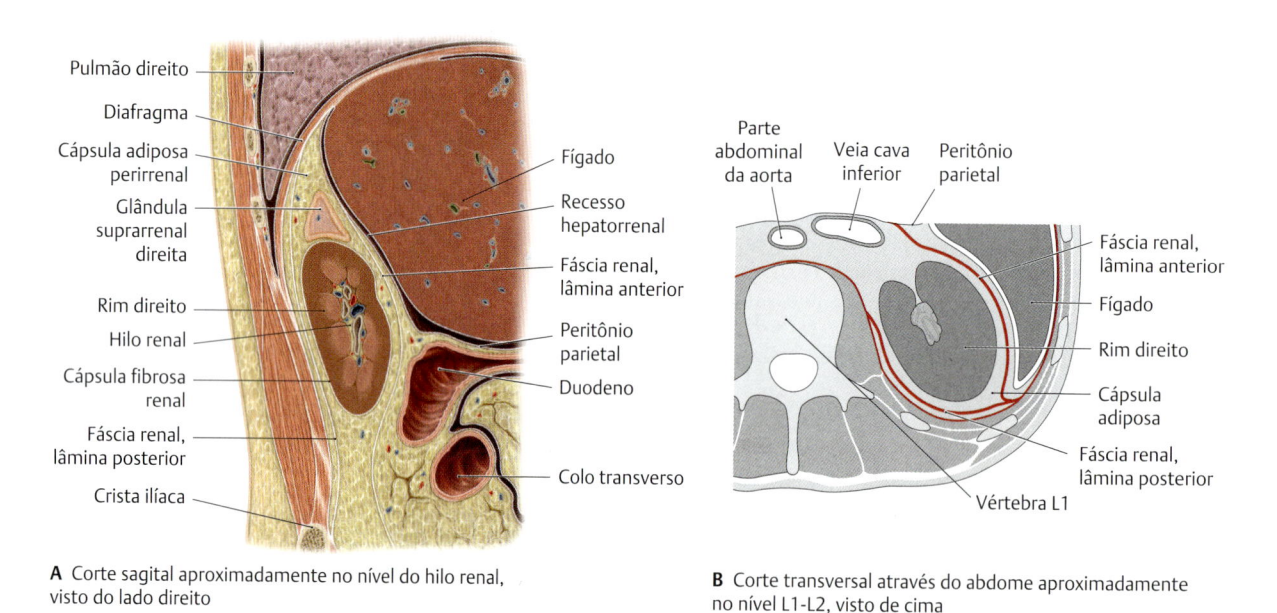

A Corte sagital aproximadamente no nível do hilo renal, visto do lado direito

B Corte transversal através do abdome aproximadamente no nível L1-L2, visto de cima

Figura 12.30 Rim direito no leito renal. (De Gilroy AM, MacPherson BR, Wikenheiser JC. Atlas of Anatomy. Ilustrações de Voll M e Wesker K. 4th ed. New York: Thieme Publishers; 2020.)

- Em virtude do maior comprimento da veia renal esquerda, o rim esquerdo constitui a melhor escolha para a doação do órgão
- O plexo renal, uma extensão do plexo celíaco, forma um denso plexo periarterial ao longo das artérias renais (ver Capítulo 11, Seção 11.2)
  - A dor causada por doença renal é referida ao longo dos dermátomos T12-L12 até as regiões lombar e inguinal e parte superior da face anterior da coxa.

BOX 12.16 CORRELAÇÃO CLÍNICA

COMPRESSÃO DA VEIA RENAL

A veia renal esquerda cruza a linha mediana no ângulo estreito entre a artéria mesentérica superior dirigida inferiormente e a parte abdominal da aorta. A veia renal pode ser comprimida por condições patológicas (aterosclerose, aneurismas) das artérias ou pela pressão da artéria mesentérica superior exercida para baixo. Algumas vezes, essa condição é denominada síndrome do quebra-nozes.

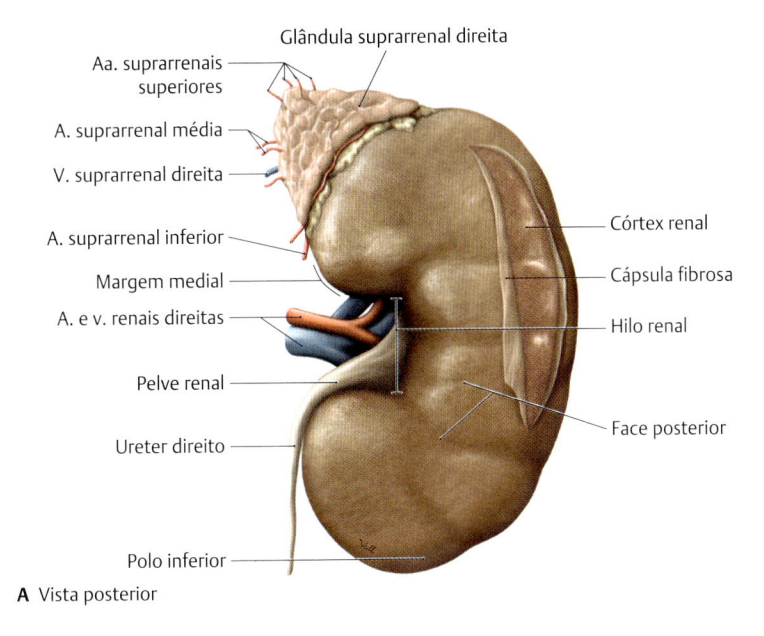

Glândula suprarrenal direita

Aa. suprarrenais superiores

A. suprarrenal média

V. suprarrenal direita

A. suprarrenal inferior

Margem medial

A. e v. renais direitas

Pelve renal

Ureter direito

Polo inferior

Córtex renal

Cápsula fibrosa

Hilo renal

Face posterior

A Vista posterior

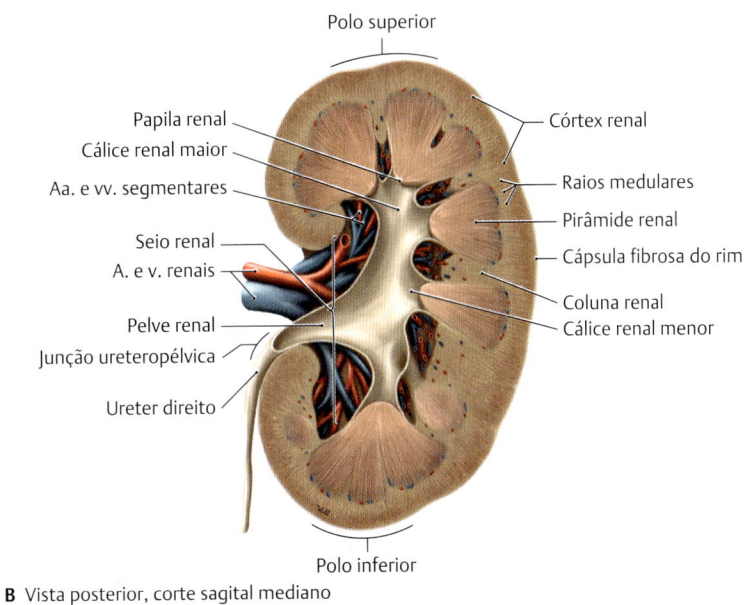

Polo superior

Papila renal

Cálice renal maior

Aa. e vv. segmentares

Seio renal

A. e v. renais

Pelve renal

Junção ureteropélvica

Ureter direito

Córtex renal

Raios medulares

Pirâmide renal

Cápsula fibrosa do rim

Coluna renal

Cálice renal menor

Polo inferior

B Vista posterior, corte sagital mediano

Figura 12.31 Rim: estrutura. Rim direito com glândula suprarrenal. (De Schuenke M, Schulte E, Schumacher U. THIEME Atlas of Anatomy, Vol 2. Ilustrações de Voll M e Wesker K. 3rd ed. New York: Thieme Publishers; 2020.)

BOXE 12.17 CORRELAÇÃO COM O DESENVOLVIMENTO

ANOMALIAS RENAIS COMUNS

As variações nos vasos renais são comuns e, em geral, assintomáticas. Os rins desenvolvem-se na pelve e ascendem até a sua localização na região lombar entre a 6ª e a 9ª semana de gestação. À medida que ascendem, as artérias e as veias renais mais superiores substituem os vasos renais inferiores. Em cerca de 30% da população, a ausência de degeneração desses vasos inferiores resulta em múltiplas artérias e veias renais.

Em alguns casos, um dos rins pode não ascender (a), o que resulta em um rim pélvico. Em outros casos, os polos inferiores dos rins podem sofrer fusão e formar uma única estrutura em formato de U (b), embora permaneçam funcionalmente separados. Esses "rins em ferradura" são retidos em sua ascensão sob a artéria mesentérica inferior e permanecem no nível de L3 ou L4.

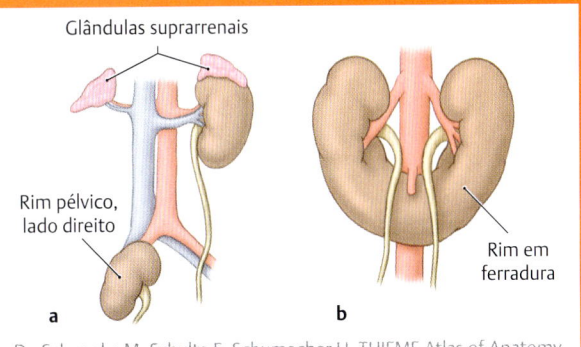

Glândulas suprarrenais

Rim pélvico, lado direito

Rim em ferradura

a **b**

De Schuenke M, Schulte E, Schumacher U. THIEME Atlas of Anatomy, Vol 2. Ilustrações de Voll M e Wesker K. 3rd ed. New York: Thieme Publishers; 2020.

Ureteres

Os **ureteres** são tubos musculares de 25 a 30 cm de comprimento que transportam a urina dos rins até a bexiga urinária por meio de uma ação peristáltica (semelhante a ondas) (Figuras 12.32 e 12.33). As partes tanto abdominal quanto pélvica dos ureteres são retroperitoneais em todo o seu trajeto. A parte pélvica do ureter é discutida de modo mais detalhado no Capítulo 11.

- Próximo ao hilo renal, a pelve renal estreita-se para se unir com a origem do ureter na **junção ureteropélvica** (Figura 12.31)
- A parte abdominal do ureter desce ao longo da face anterior do músculo psoas, onde é atravessada pelos vasos gonadais
- O ureter cruza a abertura superior pélvica para entrar na pelve, na bifurcação da artéria ilíaca comum, que dá origem às artérias ilíacas interna e externa
- A parte pélvica do ureter segue anteriormente ao longo da parede lateral da pelve antes de entrar na bexiga urinária, na **junção ureterovesical**

- Podem ocorrer constrições do ureter, que são causadas por estreitamento ureteral ou compressão por estruturas adjacentes, próximo à sua origem e ao longo de sua extensão (Figura 12.34)
- Ramos de várias artérias formam uma delicada anastomose em toda a extensão do ureter (ver Capítulo 11, Seção 11.2)
  - No abdome, essa rede de vasos geralmente inclui contribuições da parte abdominal da aorta e das artérias renais, gonadais (testiculares ou ováricas) e ilíacas comuns
  - A parte pélvica do ureter é irrigada por ramos das artérias vesical superior, vesical inferior e uterina
- As veias do ureter acompanham as artérias
- A parte abdominal do ureter é inervada por contribuições dos plexos renal, aórtico e hipogástrico superior. O plexo hipogástrico inferior inerva a parte pélvica do ureter (ver Capítulo 10, Seção 10.6)
- A dor proveniente do ureter é transmitida ao longo das vias simpáticas para os segmentos T11-L2 da medula espinal e referida para os dermátomos correspondentes da parte inferior da parede do abdome, região inguinal e face medial da coxa.

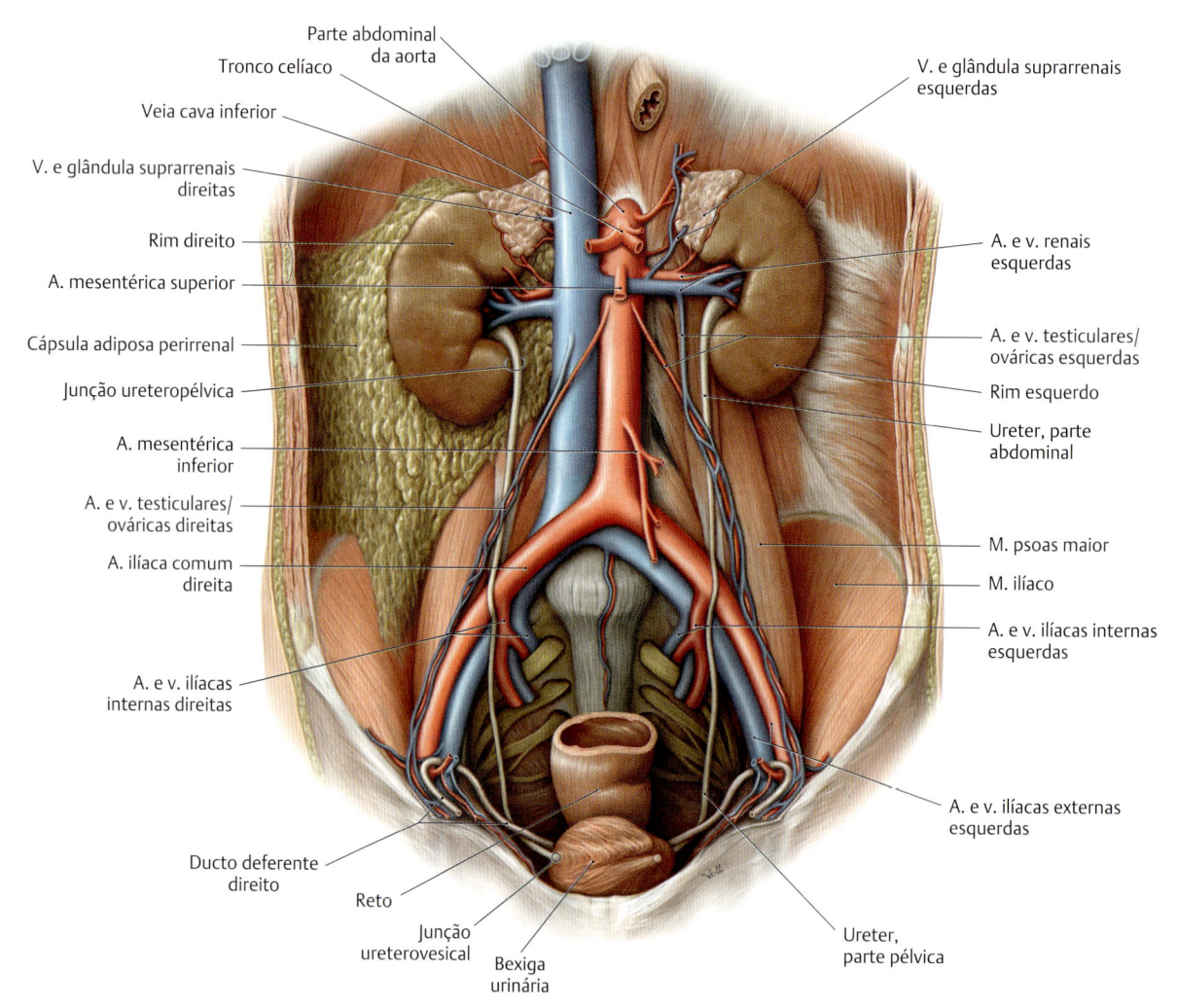

Figura 12.32 Ureteres *in situ*. Retroperitônio do abdome no homem, vista anterior. *Removidos:* órgãos não urinários e segmento do reto. (De Schuenke M, Schulte E, Schumacher U. THIEME Atlas of Anatomy, Vol 2. Ilustrações de Voll M e Wesker K. 3rd ed. New York: Thieme Publishers; 2020.)

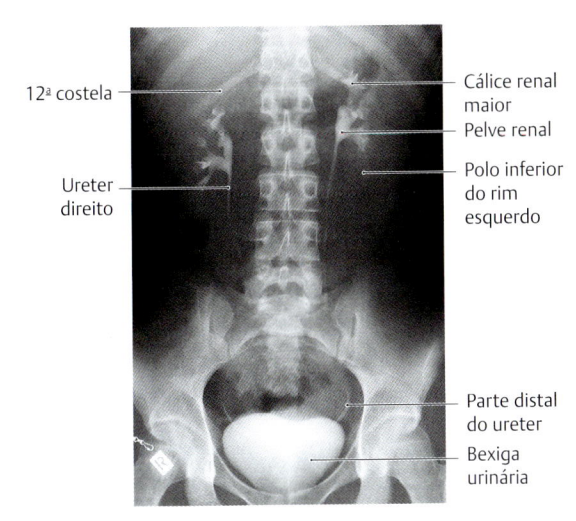

12ª costela

Ureter direito

Cálice renal maior

Pelve renal

Polo inferior do rim esquerdo

Parte distal do ureter

Bexiga urinária

Figura 12.33 Radiografia de urografia excretora. Vista anterior. (De Moeller TB, Reif E. Pocket Atlas of Sectional Anatomy, Vol 2, 3rd ed. New York: Thieme Publishers; 2007.)

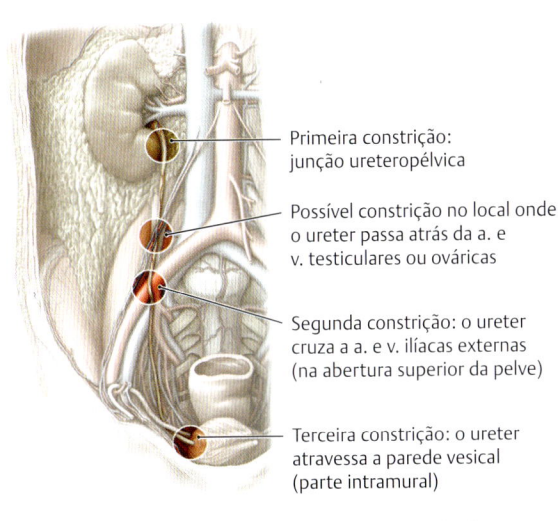

Primeira constrição: junção ureteropélvica

Possível constrição no local onde o ureter passa atrás da a. e v. testiculares ou ováricas

Segunda constrição: o ureter cruza a a. e v. ilíacas externas (na abertura superior da pelve)

Terceira constrição: o ureter atravessa a parede vesical (parte intramural)

Figura 12.34 Constrições anatômicas do ureter. Lado direito, vista anterior. (De Schuenke M, Schulte E, Schumacher U. THIEME Atlas of Anatomy, Vol 2. Ilustrações de Voll M e Wesker K. 3rd ed. New York: Thieme Publishers; 2020.)

BOXE 12.18 CORRELAÇÃO CLÍNICA

CÁLCULOS RENAIS E URETERAIS

Os cálculos formados na urina podem se alojar nos cálices renais, na pelve renal ou no ureter. Os cálculos alojados nos ureteres distendem as paredes ureterais e provocam uma intensa dor intermitente à medida que as contrações peristálticas deslocam os cálcios inferiormente. À medida que os cálculos se movem em direção à pelve, a dor é transferida da região lombar para a região inguinal (dermátomos T11-L2) e pode estender-se para o escroto e a face anterior da coxa com ramos do nervo genitofemoral.

Glândulas suprarrenais

As duas **glândulas suprarrenais** estão localizadas no retroperitônio, onde recobrem o polo superior de cada rim e se situam anteriormente aos pilares do diafragma. As glândulas suprarrenais são glândulas neuroendrócrinas que respondem ao estresse

— Ambas as glândulas são circundadas por gordura perirrenal e pela fáscia renal; um septo da fáscia as separa do rim
— A glândula suprarrenal direita é piramidal, enquanto a glândula suprarrenal esquerda tem o formato de lua crescente (Figuras 12.35 e 12.36)
— As glândulas são compostas de um córtex externo e de uma medula interna. Ambas as partes atuam como glândulas endócrinas (*i. e.*, secretam hormônios), porém diferem quanto ao seu desenvolvimento e função
— O **córtex**
  • Origina-se do mesoderma
  • É estimulado por hormônios, como o hormônio adrenocorticotrófico (ACTH, do inglês *adrenocorticotropic hormone*)
  • Secreta hormônios (corticosteroides e androgênios) que influenciam a pressão arterial e o volume sanguíneo por meio da regulação da retenção de sódio e de água nos rins
— A **medula**
  • É primariamente composta por tecido nervoso derivado das células da crista neural (células embrionárias que migraram do tubo neural em desenvolvimento e que deram origem a uma variedade de estruturas associadas à parte periférica do sistema nervoso)
  • É estimulada por fibras simpáticas pré-ganglionares do plexo celíaco
  • Contém **células cromafins**, que atuam como gânglios simpáticos e secretam hormônios (catecolaminas) que aumentam a frequência cardíaca, a pressão arterial, o fluxo sanguíneo e a respiração
— As veias e os vasos linfáticos saem no hilo na face anterior, enquanto as artérias e os nervos têm acesso às glândulas em múltiplos locais
— Cada glândula suprarrenal apresenta múltiplas artérias suprarrenais superior, média e inferior, que se originam da artéria frênica inferior, da parte abdominal da aorta e das artérias renais, respectivamente
— Cada glândula é drenada por uma única veia suprarrenal. A veia suprarrenal direita drena o sangue para a veia cava inferior, enquanto a veia esquerda pode se unir com a veia frênica inferior antes de drenar o sangue para a veia renal esquerda
— As fibras simpáticas pré-ganglionares do nervo esplâncnico maior combinam-se com fibras do plexo celíaco para formar o plexo suprarrenal, porém não fazem sinapse nos gânglios celíacos. Essas fibras pré-ganglionares, que podem ser consideradas homólogas aos neurônios simpáticos pósganglionares, terminam diretamente nas células cromafins da medula suprarrenal.

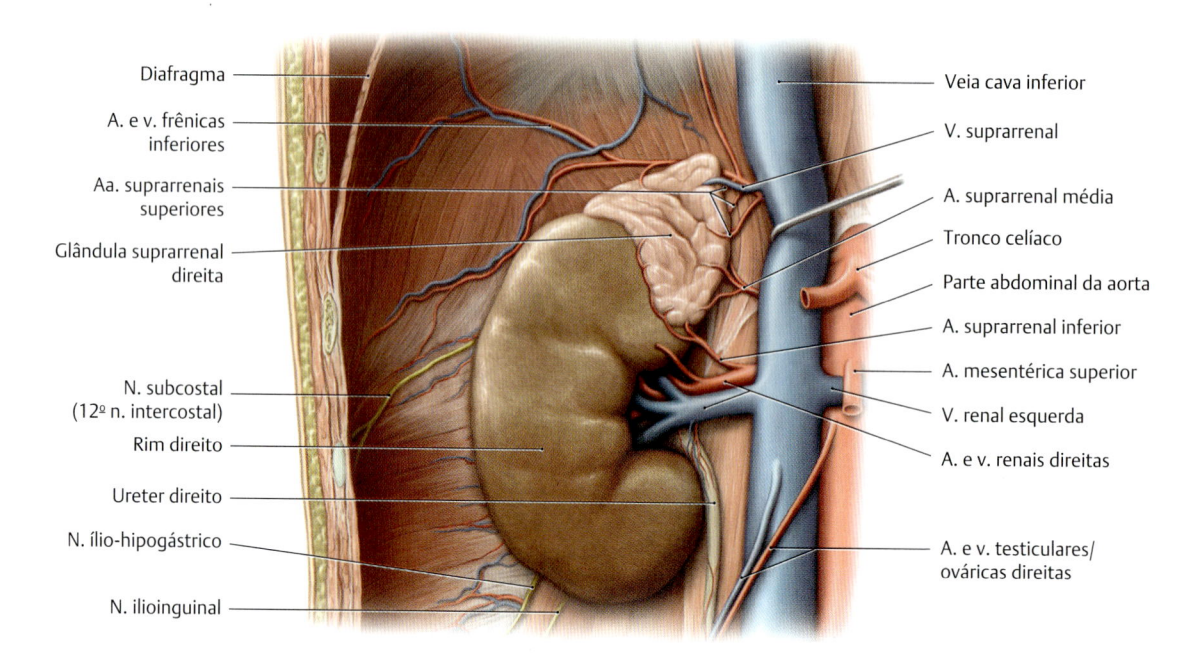

Figura 12.35 Rim e glândula suprarrenal direitos. Vista anterior. *Removida:* cápsula adiposa perirrenal. *Afastada:* veia cava inferior. (De Schuenke M, Schulte E, Schumacher U. THIEME Atlas of Anatomy, Vol 2. Ilustrações de Voll M e Wesker K. 3rd ed. New York: Thieme Publishers; 2020.)

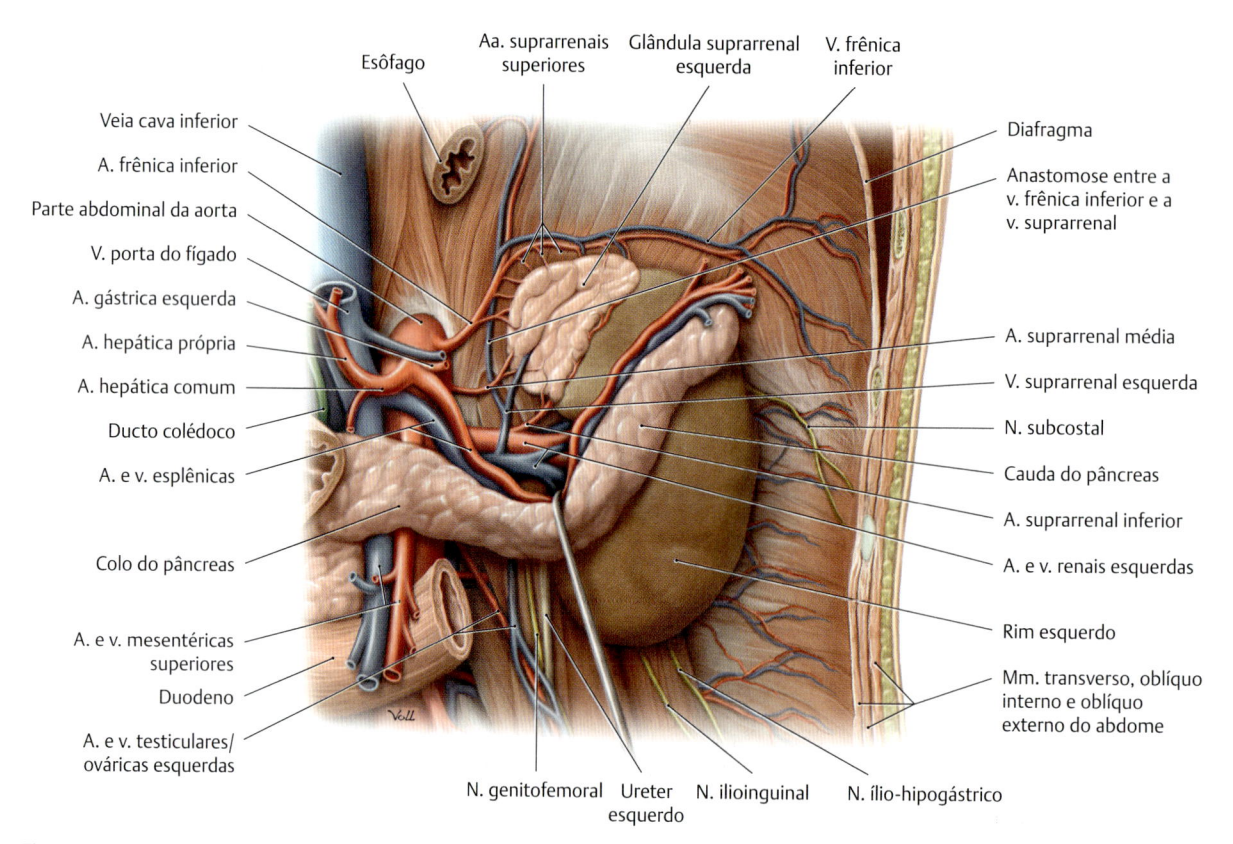

Figura 12.36 Rim e glândula suprarrenal esquerdos. Vista anterior. *Removida:* cápsula adiposa perirrenal. *Afastado:* pâncreas. (De Schuenke M, Schulte E, Schumacher U. THIEME Atlas of Anatomy, Vol 2. Ilustrações de Voll M e Wesker K. 3rd ed. New York: Thieme Publishers; 2020.)

13   Fundamentos da Imagem Clínica do Abdome

Nos pacientes com dor abdominal aguda, as radiografias são a primeira etapa de imagem rápida e de baixo custo que fornece uma visão geral do padrão de gases intestinais e pode identificar emergências abdominais, como obstrução intestinal ou intestino perfurado. No entanto, a radiografia geralmente não tem especificidade para identificar um grande escopo de patologias.

Em contrapartida, a tomografia computadorizada (TC) mostra detalhes anatômicos de todos os órgãos internos e geralmente pode fornecer um diagnóstico da maioria das patologias intra-abdominais. A velocidade e a facilidade geral de obtenção de TCs a tornam ideal para condições de emergência, principalmente em grandes serviços de saúde. A ressonância magnética (RM) também mostra muitos detalhes dentro do abdome, mas geralmente é reservada para situações não urgentes por causa do longo tempo de varredura. Quando uma anormalidade do sistema biliar ou do trato urinário é considerada, a ultrassonografia costuma ser o melhor exame de imagem. A ausência de radiação, o fácil acesso e o baixo custo geral do ultrassom o tornam adequado para avaliações de emergência e de não emergência (Tabela 13.1). Em pediatria, a ultrassonografia oferece uma utilidade adicional como ferramenta de imagem de primeira linha na avaliação de crianças com dor abdominal, especificamente para avaliação do apêndice (Figura 13.1).

As incidências radiográficas-padrão do abdome incluem as incidências frontal (anteroposterior, AP) nas posições supina e vertical (Figura 13.2). Mudanças na posição devem redistribuir os gases intestinais em um paciente normal. Ao se avaliar radiografias abdominais, uma abordagem sistemática é importante e deve incluir:

- Avaliação do padrão de distribuição de gás no intestino
- Estimativa grosseira do tamanho e da localização do órgão, avaliação de calcificações anormais (somente os ossos devem ser calcificados, isto é, brancos)
- Avaliação em busca de ar anormal (fora do intestino).

Um padrão anormal de gases intestinais, além de promover uma experiência dolorosa e desconfortável, pode ser um sinal de uma condição subjacente grave, e a capacidade de reconhecer esses padrões é uma habilidade importante a ser desenvolvida. Todos os profissionais da área da saúde devem se familiarizar com os padrões normais e anormais, pois um diagnóstico rápido pode ser importante (Figuras 13.2 e 13.3). Os detalhes das estruturas abdominais podem ser aprimorados pelo uso de bário (ingerido pelo paciente), que é utilizado em estudos fluoroscópicos (Figura 13.4), e por contraste oral ou intravenoso, que é usado em TCs abdominais (Figura 13.5). Em estudos de RM, a gordura intra-abdominal pode atuar como um "agente de contraste" natural, delineando os órgãos (Figura 13.6). O ultrassom geralmente utiliza estruturas adjacentes para visualizar melhor órgãos-alvo específicos (Figura 13.7).

Tabela 13.1 Adequação das modalidades de imagem para o abdome.

Modalidade	Usos clínicos
Radiografias	
• Raios X	A radiografia abdominal ("RUB": rins, ureter e bexiga) costuma ser a primeira escolha em pacientes com dor abdominal aguda para avaliar obstrução intestinal e/ou perfuração intestinal. A radiografia fica pronta imediatamente e uma avaliação radiográfica pode ser obtida muito rapidamente. Embora muitos pacientes precisem de imagens mais avançadas e/ou outros exames, a radiografia abdominal pode fornecer informações cruciais e levar a decisões terapêuticas.
• Fluoroscopia	Radiografia "em tempo real": radiografias visualizadas dinamicamente na tela do computador à medida que a imagem é obtida; mais frequentemente usada para obter imagens do sistema gastrintestinal (GI) com o auxílio de material de contraste intraluminal (geralmente bário). O advento da visualização direta com endoscopia minimizou o uso dessa modalidade.
TC (tomografia computadorizada)	Fornece detalhes anatômicos transversais que não são possíveis com radiografias simples. Imagens mais precisas para avaliação de órgãos sólidos, ductos e vasos sanguíneos.
RM (ressonância magnética)	Muito útil para a avaliação de órgãos sólidos e está se tornando cada vez mais proveitosa para avaliação do intestino. A desvantagem da RM é o longo tempo de exame e seu custo.
Ultrassom	Geralmente é a primeira linha de imagem para avaliação do sistema biliar e dos rins.

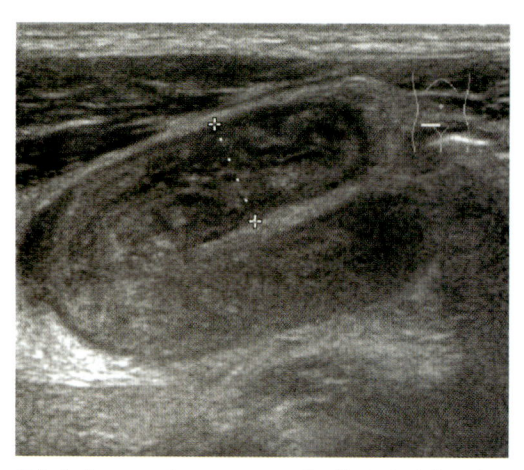

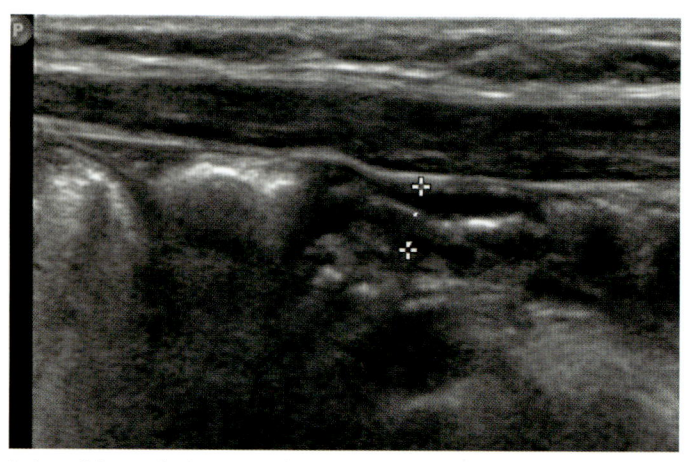

A Apêndice normal para comparação. (Cortesia de Joseph Makris, MD, Baystate Medical Center.)

B Apendicite aguda. A estrutura de terminação cega tubular é um apêndice espessado/inflamado. (Cortesia de Joseph Makris, MD, Baystate Health Care.)

Figura 13.1 Ultrassom abdominal. Ultrassonografia focalizada do quadrante inferior direito do abdome em crianças com dor abdominal.

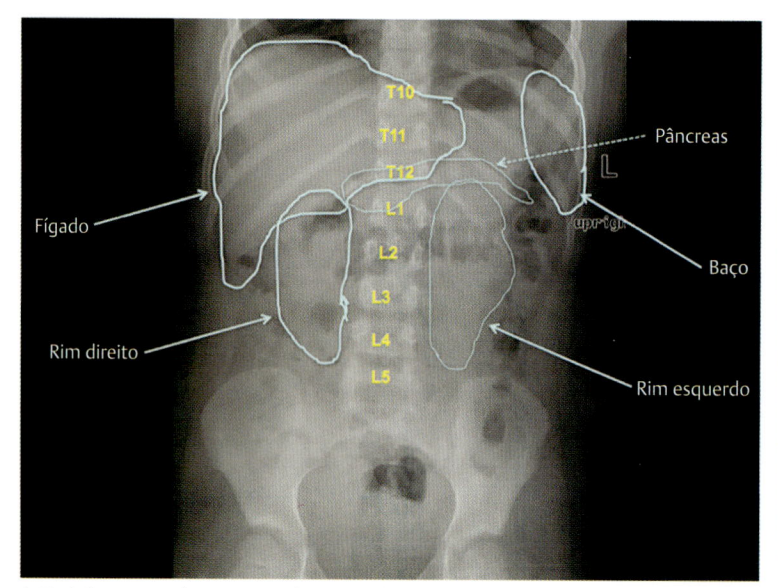

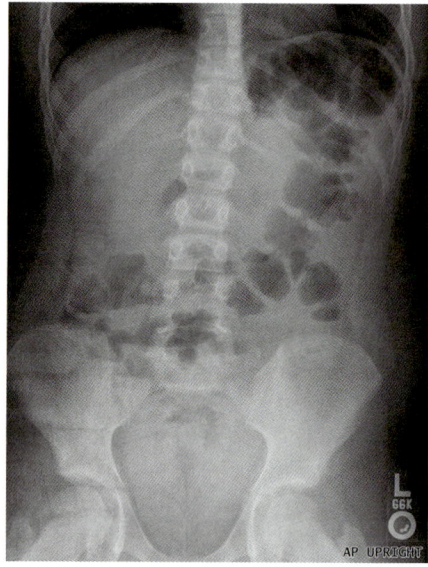

A Posições e tamanhos normais dos principais órgãos abdominais. (Cortesia de Joseph Makris, MD, Baystate Medical Center.)

B Radiografia de abdome em posição ortostática. Observe o gás (*área mais escura*) nos cólons transverso, descendente e retossigmoide delineando seu padrão haustral característico. Algum gás no estômago é observado medialmente à flexura esplênica, mas não há gás no intestino delgado. A sombra hepática ocupa a maior parte do quadrante superior direito, embora seja difícil identificar suas bordas. O baço é escondido pelo gás na flexura esplênica do cólon. Nesse paciente magro, não há gordura peritoneal suficiente para delinear os rins. (Cortesia de Joseph Makris, MD, Baystate Medical

Figura 13.2 Radiografias abdominais. Incidência anterior.

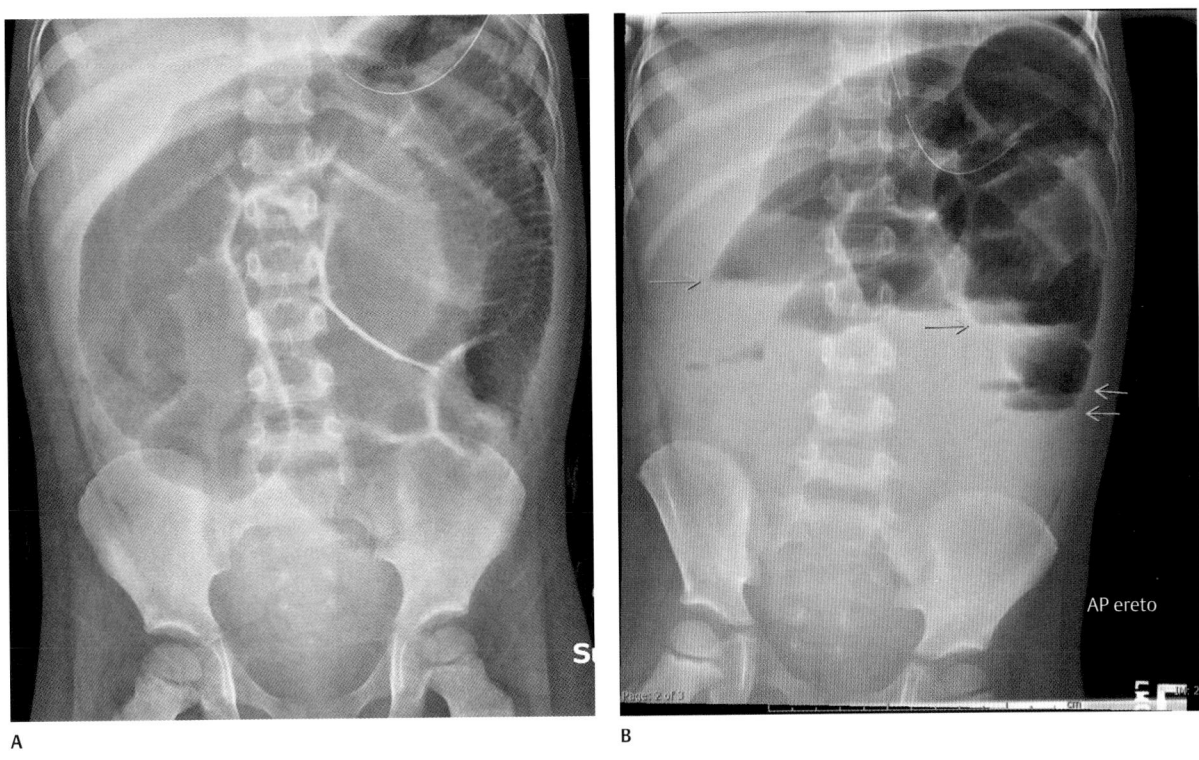

A

B

Figura 13.3 **Obstrução intestinal em uma criança pequena.** As radiografias em supino (**A**) e vertical (**B**) mostram várias alças de intestino dilatadas e cheias de gás. Observe que as alças intestinais anormais apresentam formatos em C e parecem estar empilhadas umas sobre as outras. Além disso, perceba as linhas horizontais retas que se formam na posição vertical no aspecto inferior do intestino cheio de gás (*setas*). Estes são níveis de ar-líquido. (Cortesia de Joseph Makris, MD, Baystate Medical Center.)

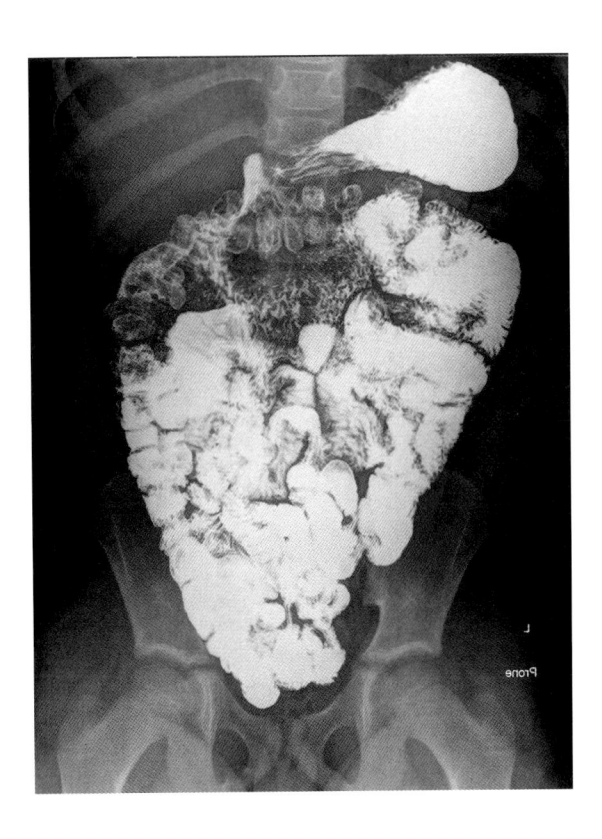

Figura 13.4 **Radiografia abdominal com bário.** Incidência anterior. O bário avançou através do intestino e revestiu suas paredes até o nível do cólon ascendente. Observe que as alças do intestino delgado no quadrante superior esquerdo (jejuno) têm muito mais pregas por comprimento do intestino do que o intestino na parte inferior do abdome (íleo). Isso ilustra claramente as propriedades fisiológicas e anatômicas relacionadas à absorção de nutrientes nos intestinos delgados proximal e distal (a forma segue a função). (Cortesia de Joseph Makris, MD, Baystate Medical Center.)

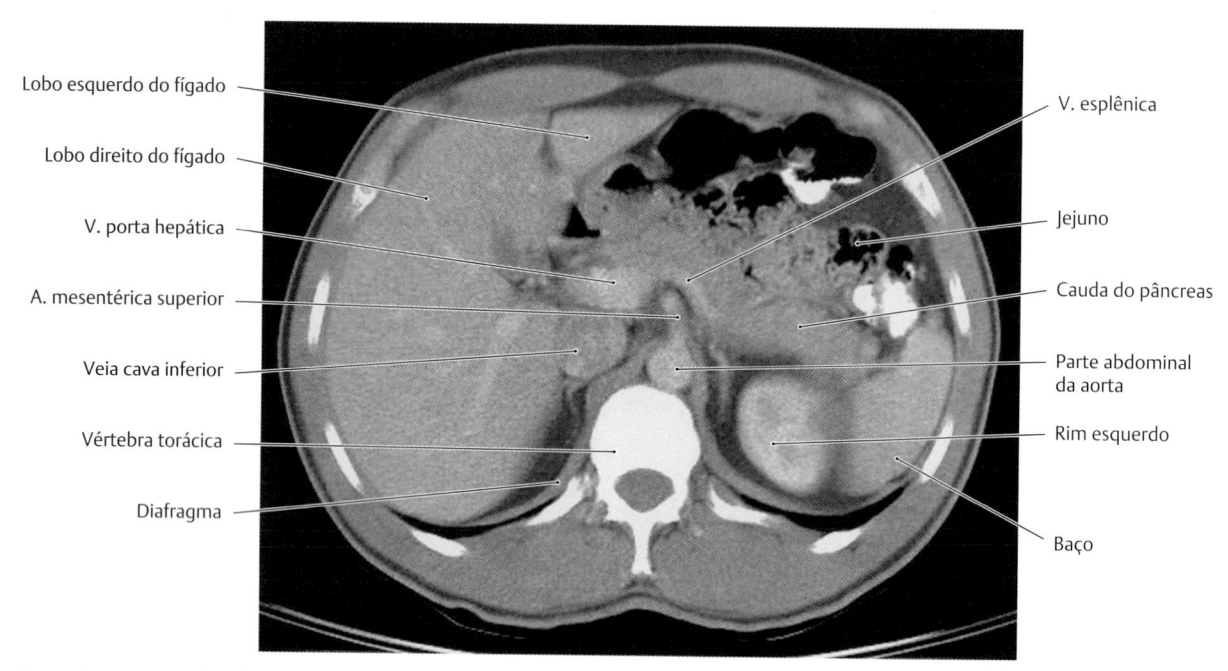

Figura 13.5 Tomografia computadorizada (TC) do abdome no nível dos rins superiores. Incidência inferior. O contraste oral é usado para destacar o intestino (*branco brilhante*); o contraste intravenoso é usado para melhorar o aspecto de vasos e órgãos. Esta imagem demonstra a fase cortical de realce; o córtex renal é mais branco do que o restante dos rins. A capacidade total da TC é obtida ao se percorrer um conjunto completo de imagens axiais em uma tela de computador e ao se fazer uma referência cruzada das imagens axiais com o conjunto completo de dados de imagens reformatadas sagitais e coronais. (De Moeller TB, Reif E. Pocket Atlas of Sectional Anatomy, Vol 2, 3rd ed. NewYork: Thieme; 2007.)

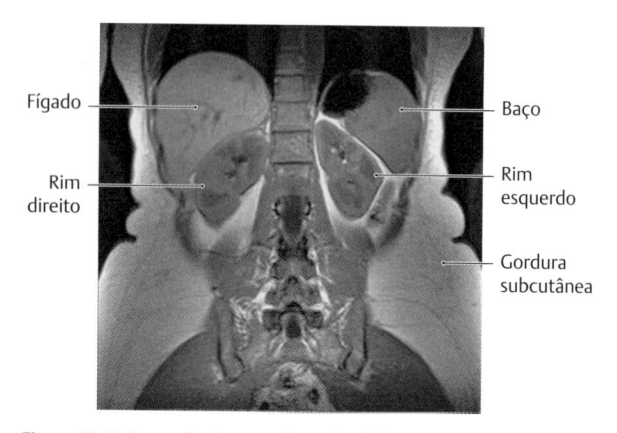

Figura 13.6 Ressonância magnética do abdome. Corte coronal. Nesta imagem, a gordura é *brilhante*, o ar é *preto* e os tecidos moles são *tons de cinza*. O líquido é *cinza mais escuro*. Observe a arquitetura do rim normal com pirâmides mais escuras (mais escuras porque o conteúdo de líquido é maior ali do que no córtex). Os rins são circundados por gordura retroperitoneal. (De Moeller T et al. Pocket Atlas of Sectional Anatomy, Vol. II: Thorax, Abdomen, Heart, and Pelvis, 3rd ed. Stuttgart: Thieme; 2007.)

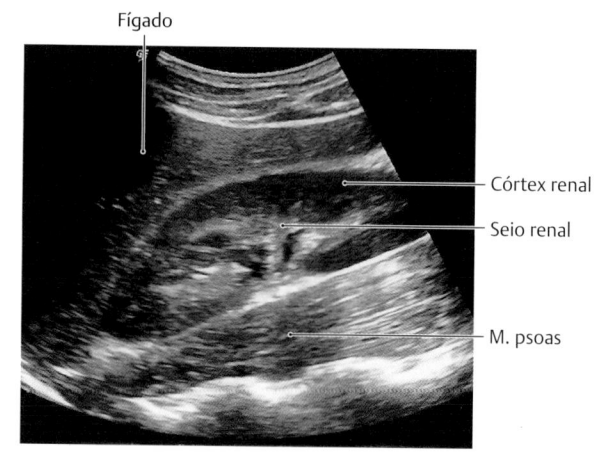

Figura 13.7 Ultrassom do rim direito. Corte sagital. A sonda é posicionada na parede abdominal anterior e o fígado é utilizado como uma "janela" para a visualização do rim. O seio renal ecogênico (*mais branco*) é facilmente observado dentro do córtex renal. (De Block B. Color Atlas of Ultrasound Anatomy, 2nd ed. New York: Thieme; 2012.)

Questões de Revisão da Parte 4 | Abdome

1. Uma arteriografia realizada em um de seus pacientes revelou uma significativa doença arterial (aterosclerose) nos 3 cm proximais da artéria mesentérica superior, que estreitou o ângulo entre a artéria e a aorta. Que estrutura normalmente cruza a aorta abaixo da artéria e corre risco de compressão nesse paciente?
  A. Veia renal esquerda.
  B. Segunda parte do duodeno.
  C. Jejuno.
  D. Cólon transverso.
  E. Pâncreas.

2. Uma menina de 12 anos é atendida no pronto-socorro por suspeita de apendicite. No entanto, sua dor é vaga e ela não se queixa quando você pressiona suavemente a parede abdominal no quadrante inferior direito. No entanto, você não se contenta com seu diagnóstico porque sabe que a dor de um apêndice inflamado irradia primeiro para outra área do abdome com base em suas origens embrionárias. Qual das seguintes opções é verdadeira em relação à dor referida do apêndice?
  A. Como parte do intestino anterior embrionário, a dor é irradiada para a região epigástrica.
  B. Como parte do intestino médio embrionário, a dor é irradiada na região epigástrica.
  C. Como parte do intestino médio embrionário, a dor é irradiada para a região periumbilical.
  D. Como parte do intestino posterior embrionário, a dor é irradiada para a região hipogástrica.
  E. Como parte do intestino posterior embrionário, a dor é irradiada para a região periumbilical.

3. Um abscesso renal pode irritar os nervos da parede abdominal posterior. Geralmente, isso é referido ao dermátomo que corre logo acima do ligamento inguinal da crista ilíaca ao púbis. Quais nervos transmitem essa irritação?
  A. Nervo cutâneo femoral lateral.
  B. Nervos ilioinguinal e ílio-hipogástrico.
  C. Nervo femoral.
  D. Nervo frênico inferior.
  E. Nervo intercostal T10.

4. Qual das seguintes afirmações é verdadeira em relação aos vasos renais?
  A. A artéria renal direita passa posteriormente à veia cava inferior.
  B. Ambas as veias renais recebem tributárias das glândulas suprarrenais.
  C. A veia renal esquerda é mais curta que a veia renal direita.
  D. As artérias renais são a estrutura mais anterior do hilo renal.
  E. As artérias renais surgem da aorta no nível vertebral L4.

5. Durante uma colectomia em um paciente com câncer de cólon, você pede a um estudante de medicina que descreva as características do cólon descendente. Sua resposta correta incluiria que

  A. É suprido primariamente por ramos da artéria mesentérica superior.
  B. Recebe inervação parassimpática pelo nervo vago.
  C. É marcado por três *teniae coli* em sua superfície externa.
  D. É principalmente retroperitoneal.
  E. É derivado do intestino médio embrionário.

6. O músculo oblíquo externo e a aponeurose contribuem para a formação de todas, exceto qual das seguintes estruturas?
  A. Anel umbilical.
  B. Linha alba.
  C. Tendão conjunto.
  D. Ligamento inguinal.
  E. Anel inguinal superficial.

7. Qual das seguintes afirmações é verdadeira quanto às relações do pâncreas?
  A. A artéria esplênica corre ao longo de sua borda inferior.
  B. A veia porta forma-se anterior ao colo e ao corpo.
  C. O colo cruza a linha média ligeiramente superior ao plano transpilórico.
  D. O ducto pancreático acessório drena inferiormente para a parte horizontal do duodeno.
  E. Encontra-se na parede posterior da bolsa omental.

8. A artéria que fornece sangue diretamente para a região pilórica do estômago é a
  A. Artéria gástrica esquerda.
  B. Artéria gástrica curta.
  C. Artéria gástrica direita.
  D. Artéria gastro-omental esquerda.
  E. Artéria pancreaticoduodenal superior.

9. Inferiormente à linha arqueada, a camada posterior da bainha do reto é composta por
  A. Aponeurose do músculo oblíquo externo.
  B. Aponeurose do músculo oblíquo interno.
  C. Aponeurose do músculo transverso do abdome.
  D. Fáscia transversal.
  E. Todas as opções anteriores.

10. Um de seus pacientes idosos perdeu muito peso e reclama de dor abdominal após as refeições. Você sabe que sua artéria mesentérica inferior foi ligada há vários anos como parte de um reparo de aneurisma aórtico, e a imagem revela que sua artéria mesentérica superior agora está gravemente estreitada em sua origem. Como resultado, os vasos anastomosados entre o tronco celíaco e a artéria mesentérica superior estão aumentados. Quais vasos estão envolvidos nessa anastomose?
  A. Artéria marginal.
  B. Artérias pancreaticoduodenais.
  C. Artéria gastro-omental.
  D. Artérias hepáticas próprias.
  E. Artéria gástrica esquerda.

11. Uma mulher de 46 anos é admitida no pronto-socorro com dor abdominal aguda decorrente de peritonite causada por uma úlcera duodenal rompida. A imagem revela um abscesso em um dos recessos peritoneais. Qual dos seguintes é o espaço mais baixo dentro da cavidade peritoneal onde o acúmulo de líquido e a formação de abscesso são mais prováveis de ocorrer em um paciente acamado?

A. Bolsa omental.
B. Compartimento infracólico.
C. Canal paracólico esquerdo.
D. Recesso subfrênico.
E. Recesso hepatorrenal.

12. Uma jovem mãe está determinada a entrar em forma após o nascimento de seu primeiro filho. Ela foi humilhada na aula de aeróbica quando não conseguia mais fazer os abdominais exigidos. O fortalecimento de qual dos seguintes músculos a ajudaria a realizar esse exercício?

A. Oblíquo externo.
B. Oblíquo interno.
C. Reto abdominal.
D. Psoas maior.
E. Todas as opções anteriores.

13. Seu irmão de 45 anos foi levado ao pronto-socorro por causa de uma dor intensa que irradiava ao longo de sua parede abdominal inferior, da região inguinal e do saco escrotal. O ultrassom revelou um grande cálculo alojado em seu ureter direito. De sua compreensão da anatomia ureteral, selecione a afirmação *incorreta*.

A. É provável que o cálculo esteja alojado em uma das constrições anatômicas normais do ureter, que incluem as junções ureterovesical e ureteropélvica.
B. A dor associada ao cálculo é retransmitida para a medula espinal por vias simpáticas.
C. A dor do ureter é sentida ao longo dos dermátomos T11-L2.
D. Os ureteres transportam a urina dos rins para a bexiga por meio da ação peristáltica de suas paredes musculares.
E. Os ramos uretéricos das artérias renais são o principal suprimento sanguíneo para o ureter pélvico.

14. Nos pacientes que apresentam condições que afetam a cavidade peritoneal, como uma inflamação decorrente de uma úlcera gástrica perfurada, os músculos da parede abdominal, em um reflexo de "defesa", tornam-se rígidos e podem ser encontrados nessa conformação durante o exame físico. Qual dos seguintes nervos contribui com os ramos sensoriais e motores para esse mecanismo de defesa?

A. Nervo frênico.
B. Nervo vago.
C. Nervos intercostais.
D. Nervos esplâncnicos lombares.
E. Nervo esplâncnico maior.

15. Um cirurgião pediátrico está realizando uma apendicectomia em uma criança de 10 anos; porém, ao entrar no abdome, encontra um apêndice saudável. Com uma exploração mais aprofundada, ele encontra um dedo inflamado do intestino originário do íleo a 60 cm da válvula ileocecal. Está ligado ao umbigo por um pedúnculo fibroso. Que estrutura embrionária falhou em degenerar nesse paciente?

A. Ducto venoso.
B. Veia umbilical.
C. Artéria umbilical.
D. Ducto onfalomesentérico.
E. Úraco.

16. Um de seus pacientes sofre de uma doença multissistêmica como resultado de sua dieta ruim e alcoolismo prolongado. Ele apresenta muitos sintomas de hipertensão portal crônica, mas você suspeita que alguns de seus outros sintomas tenham uma causa subjacente diferente. Qual dos seguintes sintomas provavelmente não está associado à hipertensão portal?

A. Varizes esofágicas.
B. Baço aumentado.
C. Varizes retais.
D. Cálculos renais.
E. Ascite (líquido na cavidade peritoneal).

17. Um menino de 6 meses de vida foi submetido a uma cirurgia de hérnia inguinal indireta. O cirurgião abriu o anel inguinal superficial e localizou o saco herniário, que se projetava pela parede abdominal

A. abaixo do ligamento inguinal.
B. medial aos vasos epigástricos inferiores.
C. dentro do triângulo inguinal.
D. no anel inguinal profundo.
E. acima do tendão conjunto.

18. Qual das seguintes opções é uma característica da glândula suprarrenal?

A. É um órgão secundariamente intraperitoneal.
B. Seu córtex é composto de tecido nervoso derivado de células da crista neural.
C. É suprida por uma única artéria suprarrenal, que se origina da artéria renal.
D. Sua medula é inervada por neurônios simpáticos préganglionares que fazem sinapse diretamente nas células cromafins da medula.
E. Localiza-se no polo superior de cada rim, mas permanece fora da gordura perirrenal e da fáscia renal que envolve o rim.

19. Seu vizinho foi recentemente diagnosticado com câncer de fígado. Seu médico explicou que, como o tumor primário estava na área nua, ele metastatizou rapidamente para o mediastino posterior e para os linfonodos supraclaviculares. Você se lembra de que, embora a maior parte da linfa do fígado drene para os nódulos celíacos e para os troncos intestinais, a área nua drena para os troncos broncomediastínicos no tórax. O que é a área nua?

A. Uma área na superfície diafragmática delimitada por ligamentos coronários e triangulares.
B. A área do fígado que reveste a fossa da vesícula biliar.
C. Uma área na superfície visceral ao redor do porta hepático.
D. O espaço entre os folhetos do ligamento falciforme.
E. Uma cápsula fibrosa subperitoneal que cobre a superfície do fígado.

20. Um carteiro de 58 anos queixou-se ao médico de que notou um inchaço em seu saco escrotal semelhante a "um saco de vermes" e que aparece durante o dia, mas que desaparece pela manhã. No exame, você pode diagnosticar uma varicocele do plexo pampiniforme que drena o testículo esquerdo. Qual é a drenagem venosa dos testículos?

A. O testículo direito drena para a veia cava inferior; o testículo esquerdo drena para a veia ilíaca comum esquerda.
B. O testículo direito drena para a veia cava inferior; o testículo esquerdo drena para a veia renal esquerda.

C. O testículo direito drena para a veia renal direita; o testículo esquerdo drena para a veia cava inferior.

D. Ambos os testículos drenam para as veias renais ipsilaterais.

E. Ambos os testículos drenam para a veia cava inferior.

21. Na hipertensão portal, as anastomoses portocavais possibilitam que o sangue portal desvie para o sistema sistêmico. Essas anastomoses podem envolver

A. a veia pancreaticoduodenal.

B. as veias periumbilicais.

C. a veia renal.

D. a veia testicular.

E. Nenhuma das opções anteriores.

22. O ducto biliar é mais frequentemente formado por

A. ductos hepáticos direito e esquerdo.

B. ducto cístico e ducto hepático comum.

C. ducto pancreático principal e ducto hepático comum.

D. ducto hepatopancreático e ducto cístico.

E. ducto pancreático principal e ducto cístico.

23. Dentro do testículo, os espermatozoides desenvolvem-se no(a)

A. epidídimo.

B. túnica albugínea.

C. ducto deferente.

D. *rete testis*.

E. túbulos seminíferos.

24. Um homem de 34 anos com um histórico remoto de cirurgia abdominal chega ao pronto-socorro com dor abdominal intensa, vômitos e letargia. Qual deve ser o primeiro exame de imagem realizado?

A. TC.

B. Ultrassom.

C. Radiografia de tórax.

D. Radiografia abdominal.

E. RM.

25. Um homem apresentou-se ao consultório de seu médico com queixa de dor intermitente intensa no quadrante superior direito do abdome. Você reconhece sua condição como cólica biliar decorrente de cálculos biliares alojados na entrada da vesícula biliar. Que válvula ou esfíncter mantém a abertura do ducto cístico?

A. Válvula espiral.

B. Válvula ileocecal.

C. Esfíncter pilórico.

D. Esfíncter de Oddi.

E. Papila duodenal maior.

26. Você rotineiramente realiza vasectomias na clínica gratuita em sua área. Você faz uma pequena incisão na parte superior do saco escrotal para acessar o cordão espermático. A ligadura de qual das estruturas do cordão seria mais eficaz na prevenção da transmissão do esperma?

A. Artéria testicular.

B. Plexo pampiniforme.

C. Úraco.

D. Ducto deferente.

E. Epidídimo.

27. Que característica anatômica da vesícula biliar a torna altamente adequada para uma avaliação ultrassonográfica?

A. Encontra-se na superfície do fígado.

B. Armazena a bile.

C. A e B.

D. É em forma de pera.

E. É retroperitoneal.

28. Qual das seguintes estruturas forma-se como um órgão intraperitoneal, mas secundariamente se torna retroperitoneal durante o desenvolvimento posterior?

A. Aorta.

B. Pâncreas.

C. Baço.

D. Cólon transverso.

E. Rim.

29. Quais dos seguintes são reflexos ou remanescentes do peritônio?

A. Fáscia de Gerota.

B. Túnica albugínea.

C. Cápsula de Glisson.

D. Omento menor.

E. Ligamento umbilical medial.

30. Quais das seguintes são tributárias da veia cava inferior?

A. Veia mesentérica inferior.

B. Veia lombar.

C. Veia gástrica esquerda.

D. Veia cólica esquerda.

E. Veia retal superior.

Respostas e explicações

1. **A.** A veia renal esquerda passa sob a artéria mesentérica superior ao cruzar a aorta e pode ser comprimida no ângulo estreito (ver Capítulo 12, Seção 12.3).

   B. A segunda parte do duodeno fica no lado direito da coluna vertebral e não cruza a aorta.

   C. O jejuno é suspenso pelo mesentério que contém a artéria mesentérica superior.

   D. O cólon transverso é suspenso do mesocólon transverso e se situa anteriormente à artéria mesentérica superior.

   E. O pâncreas situa-se anteriormente à artéria mesentérica superior.

2. **C.** O apêndice é derivado do intestino médio embrionário, que irradia a dor para a região periumbilical (ver Capítulo 12, Seção 12.1).

   A. O apêndice é derivado do intestino médio embrionário, não do intestino anterior.

   B. As estruturas do intestino médio irradiam a dor para a região periumbilical; as estruturas do intestino anterior irradiam a dor para a região epigástrica.

   D. O apêndice é derivado do intestino médio embrionário, não do intestino posterior.

   E. A dor a partir do apêndice é irradiada para a região periumbilical, mas não é parte do intestino posterior embrionário.

3. **B.** A dor é sentida no dermátomo L1 inervado pelos nervos ilioinguinal e ílio-hipogástrico (ver Capítulo 10, Seção 10.3).

   A. O nervo cutâneo femoral lateral transmite a sensação da coxa lateral.

   C. O nervo femoral transmite a sensação da parte anterior da coxa.

D. O nervo frênico inferior transmite a sensação da superfície inferior do diafragma.

E. O nervo intercostal T10 transmite a sensação do dermátomo T10 ao nível do umbigo.

4. **A.** A artéria renal direita é mais longa que a esquerda e passa posteriormente à veia cava inferior (ver Capítulo 12, Seção 12.3).

B. A glândula suprarrenal esquerda drena para a veia renal esquerda, mas a glândula suprarrenal direita drena para a veia cava inferior.

C. A veia renal esquerda cruza a aorta anteriormente e é mais longa que a veia renal direita.

D. No hilo renal, as veias renais são anteriores às artérias renais. A pelve renal é a estrutura mais posterior.

E. As artérias renais surgem da aorta no nível vertebral L1-L2.

5. **C.** As *teniae coli*, três faixas longitudinais de músculo, são típicas de todo o intestino grosso (ver Capítulo 12, Seção 12.1).

A. Ramos da artéria mesentérica inferior suprem o cólon descendente.

B. Os nervos esplâncnicos pélvicos fornecem inervação parassimpática ao cólon descendente.

D. O cólon descendente forma-se com o sistema gastrintestinal como órgão intraperitoneal e perde seu mesentério durante o desenvolvimento posterior, tornando-se então retroperitoneal.

E. O cólon descendente faz parte do intestino posterior embrionário.

6. **C.** O tendão conjunto é formado pelas aponeuroses dos músculos oblíquo interno e transverso do abdome (ver Capítulo 10, Seção 10.2).

A. O anel umbilical, um remanescente da abertura do cordão umbilical, interrompe a linha alba no nível vertebral L4.

B. A linha alba é uma rafe tendinosa formada na linha média pelas aponeuroses dos três músculos da parede abdominal anterior.

D. A borda inferior do músculo oblíquo externo é espessada e curvada para dentro para formar o ligamento inguinal.

E. O anel inguinal superficial é um defeito na aponeurose dos músculos oblíquos externos que possibilita a passagem do cordão espermático.

7. **E.** O pâncreas fica atrás do estômago na parede posterior da bolsa omental (ver Capítulo 12, Seção 12.2).

A. A artéria esplênica corre ao longo da borda superior do pâncreas.

B. A veia porta forma-se pela união das veias esplênica e mesentérica superior posteriormente ao colo do pâncreas.

C. O colo e o corpo cruzam a linha média ligeiramente abaixo do plano transpilórico aproximadamente no nível vertebral L2.

D. O ducto pancreático acessório drena para a parte descendente do duodeno superiormente à drenagem do ducto pancreático principal.

8. **C.** A artéria gástrica direita, um ramo da artéria hepática própria, supre a região pilórica (ver Seção 11.2 e Capítulo 12, Seção 12.1).

A. A artéria gástrica esquerda fornece sangue à parte cardíaca do estômago e ao esfíncter gastresofágico.

B. As artérias gástricas curtas fornecem sangue ao fundo do estômago.

D. A artéria gastro-omental esquerda fornece sangue para a grande curvatura do estômago e o omento maior.

E. A artéria pancreaticoduodenal superior fornece sangue ao duodeno descendente e à cabeça do pâncreas.

9. **D.** Inferior à linha arqueada, a parede posterior da bainha do reto é composta de fáscia transversal (ver Capítulo 10, Seção 10.2)

A. O músculo oblíquo externo contribui apenas para a camada anterior da bainha do reto.

B. O músculo oblíquo interno forma parte da camada posterior da bainha do reto acima da linha arqueada e parte da camada anterior da bainha do reto abaixo da linha arqueada.

C. O transverso do abdome forma parte da camada anterior da bainha do reto abaixo da linha arqueada.

E. Não aplicável.

10. **B.** As artérias pancreaticoduodenais superiores originam-se da artéria gastroduodenal (um ramo secundário do tronco celíaco). As artérias pancreaticoduodenais inferiores originam-se da artéria mesentérica superior. Esses vasos anastomosam-se dentro da cabeça do pâncreas e podem aumentar significativamente para formar uma efetiva via colateral (ver Seção 11.2).

A. A artéria marginal estabelece uma circulação colateral entre as artérias mesentéricas superior e inferior, mas não se comunica diretamente com os ramos do tronco celíaco.

C. As artérias gastro-omentais anastomosam-se com as artérias gastroduodenais e esplênicas, mas não se comunicam com a artéria mesentérica superior.

D. A artéria hepática própria anastomosa-se com a artéria gástrica esquerda através de seu ramo gástrico direito, mas não se comunica diretamente com a artéria mesentérica superior.

E. A artéria gástrica esquerda anastomosa-se com as artérias hepática e esplênica, mas não se comunica diretamente com a artéria mesentérica superior.

11. **E.** O recesso hepatorrenal, que é contínuo com o recesso subfrênico, é o espaço mais baixo e dependente da gravidade na cavidade peritoneal. Portanto, é um local comum para acúmulo de líquido e formação de abscesso (ver Seção 11.1).

A. O líquido da bolsa omental flui para o recesso hepatorrenal.

B. O compartimento infracólico fica abaixo do mesocólon transverso e é separado nos lados direito e esquerdo pelo mesentério do intestino delgado. O líquido neste espaço pode drenar para os sulcos paracólicos e para a pelve.

C. O líquido no sulco paracólico esquerdo provavelmente drenaria para a pelve.

D. O líquido no recesso subfrênico drena para o recesso hepatorrenal mais dependente da gravidade no paciente em decúbito dorsal.

12. E. Os músculos oblíquo externo, oblíquo interno e reto abdominal flexionam o tronco quando atuam bilateralmente e ajudam a estabilizar a pelve. O psoas maior auxilia na elevação do tronco a partir da posição supina (ver Capítulo 10, Seção 10.2).

A. Os músculos oblíquos externos flexionam o tronco quando atuam bilateralmente e ajudam a estabilizar a pelve. B a D também estão corretas (E).

B. Os músculos oblíquos internos flexionam o tronco quando atuam bilateralmente e ajudam a estabilizar a pelve. A, C e D também estão corretas (E).

C. O reto abdominal flexiona o tronco, comprime o abdome e estabiliza a pelve. A, B e D também estão corretas (E).

D. O psoas maior flexiona o quadril e auxilia na elevação do tronco a partir da posição supina. A a C também estão corretas (E).

13. E. O ureter pélvico é suprido pelas artérias vesical superior, vesical inferior e uterina (ver Capítulo 12, Seção 12.3).

A. Os cálculos podem se alojar em várias constrições naturais do ureter, incluindo onde ele passa atrás dos vasos gonadais ou através da artéria ilíaca comum, bem como nas junções ureterovesical e ureteropélvica.

B. A distensão das paredes ureterais envia sinais de dor para a medula espinal T11-L2 por meio dos nervos simpáticos.

C. A dor é sentida primeiro na região lombar inferior e desce para as regiões inguinal e medial da coxa, as áreas que representam os dermátomos T11-L2.

D. As paredes musculares do ureter funcionam por meio de ação peristáltica.

14. C. Os nervos intercostais são instrumentais na capacidade de sentir e reagir à dor abdominal, pois inervam o peritônio parietal (ramos sensoriais) e os músculos da parede abdominal (ramos motores). A inflamação do peritônio parietal pode causar dor intensa. O peritônio visceral não é muito sensível (ver Seção 11.1).

A. O nervo frênico inerva o diafragma, mas não contribui para a inervação dos músculos da parede abdominal.

B. O nervo vago não inerva nem o peritônio nem os músculos da parede abdominal.

D. Os nervos esplâncnicos lombares transportam fibras simpáticas que inervam as vísceras abdominais.

E. O nervo esplâncnico maior carrega apenas fibras simpáticas, que inervam as vísceras abdominais.

15. D. O ducto onfalomesentérico (pedúnculo vitelino) não regrediu e permanece como um divertículo ileal (de Meckel) (ver Capítulo 12, Seção 12.1).

A. O ducto venoso desvia o sangue da veia umbilical para a veia cava inferior no feto.

B. O remanescente da veia umbilical, o ligamento redondo (*ligamentum teres*), corre na borda inferior do ligamento falciforme, que conecta o fígado à parede abdominal anterior.

C. O ligamento umbilical medial na parede abdominal anterior é o remanescente da artéria umbilical.

E. O úraco, o remanescente do alantoide fetal, estende-se superiormente na parede abdominal anterior do ápice da bexiga até o umbigo, assim como o ligamento umbilical mediano.

16. D. Os cálculos renais formam-se no rim a partir da urina concentrada e estão associados à doença inflamatória intestinal e outras patologias, mas não são um sintoma de hipertensão portal (ver Capítulo 12, Seção 12.2).

A. As veias esofágicas que drenam superiormente ao sistema ázigo (sistêmico) e inferiormente ao sistema portal formam uma importante anastomose portocaval. As varizes dessas veias são um sintoma típico da hipertensão portal.

B. Na hipertensão portal, o fluxo através da veia esplênica diminui, fazendo com que o baço aumente anormalmente (esplenomegalia).

C. As veias retais drenam superiormente para o sistema portal e inferiormente para o sistema sistêmico. Na hipertensão portal, elas aumentam (formando varizes) para acomodar o fluxo maior no sistema sistêmico.

E. A ascite é um sintoma típico da hipertensão portal decorrente de doença hepática.

17. D. As hérnias inguinais indiretas passam pelo anel inguinal profundo, que é lateral aos vasos epigástricos inferiores e superior ao ligamento inguinal (ver Capítulo 10, Seção 10.4).

A. As hérnias inguinais estão localizadas acima do ligamento inguinal; as hérnias femorais estão localizadas abaixo do ligamento.

B. As hérnias inguinais indiretas estão localizadas lateralmente aos vasos epigástricos inferiores; as hérnias inguinais diretas estão localizadas medialmente aos vasos.

C. As hérnias inguinais diretas projetam-se através do triângulo inguinal; as hérnias inguinais indiretas projetam-se através do anel inguinal profundo lateralmente ao triângulo.

E. As aponeuroses dos músculos oblíquo interno e transverso do abdome formam o tendão conjunto onde se fixam ao ramo púbico. Este não é um local comum para hérnias.

18. D. A medula contém células cromafins que funcionam como gânglios simpáticos onde as fibras simpáticas préganglionares do plexo celíaco fazem sinapse (ver Capítulo 12, Seção 12.3).

A. As glândulas suprarrenais desenvolvem-se dentro do retroperitônio e, portanto, são órgãos retroperitoneais primários.

B. O córtex é derivado do mesoderma; a medula é derivada de células da crista neural.

C. Cada glândula suprarrenal é suprida por múltiplas artérias que se originam da aorta e das artérias frênica inferior e renal.

E. As glândulas suprarrenais são envolvidas pela fáscia renal e pela gordura perirrenal, separadas do rim apenas por um septo fino.

19. A. A área nua é um espaço desprovido de peritônio adjacente à superfície inferior do diafragma e delimitada pelos ligamentos coronário e triangular (ver Capítulo 12, Seção 12.2).

B. A fossa da vesícula biliar na superfície visceral do fígado também é desprovida de peritônio, mas não é conhecida como área nua.

C. O peritônio cobre a superfície do fígado ao redor da porta hepática, local de entrada para as estruturas da tríade portal.

D. Os folhetos do ligamento falciforme não contêm a área nua, mas na superfície do fígado as cúspides separam-se para formar os ligamentos coronários, que circundam a área nua.

E. A cápsula fibrosa subperitoneal do fígado é a cápsula de Glisson, não a área nua.

20. **B.** A veia testicular direita drena para a veia cava inferior, mas a veia esquerda drena para a veia renal esquerda. O ângulo no qual a veia testicular esquerda entra na veia renal esquerda aumenta sua suscetibilidade à obstrução. Provavelmente, essa é a razão pela qual as varicoceles são mais comumente encontradas no lado esquerdo (ver Capítulo 10, Seção 10.4).

    A. Nenhum dos testículos drena para a veia ilíaca comum.

    C. O testículo direito drena para a veia cava inferior e o esquerdo drena para a veia renal esquerda.

    D. Embora o testículo esquerdo drene para a veia renal ipsilateral, o testículo direito drena diretamente para a veia cava inferior.

    E. Embora o testículo direito drene diretamente para a veia cava inferior, o testículo esquerdo drena para a veia renal ipsilateral.

21. **B.** As veias periumbilicais anastomosam-se com as veias da parede abdominal anterior e atuam como um *shunt* portocaval na hipertensão portal grave (ver Seção 11.2).

    A. As veias pancreaticoduodenais drenam para a veia porta, mas não se anastomosam com as veias do sistema sistêmico.

    C. As veias renais drenam para a veia cava inferior e não se conectam ao sistema portal.

    D. As veias testiculares drenam para o sistema sistêmico e não se anastomosam com o sistema portal.

    E. Não aplicável.

22. **B.** O ducto hepático comum do fígado une-se ao ducto cístico da vesícula biliar para formar o ducto biliar (ver Capítulo 12, Seção 12.2).

    A. Os ductos hepáticos direito e esquerdo juntam-se para formar o ducto hepático comum.

    C. O ducto pancreático principal une-se ao ducto hepático comum para formar a ampola hepatopancreática.

    D. O ducto cístico não se une ao ducto hepatopancreático. Ele se junta ao ducto hepático comum para formar o ducto biliar comum.

    E. O ducto pancreático principal não se une ao ducto cístico.

23. **E.** Os túbulos seminíferos são estruturas altamente espiraladas dentro dos lobos dos testículos onde os espermatozoides se desenvolvem (ver Capítulo 10, Seção 10.4).

    A. O epidídimo é um local de armazenamento e maturação do esperma.

    B. A túnica albugínea é a resistente cápsula de tecido conjuntivo do testículo.

    C. O ducto deferente transporta o esperma ao longo do cordão espermático até a pelve profunda.

    D. A *rete testis* é uma rede de ductos através dos quais o esperma sai do testículo.

24. **D.** Radiografias abdominais são a maneira mais fácil e rápida de obter uma visão geral do padrão de gases intestinais e avaliar obstrução intestinal e/ou perfuração intestinal, ambas emergências intra-abdominais que podem exigir intervenção cirúrgica imediata (ver Capítulo 13).

    A. A TC pode ser uma escolha secundária nesse paciente.

    B. O ultrassom pode ser uma ferramenta secundária se sinais clínicos adicionais apontarem para uma anormalidade hepática ou biliar.

    C. O paciente não apresenta sintomas cardiopulmonares.

    E. Geralmente, a RM consome muito tempo em situações de emergência.

25. **A.** A válvula espiral no colo da vesícula biliar mantém a abertura do ducto cístico (ver Capítulo 12, Seção 12.2).

    B. A válvula ileocecal está localizada entre o íleo e o ceco.

    C. O esfíncter pilórico está localizado entre o piloro do estômago e a primeira parte do duodeno.

    D. O esfíncter de Oddi envolve a ampola hepatopancreática conforme ela entra na parte descendente do duodeno na papila duodenal maior.

    E. A papila duodenal maior é uma elevação na parede medial da parte descendente do duodeno onde entra a ampola hepatopancreática (formada pela união do ducto biliar com o ducto pancreático).

26. **D.** O ducto deferente é a estrutura dentro do cordão espermático que transmite o esperma (ver Capítulo 10, Seção 10.4).

    A. A artéria testicular não transmite esperma.

    B. O plexo pampiniforme é um plexo venoso que drena o testículo.

    C. O úraco conecta o ápice da bexiga ao umbigo e no feto transmite a urina.

    E. O epidídimo é um local para maturação e armazenamento de esperma localizado dentro do saco escrotal na superfície posterior do testículo.

27. **C.** (A e B) O fígado é uma excelente "janela" acústica e a posição da vesícula biliar dentro de uma fossa na superfície visceral do fígado, além de estar fisiologicamente preenchida com bile líquida, tornam a ultrassonografia ideal para sua avaliação (ver Capítulo 13).

    D. A forma da pera não é um fator.

    E. A vesícula biliar não é retroperitoneal.

28. **B.** A maior parte do pâncreas é secundariamente retroperitoneal. A cauda do pâncreas fica dentro do ligamento esplenorrenal e é considerada intraperitoneal (ver Seção 11.1 e Capítulo 12, Seção 12.2).

    A. A aorta abdominal é retroperitoneal e fica no lado esquerdo dos corpos vertebrais.

    C. O baço é completamente intraperitoneal, sustentado pelo ligamento gastroesplênico e pelo ligamento esplenorrenal.

    D. O cólon transverso é intraperitoneal, sustentado por seu mesocólon transverso.

    E. O rim é um órgão retroperitoneal primário circundado por gordura perirrenal e coberto por peritônio apenas em sua superfície anterior.

29. D. O omento menor é uma membrana peritoneal de duas camadas que conecta o fígado ao estômago e ao duodeno (ver Seção 11.1).

    A. A fáscia de Gerota é a fáscia renal que envolve o rim, as glândulas suprarrenais, os vasos renais e a gordura perirrenal.

    B. A túnica albugínea é a dura membrana fibrosa externa que envolve o testículo e se invagina para formar os lobos testiculares.

    C. A cápsula de Glisson é uma cápsula fibrosa subperitoneal que envolve o fígado.

    E. O ligamento umbilical medial é o remanescente da artéria umbilical na parede abdominal anterior.

30. B. As quatro veias lombares de cada lado drenam a parede abdominal posterior e terminam na veia cava inferior (ver Seção 11.2).

    A. A veia mesentérica inferior termina na veia mesentérica superior ou nas veias esplênicas, que são tributárias da veia porta.

    C. A veia gástrica esquerda drena para a veia porta.

    D. A veia cólica esquerda drena para a veia mesentérica inferior, que é tributária da veia porta.

    E. A veia retal superior drena superiormente para a veia mesentérica inferior, que é tributária do sistema porta.

Parte 5 Pelve e Períneo

14 Visão Geral da Pelve e do Períneo

A região pélvica é a área do tronco entre o abdome e o membro inferior. É formada pela **cavidade pélvica**, um espaço em formato de taça delimitado pela pelve óssea, e pelo **períneo**, a área em formato de losango inferior ao assoalho da pelve e entre as partes superiores das coxas.

14.1 Características gerais

- A Tabela 14.1 fornece uma visão geral das divisões da pelve e do períneo
  - A pelve óssea, ou cíngulo do membro inferior, envolve a cavidade pélvica. Seu ponto de referência ósseo superior é a crista ilíaca (Figura 14.1)
  - A **margem pélvica** no plano da **abertura superior da pelve** define a margem superior da **pelve menor** (canal do parto) e a separa da **pelve maior**, acima. A **abertura inferior da pelve** define a margem inferior da pelve menor (Figura 14.2)
  - O assoalho muscular da cavidade pélvica, o **diafragma da pelve**, separa a pelve menor do períneo, que está situado abaixo dele (Figura 14.3)
  - Em formato de losango, o períneo é subdividido em uma **região urogenital** anterior e uma **região anal** posterior (Figura 14.4)
  - A região urogenital é dividida pela membranácea **membrana do períneo** em dois pequenos espaços
    - Um **espaço profundo do períneo** superior, que inclui os recessos anteriores das fossas isquioanais e que é delimitado pela membrana do períneo inferiormente, a fáscia inferior do diafragma da pelve superiormente, e a fáscia obturatória lateralmente

- Um **espaço superficial do períneo** inferior, que é delimitado superiormente pela membrana do períneo, inferiormente pela fáscia superficial do períneo, e lateralmente pelos ramos isquiopúbicos (Figura 14.3).
  A membrana do períneo não é encontrada na região anal (ver Capítulo 15, Figura 15.24).
- As aberturas superior e inferior da pelve são as aberturas da pelve óssea (Figura 14.5)
  - A abertura superior da pelve é definida por uma linha que se estende do promontório da base do sacro, ao longo da linha arqueada do ílio e da linha pectínea do púbis, até a margem superior da sínfise púbica
  - A abertura inferior da pelve é definida por uma linha que conecta o cóccix, os ligamentos sacrotuberais, os túberes isquiáticos, os ramos isquiopúbicos e a margem inferior da sínfise púbica
- As cavidades da pelve menor e da pelve maior são contínuas, porém contêm vísceras diferentes
  - A **pelve menor** situa-se abaixo da margem pélvica e é delimitada inferiormente pelo assoalho da pelve muscular. No adulto, esse espaço abriga a bexiga urinária, o reto e as estruturas genitais pélvicas

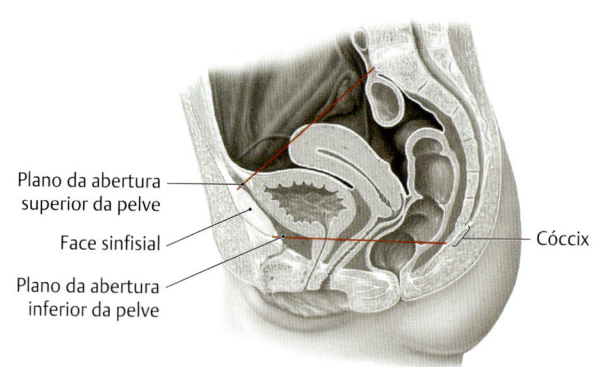

A Feminina

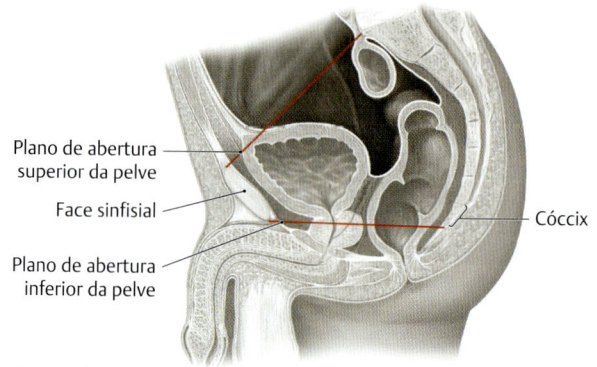

B Masculina

Figura 14.2 Pelve menor e pelve maior. Cortes sagitais medianos vistos do lado esquerdo. (De Gilroy AM, MacPherson BR, Wikenheiser JC. Atlas of Anatomy. Ilustrações de Voll M e Wesker K. 4th ed. New York: Thieme Publishers; 2020.)

Figura 14.1 Cíngulo do membro inferior. Vista anterossuperior. O cíngulo do membro inferior é constituído pelos dois ossos do quadril e pelo sacro. (De Schuenke M, Schulte E, Schumacher U. THIEME Atlas of Anatomy, Vol 1. Ilustrações de Voll M e Wesker K. 3rd ed. New York: Thieme Publishers; 2020.)

Tabela 14.1 Divisões da pelve e do períneo.

Os níveis da pelve são determinados por pontos de referência ósseos (asas do ílio e abertura superior da pelve). O conteúdo do períneo é separado da pelve menor pelo diafragma da pelve e por duas lâminas de fáscia.

Crista ilíaca

Pelve	Pelve maior	• Íleo (alças) • Ceco e apêndice vermiforme • Colo sigmoide • Aa. e vv. ilíacas comuns e externas • Plexo lombar (ramos)

Abertura superior da pelve

	Pelve menor	• Parte distal dos ureteres • Bexiga urinária • Reto • ♀: vagina, útero, tubas uterinas e ovários • ♂: ducto deferente, glândulas seminais e próstata • A. e v. ilíacas internas e seus ramos • Plexo sacral • Plexo hipogástrico inferior

Diafragma da pelve (m. levantador do ânus e músculo isquiococcígeo)

Períneo	Espaço profundo do períneo	• Músculo esfíncter externo da uretra • Músculos compressores da uretra e esfíncter uretrovaginal (mulheres) • Uretra (parte membranácea nos homens) • M. transverso do períneo (homens), músculo liso (mulheres) • Glândulas bulbouretrais (homens) • Recesso anterior do corpo adiposo da fossa isquioanal • Aa. e vv. pudendas internas, nn. pudendos e seus ramos

Membrana do períneo

	Espaço superficial do períneo	• Mm. isquiocavernoso, bulboesponjoso e transverso superficial do períneo • Uretra (parte esponjosa nos homens) • Clitóris e raiz do pênis • Bulbo do vestíbulo • Glândulas vestibulares maiores • A. e v. pudendas internas, n. pudendo e seus ramos

Fáscia superficial do períneo (de Colles)

	Espaço subcutâneo do períneo	• Gordura

Pele

- A **pelve maior** é a parte inferior da cavidade do abdome, situada acima da margem pélvica e delimitada de cada lado pela fossa ilíaca. Contém o ceco, o apêndice vermiforme, o colo sigmoide e as alças do intestino delgado
- O peritônio da cavidade abdominal continua na cavidade pélvica
    - O peritônio da parede anterior do abdome envolve a bexiga urinária, o útero, o reto e as paredes pélvicas, porém não se estende inferiormente até o assoalho da pelve
    - As vísceras pélvicas profundas situadas abaixo do peritônio ocupam o **espaço subperitoneal**, que é contínuo ao retroperitônio do abdome (Figura 14.3)
- O períneo situa-se inferiormente à cavidade pélvica (Figura 14.4)

- A abertura inferior da pelve forma o perímetro do períneo, o diafragma da pelve constitui o seu teto, e inferiormente a pele perineal forma o seu assoalho
- A região urogenital do períneo contém as estruturas genitais externas e os óstios da uretra e da vagina (na mulher)
- A região anal do períneo contém o ânus e o canal anal circundado pelo músculo esfíncter externo do ânus
- As **fossas isquioanais**, que são espaços cuneiformes da região anal preenchidos de gordura, localizam-se em ambos os lados do canal anal e se estendem anteriormente para um pequeno recesso da região urogenital (ver Capítulo 15, Figura 15.24, e Capítulo 16).

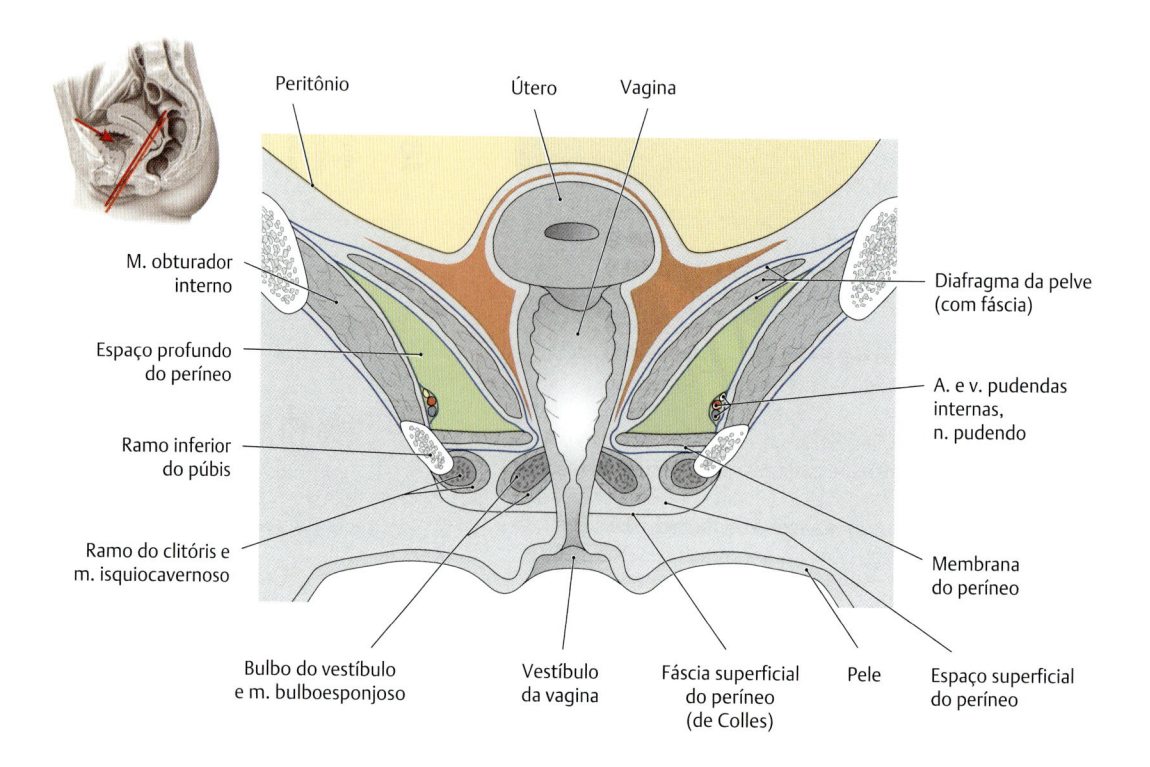

A Feminina

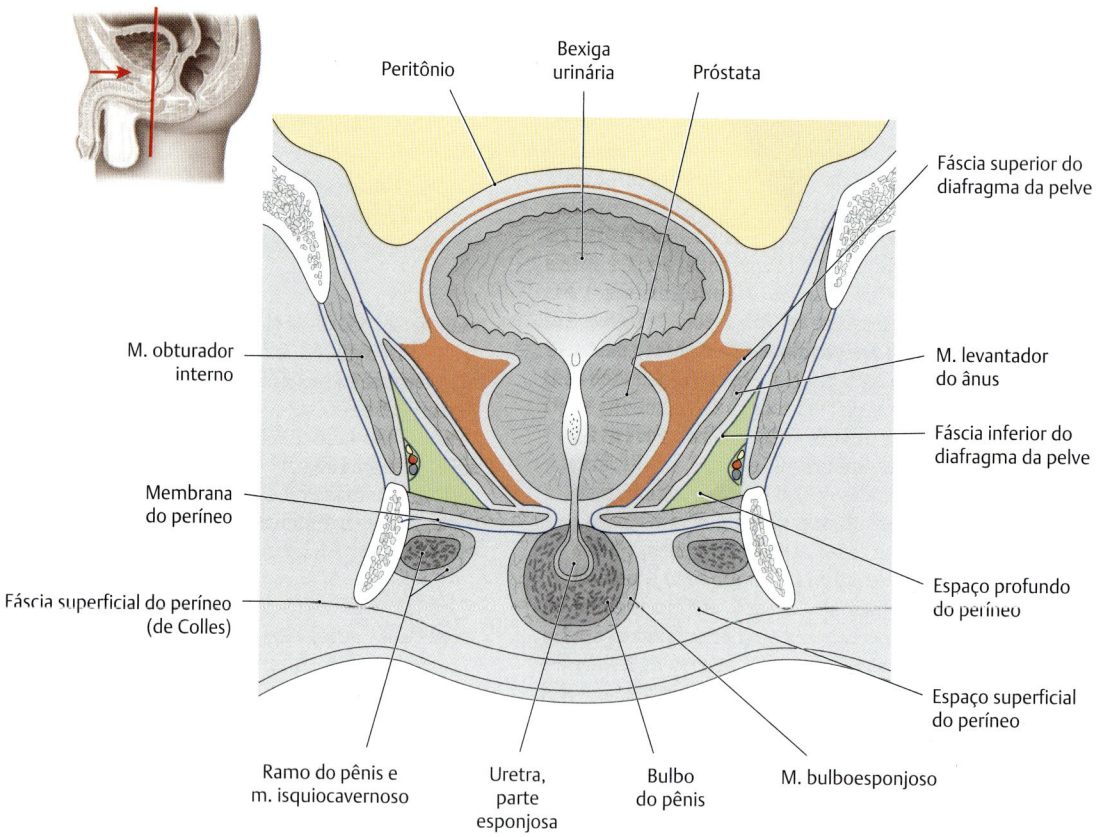

B Masculina

Figura 14.3 Pelve e região urogenital do períneo. Corte frontal, vista anterior. (De Gilroy AM, MacPherson BR, Wikenheiser JC. Atlas of Anatomy. Ilustrações de Voll M e Wesker K. 4th ed. New York: Thieme Publishers; 2020.)

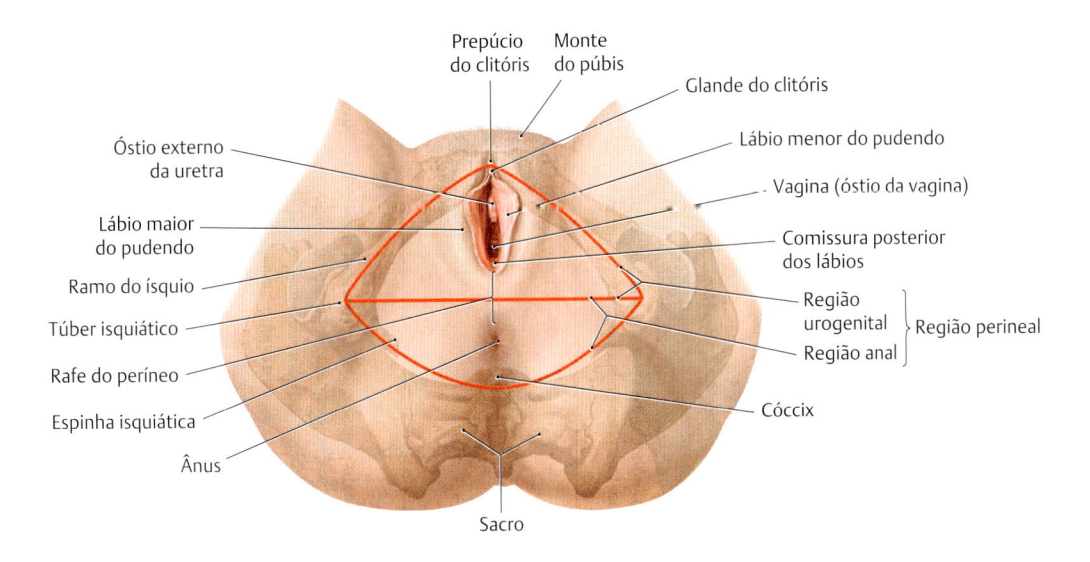

A Feminino

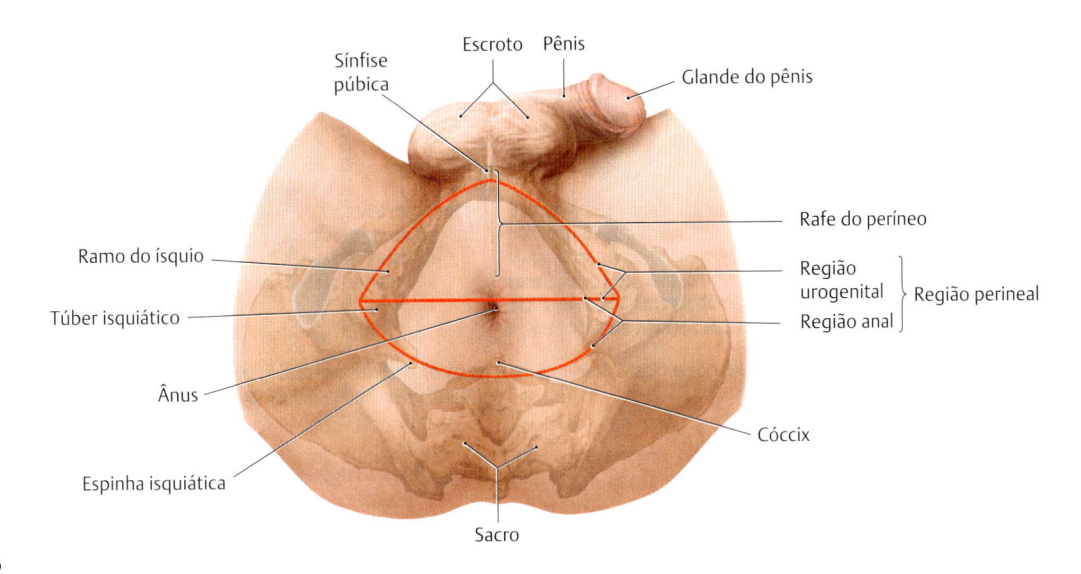

B Masculino

Figura 14.4 Regiões do períneo. Posição de litotomia, vista inferior (caudal). (De Schuenke M, Schulte E, Schumacher U. THIEME Atlas of Anatomy, Vol 1. Ilustrações de Voll M e Wesker K. 3rd ed. New York: Thieme Publishers; 2020.)

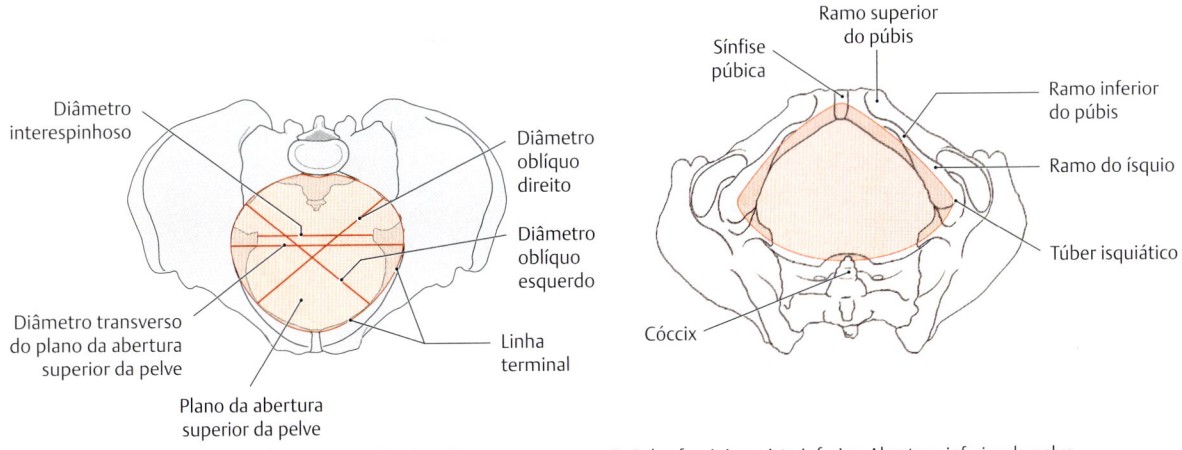

A Pelve feminina, vista superior. Abertura superior da pelve em *vermelho*

B Pelve feminina, vista inferior. Abertura inferior da pelve em *vermelho*

Figura 14.5 Aberturas superior e inferior da pelve. (De Schuenke M, Schulte E, Schumacher U. THIEME Atlas of Anatomy, Vol 1. Ilustrações de Voll M e Wesker K. 3rd ed. New York: Thieme Publishers; 2020.)

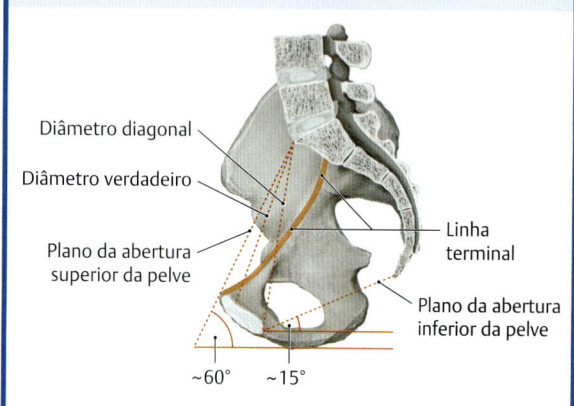
14.2   Cíngulo do membro inferior

O **cíngulo do membro inferior**, ou pelve óssea, é constituído pelo sacro, pelo cóccix e pelos dois **ossos do quadril**. Ele protege as vísceras pélvicas, estabiliza o dorso e fornece um local de fixação para os membros inferiores. As articulações da pelve criam a configuração circular do cíngulo do membro inferior, que é mantida pelos ligamentos pélvicos resistentes (Figura 14.1).

— O sacro e o cóccix, que são os segmentos inferiores da coluna vertebral, constituem a parede posterior do cíngulo do membro inferior

— Cada osso do quadril, que forma a parte lateral do cíngulo do membro inferior, é criado pela fusão de três ossos: o **ílio**, o **ísquio** e o **púbis** (Figura 14.6). Os ossos do quadril (Figura 14.7) apresentam as seguintes características:

• Os **ramos superior** e **inferior do púbis**, que se unem anteriormente, mas que divergem lateralmente ao redor do grande **forame obturado**

• A **espinha isquiática** posteriormente, que separa as **incisuras isquiáticas maior** e **menor**

• O **ramo do ísquio**, que se funde com o **ramo inferior do púbis** anteriormente, e termina como **túber isquiático** posteriormente

• A **asa do ílio**, que é côncava anteriormente e que forma a **fossa ilíaca**. A margem superior da asa do ílio, a **crista ilíaca**, termina anteriormente como **espinha ilíaca anterossuperior** e posteriormente como **espinha ilíaca posterossuperior**

• Uma **linha arqueada** na face interna, que divide ao meio o ílio e que continua anteriormente para se unir com a **linha pectínea** do púbis. Ambas as linhas fazem parte da abertura superior da pelve (também conhecida como **linha terminal**)

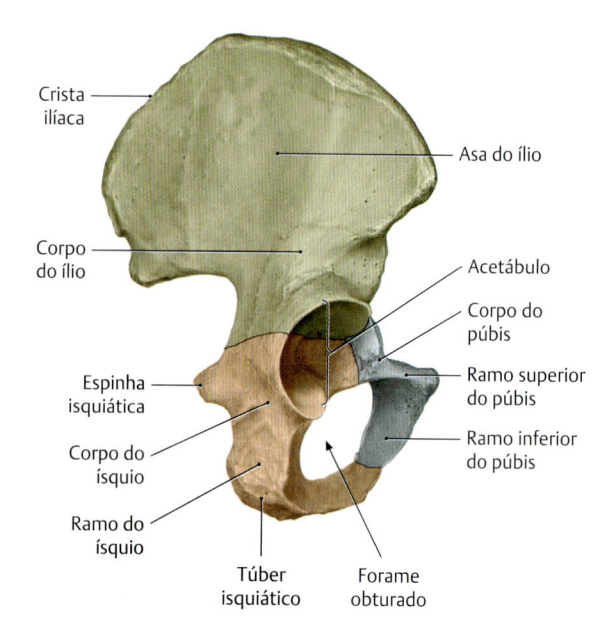

Figura 14.6 Cartilagem trirradiada do osso do quadril. Osso do quadril direito, vista lateral. O osso do quadril é formado pelo ílio, pelo ísquio e pelo púbis. (De Schuenke M, Schulte E, Schumacher U. THIEME Atlas of Anatomy, Vol 1. Ilustrações de Voll M e Wesker K. 3rd ed. New York: Thieme Publishers; 2020.)

• Uma depressão caliciforme profunda, o **acetábulo**, na face lateral, que se articula com o fêmur do membro inferior

— As articulações do cíngulo do membro inferior incluem as seguintes (Figura 14.1)

• As duas **articulações sacroilíacas**, que são articulações sinoviais entre as faces auriculares do sacro e os ossos do quadril

• A **sínfise púbica**, uma articulação cartilagínea fixa na linha mediana anterior, que une as partes púbicas dos ossos do quadril com um disco fibrocartilagíneo interposto

— Os ligamentos que sustentam as articulações pélvicas (Figura 14.8) incluem os seguintes

• Os **ligamentos sacroilíacos anteriores**, **posteriores** e **interósseos** resistentes, que sustentam as articulações sacroilíacas

• Os **ligamentos iliolombares**, que estabilizam a junção entre a coluna vertebral lombar e o sacro

• Dois pares de ligamentos posteriores que fixam o sacro e as articulações do osso do quadril e que resistem ao deslocamento posterior do sacro:

   ◦ Os **ligamentos sacrotuberais**, que se originam no sacro e se inserem no túber isquiático

   ◦ Os **ligamentos sacroespinais**, que originam no sacro e se inserem na espinha isquiática

— Os ossos e os ligamentos da pelve formam aberturas que possibilitam a conexão dos vasos, dos nervos e dos músculos pélvicos com as regiões adjacentes (Figura 14.9)

• O **forame isquiático maior** é uma abertura posterior que conecta a pelve com a região glútea (as nádegas)

• O **forame isquiático menor** é uma passagem entre os ligamentos sacrotuberal e sacroespinal que conecta a região glútea e o períneo

• Uma **membrana obturadora** recobre a maior parte do forame obturado, deixando um pequeno **canal obturatório** através do qual o nervo e os vasos obturatórios passam para a coxa.

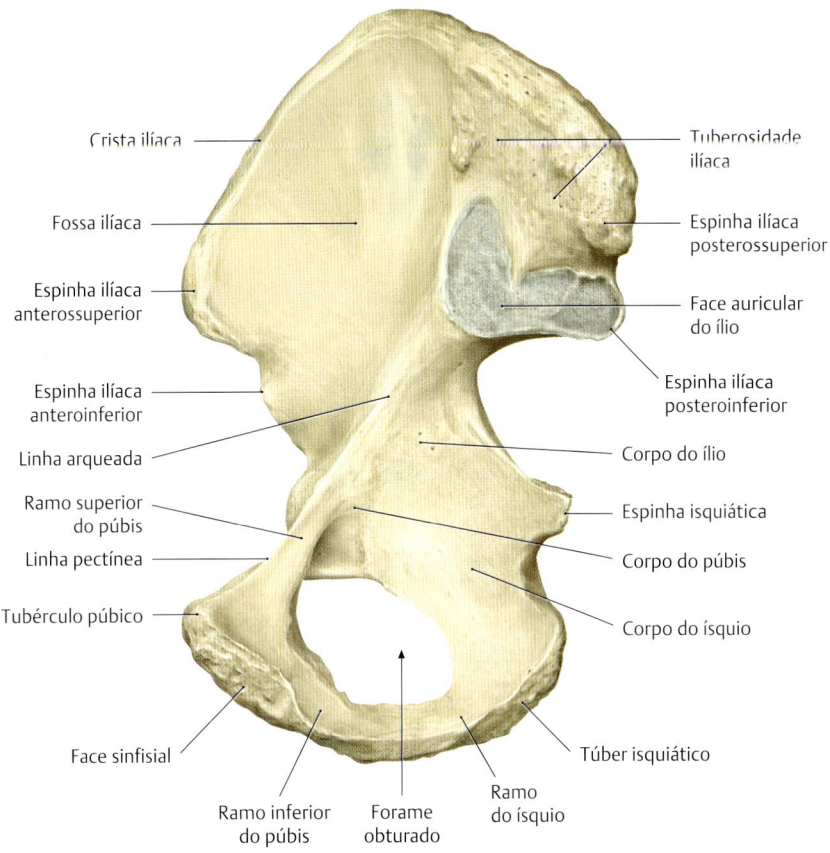

A Vista medial. (De Gilroy AM, MacPherson BR, Wikenheiser JC. Atlas of Anatomy. Ilustrações de Voll M e Wesker K. 4th ed. New York: Thieme Publishers; 2020.)

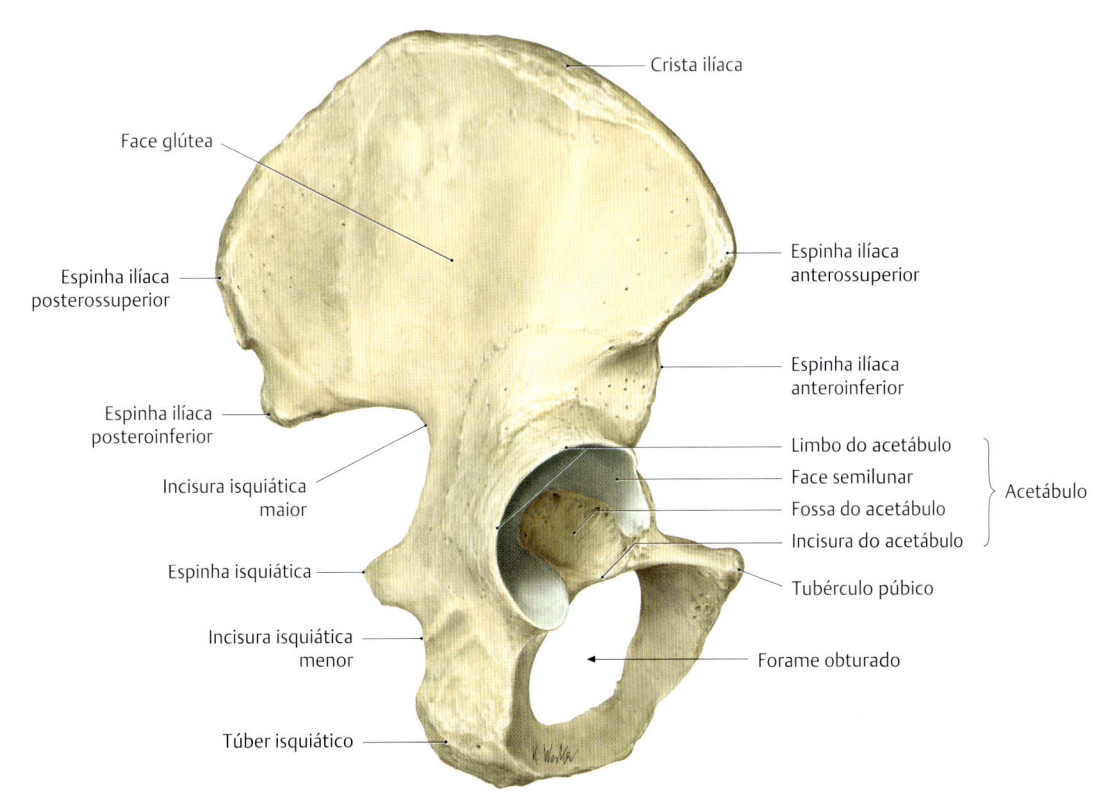

B Vista lateral. (De Schuenke M, Schulte E, Schumacher U. THIEME Atlas of Anatomy, Vol 1. Ilustrações de Voll M e Wesker K. 3rd ed. New York: Thieme Publishers; 2020.)

Figura 14.7 Osso do quadril. Osso do quadril direito (masculino).

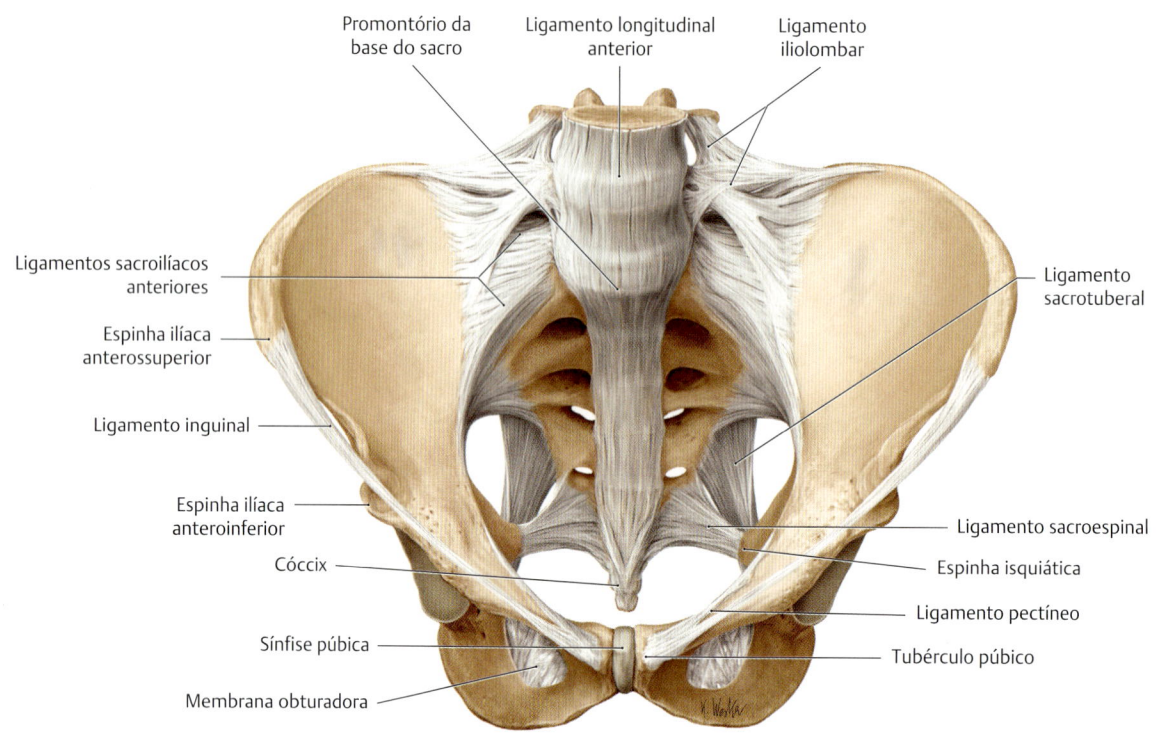

A Vista anterossuperior

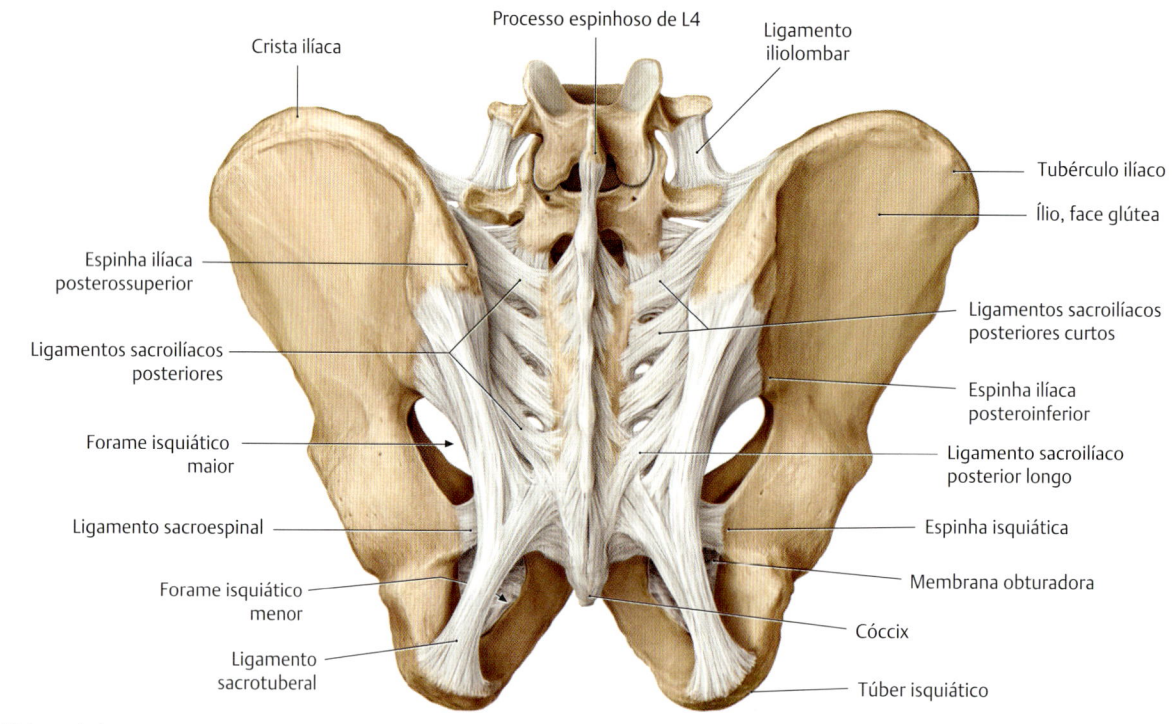

B Vista posterior

Figura 14.8 Ligamentos da pelve. Pelve masculina. (De Gilroy AM, MacPherson BR, Wikenheiser JC. Atlas of Anatomy. Ilustrações de Voll M e Wesker K. 4th ed. New York: Thieme Publishers; 2020.)

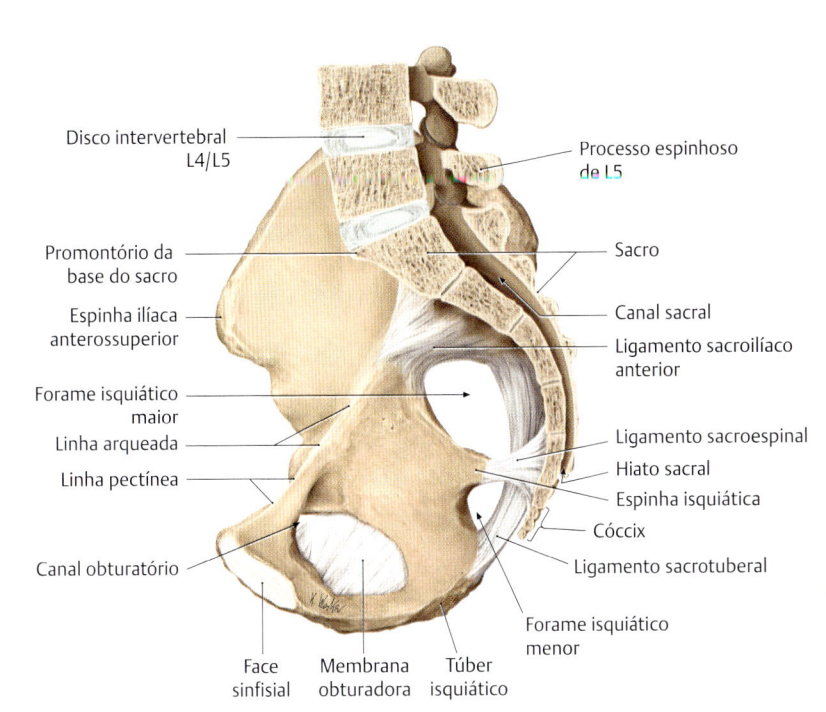

Figura 14.9 **Aberturas da pelve.** Metade direita da pelve masculina, vista medial. (De Gilroy AM, MacPherson BR, Wikenheiser JC. Atlas of Anatomy. Ilustrações de Voll M e Wesker K. 4th ed. New York: Thieme Publishers; 2020.)

BOXE 14.2 CORRELAÇÃO CLÍNICA

FROUXIDÃO DOS LIGAMENTOS E AUMENTO DA MOBILIDADE DURANTE A GRAVIDEZ

Durante o último trimestre de gravidez, ocorre um acentuado aumento na flexibilidade e na frouxidão da sínfise púbica e dos ligamentos sacroilíacos, o que é atribuído aos níveis aumentados de relaxina e de outros hormônios da gravidez. Isso frequentemente resulta em uma certa instabilidade pélvica e na marcha anserina característica do terceiro trimestre. A flexibilidade dos ligamentos pélvicos aumenta o diâmetro da pelve, o que é benéfico para a passagem do recém-nascido pelo canal do parto. A integridade normal dos ligamentos retorna nos primeiros meses após o nascimento.

14.3 Paredes e assoalho da pelve (Tabela 14.2 e Figura 14.10)

— Os músculos que revestem as paredes pélvicas passam para a região glútea, onde se inserem no fêmur e atuam na articulação do quadril
  - O **músculo piriforme** reveste a parede posterior da pelve
    ◦ Estende-se da pelve até a região glútea por meio do forame isquiático maior
    ◦ Forma o leito para o plexo sacral e para os vasos ilíacos internos da parede posterior da pelve
  - O **músculo obturador interno**, que é recoberto por uma **fáscia obturatória**, reveste a parede lateral da pelve e do períneo
    ◦ Seu tendão estende-se do períneo até a região glútea por meio do forame isquiático menor
    ◦ O **arco tendíneo do músculo levantador do ânus**, um espessamento da fáscia obturatória, estende-se do corpo do púbis até a espinha isquiática
— Em formato de funil, o assoalho da pelve é composto de músculos coletivamente conhecidos como **diafragma da pelve** e que sustentam as vísceras da pelve e resistem à pressão intra-abdominal (*i. e.*, a pressão criada durante a tosse, o espirro, a expiração forçada, a defecação e o parto). O diafragma da pelve é constituído pelos **músculos levantador do ânus** e **isquiococcígeo**

- O músculo levantador do ânus forma a maior parte do assoalho da pelve. Os três músculos que constituem o músculo levantador do ânus originam-se do ramo superior do púbis e do arco tendíneo. Inserem-se na linha média sobre o cóccix e ao longo de uma rafe tendínea, denominada **corpo anococcígeo**
  ◦ O **músculo pubococcígeo** forma a parte anterior do músculo levantador do ânus
  ◦ O **músculo iliococcígeo** forma a parte média do músculo levantador do ânus
  ◦ O **músculo puborretal** forma uma alça muscular que envolve a região anorretal. O tônus normal do músculo mantém o ângulo anterior da região anorretal, onde atravessa o diafragma da pelve. O músculo relaxa durante a defecação
- O músculo isquiococcígeo forma a parte posterior do diafragma da pelve; insere-se no sacro e na espinha isquiática e se adere firmemente ao ligamento sacroespinal em toda a sua extensão
— O **hiato do músculo levantador do ânus** (ou **urogenital**), uma lacuna entre os músculos puborretais de cada lado, possibilita a passagem da uretra, da vagina e do reto para o períneo
— Os ramos glúteo inferior, glúteo superior e sacrais laterais das artérias ilíacas internas e o ramo sacral mediano da parte abdominal da aorta irrigam a maior parte dos músculos das paredes e do assoalho da pelve (ver Figura 14.14 A, mais adiante)
— As veias que acompanham as artérias e drenam o assoalho e as paredes da pelve drenam finalmente o sangue para as veias ilíacas internas, embora as veias sacrais laterais também possam drenar no plexo venoso vertebral interno.

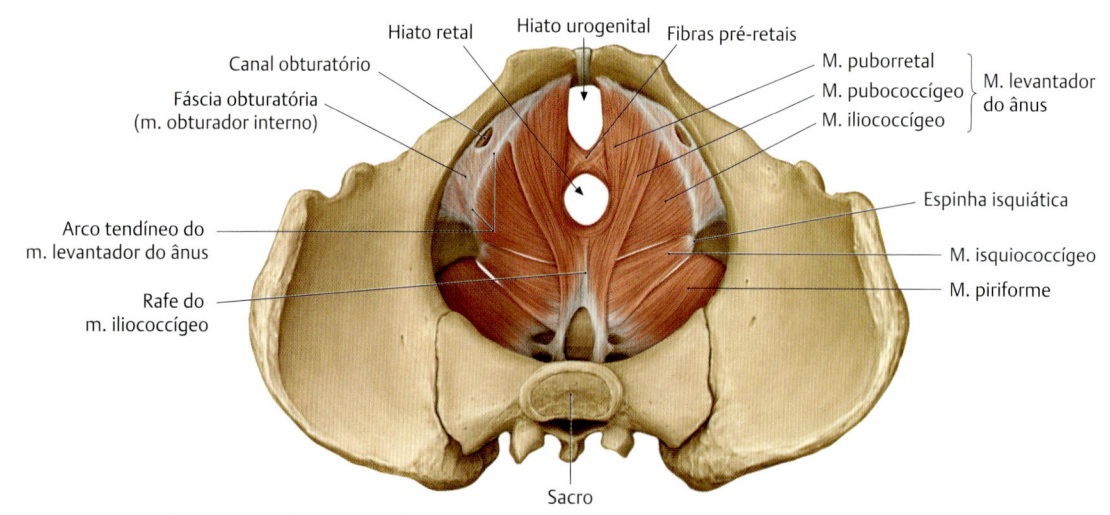

Hiato retal
Hiato urogenital
Fibras pré-retais
Canal obturatório
Fáscia obturatória
(m. obturador interno)
M. puborretal
M. pubococcígeo
M. iliococcígeo
M. levantador do ânus
Arco tendíneo do
m. levantador do ânus
Espinha isquiática
M. isquiococcígeo
M. piriforme
Rafe do
m. iliococcígeo
Sacro

A Vista superior. (De Gilroy AM, MacPherson BR, Wikenheiser JC. Atlas of Anatomy. Ilustrações de Voll M e Wesker K. 4th ed. New York: Thieme Publishers; 2020.)

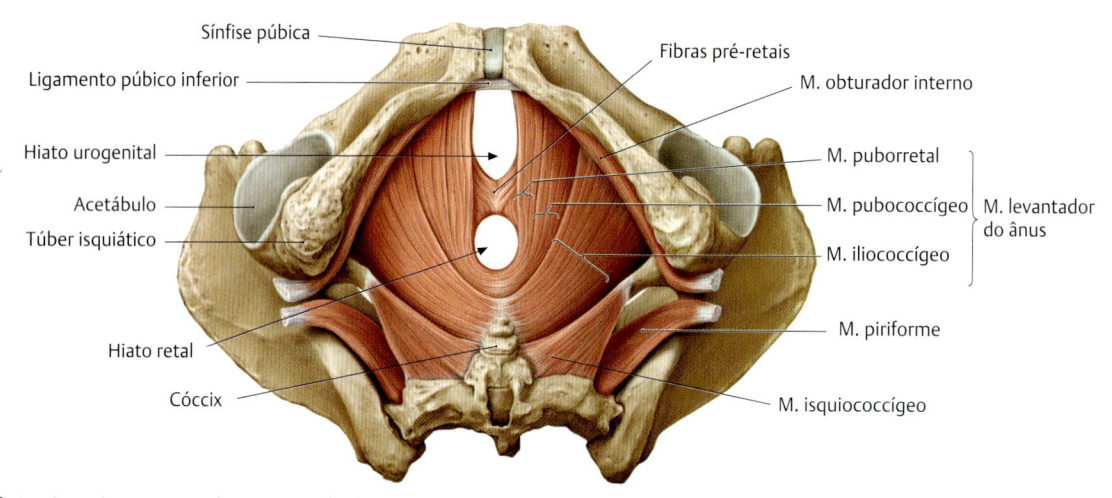

Sínfise púbica
Ligamento púbico inferior
Fibras pré-retais
M. obturador interno
Hiato urogenital
Acetábulo
Túber isquiático
M. puborretal
M. pubococcígeo
M. iliococcígeo
M. levantador do ânus
M. piriforme
Hiato retal
Cóccix
M. isquiococcígeo

B Vista inferior. (De Gilroy AM, MacPherson BR, Wikenheiser JC. Atlas of Anatomy. Ilustrações de Voll M e Wesker K. 4th ed. New York: Thieme Publishers; 2020.)

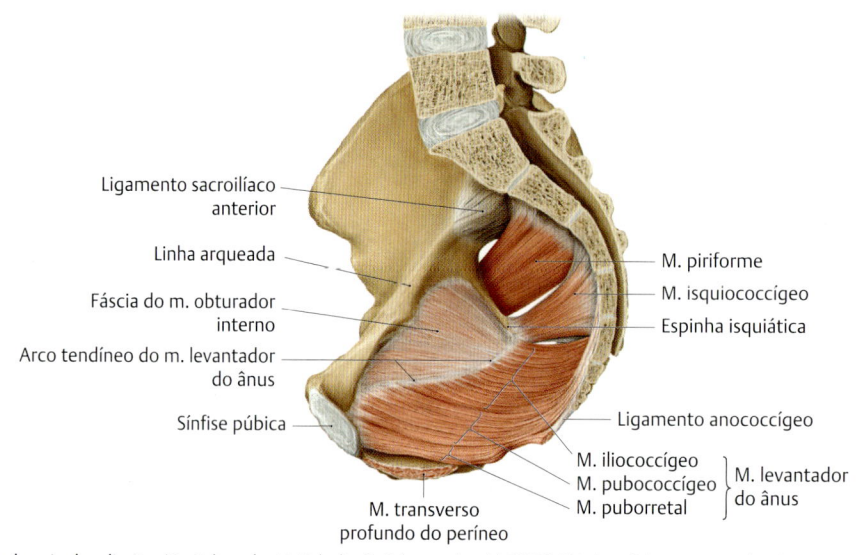

Ligamento sacroilíaco
anterior
Linha arqueada
Fáscia do m. obturador
interno
Arco tendíneo do m. levantador
do ânus
Sínfise púbica
M. transverso
profundo do períneo
M. piriforme
M. isquiococcígeo
Espinha isquiática
Ligamento anococcígeo
M. iliococcígeo
M. pubococcígeo
M. puborretal
M. levantador do ânus

C Vista medial da hemipelve direita. (De Schuenke M, Schulte E, Schumacher U. THIEME Atlas of Anatomy, Vol 1. Ilustrações de Voll M e Wesker K. 3rd ed. New York: Thieme Publishers; 2020.)

Figura 14.10 Músculos do assoalho da pelve. Pelve feminina.

Tabela 14.2 Músculos do assoalho pélvico.

Músculo		Origem	Inserção	Inervação	Ação
Músculos do diafragma da pelve					
Levantador do ânus	Puborretal	Ramo superior do púbis (ambos os lados da sínfise púbica)	Corpo anococcígeo	N. para o m. levantador do ânus (S4), n. anal inferior	Diafragma da pelve: sustenta as vísceras pélvicas
	Pubococcígeo	Púbis (lateralmente à origem do m. puborretal)	Corpo anococcígeo, cóccix		
	Iliococcígeo	Fáscia obturatória interna do m. levantador do ânus (arco tendíneo)			
Isquiococcígeo		Sacro (extremidade inferior)	Espinha isquiática	Ramos diretos do plexo sacral (S4, S5)	Sustenta as vísceras pélvicas, realiza a flexão do cóccix
Músculos da parede da pelve (músculos parietais)					
Piriforme		Sacro (face pélvica)	Fêmur (ápice do trocânter maior)	Ramos diretos do plexo sacral (S1, S2)	Articulação do quadril: rotação lateral, estabilização e abdução da coxa fletida
Obturador interno		Membrana obturadora e limites ósseos (face interna)	Fêmur (trocânter maior, face medial)	Ramos diretos do plexo sacral (L5, S1)	Articulação do quadril: rotação lateral e abdução do quadril fletido

14.4   Fáscia da pelve

A fáscia da pelve é uma camada de tecido conjuntivo localizada entre as vísceras e as paredes musculares e o assoalho da pelve. Existem dois tipos: a **fáscia visceral da pelve** (**membranácea**) e a **fáscia parietal da pelve** (**endopélvica**) (Figuras 14.3, 14.11 e 14.12).

– A fáscia visceral da pelve é habitualmente uma lâmina fina que se adere às paredes da pelve e às vísceras e possui lâminas visceral e parietal

  • A **lâmina visceral** circunda os órgãos individualmente e, quando em contato com o períneo, situa-se entre o peritônio visceral e a parede do órgão

  • A **lâmina parietal** reveste a face interna dos músculos das paredes e do assoalho da pelve. É contínua à fáscia transversal e à fáscia do músculo psoas do abdome, e é designada de acordo com a região do músculo que ela cobre (*i. e.*, fáscia obturatória)

  • No local onde as vísceras da pelve atravessam o diafragma da pelve, as lâminas parietal e visceral unem-se para formar um **arco tendíneo da fáscia da pelve**. Esse arco estende-se do púbis até o sacro em ambos os lados do assoalho da pelve. Os **ligamentos pubovesicais** na mulher e os **ligamentos puboprostáticos** no homem são extensões dos arcos tendíneos que sustentam a bexiga urinária e a próstata. Nas mulheres, o **paracolpo** – conexões laterais entre a fáscia visceral e os arcos tendíneos – suspende e sustenta a vagina

– A **fáscia parietal da pelve** (**endopélvica**) forma uma matriz de tecido conjuntivo frouxo que preenche o espaço extraperitoneal entre as lâminas visceral e parietal da fáscia visceral da pelve (membranácea)

  • Grande parte dessa fáscia possui uma consistência semelhante a "algodão-doce" que acolchoa o espaço extra-peritoneal, mas que possibilita a distensão das vísceras pélvicas (p. ex., vagina, reto)

  • Grandes colunas de sustentação desse tecido conjuntivo estendem-se das paredes da pelve até o reto na forma dos **ligamentos laterais do reto**, e da parede da pelve até a bexiga urinária constituindo os **ligamentos laterais da vesícula**

  • Em algumas áreas, a fáscia parietal da pelve (endopélvica) forma condensações fibrosas (p. ex., ligamento transverso do colo do útero) que sustentam as vísceras pélvicas e seus plexos vasculares e nervosos.

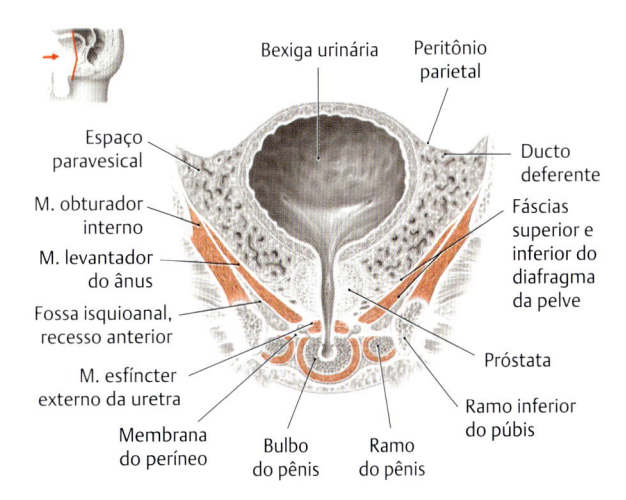

Labels: Bexiga urinária · Peritônio parietal · Espaço paravesical · Ducto deferente · M. obturador interno · Fáscias superior e inferior do diafragma da pelve · M. levantador do ânus · Fossa isquioanal, recesso anterior · M. esfíncter externo da uretra · Membrana do períneo · Bulbo do pênis · Ramo do pênis · Próstata · Ramo inferior do púbis

Figura 14.11 Fáscia da pelve. Pelve masculina em corte frontal, vista anterior. (De Gilroy AM, MacPherson BR, Wikenheiser JC. Atlas of Anatomy. Ilustrações de Voll M e Wesker K. 4th ed. New York: Thieme Publishers; 2020.)

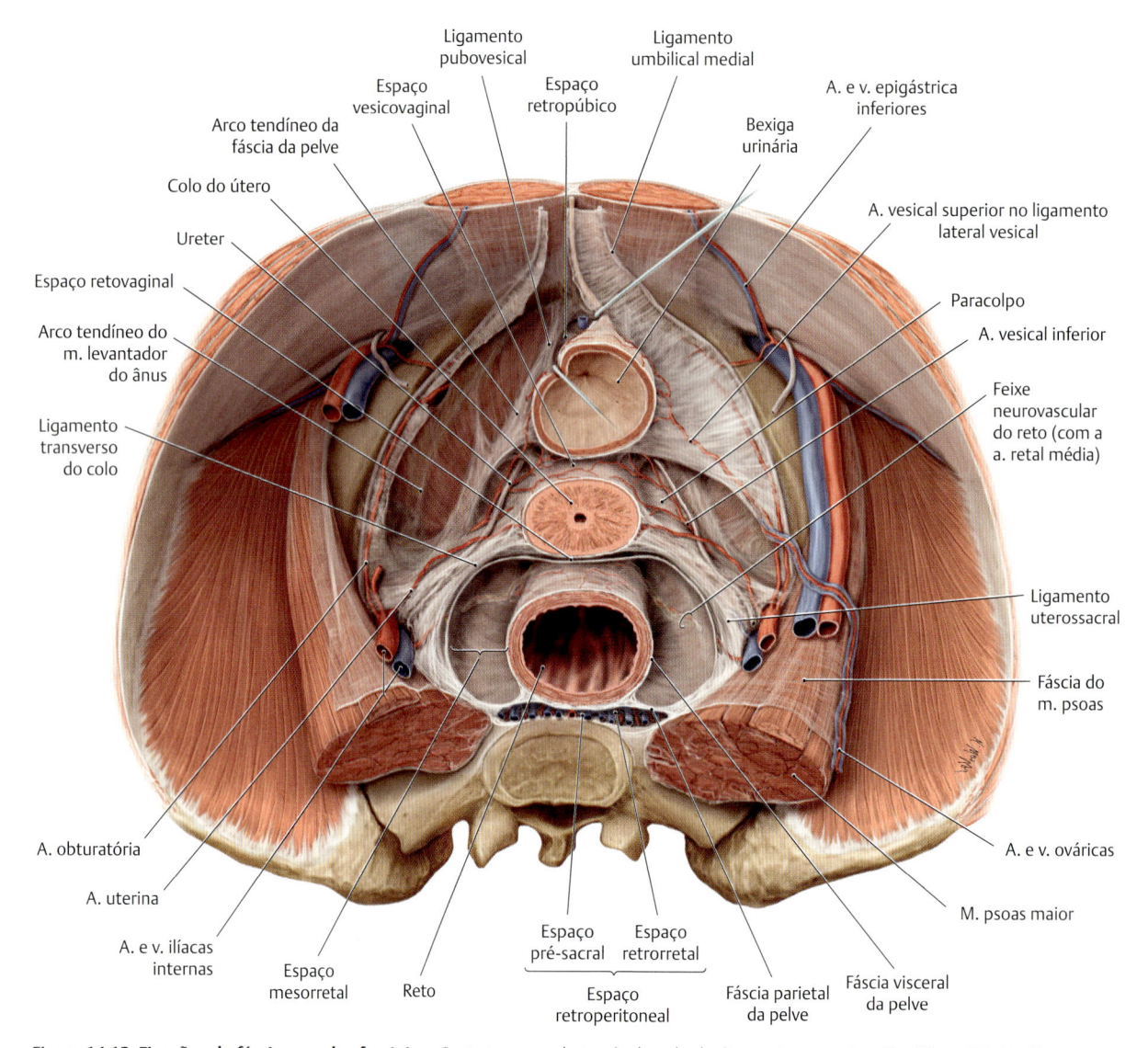

Figura 14.12 Fixações da fáscia na pelve feminina. Corte transversal através do colo do útero, vista superior. (De Gilroy AM, MacPherson BR, Wikenheiser JC. Atlas of Anatomy. Ilustrações de Voll M e Wesker K. 4th ed. New York: Thieme Publishers; 2020.)

14.5 Espaços pélvicos

O peritônio das paredes do abdome recobre a face superior da bexiga urinária, as faces anterior e posterior do útero, e as faces anterolaterais do reto. Como o peritônio não desce até o assoalho da pelve, são criados espaços acima do peritônio, dentro da cavidade peritoneal, e abaixo dele no espaço extraperitoneal (Figuras 14.13).

— Os **recessos peritoneais**, que são espaços intraperitoneais contínuos à cavidade peritoneal do abdome e revestidos pelo peritônio visceral dos órgãos pélvicos, normalmente são ocupados por alças do intestino delgado e pelo líquido peritoneal
  - Nos homens, a **escavação retovesical** entre a bexiga urinária e o reto constitui o ponto mais baixo da cavidade peritoneal masculina
  - Nas mulheres, ocorre a formação de uma **escavação vesicouterina** entre a bexiga urinária e o útero, bem como de uma **escavação retouterina** (fundo de saco de

Douglas) entre útero e o reto. A escavação retouterina constitui o ponto mais baixo da cavidade peritoneal feminina
— Os **recessos subperitoneais** são espaços extraperitoneais que são contínuos ao retroperitônio do abdome e que são preenchidos pela fáscia parietal da pelve (endopélvica)
  - O **espaço retropúbico** (espaço pré-vesical, espaço de Retzius) situa-se entre a sínfise púbica e a bexiga urinária
  - O **espaço retorretal** (espaço pré-sacral) situa-se entre o reto e o sacro
— Um **septo peritoneal** de dupla camada estende-se da escavação retovesical (ou retouterina) até o períneo
  - Nos homens, esse **septo retovesical** separa o reto das glândulas seminais e da próstata. Sua parte inferior frequentemente é designada como **fáscia retroprostática**
  - Nas mulheres, o **septo retovaginal** separa o reto da vagina.

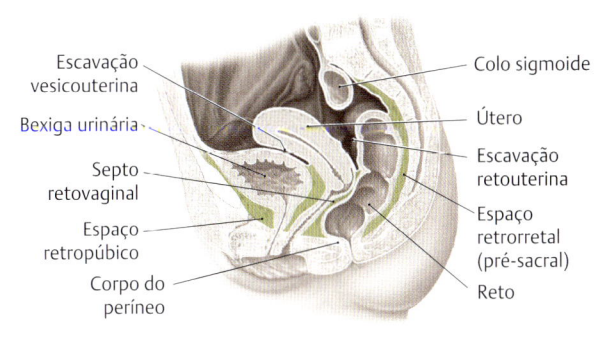

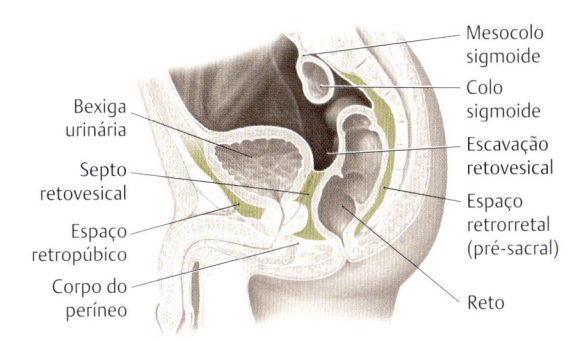

B Masculina

Figura 14.13 Espaços peritoneal e extraperitoneal na pelve. Corte sagital mediano visto do lado esquerdo. Os espaços extraperitoneais são mostrados em *verde*. (De Gilroy AM, MacPherson BR, Wikenheiser JC. Atlas of Anatomy. Ilustrações de Voll M e Wesker K. 4th ed. New York: Thieme Publishers; 2020.)

14.6 Neurovasculatura da pelve e do períneo

Artérias da pelve e do períneo

As vísceras pélvicas são bem vascularizadas principalmente por ramos da artéria ilíaca interna com comunicações ipsilaterais e contralaterais abundantes (Figura 14.14).

— As **artérias ilíacas comuns direita** e **esquerda** descem ao longo da margem pélvica antes de se bifurcar nas artérias ilíacas externa e interna no nível do disco intervertebral de L5-S1

— Cada **artéria ilíaca externa** continua ao longo da margem pélvica lateralmente à veia acompanhante e entra no membro inferior sem emitir ramos para as vísceras pélvicas

— Cada **artéria ilíaca interna** desce para a pelve menor ao longo da parede lateral antes de se ramificar em duas divisões (Tabela 14.3)

1. A divisão anterior irriga a maior parte das vísceras pélvicas, as estruturas do períneo e alguns músculos da região glútea e da coxa.

2. A divisão posterior contribui apenas com ramos parietais, que irrigam os músculos da parede posterior do abdome, da parte inferior do dorso e da região glútea, bem como ramos espinais que irrigam as meninges das raízes espinais sacrais.

Tabela 14.3 Ramos da artéria ilíaca interna.

Divisão anterior		Divisão posterior
Ramos viscerais	**Ramos parietais**	**Ramos parietais**
• Umbilical – vesical superior*	• Obturatória	• Iliolombar
• Uterino (mulher)	• Glútea inferior	• Sacral lateral
• Vaginal (mulher)		• Glútea superior
• Vesical inferior (homem)		
• Retal médio		
• Pudenda interna		

*Depois do nascimento, a parte distal da artéria umbilical é obliterada, porém o seu remanescente persiste como ligamento umbilical medial na parede anterior do abdome; a parte proximal permanece como artéria vesical superior da bexiga urinária.

— A **artéria pudenda interna**, um ramo da artéria ilíaca interna, irriga a maior parte das estruturas do períneo. Sai da pelve através do forame isquiático maior e, em seguida, atravessa o forame isquiático menor para entrar no períneo, onde segue o seu trajeto ao longo da parede lateral da região anal até a membrana do períneo. Seus principais ramos (Figuras 14.15 e 14.16) são os seguintes

  • A **artéria retal inferior**, que irriga o músculo esfíncter externo do ânus e a pele ao redor do ânus

  • A **artéria perineal**, que irriga as estruturas do espaço superficial do períneo por meio dos ramos escrotais posteriores ou labiais posteriores

  • A **artéria dorsal do pênis** ou a **artéria dorsal do clitóris**, que irrigam estruturas do espaço profundo do períneo e a glande do pênis ou do clitóris

— A **artéria pudenda externa**, um ramo da artéria femoral na coxa, irriga os tecidos superficiais do períneo.

As artérias da pelve que se originam direta ou indiretamente da parte abdominal da aorta fornecem um importante suprimento sanguíneo colateral adicional para as vísceras pélvicas.

— As **artérias ováricas** e **testiculares** originam-se da parte abdominal da aorta em L2 e descem ao longo da parede posterior do abdome

  • A artéria ovárica cruza a margem pélvica e entra na pelve dentro do **ligamento suspensor do ovário**. Na pelve, irriga o ovário e a tuba uterina, e se anastomosa com a artéria uterina (Figura 14.17)

  • A artéria testicular atravessa o canal inguinal como parte do funículo espermático para irrigar o testículo. Ela não irriga nenhuma estrutura dentro da pelve (Figura 14.18)

— A artéria retal superior, um ramo da artéria mesentérica inferior, irriga a parte superior do reto e o canal anal, e se anastomosa com as artérias retal média e retal inferior na pelve e no períneo (Figura 14.19).

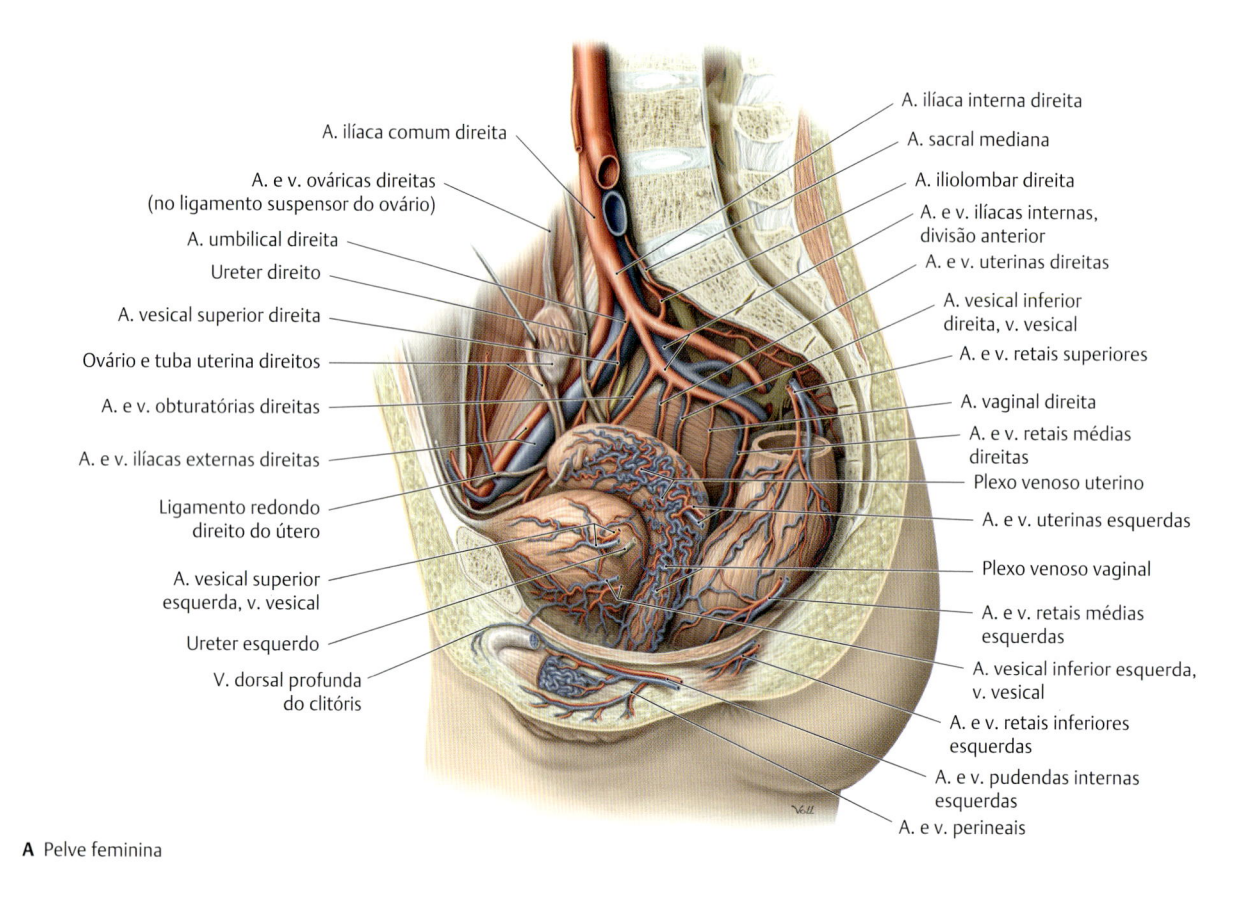

A. ilíaca comum direita

A. e v. ováricas direitas
(no ligamento suspensor do ovário)

A. umbilical direita

Ureter direito

A. vesical superior direita

Ovário e tuba uterina direitos

A. e v. obturatórias direitas

A. e v. ilíacas externas direitas

Ligamento redondo
direito do útero

A. vesical superior
esquerda, v. vesical

Ureter esquerdo

V. dorsal profunda
do clitóris

A. ilíaca interna direita

A. sacral mediana

A. iliolombar direita

A. e v. ilíacas internas,
divisão anterior

A. e v. uterinas direitas

A. vesical inferior
direita, v. vesical

A. e v. retais superiores

A. vaginal direita

A. e v. retais médias
direitas

Plexo venoso uterino

A. e v. uterinas esquerdas

Plexo venoso vaginal

A. e v. retais médias
esquerdas

A. vesical inferior esquerda,
v. vesical

A. e v. retais inferiores
esquerdas

A. e v. pudendas internas
esquerdas

A. e v. perineais

A Pelve feminina

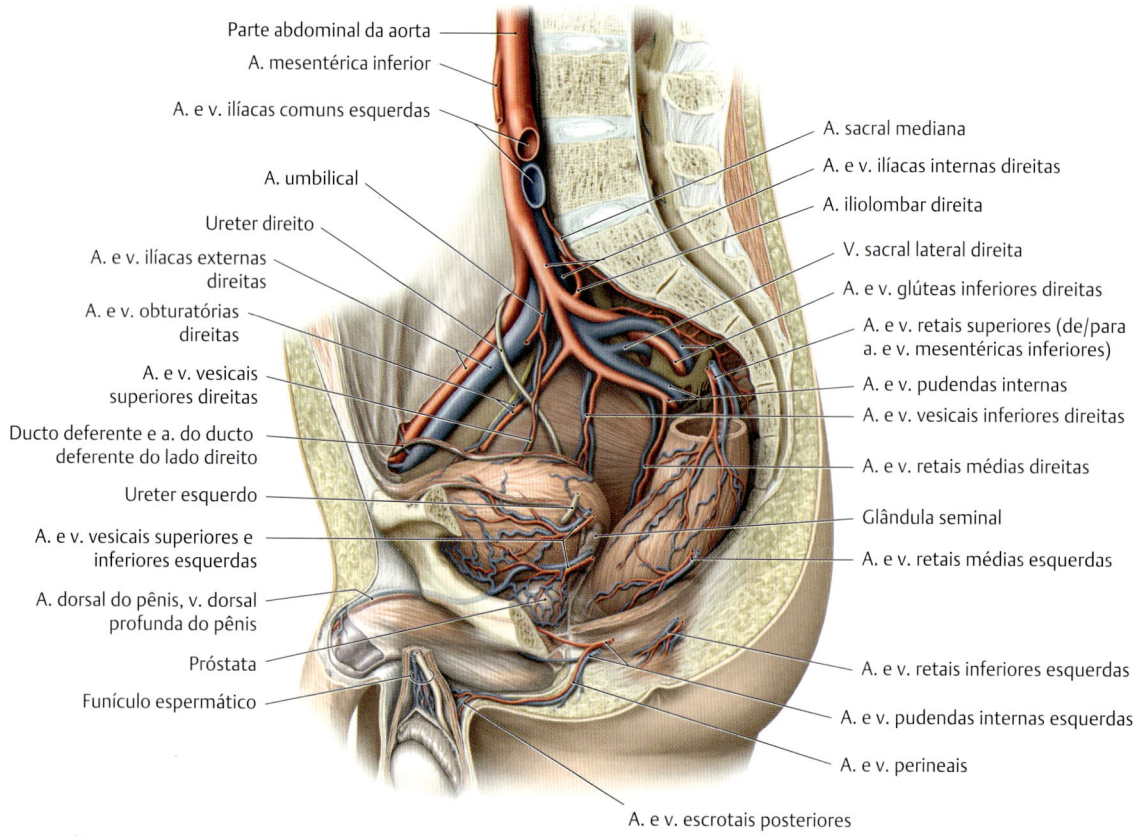

Parte abdominal da aorta

A. mesentérica inferior

A. e v. ilíacas comuns esquerdas

A. umbilical

Ureter direito

A. e v. ilíacas externas
direitas

A. e v. obturatórias
direitas

A. e v. vesicais
superiores direitas

Ducto deferente e a. do ducto
deferente do lado direito

Ureter esquerdo

A. e v. vesicais superiores e
inferiores esquerdas

A. dorsal do pênis, v. dorsal
profunda do pênis

Próstata

Funículo espermático

A. sacral mediana

A. e v. ilíacas internas direitas

A. iliolombar direita

V. sacral lateral direita

A. e v. glúteas inferiores direitas

A. e v. retais superiores (de/para
a. e v. mesentéricas inferiores)

A. e v. pudendas internas

A. e v. vesicais inferiores direitas

A. e v. retais médias direitas

Glândula seminal

A. e v. retais médias esquerdas

A. e v. retais inferiores esquerdas

A. e v. pudendas internas esquerdas

A. e v. perineais

A. e v. escrotais posteriores

B Pelve masculina

Figura 14.14 Vasos sanguíneos da pelve. Hemipelve direita idealizada, vista lateral esquerda. (De Gilroy AM, MacPherson BR, Wikenheiser JC. Atlas of Anatomy. Ilustrações de Voll M e Wesker K. 4th ed. New York: Thieme Publishers; 2020.)

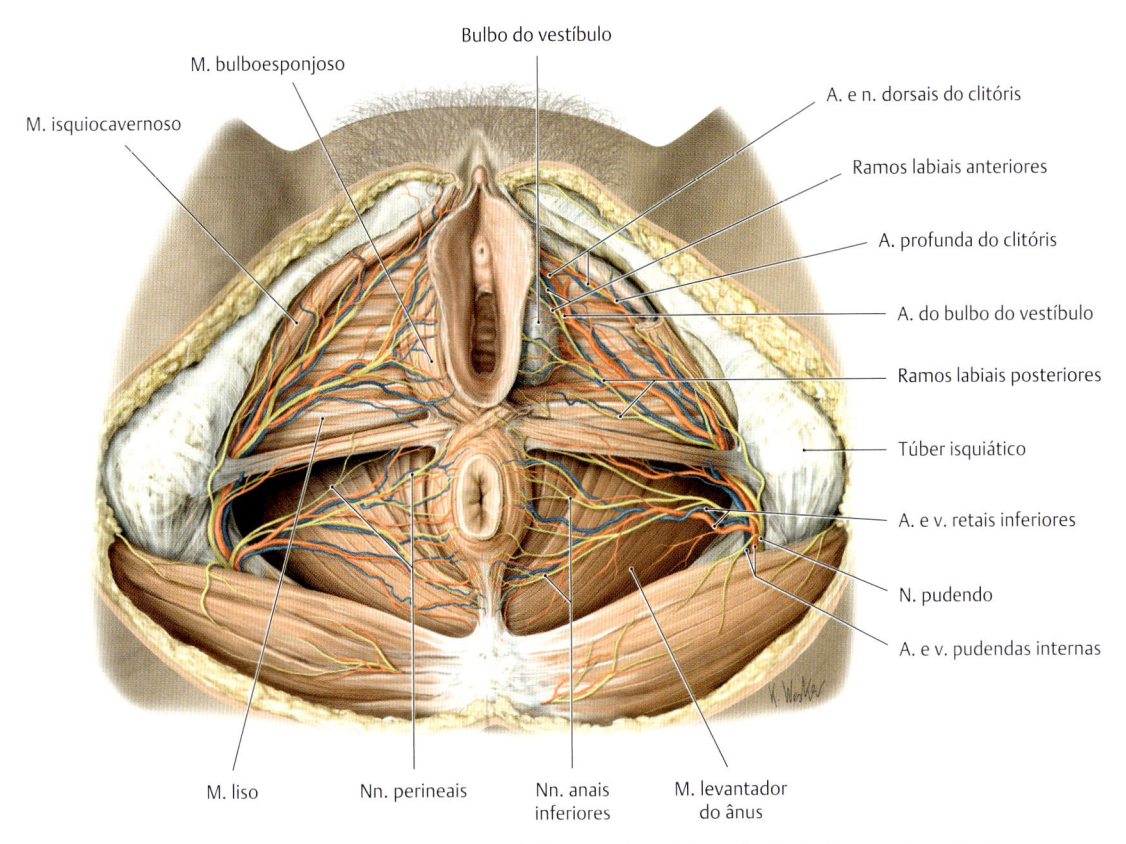

Figura 14.15 Neurovasculatura do períneo feminino. Posição de litotomia. *Removidos*: músculos bulboesponjoso e isquiocavernoso esquerdos. (De Schuenke M, Schulte E, Schumacher U. THIEME Atlas of Anatomy, Vol 1. Ilustrações de Voll M e Wesker K. 3rd ed. New York: Thieme Publishers; 2020.)

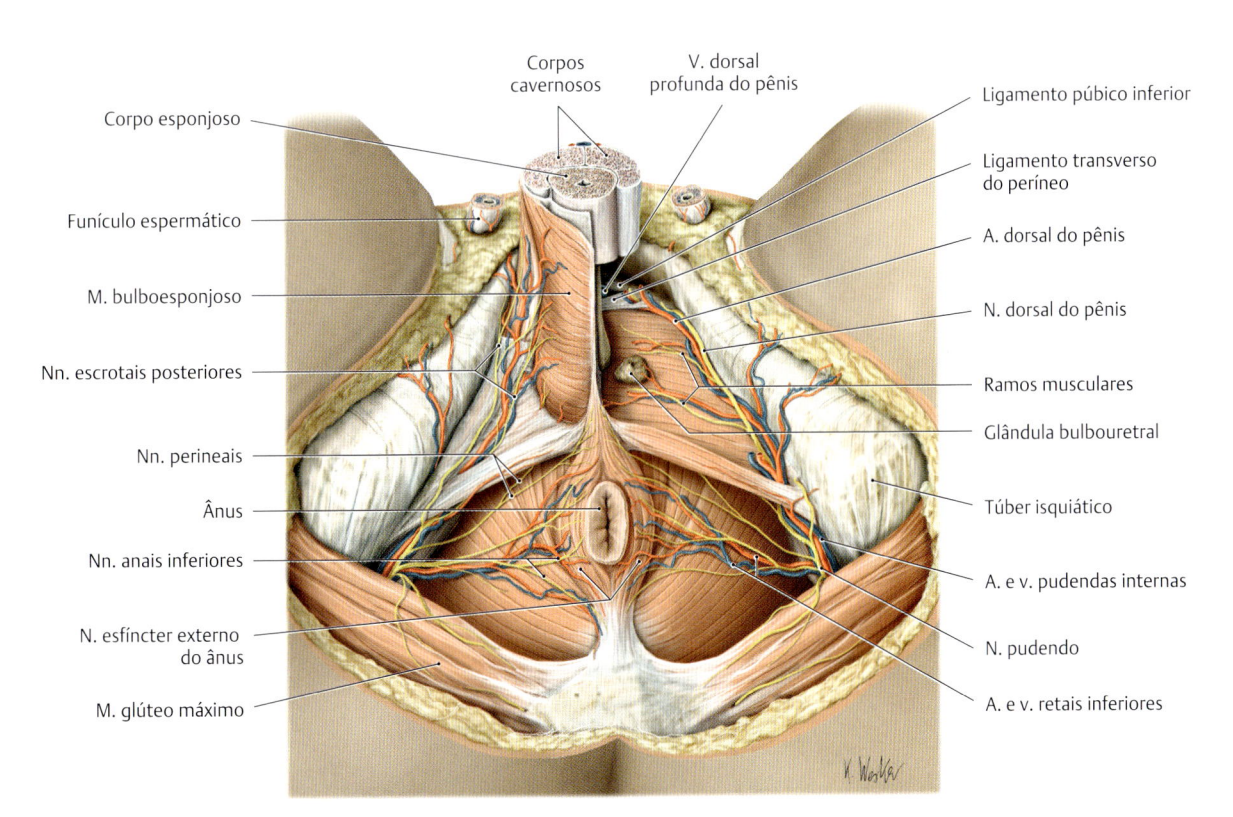

Figura 14.16 Neurovasculatura do períneo masculino. Posição de litotomia. *Removidos do lado esquerdo*: membrana do períneo, músculo bulboesponjoso e raiz do pênis. (De Schuenke M, Schulte E, Schumacher U. THIEME Atlas of Anatomy, Vol 1. Ilustrações de Voll M e Wesker K. 3rd ed. New York: Thieme Publishers; 2020.)

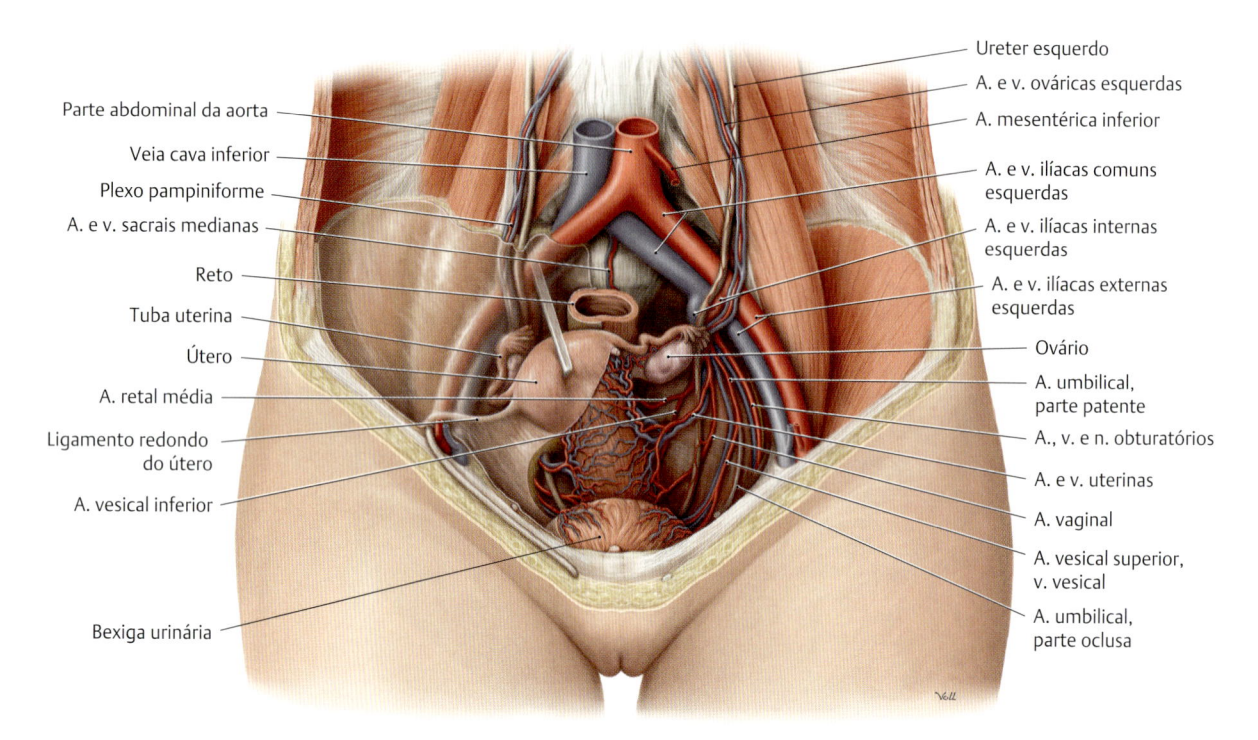

Figura 14.17 Vasos sanguíneos dos órgãos genitais femininos. Vista anterior. *Removido do lado esquerdo*: peritônio. *Deslocado*: útero. (De Schuenke M, Schulte E, Schumacher U. THIEME Atlas of Anatomy, Vol 2. Ilustrações de Voll M e Wesker K. 3rd ed. New York: Thieme Publishers; 2020.)

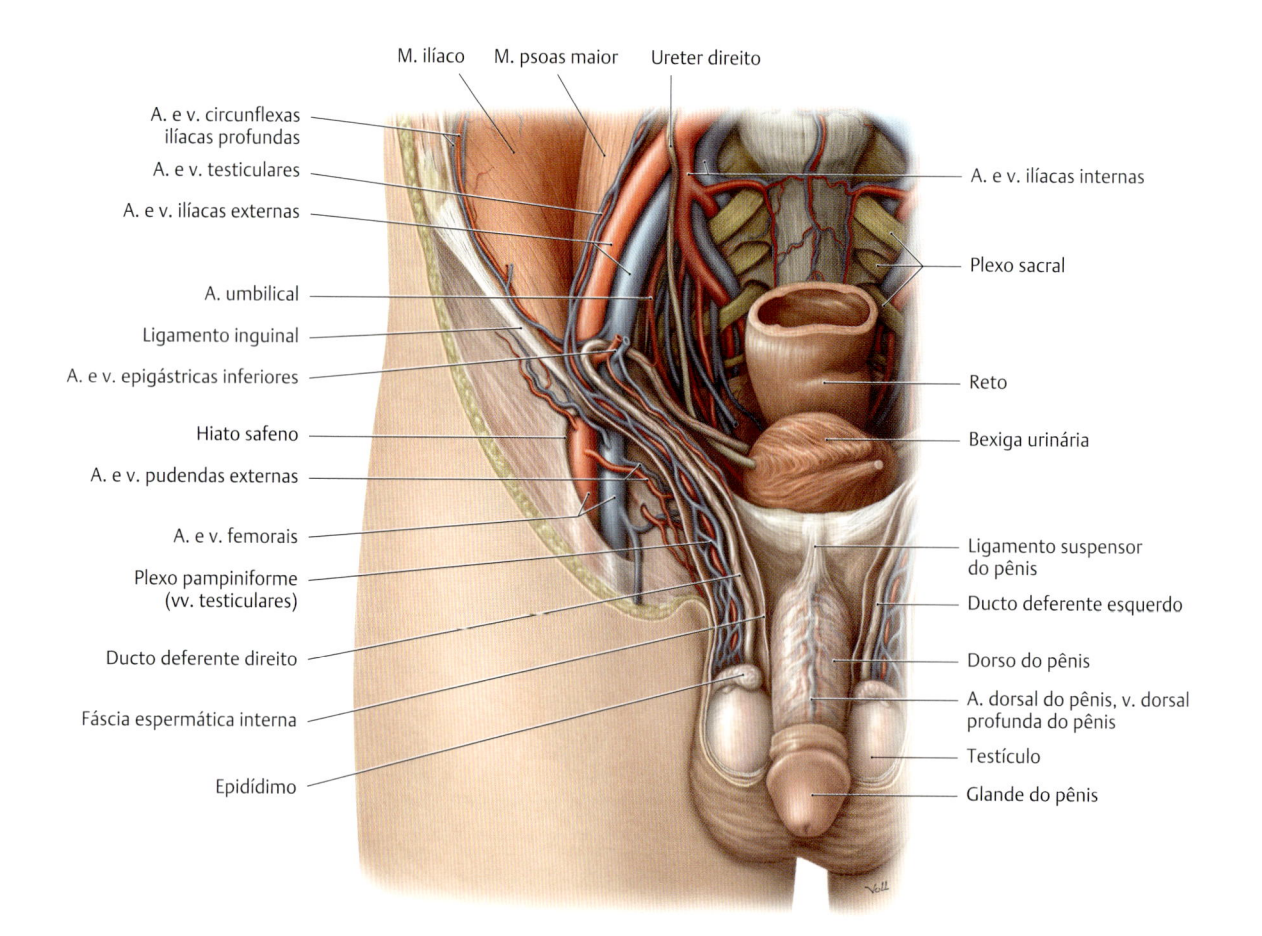

Figura 14.18 Vasos sanguíneos dos órgãos genitais masculinos. Vista anterior. *Abertos*: canal inguinal e revestimento do funículo espermático. (De Schuenke M, Schulte E, Schumacher U. THIEME Atlas of Anatomy, Vol 2. Ilustrações de Voll M e Wesker K. 3rd ed. New York: Thieme Publishers; 2020.)

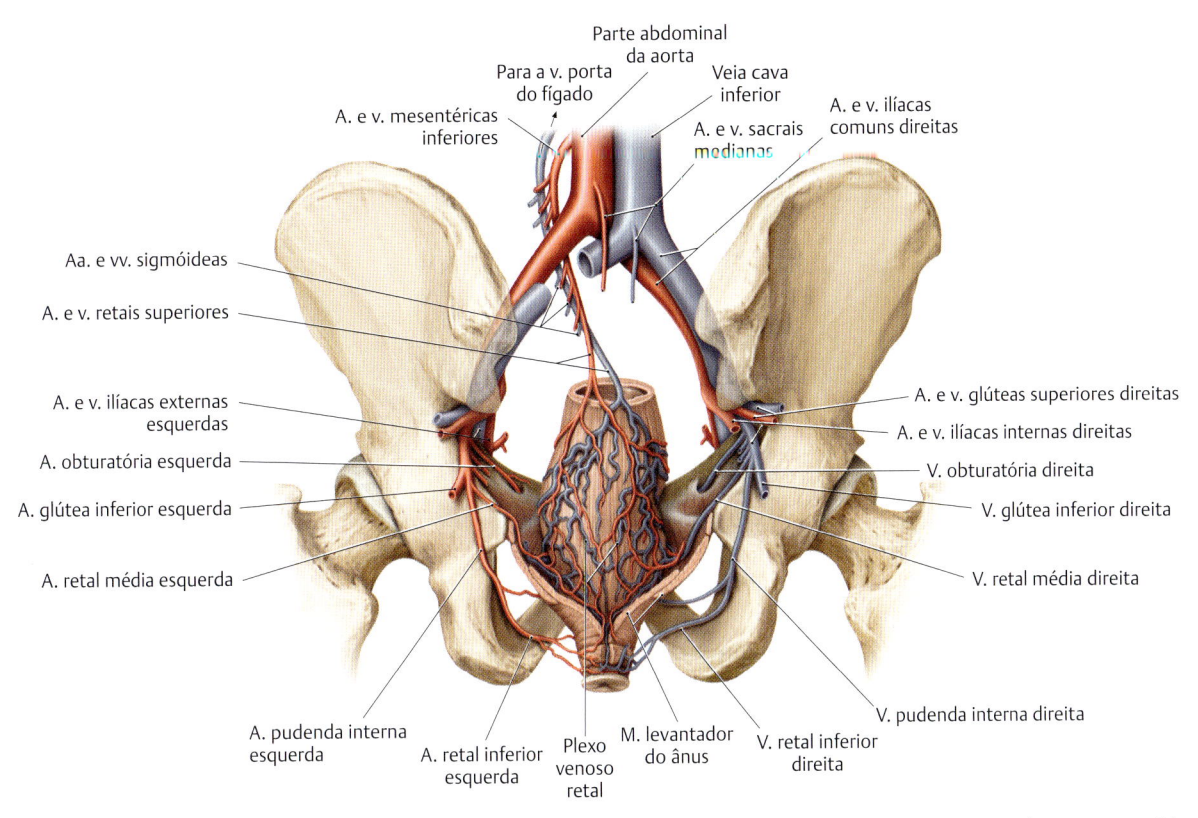

Figura 14.19 Vasos sanguíneos do reto. Vista posterior. O principal suprimento sanguíneo para o reto provém da artéria retal superior; as artérias retais médias atuam como anastomose entre as artérias retais superior e inferior. (De Schuenke M, Schulte E, Schumacher U. THIEME Atlas of Anatomy, Vol 2. Ilustrações de Voll M e Wesker K. 3rd ed. New York: Thieme Publishers; 2020.)

Veias da pelve e do períneo

O sangue da maioria das vísceras pélvicas é drenado para um plexo venoso localizado na fáscia visceral que circunda o órgão (bexiga urinária, próstata) ou para dentro da parede do órgão (reto).

— Os plexos venosos viscerais na pelve comunicam-se livremente, e a maior parte é drenada para o sistema da veia cava inferior através de tributárias das veias ilíacas internas que acompanham as artérias do mesmo nome e para o território vascular (área irrigada por um vaso) (Figura 14.14)

— A **veia pudenda interna** acompanha a artéria pudenda interna e drena a maioria das estruturas do períneo. Entretanto, os tecidos eréteis da região urogenital drenam o sangue através das **veias dorsais profundas** que passam sob a sínfise púbica para se unir com os plexos venosos viscerais na pelve

— As **veias ilíacas internas** ascendem a partir da pelve para se unir com as **veias ilíacas externas**. Estas se unem para formar as **veias ilíacas comuns direita** e **esquerda**, que convergem para formar a veia cava inferior no nível da vértebra L5

— Existem três drenagens venosas alternativas das vísceras pélvicas

1. As veias ováricas drenam diretamente na veia cava inferior à direita e na veia renal à esquerda; entretanto, comunicam-se também com outros plexos venosos pélvicos (uterino, vaginal), que drenam para as veias ilíacas internas (Figura 14.17).

2. A veia retal superior drena para o sistema porta hepático através da veia mesentérica inferior. Essa drenagem estabelece uma anastomose entre os sistemas venosos porta e cava (anastomose portossistêmica) e as veias retais média e inferior, que são tributárias das veias ilíacas internas (Figura 14.19).

3. O plexo venoso vertebral, que drena no sistema ázigo, comunica-se com os plexos viscerais pélvicos através de tributárias das veias ilíacas internas (ver Capítulo 3, Figura 3.17).

Vasos linfáticos da pelve e do períneo

A linfa da pelve e do períneo passa por um ou mais grupos de linfonodos, todos os quais drenam finalmente para o ducto torácico (Tabela 14.4). Os conjuntos de linfonodos tendem a ser interconectados, porém variam quanto ao tamanho e à quantidade.

Existem vários padrões gerais de drenagem.

— Na pelve, habitualmente a drenagem linfática acompanha as vias venosas, porém as estruturas que drenam para os linfonodos ilíacos externos não seguem esse padrão

— Os linfonodos ilíacos externos recebem a linfa das partes superiores das vísceras pélvicas anteriores

— Os linfonodos ilíacos internos recebem a linfa das estruturas profundas da pelve e do períneo

— Os linfonodos sacrais recebem a linfa das vísceras pélvicas posteriores profundas

— Os linfonodos inguinais superficiais e profundos drenam a maior parte das estruturas do períneo

— Os linfonodos inguinais drenam para os linfonodos ilíacos externos

— Os linfonodos ilíacos externos, ilíacos internos e sacrais drenam para os linfonodos ilíacos comuns, os quais, por sua vez, drenam para os linfonodos aórticos laterais e para os troncos lombares.

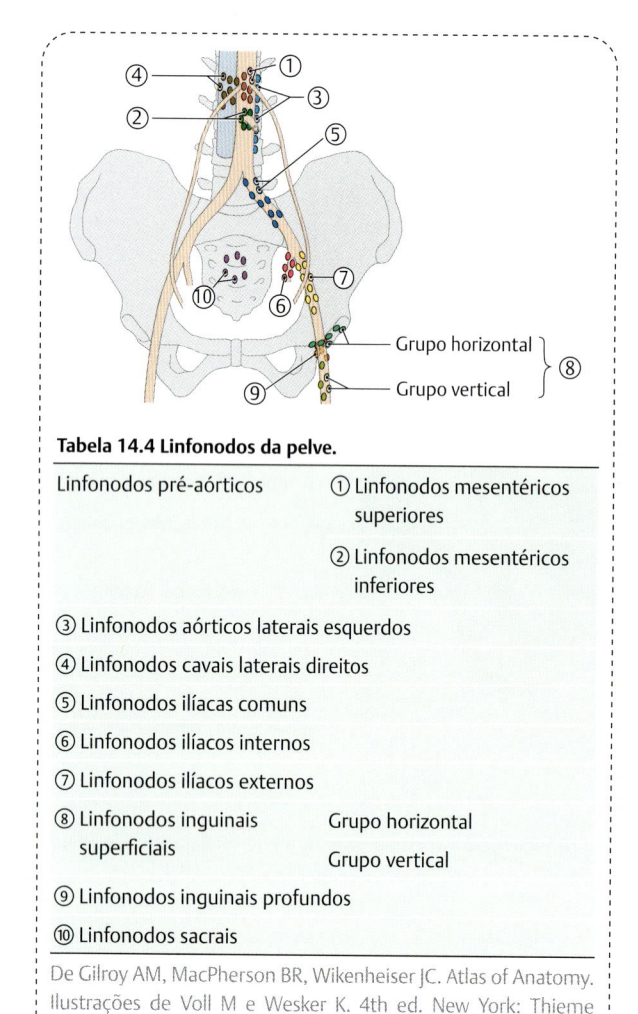

Tabela 14.4 Linfonodos da pelve.

Linfonodos pré-aórticos	① Linfonodos mesentéricos superiores
	② Linfonodos mesentéricos inferiores
③ Linfonodos aórticos laterais esquerdos	
④ Linfonodos cavais laterais direitos	
⑤ Linfonodos ilíacas comuns	
⑥ Linfonodos ilíacos internos	
⑦ Linfonodos ilíacos externos	
⑧ Linfonodos inguinais superficiais	Grupo horizontal
	Grupo vertical
⑨ Linfonodos inguinais profundos	
⑩ Linfonodos sacrais	

De Gilroy AM, MacPherson BR, Wikenheiser JC. Atlas of Anatomy. Ilustrações de Voll M e Wesker K. 4th ed. New York: Thieme Publishers; 2020.

Nervos da pelve e do períneo

Os nervos da pelve e do períneo incluem ramos dos plexos nervosos somáticos, bem como dos plexos autonômicos. Os nervos somáticos originam-se dos plexos lombares e sacrais.

— O plexo lombar (T12-L4) forma-se na parede posterior do abdome (ver Capítulo 11, Figura 11.26). Seus nervos inervam principalmente os músculos e a pele da parede inferior do abdome e dos membros inferiores. Entretanto, seus nervos ilioinguinal e genitofemoral transmitem a sensibilidade do monte do púbis, dos lábios do pudendo e da parte anterior do escroto no períneo

   • O nervo obturatório (L2 L4) segue o seu trajeto ao longo da parede lateral da pelve e sai pelo canal obturatório. Apesar de não inervar as estruturas da pelve, sua localização é notável, visto que pode ser lesionado durante uma cirurgia pélvica

— O **plexo sacral** forma-se na parede posterior da pelve a partir dos ramos anteriores de L4-S4. Com exceção de ramos curtos para os músculos do assoalho da pelve, os ramos do plexo saem da pelve através do forame isquiático maior, onde inervam estruturas no períneo, na região glútea e nos membros inferiores (ver Capítulo 15). Seus ramos na pelve são os seguintes

   • O **nervo pudendo** (S2-S4), um ramo do plexo sacral, é o principal nervo do períneo. O nervo pudendo atravessa o forame isquiático maior próximo à espinha isquiática

e, em seguida, segue para dentro do períneo através do forame isquiático menor, onde continua o seu percurso anteriormente com os vasos pudendos internos. O nervo pudendo é um nervo somático misto (motor e sensitivo), e também transporta fibras simpáticas pós-ganglionares para as estruturas do períneo. Seus principais ramos são os seguintes (Figuras 14.20 e 14.21)

   ° O **nervo retal inferior**, que inerva o músculo esfíncter externo do ânus

   ° O **nervo perineal**, que fornece ramos cutâneos para o escroto e para os lábios do pudendo e ramos motores para os músculos dos espaços profundo e superficial do períneo

   ° O **nervo dorsal do pênis** (**do clitóris**), que é o principal nervo sensitivo para o pênis e o clitóris, particularmente para a glande.

A inervação autônoma da pelve inclui contribuições tanto simpáticas quanto parassimpáticas (Figuras 14.22 a 14.25; ver também Capítulo 11, Tabela 11.8).

— Os **troncos simpáticos sacrais**, que são uma continuação dos troncos simpáticos lombares, descem ao longo da face anterior do sacro até o cóccix, onde se unem para formar um pequeno gânglio, o **gânglio ímpar**. A principal função dessa parte dos troncos simpáticos é fornecer fibras simpáticas pós-ganglionares por meio dos nervos esplâncnicos sacrais para ramos do plexo sacral do membro inferior. Contribui com algumas poucas fibras para os plexos viscerais da pelve

— O **plexo hipogástrico superior**, uma continuação do plexo intermesentérico do abdome, recebe contribuições adicionais dos dois nervos esplâncnicos lombares inferiores (simpáticos). Envolve a bifurcação da aorta e ramifica-se nos **nervos hipogástrico direito** e **hipogástrico esquerdo**, que passam para a pelve

— Os **nervos esplâncnicos pélvicos** são o componente pélvico da parte parassimpática do sistema nervoso. Originam-se da medula espinal sacral e entram na pelve com os ramos anteriores de S2-S4

— Os nervos hipogástricos, aos quais se unem os nervos esplâncnicos sacrais (simpáticos) e os nervos esplâncnicos pélvicos (parassimpáticos), formam os **plexos hipogástricos** (pélvicos) **inferiores direito** e **esquerdo**

— Os **plexos retal**, **uterovaginal** (nas mulheres), **prostático** (nos homens) e **vesical** derivam do plexo hipogástrico inferior e circundam os órgãos pélvicos individualmente

   • Os **nervos cavernosos** originam-se do plexo prostático e atravessam o hiato urogenital transportando nervos parassimpáticos para as estruturas do períneo. São responsáveis pela ingurgitação do tecido erétil e pela ereção do pênis e do clitóris. Esses nervos correm particularmente risco durante a retirada cirúrgica da próstata

— As fibras sensitivas viscerais da maioria das estruturas na pelve acompanham o trajeto dos nervos simpáticos ou parassimpáticos dependendo da relação da víscera com o peritônio, uma divisão conhecida como "linha de dor pélvica"

   • A partir das vísceras pélvicas em contato com o peritônio, as fibras sensitivas seguem o seu trajeto com os nervos simpáticos até o plexo hipogástrico superior e a medula espinal torácica

   • A partir das vísceras pélvicas abaixo do peritônio, as fibras sensitivas seguem o seu trajeto com os nervos esplâncnicos pélvicos parassimpáticos até a medula espinal sacral

   • Embora o reto esteja em contato com o peritônio na maior parte de suas faces, suas fibras sensitivas viscerais também seguem o seu trajeto com nervos esplâncnicos pélvicos.

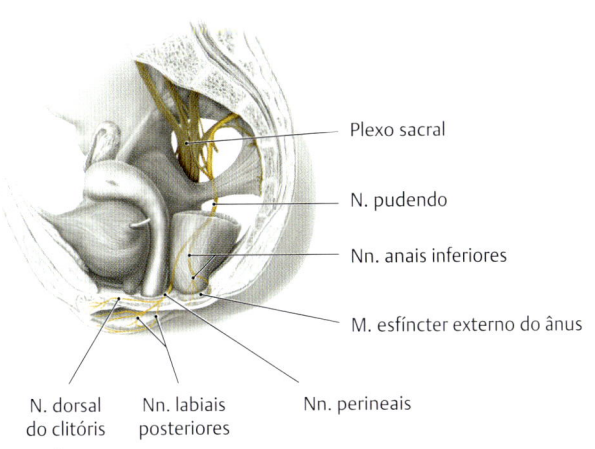

A Trajeto do nervo pudendo, vista lateral esquerda

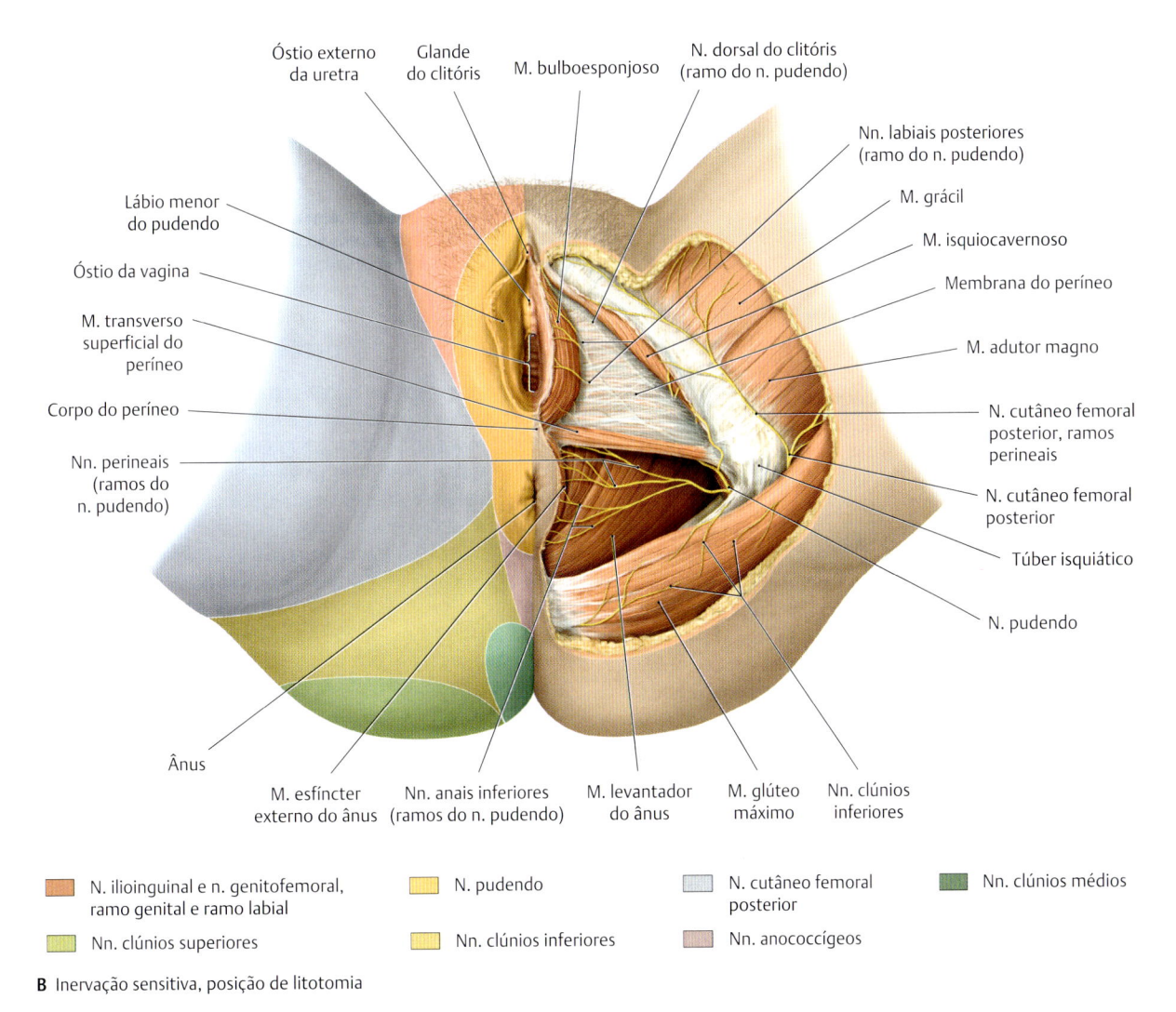

B Inervação sensitiva, posição de litotomia

Figura 14.20 Nervos do períneo e dos órgãos genitais femininos. (De Schuenke M, Schulte E, Schumacher U. THIEME Atlas of Anatomy, Vol 1. Ilustrações de Voll M e Wesker K. 3rd ed. New York: Thieme Publishers; 2020.)

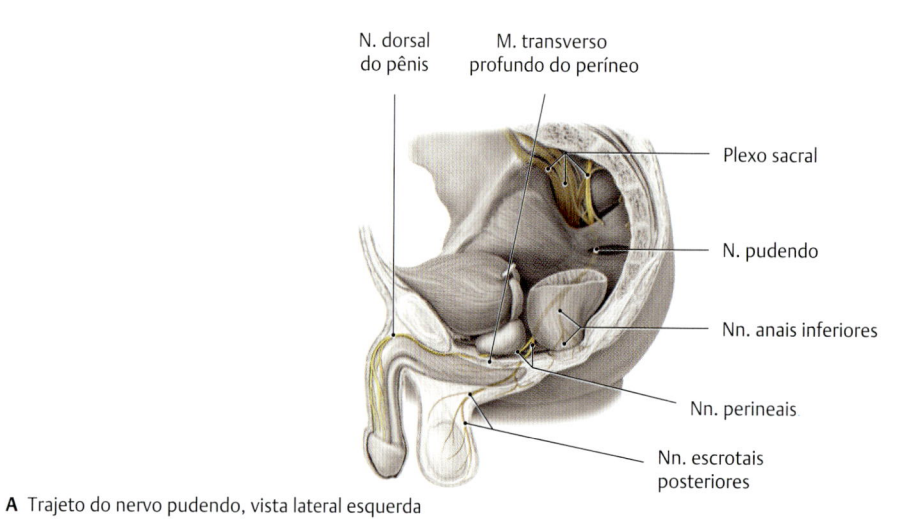

A Trajeto do nervo pudendo, vista lateral esquerda

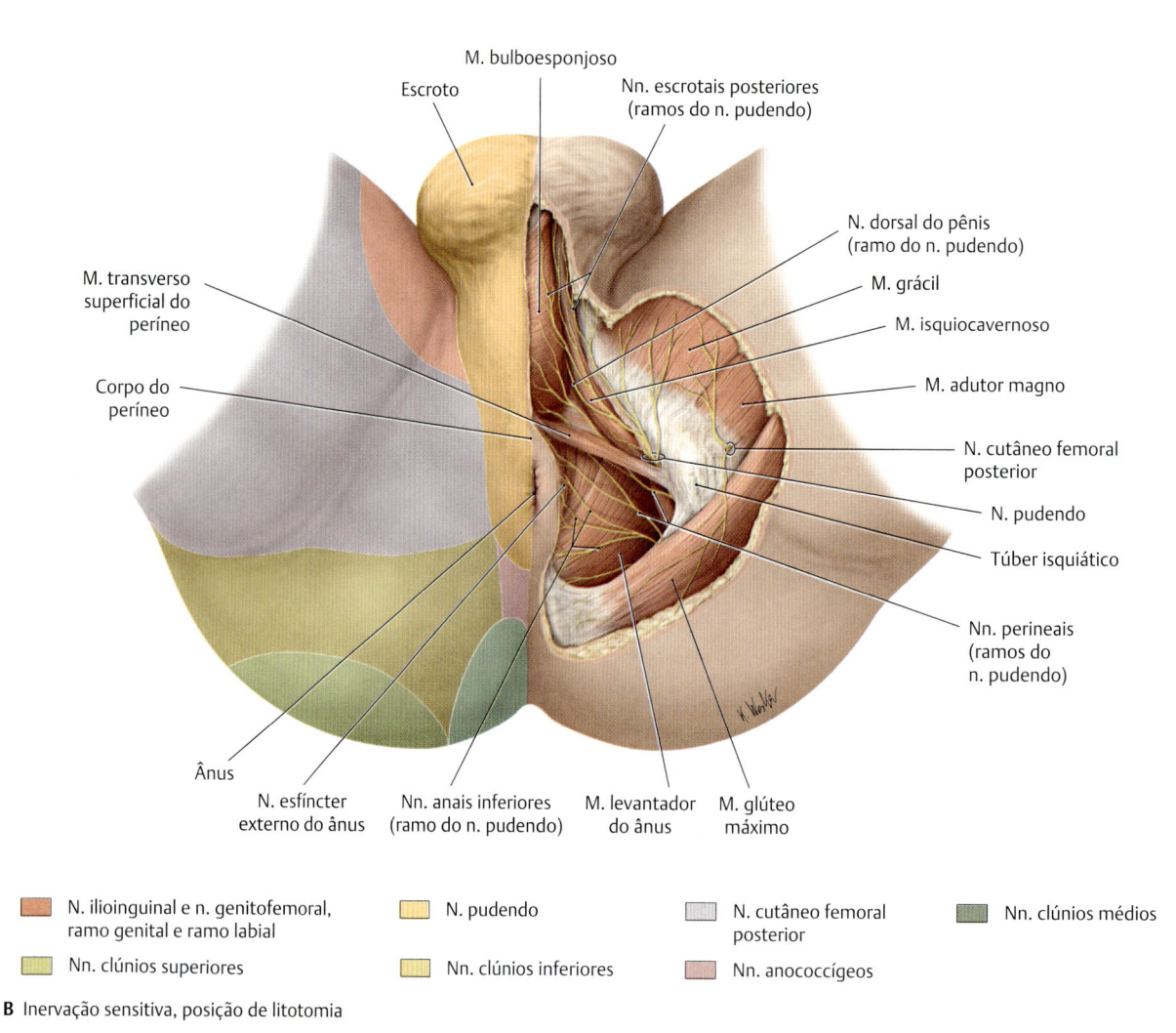

B Inervação sensitiva, posição de litotomia

Figura 14.21 Nervos do períneo e dos órgãos genitais masculinos. (De Schuenke M, Schulte E, Schumacher U. THIEME Atlas of Anatomy, Vol 1. Ilustrações de Voll M e Wesker K. 3rd ed. New York: Thieme Publishers; 2020.)

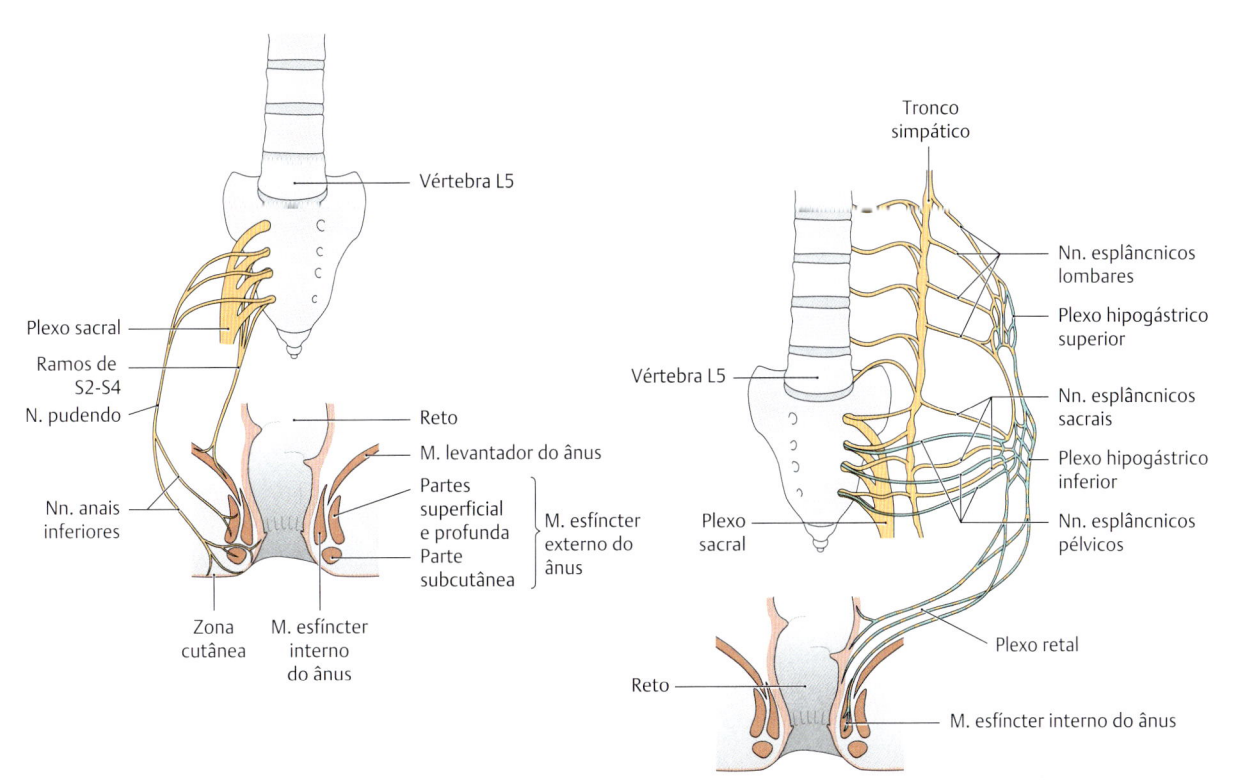

A Inervações somatomotora e somatossensorial. Os nervos pudendos e os nervos anais inferiores fornecem a inervação ativa e em parte voluntária dos músculos esfíncter externo do ânus e levantador do ânus, como também a sensibilidade do ânus e da pele perianal

B Inervações visceromotora e viscerossensorial. Os nervos esplâncnicos pélvicos (S2-S4) inervam o músculo esfíncter interno do ânus, o que ajuda a manter o canal anal fechado. Eles também fornecem a sensibilidade da parede do reto, particularmente dos receptores de estiramento na ampola do reto, que, quando distendidos, desencadeiam a percepção da necessidade de defecar

Figura 14.22 Inervação do mecanismo do músculo esfíncter do ânus. (De Gilroy AM, MacPherson BR, Wikenheiser JC. Atlas of Anatomy. Ilustrações de Voll M e Wesker K. 4th ed. New York: Thieme Publishers; 2020.)

BOXE 14.3 CORRELAÇÃO CLÍNICA

BLOQUEIO DO NERVO PUDENDO

Durante o trabalho de parto, a anestesia do nervo pudendo pode aliviar a dor perineal do parto. Pode-se efetuar um bloqueio do nervo pudendo através da parede posterior da vagina, devendo o cirurgião direcionar a agulha para a espinha isquiática. O bloqueio também pode ser obtido por meio de administração externa com inserção da agulha através da pele medialmente ao túber isquiático. Como o nervo pudendo só inerva o períneo, a parte superior da vagina e o colo do útero não são afetados pelo bloqueio, e a parturiente continua sentindo as contrações uterinas.

BOXE 14.4 CORRELAÇÃO CLÍNICA

TRANSMISSÃO DA DOR DURANTE O TRABALHO DE PARTO E O PARTO

A sensação de dor percorre as vias sensitivas tanto viscerais quanto somáticas durante o trabalho de parto e o parto. A linha divisória entre essas vias é a linha da dor pélvica, que se refere à relação das vísceras pélvicas com o peritônio. A dor do corpo e do fundo do útero (intraperitoneal) segue um trajeto ao longo dos nervos simpáticos até o plexo hipogástrico superior, enquanto a dor do colo do útero e dos dois terços superiores da vagina (subperitoneal) segue ao longo dos nervos parassimpáticos até a medula espinal sacral. A dor das estruturas superficiais, da parte inferior da vagina e do períneo é transmitida através de ramos do nervo pudendo para o plexo sacral.

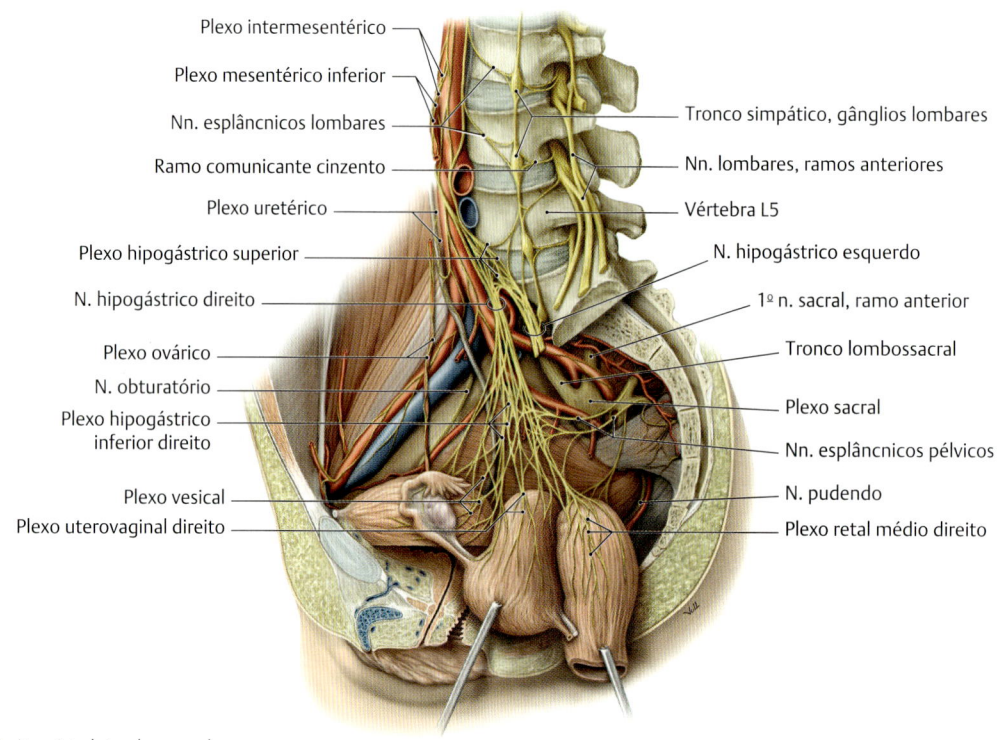

A Pelve direita, vista lateral esquerda

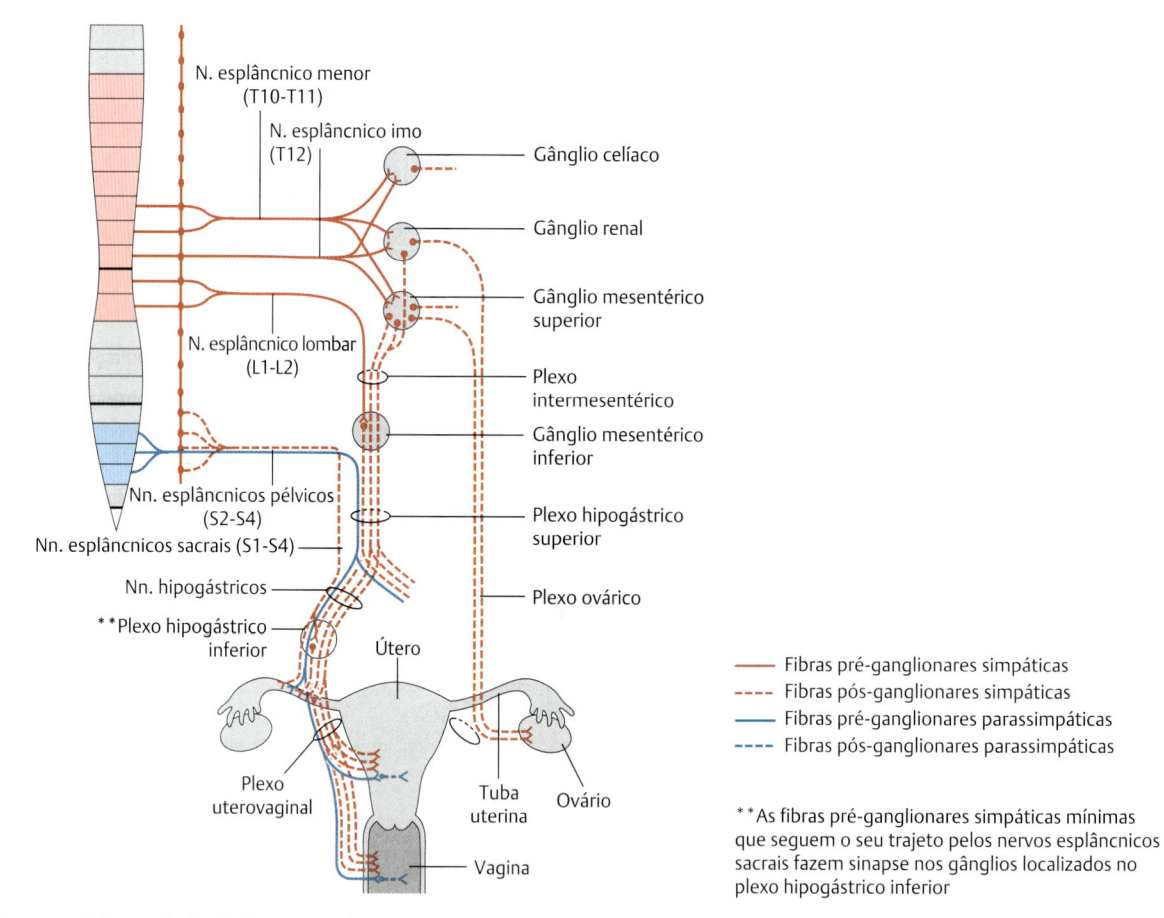

Plexo intermesentérico — Plexo mesentérico inferior — Nn. esplâncnicos lombares — Ramo comunicante cinzento — Plexo uretérico — Plexo hipogástrico superior — N. hipogástrico direito — Plexo ovárico — N. obturatório — Plexo hipogástrico inferior direito — Plexo vesical — Plexo uterovaginal direito

Tronco simpático, gânglios lombares — Nn. lombares, ramos anteriores — Vértebra L5 — N. hipogástrico esquerdo — 1º n. sacral, ramo anterior — Tronco lombossacral — Plexo sacral — Nn. esplâncnicos pélvicos — N. pudendo — Plexo retal médio direito

N. esplâncnico menor (T10-T11) — N. esplâncnico imo (T12) — N. esplâncnico lombar (L1-L2) — Nn. esplâncnicos pélvicos (S2-S4) — Nn. esplâncnicos sacrais (S1-S4) — Nn. hipogástricos — **Plexo hipogástrico inferior — Útero

Gânglio celíaco — Gânglio renal — Gânglio mesentérico superior — Plexo intermesentérico — Gânglio mesentérico inferior — Plexo hipogástrico superior — Plexo ovárico

Plexo uterovaginal — Tuba uterina — Ovário — Vagina

Fibras pré-ganglionares simpáticas
--- Fibras pós-ganglionares simpáticas
Fibras pré-ganglionares parassimpáticas
--- Fibras pós-ganglionares parassimpáticas

**As fibras pré-ganglionares simpáticas mínimas que seguem o seu trajeto pelos nervos esplâncnicos sacrais fazem sinapse nos gânglios localizados no plexo hipogástrico inferior

B Esquema da inervação dos órgãos genitais femininos

Figura 14.23 Inervação da pelve feminina. (De Gilroy AM, MacPherson BR, Wikenheiser JC. Atlas of Anatomy. Ilustrações de Voll M e Wesker K. 4th ed. New York: Thieme Publishers; 2020.)

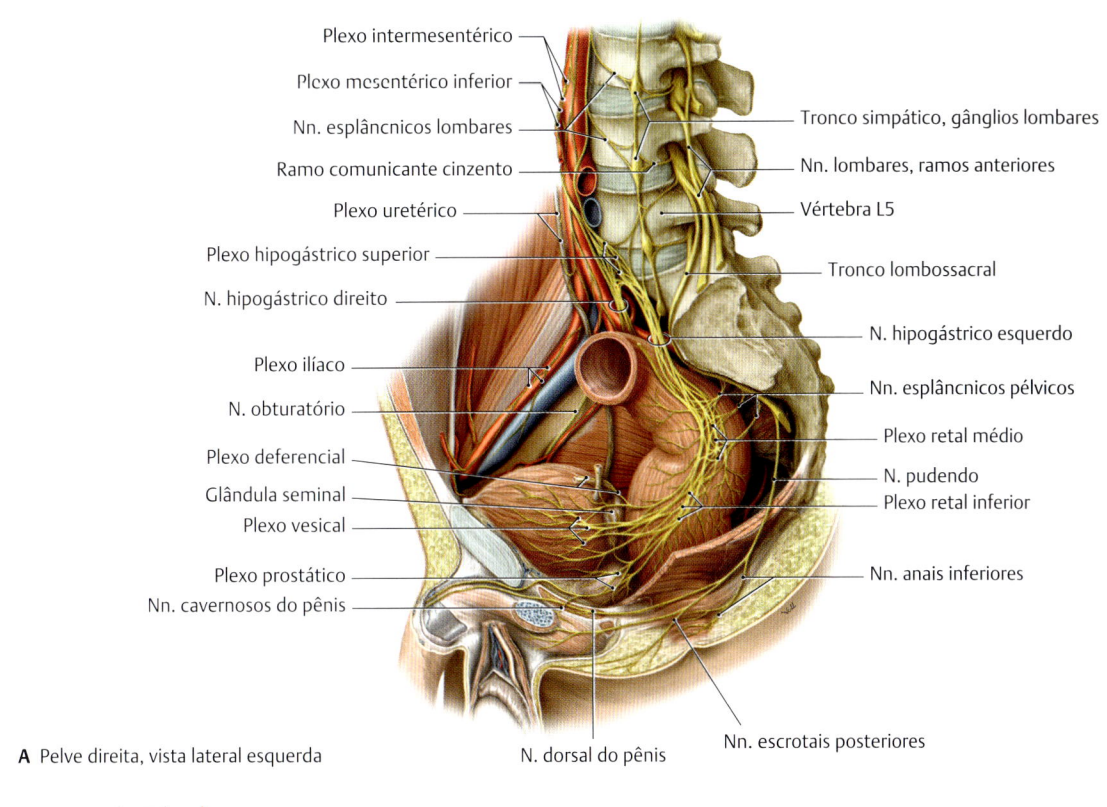

Plexo intermesentérico
Plexo mesentérico inferior
Nn. esplâncnicos lombares
Ramo comunicante cinzento
Plexo uretérico
Plexo hipogástrico superior
N. hipogástrico direito
Plexo ilíaco
N. obturatório
Plexo deferencial
Glândula seminal
Plexo vesical
Plexo prostático
Nn. cavernosos do pênis

Tronco simpático, gânglios lombares
Nn. lombares, ramos anteriores
Vértebra L5
Tronco lombossacral
N. hipogástrico esquerdo
Nn. esplâncnicos pélvicos
Plexo retal médio
N. pudendo
Plexo retal inferior
Nn. anais inferiores
Nn. escrotais posteriores

A Pelve direita, vista lateral esquerda

N. dorsal do pênis

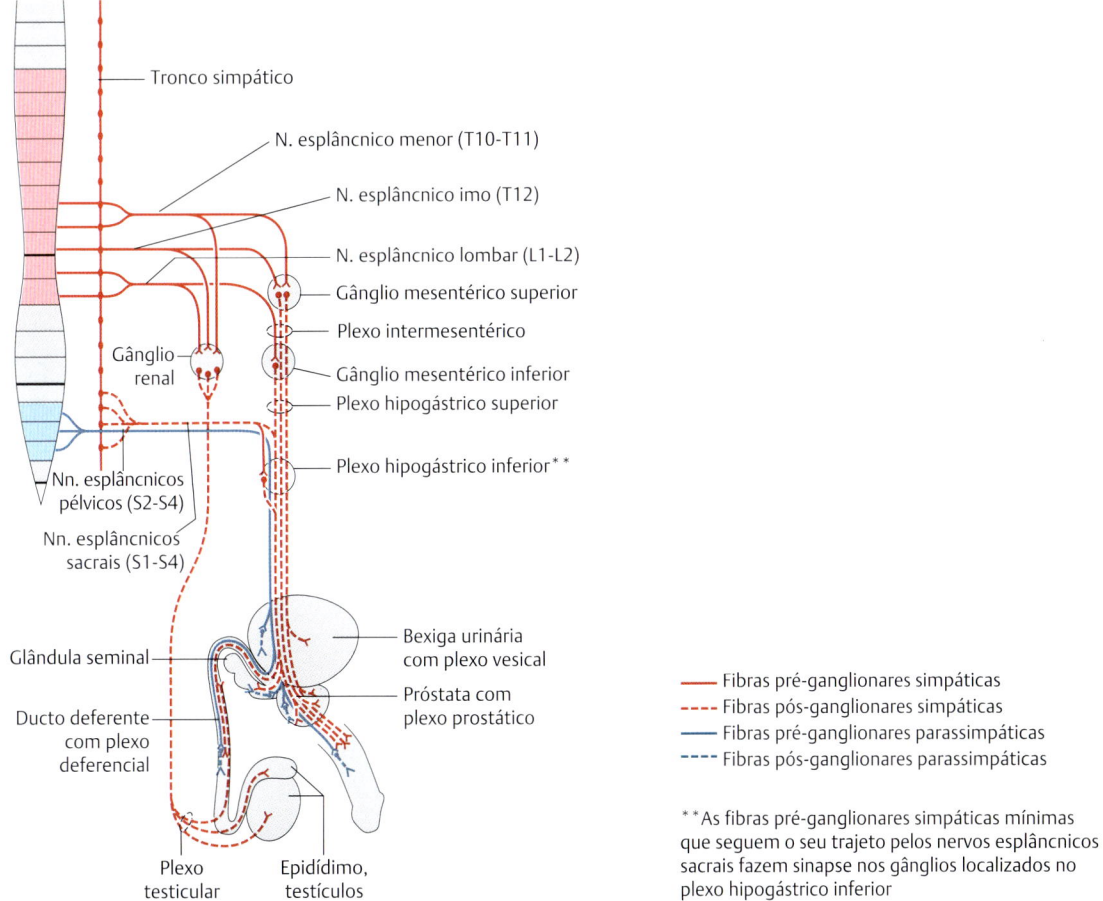

Tronco simpático
N. esplâncnico menor (T10-T11)
N. esplâncnico imo (T12)
N. esplâncnico lombar (L1-L2)
Gânglio mesentérico superior
Plexo intermesentérico
Gânglio renal
Gânglio mesentérico inferior
Plexo hipogástrico superior
Plexo hipogástrico inferior**
Nn. esplâncnicos pélvicos (S2-S4)
Nn. esplâncnicos sacrais (S1-S4)
Glândula seminal
Bexiga urinária com plexo vesical
Próstata com plexo prostático
Ducto deferente com plexo deferencial
Plexo testicular
Epidídimo, testículos

—— Fibras pré-ganglionares simpáticas
--- Fibras pós-ganglionares simpáticas
—— Fibras pré-ganglionares parassimpáticas
--- Fibras pós-ganglionares parassimpáticas

**As fibras pré-ganglionares simpáticas mínimas que seguem o seu trajeto pelos nervos esplâncnicos sacrais fazem sinapse nos gânglios localizados no plexo hipogástrico inferior

B Esquema da inervação dos órgãos genitais masculinos

Figura 14.24 Inervação da pelve masculina. (De Gilroy AM, MacPherson BR, Wikenheiser JC. Atlas of Anatomy. Ilustrações de Voll M e Wesker K. 4th ed. New York: Thieme Publishers; 2020.)

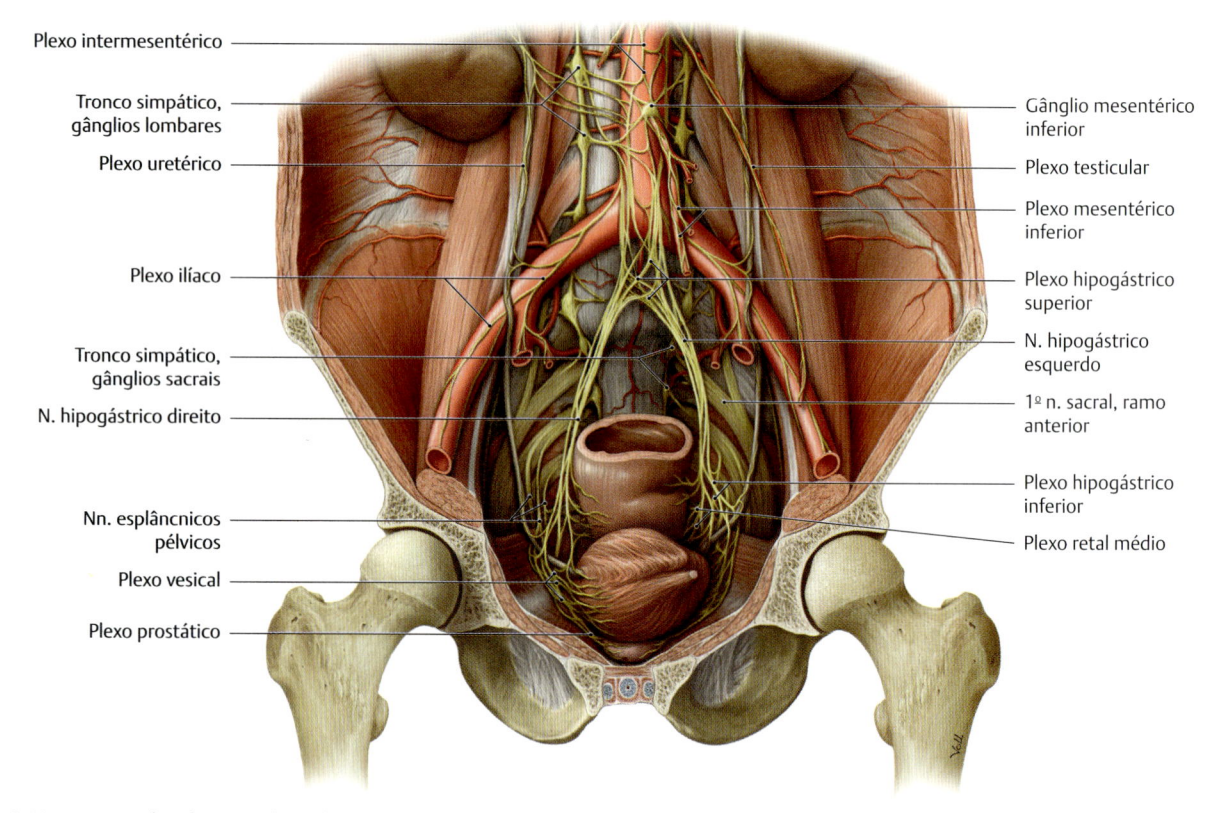

Plexo intermesentérico

Tronco simpático, gânglios lombares

Plexo uretérico

Plexo ilíaco

Tronco simpático, gânglios sacrais

N. hipogástrico direito

Nn. esplâncnicos pélvicos

Plexo vesical

Plexo prostático

Gânglio mesentérico inferior

Plexo testicular

Plexo mesentérico inferior

Plexo hipogástrico superior

N. hipogástrico esquerdo

1º n. sacral, ramo anterior

Plexo hipogástrico inferior

Plexo retal médio

A Vista anterior da pelve masculina e da parte inferior do abdome

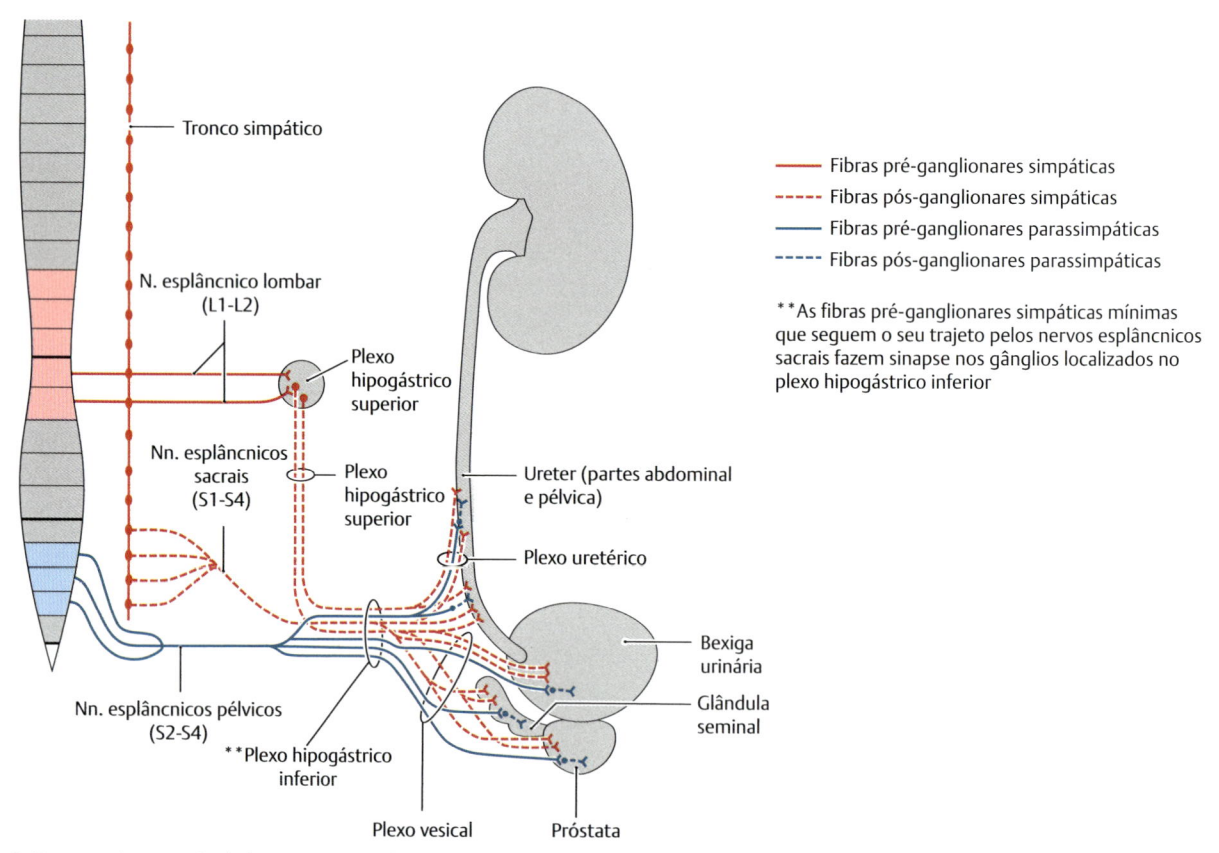

Tronco simpático

N. esplâncnico lombar (L1-L2)

Plexo hipogástrico superior

Nn. esplâncnicos sacrais (S1-S4)

Plexo hipogástrico superior

Plexo uretérico

Ureter (partes abdominal e pélvica)

Nn. esplâncnicos pélvicos (S2-S4)

**Plexo hipogástrico inferior

Plexo vesical

Próstata

Bexiga urinária

Glândula seminal

— Fibras pré-ganglionares simpáticas
--- Fibras pós-ganglionares simpáticas
— Fibras pré-ganglionares parassimpáticas
--- Fibras pós-ganglionares parassimpáticas

**As fibras pré-ganglionares simpáticas mínimas que seguem o seu trajeto pelos nervos esplâncnicos sacrais fazem sinapse nos gânglios localizados no plexo hipogástrico inferior

B Esquema da inervação da bexiga urinária e do ureter

Figura 14.25 Inervação dos órgãos pélvicos do sistema urinário. (De Gilroy AM, MacPherson BR, Wikenheiser JC. Atlas of Anatomy. Ilustrações de Voll M e Wesker K. 4th ed. New York: Thieme Publishers; 2020.)

15 Vísceras Pélvicas

A cavidade pélvica contém os órgãos genitais masculinos ou femininos, os órgãos do trato urinário da pelve e o reto. Normalmente, esses órgãos encontram-se na pelve menor, embora a bexiga urinária e o útero, quando aumentados, possam se estender para a cavidade abdominal.

15.1 Estruturas genitais masculinas

O testículo, que é a gônada masculina, está localizado na região inguinal e é discutido no Capítulo 10. As glândulas seminais e

a próstata são estruturas reprodutoras acessórias masculinas encontradas na pelve (Figura 15.1).

Glândulas (vesículas) seminais

As **glândulas seminais** são túbulos contorcidos pareados que produzem 70% do líquido seminal (Figuras 15.2 e 15.3).
— Localizam-se superiormente à próstata, entre a bexiga urinária e o reto
— As glândulas seminais são subperitoneais e estão situadas imediatamente abaixo do peritônio da escavação retovesical

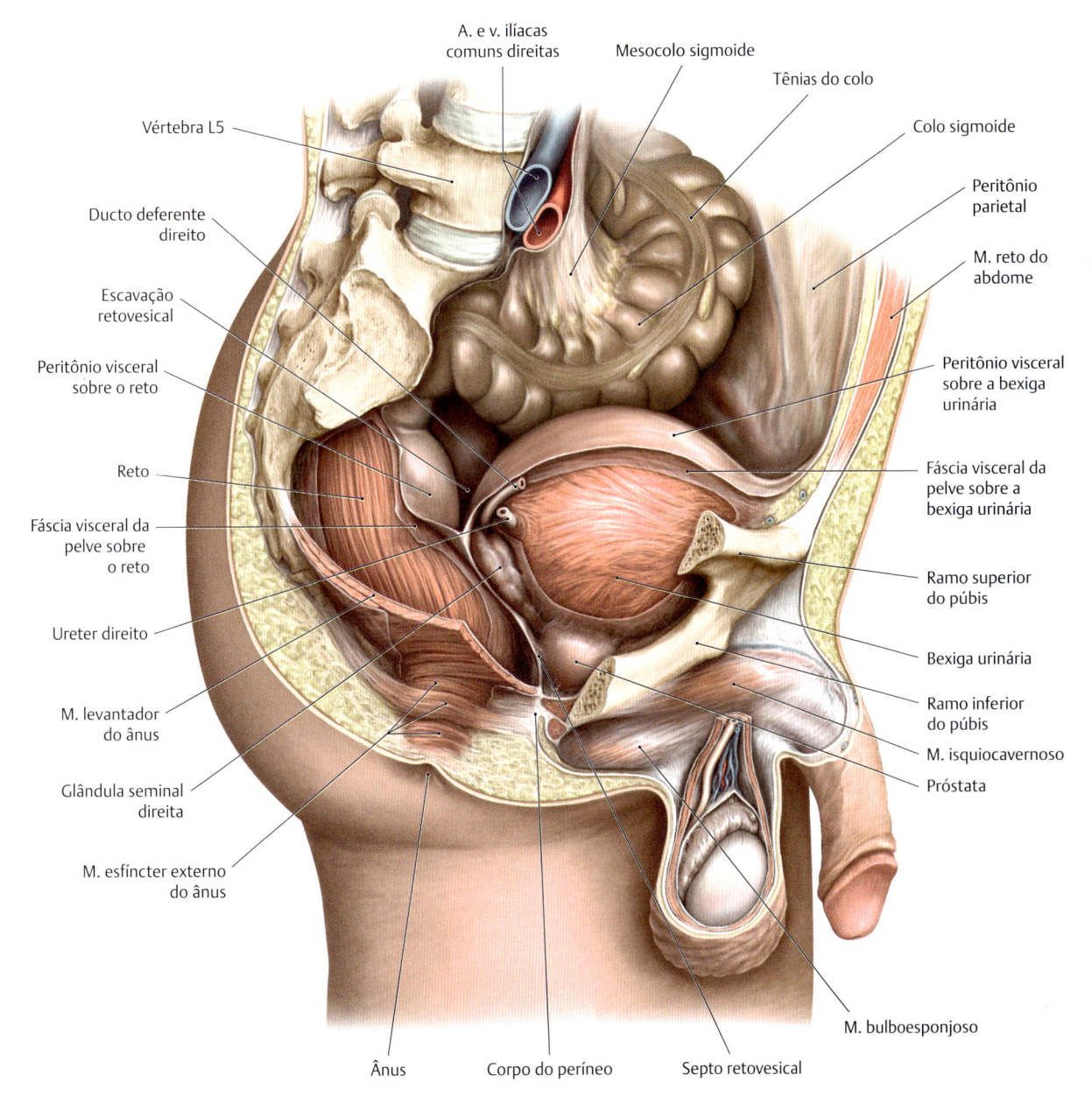

Figura 15.1 Pelve masculina. Corte parassagital visto do lado direito. (De Gilroy AM, MacPherson BR, Wikenheiser JC. Atlas of Anatomy. Ilustrações de Voll M e Wesker K. 4th ed. New York: Thieme Publishers; 2020.)

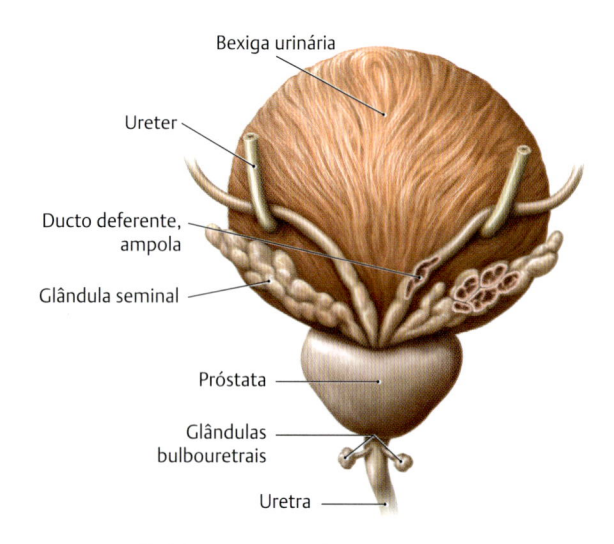

Figura 15.2 Glândulas sexuais acessórias. Bexiga urinária, próstata, glândulas seminais e glândulas bulbouretrais, vista posterior. (De Schuenke M, Schulte E, Schumacher U. THIEME Atlas of Anatomy, Vol 2. Ilustrações de Voll M e Wesker K. 3rd ed. New York: Thieme Publishers; 2020.)

— O ducto de cada glândula seminal une-se à ampola do ducto deferente para formar os **ductos ejaculatórios**, que perfuram a próstata e desembocam na **parte prostática da uretra**
— As artérias retal média e vesical inferior irrigam as glândulas seminais. As artérias são acompanhadas por veias com nomes similares
— As glândulas seminais são inervadas por ramos do plexo pélvico.

Próstata

A **próstata** é uma glândula reprodutora acessória que produz cerca de 25% do líquido seminal (Figuras 15.2 a 15.4).
— A base, ou face superior, está localizada diretamente abaixo da bexiga. O ápice é voltado inferiormente e está em contato com o músculo esfíncter externo da uretra
— A próstata situa-se posteriormente à parte inferior da sínfise púbica e anteriormente ao **septo retovesical**, que a separa do reto
— A próstata circunda a parte proximal (prostática) da uretra. As secreções das glândulas prostáticas são drenadas para a uretra através de numerosos dúctulos prostáticos
— A próstata é circundada por uma cápsula fibromuscular. A cápsula prostática é separada da bainha externa da próstata (derivada da fáscia parietal da pelve) pelo plexo venoso prostático
— O ápice da próstata (e o colo da bexiga urinária) são fixados ao púbis pelos **ligamentos puboprostáticos**, que são extensões anteriores do arco tendíneo da fáscia da pelve (ver Figura 15.17, mais adiante). A próstata é fixada ao sacro por extensões posteriores do arco tendíneo
— Os lobos anatômicos da próstata são os seguintes:
  • Um istmo fibromuscular anterior à uretra
  • Lobos laterais direito e esquerdo, que são subdivididos em lóbulos
  • O lóbulo posterior inferior (algumas vezes designado como lobo posterior), situado posteriormente à uretra e inferiormente aos ductos ejaculatórios, é palpável ao toque retal
  • Um lobo médio pouco definido, que está localizado acima dos lobos laterais, entre a uretra e os ductos ejaculatórios, e que está em estreito contato com o colo da bexiga urinária

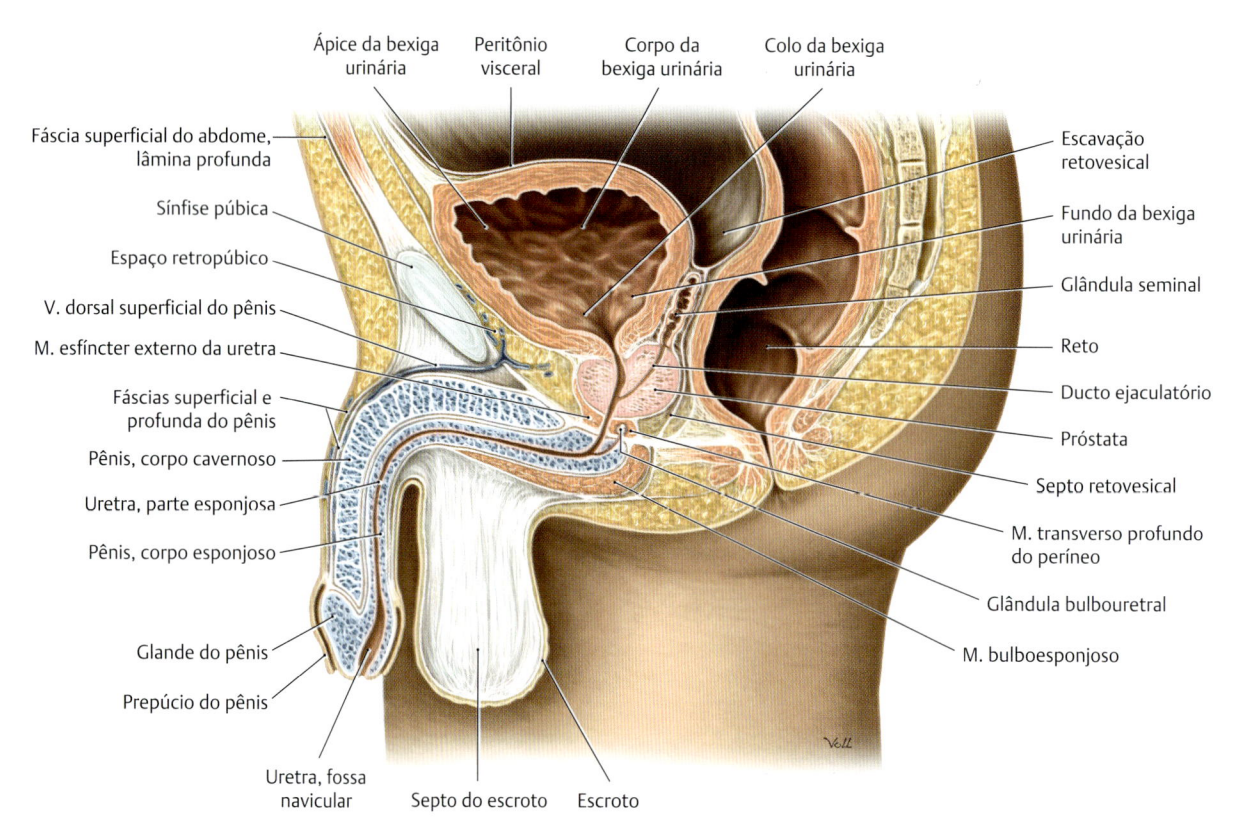

Figura 15.3 Próstata *in situ*. Corte sagital da pelve masculina, vista lateral esquerda. (De Schuenke M, Schulte E, Schumacher U. THIEME Atlas of Anatomy, Vol 2. Ilustrações de Voll M e Wesker K. 3rd ed. New York: Thieme Publishers; 2020.)

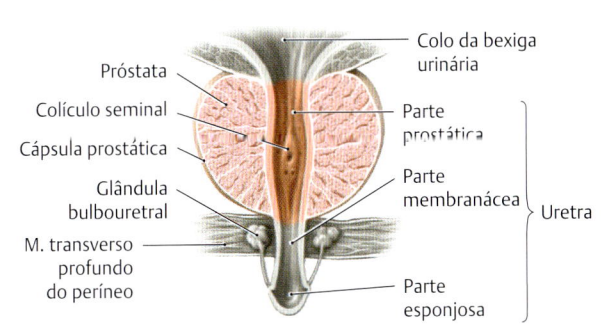

A Corte frontal, vista anterior

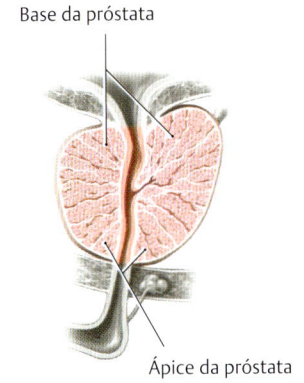

B Corte sagital, vista lateral esquerda

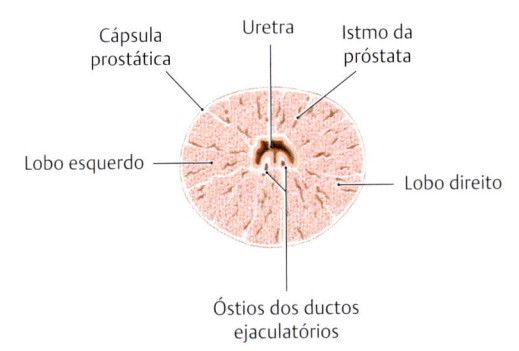

C Corte transversal, vista superior

Figura 15.4 Próstata. (De Schuenke M, Schulte E, Schumacher U. THIEME Atlas of Anatomy, Vol 2. Ilustrações de Voll M e Wesker K. 3rd ed. New York: Thieme Publishers; 2020.)

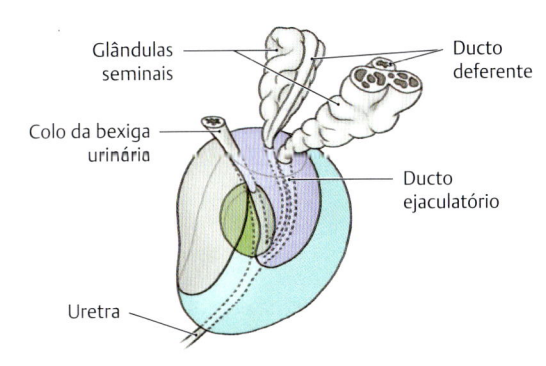

A Próstata e glândulas seminais

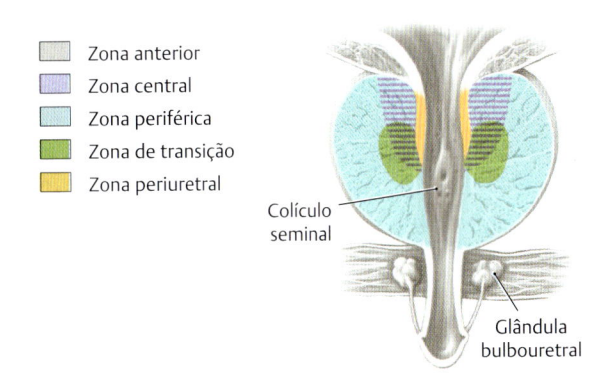

B Corte frontal, vista anterior

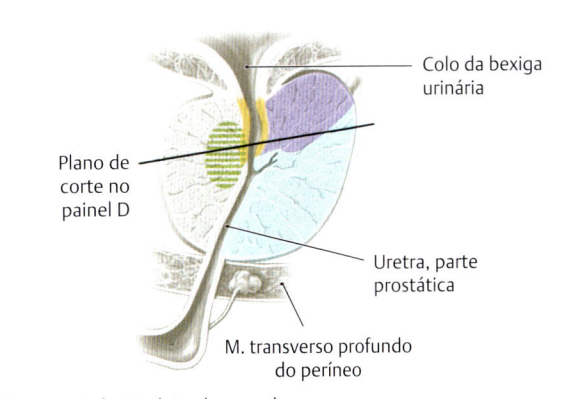

C Corte sagital, vista lateral esquerda

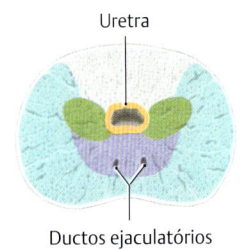

D Corte transversal, vista superior

Figura 15.5 Divisões clínicas da próstata. (De Schuenke M, Schulte E, Schumacher U. THIEME Atlas of Anatomy, Vol 2. Ilustrações de Voll M e Wesker K. 3rd ed. New York: Thieme Publishers; 2020.)

- Para fins clínicos, a próstata é dividida em três zonas principais, que são determinadas pela sua proximidade com a uretra: as **zonas periuretral**, **central** (comparável ao lobo médio anatômico) e **periférica**. Uma pequena **zona de transição** é constituída por dois lobos que são responsáveis por aproximadamente 5% do tecido prostático glandular (Figura 15.5)
- Habitualmente, as artérias prostáticas são ramos das artérias vesicais inferiores. As artérias retais médias também contribuem para o suprimento sanguíneo da próstata (ver Capítulo 14, Seção 14.6)
- O plexo venoso prostático, que é contínuo ao plexo venoso vesical da bexiga urinária, drena o sangue para as veias ilíacas internas. O plexo prostático também se comunica com o plexo venoso vertebral (ver Capítulo 3, Figura 3.17)

> ### BOXE 15.1 CORRELAÇÃO CLÍNICA
>
> #### PROSTATECTOMIA
>
> A prostatectomia refere-se à retirada cirúrgica da próstata. A prostatectomia radical aberta consiste na retirada da próstata junto com as glândulas seminais, o ducto deferente e os linfonodos pélvicos por meio de incisão retropúbica ou perineal. A ressecção transuretral da próstata (RTUP) é realizada com cistoscópio, que é introduzido através da uretra para proceder à ressecção da próstata. Os nervos cavernosos que conduzem as fibras parassimpáticas responsáveis pela ereção do pênis seguem o seu percurso ao longo da próstata e particularmente correm algum risco durante esses procedimentos.

> ### BOXE 15.2 CORRELAÇÃO CLÍNICA
>
> #### CARCINOMA DE PRÓSTATA E HIPERTROFIA PROSTÁTICA
>
> O carcinoma de próstata é um dos tumores malignos mais comuns em homens idosos e, com frequência, cresce em uma localização subcapsular (abaixo da cápsula prostática) na zona periférica da próstata. Diferentemente da hipertrofia prostática benigna, que começa na parte central da glândula, o carcinoma de próstata não provoca obstrução do fluxo urinário nos estádios iniciais. Por estar localizado na zona periférica, o tumor é palpável como massa firme através da parede anterior do reto durante o toque retal. Em certas doenças prostáticas, em particular o câncer de próstata, aparecem no sangue quantidades aumentadas de uma proteína, o antígeno prostático específico (PSA, do inglês *prostate-specific antigen*). Essa proteína pode ser medida por meio de um exame de sangue simples.
>
>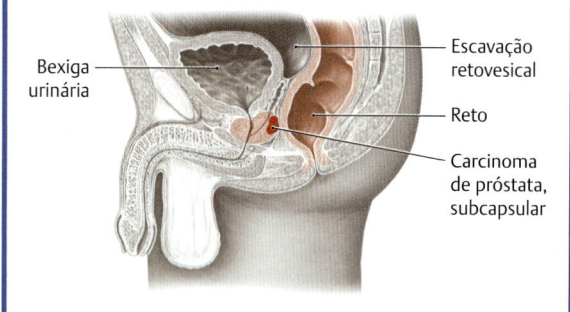
>
> Local mais comum do carcinoma de próstata. (De Gilroy AM, MacPherson BR, Wikenheiser JC. Atlas of Anatomy. Ilustrações de Voll M e Wesker K. 4th ed. New York: Thieme Publishers; 2020.)

- Os vasos linfáticos da próstata acompanham as vias venosas até os linfonodos ilíacos internos
- O plexo nervoso prostático é um derivado do plexo hipogástrico inferior. O papel da inervação parassimpática ainda não está bem definido; porém, os nervos simpáticos causam uma contração do músculo liso da glândula, expelindo a secreção prostática na parte prostática da uretra durante a ejaculação.

15.2 Estruturas genitais femininas

As estruturas genitais femininas, que consistem nos ovários, nas tubas uterina, no útero e na vagina, estão localizadas no centro da pelve, entre a bexiga, anteriormente, e o reto posteriormente (Figuras 15.6 e 15.7).

Ovário

O **ovário** é a gônada feminina, uma estrutura ovoide que produz ovócitos e hormônios reprodutores e que se localiza na parede lateral da pelve (Figura 15.8).
- O **ligamento utero-ovárico** fixa o ovário à face supralateral do útero
- O **ligamento suspensor do ovário** é uma prega de peritônio que envolve os vasos, os linfáticos e os nervos ováricos quando passam pela margem pélvica do ovário
- O **mesovário** suspende o ovário a partir da parte posterior do ligamento largo do útero
- A artéria ovárica, um ramo da parte abdominal da aorta em L2, irriga o ovário (ver Capítulo 14, Seção 14.6)
- O ovário é drenado por um plexo pampiniforme, que pode convergir para formar uma única veia ovárica. A veia ovárica direita é uma tributária direta da veia cava inferior, enquanto a veia ovárica esquerda é uma tributária da veia renal esquerda
- Os vasos linfáticos acompanham os vasos ováricos superiormente até os linfonodos aórticos laterais
- Tanto o plexo nervoso do ovário, que acompanha os vasos ováricos, quanto o plexo nervoso da pelve, que acompanha os vasos uterinos, inervam o ovário.

Tubas uterinas

As **tubas uterinas** (trompas de Falópio), um par de tubos musculares que se estendem lateralmente a partir dos cornos do útero (cornos supralaterais), transportam os óvulos do ovário e os espermatozoides da cavidade do útero (Figura 15.8).
- As tubas uterinas constituem o local normal de fertilização e também são os locais mais comuns de gravidez ectópica (implantação de um óvulo fertilizado fora da cavidade do útero)
- A tuba uterina é constituída de quatro partes:
  1. A parte uterina (intramural), o segmento que atravessa a parede do útero.
  2. O istmo, parte mais estreita.
  3. A ampola da tuba uterina, que é a parte mais longa e mais larga e que normalmente constitui o local de fertilização.
  4. O infundíbulo da tuba uterina, a parte terminal em formato de trombeta que se abre na cavidade peritoneal, com fímbrias digitiformes que circundam o ovário.
- A tuba uterina é embainhada na margem superior do ligamento largo, onde é sustentada pela mesossalpinge
- A tuba uterina é irrigada pelas artérias ovárica e uterina que se anastomosam e drenada por veias acompanhantes
- Os vasos linfáticos acompanham as veias ováricas até os linfonodos aórticos laterais
- As tubas uterinas são inervadas pelos plexos ovárico e uterino.

> ### BOXE 15.3 CORRELAÇÃO CLÍNICA
>
> #### GRAVIDEZ ECTÓPICA
>
> A implantação de um óvulo fertilizado fora da cavidade do útero pode ocorrer em qualquer parte, porém a ampola da tuba uterina constitui o local mais comum. Com frequência, a tuba uterina foi parcialmente obstruída por uma inflamação (salpingite), o que impede o blastocisto de completar o seu percurso até o útero. Se não for diagnosticada no início da gravidez, a ruptura da tuba uterina, com consequente hemorragia na cavidade peritoneal, pode resultar em uma situação potencialmente fatal para a mãe. Uma gravidez ectópica rota no lado direito pode ser diagnosticada incorretamente como ruptura de apêndice, visto que ambas as condições irritam o peritônio parietal e têm apresentações semelhantes.

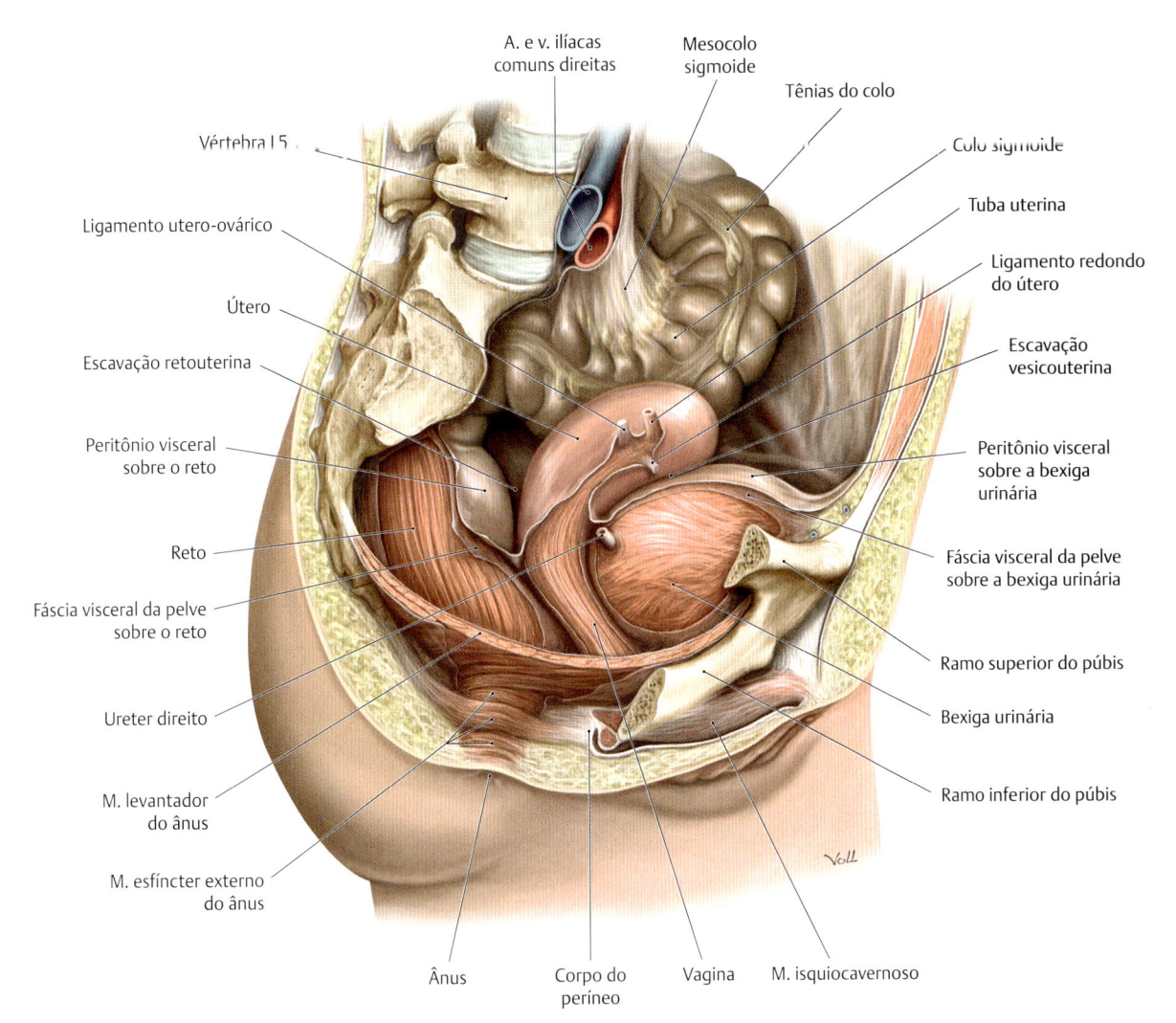

A. e v. ilíacas
comuns direitas

Mesocolo
sigmoide

Tênias do colo

Colo sigmoide

Vértebra L5

Tuba uterina

Ligamento utero-ovárico

Ligamento redondo
do útero

Útero

Escavação retouterina

Escavação
vesicouterina

Peritônio visceral
sobre o reto

Peritônio visceral
sobre a bexiga
urinária

Reto

Fáscia visceral da pelve
sobre a bexiga urinária

Fáscia visceral da pelve
sobre o reto

Ramo superior do púbis

Ureter direito

Bexiga urinária

M. levantador
do ânus

Ramo inferior do púbis

M. esfíncter externo
do ânus

Ânus

Corpo do
períneo

Vagina

M. isquiocavernoso

Figura 15.6 Pelve feminina. Corte parassagital visto pelo lado direito. (De Gilroy AM, MacPherson BR, Wikenheiser JC. Atlas of Anatomy. Ilustrações de Voll M e Wesker K. 4th ed. New York: Thieme Publishers; 2020.)

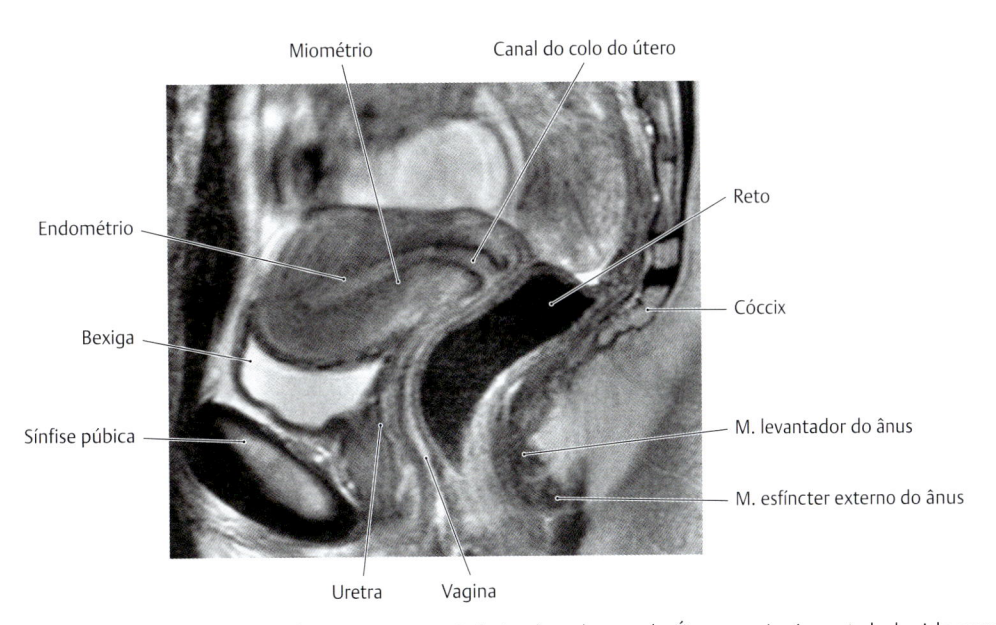

Miométrio

Canal do colo do útero

Endométrio

Reto

Bexiga

Cóccix

Sínfise púbica

M. levantador do ânus

M. esfíncter externo do ânus

Uretra

Vagina

Figura 15.7 Ressonância magnética da pelve feminina. Corte sagital, vista lateral esquerda. Útero na primeira metade do ciclo menstrual (fase proliferativa) com endométrio estreito e intensidade de sinal relativamente baixo do miométrio. (De Hamm B et al. MRT von Abdomen und Becken, 2. Aufl. Stuttgart: Thieme Publishers; 2006.)

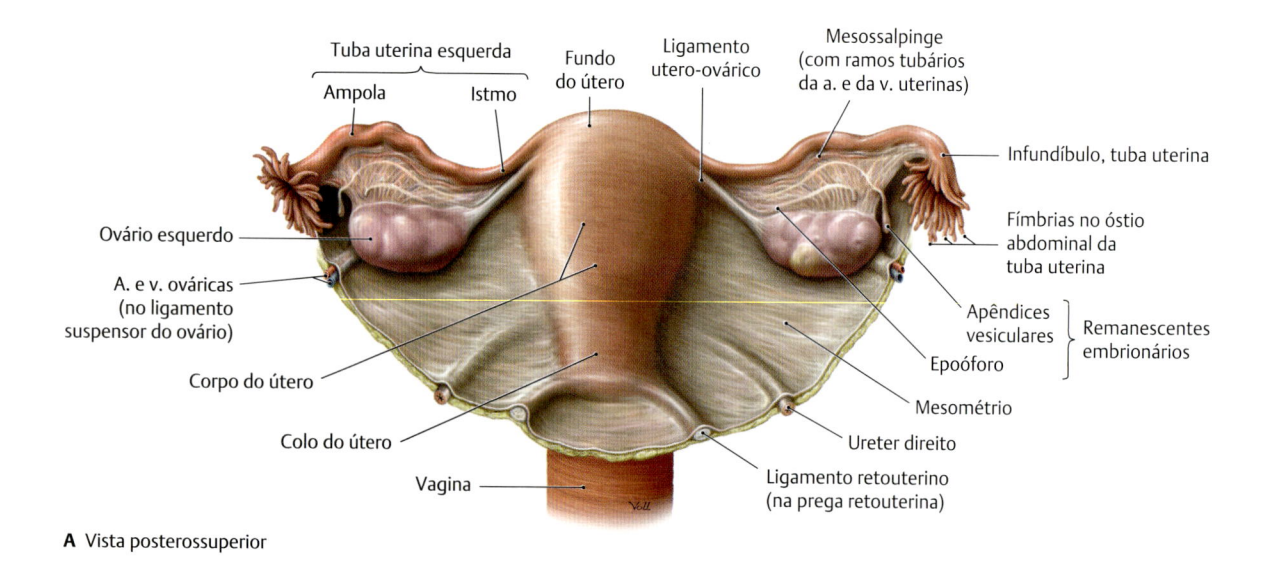

A Vista posterossuperior

B Corte frontal, vista posterior com útero retificado. *Removido*: mesométrio

Figura 15.8 Útero, ovários e tubas uterinas. (De Gilroy AM, MacPherson BR, Wikenheiser JC. Atlas of Anatomy. Ilustrações de Voll M e Wesker K. 4th ed. New York: Thieme Publishers; 2020.)

Útero

O **útero** é um órgão muscular piriforme localizado no centro da pelve, posteriormente à bexiga urinária e anteriormente ao reto. Trata-se do local de implantação do óvulo fertilizado, do desenvolvimento subsequente do embrião e do parto do feto.

— O útero (Figura 15.8) é constituído de duas partes:
  - O **corpo do útero** constitui dois terços superiores do útero e inclui
    - O **fundo do útero**, a parte mais superior acima dos óstios das tubas uterinas
    - O **istmo do útero**, um segmento inferior estreito que se estende até o colo do útero
  - O **colo do útero** é o terço inferior estreito do útero e constitui a sua parte de menor mobilidade
    - Uma porção supravaginal do colo do útero situa-se sobre a vagina
    - Uma porção vaginal projeta-se para a parte superior da vagina e é circundada pelos fórnices da vagina (recessos superiores)
— A **cavidade do útero**, um espaço estreito dentro do corpo do útero
  - Comunica-se com o lúmen das tubas uterinas, onde entram nos cornos do útero
  - Estende-se inferiormente através do **óstio interno do útero** para o **canal do colo do útero** e termina onde o **óstio do útero** abre-se na vagina
— Embora o corpo do útero seja móvel, sua posição modifica-se com o enchimento da bexiga urinária e do reto. A sua posição normal é de anteflexão e de anteversão (Figura 15.9)

- A **flexão** descreve o ângulo entre o eixo longitudinal da parte superior da cavidade do útero e o istmo e o canal do colo do útero. No útero antefletido, o eixo longitudinal do corpo do útero está inclinado anteriormente; o útero **retrofletido** está inclinado posteriormente

> **BOXE 15.4 CORRELAÇÃO COM O DESENVOLVIMENTO**
>
> **ÚTERO BICORNE**
>
> O útero embrionário é formado pela fusão de dois ductos paramesonéfricos. Quando a fusão desses ductos não ocorre adequadamente, forma-se um útero bicorne, cuja parte superior é bifurcada. Habitualmente, a parte caudal do útero permanece normal. Embora seja possível uma gravidez normal com essa malformação, há maior risco de abortos recorrentes, parto prematuro e apresentação anormal do feto (p. ex., apresentação pélvica ou posicionamento transverso).

- A **versão** descreve o ângulo entre o colo do útero e a vagina. No útero antevertido, o eixo do colo do útero está inclinado anteriormente; no útero **retrovertido**, o colo do útero está inclinado posteriormente
— O peritônio recobre o corpo do útero e estende-se inferiormente até o colo do útero em sua face posterior. O útero é ladeado anteriormente pela escavação vesicouterina e posteriormente pela escavação retouterina (Figura 15.10)
— Os ligamentos uterinos que se originam do corpo do útero incluem o ligamento largo e os ligamentos redondos do útero (Figura 15.11)
  - O **ligamento largo** é uma prega dupla de peritônio que se estende lateralmente de cada lado do útero até as paredes laterais da pelve. O ligamento largo do útero é constituído pelas seguintes partes (Figura 15.12)
    ◦ A **mesossalpinge**, que embainha a tuba uterina
    ◦ O **mesovário**, uma extensão posterior, que suspende o ovário

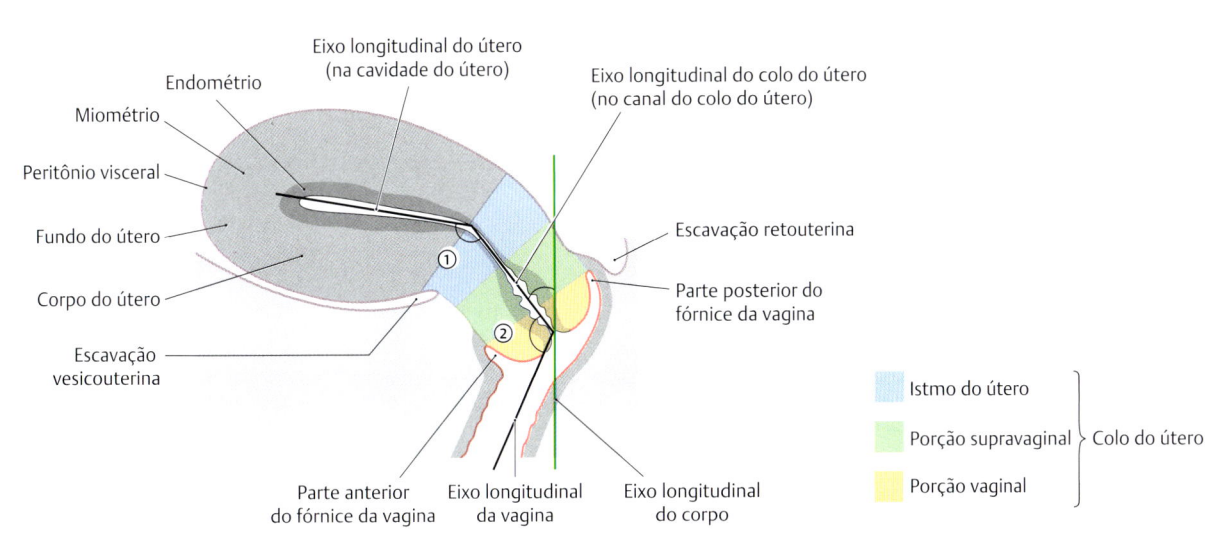

Figura 15.9 Curvatura e posição normais do útero. Corte sagital mediano, vista lateral esquerda. A posição do útero pode ser descrita em termos de: 1. Flexão, o ângulo entre o eixo longitudinal do colo do útero e o eixo longitudinal do útero; a posição normal é a anteflexão. 2. Versão, o ângulo entre o eixo longitudinal do colo do útero e o eixo longitudinal da vagina; a posição normal é de anteversão. (De Gilroy AM, MacPherson BR, Wikenheiser JC. Atlas of Anatomy. Ilustrações de Voll M e Wesker K. 4th ed. New York: Thieme Publishers; 2020.)

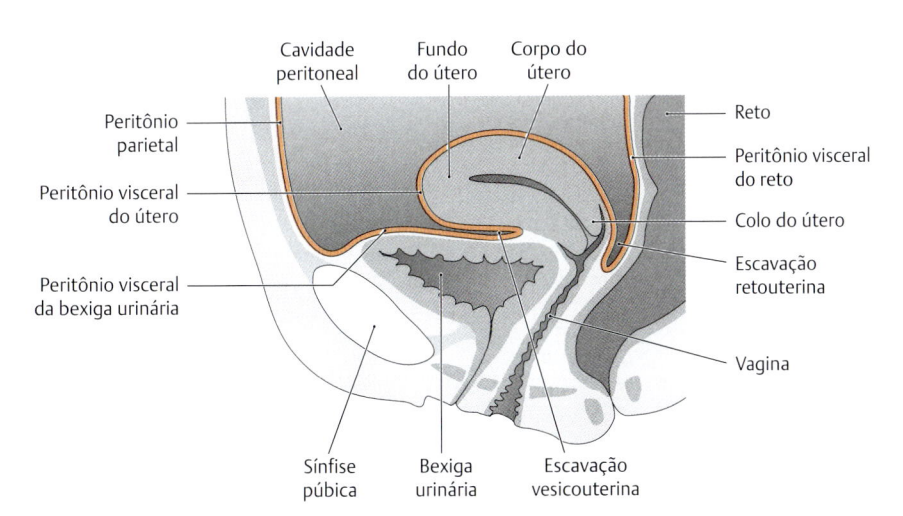

Figura 15.10 Peritônio na pelve feminina. (De Schuenke M, Schulte E, Schumacher U. THIEME Atlas of Anatomy, Vol 2. Ilustrações de Voll M e Wesker K. 3rd ed. New York: Thieme Publishers; 2020.)

Ligamento largo
do útero

Reto

Escavação
retouterina

Prega
retouterina

Ligamento suspensor
do ovário

Tuba uterina

Ovário
esquerdo

Colo sigmoide

Ligamento
utero-ovárico

Fossa
paravesical

Anel inguinal
profundo

Prega umbilical lateral
(com a. e v. epigástricas
inferiores)

M. reto do abdome

Ceco

Fundo do
útero

Peritônio
parietal

Ligamento
redondo
do útero

Escavação
vesicouterina

Bexiga
urinária

Prega umbilical
mediana
(com úraco obliterado)

Prega umbilical medial
(com a. umbilical obliterada)

Figura 15.11 Relações peritoneais na pelve feminina. Pelve verdadeira, vista anterossuperior. *Afastados:* alças do intestino delgado e colo (partes). (De Schuenke M, Schulte E, Schumacher U. THIEME Atlas of Anatomy, Vol 2. Ilustrações de Voll M e Wesker K. 3rd ed. New York: Thieme Publishers; 2020.)

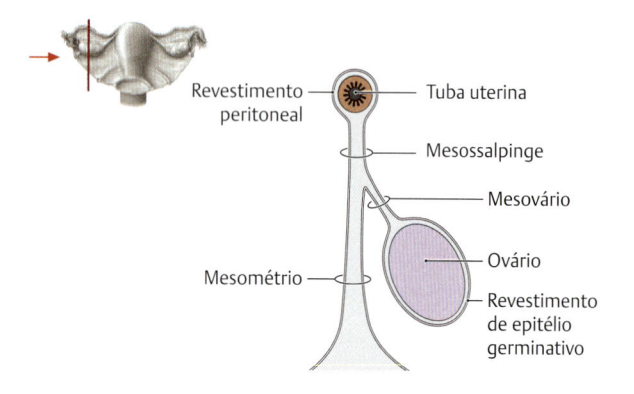

Revestimento
peritoneal

Tuba uterina

Mesossalpinge

Mesovário

Ovário

Revestimento
de epitélio
germinativo

Mesométrio

Figura 15.12 Mesentérios do ligamento largo. Corte sagital. O ligamento largo do útero é uma combinação de mesossalpinge, mesovário e mesométrio. (De Schuenke M, Schulte E, Schumacher U. THIEME Atlas of Anatomy, Vol 2. Ilustrações de Voll M e Wesker K. 3rd ed. New York: Thieme Publishers; 2020.)

○ O **mesométrio**, que se estende a partir do corpo do útero abaixo do mesovário até a parede lateral da pelve

• Os dois **ligamentos redondos do útero**, que se originam próximo ao fundo do útero, em ambos os lados atraves-

sam os anéis inguinais profundos e os canais inguinais, e se inserem nos lábios maiores do períneo

— Os ligamentos uterinos que se originam do colo do útero incluem os ligamentos transversos do colo e os ligamentos retouterinos (Figuras 15.13 e 15.14)

• Os dois **ligamentos transversos do colo** são espessamentos da fáscia parietal da pelve, que conectam o colo do útero à parede lateral da pelve. Estão localizados na base do ligamento largo e conduzem os vasos do útero

• Os dois **ligamentos retouterinos** são espessamentos da fáscia parietal da pelve, que conectam o colo do útero ao sacro e ajudam a manter a posição antevertida do útero

— A artéria uterina, que fornece o principal suprimento sanguíneo do útero (ver Capítulo 14, Seção 14.6), atravessa o ligamento transverso do colo e se anastomosa superiormente com a artéria ovárica e inferiormente com a artéria vaginal

— Um plexo venoso uterino recebe o sangue das veias uterinas e o drena para a veia ilíaca interna

— A drenagem linfática do útero é complexa, porém geralmente acompanha as veias uterinas ou os ligamentos do útero (ver Capítulo 14, Seção 14.6)

• O fundo do útero drena a linfa para os linfonodos para-aórticos através das veias ováricas

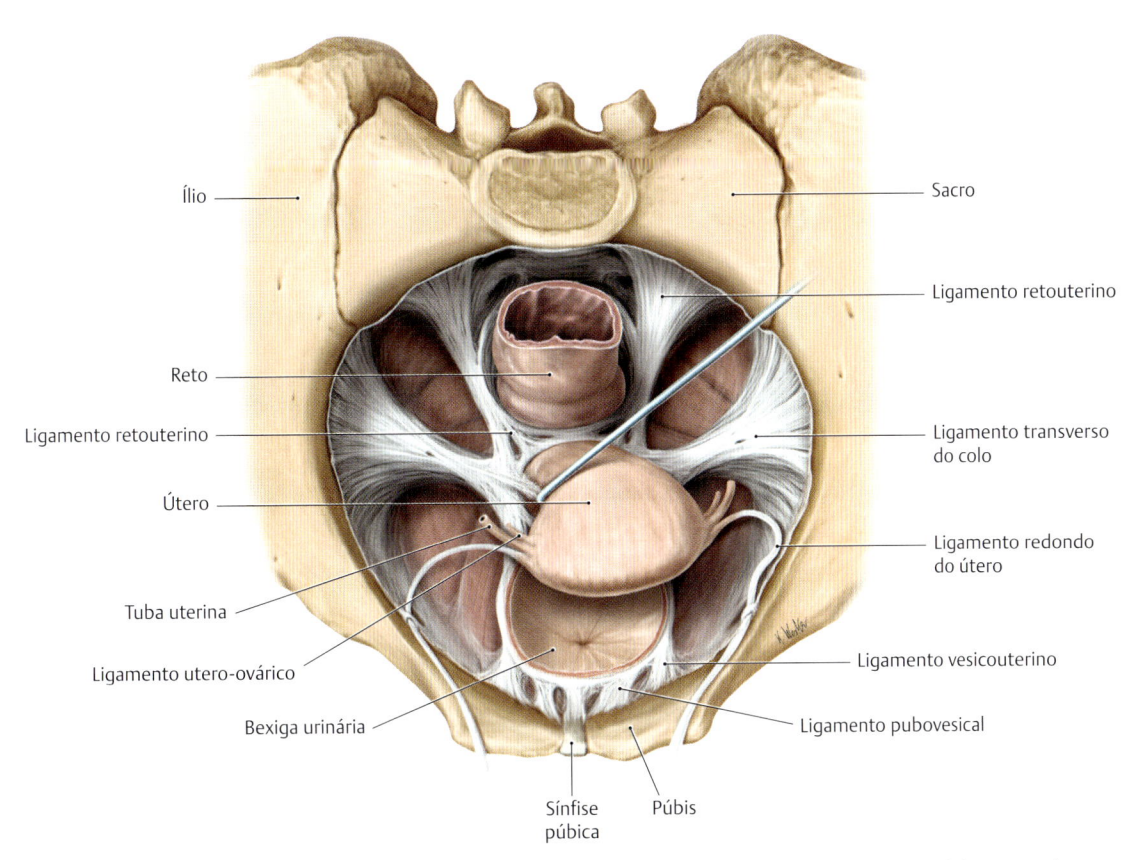

Ílio

Sacro

Ligamento retouterino

Reto

Ligamento retouterino

Ligamento transverso do colo

Útero

Ligamento redondo do útero

Tuba uterina

Ligamento vesicouterino

Ligamento utero-ovárico

Ligamento pubovesical

Bexiga urinária

Sínfise púbica

Púbis

Figura 15.13 Ligamentos da pelve feminina. Vista superior. *Removidos*: peritônio, neurovasculatura e parte superior da bexiga urinária para revelar apenas as condensações fasciais. Os ligamentos profundos da pelve sustentam o útero dentro da cavidade pélvica e evitam o prolapso uterino, que é o deslocamento do útero para dentro da vagina. (De Gilroy AM, MacPherson BR, Wikenheiser JC. Atlas of Anatomy. Ilustrações de Voll M e Wesker K. 4th ed. New York: Thieme Publishers; 2020.)

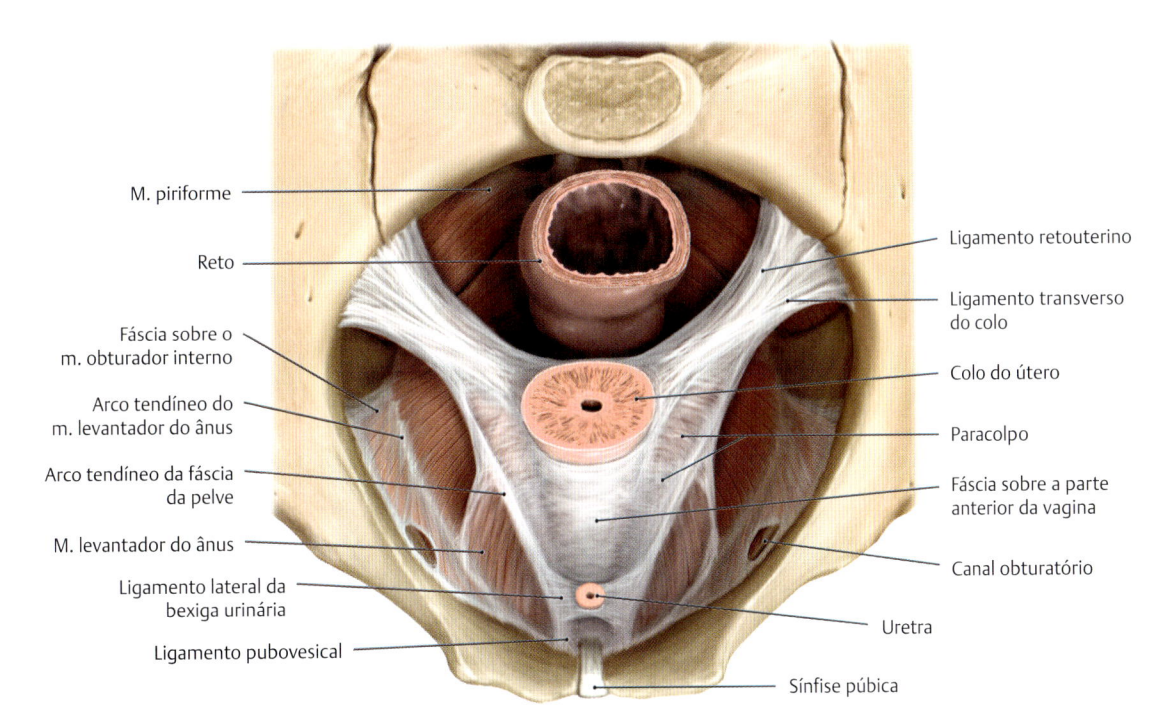

M. piriforme

Ligamento retouterino

Reto

Ligamento transverso do colo

Fáscia sobre o m. obturador interno

Colo do útero

Arco tendíneo do m. levantador do ânus

Paracolpo

Arco tendíneo da fáscia da pelve

Fáscia sobre a parte anterior da vagina

M. levantador do ânus

Canal obturatório

Ligamento lateral da bexiga urinária

Uretra

Ligamento pubovesical

Sínfise púbica

Figura 15.14 Ligamentos da pelve profunda na mulher. Vista superior. Os ligamentos retouterinos e o paracolpo sustentam e mantêm a posição do colo do útero e da vagina na pelve. (De Gilroy AM, MacPherson BR, Wikenheiser JC. Atlas of Anatomy. Ilustrações de Voll M e Wesker K. 4th ed. New York: Thieme Publishers; 2020.)

- A parte supralateral do útero drena para os linfonodos inguinais superficiais através do ligamento redondo
- O corpo do útero drena para os linfonodos ilíacos externos através do ligamento largo
- O colo do útero drena a linfa para os linfonodos ilíacos internos e sacrais através dos ligamentos transverso do colo e retouterino
- O útero é inervado pelo plexo nervoso uterovaginal derivado do plexo hipogástrico inferior (ver Capítulo 14, Figura 14.23).

Vagina

A **vagina** é um tubo fibromuscular que se estende do colo do útero até o óstio da vagina no períneo (Figuras 15.15 e 15.16). Serve como parte inferior do canal do parto e como conduto para o líquido menstrual, além de acomodar o pênis durante a relação sexual.

- A vagina situa-se posteriormente à bexiga urinária e à uretra, e anteriormente ao reto
- Normalmente, é achatada, ou seja, com suas paredes anterior e posterior em contato
- As conexões com o sacro através dos ligamentos retouterinos e com o arco tendíneo da fáscia da pelve na parede lateral da pelve através do **paracolpo** estabilizam a vagina, particularmente durante o parto (Figura 15.14)
- O fórnice da vagina, que é constituído pelas partes, anterior, lateral e posterior, é um recesso que circunda a parte inferior do colo do útero no ponto em que se projeta para a parte superior da vagina
  - A parte posterior do fórnice da vagina está em contato com a escavação retouterina, proporcionando, assim, acesso à cavidade peritoneal. A parte anterior do fórnice da vagina é mais curta e situa-se contra a parede posterior da bexiga urinária
- A artéria ilíaca interna irriga a vagina por meio de seus ramos: as artérias uterina, vaginal e pudenda interna (ver Capítulo 14, Seção 14.6)
- As veias da vagina contribuem para o plexo venoso uterovaginal, que drena para a veia ilíaca interna
- Os vasos linfáticos da vagina drenam para vários grupos de linfonodos
  - A parte superior da vagina drena para os linfonodos ilíacos externos ou internos
  - A parte inferior da vagina drena para os linfonodos sacrais e ilíacos comuns
  - O óstio da vagina drena para os linfonodos inguinais superficiais
- O plexo nervoso uterovaginal, que é uma extensão do plexo hipogástrico inferior, inerva os três quartos superiores da vagina (ver Figura 14.23, mais adiante)
- Um ramo perineal profundo do nervo pudendo, um ramo do plexo sacral, inerva o segmento mais inferior da vagina (ver Figura 14.20, mais adiante). Esse segmento de inervação somática constitui a única parte da vagina sensível ao toque.

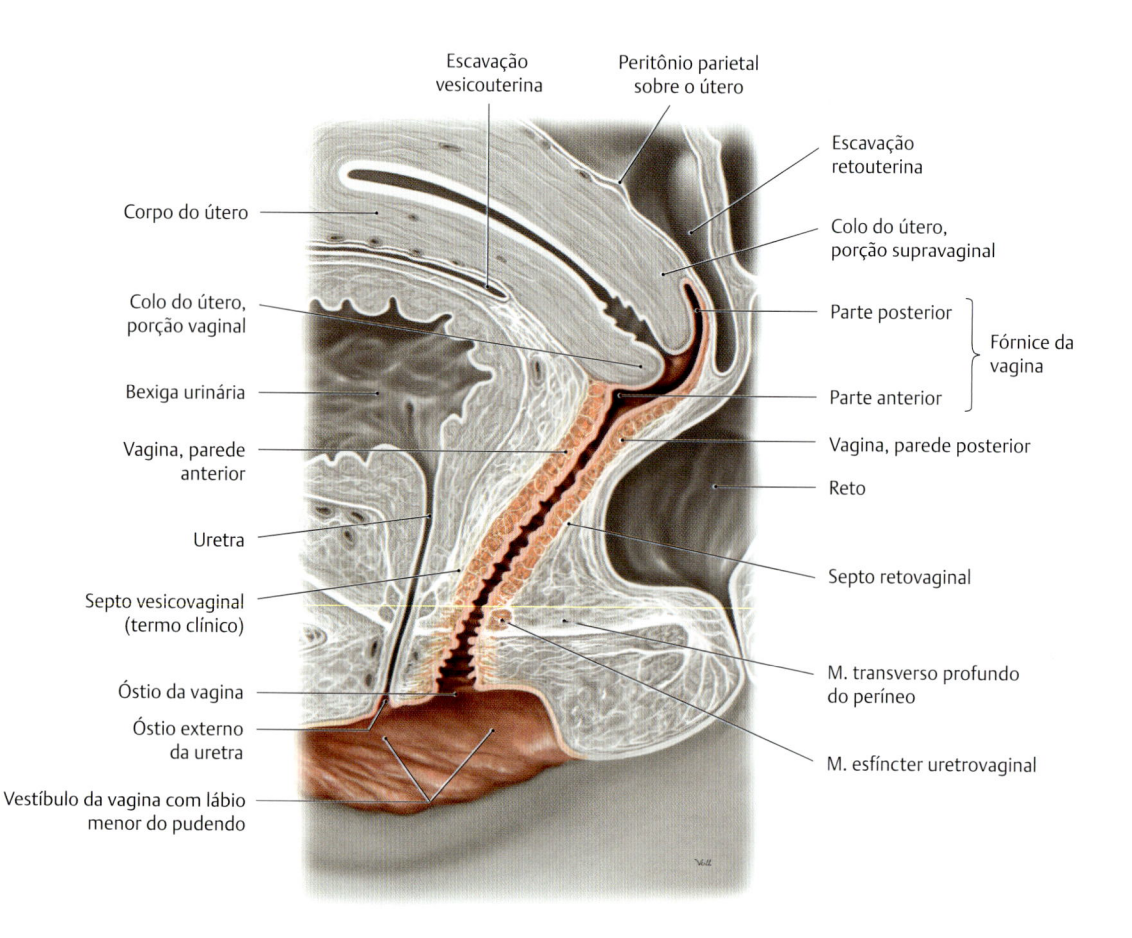

Figura 15.15 Vagina. Corte sagital mediano, vista lateral esquerda. (De Gilroy AM, MacPherson BR, Wikenheiser JC. Atlas of Anatomy. Ilustrações de Voll M e Wesker K. 4th ed. New York: Thieme Publishers; 2020.)

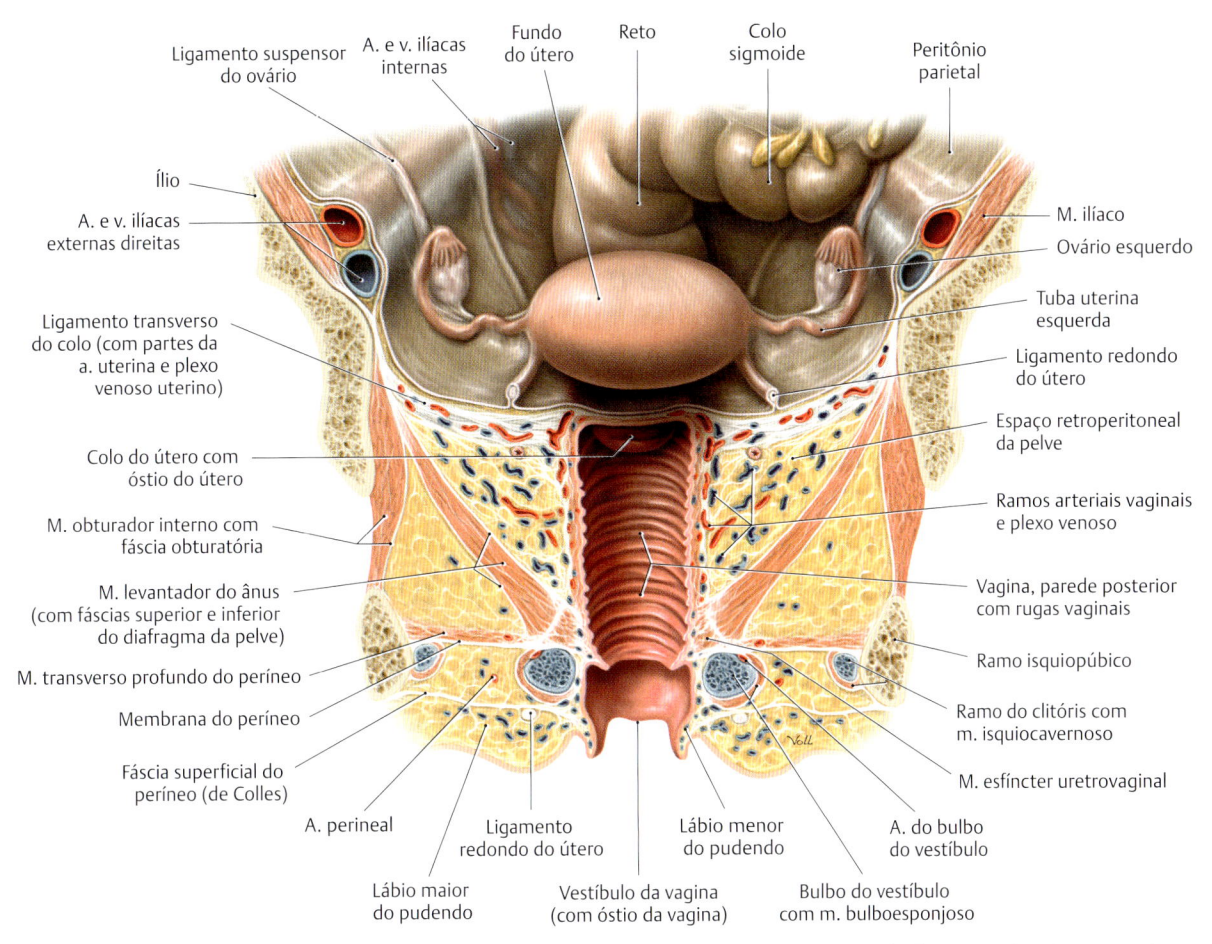

Figura 15.16 Órgãos genitais femininos: corte frontal. Vista anterior. (De Gilroy AM, MacPherson BR, Wikenheiser JC. Atlas of Anatomy. Ilustrações de Voll M e Wesker K. 4th ed. New York: Thieme Publishers; 2020.)

> **BOXE 15.5 CORRELAÇÃO CLÍNICA**
>
> **CULDOCENTESE**
> A culdocentese é um procedimento que consiste na extração de líquido peritoneal da escavação retouterina por aspiração com agulha. A agulha é introduzida através da parte posterior do fórnice da vagina. A ausência de líquido ou uma pequena quantidade de líquido transparente é normal, porém a obtenção de líquido purulento sugere doença inflamatória pélvica (DIP). A presença de sangue é uma indicação para cirurgia de emergência.

15.3 Órgãos urinários da pelve

Os órgãos urinários da pelve incluem a parte distal dos ureteres, a bexiga urinária e a uretra.

Ureteres

Cada ureter cruza a margem da pelve na bifurcação da artéria ilíaca comum e desce ao longo da parede lateral próximo à espinha isquiática. Segue um trajeto anterior e entra na parede posterolateral da bexiga urinária.

— Nos homens, o ureter passa sob a parte pélvica do ducto deferente e entra na bexiga lateral e superiormente às extremidades livres das glândulas seminais (Figuras 15.2 e 15.17)

— Nas mulheres, o ureter passa inferiormente às artérias uterinas dentro do ligamento transverso do colo cerca de 2 cm lateralmente à parte vaginal do colo do útero (Figura 15.18)

— O suprimento sanguíneo mais assegurado para a parte pélvica do ureter é fornecido pela artéria uterina na mulher e pela artéria vesical inferior no homem. As artérias são acompanhadas por veias com nomes semelhantes

— A parte pélvica do ureter é inervada pelos plexos hipogástricos inferiores (Figura 14.25)

— Fibras sensitivas viscerais acompanham os nervos simpáticos até os níveis da medula espinal T11-L2; por conseguinte, a dor ureteral é habitualmente percebida na região inguinal ipsilateral.

Bexiga

A bexiga é um reservatório muscular para o armazenamento temporário da urina. Embora esteja normalmente localizada na pelve menor, ela pode se estender superiormente para dentro do abdome quando cheia.

— Localiza-se diretamente posterior à sínfise púbica, separada desta última pelo espaço retropúbico. Posteriormente, está relacionada com o reto nos homens (Figura 15.1) e com a parte superior da vagina nas mulheres (Figura 15.6)

— É recoberta por peritônio apenas em sua parte superior

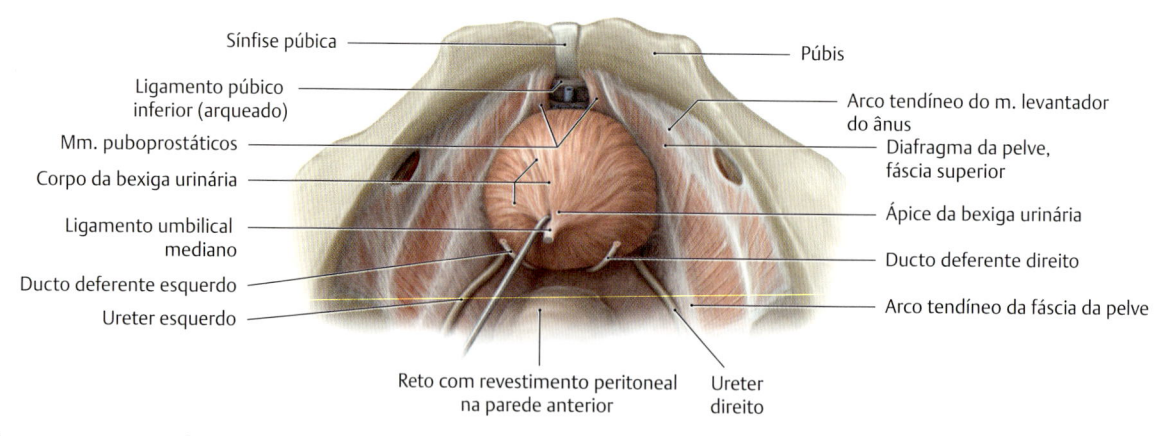

Figura 15.17 Ureter e bexiga urinária na pelve masculina. Vista superior. (De Gilroy AM, MacPherson BR, Wikenheiser JC. Atlas of Anatomy. Ilustrações de Voll M e Wesker K. 4th ed. New York: Thieme Publishers; 2020.)

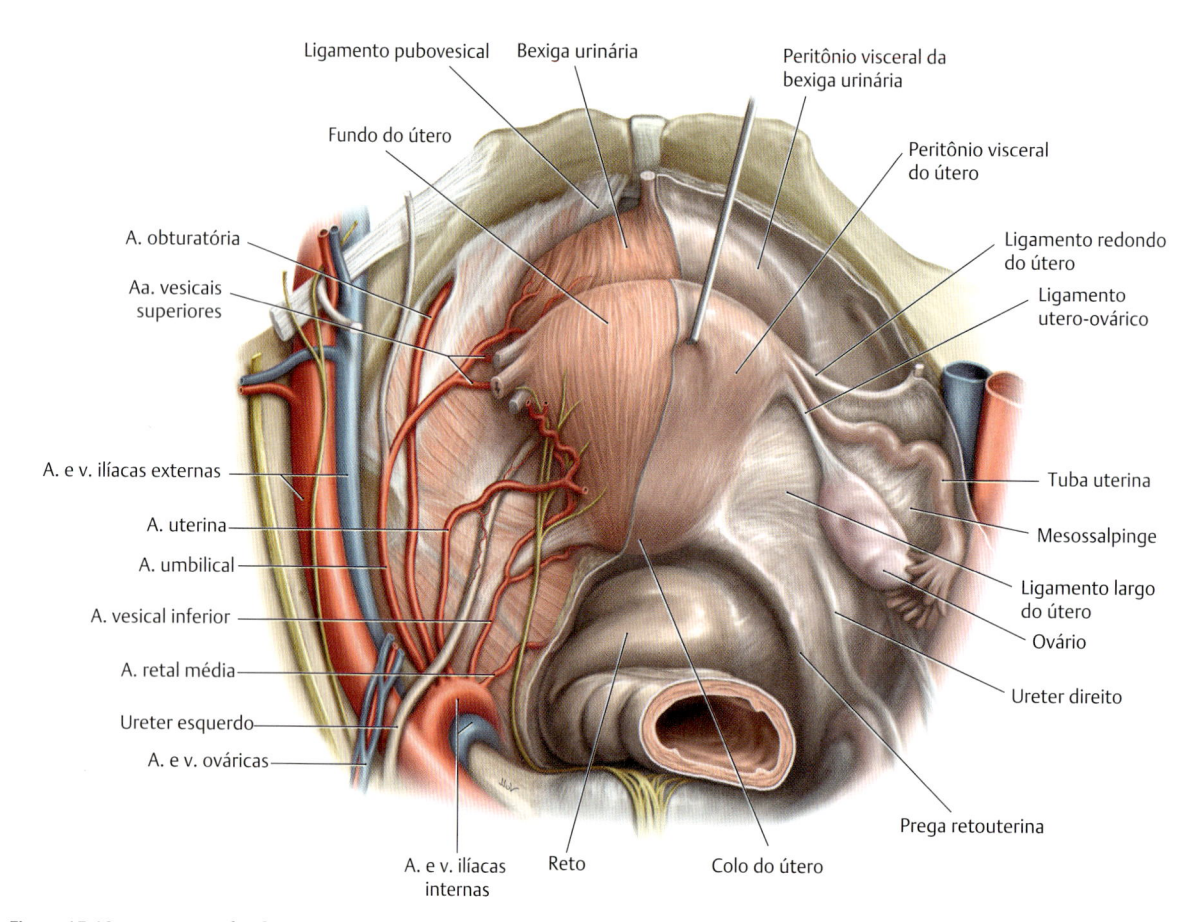

Figura 15.18 Ureter na pelve feminina. Vista superior. *Removidos do lado direito*: peritônio e ligamento largo do útero. (De Schuenke M, Schulte E, Schumacher U. THIEME Atlas of Anatomy, Vol 2. Ilustrações de Voll M e Wesker K. 3rd ed. New York: Thieme Publishers; 2020.)

— A bexiga urinária é tetraédrica com uma face superior, uma face posterior e duas faces inferolaterais (Figura 15.19). É constituída de quatro partes
  • O **ápice da bexiga** aponta em direção à sínfise púbica. O ligamento umbilical mediano estende-se do ápice até o umbigo
  • O **fundo da bexiga** forma a sua base (parede posterior)
  • O **corpo da bexiga** constitui a maior parte da bexiga urinária
  • O **colo da bexiga** é a região mais baixa e menos móvel

— Os músculos da bexiga são os seguintes
  • O **músculo detrusor da bexiga**, com camadas longitudinais externa e interna e camada circular média, que são responsáveis pelo esvaziamento da bexiga
  • O **músculo esfíncter interno da uretra** no colo da bexiga urinária, que é responsável pelo fechamento da bexiga e que, no homem, se contrai durante a ejaculação
— O colo da bexiga está firmemente fixado
  • Ao púbis por extensões anteriores do arco tendíneo da fáscia da pelve, os **ligamentos pubovesicais** nas mulheres e

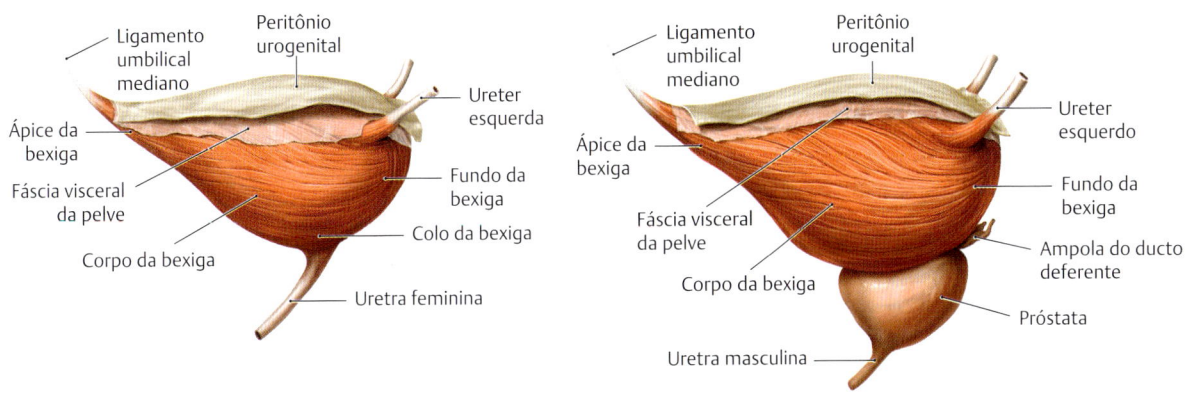

A Bexiga urinária e uretra femininas

B Bexiga urinária masculina com próstata e parte proximal da uretra

Figura 15.19 Estrutura da bexiga urinária. Vista lateral esquerda. (De Schuenke M, Schulte E, Schumacher U. THIEME Atlas of Anatomy, Vol 2. Ilustrações de Voll M e Wesker K. 3rd ed. New York: Thieme Publishers; 2020.)

os ligamentos puboprostáticos nos homens. Esses ligamentos fornecem uma fixação aponeurótica aos dois **músculos pubovesicais** (Figura 15.17). Essas estruturas formam um importante mecanismo de suspensão vesicouretral, que levanta o colo da bexiga e assegura a continência

- Às paredes laterais da pelve por condensações da fáscia endopélvica, os ligamentos laterais da bexiga (Figura 15.14)

— A face interna da base da bexiga urinária é marcada pelo **trígono**, uma região triangular lisa (Figura 15.20). Os ângulos do triângulo são formados posterolateralmente pelos óstios dos ureteres direito e esquerdo em formato de fenda e anteriormente pelo óstio da uretra. A circunferência posterior do músculo esfíncter interno da uretra forma a base morfológica do trígono

— A bexiga é altamente distensível e, na maioria dos indivíduos, pode armazenar até 600 a 800 mℓ (com dor), embora a micção ocorra habitualmente com um volume muito menor. Normalmente, nenhuma urina permanece na bexiga urinária após a micção

— As artérias vesicais superiores, com contribuições das artérias vesicais inferiores (nos homens) e das artérias vaginais (nas mulheres), irrigam a bexiga urinária (ver Capítulo 14, Seção 14.6)

— O plexo venoso vesical circunda as faces inferolaterais da bexiga urinária e drena o sangue para as veias ilíacas internas. Esse plexo se comunica com o plexo prostático nos homens, com o plexo uterovaginal nas mulheres e com o plexo venoso vertebral em ambos os sexos

— A linfa da bexiga urinária é drenada para os linfonodos ilíacos internos e externos

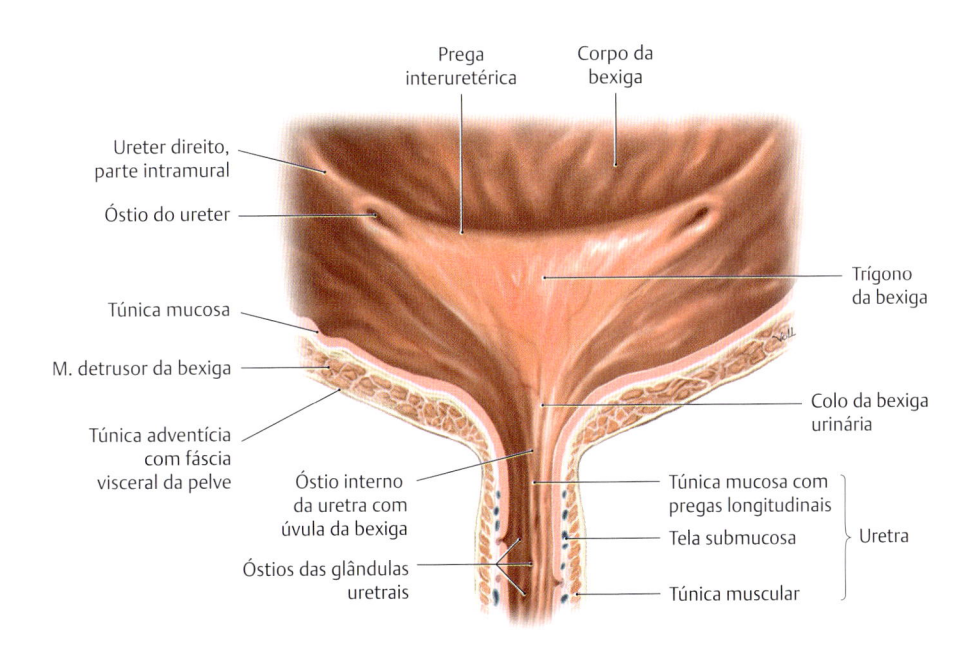

Figura 15.20 Trígono da bexiga. Corte frontal, vista anterior. (De Gilroy AM, MacPherson BR, Wikenheiser JC. Atlas of Anatomy. Ilustrações de Voll M e Wesker K. 4th ed. New York: Thieme Publishers; 2020.)

— O plexo nervoso vesical da bexiga urinária é um derivado do plexo hipogástrico inferior (ver Figura 14.25, mais adiante)
  • A estimulação simpática relaxa o músculo detrusor da bexiga e contrai o músculo esfíncter interno, inibindo, assim, a micção
  • Os nervos parassimpáticos estimulam o músculo detrusor da bexiga a se contrair, ao passo que inibem o músculo esfíncter interno, facilitando, assim, a micção
  • As fibras sensitivas viscerais, que conduzem a dor da parte inferior da bexiga urinária, acompanham as vias parassimpáticas. As fibras de dor da parte superior da bexiga urinária acompanham as vias simpáticas.

Uretra

A uretra é o conduto muscular para a urina na mulher e para a urina e o sêmen no homem. Estende-se do óstio interno da uretra no colo da bexiga até o óstio externo da uretra no períneo.

— Em ambos os sexos, os principais músculos da uretra são os seguintes (Figura 15.21)
  • O **músculo dilatador da uretra**, que se estende pela circunferência anterior do músculo esfíncter interno da uretra através do óstio interno da uretra e inferiormente ao longo da parte anterior da uretra. Encurta a uretra e alarga o óstio interno da uretra, o que inicia a micção
  • O **músculo esfíncter externo da uretra**, composto de camadas de músculos liso e estriado, que é responsável pelo fechamento do óstio externo da uretra
— A uretra masculina estende-se por 18 a 22 cm desde a bexiga urinária até o ápice da glande do pênis (Figura 15.22). A uretra masculina é constituída de quatro partes. Embora todas sejam mencionadas aqui, as partes membranácea e esponjosa estão localizadas no períneo e são discutidas com mais detalhes no Capítulo 16
  • A parte **intramural** no colo da bexiga urinária contém o óstio interno da uretra. Nervos simpáticos do plexo hipogástrico superior controlam o fechamento do **músculo esfíncter interno da uretra** durante a ejaculação
  • A parte **prostática** é circundada pela próstata e caracteriza-se por:
    ◦ **Crista uretral**, um rebordo vertical na parede posterior que contém uma eminência central, o **colículo seminal**
    ◦ Ductos ejaculatórios, que se abrem na crista uretral, e pelos dúctulos prostáticos provenientes da próstata, que se abrem em recessos em ambos os lados da crista

• A parte **membranácea** atravessa a membrana do períneo na região urogenital e é circundada pelo músculo esfíncter externo da uretra
• A parte **esponjosa** atravessa o corpo esponjoso, um dos corpos eréteis vasculares do pênis
— A uretra feminina estende-se por 4 cm desde o óstio interno da uretra, no colo da bexiga urinária, até o óstio externo da uretra, no períneo (Figura 15.23)
  • Na pelve, localiza-se anteriormente à vagina, formando uma elevação na parede anterior da vagina
  • Passa pelo hiato urogenital do diafragma da pelve, pelo músculo esfíncter externo da uretra (não existe nenhum músculo esfíncter interno da uretra organizado) e pela membrana do períneo
  • Dois ductos parauretrais drenam grupos de **glândulas parauretrais** e se abrem próximo ao óstio externo da uretra
  • No períneo, a uretra abre-se no vestíbulo da vagina diretamente anterior ao óstio da vagina (ver Capítulo 16, Figura 16.10)
— Ramos da artéria pudenda, bem como a artéria vesical inferior no homem e a artéria vaginal na mulher, irrigam a uretra. Em ambos os sexos, a uretra é drenada por um plexo venoso que acompanha as artérias
— A uretra feminina e partes proximais da uretra masculina (partes intramural, prostática e membranácea) drenam para os linfonodos ilíacos internos. A parte esponjosa da uretra no homem (parte perineal) drena para os linfonodos inguinais profundos

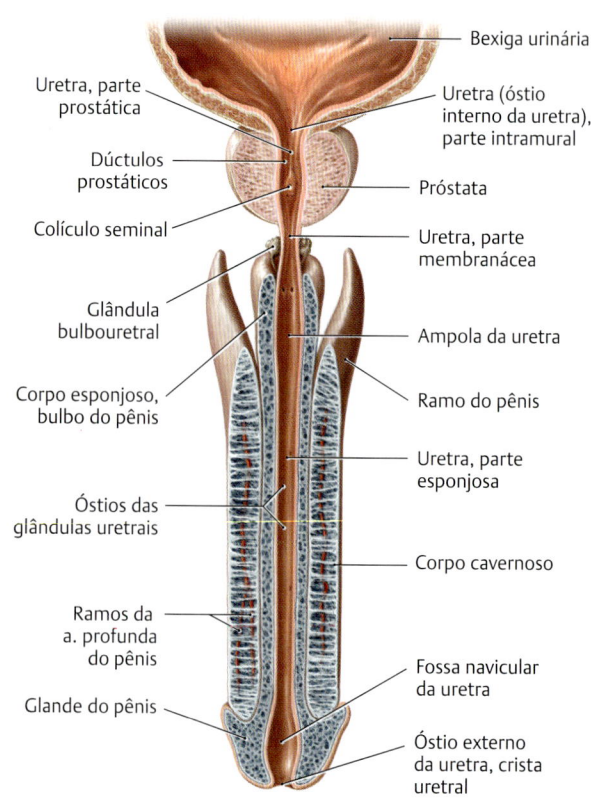

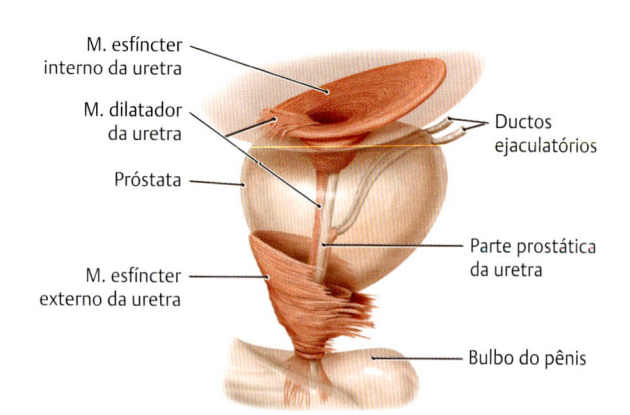

Figura 15.21 Mecanismo do músculo esfíncter da uretra no homem. Vista lateral. (De Gilroy AM, MacPherson BR, Wikenheiser JC. Atlas of Anatomy. Ilustrações de Voll M e Wesker K. 4th ed. New York: Thieme Publishers; 2020.)

Figura 15.22 Uretra masculina. Corte longitudinal, vista anterior. (De Gilroy AM, MacPherson BR, Wikenheiser JC. Atlas of Anatomy. Ilustrações de Voll M e Wesker K. 4th ed. New York: Thieme Publishers; 2020.)

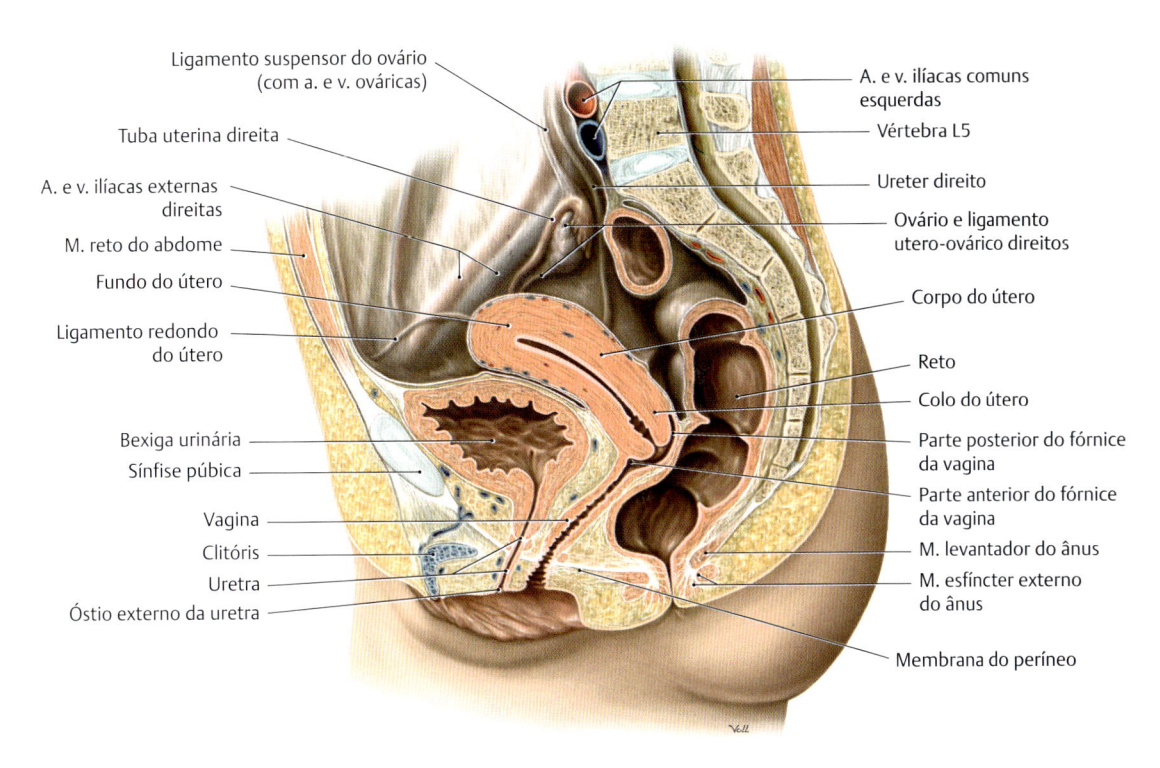

Figura 15.23 Bexiga urinária e uretra feminina. Corte sagital mediano da pelve visto pelo lado esquerdo. Hemipelve direita. (De Gilroy AM, MacPherson BR, Wikenheiser JC. Atlas of Anatomy. Ilustrações de Voll M e Wesker K. 4th ed. New York: Thieme Publishers; 2020.)

— Os nervos para a uretra originam-se a partir do plexo nervoso prostático no homem e do plexo nervoso vesical comparável na mulher. Os nervos simpáticos controlam o fechamento do músculo esfíncter externo da uretra nos homens

— As fibras sensitivas viscerais da parte pélvica da uretra acompanham os nervos esplâncnicos pélvicos; as fibras sensitivas somáticas da parte perineal da uretra acompanham o nervo pudendo.

BOXE 15.6 CORRELAÇÃO CLÍNICA

RUPTURA URETRAL NO HOMEM

As fraturas do cíngulo do membro inferior podem ser acompanhadas de ruptura da parte membranácea da uretra. Isso resulta em extravasamento de urina e de sangue para dentro do espaço profundo do períneo e, superiormente, através do hiato urogenital para os espaços subperitoneais ao redor da próstata e da bexiga urinária. A ruptura da porção bulbosa da parte esponjosa da uretra pode surgir em decorrência de uma lesão em sela, na qual ocorre uma pancada violenta do períneo, ou em decorrência de uma introdução incorreta de um cateter transuretral. Neste caso, a urina pode extravasar para o espaço peritoneal superficial, que é contínuo à bolsa escrotal, para o espaço ao redor do pênis, e para o espaço na parede anteroinferior do abdome entre os músculos do abdome e a camada membranácea da tela subcutânea. A fixação da fáscia superficial do períneo à fáscia lata (a fáscia que envolve os músculos da coxa) impede que a urina se espalhe lateralmente pelas coxas. De modo semelhante, a urina é impedida de se espalhar pela região anal por causa da fixação da fáscia à fáscia profunda do períneo e à membrana do períneo.

15.4   Reto

O reto é a continuação do sistema digestório na pelve e atua como local de armazenamento temporário das fezes. É contínuo ao colo sigmoide superiormente e ao canal anal inferiormente (Figuras 15.24 e 15.25; ver também Capítulo 16, Seção 16.5).

— Localiza-se anteriormente à parte inferior do sacro e ao cóccix, e repousa sobre o ligamento anococcígeo no assoalho da pelve

— Anteriormente, o reto está relacionado com a bexiga urinária, com as glândulas seminais, com a próstata nos homens e com a vagina nas mulheres. O reto é separado dessas estruturas anteriores por um septo retovesical ou retovaginal

— O reto não tem mesentério. Seus dois terços superiores são retroperitoneais e formam a face posterior das escavações retovesical e retouterina. O terço distal é subperitoneal

— Diferentemente do colo, o reto carece de tênias do colo, saculações e apêndices adiposos

— O reto começa na **junção retossigmoide**, o ponto onde as tênias do colo desaparecem. Nessa junção, as fibras musculares das faixas espalham-se de modo uniforme sobre a superfície do reto. Em geral, essa junção ocorre anteriormente à vértebra S3

— O reto termina na **junção anorretal** (junção com o canal anal), onde atravessa o diafragma da pelve adjacente ao ápice do cóccix

— A parede interna do reto apresenta três **pregas do reto** transversas, uma à direita e duas à esquerda, que criam flexuras laterais visíveis externamente

— A **ampola do reto**, o segmento mais distal do reto, armazena o material fecal que se acumula até a defecação e desempenha um importante papel na continência fecal. A ampola do reto estreita-se abruptamente quando se une com o canal anal e passa pelo diafragma da pelve

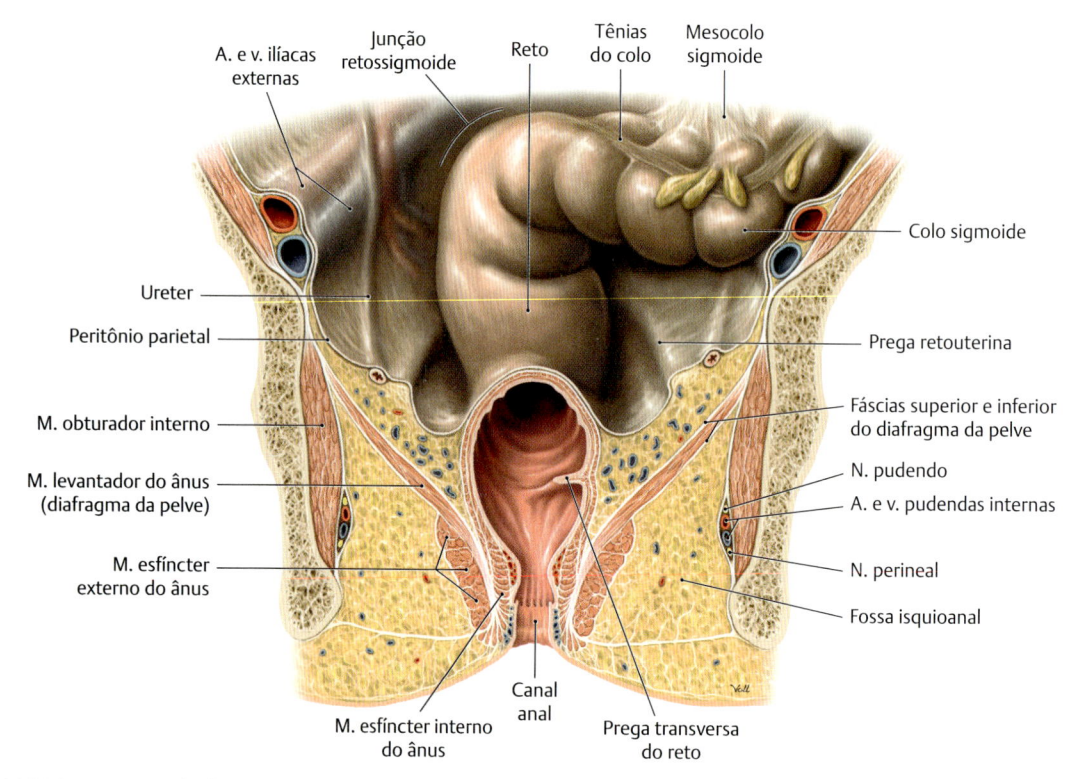

Figura 15.24 Reto *in situ*. Pelve feminina, corte frontal, vista anterior. (De Gilroy AM, MacPherson BR, Wikenheiser JC. Atlas of Anatomy. Ilustrações de Voll M e Wesker K. 4th ed. New York: Thieme Publishers; 2020.)

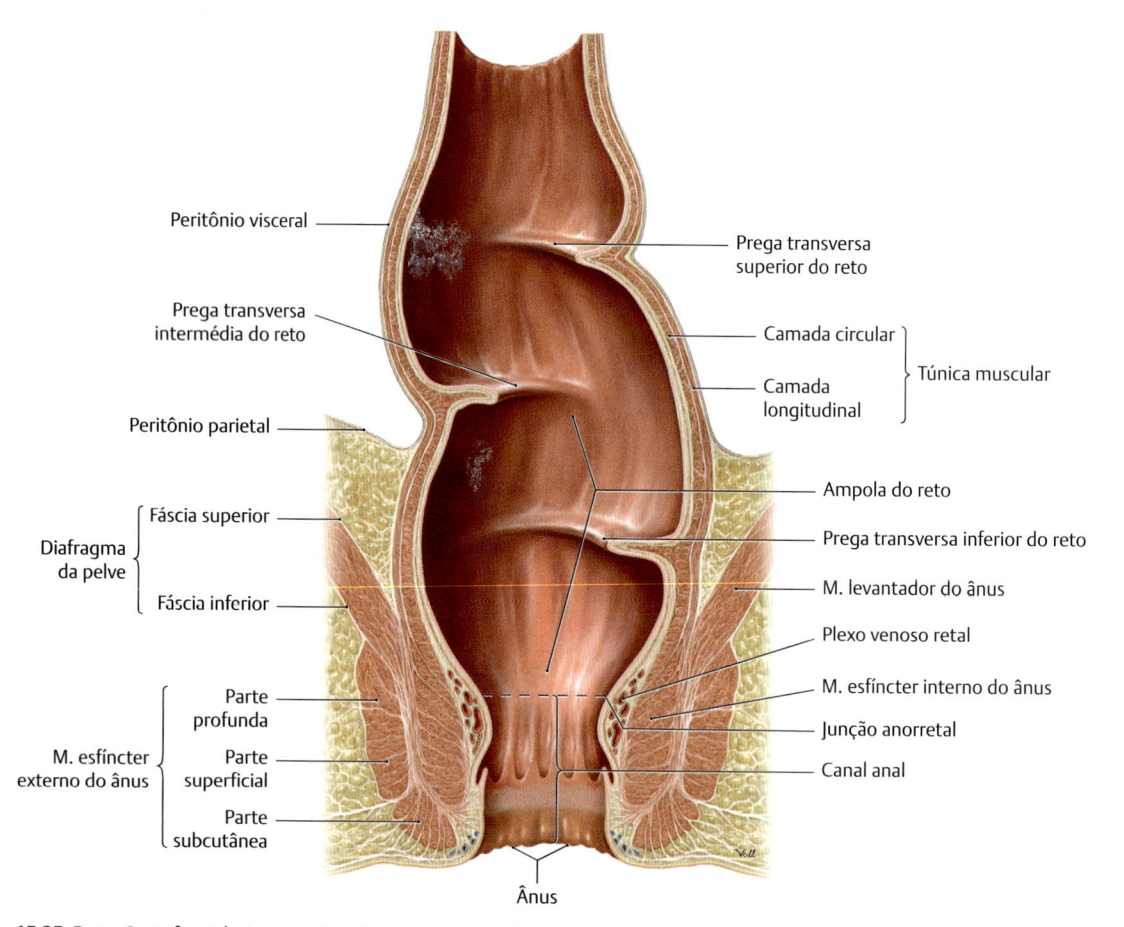

Figura 15.25 Reto. Corte frontal, vista anterior. (De Schuenke M, Schulte E, Schumacher U. THIEME Atlas of Anatomy, Vol 2. Ilustrações de Voll M e Wesker K. 3rd ed. New York: Thieme Publishers; 2020.)

— O reto possui dupla irrigação sanguínea
  - A artéria retal superior, o ramo terminal ímpar da artéria mesentérica inferior, que irriga a parte superior do reto (ver Capítulo 14, Seção 14.6)
  - As artérias retais médias direita e esquerda, que são ramos das artérias ilíacas internas, irrigam a parte inferior do reto
— As veias retais drenam o sangue para um plexo venoso retal submucoso, que apresenta componentes interno e externo (subcutâneos)
  - O plexo externo comunica-se com outros plexos venosos viscerais na pelve
  - O plexo interno comunica-se com ramos das artérias retais (uma anastomose arteriovenosa), formando um tecido vascular espessado (**plexo venoso retal**), que circunda a junção anorretal. Esse tecido forma coxins anais proeminentes nas posições lateral esquerda, anterolateral direita e posterolateral direita
— O sangue venoso do reto drena para os sistemas venoso porta e venoso cava (sistêmico) (ver Capítulo 14, Seção 14.6)
  - Uma veia retal superior, que drena a parte superior do reto, é uma tributária do sistema porta por meio da veia mesentérica inferior
  - As pareadas veias retais média e inferior, que drenam a parte inferior do reto (e o canal anal), são tributárias da veia cava inferior por meio das veias ilíacas internas
  - As comunicações entre as veias retais superior, média e inferior formam anastomoses portocavas clinicamente importantes, que aumentam na hipertensão porta

— A drenagem linfática acompanha as vias vasculares
  - A parte superior do reto drena a linfa para os linfonodos mesentéricos inferiores ao longo do trajeto dos vasos retais superiores. Por fim, drena para os linfonodos lombares, embora alguma linfa possa ser drenada inicialmente para os linfonodos sacrais
  - A parte inferior do reto drena a linfa principalmente para os linfonodos sacrais ou diretamente para os linfonodos ilíacos internos
— A inervação simpática para o reto é efetuada pelos nervos esplâncnicos lombares até os plexos hipogástricos, bem como pelos nervos do plexo nervoso mesentérico inferior que seguem o seu trajeto ao longo da artéria retal superior (Figura 14.22)
— A inervação parassimpática origina-se nos nervos esplâncnicos pélvicos, que também são acompanhados por fibras sensitivas viscerais.

BOXE 15.7 CORRELAÇÃO CLÍNICA

TOQUE RETAL

O toque retal consiste em introduzir um dedo com luva lubrificada no reto enquanto a outra mão é usada para comprimir a parte inferior do abdome ou a região pélvica. As estruturas palpáveis incluem a próstata, as glândulas seminais, a ampola do ducto deferente, a bexiga urinária, o útero, o colo do útero e os ovários. Podem ser palpadas anomalias patológicas, como hemorroidas, tumores, aumentos e alterações na consistência dos tecidos. Pode-se avaliar também a tonicidade do músculo esfíncter do ânus, que é mediada pelo nervo pudendo (S2-S4).

16 Períneo

O períneo é o espaço inferior ao assoalho pélvico, que é dividido em um triângulo urogenital e um triângulo anal. O triângulo urogenital contém as estruturas genitais externas masculinas e femininas, e o triângulo anal contém o canal anal e o ânus.

16.1 Espaços perineais

- Os limites do períneo em forma de losango (Figuras 16.1 e 16.2; ver também Capítulo 14, Figura 14.4) são:
  - A saída pélvica (sínfise púbica, ramos isquiopúbicos, ligamentos sacrotuberosos e cóccix), que forma o perímetro
  - As partes inferiores dos músculos obturadores internos e suas fáscias obturadoras, que revestem as paredes laterais
  - A superfície inferior do diafragma pélvico, que forma o teto; e
  - A pele do períneo, que forma o assoalho
- Uma linha conectando as tuberosidades isquiáticas separa o períneo em um triângulo urogenital anterior e um triângulo anal posterior
- A **membrana perineal**, uma folha dura e fibrosa, estende-se entre os ramos isquiopúbicos, estendendo-se anteriormente quase até a sínfise púbica e posteriormente até as tuberosidades isquiáticas
  - Ela separa o triângulo urogenital nos **espaços perineal profundo** e **perineal superficial** (ver Capítulo 14, Figura 14.3)
  - Ela forma uma plataforma para a fixação dos corpos cavernosos (que ficam ingurgitados durante a excitação) da genitália externa
- O espaço perineal superficial é uma região potencial delimitada acima pela membrana perineal e abaixo pela membrana superficial **fáscia perineal** (fáscia de Colles), a extensão da camada membranosa da fáscia superficial (fáscia de Scarpa) na parede abdominal
  - Em ambos os sexos, contém:
    - Os **músculos bulboesponjoso**, **isquiocavernoso** e **transverso superficial do períneo** (ver Seção 16.2)
    - Os **ramos perineais profundos** dos vasos pudendos internos e do nervo pudendo
  - Nos homens (ver Seção 16.3), também contém:
    - A **raiz** do pênis
    - A porção proximal da uretra esponjosa (peniana)
  - Nas mulheres (ver Seção 16.4), também contém:
    - O **clitóris** e músculos associados
    - Os **bulbos do vestíbulo**
    - As **glândulas vestibulares maiores**
- O espaço perineal profundo é delimitado inferiormente pela membrana perineal e superiormente pela fáscia inferior do diafragma pélvico
  - Em ambos os sexos, contém:
    - Parte da uretra e a parte inferior do **externo esfíncter uretral**
    - Os recessos anteriores do **coxim gorduroso isquioanal**
    - Estruturas neurovasculares para o pênis ou o clitóris
  - Nos homens, também contém:
    - A parte membranosa da uretra
    - As **glândulas bulbouretrais**
    - Os **músculos transversos profundos do períneo** (nas mulheres, isso geralmente é substituído por músculo liso)
  - Nas mulheres, também contém:
    - Uretra compressora, esfíncter uretrovaginal e partes do esfíncter uretral externo
    - A parte proximal da uretra.

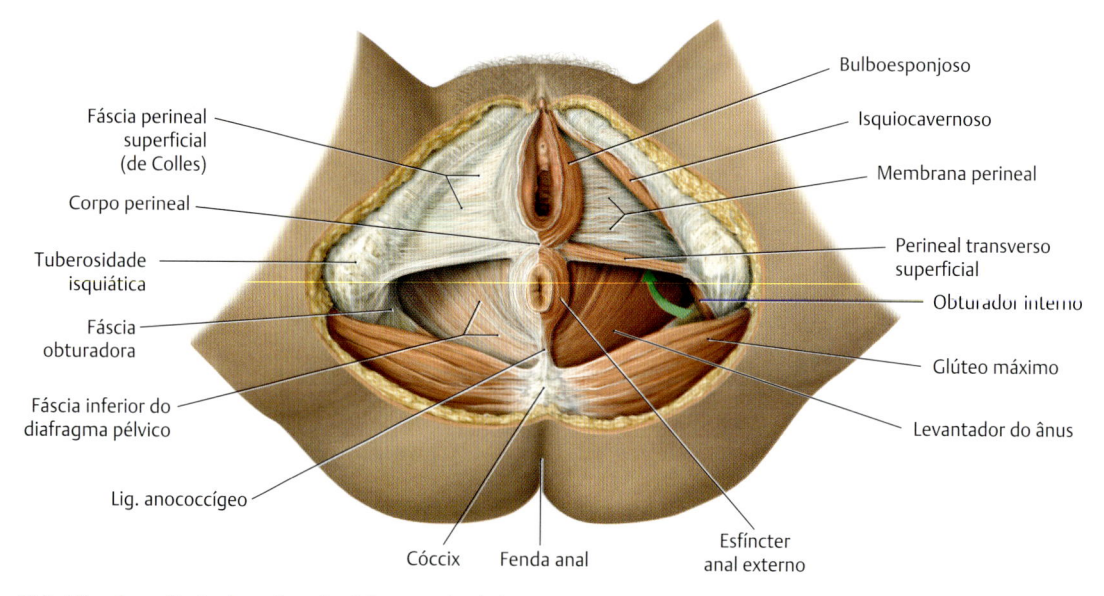

Figura 16.1 Músculos e fáscia do períneo feminino. Posição de litotomia, vista caudal (inferior). *A seta verde* aponta para o recesso anterior da fossa isquioanal. (De Schuenke M, Schulte E, Schumacher U. THIEME Atlas of Anatomy, Vol 1. Ilustrações de Voll M e Wesker K. 3rd ed. New York: Thieme Publishers; 2020.)

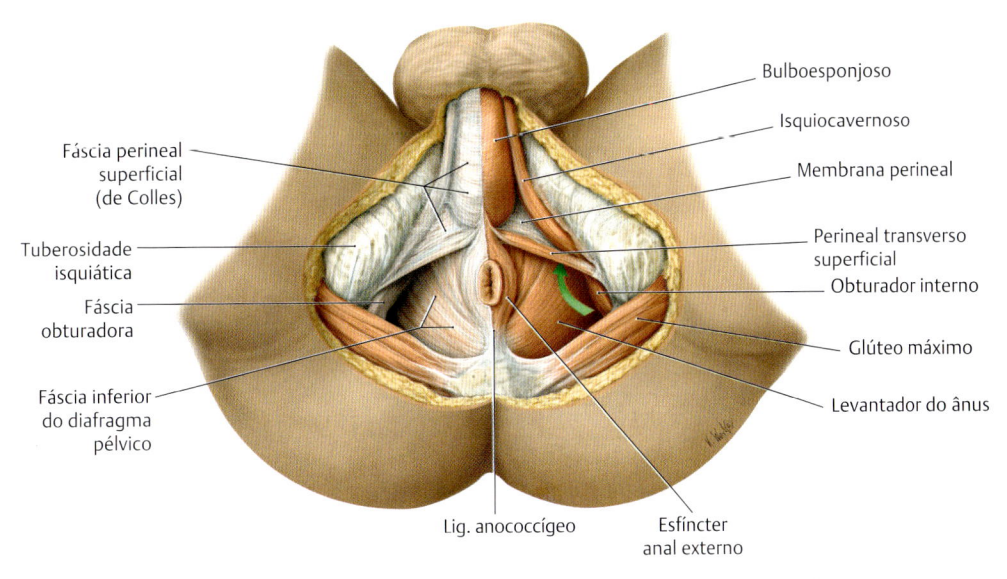

Figura 16.2 **Músculos e fáscia do períneo masculino.** Posição de litotomia, vista caudal (inferior). A *seta verde* aponta para o recesso anterior da fossa isquioanal. (De Schuenke M, Schulte E, Schumacher U. THIEME Atlas of Anatomy, Vol 1. Ilustrações de Voll M e Wesker K. 3rd ed. New York: Thieme Publishers; 2020.)

16.2 Músculos do períneo

— Os músculos do períneo sustentam o assoalho pélvico, circundam os orifícios da uretra e do ânus, e auxiliam na ereção das estruturas genitais (Tabela 16.1 e Figura 16.3)

— O **corpo perineal** é uma massa subcutânea irregular de tecido fibromuscular formada por fibras convergentes do levantador do ânus, dos músculos perineal transverso superficial e perineal transverso profundo, dos músculos bulboesponjosos e do esfíncter anal externo
  • Situa-se entre o reto e o bulbo do pênis nos homens e entre o reto e a vagina nas mulheres
  • Sustenta o diafragma pélvico e as vísceras pélvicas

— Os **ramos perineais** da artéria pudenda interna suprem os músculos do períneo. O sangue venoso drena para a veia pudenda interna e para a veia ilíaca interna

— O nervo pudendo (S2-S4) inerva os músculos do períneo.

BOXE 16.1 CORRELAÇÃO CLÍNICA

EPISIOTOMIA

Durante o parto vaginal, a pressão no períneo corre o risco de romper os músculos perineais. Uma incisão limpa através do orifício vaginal posterior no corpo perineal, conhecida como episiotomia, é frequentemente realizada para ampliar a abertura e evitar danos aos músculos perineais. Uma episiotomia mediana, ou na linha média, estende-se apenas até o corpo perineal; porém, se ocorrer uma ruptura traumática adicional para estender o corte, ela pode danificar o esfíncter anal externo (resultando em incontinência fecal) ou criar uma fístula anovaginal. As episiotomias médio-laterais geralmente substituem as incisões na linha média. Estas estendem-se lateralmente desde o orifício vaginal até os músculos perineais superficiais, evitando assim o corpo perineal e as possíveis sequelas de lacerações extensas. No entanto, embora as incisões mais laterais proporcionem maior acesso, elas são mais difíceis de reparar.

BOXE 16.2 CORRELAÇÃO CLÍNICA

PROLAPSO DE ÓRGÃOS PÉLVICOS

O diafragma pélvico, os ligamentos pélvicos e o corpo perineal fornecem um importante suporte estrutural para as vísceras pélvicas. O estiramento ou a ruptura desses tecidos geralmente ocorre durante o parto e resulta em prolapso do útero para a vagina. Um alargamento do hiato genital de um assoalho pélvico atrófico ou de um corpo perineal enfraquecido pode permitir que a bexiga (cistocele), o reto (retocele) ou a bolsa retovesical (enterocele) inchem em direção à parede vaginal.

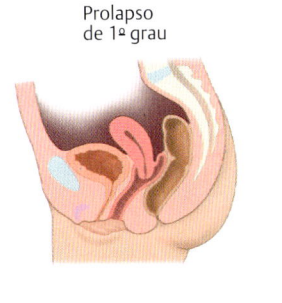

Prolapso de 1ª grau

Retocele

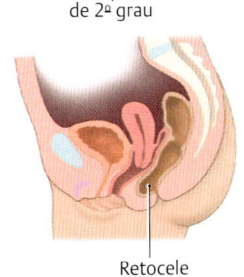

Prolapso de 2ª grau

Parede vaginal evertida — Retocele

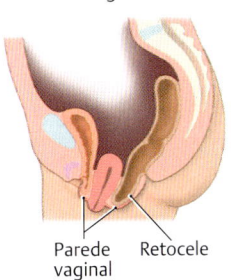

Prolapso de 3ª grau

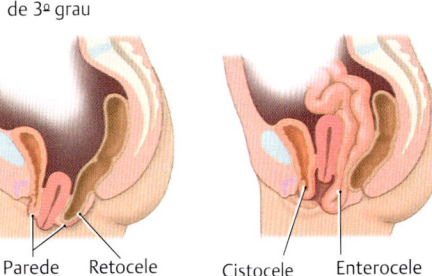

Cistocele — Enterocele

Tabela 16.1 Músculos do períneo.

Músculo	Curso	Inervação	Ação
Espaço perineal profundo			
Esfíncter uretral externo	Circunda a uretra (divisão do m. perineal transverso profundo) Nos homens: sobe ao longo do ápice da próstata entre o colo vesical e a membrana perineal Nas mulheres: algumas fibras estendem-se caudalmente a partir do esfíncter envolvendo a parede lateral da vagina como o *esfíncter uretrovaginal*. Outras fibras curvam-se posterolateralmente do esfíncter para o ramo isquiopúbico como a *uretra compressora*	N. pudendo (S2-S4)	Comprime a uretra
Perineal transverso profundo (geralmente substituído por músculo liso na mulher)	Estende-se do ramo isquiopúbico e da tuberosidade isquiática até o corpo perineal		Sustenta o corpo perineal e os canais viscerais através do assoalho pélvico
Espaço perineal superficial			
Bulboesponjoso	Cursa anteriormente a partir do corpo perineal. Nas mulheres: envolve o bulbo e a glândula vestibular maior, circunda o orifício vaginal e se liga aos corpos cavernosos do clitóris. Nos homens: envolve o bulbo do pênis e os corpos cavernosos, e se liga à rafe peniana		Nas mulheres: estreita o orifício vaginal, comprime as glândulas vestibulares maiores e auxilia na ereção do clitóris. Nos homens: comprime o bulbo do pênis para completar a expulsão da urina/sêmen e auxilia na ereção
Isquiocavernoso	Cobre a crus do clitóris (feminino) ou do pênis (masculino), e se estende ao longo do ramo isquiático		Comprime a crus do clitóris/pênis e ajuda a manter a ereção
Perineal transverso superficial	Estende-se da tuberosidade isquiática ao corpo perineal anterior ao ânus		Sustenta o corpo perineal e se opõe à pressão intrabdominal
Triângulo anal			
Esfíncter anal externo	Circunda o ânus desde o corpo perineal até o ligamento anococcígeo		Contrai o canal anal, resiste à defecação

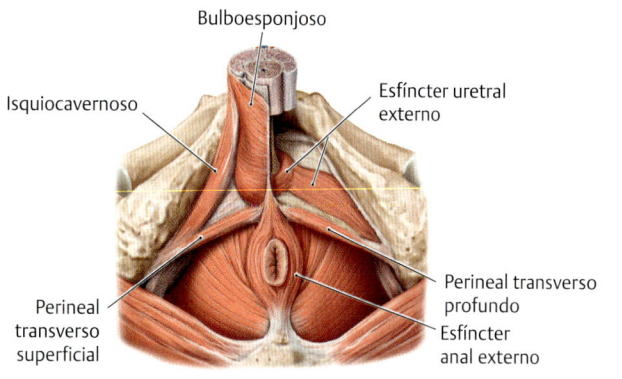

A Músculos perineais superficial e profundo no homem

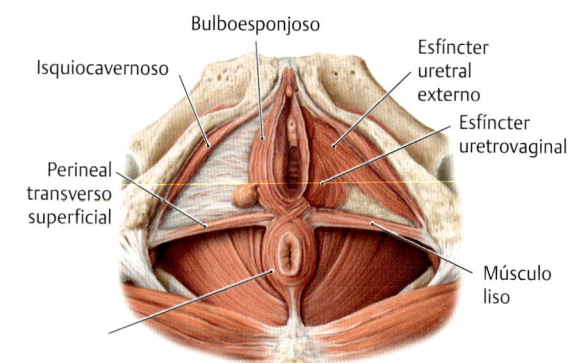

B Músculos perineais superficial e profundo na mulher

Figura 16.3 Músculos do períneo. Vista inferior. (De Gilroy AM, MacPherson BR, Wikenheiser JC. Atlas of Anatomy. Ilustrações de Voll M e Wesker K. 4th ed. New York: Thieme Publishers; 2020.)

16.3 Triângulo urogenital masculino

O triângulo urogenital masculino contém o saco escrotal, o pênis, as glândulas bulbouretrais, os músculos perineais e a neurovasculatura associada.

Saco escrotal

- O **saco escrotal** é uma extensão sacular da parede abdominal anterior que envolve os testículos e o cordão espermático (ver Capítulo 10, Seção 10.4)
- A camada subcutânea da pele sobre o escroto é desprovida de gordura, mas a **fáscia dartos** subjacente à pele é contínua com a camada membranosa profunda (fáscia de Scarpa) do abdome e com a fáscia perineal superficial (fáscia de Colles) do períneo
- Uma extensão da fáscia dartos divide o saco escrotal em compartimentos direito e esquerdo, e é visível externamente como a **rafe escrotal**
- Ramos escrotais das artérias pudenda interna e pudenda externa e ramos cremastéricos da artéria epigástrica inferior suprem o saco escrotal. Veias de nomes semelhantes acompanham as artérias (Figuras 16.4 e 16.5)
- A linfa do saco escrotal drena para os linfonodos inguinais superficiais. Lembre-se de que a linfa do conteúdo dentro do saco escrotal (i. e., testículo e epidídimo) drena diretamente para os linfonodos para-aórticos
- A inervação do saco escrotal (ver Capítulo 14, Figura 14.21) é suprida pelos:
  - Nervos ilioinguinal e genitofemoral (ramo genital) (plexo lombar), que inervam o saco escrotal anterior
  - Nervos cutâneos pudendo e femoral posterior da coxa (plexo sacral), que inervam o saco escrotal posterior.

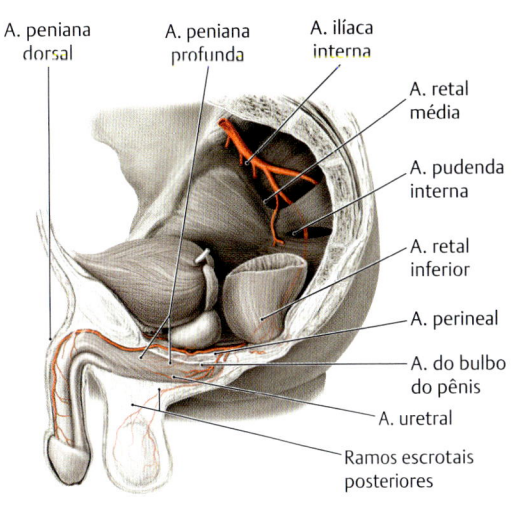

A Suprimento arterial

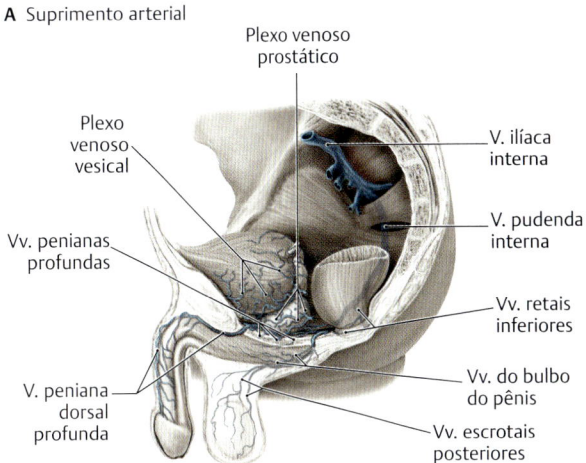

B Drenagem venosa

Figura 16.5 Vasos sanguíneos da genitália masculina. Vista lateral esquerda. (De Schuenke M, Schulte E, Schumacher U. THIEME Atlas of Anatomy, Vol 1. Ilustrações de Voll M e Wesker K. 3rd ed. New York: Thieme Publishers; 2020.)

Pênis

O **pênis** desempenha funções copulatórias e urinárias. Ele contém três corpos cilíndricos de tecido erétil, um dos quais envolve a uretra esponjosa que transmite a urina da bexiga, bem como o sêmen durante a relação sexual (Figuras 16.6 e 16.7).

- O pênis tem três partes:
  - A **raiz**, que é a parte mais proximal, está ligada à membrana perineal e é recoberta por músculos. É composta por:
    - **Crura** direita e esquerda, que estão ligadas aos ramos isquiopúbicos em ambos os lados e são cobertas pelos músculos isquiocavernosos
    - **Bulbo do pênis**, que está ligado à membrana perineal e coberto pelo músculo bulboesponjoso. A uretra esponjosa (peniana) entra em sua superfície dorsal.
  - O **corpo**, que é pendente e não coberto por músculos, é constituído por três corpos cilíndricos de tecido erétil. A **túnica albugínea**, um denso revestimento fibroso, envolve cada corpo erétil, e distalmente uma **fáscia peniana profunda** (fáscia de Buck) une os três corpos. Os três corpos eréteis incluem:

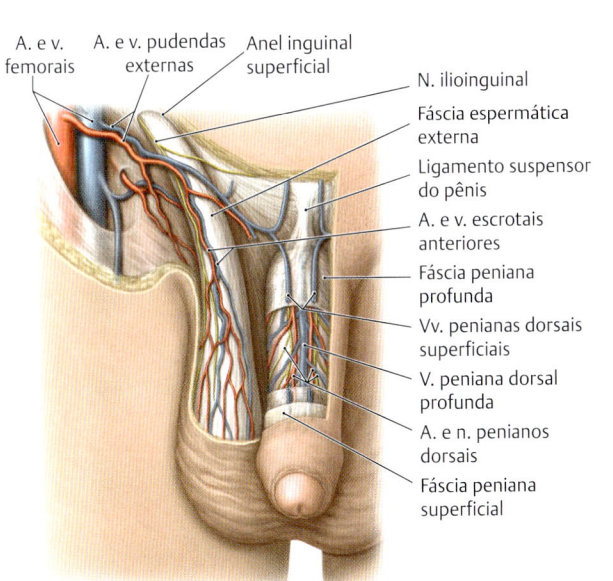

Figura 16.4 Neurovasculatura do pênis e do saco escrotal. Vista anterior. *Parcialmente removidas*: pele e fáscia. (De Schuenke M, Schulte E, Schumacher U. THIEME Atlas of Anatomy, Vol 1. Ilustrações de Voll M e Wesker K. 3rd ed. New York: Thieme Publishers; 2020.)

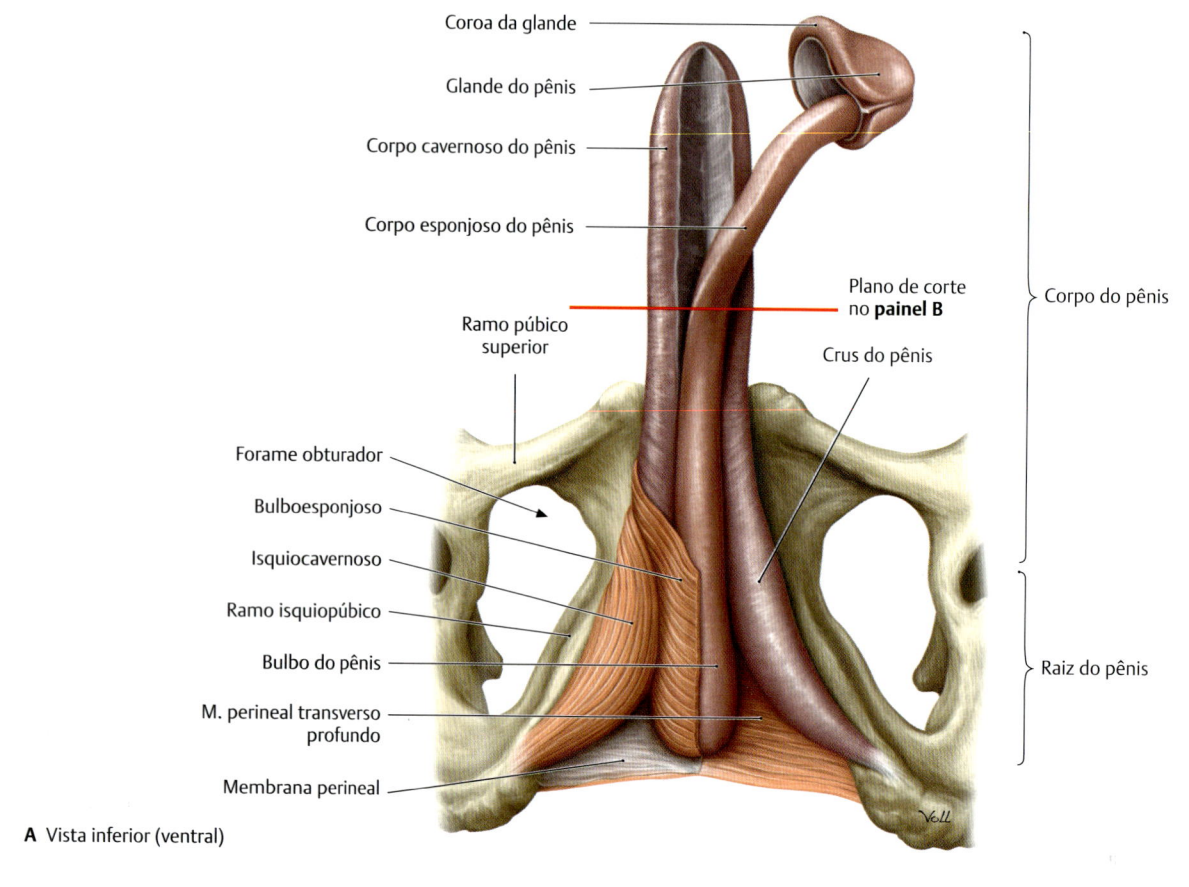

A Vista inferior (ventral)

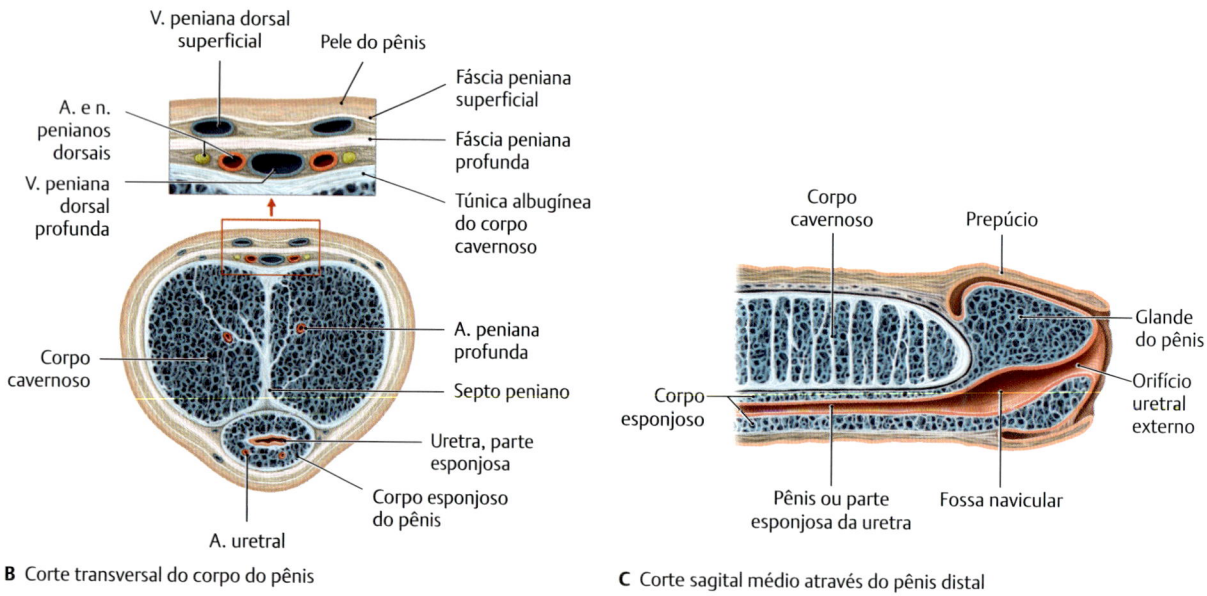

B Corte transversal do corpo do pênis

C Corte sagital médio através do pênis distal

Figura 16.6 Pênis. (De Schuenke M, Schulte E, Schumacher U. THIEME Atlas of Anatomy, Vol 1. Ilustrações de Voll M e Wesker K. 3rd ed. New York: Thieme Publishers; 2020.)

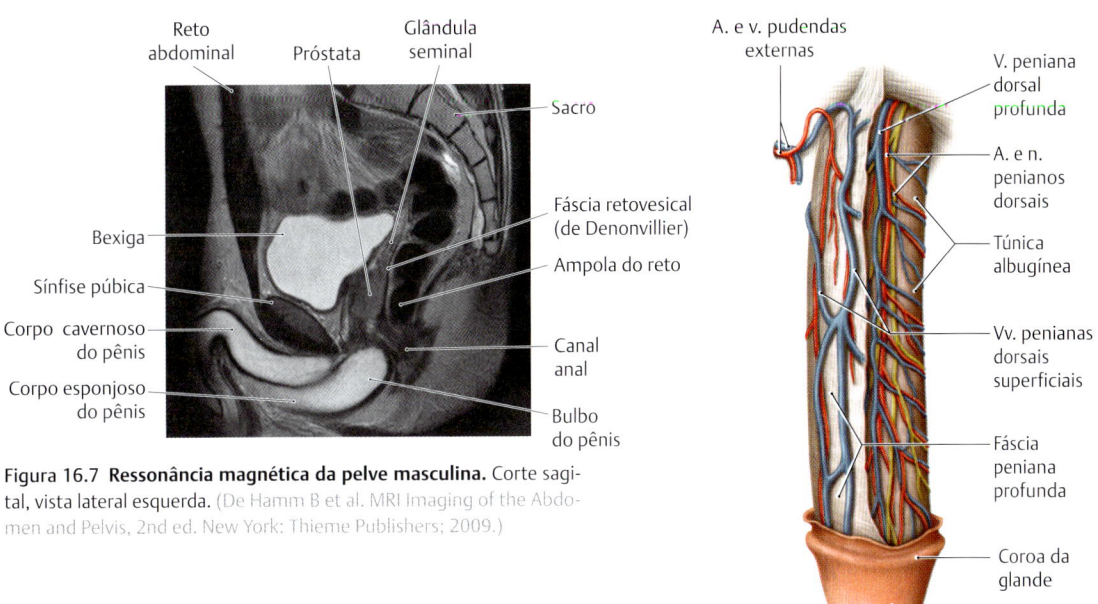

Figura 16.7 **Ressonância magnética da pelve masculina.** Corte sagital, vista lateral esquerda. (De Hamm B et al. MRI Imaging of the Abdomen and Pelvis, 2nd ed. New York: Thieme Publishers; 2009.)

- Dois **corpos cavernosos**, continuações das crura, que ficam lado a lado no dorso do pênis
- Um **corpo esponjoso**, que é uma continuação do bulbo do pênis que repousa ventralmente aos dois corpos cavernosos e é atravessada pela uretra esponjosa (peniana)
- A **glande do pênis** (ou simplesmente **glande**), uma expansão da extremidade distal do corpo esponjoso, é caracterizada pela:
  - **Coroa**, que pende sobre as extremidades distais dos corpos cavernosos
  - Dilatação fusiforme da uretra esponjosa, a **fossa navicular**, que termina no **orifício uretral externo** em sua ponta
- As artérias pudendas externas suprem a pele e o tecido subcutâneo do pênis. A drenagem venosa desse tecido passa pelas **veias dorsais superficiais**, que drenam para as veias pudendas externas (Figura 16.4)
- As artérias pudendas internas suprem as estruturas penianas profundas. Seus ramos (Figuras 16.6 B e 16.8) incluem:
  - A **artéria do bulbo do pênis**, que supre o bulbo do pênis, a uretra dentro do bulbo e as glândulas bulbouretrais
  - A **artéria peniana dorsal**, que corre entre a fáscia peniana profunda e a túnica albugínea para suprir a fáscia peniana, a pele e a glande
  - A **artéria peniana profunda**, que corre dentro do corpo cavernoso e emite **artérias helicinas** que suprem o tecido erétil e são responsáveis pelo ingurgitamento dos corpos durante a ereção
- Os corpos eréteis são drenados por plexos venosos que desembocam na única **veia dorsal profunda**, que passa sob a sínfise púbica para se juntar ao plexo venoso prostático na pelve
- As áreas de drenagem linfática do pênis incluem:
  - Os corpos eréteis do pênis, que drenam para os linfonodos ilíacos internos

Figura 16.8 **Neurovasculatura do dorso do pênis.** Vista superior (dorsal). *Removida*: pele. (De Schuenke M, Schulte E, Schumacher U. THIEME Atlas of Anatomy, Vol 1. Ilustrações de Voll M e Wesker K. 3rd ed. New York: Thieme Publishers; 2020.)

- A glande do pênis, que drena para os nódulos inguinais profundos
- A uretra, que drena para os linfonodos ilíacos internos e inguinais profundos
- A glande do pênis é ricamente inervada por fibras sensoriais através do **nervo peniano dorsal**, um ramo do nervo pudendo. Também são transportadas por essa via fibras simpáticas do plexo nervoso hipogástrico
- As fibras parassimpáticas conduzidas pelos nervos cavernosos derivados do plexo prostático inervam as artérias helicinas dentro do tecido erétil e são responsáveis pela ereção peniana.

Glândulas bulbouretrais

As glândulas bulbouretrais são glândulas pareadas secretoras de muco (ver Capítulo 15, Figuras 15.2 e 15.3).
- Encontram-se em ambos os lados da uretra abaixo da próstata e rodeadas pelo esfíncter uretral
- Seus ductos se abrem na parte proximal da uretra esponjosa
- Elas são ativas durante a excitação sexual.

Ereção, emissão e ejaculação

As respostas sexuais de **ereção**, **emissão** e **ejaculação** envolvem vias simpáticas, parassimpáticas e somáticas (via nervo pudendo).

— Durante a ereção (Figura 16.9):
  - A constrição das artérias helicinas, normalmente mantida pela inervação simpática, é inibida pela estimulação parassimpática. À medida que as artérias relaxam, os espaços cavernosos dentro dos corpos eréteis se dilatam e ficam ingurgitados
  - Contrações dos músculos bulbocavernoso e isquiocavernoso, inervados pelo nervo pudendo, impedem o fluxo venoso e mantêm a ereção
— Durante a emissão:
  - A estimulação parassimpática medeia a secreção do líquido seminal das glândulas seminais, das glândulas bulbouretrais e da próstata
  - A estimulação simpática medeia a emissão (o movimento do líquido seminal através dos ductos) ao iniciar o peristaltismo do ducto deferente e das glândulas seminais. Isso impulsiona o líquido seminal para a uretra prostática, onde líquido adicional é acrescentado à medida que a próstata se contrai

— Durante a ejaculação:
  - A estimulação simpática contrai o esfíncter uretral interno, o que impede que o líquido seminal entre na bexiga (ejaculação retrógrada)
  - A estimulação parassimpática contrai os músculos uretrais
  - O nervo pudendo contrai o músculo bulboesponjoso.

BOXE 16.3 CORRELAÇÃO CLÍNICA

EJACULAÇÃO RETRÓGRADA

O relaxamento do músculo detrusor e a contração do esfíncter uretral interno nos homens são controlados por fibras simpáticas do plexo hipogástrico superior. O fechamento do esfíncter ocorre durante a ejaculação, o que impede o fluxo retrógrado do sêmen para a bexiga. A ruptura dos nervos simpáticos pode resultar em ejaculação retrógrada. Isso pode ocorrer durante o reparo de um aneurisma da aorta abdominal, por exemplo, se o aneurisma envolver a bifurcação da aorta.

16.4 Triângulo urogenital feminino

— Assim como no períneo masculino, o períneo feminino contém corpos eréteis, glândulas secretoras e sua neurovasculatura associada. Além disso, contém pregas pareadas de pele que circundam os orifícios uretrais e vaginais. Esses órgãos genitais externos são conhecidos coletivamente como **vulva** (Figuras 16.10 a 16.13).
— O **monte púbico**, um monte superficial de tecido gorduroso subcutâneo que é contínuo com a camada gordurosa superficial da parede abdominal, situa-se anteriormente à sínfise púbica e é contínuo com os **grandes lábios**
— Os **grandes lábios**, que são pregas bilaterais de tecido adiposo subcutâneo, flanqueiam a **fenda pudenda**, a abertura entre os lábios. Os lábios se unem anteriormente na **comissura anterior** e posteriormente na **comissura posterior**. Pele pigmentada e pelos púbicos grossos cobrem a superfície externa dos lábios; a superfície interna é lisa e sem pelos
— Os **pequenos lábios**, que são pregas bilaterais de pele sem pelos dentro da fenda pudenda, flanqueiam o vestíbulo da vagina
— O **vestíbulo** da vagina é um espaço circundado pelos dois pequenos lábios. Contém os orifícios uretrais e vaginais, como também as aberturas dos ductos das glândulas vestibulares maiores e vestibulares menores
— Os **bulbos do vestíbulo** são massas pareadas de tecido erétil que se situam abaixo dos pequenos lábios e são cobertos pelos músculos bulboesponjosos
— As **glândulas vestibulares maiores** (de Bartholin), que são pequenas glândulas localizadas sob a extremidade posterior dos bulbos vestibulares, ajudam a lubrificar o vestíbulo durante a excitação sexual
— As pequenas **glândulas vestibulares menores** ficam em cada lado do vestíbulo e secretam muco para umedecer os lábios e o vestíbulo
— O **clitóris**, um órgão erétil altamente sensível, está localizado na junção anterior dos pequenos lábios pareados (Figura 16.12)

V. peniana dorsal profunda — A. peniana dorsal
Aa. helicinas — Vv. circunflexas
Corpos cavernosos — A. peniana profunda
Corpo esponjoso — Túnica albugínea
A. uretral — Uretra

A Pênis em corte transversal mostrando os vasos sanguíneos envolvidos na ereção (vistas ampliadas em B e C)

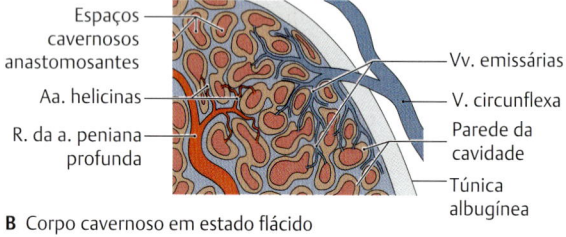

Espaços cavernosos anastomosantes — Vv. emissárias
Aa. helicinas — V. circunflexa
R. da a. peniana profunda — Parede da cavidade
— Túnica albugínea

B Corpo cavernoso em estado flácido

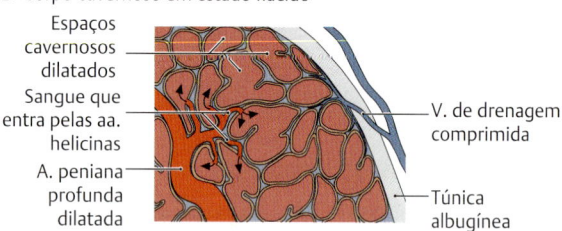

Espaços cavernosos dilatados
Sangue que entra pelas aa. helicinas — V. de drenagem comprimida
A. peniana profunda dilatada — Túnica albugínea

C Corpo cavernoso no estado ereto

Figura 16.9 Mecanismo da ereção peniana (segundo Lehnert). (De Schuenke M, Schulte E, Schumacher U. THIEME Atlas of Anatomy, Vol 1. Ilustrações de Voll M e Wesker K. 3rd ed. New York: Thieme Publishers; 2020.)

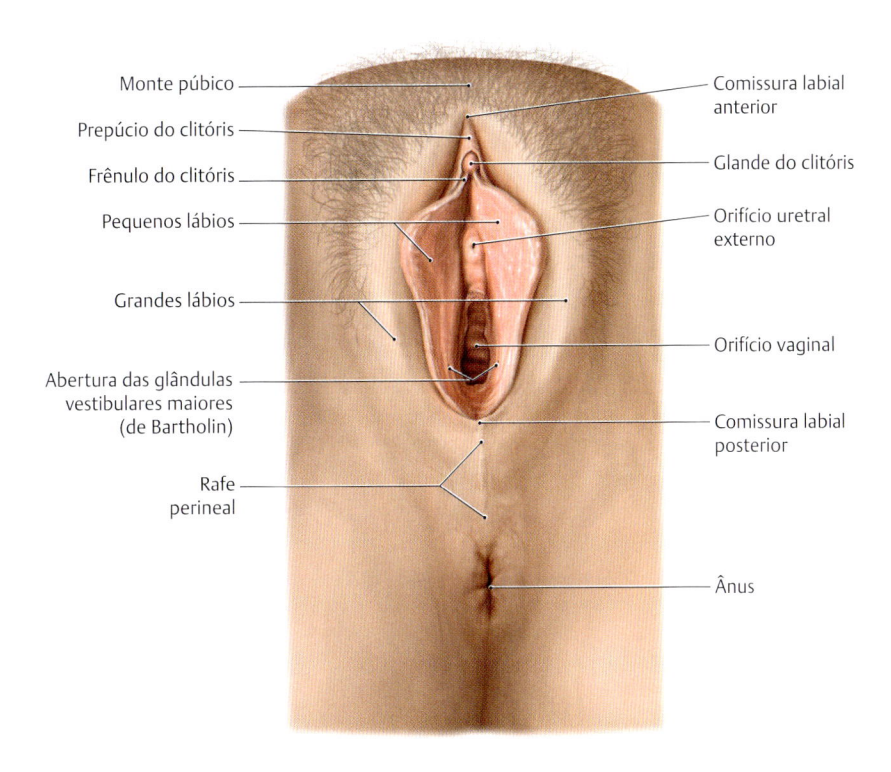

Monte púbico

Prepúcio do clitóris

Frênulo do clitóris

Pequenos lábios

Grandes lábios

Abertura das glândulas
vestibulares maiores
(de Bartholin)

Rafe
perineal

Comissura labial
anterior

Glande do clitóris

Orifício uretral
externo

Orifício vaginal

Comissura labial
posterior

Ânus

Figura 16.10 Genitália externa feminina. Posição de litotomia com os pequenos lábios separados. (De Schuenke M, Schulte E, Schumacher U. THIEME Atlas of Anatomy, Vol 1. Ilustrações de Voll M e Wesker K. 3rd ed. New York: Thieme Publishers; 2020.)

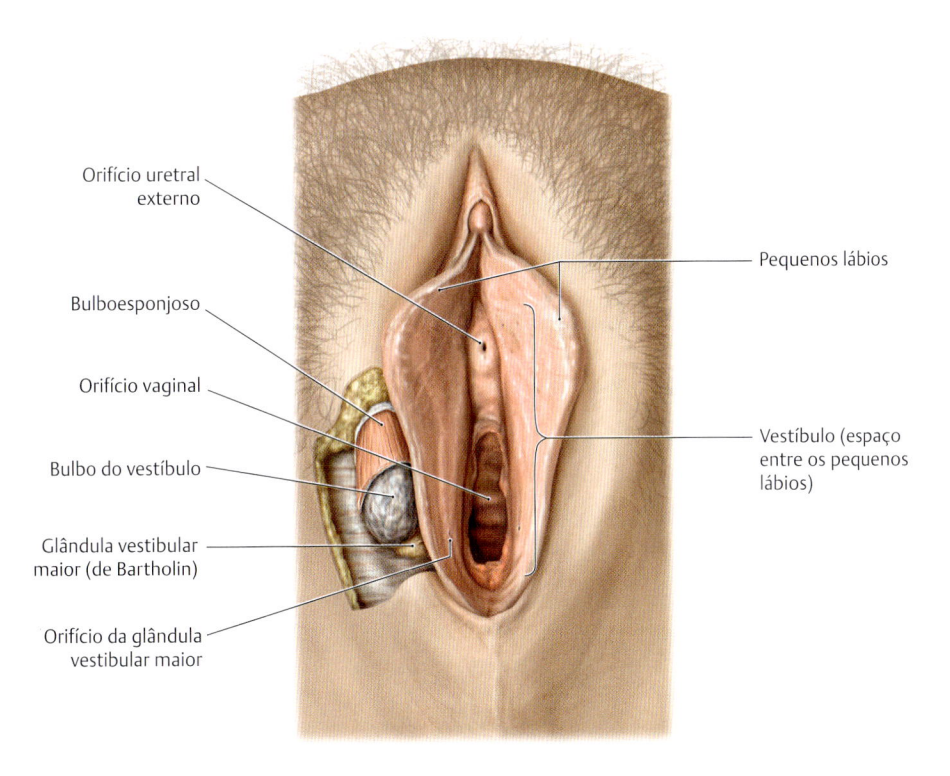

Orifício uretral
externo

Bulboesponjoso

Orifício vaginal

Bulbo do vestíbulo

Glândula vestibular
maior (de Bartholin)

Orifício da glândula
vestibular maior

Pequenos lábios

Vestíbulo (espaço
entre os pequenos
lábios)

Figura 16.11 Vestíbulo e glândulas vestibulares. Posição de litotomia com os lábios separados. (De Schuenke M, Schulte E, Schumacher U. THIEME Atlas of Anatomy, Vol 1. Ilustrações de Voll M e Wesker K. 3rd ed. New York: Thieme Publishers; 2020.)

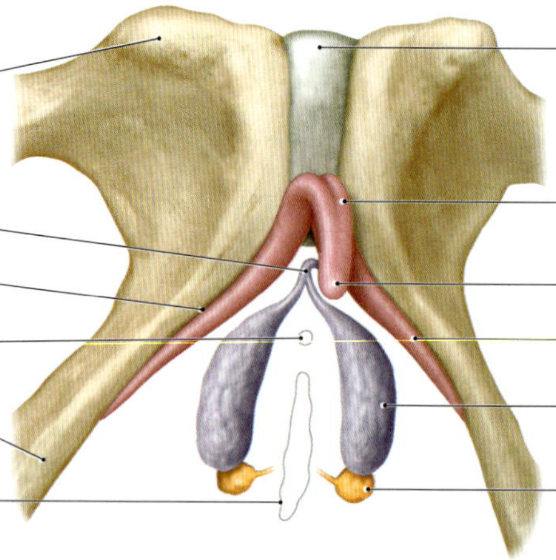

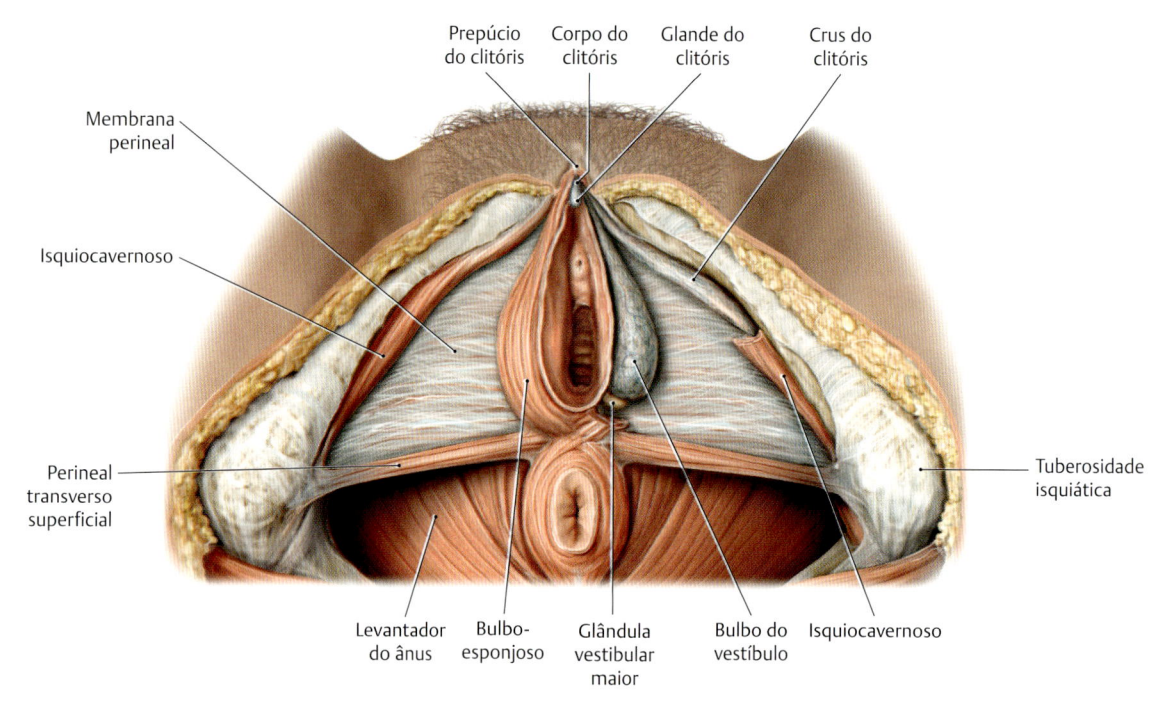

Figura 16.12 Tecido erétil no períneo feminino. (De Gilroy AM, MacPherson BR, Wikenheiser JC. Atlas of Anatomy. Ilustrações de Voll M e Wesker K. 4th ed. New York: Thieme Publishers; 2020.)

Figura 16.13 Músculos eréteis e tecido da genitália feminina. Posição de litotomia. *Removidos*: lábios, pele e membrana perineal. *Removidos do lado esquerdo*: músculos isquiocavernoso e bulboesponjoso; glândula vestibular maior (de Bartholin). (De Gilroy AM, MacPherson BR, Wikenheiser JC. Atlas of Anatomy. Ilustrações de Voll M e Wesker K. 4th ed. New York: Thieme Publishers; 2020.)

- Corpos eréteis pareados, os **corpos cavernosos**, formam as crura, que se juntam para formar o **corpo** do clitóris. O **prepúcio** (capuz) cobre o corpo
  - A **glande** na ponta do clitóris é sua parte mais sensível
- As artérias pudendas externas suprem a pele sobre o monte púbico e os grandes lábios. Semelhantes às do homem, essas estruturas superficiais drenam para as veias pudendas externas
- As artérias pudendas internas suprem a maior parte da genitália externa por meio de ramos semelhantes aos do períneo masculino (Figura 16.14 A)
  - As **artérias perineais** suprem os músculos perineais e os pequenos lábios
  - As **artérias do bulbo vestibular** suprem os bulbos do vestíbulo e as glândulas vestibulares maiores

- As **artérias dorsais do clitóris** suprem a glande do clitóris
- As **artérias profundas do clitóris** suprem os corpos cavernosos e são responsáveis pelo ingurgitamento durante a excitação
- Tributárias das veias pudendas internas drenam a maioria das estruturas perineais e acompanham as artérias. Uma única **veia dorsal profunda do clitóris** drena os plexos venosos do tecido erétil e passa sob a sínfise púbica para se juntar aos plexos venosos na pelve (Figura 16.14 B)
- A maior parte da linfa do períneo feminino drena para os linfonodos inguinais superficiais. As exceções incluem:
  - O clitóris, os bulbos do vestíbulo e os lábios anteriores, que drenam para os linfonodos inguinais profundos ou ilíacos internos

- A uretra, que drena para os linfonodos sacrais ou ilíacos internos
- Os nervos pudendos direito e esquerdo são os nervos primários do períneo (ver Capítulo 14, Figura 14.20). Eles suprem:
  - Os **nervos perineais** do orifício vaginal e dos músculos perineais superficiais
  - Os **nervos dorsais do clitóris** dos músculos perineais profundos e sensoriais do clitóris, especialmente a glande
  - os **nervos labiais posteriores** da vulva posterior
- Semelhante à inervação do saco escrotal masculino, a vulva anterior recebe inervação sensorial (ver Capítulo 14, Figura 14.20) dos:
  - Nervos ilioinguinais e do ramo genital dos nervos genitofemorais, que fornecem ramos para o monte púbico e os lábios anteriores; e
  - Os nervos cutâneos femorais posteriores, que suprem a vulva posterolateral

- As fibras simpáticas para o períneo trafegam com os plexos nervosos hipogástricos; as fibras parassimpáticas trafegam com os nervos cavernosos do plexo uterovaginal. Ambos inervam o tecido erétil do clitóris e os bulbos do vestíbulo (ver Capítulo 14, Figura 14.23).

16.5   Triângulo anal

O triângulo anal contém o canal anal e as fossas isquioanais.

Canal anal

O **canal anal**, que é a parte terminal do sistema gastrintestinal, controla a continência fecal e a resposta à defecação. Estende-se da junção anorretal no diafragma pélvico até o **ânus** (Figura 16.15).

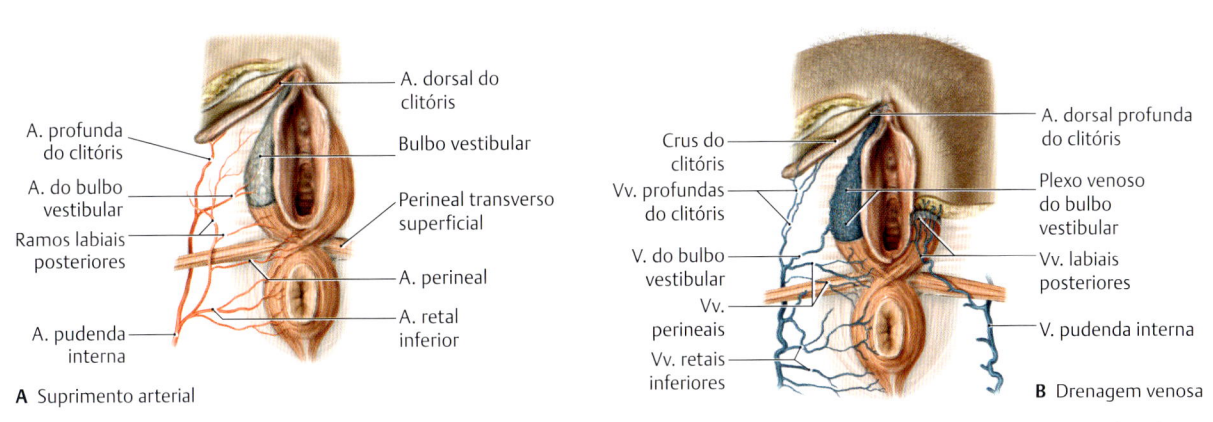

A Suprimento arterial

B Drenagem venosa

Figura 16.14 Vasos sanguíneos da genitália externa feminina. Vista inferior. (De Schuenke M, Schulte E, Schumacher U. THIEME Atlas of Anatomy, Vol 1. Ilustrações de Voll M e Wesker K. 3rd ed. New York: Thieme Publishers; 2020.)

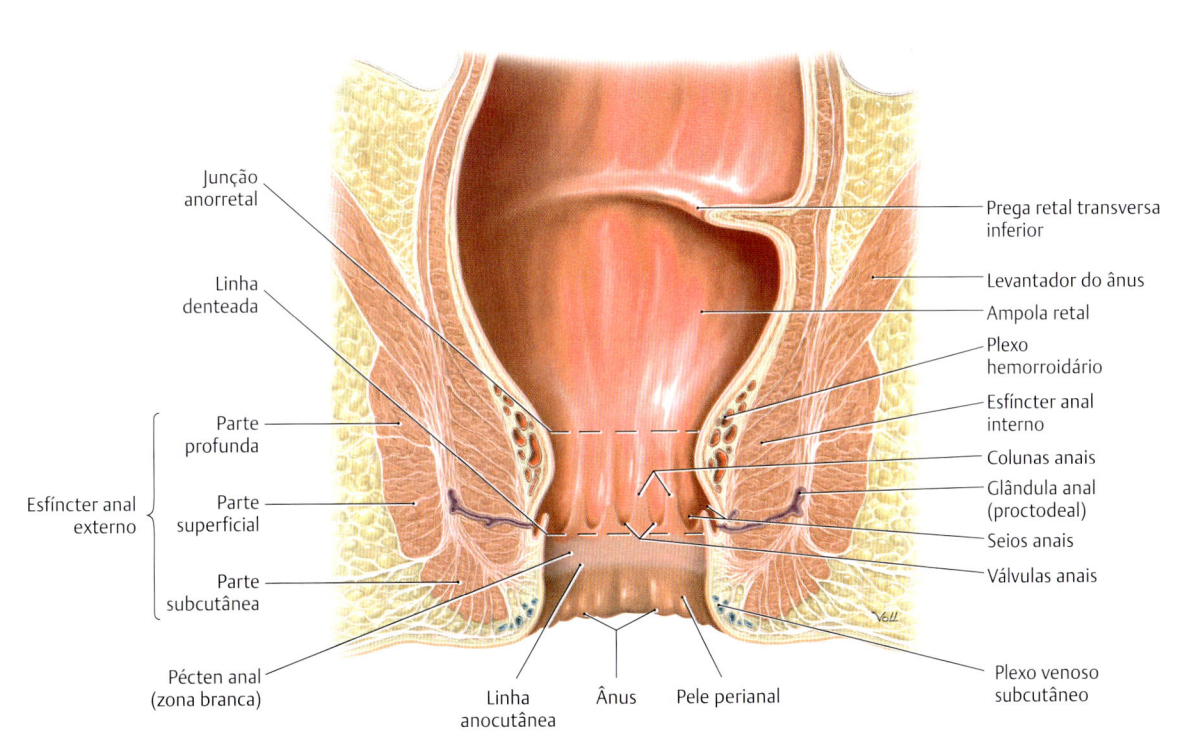

Figura 16.15 Canal anal. Corte coronal, vista anterior. (De Schuenke M, Schulte E, Schumacher U. THIEME Atlas of Anatomy, Vol 2. Ilustrações de Voll M e Wesker K. 3rd ed. New York: Thieme Publishers; 2020.)

- O músculo puborretal forma uma tipoia ao redor da junção anorretal, puxa-a anteriormente e cria a **flexão perineal** (Figura 16.16). Desse ângulo, o canal anal desce inferior e posteriormente entre o ligamento anococcígeo (placa levantadora) e o corpo perineal (Figura 16.1)
- Dois esfíncteres circundam o canal anal:
  - O **esfíncter anal interno** é um espessamento da camada muscular circular que envolve a parte superior do canal anal
    - É um esfíncter involuntário
    - Ele permanece contraído via inervação simpática, exceto em resposta à distensão da ampola retal. A inervação parassimpática relaxa o esfíncter
  - O **esfíncter anal externo** é uma faixa larga de músculo que se estende anteriormente para se fundir com o corpo perineal, posteriormente para se fixar ao cóccix (por meio do ligamento anococcígeo) e superiormente para se fundir com o músculo puborretal do assoalho pélvico (Figuras 16.1 e 16.2; ver também Capítulo 15, Figura 15.1). Embora seja descrito como tendo partes profundas, superficiais e subcutâneas, elas são funcionalmente, e muitas vezes anatomicamente, indistintas
    - É um esfíncter voluntário
    - O nervo retal inferior, um ramo do nervo pudendo, inerva esse esfíncter
- A superfície interna do canal anal é caracterizada por:
  - **Colunas anais**, que são sulcos verticais formados por ramos subjacentes dos vasos retais superiores
  - **Válvulas anais**, que conectam as bordas inferiores das colunas anais
  - **Seios anais**, que são recessos na base das colunas anais que secretam muco para facilitar a defecação
- A **linha denteada (pectínea)** é uma crista irregular na base das colunas anais
  - Divide o canal anal em uma parte superior derivada do endoderma do intestino posterior embrionário e uma parte inferior derivada do ectoderma embrionário
  - Divide o canal anal em seu suprimento sanguíneo, drenagem linfática e inervação
- Abaixo da linha denteada, um revestimento liso desprovido de glândulas e pelos, o **pécten anal**, estende-se até a **linha anocutânea**, ou sulco interesfincteriano
- Abaixo da linha anocutânea, o canal anal é revestido por pele pilosa contínua com a **pele perianal** que circunda o ânus
- Acima da linha denteada, a neurovasculatura do canal anal é semelhante à do trato gastrintestinal distal (ver Capítulo 14, Seção 14.6)

- Recebe seu suprimento sanguíneo da artéria retal superior, um ramo da artéria mesentérica inferior
- O plexo venoso retal drena através da veia retal superior para o sistema venoso portal
- A linfa drena para os linfonodos ilíacos internos
- A inervação visceral é transmitida via plexos retais para o plexo hipogástrico inferior
  - A estimulação simpática mantém o tônus do esfíncter
  - A inervação parassimpática relaxa o esfíncter e estimula o peristaltismo do reto
  - As fibras sensoriais viscerais acompanham os nervos esplâncnicos pélvicos (parassimpáticos) e transmitem apenas a sensação de alongamento (sem sensibilidade à dor)
- Abaixo da linha denteada, a neurovasculatura do canal anal é semelhante à do trato gastrintestinal distal (ver Capítulo 14, Seção 14.6)
  - Recebe seu suprimento de sangue das **artérias retais inferiores** direita e esquerda, que são ramos das artérias pudendas internas
  - O plexo venoso retal drena para **veias retais inferiores**, que, por sua vez, drenam para as veias ilíacas internas do sistema caval
  - A linfa drena para os linfonodos inguinais superficiais
  - A inervação somática é transmitida via **nervo retal inferior**, um ramo do nervo pudendo
    - As fibras motoras somáticas estimulam a contração do esfíncter anal externo
    - As fibras sensoriais somáticas transmitem dor, toque e temperatura.

BOXE 16.4 CORRELAÇÃO CLÍNICA

HEMORROIDAS

As hemorroidas externas são veias trombosadas do plexo retal externo, comumente associadas à gravidez ou à constipação intestinal crônica. Elas ficam abaixo da linha denteada e são cobertas pela pele. Por serem inervadas somaticamente, são mais dolorosas do que as hemorroidas internas.

As hemorroidas internas contêm veias dilatadas do plexo retal interno. Com a ruptura da camada muscular, esses coxins vasculares prolapsam para o canal anal e podem se tornar ulcerados. Como estão acima da linha denteada e são inervadas visceralmente, essas hemorroidas são indolores. Eles geralmente não estão associados à hipertensão portal, mas o sangramento é caracteristicamente vermelho brilhante em decorrência das anastomoses arteriovenosas entre o plexo venoso e os ramos das artérias retais.

BOXE 16.5 CORRELAÇÃO CLÍNICA

FISSURAS ANAIS

Fissuras anais são rupturas na mucosa ao redor do ânus (geralmente na linha média posterior) causadas pela passagem de fezes duras ou grandes. Por estarem abaixo da linha pectínea e serem inervadas pelos nervos retais inferiores, essas lesões são dolorosas. A maioria das fissuras anais cicatriza espontaneamente dentro de algumas semanas se forem tomados cuidados para evitar a constipação intestinal. Abscessos perianais que se desenvolvem a partir das fissuras podem se espalhar para as fossas isquioanais adjacentes.

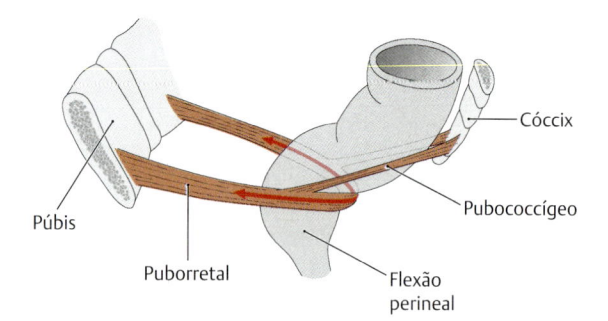

Figura 16.16 Fechamento do reto. Vista lateral esquerda. O puborretal atua como uma cinta muscular que dobra a junção anorretal. Funciona na manutenção da continência fecal. (De Gilroy AM, MacPherson BR, Wikenheiser JC. Atlas of Anatomy. Ilustrações de Voll M e Wesker K. 4th ed. New York: Thieme Publishers; 2020.)

Defecação e continência

A abertura (defecação) e o fechamento (continência) do canal anal são controlados por um complexo aparato que envolve componentes musculares, vasculares e neurais.

— O esfíncter anal interno, sob controle visceromotor, é responsável por 70% da continência fecal. A estimulação simpática possibilita manter uma constrição constante do canal anal até que ele relaxe em resposta a um aumento na pressão intrarretal

— Sob controle somatomotor, o esfíncter anal externo e o puborretal do levantador do ânus contraem o canal anal e mantêm o ângulo anorretal, respectivamente. O relaxamento voluntário durante a defecação resulta em alargamento do canal anal e endireitamento da faixa puborretal

— A parte vascular do aparelho de continência envolve o plexo hemorroidário, um corpo cavernoso permanentemente distendido dentro da submucosa, que forma coxins circulares acima das colunas anais (Figura 16.17). Quando preenchidos com sangue (fornecido pela artéria retal superior), esses coxins servem como um mecanismo de continência eficaz que garante um fechamento estanque a líquidos e gases. A contração sustentada do aparelho do esfíncter muscular inibe a drenagem venosa; porém, quando o esfíncter relaxa durante a defecação, o sangue pode drenar por meio de anastomoses arteriovenosas para a veia mesentérica inferior (para o sistema portal) e para as veias retais média e inferior (para o sistema sistêmico)

— O componente neural desse mecanismo envolve (ver Capítulo 14, Figura 14.22)

- Nervos motores somáticos principalmente via nervo pudendo (S2-S4) para o esfíncter anal externo e para o músculo puborretal, e nervos sensoriais somáticos via nervos retais inferiores do ânus e pele perianal
- Nervos motores viscerais (parassimpáticos) via nervos esplâncnicos da pelve para o esfíncter anal interno no plexo retal, e nervos sensoriais viscerais da parede do reto.

Fossa isquioanal e canal do pudendo

— As fossas isquioanais são espaços pareados em forma de cunha em ambos os lados do canal anal e limitados superiormente pelo diafragma pélvico e inferiormente pela pele da região anal (ver Capítulo 15, Figura 15.24)

- Tecido conjuntivo frouxo e gorduroso, fortalecido por fortes bandas fibrosas, preenche as fossas. Esses tecidos sustentam o canal anal, mas podem ser facilmente deslocados quando o canal anal se distende com as fezes
- Os vasos e nervos retais inferiores, ramos dos vasos pudendos internos e do nervo pudendo, atravessam as fossas
- As fossas isquioanais estendem-se anteriormente no triângulo urogenital superior para a membrana perineal

— O canal do pudendo é uma passagem formada pela divisão da fáscia do músculo obturador interno na parede lateral da fossa isquioanal

- A artéria e a veia pudendas internas e o nervo pudendo entram no canal após sair do forame isquiático menor e emitir ramos retais inferiores.

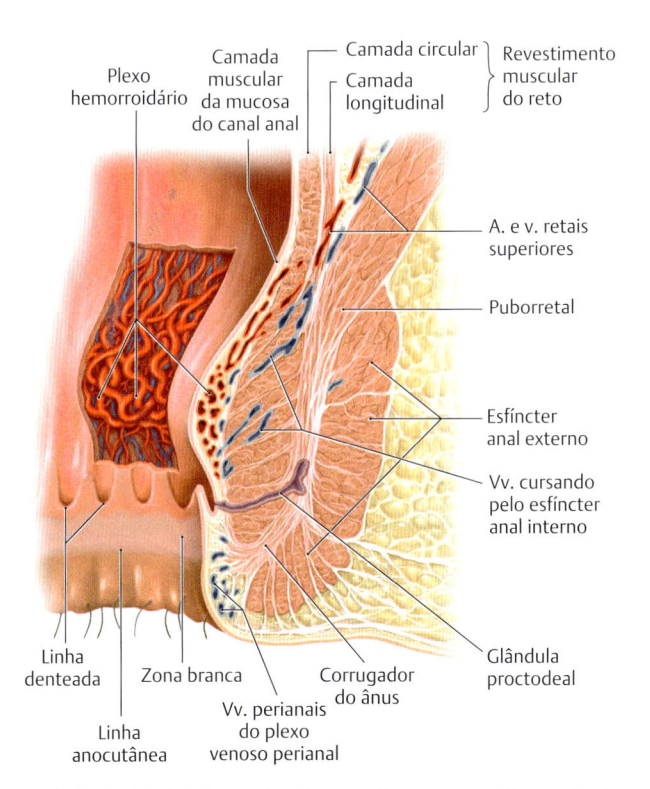

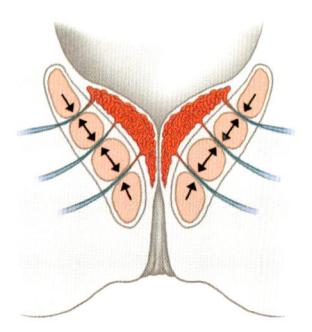

B Plexo hemorroidário em repouso

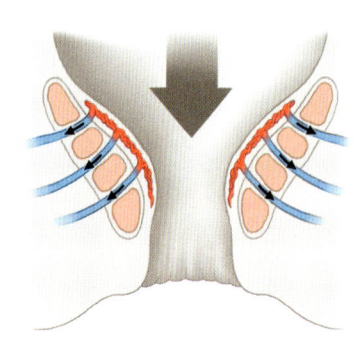

C Plexo hemorroidário durante a defecação

A Corte longitudinal do canal anal com o plexo hemorroidário em janela

Figura 16.17 Estrutura do mecanismo de continência vascular. (De Schuenke M, Schulte E, Schumacher U. THIEME Atlas of Anatomy, Vol 2. Ilustrações de Voll M e Wesker K. 3rd ed. New York: Thieme Publishers; 2020.)

17   Fundamentos da Imagem Clínica da Pelve e do Períneo

A radiografia da pelve é usada na avaliação de pacientes com trauma e para uma rápida averiguação de primeira linha das articulações do quadril. Se for necessário maior detalhamento dos tecidos moles, a ressonância magnética (RM) é o próximo passo. Para a avaliação do conteúdo pélvico em pacientes do sexo feminino, a ultrassonografia fornece imagens excelentes de forma rápida e barata, e sem expor as gônadas à radiação. Portanto, o ultrassom é muito útil em situações de emergência (p. ex., dor pélvica aguda). A RM também mostra detalhes excelentes da pelve; mas, como leva mais tempo para adquirir as imagens, é menos útil em emergências (Tabela 17.1).

Nas crianças, a ultrassonografia também pode ser valiosa na avaliação dos quadris. O esqueleto em desenvolvimento é apenas parcialmente ossificado, tornando, assim, partes dele invisíveis na radiografia (Figura 17.1). Para a articulação do quadril, assim como para a displasia do desenvolvimento do quadril (DDQ), o ultrassom é usado para avaliar a posição da cabeça femoral cartilaginosa (Figura 17.2).

As visualizações radiográficas-padrão da pelve óssea incluem uma projeção anteroposterior (AP) mostrando ambas as articulações do quadril (Figura 17.3). Nos pacientes com fraturas pélvicas, são frequentemente usadas diferentes obliquidades para avaliar o alinhamento. Existem várias abordagens para se obter imagens do conteúdo da pelve. Como no caso do abdome, a tomografia computadorizada (TC) é frequentemente usada com contraste oral ou intravenoso para realçar os órgãos pélvicos (Figura 17.4); mas, em condições não emergentes, a RM fornece os melhores detalhes anatômicos (Figura 17.5). Em comparação, a ultrassonografia oferece menos detalhes; mas, por ser mais segura e rápida, geralmente é a primeira escolha para se obter imagens dos órgãos pélvicos femininos (Figuras 17.6 e 17.7).

Tabela 17.1 Adequação das modalidades de imagem para a pelve.

Modalidade	Usos clínicos
Radiografia	Usada principalmente para avaliar os ossos pélvicos
TC (tomografia computadorizada)	Fornece excelentes detalhes anatômicos, mas à custa de radiação
RM (ressonância magnética)	Ideal para avaliação dos ossos pélvicos e de músculos e tecidos moles circundantes; também útil como adjuvante do ultrassom para a pelve feminina
Ultrassom	É a principal modalidade de imagem para avaliação da pelve feminina, especificamente do útero e dos ovários; nos homens, um esteio para a obtenção de imagem do saco escrotal e dos testículos

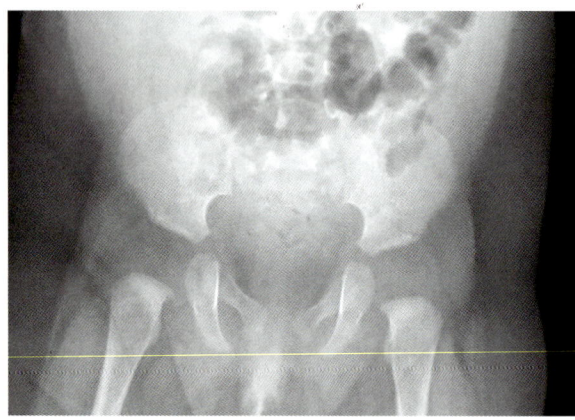
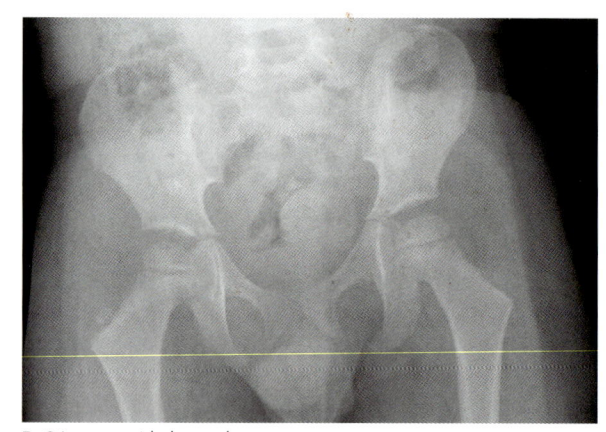

A Lactente   **B** Criança em idade escolar

Figura 17.1 Radiografias frontais da pelve ilustrando o desenvolvimento da ossificação do esqueleto. Observe como a cabeça femoral e as placas de crescimento pélvico ossificam-se progressivamente com a idade e, assim, tornam-se visíveis como ossos na radiografia. Compare com a pelve adulta totalmente desenvolvida na Figura 17.3. (Cortesia de Joseph Makris, MD, Baystate Medical Center.)

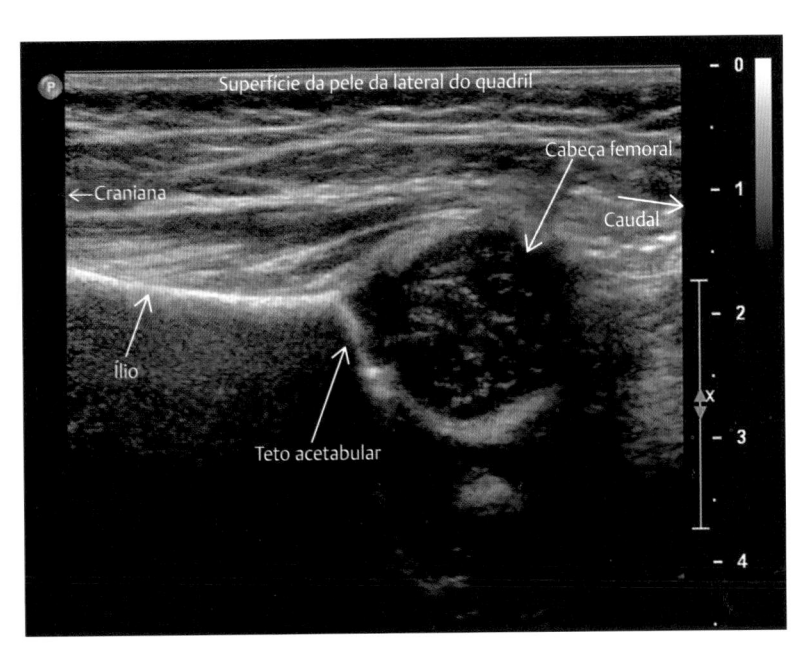

Figura 17.2 Ultrassonografia do quadril infantil. A sonda é posicionada sagitalmente na face lateral do quadril da criança. A cabeça femoral cartilaginosa (ainda não ossificada) é bem visualizada ao ultrassom por causa do componente de água da cartilagem epifisária em crescimento. A forma do acetábulo em desenvolvimento e a posição da cabeça femoral em relação ao acetábulo são avaliadas quanto a sinais de displasia do desenvolvimento. (Cortesia de Joseph Makris, MD, Baystate Medical Center.)

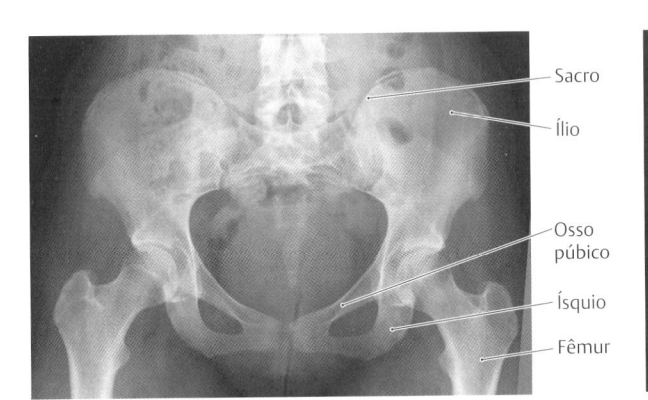

Figura 17.3 Radiografia da pelve em um adulto. Vista anterior. Observe que as cabeças femorais arredondadas se assentam uniformemente em cada acetábulo, e as articulações sacroilíacas e a sínfise púbica são nitidamente observadas. A parte inferior do sacro está parcialmente obscurecida por gases e fezes no reto (formas irregulares escuras e cinza-claro no meio da pelve). As cristas ilíacas podem ser rastreadas ao longo de suas bordas até o acetábulo, o ísquio e a sínfise púbica. As bordas dos ossos devem se curvar suavemente e ser nitidamente definidas. (Cortesia de Joseph Makris, MD, Baystate Medical Center.)

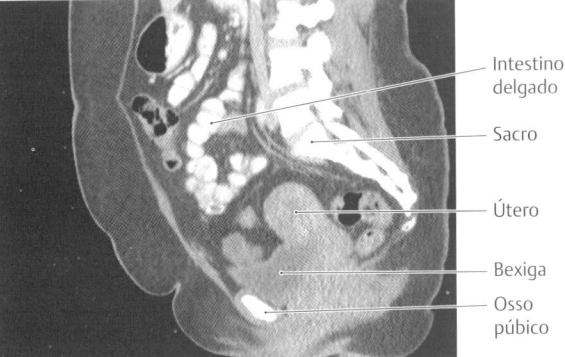

Figura 17.4 Tomografia computadorizada (TC) da pelve feminina. Vista lateral esquerda. Esta reconstrução por TC, mostrada na "janela de tecidos moles", destaca as relações entre os órgãos pélvicos. O contraste oral faz com que o intestino pareça branco; o contraste intravenoso realça os tecidos moles vascularizados (*cinza-claro*). A bexiga cheia de urina tem uma densidade de água de cinza-escuro. O útero é realçado pelo contraste intravenoso e é facilmente visto contra a bexiga anteriormente e a gordura superiormente. O endométrio quase não é visto dentro do útero. É difícil definir com precisão o plano entre o útero e o reto adjacente. (Cortesia de Joseph Makris, MD, Baystate Medical Center.)

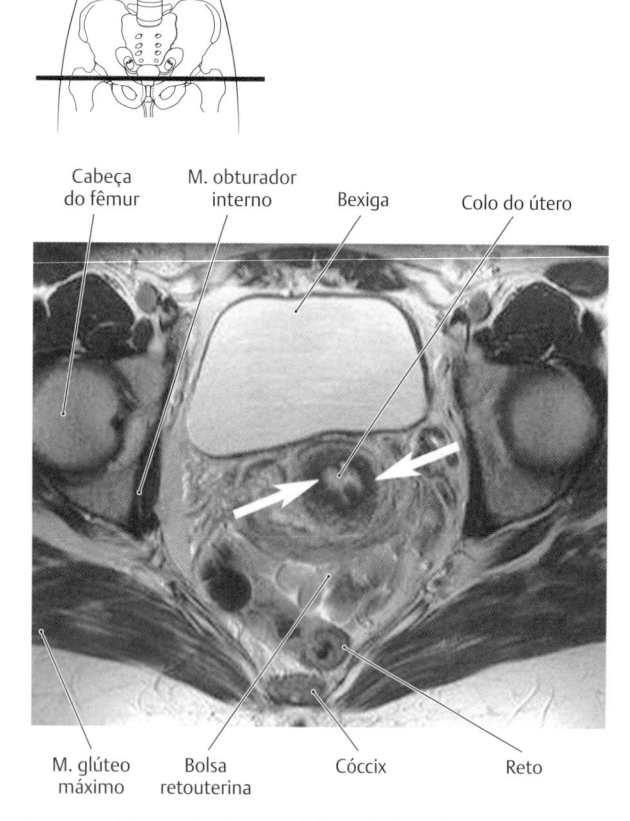

Figura 17.5 **Ressonância magnética (RM) da pelve feminina.** Corte transversal ao nível do colo do útero. Nesta sequência de RM, o líquido é branco, o músculo é preto e outros tecidos moles são cinzas. Os detalhes dos tecidos moles são mais bem observados na RM do que na TC e na ultrassonografia. Perceba o estroma cervical escuro (*preto e setas*) que envolve o líquido branco no canal cervical. Como a RM é muito sensível na diferenciação dos tipos de tecido, é fácil distinguir os órgãos pélvicos uns dos outros e do intestino adjacente. Os planos de gordura brilhantes entre as estruturas fornecem um bom contraste. (De Hamm B et al. MRI Imaging of the Abdomen and Pelvis, 2nd ed. New York: Thieme Publishers; 2009.)

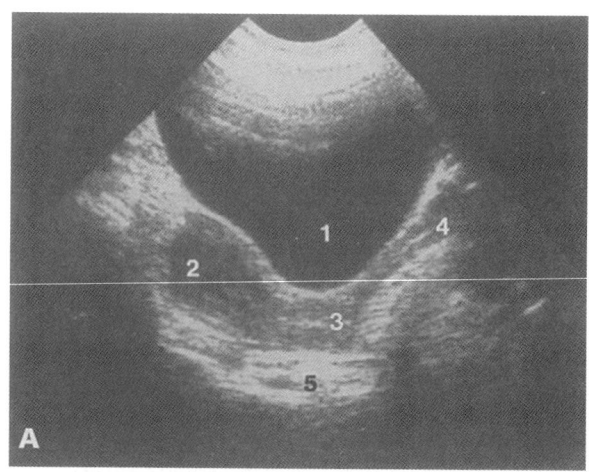

A Corte sagital médio (longitudinal)

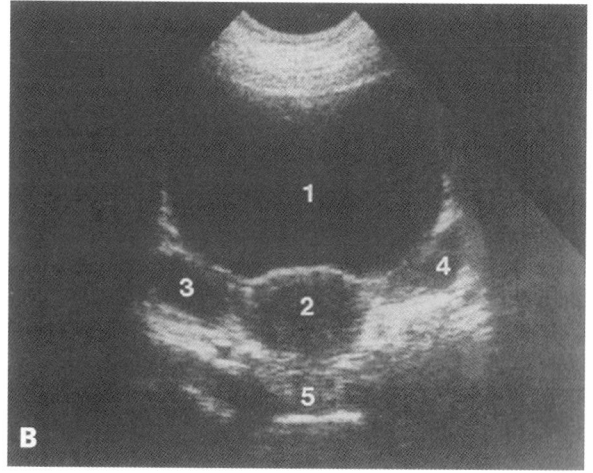

B Corte transversal

Figura 17.6 **Ultrassonografia transabdominal do útero e dos ovários.** Com imagens transabdominais da pelve, a sonda de ultrassom é colocada na parede abdominal inferior anteriormente à bexiga. Uma bexiga cheia fornece uma "janela" acústica para melhor visualização do útero e das estruturas relacionadas. (Os pacientes são obrigados a beber bastante água antes do exame.) A urina na bexiga é anecoica (*preta*). As estruturas muscular e vascular do útero e as estruturas folicular e vascular dos ovários tornam esses arranjos hipoecoicos (*cinza-escuro*). Os ovários devem parecer relativamente simétricos em tamanho e forma. *1*, bexiga cheia de urina; *2*, útero; *3*, cérvice; *4*, vagina; *5*, reto. (De Gunderman R. Essential Radiology, 3rd ed. New York: Thieme; 2014.)

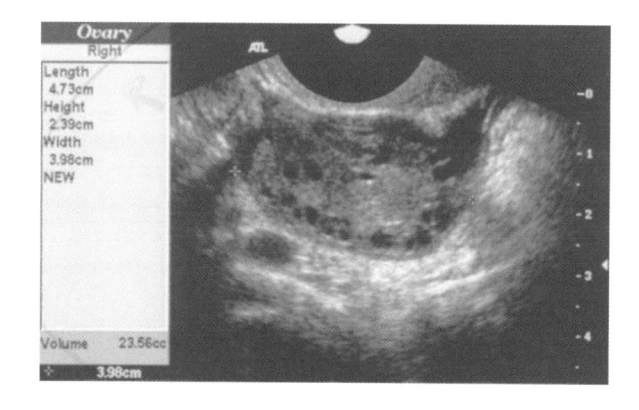

Figura 17.7 **Ultrassonografia transvaginal do ovário direito.** Uma bexiga vazia (a paciente é solicitada a urinar imediatamente antes do exame) posiciona o útero e as estruturas associadas para uma visualização ideal. A ponta da sonda de ultrassom é posicionada diretamente contra o colo do útero e apontada para o lado buscado até que o ovário seja encontrado. A proximidade da ponta da sonda de ultrassom com as estruturas pélvicas fornece uma imagem significativamente mais detalhada em relação às imagens transabdominais. Essa paciente tem ovários aumentados em decorrência da síndrome dos ovários policísticos. Observe o detalhe dos inúmeros pequenos folículos ovarianos (*pretos*, pois são cheios de líquido). (De Gunderman R. Essential Radiology, 3rd ed. New York: Thieme; 2014.)

Questões de Revisão da Parte 5 | Pelve e Períneo

1. Após um trabalho de parto prolongado, Janice deu à luz um menino saudável de 4,5 kg por meio de um parto vaginal normal, embora o parto exigisse uma episiotomia para evitar a ruptura do períneo. Durante o procedimento, seu esfíncter anal externo e algumas fibras do músculo puborretal foram cortados. Como estudante de medicina que entende o papel desses músculos, Janice está preocupada com sua capacidade de manter a continência fecal. O relaxamento desses músculos:
A. Endireita a flexura perineal da junção anorretal.
B. Possibilita a drenagem venosa dos coxins vasculares do plexo hemorroidário.
C. Alarga o canal anal.
D. Resulta de um dano aos ramos retais inferiores do nervo pudendo.
E. Todas as opções anteriores.

2. Qual das seguintes afirmações descreve melhor os músculos da pelve?
A. O músculo obturador interno deixa a pelve através do forame isquiático maior.
B. O músculo levantador do ânus é composto pelo pubococcígeo, puborretal e iliococcígeo.
C. O diafragma pélvico é uma alça de músculo que separa a pelve verdadeira da pelve falsa.
D. O músculo piriforme forma a parede lateral da pelve.
E. O músculo coccígeo insere-se no ligamento sacrotuberal.

3. Geralmente, a divisão posterior da artéria ilíaca interna supre:
A. As estruturas do períneo.
B. Os músculos da coxa medial.
C. As meninges das raízes espinais sacrais.
D. O útero e as tubas uterinas.
E. A próstata.

4. Os componentes dos nervos esplâncnicos pélvicos são mais semelhantes aos componentes:
A. Dos nervos esplâncnicos lombares.
B. Dos nervos esplâncnicos sacrais.
C. Do nervo pudendo.
D. Do nervo vago.
E. Dos nervos hipogástricos.

5. O carcinoma da próstata pode metastatizar para os ossos e para o cérebro através de suas ligações com o plexo venoso vertebral. Quais outras estruturas se comunicam com esse plexo venoso?
A. Mama.
B. Medula espinal.
C. Músculos intercostais.
D. Esôfago.
E. Todas as opções anteriores.

6. Embora os ramos da artéria uterina se anastomosem extensivamente ao longo da pelve, o tronco principal do vaso trafega dentro:
A. Do ligamento ovariano propriamente dito.
B. Do ligamento cardinal.

C. Do ligamento uterossacral.
D. Do ligamento suspensor ovariano.
E. Do ligamento redondo.

7. Qual das seguintes afirmações descreve com precisão as relações do ureter?
A. É cruzado anteriormente pelos vasos gonadais na parede abdominal posterior.
B. Cruza a borda da pelve na bifurcação da artéria ilíaca comum.
C. Nas mulheres, passa sob a artéria uterina cerca de 2 cm lateralmente ao colo do útero.
D. Entra na bexiga na face posterolateral do trígono.
E. Todas as opções anteriores.

8. Durante um exame físico de rotina em um paciente do sexo masculino, você testa a integridade do esfíncter anal externo. Quais segmentos da medula espinal estão envolvidos nisso?
A. T12-L1.
B. L2-L4.
C. L4-L5.
D. S1-S2.
E. S2-S4.

9. A fáscia perineal superficial é contínua com a:
A. Membrana perineal.
B. Fáscia dartos.
C. Fáscia peniana profunda.
D. Túnica albugínea do pênis.
E. Fáscia endopélvica.

10. O limite da entrada pélvica:
A. Fornece o local de fixação para o diafragma pélvico.
B. Inclui as cristas ilíacas.
C. Inclui o ramo do ísquio.
D. É atravessado pelas artérias ovariana e testicular
E. Separa a cavidade da pelve verdadeira da cavidade abdominal.

11. Vários anos depois de dar à luz meninos gêmeos, uma mulher apresentou um leve prolapso uterino e incontinência urinária. Seu ginecologista pôde confirmar que o ângulo do ligamento anococcígeo havia mudado, o que sugere uma frouxidão nos músculos do assoalho pélvico. Quais músculos se inserem no ligamento anococcígeo?
A. Coccígeo.
B. Iliococcígeo.
C. Piriforme.
D. Perineal transverso profundo.
E. Obturador interno.

12. Os tumores que sofrem metástase através da corrente sanguínea geralmente formam metástases no primeiro leito capilar que as células alcançam depois de entrarem na corrente sanguínea. Com base em sua drenagem venosa, a partir de qual dos seguintes locais os tumores provavelmente atingirão o pulmão antes de atingirem o fígado?
A. Cólon ascendente.
B. Cólon sigmoide.

C. Pâncreas.
D. Reto superior (proximal).
E. Reto inferior (distal).

13. Qual das seguintes estruturas passa pelo hiato genital?
A. Ducto deferente.
B. Nervos cavernosos.
C. Ligamento redondo.
D. Nervo obturador.
E. Artéria ilíaca externa.

14. Uma mulher de 44 anos é submetida a uma histerectomia total para miomas dolorosos. Os ovários não serão removidos durante o procedimento. Qual dos seguintes ligamentos deve ser preservado?
A. Ligamento suspensor.
B. Ligamento ovariano.
C. Ligamento uterossacral.
D. Ligamento cervical transverso.
E. Ligamento redondo.

15. Qual das seguintes afirmações melhor descreve o colo uterino?
A. Em um útero normalmente anteflexionado, o colo do útero é inclinado posteriormente.
B. Fórnices vaginais circundam sua parte supravaginal.
C. É o local de fixação do ligamento redondo.
D. Constitui o terço inferior do útero.
E. Comunica-se com a cavidade uterina através do óstio externo.

16. Um homem de 53 anos teve um aneurisma aórtico que se estendeu através de sua bifurcação aórtica em suas artérias ilíacas comuns. Durante o reparo aberto, o cirurgião abriu os vasos longitudinalmente e fixou um enxerto sintético nas paredes dos vasos acima e abaixo do aneurisma. Após a cirurgia, o homem apresentou ejaculação retrógrada em decorrência de danos nos nervos que inervam seu esfíncter uretral interno. Quais nervos foram danificados?
A. Nervos simpáticos do plexo hipogástrico superior.
B. Nervos parassimpáticos do plexo hipogástrico superior.
C. Nervos somáticos do plexo sacral.
D. Nervos esplâncnicos pélvicos.
E. Tronco simpático.

17. Você está tratando uma mulher de 34 anos com hemorroidas. Embora ela não se queixe de dor, as hemorroidas projetam-se para seu canal anal e estão ficando ulceradas. Não há evidência de hipertensão portal, mas o sangue das úlceras é vermelho brilhante. Com base em sua breve história, o que você pode supor sobre sua condição?
A. O tecido prolapsado contém as veias dilatadas do plexo retal externo.
B. As hemorroidas originam-se abaixo da linha dentada.
C. As veias dilatadas nas hemorroidas drenam para as veias retais inferiores.
D. As veias dilatadas se comunicam com as artérias retais para formar um plexo hemorroidário arteriovenoso.
E. Todas as opções anteriores.

18. Durante uma prostatectomia robótica em um homem de 41 anos, os nervos cavernosos foram inadvertidamente danificados. Que sintomas você esperaria nesse paciente?
A. Perda de tônus em seu esfíncter anal externo.
B. Incontinência urinária.

C. Incapacidade de ejacular.
D. Incapacidade de formar uma ereção.
E. Perda de sensibilidade na ponta do pênis.

19. As estruturas que passam pelo forame isquiático maior incluem o:
A. Músculo obturador interno.
B. Músculo coccígeo.
C. Músculo iliopsoas.
D. Músculo piriforme.
E. Nervo obturador.

20. O arco tendinoso da fáscia pélvica:
A. É uma condensação da fáscia endopélvica.
B. Inclui os ligamentos laterais do reto.
C. Sustenta as vísceras pélvicas.
D. Fornece um local de fixação para o diafragma pélvico.
E. Todas as opções anteriores.

21. As estruturas que drenam (direta ou indiretamente) para os linfonodos inguinais profundos incluem:
A. A glande do pênis.
B. A pele perianal.
C. A parte supralateral do útero através do ligamento redondo.
D. O saco escrotal.
E. Todas as opções anteriores.

22. Durante os campeonatos nacionais, uma ginasta olímpica caiu para trás da trave de equilíbrio, fraturando então a ponta do cóccix e subluxando (deslocando) a articulação sacroilíaca. O médico da equipe ficou preocupado com a possibilidade de danos ao plexo sacral e seus ramos que saem da pelve. Os nervos do plexo sacral passam:
A. Pelos forames sacrais posteriores.
B. Pelo canal obturador.
C. Pelo forame isquiático maior.
D. Pelo anel inguinal superficial.
E. Pelo anel inguinal profundo.

23. Uma jovem grávida no terceiro trimestre ficou alarmada quando sentiu uma dor aguda na parte anterior dos grandes lábios ao se levantar. Seu obstetra assegurou-lhe que esse era um problema comum no final da gravidez e provavelmente foi causado por:
A. Alongamento do ligamento redondo.
B. Aperto do ligamento inguinal.
C. Pressão no nervo obturador.
D. Irritação do ramo perineal do nervo pudendo.
E. Alongamento do nervo ílio-hipogástrico.

24. Um cirurgião vascular está reparando um aneurisma da bifurcação aórtica que se estende ao longo da artéria ilíaca comum direita até sua divisão em ramos ilíaco interno e ilíaco externo. Que estrutura o cirurgião encontra que está em risco ao cruzar a borda pélvica nessa extremidade distal do aneurisma?
A. Ureter.
B. Artéria testicular.
C. Tronco lombossacral.
D. Nervo ciático.
E. Ducto deferente.

25. Semelhante a outras seções do intestino grosso, o reto é caracterizado por:
A. *Teniae coli.*
B. Haustras.

C. Um mesentério.

D. Apêndices epiploicos.

E. Nenhuma das opções anteriores.

26. Quais dos seguintes são encontrados dentro do espaço perineal superficial?

A. Glândulas bulbouretrais.

B. Esfíncter uretral externo.

C. Músculo bulboesponjoso.

D. Extensão anterior do coxim adiposo isquioanal.

E. Nervo retal inferior.

27. A parte esponjosa da uretra masculina:

A. Passa pelo corpo esponjoso do pênis.

B. É circundada pelo esfíncter uretral interno.

C. É circundada pelo esfíncter uretral externo.

D. É caracterizada por uma crista vertical, a crista uretral, em sua parede posterior.

E. Contém aberturas para os ductos ejaculatórios.

28. Semelhante ao pênis no homem, o clitóris é formado por um tecido erétil altamente sensível. Qual das seguintes estruturas é composta de tecido erétil, mas não faz parte do clitóris?

A. Corpos cavernosos.

B. Bulbos do vestíbulo.

C. Glândulas vestibulares maiores.

D. Prepúcio.

E. Glande.

29. Durante um exame físico de rotina, que incluiu um exame de toque retal, seu médico descobriu um nódulo firme em sua próstata, sugerindo carcinoma de próstata. Isso foi confirmado em exames de sangue subsequentes, que revelaram níveis aumentados de antígeno prostático específico (PSA, do inglês *prostate specific antigen*). O carcinoma da próstata é:

A. Uma doença comum e não maligna de homens mais velhos.

B. Geralmente encontrado na zona periférica.

C. Geralmente encontrado no lobo anterior amplamente glandular.

D. Uma doença da zona periuretral que causa obstrução uretral nos estádios iniciais.

E. Também conhecida como hipertrofia benigna da próstata.

30. Qual modalidade de imagem é a melhor para avaliação de rotina de um feto em desenvolvimento?

A. TC.

B. Ultrassom.

C. Radiografia.

D. RM.

31. Um homem de 24 anos tem um início agudo de dor escrotal intensa. Você suspeita que ele possa ter torção testicular (torção do cordão espermático e do testículo restringindo o sangue ao testículo) e encaminha o paciente para uma ultrassonografia de emergência do saco escrotal para confirmar sua hipótese. Que característica da ultrassonografia é útil para avaliar o fluxo sanguíneo para os testículos?

A. Baixo custo.

B. Falta de radiação ionizante.

C. Imagem Doppler colorida e espectral em tempo real.

D. As ondas de ultrassom trafegam melhor através da água.

Respostas e explicações

1. **E.** Todas estão corretas (ver Capítulo 16).

   A. A contração dos músculos mantém a flexão, o relaxamento dos músculos a endireita.

   B. A contração do aparelho esfincteriano muscular inibe a drenagem venosa dos coxins vasculares. Eles drenam quando os esfíncteres relaxam durante a defecação.

   C. A função do canal anal externo é alargar o canal anal durante a defecação.

   D. Os nervos retais inferiores mantêm o tônus dos músculos esfíncter anal externo e puborretal. A denervação desses músculos resultaria em seu relaxamento.

2. **B.** O músculo levantador do ânus é composto dos músculos pubococcígeo, puborretal e iliococcígeo (ver Capítulo 14).

   A. O músculo obturador interno cobre a parede lateral da pelve e o períneo. Seu tendão passa do períneo até a região glútea através do forame isquiático menor.

   C. O diafragma pélvico separa a pelve verdadeira do períneo, que fica abaixo dela.

   D. O músculo piriforme forma a parede muscular posterior da pelve.

   E. O músculo coccígeo insere-se no ligamento sacroespinal ao longo de todo o seu comprimento.

3. **C.** A divisão posterior supre ramos parietais para a parede abdominal posterior, para alguns músculos glúteos e para as meninges das raízes espinais sacrais (ver Capítulo 14).

   A. A artéria pudenda interna, um ramo da divisão anterior da artéria ilíaca interna, supre a maioria das estruturas do períneo.

   B. A artéria obturadora, um ramo da divisão anterior da artéria ilíaca interna, supre os músculos da coxa medial.

   D. A artéria uterina, um ramo da divisão anterior da artéria ilíaca interna, supre o útero e as tubas uterinas.

   E. Geralmente ramos das artérias vesicais inferiores, as artérias prostáticas são derivadas da divisão anterior da artéria ilíaca interna.

4. **D.** Os nervos esplâncnicos pélvicos representam o componente sacral do sistema parassimpático; o nervo vago representa o componente craniano do sistema parassimpático (ver Capítulo 14).

   A. Os nervos esplâncnicos lombares originam-se do tronco simpático lombar e transportam fibras simpáticas pós-ganglionares.

   B. Os nervos esplâncnicos sacrais originam-se do tronco simpático sacral e transportam fibras simpáticas pós-ganglionares.

   C. O nervo pudendo origina-se do plexo sacral e transporta fibras sensoriais e motoras somáticas.

   E. Os nervos hipogástricos derivam do plexo hipogástrico superior transportando fibras simpáticas pós-ganglionares para o plexo pélvico.

5. **E.** O sistema venoso vertebral é um tributário do sistema ázigo. A mama, os músculos intercostais e o esôfago drenam pelas veias intercostais para o sistema ázigo, e a medula espinal drena diretamente para o plexo venoso vertebral (ver Capítulo 15 e Parte 3).

   A. O sangue da mama drena para as veias intercostais e para o sistema ázigo, que se comunica com o plexo venoso vertebral. B a D também estão corretas (E).

B. As veias da medula espinal drenam para o plexo venoso vertebral. A, C e D também estão corretas (E).

C. As veias intercostais que drenam os músculos intercostais terminam no sistema ázigo, que também recebe o plexo venoso vertebral. A, B e D também estão corretas (E).

D. As veias do esôfago inferior drenam para o sistema portal, mas no tórax as veias esofágicas drenam para o sistema ázigo, que também recebe o plexo venoso vertebral. A a C também estão corretas (E).

6. **B.** A artéria e a veia uterinas trafegam dentro do ligamento cardinal na base do ligamento largo (ver Capítulo 15).

A. O ligamento ovariano propriamente dito conecta o ovário ao útero e não contém nenhum grande vaso.

C. O ligamento uterossacral é um espessamento da fáscia endopélvica que conecta o colo do útero ao sacro. Não contém grandes vasos.

D. O ligamento suspensor ovariano é uma prega de peritônio que contém os vasos ovarianos conforme eles cruzam a borda pélvica.

E. O ligamento redondo estende-se do útero até os grandes lábios através do canal inguinal. Embora seja acompanhado por pequenos vasos, não contém grandes artérias.

7. **E.** Todas estão corretas (ver Capítulo 15).

A. Os vasos gonadais cruzam anteriormente ao ureter conforme ele desce ao longo da parede abdominal posterior. B a D também estão corretas (E).

B. A bifurcação da artéria ilíaca comum é um ponto de referência útil para localizar o ureter conforme ele cruza a margem pélvica. A, C e D também estão corretas (E).

C. O ureter passa sob a artéria uterina lateralmente ao colo uterino e, portanto, corre o risco de lesão durante uma histerectomia. A, B e D também estão corretas (E).

D. As aberturas ureterais posterolateralmente e a abertura uretral na linha média anterior definem os ápices do trígono. A a C também estão corretas (E).

8. **E.** O nervo pudendo (S2-S4) fornece inervação motora ao esfíncter externo (ver Capítulos 14 e 15).

A. As raízes nervosas T12-L1 contribuem para os nervos subcostal, ílio-hipogástrico e ilioinguinal, que inervam os músculos da parede abdominal anterior.

B. As raízes nervosas L2-L4 formam os nervos femoral e obturador, que inervam os músculos da coxa anterior e medial.

C. Os nervos dos segmentos L4-L5 da medula espinal formam o tronco lombossacral, que se une ao plexo sacral para inervar os músculos dos membros inferiores.

D. As raízes nervosas S1-S2 contribuem para o plexo sacral, que inerva os músculos dos membros inferiores.

9. **B.** A fáscia perineal superficial é contínua à fáscia dartos que reveste o saco escrotal e à camada membranosa (fáscia de Scarpa) da fáscia superficial da parede abdominal (ver Capítulo 16).

A. A membrana perineal é uma lâmina fibrosa que forma o teto do espaço perineal superficial.

C. A fáscia peniana profunda é uma camada fibrosa que une os três corpos eréteis do pênis.

D. Cada um dos três corpos eréteis do pênis é circundado pela densa e fibrosa túnica albugínea.

E. A fáscia endopélvica é a matriz de tecido conjuntivo frouxo que preenche os espaços subperitoneais da pelve.

10. **E.** A entrada pélvica separa a pelve verdadeira da pelve falsa. A cavidade da pelve falsa é a parte inferior da cavidade abdominal e contém vísceras abdominais (ver Capítulo 14).

A. O diafragma pélvico liga-se ao ramo púbico superior, ao arco tendíneo do músculo levantador do ânus e ao ligamento sacroespinal.

B. As cristas ilíacas formam o limite superior da pelve falsa. A abertura pélvica forma seu limite inferior.

C. O ramo do ísquio faz parte da saída pélvica, mas não da entrada pélvica.

D. As artérias ovarianas cruzam a abertura pélvica, mas as artérias testiculares passam ao longo da borda da pelve (entrada pélvica) até o anel inguinal profundo, onde entram no canal inguinal como parte do cordão espermático.

11. **B.** O ligamento anococcígeo (também conhecido como placa levantadora) é uma rafe na linha média entre o ânus e o cóccix que serve como inserção para os músculos pubococcígeo e iliococcígeo (ver Capítulo 14).

A. O coccígeo insere-se na espinha isquiática.

C. O piriforme insere-se no trocânter maior do fêmur.

D. Os músculos perineais transversos profundos inserem-se na vagina (ou na próstata) e no corpo perineal.

E. O obturador interno insere-se no trocânter maior do fêmur.

12 **E.** As veias retais inferiores drenam através do sistema caval (via veia ilíaca interna e veia cava inferior) de volta ao coração e à circulação pulmonar. Todas as outras opções são tributárias do sistema portal, que drena pelo fígado antes de retornar ao coração (ver Capítulos 11 e 15).

A. As veias do cólon ascendente são tributárias do sistema portal. Portanto, o sangue passa pelo fígado antes de retornar ao coração e à circulação pulmonar.

B. As veias do cólon sigmoide e todas as partes do sistema gastrintestinal são tributárias do sistema portal. Portanto, o sangue passa pelo fígado antes de retornar ao coração e à circulação pulmonar.

C. As veias do pâncreas são tributárias do sistema portal. Portanto, o sangue do pâncreas drena através do fígado antes de retornar ao coração e à circulação pulmonar.

D. A veia retal superior que drena o reto superior é uma tributária do sistema portal. Portanto, esse sangue passa pelo fígado antes de retornar ao coração e à circulação pulmonar.

13. **B.** Os nervos cavernosos conduzem a inervação parassimpática do plexo pélvico ao períneo passando pelo hiato genital (ver Capítulo 14).

A. O ducto deferente passa pelo anel inguinal profundo e pelo canal inguinal do homem.

C. O ligamento redondo atravessa o canal inguinal feminino e termina nos grandes lábios.

D. O nervo obturador passa pelo canal obturador até a coxa medial.

E. A artéria ilíaca externa passa abaixo do ligamento inguinal na parte anterior da coxa.

14. **A.** O ligamento suspensor contém os vasos ovarianos e é removido apenas durante a remoção do ovário (ver Capítulo 15).

   B. O ligamento ovariano prende o ovário ao útero e deve ser ligado para extrair o útero.

   C. O ligamento uterossacral conecta o colo do útero ao sacro.

   D. O ligamento cervical transverso contém as artérias uterinas, que são ligadas durante uma histerectomia.

   E. O ligamento redondo passa pelo canal inguinal e conecta o útero aos grandes lábios.

15. **D.** O útero compreende um corpo que forma seus dois terços superiores e um colo do útero que forma seu terço inferior (ver Capítulo 15).

   A. Em um útero antefletido, o colo do útero fica inclinado anteriormente.

   B. A parte vaginal do colo do útero é circundada pelos fórnices vaginais.

   C. Os ligamentos redondos surgem da parte superior do útero.

   E. O colo do útero comunica-se com o corpo do útero através do hóstio interno.

16. **A.** O plexo hipogástrico superior, um plexo nervoso simpático, cobre a bifurcação aórtica ao entrar na pelve. Frequentemente, ele é cortado durante a cirurgia para correção de um aneurisma no local. Os nervos simpáticos estimulam o fechamento do esfíncter uretral interno durante a ejaculação, impedindo então o fluxo retrógrado do líquido seminal para a bexiga. Danos a esses nervos podem resultar em ejaculação retrógrada (ver Capítulos 14 e 16).

   B. O plexo hipogástrico superior é um plexo nervoso simpático derivado do plexo intermesentérico e dos nervos esplâncnicos lombares.

   C. Os nervos somáticos não estimulam respostas viscerais, como o fechamento do esfíncter.

   D. Os nervos esplâncnicos pélvicos não inervam o esfíncter uretral interno.

   E. Os pareados troncos simpáticos correm ao longo dos corpos vertebrais em ambos os lados e não seriam danificados nesse procedimento.

17. **D.** O plexo venoso submucoso da região anorretal comunica-se com ramos das artérias retais em uma anastomose arteriovenosa, criando então um tecido vascular espesso conhecido como plexo hemorroidário. Como resultado dessa anastomose, o sangramento do plexo retal interno aparece em vermelho brilhante (ver Capítulo 15).

   A. As hemorroidas internas prolapsadas contêm as veias dilatadas do plexo retal interno e são indolores. As hemorroidas externas, que contêm o plexo retal externo, são cobertas por pele e sensíveis à dor.

   B. As hemorroidas externas que ocorrem abaixo da linha denteada são inervadas somaticamente e, portanto, muito dolorosas, mas as hemorroidas internas são inervadas visceralmente e indolores.

   C. As veias das hemorroidas internas indolores localizam-se acima da linha denteada e, portanto, drenam para a veia retal superior, uma tributária do sistema portal.

   E. A, B e C estão incorretas.

18. **D.** Os nervos cavernosos carregam nervos parassimpáticos que são responsáveis pelo ingurgitamento do tecido erétil do pênis (ver Capítulos 14 e 16).

   A. O esfíncter anal externo é inervado pelo nervo pudendo, um ramo do plexo sacral.

   B. O esfíncter uretral externo que regula a continência urinária é inervado pelo nervo pudendo, um ramo do plexo sacral.

   C. A ejaculação é uma resposta mediada pelo sistema simpático. Os nervos cavernosos transportam nervos parassimpáticos do plexo hipogástrico inferior.

   E. O nervo pudendo transporta sensações das estruturas perineais, como a ponta do pênis.

19. **D.** O músculo piriforme passa pelo forame isquiático maior para se inserir no trocânter do fêmur (ver Capítulo 14).

   A. O tendão do músculo obturador interno passa pelo forame isquiático menor do períneo até a região glútea.

   B. O músculo coccígeo situa-se ao longo do ligamento sacroespinal e forma a borda inferior do forame isquiático maior.

   C. O músculo iliopsoas passa sob o ligamento inguinal até a coxa.

   E. O nervo obturador passa ao longo da parede lateral da pelve e através do canal obturador até a coxa.

20. **C.** O arco tendíneo da fáscia pélvica é um espessamento da fáscia membranosa no assoalho da pelve onde as camadas fasciais visceral e parietal se encontram. Ele fornece suporte para as vísceras pélvicas (ver Capítulo 14).

   A. O arco tendíneo da fáscia pélvica é um espessamento da fáscia membranosa, que reveste as paredes e as vísceras pélvicas. A fáscia endopélvica é uma camada de tecido conjuntivo frouxo que preenche os espaços subperitoneais.

   B. Os ligamentos laterais do reto, assim como os ligamentos laterais da bexiga, são colunas de sustentação da fáscia endopélvica que conectam as vísceras às paredes pélvicas.

   D. O arco tendíneo do músculo levantador do ânus, uma condensação da fáscia sobre o músculo obturador interno, é o local de fixação da parte do levantador do ânus do diafragma pélvico.

   E. A, B e D estão incorretas.

21. **E.** Os linfonodos inguinais superficiais e profundos drenam a maioria das estruturas do períneo, incluindo a glande do pênis, a pele perianal e o saco escrotal. As partes supralaterais do útero drenam ao longo dos ligamentos redondos (que terminam nos grandes lábios) para os linfonodos inguinais superficiais. Esses linfonodos drenam para os linfonodos inguinais profundos (ver Capítulo 14).

   A. A linfa da glande do pênis drena para os linfonodos inguinais profundos. B a D também estão corretas (E).

   B. A linfa da pele perianal, como a de toda a pele do períneo, drena para os linfonodos inguinais superficiais, que drenam para os linfonodos inguinais profundos. A, C e D também estão corretas (E).

C. A linfa das partes supralaterais do útero drena ao longo dos ligamentos redondos (que terminam nos grandes lábios) para os linfonodos inguinais superficiais. Esses linfonodos drenam para os linfonodos inguinais profundos. A, B e D também estão corretas (E).

D. A linfa do saco escrotal drena para os linfonodos inguinais superficiais, que drenam para os linfonodos inguinais profundos. A a C também estão corretas (E).

22. **C.** A maioria dos nervos do plexo sacral passa pelo forame isquiático maior para inervar os músculos da região glútea e dos membros inferiores (ver Capítulo 14).

A. Somente os ramos posteriores dos nervos espinais sacrais passam pelos forames sacrais posteriores. O plexo sacral é formado pelos ramos anteriores dos nervos espinais sacrais.

B. O nervo obturador, que passa pelo canal obturador, é um ramo do plexo lombar.

D. Os nervos ilioinguinal e genitofemoral, que passam pelo anel inguinal superficial, são ramos do plexo lombar.

E. O nervo genitofemoral, um ramo do plexo lombar, passa pelo anel inguinal profundo.

23. **A.** O ligamento redondo origina-se na face superior do útero anterolateral e se insere nos grandes lábios. À medida que o útero aumenta e alonga o ligamento, a dor é sentida nos lábios (ver Capítulo 15).

B. Durante o final da gravidez, os ligamentos pélvicos ficam mais relaxados em preparação para a passagem da criança pelo canal do parto.

C. Uma pressão sobre o nervo obturador seria sentida na parte medial da coxa.

D. A parte anterior dos grandes lábios é inervada pelos ramos labiais do nervo genitofemoral, não pelo nervo pudendo.

E. O nervo ílio-hipogástrico inerva a pele acima da crista púbica e não se estende inferiormente aos lábios.

24. **A.** O ureter cruza a borda pélvica na bifurcação da artéria ilíaca comum em seus ramos ilíaco interno e externo (ver Capítulo 15).

B. A artéria testicular não cruza a borda pélvica, mas entra no anel inguinal profundo.

C. O tronco lombossacral cruza a borda pélvica posteriormente aos vasos ilíacos comuns e anteriormente à articulação sacroilíaca. Ele entra na pelve para se juntar ao plexo sacral.

D. O nervo isquiático passa pelo forame isquiático maior e não cruza a margem pélvica.

E. O ducto deferente segue ao redor dos vasos epigástricos inferiores e sobre a extremidade distal dos vasos ilíacos externos para descer até a pelve.

25. **E.** O reto é desprovido de *Teniae coli*, haustras, mesentério e apêndices epiploicos (ver Capítulo 15).

A. As *teniae coli* do intestino grosso convergem para formar uma camada uniforme envolvendo o reto.

B. As haustras do intestino grosso desaparecem na junção retossigmoide.

C. O reto não tem mesentério. O reto superior é coberto anteriormente pelo peritônio, mas o reto inferior fica no espaço subperitoneal.

D. Não estão presentes apêndices epiploicos no reto.

26. **C.** O músculo bulboesponjoso é encontrado dentro do espaço perineal superficial (ver Capítulo 16).

A. As glândulas bulbouretrais são encontradas no espaço perineal profundo.

B. O esfíncter uretral externo está localizado no espaço perineal profundo.

D. As extensões anteriores dos coxins de gordura isquioanal são encontradas no espaço perineal profundo.

E. O nervo retal inferior é encontrado no triângulo anal, não nos espaços perineal profundo ou perineal superficial do triângulo urogenital.

27. **A.** A uretra esponjosa passa através do bulbo e do corpo esponjoso do pênis (ver Capítulo 15).

B. O esfíncter uretral interno envolve a uretra pré-prostática no colo da bexiga.

C. Parte do esfíncter uretral externo envolve a uretra membranosa.

D. A crista uretral é uma característica da uretra prostática.

E. Os ductos ejaculatórios se abrem na uretra prostática sobre a crista uretral.

28. **B.** Os bulbos do vestíbulo são massas de tecido erétil que se situam abaixo dos pequenos lábios. Diferentemente do que ocorre no homem, no qual o bulbo e o corpo esponjoso fazem parte do pênis, os bulbos do vestíbulo não fazem parte do clitóris (ver Capítulo 16).

A. Os pareados corpos cavernosos convergem para formar o corpo do clitóris.

C. As glândulas vestibulares maiores, localizadas abaixo dos bulbos do vestíbulo, não fazem parte do clitóris e não são compostas de tecido erétil.

D. O prepúcio é uma parte do clitóris que forma um capuz sobre o corpo.

E. A glande é a ponta altamente sensível do clitóris.

29. **B.** Os tumores da próstata geralmente crescem abaixo da cápsula na zona periférica.

A. O carcinoma prostático é uma doença comum em homens idosos, mas pode metastatizar através do plexo venoso vertebral para a pelve óssea, a coluna vertebral, o crânio e o cérebro e, por outras vias venosas, para o coração e os pulmões.

C. O lobo anterior, ou istmo, é fibromuscular e não é um local comum de carcinoma.

D. Embora o carcinoma da próstata possa em seguida invadir a zona periuretral, ele geralmente não causa obstrução uretral nos estádios iniciais.

E. A hipertrofia prostática benigna resulta da proliferação de tecidos epiteliais e estromais, particularmente a partir da zona periuretral, e não está relacionada ao carcinoma.

30. **B.** O ultrassom é a ferramenta de imagem ideal para avaliação fetal por causa da sua falta de radiação ionizante e do custo relativamente baixo. Além disso, o saco amniótico cheio de líquido fornece uma excelente janela acústica.

A. Um feto em desenvolvimento é particularmente vulnerável aos potenciais efeitos deletérios da radiação e, portanto, a TC é contraindicada na avaliação fetal.

C. A radiografia também exporia o feto à radiação, embora em dose menor do que a TC. Além disso, uma radiografia mostraria apenas detalhes limitados do esqueleto fetal em desenvolvimento e não seria suficiente nesse cenário.

D. A RM é segura para imagens fetais e fornece excelentes detalhes anatômicos. No entanto, ela é cara, menos disponível e requer tempos de varredura muito longos, o que a torna impraticável para uso na rotina ou triagem de avaliação fetal. A RM é usada como um complemento ao ultrassom para uma avaliação adicional de anormalidades fetais e maternas detectadas no ultrassom de triagem.

31. C. O ultrassom Doppler pode detectar movimentos e é excelente para a avaliação do fluxo sanguíneo. O uso do ultrassom Doppler é um passo importante na avaliação da dor escrotal aguda, pois pode ser obtido muito rapidamente e fornece uma excelente imagem detalhada dos testículos e do conteúdo escrotal. A torção testicular é uma emergência cirúrgica, e o diagnóstico e o tratamento rápidos são essenciais para evitar o infarto e a subsequente perda do testículo.

A. O custo relativamente baixo do ultrassom contribui para a sua alta disponibilidade, mas não está relacionado à avaliação do fluxo sanguíneo.

B. A falta de radiação torna o ultrassom particularmente adequado para imagens das gônadas, mas não está relacionada à avaliação do fluxo sanguíneo.

D. As ondas de ultrassom viajam bem através da água/líquido; mas, como os testículos estão localizados no saco escrotal, isso não é um fator crucial. Em contrapartida, a imagem transabdominal do útero requer uma bexiga cheia para ser usada como uma "janela" acústica.

18   Visão Geral do Membro Superior

O membro superior é projetado para ter mobilidade e destreza. As ações nas articulações do ombro e do cotovelo que possibilitam o posicionamento do membro complementam os movimentos finos das mãos e dos dedos. A ampla mobilidade acaba por reduzir a estabilidade articular, o que exige do corpo mecanismos ativos (contração muscular, em específico o manguito rotador) e passivos (cápsula articular e ligamentos) de compensação, ainda assim tornando o membro superior vulnerável à lesão.

18.1   Características gerais

- Na posição anatômica, os membros superiores pendem verticalmente para o lado do corpo com a articulação do cotovelo direcionada posteriormente e as palmas das mãos voltadas anteriormente
- As principais regiões do membro superior (Figura 18.1) são as seguintes
  - A **região do ombro**, que inclui as **regiões peitoral**, **escapular**, **deltóidea** e **cervical lateral**, e situa-se sobre o **cíngulo do membro superior**
  - A **região axilar**, na **axila**
  - O **braço** (**região braquial**), entre o ombro e o cotovelo
  - A **região cubital**, no cotovelo
  - O **antebraço** (**região antebraquial**), entre o cotovelo e o punho
  - A **região carpal**, no punho
  - A **mão**, com sua região dorsal e palma
- Os movimentos nas articulações do membro superior incluem:
  - **Flexão**, a inclinação em uma direção que reduz a distância entre superfícies anteriores, conforme representado no embrião (no membro superior, as faces ventrais podem ser interpretadas como superfícies anteriores; porém, no membro inferior, em decorrência da rotação dos membros durante o desenvolvimento, algumas faces ventrais sofrem rotação para a superfície posterior)

- **Extensão**, inclinação ou retificação na direção que é oposta à da flexão
- **Abdução**, movimento de afastamento de um eixo central
- **Adução**, movimento em direção a um eixo central
- **Rotação lateral**, rotação externa em torno de um eixo longitudinal
- **Rotação medial**, rotação interna em torno de um eixo longitudinal
- **Circundução**, movimento circular em torno do ponto de articulação
- **Supinação**, giro da palma da mão para cima
- **Pronação**, giro da palma da mão para baixo
- **Desvio radial** ou **ulnar**, angulação do punho em direção ao rádio ou lado ulnar (também abdução ou adução do pulso)
- **Oposição**, movimento do polegar ou do dedo mínimo para se opor aos outros dedos
- Os músculos do membro superior são classificados em:
  - **Músculos intrínsecos**, cuja origem e inserção estão localizadas próximo à articulação (p. ex., os músculos intrínsecos da mão originam-se e se inserem nos ossos do punho e da mão)
  - **Músculos extrínsecos**, cuja origem é distante da área do movimento, mas que se inserem próximo à articulação por meio de um tendão longo (p. ex., os músculos do antebraço que realizam a flexão dos dedos das mãos são músculos extrínsecos da mão)
    - Os tendões dos músculos extrínsecos são frequentemente designados como **tendões flexores** (ou **extensores**) **longos**
    - As **bainhas sinoviais tendíneas**, que circundam os tendões dos músculos extrínsecos no punho e nos dedos das mãos, proporcionam uma superfície lubrificada que facilita o movimento desses tendões pela articulação.

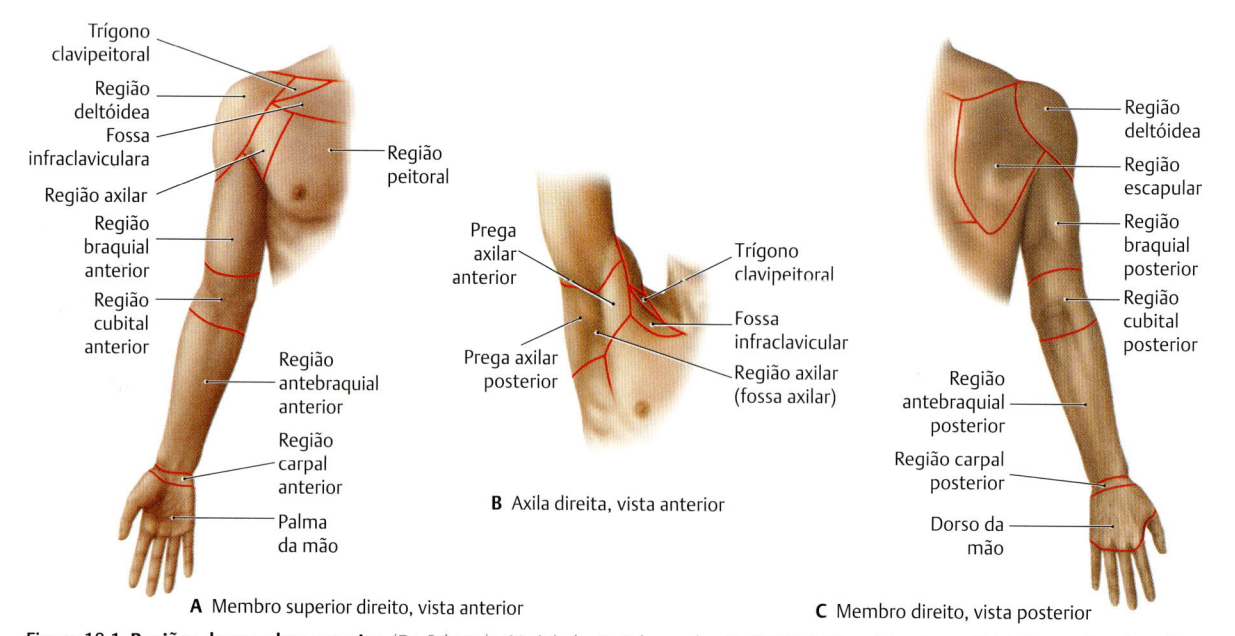

A Membro superior direito, vista anterior

B Axila direita, vista anterior

C Membro direito, vista posterior

Figura 18.1 Regiões do membro superior. (De Schuenke M, Schulte E, Schumacher U. THIEME Atlas of Anatomy, Vol 1. Ilustrações de Voll M e Wesker K. 3rd ed. New York: Thieme Publishers; 2020.)

18.2 Ossos do membro superior

Os ossos do membro superior incluem a clavícula e a escápula, que compõem o cíngulo do membro superior, o úmero do braço, o rádio e a ulna do antebraço, os ossos carpais do punho e os ossos metacarpais e falanges da mão (Figura 18.2).

- O cíngulo do membro superior fixa o braço ao tronco (Figura 18.3)
- A **clavícula** é um osso em formato de S que constitui a parte anterior do cíngulo do membro superior (Figura 18.4)
  - Articula-se com o manúbrio do esterno medialmente e com o acrômio da escápula lateralmente
  - É palpável em todo o seu comprimento
- A **escápula** é um osso triangular plano que forma a parte posterior do cíngulo do membro superior (Figura 18.5)
  - Está localizada entre a segunda e a sétima costelas na parede posterior do tórax
  - Apresenta margens medial, lateral e superior, e ângulos superior e inferior
  - Lateralmente, uma depressão superficial, a **cavidade glenoidal**, articula-se com o úmero
  - Um **colo** estreito separa a cavidade glenoidal do grande corpo da escápula

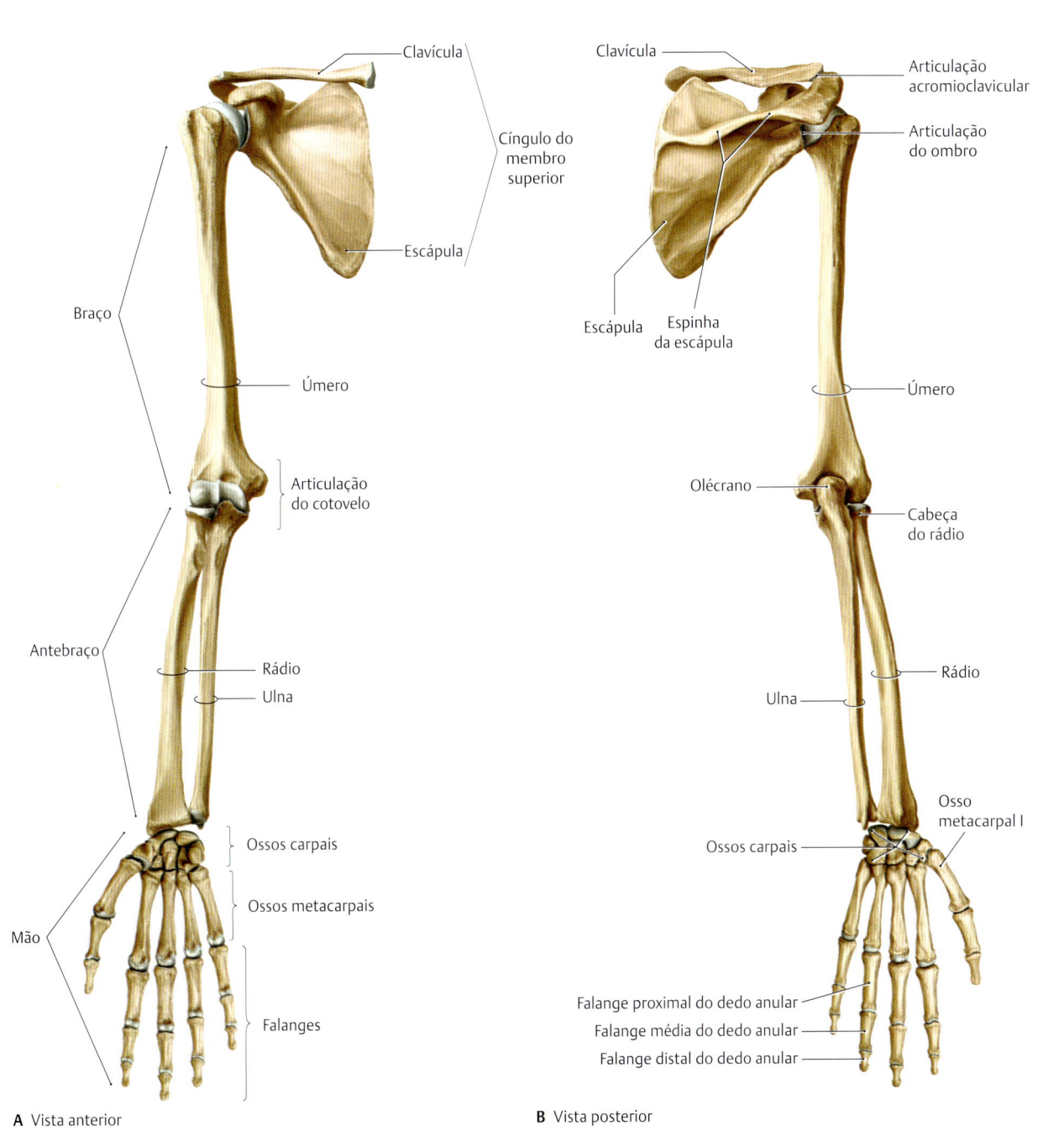

A Vista anterior

B Vista posterior

Figura 18.2 Esqueleto do membro superior. Membro direito. O membro superior é subdividido em três regiões: braço, antebraço e mão. O cíngulo do membro superior (clavícula e escápula) une o membro superior ao tórax na articulação esternoclavicular. (De Schuenke M, Schulte E, Schumacher U. THIEME Atlas of Anatomy, Vol 1. Ilustrações de Voll M e Wesker K. 3rd ed. New York: Thieme Publishers; 2020.)

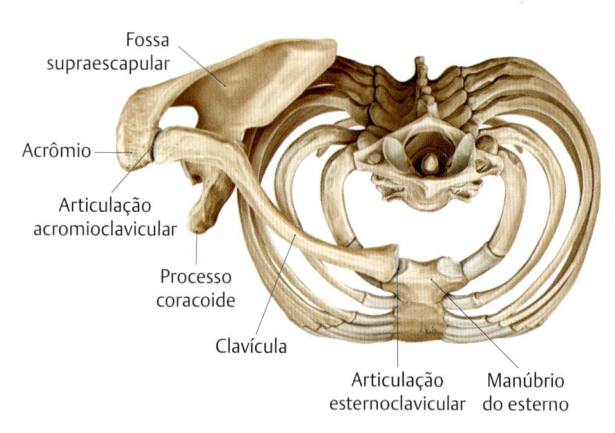

Figura 18.3 Cíngulo do membro superior *in situ*. Ombro direito, vista superior. (De Gilroy AM, MacPherson BR, Wikenheiser JC. Atlas of Anatomy. Ilustrações de Voll M e Wesker K. 4th ed. New York: Thieme Publishers; 2020.)

- A **fossa subescapular** situa-se na face anterior anteriormente à caixa torácica
- A **espinha** da escápula na face posterior separa as **fossas supraespinal** e **infraespinal**. Lateralmente, a espinha expande-se para formar o **acrômio**
- O **processo coracoide** estende-se anterior e superiormente sobre a cavidade glenoidal
— O **úmero** é o osso longo do braço (Figura 18.6)
  - Proximalmente, a **cabeça do úmero** articula-se com a cavidade glenoidal da escápula
  - Anteriormente, um **sulco intertubercular** separa o **tubérculo maior** do **tubérculo menor**
  - Um **colo anatômico** separa a cabeça do úmero dos tubérculos maior e menor. O **colo cirúrgico** é a parte estreita do corpo do úmero imediatamente distal à cabeça e aos tubérculos
  - A **tuberosidade do músculo deltoide** na parte média do corpo do úmero constitui o local de inserção do músculo deltoide

BOXE 18.1 CORRELAÇÃO CLÍNICA

FRATURAS DA CLAVÍCULA

As fraturas da clavícula são comuns, particularmente em crianças. Uma fratura na parte média da clavícula pode ser deslocada pela tração do segmento proximal do osso superiormente, pelo músculo esternocleidomastóideo e pela tração do fragmento distal inferiormente por causa do peso do membro superior. As fraturas da parte distal da clavícula podem causar ruptura da articulação acromioclavicular ou dos ligamentos coracoclaviculares.

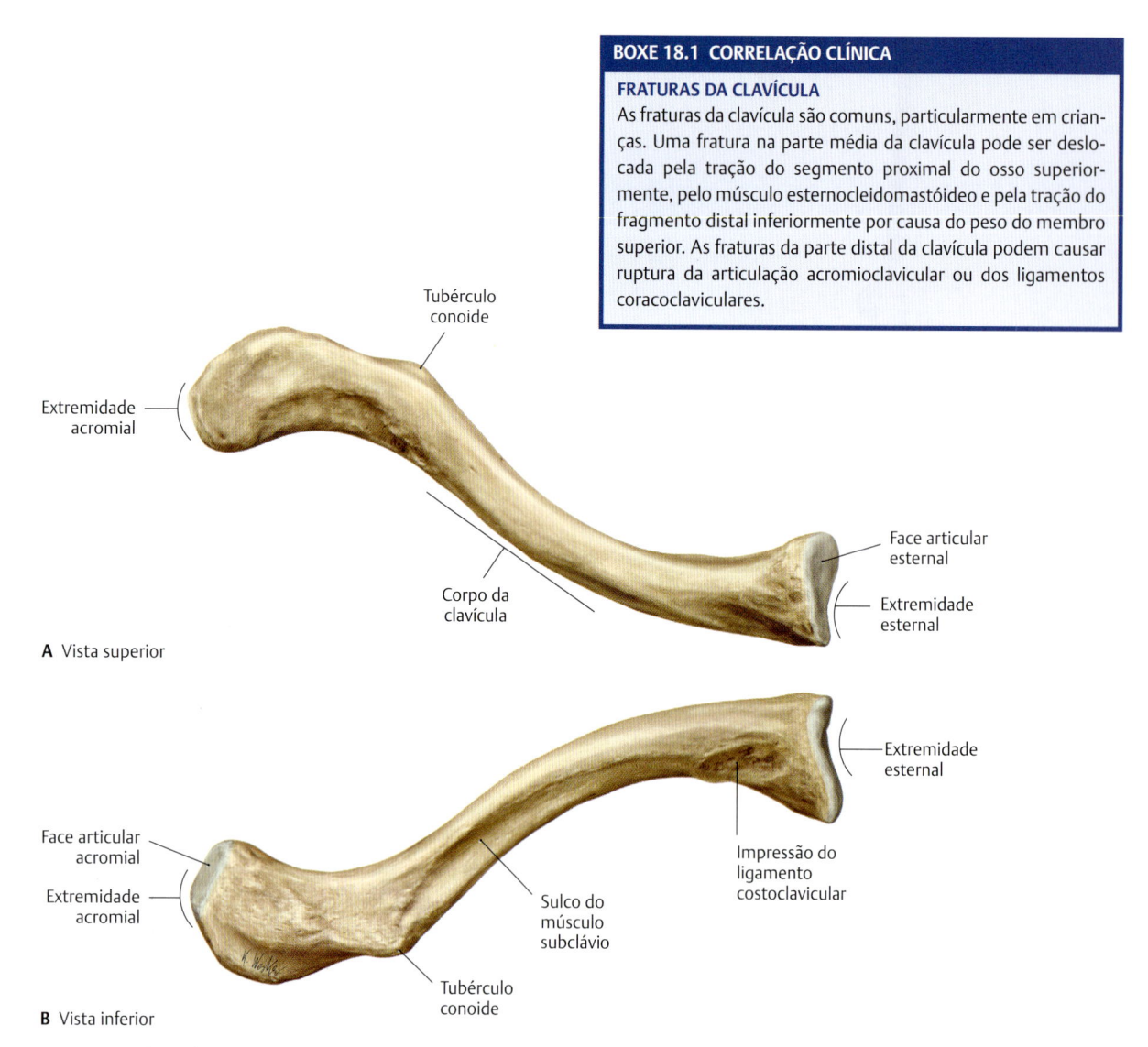

A Vista superior

B Vista inferior

Figura 18.4 Clavícula. Clavícula direita. (**A.** De Schuenke M, Schulte E, Schumacher U. THIEME Atlas of Anatomy, Vol 1. Ilustrações de Voll M e Wesker K. 3rd ed. New York: Thieme Publishers; 2020; **B.** De Gilroy AM, MacPherson BR, Wikenheiser JC. Atlas of Anatomy. Ilustrações de Voll M e Wesker K. 4th ed. New York: Thieme Publishers; 2020.)

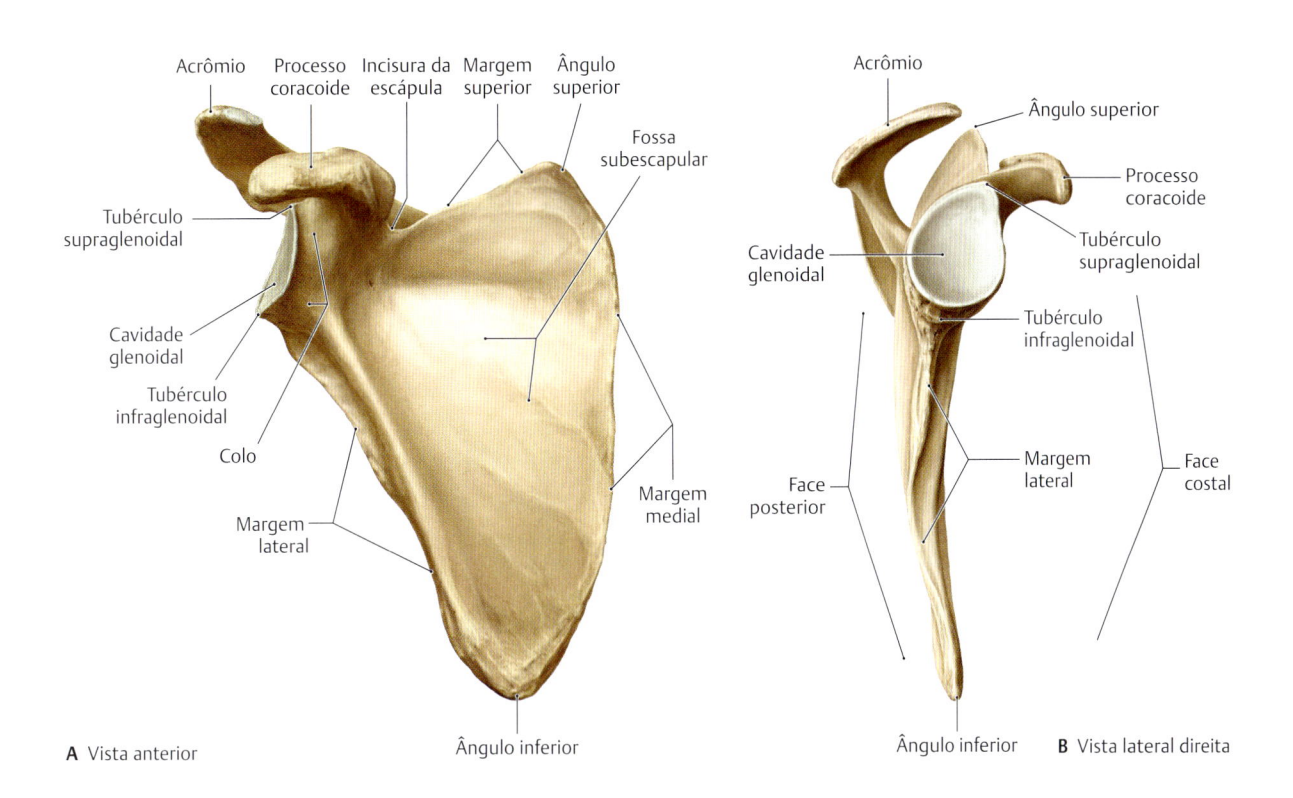

A Vista anterior

B Vista lateral direita

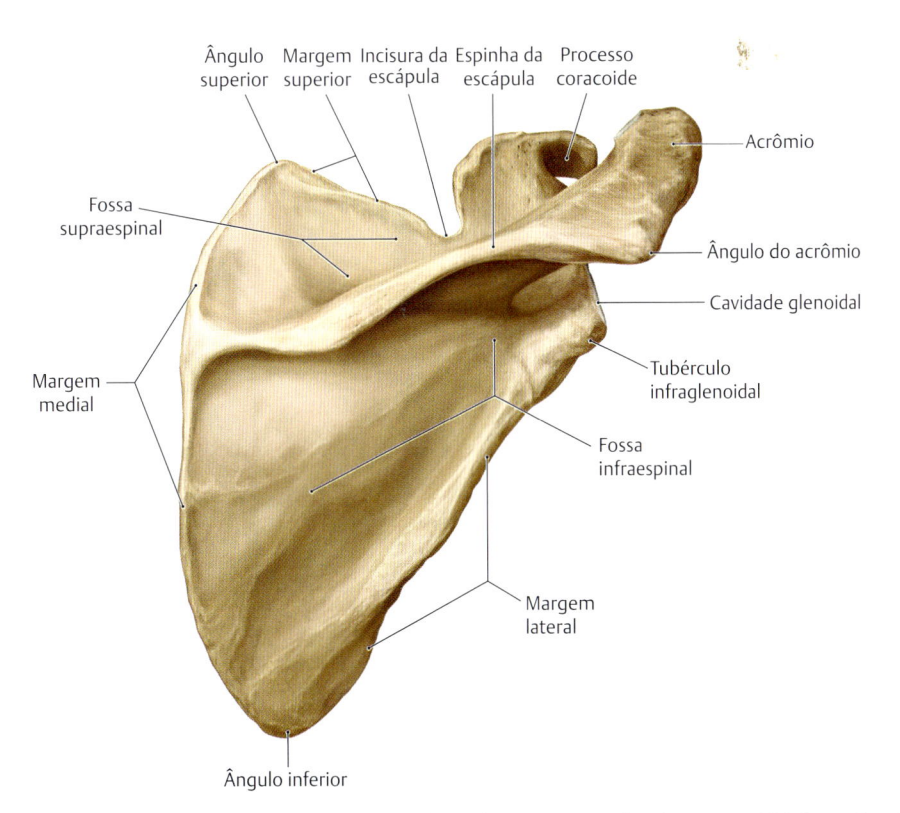

C Vista posterior

Figura 18.5 Escápula. Escápula direita. (De Schuenke M, Schulte E, Schumacher U. THIEME Atlas of Anatomy, Vol 1. Ilustrações de Voll M e Wesker K. 3rd ed. New York: Thieme Publishers; 2020.)

Sulco
intertubercular Tubérculo
menor
Tubérculo
maior
Cabeça
do úmero
Colo
anatômico
Colo
cirúrgico
Crista do
tubérculo
menor
Crista do
tubérculo
maior
Tuberosidade
do músculo
deltoide
Face
anteromedial
Face
anterolateral
Crista
supracondilar
lateral
Crista
supracondilar
medial
Cabeça do
úmero
Tubérculo
maior
Fossa
radial
Fossa
coronóidea
Colo
anatômico
Colo
cirúrgico
Epicôndilo
lateral
Epicôndilo
medial
Capítulo
Tróclea do úmero
Côndilo do úmero
Sulco do
n. radial
Corpo do
úmero,
face
posterior

A Vista anterior

Margem
medial
Margem
lateral
Crista
supracondilar
lateral
Crista
supracondilar
medial
Epicôndilo
medial
Sulco do
n. ulnar
Fossa do
olécrano
Tróclea
Epicôndilo
lateral

B Vista posterior

Figura 18.6 Úmero. Úmero direito. A cabeça do úmero articula-se com a escápula na articulação glenoumeral. O capítulo e a tróclea do úmero articulam-se com o rádio e a ulna, respectivamente, na articulação do cotovelo. (De Gilroy AM, MacPherson BR, Wikenheiser JC. Atlas of Anatomy. Ilustrações de Voll M and Wesker K. 4th ed. New York: Thieme Publishers; 2020.)

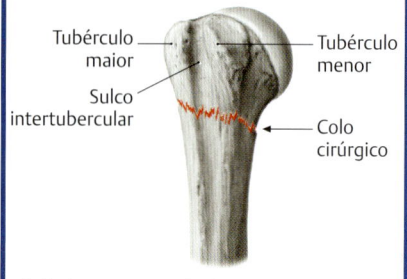
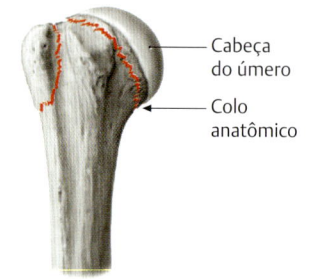
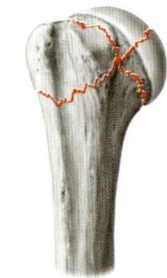

- O **sulco do nervo radial** segue um trajeto oblíquo ao redor das faces posterior e lateral
- Distalmente, o úmero articula-se com o rádio no **capítulo do úmero** e com a ulna na **tróclea do úmero**
- O grande **epicôndilo medial** e o **epicôndilo lateral menor** constituem locais de inserção de músculos
- O **sulco do nervo ulnar** separa o epicôndilo medial da tróclea do úmero
— A **ulna** é o osso medial do antebraço (Figura 18.7)
  - A **incisura troclear** em formato de C, formada pelo **olécrano** posteriormente e pelo **processo coronoide** anteriormente, articula-se com a tróclea do úmero
  - A ulna articula-se com o rádio na **incisura radial**
  - Uma **membrana interóssea** une os corpos do rádio e da ulna
  - O **processo estiloide da ulna** projeta-se a partir de sua extremidade distal

— O **rádio** é o osso lateral do antebraço (Figura 18.7)
  - A **cabeça do rádio** redonda articula-se com o úmero e a ulna repousa sobre o **colo do rádio** estreito
  - A **tuberosidade do rádio** na face anterior proporciona a inserção para o músculo bíceps braquial
  - Distalmente, o rádio é triangular quando observado em corte transverso com uma face anterior plana
  - O rádio articula-se com a ulna proximalmente na região do cotovelo e distalmente no punho. A membrana interóssea fixa o corpo do rádio ao corpo da ulna
  - O **processo estiloide do rádio** projeta-se de sua extremidade distal e estende-se mais do que o processo estiloide da ulna
  - O rádio articula-se com os ossos carpais no punho
— Os **ossos carpais** consistem em oito ossos curtos distribuídos em duas fileiras curvas no punho (Figuras 18.8 e 18.9). Em sentido lateral para medial, os ossos carpais são os seguintes

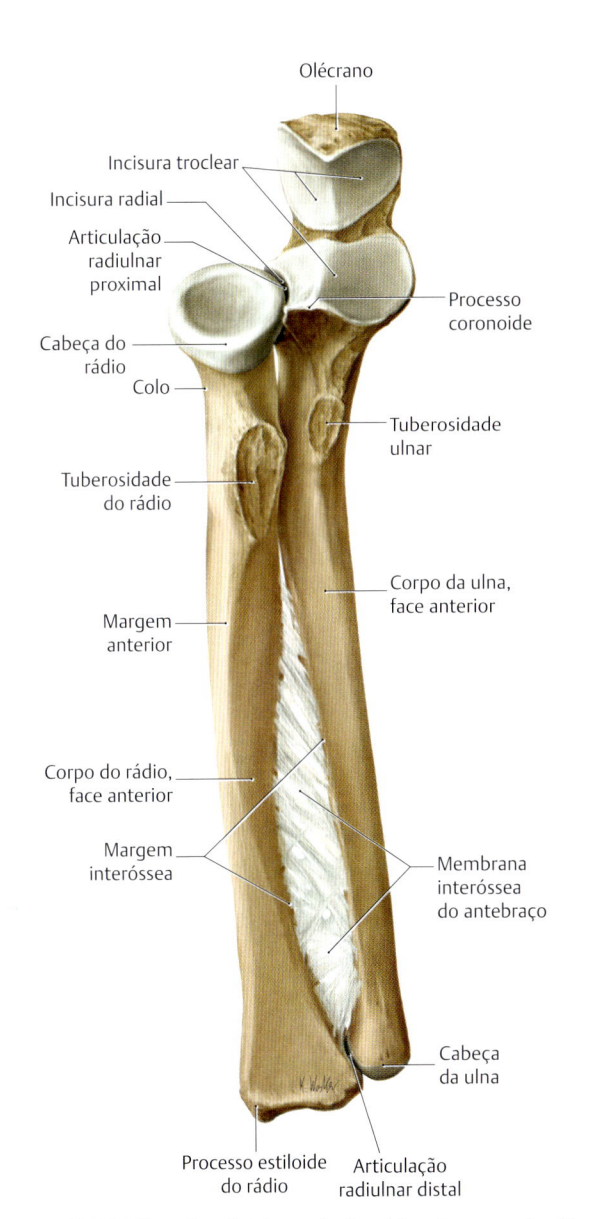

Figura 18.7 **Rádio e ulna.** Antebraço direito, vista anterossuperior. (De Schuenke M, Schulte E, Schumacher U. THIEME Atlas of Anatomy, Vol 1. Ilustrações de Voll M e Wesker K. 3rd ed. New York: Thieme Publishers; 2020.)

BOXE 18.3 CORRELAÇÃO CLÍNICA

FRATURAS DE COLLES

A fratura de Colles, uma fratura transversa através dos 2 cm distais do rádio, constitui a fratura mais comum do antebraço e resulta de uma queda sobre a mão espalmada. O segmento distal do osso é deslocado dorsal e proximalmente, e, com o encurtamento do rádio, o processo estiloide do rádio aparece proximalmente ao processo estiloide da ulna. A aparência resultante é designada como deformidade em "garfo".

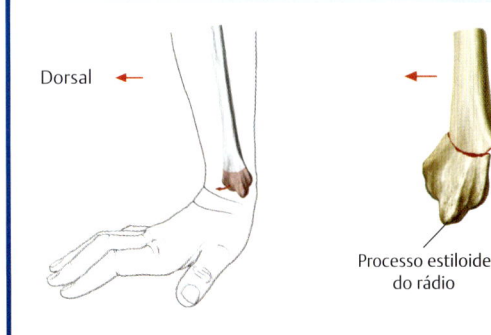

De Gilroy AM, MacPherson BR, Wikenheiser JC. Atlas of Anatomy. Ilustrações de Voll M e Wesker K. 4th ed. New York: Thieme Publishers; 2020.

BOXE 18.4 CORRELAÇÃO CLÍNICA

LUXAÇÃO DO SEMILUNAR

O semilunar é, dos ossos carpais, o que mais comumente sofre luxação. A luxação do semilunar, que normalmente está localizado no assoalho do túnel do carpo, faz com que o osso se mova em direção à face palmar, podendo comprimir estruturas que passam pelo túnel do carpo.

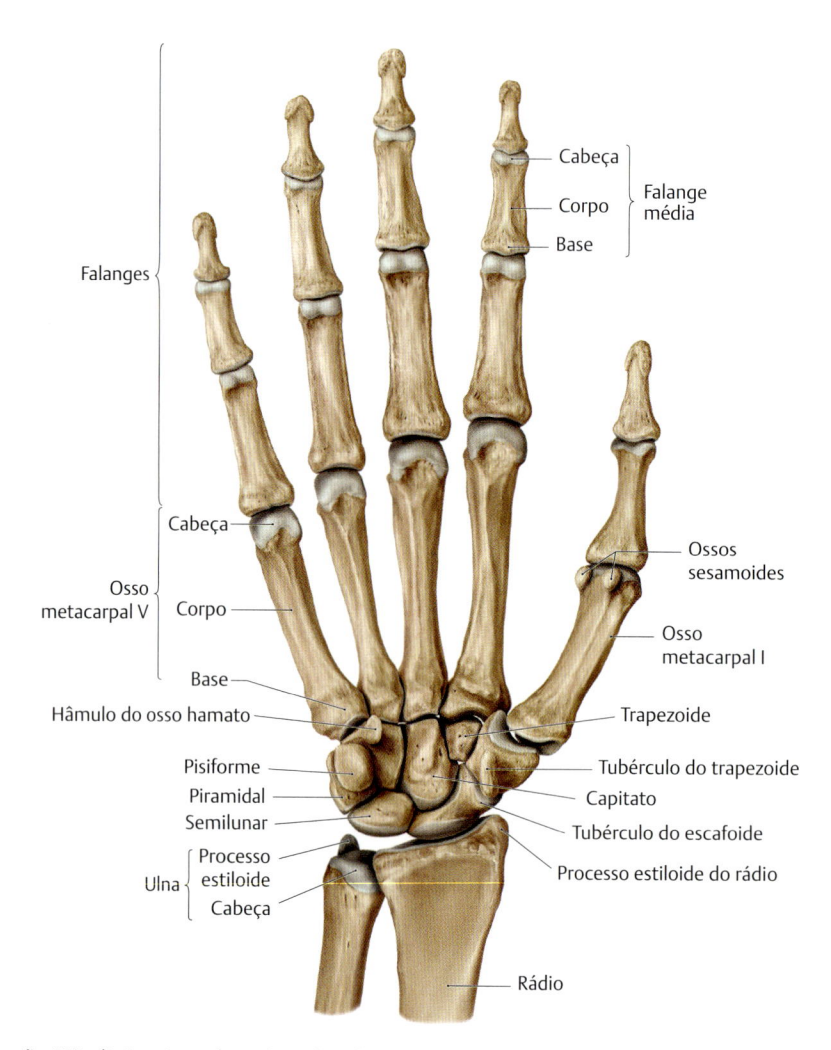

Figura 18.8 Ossos da mão. Mão direita, vista palmar. (De Schuenke M, Schulte E, Schumacher U. THIEME Atlas of Anatomy, Vol 1. Ilustrações de Voll M e Wesker K. 3rd ed. New York: Thieme Publishers; 2020.)

BOXE 18.5 CORRELAÇÃO CLÍNICA

FRATURAS DO ESCAFOIDE

As fraturas do escafoide são as fraturas mais comuns dos ossos carpais. Em geral, ocorrem na parte estreita entre os polos proximal e distal. Como a irrigação sanguínea do escafoide é feita via segmento distal, as fraturas na parte estreita (**A**, escafoide direito, *linha vermelha*; **B**, *seta branca*) podem comprometer a irrigação do segmento proximal, o que frequentemente resulta em ausência de consolidação e em necrose avascular.

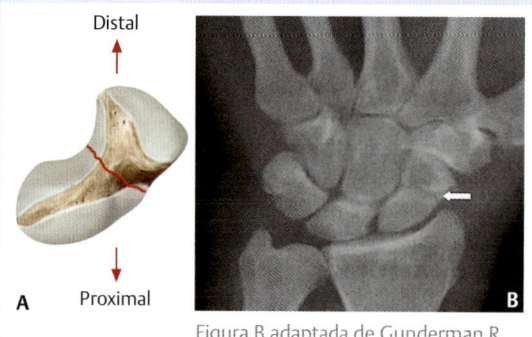

Figura B adaptada de Gunderman R. Essential Radiology, 3rd ed. New York: Thieme; 2014.

- Na fileira proximal, estão o **escafoide**, o **semilunar**, o **piramidal** e o **pisiforme**
- Na fileira distal, estão o **trapézio**, o **trapezoide**, o **capitato** e o **hamato**
- Os **ossos metacarpais** consistem em cinco ossos longos que formam a mão
  - Proximalmente, as **bases dos ossos metacarpais** articulam-se com os ossos carpais
  - Distalmente, suas **cabeças**, que constituem os "nós" dos dedos das mãos, articulam-se com as falanges proximais
- As **falanges** são pequenos ossos longos que formam os dedos das mãos
  - As falanges são designadas como proximais, médias e distais em cada um dos dedos, com exceção do polegar, que tem apenas uma falange proximal e uma falange distal
- Os dedos e seus ossos metacarpais e falanges correspondentes são designados como I a V, sendo polegar o primeiro dedo e o dedo mínimo o quinto dedo.

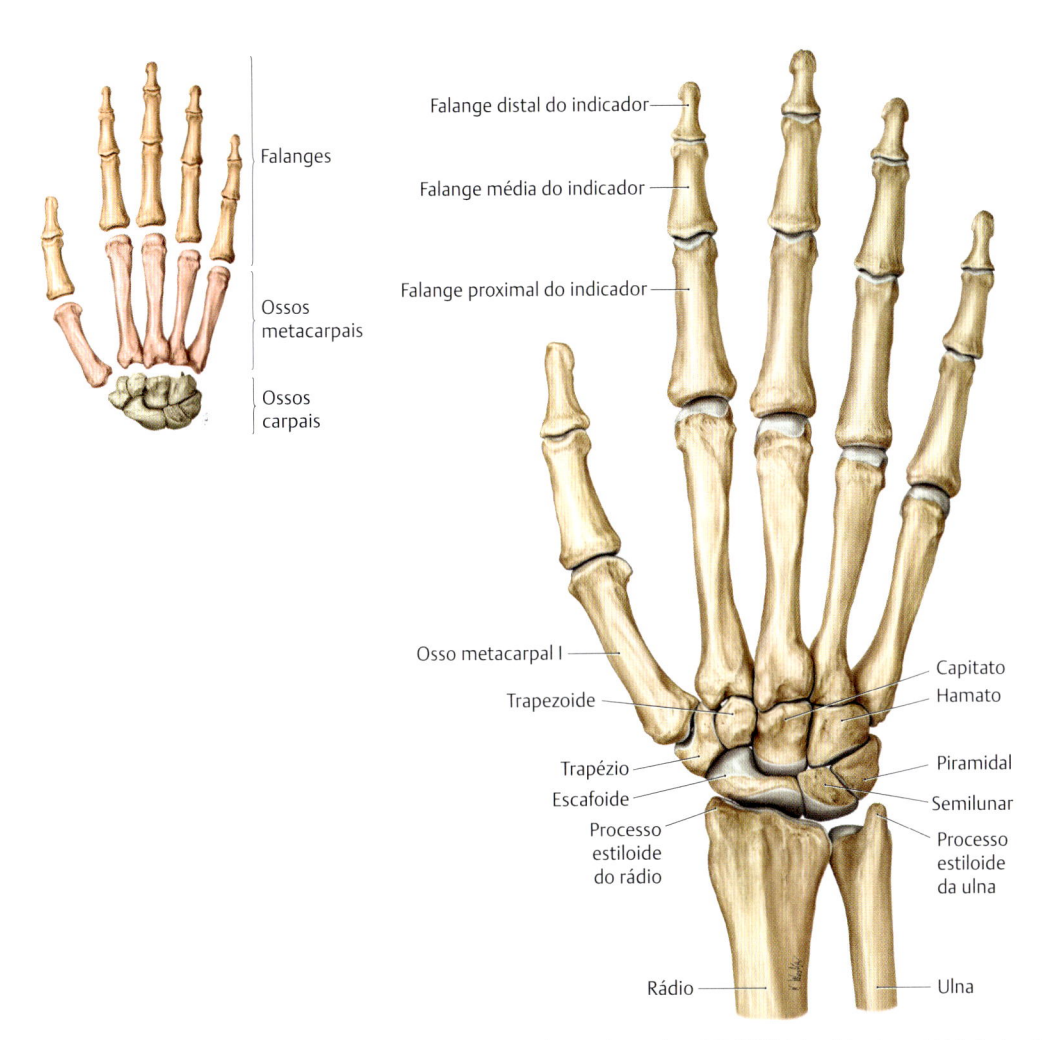

Figura 18.9 Ossos da mão. Mão direita, vista dorsal. (De Schuenke M, Schulte E, Schumacher U. THIEME Atlas of Anatomy, Vol 1. Ilustrações de Voll M e Wesker K. 3rd ed. New York: Thieme Publishers; 2020.)

18.3 Fáscias e compartimentos do membro superior

— A fáscia profunda envolve confortavelmente os músculos do membro superior. É contínua ao cíngulo do membro superior, à axila e ao membro superior, porém tem designações regionais
  - A **fáscia peitoral** recobre o músculo peitoral maior
  - A **fáscia clavipeitoral** recobre os músculos subclávio e peitoral menor
  - A **fáscia da axila** forma o assoalho da **axila**
  - A **fáscia do braço** recobre os músculos do braço
  - A **fáscia do antebraço** recobre os músculos do antebraço e se estende até o punho na forma de faixas espessas transversas, os **retináculos dos músculos flexores** e dos **músculos extensores**
  - A fáscia da mão é contínua ao dorso e à palma; todavia, no centro da palma, forma uma lâmina fibrosa espessa, a **aponeurose palmar**
  - As **bainhas fibrosas dos dedos das mãos**, que são extensões da aponeurose palmar nos dedos, circundam os tendões dos músculos flexores
— Septos intermusculares, que surgem da fáscia profunda, fixam-se aos ossos do braço, do antebraço e da mão, separando então a musculatura do membro em compartimen-

tos distintos. Habitualmente, os músculos em cada compartimento compartilham uma função, uma inervação e uma irrigação sanguínea semelhantes. Os compartimentos do membro superior (ver Capítulo 19, Figuras 19.38 e 19.39) são os seguintes:
  - Os **compartimentos anterior** e **posterior** do braço
  - Os **compartimentos anterior** e **posterior** do antebraço
  - Os **compartimentos tenar**, **hipotenar**, **central**, **adutor** e **interósseo** da palma da mão.

18.4 Neurovasculatura do membro superior

Artérias do membro superior

— A **artéria subclávia** e seus ramos irrigam as estruturas do pescoço, parte da parede torácica e todo o membro superior (Figura 18.10)
  - A artéria subclávia direita é um ramo do tronco braquiocefálico que surge do arco da aorta. A artéria subclávia esquerda origina-se diretamente do arco da aorta
  - As artérias subclávias entram no pescoço pela abertura superior do tórax, passam lateralmente em direção ao ombro e terminam quando passam sobre a primeira costela

- Os ramos da artéria subclávia que irrigam o pescoço e a parede do tórax (discutidos mais detalhadamente no Capítulo 17, Seção 17.3) incluem:
  ◦ **Artéria vertebral**
  ◦ Artéria torácica interna
  ◦ **Tronco tireocervical**, cujos ramos são as **artérias supraescapular**, **cervical ascendente**, **tireóidea inferior** e **cervical transversa**
- Os ramos do tronco tireocervical que irrigam os músculos e a pele da região escapular incluem:
  ◦ Artéria cervical transversa e seu ramo, a **artéria dorsal da escápula**
  ◦ Artéria supraescapular
— A **artéria axilar**, que é a continuação da artéria subclávia, começa na margem lateral da primeira costela e termina na margem lateral da axila (a margem inferior do músculo redondo maior)
— Na axila, o **músculo peitoral menor** situa-se anteriormente ao terço médio da artéria axilar, dividindo, assim, a artéria em três segmentos. As origens dos ramos da artéria axilar exibem considerável variação; porém, geralmente são descritas como surgindo a partir do terço proximal, do terço médio ou do terço distal (Figura 18.11)
  - O terço proximal tem um ramo:
    ◦ A artéria **torácica superior** irriga os músculos do primeiro espaço intercostal
  - O terço médio tem dois ramos:
    ◦ A **artéria toracoacromial** divide-se nos ramos deltóideo, peitoral, clavicular e acromial
    ◦ A **artéria torácica lateral** irriga a parede lateral do tórax, incluindo o músculo serrátil anterior e a mama
  - O terço distal apresenta três ramos:
    ◦ A **artéria subescapular**, que se divide ainda na **artéria toracodorsal**, que irriga o músculo latíssimo do dorso, e na **artéria circunflexa da escápula**, que irriga os músculos da escápula
    ◦ A **artéria circunflexa anterior do úmero**
    ◦ A **artéria circunflexa posterior do úmero**. Essas artérias circunflexas envolvem o colo do úmero para irrigar a região deltóidea
— Uma **arcada escapular**, formada pelas anastomoses com a artéria dorsal da escápula e ramos supraescapulares da artéria subclávia, a artéria circunflexa da escápula e a artéria toracodorsal, ramos da artéria axilar, proporcionam uma importante circulação colateral para a região escapular quando ocorrem lesão ou ligadura da artéria axilar (Figura 18.12)
— A **artéria braquial**, a continuação da artéria axilar, começa na margem lateral da axila (a margem inferior do tendão do músculo redondo maior), segue o seu trajeto superficialmente ao longo da margem medial do **músculo bíceps braquial** e termina em sua bifurcação na fossa cubital (região cubital anterior). Seus ramos incluem (Figura 18.11)
  - A **artéria braquial profunda**, que se inicia proximalmente, desce pela face posterior do úmero e irriga os músculos da parte posterior do braço; suas artérias colaterais média e radial comunicam-se com a artéria radial por meio das artérias recorrente radial e recorrente interóssea
  - As **artérias colaterais ulnares superior** e **inferior**, que são ramos distais e que se anastomosam com a artéria braquial profunda e a artéria ulnar do antebraço para irrigar a articulação do cotovelo
  - As **artérias radial** e **ulnar**, ramos terminais da artéria braquial, que irrigam o antebraço e a mão

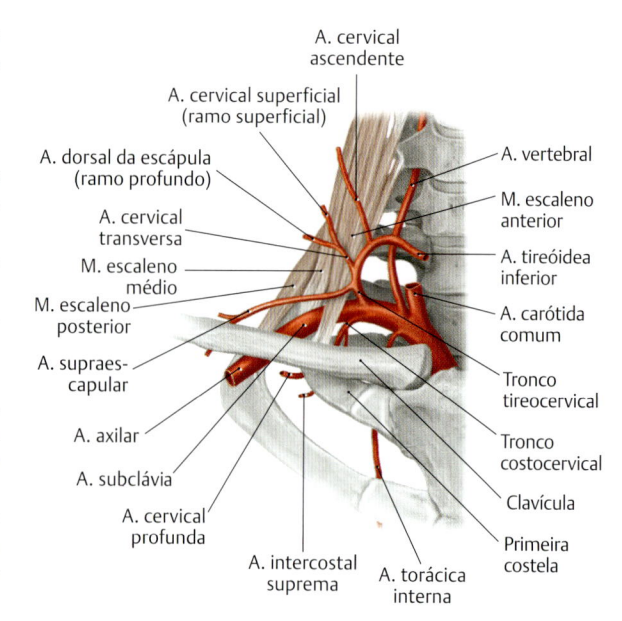

Figura 18.10 Ramos da artéria subclávia. Lado direito, vista anterior. (De Schuenke M, Schulte E, Schumacher U. THIEME Atlas of Anatomy, Vol 1. Ilustrações de Voll M e Wesker K. 3rd ed. New York: Thieme Publishers; 2020.)

— A anastomose arterial ao redor do cotovelo permite a ligação da artéria braquial distal à origem da artéria braquial profunda sem comprometer o suprimento sanguíneo para a região do cotovelo
— A artéria ulnar origina-se na fossa cubital, desce ao longo da parte medial do antebraço e cruza um espaço estreito no punho, o **canal ulnar**. Termina como o **arco palmar superficial** da mão. Os principais ramos da artéria ulnar no antebraço (Figura 18.11) são:
  - **Artéria recorrente ulnar**, que se anastomosa com artérias colaterais ulnares para irrigar a articulação do cotovelo
  - **Artéria interóssea comum**, que se inicia na parte proximal do antebraço e se ramifica em **artérias interósseas anterior** e **posterior**. Esses ramos interósseos descem em ambos os lados da membrana interóssea do antebraço e irrigam os compartimentos anterior e posterior dos músculos do antebraço
— A artéria radial, o menor ramo lateral da artéria braquial, desce a partir da fossa cubital ao longo da margem lateral do antebraço até o punho. Cruza o punho na **tabaqueira anatômica** no lado dorsal, perfura os músculos entre o polegar e o indicador e entra na palma da mão, onde termina como o **arco palmar profundo**. Seus ramos (Figura 18.11) são os seguintes:
  - **Artéria recorrente radial**, que se anastomosa com ramos colaterais da artéria braquial profunda para irrigar a articulação do cotovelo
  - **Artérias carpal palmar** e **carpal dorsal**, que se anastomosam com ramos da artéria ulnar no punho e na mão
— As artérias do punho e da mão (Figura 18.13) incluem:
  - As **redes carpais palmar** e **dorsal**, formadas por contribuições das artérias radial, ulnar, interóssea anterior e interóssea posterior
  - Um **arco palmar profundo**, formado em grande parte pela artéria radial, que dá origem a:

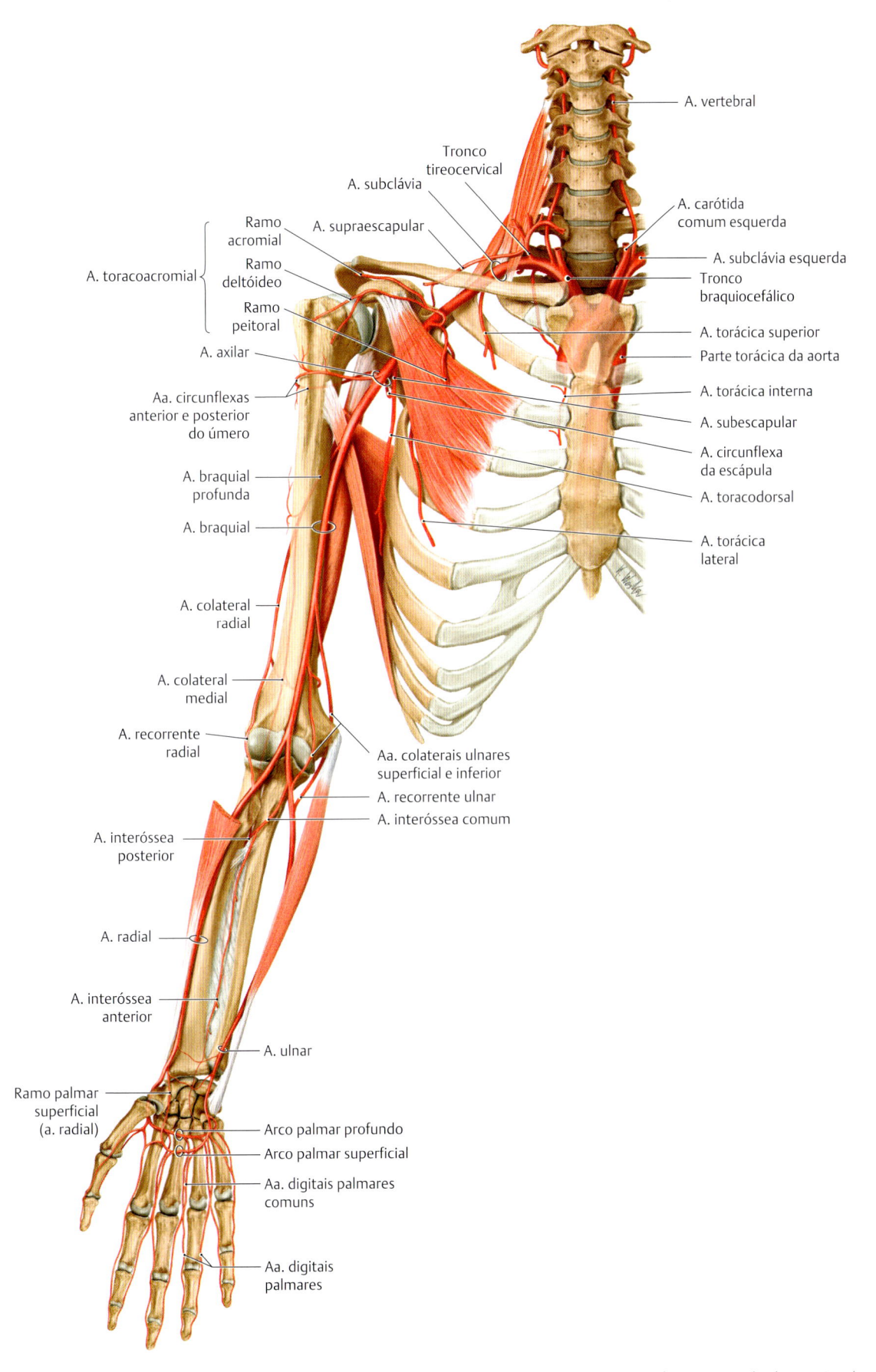

Figura 18.11 Artérias do membro superior. Membro superior direito, vista anterior. (De Gilroy AM, MacPherson BR, Wikenheiser JC. Atlas of Anatomy. Ilustrações de Voll M e Wesker K. 4th ed. New York: Thieme Publishers; 2020.)

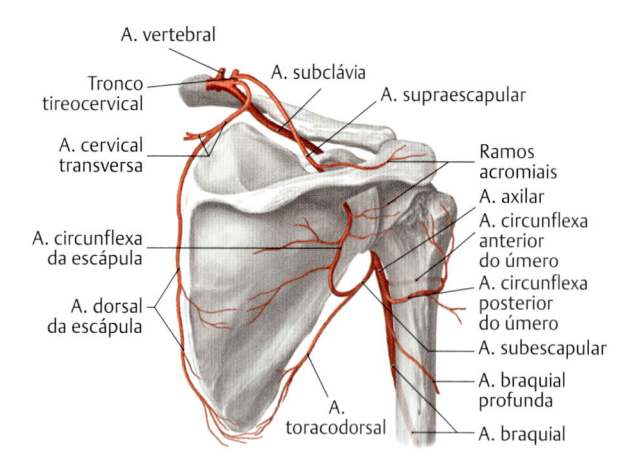

Figura 18.12 **Arcada escapular.** Lado direito, vista posterior. (De Schuenke M, Schulte E, Schumacher U. THIEME Atlas of Anatomy, Vol 1. Ilustrações de Voll M e Wesker K. 3rd ed. New York: Thieme Publishers; 2020.)

○ **Artéria principal do polegar**, que acompanha a face ulnar do metacarpal I até a base do polegar, onde se divide em dois ramos digitais

○ **Artéria radial do indicador**, que se origina da artéria principal do polegar ou da artéria radial e segue um trajeto ao longo da margem radial do dedo indicador

○ **Três artérias metacarpais palmares**, que se anastomosam com as artérias digitais palmares comuns

• Um **arco palmar superficial**, formado em grande parte pela artéria ulnar, que se anastomosa com a artéria palmar profunda por meio de um **ramo palmar profundo** e dá origem a:

○ **Três artérias digitais palmares comuns**, que se dividem em **artérias digitais próprias** pareadas que seguem ao longo dos lados do segundo ao quarto dígito

• Um **arco dorsal do carpo**, formado a partir da rede carpal dorsal, que dá origem a três **artérias metacarpais dorsais** que se ramificam em **artérias digitais dorsais**, que seguem o seu trajeto nos lados dorsais do segundo ao quarto dígito

• Uma **primeira artéria metacarpal dorsal**, que surge diretamente a partir da artéria radial.

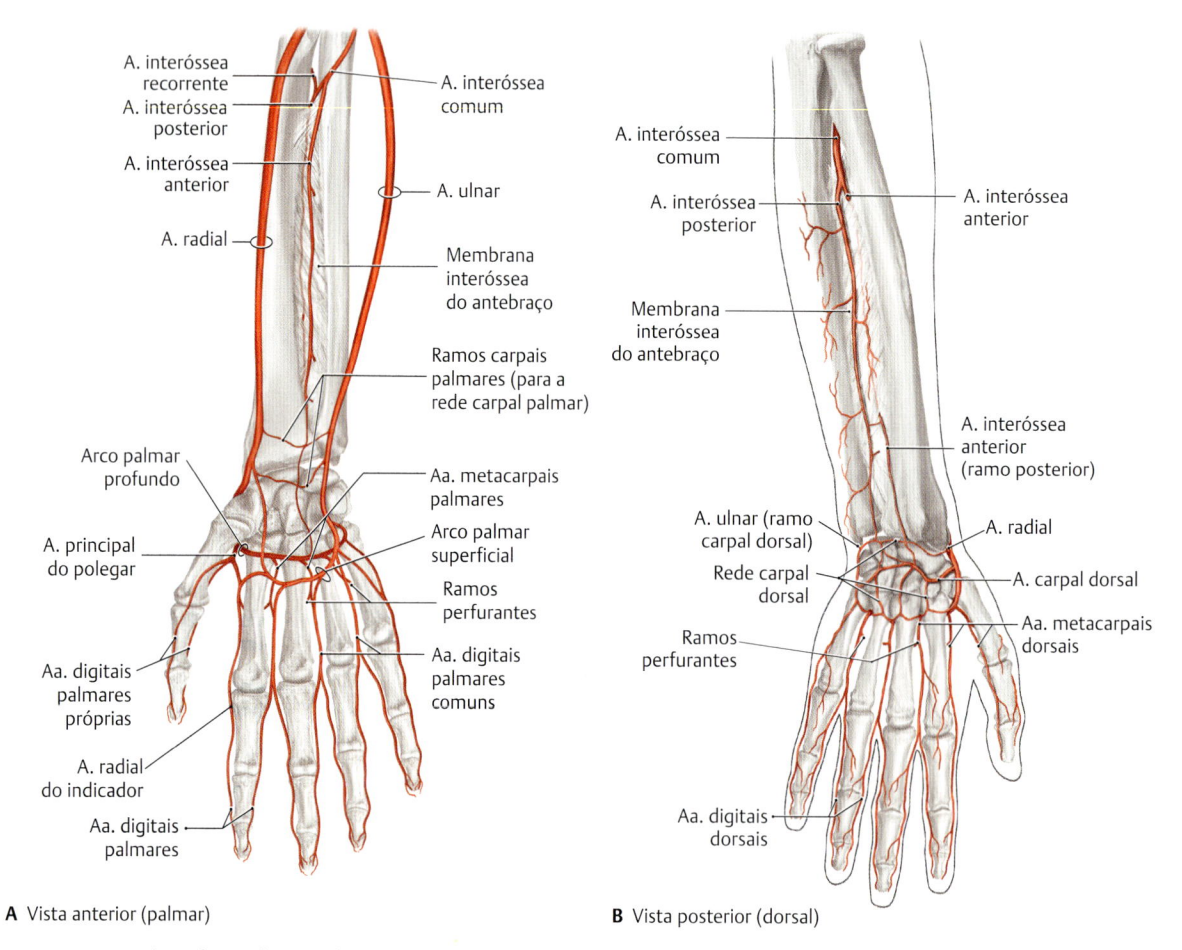

A Vista anterior (palmar)

B Vista posterior (dorsal)

Figura 18.13 **Artérias do antebraço e da mão.** Membro superior direito. As artérias ulnar e radial são unidas pelos arcos palmares superficial e profundo, pelos ramos perfurantes e pela rede carpal dorsal. (De Gilroy AM, MacPherson BR, Wikenheiser JC. Atlas of Anatomy. Ilustrações de Voll M e Wesker K. 4th ed. New York: Thieme Publishers; 2020.)

Veias do membro superior

– À semelhança das veias do tronco, as veias do membro superior são mais variáveis do que as artérias e, com frequência, formam anastomoses que circundam as artérias que elas acompanham. As veias do membro superior possuem válvulas unidirecionais que impedem o acúmulo de sangue nos membros e facilitam o fluxo sanguíneo de volta ao coração. O membro superior apresenta veias tanto profundas quanto superficiais

– As veias profundas acompanham as artérias principais e seus ramos, e têm nomes similares (Figura 18.14)
  - Na parte distal do membro, as veias profundas, designadas como **veias acompanhantes** (*venae comitantes*), seguem em pares e circundam a artéria. Proximalmente, os pares se unem para formar um único vaso
  - A **veia axilar** drena o sangue proveniente do ombro, do braço, do antebraço e da mão, e recebe contribuições adicionais:
    ∘ Da parte lateral da parede do tórax, incluindo as mamas
    ∘ Da veia toracoepigástrica da parede anterolateral do abdome
  - A **veia subclávia**, a continuação da veia axilar, começa na margem lateral da primeira costela e recebe a drenagem venosa da região escapular

– As veias superficiais são encontradas na tela subcutânea e drenam para o sistema venoso profundo pelas **veias perfurantes** (Figura 18.15)
  - A **rede venosa dorsal** da mão drena para duas grandes veias superficiais, as **veias cefálica** e **basílica**
  - A **veia cefálica** origina-se na face lateral do dorso da mão e ascende pela face lateral do antebraço e do braço. No ombro, atravessa o **sulco deltopeitoral** (formado pelas margens dos músculos deltoide e peitoral maior) antes de desembocar na veia axilar
  - A **veia basílica** surge na face medial do dorso da mão e segue um trajeto posteromedial passando anteriormente

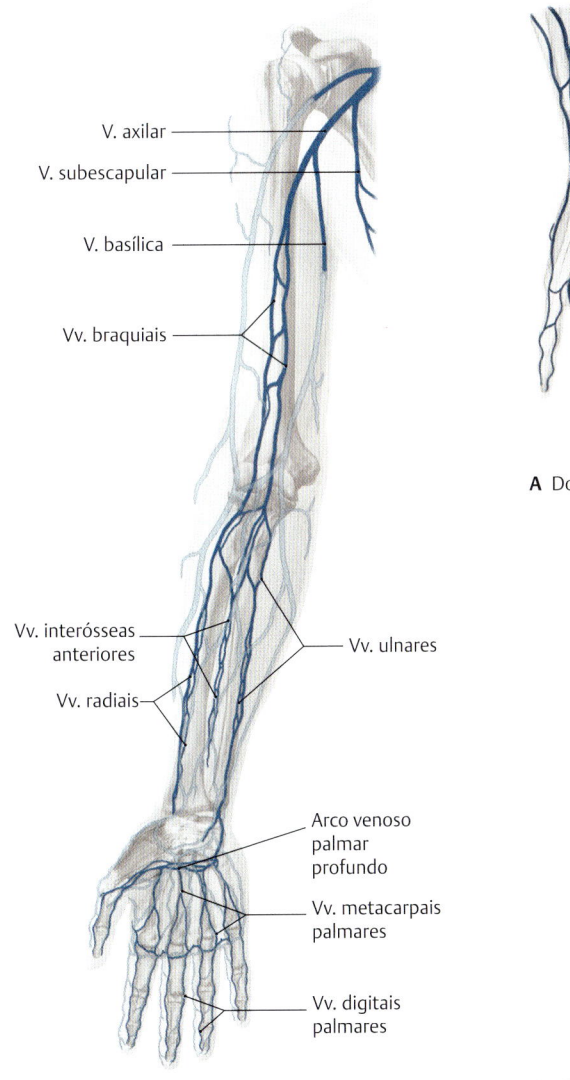

Figura 18.14 Veias profundas do membro superior. Membro superior direito, vista anterior. (De Schuenke M, Schulte E, Schumacher U. THIEME Atlas of Anatomy, Vol 1. Ilustrações de Voll M e Wesker K. 3rd ed. New York: Thieme Publishers; 2020.)

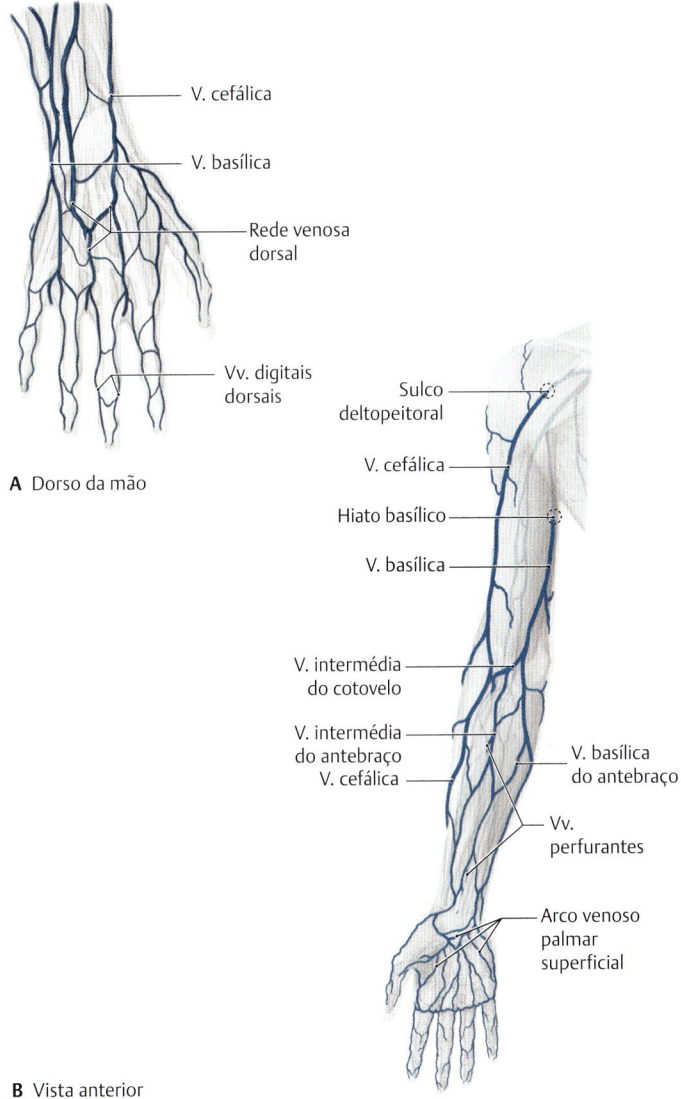

B Vista anterior

Figura 18.15 Veias superficiais do membro superior. Membro superior direito. (De Schuenke M, Schulte E, Schumacher U. THIEME Atlas of Anatomy, Vol 1. Ilustrações de Voll M e Wesker K. 3rd ed. New York: Thieme Publishers; 2020.)

- ao epicôndilo medial do úmero. No braço, perfura a fáscia braquial (no **hiato da basílica**) e se une ao par de **veias braquiais profundas** para formar a veia axilar
- A **veia intermédia do cotovelo** une as veias cefálica e basílica anteriormente à fossa cubital
- A **veia intermédia do antebraço** origina-se da rede venosa da palma, ascende pela face anterior do antebraço e termina na veia basílica ou na veia intermédia do cotovelo.

Drenagem linfática do membro superior

Os vasos linfáticos do membro superior drenam para a axila. Em geral, acompanham as veias do sistema superficial (veias cefálica e basílica), embora haja numerosas conexões entre as drenagens profunda e superficial.

— Os grupos de linfonodos axilares, que contêm cada um quatro a sete linfonodos grandes, são descritos em relação ao músculo peitoral menor (Figura 18.16)
  - O grupo axilar inferior situa-se lateral e profundamente ao músculo peitoral menor
    - Os **linfonodos peitorais** na parede anterior da axila drenam a parede anterior do tórax, incluindo a mama (75% da linfa da mama é drenada para os linfonodos axilares)
    - Os **linfonodos subescapulares** ao longo da prega axilar posterior drenam a parede posterior do tórax e a região escapular
    - Os **linfonodos umerais** situam-se medial e posteriormente à veia axilar e recebem vasos linfáticos que acompanham a veia basílica e as veias profundas do braço
    - Os **linfonodos centrais** situam-se profundamente ao músculo peitoral menor e recebem linfa dos linfonodos peitorais, subescapulares e umerais
  - O grupo axilar médio situa-se na superfície do músculo peitoral menor
    - Os **linfonodos interpeitorais** estão localizados entre os músculos peitoral maior e peitoral menor, e drenam a linfa para os linfonodos apicais
  - O grupo axilar superior tem localização medial ao músculo peitoral menor
    - Os **linfonodos apicais** situam-se ao longo da veia axilar, adjacentes à primeira parte da artéria axilar, no ápice da axila. Recebem linfa dos linfonodos centrais, bem como dos vasos linfáticos que acompanham a veia cefálica
— Os vasos linfáticos apicais unem-se para formar os troncos linfáticos subclávios, que habitualmente drenam a linfa para o tronco linfático direito e o ducto torácico (ducto linfático esquerdo).

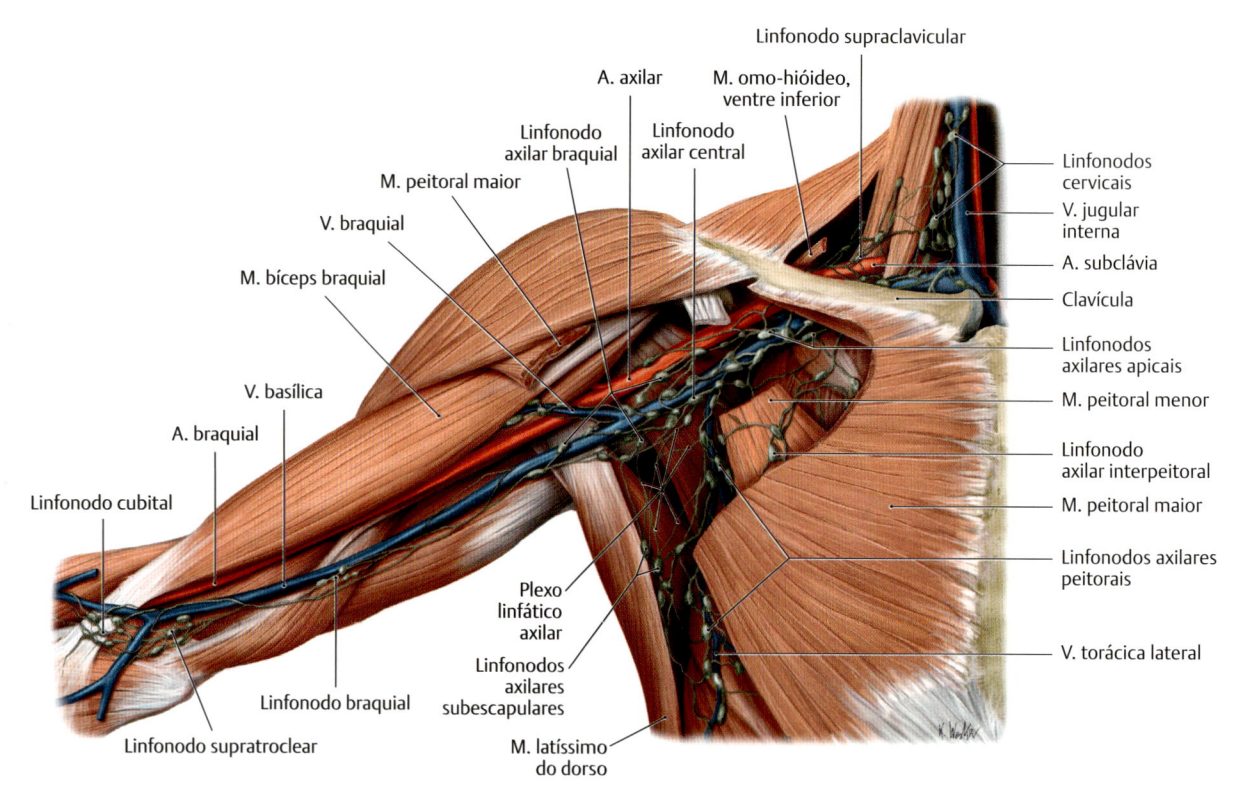

Figura 18.16 Linfonodos axilares. Vista anterior. (De Schuenke M, Schulte E, Schumacher U. THIEME Atlas of Anatomy, Vol 1. Ilustrações de Voll M e Wesker K. 3rd ed. New York: Thieme Publishers; 2020.)

Nervos do membro superior: plexo braquial

O membro superior é inervado quase totalmente pelos nervos do **plexo braquial**, que se origina das partes cervical inferior e torácica superior da medula espinal (Tabela 18.1 e Figuras 18.17 a 18.21) (uma exceção, o nervo intercostobraquial, formado pelos ramos anteriores de T1 e T2, é sensitivo para a face medial do braço, porém não faz parte do plexo).

– As raízes do plexo braquial emergem da coluna vertebral entre os músculos escaleno anterior e escaleno médio (sulco interescaleno) no pescoço
– A formação do plexo começa no pescoço (**parte supraclavicular**), onde acompanha a artéria subclávia, e continua na axila (**parte intraclavicular**), onde acompanha a artéria axilar

– As raízes, os troncos e as divisões do plexo são **supraclaviculares** (acima da clavícula); os fascículos formam-se na altura da clavícula, e seus ramos são **infraclaviculares** (abaixo da clavícula)
– A Figura 18.17 mostra a arquitetura do plexo braquial
  • Os ramos anteriores dos nervos espinais C5-T1 formam cinco **raízes**
    ○ No plexo, as raízes superiores formam nervos que inervam os músculos da parte proximal do membro superior; as raízes inferiores formam nervos que inervam os músculos da parte distal do membro superior
    ○ Os termos **plexo pré-fixado** ou **plexo pós-fixado** indicam que o plexo inclui ramos anteriores de um nível espinal acima (C4) ou abaixo (T2) dos níveis normais, respectivamente

Tabela 18.1 Nervos do plexo braquial.

Nervo			Nível	Área de inervação
Parte supraclavicular				
Ramos diretos dos ramos anteriores ou troncos do plexo				
●	N. dorsal da escápula		C4-C5	M. levantador da escápula, mm. romboides maior e menor
	N. supraescapular		C4-C6	M. supraespinal, m. infraespinal
	N. subclávio		C5-C6	M. subclávio
	N. torácico longo		C5-C7	M. serrátil anterior
Parte infraclavicular				
Ramos curto e longo dos fascículos do plexo				
● **Fascículo lateral**	N. peitoral lateral		C5-C7	M. peitoral maior
	N. musculocutâneo			M. coracobraquial, m. bíceps braquial, m. braquial; pele da face lateral do antebraço
● **Fascículo medial**	N. mediano	Raiz lateral	C6-C7	M. pronador redondo, m. flexor radial do carpo, m. palmar longo, m. flexor superficial dos dedos, m. pronador quadrado, m. flexor longo do polegar, m. flexor profundo dos dedos (metade radial), m. abdutor curto do polegar, m. flexor curto do polegar (cabeça superficial), m. oponente do polegar, primeiro e segundo mm. lumbricais; pele da metade radial da palma, da face palmar, do segmento dorsal distal dos dedos indicador e médio, e da metade do dedo anular
		Raiz medial	C8-T1	
●	N. peitoral medial			Mm. peitorais maior e menor
	N. cutâneo medial do antebraço			Pele da face medial do antebraço
	N. cutâneo medial do braço		T1	Pele da face medial do braço
	N. ulnar		C7-T1	M. flexor ulnar do carpo, m. flexor profundo dos dedos (metade ulnar), m. palmar curto, m. abdutor do dedo mínimo, m. flexor do dedo mínimo, m. oponente do dedo mínimo, terceiro e quarto mm. lumbricais, mm. interósseos, m. adutor do polegar, m. flexor curto do polegar (cabeça profunda); pele da metade ulnar do dorso e da palma da mão, da face dorsal e palmar do dedo mínimo, e da metade do dedo anular
● **Fascículo posterior**	N. subescapular superior		C5-C6	M. subescapular (parte superior)
	N. toracodorsal		C6-C8	M. latíssimo do dorso
	N. subescapular inferior		C5-C6	M. subescapular (parte inferior), m. redondo maior
	N. axilar			M. deltoide, m. redondo menor; pele da região deltóidea inferior
	N. radial		C5-T1	Músculos da parte posterior do braço e do antebraço; pele da face posterior e inferolateral do braço, da parte posterior do antebraço, da metade radial do dorso da mão, do dorso do polegar, do indicador, do dedo médio e da metade do dedo anular

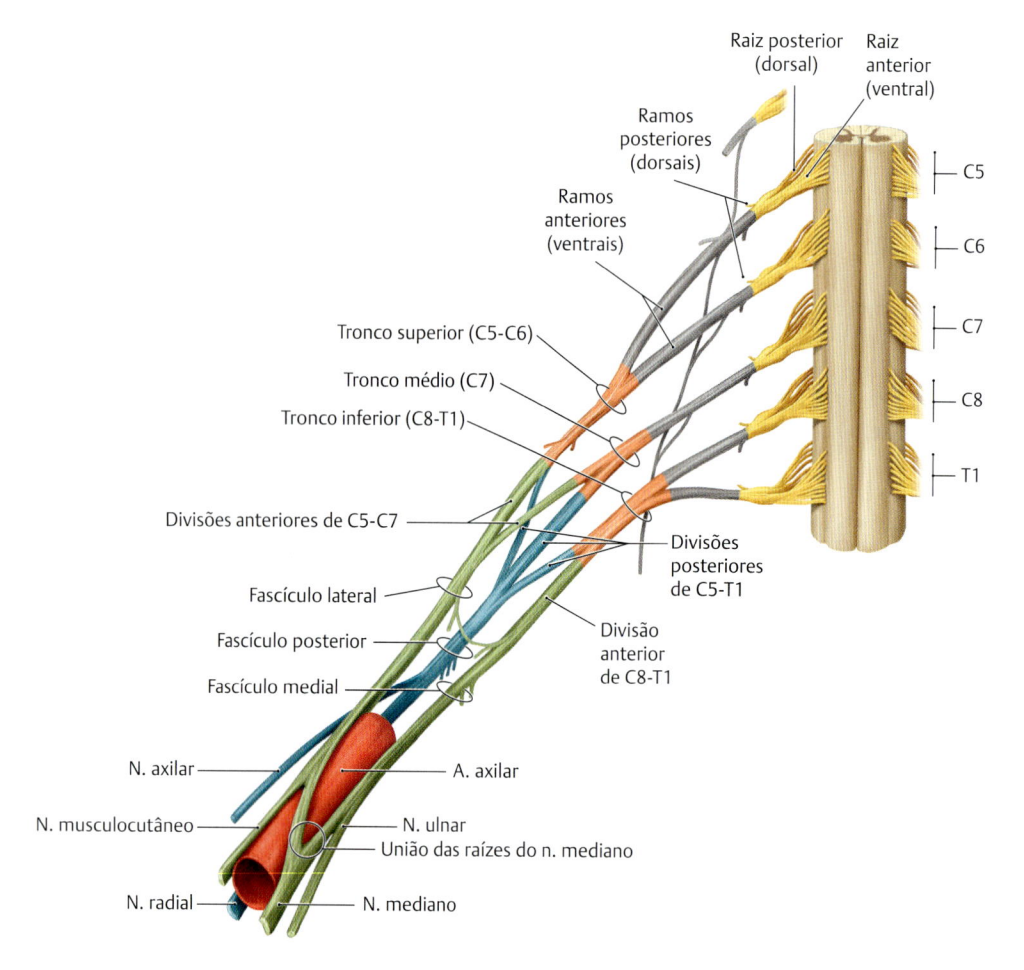

Figura 18.17 Estrutura do plexo braquial. Lado direito, vista anterior. (De Schuenke M, Schulte E, Schumacher U. THIEME Atlas of Anatomy, Vol 1. Ilustrações de Voll M e Wesker K. 3rd ed. New York: Thieme Publishers; 2020.)

- As raízes C5 a T1 combinam-se para formar três **troncos**:
  1. C5 e C6 formam o **tronco superior**.
  2. C7 forma o **tronco médio**.
  3. C8 e T1 formam o **tronco inferior**.
- As divisões anteriores e posteriores (componentes dos ramos posteriores de todos os nervos espinais), que estão reunidas nas raízes e nos troncos do plexo, separam-se para formar três **fascículos**
  1. As divisões anteriores do tronco superior e do tronco médio (C5-C7) formam o **fascículo lateral**.
  2. As divisões anteriores do tronco inferior (C8-T1) formam o **fascículo medial**.
  3. As divisões posteriores de todos os troncos (C5-T1) formam o **fascículo posterior**.
- Os três fascículos dividem-se para formar os cinco **nervos terminais** do plexo
  - Os fascículos lateral e medial formam os **nervos musculocutâneo**, **mediano** e **ulnar**, que inervam os músculos anteriores do braço e do antebraço, como também todos os músculos da palma da mão
  - O fascículo posterior forma os **nervos axilar** e **radial**, que inervam os músculos das regiões escapular e deltóidea e os músculos posteriores do braço e do antebraço
- O nervo musculocutâneo (C5-C7) perfura e inerva o músculo coracobraquial do braço quando deixa a axila e, em seguida, desce para o compartimento anterior do braço entre os músculos bíceps braquial e braquial
  - No braço, seus **ramos musculares** inervam os músculos do compartimento anterior, o bíceps braquial e o braquial
  - Ele penetra no antebraço na margem lateral da fossa cubital como **nervo cutâneo lateral do antebraço** para inervar a pele e a face lateral do antebraço
- O nervo mediano (C6-T1) é formado por contribuições dos fascículos medial e lateral
  - No braço, o nervo mediano desce com os vasos braquiais medialmente ao músculo bíceps braquial, porém não inerva nenhum músculo do braço
  - No antebraço, segue um trajeto profundo no compartimento anterior, porém torna-se superficial no punho antes de atravessar o túnel do carpo para a mão. Inerva a maioria dos músculos da face anterior do antebraço (com exceção do músculo flexor ulnar do carpo e a metade medial do músculo flexor profundo dos dedos)
    - Seu ramo maior no antebraço é o **nervo interósseo anterior do antebraço**
    - Um **ramo palmar** surge distalmente e cruza o punho superficialmente em direção ao túnel do carpo para inervar a pele da palma
  - Na mão, o nervo mediano desempenha funções motoras e sensitivas

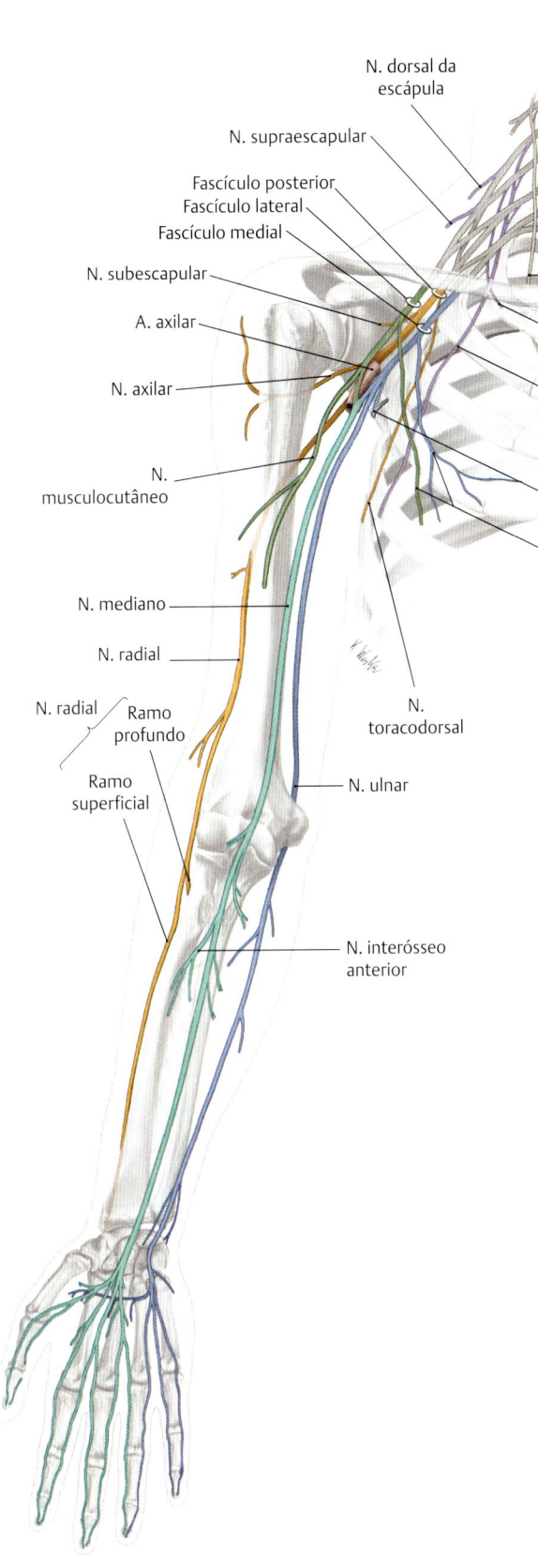

Figura 18.18 Plexo braquial. Lado direito, vista anterior (*ver Tabela 18.1 para uma explicação sobre o código de cores*). (De Gilroy AM, MacPherson BR, Wikenheiser JC. Atlas of Anatomy. Ilustrações de Voll M e Wesker K. 4th ed. New York: Thieme Publishers; 2020.)

BOXE 18.6 CORRELAÇÃO CLÍNICA

LESÕES DE RAÍZES E TRONCOS

As lesões dos segmentos proximais do plexo braquial que envolvem uma avulsão das raízes ou um estiramento ou compressão dos troncos têm apresentações clássicas que representam a distribuição dos nervos acometidos. Os nervos derivados do plexo superior inervam os músculos da parte proximal do membro superior, enquanto os nervos derivados do plexo inferior inervam os músculos da parte distal do membro.

As lesões do plexo superior (paralisia de Erb-Duchenne) envolvem as raízes C5 e C6 ou o tronco superior, e habitualmente são causadas por um traumatismo que separa vigorosamente a cabeça e o ombro. A consequente deformidade inclui adução do ombro e rotação medial do membro que está em extensão no cotovelo.

As lesões do plexo inferior (paralisia de Klumpke) são muito menos comuns que as do plexo superior, porém uma violenta tração ascendente do membro pode causar avulsão das raízes C8 e T1 ou lesão do tronco inferior. Isso acomete os músculos intrínsecos da mão e pode criar uma deformidade de "mão em garra". Como C8 e T1 são as contribuições mais superiores do tronco simpático, a avulsão dessas raízes nervosas também acomete a inervação simpática da cabeça. A manifestação disso é conhecida como síndrome de Horner (ver Capítulo 20, Seção 20.1).

- ◦ Um ramo para os músculos tenares, o **nervo recorrente**, inerva a maioria dos músculos do compartimento tenar (músculos intrínsecos do polegar)
- ◦ Os **ramos dos nervos digitais palmares** inervam os dois músculos lumbricais laterais (músculos intrínsecos do compartimento central) e a pele do polegar até o dedo médio e metade lateral do dedo anular
— O nervo ulnar ([C7] C8, T1) é um ramo do fascículo medial

- No braço, desce na face medial junto com a artéria braquial. Na parte média do braço, perfura o septo intermuscular para entrar no compartimento posterior. Cruza a articulação do cotovelo posteriormente ao epicôndilo medial do úmero, onde é subcutâneo e vulnerável a lesões. O nervo ulnar não inerva nenhum músculo no braço
- No antebraço, segue um trajeto profundamente aos músculos flexores, porém torna-se superficial proximalmente ao punho
  - ◦ Seus **ramos musculares** inervam os músculos flexores na face medial (músculo flexor ulnar do carpo e metade medial do músculo flexor profundo dos dedos)
  - ◦ Os **nervos cutâneos palmares** e **dorsais** surgem no punho, porém distribuem-se para a pele da metade medial da mão, para as partes proximais do dedo mínimo e para a metade medial do dedo anular

---

BOXE 18.7 CORRELAÇÃO CLÍNICA

LESÃO DO NERVO MUSCULOCUTÂNEO

Na face medial do braço, o nervo musculocutâneo está protegido, e a ocorrência de lesões isoladas é incomum, porém afetaria os músculos coracobraquial, bíceps braquial e braquial. A flexão e a supinação no cotovelo ficariam enfraquecidas, mas não ausentes, visto que os músculos bracorradial e supinador, que são inervados pelo nervo radial, também realizam esses movimentos.

BOXE 18.8 CORRELAÇÃO CLÍNICA

LESÃO DO NERVO MEDIANO

A lesão na parte distal do úmero é frequentemente causada por uma fratura supracondilar e resulta em:
- Perda da sensibilidade na palma e na face palmar da parte lateral de três dedos e meio
- Perda da flexão do polegar até o dedo médio
- "Sinal da garrafa" positivo em decorrência da perda de abdução do polegar (com lesão da parte proximal do nervo)
- Flexão enfraquecida dos dedos anular e mínimo
- Perda da oposição dos músculos tenares
- Perda da pronação
- "Mão de macaco" produzida pela retificação da eminência tênar
- "Mão de bênção" produzida pela flexão da mão com punho cerrado (o indicador e o dedo médio permanecem em extensão parcial).

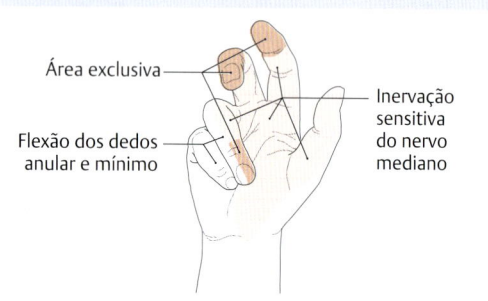

Área exclusiva — Inervação sensitiva do nervo mediano
Flexão dos dedos anular e mínimo

A "Mão de bênção" após lesão da parte proximal do nervo mediano

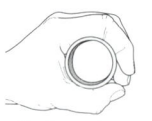 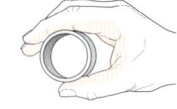

Na mão saudável, o polegar pode realizar a abdução para segurar por completo um objeto cilíndrico

Na lesão da parte proximal do nervo mediano, o polegar não pode ser totalmente abduzido

B "Sinal da garrafa" positivo em decorrência de perda ou fraqueza da flexão dos dedos e abdução do polegar

De Schuenke M, Schulte E, Schumacher U. THIEME Atlas of Anatomy, Vol 1. Ilustrações de Voll M e Wesker K. 3rd ed. New York: Thieme Publishers; 2020.

BOXE 18.9 CORRELAÇÃO CLÍNICA

LESÃO DO NERVO ULNAR

O nervo ulnar pode sofrer uma lesão no cotovelo em consequência de uma fratura do epicôndilo medial do úmero, que fica comprimido na fossa cubital entre as duas cabeças do músculo flexor ulnar do carpo ou comprimido no túnel ulnar no punho. Essas lesões resultam em:
- Parestesia das faces palmar e dorsal da parte medial da mão e na parte medial de um dedo e meio
- Perda da adução do polegar
- Hiperextensão das articulações metacarpofalângicas (MCF)
- Perda da extensão das articulações interfalângicas (IF)
- Adução e flexão enfraquecidas do punho (no caso de lesões no cotovelo)
- Incapacidade de cerrar o punho em decorrência da deformidade de "mão em garra".

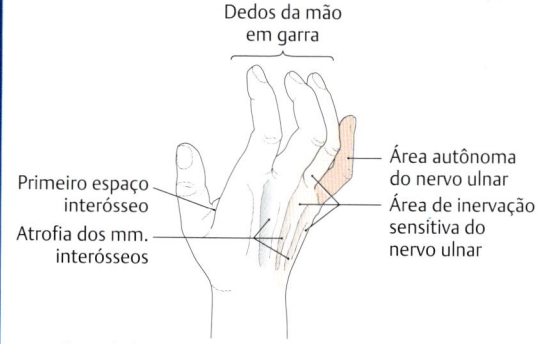

Dedos da mão em garra
Primeiro espaço interósseo — Área autônoma do nervo ulnar
Atrofia dos mm. interósseos — Área de inervação sensitiva do nervo ulnar

A Deformidade da "mão em garra" com depressão dos espaços interósseos (em decorrência de atrofia dos músculos interósseos)

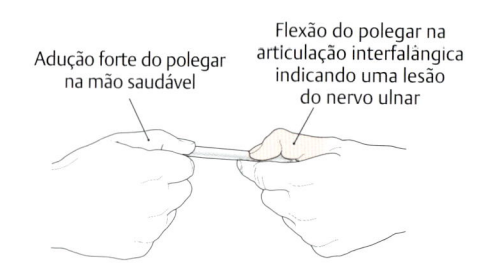

Adução forte do polegar na mão saudável
Flexão do polegar na articulação interfalângica indicando uma lesão do nervo ulnar

B "Sinal de Froment" positivo indicando paralisia do músculo aduto do polegar

De Schuenke M, Schulte E, Schumacher U. THIEME Atlas of Anatomy, Vol 1. Ilustrações de Voll M e Wesker K. 3rd ed. New York: Thieme Publishers; 2020.

LESÃO DO NERVO AXILAR

O nervo axilar é mais vulnerável ao redor do colo do úmero e pode sofrer uma lesão por fraturas do colo cirúrgico do úmero ou por luxação da articulação glenoumeral. A desnervação do músculo deltoide resulta em fraqueza funcional substancial dos movimentos do ombro e em outros efeitos, que incluem:

* Flexão e extensão enfraquecidas na articulação do ombro
* Incapacidade de abdução do ombro, mesmo na posição horizontal
* Perda da sensibilidade na região deltóidea
* Contorno achatado do ombro.

LESÃO DO NERVO RADIAL

O nervo radial é mais vulnerável à lesão em consequência de fratura na parte média do úmero, onde o nervo segue ao longo do sulco radial do úmero. Como habitualmente os ramos radiais para o músculo tríceps braquial são proximais à lesão, a flexão do cotovelo não é afetada. Outros efeitos incluem:

* Perda da extensão do punho
* Perda da extensão nas articulações metacarpofalângicas (MCF)
* Pronação enfraquecida
* Flexão do punho e dos dedos provocando a "queda do punho".

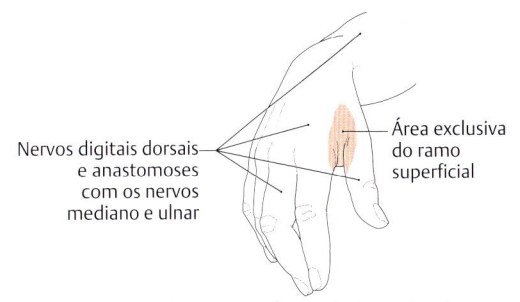

"Punho caído" em decorrência da perda dos músculos extensores do punho. (De Schuenke M, Schulte E, Schumacher U. THIEME Atlas of Anatomy, Vol 1. Ilustrações de Voll M e Wesker K. 3rd ed. New York: Thieme Publishers; 2020).

* Cruza o punho com a artéria ulnar dentro de um espaço estreito, o **canal ulnar**, onde se divide em ramos profundo e superficial
    * O **ramo profundo** inerva a maior parte dos músculos intrínsecos da palma da mão (com exceção do músculo adutor do polegar, da metade do músculo flexor curto do polegar, e dos primeiro e segundo músculos lumbricais)
    * O **ramo superficial** inerva um pequeno músculo superficial da palma (músculo palmar curto) e contribui para a inervação sensitiva dos dedos anular e mínimo
* O nervo axilar (C5-C6), um ramo do fascículo posterior, passa pela região posterior do ombro com a artéria e a veia circunflexas posteriores do úmero
    * Na região do ombro, o nervo axilar inerva os músculos redondo menor e deltoide, bem como a pele da região deltóidea
* O nervo radial (C5-T1) origina-se do fascículo posterior
    * No braço, segue um trajeto posterior em torno do úmero no sulco radial com a artéria braquial profunda e desce no compartimento posterior
        * Seus **ramos musculares** inervam todos os músculos da parte posterior do braço, o músculo tríceps braquial e o músculo ancôneo
        * Seus ramos sensitivos do braço incluem os **nervos cutâneo posterior do braço** e **cutâneo lateral inferior do braço**
        * Um **nervo cutâneo posterior do antebraço** surge no braço e inerva a pele na face posterior do antebraço
    * Na região cubital, o nervo radial atravessa o septo intermuscular lateral em direção ao compartimento anterior, onde segue um trajeto anterior ao epicôndilo lateral. Quando entra na parte proximal do antebraço, divide-se em ramos profundo e superficial
        * O ramo profundo torna-se o **nervo interósseo posterior** quando circunda o rádio no compartimento posterior do antebraço. Inerva todos os músculos desse compartimento
        * O **ramo superficial** desce ao longo da face lateral do antebraço até o punho
    * Na mão, o nervo radial não tem nenhum ramo motor
        * No punho, o ramo superficial segue um trajeto posterior para inervar a pele no dorso da mão e segmentos proximais do polegar até o dedo médio e metade do dedo anular.

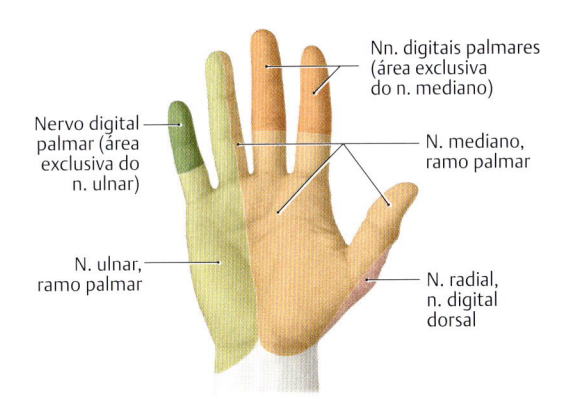

A Vista anterior (palmar)

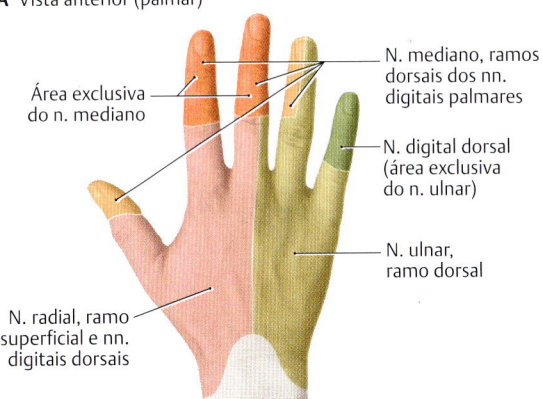

B Vista posterior (dorsal)

Figura 18.19 Inervação sensitiva da mão. Mão direita. Existe uma extensa superposição entre as áreas adjacentes. Os territórios exclusivos dos nervos estão indicados por tons mais escuros. (De Schuenke M, Schulte E, Schumacher U. THIEME Atlas of Anatomy, Vol 1. Ilustrações de Voll M e Wesker K. 3rd ed. New York: Thieme Publishers; 2020.)

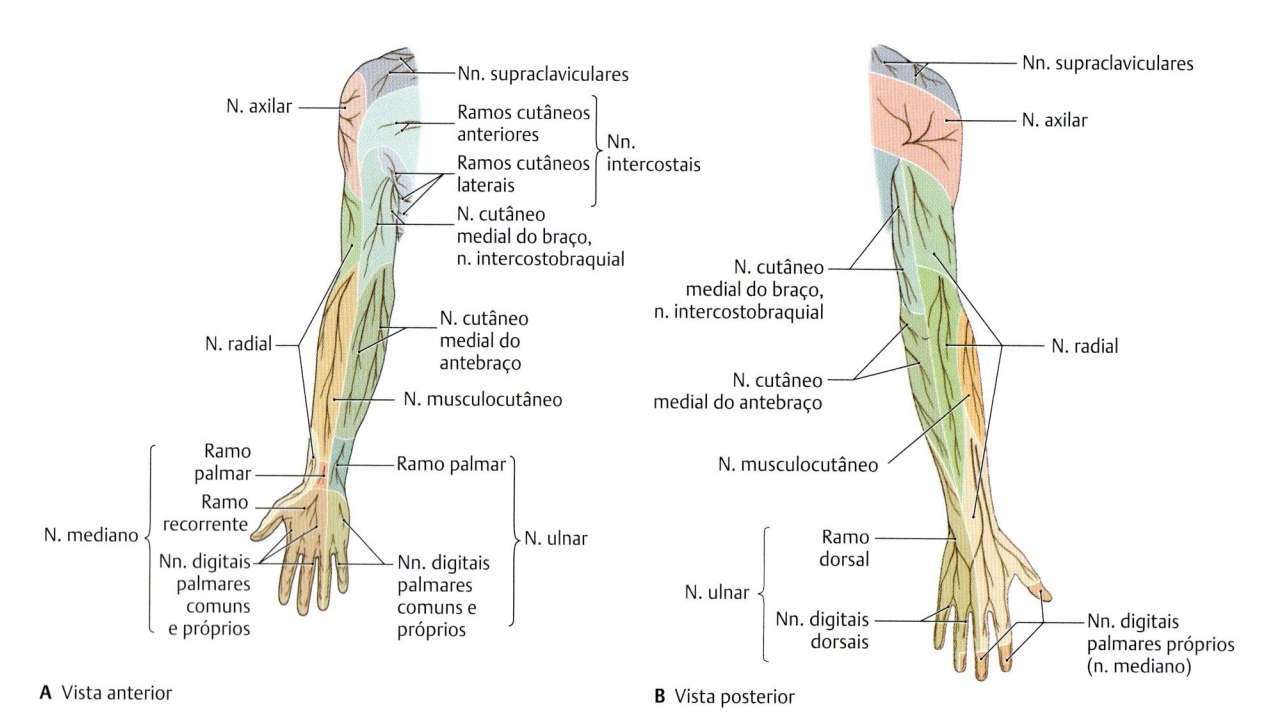

A Vista anterior

B Vista posterior

Figura 18.20 Inervação cutânea do membro superior. (De Schuenke M, Schulte E, Schumacher U. THIEME Atlas of Anatomy, Vol 1. Ilustrações de Voll M e Wesker K. 3rd ed. New York: Thieme Publishers; 2020.)

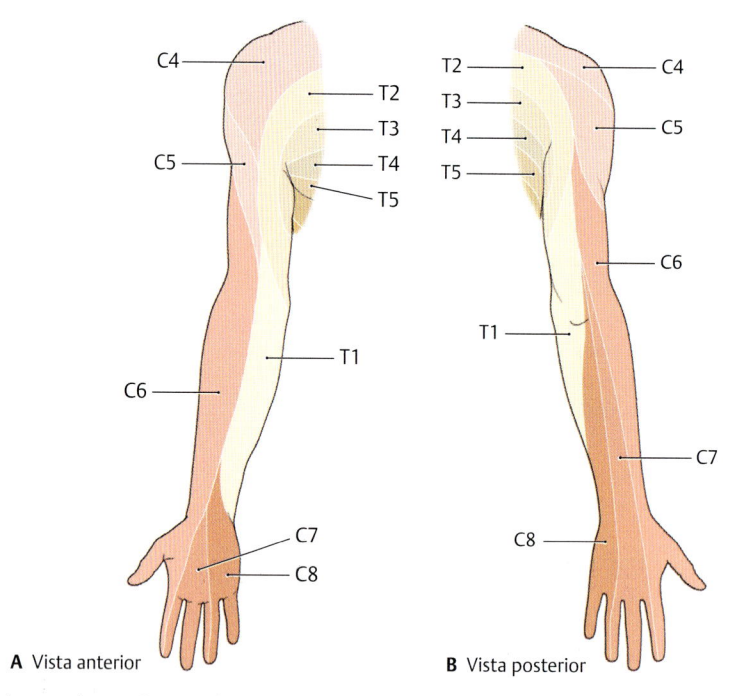

A Vista anterior

B Vista posterior

Figura 18.21 Dermátomos do membro superior. (De Schuenke M, Schulte E, Schumacher U. THIEME Atlas of Anatomy, Vol 1. Ilustrações de Voll M e Wesker K. 3rd ed. New York: Thieme Publishers; 2020.)

19 Anatomia Funcional do Membro Superior

O membro superior caracteriza-se pela sua grande amplitude de movimento e habilidade motora fina. Os movimentos coordenados no cíngulo do membro superior, bem como as articulações do ombro, do cotovelo, radiulnar e do punho, posicionam as mãos de modo que possam realizar tarefas tão vitais quanto alimentar-se e tão complexas quanto tocar violino.

As tabelas dos músculos (origem, inserção, inervação e ação) são acompanhadas dos esquemas musculares do membro superior nas seções pertinentes deste capítulo. Os músculos *in situ* são mostrados na coleção de imagens topográficas na Seção 19.7, no fim deste capítulo.

19.1 Cíngulo do membro superior

O **cíngulo do membro superior**, que é formado pela clavícula e pela escápula, fixa o membro superior ao tronco (Figura 19.1). A clavícula, que atua como suporte que lembra um guindaste, mantém a escápula e o úmero afastados do tronco, o que possibilita a livre amplitude de movimento necessária para a função do membro superior.

Articulações do cíngulo do membro superior

As articulações do cíngulo do membro superior incluem as articulações da clavícula com o esterno e com a escápula, e também uma articulação não óssea conhecida como articulação funcional, que possibilita o movimento de deslizamento entre os músculos do tronco e a escápula.

— A **articulação esternoclavicular** é uma articulação sinovial resistente, porém altamente móvel, entre a extremidade esternal da clavícula, o manúbrio e a primeira cartilagem costal (Figura 19.2)
  • Trata-se da única articulação óssea entre o membro superior e o tronco
  • As faces articulares são separadas por um disco articular
  • Os ligamentos **esternoclaviculares anterior** e **posterior**, **costoclavicular** e **interclavicular** fortalecem a articulação
  • A articulação possibilita a elevação e a rotação da clavícula juntamente com os movimentos do membro superior
— A **articulação acromioclavicular** é uma articulação sinovial de tipo plano entre o acrômio da escápula e a extremidade acromial da clavícula (Figura 19.3)
  • As faces articulares são separadas por um disco articular
  • A articulação é sustentada superiormente por um **ligamento acromioclavicular**
  • O **ligamento coracoclavicular**, um ligamento extrínseco (distante da articulação), fortalece a articulação fixando a clavícula ao processo coracoide. Suas duas partes são os **ligamentos conoide** e **trapezoide**
— A **articulação escapulotorácica** não é uma articulação óssea, mas uma relação funcional entre os músculos serrátil anterior e subescapular que possibilita o deslizamento e a rotação da escápula sobre a parede do tórax (Figura 19.4).

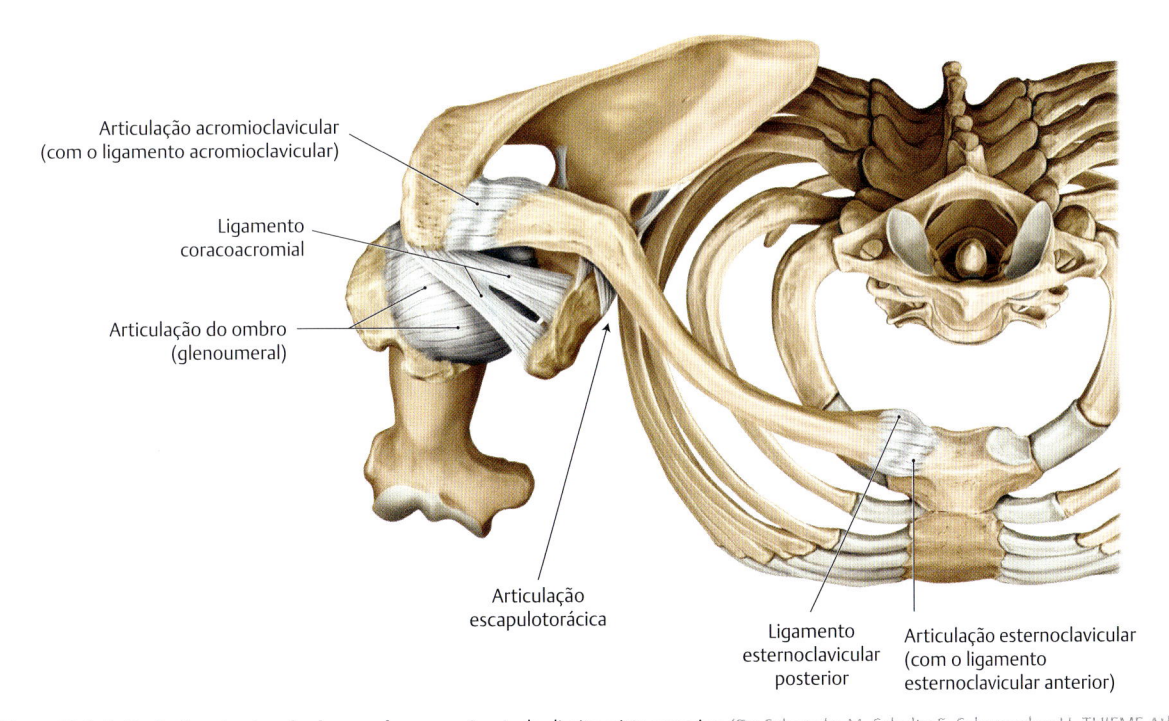

Articulação acromioclavicular (com o ligamento acromioclavicular)

Ligamento coracoacromial

Articulação do ombro (glenoumeral)

Articulação escapulotorácica

Ligamento esternoclavicular posterior

Articulação esternoclavicular (com o ligamento esternoclavicular anterior)

Figura 19.1 Articulações do cíngulo do membro superior. Lado direito, vista superior. (De Schuenke M, Schulte E, Schumacher U. THIEME Atlas of Anatomy, Vol 1. Ilustrações de Voll M e Wesker K. 3rd ed. New York: Thieme Publishers; 2020.)

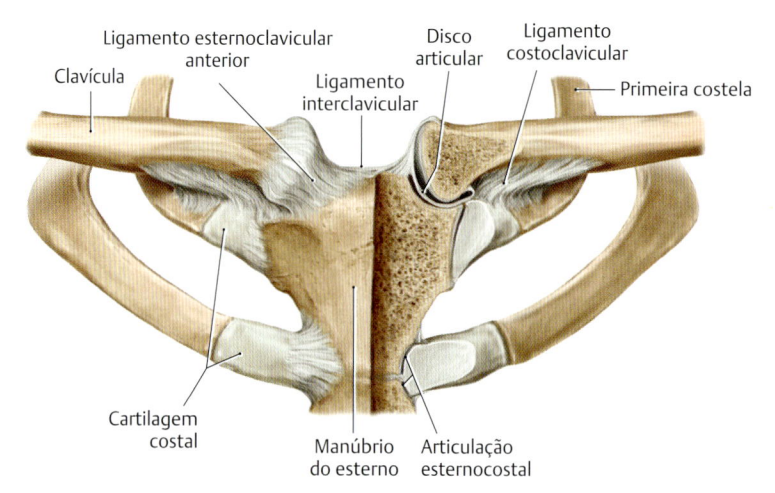

Figura 19.2 Articulação esternoclavicular. Vista anterior de corte frontal do esterno (*à esquerda*). *Nota*: um disco articular fibrocartilagíneo compensa a desigualdade de superfície das duas faces articulares em forma de sela da clavícula e do manúbrio. (De Schuenke M, Schulte E, Schumacher U. THIEME Atlas of Anatomy, Vol 1. Ilustrações de Voll M e Wesker K. 3rd ed. New York: Thieme Publishers; 2020.)

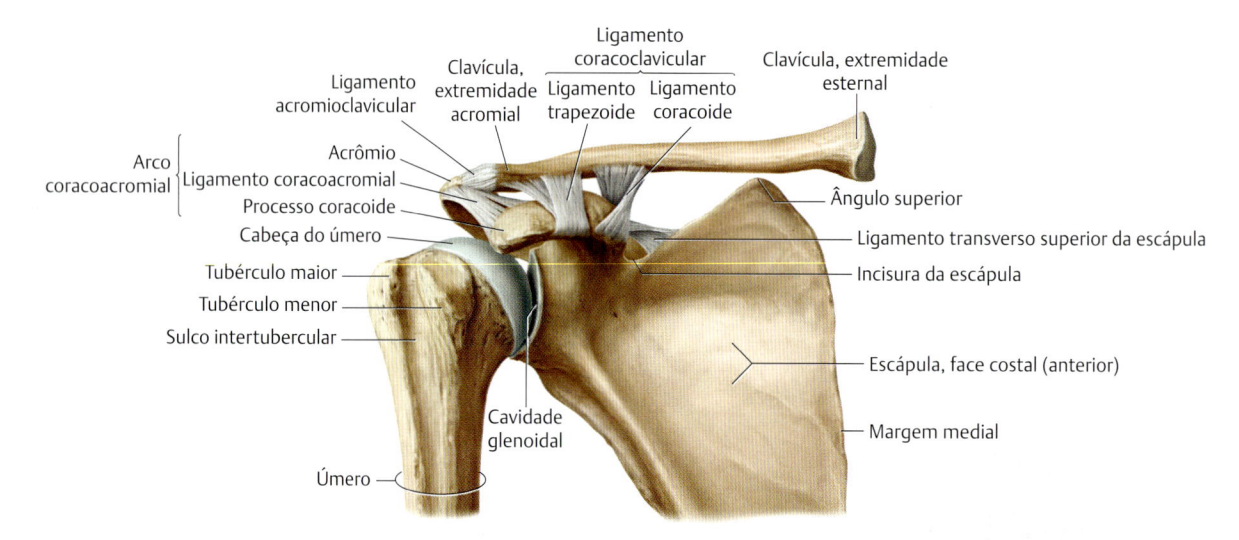

Figura 19.3 Articulação acromioclavicular. Vista anterior. A articulação acromioclavicular é uma articulação plana. Como as faces articulares são planas, elas precisam ser mantidas por ligamentos resistentes, o que limita acentuadamente a mobilidade da articulação. (De Schuenke M, Schulte E, Schumacher U. THIEME Atlas of Anatomy, Vol 1. Ilustrações de Voll M e Wesker K. 3rd ed. New York: Thieme Publishers; 2020.)

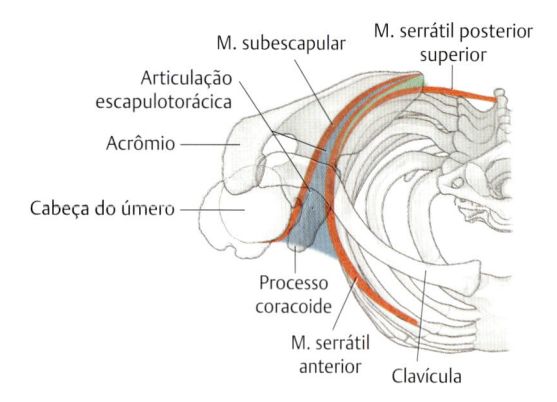

Figura 19.4 Articulação escapulotorácica. Lado direito, vista superior. Em todos os movimentos do cíngulo do membro superior, a escápula desliza sobre uma superfície curva de tecido conjuntivo frouxo entre os músculos serrátil anterior e subescapular. Essa superfície pode ser considerada uma articulação escapulotorácica. (De Schuenke M, Schulte E, Schumacher U. THIEME Atlas of Anatomy, Vol 1. Ilustrações de Voll M e Wesker K. 3rd ed. New York: Thieme Publishers; 2020.)

Músculos do cíngulo do membro superior

Os músculos do cíngulo do membro superior fixam o membro superior ao tronco e são responsáveis pelo movimento e pela estabilização do cíngulo do membro superior em resposta aos movimentos da articulação do ombro (Tabela 19.1).

— Os músculos anteriores do cíngulo do membro superior, que estão localizados nas paredes anterior e lateral do tórax
  • Incluem o **músculo subclávio**, o **músculo peitoral menor** e o **músculo serrátil anterior**
  • Estão fixados às costelas, bem como aos ossos do cíngulo do membro superior
— Os músculos posteriores do cíngulo do membro superior, que fazem parte da camada muscular superficial do dorso
  • Incluem o **músculo trapézio**, o **músculo levantador da escápula**, o **músculo romboide maior** e o **músculo romboide menor**
  • Originam-se nas vértebras cervicais e torácicas e se inserem na escápula
— Os movimentos do cíngulo do membro superior e os músculos que os realizam estão listados na Tabela 19.2.

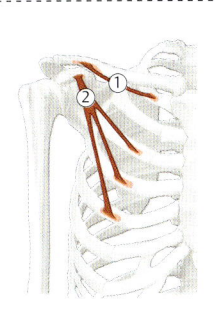

A Músculos subclávio e peitoral menor, lado direito, vista anterior

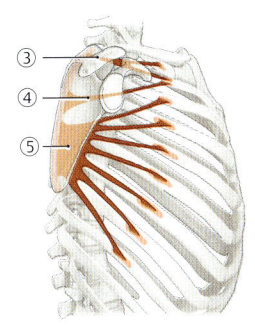

B Músculo serrátil anterior, vista lateral direita

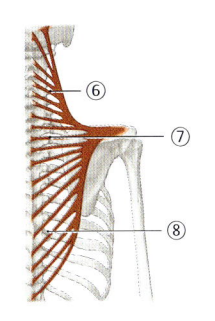

C Músculo trapézio, vista posterior direita

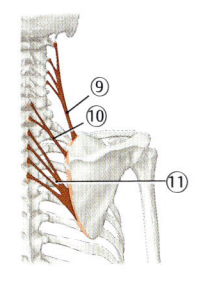

D Músculo levantador da escápula com músculos romboides maior e menor, vista posterior direita

De Schuenke M, Schulte E, Schumacher U. THIEME Atlas of Anatomy, Vol 1. Ilustrações de Voll M e Wesker K. 3rd ed. New York: Thieme Publishers; 2020.

Tabela 19.1 Músculos do cíngulo do membro superior.

Músculo		Origem	Inserção	Inervação	Ação
① Subclávio		Primeira costela	Clavícula (face inferior)	N. para o m. subclávio (C5, C6)	Estabiliza a clavícula na articulação esternoclavicular
② Peitoral menor		Terceira a quinta costelas	Processo coracoide	N. peitoral medial (C8, T1)	Protrai e abaixa a escápula causando então deslocamento posteromedial do ângulo inferior; realiza a rotação da cavidade glenoidal inferiormente; ajuda na respiração
Serrátil anterior	③ Parte superior	Primeira e segunda costelas	Escápula (faces costal e dorsal do ângulo superior)	N. torácico longo (C5-C7)	Parte superior: potrai a escápula; abaixa a escápula; abaixa o braço elevado
	④ Parte intermédia	Segunda costela	Escápula (face costal da margem medial)		Todo o músculo: desloca a escápula lateralmente para a frente; eleva as costelas quando o ombro está fixado
	⑤ Parte inferior	Terceira a nona ou décima costelas	Escápula (face costal da margem medial e faces costal e posterior do ângulo inferior)		Parte inferior: rotação lateral e anterior do ângulo inferior da escápula (possibilita a elevação do braço acima de 90°)
Trapézio	⑥ Parte descendente	Osso occipital; arco posterior de C1; processos espinhosos de C2-C7	Clavícula (terço lateral)	N. acessório (NCXI); C3, C4 do plexo cervical	Eleva obliquamente a escápula; efetua a rotação da cavidade glenoidal superiormente e a rotação lateral do ângulo inferior; inclina a cabeça para o mesmo lado e efetua a sua rotação para o lado oposto
	⑦ Parte transversa	Aponeurose nos processos espinhosos de T1-T4	Acrômio		Retrai a escápula medialmente
	⑧ Parte ascendente	Processos espinhosos de T5-T12	Espinha da escápula		Deprime a escápula e a desloca medialmente para baixo
					Todo o músculo: estabiliza a escápula sobre o tórax
⑨ Levantador da escápula		Processos transversos de C1-C4	Escápula (ângulo superior)	N. dorsal da escápula e nn. espinais cervicais (C3, C4)	Eleva e efetua a rotação medial do ângulo inferior da escápula; inclina o pescoço para o mesmo lado
⑩ Romboide menor		Processos espinhosos de C6, C7	Margem medial da escápula acima (menor) e abaixo (maior) da espinha da escápula	N. dorsal da escápula (C4, C5)	Estabiliza a escápula; retrai e efetua a rotação medial do ângulo inferior da escápula
⑪ Romboide maior		Processos espinhosos das vértebras T1-T4			

BOXE 19.1 CORRELAÇÃO CLÍNICA

LESÃO DO NERVO TORÁCICO LONGO

O nervo torácico longo origina-se das raízes de C5-C7 do plexo braquial. O seu trajeto superficial ao longo da parede medial da axila faz com que esse nervo corra risco de lesão durante cirurgias locais, como a dissecção de linfonodos axilares. A lesão do nervo resulta na incapacidade do músculo serrátil anterior de efetuar a rotação lateral da escápula que é necessária para a abdução do braço acima do plano horizontal. O músculo serrátil anterior também fica incapaz de sustentar a escápula contra a parede do tórax, criando então uma escápula "alada", que é particularmente visível quando o indivíduo apoia o braço estendido sobre uma superfície dura.

Escápula "alada"

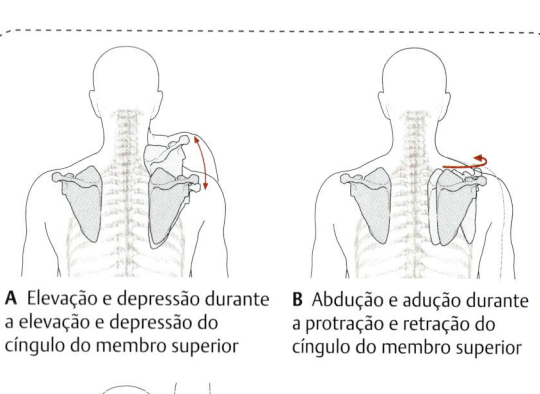

A Elevação e depressão durante a elevação e depressão do cíngulo do membro superior

B Abdução e adução durante a protração e retração do cíngulo do membro superior

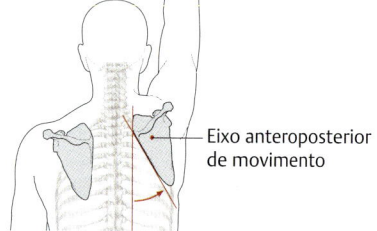

Eixo anteroposterior de movimento

C Rotação lateral do ângulo inferior durante a abdução ou a elevação do braço

De Schuenke M, Schulte E, Schumacher U. THIEME Atlas of Anatomy, Vol 1. Ilustrações de Voll M e Wesker K. 3rd ed. New York: Thieme Publishers; 2020.

Tabela 19.2 Movimentos do cíngulo do membro superior.

Ação	Principais músculos
Elevação	Trapézio (parte descendente)
	Levantador da escápula
Depressão	Peitoral menor
	Trapézio (parte ascendente)
Protração	Peitoral menor
	Serrátil anterior
Retração	Trapézio (parte transversa)
	Romboide menor
	Romboide maior
Rotação lateral	Serrátil anterior (parte inferior)
	Trapézio (parte descendente)
Rotação medial	Levantador da escápula
	Romboide menor
	Romboide maior

19.2 Região do ombro

A região do ombro inclui a axila, uma passagem para as estruturas neurovasculares entre o tronco e o membro superior, e a articulação do ombro, a maior articulação do membro superior. Essa articulação é sustentada por músculos das regiões peitoral, escapular e deltoide.

Axila

A **axila** é uma região em forma de pirâmide de quatro lados entre as partes superiores do braço e a parede lateral do tórax (Figura 19.5; ver também Capítulo 18, Figura 18.1).

— Seus limites são os seguintes
  • O **canal cervicoaxilar**, um espaço estreito entre a clavícula e a primeira costela, que forma o ápice
  • A fáscia axilar e a pele da axila entre o braço e a parede lateral do tórax, que formam a base (assoalho)
  • Os músculos peitoral maior e peitoral menor, que formam a parede anterior da axila (a margem inferior do músculo peitoral maior forma uma crista proeminente denominada **prega axilar anterior**)

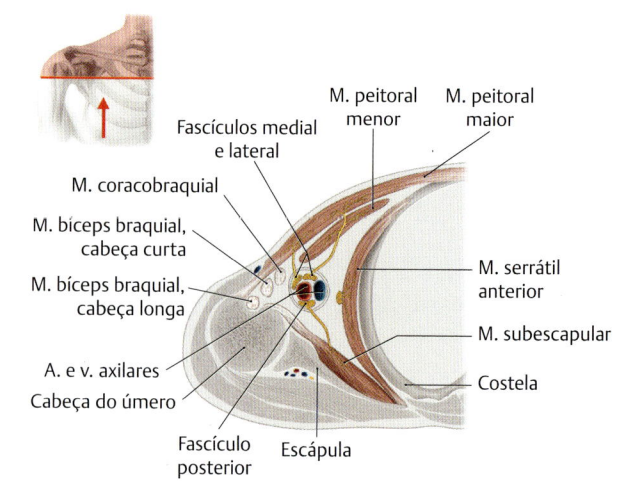

M. peitoral menor
M. peitoral maior
Fascículos medial e lateral
M. coracobraquial
M. bíceps braquial, cabeça curta
M. bíceps braquial, cabeça longa
M. serrátil anterior
M. subescapular
A. e v. axilares
Cabeça do úmero
Costela
Fascículo posterior
Escápula

Figura 19.5 Paredes da axila. Lado direito, vista inferior. (De Schuenke M, Schulte E, Schumacher U. THIEME Atlas of Anatomy, Vol 1. Ilustrações de Voll M e Wesker K. 3rd ed. New York: Thieme Publishers; 2020.)

- Os músculos subescapular, latíssimo do dorso e redondo maior, que formam a parede posterior da axila (a margem inferior do músculo latíssimo do dorso e o músculo redondo maior formam uma crista proeminente denominada **prega axilar posterior**)
- A parede lateral do tórax e o úmero do braço, que formam as paredes medial e lateral, respectivamente
- O conteúdo da axila (Figura 19.6), inserido na gordura axilar, que inclui:
  - A artéria axilar e seus ramos
  - A veia axilar e suas tributárias
  - Os linfonodos e vasos axilares
  - Os fascículos e os nervos terminais do plexo braquial
- Uma extensão da fáscia cervical forma uma **bainha axilar**, que envolve os vasos axilares e o plexo braquial.

Articulação do ombro

A **articulação do ombro** é uma articulação sinovial esferóidea entre a cavidade glenoidal pouco profunda da escápula e a grande cabeça do úmero (Figura 19.7).
- O **lábio glenoidal**, que é uma faixa de fibrocartilagem fixada à cavidade glenoidal, aprofunda a face articular
- A articulação é circundada por uma cápsula fibrosa revestida por uma membrana sinovial (Figura 19.8). Embora relativamente frouxa e fina posteriormente, a cápsula é reforçada
  - Anteriormente pelos **ligamentos glenoumerais superior**, **médio** e **inferior**

- Superiormente pelo **ligamento coracoumeral**, que se estende do processo coracoide até os tubérculos maior e menor. Esse ligamento estabiliza o tendão do músculo bíceps braquial antes de sua passagem pelo sulco intertubercular
- O **ligamento coracoacromial** entre o processo coracoide e o acrômio impede a luxação superior do úmero
- Uma membrana sinovial reveste o espaço articular (cavidade sinovial) (Figura 19.9)
  - Ela forma uma bainha tubular ao redor do tendão do músculo bíceps braquial quando o tendão passa pelo espaço articular
  - A cavidade sinovial comunica-se com uma bolsa sob o tendão do músculo subescapular (bolsa subtendínea do músculo subescapular)
- Existem três grandes bolsas associadas à articulação do ombro (Figura 19.10)
  1. Anteriormente, a **bolsa subtendínea do músculo subescapular**, situada entre o tendão do músculo subescapular e o colo da escápula comunica-se com a cavidade sinovial da articulação
  2. Superiormente, a **bolsa subacromial** situa-se sob o ligamento coracoacromial e acima do tendão do músculo supraespinal e da cápsula da articulação do ombro
  3. Lateralmente, a **bolsa subdeltóidea** situa-se profundamente ao músculo deltoide e acima do tendão do músculo subescapular. Comunica-se com a bolsa subacromial.

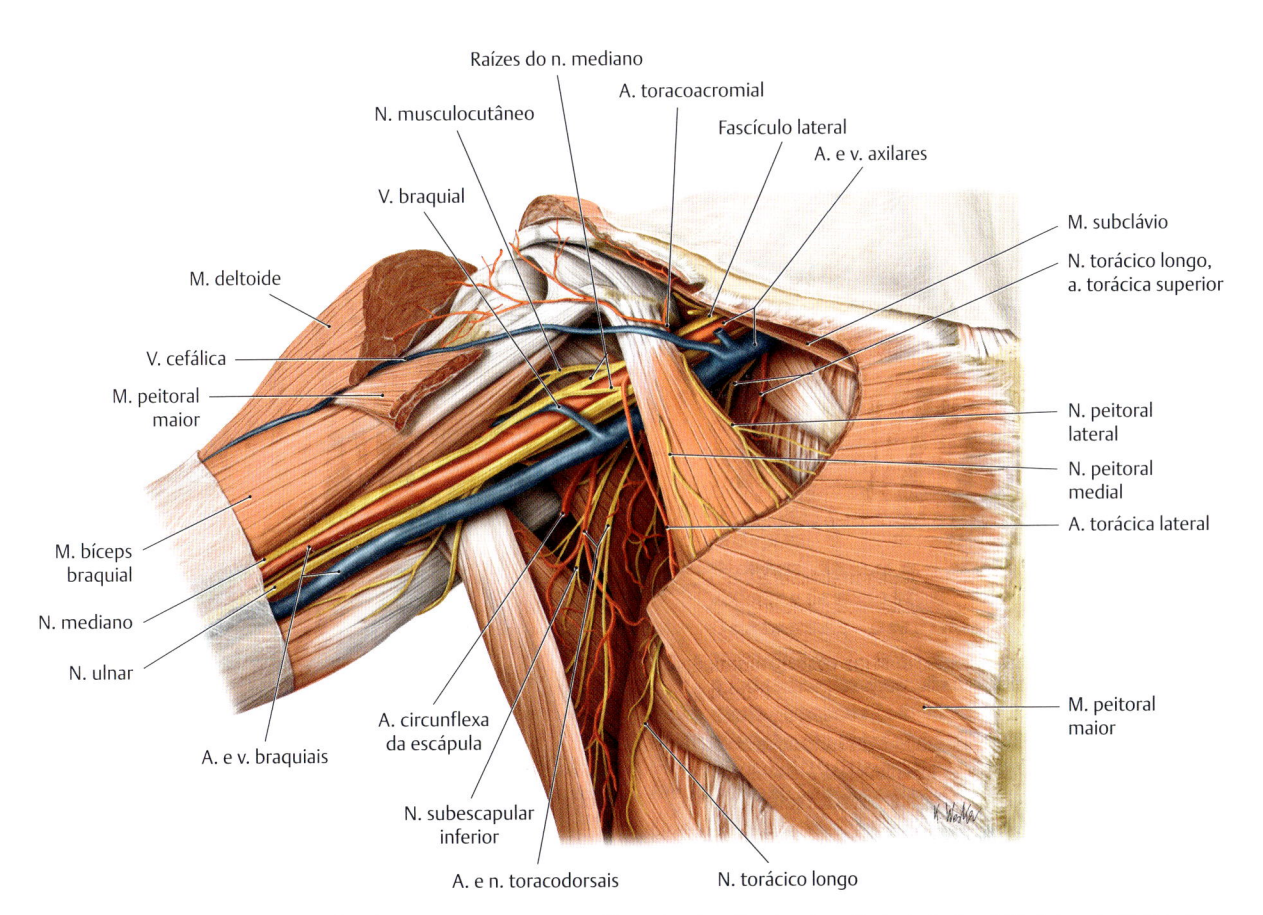

Figura 19.6 Dissecção da axila. Ombro direito, vista anterior. *Removidos*: músculo peitoral maior e fáscia clavipeitoral. (De Schuenke M, Schulte E, Schumacher U. THIEME Atlas of Anatomy, Vol 1. Ilustrações de Voll M e Wesker K. 3rd ed. New York: Thieme Publishers; 2020.)

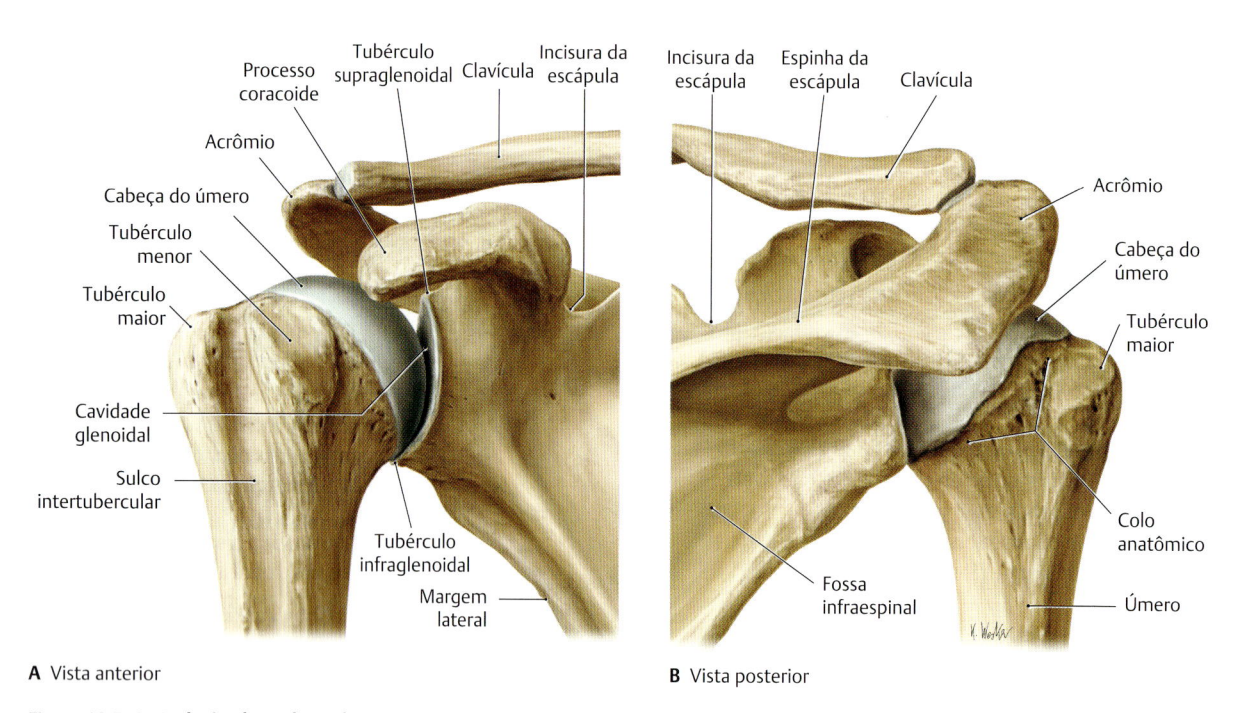

A Vista anterior

B Vista posterior

Figura 19.7 Articulação do ombro: elementos ósseos. Ombro direito, vista anterior. (De Schuenke M, Schulte E, Schumacher U. THIEME Atlas of Anatomy, Vol 1. Ilustrações de Voll M e Wesker K. 3rd ed. New York: Thieme Publishers; 2020.)

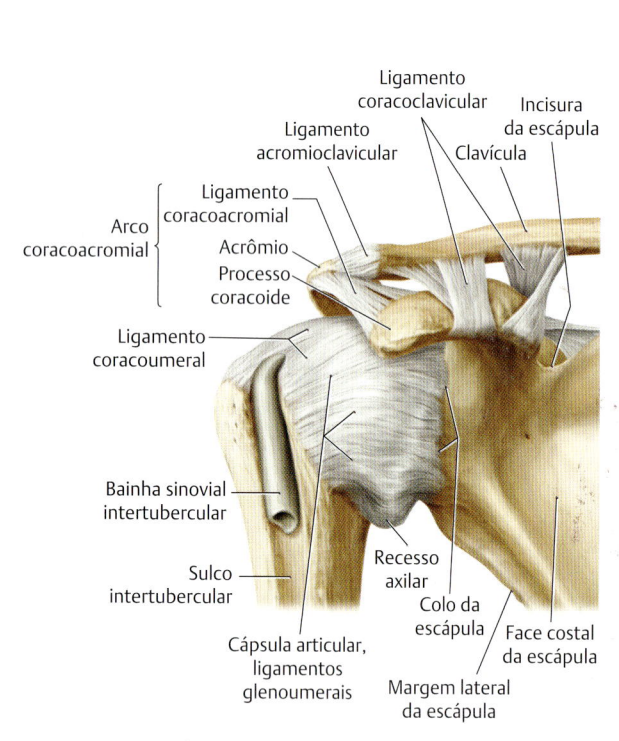

Figura 19.8 Articulação do ombro: cápsula e ligamentos. Ombro direito, vista anterior. (De Schuenke M, Schulte E, Schumacher U. THIEME Atlas of Anatomy, Vol 1. Ilustrações de Voll M e Wesker K. 3rd ed. New York: Thieme Publishers; 2020.)

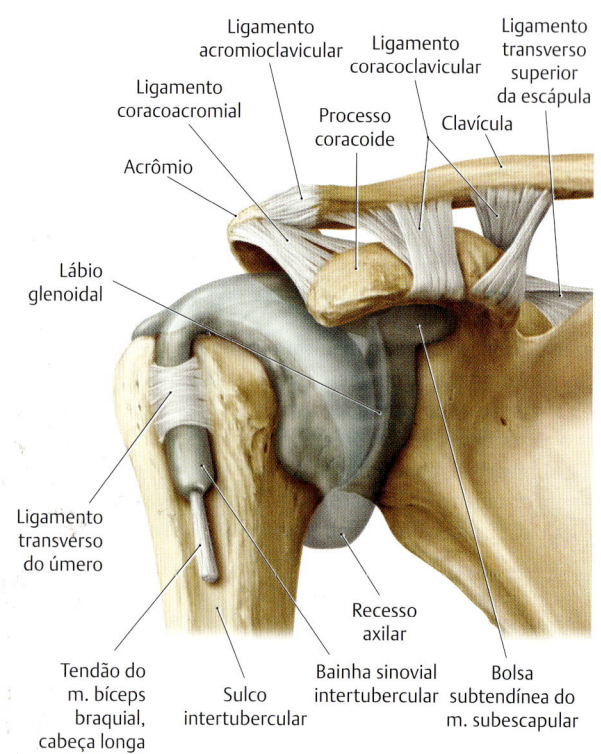

Figura 19.9 Cavidade da articulação do ombro. Ombro direito, vista anterior. (De Schuenke M, Schulte E, Schumacher U. THIEME Atlas of Anatomy, Vol 1. Ilustrações de Voll M e Wesker K. 3rd ed. New York: Thieme Publishers; 2020.)

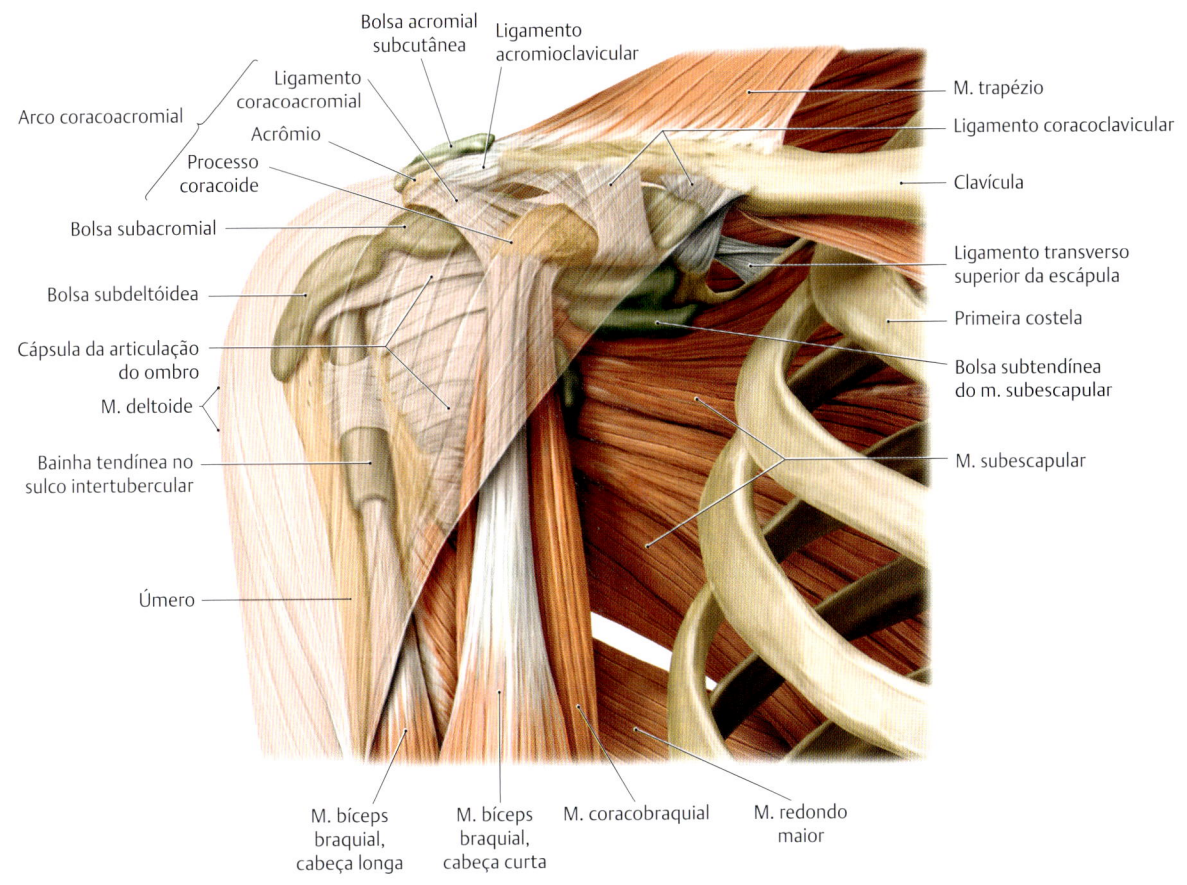

Figura 19.10 Bolsas da região do ombro. Ombro direito, vista anterior. (De Schuenke M, Schülte E, Schumacher U. THIEME Atlas of Anatomy, Vol 1. Ilustrações de Voll M e Wesker K. 3rd ed. New York: Thieme Publishers; 2020.)

BOXE 19.2 CORRELAÇÃO CLÍNICA

LUXAÇÃO DO OMBRO

A articulação do ombro é a mais móvel das articulações do corpo, porém a menos estável, e as luxações são frequentes. Os músculos do manguito rotador fornecem maior estabilidade sustentando a articulação anterior, posterior e superiormente, porém não há sustentação inferior. O arco coracoacromial, o ligamento coracoumeral e os ligamentos glenoumerais capsulares contribuem para um maior suporte. A maioria das luxações (90%) ocorre inferiormente, embora muitas vezes seja designada como luxação "anterior" com base na posição da cabeça do úmero deslocada em relação à cavidade glenoidal. Essas lesões podem danificar o nervo axilar e resultar em retificação do ombro. As luxações posteriores são raras e geralmente estão associadas a convulsões ou a eletrocussão.

Músculos da região do ombro

Os músculos que cruzam a articulação do ombro estabilizam a cabeça do úmero na cavidade glenoidal e ajudam nos movimentos do braço (Tabelas 19.3 e 19.4).

— Dois músculos do tronco, o **músculo peitoral maior** e o **músculo latíssimo do dorso**, estendem-se do esqueleto axial até o úmero e, juntos, realizam uma forte adução e a rotação medial do braço

- O músculo peitoral maior é um flexor forte do braço
- O músculo latíssimo do dorso é um extensor forte do braço

— Os músculos escapuloumerais fixam o úmero à escápula e proporcionam estabilidade para a articulação do ombro

- O **músculo deltoide**, que forma o contorno arredondado do ombro, realiza a abdução, a flexão e a extensão do braço
- O **músculo redondo maior** realiza a adução e a rotação medial do braço
- O **músculo supraespinal** inicia a abdução do braço e ajuda o músculo deltoide nos primeiros 15° de movimento
- O **músculo infraespinal** realiza a rotação lateral do braço
- O **músculo redondo menor** também realiza a rotação lateral do braço
- O **músculo subescapular** na face anterior da escápula realiza a rotação medial do braço

— Um **manguito rotador** musculotendíneo ao redor da articulação do ombro inclui quatro dos músculos escapuloumerais, que constituem os importantes estabilizadores dinâmicos da articulação

- Os músculos do manguito rotador incluem os músculos **supraespinal**, **infraespinal**, **redondo menor** e **subescapular**
- Os tendões desses músculos estão inseridos na cápsula fibrosa da articulação e a reforçam formando um manguito de sustentação ao redor das faces anterior, posterior e superior da articulação

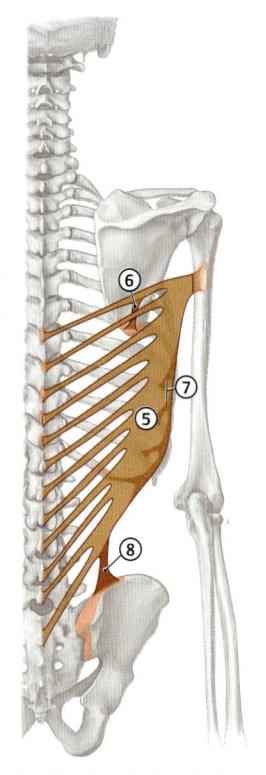

A Músculos peitoral maior e coracobraquial, lado direito, vista anterior

B Músculo latíssimo do dorso, lado direito, vista posterior

C Músculo redondo maior, lado direito, vista posterior

De Schuenke M, Schulte E, Schumacher U. THIEME Atlas of Anatomy, Vol 1. Ilustrações de Voll M e Wesker K. 3rd ed. New York: Thieme Publishers; 2020.

Tabela 19.3 Músculos do ombro.

Músculo		Origem	Inserção	Inervação	Ação
Peitoral maior	① Parte clavicular	Clavícula (metade medial)	Úmero (crista do tubérculo maior)	Nn. peitorais medial e lateral (C5-T1)	Todo o músculo: adução, rotação medial
	② Parte esternocostal	Esterno e cartilagens costais 1 a 6			Partes clavicular e esternocostal: flexão; ajudam na respiração quando o ombro é fixado
	③ Parte abdominal	Bainha do m. reto do abdome (lâmina anterior)			
④ Coracobraquial		Escápula (processo coracoide)	Úmero (alinhado com a crista do tubérculo menor)	N. musculocutâneo (C5-C7)	Flexão, adução, rotação medial
Latíssimo do dorso	⑤ Parte vertebral	Processos espinhosos das vértebras T7-T12; aponeurose toracolombar	Assoalho do sulco intertubercular do úmero	N. toracodorsal (C6-C8)	Rotação medial, adução, extensão, respiração ("músculo da tosse")
	⑥ Parte escapular	Escápula (ângulo inferior)			
	⑦ Parte costal	Nona e décima segunda costelas			
	⑧ Parte ilíaca	Crista ilíaca (terço posterior)			
⑨ Redondo maior		Escápula (ângulo inferior)	Crista do tubérculo menor do úmero (ângulo anterior)	N. subescapular inferior (C5, C6)	Rotação medial, adução, extensão

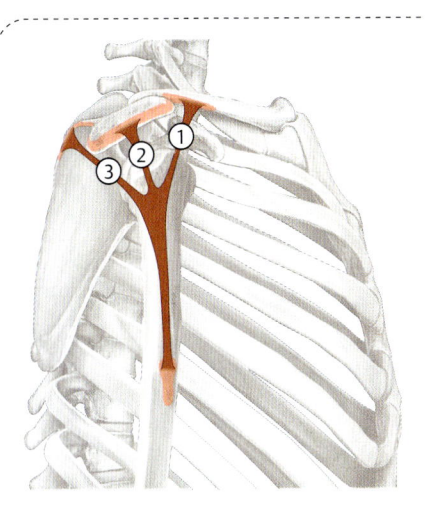 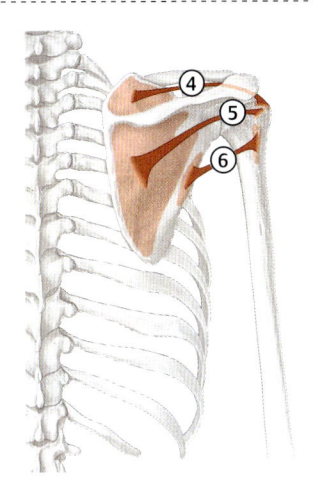 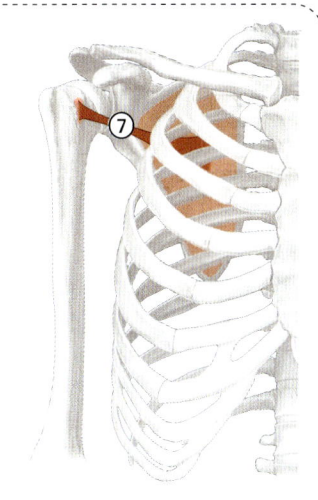

A Músculo deltoide, lado direito, vista lateral direita

B Manguito rotador (músculos supraespinal, infraespinal e redondo menor), ombro direito, vista posterior

C Manguito rotador (músculo subescapular), ombro direito, vista anterior

De Schuenke M, Schulte E, Schumacher U. THIEME Atlas of Anatomy, Vol 1. Ilustrações de Voll M e Wesker K. 3rd ed. New York: Thieme Publishers; 2020.

Tabela 19.4 Músculos deltoide e do manguito rotador.

Músculo		Origem	Inserção	Inervação	Ação
Deltoide	① Parte clavicular (anterior)	Terço lateral da clavícula	Úmero (tuberosidade para o músculo deltoide)	N. axilar (C5, C6)	Flexão, rotação medial, adução
	② Parte acromial (lateral)	Acrômio			Abdução
	③ Parte espinal (posterior)	Espinha da escápula			Extensão, rotação lateral, adução
④ Supraespinal	Escápula	Fossa supraespinal	Úmero (tubérculo maior)	N. supraescapular (C5, C6)	Inicia a abdução
⑤ Infraespinal		Fossa infraespinal			Rotação lateral
⑥ Redondo menor		Margem lateral		N. axilar (C5, C6)	Rotação lateral, adução fraca
⑦ Subescapular		Fossa subescapular	Úmero (tubérculo menor)	Nn. subescapulares superior e inferior (C5, C6)	Rotação medial

LACERAÇÕES NO MANGUITO ROTADOR

As lacerações no manguito rotador podem ocorrer em qualquer idade, porém são mais comuns no paciente idoso e, em geral, envolvem o tendão do músculo supraespinal. As alterações degenerativas, a calcificação e a inflamação crônica por uso repetitivo (os lançadores de beisebol são um bom exemplo) podem levar ao desgaste e à ruptura do tendão. Quando as bolsas subacromial e subdeltóidea sofrem laceração junto com a ruptura do tendão, elas se tornam contínuas à cavidade da articulação do ombro (Figura 19.11).

— Alguns músculos do braço cruzam a articulação do ombro e sustentam seus movimentos
  - O tendão da cabeça longa do **músculo bíceps braquial** passa pelo sulco intertubercular do úmero e entra na cavidade articular, onde é recoberto pela camada sinovial da cápsula. Ele impede a luxação do úmero durante a abdução e a flexão
  - A cabeça curta do músculo bíceps braquial e o **músculo coracobraquial** cruzam a articulação anteriormente e auxiliam na flexão do braço
  - A cabeça longa do **músculo tríceps braquial** cruza a articulação posteriormente e auxilia na adução e na extensão
— Os movimentos da articulação do ombro e os músculos que os realizam estão listados na Tabela 19.5.

Tabela 19.5 Movimentos na articulação do ombro.

Ação	Principais músculos
Flexão	Deltoide (parte clavicular) Peitoral maior (partes clavicular e esternocostal) Coracobraquial Bíceps braquial (cabeça curta)
Extensão	Deltoide (parte espinal) Latíssimo do dorso Redondo maior Tríceps braquial (cabeça longa)
Abdução	Deltoide (parte acromial) Supraespinal
Adução	Deltoide (partes clavicular e espinal) Peitoral maior Latíssimo do dorso Redondo maior Tríceps braquial (cabeça longa)
Rotação medial	Deltoide (parte clavicular) Peitoral maior (parte clavicular) Latíssimo do dorso Redondo maior Subescapular
Rotação lateral	Deltoide (parte espinal) Infraespinal Redondo menor

De Schuenke M, Schulte E, Schumacher U. THIEME Atlas of Anatomy, Vol 1. Ilustrações de Voll M e Wesker K. 3rd ed. New York: Thieme Publishers; 2020.

A Flexão   **B** Extensão

C Abdução   **D** Adução

E Rotação medial   **F** Rotação lateral

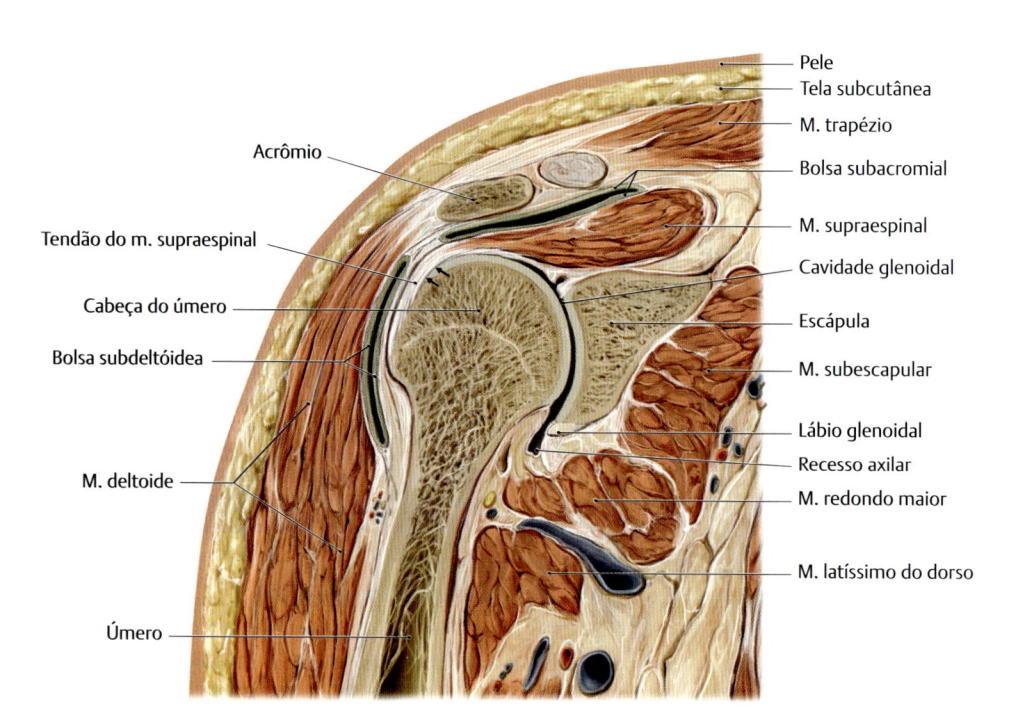

Figura 19.11 Corte frontal através do ombro direito. Vista anterior. As *setas* estão indicando o tendão do músculo supraespinal, que é lesionado com frequência na "ruptura do manguito rotador". (De Schuenke M, Schulte E, Schumacher U. THIEME Atlas of Anatomy, Vol 1. Ilustrações de Voll M e Wesker K. 3rd ed. New York: Thieme Publishers; 2020.)

Espaços da região posterior do ombro

Os espaços formados entre os músculos do ombro e da escápula possibilitam a passagem dos nervos e dos vasos entre a axila e as regiões posteriores da escápula e do úmero (Figura 19.12).

— A **incisura da escápula**, que é limitada superiormente pelo ligamento transverso superior da escápula, situa-se profundamente ao músculo supraespinal. O nervo supraescapular passa abaixo do ligamento, enquanto a artéria e a veia supraescapulares seguem o seu percurso acima dele

— O **espaço quadrangular**, que é limitado lateralmente pela cabeça longa do músculo tríceps braquial, medialmente pelo úmero, inferiormente pelo músculo redondo maior e superiormente pelo músculo redondo menor, possibilita a passagem da artéria circunflexa posterior do úmero e do nervo axilar

— O **espaço triangular**, que é delimitado pela cabeça longa do músculo tríceps braquial e pelos músculos redondo maior e redondo menor, possibilita a passagem da artéria e da veia circunflexas da escápula

— O **hiato do músculo tríceps braquial**, situado entre as cabeças longa e lateral do músculo tríceps braquial e inferiormente ao músculo redondo maior, transmite o nervo radial e a artéria e veia braquiais profundas.

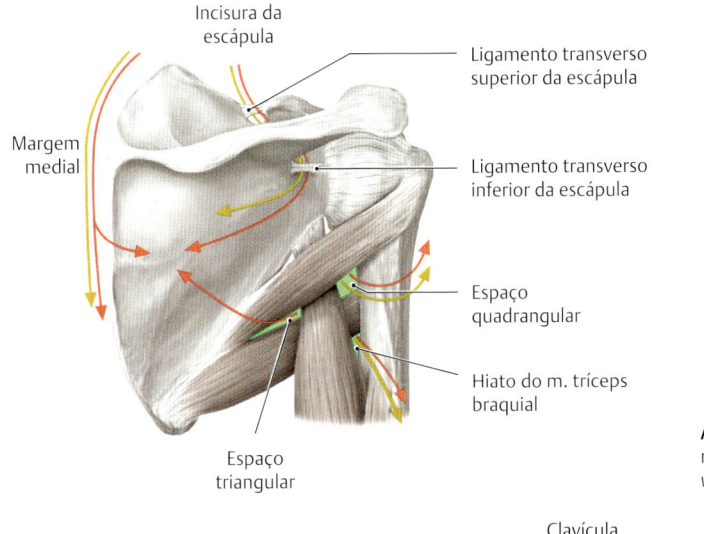

A Desenho esquemático. O trajeto das artérias e dos nervos através dos espaços é mostrado por *setas vermelhas* e *amarelas*

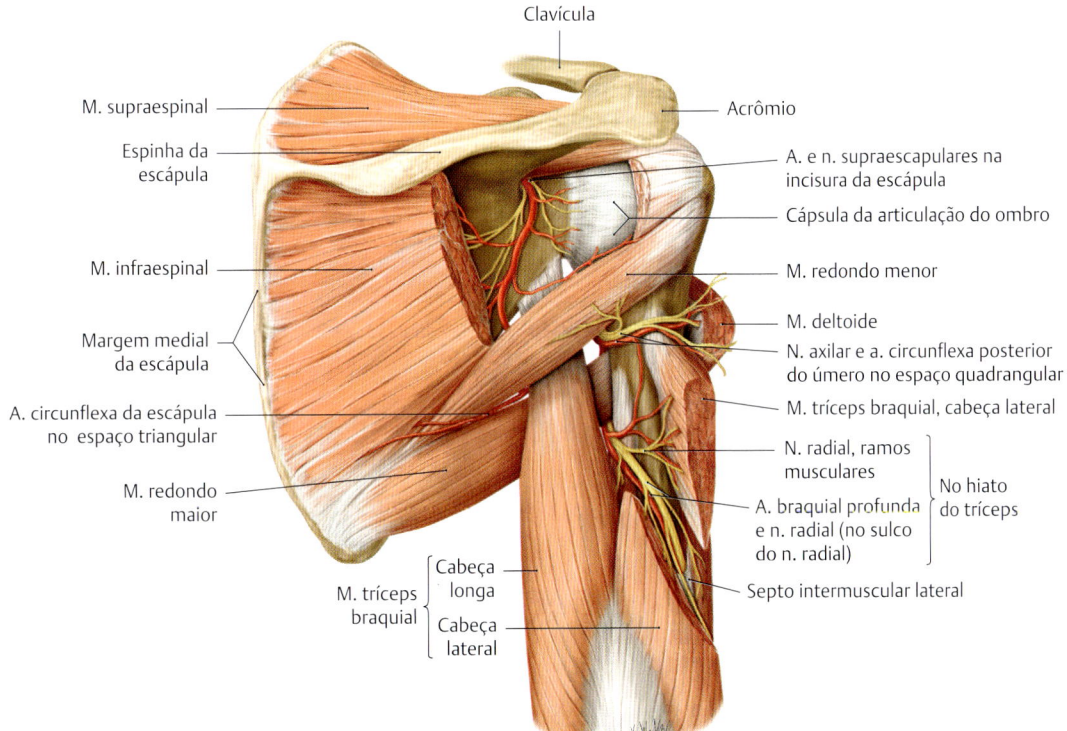

B Nervos e artérias da região posterior do ombro. *Abertos em janela*: músculo infraespinal e cabeça lateral do músculo tríceps braquial. *Seccionado*: músculo deltoide

Figura 19.12 Espaços da região posterior do ombro. Ombro direito, vista posterior. (**A.** De Gilroy AM, MacPherson BR, Wikenheiser JC. Atlas of Anatomy. Ilustrações de Voll M and Wesker K. 4th ed. New York: Thieme Publishers; 2020; **B.** De Schuenke M, Schulte E, Schumacher U. THIEME Atlas of Anatomy, Vol 1. Ilustrações de Voll M e Wesker K. 3rd ed. New York: Thieme Publishers; 2020.)

19.3   Braço e região cubital

O braço (região braquial) estende-se do ombro até o cotovelo, e contém o úmero e os músculos do braço. A região cubital contém a fossa cubital e a articulação do cotovelo.

Músculos do braço

Os músculos do braço movimentam as articulações do ombro e do cotovelo. A fáscia do braço que circunda o braço divide esses músculos em compartimentos anterior e posterior (Tabela 19.6).
— O compartimento anterior contém:

- Os músculos que realizam a flexão das articulações do ombro e do cotovelo, e a supinação da articulação radiulnar
- O nervo musculocutâneo
- A artéria e a veia braquiais
— O compartimento posterior contém:
- Os músculos que realizam a extensão das articulações do ombro e do cotovelo
- O nervo radial
- A artéria e a veia braquiais profundas
— Os nervos mediano e ulnar descem ao longo da face medial do braço entre os compartimentos anterior e posterior, porém não inervam os músculos do braço.

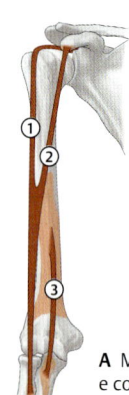

A Músculos bíceps braquial, braquial e coracobraquial, braço direito, vista anterior

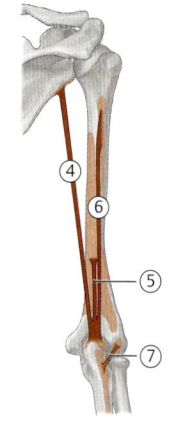

B Músculos tríceps braquial e ancôneo, braço direito, vista posterior

De Gilroy AM, MacPherson BR, Wikenheiser JC. Atlas of Anatomy. Ilustrações de Voll M e Wesker K. 4th ed. New York: Thieme Publishers; 2020.

Tabela 19.6 Músculos do braço: compartimentos anterior e posterior.

Músculo		Origem	Inserção	Inervação	Ação
Compartimento anterior					
Bíceps braquial	① Cabeça longa	Tubérculo supraglenoidal da escápula	Tuberosidade do rádio e aponeurose do músculo bíceps braquial	N. musculocutâneo (C5, C6)	Articulação do cotovelo: flexão; supinação* Articulação do ombro: flexão; estabilização da cabeça do úmero durante a contração do músculo deltoide; abdução e rotação medial do úmero
	② Cabeça curta	Processo coracoide da escápula			
③ Braquial		Úmero (metade distal da face anterior)	Tuberosidade da ulna, processo coronoide da ulna	N. musculocutâneo (C5, C6) e n. radial (C7, menor)	Flexão na articulação do cotovelo
Compartimento posterior					
Tríceps braquial	④ Cabeça longa	Escápula (tubérculo infraglenoidal)	Olécrano da ulna	N. radial (C6, C8)	Articulação do cotovelo: extensão Articulação do ombro, cabeça longa: extensão e adução
	⑤ Cabeça medial	Face posterior do úmero, distal ao sulco do nervo radial; septo intermuscular medial			
	⑥ Cabeça lateral	Face posterior do úmero, proximal ao sulco do nervo radial; septo intermuscular lateral			
⑦ Ancôneo		Epicôndilo lateral do úmero (variação: cápsula articular posteriormente)	Olécrano da ulna (face radial)		Estende o cotovelo e tensiona a sua articulação

*Quando o cotovelo está em flexão, o músculo bíceps atua como um poderoso supinador, visto que o braço de alavanca é quase perpendicular ao eixo de pronação/supinação.

Fossa cubital

A **fossa cubital** é uma depressão superficial anterior à articulação do cotovelo (Figura 19.13).
— Seus limites são os seguintes:
  • Medialmente, o músculo pronador redondo
  • Lateralmente, o músculo braquiorradial
  • Superiormente, uma linha que conecta os epicôndilos medial e lateral do úmero
— A fossa cubital contém:

• O tendão do músculo bíceps braquial
• A artéria e a veia braquiais
• A parte proximal das artérias e veias radiais e ulnares
• Os nervos mediano e radial e o ramo cutâneo do nervo musculocutâneo (nervo cutâneo lateral do antebraço)
— A **aponeurose do músculo bíceps braquial**, que é uma extensão da fáscia do músculo bíceps braquial, forma a raiz da fossa, e a veia intermédia do cotovelo cruza a fossa superficialmente.

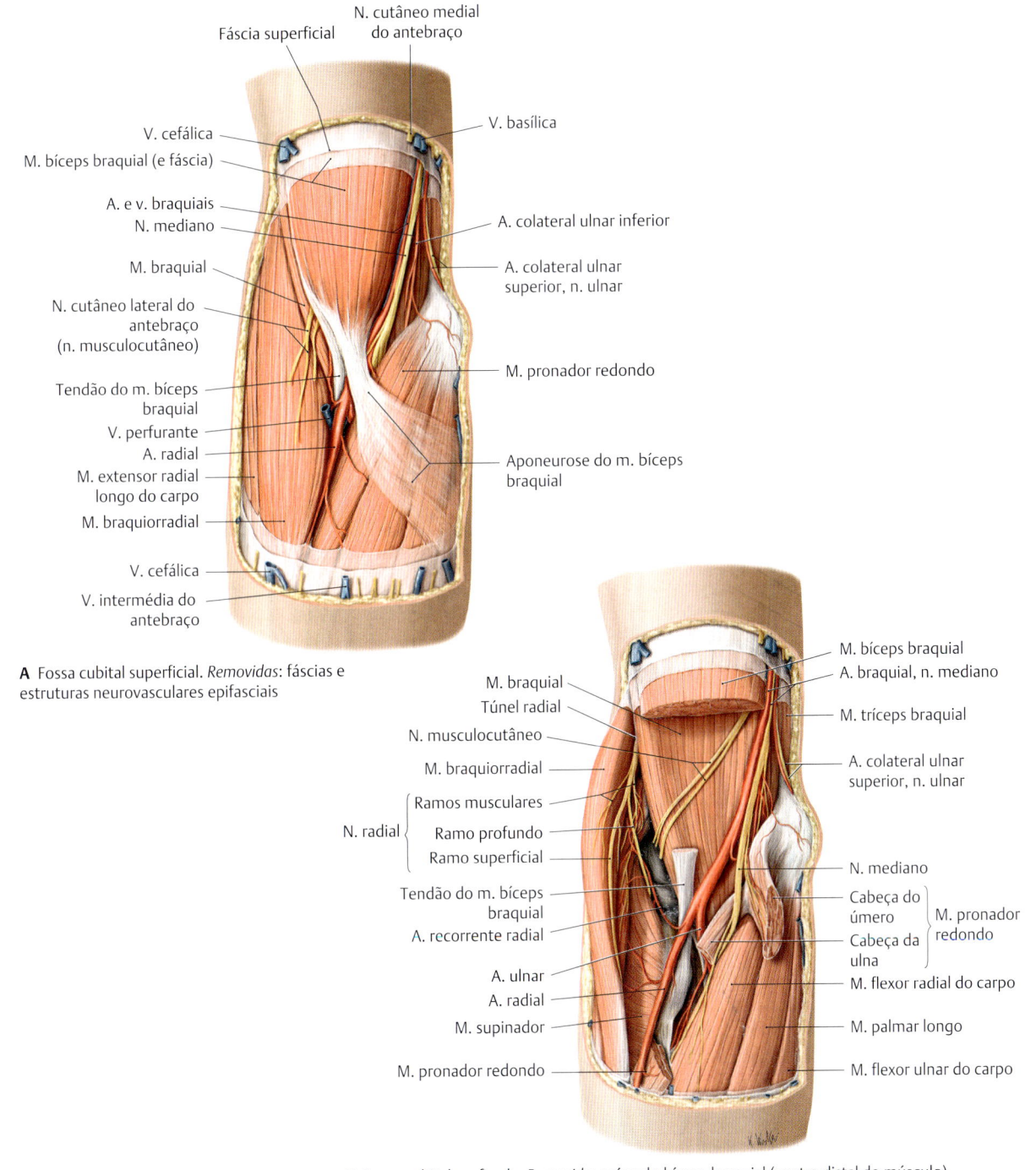

A Fossa cubital superficial. *Removidas*: fáscias e estruturas neurovasculares epifasciais

B Fossa cubital profunda. *Removido*: músculo bíceps braquial (ventre distal do músculo).
Afastado: músculo braquiorradial

Figura 19.13 Região cubital. Cotovelo direito, vista anterior. (De Schuenke M, Schulte E, Schumacher U. THIEME Atlas of Anatomy, Vol 1. Ilustrações de Voll M e Wesker K. 3rd ed. New York: Thieme Publishers; 2020.)

Articulação do cotovelo

A articulação do cotovelo é composta de três articulações sinoviais separadas contidas dentro de uma única cápsula articular (Figuras 19.14 e 19.15).

- A **articulação umeroulnar** do tipo gínglimo é uma articulação situada entre a tróclea do úmero e a incisura troclear da ulna
  - O **ligamento colateral ulnar** (medial), que sustenta medialmente a articulação, liga o processo coronoide e o olécrano ao epicôndilo medial do úmero

- A **articulação umerorradial** do tipo gínglimo é uma articulação situada entre o capítulo do úmero e a cabeça do rádio
  - O **ligamento colateral radial** (lateral), que sustenta lateralmente a articulação, estende-se do epicôndilo lateral do úmero até o **ligamento anular** do rádio, que circunda o colo do rádio
- A articulação radiulnar proximal, situada entre a cabeça do rádio e a incisura radial da ulna, é discutida adiante com as articulações radiulnares do antebraço
- Os movimentos nas articulações umeroulnar e umerorradial e os músculos que os realizam estão listados na Tabela 19.7.

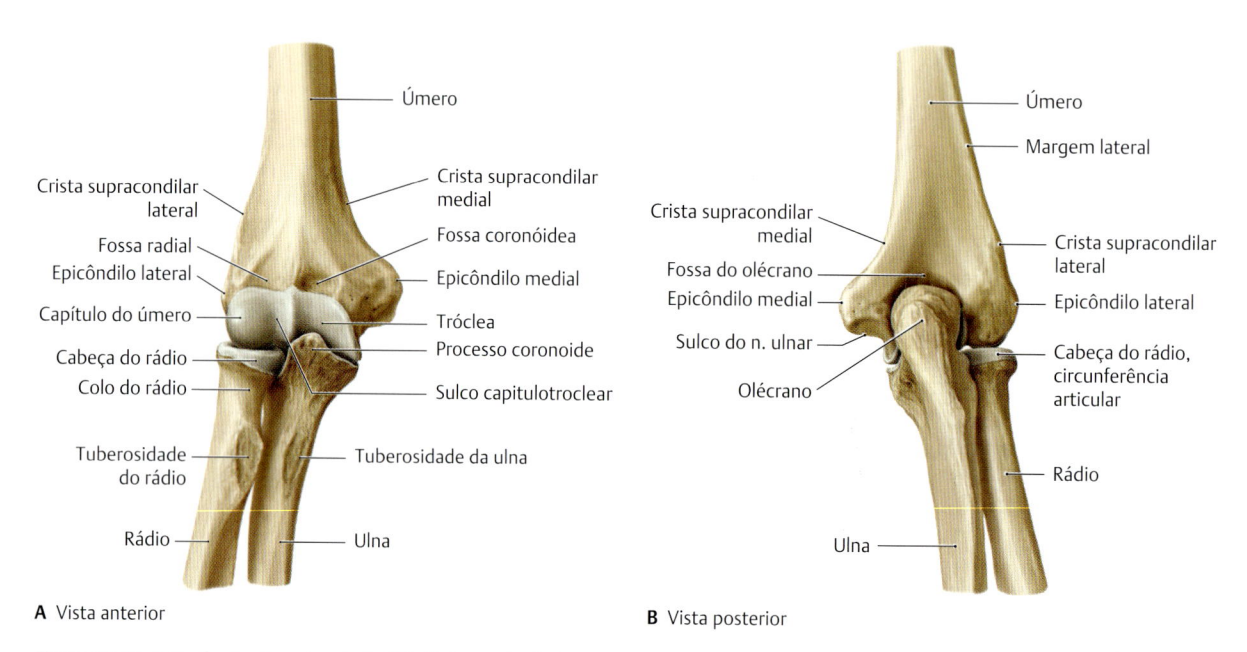

A Vista anterior

B Vista posterior

Figura 19.14 Articulação do cotovelo (cubital). Cotovelo direito em extensão. O cotovelo é constituído por três articulações: as articulações umeroulnar, umerorradial e radiulnar proximal. (De Schuenke M, Schulte E, Schumacher U. THIEME Atlas of Anatomy, Vol 1. Ilustrações de Voll M e Wesker K. 3rd ed. New York: Thieme Publishers; 2020.)

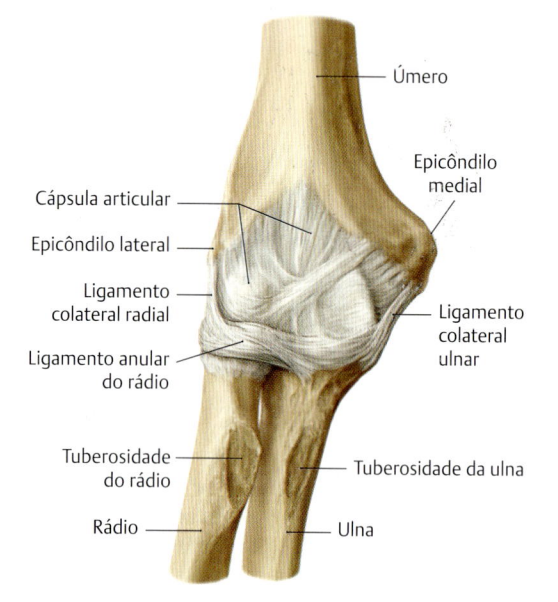

Figura 19.15 Cápsula articular do cotovelo. Cotovelo direito em extensão, vista anterior. (De Schuenke M, Schulte E, Schumacher U. THIEME Atlas of Anatomy, Vol 1. Ilustrações de Voll M e Wesker K. 3rd ed. New York: Thieme Publishers; 2020.)

Tabela 19.7 Movimentos das articulações umeroulnar e umerorradial.

Ação	Principais músculos
Flexão	Bíceps braquial
	Braquial
	Braquiorradial
Extensão	Tríceps braquial

19.4 Antebraço

O antebraço (região antebraquial) estende-se do cotovelo até o punho, e contém o rádio e a ulna e os músculos do antebraço.

Articulações radiulnares

As articulações radiulnares unem os ossos do antebraço proximalmente no cotovelo e distalmente no punho. Os movimentos dessas articulações possibilitam a rotação da parte distal do rádio ao redor da ulna, produzindo a supinação (palma da mão para cima) e a pronação (palma da mão para baixo) (Figuras 19.16 e 19.17). Esses movimentos e os músculos do braço e do antebraço que os realizam estão listados na Tabela 19.8.

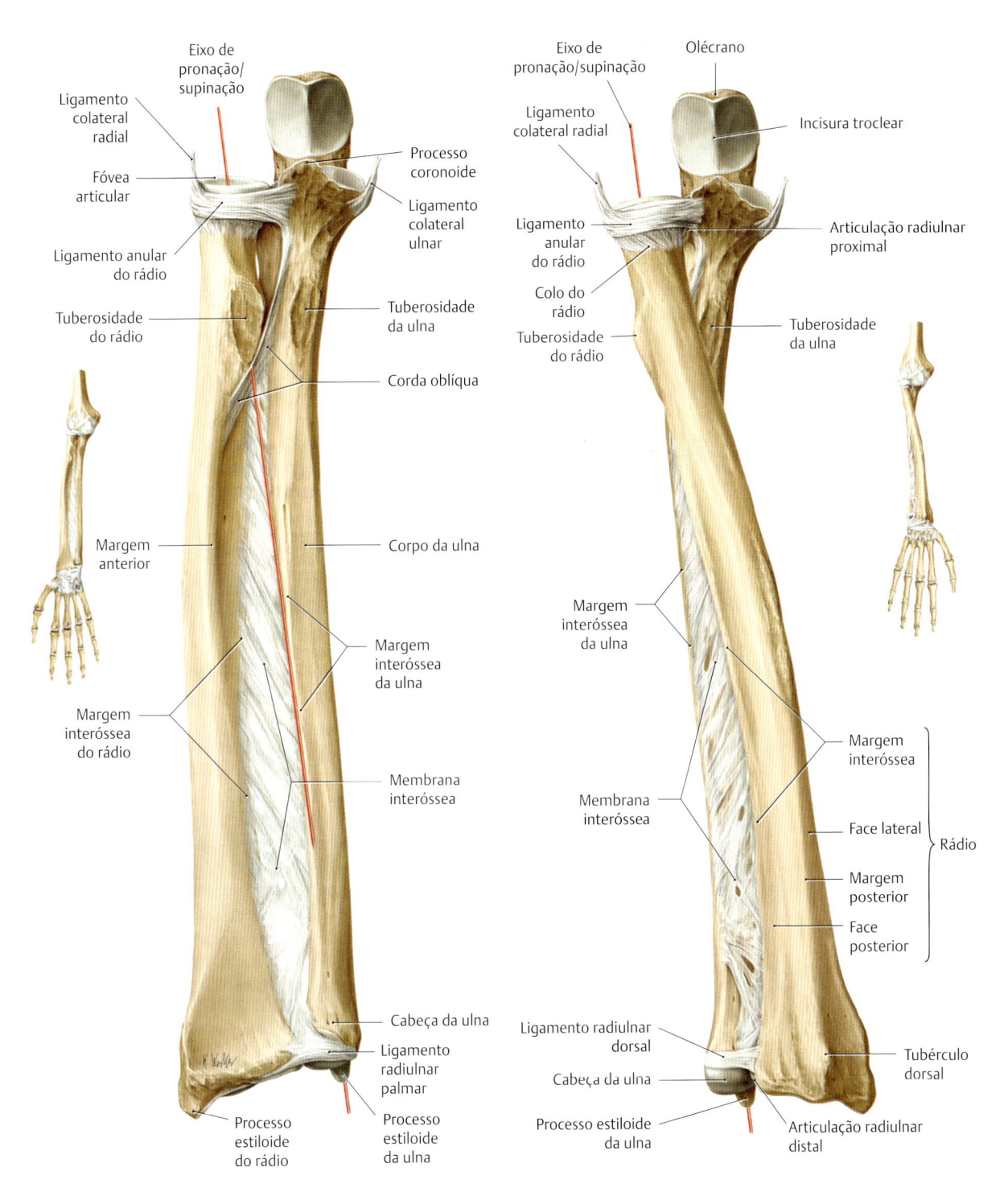

Figura 19.16 Antebraço em supinação. Antebraço direito, vista anterior. (De Schuenke M, Schulte E, Schumacher U. THIEME Atlas of Anatomy, Vol 1. Ilustrações de Voll M e Wesker K. 3rd ed. New York: Thieme Publishers; 2020.)

Figura 19.17 Antebraço em pronação. Antebraço direito, vista anterior. (De Schuenke M, Schulte E, Schumacher U. THIEME Atlas of Anatomy, Vol 1. Ilustrações de Voll M e Wesker K. 3rd ed. New York: Thieme Publishers; 2020.)

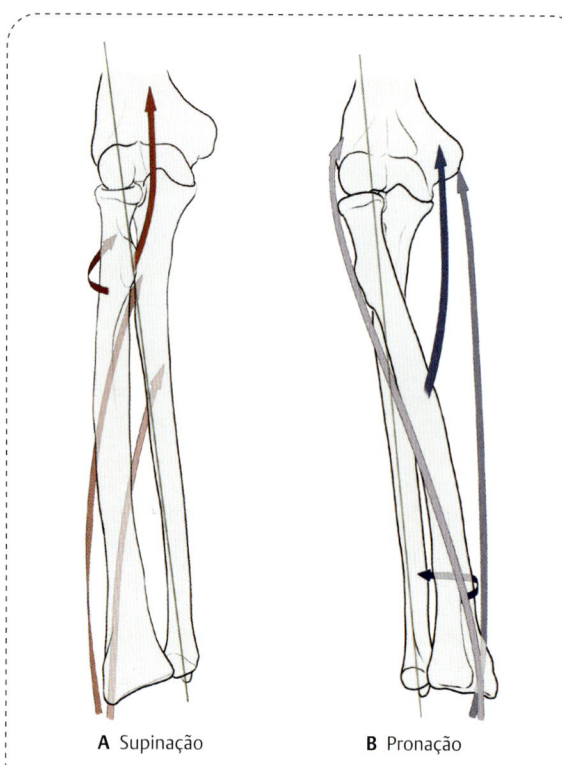

A Supinação   **B** Pronação

De Gilroy AM, MacPherson BR, Wikenheiser JC. Atlas of Anatomy. Ilustrações de Voll M e Wesker K. 4th ed. New York: Thieme Publishers; 2020.

Tabela 19.8 Movimentos das articulações radiulnares.

Ação	Principais músculos
Supinação	Supinador
	Bíceps braquial
Pronação	Pronador redondo
	Pronador quadrado

BOXE 19.4   CORRELAÇÃO CLÍNICA

SUBLUXAÇÃO DA CABEÇA DO RÁDIO ("COTOVELO DA BABÁ")
Nas crianças pequenas, ocorre uma lesão comum e dolorosa quando a criança é suspensa bruscamente com o antebraço em pronação, o que pode causar uma laceração do ligamento anular de sua inserção frouxa no colo do rádio. À medida que a cabeça do rádio imatura desliza da cavidade articular, o ligamento pode ficar aprisionado entre a cabeça do rádio e o capítulo do úmero. A supinação do antebraço e a flexão do cotovelo geralmente possibilitam o retorno da cabeça do rádio à sua posição normal.

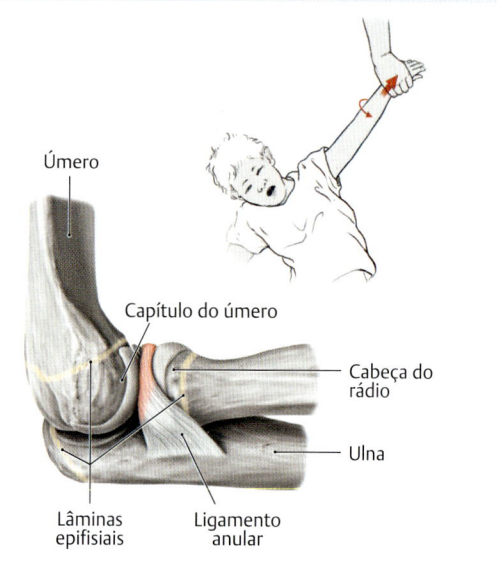

De Gilroy AM, MacPherson BR, Wikenheiser JC. Atlas of Anatomy. Ilustrações de Voll M e Wesker K. 4th ed. New York: Thieme Publishers; 2020.

BOXE 19.5 CORRELAÇÃO CLÍNICA

EPICONDILITE LATERAL ("COTOVELO DE TENISTA")
O uso repetitivo dos músculos extensores do antebraço pode provocar inflamação da inserção do tendão comum dos músculos extensores no epicôndilo lateral (epicondilite lateral). A dor é localizada na inserção do tendão, porém irradia-se ao longo dos músculos extensores do antebraço e é exacerbada pelo estiramento dos tendões dos músculos extensores com a pronação e a flexão do punho.

— A **articulação radiulnar proximal** é uma articulação sinovial que possibilita a rotação da cabeça do rádio no manguito formado pelo ligamento anular e na incisura radial da ulna. Essa articulação está contida dentro da cápsula articular do cotovelo
— A **articulação radiulnar distal** possui uma cavidade articular em formato de L com um disco articular triangular que separa a articulação radiulnar da cavidade da articulação do punho. É sustentada por ligamentos palmares e radiulnares dorsais
— Uma **membrana interóssea** do antebraço une o corpo do rádio com o da ulna e transfere a energia absorvida pela parte distal do rádio para a parte proximal da ulna.

Músculos do antebraço

Os músculos do antebraço movimentam as articulações do cotovelo, do punho e da mão. Em sua maioria, os músculos flexores e extensores do antebraço possuem tendões longos que cruzam o punho e se estendem até os dedos das mãos. Septos intermusculares e a membrana interóssea do antebraço criam os compartimentos musculares anterior e posterior.
— O compartimento anterior do antebraço (Tabela 19.9) contém:

• Os músculos que realizam a flexão e a pronação das articulações do cotovelo, do punho e da mão
• Os nervos mediano e ulnar
• As artérias e as veias ulnares e interósseas anteriores
— O compartimento posterior do antebraço (Tabela 19.10) contém:
• Os músculos que realizam a extensão das articulações do cotovelo, do punho e da mão, e a supinação da articulação radiulnar (um músculo, o braquiorradial, passa anteriormente ao cotovelo e, portanto, atua como flexor, em vez de extensor, dessa articulação)
• O nervo radial
• As artérias e as veias radiais e interósseas posteriores.

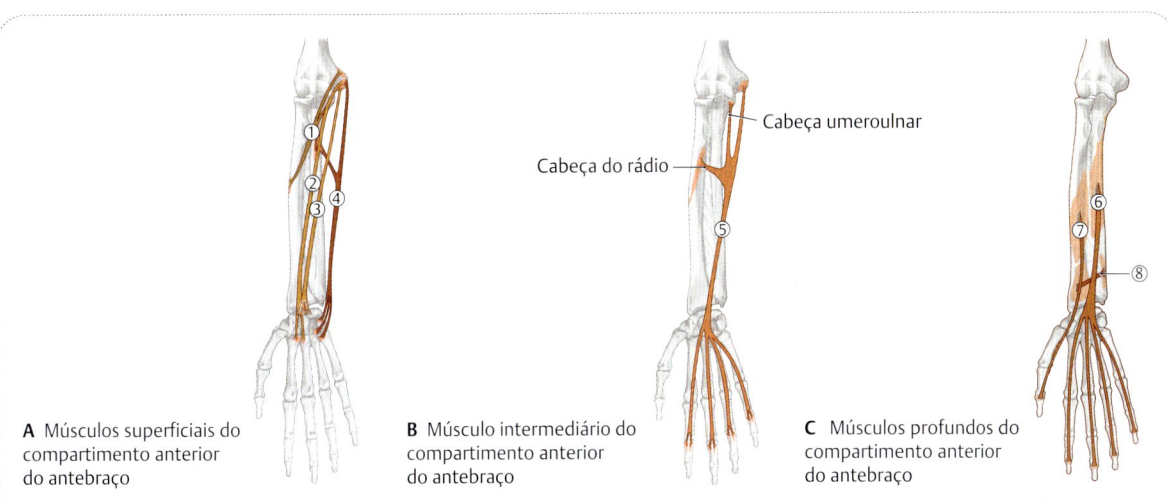

A Músculos superficiais do compartimento anterior do antebraço

B Músculo intermediário do compartimento anterior do antebraço

C Músculos profundos do compartimento anterior do antebraço

Cabeça umeroulnar

Cabeça do rádio

De Gilroy AM, MacPherson BR, Wikenheiser JC. Atlas of Anatomy. Ilustrações de Voll M e Wesker K. 4th ed. New York: Thieme Publishers; 2020.

Tabela 19.9 Músculos do antebraço: compartimento anterior.

Músculo	Origem	Inserção	Inervação	Ação
Músculos superficiais				
① Pronador redondo	Cabeça do úmero: epicôndilo medial do úmero Cabeça da ulna: processo coronoide	Face lateral do rádio (distal à inserção do músculo supinador)	N. mediano (C6, C7)	Cotovelo: flexão fraca Antebraço: pronação
② Flexor radial do carpo	Epicôndilo medial do úmero	Base do metacarpal II (variação: base do metacarpal III)		Punho: flexão e abdução (desvio radial) da mão
③ Palmar longo		Aponeurose palmar	N. mediano (C7, C8)	Cotovelo: flexão fraca Punho: a flexão tensiona a aponeurose palmar
④ Flexor ulnar do carpo	Cabeça do úmero: epicôndilo medial Cabeça da ulna: olécrano	Pisiforme; hâmulo do osso hamato; base do metacarpal V	N. ulnar (C7-T1)	Punho: flexão e adução (desvio ulnar) da mão
Músculos intermediários				
⑤ Flexor superficial dos dedos	Cabeça umeroulnar: epicôndilo medial do úmero e processo coronoide da ulna Cabeça do rádio: metade superior da margem anterior do rádio	Faces das falanges médias do 2º ao 5º dedo	N. mediano (C8-T1)	Cotovelo: flexão fraca Punho, articulações MCF e IFP do 2º ao 5º dedo: flexão
Músculos profundos				
⑥ Flexor profundo dos dedos	Ulna (dois terços da face flexora) e membrana interóssea	Falanges distais do 2º ao 5º dedo (face palmar)	N. mediano (C8, T1), metade radial do 2º e 3º dedos, n. ulnar (C8, T1), metade ulnar do 4º e 5º dedos	Punho, articulações MCF, IFP e IFD do 2º ao 5º dedo: flexão
⑦ Flexor longo do polegar	Rádio (face anterior média) e membrana interóssea adjacente	Falange distal do polegar (face palmar)	N. mediano (C8, T1)	Punho: flexão e abdução (desvio radial) da mão Articulação carpometacarpal do polegar: flexão Articulações MCF e IF do polegar: flexão
⑧ Pronador quadrado	Quarto distal da ulna (face anterior)	Quarto distal do rádio (face anterior)		Mão: pronação Articulação radiulnar distal: estabilização

IF, interfalângica; IFD, interfalângica distal; IFP, interfalângica proximal; MCF, metacarpofalângica.

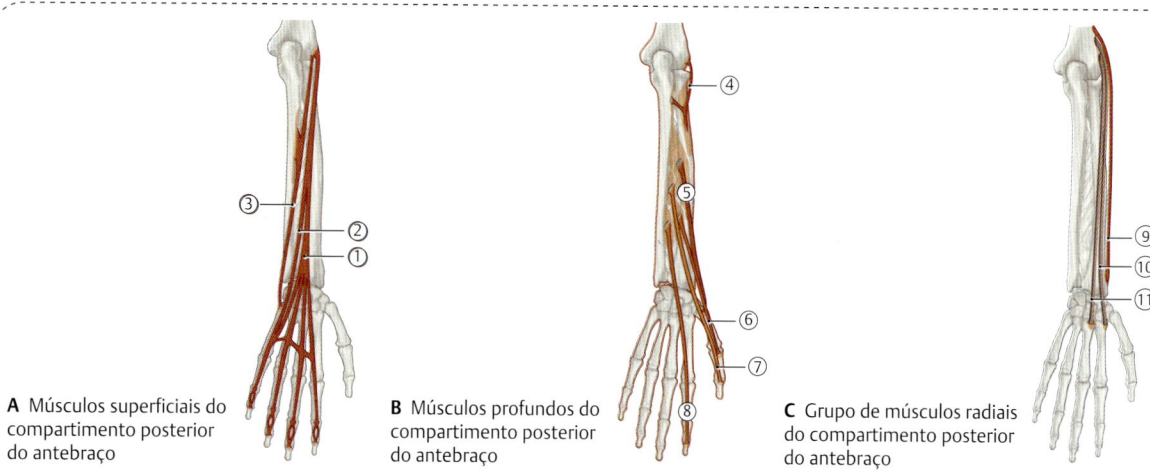

A Músculos superficiais do compartimento posterior do antebraço

B Músculos profundos do compartimento posterior do antebraço

C Grupo de músculos radiais do compartimento posterior do antebraço

De Schuenke M, Schulte E, Schumacher U. THIEME Atlas of Anatomy, Vol 1. Ilustrações de Voll M e Wesker K. 3rd ed. New York: Thieme Publishers; 2020.

Tabela 19.10 Músculos do antebraço: compartimento posterior.

Músculo	Origem	Inserção	Inervação	Ação
Músculos superficiais				
① Extensor dos dedos	Cabeça comum (epicôndilo lateral do úmero)	Expansão digital dorsal do 2º ao 5º dedo	N. radial (C7, C8)	Punho: extensão Articulações MCF, IFP e IFD do 2º ao 5º dedo: extensão
② Extensor do dedo mínimo		Expansão digital dorsal do dedo mínimo		Punho: extensão, abdução ulnar da mão Articulações MCF, IFP e IFD do dedo mínimo: extensão do dedo mínimo
③ Extensor ulnar do carpo	Cabeça comum (epicôndilo lateral do úmero) Cabeça da ulna (face dorsal)	Base do metacarpal V		Punho: extensão, adução (desvio ulnar) da mão
Músculos profundos				
④ Supinador	Olécrano, epicôndilo lateral do úmero, ligamento colateral radial, ligamento anular do rádio	Rádio (entre a tuberosidade do rádio e a inserção do músculo pronador redondo)	N. radial (C6, C7)	Articulações radiulnares: supinação
⑤ Abdutor longo do polegar	Rádio e ulna (faces dorsais, membrana interóssea)	Base do metacarpal I	N. radial (C7, C8)	Articulação radiocarpal: abdução da mão Articulação carpometacarpal do polegar: abdução
⑥ Extensor curto do polegar	Rádio (face posterior) e membrana interóssea	Base da falange proximal do polegar		Articulação radiocarpal: abdução (desvio radial) da mão Articulação carpometacarpal e MCF do polegar: extensão
⑦ Extensor longo do polegar	Ulna (face posterior) e membrana interóssea	Base da falange distal do polegar		Punho: extensão e abdução (desvio radial) da mão Articulação carpometacarpal do polegar: adução Articulações MCF e IF do polegar: extensão
⑧ Extensor do indicador	Ulna (face posterior e membrana interóssea)	Extensão digital posterior do indicador		Punho: extensão Articulações MCF, IFP e IFD do indicador: extensão
Músculos radiais				
⑨ Braquiorradial	Parte distal do úmero (face distal), septo intermuscular lateral	Processo estiloide do rádio	N. radial (C5, C6)	Cotovelo: flexão Antebraço: semipronação
⑩ Extensor radial longo do carpo	Crista supracondilar lateral da parte distal do úmero, septo intermuscular lateral	Metacarpal II (base)	N. radial (C6, C7)	Cotovelo: flexão fraca Punho: extensão e abdução
⑪ Extensor radial curto do carpo	Epicôndilo lateral do úmero	Metacarpal III (base)	N. radial (C7, C8)	

IF, interfalângica; IFD, interfalângica distal; IFP, interfalângica proximal; MCF, metacarpofalângica.

19.5 Punho

O punho, o espaço estreito entre o antebraço e a mão, contém os ossos carpais e os tendões dos músculos do antebraço que movimentam o punho e os dedos das mãos.

Articulações da região carpal

A região carpal é composta de oito ossos carpais que se articulam com o rádio proximalmente e com os ossos metacarpais distalmente (Figura 19.18). A ulna não é um componente da articulação do punho. Os movimentos nas articulações do punho e os músculos que os realizam estão listados na Tabela 19.11.

— A **articulação radiocarpal** é uma articulação do tipo condiloide entre a parte distal do rádio e o disco articular da articulação radiulnar distal e escafoide e semilunar na fileira proximal de ossos carpais

  • Os **ligamentos radiocarpais dorsais** e **palmares**, os **ligamentos ulnocarpais** e os **ligamentos colaterais radial** e **ulnar**, considerados ligamentos extrínsecos da articulação, estão entrelaçados com a cápsula fibrosa e funcionam para estabilizar a articulação (Figura 19.19)

  • Uma cápsula articular fixa-se proximalmente ao rádio e à ulna, e distalmente aos ossos da fileira proximal de ossos carpais

— As **articulações intercarpais** são formadas entre os ossos carpais em cada fileira; a **articulação mediocarpal** é a articulação entre os ossos das fileiras proximal e distal de ossos carpais

  • Os **ligamentos interósseos** entre cada osso carpal são ligamentos intrínsecos, que limitam o excesso de movimento e proporcionam estabilidade para essas articulações. Além disso, dividem o espaço articular em compartimentos (Figura 19.20)

  • Uma única cavidade articular envolve as articulações intercarpais e carpometacarpais e é separada da cavidade da articulação do punho

  • Os movimentos nessas articulações aumentam os movimentos na articulação radiocarpal

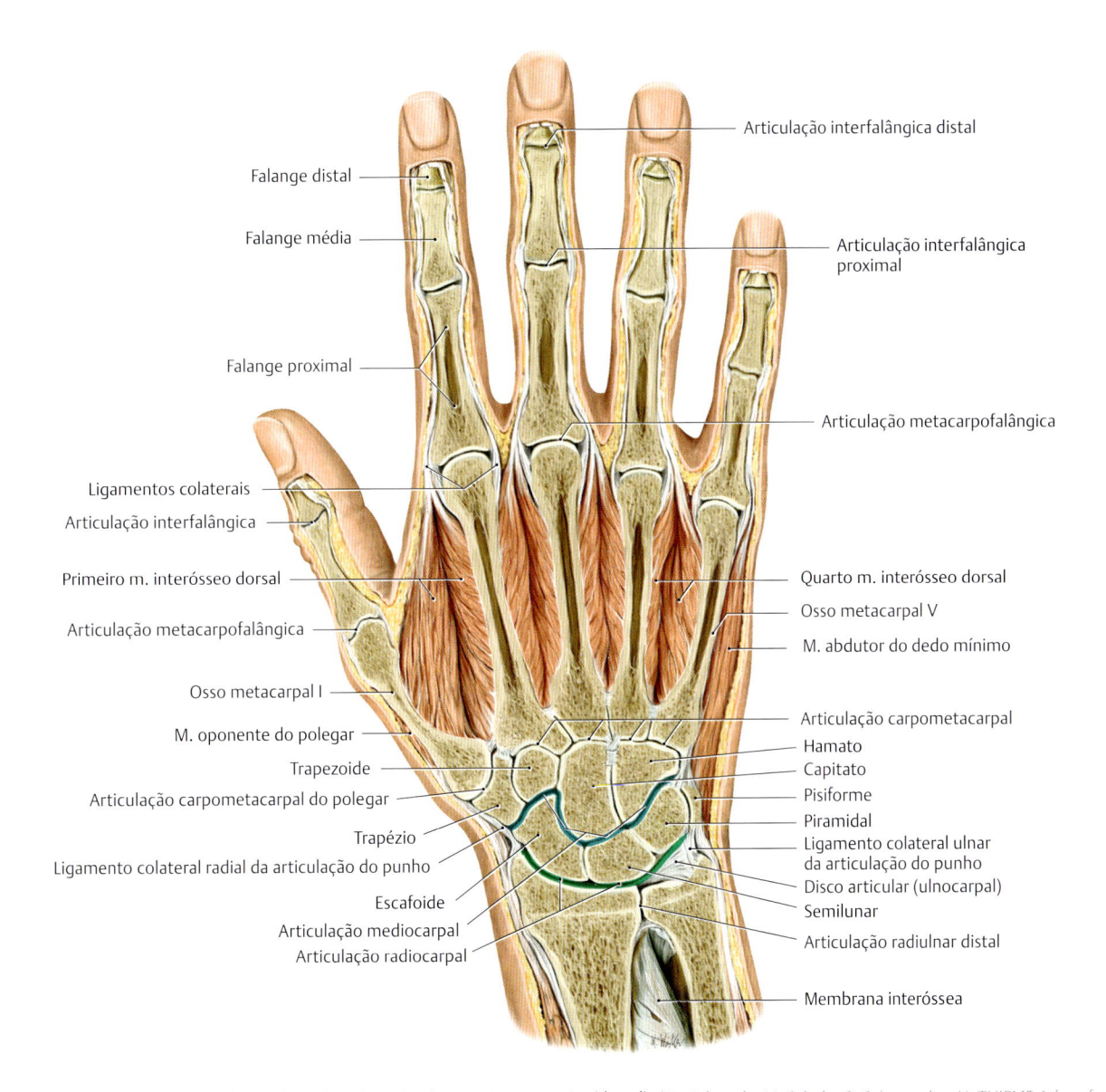

Figura 19.18 Articulações do punho e da mão. Mão direita, vista posterior (dorsal). (De Schuenke M, Schulte E, Schumacher U. THIEME Atlas of Anatomy, Vol 1. Ilustrações de Voll M e Wesker K. 3rd ed. New York: Thieme Publishers; 2020.)

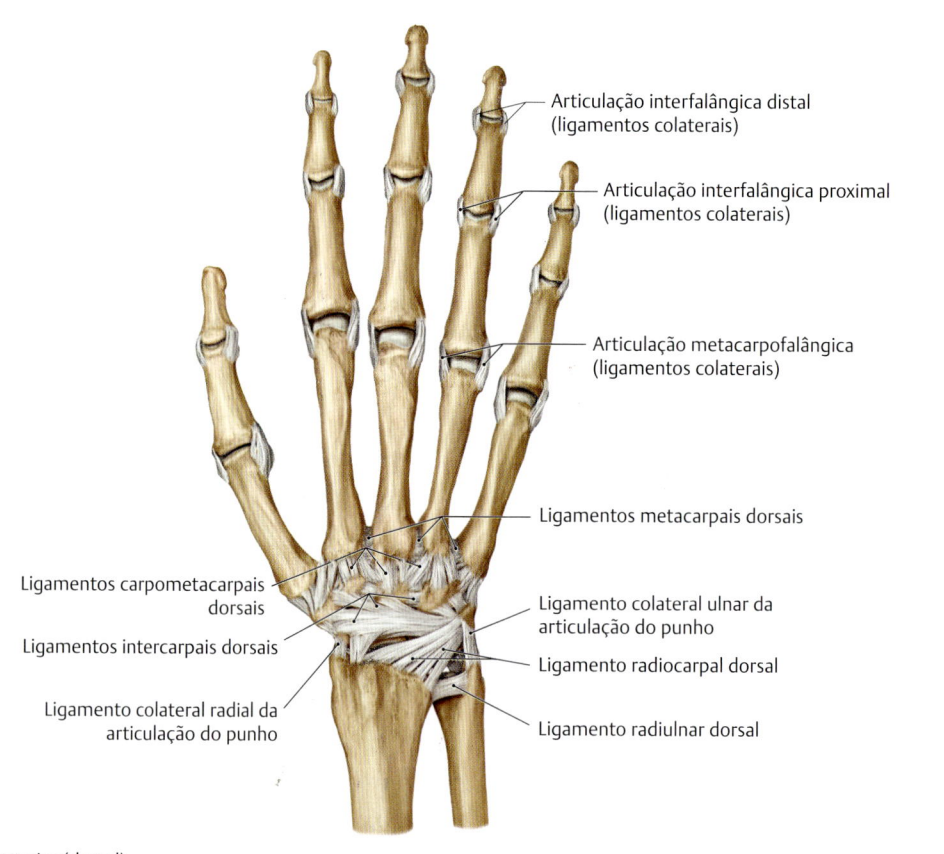

Cápsula da articulação interfalângica distal

Cápsula da articulação interfalângica proximal

Ligamentos palmares

Ligamentos metacarpais transversos profundos

Cápsula da articulação metacarpofalângica

Ligamentos metacarpais palmares

Ligamentos intercarpais palmares

Tendão do m. flexor ulnar do carpo

Ligamento ulnocarpal palmar

Ligamentos carpometacarpais palmares

Ligamentos colateral radial da articulação do punho

Ligamento radiocarpal palmar

Ligamento radiulnar palmar

A Mão direita, vista anterior (palmar)

Articulação interfalângica distal (ligamentos colaterais)

Articulação interfalângica proximal (ligamentos colaterais)

Articulação metacarpofalângica (ligamentos colaterais)

Ligamentos metacarpais dorsais

Ligamentos carpometacarpais dorsais

Ligamentos intercarpais dorsais

Ligamento colateral radial da articulação do punho

Ligamento colateral ulnar da articulação do punho

Ligamento radiocarpal dorsal

Ligamento radiulnar dorsal

B Mão direita, vista posterior (dorsal)

Figura 19.19 Ligamentos da mão e do punho. (De Gilroy AM, MacPherson BR, Wikenheiser JC. Atlas of Anatomy. Ilustrações de Voll M e Wesker K. 4th ed. New York: Thieme Publishers; 2020.)

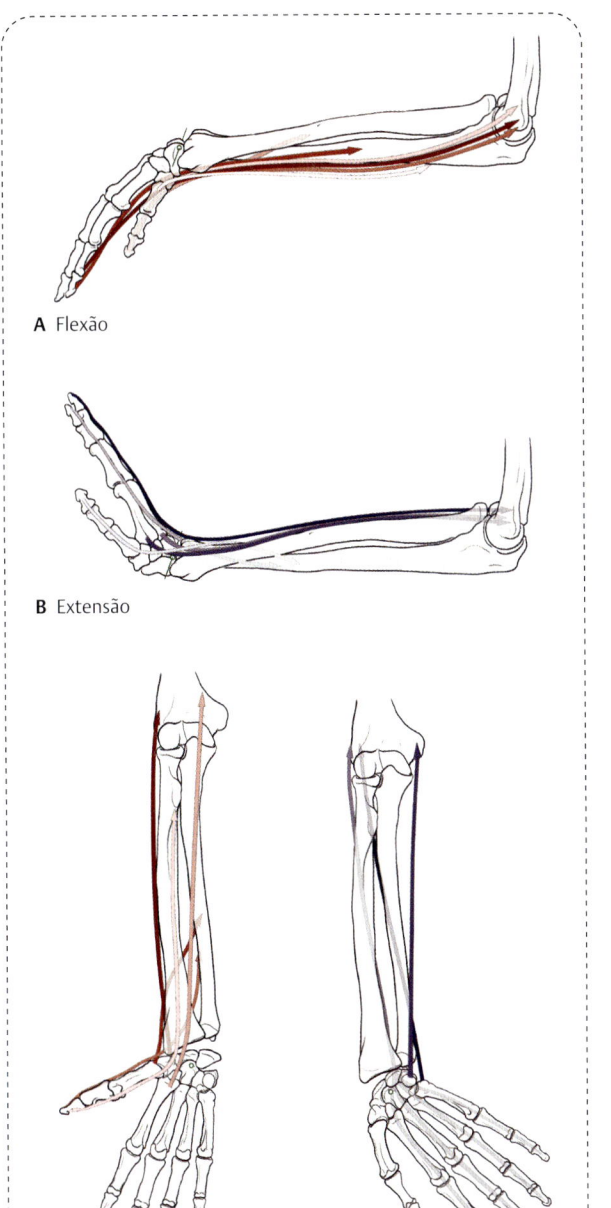

A Flexão

B Extensão

C Abdução (desvio radial)   **D** Adução (desvio ulnar)

De Schuenke M, Schulte E, Schumacher U. THIEME Atlas of Anatomy, Vol 1. Ilustrações de Voll M e Wesker K. 3rd ed. New York: Thieme Publishers; 2020.

Tabela 19.11 Movimentos nas articulações do punho.

Ação	Principais músculos
Flexão	Flexor radial do carpo Flexor ulnar do carpo
Extensão	Extensor radial longo do carpo Extensor radial curto do carpo Extensor ulnar do carpo
Abdução (desvio radial)	Flexor radial do carpo Extensor radial longo do carpo Extensor radial curto do carpo
Adução (desvio ulnar)	Flexor ulnar do carpo Extensor ulnar do carpo

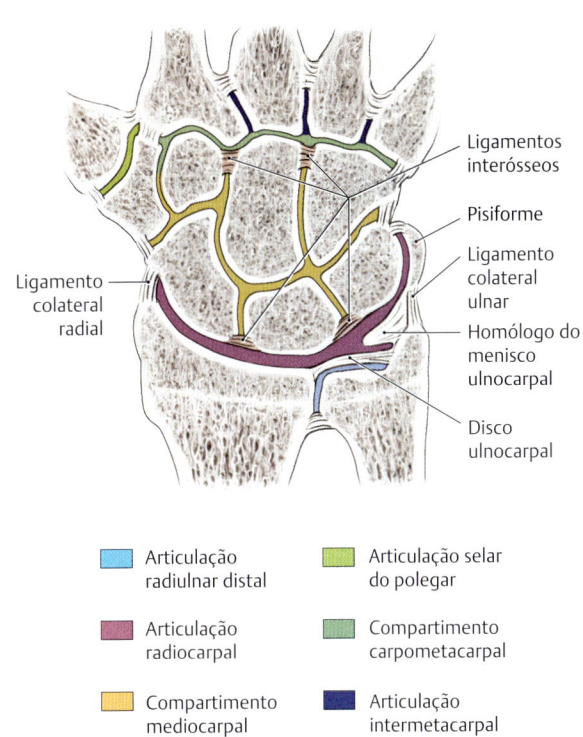

Legenda:
- Articulação radiulnar distal
- Articulação radiocarpal
- Compartimento mediocarpal
- Articulação selar do polegar
- Compartimento carpometacarpal
- Articulação intermetacarpal

Figura 19.20 Compartimentos do punho. Punho direito, vista posterior, desenho esquemático. Os ligamentos interósseos e o disco ulnocarpal dividem o espaço interarticular em compartimentos. (De Gilroy AM, MacPherson BR, Wikenheiser JC. Atlas of Anatomy. Ilustrações de Voll M e Wesker K. 4th ed. New York: Thieme Publishers; 2020.)

— O **complexo ulnocarpal**, também conhecido como complexo de fibrocartilagem triangular, sustenta a face medial do punho. Trata-se de uma combinação de um disco articular com ligamentos que unem a parte distal da ulna, a articulação radiulnar e a fileira proximal de ossos carpais (Figura 19.20)
  - O complexo inclui o **disco ulnocarpal**, os ligamentos radiocarpais dorsais e palmares, os ligamentos ulnocarpais (ligamentos ulnossemilunar e ulnopiramidal), o **menisco ulnocarpal** e o ligamento radiocarpal dorsal (ligamento radiopiramidal)
  - O disco ulnocarpal, um disco articular fibrocartilagíneo, situa-se transversalmente entre a ulna e o semilunar ou piramidal, e está fixado aos ligamentos radiulnares, separando, assim, a cavidade da articulação radiulnar distal da cavidade da articulação do punho. O disco é particularmente vulnerável a alterações degenerativas e exibe uma recuperação lenta após dano por lesões do carpo
  - O menisco ulnocarpal, formado de colágeno, estende-se do piramidal para o espaço articular, formando uma ponte no amplo espaço intra-articular ulnar da parte medial do punho.

Espaços do punho

As estruturas neurovasculares e os tendões longos dos músculos do antebraço passam entre o antebraço e a mão através de espaços estreitos, que geralmente são definidos como espessamentos fasciais.
— O **túnel do carpo** é um espaço de fáscia e osso situado na face anterior do punho

- Os ossos carpais formam o assoalho e os lados, enquanto o retináculo dos músculos flexores forma o teto (Figura 19.21)
- Os tendões dos músculos flexor longo do polegar, do flexor superficial dos dedos e do flexor profundo dos dedos, como também o nervo mediano, atravessam esse túnel (Figuras 19.22 e 19.23)
- Uma **bainha comum dos tendões dos músculos flexores** envolve os tendões dos músculos flexores quando atravessam o túnel do carpo

- O ligamento carpal palmar e o retináculo dos músculos flexores impedem o arqueamento dos tendões dos músculos flexores quando cruzam o punho
- O **túnel ulnar** (canal de Guyon) é uma passagem estreita no lado medial da face anterior do punho (Figuras 19.23 a 19.25)
  - O retináculo dos músculos flexores forma o assoalho, enquanto o **ligamento carpal palmar** forma o teto. Os ossos pisiforme e hamato formam as margens medial e lateral, respectivamente
  - A artéria e o nervo ulnares atravessam o túnel e se dirigem para a palma da mão

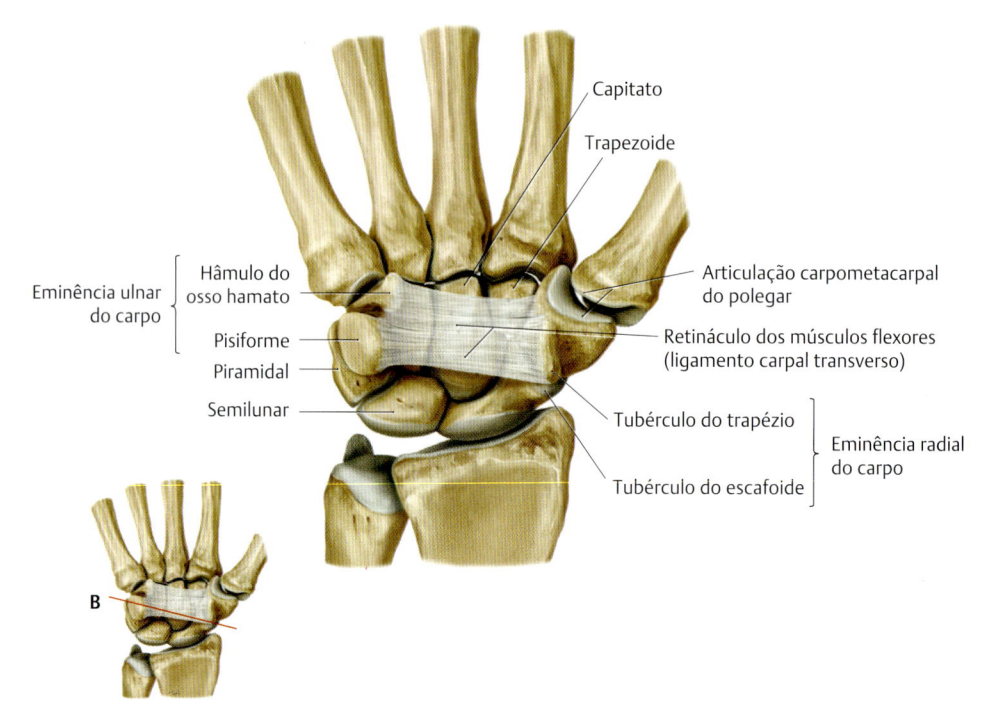

A Retináculo dos músculos flexores. Vista anterior (palmar)

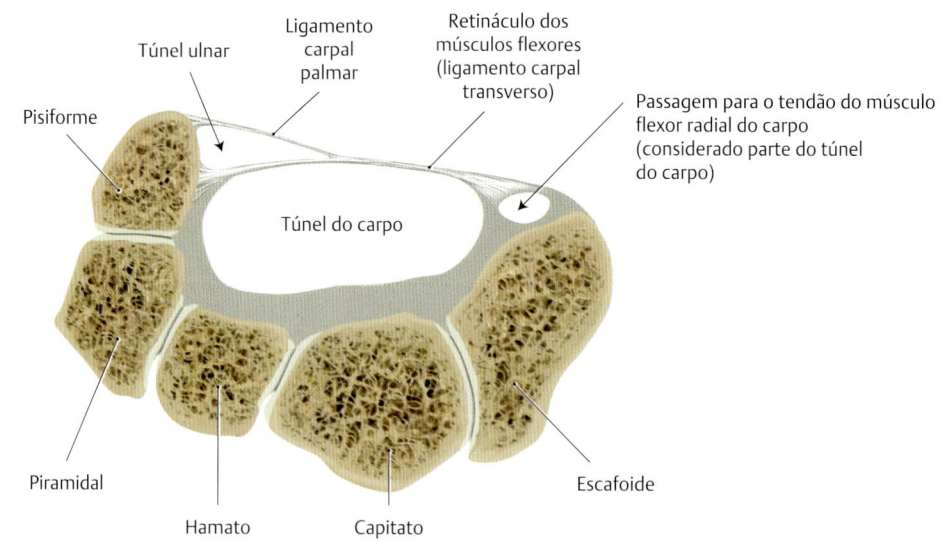

B Corte transversal, vista proximal

Figura 19.21 Ligamentos e limites ósseos do túnel do carpo. Mão direita. (A. De Gilroy AM, MacPherson BR, Wikenheiser JC. Atlas of Anatomy. Ilustrações de Voll M e Wesker K. 4th ed. New York: Thieme Publishers; 2020; B. De Schuenke M, Schulte E, Schumacher U. THIEME Atlas of Anatomy, Vol 1. Ilustrações de Voll M e Wesker K. 3rd ed. New York: Thieme Publishers; 2020.)

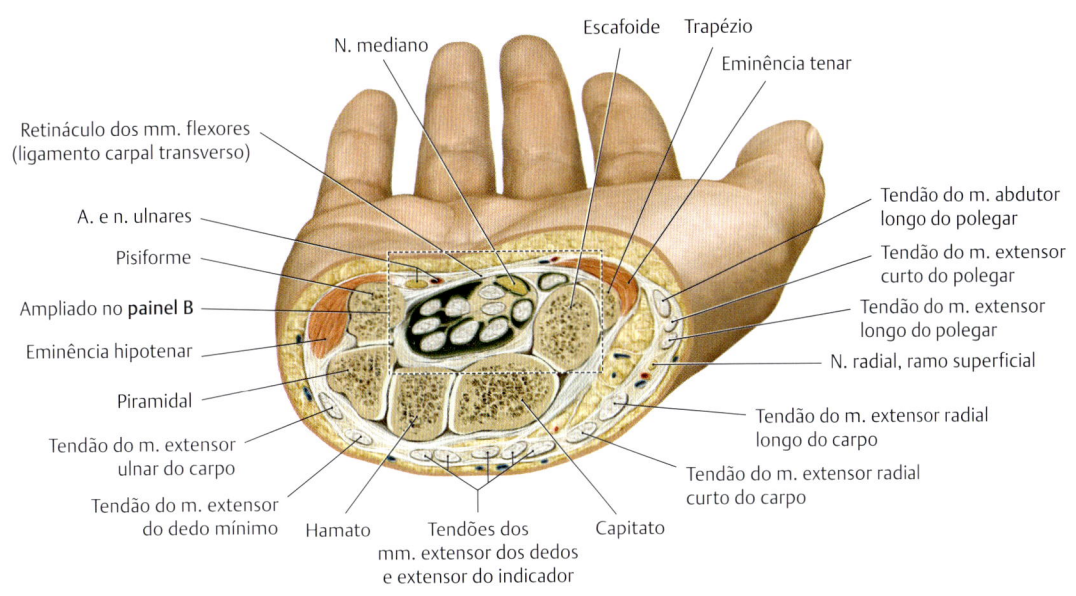

A Corte transversal do punho direito

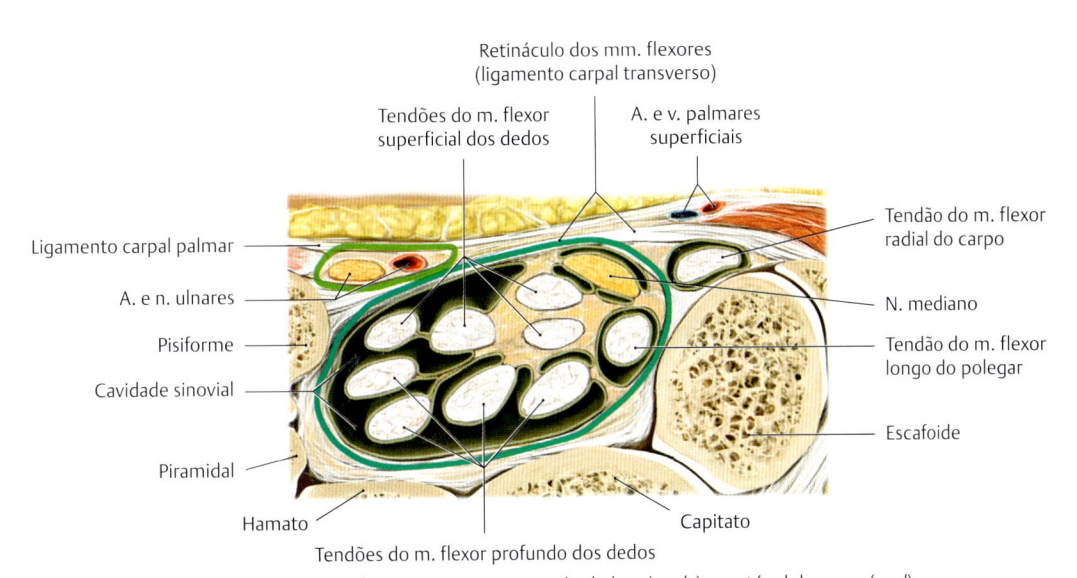

B Ampliação da área delimitada por linhas tracejadas em **A**. Estruturas no túnel ulnar (*verde*) e no túnel do carpo (*azul*)

Figura 19.22 Conteúdo do túnel do carpo. Mão direita, vista proximal. O estreito acondicionamento das estruturas neurovasculares sensíveis em associação aos tendões estreitamente apostos e que se movimentam com frequência no túnel do carpo constantemente provoca problemas (síndrome do túnel do carpo) quando ocorrem edema ou degeneração de qualquer uma das estruturas. (De Schuenke M, Schulte E, Schumacher U. THIEME Atlas of Anatomy, Vol 1. Ilustrações de Voll M e Wesker K. 3rd ed. New York: Thieme Publishers; 2020.)

BOXE 19.6 CORRELAÇÃO CLÍNICA

SÍNDROME DO TÚNEL DO CARPO

O túnel do carpo, definido por limites fibrosos e ósseos rígidos, pode ser comprometido por edema de seu conteúdo, por infiltração de líquido decorrente de inflamação ou infecção, por protrusão de luxação de osso carpal ou por compressão causada por uma fonte externa. O nervo mediano é o mais sensível ao aumento de pressão, e os sinais da síndrome do túnel do carpo refletem a distribuição desse nervo. Consistem em formigamento ou dormência na face palmar dos três dedos e meio dedo laterais, fraqueza e, por fim, atrofia dos músculos tenares. O ramo palmar cutâneo do nervo mediano origina-se proximalmente ao canal e passa sobre o retináculo dos músculos flexores, o que faz a sensibilidade da palma permanecer intacta.

BOXE 19.7 CORRELAÇÃO CLÍNICA

COMPRESSÃO DO NERVO ULNAR

A compressão do nervo ulnar no punho afeta a inervação da maioria dos músculos intrínsecos da mão. Quando o paciente tenta cerrar o punho, ocorre uma deformidade conhecida como "mão em garra" – as articulações metacarpofalângicas ficam em hiperextensão em decorrência da perda dos músculos interósseos, e ocorre flexão das articulações interfalângicas (Capítulo 18, Boxe 18.9).

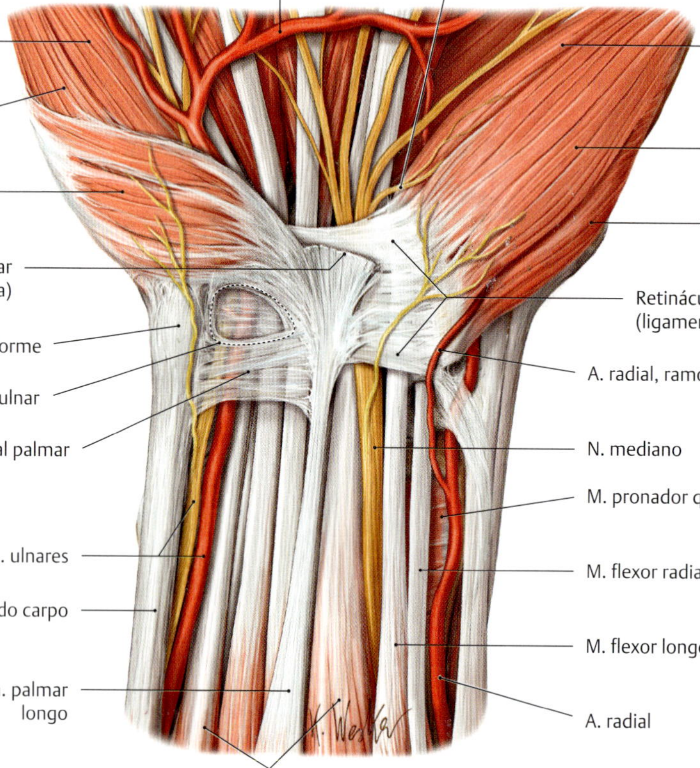

Arco palmar superficial

N. mediano, ramo recorrente

M. flexor curto do dedo mínimo

M. abdutor do dedo mínimo

M. palmar curto

Aponeurose palmar (seccionada)

Pisiforme

Túnel ulnar

Ligamento carpal palmar

A. e n. ulnares

M. flexor ulnar do carpo

Tendão do m. palmar longo

M. flexor curto do polegar, cabeça superficial

M. abdutor curto do polegar

M. oponente do polegar

Retináculo dos mm. flexores (ligamento carpal transverso)

A. radial, ramo palmar superficial

N. mediano

M. pronador quadrado

M. flexor radial do carpo

M. flexor longo do polegar

A. radial

M. flexor superficial dos dedos

Figura 19.23 Região carpal anterior. Mão direita, vista anterior (palmar). Túnel ulnar e região palmar profunda. Túnel do carpo com o retináculo dos músculos flexores transparente. (De Gilroy AM, MacPherson BR, Wikenheiser JC. Atlas of Anatomy. Ilustrações de Voll M e Wesker K. 4th ed. New York: Thieme Publishers; 2020.)

— A **tabaqueira anatômica** é uma pequena depressão triangular no lado radial do dorso do punho (Figura 19.25)
  • As margens são formadas posteriormente pelos tendões do músculo extensor longo do polegar e anteriormente pelos músculos extensor curto do polegar e abdutor longo do polegar. O assoalho é formado pelo escafoide e pelo trapézio
  • A artéria radial atravessa a tabaqueira anatômica
  • A veia cefálica e o ramo superficial do nervo radial cruzam superficialmente a tabaqueira anatômica
— A face posterior do punho é constituída por seis pequenos **compartimentos dorsais** (designados de 1 a 6) (Tabela 19.12 e Figura 19.26)
  • O retináculo dos músculos extensores forma o teto, enquanto as faces dorsais da parte distal do rádio e da ulna formam o assoalho
  • Os tendões dos músculos extensores do antebraço atravessam os compartimentos no dorso da mão
  • As **bainhas dos tendões dorsais do carpo** envolvem os tendões dos músculos extensores no local onde atravessam os compartimentos dorsais.

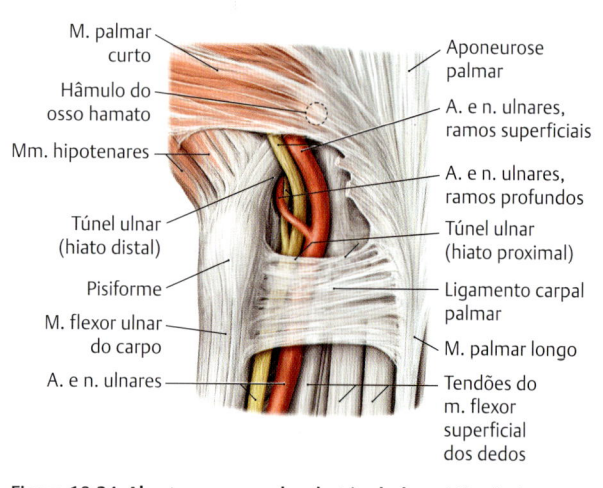

M. palmar curto

Hâmulo do osso hamato

Mm. hipotenares

Túnel ulnar (hiato distal)

Pisiforme

M. flexor ulnar do carpo

A. e n. ulnares

Aponeurose palmar

A. e n. ulnares, ramos superficiais

A. e n. ulnares, ramos profundos

Túnel ulnar (hiato proximal)

Ligamento carpal palmar

M. palmar longo

Tendões do m. flexor superficial dos dedos

Figura 19.24 Aberturas e paredes do túnel ulnar. Mão direita, vista anterior (palmar). (De Schuenke M, Schulte E, Schumacher U. THIEME Atlas of Anatomy, Vol 1. Ilustrações de Voll M e Wesker K. 3rd ed. New York: Thieme Publishers; 2020.)

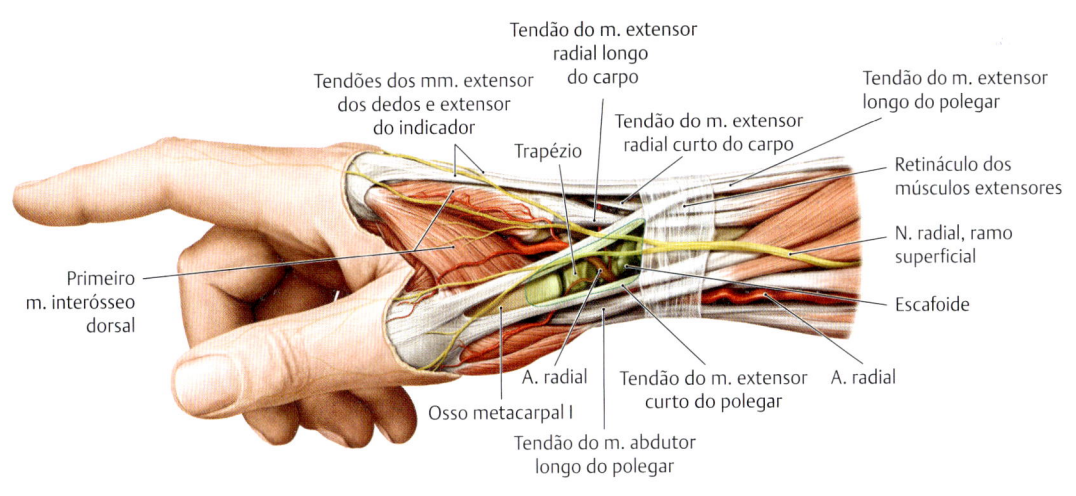

Figura 19.25 Tabaqueira anatômica. Mão direita, vista radial. A "tabaqueira anatômica" triangular (em *amarelo claro*) é delimitada pelos tendões de inserção dos músculos abdutor longo do polegar e extensores curto e longo do polegar. (De Schuenke M, Schulte E, Schumacher U. THIEME Atlas of Anatomy, Vol 1. Ilustrações de Voll M e Wesker K. 3rd ed. New York: Thieme Publishers; 2020.)

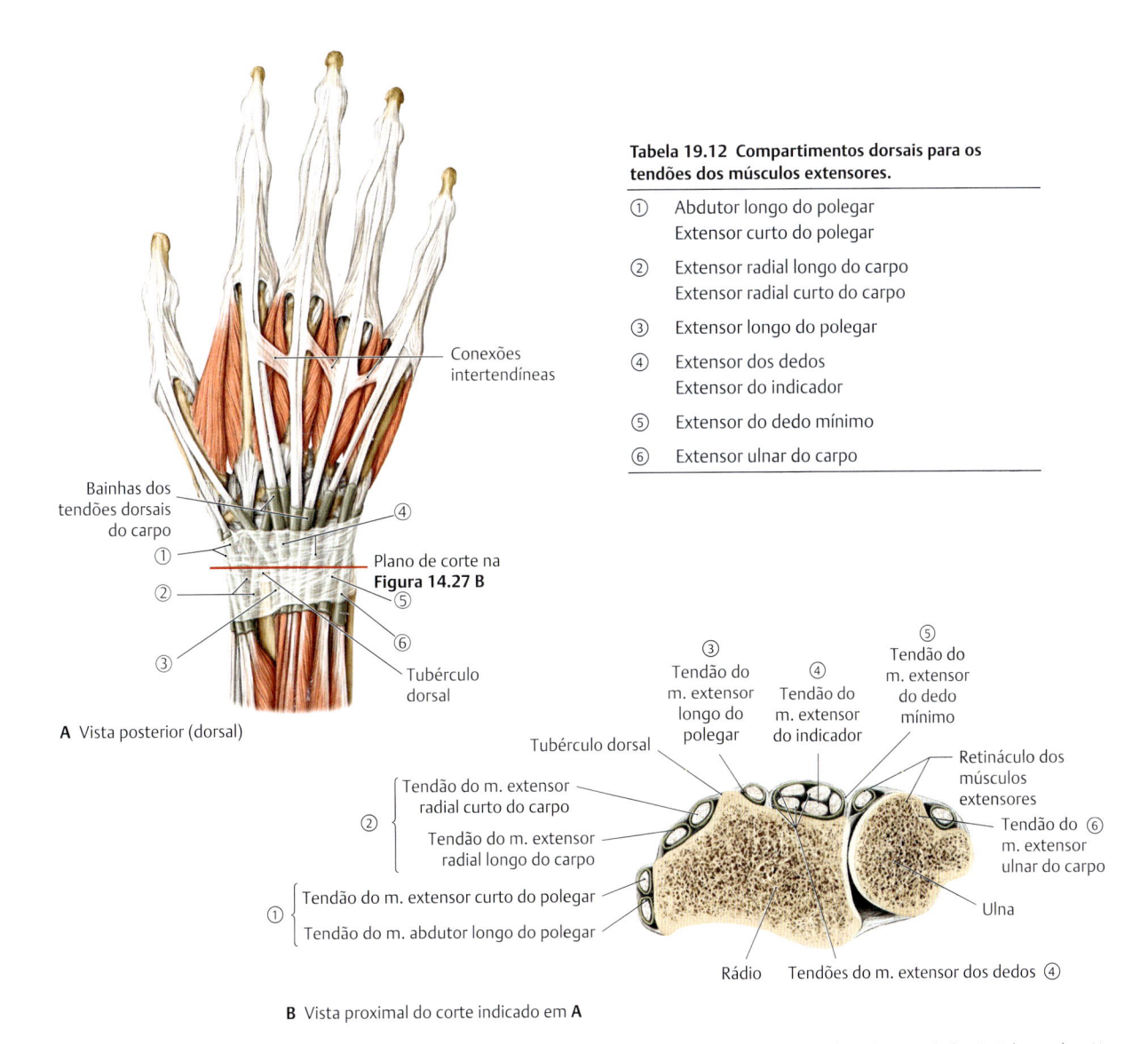

Tabela 19.12 Compartimentos dorsais para os tendões dos músculos extensores.

①	Abdutor longo do polegar Extensor curto do polegar
②	Extensor radial longo do carpo Extensor radial curto do carpo
③	Extensor longo do polegar
④	Extensor dos dedos Extensor do indicador
⑤	Extensor do dedo mínimo
⑥	Extensor ulnar do carpo

A Vista posterior (dorsal)

B Vista proximal do corte indicado em **A**

Figura 19.26 Retináculo dos músculos extensores e compartimentos dorsais. Mão direita. (**A.** De Schuenke M, Schulte E, Schumacher U. THIEME Atlas of Anatomy, Vol 1. Ilustrações de Voll M e Wesker K. 3rd ed. New York: Thieme Publishers; 2020; **B.** De Gilroy AM, MacPherson BR, Wikenheiser JC. Atlas of Anatomy. Ilustrações de Voll M e Wesker K. 4th ed. New York: Thieme Publishers; 2020.)

19.6 Mão

Os músculos e as articulações da mão criam uma ferramenta flexível que é competente nos movimentos motores finos. A capacidade de segurar objetos pelo posicionamento do polegar em oposição aos outros dedos constitui uma característica exclusiva dos seres humanos e dos símios, como os macacos antropomorfos.

Articulações da mão e dos dedos

As articulações da mão e dos dedos compreendem aquelas entre os ossos carpais distais e a extremidade dos ossos metacarpais da palma, a extremidade distal dos ossos metacarpais e das falanges proximais, bem como aquelas entre as falanges proximais, médias e distais de cada dedo (Figura 19.18). Os movimentos nessas articulações e os músculos do antebraço e da mão que os realizam estão listados nas Tabelas 19.13 e 19.14.

— As **articulações carpometacarpais** são as articulações sinoviais entre a fileira distal dos ossos carpais e dos metacarpais
  • Ocorre pouco ou nenhum movimento nas articulações planares do 2º, 3º e 4º dedo

• A articulação do dedo mínimo entre o metacarpal e o hamato é moderadamente móvel
• A articulação selar entre o metacarpal do polegar e o trapézio na fileira distal dos carpais possibilita o movimento em todas as direções, que é essencial para a oposição do polegar (Figura 19.27)
— As **articulações metacarpofalângicas (MCF)** são articulações sinoviais condilares entre as cabeças dos ossos metacarpais e as bases das falanges proximais
  • O movimento em dois planos, flexão-extensão e abdução-adução, ocorre nos 2º ao 5º dedo
  • Apenas a flexão e a extensão ocorrem na articulação MCF do polegar
— As **articulações interfalângicas (IF)** são articulações sinoviais do tipo gínglimo entre falanges
  • Os 2º ao 4º dedo possuem articulações interfalângicas proximais (IFP) e interfalângicas distais (IFD)
  • O polegar tem apenas uma única articulação IF
  • As articulações IF realizam apenas a flexão e a extensão
— As articulações MCF e IF são envolvidas por uma cápsula fibrosa e sustentadas por ligamentos colaterais mediais e laterais

Tabela 19.13 Movimentos nas articulações dos dedos (2º ao 5º dedo).

Ação	Principais músculos
Flexão na articulação MCF	Lumbricais
	Interósseos palmares e dorsais
	Flexor do dedo mínimo (apenas o dedo mínimo)
Flexão na articulação IFD	Flexor profundo dos dedos
Flexão na articulação IFP	Flexor profundo dos dedos
	Flexor superficial dos dedos
Extensão na articulação MCF	Extensor dos dedos
	Extensor do indicador (apenas o 2º dedo)
	Extensor do dedo mínimo (apenas o dedo mínimo)
Extensão nas articulações IFD e IFP	Lumbricais
	Interósseos palmares e dorsais
Abdução na articulação MCF	Interósseos dorsais
	Abdutor do dedo mínimo (apenas o dedo mínimo)
Adução	Interósseos palmares (apenas os 2º, 4º e 5º dedos)
Oposição	Oponente do dedo mínimo (apenas o dedo mínimo)

IFD, interfalângica distal; IFP, interfalângica proximal; MCF, metacarpofalângica.

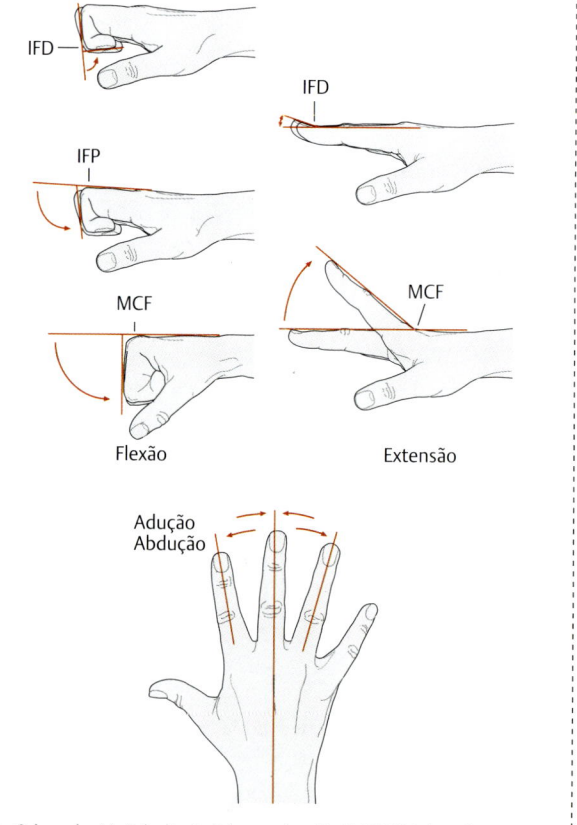

Flexão   Extensão

Adução / Abdução

De Schuenke M, Schulte E, Schumacher U. THIEME Atlas of Anatomy, Vol 1. Ilustrações de Voll M e Wesker K. 3rd ed. New York: Thieme Publishers; 2020.

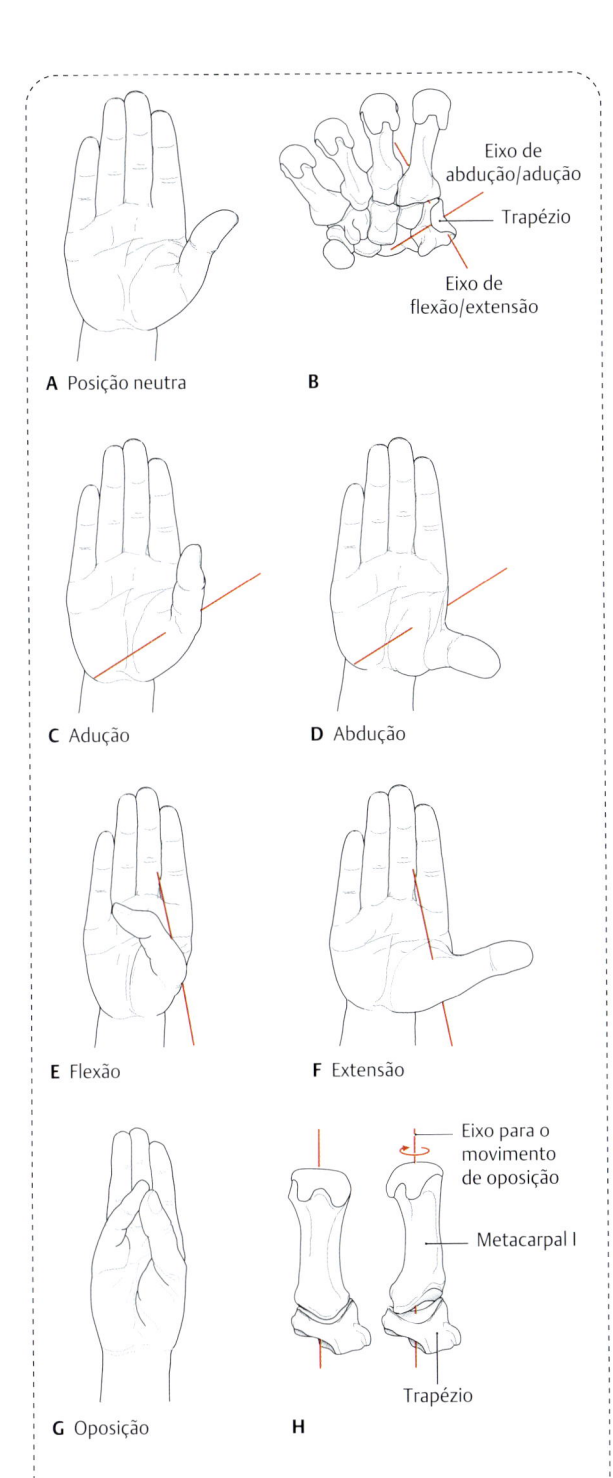

A Posição neutra **B**

C Adução **D** Abdução

E Flexão **F** Extensão

G Oposição **H**

Legendas da figura: Eixo de abdução/adução; Trapézio; Eixo de flexão/extensão; Eixo para o movimento de oposição; Metacarpal I; Trapézio.

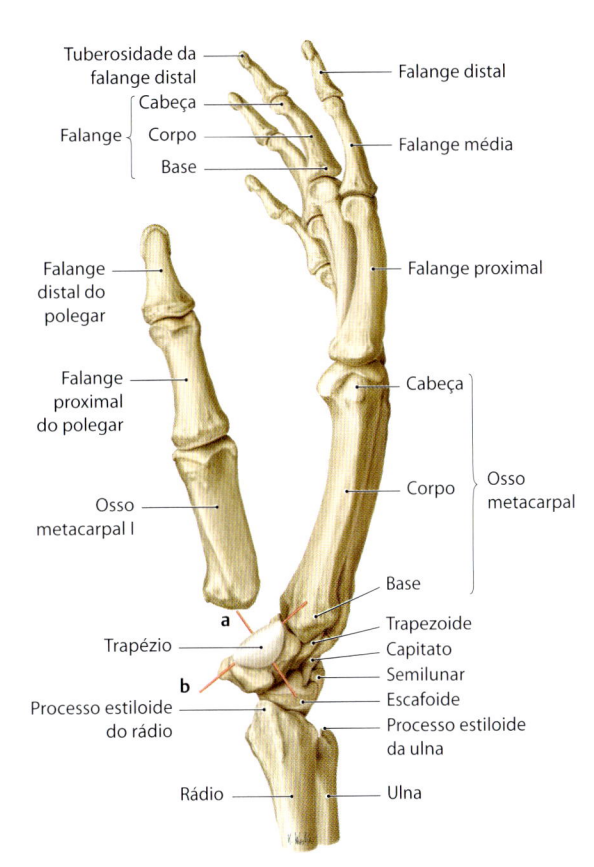

Figura 19.27 **Articulação carpometacarpal do polegar.** Vista radial. O osso metacarpal I foi deslocado ligeiramente em direção distal para expor a face articular do trapézio. São mostrados aqui dois eixos principais de movimento: **a**, abdução/adução e **b**, flexão/extensão. (De Schuenke M, Schulte E, Schumacher U. THIEME Atlas of Anatomy, Vol 1. Ilustrações de Voll M e Wesker K. 3rd ed. New York: Thieme Publishers; 2020.)

Legendas da figura: Tuberosidade da falange distal; Falange distal; Cabeça; Falange {Corpo, Base}; Falange média; Falange distal do polegar; Falange proximal; Falange proximal do polegar; Cabeça; Osso metacarpal; Corpo; Osso metacarpal I; Base; Trapézio; Trapezoide; Capitato; Semilunar; Escafoide; Processo estiloide do rádio; Processo estiloide da ulna; Rádio; Ulna; a; b.

Tabela 19.14 Movimentos nas articulações do polegar.

Ação	Principais músculos
Flexão	Flexor longo do polegar Flexor curto do polegar
Extensão	Extensor longo do polegar Extensor curto do polegar
Abdução	Abdutor longo do polegar Abdutor curto do polegar
Adução	Adutor do polegar
Oposição	Oponente do polegar

Palma e dedos da mão

— A palma apresenta a seguinte anatomia de superfície (Figura 19.28)
  • A pele é espessa, firmemente fixada à fáscia subjacente e possui numerosas glândulas sudoríferas
  • Uma concavidade central separa a **eminência tenar** na base do polegar da **eminência hipotenar** na base do dedo mínimo
  • Formam-se **pregas de flexão** longitudinais e transversas nos locais onde a pele está firmemente ligada à fáscia palmar
— A fáscia profunda na parte central da palma forma uma aponeurose palmar espessada e resistente (Figura 19.29) que:
  • Adere firmemente à pele da palma
  • Continua-se proximalmente ao retináculo dos músculos flexores e ao músculo palmar longo
  • Continua-se distalmente com o **ligamento metacarpal transverso** e com as quatro bainhas fibrosas digitais dos dedos, que envolvem os tendões dos músculos flexores longos e suas bainhas sinoviais tendíneas
— A aponeurose palmar e a fáscia profunda da palma dividem a palma em cinco compartimentos musculares (Tabelas 19.15 a 19.17)
  • O **compartimento tenar**, que contém os músculos tenares que realizam a abdução, a flexão e a oposição do polegar

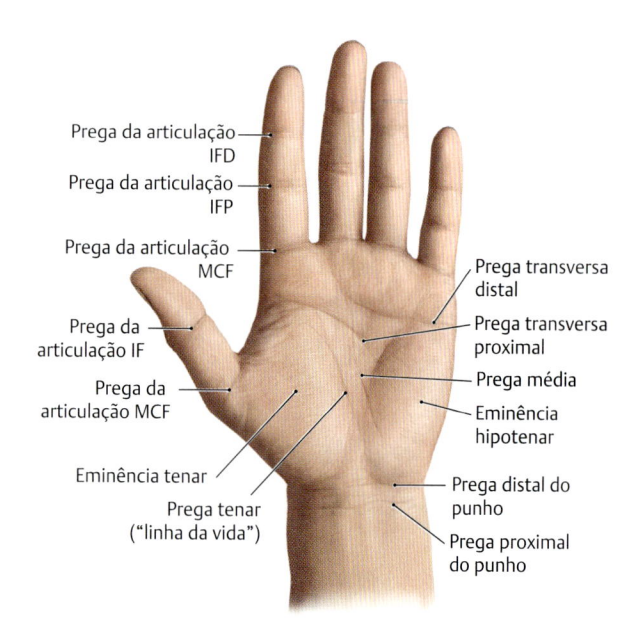

Prega da articulação IFD
Prega da articulação IFP
Prega da articulação MCF
Prega da articulação IF
Prega da articulação MCF
Eminência tenar
Prega tenar ("linha da vida")
Prega transversa distal
Prega transversa proximal
Prega média
Eminência hipotenar
Prega distal do punho
Prega proximal do punho

Figura 19.28 Anatomia de superfície da palma da mão. Mão esquerda. IF, interfalângica; IFD, interfalângica distal; IFP, interfalângica proximal; MCF, metacarpofalângica. (De Schuenke M, Schulte E, Schumacher U. THIEME Atlas of Anatomy, Vol 1. Ilustrações de Voll M e Wesker K. 3rd ed. New York: Thieme Publishers; 2020.)

- O **compartimento central**, que contém os tendões dos músculos flexores do antebraço, que realizam a flexão dos dedos, e os músculos lumbricais, que realizam a flexão e a extensão das articulações dos dedos
- O **compartimento hipotenar**, que contém os músculos hipotenares que realizam a flexão, a abdução e a oposição do dedo mínimo
- O **compartimento adutor**, que contém o músculo adutor do polegar, que realiza a adução do polegar
- O **compartimento interósseo**, que contém os músculos interósseos que realizam a abdução e a adução dos dedos
- Os **espaços tenar** e **palmar médio** são espaços potenciais profundos na palma entre os tendões dos músculos flexores e a fáscia sobre os músculos palmares profundos. O espaço palmar médio é contínuo ao compartimento anterior do antebraço por meio do túnel do carpo
- Na face palmar dos dedos
  - Os tendões do músculo flexor superficial dos dedos (FSD, do inglês *flexor digitorum superficialis*) dividem-se em duas bandas que se inserem na falange média
  - Os tendões do músculo flexor profundo dos dedos passam entre as bandas do músculo FSD para se inserir na falange distal

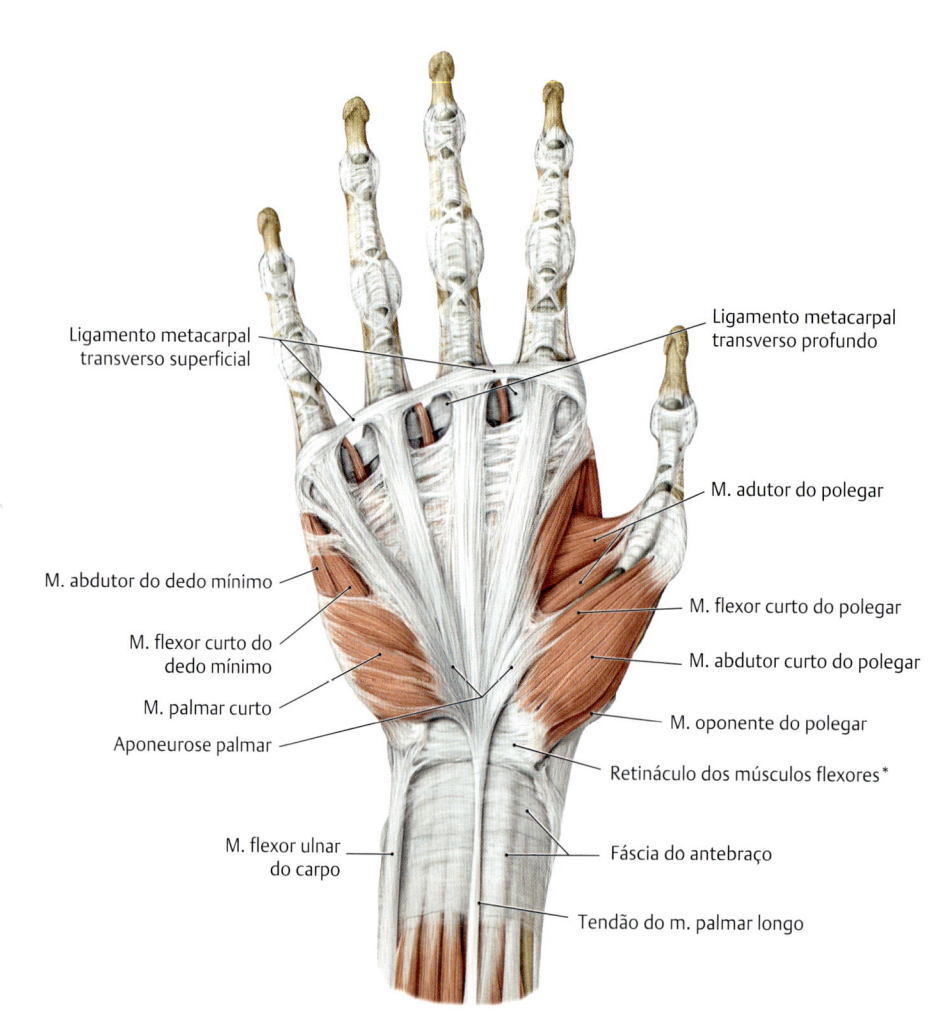

Ligamento metacarpal transverso superficial
Ligamento metacarpal transverso profundo
M. adutor do polegar
M. flexor curto do polegar
M. abdutor curto do polegar
M. oponente do polegar
Retináculo dos músculos flexores*
Fáscia do antebraço
Tendão do m. palmar longo
M. abdutor do dedo mínimo
M. flexor curto do dedo mínimo
M. palmar curto
Aponeurose palmar
M. flexor ulnar do carpo

Figura 19.29 Aponeurose palmar. Mão direita, face palmar. *Também conhecida como ligamento carpal transverso.

DOENÇA DE DUPUYTREN

A doença de Dupuytren consiste em fibrose progressiva e contratura das bandas longitudinais da fáscia palmar para o 4º e o 5º dedo, causando a sua flexão. Manifesta-se como espessamentos nodulares indolores, que progridem para cristas elevadas na palma. Em geral, a excisão cirúrgica é necessária para liberar as bandas.

COMUNICAÇÃO DAS BAINHAS TENDÍNEAS

A bainha tendínea do polegar é contínua à bainha tendínea do carpo do músculo flexor longo do polegar. Os outros dedos exibem uma comunicação variável com as bainhas tendíneas do carpo (**A** é a variação mais comum). As infecções dentro das bainhas tendíneas em decorrência de feridas por punção dos dedos podem se espalhar proximalmente para os espaços comunicantes da mão.

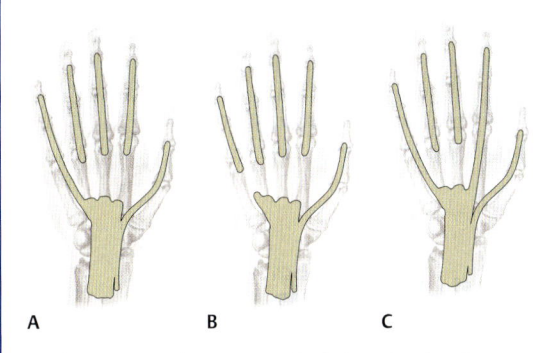

A   B   C

De Gilroy AM, MacPherson BR, Wikenheiser JC. Atlas of Anatomy. Ilustrações de Voll M e Wesker K. 4th ed. New York: Thieme Publishers; 2020.

- As **bainhas tendíneas sinoviais** envolvem os tendões dos músculos flexores quando entram nas **bainhas tendíneas fibrosas** dos dedos (Figura 19.30)
  - A bainha sinovial do dedo mínimo comunica-se normalmente com a bainha comum dos músculos flexores no punho
  - A bainha sinovial do polegar estende-se em direção ao punho e pode se comunicar com a bainha do dedo mínimo e com a bainha sinovial comum
  - As bainhas sinoviais do 2º, 3º e 4º dedo geralmente permanecem independentes da bainha sinovial comum e de outras bainhas sinoviais dos dedos
- Os músculos do antebraço e os músculos intrínsecos da mão movimentam as articulações da mão e dos dedos (Tabelas 19.13 e 19.14).

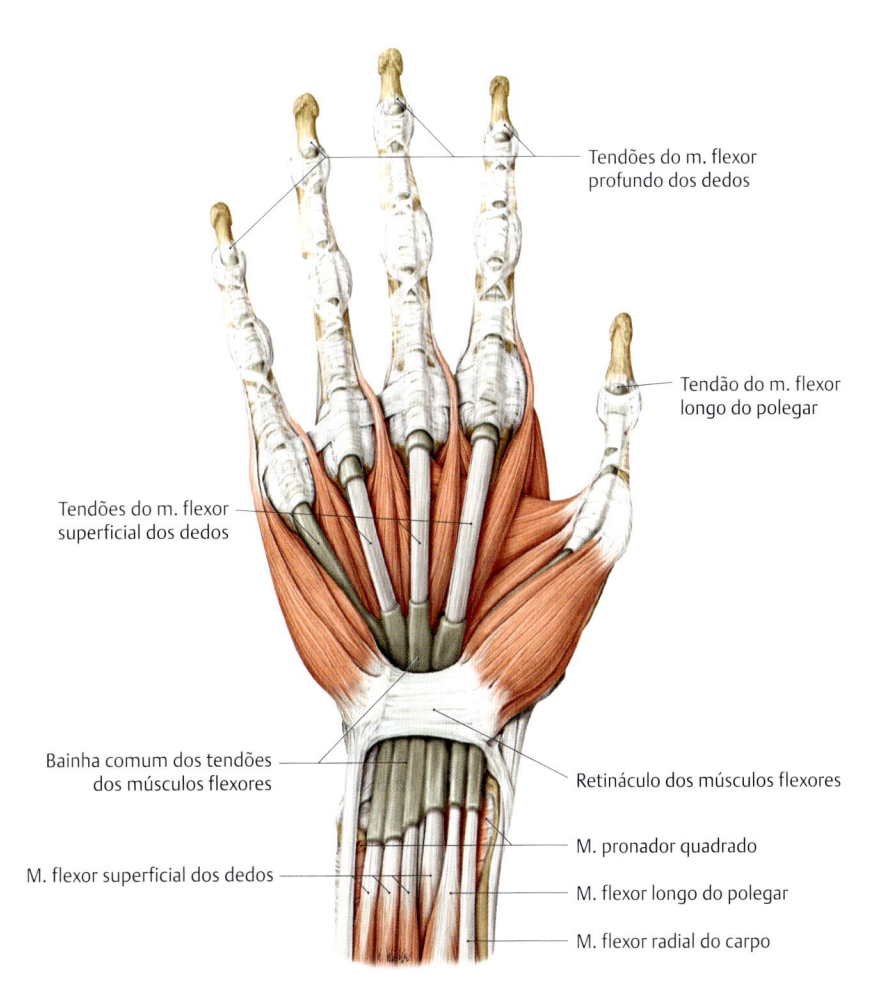

Tendões do m. flexor profundo dos dedos

Tendão do m. flexor longo do polegar

Tendões do m. flexor superficial dos dedos

Bainha comum dos tendões dos músculos flexores

Retináculo dos músculos flexores

M. pronador quadrado

M. flexor superficial dos dedos

M. flexor longo do polegar

M. flexor radial do carpo

Figura 19.30 Bainhas tendíneas do carpo e dos dedos. (De Gilroy AM, MacPherson BR, Wikenheiser JC. Atlas of Anatomy. Ilustrações de Voll M e Wesker K. 4th ed. New York: Thieme Publishers; 2020.)

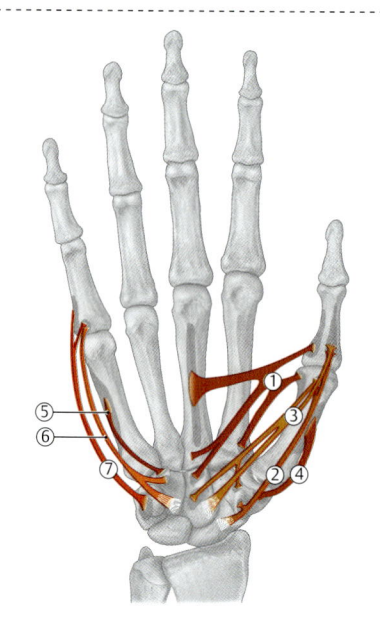

Músculos tenares e hipotenares, mão direita, vista anterior (palmar). (De Schuenke M, Schulte E, Schumacher U. THIEME Atlas of Anatomy, Vol 1. Ilustrações de Voll M e Wesker K. 3rd ed. New York: Thieme Publishers; 2020.)

Tabela 19.15 Músculos tenares.

Músculo	Origem	Inserção	Inervação	Ação
① Adutor do polegar	Cabeça transversa: metacarpal III (face palmar)	Polegar (base da falange proximal) por meio do osso sesamoide ulnar	N. ulnar (C8, T1)	Articulação CMC do polegar: adução
	Cabeça oblíqua: capitato, metacarpais II e III (bases)			Articulação MCF do polegar: flexão
② Abdutor curto do polegar	Escafoide e trapézio, retináculo dos músculos flexores	Polegar (base da falange proximal) por meio do osso sesamoide radial	N. mediano (C8, T1)	Articulação CMC do polegar: abdução
③ Flexor curto do polegar	Cabeça superficial: retináculo dos músculos flexores		Cabeça superficial: n. mediano (C8, T1)	Articulação CMC do polegar: flexão
	Cabeça profunda: capitato, trapézio		Cabeça profunda: n. ulnar (C8, T1)	
④ Oponente do polegar	Trapézio	Metacarpal I (margem radial)	N. mediano (C8, T1)	Articulação CMC do polegar: oposição

CMC, carpometacarpal; MCF, metacarpofalângica.

Tabela 19.16 Músculos hipotenares.

Músculo	Origem	Inserção	Inervação	Ação
⑤ Oponente do dedo mínimo	Hâmulo do osso hamato, retináculo dos músculos flexores	Metacarpal V (margem ulnar)	N. ulnar (C8, T1)	Leva o metacarpal na direção palmar (oposição)
⑥ Flexor curto do dedo mínimo		5ª falange proximal (base)		Articulação MCF do dedo mínimo: flexão
⑦ Abdutor do dedo mínimo	Pisiforme	5ª falange proximal (base ulnar) e expansão digital dorsal do dedo mínimo		Articulação MCF do dedo mínimo: flexão e abdução do dedo mínimo Articulações IFP e IFD do dedo mínimo: extensão
Palmar curto	Aponeurose palmar (margem ulnar)	Pele da eminência hipotenar		Tensiona a aponeurose palmar (função protetora)

IFD, interfalângica distal; IFP, interfalângica proximal; MCF, metacarpofalângica.

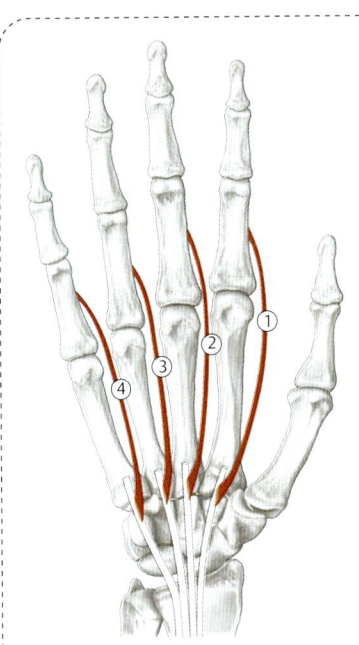

A Músculos lumbricais, mão direita, vista palmar

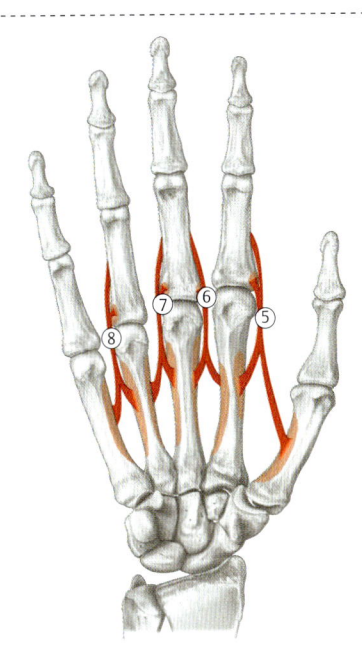

B Músculos interósseos dorsais, mão direita, vista palmar

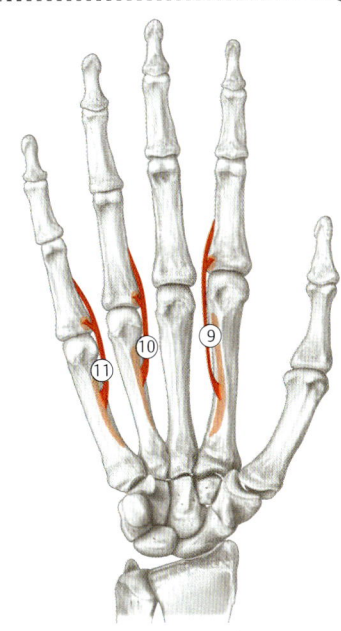

C Músculos interósseos palmares, mão direita, vista palmar

De Gilroy AM, MacPherson BR, Wikenheiser JC. Atlas of Anatomy. Ilustrações de Voll M e Wesker K. 4th ed. New York: Thieme Publishers; 2020.

Tabela 19.17 Músculos metacarpais.

Grupo muscular	Músculo	Origem	Inserção	Inervação	Ação
Lumbricais	① 1º	Tendões do músculo flexor profundo dos dedos (faces radiais)	2º dedo (edd)	N. mediano (C8-T1)	2º ao 5º dedo:
	② 2º		3º dedo (edd)		• Articulações MCF: flexão
	③ 3º	Tendões do músculo flexor profundo dos dedos (bipenado a partir das faces medial e lateral)	4º dedo (edd)	N. ulnar (C8-T1)	• Articulações IF proximais e distais: extensão
	④ 4º		5º dedo (edd)		
Interósseos dorsais	⑤ 1º	Metacarpais I e II (faces adjacentes, duas cabeças)	2º dedo (edd) 2ª falange proximal (face radial)		2º ao 4º dedo: • Articulações MCF: flexão
	⑥ 2º	Metacarpais II e III (faces adjacentes, duas cabeças)	3º dedo (edd) 3ª falange proximal (face radial)		• Articulações IF proximais e distais: extensão e abdução do 3º dedo
	⑦ 3º	Metacarpais III e IV (faces adjacentes, duas cabeças)	3º dedo (edd) 3ª falange proximal (face ulnar)		
	⑧ 4º	Metacarpais IV e V (faces adjacentes, duas cabeças)	4º dedo (edd) 4ª falange proximal (face ulnar)		
Interósseos palmares	⑨ 1º	Metacarpal II (face ulnar)	2º dedo (edd) 2ª falange proximal (base)		2º, 4º e 5º dedos: • Articulações MCF: flexão
	⑩ 2º	Metacarpal IV (face radial)	4º dedo (edd) 4ª falange proximal (base)		• Articulações IF proximais e distais: extensão e adução em direção ao 3º dedo
	⑪ 3º	Metacarpal V (face radial)	5º dedo (edd) 5ª falange proximal (base)		

edd, expansão digital dorsal; IF, interfalângica; MCF, metacarpofalângica.

Dorso e dedos da mão

- O dorso da mão apresenta a seguinte anatomia de superfície (Figura 19.31):
  - A pele é fina e solta
  - Uma rede venosa dorsal superficial e proeminente que dá origem às veias cefálica e basílica
  - As cabeças dos ossos metacarpais do 2º ao 5º dedo formam os "nós dos dedos" distintos quando a mão está fletida cerrando o punho
  - Os tendões dos músculos extensores estendem-se do punho até os dedos
- No dorso dos dedos, os tendões dos músculos extensores longos (do compartimento posterior do antebraço) achatam-se para formar a **expansão digital dorsal** (expansão dos músculos extensores), uma aponeurose tendínea triangular (Figura 19.32). A expansão digital dorsal
  - Forma uma coifa que envolve os lados da parte distal do osso metacarpal e falange proximal e sustenta o tendão do músculo extensor em seu lugar
  - Insere-se nas falanges média e distal por meio de uma **faixa central** e um par de **bandas laterais**
  - É reforçada pelos músculos lumbricais e interósseos da palma, que se conectam com as bandas laterais e auxiliam na extensão das articulações interfalângicas dos dedos.

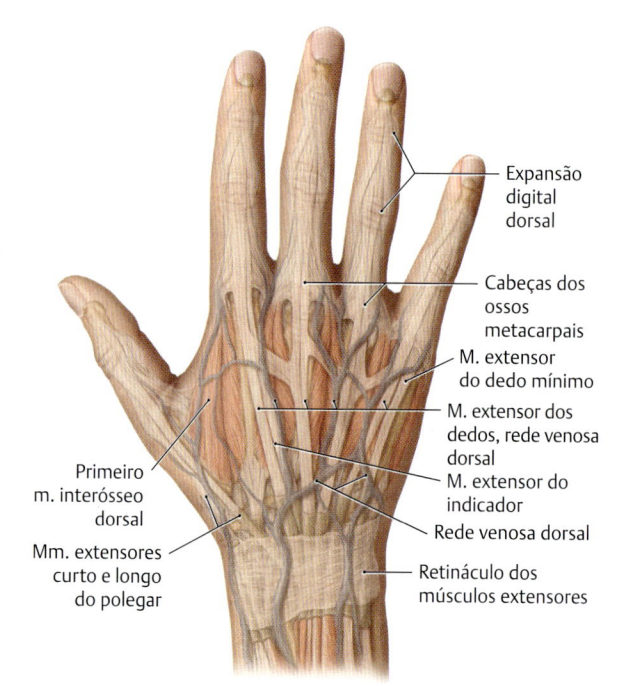

Figura 19.31 Anatomia de superfície do dorso da mão. Mão direita.

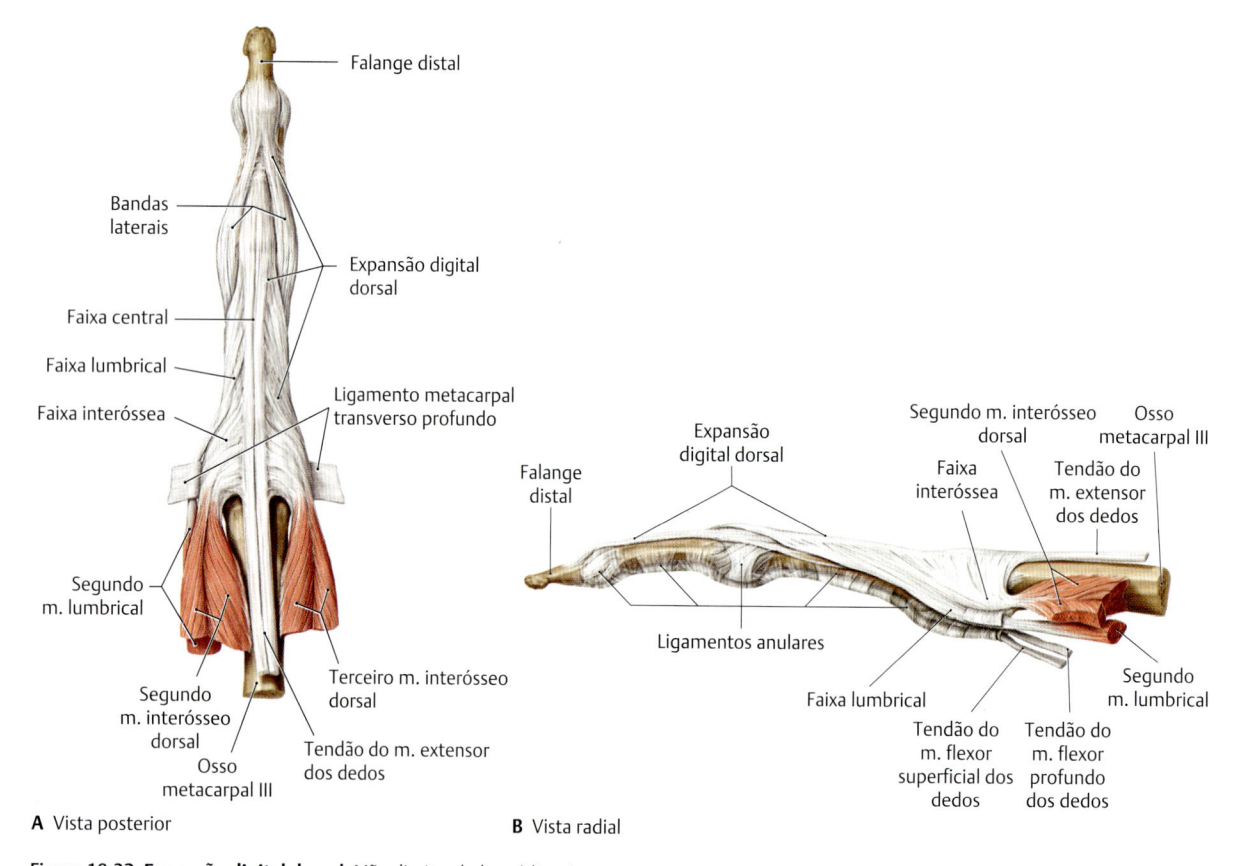

A Vista posterior   **B** Vista radial

Figura 19.32 Expansão digital dorsal. Mão direita, dedo médio, vista posterior. A expansão digital dorsal possibilita a ação dos músculos flexores longos dos dedos e dos músculos curtos da mão sobre todas as três articulações dos dedos. (De Schuenke M, Schulte E, Schumacher U. THIEME Atlas of Anatomy, Vol 1. Ilustrações de Voll M e Wesker K. 3rd ed. New York: Thieme Publishers; 2020.)

19.7   Vistas topográficas da musculatura do membro superior

Ombro e braço

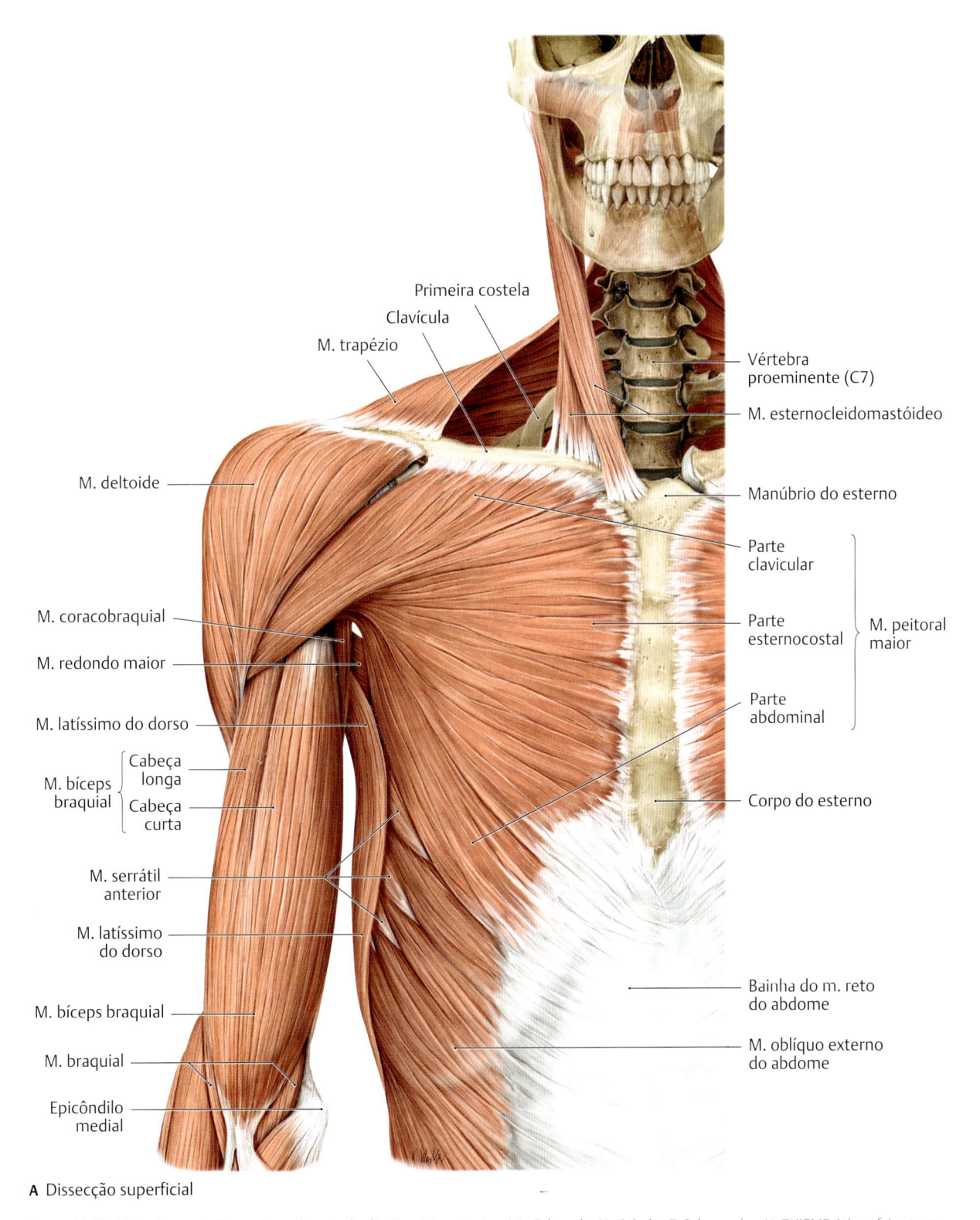

A Dissecção superficial

Figura 19.33 Músculos anteriores do ombro. Lado direito, vista anterior. (De Schuenke M, Schulte E, Schumacher U. THIEME Atlas of Anatomy, Vol 1. Ilustrações de Voll M e Wesker K. 3rd ed. New York: Thieme Publishers; 2020.)

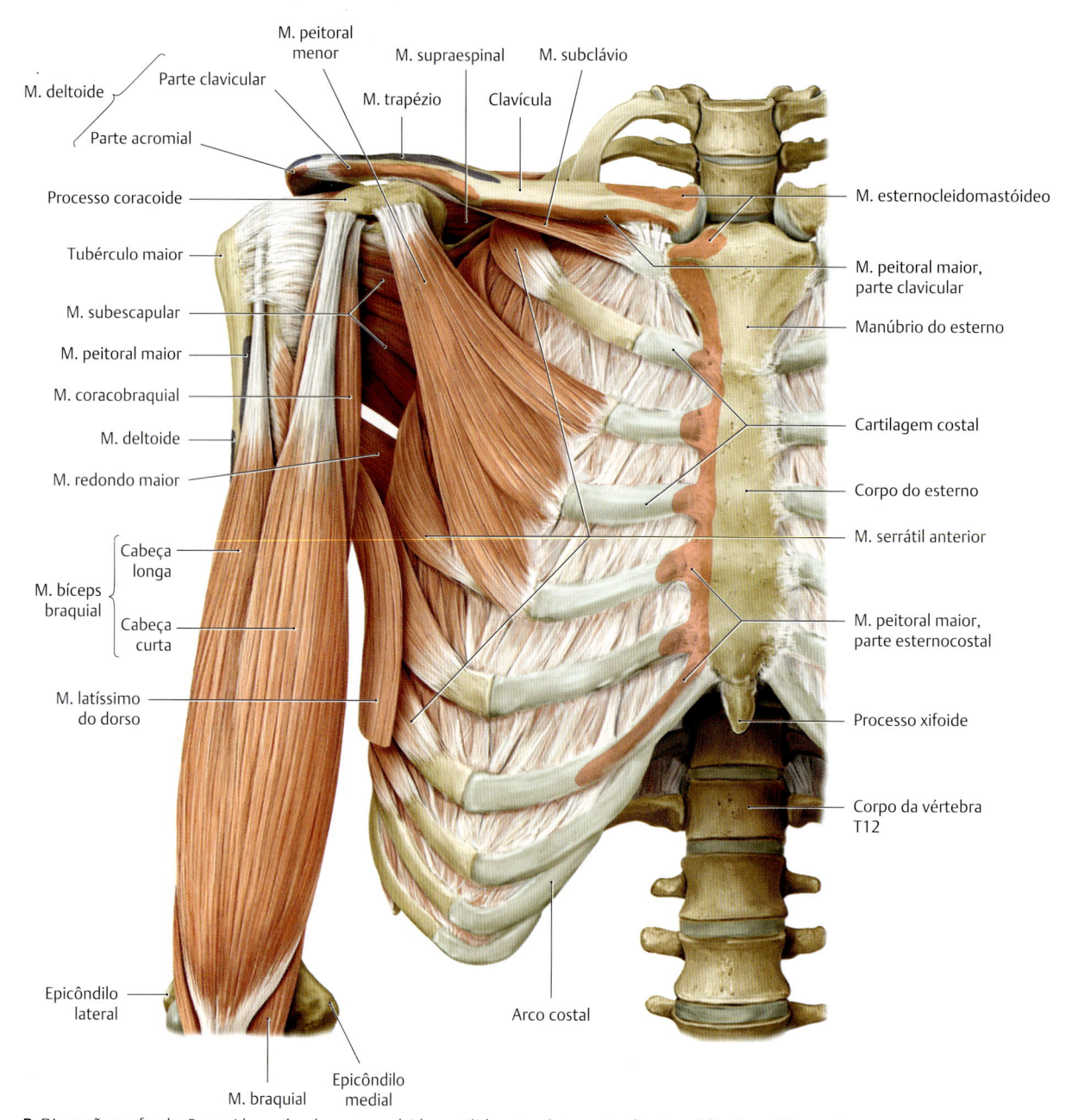

M. peitoral menor

M. supraespinal

M. subclávio

M. deltoide

Parte clavicular

M. trapézio

Clavícula

Parte acromial

Processo coracoide

M. esternocleidomastóideo

Tubérculo maior

M. peitoral maior, parte clavicular

M. subescapular

Manúbrio do esterno

M. peitoral maior

M. coracobraquial

Cartilagem costal

M. deltoide

M. redondo maior

Corpo do esterno

M. serrátil anterior

M. bíceps braquial — Cabeça longa / Cabeça curta

M. peitoral maior, parte esternocostal

M. latíssimo do dorso

Processo xifoide

Corpo da vértebra T12

Epicôndilo lateral

Arco costal

M. braquial

Epicôndilo medial

B Dissecção profunda. *Removidos*: músculos esternocleidomastóideo, trapézio, peitoral maior, deltoide e oblíquo externo

Figura 19.33 (*continuação*) **Músculos anteriores do ombro.**

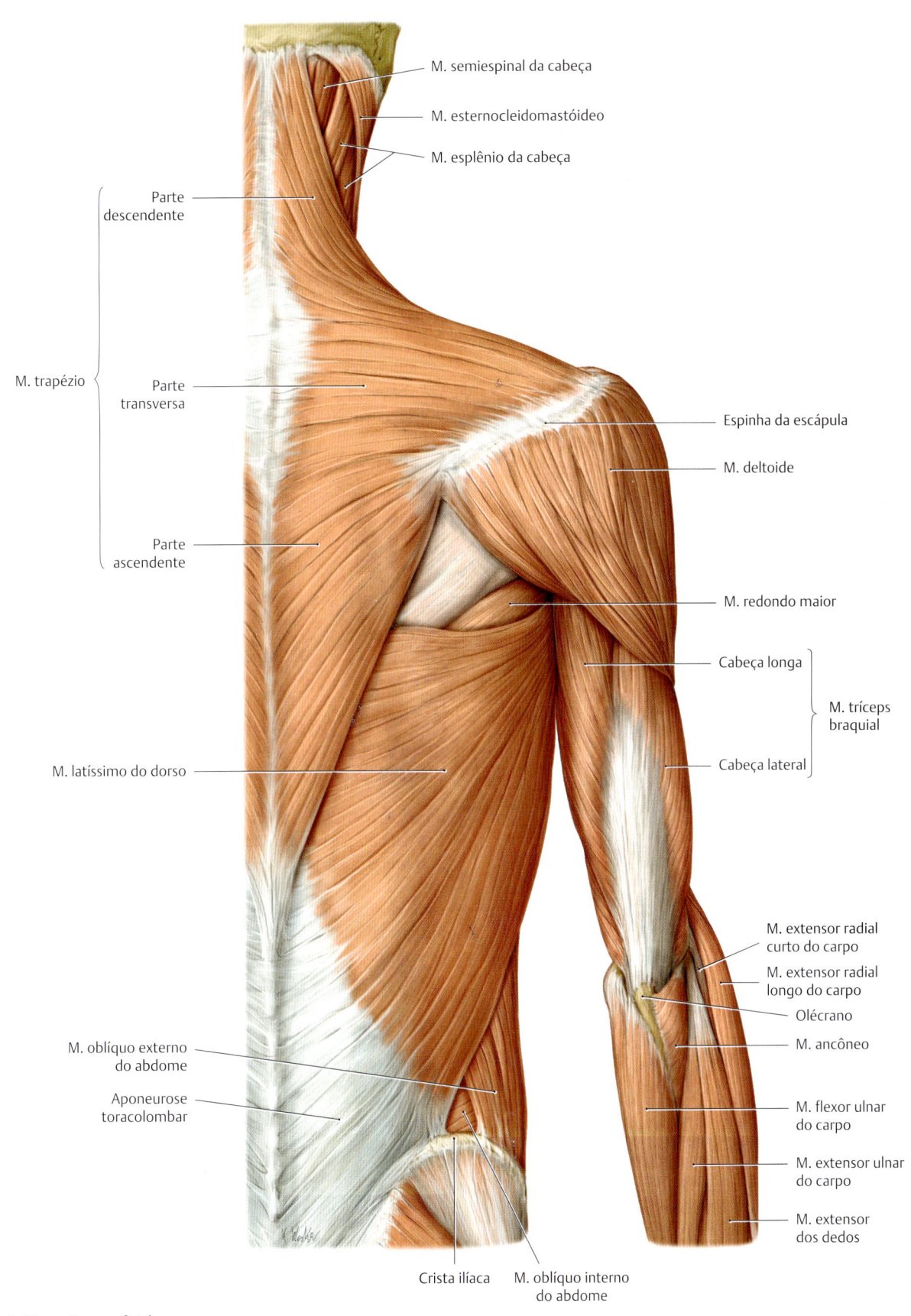

M. semiespinal da cabeça

M. esternocleidomastóideo

M. esplênio da cabeça

Parte descendente

M. trapézio

Parte transversa

Espinha da escápula

M. deltoide

Parte ascendente

M. redondo maior

Cabeça longa

M. tríceps braquial

M. latíssimo do dorso

Cabeça lateral

M. extensor radial curto do carpo

M. extensor radial longo do carpo

Olécrano

M. ancôneo

M. oblíquo externo do abdome

M. flexor ulnar do carpo

Aponeurose toracolombar

M. extensor ulnar do carpo

M. extensor dos dedos

Crista ilíaca M. oblíquo interno do abdome

A Dissecção superficial

Figura 19.34 Músculos posteriores do ombro. Lado direito, vista posterior. (De Schuenke M, Schulte E, Schumacher U. THIEME Atlas of Anatomy, Vol 1. Ilustrações de Voll M e Wesker K. 3rd ed. New York: Thieme Publishers; 2020.)

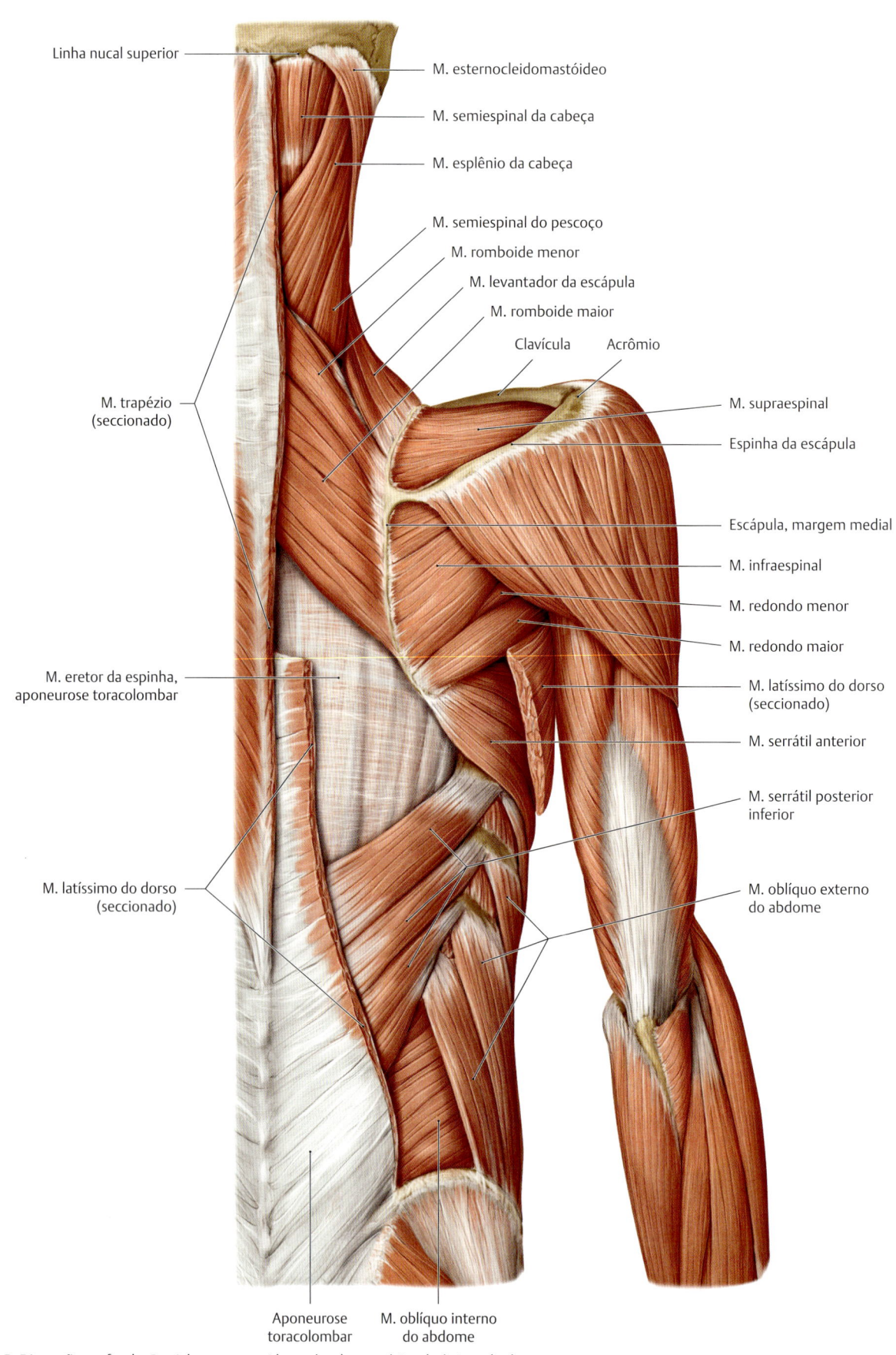

Linha nucal superior

M. esternocleidomastóideo

M. semiespinal da cabeça

M. esplênio da cabeça

M. semiespinal do pescoço

M. romboide menor

M. levantador da escápula

M. romboide maior

Clavícula

Acrômio

M. trapézio (seccionado)

M. supraespinal

Espinha da escápula

Escápula, margem medial

M. infraespinal

M. redondo menor

M. redondo maior

M. eretor da espinha, aponeurose toracolombar

M. latíssimo do dorso (seccionado)

M. serrátil anterior

M. serrátil posterior inferior

M. latíssimo do dorso (seccionado)

M. oblíquo externo do abdome

Aponeurose toracolombar

M. oblíquo interno do abdome

B Dissecção profunda. *Parcialmente removidos*: músculos trapézio e latíssimo do dorso

Figura 19.34 (*continuação*) **Músculos posteriores do ombro.**

Antebraço e punho

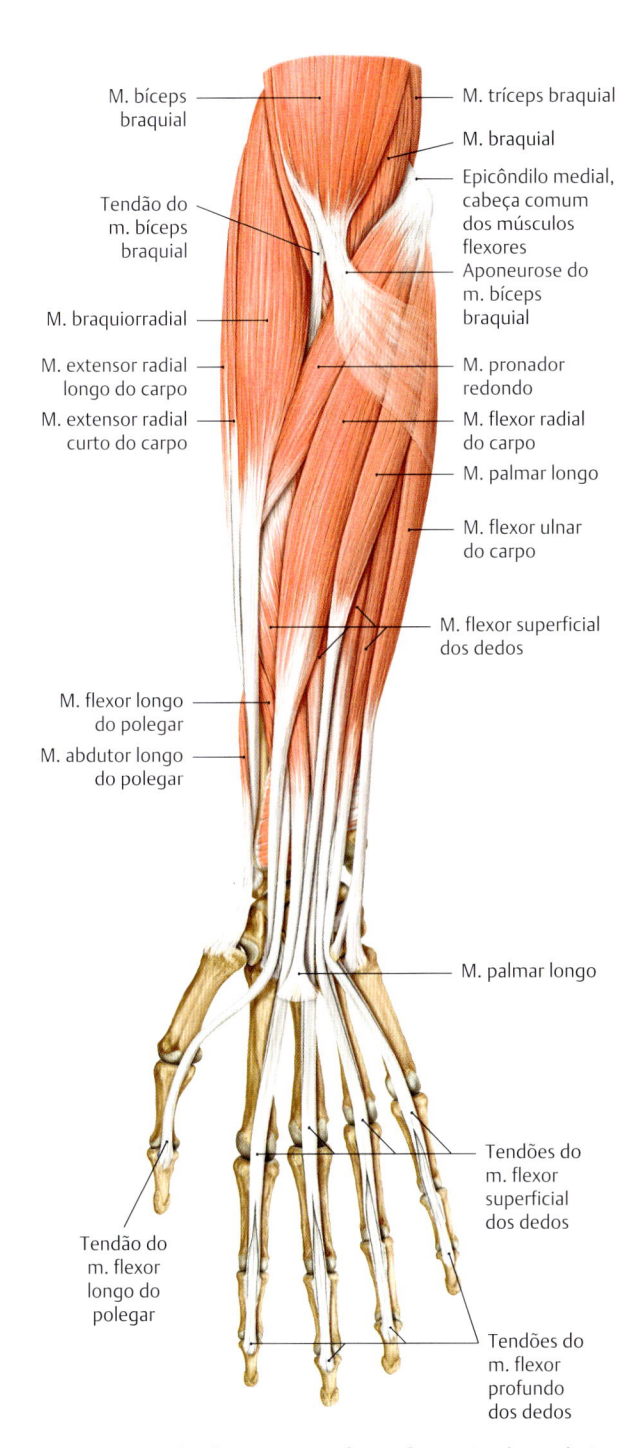

Figura 19.35 Músculos anteriores do antebraço. Antebraço direito, vista anterior. Grupo dos músculos flexores e radiais superficiais. (De Schuenke M, Schulte E, Schumacher U. THIEME Atlas of Anatomy, Vol 1. Ilustrações de Voll M e Wesker K. 3rd ed. New York: Thieme Publishers; 2020.)

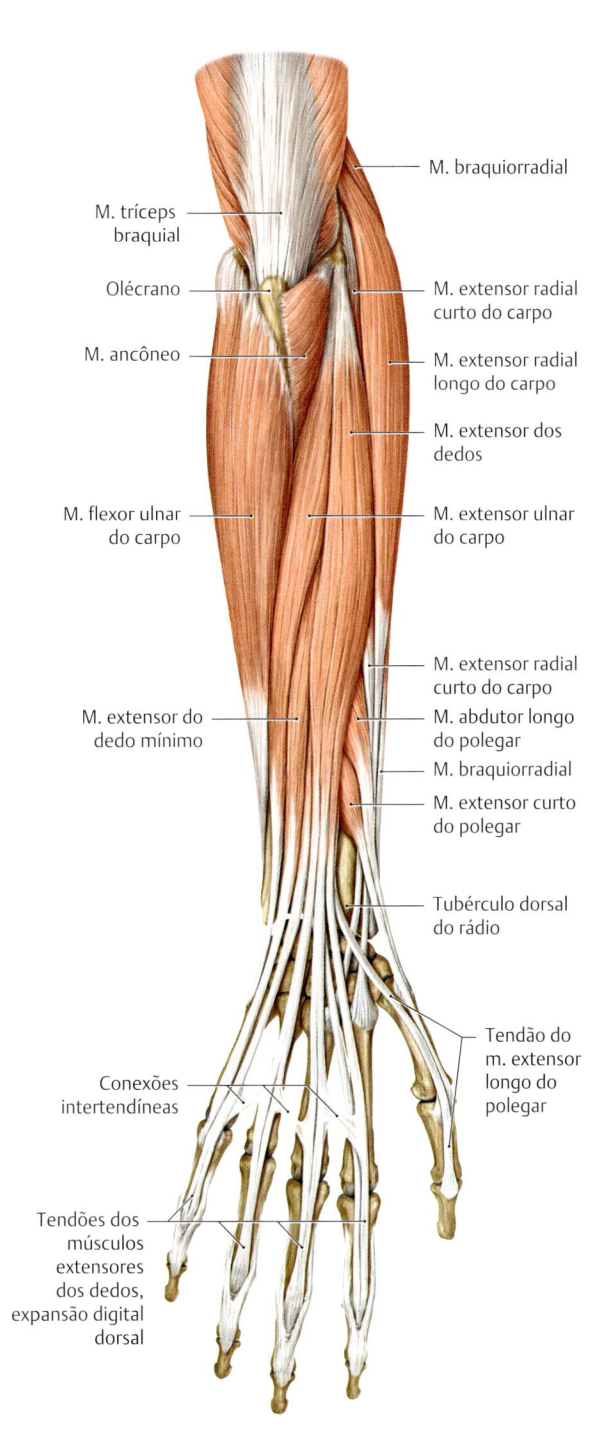

Figura 19.36 Músculos posteriores do antebraço. Antebraço direito, vista posterior. Grupo dos músculos extensores e radiais superficiais. (De Schuenke M, Schulte E, Schumacher U. THIEME Atlas of Anatomy, Vol 1. Ilustrações de Voll M e Wesker K. 3rd ed. New York: Thieme Publishers; 2020.)

Mão

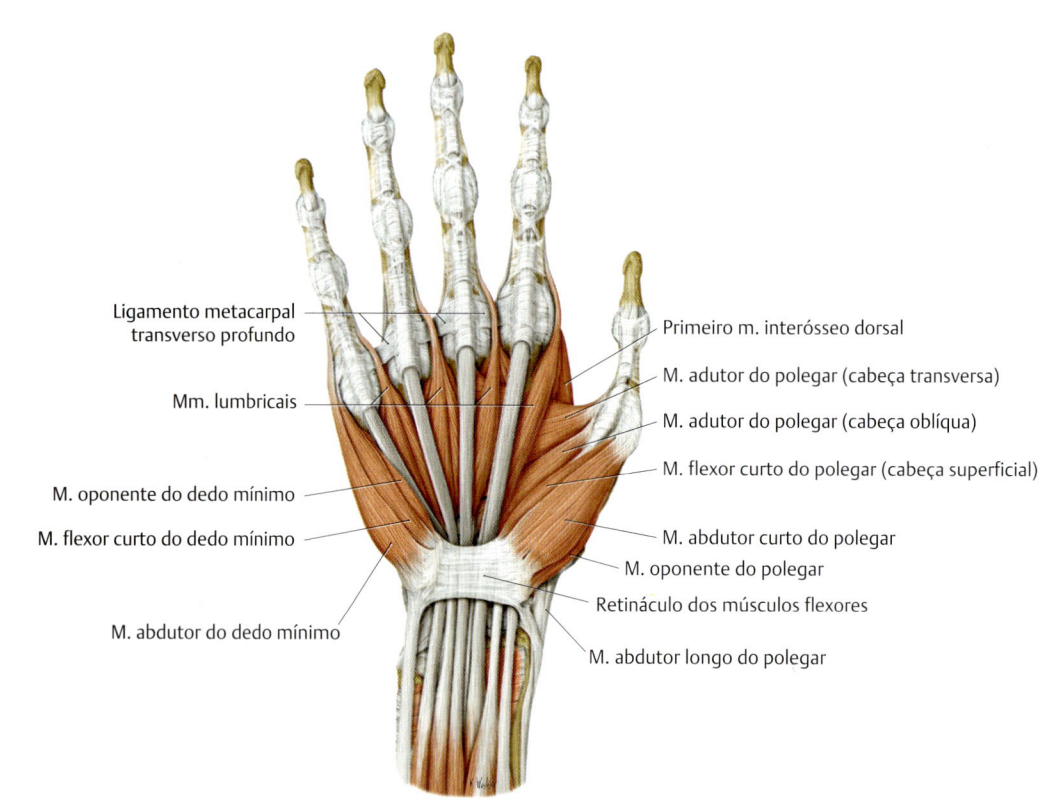

A Camada superficial com exposição das bainhas tendíneas do carpo e dos dedos. *Removidos*: aponeurose palmar, músculo palmar longo, fáscia do antebraço e músculo palmar curto

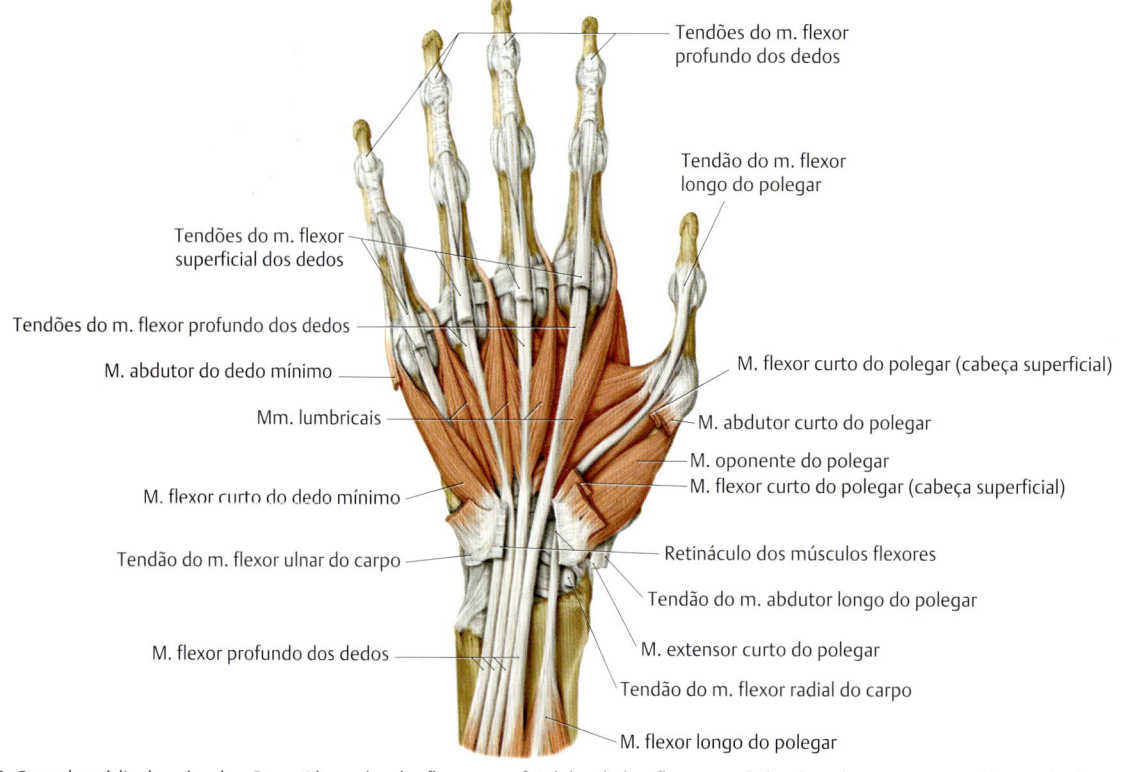

B Camada média de músculos. *Removidos*: músculos flexor superficial dos dedos, flexores radial e ulnar do carpo, e pronador quadrado

Figura 19.37 Músculos intrínsecos da mão: camadas superficial e média. Mão direita, face palmar. (**A.** De Schuenke M, Schulte E, Schumacher U. THIEME Atlas of Anatomy, Vol 1. Ilustrações de Voll M e Wesker K. 3rd ed. New York: Thieme Publishers; 2020; **B.** De Gilroy AM, MacPherson BR, Wikenheiser JC. Atlas of Anatomy. Ilustrações de Voll M e Wesker K. 4th ed. New York: Thieme Publishers; 2020.)

Compartimentos do braço e do antebraço

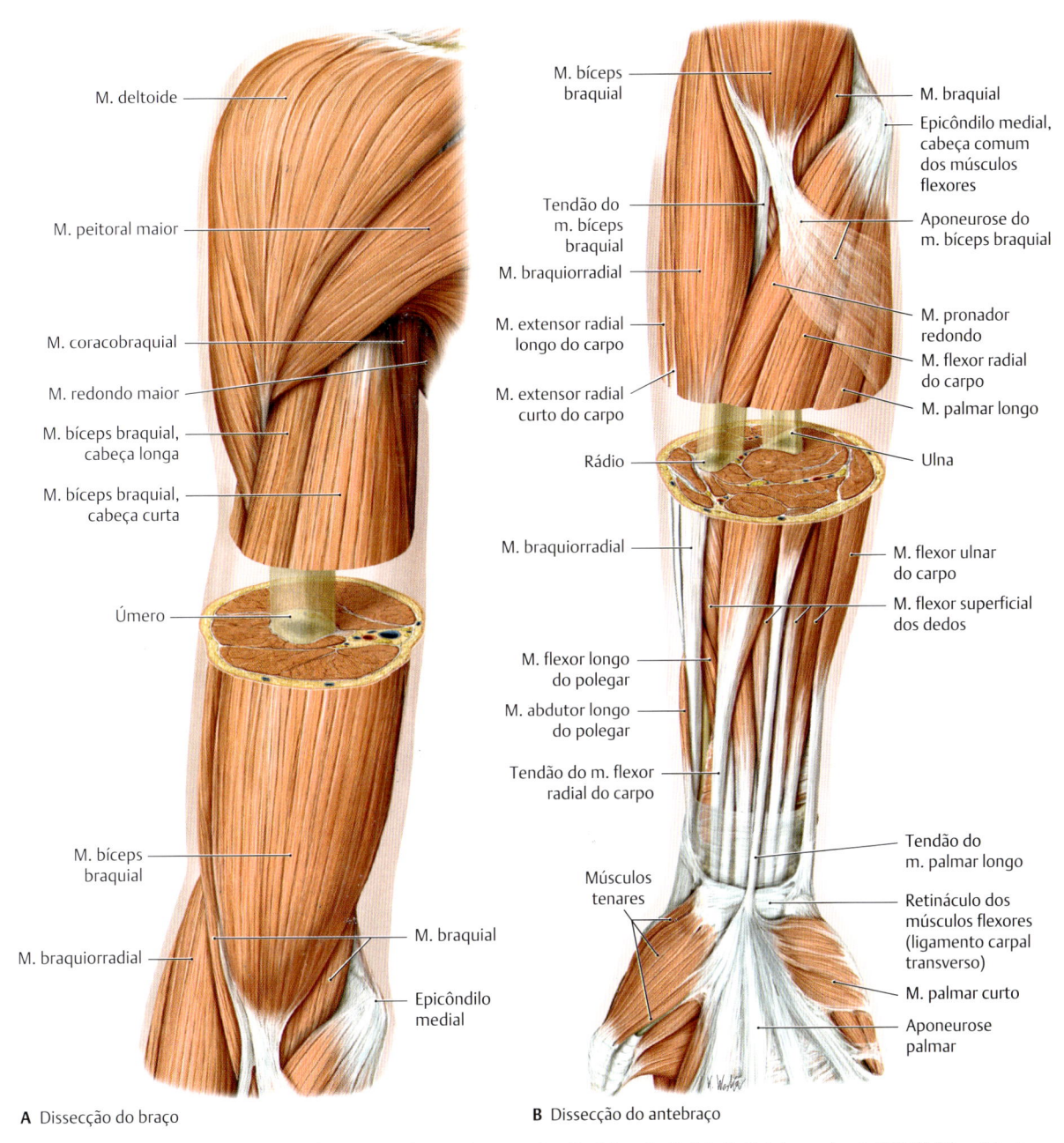

A Dissecção do braço

B Dissecção do antebraço

Figura 19.38 Dissecção em janela. Membro superior direito, vista anterior. (De Schuenke M, Schulte E, Schumacher U. THIEME Atlas of Anatomy, Vol 1. Ilustrações de Voll M e Wesker K. 3rd ed. New York: Thieme Publishers; 2020.)

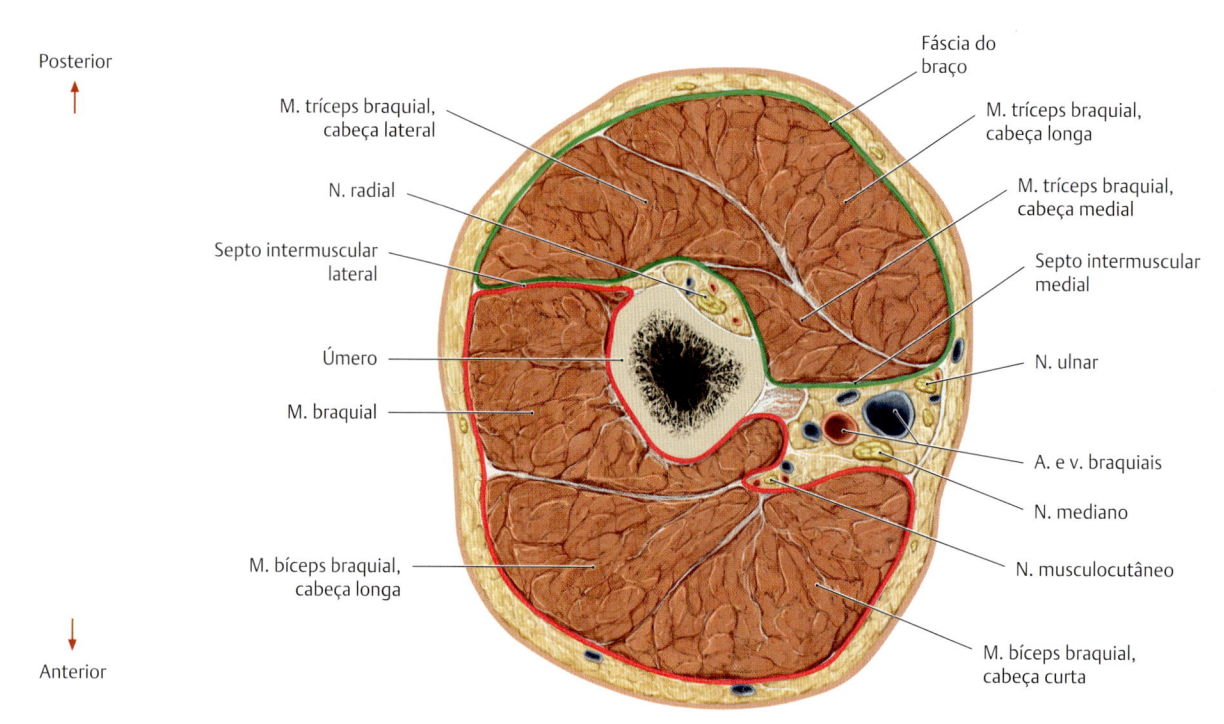

A Braço (plano de corte na **Figura 19.38 A**)

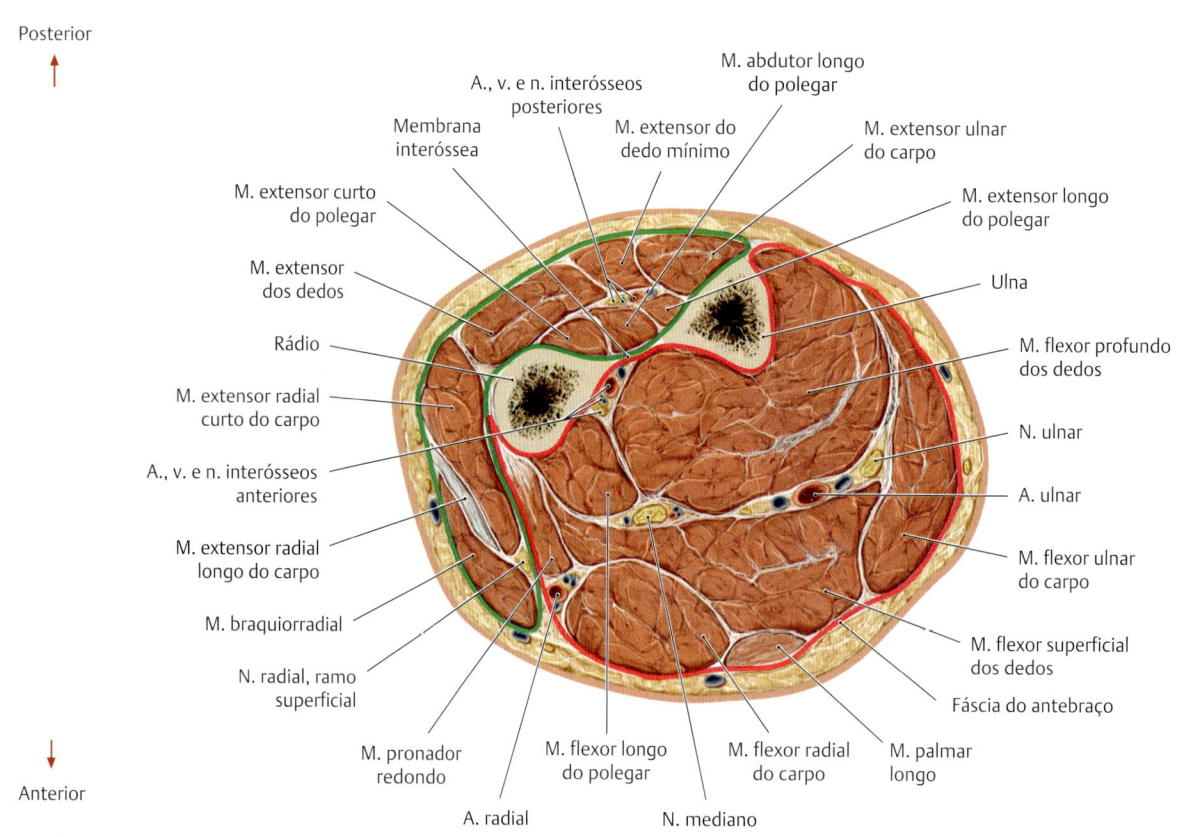

B Antebraço (plano de corte na **Figura 19.38 B**)

Figura 19.39 Cortes transversais. Membro superior direito, vista proximal (superior). O compartimento anterior é delineado em *rosa*, e o compartimento posterior em *verde*. (De Schuenke M, Schulte E, Schumacher U. THIEME Atlas of Anatomy, Vol 1. Ilustrações de Voll M e Wesker K. 3rd ed. New York: Thieme Publishers; 2020.)

20   Fundamentos da Imagem Clínica do Membro Superior

As radiografias sempre são os primeiros exames de imagem escolhidos para avaliar ossos e articulações nos casos de traumatismo ou dor (Tabela 20.1). Elas são extremamente sensíveis para detectar fraturas e desalinhamento das articulações.

A tomografia computadorizada (TC) fornece significativamente mais detalhes dos ossos e, algumas vezes, ajuda a detectar fraturas sutis sem desalinhamento, especialmente nos adultos idosos com massa óssea reduzida. O contraste mais nítido dos tecidos moles examinados por ressonância magnética (RM) torna esta modalidade ideal para avaliar componentes de tecido mole das articulações.

A ultrassonografia tem a vantagem de fornecer imagens em tempo real e é adequada para avaliar tecidos superficiais, mas sua utilidade diminui significativamente nos pacientes mais corpulentos. Essa modalidade de exame também pode ser muito útil para realizar procedimentos dirigidos por imagens, o que inclui aspirações e injeções intra-articulares. Além disso, nas crianças pequenas, a ultrassonografia pode ser útil à avaliação anatômica das placas de crescimento cartilaginosas, especialmente cotovelos em crescimento (Tabela 20.1).

Como as radiografias são resultantes do somatório de diversas sombras, todos os ossos precisam ser examinados ao menos em duas incidências (ortogonais) e todas as articulações devem ser avaliadas em três incidências no mínimo. A vista ortogonal permite a avaliação da posição de estruturas que podem estar encobertas em uma incidência única (Figura 20.1). Quando se examina a radiografia de um osso, a borda cortical deve ser lisa ao longo de todo o seu comprimento e o padrão trabecular do osso deve ser homogêneo em todas as partes. As articulações devem ser examinadas para confirmar espaçamento homogêneo, superfície articular lisa e alinhamento da própria articulação (Figura 20.2).

Tabela 20.1 Relevância das modalidades de exame de imagem para avaliar membros superiores.

Modalidade	Indicações clínicas
Radiografia	Utilizada principalmente para avaliar ossos e alinhamento das articulações
Tomografia computadorizada (TC)	Geralmente reservada como recurso para resolver dificuldades na avaliação de fraturas sutis sem desalinhamento
RM (ressonância magnética)	Uma das modalidades de exame de imagem mais importantes para avaliar articulações, especialmente componentes não ósseos da articulação- cartilagem, ligamentos, tendões e músculos
Ultrassonografia	Pouca utilidade para avaliar anormalidades dos tecidos moles superficiais e orientar procedimentos intervencionistas nas articulações. Nas crianças, a ultrassonografia desempenha função mais ampla no diagnóstico de doenças articulares e na avaliação das placas de crescimento cartilaginosas

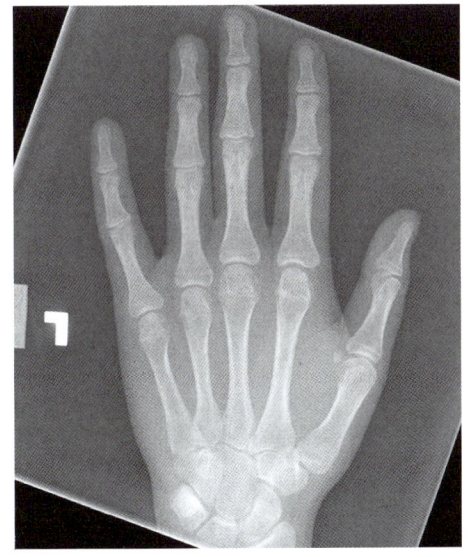 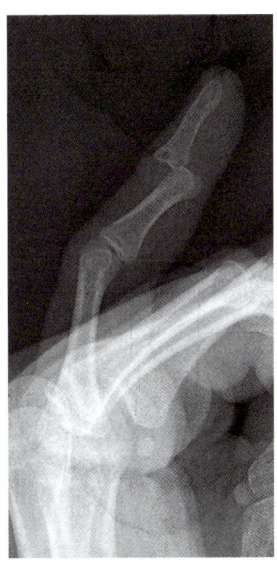

A A incidência anteroposterior (AP) da mão mostrou aspecto normal, inclusive o 5º dedo

B A incidência de perfil focada e ampliada do 5º dedo evidencia que a falange distal está luxada e desviada em direção posterior. Essa alteração não fica evidente na incidência AP porque não há desvio lateral do osso e as extremidades ósseas da articulação interfalangiana distal (IFD) estão alinhadas na sombra sobreposta na incidência AP

Figura 20.1 **Radiografias da mão demonstrando a importância das incidências ortogonais.** (Cortesia do Dr. Joseph Makris, Baystate Medical Center.)

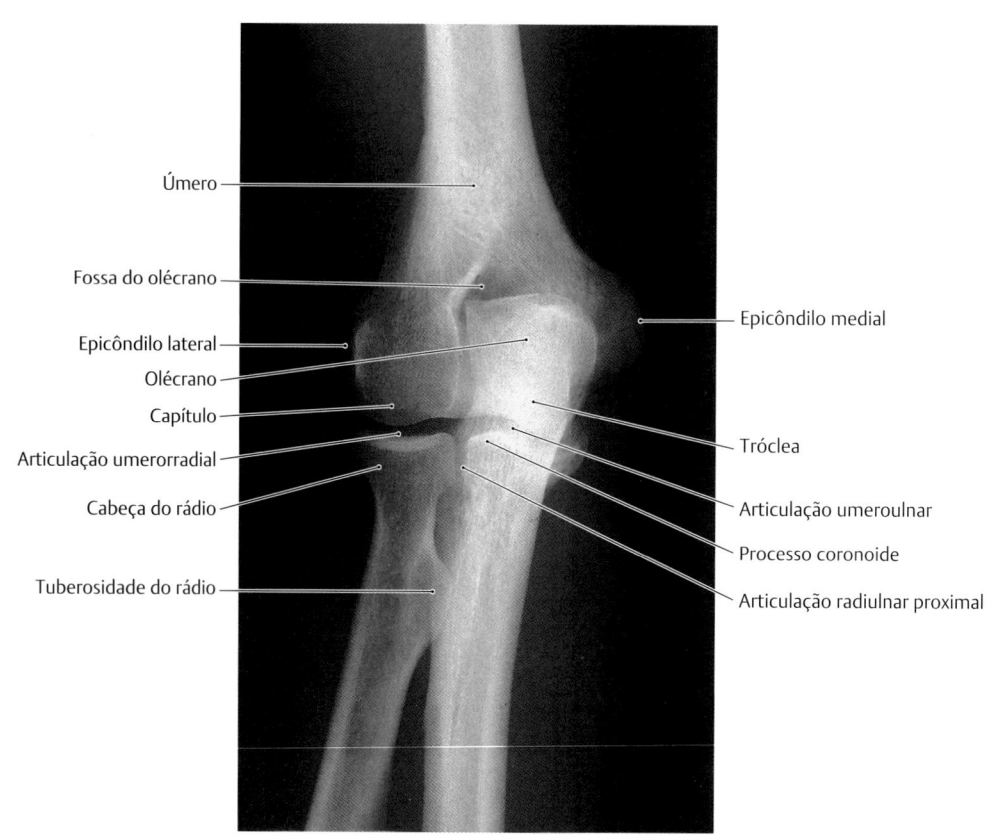

A Incidência anteroposterior

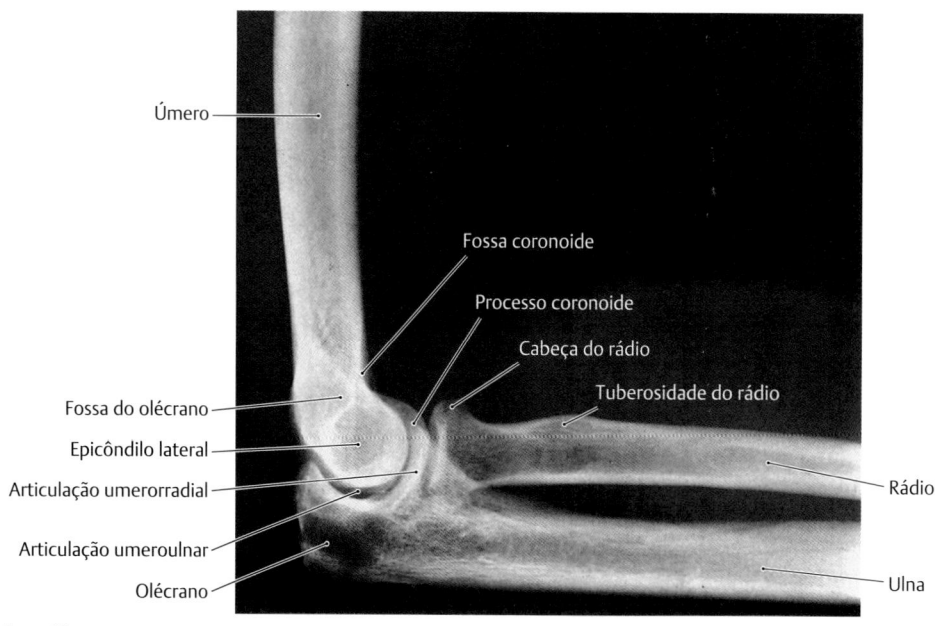

B Incidência de perfil

Figura 20.2 Radiografia do cotovelo. (De Moeller TB, Reif E. Pocket Altas of Sectional Anatomy, Vol. 3, 2nd ed. New York: Thieme Publishers; 2017.)

Embora as radiografias sejam melhores para avaliar ossos e detectar fraturas depois de um traumatismo, a RM é a melhor opção para avaliar tecidos moles ao redor das articulações e examinar a medula óssea (Figuras 20.3 e 20.4). A infiltração da medula óssea por câncer ou infecção (osteomielite) pode não ser detectável radiograficamente nos estágios iniciais da doença e ainda é uma anormalidade muito sutil, mesmo à medida que a doença avança. Em contrapartida, RM é uma técnica muito sensível, mesmo em relação às alterações mais iniciais da medula óssea, e é essencial para uma averiguação inicial e acompanhamento dessas anormalidades (Figura 20.5). A RM também é útil para avaliação da extensão da doença e da invasão dos tecidos moles adjacentes, investigação de metástases, planejamento cirúrgico, estadiamento da doença e monitoramento da eficácia do tratamento.

A modalidade de exame conhecida como artrorressonância magnética (ARM) consiste em injetar contraste dentro de uma articulação antes de obter imagens de RM e avaliar mais detalhadamente os componentes de tecido mole essenciais dessa articulação, o que inclui lábio articular, ligamentos e cartilagem articular (Figura 20.6). O próprio procedimento de injeção articular geralmente é dirigido por exames de imagem, como ultrassonografia ou radioscopia.

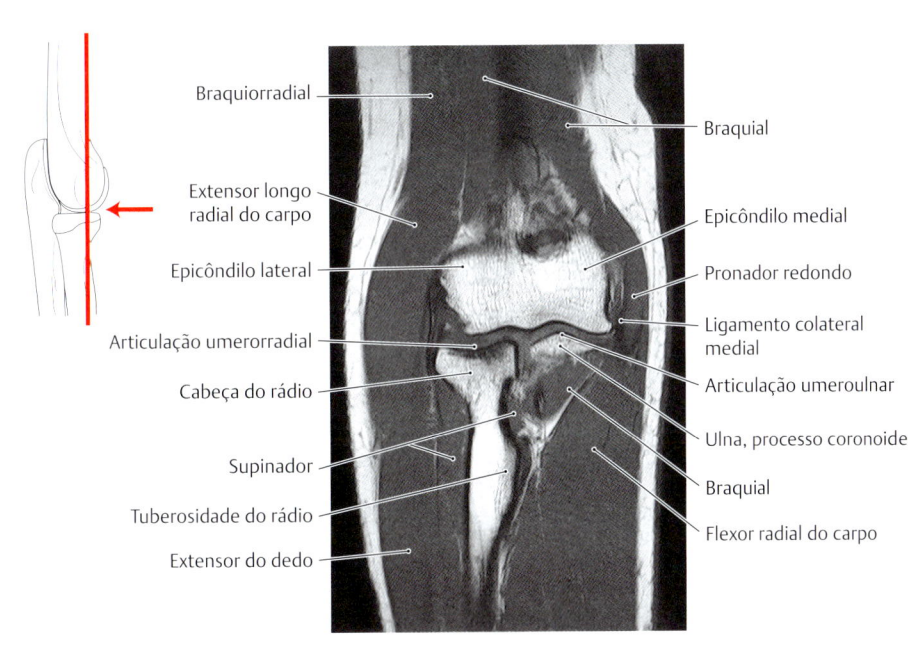

Figura 20.3 Ressonância magnética (RM) do cotovelo. Incidência coronal. Nessa sequência, a gordura aparece em *branco ou "brilhante"* (a gordura da medula óssea também faz o osso parecer *cinza/branco muito claro*). Os músculos aparecem em *cinza-escuro*, e os ligamentos e o osso cortical em *preto*. Uma das utilidades da RM é permitir o exame de ligamentos, tendões, músculos e cartilagens. Laceração muscular, ruptura de tendão ou laceração de ligamento não aparecem nas radiografias, mas são demonstradas claramente nas imagens de RM. (De Moeller TB, Reif E. Pocket Altas of Sectional Anatomy, Vol. 3, 2nd ed. New York: Thieme Publisher; 2017.)

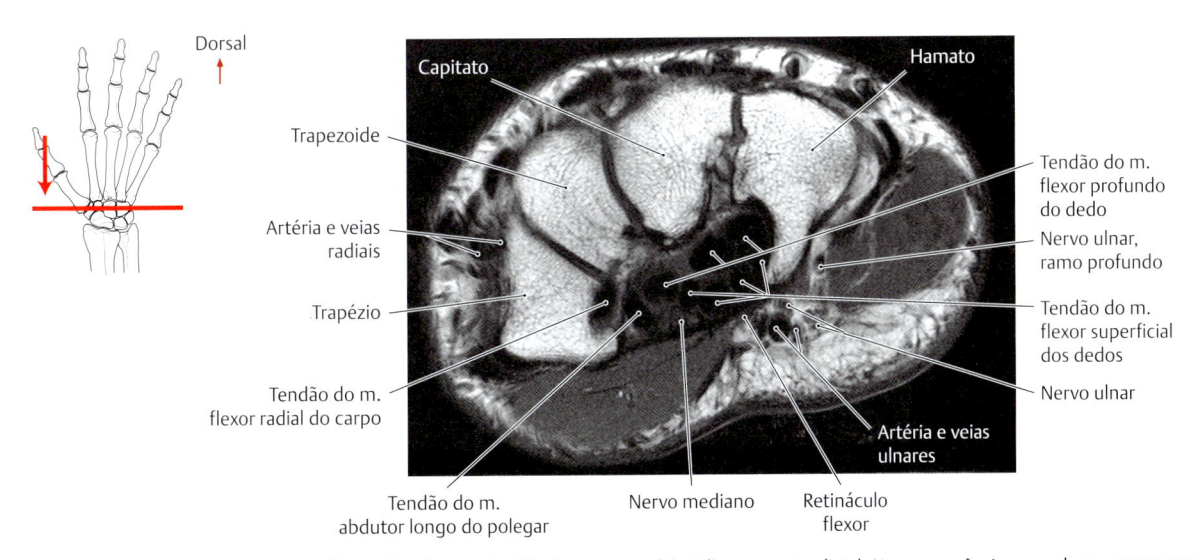

Figura 20.4 Ressonância magnética do punho direito. Incidência transversal (axial), segmento distal. Nessa sequência, a gordura aparece em *branco*, os músculos, em *cinza-escuro*, e os nervos e os tendões, em *preto*. Observe os detalhes dos tendões e dos nervos que atravessam o punho dentro do túnel do carpo. (De Moeller TB, Reif E. Pocket Altas of Sectional Anatomy, Vol. 3, 2nd ed. New York: Thieme Publishers; 2017.)

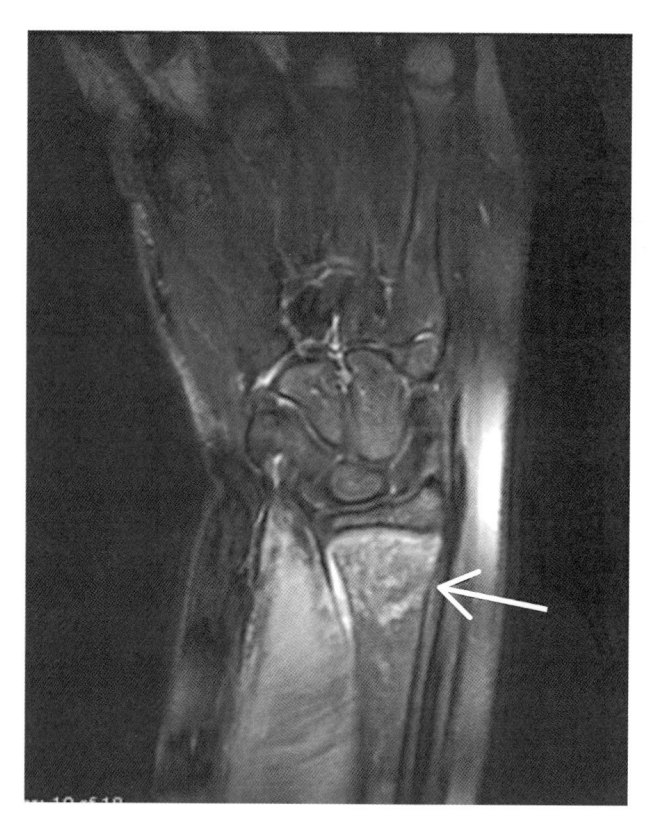

Figura 20.5 Osteomielite. Ressonância magnética do punho direito de um adolescente com dor, edema, febre e leucocitose. Nessa sequência, a medula óssea normal deveria ser homogeneamente escura. Observe que nesse paciente há áreas brilhantes (*mais claras*) dispersas na metáfise radial distal sugestivas de osteomielite (*seta*). (Cortesia do Dr. Joseph Makris, Baystate Medical Center.)

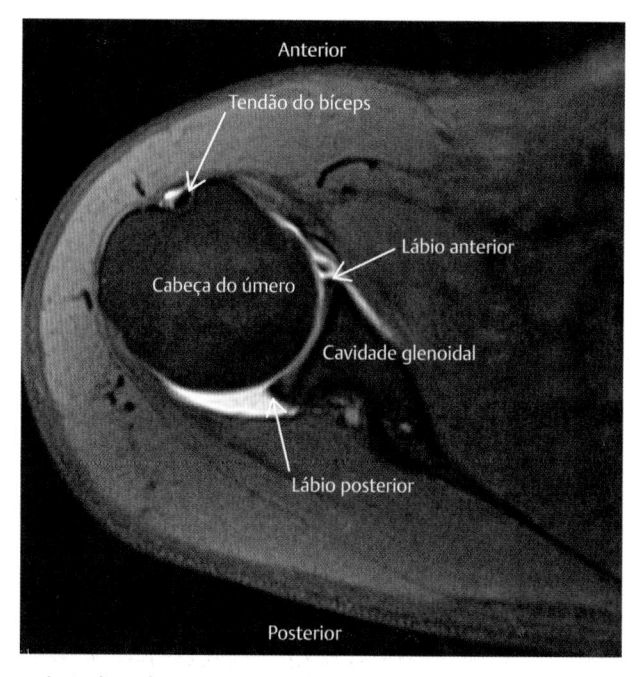

Figura 20.6 Imagem de artrorressonância do ombro. Imagem axial do ombro direito normal no nível médio da articulação. Esse exame de ressonância magnética foi realizado depois de injetar um contraste diretamente no espaço articular. O contraste líquido (*branco* na imagem) distendeu a cápsula articular e delineou a cartilagem articular, o lábio e os ligamentos, aumentando a sensibilidade dessa técnica para avaliar as lesões dessas estruturas. (Cortesia do Dr. Joseph Makris, Baystate Medical Center.)

Questões de Revisão da Parte 6 | Membro Superior

1. Um paciente queixa-se de formigamento e dor no braço. Depois de realizar um exame físico mais detalhado e outros exames, você descobre que a artéria axilar estava obstruída por aterosclerose. Contudo, o paciente ainda tem pulso radial palpável no punho. Quais das seguintes artérias poderiam fornecer uma circulação colateral ao redor da obstrução?
   - **A.** Artérias supraescapular e circunflexas da escápula.
   - **B.** Artérias supraescapular e torácica lateral.
   - **C.** Artérias circunflexas posterior e anterior do úmero.
   - **D.** Artérias torácicas superior e lateral.
   - **E.** Artérias intercostais posteriores e torácica lateral.

2. O arco palmar profundo é formado principalmente por:
   - **A.** Artéria ulnar.
   - **B.** Artéria radial.
   - **C.** Artéria braquial.
   - **D.** Artérias digitais palmares comuns.
   - **E.** Artérias metacarpais palmares.

3. Cada tronco do plexo braquial:
   - **A.** Contém fibras neurais originadas dos segmentos C5 a T1 da medula espinal.
   - **B.** É formado pela reunião de uma divisão anterior e outra posterior.
   - **C.** Origina um ramo para o nervo mediano.
   - **D.** Está localizado dentro da axila.
   - **E.** Origina um nervo subescapular (superior, médio e inferior).

4. Frequentemente, nervos acompanham artérias formando feixes neurovasculares. Qual das seguintes opções *não* é uma combinação real?
   - **A.** Nervo axilar e artéria circunflexa posterior do úmero.
   - **B.** Nervo mediano e artéria braquial.
   - **C.** Nervo musculocutâneo e artéria circunflexa da escápula.
   - **D.** Nervo radial e artéria braquial profunda.
   - **E.** Nervo torácico longo e artéria torácica lateral.

5. Durante uma operação de mastectomia radical de uma mulher de 50 anos, o cirurgião faz dissecção cuidadosa de todos os linfonodos axilares. Qual nervo está localizado ao longo da parede medial da axila e é especialmente vulnerável durante esse procedimento?
   - **A.** Ramo lateral do intercostal posterior.
   - **B.** Musculocutâneo.
   - **C.** Peitoral lateral.
   - **D.** Torácico longo.
   - **E.** Escapular dorsal.

6. Um de seus pacientes rompeu o tendão da cabeça longa do bíceps braquial. Embora ele estivesse incomodado com o abaulamento desagradável que se formou na parte anterior do seu braço, ele também ficou surpreso ao perceber que perdera a força de flexão do dedo mínimo. Você sabe perfeitamente que o músculo braquial está localizado em nível mais alto na articulação e, por essa razão, é o músculo flexor mais potente do cotovelo. Onde está localizada a inserção do músculo braquial?
   - **A.** Tuberosidade do rádio.
   - **B.** Tuberosidade da ulna.
   - **C.** Epicôndilo medial.
   - **D.** Aponeurose bicipital.
   - **E.** Olécrano.

7. Qual ou quais partes do músculo tríceps braquial cruza(m)/atravessa(m) a articulação glenoumeral?
   - **A.** Cabeça medial.
   - **B.** Cabeça lateral.
   - **C.** Cabeça longa.
   - **D.** Cabeças lateral e medial.
   - **E.** Cabeças lateral e longa.

8. Qual das seguintes estruturas atravessa o espaço quadrangular do braço?
   - **A.** Nervo radial.
   - **B.** Nervo supraescapular.
   - **C.** Artéria circunflexa posterior do úmero.
   - **D.** Artéria circunflexa anterior do úmero.
   - **E.** Artéria braquial profunda.

9. Qual dos seguintes ossos articula-se com o rádio no nível do punho?
   - **A.** Pisiforme.
   - **B.** Hamato.
   - **C.** Capitato.
   - **D.** Trapézio.
   - **E.** Escafoide.

10. O retináculo flexor:
   - **A.** Forma o assoalho do túnel ulnar.
   - **B.** Forma a cobertura do túnel do carpo.
   - **C.** Está em continuidade com a aponeurose palmar.
   - **D.** Está em continuidade com o músculo palmar longo.
   - **E.** Todas as opções anteriores.

11. Como residente de segundo ano em rodízio na cirurgia pediátrica, antes de um procedimento cirúrgico você instala acesso arterial em uma menina de 6 anos. Você opta pela artéria radial da mão esquerda (não dominante). Como sabe que esse procedimento pode causar obstrução dessa artéria, você confirma que há uma circulação colateral patente até a mão. A artéria radial:
   - **A.** Forma o arco superficial da mão.
   - **B.** Passa superficialmente à tabaqueira anatômica.
   - **C.** Irriga os músculos do compartimento posterior através do seu ramo interósseo posterior.
   - **D.** Irriga a artéria principal do polegar.
   - **E.** Ocupa posição medial ao tendão do flexor radial do carpo no punho.

12. Durante sua primeira sessão de treinamento como flebotomista, você fica aliviado ao descobrir que seu "paciente" é um levantador de peso de 24 anos cujas veias superficiais claramente se destacam sobre seus músculos superdesenvolvidos. As veias superficiais do braço:

A. Incluem a veia basílica, que se estende pelo sulco deltopeitoral.

B. Incluem a veia cefálica, que se reúne às veias braquiais do braço.

C. Drenam para as veias do sistema venoso profundo através de veias perfurantes.

D. Acompanham as artérias em dupla.

E. Têm válvulas bidirecionais que permitem o fluxo nas duas direções.

13. Uma lesão do plexo braquial inferior (paralisia de Klumpke) pode causar:

A. Déficit de sensibilidade no leito ungueal do 5º dedo.

B. Déficit de abdução do 2º ao 5º dedo.

C. Déficit de adução do polegar.

D. Déficit de adução do punho.

E. Todas as opções anteriores.

14. Certa noite, enquanto fazia um "bico" no setor de emergência, você foi chamado a atender um membro de uma gangue de 14 anos que foi esfaqueado na região supraclavicular do pescoço, cerca de 2 cm acima do terço médio da clavícula. A radiografia de tórax confirmou que o paciente tinha pneumotórax. Que outra estrutura poderia ter sido lesada nessa região?

A. Nervo axilar.

B. Músculo peitoral menor.

C. Artéria subescapular.

D. Tronco posterior do plexo braquial.

E. Veia cefálica.

15. O músculo serrátil anterior:

A. Forma uma "articulação" escapulotorácica com os músculos intercostais externos.

B. É inervado por um ramo do tronco posterior.

C. Levanta a escápula acima da parede torácica.

D. Roda lateralmente a escápula durante a abdução do braço acima do plano horizontal.

E. Tem sua inserção na fossa subescapular.

16. Um caubói de rodeio profissional caiu do seu cavalo e fraturou o úmero no colo anatômico e o tubérculo maior. Quais dos seguintes músculos têm inserções nesse tubérculo?

A. Supraespinal.

B. Infraespinal.

C. Subescapular.

D. Coracobraquial.

E. Redondo maior.

17. Lesão de qual dos nervos citados a seguir afetaria mais a flexão do cotovelo?

A. Nervo radial.

B. Nervo ulnar.

C. Nervo mediano.

D. Nervo musculocutâneo.

E. Nervo axilar.

18. Durante uma festa infantil no bairro, várias crianças brincavam de cabo-de-guerra. De repente, Jason, um menino de 5 anos, agarrou seu cotovelo e começou a gritar de dor. Por fim, a inconsolável criança foi levada a uma clínica local, onde o pediatra percebeu que Jason tinha uma subluxação (parcialmente deslocada) da cabeça do rádio. Com a supinação suave do braço estendido, o médico recolocou o membro em sua posição normal. Qual das seguintes afirmações sobre a articulação radiulnar proximal está correta?

A. A cabeça do rádio gira dentro do ligamento anular.

B. Ela inclui uma articulação do tipo "dobradiça" entre a cabeça do rádio e o capítulo do úmero.

C. O músculo bíceps braquial realiza a pronação da articulação.

D. Um disco articular separa o rádio da ulna.

E. A subluxação da cabeça do rádio é causada por laceração do ligamento colateral radial.

19. Em seu primeiro dia de treinamento no consultório de seu preceptor, solicitaram que você obtivesse algumas informações básicas sobre os pacientes. Você começou palpando seus pulsos. A artéria radial é mais fácil de palpar no punho, na área em que se localiza em posição imediatamente lateral ao tendão de qual músculo?

A. Flexor radial do carpo.

B. Flexor superficial dos dedos.

C. Flexor longo do polegar.

D. Palmar longo.

E. Extensor radial do carpo.

20. No setor de emergência, você examina uma menina de 14 anos que tinha uma ferida perfurante causada por mordida de cão na região muscular da falange média do quinto dedo da mão. O incidente ocorreu há 2 dias e o dedo está inflamado e provavelmente infectado. Quais seriam suas considerações quanto à possibilidade de disseminação da infecção por meio da bainha sinovial?

A. A infecção pode espalhar-se para o espaço superficial do dorso da mão.

B. A infecção pode espalhar-se para a bainha comum dos músculos flexores no punho.

C. A infecção pode espalhar-se para o dedo adjacente.

D. A infecção fica limitada à bainha do dedo infectado.

E. As opções A e B estão certas.

21. A artéria axilar:

A. Começa na borda lateral da 1ª costela.

B. Ocupa posição anterior à veia axilar.

C. Termina dividindo-se em artérias braquial e braquial profunda.

D. Atravessa a axila entre os músculos peitorais maior e menor.

E. Tem como um dos seus ramos o tronco tireocervical.

22. Entre os linfonodos axilares que se localizam em posição medial ao músculo peitoral menor, estão:

A. Linfonodos peitorais.

B. Linfonodos umerais.

C. Linfonodos apicais.

D. Linfonodos centrais.

E. Linfonodos subescapulares.

23. O ramo anterior de C4 é um dos componentes do:

A. Plexo braquial pré-fixado.

B. Tronco superior.

C. Tronco posterior.

D. Nervo axilar.

E. Todas as opções anteriores.

24. Um homem jovem sofreu uma lesão por esmagamento do braço direito que fraturou o úmero no terço médio da diáfise e danificou o nervo que se estende pelo compartimento posterior. Qual déficit funcional seria esperado com esse tipo de lesão?

A. Incapacidade de estender o cotovelo.

B. Incapacidade de fazer supinação da mão.

C. Incapacidade de fazer abdução do polegar.

D. Incapacidade de estender o punho.

E. Todas as opções anteriores.

25. Por ser anatomista, um dos seus colegas ortopedistas apresentou a você um de seus pacientes – um famoso lançador de beisebol – que tinha dor crônica referida ao manguito rotatório. O colega pediu-lhe para demonstrar ao paciente o manguito rotatório em um cadáver e explicar a anatomia desse tipo de lesão. O que você diria ao paciente?

A. Os tendões dos músculos do manguito rotatório têm suas inserções dentro da cápsula da articulação glenoumeral.

B. O tendão supraespinal atravessa o espaço subacromial entre a articulação do ombro e o arco coracoacromial.

C. Uma comunicação anormal entre a bolsa subacromial e a cavidade da articulação glenoumeral pode ser causada por ruptura do tendão supraespinal.

D. A ruptura do tendão supraespinal limita a capacidade do paciente de iniciar a abdução do braço.

E. Todas as opções anteriores.

26. Qual dos seguintes músculos não tem inserção no úmero?

A. Deltoide.

B. Coracobraquial.

C. Flexor superficial dos dedos.

D. Pronador redondo.

E. Bíceps braquial.

27. Qual dos seguintes músculos participa da adução vigorosa da articulação glenoumeral?

A. Redondo menor.

B. Peitoral maior.

C. Peitoral menor.

D. Cabeça curta do bíceps braquial.

E. Subescapular.

28. Enquanto andava em uma bicicleta de 10 marchas, uma mulher jovem acionou acidentalmente o freio dianteiro, foi arremessada sobre o guidão e caiu no chão com as mãos esticadas. No setor de emergência, os exames de imagem do cotovelo demonstraram uma fratura sutil do colo do rádio que permitia a movimentação proximal do rádio em relação à ulna e que também sugeria uma laceração da membrana interóssea. Qual dos seguintes movimentos seria mais prejudicado por esse tipo de lesão?

A. Flexão do punho.

B. Extensão do cotovelo.

C. Extensão dos dedos.

D. Abdução do polegar.

E. Adução do polegar.

29. Um homem idoso sofreu uma lesão do punho ao cair e agora se queixa de formigamento nos dedos e redução da força de preensão palmar. A radiografia do punho em perfil demonstrou que o osso semilunar estava luxado e comprimia outras estruturas dentro do túnel do carpo. Qual das seguintes estruturas passa pelo túnel do carpo?

A. Artéria ulnar.

B. Artéria radial.

C. Flexor radial do carpo.

D. Flexor longo do polegar.

E. Palmar longo.

30. No laboratório de anatomia, você ficou fascinado com uma dissecção profunda da mão porque, como violinista amador, sabe que os músculos intrínsecos da palma são impor-

tantes para os movimentos delicados da mão. Qual das seguintes afirmações sobre os músculos lumbricais e interósseos está correta?

A. Todos são inervados pelo nervo mediano.

B. Todos são inervados pelo nervo ulnar.

C. Esses músculos flexionam as articulações metacarpofalangianas.

D. Esses músculos têm suas origens nos tendões do flexor profundo dos dedos.

E. Esses músculos fazem abdução ou adução dos dedos.

31. Seu sobrinho de 7 anos sofreu uma fratura do terço distal da clavícula depois de cair de uma árvore. Qual das seguintes estruturas provavelmente seria rompida com esse tipo de lesão?

A. Ligamentos interclaviculares.

B. Ligamento coracoumeral.

C. Articulação acromioclavicular.

D. Articulação escapulotorácica.

E. Ligamento coracoacromial.

32. Sua avó tropeçou na escada e caiu com os braços estendidos. No setor de emergência, o exame físico inicial era muito sugestivo de fratura de escafoide. Qual parte do exame sugeriu esse diagnóstico?

A. Dor na superfície palmar do punho.

B. Dor no processo estiloide ulnar.

C. Desvio do processo estiloide radial.

D. Dor na tabaqueira anatômica.

E. Incapacidade de realizar o movimento de oposição do polegar.

33. As fáscias profundas dos membros formam para os músculos compartimentos bem definidos que geralmente desempenham funções semelhantes e têm a mesma inervação. As consequências de um traumatismo geralmente se limitam ao conteúdo de um único compartimento. Entre os músculos afetados por um traumatismo do compartimento anterior do antebraço, está o:

A. Braquiorradial.

B. Pronador redondo.

C. Supinador.

D. Abdutor longo do polegar.

E. Extensor ulnar do carpo.

34. Como ortopedista pediátrico, você criou alguns lembretes simples e divertidos para diagnosticar lesões neurais das mãos de crianças. Qual das seguintes atividades você escolheria para testar o nervo indicado?

A. Sinal de "polegar para cima" (extensão do polegar acima do punho): nervo mediano.

B. Sinal de "Ok" (formação de um círculo com os 1º e 2º dedos): nervo radial.

C. Sinal de "paz" (separação dos 2º e 3º dedos estendidos): nervo ulnar.

D. Todas as opções anteriores.

E. Nenhuma das opções anteriores.

35. Uma jovem foi atendida na clínica local depois de cair durante uma caminhada. A paciente referia dor intensa e edema do cotovelo esquerdo, mas a radiografia de perfil revelou que não havia fratura. Você suspeita de lesão de tecidos moles. Que outra modalidade de exame de imagem você escolheria para confirmar sua hipótese?

A. Radiografia AP.

B. RM.

C. TC.

D. Ultrassonografia.

36. Você convenceu seu namorado a ajudá-la a tirar algumas caixas de livros do seu porão. Durante a mudança, ele sentiu uma dor aguda no pescoço, que permaneceu durante todo o dia seguinte. Seu médico solicitou RM do pescoço, que demonstrou ruptura do músculo escaleno médio causada pelo esforço de firmar o tronco enquanto levantava as caixas pesadas. Além disso, o rapaz tinha escápula "alada" sugestiva de lesão significativa do nervo torácico longo, que se estende para dentro do músculo escaleno médio antes de descer ao pescoço e à axila. Qual atividade poderia ser afetada por uma lesão do nervo torácico longo?

    A. Adução do braço para alcançar o cotovelo do lado oposto.

    B. Rotação interna do braço para alcançar a parte posterior da cintura.

    C. Rotação externa do braço para lançar uma bola de beisebol.

    D. Flexão do braço diretamente à frente.

    E. Abdução do braço acima da cabeça.

Respostas e explicações

1. **A.** Os ramos supraescapular e cervical transverso da artéria subclávia e os ramos toracodorsal e circunflexo da escápula originado do segmento distal da artéria axilar contribuem para a formação de uma arcada escapular que fornece uma circulação colateral que poderia circundar a obstrução (ver Capítulo 18, Seção 18.4).

    B. A artéria torácica lateral não irriga a escápula, nem forma anastomoses com a artéria supraescapular.

    C. As artérias circunflexas anterior e posterior do úmero formam anastomoses em torno do colo do úmero, mas não formam anastomose com artérias proximais à obstrução.

    D. A artéria torácica superior e a artéria torácica lateral não irrigam a região escapular.

    E. As artérias intercostais posteriores irrigam a região escapular medial, mas não formam anastomoses com a artéria torácica lateral.

2. **B.** O arco palmar profundo é formado basicamente pela artéria radial (Capítulo 18, Seção 18.4).

    A. A artéria ulnar forma o arco palmar superficial.

    C. A artéria braquial começa na borda lateral da axila e termina na fossa cubital.

    D. As artérias digitais palmares comuns são ramos do arco palmar superficial localizado na palma da mão.

    E. As artérias metacarpais palmares originam-se do arco palmar profundo localizado na palma da mão.

3. **D.** Todos os troncos do plexo braquial estão localizados dentro da axila (Capítulo 18, Seção 18.4).

    A. O tronco posterior contém fibras de C5 a T1; o tronco medial contém fibras de C8 a T1; e o tronco lateral contém fibras de C5 a C7.

    B. As divisões posteriores formam o tronco posterior; apenas as divisões anteriores formam os troncos medial e lateral.

    C. O nervo mediado é formado pelas fibras dos troncos medial e lateral.

    E. Os nervos subescapulares originam-se do tronco posterior.

4. **C.** O nervo musculocutâneo estende-se a partir da axila e atravessa o músculo coracobraquial na parte anterior do braço. A artéria circunflexa da escápula atravessa o espaço triangular e entra na região escapular (ver Capítulo 19, Seção 19.2).

    A. A artéria axilar e a artéria circunflexa posterior do úmero passam pelo espaço quadrangular e entram na região deltoide.

    B. O nervo mediano e a artéria braquial descem na face medial do músculo bíceps braquial e entram na fossa cubital.

    D. O nervo radial e a artéria braquial profunda giram ao redor do úmero posterior através do hiato tricipital.

    E. O nervo torácico longo e a artéria torácica lateral descem na parede medial da axila e inervam/irrigam o músculo serrátil anterior.

5. **D.** O nervo torácico longo estende-se em posição superficial e inerva o músculo serrátil anterior, que forma a parede medial da axila. Uma lesão desse nervo pode causar a chamada escápula "alada" (ver Capítulo 19, Seção 19.1).

    A. Na axila, os nervos intercostais estendem-se em posição profunda ao músculo serrátil anterior e aos músculos intercostais externos, e não são vulneráveis a esse tipo de lesão.

    B. O nervo musculocutâneo emerge da axila pouco abaixo da articulação glenoumeral, onde entra no músculo coracobraquial.

    C. O nervo peitoral lateral estende-se em direção anterior e penetra no músculo peitoral maior.

    E. O nervo escapular dorsal estende-se posteriormente a partir das raízes superiores do plexo e inerva os músculos levantador da escápula e romboide.

6. **B.** O músculo braquial tem sua inserção na tuberosidade ulnar da ulna (ver Capítulo 19, Seção 19.3).

    A. O músculo bíceps braquial tem sua inserção na tuberosidade do rádio.

    C. O processo coronoide forma o lábio anterior da incisura troclear da ulna e abriga a inserção da cabeça ulnar do pronador redondo.

    D. A aponeurose bicipital é uma continuação fascial do músculo bíceps braquial.

    E. O olécrano da ulna forma a proeminência anterior do cotovelo e abriga a inserção dos músculos tríceps braquial e ancôneo.

7. **C.** A cabeça longa do músculo tríceps braquial cruza a articulação glenoumeral e tem sua inserção no tubérculo infraglenoidal, onde contribui para a extensão dessa articulação (ver Capítulo 19, Seção 19.2).

    A. A cabeça medial origina-se da face medial da diáfise umeral. Ela reúne-se às cabeças lateral e longa, que têm suas inserções no olécrano da ulna.

    B. A cabeça lateral origina-se da face lateral da diáfise umeral. Ela reúne-se às cabeças longa e medial, que têm sua inserção no olécrano da ulna.

    D. As cabeças medial e lateral originam-se da diáfise umeral e cruzam apenas a articulação do cotovelo.

    E. A cabeça lateral origina-se da diáfise umeral e cruza a articulação do cotovelo. A cabeça longa origina-se do tubérculo infraglenoidal da escápula e cruza as articulações glenoumeral e do cotovelo.

8. C. A artéria circunflexa posterior do úmero e o nervo axilar atravessam o espaço quadrangular (ver Capítulo 19, Seção 19.2).

   A. O nervo radial passa pelo hiato do tríceps.

   B. O nervo supraescapular passa pela incisura escapular.

   D. A artéria circunflexa anterior do úmero estende-se horizontalmente abaixo do músculo coracobraquial e da cabeça curta do bíceps braquial de forma a circundar o colo do úmero.

   E. A artéria braquial profunda passa pelo hiato do tríceps junto com o nervo radial.

9. E. Em seu segmento distal, o rádio articula-se com os ossos escafoide e semilunar do punho (ver Capítulo 19, Seção 19.5).

   A. No lado medial do punho, o osso pisiforme articula-se com o tríqueto.

   B. O osso hamato articula-se com os ossos capitato, semilunar, tríqueto, e 4º e 5º metacarpos.

   C. O osso capitato articular-se com os ossos hamato, trapezoide, escafoide, semilunar e 3º metacarpo.

   D. O osso trapézio articular-se com os ossos trapezoide, escafoide e 1º metacarpo.

10. E. O retináculo flexor forma a cobertura do túnel do carpo e o assoalho do túnel ulnar. Como um espessamento da fáscia profunda da palma, o retináculo flexor está em continuidade com a aponeurose palmar, o músculo palmar longo, o ligamento metacarpal transverso e as bainhas fibrosas dos dedos (ver Capítulo 19, Seções 19.5 e 19.6).

   A. O retináculo flexor forma o assoalho do túnel ulnar, enquanto o ligamento palmar do carpo forma sua cobertura. As respostas B, C e D também estão certas (E).

   B. O túnel do carpo é um túnel osteofascial. Os ossos do carpo formam seu assoalho e suas paredes laterais, enquanto o retináculo flexor forma sua cobertura. As respostas A, C e D também estão certas (E).

   C. O retináculo flexor está em continuidade com a aponeurose palmar resistente da mão. As respostas A, B e D também estão certas (E).

   D. O músculo palmar longo passa sobre o túnel do carpo e tem sua inserção no retículo flexor e aponeurose palmar. As respostas A, B e C também estão certas (E).

11. D. A artéria principal do polegar origina-se da artéria radial na base do 1º metacarpo e se divide em duas artérias digitais desse dedo (ver Capítulo 18, Seção 18.4).

   A. A artéria ulnar forma o arco palmar superficial. A artéria radial forma o carpo palmar profundo.

   B. A artéria radial estende-se ao longo do assoalho da tabaqueira anatômica.

   C. A artéria interóssea posterior, que irriga os músculos do compartimento posterior do antebraço, origina-se da artéria interóssea comum (um ramo da artéria ulnar) na fossa cubital.

   E. A artéria radial ocupa uma posição lateral ao tendão do flexor radial do carpo no punho.

12. C. As veias do sistema venoso superficial drenam para as veias profundas através das veias perfurantes (ver Capítulo 18, Seção 18.4).

   A. A veia cefálica estende-se ao longo do sulco deltopeitoral antes de terminar na veia axilar.

   B. A veia basílica reúne-se às duas veias braquiais para formar a veia axilar.

   D. As veias do sistema venoso profundo acompanham as artérias correspondentes na forma de veias concomitantes duplas. Não há sistema arterial superficial acompanhando as veias superficiais.

   E. As veias dos membros têm válvulas unidirecionais que impedem acumulação de sangue e facilitam o fluxo retrógrado ao coração.

13. E. O nervo ulnar origina-se da parte inferior do plexo. Seu ramo cutâneo dorsal da mão inerva as superfícies dorsais e palmares do 4º (metade) e 5º dedos, enquanto seu ramo profundo inerva os músculos interósseos dorsais (responsáveis pela abdução dos dedos) e o músculo adutor do polegar (responsável pela adução do polegar). O nervo ulnar também inerva o músculo flexor ulnar do carpo, que contribui para o movimento de adução do punho (ver Capítulo 18, Seção 18.4).

   A. O ramo cutâneo dorsal do nervo ulnar (C8-T1) localizado na mão inerva as superfícies palmares e dorsais do 4º (metade) e do 5º dedo. As respostas B, C e D também estão certas (E).

   B. O ramo profundo do nervo ulnar (C8-T1) localizado na mão inerva os músculos interósseos dorsais, que são responsáveis pela abdução dos dedos. As respostas A, C e D também estão certas (E).

   C. O ramo profundo do nervo ulnar (C8-T1) localizado na mão inerva o músculo adutor do polegar, que é responsável pela adução do polegar. As respostas A, B e D também estão certas (E).

   D. O nervo ulnar (C8-T1) inerva o músculo flexor ulnar do carpo, que ajuda o músculo extensor ulnar do carpo (nervo radial) a realizar adução do punho. As respostas A, B e C também estão certas (E).

14. D. O tronco posterior faz parte do plexo braquial supraclavicular e pode ser lesado nessa região (ver Capítulo 18, Seção 18.4).

   A. As terminações neurais do plexo braquial estão localizadas abaixo da clavícula. Embora as lesões do plexo supraclavicular possam afetar o nervo axilar, a facada não poderia atingir diretamente esse nervo.

   B. O músculo peitoral menor tem sua inserção no processo coracoide, que está localizado abaixo do terço médio da clavícula.

   C. A artéria subescapular é um ramo do segmento distal da artéria axilar, que tem posição infraclavicular.

   E. A veia cefálica drena para a veia axilar situada abaixo da clavícula e quase certamente não seria atingida por essa lesão.

15. D. O músculo serrátil anterior puxa o ângulo inferior da escápula em direção lateral quando a articulação glenoumeral está abduzida acima do plano horizontal (ver Capítulo 19, Seção 19.1).

   A. A articulação escapulotorácica é uma relação funcional entre os músculos serrátil anterior e subescapular.

   B. O nervo torácico longo, que inerva o músculo serrátil anterior, origina-se diretamente das raízes C5-C7 do plexo braquial.

   C. O músculo serrátil anterior sustenta a escápula contra a parede torácica. A desenervação desse músculo permite que a escápula se levante da parede torácica – condição conhecida como escápula "alada".

E. O músculo serrátil anterior tem sua inserção em toda a borda medial da escápula.

16. **C.** O músculo subescapular tem sua inserção no tubérculo menor do úmero e na cápsula fibrosa da articulação glenoumeral (ver Capítulo 19, Seção 19.2).

  A. O músculo supraespinal tem sua inserção no tubérculo maior do úmero.

  B. O músculo infraespinal tem sua inserção no tubérculo maior do úmero.

  D. O músculo coracobraquial tem sua inserção na diáfise do segmento médio do úmero.

  E. O músculo redondo maior tem sua inserção na crista que se estende inferiormente a partir da tuberosidade menor.

17. **D.** O nervo musculocutâneo inerva os músculos bíceps braquial e braquial, que são os principais flexores do cotovelo. O paciente também deveria apresentar um déficit de sensibilidade na pele do antebraço lateral (ver Capítulo 19, Seções 19.2 e 19.3).

  A. Uma lesão do nervo radial causa "queda" do punho, como também déficits de sensibilidade na pele do dorso da mão e nos segmentos proximais do 1º ao 3º dedos e metade do 4º dedo.

  B. Uma lesão do nervo ulnar pode causar parestesia (dormência e formigamento) no antebraço e no 4º e 5º dedos ou paralisia da maioria dos músculos intrínsecos da mão (a chamada deformidade de "mão em garra").

  C. Uma lesão do nervo mediano acima da fossa cubital causa incapacidade de flexionar as articulações interfalangianas proximais do 1º ao 3º dedos e incapacidade de flexionar as articulações interfalangianas distais do 2º e do 3º dedo. Isso resulta na "mão de bênção" ou "sinal de bênção" (o 2º e o 3º dedo ficam parcialmente estendidos) quando o paciente tenta cerrar o punho. Esse tipo de lesão também provoca incapacidade de flexionar a falange distal do polegar (em consequência da desenervação do músculo flexor longo do polegar) e déficit de sensibilidade na face lateral da mão.

  E. Uma lesão do nervo axilar causa paralisia do músculo deltoide, que acarreta a perda de força de flexão e extensão do ombro e incapacidade de realizar abdução do braço acima do plano horizontal.

18. **A.** O ligamento anular forma um manguito circular ao redor da cabeça do rádio que permite que este osso gire na articulação (ver Capítulo 19, Seção 19.4).

  B. A articulação do tipo "dobradiça" entre o rádio e o capítulo do úmero é conhecida como articulação umerorradial.

  C. O músculo bíceps braquial tem sua inserção na tuberosidade do rádio e, por essa razão, realiza a supinação da articulação quando é contraído.

  D. Na articulação radiulnar proximal, o rádio articula-se com a incisura radial da ulna. Um disco articular separa o rádio da ulna na articulação radiulnar.

  E. A subluxação da cabeça do rádio é resultante da frouxidão do ligamento anular.

19. **A.** A artéria radial desce pela região lateral do antebraço e, no punho, está localizada imediatamente ao lado do tendão do músculo flexor radial do carpo (ver Capítulo 19, Seção 19.5).

  B. Os tendões dos músculos flexores superficiais dos dedos estão localizados no terço médio do punho em posição medial à artéria radial.

  C. O tendão do músculo flexor longo do polegar ocupa posição lateral ao nervo mediano e posição medial ao tendão do músculo flexor radial do carpo e à artéria radial.

  D. O músculo palmar longo ocupa posição superficial ao retináculo flexor e posição medial ao flexor longo do polegar.

  E. A artéria radial ocupa posição medial (palmar) ao tendão do músculo extensor radial do carpo.

20. **B.** Normalmente, a bainha sinovial do 5º dedo comunica-se com a bainha sinovial comum (ver Capítulo 19, Seção 19.6).

  A. A bainha sinovial do 5º dedo comunica-se com a bainha sinovial comum e com a bainha do dedo polegar, mas normalmente não se comunica com o espaço superficial do dorso da mão.

  C. A bainha sinovial do 2º, 3º e 4º dedos normalmente não se comunica com quaisquer outras bainhas tendíneas. Não é provável que a infecção se espalhe para esses dedos.

  D. Embora a infecção possa ficar confinada ao dedo infectado, a bainha sinovial do 5º dedo comunica-se com a bainha do dedo polegar e com a bainha do tendão comum dos dedos. Por essa razão, existe a preocupação de que por essa via a infecção se espalhe para o dedo polegar, o punho e o antebraço.

  E. A bainha sinovial do 5º dedo normalmente se comunica com a bainha do flexor comum dos dedos no punho, mas não com o espaço superficial do dorso da mão.

21. **A.** A artéria subclávia continua como artéria axilar na borda lateral da 1ª costela (ver Capítulo 18, Seção 18.4).

  B. A artéria axilar ocupa posição posterior à veia axilar.

  C. A artéria braquial é uma continuação da artéria axilar na axila. A artéria braquial profunda é um dos ramos da artéria braquial.

  D. A artéria axilar atravessa a axila por trás do músculo peitoral menor.

  E. O tronco tireocervical é um ramo da artéria subclávia.

22. **C.** Os linfonodos apicais fazem parte da cadeia infraclavicular superior. Esses linfonodos estão localizados em posição medial ao músculo peitoral menor ao longo da veia axilar e são adjacentes ao segmento proximal da artéria axilar (ver Capítulo 18, Seção 18.4).

  A. Os linfonodos peitorais fazem parte da cadeia axilar inferior, que ocupa posição lateral ao músculo peitoral menor.

  B. Os linfonodos interpeitorais fazem parte da cadeia axilar média, que se localiza entre os músculos peitorais maior e menor.

  D. Os linfonodos centrais fazem parte da cadeia axilar inferior, que se localizada em posição profunda ao músculo peitoral menor.

  E. Os linfonodos subescapulares fazem parte da cadeia axilar inferior, que se localiza ao longo da dobra axilar posterior.

23. **A.** O plexo braquial contém os ramos anteriores de C5 a T1. Um plexo braquial pré-fixado também contém o ramo anterior de C4 (ver Capítulo 18, Seção 18.4).

  B. O tronco superior contém os ramos anteriores de C5 e C6.

C. O tronco posterior contém os ramos anteriores de C5 a T1.

D. O nervo axilar contém os ramos anteriores de C5 e C6.

E. As opções B, C e D estão incorretas.

24. **D.** Lesões do nervo radial causadas por fraturas do terço médio do úmero causam déficit de inervação dos músculos extensor radial do carpo e extensor ulnar do carpo (ver Capítulo 18, Seção 18.4, e Capítulo 19, Seção 19.4).

A. Os ramos do nervo radial que inervam o músculo tríceps braquial originam-se em posição alta do braço; portanto, as lesões do terço médio do úmero com acometimento do nervo radial não afetam a função desse músculo.

B. O nervo radial inerva apenas um dos músculos responsáveis pela supinação da mão (supinador). O bíceps braquial (um músculo que também é supinador) é inervado pelo nervo musculocutâneo.

C. A abdução do polegar é dificultada quando há lesão do nervo radial.

D. As opções A, B e C estão incorretas.

25. **E.** Todos os músculos do manguito rotatório têm suas inserções na cápsula fibrosa da articulação glenoumeral. O músculo supraespinal, que mais comumente é afetado por lacerações do manguito rotatório, passa pelo estreito espaço subacromial e fica esgarçado com sua utilização repetitiva. Uma ruptura do tendão faz com que a bolsa sobrejacente se comunique com a cavidade articular e isso dificulta a fase inicial da abdução. As fases subsequentes da abdução são preservadas por ação do músculo deltoide (ver Capítulo 19, Seção 19.2).

A. Os tendões dos músculos do manguito rotatório têm suas inserções na cápsula fibrosa da articulação e desempenham a função de reforçá-la. As respostas B, C e D também estão certas (E).

B. O tendão supraespinal e a bolsa subacromial passam pelo estreito espaço subacromial entre a cápsula da articulação do ombro e o arco coracoacromial. As respostas A, C e D também estão certas (E).

C. O tendão supraespinal separa as bolsas subacromial e subdeltóidea da cavidade articular. Quando há ruptura desse tendão, pode formar-se uma comunicação entre as bolsas e a cavidade articular. As respostas A, B e D também estão certas (E).

D. O músculo deltoide é o abdutor principal da articulação glenoumeral, mas o músculo supraespinal ajuda nos primeiros 15° de abdução. As respostas A, B e C também estão certas (E).

26. **E.** As duas cabeças do bíceps braquial originam-se do tubérculo supraglenoidal e do processo coracoide da escápula, e têm suas inserções na tuberosidade do rádio (ver Capítulo 19, Seções 19.2 e 19.3).

A. O músculo deltoide origina-se da espinha escapular e da clavícula, e tem sua inserção na tuberosidade deltóidea do úmero.

B. O músculo coracobraquial origina-se do processo coracoide da escápula e tem sua inserção na diáfise umeral.

C. O músculo flexor superficial dos dedos origina-se do epicôndilo medial do úmero e da parte superior do rádio, e tem sua inserção nas falanges médias do 2º ao 4º dedo.

D. O músculo pronador redondo origina-se do epicôndilo medial do úmero e do processo coronoide da ulna, e tem sua inserção na superfície lateral do rádio.

27. **B.** A origem ampla do músculo peitoral maior na parede anterior do tórax permite-lhe realizar uma vigorosa adução do braço (ver Capítulo 19, Seção 19.2).

A. Como parte do manguito rotatório, o músculo redondo menor sustenta a cabeça do úmero na articulação glenoumeral. Ele também possibilita uma suave adução e uma rotação lateral do braço.

C. O músculo peitoral menor puxa a escápula para frente e para baixo, resultando então em sua rotação medial.

D. A cabeça curta do bíceps braquial possibilita certo grau de flexão, a abdução e a rotação interna da articulação glenoumeral.

E. O músculo subescapular sustenta a cabeça do úmero na articulação glenoumeral e roda o braço em direção medial.

28. **D.** A função do músculo abdutor do polegar – o abdutor principal desse dedo – pode ser gravemente afetada porque o músculo tem sua origem na membrana interóssea (ver Capítulo 19, Seção 19.4).

A. Os músculos flexor radial do carpo e flexor ulnar do carpo originam-se do epicôndilo medial do úmero e do olécrano da ulna, e não podem ser afetados por esse tipo de lesão.

B. O músculo tríceps braquial, que é responsável pela extensão do cotovelo, tem sua inserção no olécrano. Sua função não pode ser afetada por esse tipo de lesão.

C. O músculo extensor dos dedos origina-se do úmero e da ulna, e não pode ser afetado por esse tipo de lesão.

E. O músculo adutor do polegar tem suas inserções no 2º e 3º metacarpos e no osso capitato. Sua função não pode ser afetada por esse tipo de lesão.

29. **D.** O músculo flexor longo do polegar passa pelo túnel do carpo junto com os músculos flexor superficial dos dedos e flexor profundo dos dedos e com o nervo mediano (ver Capítulo 19, Seção 19.5).

A. A artéria e o nervo ulnares passam pelo canal ulnar no punho.

B. No punho, a artéria radial faz uma rotação dorsal e passa pelo assoalho da tabaqueira anatômica.

C. O músculo flexor radial do carpo cruza o punho em posição lateral ao túnel do carpo e tem sua inserção na base do 2º metacarpo.

E. O músculo palmar longo passa superficialmente ao retináculo flexor até sua inserção na aponeurose palmar.

30. **C.** Os músculos interósseos e lumbricais flexionam as articulações metacarpofalangianas e estendem as articulações interfalangianas (ver Capítulo 19, Seção 19.6).

A. Apenas os dois lumbricais laterais são inervados pelo nervo mediano. Os lumbricais médios e todos os músculos interósseos são inervados pelo nervo ulnar.

B. O nervo ulnar inerva todos os músculos interósseos e os dois lumbricais mediais. Os dois lumbricais laterais são inervados pelo nervo mediano.

D. Apenas os músculos lumbricais originam-se dos tendões flexores. Os músculos interósseos originam-se das diáfises dos metacarpos.

E. Os músculos interósseos palmares realizam a adução dos dedos, enquanto os interósseos dorsais fazem sua abdução. Os músculos lumbricais não interferem com esses movimentos.

31. C. As fraturas do segmento distal da clavícula frequentemente rompem a articulação acromioclavicular e os ligamentos coracoacromiais (ver Capítulo 18, Seção 18.2, e Capítulo 19, Seção 19.1).

A. Os ligamentos interclaviculares ligam as extremidades mediais das clavículas ao esterno e são menos suscetíveis a romper nos casos de fratura do terço distal da clavícula.

B. Os ligamentos coracoumerais fazem parte da cápsula glenoumeral e não podem ser afetados por esse tipo de lesão.

D. A articulação escapulotorácica é uma relação funcional entre os músculos serrátil anterior e subescapular, e não pode ser afetada por fraturas da clavícula.

E. O ligamento coracoacromial faz parte do arco coracoacromial, que protege a articulação glenoumeral e provavelmente não é afetado por esse tipo de lesão.

32. D. O osso escafoide é palpado mais facilmente na tabaqueira anatômica, onde forma o assoalho desse espaço. Uma dor nessa região sugere fratura de escafoide (ver Capítulo 19, Seção 19.5).

A. Uma dor na superfície palmar do punho sugere fratura de carpo, mas não indica definitivamente que o osso escafoide esteja fraturado.

B. A ulna está localizada no lado medial do punho, enquanto o osso escafoide está situado em posição lateral.

C. Um desvio do rádio deve sugerir fratura ou ruptura de algum dos ligamentos radiais, mas não confirma o diagnóstico de fratura de escafoide.

E. Embora a movimentação do polegar provavelmente seja dolorosa, a capacidade de realizar oposição do polegar é preservada porque o músculo oponente do polegar não tem sua inserção no osso escafoide.

33. B. O músculo pronador redondo está localizado na camada superficial do compartimento anterior do antebraço.

A. O braquiorradial é um músculo do compartimento posterior do antebraço.

C. O supinador é um músculo do compartimento posterior do antebraço.

D. O abdutor longo do polegar é um músculo do compartimento posterior do antebraço.

E. O extensor ulnar do carpo é um músculo do compartimento posterior do antebraço.

34. C. O sinal de "paz" testa a capacidade de abdução do 2º dedo por ação dos músculos interósseos dorsais, que são inervados pelo nervo ulnar (ver Capítulo 19, Seção 19.6).

A. O sinal do "polegar para cima" depende da extensão do dedo polegar, que é realizada pelos músculos extensores longo e curto do polegar, ambos inervados pelo nervo radial.

B. O sinal de "ok" testa a função do músculo oponente do polegar, que é inervado pelo nervo mediano.

D. Apenas a resposta C está certa.

E. Apenas as opções A e B estão incorretas.

35. B. RM é a modalidade preferível para avaliar tecidos moles como músculos, tendões e cartilagem.

A. A radiografia AP pode ajudar a confirmar presença ou ausência de fratura, mas as lesões de tecidos moles não aparecem nas radiografias.

C. A TC é excelente para demonstrar detalhes ósseos, mas têm menos utilidade que a RM para avaliar lesões de tecidos moles.

D. A ultrassonografia é mais útil para orientar procedimentos dirigidos por imagem e avaliar tecidos superficiais.

36. E. Uma lesão do nervo torácico longo inibe a ação do músculo serrátil anterior, que gira o ângulo inferior da escápula em direção lateral e inclina o lábio glenoidal em direção superior. Essa rotação é necessária a uma abdução do braço acima de 90°.

A. Aduzir o braço sobre o tronco é um movimento realizado principalmente por ação do músculo peitoral maior.

B. Tocar a parte posterior da cintura requer rotação interna e extensão da articulação do ombro, que são ações dependentes do músculo latíssimo do dorso em combinação com o peitoral maior, o deltoide e o redondo maior.

C. O deltoide e o infraespinal são os rotadores externos principais do braço.

D. O deltoide, o peitoral maior e o bíceps braquial são os flexores principais do braço.

Parte 7   Membro Inferior

21   Visão Geral do Membro Inferior

O membro inferior sustenta o peso de todo o corpo e, portanto, é projetado para proporcionar força e estabilidade. Os ossos, os músculos e os tendões tendem a ser mais robustos e as articulações mais estáveis do que aqueles encontrados no membro superior.

21.1   Características gerais

– Na posição anatômica, o corpo está na posição ortostática sendo sustentado pelos membros inferiores. Os pés estão juntos e direcionados anteriormente
– O membro inferior apresenta as seguintes regiões (Figura 21.1):
  • A **região glútea**, que inclui as nádegas e a região lateral do quadril cobrindo o **cíngulo do membro inferior**

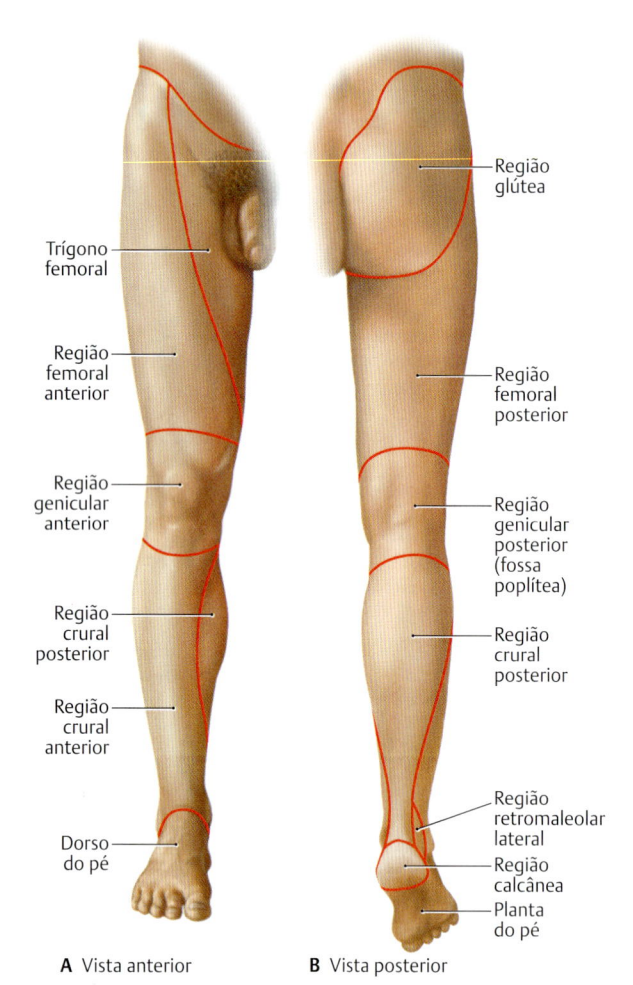

A Vista anterior   **B** Vista posterior

Regiões indicadas na figura:
Região glútea
Trígono femoral
Região femoral anterior
Região genicular anterior
Região crural posterior
Região crural anterior
Dorso do pé
Região femoral posterior
Região genicular posterior (fossa poplítea)
Região crural posterior
Região retromaleolar lateral
Região calcânea
Planta do pé

Figura 21.1 Regiões do membro inferior. Membro inferior direito. (De Schuenke M, Schulte E, Schumacher U. THIEME Atlas of Anatomy, Vol 1. Ilustrações de Voll M e Wesker K. 3rd ed. New York: Thieme Publishers; 2020.)

• A **coxa**, entre o quadril e o joelho
• As **regiões geniculares anterior** e **posterior**, no joelho
• A **perna**, entre o joelho e o tornozelo
• O **pé**, que é constituído pelas faces dorsal e plantar. A face plantar é também denominada **planta** do pé
– Os movimentos das articulações do membro inferior assemelham-se aos do membro superior com algumas variações. Esses movimentos incluem:
  • Flexão – a **flexão plantar** indica a flexão do pé ou dos dedos do pé para baixo
  • Extensão – a **dorsiflexão** indica a extensão do pé quando se eleva o pé ou os dedos do pé para cima
  • Abdução e adução – o eixo de abdução e adução dos dedos dos pés encontra-se no segundo dedo
  • Rotação lateral e rotação medial – movimentos em torno de um eixo longitudinal
  • **Inversão** ou supinação do pé – elevação da margem medial da planta do pé
  • **Eversão**, ou pronação do pé, que consiste em elevação da margem lateral do solo
– À semelhança do membro superior, os músculos do membro inferior podem ser descritos como músculos intrínsecos ou extrínsecos
  • Os músculos intrínsecos do pé originam-se e inserem-se em ossos do pé e do tornozelo
  • Os músculos flexores e extensores extrínsecos do pé originam-se na perna
    ◦ Bainhas tendíneas sinoviais circundam os tendões dos músculos flexores e extensores longos quando cruzam a articulação talocrural.

21.2   Ossos do membro inferior

Os ossos do membro inferior incluem o osso do quadril, que se articula com o sacro para formar o cíngulo do membro inferior; o fêmur da coxa; a tíbia e a fíbula da perna; os ossos tarsais do tornozelo e da parte posterior do pé; e os ossos metatarsais e as falanges da parte média e da parte anterior do pé (Figura 21.2).
– O **osso do quadril** forma a parte lateral do cíngulo do membro inferior. As características do osso do quadril são discutidas na Seção 10.2 com a pelve óssea
– O **fêmur** é o osso longo da coxa (Figura 21.3)
  • Proximalmente, a sua grande **cabeça** em forma de bola articula-se com o acetábulo do osso do quadril
  • O **colo do fêmur**, angulado inferolateralmente, une a cabeça ao corpo do fêmur
  • O **trocânter maior** e o **trocânter menor**, que constituem locais de inserção muscular, são separados por uma **crista intertrocantérica** posteriormente e por uma **linha intertrocantérica** anteriormente
  • O **corpo do fêmur** possui uma leve inclinação anteriormente e, na posição anatômica, tem uma angulação medial

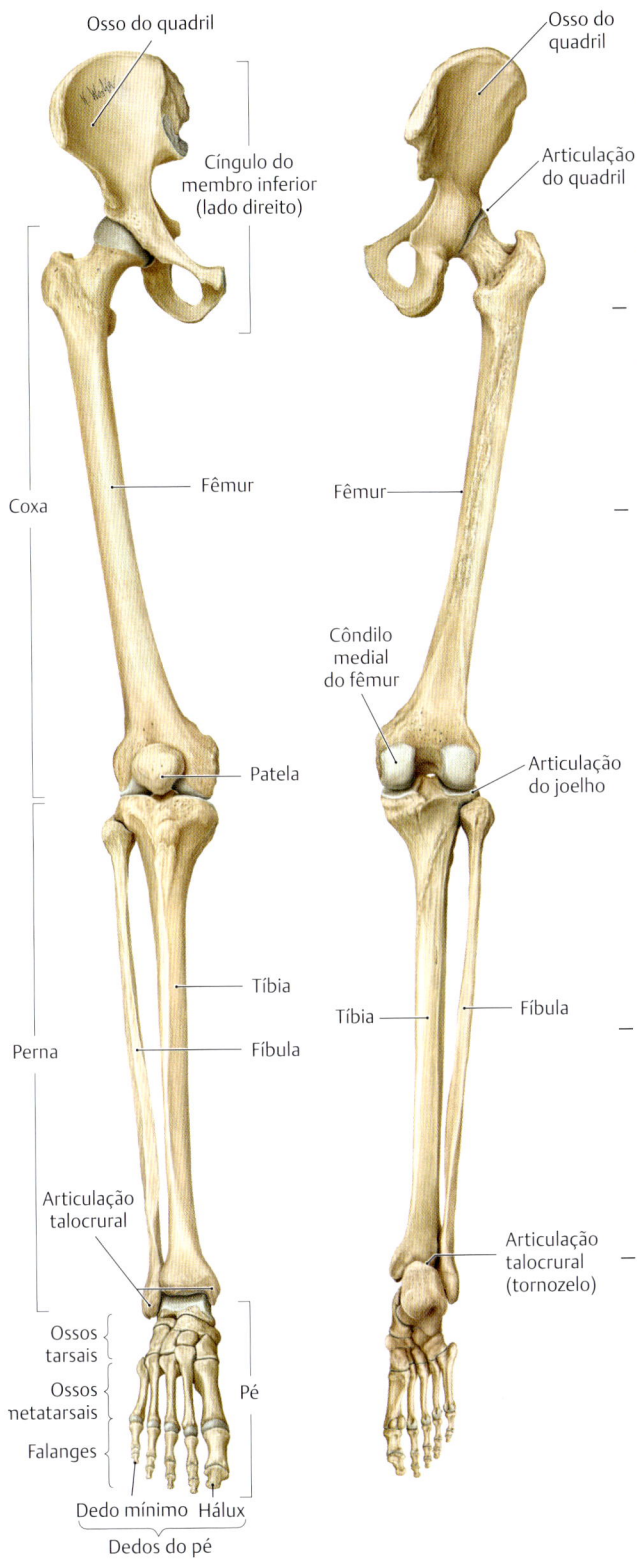

A Vista anterior

B Vista posterior

Figura 21.2 Ossos do membro inferior. Membro inferior direito. O esqueleto do membro inferior é constituído pelo cíngulo do membro inferior e por um membro livre fixado. O membro livre é dividido em coxa (fêmur), perna (tíbia e fíbula) e pé. Ele está unido ao cíngulo do membro inferior pela articulação do quadril. (De Schuenke M, Schulte E, Schumacher U. THIEME Atlas of Anatomy, Vol 1. Ilustrações de Voll M e Wesker K. 3rd ed. New York: Thieme Publishers; 2020.)

- A **linha áspera**, constituída por um par de cristas na face posterior do corpo do fêmur, diverge lateralmente e forma as **linhas supracondilares medial** e **lateral**
- Distalmente, os **epicôndilos medial** e **lateral** constituem locais de inserção para ligamentos do joelho, e o **tubérculo do adutor** é um local de inserção de músculo
- O fêmur articula-se com a tíbia nos **côndilos medial** e **lateral**, que são separados pela **fossa intercondilar**
- O fêmur também se articula com a patela anteriormente na **face patelar**

— A **patela**, que é um grande osso sesamoide (Figura 21.4; ver também Figura 22.12, Capítulo 22)
  - Articula-se com a parte distal do fêmur na articulação do joelho
  - Superiormente, sua **base** está fixada ao **tendão do músculo quadríceps femoral**
  - Inferiormente, o seu **ápice** está fixado ao **tendão patelar**

— A **tíbia** é o grande osso longo medial da perna (Figura 21.5)
  - Proximalmente, articula-se com o fêmur na **face articular superior**, que apresenta os **côndilos medial** e **lateral** planos separados pela eminência intercondilar
  - Articula-se com a fíbula proximalmente na **articulação tibiofibular** e distalmente na **sindesmose tibiofibular**
  - Um **tubérculo anterolateral (tubérculo de Gerdy)** triangular separa o côndilo lateral da face lateral do corpo da tíbia
  - A **tuberosidade da tíbia** na face anterior abaixo da face articular superior é um local de fixação para os músculos anteriores da coxa por meio do ligamento da patela
  - Distalmente, o **maléolo medial** forma parte do encaixe da articulação talocrural
  - A margem anterior aguda do **corpo da tíbia** é palpável entre o joelho e o tornozelo
  - Uma **membrana interóssea** da perna une o corpo da tíbia ao corpo da fíbula

— A **fíbula** é o osso lateral da perna (Figura 21.5)
  - Proximalmente, a **cabeça da fíbula** articula-se com o côndilo lateral da tíbia na articulação tibiofibular proximal
  - O estreito **colo da fíbula** une a cabeça ao corpo da fíbula
  - Uma sindesmose tibiofibular distal liga a fíbula à parte distal da tíbia
  - Distalmente, o **maléolo lateral** forma a parede lateral do encaixe da articulação talocrural

— Os **ossos tarsais** consistem em sete ossos curtos do pé (Figura 21.6)
  - O **tálus** é o osso tarsal mais superior
    - O **corpo do tálus** articula-se com a tíbia e a fíbula na articulação talocrural
    - A **cabeça do tálus**, que se articula com o osso navicular, constitui a parte mais alta da parte medial do arco longitudinal do pé
    - Sua face inferior articula-se com o calcâneo
  - O **calcâneo** é o grande osso tarsal do calcanhar
    - Articula-se superiormente com o tálus e anteriormente com o cuboide
    - O **sustentáculo do tálus**, um processo medial, constitui parte do arco longitudinal do pé na sua parte medial
  - O **navicular** situa-se anteriormente ao tálus e constitui parte do arco longitudinal do pé na sua parte medial
  - O **cuboide** situa-se anteriormente ao calcâneo na margem lateral do pé

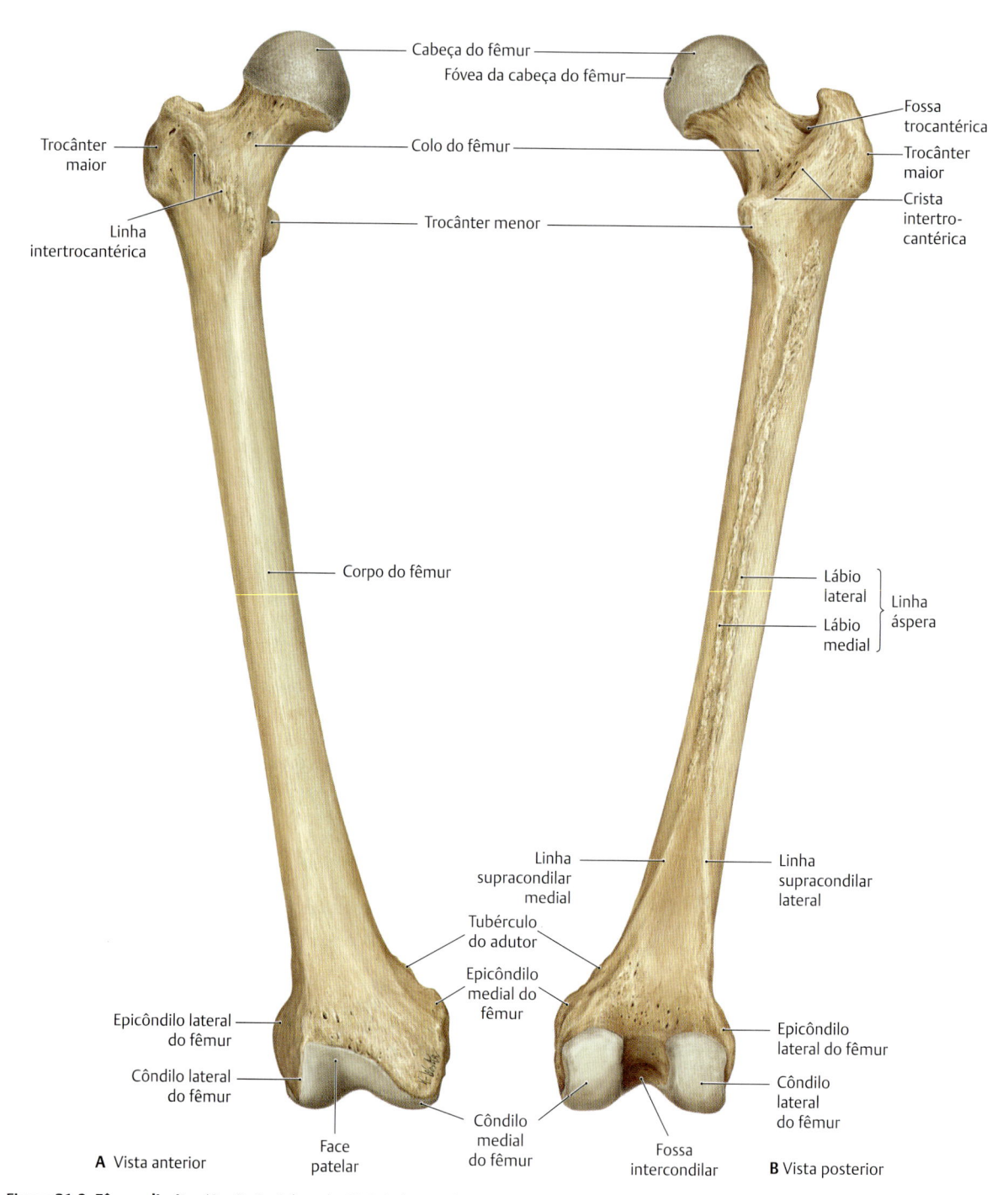

Cabeça do fêmur

Fóvea da cabeça do fêmur

Fossa trocantérica

Trocânter maior

Colo do fêmur

Trocânter maior

Crista intertrocantérica

Linha intertrocantérica

Trocânter menor

Corpo do fêmur

Lábio lateral

Linha áspera

Lábio medial

Linha supracondilar medial

Linha supracondilar lateral

Tubérculo do adutor

Epicôndilo medial do fêmur

Epicôndilo lateral do fêmur

Epicôndilo lateral do fêmur

Côndilo lateral do fêmur

Côndilo medial do fêmur

Côndilo lateral do fêmur

A Vista anterior

Face patelar

Fossa intercondilar

B Vista posterior

Figura 21.3 Fêmur direito. (A e B. De Schuenke M, Schulte E, Schumacher U. THIEME Atlas of Anatomy, Vol 1. Ilustrações de Voll M e Wesker K. 3rd ed. New York: Thieme Publishers; 2020; C. De Gilroy AM, MacPherson BR, Wikenheiser JC. Atlas of Anatomy. Ilustrações de Voll M e Wesker K. 4th ed. New York: Thieme Publishers; 2020.)

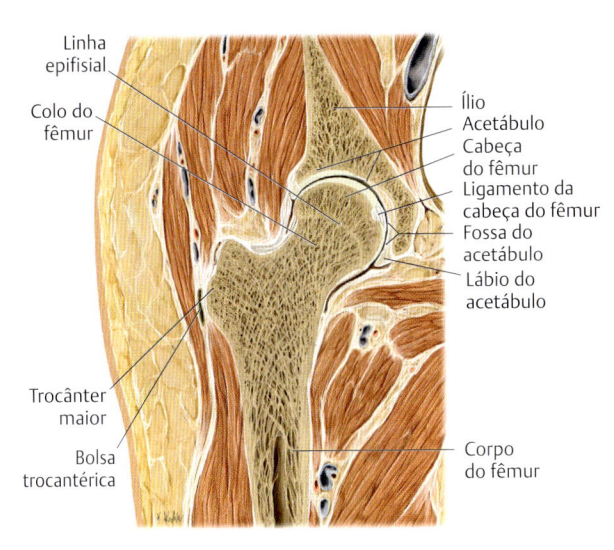

Linha epifisial
Colo do fêmur
Ílio
Acetábulo
Cabeça do fêmur
Ligamento da cabeça do fêmur
Fossa do acetábulo
Lábio do acetábulo
Trocânter maior
Bolsa trocantérica
Corpo do fêmur

C Articulação do quadril: corte frontal. Articulação direita do quadril, vista anterior

Figura 21.3 *(continuação)* **Fêmur direito.**

BOXE 21.1 CORRELAÇÃO CLÍNICA

FRATURAS DE FÊMUR

As fraturas do colo do fêmur ocorrem comumente após impacto de baixa energia em mulheres com mais de 60 anos que apresentam osteoporose. O fragmento distal do osso é puxado para cima pelos músculos quadríceps femoral, adutor e posteriores da coxa, causando encurtamento e rotação lateral do membro. As fraturas do corpo do fêmur são menos frequentes e, em geral, resultam de traumatismo significativo.

Fraturas mediais do colo do fêmur
Fratura lateral do colo do fêmur
Fratura peritrocantérica do fêmur
Fratura subtrocantérica do fêmur

De Gilroy AM, MacPherson BR, Wikenheiser JC. Atlas of Anatomy. Ilustrações de Voll M e Wesker K. 4th ed. New York: Thieme Publishers; 2020.

BOXE 21.2 CORRELAÇÃO COM O DESENVOLVIMENTO

PATELA BIPARTIDA

A ossificação da patela ocorre aos 3 a 6 anos de idade, geralmente a partir de vários centros de ossificação. Em certas ocasiões, um desses centros, mais comumente o segmento lateral superior, não se funde com o segmento maior, o que resulta em patela bipartida (duas partes). No exame de imagem, a patela bipartida pode aparecer como fratura patelar.

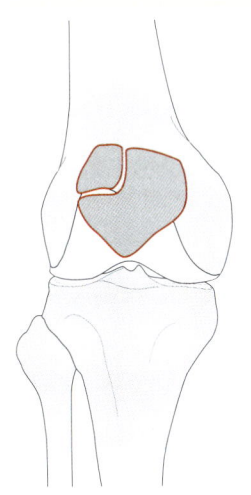

De Schuenke M, Schulte E, Schumacher U. THIEME Atlas of Anatomy, Vol 1. Ilustrações de Voll M e Wesker K. 3rd ed. New York: Thieme Publishers; 2020.

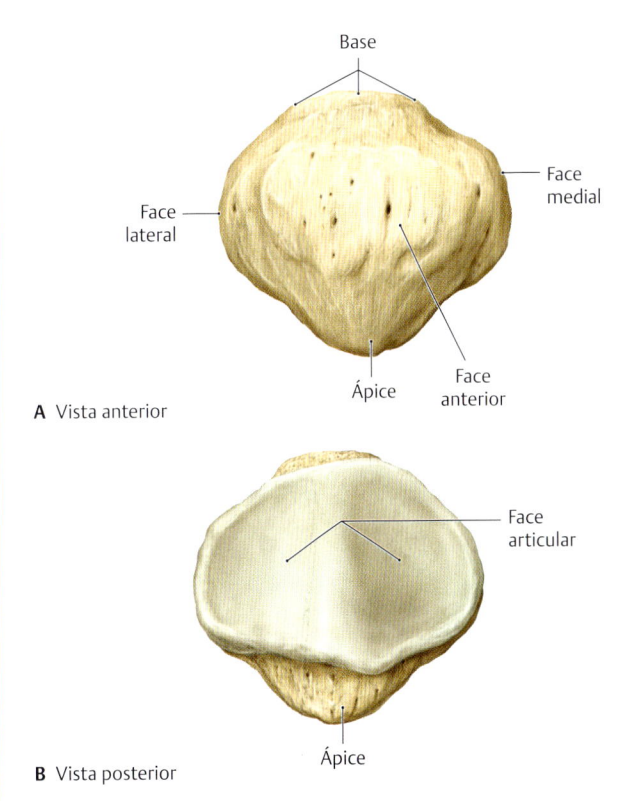

Base
Face medial
Face lateral
Ápice
Face anterior

A Vista anterior

Face articular
Ápice

B Vista posterior

Figura 21.4 Patela. Membro inferior direito. (De Schuenke M, Schulte E, Schumacher U. THIEME Atlas of Anatomy, Vol 1. Ilustrações de Voll M e Wesker K. 3rd ed. New York: Thieme Publishers; 2020.)

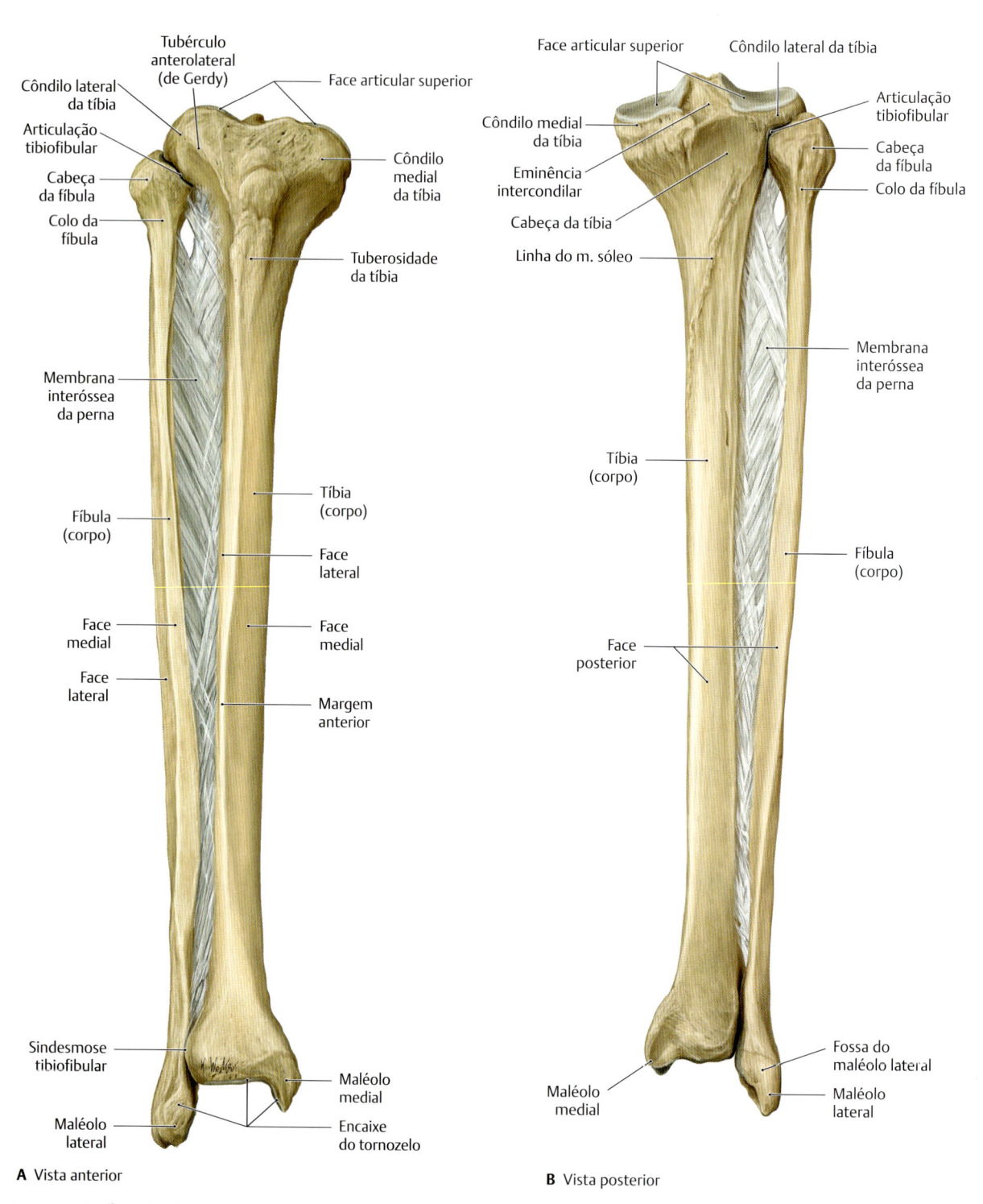

A Vista anterior

B Vista posterior

Figura 21.5 Tíbia e fíbula. Perna direita. (De Schuenke M, Schulte E, Schumacher U. THIEME Atlas of Anatomy, Vol 1. Ilustrações de Voll M e Wesker K. 3rd ed. New York: Thieme Publishers; 2020.)

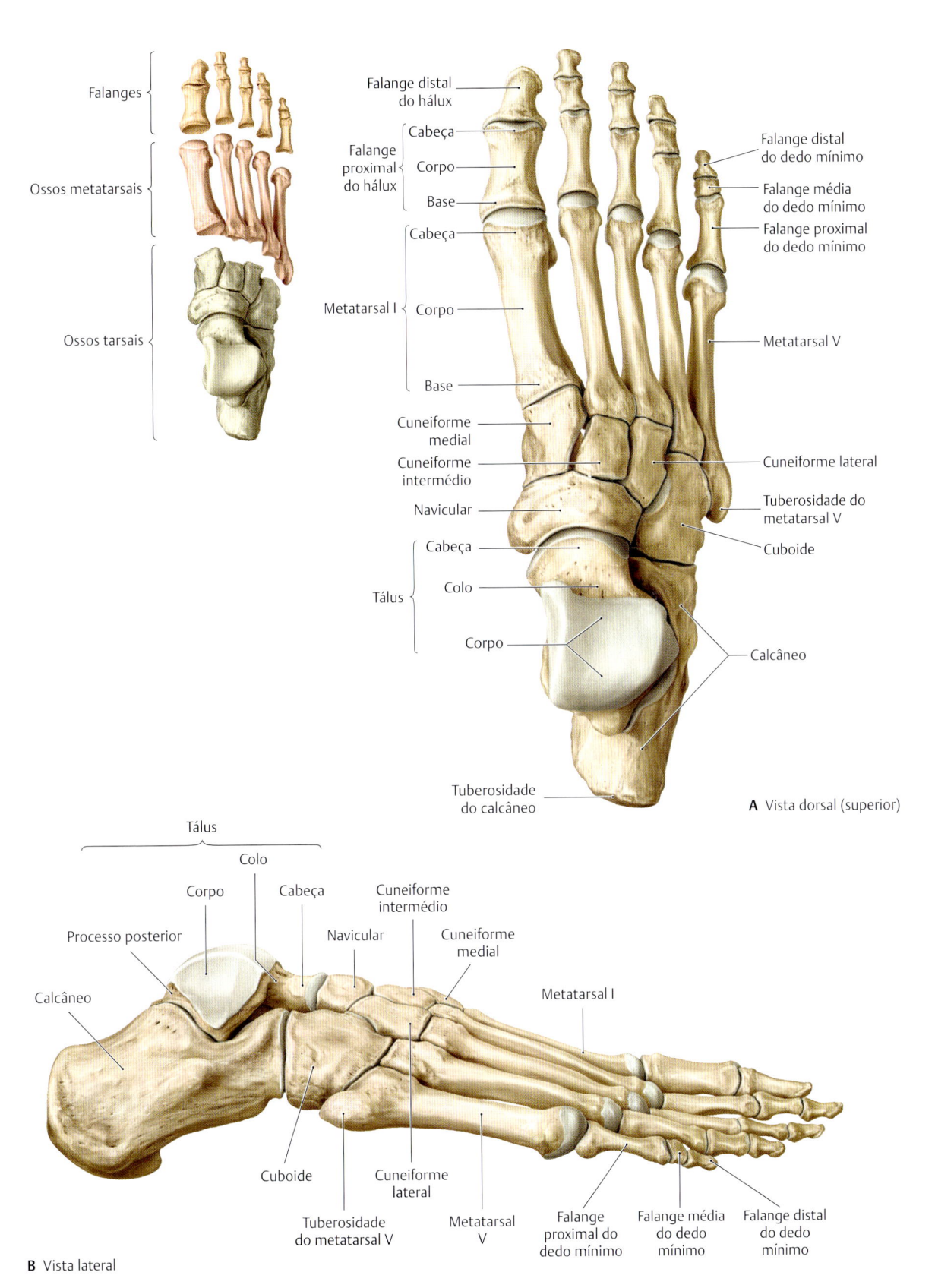

Falanges

Ossos metatarsais

Ossos tarsais

Falange distal do hálux

Falange proximal do hálux — Cabeça / Corpo / Base

Cabeça

Metatarsal I — Corpo

Base

Cuneiforme medial

Cuneiforme intermédio

Navicular

Tálus — Cabeça / Colo / Corpo

Tuberosidade do calcâneo

Falange distal do dedo mínimo

Falange média do dedo mínimo

Falange proximal do dedo mínimo

Metatarsal V

Cuneiforme lateral

Tuberosidade do metatarsal V

Cuboide

Calcâneo

A Vista dorsal (superior)

Tálus — Colo

Corpo

Cabeça

Processo posterior

Calcâneo

Cuneiforme intermédio

Navicular

Cuneiforme medial

Metatarsal I

Cuboide

Tuberosidade do metatarsal V

Cuneiforme lateral

Metatarsal V

Falange proximal do dedo mínimo

Falange média do dedo mínimo

Falange distal do dedo mínimo

B Vista lateral

Figura 21.6 Ossos do pé direito. (De Schuenke M, Schulte E, Schumacher U. THIEME Atlas of Anatomy, Vol 1. Ilustrações de Voll M e Wesker K. 3rd ed. New York: Thieme Publishers; 2020.)

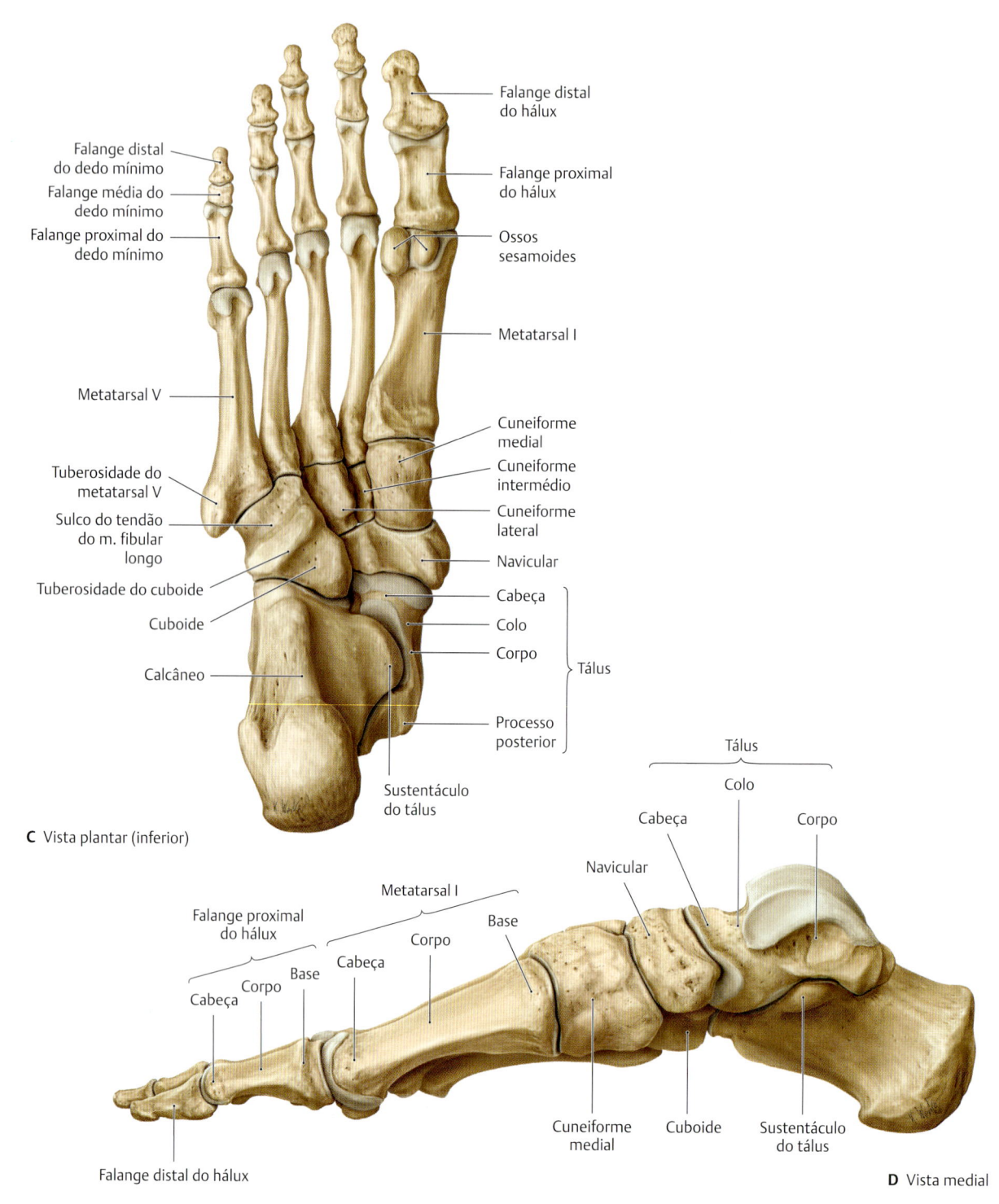

Falange distal
do hálux

Falange distal
do dedo mínimo

Falange média do
dedo mínimo

Falange proximal do
dedo mínimo

Falange proximal
do hálux

Ossos
sesamoides

Metatarsal I

Metatarsal V

Cuneiforme
medial

Tuberosidade do
metatarsal V

Cuneiforme
intermédio

Sulco do tendão
do m. fibular
longo

Cuneiforme
lateral

Navicular

Tuberosidade do cuboide

Cabeça

Cuboide

Colo

Corpo

Calcâneo

Tálus

Processo
posterior

Sustentáculo
do tálus

C Vista plantar (inferior)

Tálus

Colo

Cabeça

Corpo

Navicular

Metatarsal I

Falange proximal
do hálux

Base

Corpo

Cabeça

Base

Corpo

Cabeça

Cuneiforme
medial

Cuboide

Sustentáculo
do tálus

Falange distal do hálux

D Vista medial

Figura 21.6 *(continuação)* **Ossos do pé direito.**

- Os ossos **cuneiformes medial**, **intermédio** e **lateral** situam-se anteriormente ao navicular e articulam-se distalmente com os ossos metatarsais
- Os **ossos metatarsais** consistem em cinco ossos longos, designados como metatarsal I (medial) até metatarsal V (lateral)
  - Proximalmente, suas **bases** articulam-se com os ossos tarsais
  - Distalmente, suas **cabeças** articulam-se com as falanges proximais

- O **corpo** une as cabeças com as bases
- Um par de **ossos sesamoides** está associado à cabeça metatarsal I
- Uma tuberosidade proeminente na base do metatarsal V constitui o local de inserção de músculos da perna
- As **falanges** são pequenos ossos longos dos dedos dos pés
  - O segundo ao quinto dedo de cada pé apresenta uma falange proximal, uma falange média e uma falange distal
  - O primeiro dedo do pé, o **hálux**, tem apenas uma falange proximal e uma falange distal.

21.3 Fáscia e compartimentos do membro inferior

— À semelhança do membro superior, a musculatura do membro inferior é envolvida por uma manga ajustada de fáscia profunda que é contínua desde a crista ilíaca até a planta do pé, porém com designações regionais

- A **fáscia lata** circunda os músculos da coxa. Lateralmente, fibras longitudinais da fáscia lata formam uma faixa resistente, o **sistema iliotibial**, que se estende da crista ilíaca até o tubérculo anterolateral (de Gerdy) da tíbia (ver Figura 22.41, Capítulo 22)
- A **fáscia da perna** cobre os músculos da perna e, no tornozelo, forma os retináculos dos músculos flexores e extensores
- A fáscia no dorso do pé é fina; todavia, na planta do pé, forma uma faixa longitudinal espessada, a **aponeurose plantar**
- As **bainhas fibrosas dos dedos dos pés** são extensões da aponeurose plantar nos dedos dos pés, onde envolvem os tendões dos músculos flexores

— A fáscia profunda cria compartimentos que separam a musculatura do membro. Os músculos dentro de cada compartimento habitualmente são semelhantes quanto à sua função, inervação e suprimento sanguíneo. Os compartimentos do membro inferior (ver Figura 22.46, Capítulo 22) são os seguintes

- Os **compartimentos anterior**, **medial** e **posterior** da coxa
- Os **compartimentos anterior**, **lateral**, **posterior superficial** e **posterior profundo** (compartimentos da perna)
- Os **compartimentos medial**, **lateral**, **central** e **interósseo** da planta do pé
- O **compartimento dorsal** do dorso do pé.

21.4 Neurovasculatura do membro inferior

Artérias do membro inferior

O membro inferior é suprido por ramos da artéria ilíaca interna na pelve e pela artéria femoral (uma continuação da artéria ilíaca externa) (Figura 21.7).

— Os ramos da artéria ilíaca interna que irrigam o membro inferior incluem

- As **artérias glútea superior** e **glútea inferior**, que saem da pelve posteriormente por meio do forame isquiático maior para irrigar a região glútea
- A **artéria obturatória**, que sai da pelve anteriormente por meio do forame obturado para irrigar a parte medial da coxa

— A **artéria femoral** (clinicamente conhecida como artéria femoral superficial) entra na parte anterior da coxa profundamente ao ligamento inguinal envolvida dentro de uma **bainha femoral** (formada por extensões da fáscia profunda do abdome). A artéria desce ao longo da face anteromedial da coxa, entre os compartimentos musculares anterior e medial, e termina no **hiato dos adutores**, uma abertura no tendão do **músculo adutor magno**. Seus ramos são os seguintes

- As **artérias circunflexa ilíaca superficial** e **epigástrica superficial**, que irrigam a parede do abdome
- As **artérias pudendas externas superficial** e **profunda**, que suprem a região inguinal

- A **artéria descendente do joelho**, que contribui para a anastomose ao redor do joelho
- A **artéria femoral profunda**, primariamente responsável pela irrigação sanguínea da coxa

— A artéria femoral profunda, que é o maior ramo da artéria femoral, origina-se na parte proximal da coxa. Seus ramos incluem

- A **artéria circunflexa femoral medial**, que constitui o principal suprimento sanguíneo para a articulação do quadril
- A **artéria circunflexa femoral lateral**, que irriga a articulação do quadril e contribui para a anastomose ao redor da articulação do joelho
- A **1ª à 3ª** (ou 4ª) **artéria perfurante**, que irrigam os músculos dos compartimentos anterior, medial e posterior da coxa

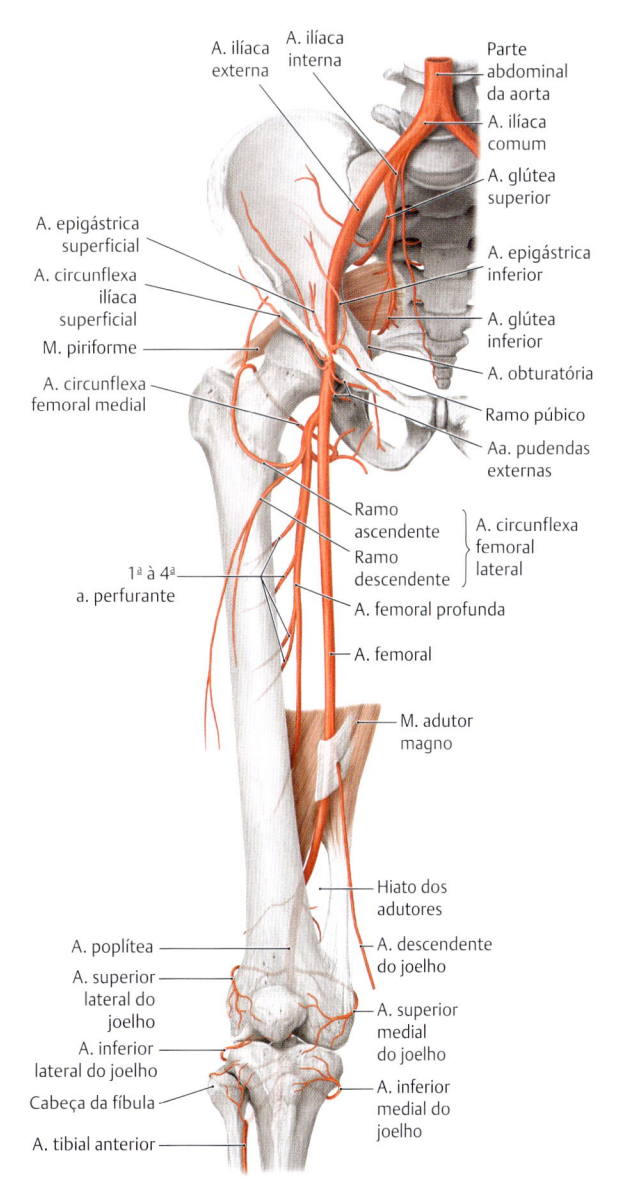

Figura 21.7 Trajeto e ramos da artéria femoral. (De Schuenke M, Schulte E, Schumacher U. THIEME Atlas of Anatomy, Vol 1. Ilustrações de Voll M e Wesker K. 3rd ed. New York: Thieme Publishers; 2020.)

— Uma **anastomose cruciforme** fornece um suprimento sanguíneo colateral para as estruturas ao redor do quadril. As contribuições para a anastomose incluem
  - As artérias circunflexas femorais medial e lateral
  - A primeira artéria perfurante
  - A artéria glútea inferior
— A **artéria poplítea** é a continuação da artéria femoral quando entra na **fossa poplítea**, uma cavidade posterior à articulação do joelho (Figura 21.8)
  - Cinco **artérias do joelho** seguem um trajeto medial e lateral ao redor do joelho
  - As **artérias tibial anterior** e **tibial posterior**, que são ramos terminais da artéria poplítea, originam-se na parte proximal do compartimento posterior da perna
— Uma **anastomose genicular**, que irriga a articulação do joelho, recebe contribuições dos seguintes vasos
  - As artérias superior e inferior mediais, superior e inferior laterais e média do joelho
  - A artéria descendente do joelho proveniente da coxa
  - O ramo descendente da artéria circunflexa femoral lateral
  - As artérias recorrentes, ramos da artéria tibial anterior e da artéria tibial posterior
— A artéria tibial posterior desce na parte profunda do compartimento posterior da perna para irrigar os músculos nas

partes profunda e superficial do compartimento posterior (Figura 21.8). Seus ramos incluem
  - A **artéria fibular**, que se origina na parte superior da perna e desce dentro do compartimento posterior da perna
  - As **artérias plantares medial** e **lateral**, que surgem como ramos terminais posteriormente ao maléolo medial (Figura 21.9)

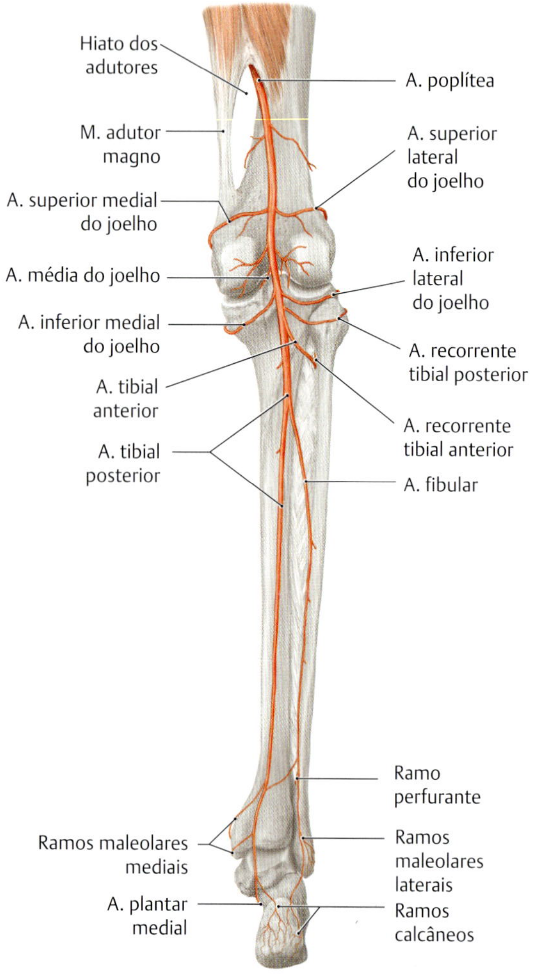

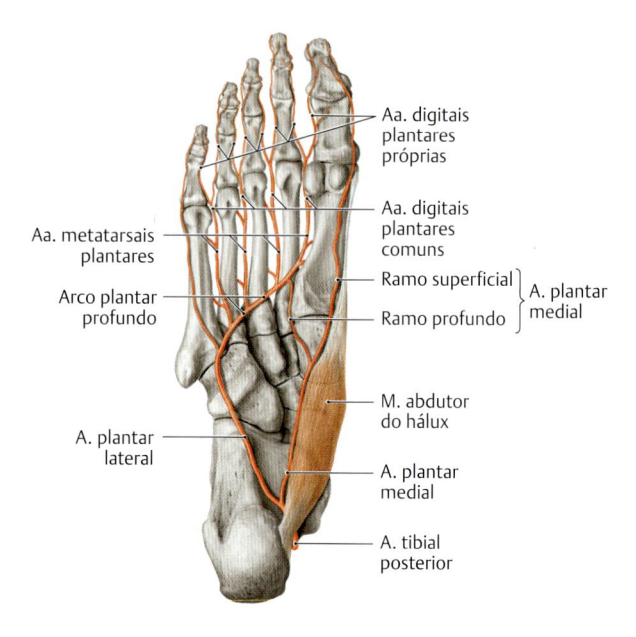

Figura 21.9 Artérias da planta do pé. Pé direito, vista plantar. (De Schuenke M, Schulte E, Schumacher U. THIEME Atlas of Anatomy, Vol 1. Ilustrações de Voll M e Wesker K. 3rd ed. New York: Thieme Publishers; 2020.)

BOXE 21.3 CORRELAÇÃO CLÍNICA

NECROSE DA CABEÇA DO FÊMUR
Embora a articulação do quadril seja circundada pela anastomose cruciforme, apenas a artéria circunflexa femoral medial fornece ramos que entram na cápsula articular e irrigam a cabeça do fêmur. Essas artérias terminais correm risco durante a luxação ou a fratura do colo do fêmur. A laceração desses vasos resulta em necrose avascular da cabeça do fêmur.

BOXE 21.4 CORRELAÇÃO CLÍNICA

ANEURISMA DA ARTÉRIA POPLÍTEA
Os aneurismas da artéria poplítea constituem o aneurisma arterial periférico mais comum. Podem ser diferenciados de um frêmito (pulso palpável) e de sopros (sons arteriais anormais) sobre a fossa poplítea. Em virtude da localização profunda da artéria em relação ao nervo tibial, a aneurisma pode distender o nervo ou causar oclusão de seu suprimento sanguíneo. A dor causada pela compressão do nervo é referida para a pele da face medial da panturrilha, tornozelo e pé. Metade de todos os aneurismas da artéria poplítea permanece assintomática, e as rupturas são raras; entretanto, os pacientes sintomáticos apresentam isquemia da parte distal da perna em consequência de embolização aguda ou trombose. Dos indivíduos com aneurisma da artéria poplítea, 50% apresentam aneurisma na artéria contralateral, e 25% têm aneurisma aórtico.

Figura 21.8 Artérias do joelho e da parte posterior da perna. Perna direita, vista posterior. (De Schuenke M, Schulte E, Schumacher U. THIEME Atlas of Anatomy, Vol 1. Ilustrações de Voll M e Wesker K. 3rd ed. New York: Thieme Publishers; 2020.)

— A artéria fibular irriga os músculos da parte profunda do compartimento posterior e, por meio de pequenas artérias que perfuram o septo intermuscular, os músculos do compartimento lateral. No tornozelo, a artéria fibular dá origem a
   • Um **ramo perfurante**, que surge no tornozelo e se anastomosa com a artéria tibial anterior
   • **Ramos maleolares**, que contribuem para uma anastomose ao redor do tornozelo
— As artérias da planta do pé (Figura 21.9) originam-se da artéria tibial posterior e incluem
   • A artéria plantar medial, um pequeno ramo da artéria tibial posterior, que supre a parte medial da planta do pé
   • A artéria plantar lateral, o maior ramo da artéria tibial posterior, que irriga o lado lateral da planta do pé e se curva medialmente para se anastomosar com o ramo profundo da artéria plantar
   • Um **arco plantar profundo**, que se forma por meio da anastomose do ramo profundo da artéria plantar e da artéria plantar lateral
   • Quatro **artérias metatarsais plantares**, que se originam do arco plantar profundo e seus ramos, as **artérias digitais plantares comuns** e **próprias**
— A artéria tibial anterior passa por uma abertura na membrana interóssea da perna para irrigar os músculos do compartimento anterior da perna (Figura 21.10). Seus ramos são os seguintes
   • Proximalmente, uma **artéria recorrente** para o joelho
   • Distalmente, a **artéria dorsal do pé**, quando emerge no dorso do pé
— As artérias do dorso do pé originam-se da artéria dorsal do pé e incluem
   • A **artéria tarsal lateral** e a **artéria arqueada**, que formam uma alça no dorso do pé
   • A **artéria plantar profunda**, que se anastomosa com a artéria plantar lateral na planta do pé
   • As **artérias metatarsais dorsais** e seus ramos, as **artérias digitais dorsais**, que se originam da artéria arqueada ou da artéria dorsal do pé

BOXE 21.5 CORRELAÇÃO CLÍNICA

PULSO PEDIOSO DORSAL
A artéria dorsal do pé é facilmente palpável no dorso do pé em seu trajeto para o primeiro espaço interdigital lateralmente ao tendão do músculo extensor do hálux. A ausência do pulso pedioso dorsal sugere oclusão arterial na vasculatura periférica.

BOXE 21.6 CORRELAÇÃO CLÍNICA

ISQUEMIA DO MEMBRO INFERIOR
A isquemia do membro inferior quase sempre está relacionada com a presença de doença aterosclerótica. A claudicação intermitente constitui um sintoma de doença isquêmica crônica, que é caracterizada por dor na deambulação, que se intensifica com o passar do tempo e desaparece em repouso. A doença crônica tem uma evolução benigna e, na maioria dos pacientes, o tratamento é conservador. A isquemia aguda é de início abrupto, de origem embólica ou trombolítica e, em geral, exige tratamento agressivo. Os seis sinais da isquemia aguda consistem em dor, palidez, ausência de pulso, parestesia, paralisia e poiquilotermia.

Veias do membro inferior

O membro inferior possui tanto uma drenagem venosa superficial quanto uma drenagem profunda, que se anastomosam por meio de veias perfurantes. As veias de ambos os sistemas apresentam numerosas válvulas ao longo de sua extensão.
— As veias do sistema venoso profundo seguem o percurso das grandes artérias e seus ramos e têm nomes semelhantes. Assim como ocorre no membro superior, essas veias profundas geralmente seguem como pares de veias acompanhantes na parte distal do membro (Figura 21.11)

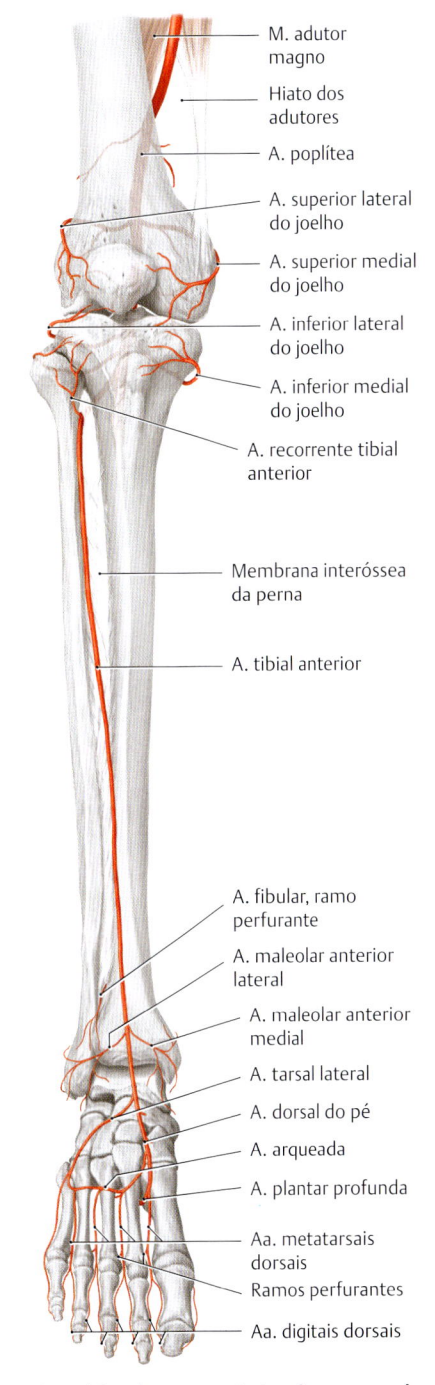

M. adutor magno
Hiato dos adutores
A. poplítea
A. superior lateral do joelho
A. superior medial do joelho
A. inferior lateral do joelho
A. inferior medial do joelho
A. recorrente tibial anterior
Membrana interóssea da perna
A. tibial anterior
A. fibular, ramo perfurante
A. maleolar anterior lateral
A. maleolar anterior medial
A. tarsal lateral
A. dorsal do pé
A. arqueada
A. plantar profunda
Aa. metatarsais dorsais
Ramos perfurantes
Aa. digitais dorsais

Figura 21.10 Artérias da parte anterior da perna e do pé. Perna direita, vista anterior. (De Schuenke M, Schulte E, Schumacher U. THIEME Atlas of Anatomy, Vol 1. Ilustrações de Voll M e Wesker K. 3rd ed. New York: Thieme Publishers; 2020.)

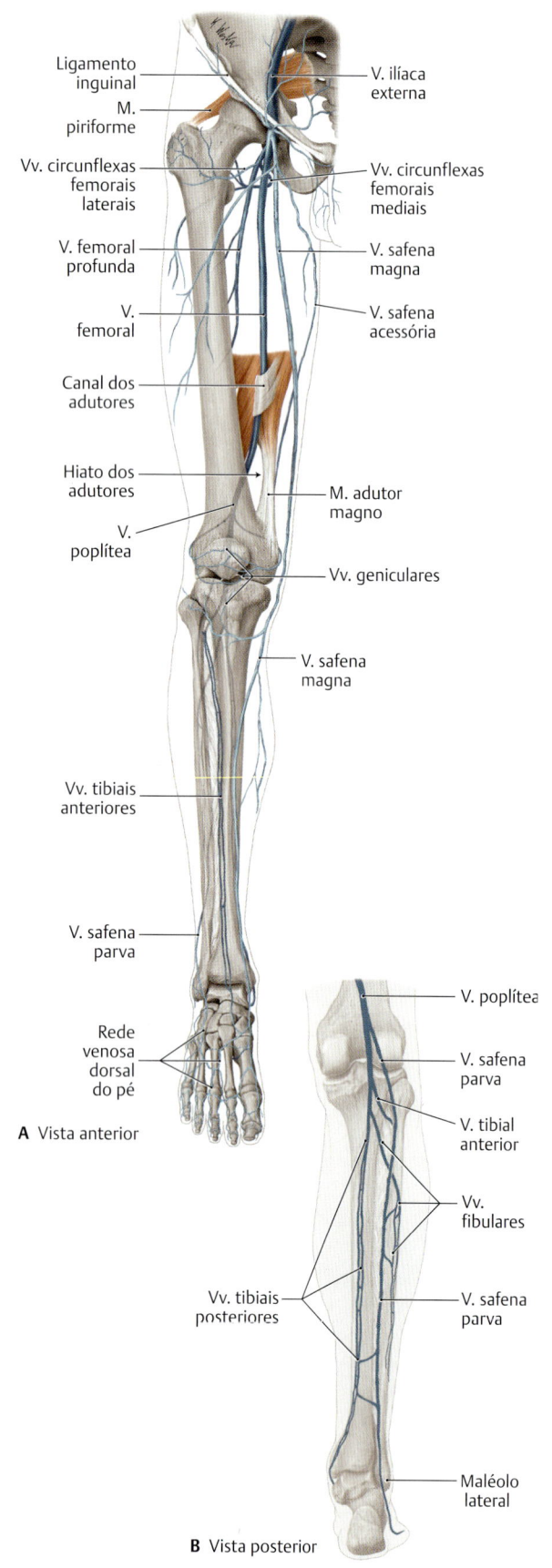

A Vista anterior

B Vista posterior

Figura 21.11 Veias profundas do membro inferior. Membro inferior direito. (De Schuenke M, Schulte E, Schumacher U. THIEME Atlas of Anatomy, Vol 1. Ilustrações de Voll M e Wesker K. 3rd ed. New York: Thieme Publishers; 2020.)

- A **veia femoral**, que drena as veias profundas e superficiais da coxa e da perna, passa sob o ligamento inguinal no abdome, onde dá origem à veia ilíaca externa
- As **veias glúteas superior** e **inferior**, que drenam a região glútea, atravessam o forame isquiático maior para desembocar na veia ilíaca interna da pelve
- As veias superficiais localizam-se na tela subcutânea e normalmente drenam, por meio de veias perfurantes, no sistema venoso profundo (Figura 21.12)

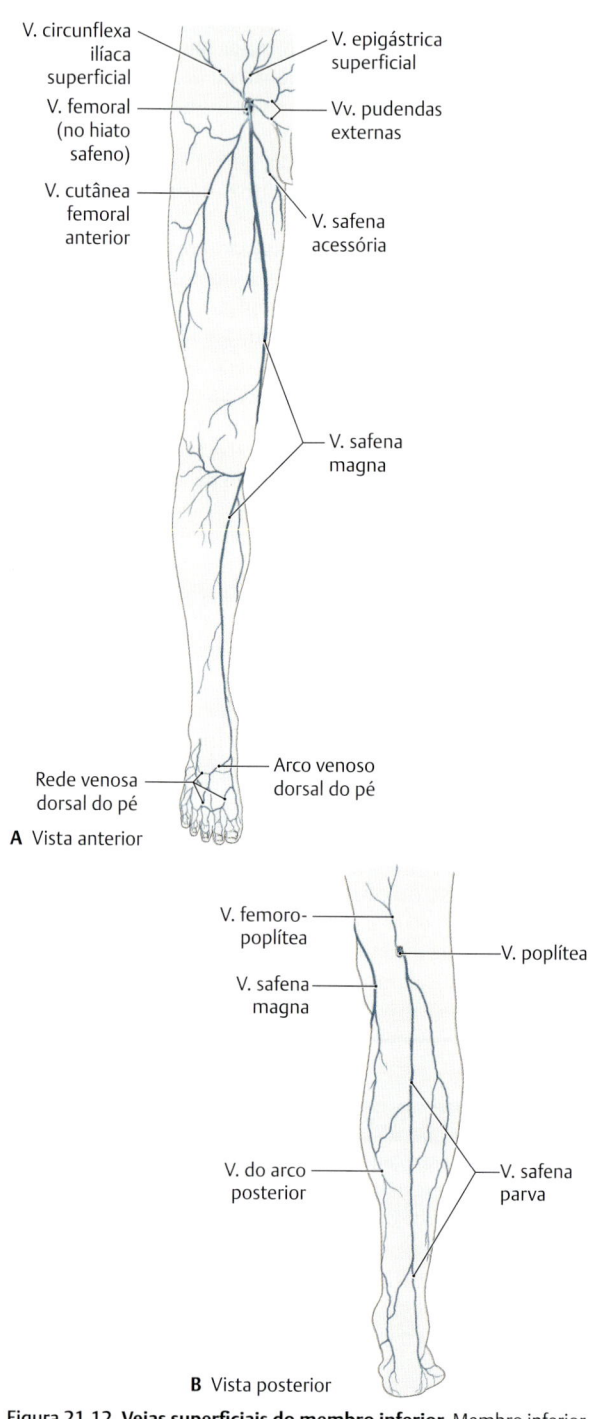

A Vista anterior

B Vista posterior

Figura 21.12 Veias superficiais do membro inferior. Membro inferior direito. (De Schuenke M, Schulte E, Schumacher U. THIEME Atlas of Anatomy, Vol 1. Ilustrações de Voll M e Wesker K. 3rd ed. New York: Thieme Publishers; 2020.)

BOXE 21.7 CORRELAÇÃO CLÍNICA

TROMBOSE VENOSA PROFUNDA (TVP)

A trombose (formação de coágulos sanguíneos) nas veias profundas da perna resulta de estase, diminuição da velocidade do fluxo ou acúmulo de sangue. Pode resultar de inatividade prolongada (viagem de avião de longa duração, imobilização após cirurgia) ou de anormalidades anatômicas, como a frouxidão da fáscia da perna. Os trombos nas pernas podem se desprender e migrar para o coração e os pulmões, alojando-se na árvore arterial pulmonar e causando embolia pulmonar. Os grandes coágulos podem comprometer gravemente a função pulmonar e até mesmo causar morte. A tromboflebite refere-se à inflamação de uma veia causada por trombose.

BOXE 21.8 CORRELAÇÃO CLÍNICA

VEIAS VARICOSAS

A doença varicosa das veias superficiais do membro inferior constitui a doença venosa crônica mais comum e afeta 15% dos adultos. As varizes primárias geralmente resultam da degeneração da parede da veia, o que leva a vasos dilatados e sinuosos com válvulas venosas disfuncionais. Pode ocorrer o desenvolvimento de varizes secundárias a partir da oclusão crônica das veias profundas, com insuficiência das veias perfurantes. Isso causa uma reversão do fluxo através das veias perfurantes (a drenagem venosa normal flui do sistema superficial para o profundo). À medida que as veias superficiais se dilatam com o aumento de volume, os folhetos das válvulas separam-se e tornam-se disfuncionais.

- As veias superficiais maiores, a **veia safena magna** e a **veia safena parva**, originam-se no **arco venoso dorsal** no dorso do pé
- A veia safena magna origina-se do lado medial do arco venoso e segue superiormente, anterior ao maléolo medial e posteromedial ao joelho. Drena na veia femoral, no nível do **hiato safeno**, uma abertura na fáscia lata na parte superior da coxa
- A veia safena parva origina-se do lado lateral do arco venoso, segue um percurso posterior ao maléolo lateral e ascende na parte posterior da perna. Drena na **veia poplítea**, atrás do joelho
— O fluxo sanguíneo a partir das partes inferiores do corpo precisa vencer a força da gravidade. No membro inferior, o retorno venoso é auxiliado
  - Pela presença de válvulas nas veias
  - Pela pulsação das artérias acompanhantes
  - Pela contração dos músculos circundantes.

Vasos linfáticos do membro inferior

A linfa do membro inferior drena superiormente a partir do pé, seguindo as veias superficiais e profundas. O fluxo ascendente é facilitado pela contração dos músculos circundantes (Figura 21.13).
— A linfa dos tecidos profundos
  - Da região glútea é drenada ao longo dos vasos glúteos para os linfonodos ilíacos internos
  - Da coxa é drenada para os linfonodos inguinais profundos

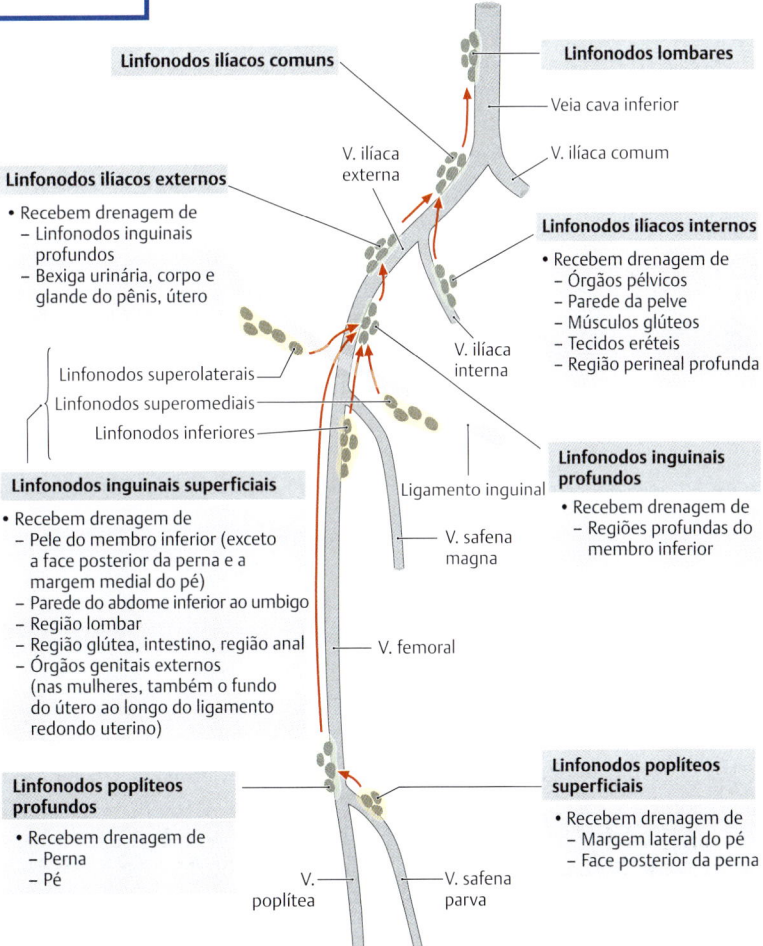

Linfonodos ilíacos comuns

Linfonodos lombares

Veia cava inferior

V. ilíaca externa

V. ilíaca comum

Linfonodos ilíacos externos

- Recebem drenagem de
  – Linfonodos inguinais profundos
  – Bexiga urinária, corpo e glande do pênis, útero

Linfonodos ilíacos internos

- Recebem drenagem de
  – Órgãos pélvicos
  – Parede da pelve
  – Músculos glúteos
  – Tecidos eréteis
  – Região perineal profunda

V. ilíaca interna

Linfonodos superolaterais
Linfonodos superomediais
Linfonodos inferiores

Linfonodos inguinais profundos

- Recebem drenagem de
  – Regiões profundas do membro inferior

Linfonodos inguinais superficiais

- Recebem drenagem de
  – Pele do membro inferior (exceto a face posterior da perna e a margem medial do pé)
  – Parede do abdome inferior ao umbigo
  – Região lombar
  – Região glútea, intestino, região anal
  – Órgãos genitais externos (nas mulheres, também o fundo do útero ao longo do ligamento redondo uterino)

Ligamento inguinal

V. safena magna

V. femoral

Linfonodos poplíteos profundos

- Recebem drenagem de
  – Perna
  – Pé

Linfonodos poplíteos superficiais

- Recebem drenagem de
  – Margem lateral do pé
  – Face posterior da perna

V. poplítea

V. safena parva

Figura 21.13 **Linfonodos e drenagem do membro inferior.** Membro inferior direito, vista anterior. *Setas*: direção da drenagem linfática; *em amarelo*: linfonodos superficiais; *em verde*: linfonodos profundos. (De Schuenke M, Schulte E, Schumacher U. THIEME Atlas of Anatomy, Vol 1. Ilustrações de Voll M e Wesker K. 3rd ed. New York: Thieme Publishers; 2020.)

- A linfa dos tecidos superficiais da região glútea e da coxa drena para os linfonodos inguinais superficiais
- A linfa do dorso, da planta da margem lateral do pé e da parte lateral da perna é drenada ao longo da veia safena parva para os **linfonodos poplíteos profundos**, no joelho. Estes drenam diretamente para os linfonodos inguinais profundos
- A linfa do dorso, da planta da margem medial do pé e da parte medial da perna drena ao longo da veia safena magna para os linfonodos inguinais superficiais
- A linfa da coxa drena inicialmente para os linfonodos inguinais superficiais, que, por sua vez, drenam para os linfonodos inguinais profundos
- Os linfonodos inguinais profundos drenam sequencialmente para os linfonodos ilíacos externos, ilíacos comuns e lombares.

Nervos do membro inferior: plexo lombossacral

Os plexos lombar e sacral, frequentemente combinados como **plexo lombossacral**, inervam o membro inferior (Tabela 21.1 e Figuras 21.14 a 21.17).

Os nervos do plexo lombar entram no membro inferior anteriormente para inervar os músculos e as faces anterior e medial da coxa.

- O **nervo ílio-hipogástrico** (L1), **o ramo genital do nervo genitofemoral** (L1-L2) e o **nervo ilioinguinal** (L1) são primariamente nervos da parede anterior do abdome e da região inguinal. Eles também inervam pequenas áreas da pele na parte superior das faces lateral, anterior e medial da coxa, respectivamente

Tabela 21.1 Nervos do membro inferior.

Nervo	Nível	Área de inervação
Plexo lombar		
N. ílio-hipogástrico	L1	Pele sobre a face lateral da parte superior da coxa e região inguinal
N. ilioinguinal	L1	Pele sobre a face anterior da parte superior da coxa
N. genitofemoral	L1, L2	Pele sobre a parte superior da coxa
N. cutâneo femoral lateral	L2, L3	Pele sobre a face lateral da coxa
N. femoral	L2, L4	Mm. iliopsoas, pectíneo, sartório, quadríceps femoral
– Ramos cutâneos anteriores		Pele das faces anterior e medial da coxa
– N. safeno		Pele da face medial da perna e do pé
N. obturatório	L2-L4	Mm. obturador externo, adutor longo, adutor curto, adutor magno, grácil, pectíneo; pele da face medial da coxa
Plexo sacral		
N. glúteo superior	L4-S1	Mm. glúteo médio, glúteo mínimo, tensor da fáscia lata
N. glúteo inferior	L5-S2	M. glúteo máximo
Ramos diretos	L5-S2	Mm. piriforme, obturador interno, gêmeos, quadrado femoral
N. cutâneo femoral posterior	S1-S3	Pele da face posterior da coxa e região glútea inferior
N. tibial	L4-S3	Mm. bíceps femoral (cabeça longa), semimembranáceo, semitendíneo, adutor magno (parte medial), gastrocnêmio, sóleo, poplíteo, tibial posterior, flexor longo dos dedos, flexor longo do hálux
– N. plantar medial		Mm. abdutor do hálux, flexor curto dos dedos, flexor curto do hálux (cabeça medial), 1ª m. lumbrical; pele da face medial da planta do pé, 1ª ao 3ª dedo de cada pé e metade do 4ª dedo
– N. plantar lateral		Mm. quadrado plantar, flexor curto do hálux (cabeça lateral), abdutor do dedo mínimo, flexor curto do dedo mínimo, interósseos, 2ª ao 4ª mm. lumbricais, adutor do hálux; pele da face lateral da planta do pé, dedo mínimo e metade do 4ª dedo do pé
N. fibular comum	L4-S2	M. bíceps femoral (cabeça curta)
– N. fibular superficial		Mm. fibulares longo e curto; pele do dorso do pé
– N. fibular profundo		Mm. tibial anterior, extensores longo e curto do hálux, extensores longo e curto dos dedos, fibular terceiro; pele do espaço interdigital entre o hálux e o 2ª dedo
N. pudendo	S2-S4	M. esfíncter externo do ânus, músculos dos espaços profundo e superficial do períneo, ramos cutâneos para o escroto e os lábios do pudendo, sensitivo para o pênis e o clitóris (ver Seção 10.6)
N. sural (contribuições dos nn. tibial e fibular comum)	S1	Pele das faces posterior e lateral da perna e face lateral do pé

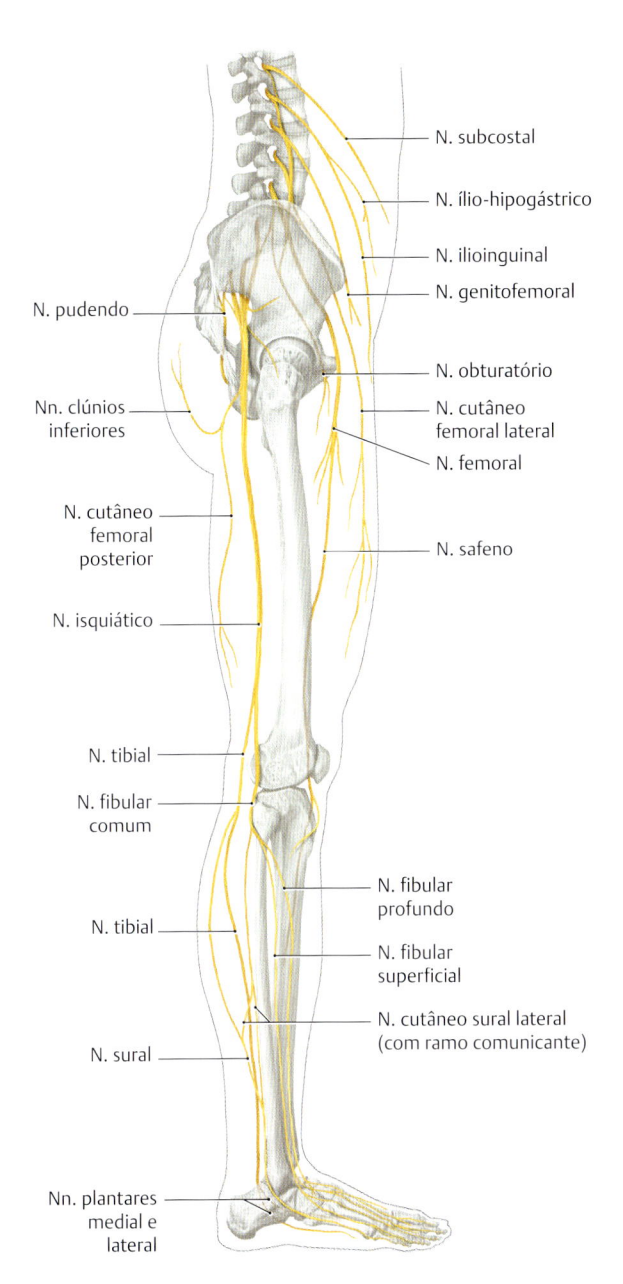

Figura 21.14 Plexo lombossacral. Lado direito, vista lateral. (De Schuenke M, Schulte E, Schumacher U. THIEME Atlas of Anatomy, Vol 1. Ilustrações de Voll M e Wesker K. 3rd ed. New York: Thieme Publishers; 2020.)

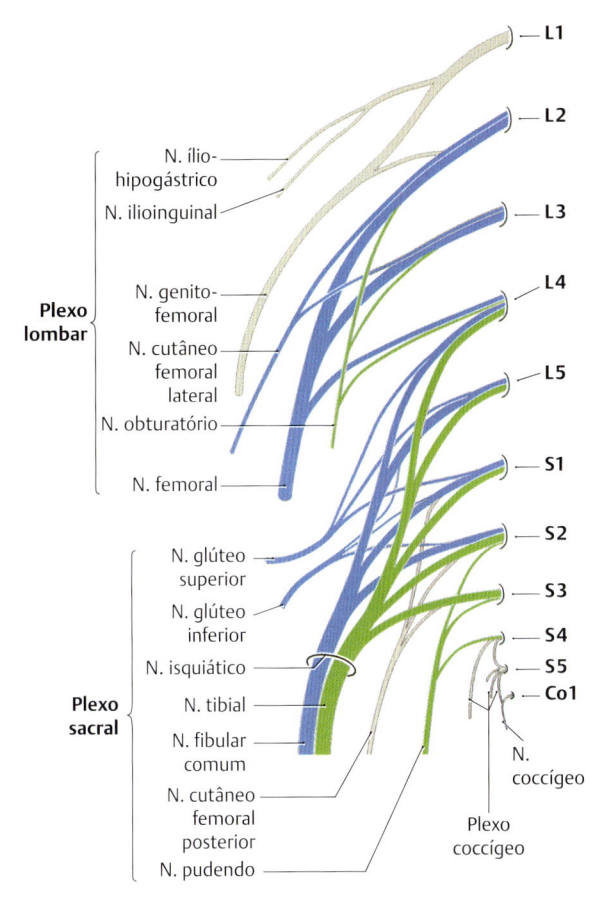

Figura 21.15 Estrutura do plexo lombossacral. Lado direito, vista anterior. (De Gilroy AM, MacPherson BR, Wikenheiser JC. Atlas of Anatomy. Ilustrações de Voll M e Wesker K. 4th ed. New York: Thieme Publishers; 2020.)

— O **nervo femoral** entra na face anterior da coxa através do espaço retroinguinal (profundamente ao ligamento inguinal) lateral à artéria femoral
  • Inerva os músculos do compartimento anterior
  • O **nervo safeno**, um ramo do nervo femoral, é um nervo sensitivo que desce para inervar a pele da face medial da perna e do pé
— O **nervo obturatório** (L2-L4) entra na face medial da coxa por meio do forame obturado e inerva os músculos do compartimento medial

O plexo sacral supre os músculos da região glútea, a face posterior da coxa e todos os compartimentos musculares da perna e do pé. Seus ramos entram no membro inferior por meio do forame isquiático maior na região glútea.

— O **nervo cutâneo femoral lateral** (L2-L3), um nervo sensitivo que entra na face lateral da coxa anteromedialmente à espinha ilíaca anterossuperior, inerva a pele da face lateral da coxa

---

BOXE 21.9 CORRELAÇÃO CLÍNICA

LESÃO DO NERVO FEMORAL

As lesões do nervo femoral podem resultar em:
— Enfraquecimento da flexão do quadril
— Perda da extensão do joelho
— Perda da sensibilidade nas faces anterior e medial da coxa e na face medial da perna e do pé
— Instabilidade do joelho.

BOXE 21.10 CORRELAÇÃO CLÍNICA

LESÃO DO NERVO OBTURATÓRIO

A lesão do nervo obturatório está mais comumente associada à cirurgia pélvica ou a fraturas pélvicas, e resulta em:
— Enfraquecimento da adução do quadril (p. ex., incapacidade de mover a perna do acelerador para o freio)
— Enfraquecimento da rotação lateral do quadril
— Perda da sensibilidade sobre uma área do tamanho de uma palma na face medial da coxa
— Instabilidade da pelve; balanço lateral do membro inferior com a locomoção.

BOXE 21.11 CORRELAÇÃO CLÍNICA

LESÃO DO NERVO GLÚTEO SUPERIOR

Quando um dos pés é elevado do solo, como ocorre durante o ciclo da marcha, a abdução do quadril pelos músculos glúteo médio e glúteo mínimo contralaterais (o lado sustentado) estabiliza a pelve na posição horizontal. Quando ocorre lesão do nervo glúteo superior, a perda ou a fraqueza da abdução nesse lado fazem com que a pelve do lado oposto (não sustentada) caia. Isso resulta na característica "marcha glútea" (de Duchenne), na qual o peso do tronco é deslocado para o lado do nervo lesionado para manter o centro de gravidade.

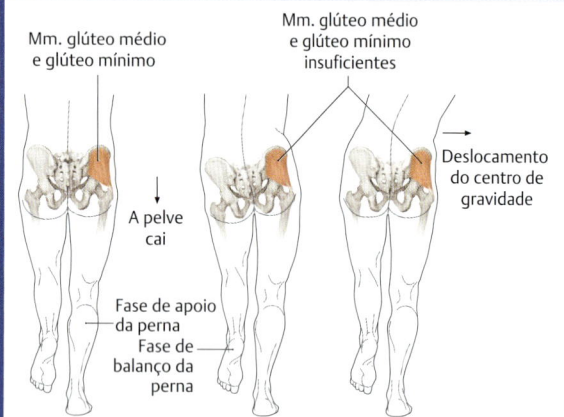

Fraqueza dos músculos glúteo médio e glúteo mínimo. (De Schuenke M, Schulte E, Schumacher U. THIEME Atlas of Anatomy, Vol 1. Ilustrações de Voll M e Wesker K. 3rd ed. New York: Thieme Publishers; 2020.)

BOXE 21.12 CORRELAÇÃO CLÍNICA

LESÃO DO NERVO ISQUIÁTICO

O nervo isquiático pode sofrer lesão por compressão do músculo piriforme, aplicação incorreta de injeção intramuscular na região glútea, fraturas pélvicas ou procedimentos cirúrgicos, como a substituição de quadril. Uma lesão na região glútea afeta os músculos posteriores da coxa e todos os compartimentos musculares da perna, efeitos combinados de lesão dos nervos tibial e fibular comum.

— O **nervo glúteo superior** (L4-S1) entra na região glútea acima do músculo piriforme e segue um percurso lateral entre os músculos glúteos profundos. Inerva os músculos abdutores da articulação do quadril na região glútea

— O **nervo glúteo inferior** (L5-S2) entra na região glútea inferior ao músculo piriforme e inerva o músculo glúteo máximo

— O **nervo cutâneo posterior da coxa** (L1-S3) é sensitivo para a coxa e a parte posterior do períneo. Os **nervos clúnios inferiores**, que são ramos, inervam a região glútea inferior

— O **nervo isquiático** é constituído pelos **nervos tibial** (L4-S3) e **fibular comum** (L4-S2), que estão unidos por uma bainha comum ao longo de seu percurso na face posterior da coxa. Os dois nervos divergem no ápice da fossa poplítea

— O nervo tibial, o maior ramo do nervo isquiático, separa-se do nervo fibular comum e continua inferiormente pela fossa poplítea na parte profunda do compartimento posterior da perna

• Inerva todos os músculos da face posterior da coxa (exceto a cabeça curta do músculo bíceps femoral) e a face posterior da perna

• No tornozelo, passa posteriormente ao maléolo medial, onde termina na forma dos **nervos plantar medial** e **plantar lateral**

— O nervo plantar medial, que é comparável ao nervo mediano da mão com pequeno componente motor e grande componente sensitivo, é o maior ramo do nervo tibial

• Inerva os músculos plantares da margem medial do pé

• Um ramo superficial inerva uma grande área da pele na margem medial do pé e os três dedos e meio mediais. Termina na forma de três **nervos digitais plantares**

— O nervo plantar lateral, o menor ramo do nervo tibial, é comparável ao nervo ulnar da mão

• Inerva os músculos plantares laterais e os músculos mais profundos do pé

• Inerva a pele na face lateral da planta do pé, um dedo e meio dedo laterais, e termina na forma de dois **nervos digitais plantares**

— O nervo fibular comum separa-se do nervo tibial e, envolvendo a margem do músculo bíceps femoral, passa lateralmente em torno da cabeça da fíbula, onde entra no compartimento lateral da perna

• Na coxa, inerva a cabeça curta do músculo bíceps femoral

• No compartimento lateral da perna, divide-se em seus ramos terminais, os **nervos fibular superficial** e **fibular profundo**

BOXE 21.13 CORRELAÇÃO CLÍNICA

LESÃO DO NERVO TIBIAL

A lesão do nervo tibial é incomum, visto que ele está bem protegido na coxa e na face posterior da perna. A lesão na região glútea resulta em:

— Comprometimento da extensão do quadril

— Perda da flexão do joelho

Na fossa poplítea, ele pode ser afetado por aneurismas da artéria poplítea e traumatismo do joelho. Essas condições podem causar:

— Perda da flexão plantar no tornozelo

— Perda da flexão plantar, abdução e adução dos dedos dos pés

— Perda da eversão do pé

— Perda da sensibilidade na face posterolateral da perna até o maléolo lateral, na planta e na margem lateral do pé

— Marcha arrastada com dedos dos pés em garra.

BOXE 21.14 CORRELAÇÃO CLÍNICA

LESÃO DO NERVO FIBULAR COMUM

O nervo fibular comum é o mais vulnerável dos nervos periféricos em virtude de sua localização exposta ao redor do colo da fíbula. As lesões resultam em:

— Perda da eversão do pé

— Perda da dorsiflexão no tornozelo e nos dedos dos pés

— Fraqueza na inversão do pé

— Perda da sensibilidade na face lateral da perna e no dorso do pé

— Pé caído compensado por marcha de passos altos; instabilidade em superfícies irregulares.

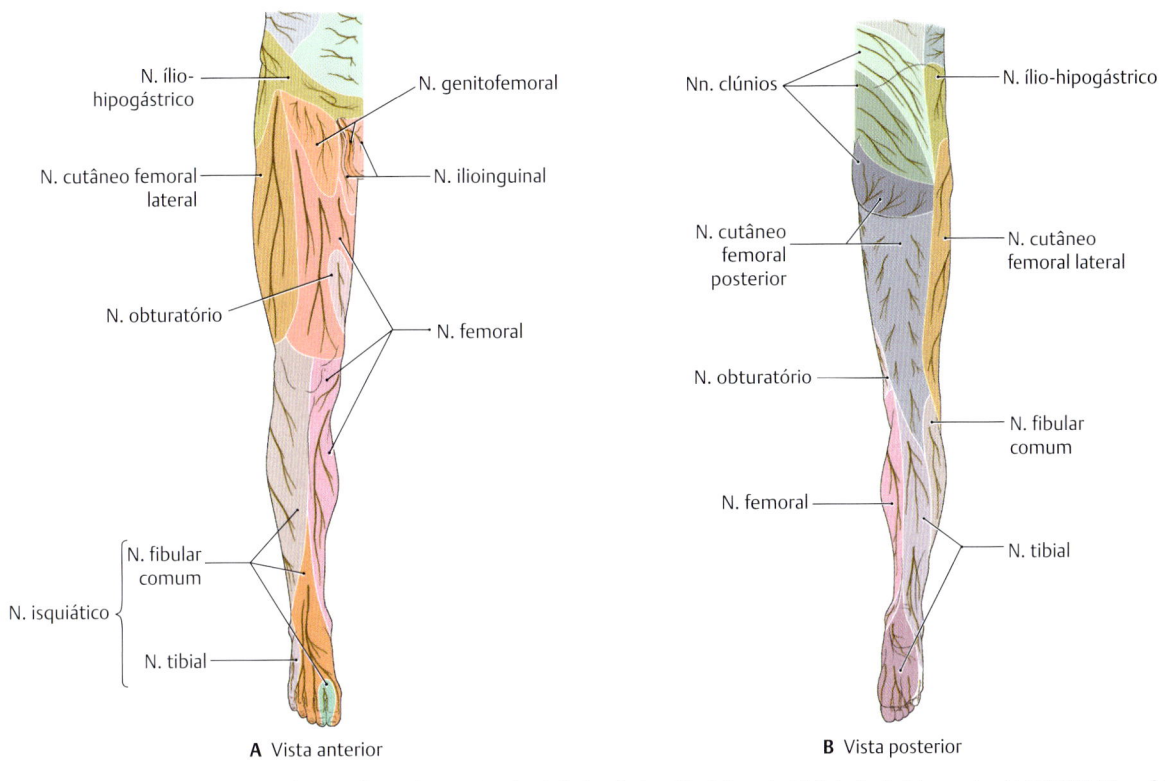

Figura 21.16 Inervação cutânea do membro inferior. Membro inferior direito. (De Schuenke M, Schulte E, Schumacher U. THIEME Atlas of Anatomy, Vol 1. Ilustrações de Voll M e Wesker K. 3rd ed. New York: Thieme Publishers; 2020.)

— O nervo fibular superficial inerva os músculos no compartimento lateral da perna. Na parte média da perna, seu componente sensitivo perfura a fáscia da perna e segue o seu percurso no dorso do pé

— A partir de seu ponto de divisão no nervo fibular superficial, o nervo fibular profundo circunda anteriormente para entrar no compartimento anterior da perna. Desce ao longo da membrana interóssea, inervando todos os músculos do compartimento. Emerge no pé com a artéria dorsal do pé para inervar a pele nas faces adjacentes do hálux e segundo dedo do pé

— O **nervo sural** (S1), formado pelos ramos comunicantes dos nervos tibial e fibular comum na superfície da face posterior da perna, segue um percurso posteriormente ao maléolo lateral no tornozelo para inervar a pele da margem lateral do pé.

BOXE 21.15 CORRELAÇÃO CLÍNICA

LESÃO DO NERVO FIBULAR SUPERFICIAL E DO NERVO FIBULAR PROFUNDO

A lesão do nervo fibular superficial só afeta a eversão do pé e a sensibilidade na face lateral da perna e maior parte do dorso do pé. A lesão do nervo fibular profundo tem maiores consequências funcionais, incluindo a perda da dorsiflexão. Isso resulta em pé caído e marcha de passos altos como compensação.

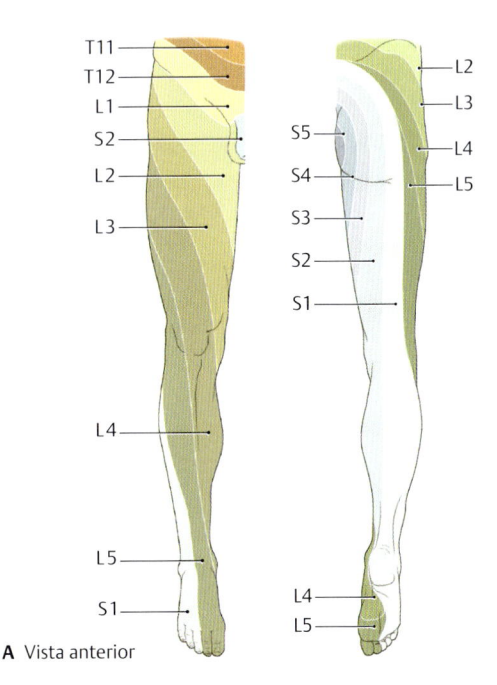

Figura 21.17 Dermátomos do membro inferior. Membro inferior direito. (De Schuenke M, Schulte E, Schumacher U. THIEME Atlas of Anatomy, Vol 1. Ilustrações de Voll M e Wesker K. 3rd ed. New York: Thieme Publishers; 2020.)

22 Anatomia Funcional do Membro Inferior

Os músculos e as articulações resistentes do membro inferior estão adaptados para a locomoção bípede e, juntamente com os músculos do tronco, mantêm o centro de gravidade do corpo.

As tabelas dos músculos (origem, inserção, inervação e ação) são acompanhadas de esquemas dos músculos do membro inferior nas seções pertinentes deste capítulo. Os músculos *in situ* são mostrados na coleção de imagens topográficas na Seção 22.9, no fim do capítulo.

22.1 Cíngulo do membro inferior

Os ossos do quadril e o sacro formam o cíngulo do membro inferior, que está relacionado anatômica e funcionalmente com

a pelve e o membro inferior (Figura 22.1) (ver Capítulo 14, Seção 14.2, para conhecer uma discussão sobre o cíngulo do membro inferior).

- As conexões na articulação sacroilíaca e na sínfise púbica, que são sustentadas pelos resistentes ligamentos sacroilíaco, sacrotuberal e sacroespinal, criam uma estrutura estável que:
  - Sustenta e envolve as vísceras pélvicas
  - Transfere o peso do tronco para o membro inferior
  - Forma parte da articulação do quadril e fornece locais de fixação para os músculos do membro inferior.

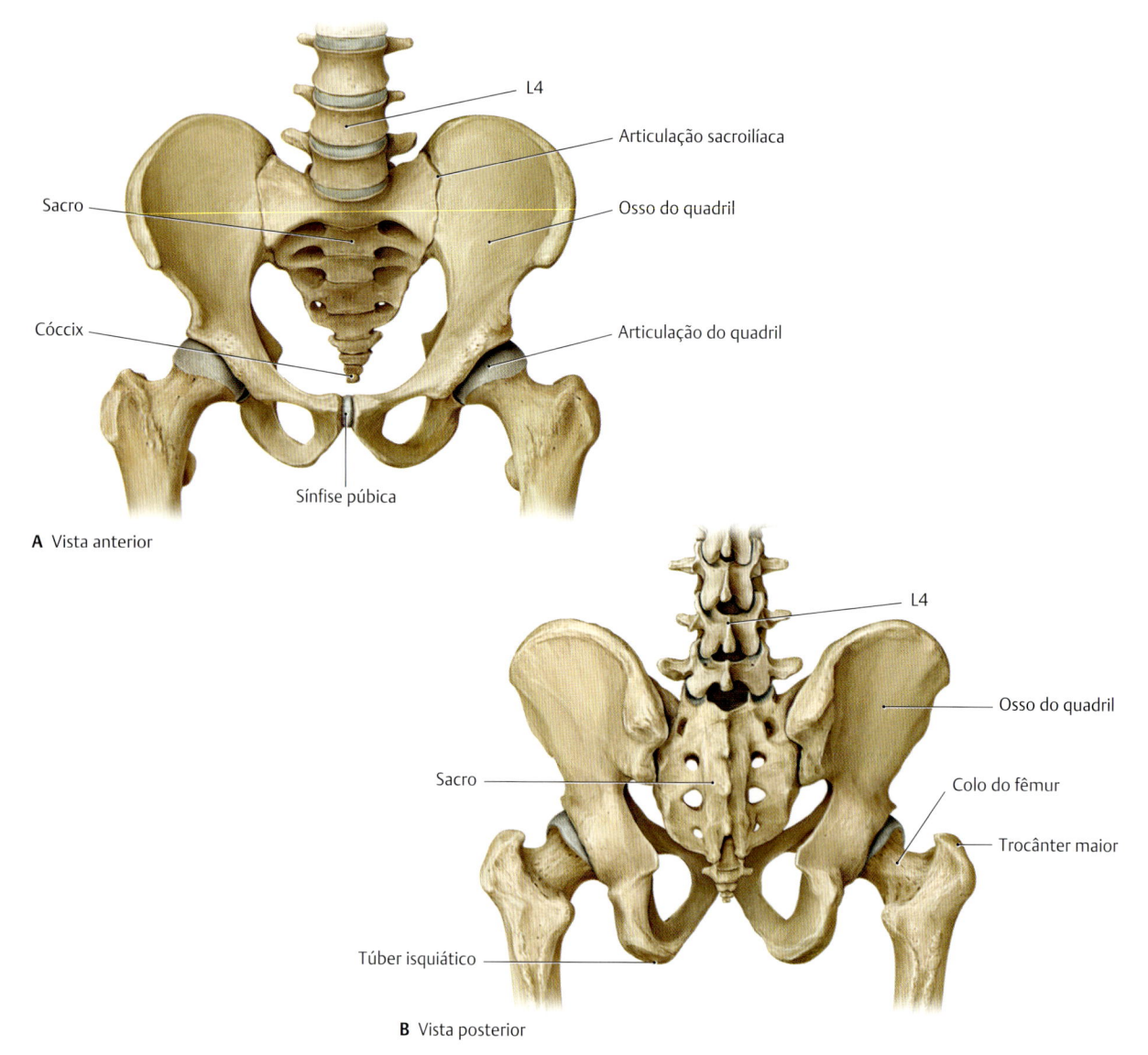

A Vista anterior

B Vista posterior

Figura 22.1 Ossos do quadril e sua relação com a coluna vertebral. (De Gilroy AM, MacPherson BR, Wikenheiser JC. Atlas of Anatomy. Ilustrações de Voll M e Wesker K. 4th ed. New York: Thieme Publishers; 2020.)

22.2   Região glútea

A região glútea é constituída pela nádega, que recobre a parte posterior do cíngulo do membro inferior, e pela região lateral do quadril, que se estende anteriormente da articulação do quadril até a espinha ilíaca anterossuperior.

— O compartimento muscular da região glútea contém

- Músculos para rotação lateral, abdução, adução, extensão e flexão da articulação do quadril (Tabela 22.1)
- Os nervos glúteo superior, glúteo inferior e isquiático
- As artérias e veias glúteas superiores e inferiores

— Posteriormente, as estruturas passam entre a pelve e a região glútea através do forame isquiático maior (Figura 22.2). Essas estruturas incluem

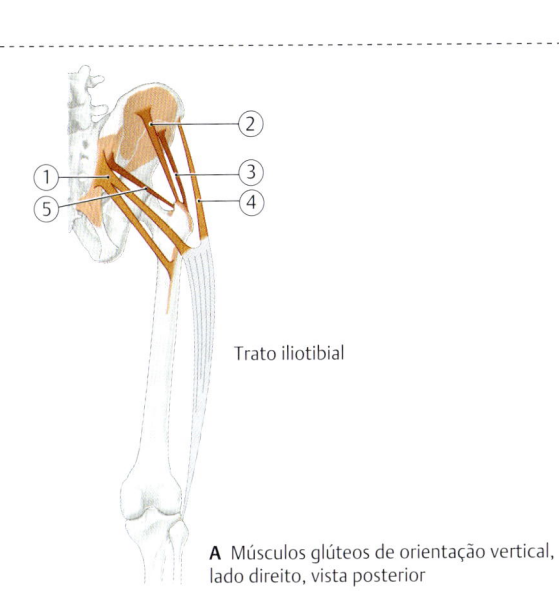

Trato iliotibial

A Músculos glúteos de orientação vertical, lado direito, vista posterior

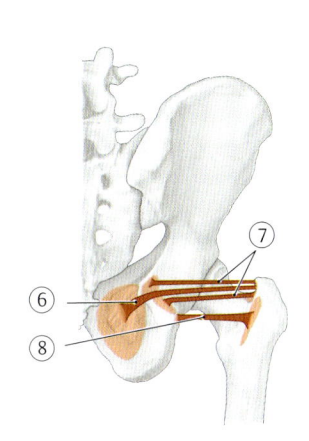

B Músculos glúteos de orientação horizontal, lado direito, vista posterior

De Schuenke M, Schulte E, Schumacher U. THIEME Atlas of Anatomy, Vol 1. Ilustrações de Voll M e Wesker K. 3rd ed. New York: Thieme Publishers; 2020.

Tabela 22.1 Músculos glúteos.

Músculo	Origem	Inserção	Inervação	Ação
① Glúteo máximo	Sacro (face dorsal, parte lateral), ílio (face glútea, parte posterior), fáscia toracolombar, ligamento sacrotuberal	• Fibras superiores; trato iliotibial • Fibras inferiores: tuberosidade glútea	N. glúteo inferior (L5-S2)	• Todo o músculo: extensão e rotação lateral da coxa na articulação do quadril, nos planos sagital e frontal • Fibras superiores: abdução • Fibras inferiores: adução
② Glúteo médio	Ílio (face glútea abaixo da crista ilíaca entre as linhas glúteas anterior e posterior)	Trocânter maior do fêmur (face lateral)	N. glúteo superior (L4-S1)	• Todo o músculo: abdução do quadril, estabilização da pelve no plano frontal
③ Glúteo mínimo	Ílio (face glútea abaixo da origem do m. glúteo médio)	Trocânter maior do fêmur (face anterolateral)		• Parte anterior: flexão e rotação medial • Parte posterior: extensão e rotação lateral
④ Tensor da fáscia lata	Espinha ilíaca anterossuperior	Trato iliotibial		• Tensiona a fáscia lata • Articulação do quadril: abdução, flexão e rotação medial
⑤ Piriforme	Face pélvica do sacro	Ápice do trocânter maior do fêmur	Ramos diretos do plexo sacral (S1-S2)	• Rotação lateral, abdução e extensão da articulação do quadril • Estabilização da articulação do quadril
⑥ Obturador interno	Face interna da membrana obturadora e seus limites ósseos	Face medial do trocânter maior	Ramos diretos do plexo sacral (L5-S1)	Rotação lateral, adução e extensão da articulação do quadril (dependendo da posição da articulação, também ativo na abdução)
⑦ Gêmeos	• M. gêmeo superior: espinha isquiática • M. gêmeo inferior: túber isquiático	Juntamente com o tendão do m. obturador interno (face medial, trocânter maior)		
⑧ Quadrado femoral	Margem lateral do túber isquiático	Crista intertrocantérica do fêmur		Rotação lateral e adução da articulação do quadril

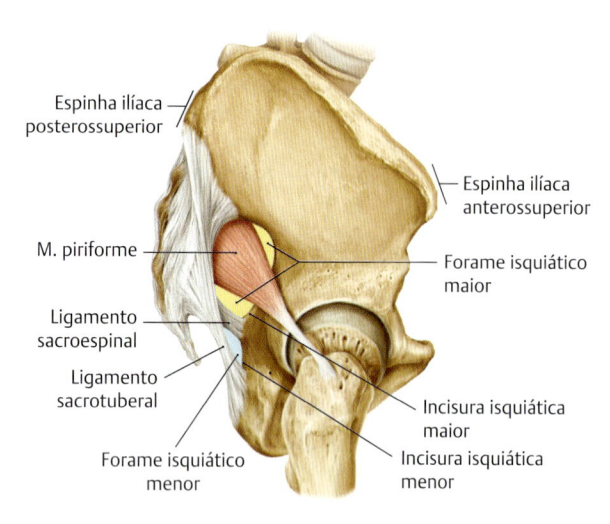

Figura 22.2 Forames isquiáticos. Região glútea direita. (De Schuenke M, Schulte E, Schumacher U. THIEME Atlas of Anatomy, Vol 1. Ilustrações de Voll M e Wesker K. 3rd ed. New York: Thieme Publishers; 2020.)

BOXE 22.1 CORRELAÇÃO CLÍNICA

SÍNDROME DO PIRIFORME

O nervo isquiático normalmente passa na região glútea inferiormente ao músculo piriforme. A retração ou o encurtamento do músculo podem comprimir e irritar o nervo isquiático, causando dor e parestesia (formigamento e dormência) nas nádegas e na parte posterior da coxa. Em alguns casos, o nervo isquiático ou o seu componente, o nervo fibular comum, é comprimido quando atravessa o músculo, em vez de ser inferior a ele. A síndrome do piriforme deve ser distinguida da ciatalgia, em que a dor e a parestesia resultam da compressão das raízes nervosas lombares por um disco intervertebral herniado.

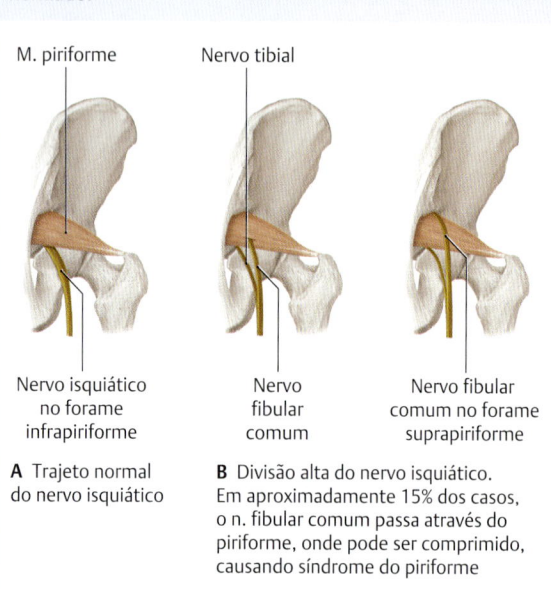

Trajeto variável do nervo isquiático na região glútea. (De Rauber A, Kopsch F. Anatomie des Menschen. Bd. 1-4. Stuttgart: Thieme Publishers; Bd. 1. 2nd ed. 1997; Bde. 2 u. 3 1987: Bd. 4 1988.)

- O músculo piriforme
- Os vasos glúteo superior e glúteo inferior
- Os nervos glúteo superior e glúteo inferior
- O nervo isquiático
- O nervo pudendo e os vasos pudendos internos
- O nervo cutâneo femoral posterior
- O forame isquiático menor fornece uma passagem entre a região glútea e o períneo para
  - Os vasos pudendos internos
  - O nervo pudendo
  - O tendão do músculo obturador interno.

22.3 Quadril e coxa

Articulação do quadril

A **articulação do quadril** é esferóidea e altamente móvel, porém estável, entre a parte proximal do fêmur e o acetábulo do osso do quadril (Figuras 22.3 e 22.4). Os músculos que cruzam a articulação, particularmente na região glútea, proporcionam uma estabilidade adicional, bem como mobilidade.

- Mais da metade da cabeça do fêmur está assentada no acetábulo ósseo do osso do quadril, que possui uma orientação ligeiramente anterior e inferior
- O eixo através do colo do fêmur é lateralmente rodado ao eixo condilar da parte distal do fêmur; assim, quando a cabeça do fêmur está centralizada na articulação do quadril, a parte distal do fêmur e a articulação do joelho estão direcionadas ligeiramente para dentro (Figuras 22.5 e 22.6)
- A articulação do quadril é circundada por uma resistente cápsula fibrosa (Figura 22.7)
  - Os **ligamentos iliofemoral**, **pubofemoral** e **isquiofemoral** são extracapsulares e reforçam a cápsula. O ligamento iliofemoral é o mais forte e o que proporciona maior sustentação. Os ligamentos estão dispostos em espiral ao redor da articulação. Quando ocorre extensão do quadril, a espiral fica comprimida e empurra a cabeça do fêmur mais firmemente para dentro do acetábulo, possibilitando maior estabilização da articulação. Na flexão do quadril, a espiral se desenrola, o que promove um maior grau de mobilidade articular bem como vulnerabilidade (Figura 22.8)
- Um **lábio do acetábulo** fibrocartilagíneo conectado ao limbo do acetábulo aprofunda a articulação (Figura 22.9)
- Um fraco **ligamento da cabeça do fêmur** fixa-se ao acetábulo dentro do espaço articular, porém proporciona pouca sustentação
- Inferiormente, o **ligamento transverso do acetábulo** completa o círculo do lábio do acetábulo em formato de C
- Os músculos da região glútea e da coxa movimentam a articulação do quadril (Tabela 22.2).

BOXE 22.2 CORRELAÇÃO CLÍNICA

LUXAÇÃO CONGÊNITA DO QUADRIL

A luxação congênita do quadril (também conhecida como displasia do quadril) é um problema comum que ocorre quando a cabeça do fêmur não está adequadamente encaixada no acetábulo. A abdução do quadril fica prejudicada e, como a cabeça do fêmur situa-se em uma posição mais alta do que o normal, o membro afetado fica mais curto do que o membro contralateral. Nas triagens neonatais de rotina, ocorre um "clique" quando o quadril luxado é aduzido e empurrado posteriormente.

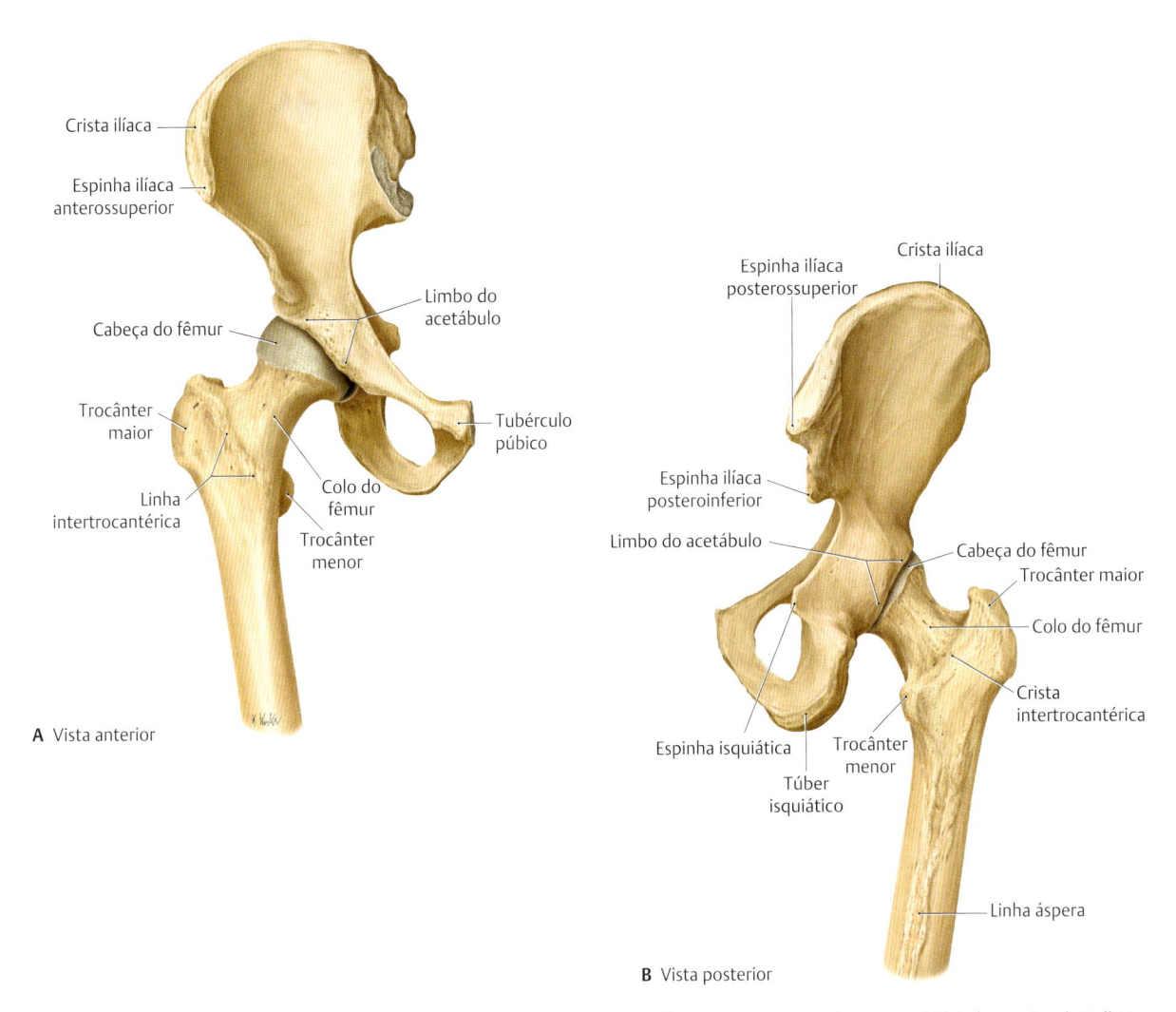

Crista ilíaca

Espinha ilíaca
anterossuperior

Cabeça do fêmur

Limbo do
acetábulo

Trocânter
maior

Tubérculo
púbico

Linha
intertrocantérica

Colo do
fêmur

Trocânter
menor

A Vista anterior

Espinha ilíaca
posterossuperior

Crista ilíaca

Espinha ilíaca
posteroinferior

Limbo do acetábulo

Cabeça do fêmur

Trocânter maior

Colo do fêmur

Crista
intertrocantérica

Espinha isquiática

Trocânter
menor

Túber
isquiático

Linha áspera

B Vista posterior

Figura 22.3 Articulação direita do quadril. (De Schuenke M, Schulte E, Schumacher U. THIEME Atlas of Anatomy, Vol 1. Ilustrações de Voll M e Wesker K. 3rd ed. New York: Thieme Publishers; 2020.)

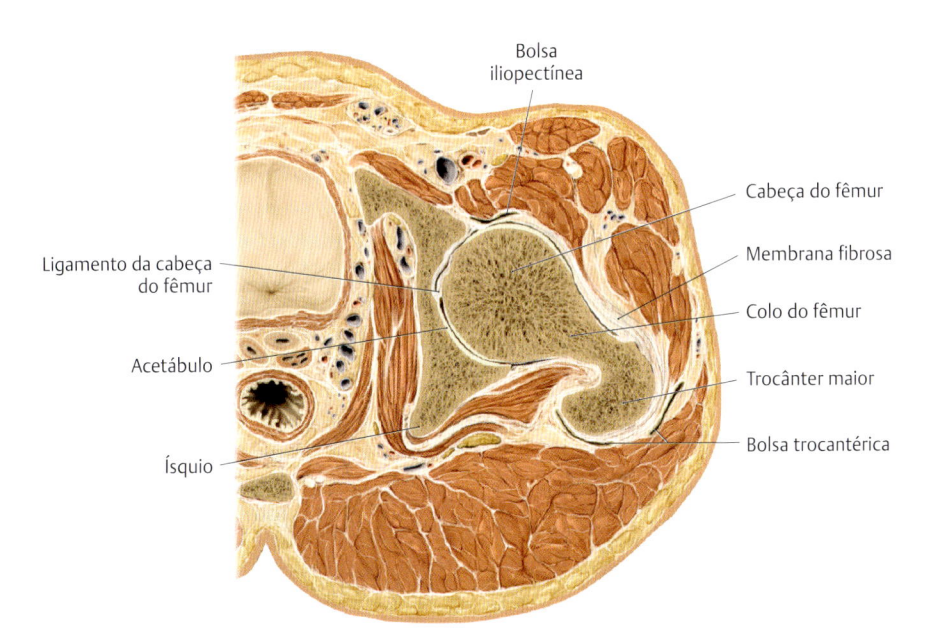

Bolsa
iliopectínea

Cabeça do fêmur

Membrana fibrosa

Ligamento da cabeça
do fêmur

Colo do fêmur

Acetábulo

Trocânter maior

Ísquio

Bolsa trocantérica

Figura 22.4 Articulação do quadril: corte transversal. Articulação direita do quadril, vista superior. (De Gilroy AM, MacPherson BR, Wikenheiser JC. Atlas of Anatomy. Ilustrações de Voll M e Wesker K. 4th ed. New York: Thieme Publishers; 2020.)

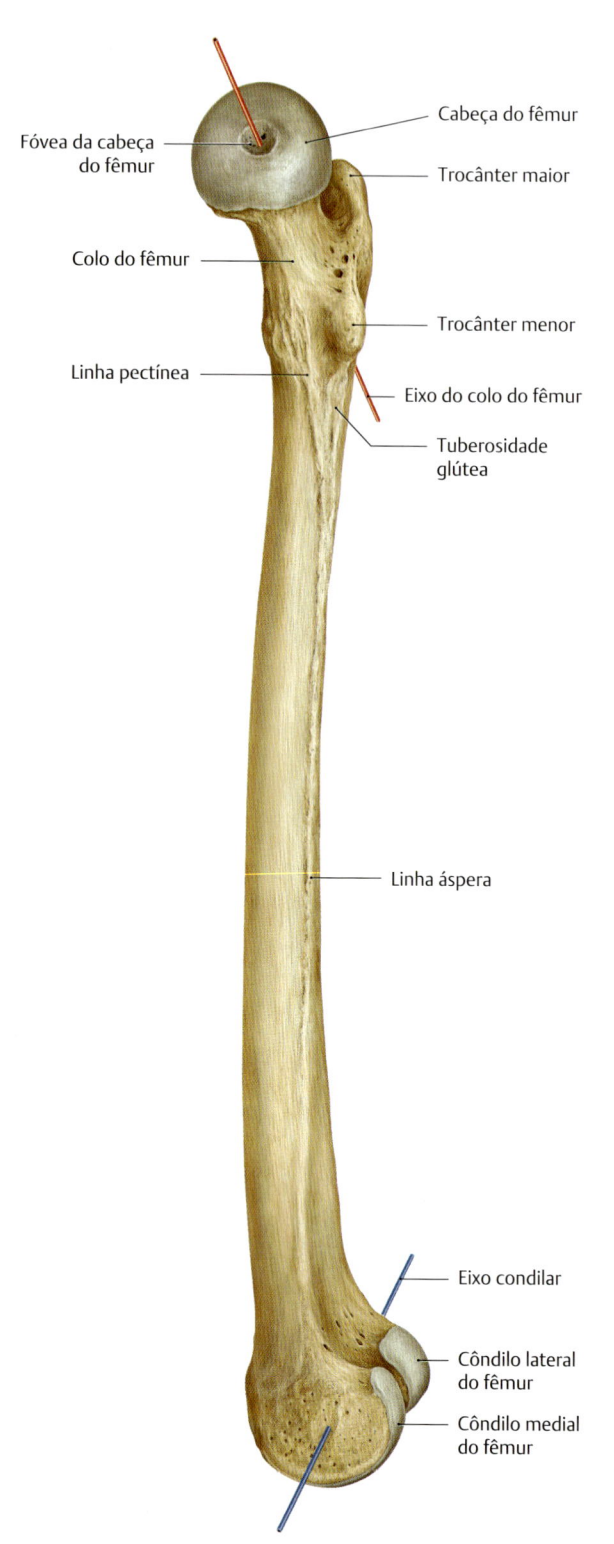

Fóvea da cabeça do fêmur

Cabeça do fêmur

Trocânter maior

Colo do fêmur

Trocânter menor

Linha pectínea

Eixo do colo do fêmur

Tuberosidade glútea

Linha áspera

Eixo condilar

Côndilo lateral do fêmur

Côndilo medial do fêmur

Figura 22.5 Eixos proximal e distal de rotação do fêmur. Fêmur direito. (De Schuenke M, Schulte E, Schumacher U. THIEME Atlas of Anatomy, Vol 1. Ilustrações de Voll M e Wesker K. 3rd ed. New York: Thieme Publishers; 2020.)

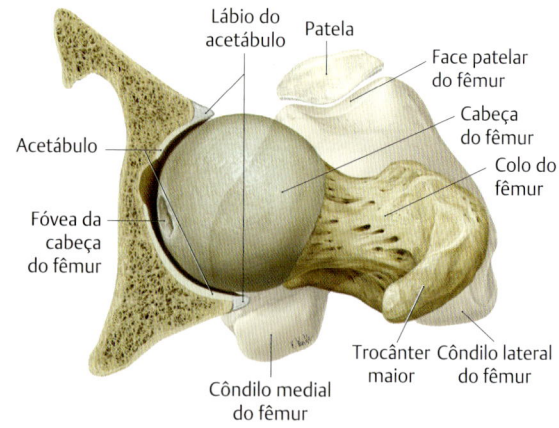

Lábio do acetábulo

Patela

Face patelar do fêmur

Acetábulo

Cabeça do fêmur

Colo do fêmur

Fóvea da cabeça do fêmur

Trocânter maior

Côndilo lateral do fêmur

Côndilo medial do fêmur

A Articulação do quadril com a cabeça do fêmur centrada no acetábulo

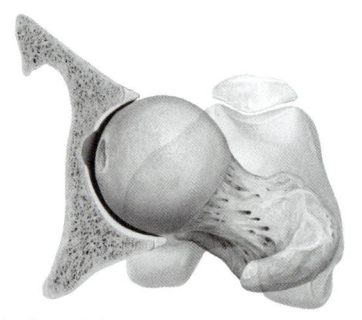

B Articulação do quadril em rotação lateral

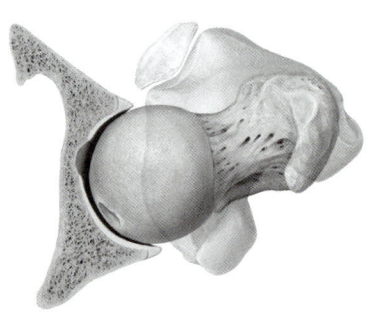

C Articulação do quadril em rotação medial

Figura 22.6 Orientação da articulação do quadril em relação à articulação do joelho. (De Schuenke M, Schulte E, Schumacher U. THIEME Atlas of Anatomy, Vol 1. Ilustrações de Voll M e Wesker K. 3rd ed. New York: Thieme Publishers; 2020.)

BOXE 22.3 CORRELAÇÃO CLÍNICA

LUXAÇÃO DO QUADRIL ADQUIRIDA

Em geral, a luxação do quadril adquirida ocorre em consequência de um trauma que provoca deslocamento da cabeça do fêmur para fora do acetábulo. As luxações anteriores são raras, enquanto as posteriores são comuns. Normalmente, em um acidente frontal com veículo motorizado, os joelhos batem contra o painel do carro, forçando então a cabeça do fêmur posteriormente através da cápsula articular e para a face lateral do ílio. O membro acometido parece encurtado, aduzido e rodado medialmente. Nesses casos, o nervo isquiático é particularmente vulnerável à lesão.

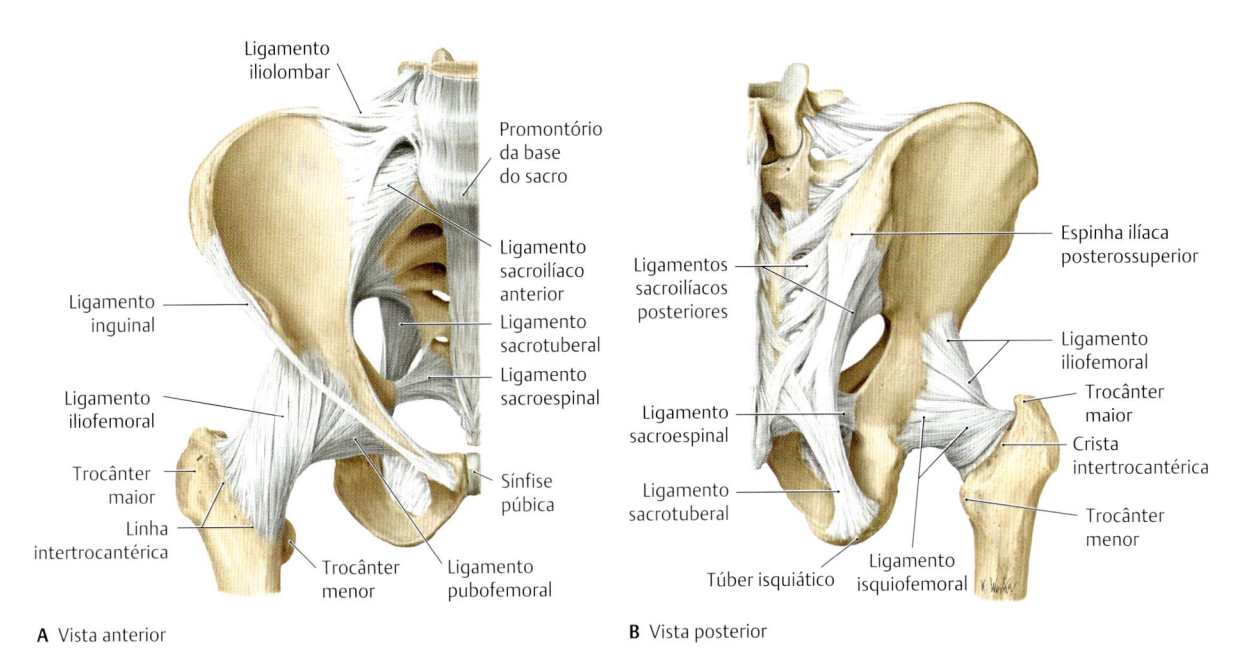

A Vista anterior

B Vista posterior

Figura 22.7 Ligamentos da articulação do quadril e do cíngulo do membro inferior. (De Schuenke M, Schulte E, Schumacher U. THIEME Atlas of Anatomy, Vol 1. Ilustrações de Voll M e Wesker K. 3rd ed. New York: Thieme Publishers; 2020.)

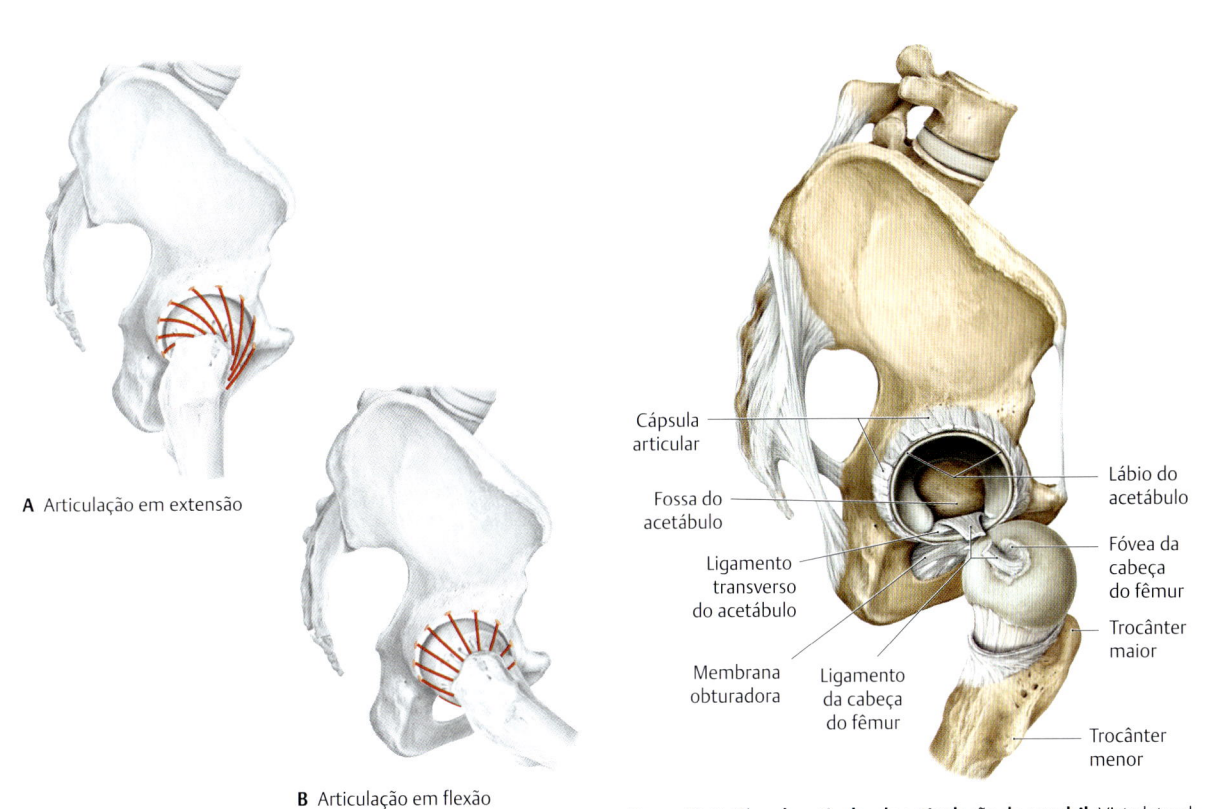

A Articulação em extensão

B Articulação em flexão

Figura 22.8 Ligamentos do quadril como função da posição da articulação. Quadril direito, vista lateral. (De Schuenke M, Schulte E, Schumacher U. THIEME Atlas of Anatomy, Vol 1. Ilustrações de Voll M e Wesker K. 3rd ed. New York: Thieme Publishers; 2020.)

Figura 22.9 Cápsula articular da articulação do quadril. Vista lateral. A cápsula foi dividida e a cabeça do fêmur foi deslocada para expor seu ligamento seccionado. (De Schuenke M, Schulte E, Schumacher U. THIEME Atlas of Anatomy, Vol 1. Ilustrações de Voll M e Wesker K. 3rd ed. New York: Thieme Publishers; 2020.)

Tabela 22.2 Movimentos da articulação do quadril.

Ação	Principais músculos
Flexão	Iliopsoas
	Tensor da fáscia lata
	Sartório
	Reto femoral
Extensão	Glúteo máximo
	Adutor magno
	Bíceps femoral, cabeça longa
	Semimembranáceo
	Semitendíneo
Abdução	Glúteo médio
	Glúteo mínimo
	Tensor da fáscia lata
Adução	Glúteo máximo
	Pectíneo
	Adutor longo
	Adutor mínimo
	Adutor magno
Rotação medial	Grácil
	Glúteo médio
	Glúteo mínimo
	Tensor da fáscia lata
Rotação lateral	Glúteo máximo
	Pectíneo
	Sartório
	Quadrado femoral
	Piriforme
	Obturador externo
	Obturador interno

A Flexão

B Extensão

C Abdução

D Adução **E** Rotação medial **F** Rotação lateral

De Schuenke M, Schulte E, Schumacher U. THIEME Atlas of Anatomy, Vol 1. Ilustrações de Voll M e Wesker K. 3rd ed. New York: Thieme Publishers; 2020.

Músculos da coxa

Os poderosos músculos da coxa movimentam as articulações do quadril e do joelho e são separados em três compartimentos (ver Figura 22.45 A, mais adiante).

— O compartimento anterior da coxa contém:
  • Os músculos que primariamente flexionam a articulação do quadril e estendem a articulação do joelho (Tabelas 22.3 e 22.4)
  • O nervo femoral
  • Ramos da artéria femoral, a artéria femoral profunda e as veias que a acompanham
— O compartimento medial da coxa contém:
  • Os músculos que primariamente realizam a adução, a flexão e a extensão da articulação do quadril (Tabela 22.5)
  • Os nervos obturatório e femoral
  • A artéria e a veia obturatórias, e a artéria e a veia femorais profundas
— O compartimento posterior da coxa contém:
  • Os músculos que realizam a extensão da articulação do quadril e a flexão da articulação do joelho (Tabela 22.6)
  • O nervo isquiático
  • Ramos da artéria e da veia femorais profundas

— Três músculos da coxa, o **sartório**, o **grácil** e o **semitendíneo**, cruzam o joelho medialmente e se unem para formar a **pata de ganso** (*pes anserinus*), um tendão comum que cobre a **bolsa anserina** inferomedial à articulação do joelho (ver Figura 22.37, mais adiante).

BOXE 22.4 CORRELAÇÃO CLÍNICA

DISTENSÃO DOS MÚSCULOS POSTERIORES DA COXA

A distensão dos músculos posteriores da coxa consiste em rupturas desses músculos em sua inserção proximal no cíngulo do membro inferior. Trata-se de uma lesão comum em indivíduos que praticam esportes que envolvem corrida de curta distância com partida e interrupção súbitas. Os chutes altos, particularmente com o joelho em extensão, podem causar avulsão dos tendões dos músculos em sua origem no túber isquiático. Os sintomas consistem em dor aguda e súbita na parte posterior da coxa durante a atividade física, um estalido ou sensação de laceração no músculo, edema, fraqueza muscular e incapacidade de sustentar o peso na perna afetada.

Tabela 22.3 Músculo iliopsoas.

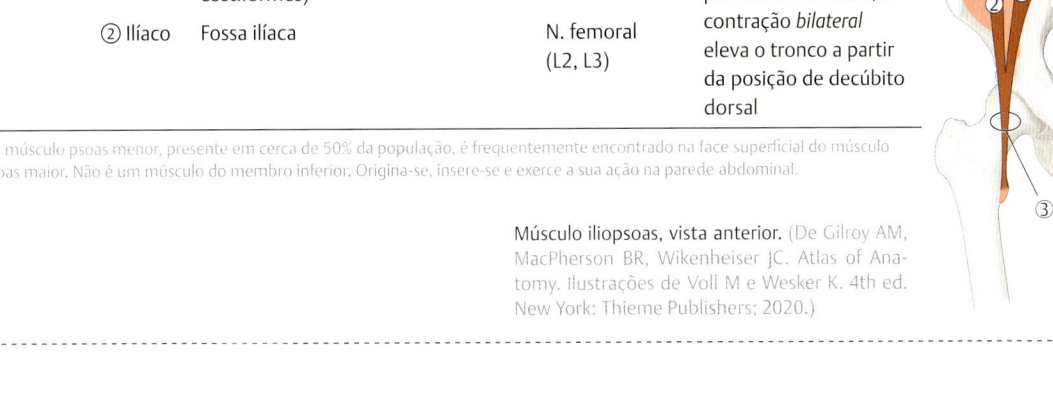

Músculo		Origem	Inserção	Inervação	Ação
③ Iliopsoas*	① Psoas maior	*Superficial:* vértebras T12-L4 e discos intervertebrais associados (faces laterais) *Profunda:* vértebras L1-L5 (processos costiformes)	Fêmur (trocânter menor)	Plexo lombar, L1, L2 (L3)	Articulação do quadril: flexão e rotação lateral Coluna lombar: a contração *unilateral* (com o fêmur em posição fixa) flexiona o tronco lateralmente para o mesmo lado; a contração *bilateral* eleva o tronco a partir da posição de decúbito dorsal
	② Ilíaco	Fossa ilíaca		N. femoral (L2, L3)	

*O músculo psoas menor, presente em cerca de 50% da população, é frequentemente encontrado na face superficial do músculo psoas maior. Não é um músculo do membro inferior. Origina-se, insere-se e exerce a sua ação na parede abdominal.

Músculo iliopsoas, vista anterior. (De Gilroy AM, MacPherson BR, Wikenheiser JC. Atlas of Anatomy. Ilustrações de Voll M e Wesker K. 4th ed. New York: Thieme Publishers; 2020.)

Tabela 22.4 Músculos da coxa, compartimento anterior.

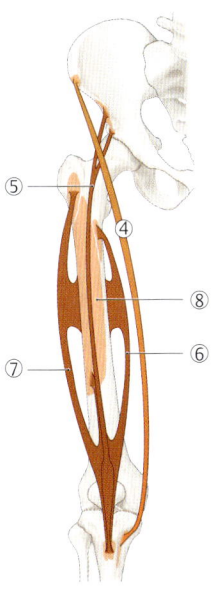

Músculo		Origem	Inserção	Inervação	Ação
④ Sartório		Espinha ilíaca anterossuperior	Medial à tuberosidade da tíbia (juntamente com os músculos grácil e semitendíneo)	N. femoral (L2-L3)	Articulação do quadril: flexão, abdução e rotação lateral Articulação do joelho: flexão e rotação medial
Quadríceps femoral*	⑤ Reto femoral	Espinha ilíaca anteroinferior, teto do acetábulo da articulação do quadril	Tuberosidade da tíbia (por meio do ligamento da patela)	N. femoral (L2-L4)	Articulação do quadril: flexão Articulação do joelho: extensão
	⑥ Vasto medial	Linha áspera (lábio medial), linha intertrocantérica (parte distal)	Tuberosidade da tíbia por meio do ligamento da patela; patela e tuberosidade da tíbia por meio dos respectivos retináculos medial e lateral da patela		Articulação do joelho: extensão
	⑦ Vasto lateral	Linha áspera (lábio lateral), trocânter maior (face lateral)	Tuberosidade da tíbia (por meio do ligamento da patela)		
	⑧ Vasto intermédio	Corpo do fêmur (face anterior)	Recesso suprapatelar da cápsula articular do joelho		
	Articular do joelho (fibras distais do vasto intermédio)	Face anterior do corpo do fêmur no nível do recesso suprapatelar			Articulação do joelho: extensão; retração da bolsa suprapatelar para evitar a compressão da cápsula

Músculos da coxa, compartimento anterior, lado direito. (De Schuenke M, Schulte E, Schumacher U. THIEME Atlas of Anatomy, Vol 1. Ilustrações de Voll M e Wesker K. 3rd ed. New York: Thieme Publishers; 2020.)

*Todo o músculo insere-se na tuberosidade da tíbia por meio do ligamento da patela.

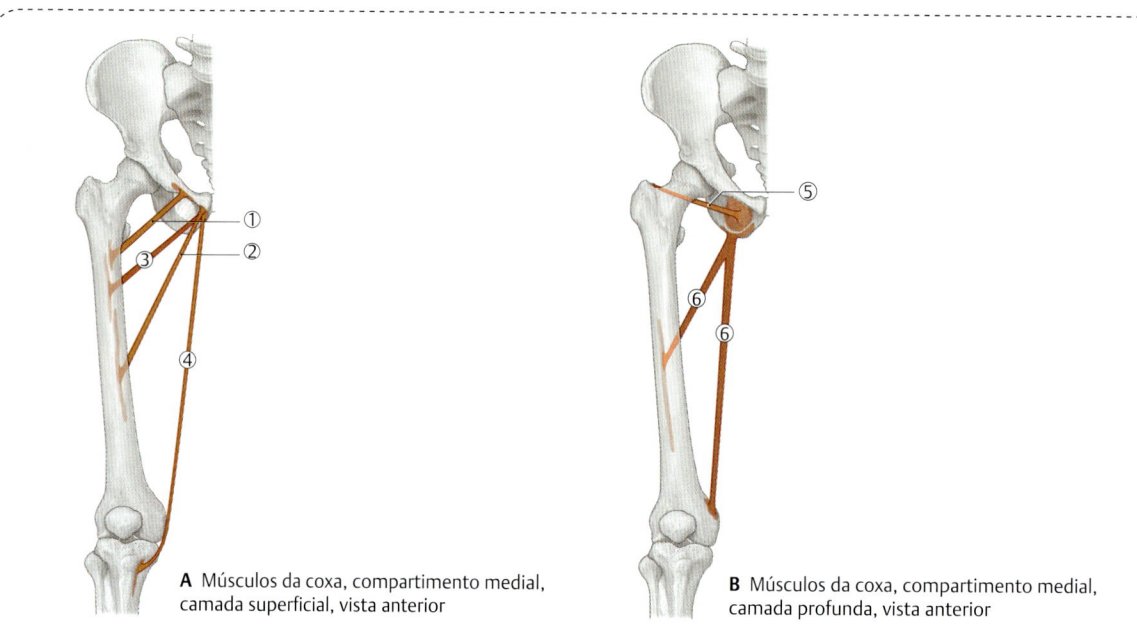

A Músculos da coxa, compartimento medial, camada superficial, vista anterior

B Músculos da coxa, compartimento medial, camada profunda, vista anterior

De Gilroy AM, MacPherson BR, Wikenheiser JC. Atlas of Anatomy. Ilustrações de Voll M e Wesker K. 4th Edition. New York: Thieme Publishers; 2020.

Tabela 22.5 Músculos da coxa, compartimento medial: camadas superficial e profunda.

Músculo	Origem	Inserção	Inervação	Ação
Camada superficial				
① Pectíneo	Linha pectínea do púbis	Fêmur (linha pectínea e parte proximal da linha áspera)	N. femoral, n. obturatório (L2, L3)	Articulação do quadril: adução, rotação lateral e flexão leve. Estabiliza a pelve nos planos frontal e sagital
② Adutor longo	Ramo superior do púbis e face anterior da sínfise púbica	Fêmur (linha áspera, lábio medial no terço médio do fêmur)	N. obturatório (L2-L4)	Articulação do quadril: adução e flexão (até 70°); extensão (além de 80° de flexão)
③ Adutor curto	Ramo inferior do púbis		N. obturatório (L2, L3)	Estabiliza a pelve nos planos frontal e sagital
④ Grácil	Ramo inferior do púbis abaixo da sínfise púbica	Tíbia (margem medial da tuberosidade juntamente com os tendões dos músculos sartório e semitendíneo)		Articulação do quadril: adução e flexão. Articulação do joelho: flexão e rotação medial
Camada profunda				
⑤ Obturador externo	Face externa da membrana obturadora e seus limites ósseos	Fossa trocantérica do fêmur	N. obturatório (L3, L4)	Articulação do quadril: adução e rotação lateral. Estabiliza a pelve no plano sagital
⑥ Adutor magno	Ramo inferior do púbis, ramo do ísquio e túber isquiático	Parte profunda ("inserção carnosa"): lábio medial da linha áspera	N. obturatório (L2-L4)	Articulação do quadril: adução, extensão e flexão leve (a inserção tendínea também é ativa na rotação medial). Estabiliza a pelve nos planos frontal e sagital
		Parte superficial ("inserção tendínea"): tubérculo do adutor do fêmur	N. tibial (L4)	

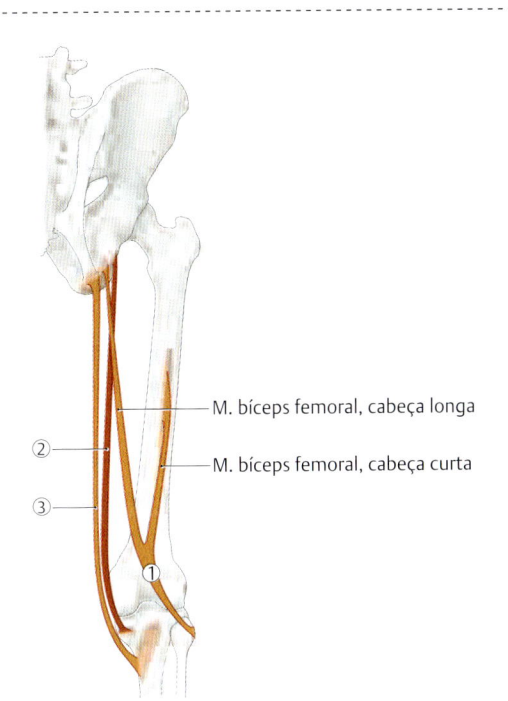

M. bíceps femoral, cabeça longa

M. bíceps femoral, cabeça curta

②

③

①

Músculos da coxa, compartimento posterior, lado direito. (De Schuenke M, Schulte E, Schumacher U. THIEME Atlas of Anatomy, Vol 1. Ilustrações de Voll M e Wesker K. 3rd ed. New York: Thieme Publishers; 2020.)

Tabela 22.6 Músculos da coxa, compartimento posterior.

Músculo	Origem	Inserção	Inervação	Ação
① Bíceps femoral	Cabeça longa: túber isquiático, ligamento sacrotuberal (cabeça comum com o m. semitendíneo)	Cabeça da fíbula	N. tibial (L5-S2)	Articulação do quadril (cabeça longa): estende o quadril, estabiliza a pelve no plano sagital Articulação do joelho: flexão e rotação lateral
	Cabeça curta: lábio lateral da linha áspera no terço médio do fêmur		N. fibular comum (L5-S2)	Articulação do joelho: flexão e rotação lateral
② Semimembranáceo	Túber isquiático	Côndilo medial da tíbia, ligamento poplíteo oblíquo, fáscia poplítea	N. tibial (L5-S2)	Articulação do quadril: estende o quadril, estabiliza a pelve no plano sagital Articulação do joelho: flexão e rotação medial
③ Semitendíneo	Túber isquiático e ligamento sacrotuberal (cabeça comum com a cabeça longa do m. bíceps femoral)	Medial à tuberosidade da tíbia na pata de ganso (juntamente com os tendões dos mm. grácil e sartório)		

Espaços da coxa

O nervo, a artéria e a veia femorais descem através de passagens estreitas na coxa que são criadas pelo ligamento inguinal e pelos músculos anteriores e mediais da coxa.

— Anteriormente, as estruturas passam do abdome para a coxa através do **espaço retroinguinal** profundamente ao ligamento inguinal. O espaço retroinguinal é dividido em um compartimento muscular lateral e um compartimento vascular medial (Figura 22.10)

- O compartimento muscular contém o nervo femoral e o músculo iliopsoas
- O compartimento muscular contém os vasos femorais envolvidos pela **bainha femoral**
- A bainha femoral, que é formada por extensões da fáscia transversal e da fáscia do psoas, circunda os vasos femorais quando seguem o seu percurso abaixo do ligamento. Inferiormente, a bainha funde-se com a túnica externa das paredes dos vasos (túnica adventícia). A bainha é dividida por septos em compartimentos

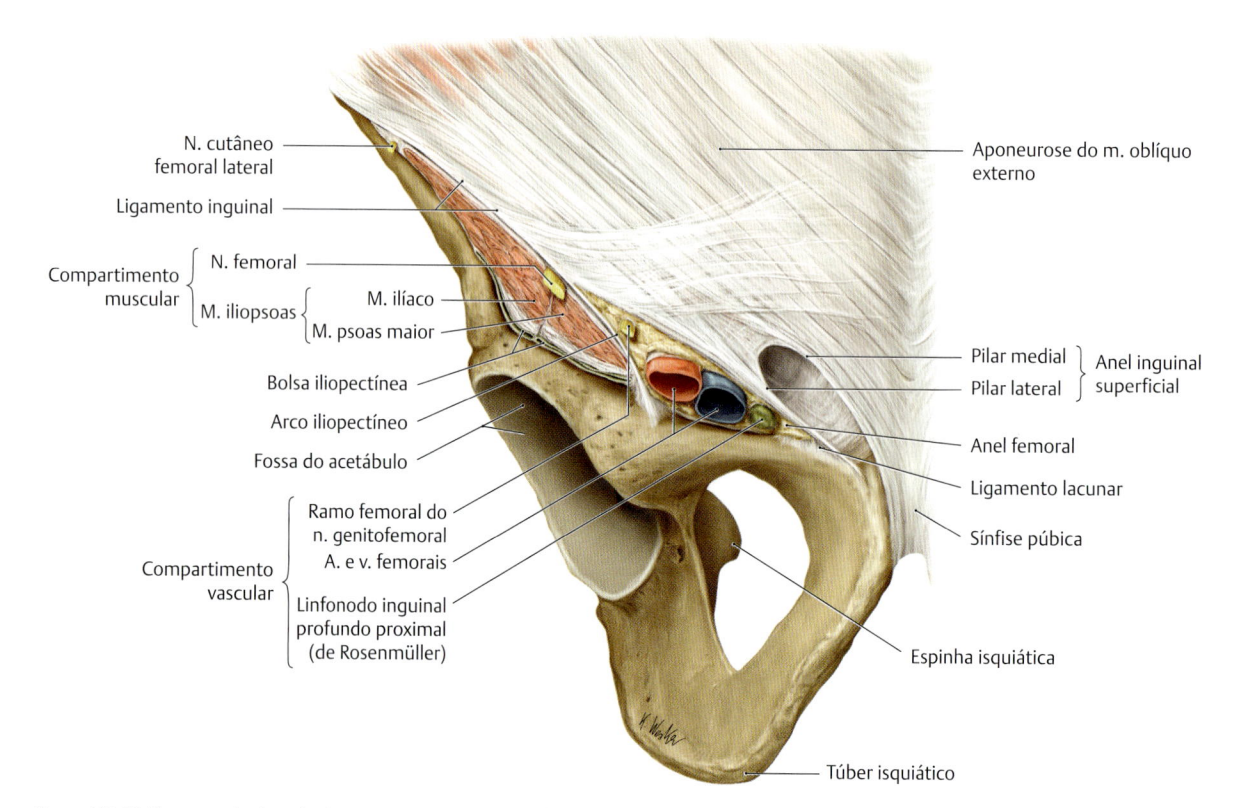

Figura 22.10 Espaço retroinguinal: compartimentos muscular e vascular. Região inguinal direita, vista anterior. (De Schuenke M, Schulte E, Schumacher U. THIEME Atlas of Anatomy, Vol 1. Ilustrações de Voll M e Wesker K. 3rd ed. New York: Thieme Publishers; 2020.)

BOXE 22.5 CORRELAÇÃO CLÍNICA

HÉRNIAS FEMORAIS

As hérnias femorais (habitualmente do intestino delgado) são sempre adquiridas e são mais comuns nas mulheres. Passam inferiormente ao ligamento inguinal através do anel femoral e do canal femoral, e aparecem no trígono femoral inferior e lateralmente ao tubérculo púbico. Devem ser distinguidas das hérnias inguinais, que ocorrem superior e lateralmente ao tubérculo púbico (acima do canal inguinal).

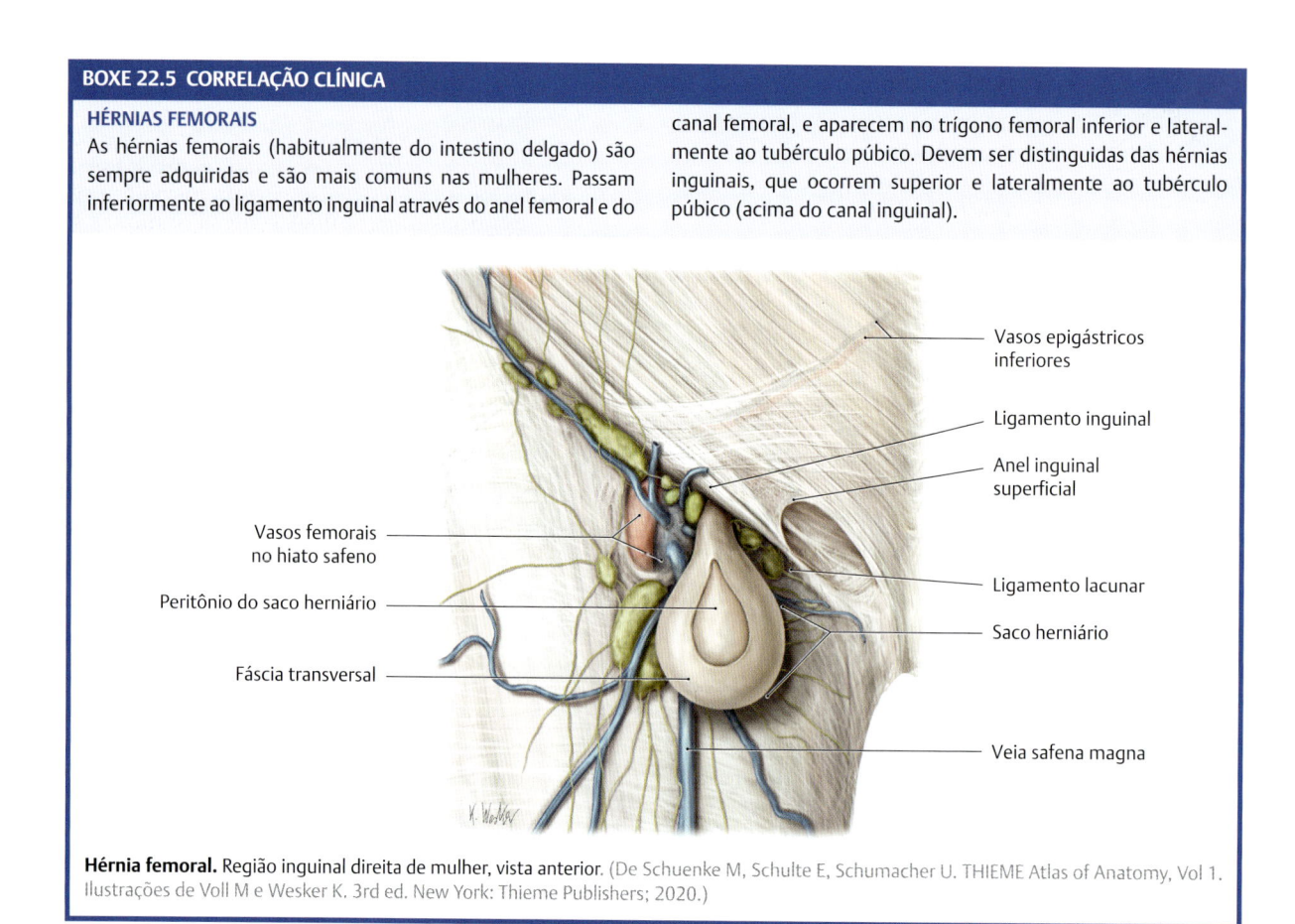

Hérnia femoral. Região inguinal direita de mulher, vista anterior. (De Schuenke M, Schulte E, Schumacher U. THIEME Atlas of Anatomy, Vol 1. Ilustrações de Voll M e Wesker K. 3rd ed. New York: Thieme Publishers; 2020.)

- Os compartimentos lateral e central contêm a artéria femoral e a veia femoral, respectivamente
- Um compartimento medial na bainha, o **canal femoral**, contém tecido conectivo frouxo, gordura e, com frequência, um linfonodo inguinal profundo. O **anel femoral** define a abertura superior do canal
- O **trígono femoral** é uma área da parte anterior da coxa (Figura 22.11)
  - Contém a artéria e a veia femorais e seus ramos, bem como os ramos terminais do nervo femoral
  - Seus limites são
    - Superiormente, o ligamento inguinal
    - Medialmente, o músculo adutor longo
    - Lateralmente, o músculo sartório
    - O assoalho, formado pelos músculos iliopsoas e pectíneo
    - O ápice, formado pela junção inferior das margens medial e lateral
- O **canal dos adutores** é uma passagem entre os músculos anteriores e mediais da coxa
  - Contém os vasos femorais e o ramo safeno do nervo femoral
  - O canal começa no ápice inferior do trígono femoral e termina no **hiato dos adutores**, uma abertura no tendão do músculo adutor magno.

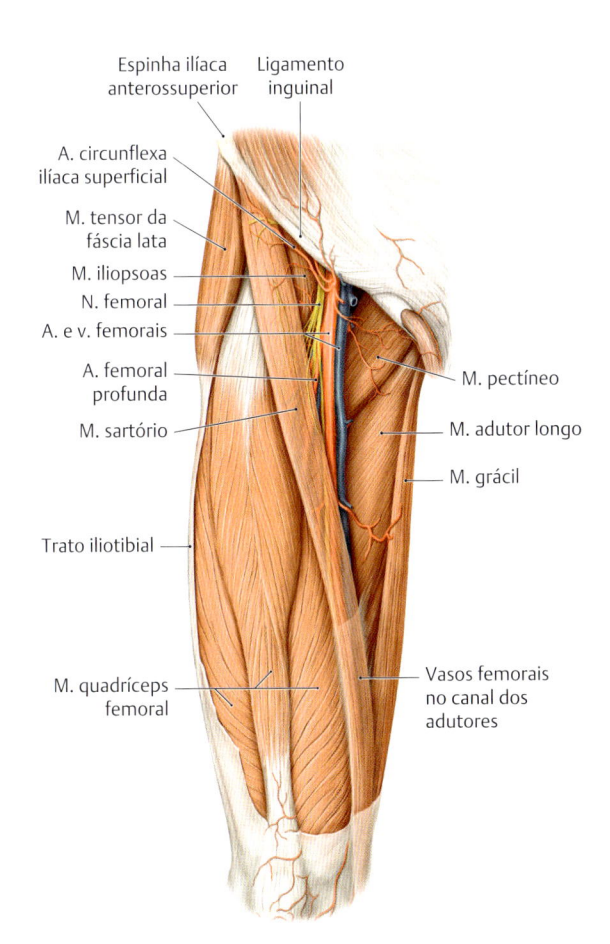

Espinha ilíaca anterossuperior
Ligamento inguinal
A. circunflexa ilíaca superficial
M. tensor da fáscia lata
M. iliopsoas
N. femoral
A. e v. femorais
A. femoral profunda
M. sartório
Trato iliotibial
M. quadríceps femoral
M. pectíneo
M. adutor longo
M. grácil
Vasos femorais no canal dos adutores

Figura 22.11 Região anterior da coxa. Coxa direita, vista anterior. *Revelado:* trígono femoral. *Removidos:* pele, tecido subcutâneo e fáscia lata. *Parcialmente transparente:* músculo sartório. (De Schuenke M, Schulte E, Schumacher U. THIEME Atlas of Anatomy, Vol 1. Ilustrações de Voll M e Wesker K. 3rd ed. New York: Thieme Publishers; 2020.)

22.4 Joelho e região poplítea

A região poplítea estabelece a conexão entre a coxa e a perna. É constituída pela articulação do joelho e pela fossa poplítea e seus conteúdos.

Articulação do joelho

A **articulação do joelho** é um gínglimo modificado que inclui as articulações medial e lateral entre os côndilos do fêmur e da tíbia, e a articulação entre o fêmur e a patela (Figura 22.12). A flexão e a extensão constituem os movimentos primários da articulação do joelho, porém ocorrem também alguma rotação e deslizamento.

- A patela articula-se com a face patelar do fêmur entre os côndilos medial e lateral e protege anteriormente a articulação do joelho. A patela está envolvida no tendão do músculo quadríceps femoral, o que aumenta a atuação de alavanca do músculo ao manter o tendão afastado da articulação
- Embora as faces articulares do fêmur e da tíbia sejam extensas, existe pouca congruência entre os ossos, e a estabilidade depende principalmente
  - Dos ligamentos que conectam a tíbia e o fêmur
  - Dos músculos que circundam a articulação, mais proeminentemente o músculo quadríceps femoral (Figuras 22.13 e 22.14)
- A cápsula fibrosa da articulação do joelho é fina e incompleta, e obtém uma sustentação adicional dos **retináculos da patela** (ligamentos capsulares que se fixam anteriormente ao tendão do músculo quadríceps femoral), da patela e dos **ligamentos extracapsulares** em torno da articulação (Figura 22.13)
- Os ligamentos extracapsulares (externos) sustentam a cápsula fibrosa (Figuras 22.15, 22.16 e 22.22)
  - O **ligamento da patela**, a parte distal do tendão do músculo quadríceps femoral que sustenta anteriormente a articulação do joelho, estende-se da patela até a tuberosidade da tíbia
  - Os dois **ligamentos colaterais** limitam a rotação e impedem as luxações medial e lateral da articulação do joelho. São mais retesados na extensão e frouxos durante a flexão
    - O **ligamento colateral fibular (lateral)** assemelha-se a uma corda e não está fixado à cápsula articular. Estende-se do epicôndilo lateral do fêmur até a cabeça da fíbula
    - O **ligamento colateral tibial (medial)** é plano, assemelha-se a uma fita e está fixado à cápsula articular e ao menisco medial. Estende-se do epicôndilo medial do fêmur até o côndilo medial e a face anteromedial da tíbia
  - O **ligamento poplíteo oblíquo** é uma expansão do tendão semimembranáceo, que sustenta a cápsula articular posterior e lateralmente
  - O **ligamento poplíteo arqueado** estende-se da cabeça da fíbula até a articulação do joelho posterior, e reforça a cápsula articular posterior e lateralmente

---

BOXE 22.6 CORRELAÇÃO CLÍNICA

REFLEXO DO TENDÃO PATELAR
O reflexo do tendão patelar é iniciado pela percussão do tendão da patela para produzir uma contração do músculo quadríceps femoral (extensão do joelho). Ela avalia a integridade dos segmentos L2-L4 da medula espinal conduzidos pelo nervo femoral.

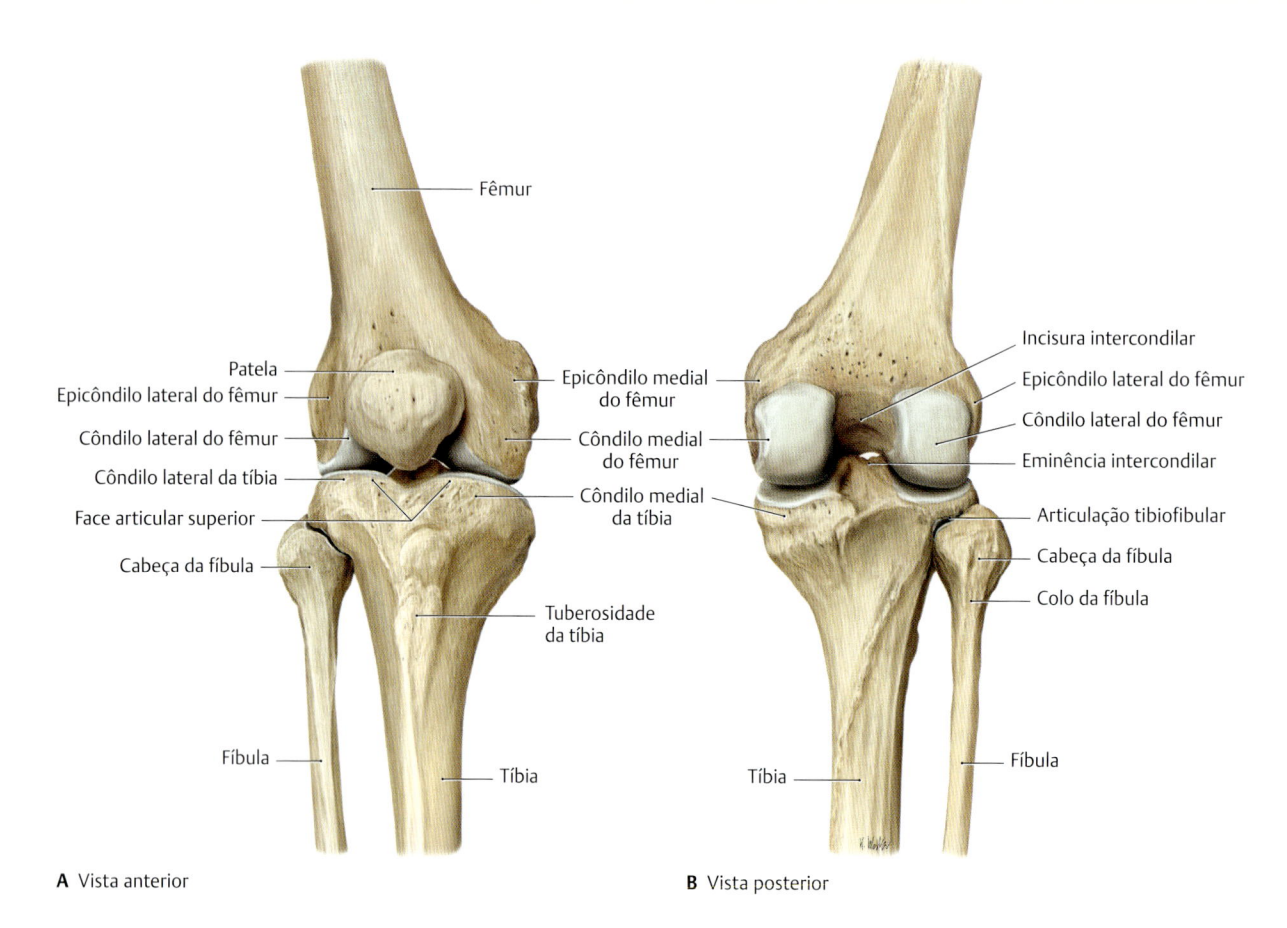

A Vista anterior

B Vista posterior

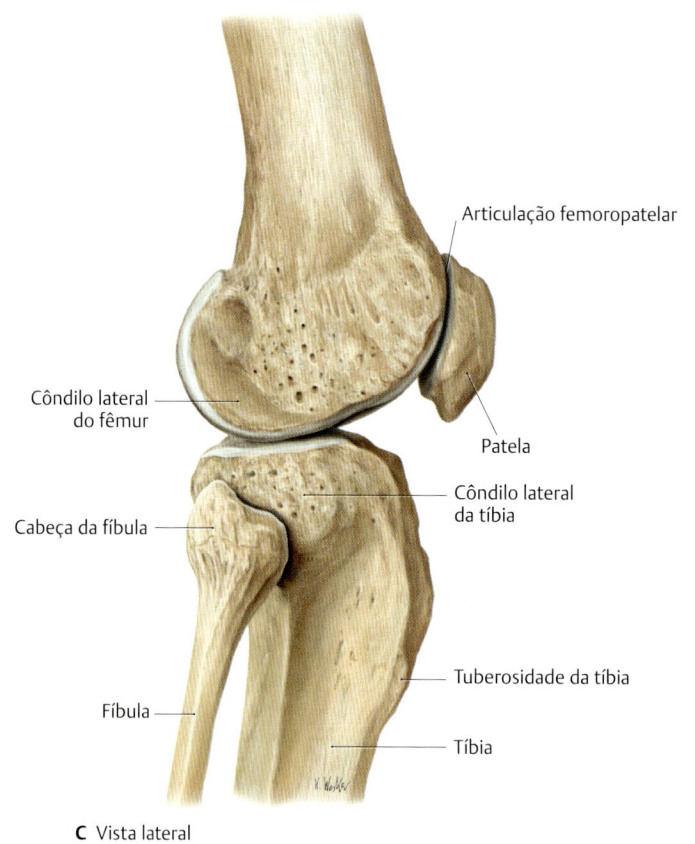

C Vista lateral

Figura 22.12 Articulação do joelho direito. (A e B. De Schuenke M, Schulte E, Schumacher U. THIEME Atlas of Anatomy, Vol 1. Ilustrações de Voll M e Wesker K. 3rd ed. New York: Thieme Publishers; 2020; **C.** De Gilroy AM, MacPherson BR, Wikenheiser JC. Atlas of Anatomy. Ilustrações de Voll M e Wesker K. 4th ed. New York: Thieme Publishers; 2020.)

Figura 22.13 Ligamentos da articulação do joelho.
Joelho direito, vista anterior. (De Schuenke M, Schulte E, Schumacher U. THIEME Atlas of Anatomy, Vol 1. Ilustrações de Voll M e Wesker K. 3rd ed. New York: Thieme Publishers; 2020.)

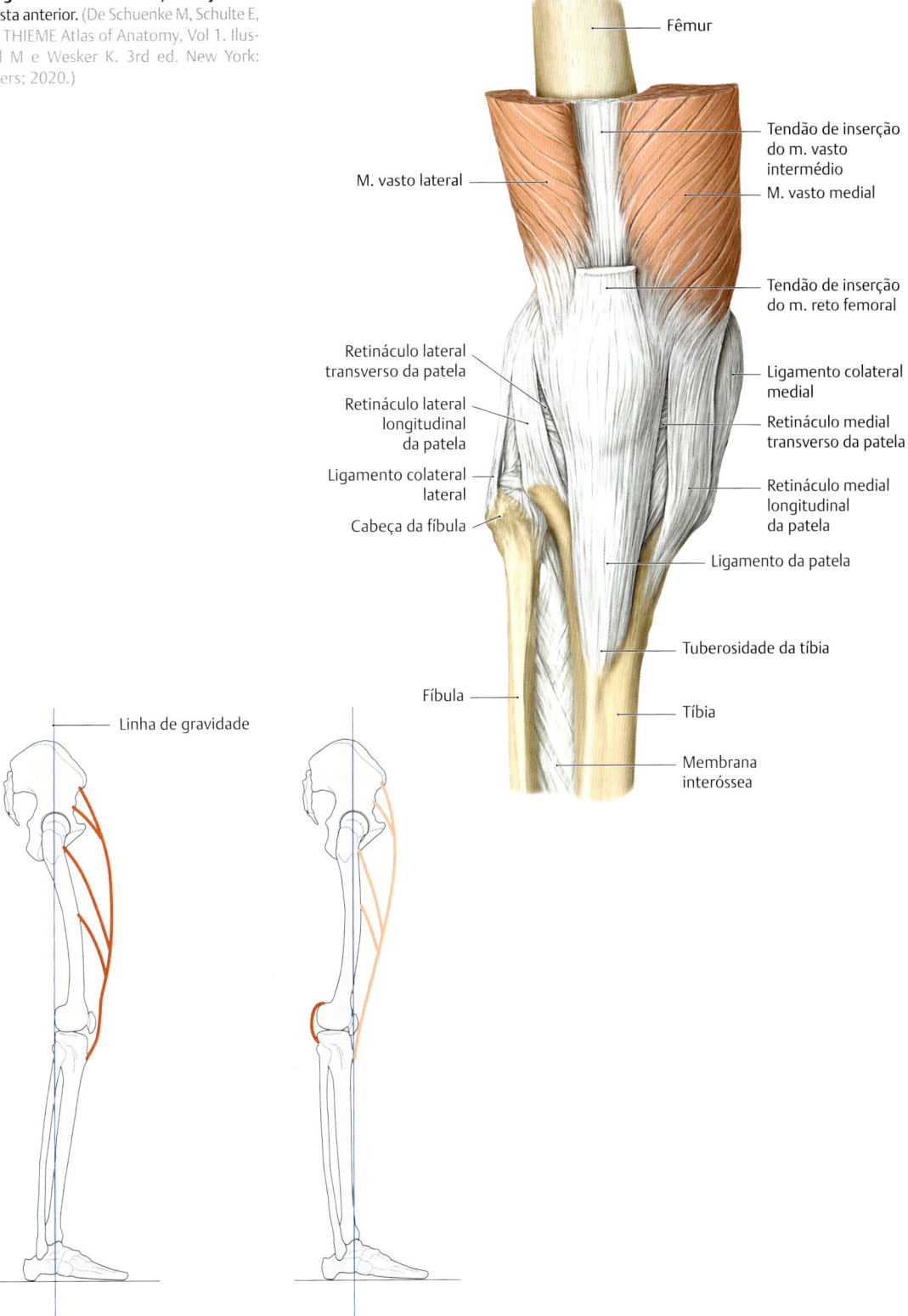

- Fêmur
- Tendão de inserção do m. vasto intermédio
- M. vasto lateral
- M. vasto medial
- Tendão de inserção do m. reto femoral
- Retináculo lateral transverso da patela
- Ligamento colateral medial
- Retináculo lateral longitudinal da patela
- Retináculo medial transverso da patela
- Ligamento colateral lateral
- Retináculo medial longitudinal da patela
- Cabeça da fíbula
- Ligamento da patela
- Tuberosidade da tíbia
- Fíbula
- Tíbia
- Membrana interóssea
- Linha de gravidade

A Quando o músculo quadríceps femoral está intacto e o joelho está em leve flexão, a linha de gravidade situa-se *atrás* do eixo transversal do movimento do joelho. Por ser o único músculo extensor da articulação do joelho, o músculo quadríceps femoral impede o corpo de se inclinar para trás e assegura a estabilidade

B Com a fraqueza ou a paralisia do músculo quadríceps femoral, a articulação do joelho não pode ser mais ativamente estendida. Para ficar de pé, o paciente precisa hiperestender o joelho de modo que a linha de gravidade e, portanto, o centro de gravidade de todo o corpo seja deslocado para a frente, na frente do joelho, utilizando a gravidade como força de extensão. Nessa situação, a articulação é estabilizada pela cápsula posterior e pelos ligamentos do joelho

Figura 22.14 Estabilização deficiente da articulação do joelho em decorrência de fraqueza ou paralisia do músculo quadríceps femoral. Membro inferior direito, vista lateral. (De Schuenke M, Schulte E, Schumacher U. THIEME Atlas of Anatomy, Vol 1. Ilustrações de Voll M e Wesker K. 3rd ed. New York: Thieme Publishers; 2020.)

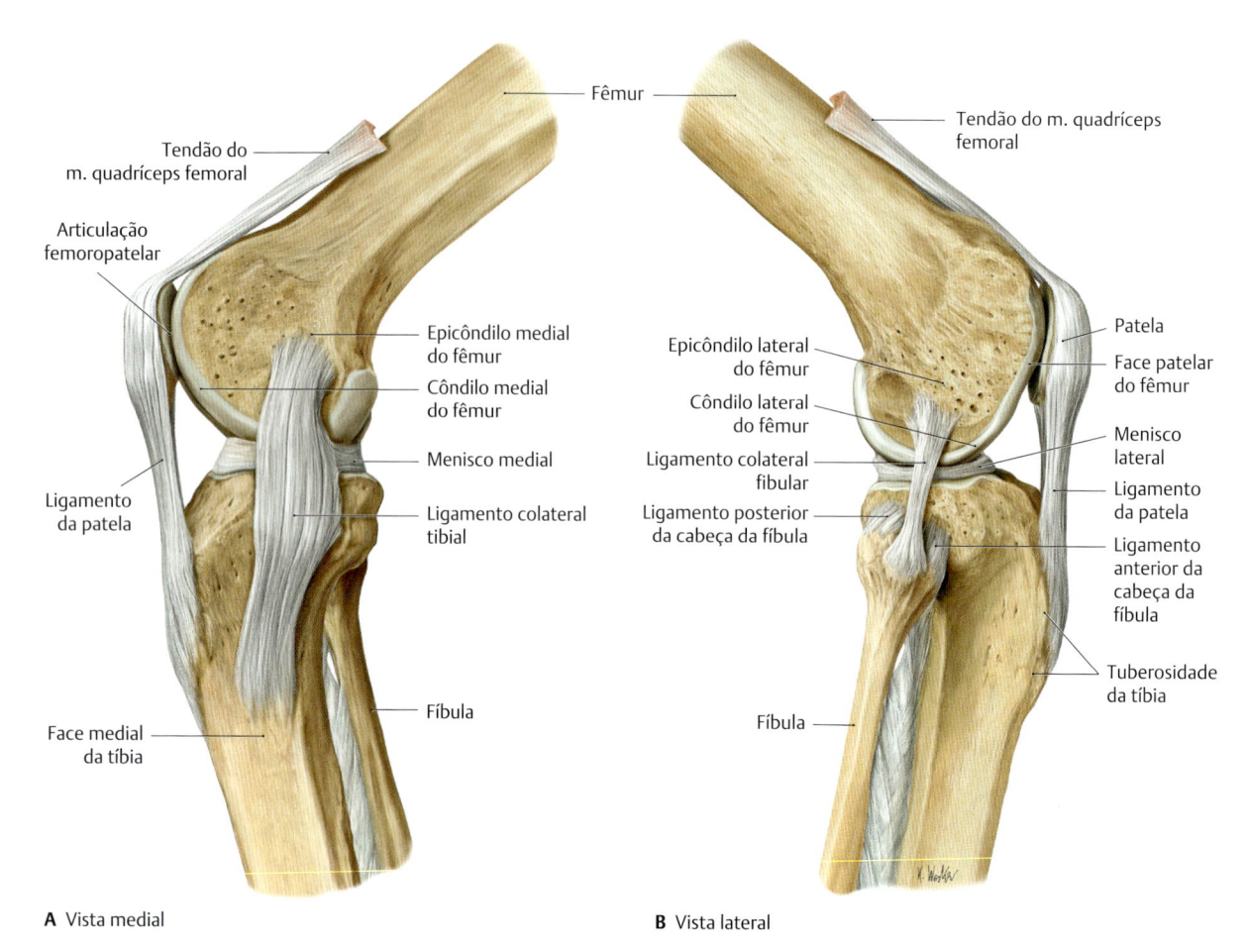

A Vista medial

B Vista lateral

Figura 22.15 Ligamentos colaterais e da patela da articulação do joelho. Articulação do joelho direito. Cada articulação do joelho possui ligamentos colaterais tibial e fibular. O ligamento colateral tibial (medial) está fixado à cápsula e ao menisco medial, enquanto o ligamento colateral fibular (lateral) não tem nenhum contato direto com a cápsula nem com o menisco lateral. Ambos os ligamentos colaterais estão tensionados quando o joelho está em extensão e estabilizam a articulação no plano frontal. (De Schuenke M, Schulte E, Schumacher U. THIEME Atlas of Anatomy, Vol 1. Ilustrações de Voll M e Wesker K. 3rd ed. New York: Thieme Publishers; 2020.)

— Os ligamentos intra-articulares proporcionam estabilidade durante os movimentos da articulação (Figuras 22.16 e 22.17 A)

- Dois **ligamentos cruzados** estão localizados na cápsula articular, porém externamente à membrana sinovial. Proporcionam estabilidade em todas as posições, além de limitar a rotação e impedir as luxações anterior e posterior da articulação
  - O **ligamento cruzado anterior** surge a partir da parte intercondilar anterior da tíbia e se estende posterolateralmente até a face medial do côndilo lateral do fêmur
  - O **ligamento cruzado posterior** surge a partir da parte intercondilar posterior da tíbia e se estende anteromedialmente até a face lateral do côndilo medial do fêmur
- Um **ligamento transverso** liga os meniscos entre si ao longo de suas margens anteriores
- Um **ligamento meniscofemoral posterior** une o menisco lateral ao ligamento cruzado posterior e ao côndilo medial do fêmur

— Os **meniscos**, que consistem em coxins fibrocartilagíneos em formato de crescente, aprofundam-se nas faces articulares da parte superior da tíbia. Com um formato de cunha em corte transversal, os meniscos são mais altos na margem externa, onde estão fixados à cápsula articular e à crista intercondilar (Figuras 22.17 B, 22.18 e 22.19)

- O **menisco medial** tem o formato de um C e é relativamente imóvel em decorrência da sua fixação adicional ao ligamento colateral tibial
- O **menisco lateral** é quase circular e possui maior mobilidade durante a flexão e a extensão da articulação do que o menisco medial

— Uma extensa membrana sinovial reveste a face interna da cápsula articular. Sua face posterior estende-se para dentro do espaço intercondilar da cavidade articular e se reflete ao redor dos ligamentos intracapsulares, dividindo então a maior parte do espaço articular em partes medial e lateral (Figuras 22.20 e 22.21)

— Os músculos da coxa e da perna movimentam a articulação do joelho (Tabela 22.7)

— Além da sustentação pelos ligamentos extracapsulares, a cápsula é fortalecida por fixações tendíneas dos músculos que cruzam a articulação (músculos semitendíneo, semimembranáceo, bíceps femoral, gastrocnêmio e quadríceps femoral). As bolsas associadas a essas inserções musculares são numerosas e incluem as seguintes

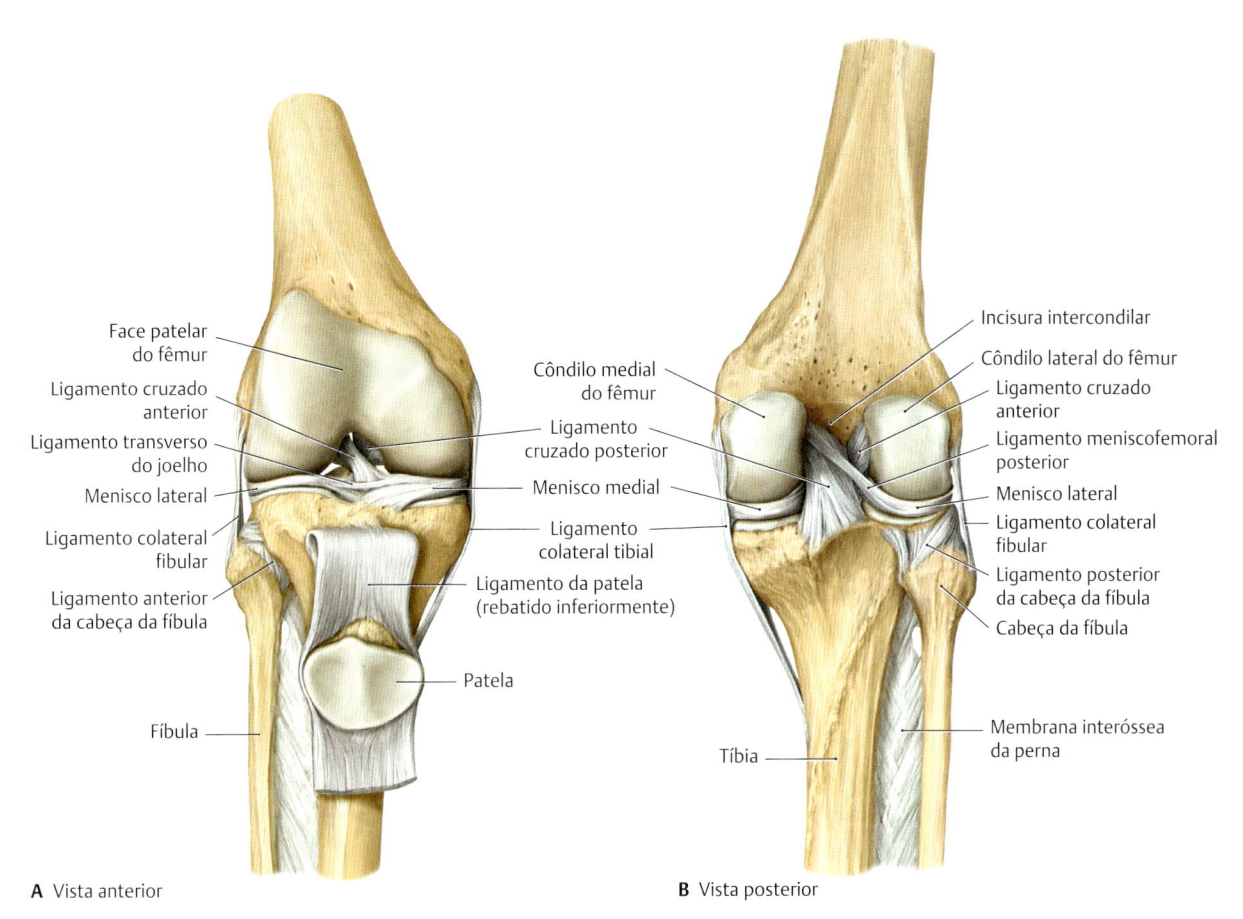

Face patelar do fêmur
Ligamento cruzado anterior
Ligamento transverso do joelho
Menisco lateral
Ligamento colateral fibular
Ligamento anterior da cabeça da fíbula
Fíbula
Patela
Côndilo medial do fêmur
Ligamento cruzado posterior
Menisco medial
Ligamento colateral tibial
Ligamento da patela (rebatido inferiormente)

Incisura intercondilar
Côndilo lateral do fêmur
Ligamento cruzado anterior
Ligamento meniscofemoral posterior
Menisco lateral
Ligamento colateral fibular
Ligamento posterior da cabeça da fíbula
Cabeça da fíbula
Membrana interóssea da perna
Tíbia

A Vista anterior
B Vista posterior

Figura 22.16 Ligamentos cruzados e colaterais da articulação do joelho. Joelho direito. Os ligamentos cruzados mantêm as faces articulares do fêmur e da tíbia em contato enquanto estabilizam a articulação do joelho principalmente no plano sagital. Partes dos ligamentos cruzados apresentam-se tensionadas em todas as posições da articulação. (De Schuenke M, Schulte E, Schumacher U. THIEME Atlas of Anatomy, Vol 1. Ilustrações de Voll M e Wesker K. 3rd ed. New York: Thieme Publishers; 2020.)

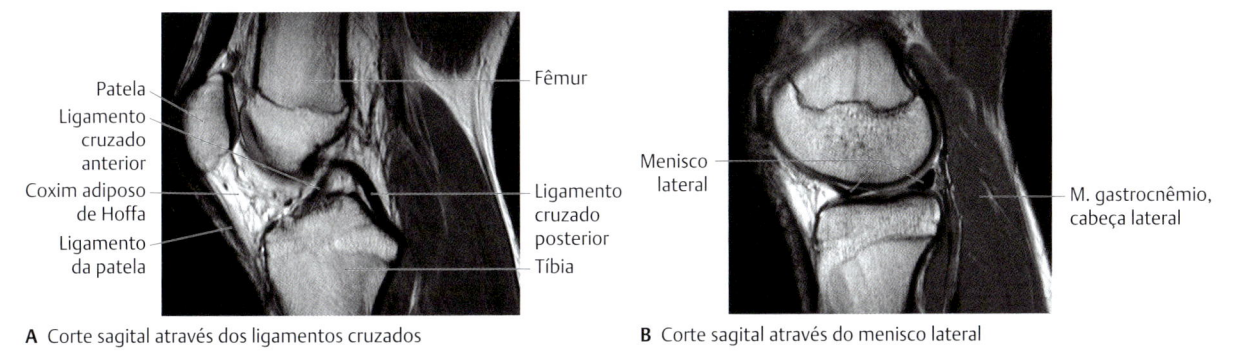

Patela
Ligamento cruzado anterior
Coxim adiposo de Hoffa
Ligamento da patela
Fêmur
Ligamento cruzado posterior
Tíbia
Menisco lateral
M. gastrocnêmio, cabeça lateral

A Corte sagital através dos ligamentos cruzados
B Corte sagital através do menisco lateral

Figura 22.17 Ressonância magnética da articulação do joelho. (De Vahlensieck M, Reiser M. MRT des Bewegungsapparates. 4. Aufl. Stuttgart: Thieme Publishers; 2014.)

- A **bolsa suprapatelar**, situada profundamente ao tendão do músculo quadríceps femoral, que se comunica com a cavidade da articulação do joelho
- A **bolsa pré-patelar**, que é subcutânea sobre a patela
- A **bolsa infrapatelar superficial**, que é subcutânea sobre o ligamento da patela
- A **bolsa infrapatelar profunda**, situada profundamente ao ligamento da patela

- A **bolsa anserina**, situada entre a pata de ganso e o ligamento colateral tibial
- Outras bolsas ao redor do joelho comunicam-se com a cavidade articular. Incluem o **recesso poplíteo**, a **bolsa do músculo semimembranáceo** e a **bolsa subtendínea medial** do músculo gastrocnêmio (Figura 22.22).

BOXE 22.7 CORRELAÇÃO CLÍNICA

LESÕES LIGAMENTARES DO JOELHO

A maioria das lesões no joelho ocorre durante a atividade física e envolve ruptura ou distensão dos ligamentos do joelho. Uma pancada forte na face lateral do joelho pode provocar a distensão do ligamento colateral tibial e, em virtude de sua estreita proximidade, causar também a laceração do menisco medial. Uma lesão semelhante pode resultar da rotação lateral excessiva do joelho, frequentemente acompanhada de ruptura do ligamento cruzado anterior. O teste de Lachman é utilizado para demonstrar a instabilidade da articulação do joelho em decorrência da ruptura dos ligamentos cruzados. A excessiva translação anterior da tíbia pendente livre com o fêmur estabilizado constitui um sinal da gaveta anterior positivo, o que indica ruptura do ligamento cruzado anterior. O deslocamento posterior da tíbia é um sinal da gaveta posterior positivo, que indica ruptura do ligamento cruzado posterior.

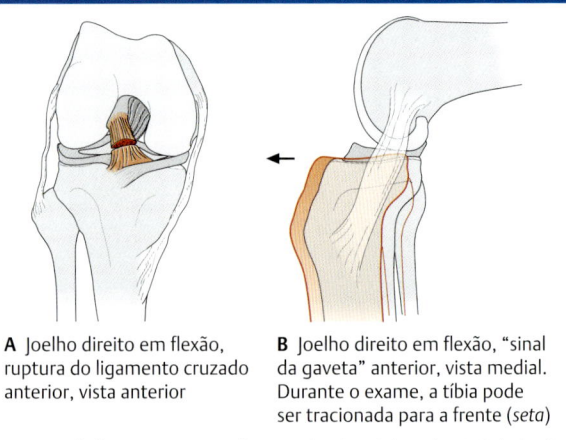

A Joelho direito em flexão, ruptura do ligamento cruzado anterior, vista anterior

B Joelho direito em flexão, "sinal da gaveta" anterior, vista medial. Durante o exame, a tíbia pode ser tracionada para a frente (*seta*)

Ruptura do ligamento cruzado anterior. (De Schuenke M, Schulte E, Schumacher U. THIEME Atlas of Anatomy, Vol 1. Ilustrações de Voll M e Wesker K. 3rd ed. New York: Thieme Publishers; 2020.)

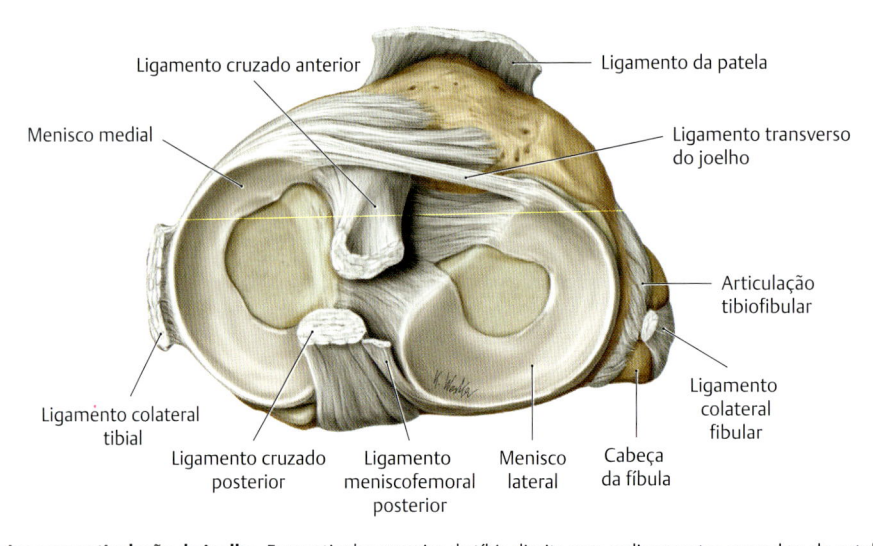

Figura 22.18 Meniscos na articulação do joelho. Face articular superior da tíbia direita com os ligamentos cruzados, da patela e colaterais seccionados, vista superior. (De Schuenke M, Schulte E, Schumacher U. THIEME Atlas of Anatomy, Vol 1. Ilustrações de Voll M e Wesker K. 3rd ed. New York: Thieme Publishers; 2020.)

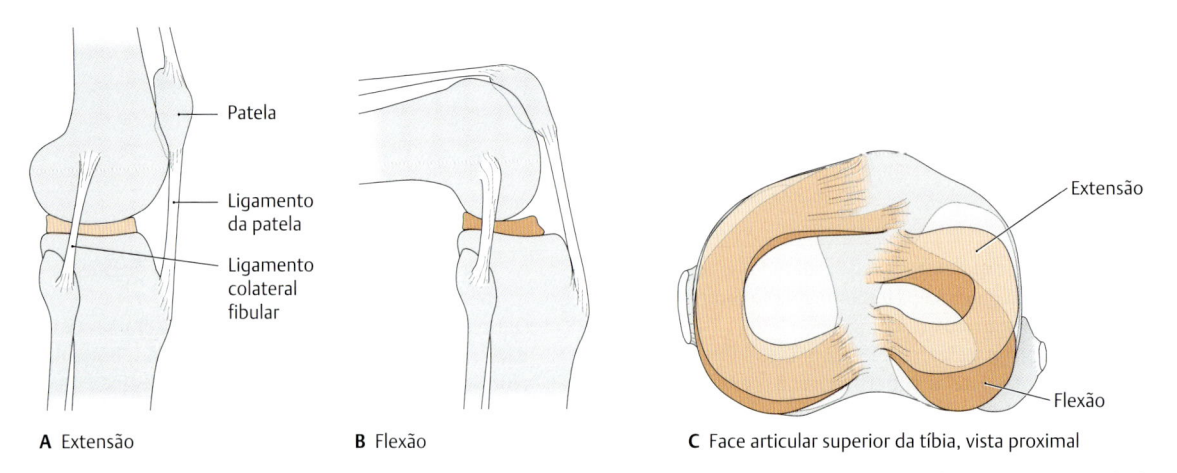

A Extensão   **B** Flexão   **C** Face articular superior da tíbia, vista proximal

Figura 22.19 Movimentos dos meniscos. O menisco medial, que está fixado mais firmemente do que o menisco lateral, sofre menos deslocamento durante a flexão do joelho. Em consequência, é mais suscetível à lesão. (De Schuenke M, Schulte E, Schumacher U. THIEME Atlas of Anatomy, Vol 1. Ilustrações de Voll M e Wesker K. 3rd ed. New York: Thieme Publishers; 2020.)

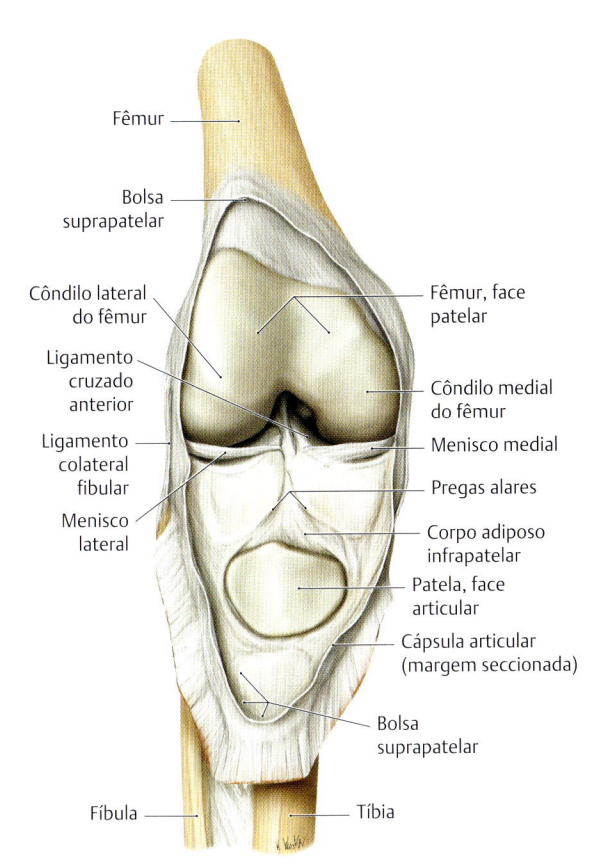

Figura 22.20 Cápsula articular do joelho aberta. Joelho direito, vista anterior com rebatimento da patela para baixo. (De Schuenke M, Schulte E, Schumacher U. THIEME Atlas of Anatomy, Vol 1. Ilustrações de Voll M e Wesker K. 3rd ed. New York: Thieme Publishers; 2020.)

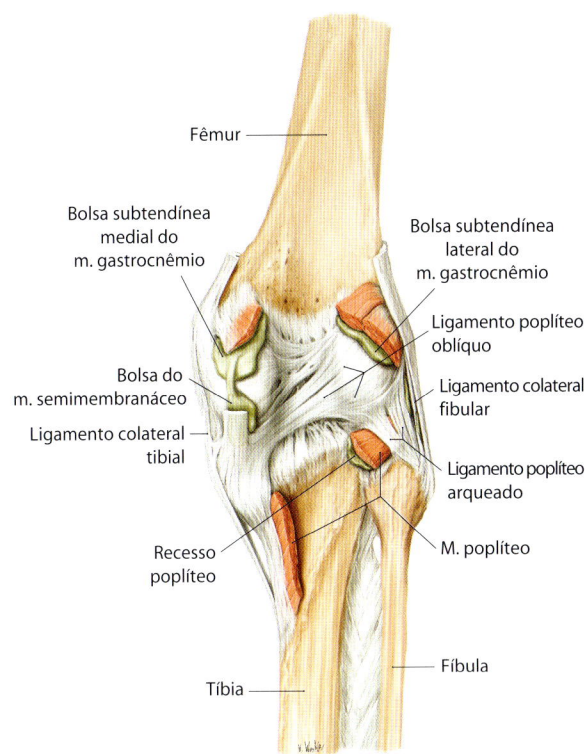

Figura 22.22 Cápsula, ligamentos e bolsas periarticulares da articulação do joelho. Joelho direito, vista posterior. (De Schuenke M, Schulte E, Schumacher U. THIEME Atlas of Anatomy, Vol 1. Ilustrações de Voll M e Wesker K. 3rd ed. New York: Thieme Publishers; 2020.)

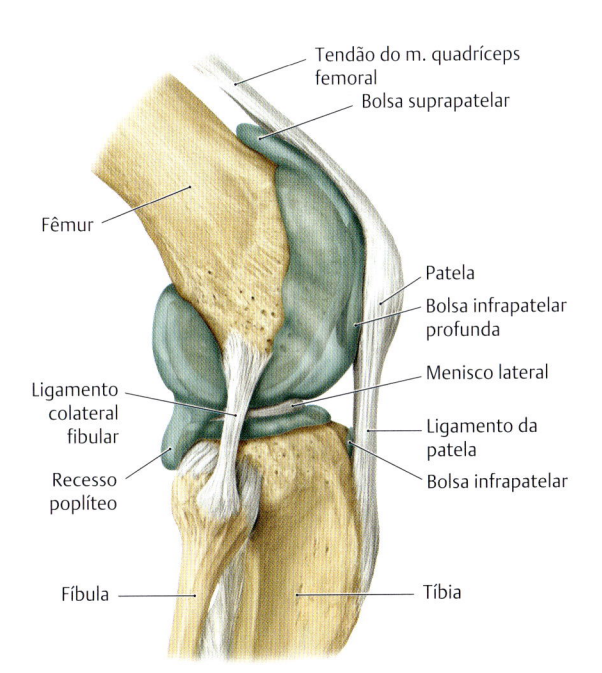

Figura 22.21 Cavidade articular do joelho. Joelho direito, vista lateral. A cavidade articular foi demonstrada mediante injeção de plástico líquido na articulação do joelho seguida de remoção da cápsula. (De Schuenke M, Schulte E, Schumacher U. THIEME Atlas of Anatomy, Vol 1. Ilustrações de Voll M e Wesker K. 3rd ed. New York: Thieme Publishers; 2020.)

BOXE 22.8 CORRELAÇÃO CLÍNICA

CISTOS POPLÍTEOS (DE BAKER)

Os cistos poplíteos (de Baker), que consistem em sacos sinoviais repletos de líquido e palpáveis que se projetam para a fossa poplítea, em geral representam a consequência de um derrame crônico da articulação do joelho. Com frequência, resultam de herniação das bolsas profundamente aos músculos gastrocnêmio ou semimembranáceo. Os cistos projetam-se através da camada fibrosa da cápsula articular, porém mantêm uma comunicação com a cavidade sinovial. Alguns cistos podem ser assintomáticos, porém outros são dolorosos e podem comprometer a flexão e a extensão da articulação do joelho.

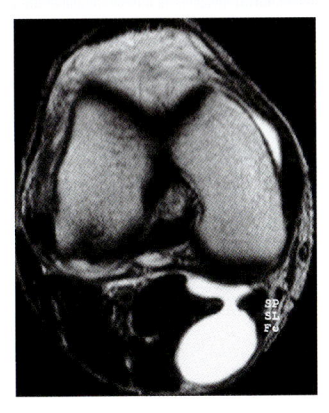

Ressonância magnética de cisto de Baker na fossa poplítea. Corte transversal, vista inferior. (De Vahlensieck M, Reiser M. MRT des Bewegungsapparates. 4. Aufl. Stuttgart: Thieme Publishers; 2014.)

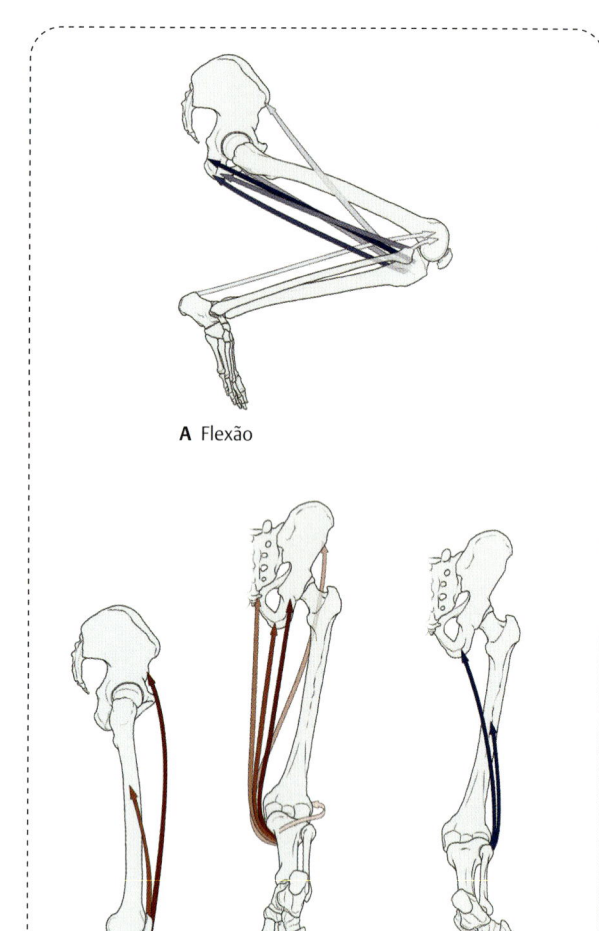

A Flexão

B Extensão   **C** Rotação medial com a articulação do joelho em flexão   **D** Rotação lateral com a articulação do joelho em flexão

De Schuenke M, Schulte E, Schumacher U. THIEME Atlas of Anatomy, Vol 1. Ilustrações de Voll M e Wesker K. 3rd ed. New York: Thieme Publishers; 2020.

Tabela 22.7 Movimentos da articulação do joelho.

Ação	Principais músculos
Flexão	Bíceps femoral – cabeças curta e longa Semimembranáceo Semitendíneo Sartório Grácil Gastrocnêmio Poplíteo
Extensão	Quadríceps femoral
Rotação medial	Semimembranáceo Semitendíneo Sartório Grácil Poplíteo (da perna que não sustenta peso)
Rotação lateral	Bíceps femoral

BOXE 22.9 CORRELAÇÃO CLÍNICA

JOELHO VARO E JOELHO VALGO

Embora o fêmur tenha uma orientação diagonal na coxa, a tíbia é quase vertical na perna. Isso cria um ângulo Q no joelho entre os eixos longitudinais dos dois ossos. O ângulo varia de acordo com o estágio de crescimento e o sexo, mas também pode ser alterado por doença. Normalmente, a cabeça do fêmur localiza-se no centro da articulação do joelho, distribuindo peso de maneira uniforme sobre a face articular superior da tíbia. No joelho varo (perna arqueada), o ângulo Q é menor do que o normal, visto que o fêmur é mais vertical. Isso aumenta o peso sobre o lado medial do joelho, exercendo então um estresse adicional sobre o menisco medial e o ligamento colateral tibial (medial). Na posição ortostática com os pés e os tornozelos juntos, os joelhos ficam afastados. No joelho valgo, o ângulo Q é maior, visto que o fêmur é mais diagonal. Um peso maior é exercido sobre a face lateral do joelho, o que força o menisco lateral e o ligamento colateral fibular (lateral). Na posição ortostática, os joelhos se tocam, mas não os tornozelos.

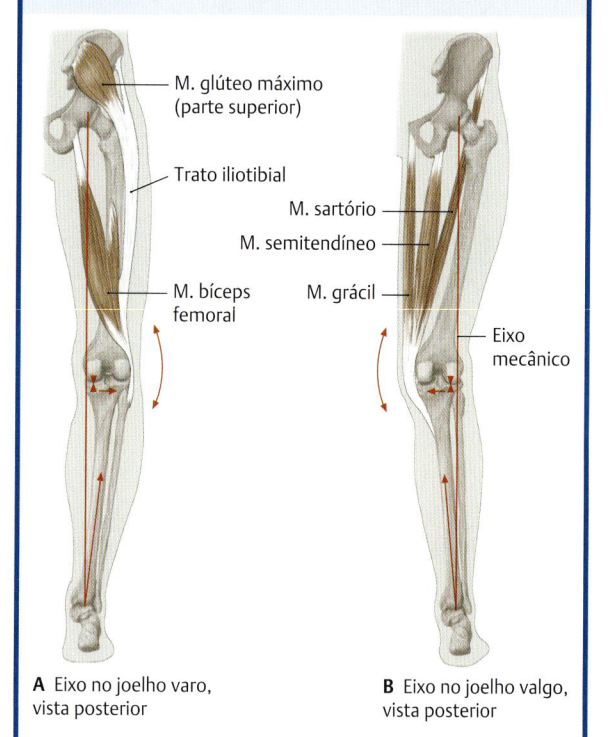

A Eixo no joelho varo, vista posterior   **B** Eixo no joelho valgo, vista posterior

De Schuenke M, Schulte E, Schumacher U. THIEME Atlas of Anatomy, Vol 1. Ilustrações de Voll M e Wesker K. 3rd ed. New York: Thieme Publishers; 2020.

Fossa poplítea

A fossa poplítea é um espaço em formato de losango posterior à articulação do joelho (Figura 22.23).
— Seus limites musculares são
 • Superomedialmente, o músculo semimembranáceo
 • Superolateralmente, o músculo bíceps femoral
 • Inferiormente, as cabeças medial e lateral do músculo gastrocnêmio
— O conteúdo da fossa, que se localiza dentro da gordura poplítea, inclui
 • A artéria e a veia poplíteas e seus ramos do joelho
 • Os linfonodos poplíteos
 • Os nervos tibial e fibular comum

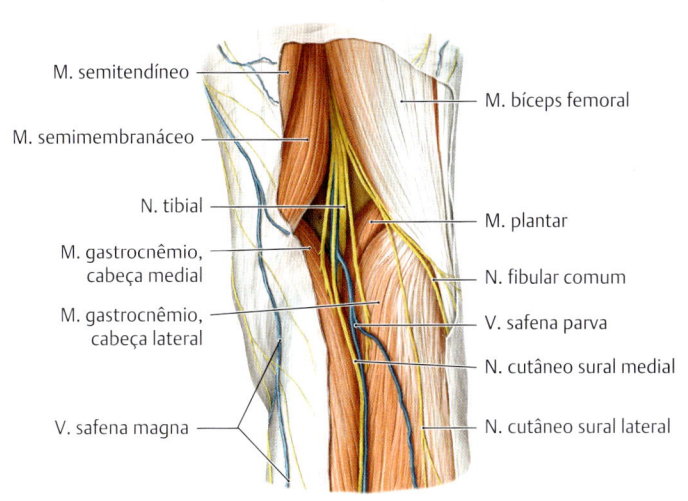

A Estruturas neurovasculares superficiais

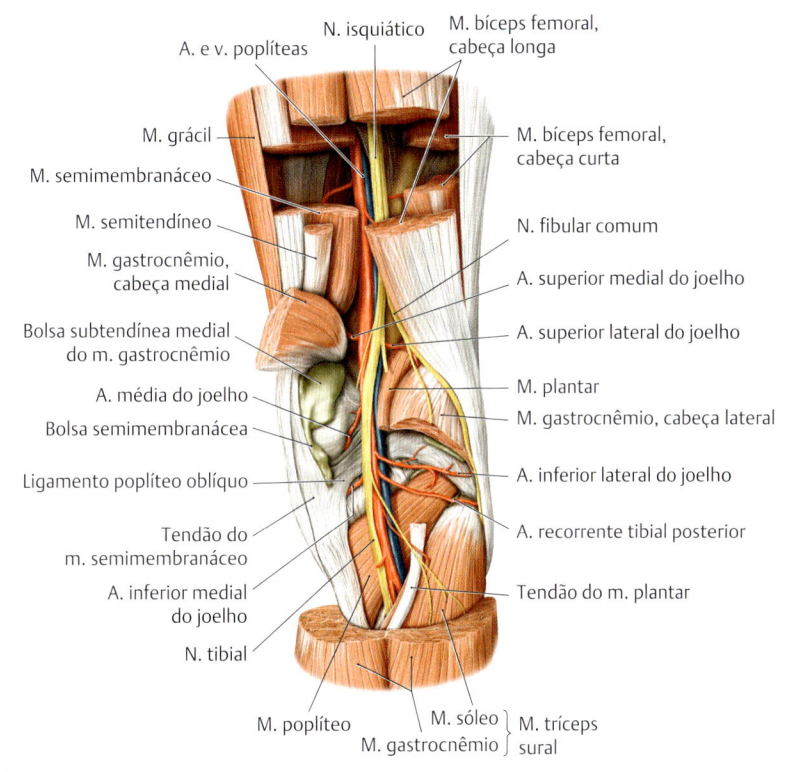

B Estruturas neurovasculares profundas

Figura 22.23 Fossa poplítea. Perna direita, vista posterior. (De Schuenke M, Schulte E, Schumacher U. THIEME Atlas of Anatomy, Vol 1. Ilustrações de Voll M e Wesker K. 3rd ed. New York: Thieme Publishers; 2020.)

— No ápice superior da fossa poplítea, o nervo isquiático divide-se em seus dois ramos terminais
  • O nervo tibial desce em direção ao compartimento posterior da perna com os vasos poplíteos
  • O nervo fibular comum segue lateralmente ao longo da margem do músculo bíceps femoral para entrar no compartimento lateral da perna.

22.5   Perna

A perna estende-se do joelho até o tornozelo; contém a tíbia, a fíbula e os músculos do compartimento da perna.

Articulações tibiofibulares

A tíbia e a fíbula são unidas proximalmente no joelho e distalmente no tornozelo. Diferentemente do movimento extenso da articulação radiulnar no antebraço, ocorre apenas um movimento leve em cada articulação tibiofibular, e não há nenhum músculo diretamente associado a elas.

— A **articulação tibiofibular** proximal é uma articulação sinovial do tipo plano entre a cabeça da fíbula e a face articular do côndilo lateral da tíbia. A articulação é fixada pelos **ligamentos anterior** e **posterior da cabeça da fíbula** (Figura 2.16)

— A **articulação tibiofibular** distal, uma articulação composta fibrosa, cria um encaixe formado pelos maléolos medial e lateral que envolve o tálus e estabiliza a articulação talocrural. Os ligamentos da articulação tibiofibular (Figura 22.24) incluem
  - Um **ligamento tibiofibular interósseo** profundo, o principal suporte da articulação, que é contínuo à membrana interóssea da perna
  - Os **ligamentos tibiofibular anterior** e **tibiofibular posterior** externos
— Uma membrana interóssea une os corpos da tíbia e da fíbula, e também proporciona estabilidade para as articulações tibiofibular distal e talocrural.

Músculos da perna

Os músculos da perna, que movimentam o joelho, o tornozelo e o pé, são divididos em quatro compartimentos na perna (ver Figura 22.45 B, mais adiante).
— O compartimento anterior contém:
  - Os músculos que realizam a dorsiflexão do pé e dos dedos dos pés, e também a inversão do pé (Tabela 22.8)
  - O nervo fibular profundo
  - A artéria e as veias tibiais anteriores
— O compartimento lateral contém:
  - Os músculos que realizam a eversão e a flexão plantar do pé (Tabela 22.9)
  - O nervo fibular superficial

- Os ramos musculares da artéria e das veias fibulares do compartimento posterior
— A parte superficial do compartimento posterior contém:
  - Os músculos que realizam a flexão plantar do pé, dois dos quais, o músculo gastrocnêmio e o músculo sóleo, formam o músculo tríceps sural e compartilham um tendão de inserção comum, o **tendão do calcâneo** (Tabela 22.10)
  - O nervo tibial
  - Os ramos musculares da artéria e das veias tibiais posteriores da parte profunda do compartimento posterior
— A parte profunda do compartimento posterior contém:
  - Os músculos que realizam a flexão plantar do pé e dos dedos dos pés, e também a inversão do pé (Tabela 22.11) (apenas um músculo, o poplíteo, cruza o joelho e realiza a rotação lateral do fêmur)
  - O nervo tibial
  - A artéria e as veias tibiais e fibulares posteriores

> ### BOXE 22.10 CORRELAÇÃO CLÍNICA
>
> #### CANELITE
> A canelite resulta de um traumatismo crônico do músculo tibial anterior, geralmente em decorrência do uso excessivo do músculo durante atividades atléticas. É considerada uma forma leve da síndrome compartimental anterior; pequenas lacerações do periósteo provocam dor e edema nos dois terços distais do corpo da tíbia.

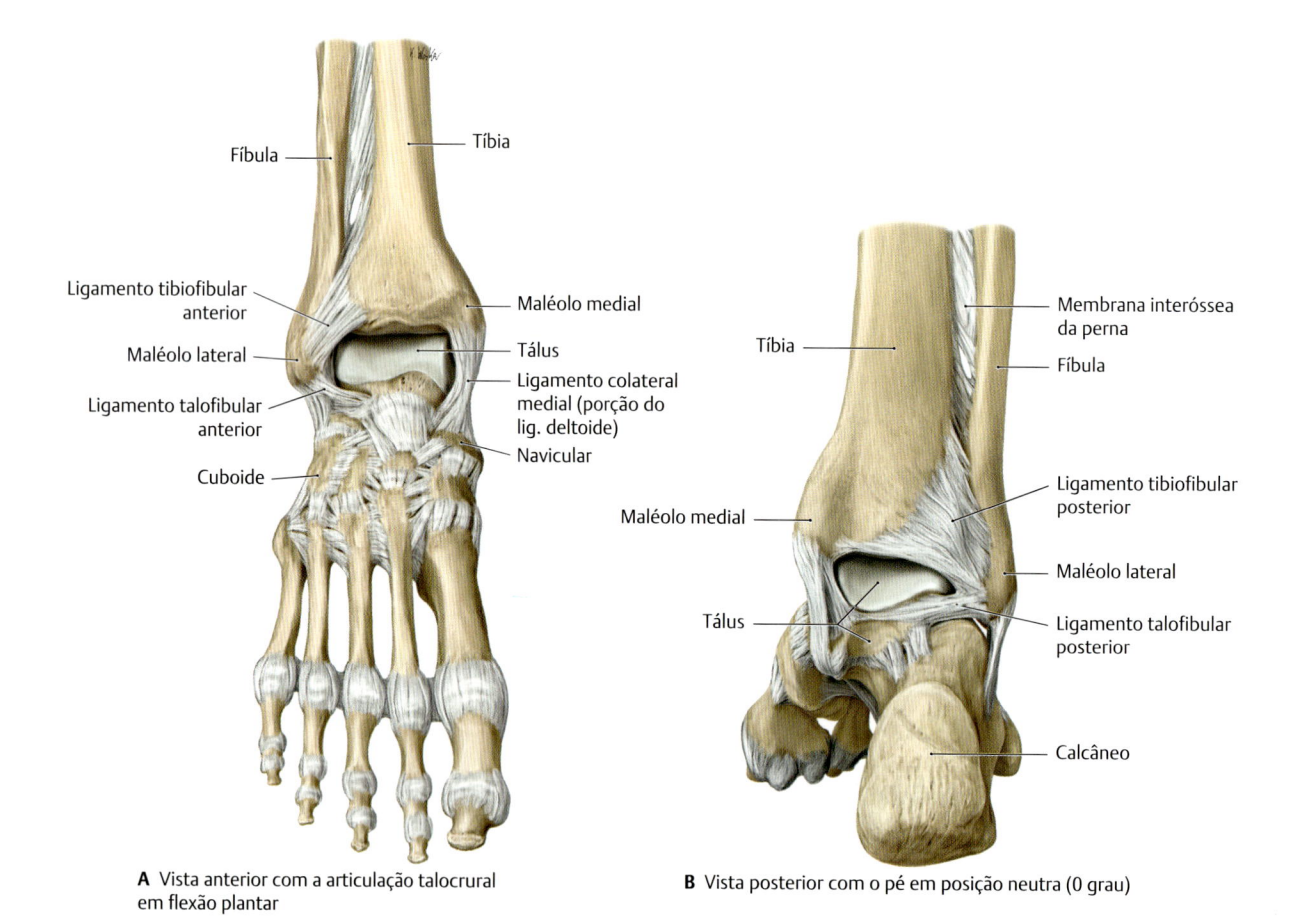

A Vista anterior com a articulação talocrural em flexão plantar

B Vista posterior com o pé em posição neutra (0 grau)

Figura 22.24 Ligamentos do tornozelo e do pé. Pé direito. (De Schuenke M, Schulte E, Schumacher U. THIEME Atlas of Anatomy, Vol 1. Ilustrações de Voll M e Wesker K. 3rd ed. New York: Thieme Publishers; 2020.)

— Os retináculos, que consistem em faixas espessadas de fáscia da perna, ligam os tendões dos músculos extensores e flexores longos quando cruzam o tornozelo (Figura 22.25)

- Os **retináculos superior** e **inferior dos músculos extensores** ligam os músculos do compartimento anterior
- Medialmente, um **retináculo dos músculos flexores** liga os músculos da parte profunda do compartimento posterior
- Os **retináculos superiores** e **inferiores dos músculos fibulares** ligam os músculos do compartimento lateral

---

BOXE 22.11 CORRELAÇÃO CLÍNICA

RUPTURA DO TENDÃO DO CALCÂNEO

A ruptura do tendão do calcâneo tende a ocorrer após súbita flexão plantar forçada do pé, dorsiflexão inesperada do pé ou dorsiflexão violenta de um pé em flexão plantar em indivíduos não acostumados a praticar exercícios ou que praticam exercícios de maneira intermitente. A ruptura compromete os músculos gastrocnêmio, sóleo e plantar de modo que o indivíduo fica incapaz de realizar a flexão plantar do pé.

BOXE 22.12 CORRELAÇÃO CLÍNICA

SÍNDROME COMPARTIMENTAL

A síndrome compartimental é uma condição que pode ocorrer após queimaduras, hemorragia, fraturas complexas ou lesões por esmagamento. A ocorrência de edema, infecção ou sangramento no compartimento pode aumentar a pressão intracompartimental; quando alta o suficiente, provoca compressão das pequenas estruturas vasculares que irrigam o conteúdo do compartimento.

Os nervos são particularmente vulneráveis à isquemia, e pode ocorrer perda permanente das funções motora e sensitiva distalmente ao compartimento. Os sintomas consistem em dor intensa, que é desproporcional à lesão, parestesia (formigamento e dormência), palidez da pele, paralisia dos músculos afetados e perda dos pulsos distais no membro afetado. O tratamento consiste em cirurgia imediata para descomprimir o compartimento por meio de incisões longas através da fáscia (fasciotomia).

Tabela 22.8 Músculos da perna, compartimento anterior.

Músculo	Origem	Inserção	Inervação	Ação
① Tibial anterior	Tíbia (dois terços superiores da face lateral), membrana interóssea da perna e parte superficial da fáscia da perna (parte mais alta)	Cuneiforme medial (faces medial e plantar), primeiro osso metatarsal (base medial)	N. fibular profundo (L4, L5)	Articulação talocrural: flexão dorsal / Articulação talocalcânea: inversão (supinação)
② Extensor longo do hálux	Fíbula (terço médio da face medial), membrana interóssea da perna	Hálux (na fáscia dorsal e na base de sua falange distal)		Articulação talocrural: flexão dorsal / Articulação talocalcânea: dependendo da posição inicial do pé, ativo tanto na eversão quanto na inversão do pé (pronação/supinação) / Estende as articulações MTF e IF do hálux
③ Extensor longo dos dedos	Fíbula (cabeça e margem anterior), tíbia (côndilo lateral) e membrana interóssea da perna	2º ao 5º dedo (nas fáscias dorsais nas bases das falanges distais)		Articulação talocrural: flexão dorsal do pé / Articulação talocalcânea: eversão (pronação) / Estende as articulações MTF e IF do 2º ao 5º dedo dos pés
④ Fibular terceiro	Parte distal da fíbula (margem anterior)	Metatarsal V (base)		Articulação talocrural: flexão dorsal do pé / Articulação talocalcânea: eversão (pronação)

IF, interfalângica; MTF, metatarsofalângica.

Músculos da perna, compartimento anterior. Perna direita, vista anterior. (De Schuenke M, Schulte E, Schumacher U. THIEME Atlas of Anatomy, Vol 1. Ilustrações de Voll M e Wesker K. 3rd ed. New York: Thieme Publishers; 2020.)

BOXE 22.13 CORRELAÇÃO CLÍNICA

SÍNDROME DO TÚNEL DO TARSO

Assim como a síndrome do túnel do carpo da mão, a síndrome do túnel do tarso resulta do edema das bainhas sinoviais dos tendões dos músculos flexores longos dentro do túnel do tarso. A compressão do nervo tibial pode resultar em dor em queimação, dormência e formigamento que se irradiam para o calcanhar.

— O **túnel do tarso** é uma passagem na face medial do tornozelo formada pelo retináculo dos músculos flexores e suas inserções ao maléolo medial e ao calcâneo. O túnel do tarso possibilita a passagem

- Dos tendões dos músculos da parte profunda do compartimento posterior
- Da artéria e das veias tibiais posteriores e seus ramos plantares medial e lateral
- Do nervo tibial e seus ramos plantares medial e lateral.

Tabela 22.9 Músculos da perna, compartimento lateral.

Músculo	Origem	Inserção	Inervação	Ação
① Fibular longo	Fíbula (cabeça e dois terços proximais da face lateral, que surgem em parte dos septos intermusculares)	Cuneiforme medial (face plantar), metatarsal I (base)	N. fibular superficial (L5, S1)	Articulação talocrural: flexão plantar Articulação talocalcânea: eversão (pronação) do pé Sustenta o arco transverso do pé
② Fibular curto	Fíbula (metade distal da face lateral), septos intermusculares	Metatarsal V (tuberosidade na base e com ocasional divisão para a fáscia dorsal do dedo mínimo)		Articulação talocrural: flexão plantar Articulação talocalcânea: eversão (pronação) do pé

Músculos da perna, compartimento lateral. Perna e pé direitos, vista anterior. (De Schuenke M, Schulte E, Schumacher U. THIEME Atlas of Anatomy, Vol 1. Ilustrações de Voll M e Wesker K. 3rd ed. New York: Thieme Publishers; 2020.)

Tabela 22.10 Músculos da perna, compartimento posterior: flexores superficiais.

Músculo		Origem	Inserção	Inervação	Ação
Tríceps sural	① Gastrocnêmio	Fêmur (cabeça medial: parte posterossuperior do côndilo medial do fêmur; cabeça lateral: face lateral do côndilo lateral do fêmur)	Tuberosidade do calcâneo por meio do tendão do calcâneo (de Aquiles) Tuberosidade do calcâneo	N. tibial (S1, S2)	Articulação talocrural: flexão plantar quando o joelho está em extensão (m. gastrocnêmio) Articulação do joelho: flexão (m. gastrocnêmio) Articulação talocrural: flexão plantar (m. sóleo)
	② Sóleo	Fíbula (cabeça e colo, face posterior), tíbia (linha para o m. sóleo por meio de um arco tendíneo)			
③ Plantar		Fêmur (epicôndilo lateral, proximal à cabeça lateral do m. gastrocnêmio)			Insignificante; pode atuar com o m. gastrocnêmio em flexão plantar

Flexores superficiais, compartimento posterior da perna. Perna direita com pé em flexão plantar, vista posterior. (De Gilroy AM, MacPherson BR, Wikenheiser JC. Atlas of Anatomy. Ilustrações de Voll M e Wesker K. 4th ed. New York: Thieme Publishers; 2020.)

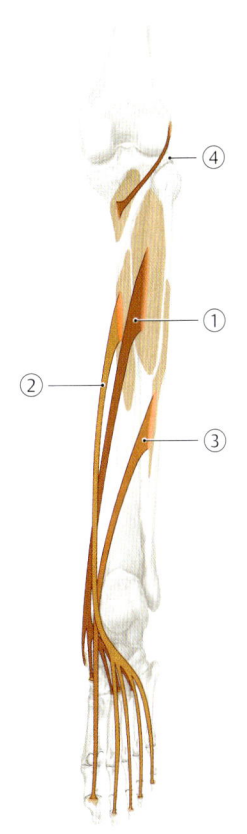

Flexores profundos, compartimento posterior da perna. Perna direita com pé em flexão plantar, vista posterior. (De Schuenke M, Schulte E, Schumacher U. THIEME Atlas of Anatomy, Vol 1. Ilustrações de Voll M e Wesker K. 3rd ed. New York: Thieme Publishers; 2020.)

Tabela 22.11 Músculos da perna, compartimento posterior: flexores profundos.

Músculo	Origem	Inserção	Inervação	Ação
① Tibial posterior	Membrana interóssea da perna, margens adjacentes da tíbia e da fíbula	Tuberosidade do navicular; cuneiformes (medial, intermédio e lateral); metatarsais II a IV (bases)	N. tibial (L4, L5)	Articulação talocrural: flexão plantar Articulação talocalcânea: inversão (supinação) do pé Sustenta os arcos longitudinal e transverso do pé
② Flexor longo dos dedos	Tíbia (terço médio da face posterior)	Falanges distais do 2º ao 5º dedo do pé (bases)	N. tibial (L5-S2)	Articulação talocrural: flexão plantar Articulação talocalcânea: inversão (supinação) do pé Articulações MTF e IF do 2º ao 5º dedo dos pés: flexão plantar
③ Flexor longo do hálux	Fíbula (dois terços distais da face posterior), membrana interóssea da perna adjacente	Falange distal (base) do hálux		Articulação talocrural: flexão plantar Articulação talocalcânea: inversão (supinação) do pé Articulações MTF e IF do hálux: flexão plantar Sustenta o arco longitudinal medial
④ Poplíteo	Côndilo lateral do fêmur, corno posterior do menisco lateral	Face posterior da tíbia (acima da origem do m. sóleo)	N. tibial (L4-S1)	Articulação do joelho: flexão e liberação do joelho por meio de rotação lateral do fêmur nos 5° fixos da tíbia

IF, interfalângica; MTF, metatarsofalângica.

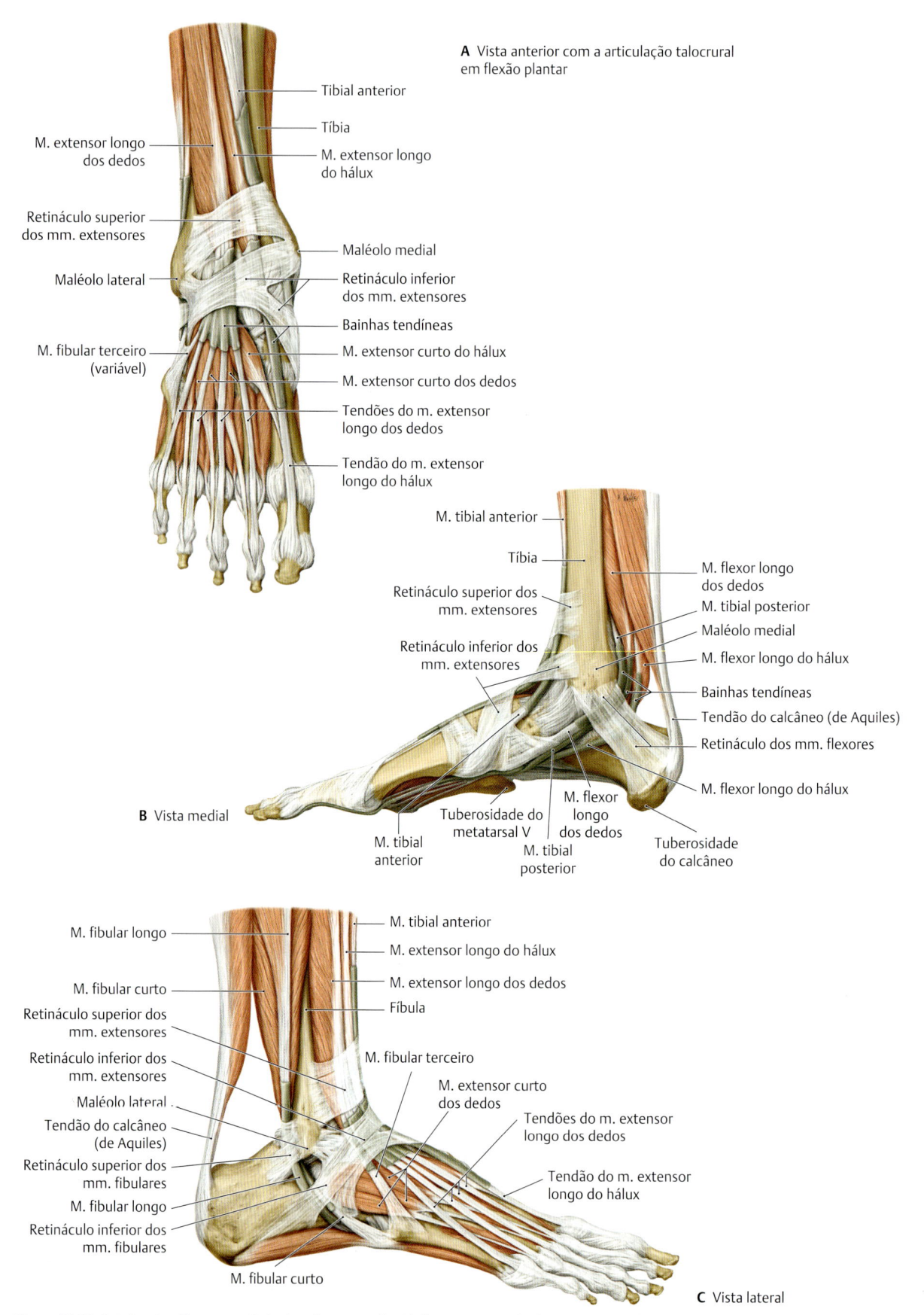

A Vista anterior com a articulação talocrural em flexão plantar

Tibial anterior

Tíbia

M. extensor longo dos dedos

M. extensor longo do hálux

Retináculo superior dos mm. extensores

Maléolo medial

Maléolo lateral

Retináculo inferior dos mm. extensores

Bainhas tendíneas

M. fibular terceiro (variável)

M. extensor curto do hálux

M. extensor curto dos dedos

Tendões do m. extensor longo dos dedos

Tendão do m. extensor longo do hálux

M. tibial anterior

Tíbia

M. flexor longo dos dedos

M. tibial posterior

Retináculo superior dos mm. extensores

Maléolo medial

Retináculo inferior dos mm. extensores

M. flexor longo do hálux

Bainhas tendíneas

Tendão do calcâneo (de Aquiles)

Retináculo dos mm. flexores

M. flexor longo do hálux

B Vista medial

Tuberosidade do metatarsal V

M. flexor longo dos dedos

M. tibial anterior

M. tibial posterior

Tuberosidade do calcâneo

M. fibular longo

M. tibial anterior

M. extensor longo do hálux

M. fibular curto

M. extensor longo dos dedos

Retináculo superior dos mm. extensores

Fíbula

Retináculo inferior dos mm. extensores

M. fibular terceiro

Maléolo lateral

M. extensor curto dos dedos

Tendão do calcâneo (de Aquiles)

Tendões do m. extensor longo dos dedos

Retináculo superior dos mm. fibulares

M. fibular longo

Tendão do m. extensor longo do hálux

Retináculo inferior dos mm. fibulares

M. fibular curto

C Vista lateral

Figura 22.25 Bainhas tendíneas e retináculos do tornozelo. Pé direito. Os retináculos superior e inferior dos músculos extensores mantêm no lugar os tendões dos músculos extensores longos, os retináculos dos músculos fibulares mantêm no lugar os tendões dos músculos fibulares, e o retináculo dos músculos flexores mantém os tendões dos músculos flexores longos através do túnel do tarso. (De Schuenke M, Schulte E, Schumacher U. THIEME Atlas of Anatomy, Vol 1. Ilustrações de Voll M e Wesker K. 3rd ed. New York: Thieme Publishers; 2020.)

22.6   Articulação talocrural

O peso do corpo é transferido ao longo da tíbia da perna por meio do tálus na articulação talocrural e sobre o calcanhar e o antepé. Estruturas ósseas e ligamentares resistentes estabilizam a articulação do tornozelo e facilitam essa transferência de peso.

A **articulação talocrural** inclui articulações entre a parte distal da tíbia e da fíbula e o tálus (Figuras 22.26 a 22.29).

- Na articulação talocrural, o encaixe do tornozelo, que é formado pela articulação tibiofibular distal, envolve o corpo do tálus. Os ligamentos tibiofibulares que estabilizam o encaixe do tornozelo também contribuem para a estabilidade da articulação talocrural

- A articulação talocrural é mais firme e mais estável com o pé em dorsiflexão, quando a parte anterior mais larga da tróclea (do tálus) está em posição encunhada dentro do encaixe do tornozelo. Em contrapartida, a articulação é mais frouxa e menos estável em flexão plantar

- A articulação talocrural é mais firme e mais estável com o pé em dorsiflexão, quando a parte anterior mais larga da tróclea (do tálus) está em posição encunhada dentro do encaixe do tornozelo. No entanto, a articulação é mais frouxa e menos estável em flexão plantar

- Ligamentos talocrurais colaterais resistentes unem a tíbia e a fíbula aos ossos tarsais e sustentam as articulações talocrurais (Figura 22.30)

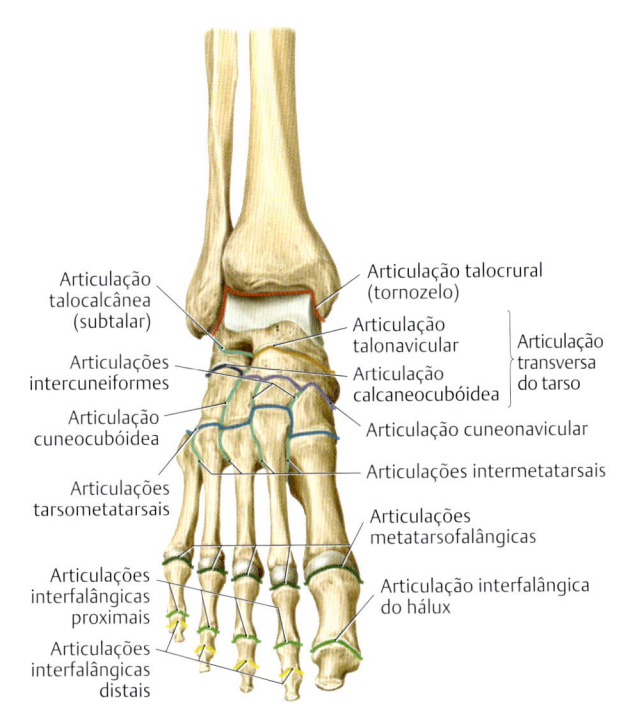

Figura 22.26 Articulações do pé. Pé direito com a articulação talocrural em flexão plantar, vista anterior. (De Gilroy AM, MacPherson BR, Wikenheiser JC. Atlas of Anatomy. Ilustrações de Voll M e Wesker K. 4th ed. New York: Thieme Publishers; 2020.)

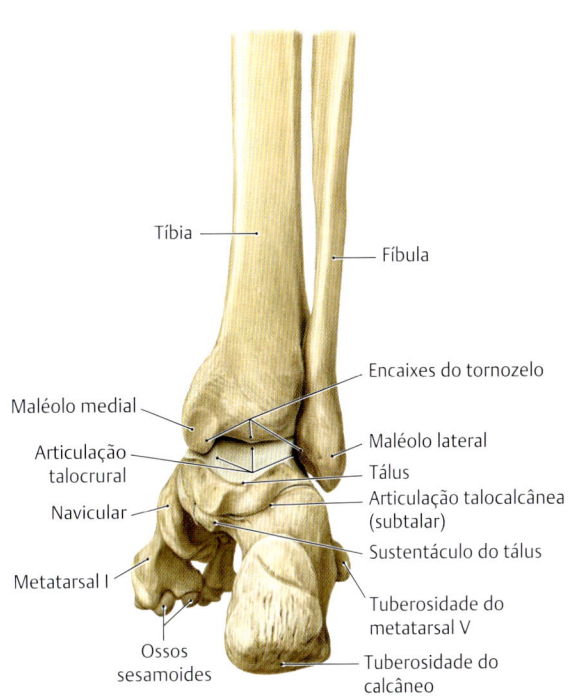

Figura 22.27 Articulações talocrural e talocalcânea (subtalar). Pé direito com o pé em posição neutra (0 grau), vista posterior. (De Schuenke M, Schulte E, Schumacher U. THIEME Atlas of Anatomy, Vol 1. Ilustrações de Voll M e Wesker K. 3rd ed. New York: Thieme Publishers; 2020.)

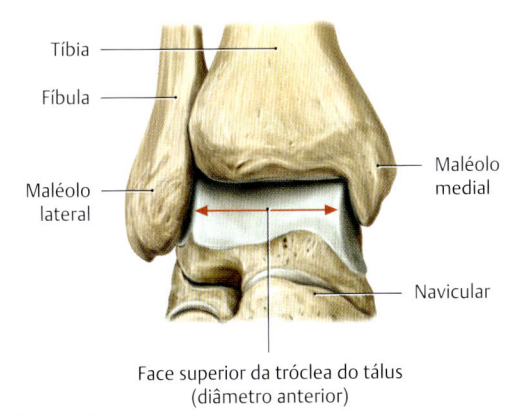

A Vista anterior

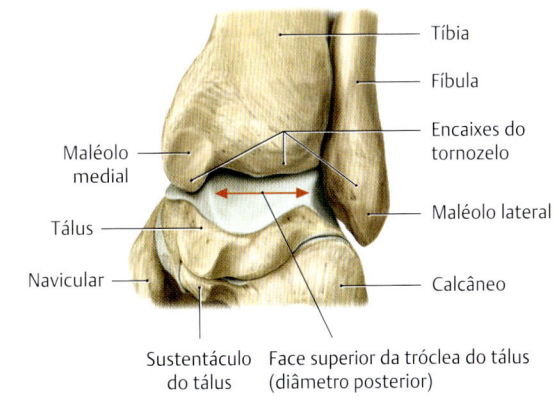

B Vista posterior

Figura 22.28 Articulação talocrural. Pé direito. A articulação talocrural é mais rígida e mais estável com o pé em flexão dorsal, quando a parte anterior mais larga da tróclea (do tálus) é encunhada dentro do encaixe do tornozelo. Em contrapartida, a articulação é mais frouxa e menos estável em flexão plantar. (De Gilroy AM, MacPherson BR, Wikenheiser JC. Atlas of Anatomy. Ilustrações de Voll M e Wesker K. 4th ed. New York: Thieme Publishers; 2020.)

7 MEMBRO INFERIOR

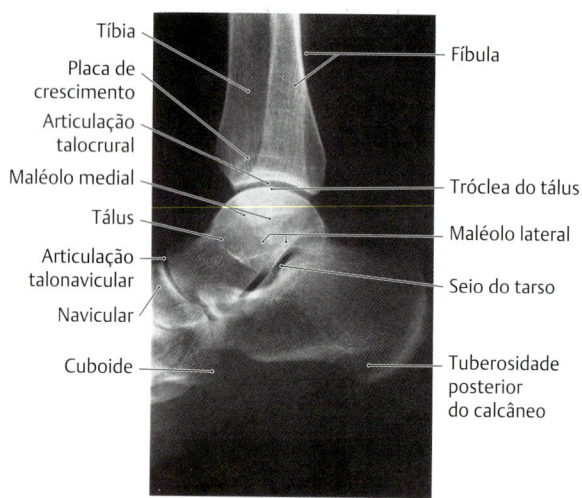

A Vista anteroposterior

B Vista lateral esquerda

Figura 22.29 Radiografia do tornozelo. (De Moeller TB, Reif E. Pocket Atlas of Sectional Anatomy: The Musculoskeletal System. New York: Thieme Publishers; 2009.)

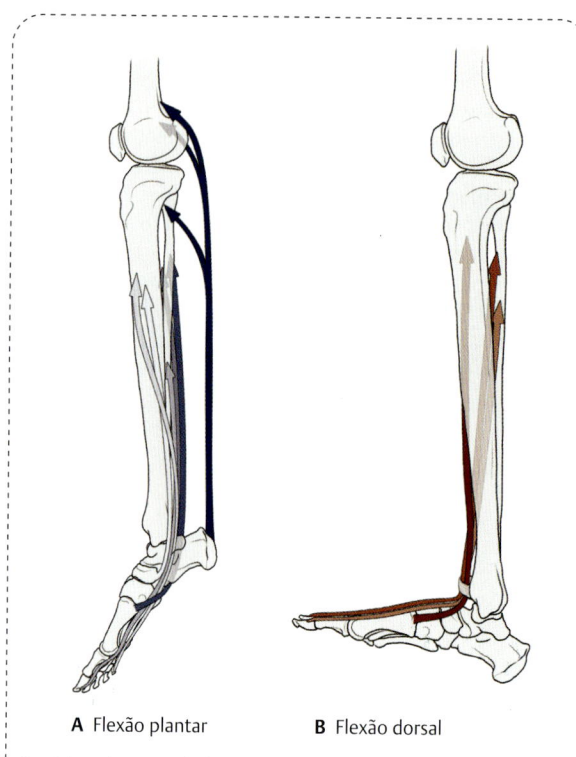

A Flexão plantar   **B** Flexão dorsal

De Schuenke M, Schulte E, Schumacher U. THIEME Atlas of Anatomy, Vol 1. Ilustrações de Voll M e Wesker K. 3rd ed. New York: Thieme Publishers; 2020.

Tabela 22.12 Movimentos da articulação talocrural.

Ação	Principais músculos
Flexão plantar	Gastrocnêmio
	Sóleo
	Tibial posterior
	Flexor longo dos dedos
	Flexor longo do hálux
Flexão dorsal	Tibial anterior
	Extensor longo do hálux
	Extensor longo dos dedos
	Fibular terceiro

- O **ligamento** colateral medial (**deltóideo**) do tornozelo estende-se do maléolo medial da tíbia até o tálus, o calcâneo e o navicular. Seus componentes são os seguintes
  - **Parte tibiotalar anterior**
  - **Parte tibiotalar posterior**
  - **Parte tibiocalcânea**
  - **Parte tibionavicular**
- O **ligamento lateral do tornozelo** estende-se do maléolo lateral da fíbula até o tálus e o calcâneo. Suas partes são as seguintes
  - O **ligamento talofibular anterior**
  - O **ligamento talofibular posterior**
  - O **ligamento calcaneofibular**
- O movimento na articulação talocrural, proporcionado pelos músculos da perna, é limitado principalmente à dorsiflexão (extensão) e à flexão plantar (Tabela 22.12).

BOXE 22.14 CORRELAÇÃO CLÍNICA

ENTORSE DE TORNOZELO

A entorse de tornozelo (ruptura de ligamentos) é causada com mais frequência pela inversão forçada do pé (p. ex., ao caminhar em solo irregular). O dano aos ligamentos laterais da articulação talocrural está relacionado com a gravidade da lesão e ocorre da parte anterior para a posterior: o ligamento talofibular anterior é mais facilmente lesionado, seguido do ligamento calcaneofibular e do ligamento talofibular posterior, que é o menos frequentemente lesionado. As lesões por inversão também podem ser acompanhadas por fratura do maléolo lateral.

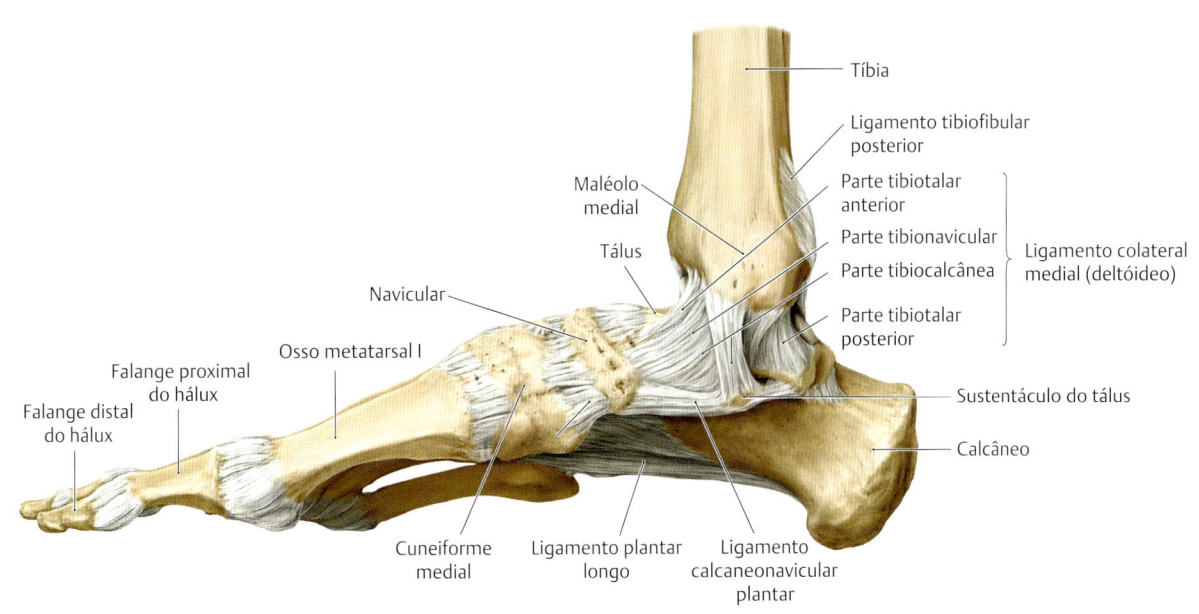

A Vista medial

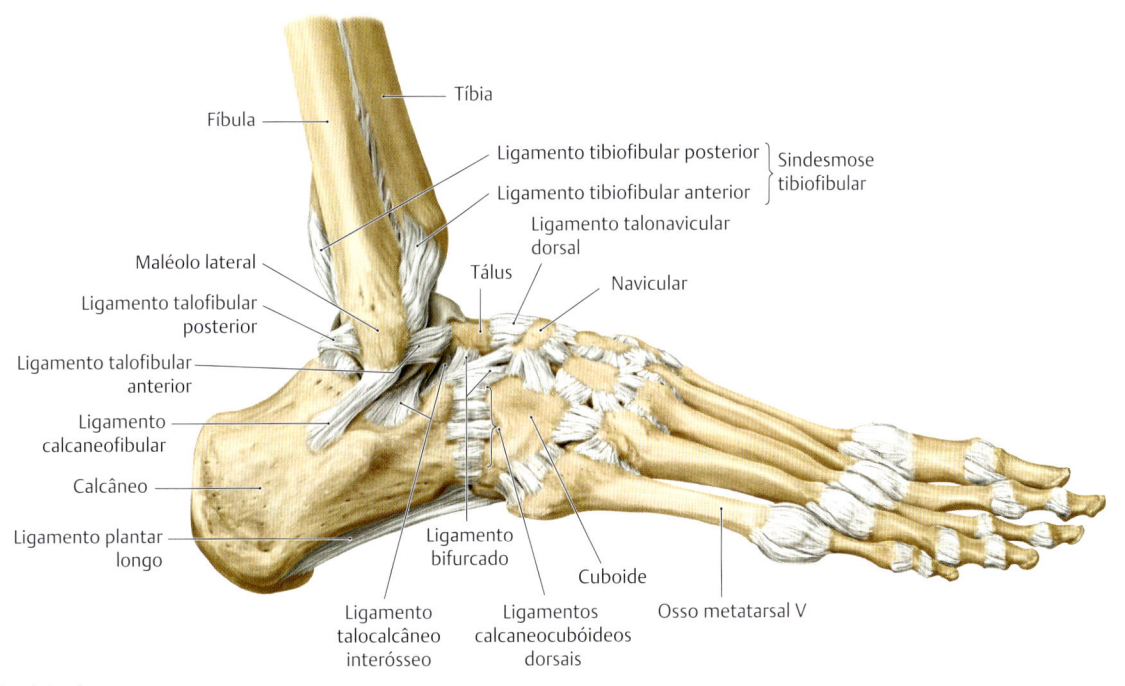

B Vista lateral

Figura 22.30 Ligamentos do tornozelo e do pé. Pé direito. (De Schuenke M, Schulte E, Schumacher U. THIEME Atlas of Anatomy, Vol 1. Ilustrações de Voll M e Wesker K. 3rd ed. New York: Thieme Publishers; 2020.)

22.7 Pé

As numerosas articulações do pé criam uma unidade flexível que absorve efetivamente o choque, distribui o peso das cargas verticais e participa da locomoção.

Articulações do pé e dos dedos dos pés

Os movimentos nas articulações do pé, em particular nas articulações intertarsais (articulações talocalcânea e transversa do tarso), metatarsofalângicas e interfalângicas, contribuem para a locomoção uniforme e para a manutenção do equilíbrio (Figura 22.26).

– A **articulação talocalcânea (subtalar)** é uma articulação entre a face inferior do tálus e o calcâneo subjacente (Figuras 22.29 B, 22.31 e 22.32)

  • Trata-se de uma articulação composta que apresenta compartimentos anterior e posterior

    ◦ O compartimento anterior contém o componente talocalcâneo da articulação talocalcaneonavicular

    ◦ O compartimento posterior contém a articulação talocalcânea posterior

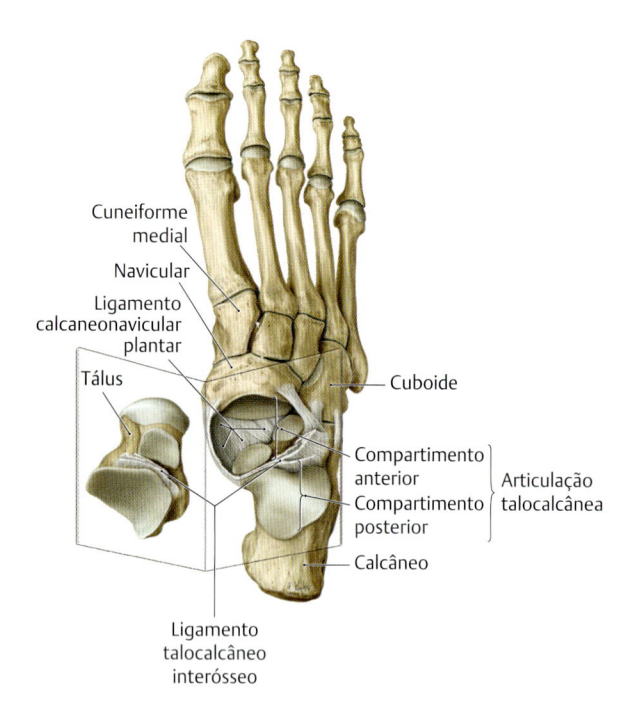

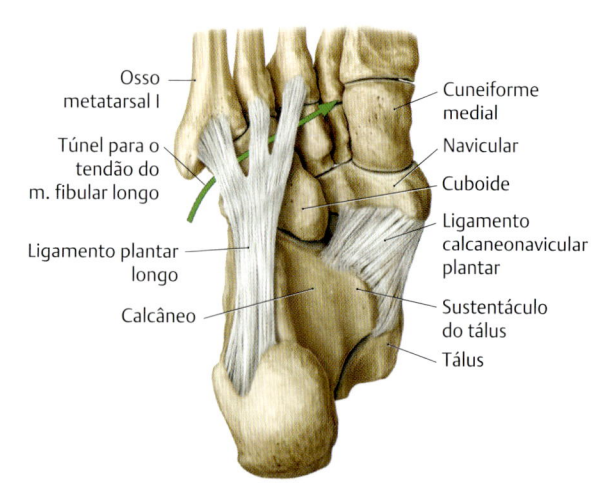

Figura 22.32 Ligamentos da face plantar. Vista plantar. O ligamento calcaneonavicular plantar completa a cavidade óssea da articulação talocalcânea. O ligamento plantar longo converte a tuberosidade do cuboide em um túnel para o tendão do músculo fibular longo (*seta*). (De Gilroy AM, MacPherson BR, Wikenheiser JC. Atlas of Anatomy. Ilustrações de Voll M e Wesker K. 4th ed. New York: Thieme Publishers; 2020.)

Figura 22.31 Articulação talocalcânea e ligamentos talocalcâneos. Pé direito com a articulação talocalcânea aberta, vista dorsal. A articulação talocalcânea consiste em duas articulações distintas separadas pelo ligamento talocalcâneo interósseo: o compartimento posterior (articulação talocalcânea) e o compartimento anterior (articulação talocalcaneonavicular). (De Schuenke M, Schulte E, Schumacher U. THIEME Atlas of Anatomy, Vol 1. Ilustrações de Voll M e Wesker K. 3rd ed. New York: Thieme Publishers; 2020.)

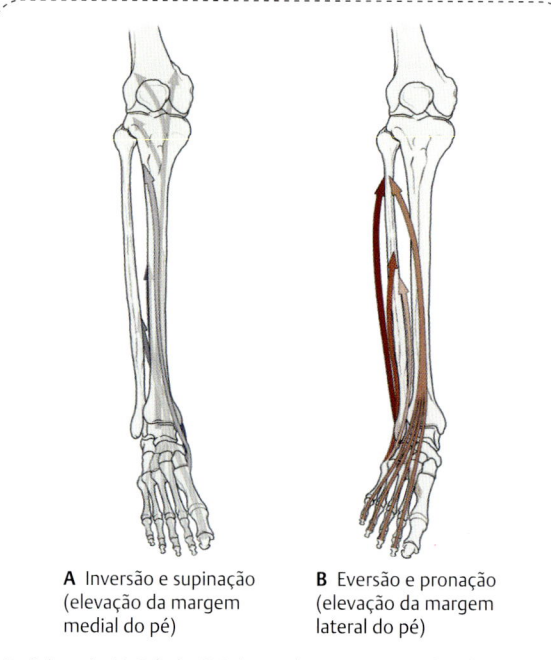

A Inversão e supinação (elevação da margem medial do pé)

B Eversão e pronação (elevação da margem lateral do pé)

De Schuenke M, Schulte E, Schumacher U. THIEME Atlas of Anatomy, Vol 1. Ilustrações de Voll M e Wesker K. 3rd ed. New York: Thieme Publishers; 2020.

- Um resistente **ligamento talocalcâneo interósseo** une os ossos e separa as partes anterior e posterior da articulação
- Trata-se da principal articulação que possibilita a inversão e a eversão do pé
— A **articulação transversa do tarso** é uma articulação composta que combina as articulações talonavicular e calcaneocubóidea
  - O movimento nessa articulação efetua a rotação da parte anterior do pé em relação ao calcanhar, aumentando a inversão e a eversão da articulação talocalcânea
  - Essa articulação constitui um local comum de amputação cirúrgica do pé
— As **articulações tarsometatarsais** e **intermetatarsais** são pequenas e relativamente imóveis
— As **articulações metatarsofalângicas** são articulações sinoviais condilares entre as cabeças dos ossos metatarsais e a base das falanges
  - Nessas articulações, ocorrem flexão, extensão, e alguma abdução e adução
— As **articulações interfalângicas** são gínglimos sinoviais que possibilitam principalmente a flexão e a extensão dos dedos dos pés
  - Os 2º a 4º dedos do pé apresentam as **articulações interfalângicas proximais (IFP)** e as **interfalângicas distais (IFD)**
  - O hálux possui uma única articulação interfalângica
— Os músculos da perna e do pé movimentam as articulações do pé (Tabelas 22.13 e 22.14).

Tabela 22.13 Movimentos das articulações talocalcânea e transversa do tarso.

Ação	Principais músculos
Inversão e supinação	Tibial anterior
	Tibial posterior
	Flexor longo do hálux
	Flexor longo dos dedos
Eversão e pronação	Fibular longo
	Fibular curto
	Fibular terceiro

Tabela 22.14 Movimentos das articulações metatarsofalângicas (MTF) e interfalângicas (IF).

Ação	Principais músculos
Flexão (articulações MTF e IF)	Flexor longo do hálux Flexor curto do hálux Flexor longo dos dedos Flexor curto dos dedos Lumbricais Interósseos dorsais e plantares
Extensão (articulações MTF e IF)	Extensor longo do hálux Extensor curto do hálux Extensor longo dos dedos Extensor curto dos dedos
Abdução (articulações MTF)	Abdutor do hálux Abdutor do dedo mínimo Interósseos dorsais
Adução (articulações MTF)	Adutor do hálux Interósseos plantares

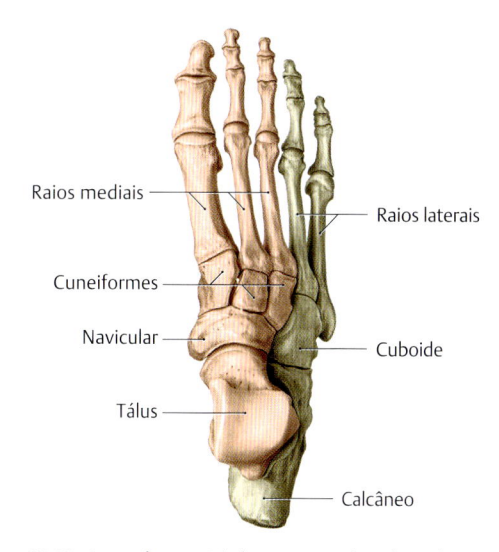

Figura 22.33 Arco plantar. Pé direito, vista dorsal. As forças do pé estão distribuídas entre dois raios laterais e três raios mediais. O arranjo desses raios cria um arco longitudinal e um arco transverso na planta do pé, o que ajuda o pé a absorver cargas verticais. (De Schuenke M, Schulte E, Schumacher U. THIEME Atlas of Anatomy, Vol 1. Ilustrações de Voll M e Wesker K. 3rd ed. New York: Thieme Publishers; 2020.)

BOXE 22.15 CORRELAÇÃO CLÍNICA

PÉ PLANO

O pé plano, ou pé chato, é uma condição em que os estabilizadores tanto ativos quanto passivos da parte medial do arco longitudinal estão frouxos ou ausentes. Como a cabeça do tálus não é sustentada, pode ser deslocada inferomedialmente, e o antepé sofre eversão e abdução, exercendo então maior estresse sobre o ligamento calcaneonavicular plantar. O pé plano ocorre comumente nos indivíduos de idade mais avançada que permanecem em pé por longos períodos de tempo. O pé plano é normal em crianças com menos de 3 anos, porém desaparece com o crescimento.

Arcos do pé

Os ossos tarsais e metatarsais formam arcos longitudinal e transversos flexíveis na planta do pé.

— Os arcos funcionam como uma unidade para
  • Distribuir o peso para o calcanhar e o antepé
  • Atuar como amortecedores de choque durante a locomoção
  • Aumentar a flexibilidade do pé quando apoiado em superfícies irregulares
— O arco longitudinal é constituído pelas partes medial e lateral (Figura 22.33)
  • A parte medial é a mais alta do arco longitudinal do pé, e é formada pelo tálus, pelo navicular, pelos três cuneiformes e pelos metatarsais mediais. A cabeça do tálus constitui a pedra angular do arco
  • A parte lateral é mais plana do que a parte medial e é constituída pelo calcâneo, pelo cuboide e pelos metatarsais laterais
— O arco transverso do pé, que é formado pelo cuboide, pelos cuneiformes e pelas bases dos ossos metatarsais, cruza a parte média do pé (Figura 22.34)

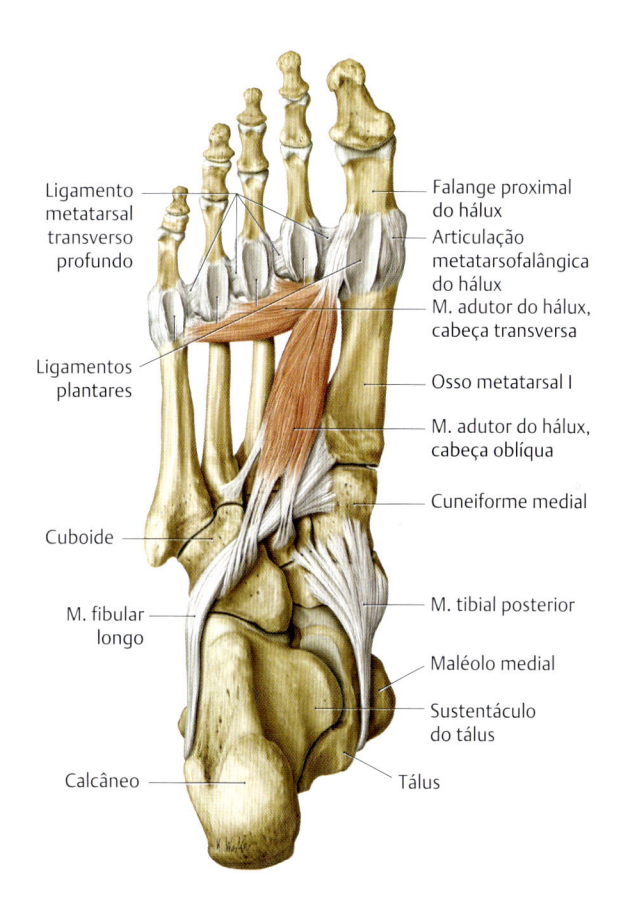

Figura 22.34 Estabilizadores do arco transverso. Pé direito, vista plantar. O arco transverso do pé é sustentado por estruturas estabilizadoras tanto ativas quanto passivas (músculos e ligamentos, respectivamente). *Nota:* o arco do antepé possui apenas estabilizadores passivos, enquanto os arcos do metatarso e do tarso apresentam apenas estabilizadores ativos. (De Schuenke M, Schulte E, Schumacher U. THIEME Atlas of Anatomy, Vol 1. Ilustrações de Voll M e Wesker K. 3rd ed. New York: Thieme Publishers; 2020.)

— Os arcos são sustentados por estabilizadores ativos e passivos (Figura 22.35)
- Os estabilizadores ativos primários dos arcos são os músculos da perna e do pé
  ◦ Os músculos tibial posterior e fibular longo da perna
  ◦ Os músculos flexores curtos, abdutores e adutores do pé
- Os estabilizadores passivos primários dos arcos são os ligamentos do pé
  ◦ A aponeurose plantar
  ◦ O **ligamento calcaneonavicular plantar**
  ◦ O **ligamento plantar longo**.

Dorso do pé

— A anatomia de superfície do dorso do pé revela
- Pele fina e solta
- Um arco venoso dorsal superficial, que constitui a origem das veias safena magna e safena parva
- Tendões dos músculos extensores do compartimento anterior da perna
— Um **compartimento dorsal muscular** do pé contém dois músculos intrínsecos, o **músculo extensor curto dos dedos** e o **músculo extensor curto do hálux**, que realizam a extensão dos dedos dos pés (Tabela 22.15).

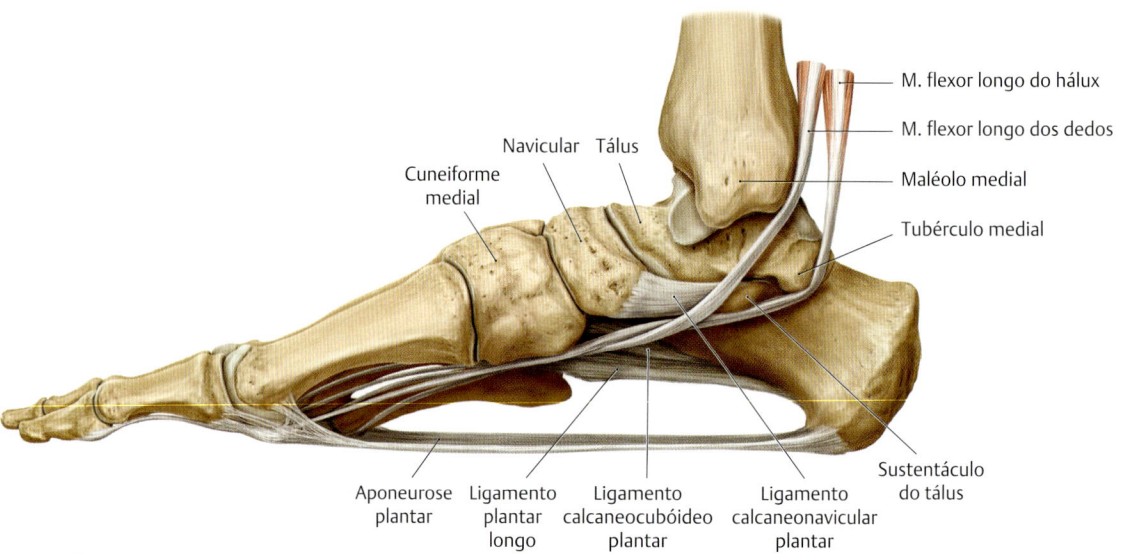

A Estabilizadores passivos do arco longitudinal. Os principais estabilizadores passivos do arco longitudinal são a aponeurose plantar (componente mais resistente), o ligamento plantar longo (ver Figura 22.32) e o ligamento calcaneonavicular plantar (componente mais fraco)

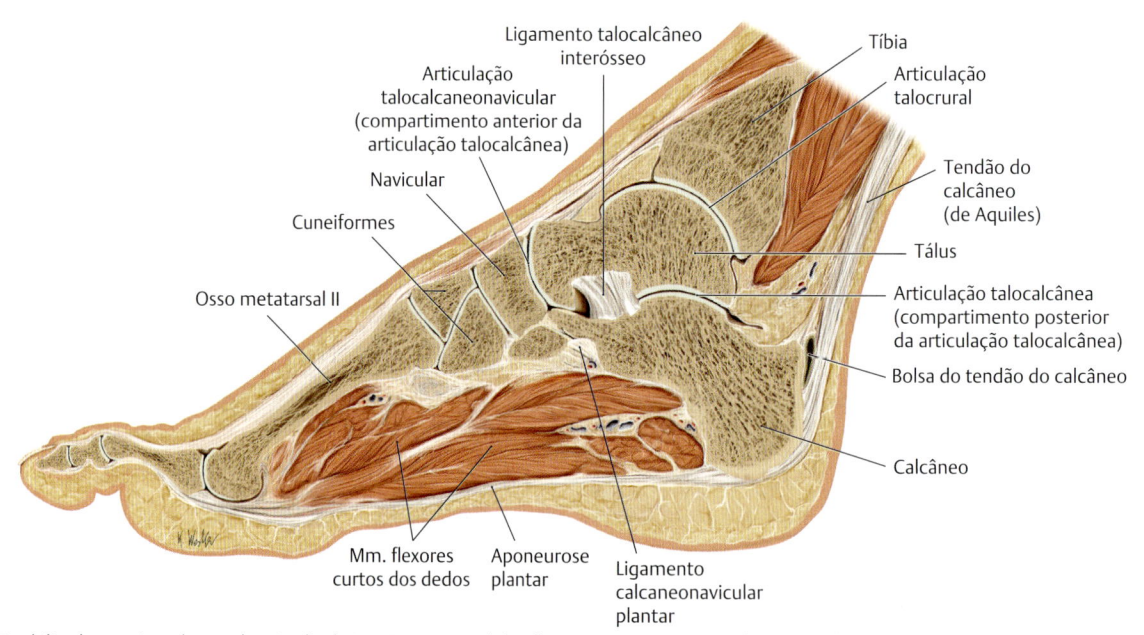

B Estabilizadores ativos do arco longitudinal. Os principais estabilizadores ativos são os músculos curtos do pé: abdutor do hálux, flexor curto do hálux, flexor curto dos dedos, quadrado plantar e abdutor do dedo mínimo

Figura 22.35 Estabilizadores do arco longitudinal. Pé direito, vista medial. (De Schuenke M, Schulte E, Schumacher U. THIEME Atlas of Anatomy, Vol 1. Ilustrações de Voll M e Wesker K. 3rd ed. New York: Thieme Publishers; 2020.)

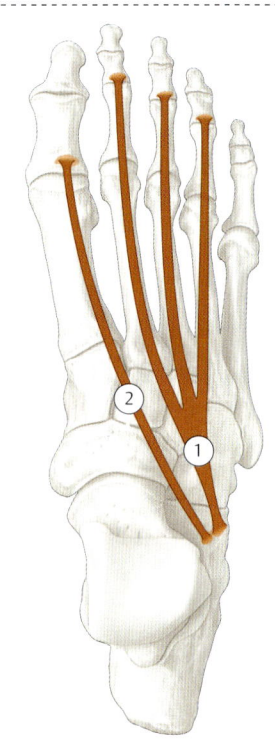

Músculos intrínsecos do dorso do pé, pé direito, vista dorsal. (De Gilroy AM, MacPherson BR, Wikenheiser JC. Atlas of Anatomy. Ilustrações de Voll M e Wesker K. 4th ed. New York: Thieme Publishers; 2020.)

Tabela 22.15 Músculos intrínsecos do dorso do pé.

Músculo	Origem	Inserção	Inervação	Ação
① Extensor curto dos dedos	Calcâneo (face dorsal)	2º ao 4º dedo (nas fáscias dorsais e nas bases das falanges médias)	N. fibular profundo (L5, S1)	Extensão das articulações MTF e IFP do 2º ao 4º dedo
② Extensor curto do hálux		Hálux (na fáscia dorsal e na falange proximal)		Extensão das articulações MTF do hálux

IFP, interfalângica proximal; MTF, metatarsofalângica.

Planta do pé

— A anatomia de superfície da planta do pé revela
  • Pele espessada e resistente, particularmente no calcanhar, na margem lateral e no antepé
  • Pele firmemente fixada à aponeurose plantar subjacente
  • Tela subcutânea dividida por septos fibrosos em áreas preenchidas de gordura que atuam como amortecedores de choque, particularmente no calcanhar
— A aponeurose plantar longitudinal resistente (Figura 22.42, mais adiante)
  • Fixa-se firmemente à pele da planta do pé
  • Origina-se no calcâneo e é contínua distalmente às bainhas fibrosas dos dedos dos pés, que contêm os tendões flexores dos pés

  • Protege a planta do pé de lesões
  • Atua como uma barra roscada que sustenta os arcos do pé
— A musculatura da planta do pé é geralmente descrita em quatro camadas (Tabelas 22.16 e 22.17). Entretanto, à semelhança da palma da mão, a fáscia profunda separa os músculos da planta do pé em quatro compartimentos fasciais
  • O **compartimento medial**, que contém os músculos abdutor e flexor do hálux
  • O **compartimento central**, que contém os músculos flexores curtos e longos dos 2º ao 4º dedo, o músculo adutor do hálux, os músculos lumbricais e o músculo quadrado plantar
  • O **compartimento lateral**, que contém os músculos abdutor e flexor do dedo mínimo
  • O **compartimento interósseo**, que contém os músculos interósseos.

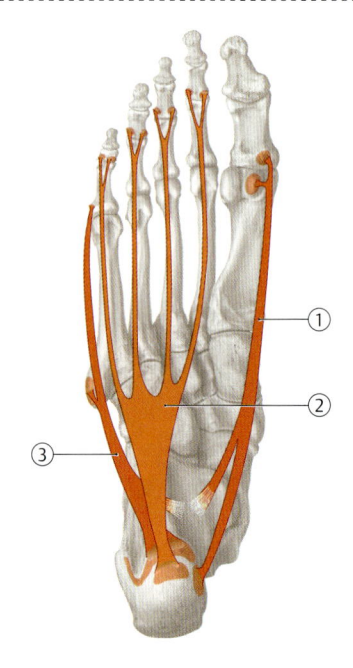

Músculos intrínsecos superficiais da planta do pé, pé direito, primeira camada, vista plantar. (De Gilroy AM, MacPherson BR, Wikenheiser JC. Atlas of Anatomy. Ilustrações de Voll M e Wesker K. 4th ed. New York: Thieme Publishers; 2020.)

Tabela 22.16 Músculos intrínsecos da planta do pé: camada superficial.

Músculo	Origem	Inserção	Inervação	Ação
① Abdutor do hálux	Tuberosidade do calcâneo (processo medial); retináculo dos músculos flexores, aponeurose plantar	Hálux (base da falange proximal por meio do osso sesamoide medial)	N. plantar medial (S1, S2)	Articulação MTF do hálux: flexão e abdução do hálux Sustenta o arco longitudinal do pé
② Flexor curto dos dedos	Tuberosidade do calcâneo (tubérculo medial), aponeurose plantar	2º ao 5º dedo (faces das falanges médias)		Flexão das articulações MTF e IFP do 2º ao 5º dedo Sustenta o arco longitudinal do pé
③ Abdutor do dedo mínimo		Dedo mínimo (base da falange proximal), metatarsal V (na tuberosidade)	N. plantar lateral (S1-S3)	Flexão da articulação MTF do dedo mínimo Abdução do dedo mínimo Sustenta o arco longitudinal do pé

IFP, interfalângica proximal; MTF, metatarsofalângica.

BOXE 22.16 CORRELAÇÃO CLÍNICA

FASCITE PLANTAR

A inflamação da aponeurose plantar é uma afecção comum e dolorosa de corredores que se caracteriza por hipersensibilidade da planta do pé, particularmente no calcâneo. Em geral, a dor é mais intensa após o repouso e pode se dissipar com a atividade.

BOXE 22.17 CORRELAÇÃO CLÍNICA

REFLEXO PLANTAR

O reflexo plantar avalia a integridade das raízes nervosas L4-S2. Consiste em uma estimulação firme da face lateral da planta do pé começando no calcanhar e seguindo até a base do hálux. No indivíduo normal, esse estímulo provoca a flexão dos dedos dos pés. A extensão do hálux com abertura do 2º ao 5º dedo é denominada sinal de Babinski, uma resposta anormal em adultos que indica lesão cerebral. Em virtude da imaturidade do sistema nervoso central, o sinal de Babinski é uma resposta normal em crianças pequenas (com menos de 4 anos).

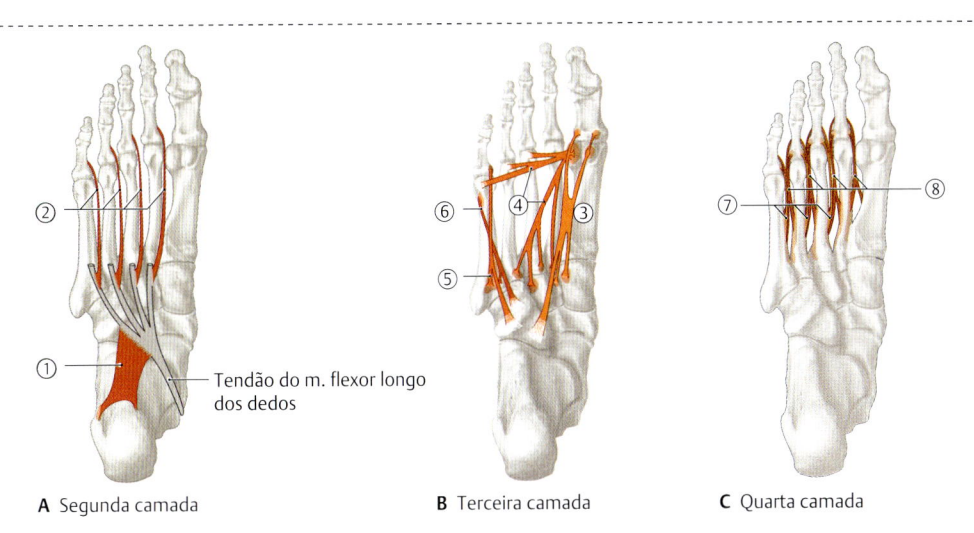

A Segunda camada **B** Terceira camada **C** Quarta camada

Músculos intrínsecos profundos da planta do pé, pé direito, vista plantar. (De Gilroy AM, MacPherson BR, Wikenheiser JC. Atlas of Anatomy. Ilustrações de Voll M e Wesker K. 4th Edition. New York: Thieme Publishers; 2020.).

Tabela 22.17 Músculos intrínsecos da planta do pé: camadas profundas.

Músculo	Origem	Inserção	Inervação	Ação
① Quadrado plantar	Tuberosidade do calcâneo (margens medial e plantar na face plantar)	Tendão do m. flexor longo dos dedos (margem lateral)	N. plantar lateral (S1-S3)	Redirecionamento e aumento da tração do m. flexor longo dos dedos
② Lumbricais (quatro músculos)	Tendões do m. flexor longo dos dedos (margens mediais)	2º ao 5º dedo (na fáscia dorsal do pé)	1º m. lumbrical: n. plantar medial (S2, S3) 2º e 4º mm. lumbricais: n. plantar lateral (S2, S3)	Flexão das articulações MTF do 2º ao 5º dedo Extensão das articulações IF do 2º ao 5º dedo Adução do 2º ao 5º dedo em direção ao hálux
③ Flexor curto do hálux	Cuboide, cuneiformes laterais e ligamento calcaneocubóideo plantar	Hálux (na base da falange proximal por meio dos ossos sesamoides mediais e laterais)	Cabeça medial: n. plantar medial (S1, S2) Cabeça lateral: n. plantar lateral (S1, S2)	Flexão da articulação MTF do hálux Sustenta o arco longitudinal do pé
④ Adutor do hálux	Cabeça oblíqua: ossos metatarsais II a IV (nas bases), cuboide e cuneiformes laterais Cabeça transversa: articulação MTF do 3º ao 5º dedo, ligamento metatarsal transverso profundo	Falange proximal do hálux (na base por meio de um tendão comum através do osso sesamoide lateral)	N. plantar lateral, ramo profundo (S2, S3)	Flexão da articulação MTF do hálux Adução do hálux Cabeça transversa: sustenta o arco transverso do pé Cabeça oblíqua: sustenta o arco longitudinal do pé
⑤ Flexor curto do dedo mínimo	Osso metatarsal V (base), ligamento plantar longo	Dedo mínimo (base da falange proximal)	N. plantar lateral, ramo superficial (S2, S3)	Flexão da articulação MTF do dedo mínimo
⑥ Oponente do dedo mínimo*	Ligamento plantar longo; m. fibular longo (na bainha do tendão plantar)	Osso metatarsal V		Tracionamento do osso metatarsal V em direção plantar e medial
⑦ Interósseos plantares (três músculos)	Ossos metatarsais III a V (margem medial)	3º ao 5º dedo (base medial da falange proximal)	N. plantar lateral (S2, S3)	Flexão das articulações MTF do 3º ao 5º dedo Extensão das articulações IF do 3º ao 5º dedo Adução do 3º ao 5º dedo em direção ao 2º dedo
⑧ Interósseos dorsais (quatro músculos)	Ossos metatarsais I a V (por duas cabeças nas faces opostas)	1º m. interósseo: 2ª falange proximal (base medial) 2º ao 4º mm. interósseos: 2ª à 4ª falanges proximais (base lateral), 2º ao 4º dedo (na fáscia dorsal do pé)		Flexão das articulações MTF do 2º ao 4º dedo Extensão das articulações IF do 2º ao 4º dedo Abdução dos 3º e 4º dedos em relação ao 2º dedo

*Pode estar ausente. IF, interfalângica; MTF, metatarsofalângica.

22.8 Ciclo da marcha

A marcha é uma atividade complexa que exige a ação coordenada dos músculos do quadril, da coxa e da perna. A Tabela 22.18 fornece um resumo da ação dos músculos durante o ciclo da marcha.

— A marcha é descrita em duas fases: na marcha normal, a fase de apoio corresponde a cerca de 60%, enquanto a fase de balanço corresponde a cerca de 40%
— Um ciclo da marcha consiste na ação de uma perna passando por cada uma das duas fases.

Tabela 22.18 Sequência de ações musculares durante o ciclo da marcha.

Atividade	Grupos musculares ativos
Fase de apoio	
Essa fase começa quando o calcanhar entra em contato com o solo	Extensores do quadril Dorsiflexores
O pé começa a aceitar o peso do corpo e a pelve é estabilizada	Adutores do quadril Extensores do joelho Flexores plantares
No apoio médio, a pelve, o joelho e o tornozelo são estabilizados	Abdutores do quadril Extensores do joelho Flexores plantares
Essa fase termina com o impulso, que inclui a "elevação do calcanhar" e a "saída dos dedos". A pelve é estabilizada	Abdutores do quadril Flexores plantares
Durante toda a fase de apoio, os arcos do pé são preservados	Tendões longos do pé Músculos intrínsecos do pé
Fase de balanço	
Essa fase começa com a aceleração da coxa para a frente	Flexores do quadril
O pé precisa sair do solo para balançar para a frente	Dorsiflexores
A coxa desacelera preparando-se para o pé entrar em contato com o solo	Extensores do quadril
À medida que o pé se prepara para o calcanhar entrar em contato com o solo, ocorre extensão do joelho para posicionar o pé	Extensor do joelho Dorsiflexores

22.9 Anatomia topográfica dos músculos do membro inferior

Coxa, quadril e região glútea

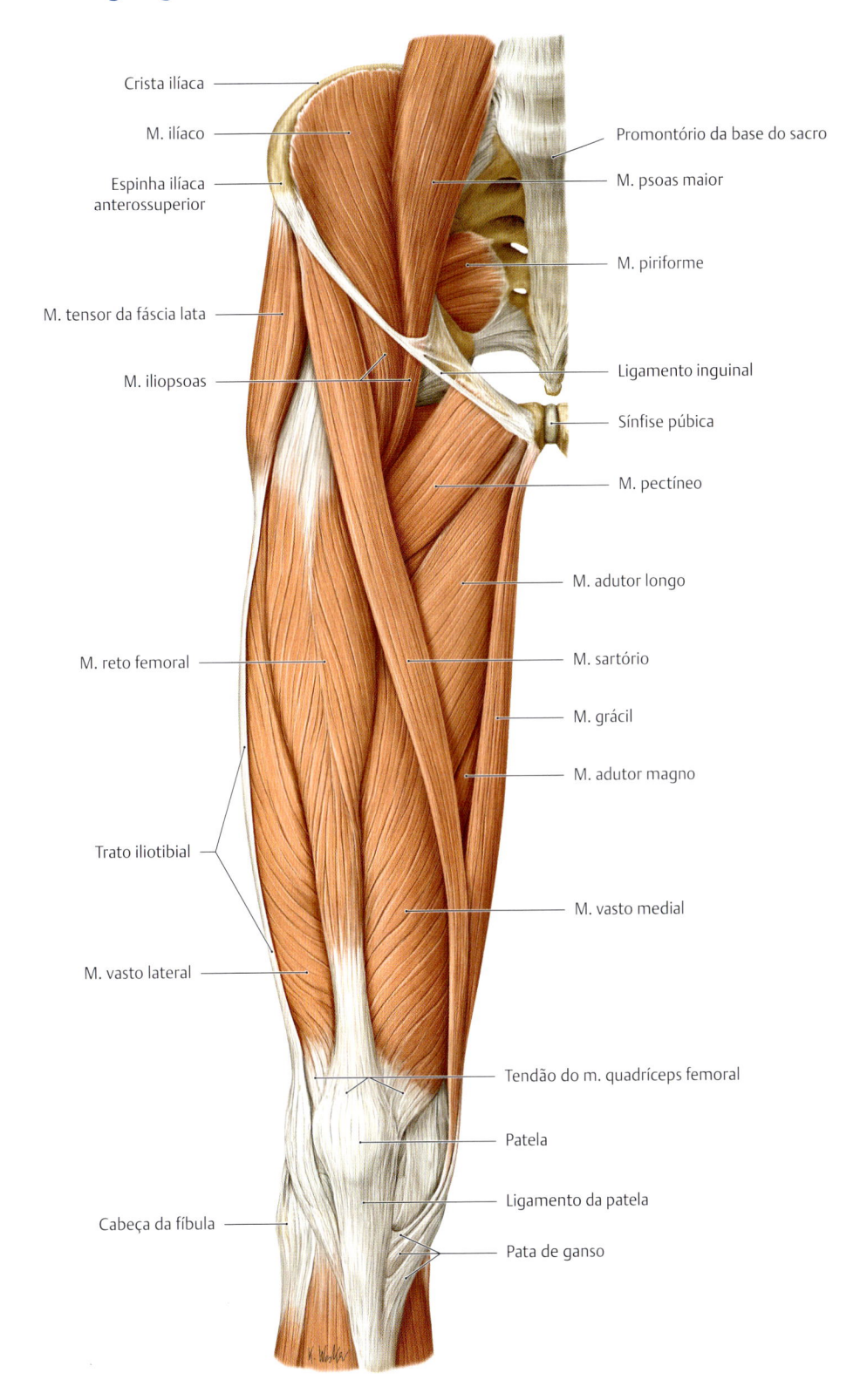

Figura 22.36 Músculos do quadril e da coxa. Membro inferior direito, vista anterior. As origens dos músculos são mostradas em *vermelho*, e as inserções, em *cinza*. *Removida:* fáscia lata da coxa (até o trato iliotibial lateral). (De Schuenke M, Schulte E, Schumacher U. THIEME Atlas of Anatomy, Vol 1. Ilustrações de Voll M e Wesker K. 3rd ed. New York: Thieme Publishers; 2020.)

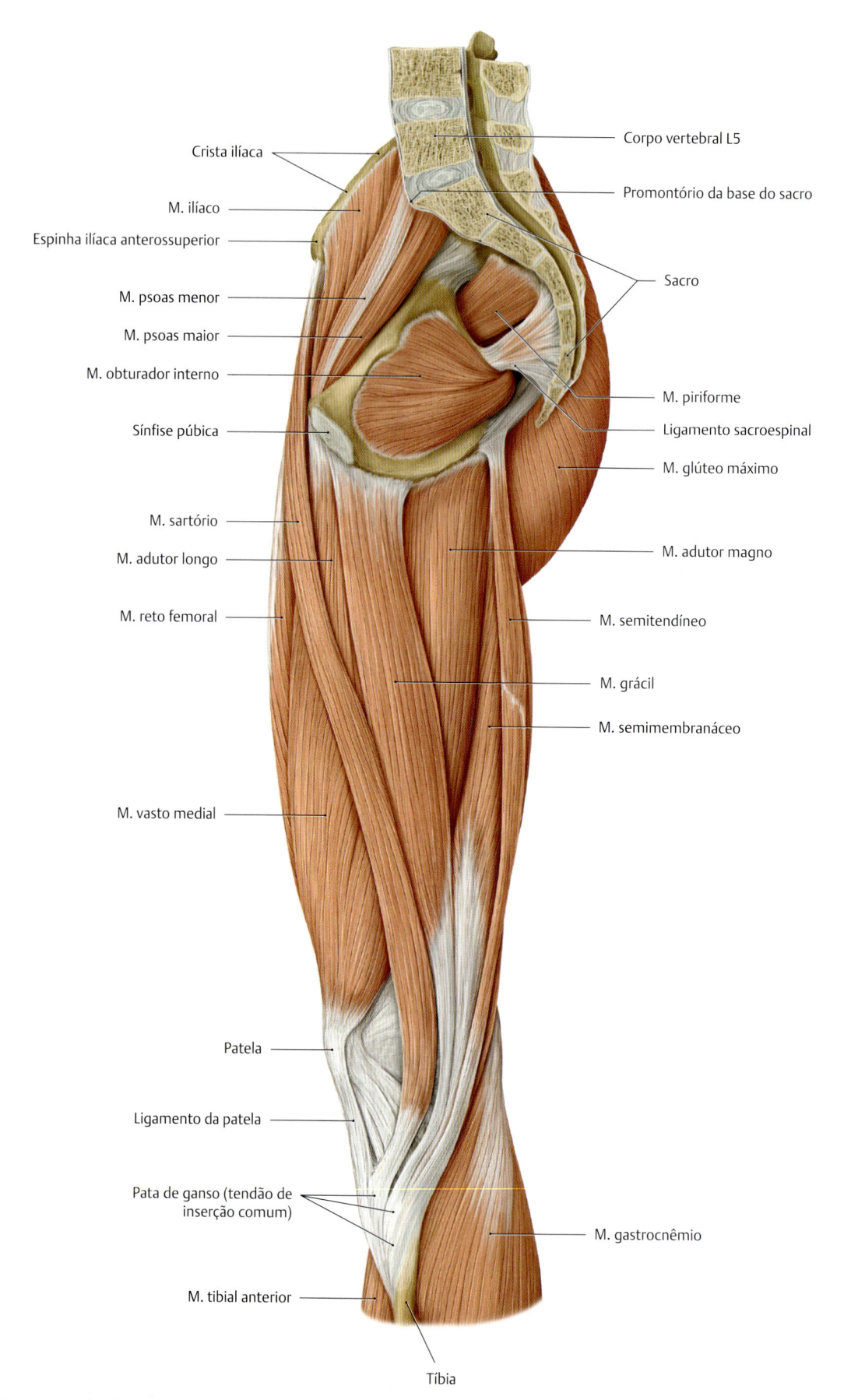

Figura 22.37 Músculos do quadril, da coxa e da região glútea. Corte sagital mediano, vista medial. (De Gilroy AM, MacPherson BR, Wikenheiser JC. Atlas of Anatomy. Ilustrações de Voll M e Wesker K. 4th ed. New York: Thieme Publishers; 2020.)

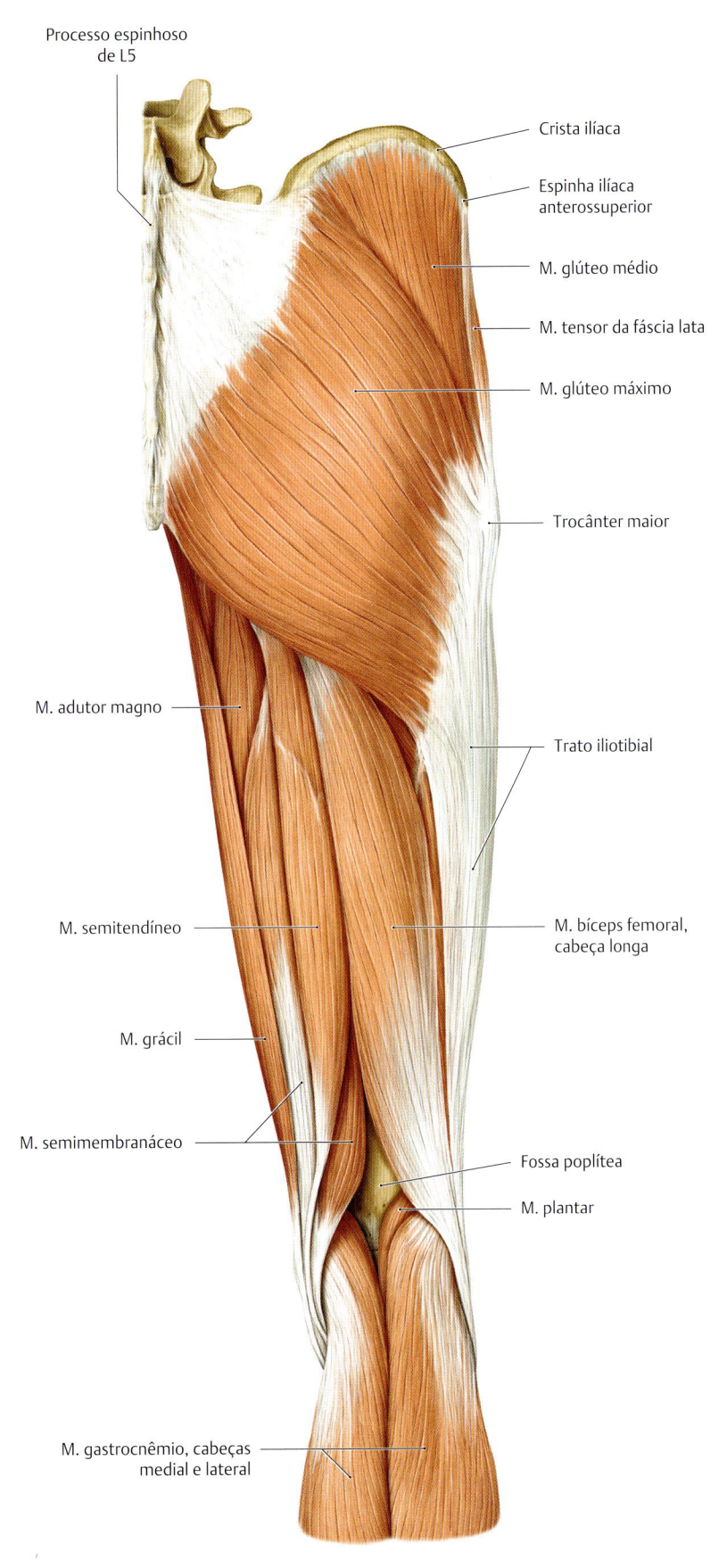

Figura 22.38 Músculos do quadril, da coxa e da região glútea. Membro inferior direito, vista posterior. *Removida*: fáscia lata (até o trato iliotibial).
(De Schuenke M, Schulte E, Schumacher U. THIEME Atlas of Anatomy, Vol 1. Ilustrações de Voll M e Wesker K. 3rd ed. New York: Thieme Publishers; 2020.)

Perna

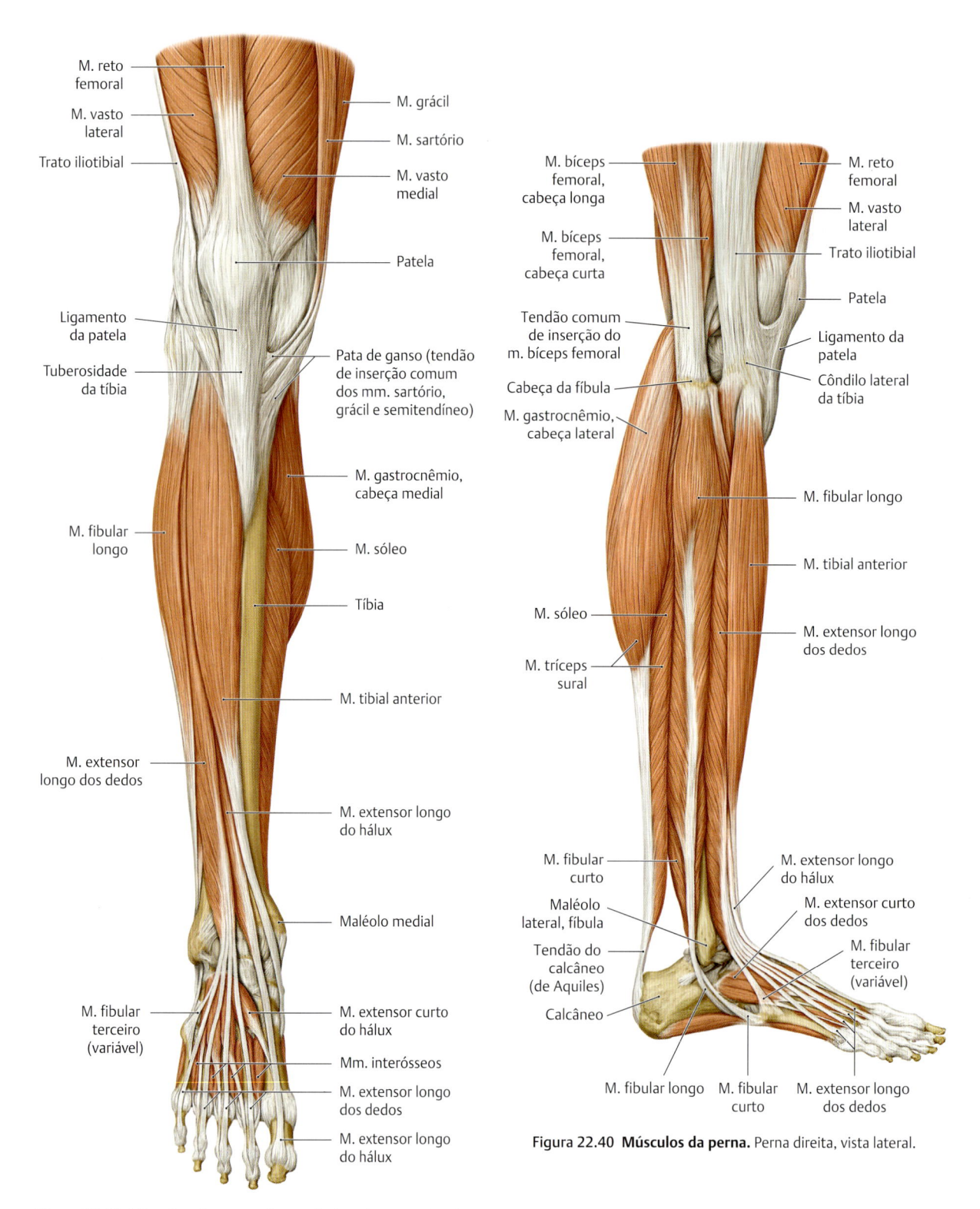

M. reto femoral
M. vasto lateral
Trato iliotibial
M. grácil
M. sartório
M. vasto medial
Patela
Ligamento da patela
Tuberosidade da tíbia
Pata de ganso (tendão de inserção comum dos mm. sartório, grácil e semitendíneo)
M. gastrocnêmio, cabeça medial
M. fibular longo
M. sóleo
Tíbia
M. tibial anterior
M. extensor longo dos dedos
M. extensor longo do hálux
Maléolo medial
M. fibular terceiro (variável)
M. extensor curto do hálux
Mm. interósseos
M. extensor longo dos dedos
M. extensor longo do hálux

M. bíceps femoral, cabeça longa
M. bíceps femoral, cabeça curta
Tendão comum de inserção do m. bíceps femoral
Cabeça da fíbula
M. gastrocnêmio, cabeça lateral
M. reto femoral
M. vasto lateral
Trato iliotibial
Patela
Ligamento da patela
Côndilo lateral da tíbia
M. fibular longo
M. tibial anterior
M. sóleo
M. tríceps sural
M. extensor longo dos dedos
M. fibular curto
Maléolo lateral, fíbula
Tendão do calcâneo (de Aquiles)
Calcâneo
M. extensor longo do hálux
M. extensor curto dos dedos
M. fibular terceiro (variável)
M. fibular longo
M. fibular curto
M. extensor longo dos dedos

Figura 22.39 Músculos da perna. Perna direita, vista anterior. (De Schuenke M, Schulte E, Schumacher U. THIEME Atlas of Anatomy, Vol 1. Ilustrações de Voll M e Wesker K. 3rd ed. New York: Thieme Publishers; 2020.)

Figura 22.40 Músculos da perna. Perna direita, vista lateral.

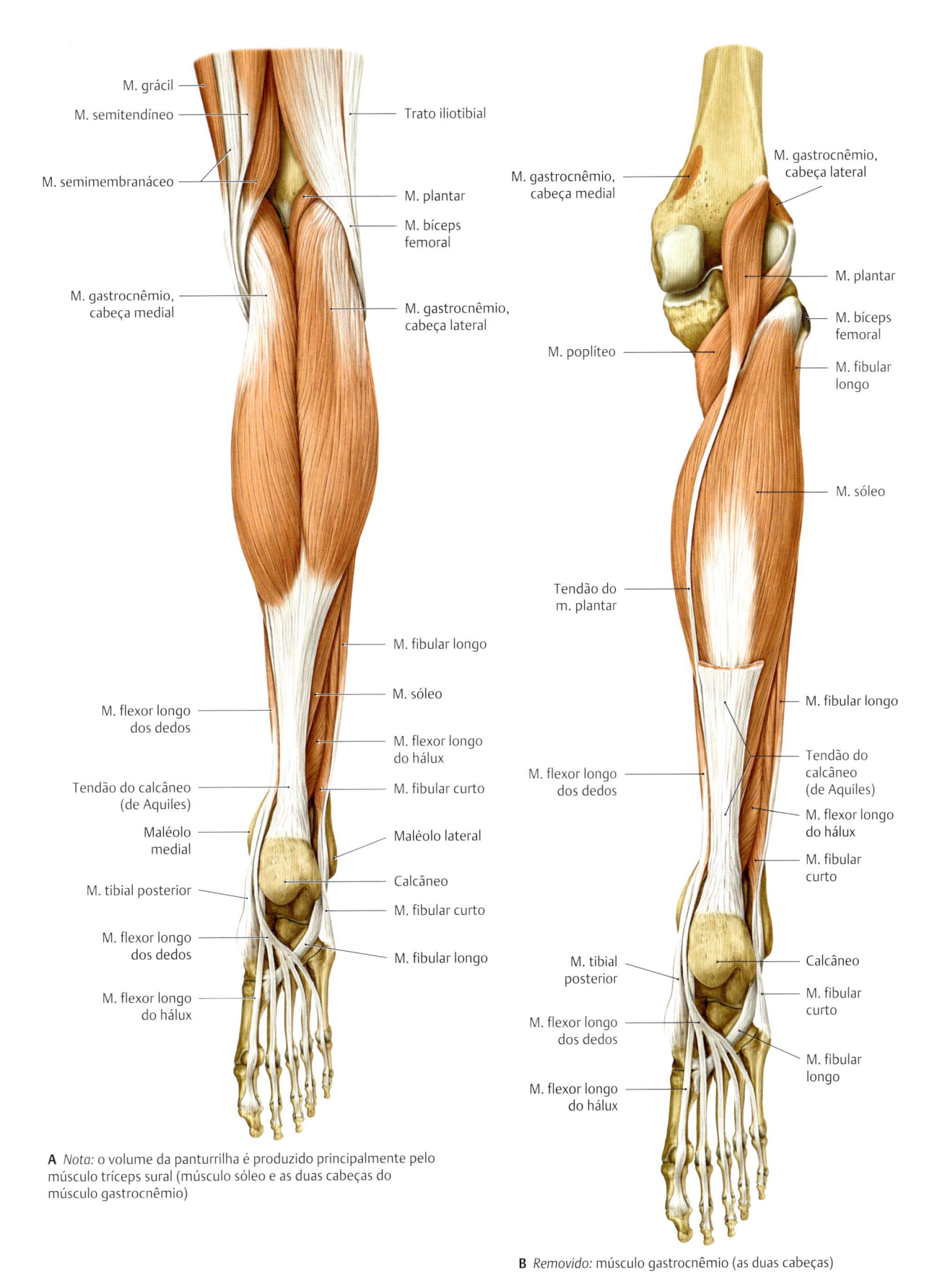

A *Nota:* o volume da panturrilha é produzido principalmente pelo músculo tríceps sural (músculo sóleo e as duas cabeças do músculo gastrocnêmio)

B *Removido:* músculo gastrocnêmio (as duas cabeças)

Figura 22.41 Músculos da perna. Perna direita, vista posterior. (**A.** De Schuenke M, Schulte E, Schumacher U. THIEME Atlas of Anatomy, Vol 1. Ilustrações de Voll M e Wesker K. 3rd ed. New York: Thieme Publishers; 2020; **B.** De Gilroy AM, MacPherson BR, Wikenheiser JC. Atlas of Anatomy. Ilustrações de Voll M e Wesker K. 4th ed. New York: Thieme Publishers; 2020.)

Pé

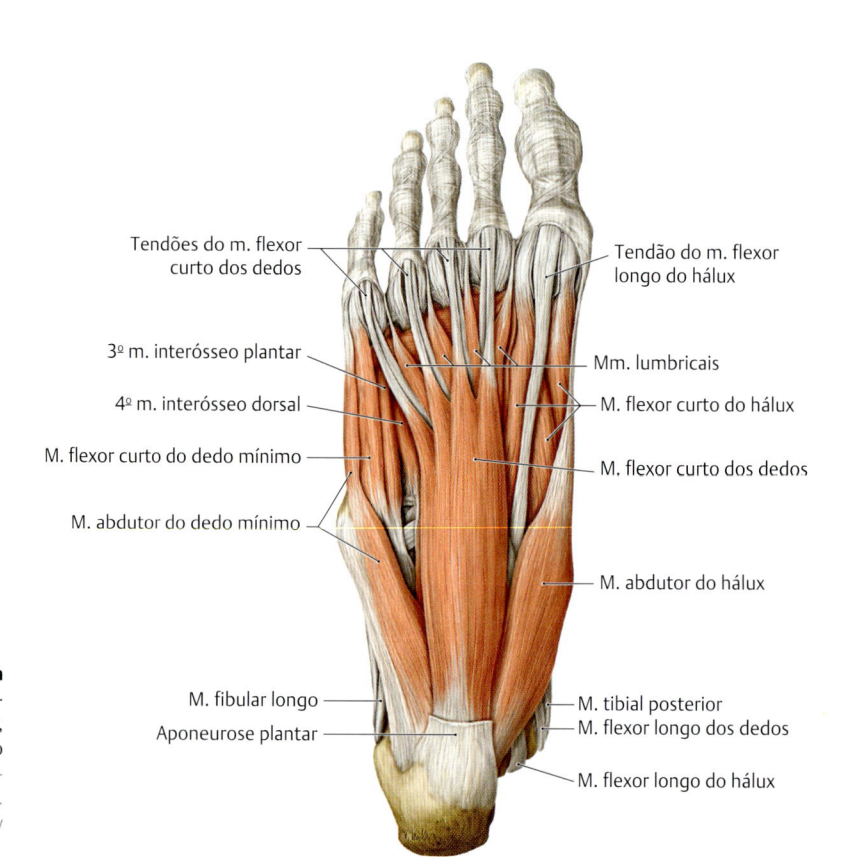

Ligamento metatarsal transverso superficial

Fascículos transversos

M. flexor curto do dedo mínimo

M. flexor curto do hálux

3º m. interósseo plantar

Tuberosidade do metatarsal V

Septo plantar medial

M. adutor do dedo mínimo

Septo plantar lateral

M. abdutor do hálux

Aponeurose plantar

M. fibular longo

M. tibial posterior

M. flexor longo dos dedos

M. flexor longo do hálux

Tuberosidade do calcâneo

Figura 22.42 Aponeurose plantar. Pé direito, vista plantar. A aponeurose plantar é uma lâmina aponeurótica resistente e mais espessa na região central que se une com a fáscia dorsal do pé (não mostrada) nas margens do pé. (De Schuenke M, Schulte E, Schumacher U. THIEME Atlas of Anatomy, Vol 1. Ilustrações de Voll M e Wesker K. 3rd ed. New York: Thieme Publishers; 2020.)

Tendões do m. flexor curto dos dedos

Tendão do m. flexor longo do hálux

3º m. interósseo plantar

Mm. lumbricais

4º m. interósseo dorsal

M. flexor curto do hálux

M. flexor curto do dedo mínimo

M. flexor curto dos dedos

M. abdutor do dedo mínimo

M. abdutor do hálux

M. fibular longo

M. tibial posterior

Aponeurose plantar

M. flexor longo dos dedos

M. flexor longo do hálux

Figura 22.43 Músculos intrínsecos da planta do pé. Pé direito, vista plantar. Camada superficial (primeira). *Removida:* aponeurose plantar, incluindo o ligamento metacarpal transverso superficial. (De Schuenke M, Schulte E, Schumacher U. THIEME Atlas of Anatomy, Vol 1. Ilustrações de Voll M e Wesker K. 3rd ed. New York: Thieme Publishers; 2020.)

Compartimentos da coxa e da perna

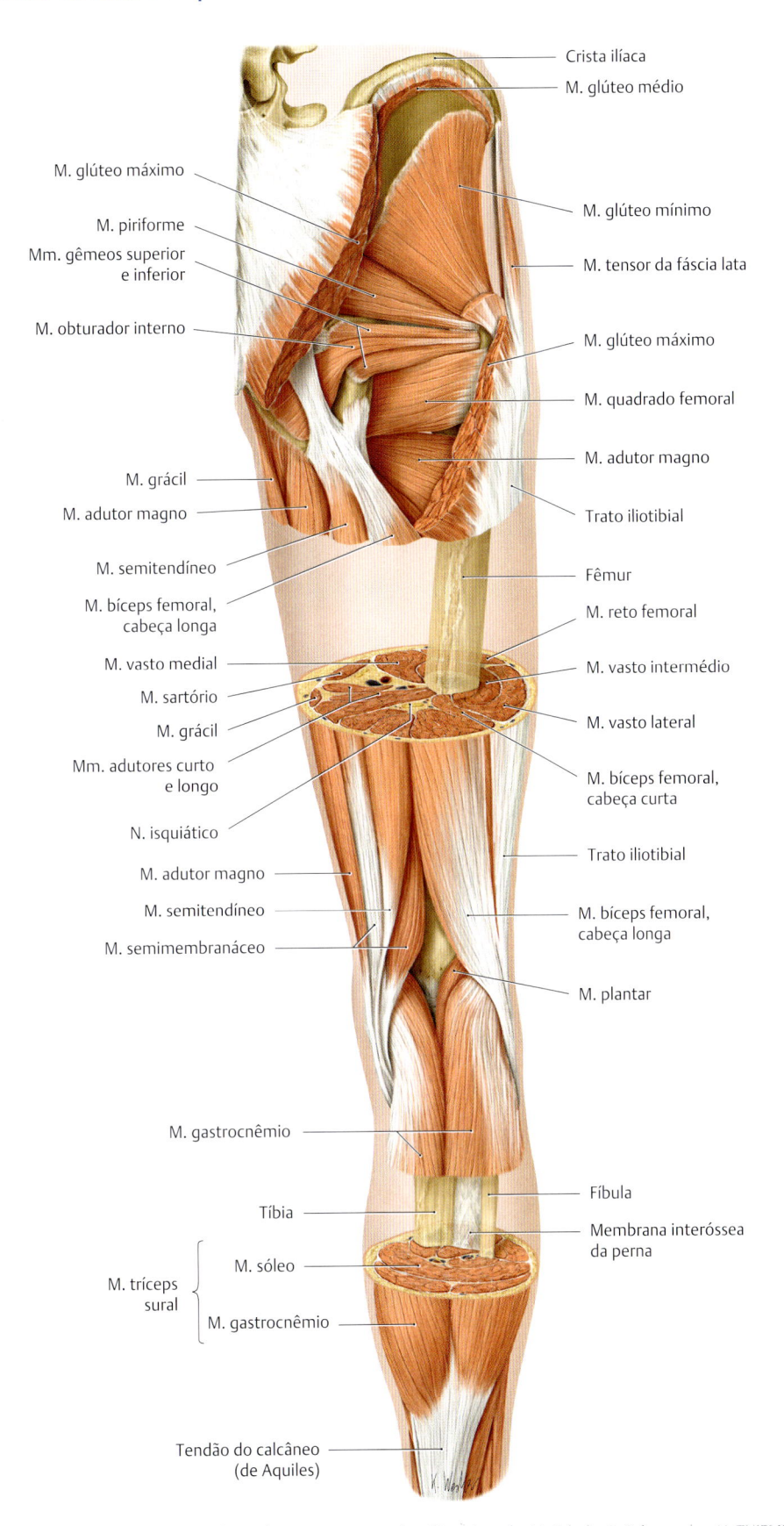

Crista ilíaca
M. glúteo médio
M. glúteo máximo
M. piriforme
Mm. gêmeos superior e inferior
M. obturador interno
M. glúteo mínimo
M. tensor da fáscia lata
M. glúteo máximo
M. quadrado femoral
M. adutor magno
M. grácil
M. adutor magno
Trato iliotibial
M. semitendíneo
Fêmur
M. bíceps femoral, cabeça longa
M. reto femoral
M. vasto medial
M. vasto intermédio
M. sartório
M. grácil
M. vasto lateral
Mm. adutores curto e longo
N. isquiático
M. bíceps femoral, cabeça curta
M. adutor magno
Trato iliotibial
M. semitendíneo
M. bíceps femoral, cabeça longa
M. semimembranáceo
M. plantar
M. gastrocnêmio
Fíbula
Tíbia
Membrana interóssea da perna
M. sóleo
M. tríceps sural
M. gastrocnêmio
Tendão do calcâneo (de Aquiles)

Figura 22.44 Dissecção em janela. Membro inferior direito, vista posterior. (De Schuenke M, Schulte E, Schumacher U. THIEME Atlas of Anatomy, Vol 1. Ilustrações de Voll M e Wesker K. 3rd ed. New York: Thieme Publishers; 2020.)

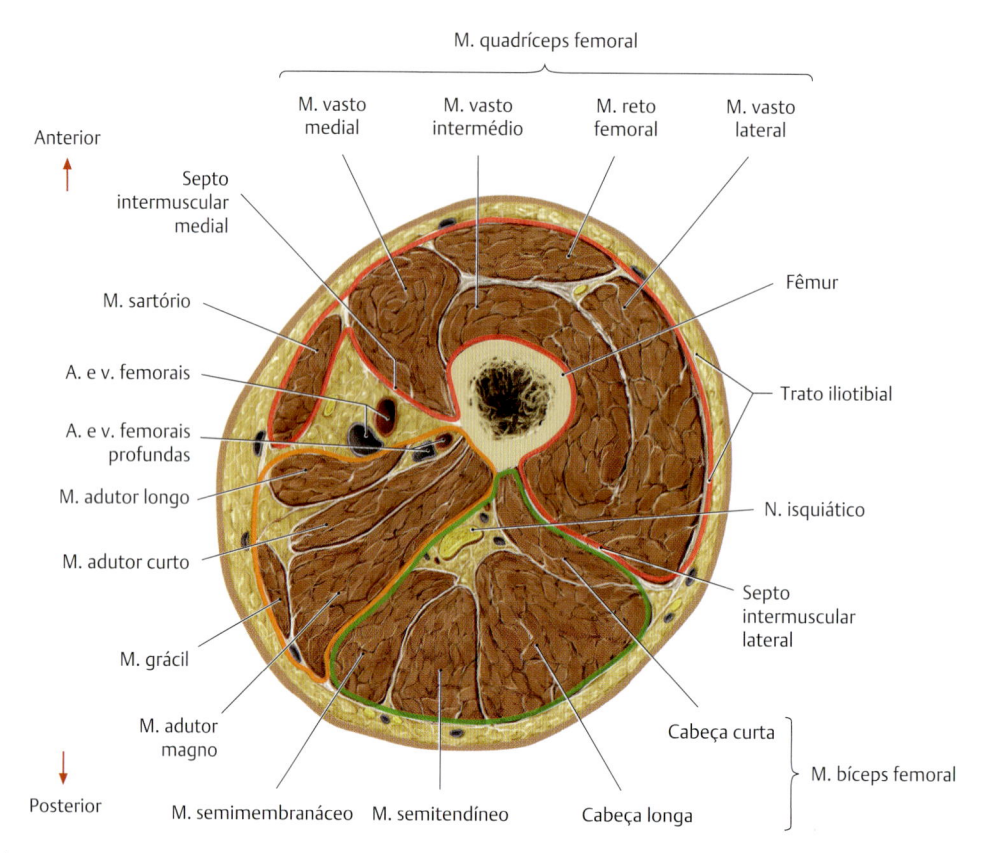

A Coxa (plano do corte superior na Figura 22.44). O compartimento anterior está delineado em *rosa*, o compartimento posterior em *verde*, e o compartimento medial em *laranja*

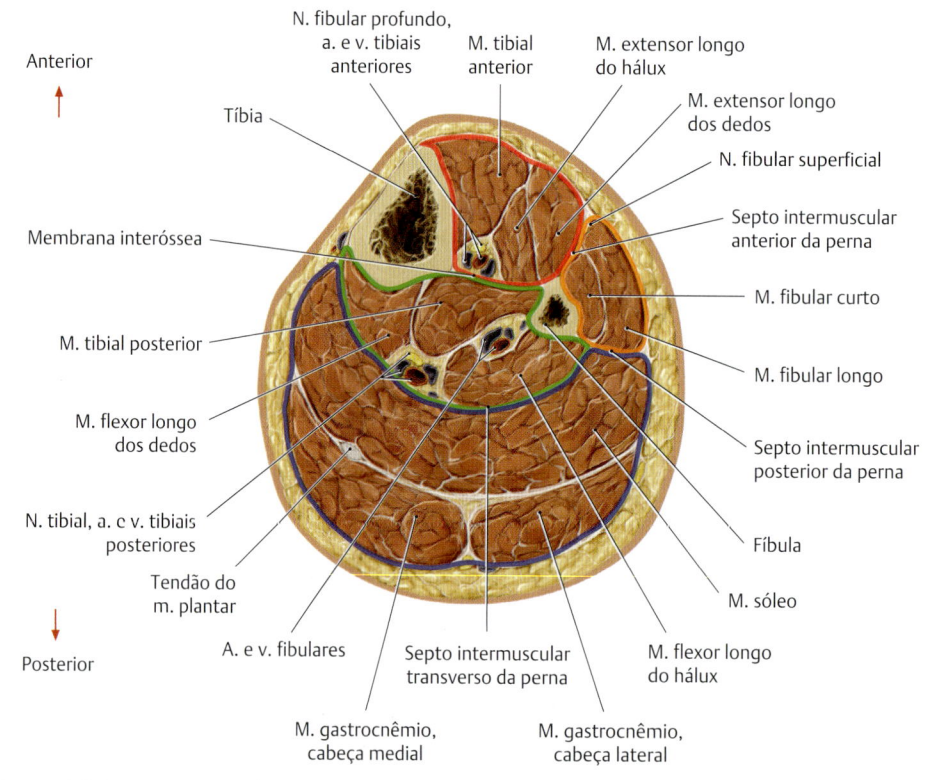

B Perna (plano do corte inferior na Figura 22.44). O compartimento anterior está delineado em *rosa*, o compartimento lateral em *laranja*, o compartimento posterior profundo em *verde*, e o compartimento posterior superficial em *azul*

Figura 22.45 Cortes transversais. Membro inferior direito, vista proximal (superior). (De Schuenke M, Schulte E, Schumacher U. THIEME Atlas of Anatomy, Vol 1. Ilustrações de Voll M e Wesker K. 3rd ed. New York: Thieme Publishers; 2020.)

23   Fundamentos da Imagem Clínica do Membro Inferior

Assim como nos membros superiores, as radiografias sempre são os primeiros exames de imagem preferidos para avaliar ossos e articulações nos casos de traumatismo ou dor, enquanto a ressonância magnética (RM) é a modalidade principal indicada para examinar componentes de partes moles das articulações. Nos bebês, a ultrassonografia é usada para diagnosticar displasia congênita do quadril e avaliar presença anormal de líquido intra-articular (Tabela 23.1).

Os princípios e as práticas utilizados para avaliar imagens dos ossos, articulações e partes moles dos membros inferiores são semelhantes aos aplicados nos membros superiores, com exceção de que as radiografias dos membros inferiores frequentemente são obtidas com o paciente de pé ou em posição de sustentação de peso. Essa diferença é importante, especialmente na avaliação das articulações que sustentam peso (quadris, joelhos e tornozelos), porque elas podem ser avaliadas nas condições de estresse encontradas no cotidiano (Figuras 23.1 e 23.2). A RM não pode ser realizada com pacientes em posição de sustentação de peso; contudo, essa modalidade fornece detalhes excelentes dos tecidos moles internos das articulações (Figura 23.3).

Tabela 23.1 Relevância das modalidades de exame de imagem para avaliar membros inferiores.

Modalidade	Indicações clínicas
Radiografia	Primeiro exame de imagem usado para avaliar membros inferiores; realizado primariamente para investigar fraturas, lesões ósseas e alinhamento articular
Tomografia computadorizada (TC)	Reservada como modalidade para esclarecer dúvidas e avaliar fraturas sutis sem desvio
Ressonância magnética (RM)	Uma das modalidades de exame de imagem mais importantes para avaliar articulações, especialmente componentes articulares não ósseos como cartilagens, ligamentos, tendões e músculos
Ultrassonografia	Nas crianças, em razão de seu tamanho pequeno, essa modalidade desempenha função mais importante no diagnóstico de doenças do quadril (displasia congênita, sinovite tóxica ou derrame articular) e na avaliação das placas de crescimento cartilaginosas. A ultrassonografia desempenha função limitada na avaliação de anormalidades dos tecidos moles superficiais e no direcionamento de procedimentos intervencionais articulares

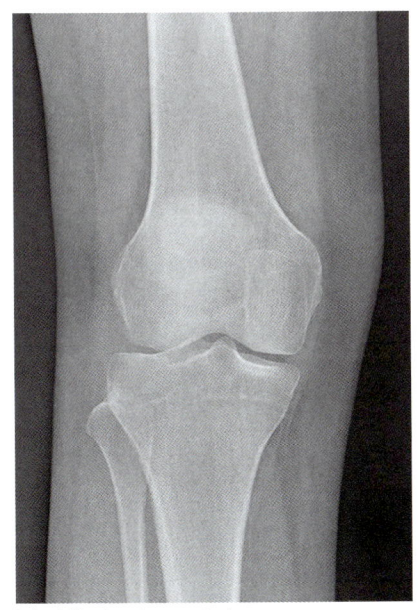

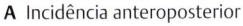

A Incidência anteroposterior

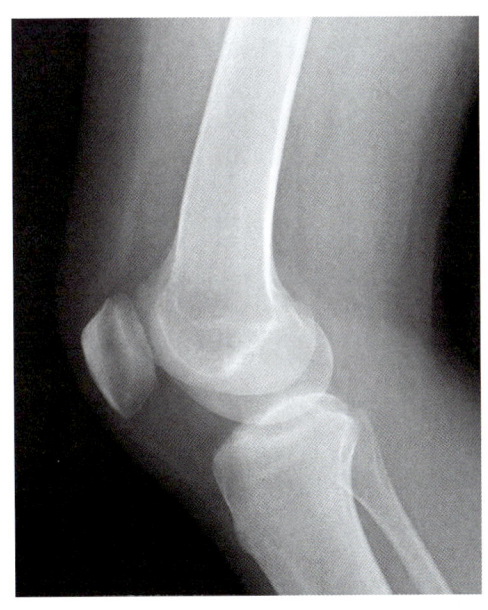

B Incidência de perfil

Figura 23.1 Radiografias do joelho direito. Em geral, as radiografias dos joelhos são obtidas com os pacientes em posição ereta de forma a avaliar as articulações durante a sustentação de peso. As superfícies articulares dos ossos devem ser lisas e os compartimentos articulares lateral e medial devem estar igualmente espaçados. Também não deve haver fragmentos ósseos nos espaços articulares. A borda cortical de cada osso deve ser acompanhada ao longo de todo o seu trajeto e deve ser lisa. Observe como a patela fica sobreposta ao fêmur na projeção AP (**A**) e é difícil de ser avaliada claramente. A incidência de perfil (**B**) oferece uma visão da patela sem sobreposição do fêmur. (Cortesia do Dr. Joseph Makris, MD, Baystate Medical Center.)

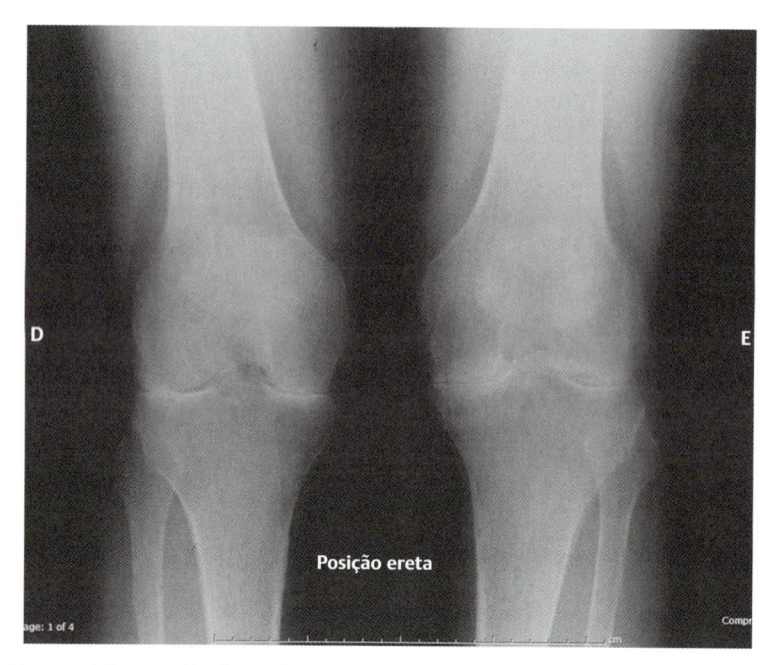

Figura 23.2 Radiografia AP em posição ereta dos dois joelhos de um paciente de 60 anos com queixa de dor crônica nos joelhos. Observe o aspecto de "osso sobre osso" na articulação em consequência do acentuado estreitamento do espaço articular. Compare com o aspecto normal do espaço articular na Figura 23.1. Embora as radiografias não demonstrem as cartilagens articulares propriamente ditas, pode-se observar os espaços que elas ocupam entre os ossos ou, nesse caso, pode-se contatar as consequências da crônica destruição degenerativa das articulações. (De Garcia G, ed. RadCases: Musculoskeletal Radiology, 2nd ed. New York: Thieme Publishers; 2017.)

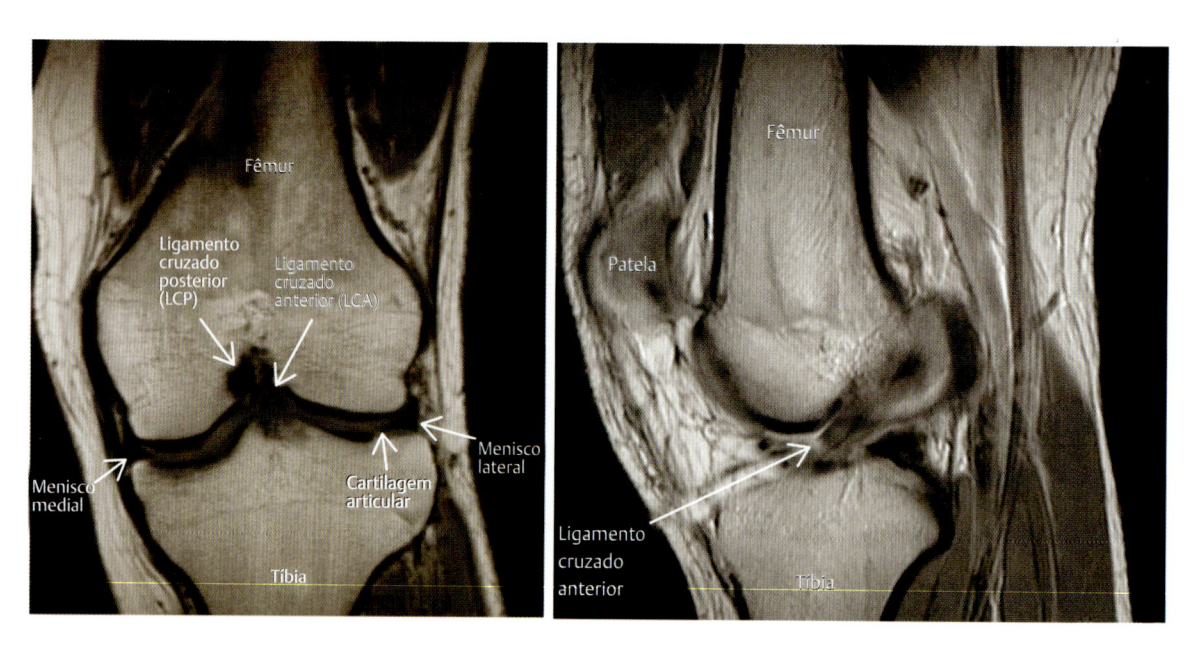

A Corte coronal   **B** Corte sagital mediano

Figura 23.3 Ressonância magnética (RM) do joelho. Nessa sequência, a gordura parece brilhante (*branco*), o osso cortical é *preto*, a maioria dos ligamentos e os tendões normais são *cinzentos* ou *pretos*, e os músculos aparecem em *cinza escuro*. O ligamento cruzado anterior (LCA) normal tem um singular aspecto estriado em razão de suas faixas lineares de fibras. Observe que a medula óssea é branca em razão de seu teor elevado de gordura. (Cortesia do Dr. Joseph Makris, MD, Baystate Medical Center.)

Questões de Revisão da Parte 7 | Membro Inferior

1. Uma jovem recuperou-se bem de lesões graves que sofrera em um acidente automobilístico há 9 meses; porém, em razão de alguns problemas neurológicos persistentes, ela ainda tinha dificuldade de andar. Ela conseguia equilibrar-se durante a fase de médio balanço da marcha, mas tinha dificuldade de levar seu membro para frente para iniciar os movimentos. Qual nervo parece ter sido afetado?
A. Glúteo superior.
B. Glúteo inferior.
C. Femoral.
D. Obturatório.
E. Tibial.

2. Uma jovem em busca de pedaços de madeira flutuante caminhou vários quilômetros na praia de areia macia de uma ilha caribenha. Ao andar nessa superfície irregular, o equilíbrio entre inversão e eversão de sua articulação subtalar foi mantido pelas ações opostas dos músculos fibular longo e:
A. Fibular curto.
B. Fibular terceiro.
C. Sóleo.
D. Tibial anterior.
E. Extensor longo dos dedos.

3. Quais das seguintes estruturas do joelho *não* estão ligadas à cápsula articular?
A. Menisco medial.
B. Ligamento colateral medial.
C. Ligamento colateral lateral.
D. Retináculo patelar.
E. Todas as opções anteriores estão ligadas à cavidade articular.

4. Uma mulher na faixa etária dos 40 anos descobriu um pequeno "caroço" na parte superior da coxa, que depois foi diagnosticado como uma hérnia femoral. Em qual região essa hérnia poderia estar localizada?
A. Espaço retroinguinal.
B. Canal femoral.
C. Bainha femoral.
D. Anel femoral.
E. Todas as opções anteriores.

5. Uma mulher idosa fazia compras com sua filha quando caiu no estacionamento do shopping. Depois de examinarem a senhora, os paramédicos que atenderam ao chamado observaram que seu membro estava "puxado para cima" e o quadril estava rodado lateralmente. Eles confidenciaram à filha que aparentemente a senhora havia fraturado o colo do fêmur. Qual dos seguintes músculos seria responsável por essa rotação lateral (externa)?
A. Glúteo médio.
B. Tensor da fáscia lata.
C. Pectíneo.
D. Vasto lateral.
E. Todas as opções anteriores.

6. O ligamento mais forte e que oferece maior sustentação à articulação do quadril é:
A. Ligamento transverso do acetábulo.
B. Ligamento da cabeça do fêmur.
C. Ligamento pubofemoral.
D. Ligamento isquiofemoral.
E. Ligamento iliofemoral.

7. Enquanto corria na praia, um homem jovem feriu gravemente seu pé ao pisar acidentalmente em um buraco com cacos de vidro deixados por foliões noturnos. É necessária pequena cirurgia para remover os fragmentos de vidro e tratar as lacerações. Você opta por usar anestesia regional injetando anestésico perto de cada um dos nervos que cruzam o tornozelo. Onde você deveria aplicar anestésico para anestesiar o nervo sural?
A. À frente do maléolo medial.
B. Atrás do maléolo medial.
C. Atrás do maléolo lateral.
D. À frente do maléolo lateral.
E. Membrana do primeiro espaço interdigital.

8. A sensibilidade da região lateral do primeiro pododáctilo é transmitida por ramos do seguinte nervo:
A. Safeno.
B. Plantar medial.
C. Fibular profundo.
D. Fibular superficial.
E. Plantar lateral.

9. As veias superficiais do membro inferior:
A. Estão localizadas abaixo da fáscia lata.
B. Incluem a veia safena magna, que termina na veia poplítea.
C. Incluem a veia safena parva, que se estende à frente do maléolo lateral.
D. Drenam para veias profundas por meio de veias perfurantes.
E. Têm sua origem no arco venoso plantar da região plantar.

10. A artéria dorsal do pé é uma continuação da:
A. Artéria tibial posterior.
B. Artéria fibular.
C. Artéria tibial anterior.
D. Artéria poplítea.
E. Artéria inferior medial do joelho.

11. O arco plantar profundo do pé é uma anastomose entre artéria dorsal do pé e qual estrutura localizada na planta do pé?
A. Artéria fibular.
B. Artéria plantar lateral.
C. Artérias metatarsais plantares.
D. Artérias digitais plantares.
E. Artéria arqueada.

12. Uma mulher obesa tinha edema periférico (aumento do volume das pernas) e calibrosas veias varicosas nas pernas.

Qual das seguintes opções poderia explicar os sintomas associados ao seu problema?
A. Válvulas incompetentes na veia safena magna.
B. Fluxo invertido nas veias perfurantes.
C. Trombose venosa profunda.
D. Tromboflebite.
E. Todas as opções anteriores.

13. O chamado "pé caído" ocorre quando os músculos flexores plantares não têm ação muscular oponente. Essa condição pode ser causada por lesões de qual dos seguintes nervos?
A. Fibular superficial.
B. Fibular profundo.
C. Sural.
D. Tibial.
E. Plantar medial.

14. Enquanto voltava de bicicleta para casa depois de seu trabalho como monitora de um acampamento, Kristin foi atingida de lado pelo bagageiro de uma caminhonete grande. Ela sofreu várias contusões, fratura de tíbia e fratura de pelve. Vários meses depois, ela ainda apresentava uma área de dormência no lado medial da coxa e balançava o corpo lateralmente enquanto andava. Qual músculo foi atingido nesse acidente?
A. Glúteo médio.
B. Glúteo máximo.
C. Semimembranáceo.
D. Adutor longo.
E. Reto femoral.

15. No laboratório de anatomia, você acabou de dissecar a região glútea do cadáver aos seus cuidados. Você ficou surpreso ao descobrir que, nesse cadáver, o componente lateral do nervo ciático passava *por dentro* do músculo piriforme, em vez de *abaixo* dele. Por ser um aluno dedicado, você investigou isso mais a fundo e descobriu que essa anomalia pode causar a síndrome do piriforme, na qual o nervo é comprimido pela contração desse músculo. Que sintomas esse paciente em particular pôde ter experimentado?
A. Parestesia (formigamento) na planta do pé.
B. Incapacidade de flexionar o joelho.
C. Incapacidade de estender o joelho.
D. Pé caído.
E. Inclinação lateral do quadril quando andava sem apoio.

16. O músculo adutor magno:
A. Tem a função de estender e aduzir o quadril.
B. É inervado pelos nervos femoral e obturatório.
C. Tem sua inserção na linha áspera do fêmur e no tubérculo adutor da tíbia.
D. Forma a parede anterior do canal adutor.
E. Tem sua origem no ramo púbico superior.

17. Qual (ou quais) músculos do membro inferior é capaz de flexionar uma articulação e estender outra?
A. Semimembranáceo.
B. Reto femoral.
C. Lumbricais do pé.
D. Cabeça longa do bíceps femoral.
E. Todas as opções anteriores.

18. Durante uma briga de rua entre duas gangues locais, um rapaz recebeu um golpe violento na região anterior do joelho que lhe deixou imobilizado no chão. No setor de emergência, o exame físico do joelho demonstrou sinal da gaveta posterior positivo. Qual estrutura parece ter sido lesada?
A. Ligamento cruzado anterior.
B. Ligamento cruzado posterior.
C. Ligamento patelar.
D. Ligamento colateral medial.
E. Ligamento colateral lateral.

19. Uma mulher solteira em busca de aventura inscreveu-se em uma caminhada a pé pelas terras altas escocesas. Ela não estava preparada para o esforço que isso exigia, mas acompanhou os colegas mais experientes. Depois de alguns dias, ela começou a perceber uma extrema sensibilidade na parte anterior da perna até a crista tibial. O guia tinha visto isso em clientes anteriores e sugeriu que sua dor era causada por "canelite" ou "inflamação das canelas". Sua dor foi causada pelo uso excessivo de qual músculo?
A. Extensor longo dos dedos.
B. Extensor curto dos dedos.
C. Extensor longo do hálux.
D. Fibular terceiro.
E. Tibial anterior.

20. Qual estrutura fibrosa da planta do pé tem sua origem no calcâneo e se estende distalmente como bainhas fibrosas dos dedos?
A. Aponeurose plantar.
B. Ligamento calcaneonavicular plantar.
C. Ligamento plantar longo.
D. Ligamento plantar curto.
E. Ligamento deltoide.

21. Um homem estava caçando com amigos quando foi baleado acidentalmente no meio da coxa. Ele sangrou profusamente pela artéria femoral até que seus amigos aplicaram pressão constante sobre a ferida e o levaram a um serviço de emergência local. Embora o exame da área da ferida durante a cirurgia revelasse que a artéria femoral estava gravemente lacerada, o paciente ainda tinha pulsos palpáveis na parte distal da perna. Qual vaso tem sua origem próxima da área da lesão e pode fornecer circulação sanguínea colateral ao segmento distal do membro?
A. Artéria circunflexa femoral medial.
B. Artéria circunflexa femoral lateral.
C. Artéria obturatória.
D. Artéria descendente do joelho.
E. Artéria poplítea.

22. Uma senhora idosa escorregou em um pedaço de gelo na entrada de sua garagem quando foi pegar o jornal da manhã. Seu vizinho testemunhou o acidente e chamou uma ambulância. No setor de emergência, as radiografias revelaram que ela tinha fraturado o colo do fêmur. Seu médico explicou a ela que necrose avascular era uma complicação comum dessa lesão em mulheres idosas e a convenceu a aceitar submeter-se à artroplastia de quadril. Qual artéria contribui de forma mais significativa para a irrigação sanguínea da articulação do quadril?
A. Obturatória.
B. Glútea superior.
C. Glútea inferior.
D. Circunflexa femoral medial.
E. Circunflexa femoral lateral.

23. Qual dos seguintes espaços abriga o nervo femoral?
   A. Bainha femoral.
   B. Hiato adutor.
   C. Fossa poplítea.
   D. Canal femoral.
   E. Espaço retroinguinal.

24. O nervo glúteo inferior inerva qual das seguintes estruturas?
   A. Glúteo máximo.
   B. Glúteo médio.
   C. Glúteo mínimo.
   D. Piriforme.
   E. Todas as opções anteriores.

25. Qual dos seguintes músculos tem sua inserção no trato iliotibial?
   A. Glúteo máximo.
   B. Glúteo médio.
   C. Glúteo mínimo.
   D. Quadrado femoral.
   E. Nenhuma das opções anteriores.

26. Seu filho de 13 anos, que pratica artes marciais, é especialmente flexível e elogiado por seus chutes altos. Depois de várias semanas de treinamento em preparação para seu próximo torneio, ele reclamou de hipersensibilidade na parte inferior das nádegas durante os treinos e até mesmo ao sentar nos bancos duros do estádio. Como você é o pediatra de seu filho, como você explicaria esse problema?
   A. Inflamação da tuberosidade isquiática.
   B. Ruptura do tendão obturatório interno de sua inserção.
   C. Compressão do nervo ciático na região glútea.
   D. Irritação do nervo tibial na coxa.
   E. Irritação do nervo glúteo inferior.

27. Qual dos seguintes músculos participa do movimento de flexão do joelho?
   A. Flexor longo do hálux.
   B. Sóleo.
   C. Tibial posterior.
   D. Bíceps femoral.
   E. Reto femoral.

28. A borda lateral do triângulo femoral é formada por qual estrutura?
   A. Tensor da fáscia lata.
   B. Nervo femoral.
   C. Sartório.
   D. Adutor longo.
   E. Reto femoral.

29. Um corredor de maratona de 18 anos terminou em quarto lugar na maratona de Detroit, mas saiu mancando da linha de chegada. Ele sentia dores insuportáveis na planta do seu pé e imediatamente procurou atendimento dos médicos voluntários. Depois de um exame minucioso, os paramédicos explicaram que os tendões musculares que atravessam o túnel do tarso estavam inchados e comprimiam o nervo que os acompanha. Quais ossos formam a parede desse túnel?
   A. Navicular e talo.
   B. Cuboide e calcâneo.
   C. Talo e calcâneo.
   D. Maléolo medial da tíbia e calcâneo.
   E. Talo e base do 1º metatarso.

30. Um mochileiro experiente de 24 anos passou os últimos 4 meses caminhando por toda a trilha dos Apalaches. Embora tivesse botas de caminhada resistentes, ele frequentemente as trocava pelos tênis leves que levou de reserva. Nos últimos quilômetros da caminhada, ele sentiu uma dor aguda na parte lateral do pé no ápice de seu arco medial. Qual estrutura provavelmente é a causa da dor?
   A. Ligamento ("mola") calcaneonavicular plantar.
   B. Ligamento deltoide.
   C. Ligamento talofibular posterior.
   D. Retináculo extensor superior.
   E. Tendão do fibular longo.

31. Depois da aposentadoria, seu tio rapidamente ficou entediado com as atividades domésticas e começou a trabalhar em uma loja de ferragens local. Ele era uma pessoa sociável e gostava de permanecer ativo na comunidade, mas era difícil ficar longas horas de pé. Em seu exame médico recente, ele queixou-se de dor no pé e seu médico explicou que ele tinha "pés chatos" (ou *pes planus*). Qual das seguintes opções é característica dessa condição?
   A. Frouxidão exagerada dos estabilizadores ativos do arco longitudinal medial.
   B. Frouxidão exagerada dos estabilizadores passivos do arco longitudinal medial.
   C. Eversão da parte anterior do pé impondo um estresse adicional ao ligamento calcaneonavicular plantar.
   D. Desvio inferomedial do talo.
   E. Todas as opções anteriores.

32. Cristas, proeminências e depressões existentes nos ossos são importantes como pontos de inserção que fornecem aos músculos "passagens" utilizadas por nervos e vasos. Qual das seguintes marcas ósseas está corretamente relacionada com o osso do qual faz parte?
   A. Maléolo medial: tíbia.
   B. Linha áspera: fíbula.
   C. Eminência intercondilar: fêmur.
   D. Sustentáculo talar: talo.
   E. Tubérculo adutor: tíbia.

33. Um jogador de futebol de 19 anos sentiu uma dor repentina no joelho quando, com o pé direito plantado, ele girou para a esquerda para evitar um jogador adversário. Mais tarde, no serviço de emergência, ele soube que estaria fora pelo restante da temporada porque tinha rompido o ligamento cruzado anterior e um dos meniscos. O ortopedista disse a ele que esse era um tipo muito comum de lesão do joelho. Qual dos meniscos provavelmente foi lesionado e por quê?
   A. Menisco lateral porque ele está firmemente aderido à cápsula fibrosa e ao ligamento colateral lateral.
   B. Menisco lateral porque ele tem mais mobilidade durante a flexão do joelho.
   C. Menisco medial porque ele é relativamente imóvel e está ligado ao ligamento colateral tibial.
   D. Menisco medial porque ele tem mais mobilidade durante a flexão e a extensão do joelho.

34. Depois de uma explosão na fábrica local de fertilizantes, você ofereceu-se para fazer a triagem dos pacientes ao hospital local. Uma vítima jovem do sexo feminino foi trazida com queimaduras leves na região inferior do dorso e fratura da perna que parecia ser a causa de sua dor intensa. Depois de um rápido exame do membro, que detectou parestesia e ausência de pulso na artéria dorsal do pé, você entendeu que ela tinha síndrome compressiva do compartimento posterior profundo da perna e acionou o cirurgião traumatologista. Sem intervenção imediata, qual provavelmente teria sido a consequência funcional desse tipo de lesão?

A. Fraqueza do arco medial do pé.

B. Incapacidade de realizar dorsiflexão durante a fase de oscilação da marcha.

C. Fraqueza de eversão do pé.

D. Déficit de sensibilidade no dorso do pé.

E. Todas as opções anteriores.

35. Maria tem sentido dores constantes e incômodas em seu joelho esquerdo desde que caiu depois de um salto em altura em sua pista de atletismo há 1 semana. Várias radiografias iniciais não demonstraram quaisquer fraturas ou luxações evidentes; mas, como a dor persistia, seu médico ficou preocupado com a possibilidade de ruptura de menisco. Quais exames de imagem adicionais poderiam ser esclarecedores?

A. TC.

B. RM.

C. Ultrassonografia.

D. Outras incidências radiográficas.

Respostas e explicações

1. **C.** O movimento para frente no início da fase de balanço da marcha depende da ação dos músculos flexores do quadril, principalmente o reto femoral, que é inervado pelo nervo femoral (ver Capítulo 22, Seções 22.2, 22.3 e 22.8).

    A. O nervo glúteo superior inerva os músculos abdutores do quadril. Uma lesão desse nervo pode causar rebaixamento do quadril do lado contralateral pouco antes da fase de médio apoio da marcha.

    B. O nervo glúteo inferior inerva o músculo glúteo máximo. Uma lesão desse nervo pode causar desaceleração da fase de balanço.

    D. Uma lesão do nervo obturatório, que é responsável por inervar os músculos adutores do quadril, pode causar oscilação do membro para fora, mas não inibiria a aceleração da coxa.

    E. O nervo tibial inerva os músculos isquiotibiais da parte posterior da coxa, que são responsáveis pela desaceleração no final da fase de balanço.

2. **D.** Os músculos tibiais anterior e posterior são potentes inversores do pé que contrabalançam a ação dos músculos fibulares longo e curto (Seção 22.7).

    A. O músculo fibular curto, localizado no compartimento lateral da coxa, tem sua inserção na base do 5º metatarso, o que permite ao músculo fazer a eversão do pé.

    B. O músculo fibular terceiro, localizado no compartimento anterior da coxa, tem sua inserção na base do 5º metatarso e faz a eversão do pé.

    C. O músculo sóleo, localizado no compartimento posterior da coxa, faz a flexão plantar do pé.

    E. O músculo extensor dos dedos, localizado no compartimento anterior da coxa, faz a eversão do pé.

3. **C.** O ligamento colateral lateral (fibular) é do tipo extracapsular e se estende do epicôndilo lateral do fêmur até a cabeça da fíbula, e se mantém separado da cápsula articular do joelho (ver Capítulo 22, Seção 22.4).

    A. Os meniscos medial e lateral têm suas bordas externas inseridas na cápsula articular.

    B. O ligamento colateral medial (tibial) é do tipo capsular e se estende do epicôndilo medial do fêmur até o côndilo medial e parte superior da tíbia medial. Ele tem inserções na cápsula articular e no menisco medial.

    D. Os retináculos patelares são expansões fibrosas dos tendões do músculo quadríceps femoral. Eles formam a cápsula articular de cada lado da patela.

    E. A resposta certa é a letra C – apenas o ligamento colateral lateral (fibular).

4. **E.** O compartimento vascular do espaço retroinguinal contém a bainha femoral e o canal femoral. O anel femoral define a borda superior do canal femoral. Uma hérnia femoral avança para dentro do canal femoral (Seção 22.3).

    A. O espaço retroinguinal contém o canal femoral, que corresponde à localização das hérnias femorais. As respostas B, C e D também estão corretas (E).

    B. O canal femoral é um espaço existente dentro da bainha femoral que normalmente contém tecido conjuntivo frouxo, gordura e (em muitos indivíduos) um linfonodo inguinal profundo. As respostas A, C e D também estão corretas (E).

    C. A bainha femoral contém os vasos femorais e o canal femoral. As respostas A, B e D também estão corretas (E).

    D. O anel femoral define a abertura superior do canal femoral. As respostas A, B e C também estão corretas (E).

5. **C.** O músculo pectíneo localizado no compartimento medial da coxa faz a adução e a rotação lateral do quadril (ver Capítulo 22, Seção 22.3).

    A. O músculo glúteo médio faz abdução do quadril.

    B. O tensor da fáscia lata faz abdução, flexão e rotação interna do quadril

    D. O músculo vasto lateral estende o joelho e não tem qualquer ação na articulação do quadril.

    E. As respostas A, B e D estão incorretas.

6. **E.** O ligamento iliofemoral tem sua inserção proximal à espinha ilíaca anteroinferior e à borda do acetábulo e distal à linha intertrocantérica do fêmur. Ele sustenta a articulação do quadril durante a posição ortostática (ver Capítulo 22, Seção 22.3).

    A. O ligamento transverso completa inferiormente a borda do acetábulo com formato de "C".

    B. O ligamento da cabeça do fêmur tem sua inserção no acetábulo dentro da articulação, mas oferece pouco suporte. Uma artéria pequena estende-se dentro do ligamento até a cabeça do fêmur.

    C. O ligamento pubofemoral estende-se lateralmente da parte inferior do rebordo acetabular até se reunir ao ligamento iliofemoral. Ele contribui com a ação desse último ligamento e limita a abdução da articulação.

    D. O ligamento isquiofemoral é o mais fraco dos três ligamentos capsulares. Ele tem sua origem na parte isquiática do rebordo acetabular e descreve um trajeto helicoidal anterior até sua inserção no colo femoral.

7. **C.** O nervo sural inerva a parte lateral do pé e se estende por trás do maléolo lateral (ver Capítulo 21, Seção 21.4).

    A. O nervo safeno estende-se à frente do maléolo medial.

    B. O nervo tibial atravessa o túnel do tarso atrás do maléolo medial.

    D. O nervo fibular superficial estende-se até o dorso do pé e localiza-se à frente do maléolo lateral.

    E. O nervo fibular profundo acompanha a artéria dorsal do pé e entra no dorso do pé. Ele inerva a pele da primeira membrana interdigital.

8. **C.** O nervo fibular profundo – um ramo do nervo fibular comum – inerva a pele da primeira membrana interdigital, inclusive a pele adjacente ao 1º ao 2º dedo do pé. Além disso, esse nervo fornece inervação motora aos músculos do compartimento anterior da perna (ver Capítulo 21, Seção 21.4).

    A. O nervo safeno transmite a sensibilidade originada da parte medial do pé.

    B. O ramo plantar medial do nervo tibial fornece inervação cutânea a uma ampla área de pele da parte medial do pé e às superfícies mediais de três dedos e meio.

    D. O nervo fibular superficial fornece inervação cutânea ao dorso do pé.

    E. O ramo plantar lateral fornece inervação cutânea à parte lateral do pé e às superfícies laterais de um dedo e meio.

9. **D.** Semelhantemente às veias superficiais dos membros superiores, as veias superficiais dos membros inferiores drenam para veias profundas por meio de veias perfurantes (ver Capítulo 15, Seção 15.4).

    A. As veias superficiais estão localizadas no tecido subcutâneo e acima da fáscia profunda (fáscia lata).

    B. A veia safena magna perfura a fáscia lata no hiato safeno localizado na região proximal da coxa e termina na veia femoral.

    C. A veia safena parva estende-se atrás do maléolo lateral e acima da fossa poplítea.

    E. As veias superficiais calibrosas – safenas magna e parva – originam-se do arco venoso localizado no dorso do pé.

10. **C.** A artéria tibial anterior desce pelo compartimento anterior da coxa e entra no dorso do pé como artéria dorsal do pé (ver Capítulo 21, Seção 21.4).

    A. A artéria tibial posterior desce pelo compartimento posterior da coxa e se ramifica para formar as artérias plantares medial e lateral, que irrigam a planta do pé.

    B. A artéria fibular origina-se da parte lateral da região posterior da perna e forma anastomoses com a artéria tibial anterior para irrigar o tornozelo.

    D. A artéria poplítea está localizada na parte posterior do joelho. Ela origina as artérias do joelho e as tibiais (anterior e posterior).

    E. A artéria medial inferior do joelho é um ramo da artéria poplítea e irriga a patela e as inserções dos músculos sartório, grácil e semitendíneo.

11. **B.** Assim como que a artéria ulnar da mão, a artéria plantar lateral é o ramo mais calibroso da artéria tibial posterior. Ela irriga a parte lateral do pé e forma o arco plantar profundo com a artéria dorsal do pé (Seção 21.4).

    A. A artéria fibular irriga os músculos dos compartimentos posterior e lateral da perna e estabelece anastomoses com a artéria tibial anterior no tornozelo, mas não emite ramos à região plantar do pé.

    C. As artérias metatarsais plantares originam-se do arco plantar profundo.

    D. As artérias próprias dos dedos originam-se das artérias metatarsais plantares, que são ramos do arco plantar profundo.

    E. A artéria arqueada – um ramo da artéria dorsal do pé – forma uma alça sobre o dorso do pé e fornece irrigação sanguínea ao 2º, 3º e 4º metatarsos dorsais.

12. **E.** Veias varicosas (ou dilatadas) podem ser causadas por tromboses venosas profundas. Quando as veias profundas são obstruídas, o fluxo normal da superfície para as estruturas profundas nas veias perfurantes é invertido. Com o aumento do volume, as veias superficiais dilatam-se e suas válvulas tornam-se incompetentes. Frequentemente ocorre tromboflebite (ou inflamação venosa) quando há trombose (ver Capítulo 21, Seção 21.4).

    A. Quando as válvulas venosas são incompetentes, o fluxo ascendente é impedido e o sangue acumula-se nas veias. As resultantes veias dilatadas são conhecidas como varicosidades ou veias varicosas. As respostas B, C e D também estão corretas (E).

    B. Em condições normais, as veias superficiais drenam para o sistema venoso profundo por meio das veias perfurantes. Quando as veias profundas são obstruídas por trombos, o sangue circula pelas veias perfurantes até o sistema superficial e causa dilatação das veias superficiais. As respostas A, C e D também estão corretas (E).

    C. Quando trombos obstruem as veias profundas da perna, o sangue circula na direção das veias superficiais, que então se tornam dilatadas. As respostas A, B e D também estão corretas (E).

    D. As veias podem ficar inflamadas quando há trombose. As respostas A, B e C também estão corretas (E).

13. **B.** A condição conhecida como "pé caído" é causada por uma lesão do nervo fibular profundo (ou fibular comum) que acarrete a paralisia dos músculos dorsiflexores do pé e deixe os músculos flexores plantares sem oponentes (ver Capítulo 21, Seção 21.4).

    A. Uma lesão do nervo fibular superficial causa incapacidade de fazer eversão do pé e, por essa razão, acarreta perda global do equilíbrio e déficit sensorial no dorso do pé.

    C. Uma lesão do nervo sural causa déficit de sensibilidade na pele da parte lateral do pé.

    D. Uma lesão do nervo tibial causa paralisia de todos os músculos posteriores da coxa (com exceção da cabeça curta do bíceps femoral) e da perna.

    E. Uma lesão do nervo plantar medial causa paralisia dos músculos da parte medial do pé e déficit de sensibilidade em uma ampla área de pele da região medial do pé e nas superfícies mediais de três dedos e meio.

14. **D.** A marcha com balanceio lateral é causada por abdução do quadril sem ação dos músculos oponentes e ocorre quando há paralisia dos músculos adutores. O nervo obturatório inerva os músculos adutores da coxa e pode ser lesado por fraturas da pelve. Uma área de dormência (parestesia) na região medial da coxa também sugere lesão desse nervo (ver Capítulo 21, Seção 21.4).

A. O músculo glúteo médio é abdutor do quadril. Lesões desse músculo causam marcha glútea ou bamboleante.

B. Uma lesão do nervo glúteo inferior, que inerva o músculo glúteo máximo, limita a extensão do quadril, mas não causa qualquer déficit sensorial.

C. Uma lesão do músculo semimembranáceo ou seu nervo (tibial) limita a extensão do quadril e a flexão do joelho, como também causa déficit sensorial na planta do pé.

E. Uma lesão do nervo femoral, que inerva o reto femoral, enfraquece a flexão do quadril e a extensão do joelho. Também há déficit sensorial entre a região anterior da coxa e as superfícies mediais da perna e do pé.

15.　D. O nervo fibular comum é o componente lateral do nervo ciático. Uma compressão desse nervo afeta os músculos dorsiflexores do compartimento anterior da perna (por meio de seu ramo fibular profundo) e causa "pé caído" (ver Capítulo 21, Seção 21.4, e Capítulo 22, Seção 22.2).

A. A parestesia na planta do pé pode ser causada por compressão do nervo tibial.

B. O nervo tibial (componente medial do nervo ciático) inerva os músculos isquiotibiais, que flexionam o joelho. Esse movimento pode não ser afetado por essa anomalia.

C. Os músculos extensores da parte anterior da coxa estendem o joelho e podem não ser afetados por essa anomalia.

E. O rebaixamento do quadril sem apoio é típico de lesão do nervo glúteo superior.

16.　A. O músculo adutor magno é o maior dos adutores do quadril, mas também atua em conjunto com o músculo glúteo máximo para fazer a extensão vigorosa da articulação do quadril (ver Capítulo 22, Seção 22.3).

B. O músculo adutor magno tem inervação dupla – nervos obturatório e tibial.

C. O músculo adutor magno tem sua inserção unicamente no fêmur; o tubérculo adutor é uma saliência localizada na parte distal do fêmur.

D. O canal adutor passa entre os compartimentos anterior e medial da coxa. O músculo vasto medial forma sua parede anterior, enquanto os músculos adutores formam sua parede posterior.

E. O músculo adutor magno origina-se do ramo isquiopúbico, que inclui os ramos púbico inferior e isquiático.

17.　E. O músculo semimembranáceo (letra A) causa flexão da articulação do joelho e extensão da articulação do quadril. O músculo reto femoral (letra B) causa flexão do quadril e extensão do joelho. Os músculos lumbricais do pé (letra C) causam flexão das articulações metatarsofalangianas (MTFs) do 2º ao 5º dedo do pé e extensão das articulações interfalangianas (IFs) do 2º ao 5º dedo. A cabeça longa do bíceps femoral (letra D) causa extensão do quadril e flexão do joelho (ver Capítulo 22, Seções 22.3 e 22.7).

A. O músculo semimembranáceo causa flexão do joelho e extensão do quadril. As respostas B, C e D também estão corretas (E).

B. O músculo reto femoral causa flexão do quadril e extensão do joelho. As respostas A, C e D também estão corretas (E).

C. Os músculos lumbricais do pé causam flexão das articulações MTFs do 2º ao 5º dedo do pé e extensão das articulações IFs do 2º ao 5º dedo. As respostas A, B e D também estão corretas (E).

D. A cabeça longa do músculo bíceps femoral causa extensão do quadril e flexão do joelho. As respostas A, B e C também estão corretas (E).

18.　B. O desvio posterior da tíbia é compatível com o sinal da gaveta posterior positivo e indica lesão do ligamento cruzado posterior (ver Capítulo 22, Seção 22.4).

A. A lesão do ligamento cruzado anterior é confirmada pelo sinal da gaveta anterior positivo, no qual a tíbia pode ser puxada para frente por baixo do fêmur.

C. Um sinal da gaveta positivo sugere desvio anterior ou posterior da tíbia em sua relação com o fêmur. Uma ruptura do ligamento patelar desestabiliza a articulação do joelho, mas não altera o alinhamento entre tíbia e fêmur.

D. Embora o ligamento colateral medial possa ser lesado por um golpe violento, essa lesão não é diagnosticada pelo sinal da gaveta posterior positivo.

E. O ligamento colateral lateral provavelmente não é lesado por um golpe aplicado na parte anterior do joelho e sua lesão não é diagnosticada com base no sinal da gaveta anterior ou posterior.

19.　E. A "canelite" (ou "dor na canela") é causada por inflamação do músculo tibial anterior e por pequenas lacerações do periósteo (periostite) na área em que ele tem sua inserção óssea (ver Capítulo 22, Seção 22.5).

A. O músculo extensor dos dedos origina-se da cabeça da fíbula, do côndilo lateral da tíbia e da membrana interóssea.

B. O músculo extensor curto dos dedos é um músculo intrínseco do pé. Ele tem sua origem no calcâneo.

C. O músculo extensor longo do hálux tem sua origem no segmento médio da diáfise fibular e na membrana interóssea.

D. O fibular terceiro é um músculo lateral localizado no compartimento anterior da coxa e tem sua origem no segmento distal da fíbula.

20.　A. A aponeurose plantar é uma faixa fibrosa e espessa localizada na região plantar que está em continuidade com a fáscia profunda da perna (ver Capítulo 22, Seção 22.7).

B. O ligamento calcaneonavicular plantar (ou "ligamento mola") sustenta a cabeça do talo e mantém a parte medial do arco longitudinal do pé.

C. O ligamento plantar longo sustenta a parte lateral do arco longitudinal do pé e se estende do calcâneo até as bases do 1º, 2º e 3º metatarsos.

D. O ligamento plantar curto (ou ligamento calcaneocubóideo) sustenta o arco lateral do pé.

E. O deltoide é um ligamento com quatro partes que sustenta a região medial da articulação do joelho.

21.　B. A artéria circunflexa femoral lateral tem sua origem na artéria profunda da coxa no segmento proximal do membro. Ela irriga as estruturas existentes ao redor do quadril, como também um ramo descendente que estabelece anastomoses com as artérias do joelho. Um fluxo invertido nesses ramos poderia irrigar a artéria poplítea e seus ramos localizados na perna (ver Capítulo 21, Seção 21.4).

A. A artéria circunflexa femoral medial tem sua origem na artéria profunda da coxa e irriga a articulação do quadril. Ela não tem anastomoses com a artéria poplítea ou com outros ramos do joelho e da perna.

C. A artéria obturatória irriga o compartimento medial da coxa e não forma anastomoses com artérias da perna.

D. A artéria descendente do joelho é um ramo da artéria femoral, mas tem sua origem distalmente à área da lesão. Por essa razão, não pode fornecer circulação colateral.

E. A artéria poplítea forma anastomoses com o segmento proximal da artéria femoral por meio da artéria circunflexa femoral lateral.

22. **D.** Embora as artérias circunflexas medial e lateral e a artéria glútea inferior formem anastomoses em torno do quadril, os ramos que irrigam essa articulação originam-se basicamente da artéria circunflexa femoral medial (ver Capítulo 21, Seção 21.4).

A. A artéria obturatória irriga os músculos mediais da coxa e um pequeno ramo arterial que irriga a cabeça do fêmur. Essa artéria não fornece irrigação sanguínea significativa ao quadril.

B. A artéria glútea superior irriga os músculos da região glútea, mas não irriga a articulação do quadril.

C. A artéria glútea inferior contribui para formar anastomoses em torno do quadril e primariamente irriga os músculos da região glútea.

E. A artéria circunflexa femoral lateral forma anastomoses com a artéria circunflexa medial em torno do colo do fêmur, mas tem contribuição menor para a articulação do quadril e maior para os músculos laterais da coxa.

23. **E.** O nervo femoral entra na região anterior da coxa por meio do compartimento muscular do espaço retroinguinal. Logo em seguida, ele ramifica-se para inervar os músculos dessa região (ver Capítulo 21, Seção 21.4).

A. A bainha femoral circunda apenas a artéria e a veia femorais.

B. A artéria e a veia femorais atravessam o hiato adutor e entram na fossa poplítea.

C. A fossa poplítea contém os nervos tibial e fibular comum.

D. O canal femoral está situado medialmente dentro da bainha femoral e contém apenas tecido conjuntivo frouxo, gordura e linfonodos.

24. **A.** O nervo glúteo inferior inerva apenas o músculo glúteo máximo (Seção 21.4).

B. O nervo glúteo superior inerva os músculos glúteos médio e mínimo e o tensor da fáscia lata.

C. O nervo glúteo superior inerva os músculos glúteos médio e mínimo e o tensor da fáscia lata.

D. O músculo piriforme é inervado pelas raízes de S1 e S2 do plexo sacral.

E. As respostas B, C e D estão incorretas.

25. **A.** As fibras superiores do músculo glúteo máximo têm suas inserções no trato iliotibial (ver Capítulo 22, Seção 22.2).

B. O músculo glúteo médio tem sua inserção na superfície lateral do trocânter maior do fêmur.

C. O músculo glúteo mínimo tem sua inserção na superfície anterolateral do trocânter maior do fêmur.

D. O músculo quadrado femoral tem sua inserção na crista intertrocantérica do fêmur.

E. Não se aplica.

26. **A.** Os músculos iliotibiais têm suas origens na tuberosidade isquiática e inserções na tíbia e na fíbula. O estiramento repetitivo desses músculos sobre duas articulações (quadril flexionado e joelho estendido) pode irritar sua área de origem (ver Capítulo 22, Seção 22.3).

B. A dor causada por uma laceração localizada na inserção do tendão do músculo obturatório interno ficaria limitada ao trocânter maior do fêmur.

C. O nervo ciático emerge por trás do músculo piriforme e pode ser comprimido nesse local. Contudo, a dor acompanharia as áreas sensoriais dos nervos tibial e fibular comum, que incluem as áreas anterolateral e posterior da perna e do dorso e a planta do pé.

D. Uma irritação do nervo tibial poderia causar dor na planta do pé.

E. O nervo glúteo inferior não tem um componente sensorial. Uma lesão desse nervo poderia afetar a função do músculo glúteo máximo e causar fraqueza de extensão e rotação lateral.

27. **D.** O bíceps femoral é um dos músculos iliotibiais (bíceps femoral, semitendíneo e semimembranáceo), que são os flexores primários do joelho (ver Capítulo 22, Seção 22.3).

A. O músculo flexor longo do hálux flexiona o 1º pododáctilo, enquanto os flexores plantares flexionam o pé.

B. O músculo sóleo não cruza a articulação do joelho e é responsável apenas pela flexão plantar do pé no nível do tornozelo.

C. O músculo tibial posterior flexiona e inverte o pé.

E. O músculo reto femoral faz a extensão da perna no nível do joelho.

28. **C.** As bordas do triângulo femoral são o sartório, o adutor longo e o ligamento inguinal (ver Capítulo 22, Seção 22.3).

A. O músculo tensor da fáscia lata é o limite lateral do compartimento anterior da coxa. O triângulo femoral está localizado entre os compartimentos anterior e medial da coxa.

B. O nervo femoral é uma das estruturas (laterais) do triângulo femoral, mas não demarca seus limites.

D. O músculo adutor longo forma a borda medial do triângulo.

E. O músculo reto femoral ocupa lateralmente o triângulo femoral e se localiza dentro do compartimento anterior da coxa.

29. **D.** O túnel do tarso é formado pelo retináculo flexor e suas inserções no calcâneo e no maléolo medial da tíbia (ver Capítulo 22, Seção 22.5).

A. Os ossos navicular e talo ocupam distalmente o túnel do tarso e nenhum deles fornece fixação ao retináculo flexor, que forma a cobertura desse túnel.

B. O osso cuboide ocupa lateralmente o pé; o túnel do tarso está localizado na região medial do tornozelo.

C. O talo não faz parte do túnel do tarso.

D. O talo e o 1º metatarso não fazem parte do túnel do tarso.

30. **A.** O ligamento calcaneonavicular plantar sustenta a cabeça do talo, que forma o ápice do arco longitudinal medial (ver Capítulo 22, Seção 22.7).

B. O deltoide é o ligamento colateral localizado na região medial do tornozelo. Ele não está relacionado com o arco medial.

C. O ligamento talofibular posterior faz parte do ligamento lateral do tornozelo e não está relacionado com o arco medial.

D. O retináculo extensor superior contém os tendões do dorso do pé (dorsiflexores).

E. O tendão do músculo fibular longo sustenta o arco transverso na região lateral da planta do pé.

31. E.

A e B. Pé chato (*pes planus*) é a condição encontrada mais comumente nos adultos idosos que ficam de pé por períodos longos. Essa condição caracteriza-se por frouxidão dos estabilizadores ativos e passivos do arco medial.

C. À medida que o antepé faz eversão e abdução, a pressão é transmitida ao ligamento calcaneonavicular plantar.

D. A falta de apoio para a cabeça do talo provoca seu desvio em direção inferomedial.

32. A. O maléolo medial localizado no segmento distal da tíbia faz parte da articulação talocrural (ver Capítulo 21, Seções 21.2 e 22.6).

B. A linha áspera forma saliências pareadas localizadas na superfície posterior do fêmur que funcionam como áreas de inserção para os músculos da coxa.

C. A eminência intercondilar – parte do platô tibial – separa os côndilos medial e lateral.

D. O sustentáculo talar faz parte do calcâneo, que faz parte do arco medial do pé.

E. O tubérculo do adutor do fêmur é a área de inserção do músculo adutor magno ao segmento distal do fêmur.

33. C. O menisco medial fica relativamente imóvel durante os movimentos de flexão e extensão em razão de sua inserção ao ligamento colateral tibial. Isso torna esse menisco mais suscetível a lesões, o que frequentemente ocorre junto com os ligamentos cruzado anterior e colateral tibial (ver Capítulo 22, Seção 22.4).

A. O menisco lateral está ligado à cápsula articular, mas não ao ligamento colateral.

B. O menisco lateral tem mais mobilidade durante os movimentos da articulação do joelho e, por essa razão, é menos suscetível a lesões.

D. O menisco medial fica relativamente imóvel durante os movimentos da articulação do joelho.

34. A. O nervo tibial atravessa o compartimento posterior profundo e inerva alguns dos estabilizadores ativos do arco longitudinal medial, inclusive os músculos tibial posterior e intrínsecos do pé (ver Capítulo 22, Seções 22.5 e 22.7).

B. Dorsiflexão é uma função dos músculos do compartimento anterior, que poderiam estar intactos nesse paciente.

C. Eversão do pé é uma função primária dos músculos do compartimento lateral.

D. A sensibilidade do dorso do pé é transmitida por ramos do nervo fibular superficial, que se estendem nos compartimentos anterior e lateral.

35. B. O contraste de partes moles oferecido pela RM faz com que esta seja a modalidade de exame mais eficaz para avaliar estruturas não ósseas, como ligamentos e tendões, e partes cartilaginosas, como meniscos (ver Capítulo 23).

A. A TC poderia ser mais útil para avaliar fraturas sutis, mas a RM é a modalidade preferível para avaliar a integridade de estruturas cartilaginosas.

C. A ultrassonografia é útil para avaliar anormalidades de partes moles superficiais, mas é limitada por causa da profundidade das estruturas e não oferece um contraste tão claro quanto a RM.

D. As estruturas cartilaginosas não aparecem nas radiografias.

Parte 8 Cabeça e Pescoço

24   Visão Geral da Cabeça e do Pescoço

A região da cabeça e do pescoço contém o encéfalo, a parte encefálica das meninges, os nervos cranianos e os órgãos dos sentidos, bem como componentes dos sistemas respiratório, digestório e endócrino. O crânio envolve o encéfalo, proporciona a estrutura óssea para os tecidos moles da cabeça, e contém as cavidades nasal e oral, e as órbitas ósseas. A cabeça e o pescoço comunicam-se com o tórax por meio da abertura superior do tórax e com o membro superior através do canal cervicoaxilar.

24.1   Ossos da cabeça: crânio

O crânio é composto de duas partes: o **neurocrânio** grande e o **viscerocrânio** menor (Figura 24.1 e Tabela 24.1).
– O neurocrânio, que compõe a maior parte do crânio, abriga e protege o encéfalo
– O viscerocrânio inclui a mandíbula e os ossos de paredes finas do esqueleto facial.

Neurocrânio

O neurocrânio é constituído de oito ossos: frontal, occipital, esfenoide e etmoide, e dois parietais e temporais.
– O **frontal** (Figuras 24.2 e 24.3) forma a fronte, o teto e a margem superior da órbita, e o assoalho da fossa anterior do crânio
– Os dois **parietais** (Figuras 24.2, 24.5 e 24.6) são ossos planos que formam as partes superolaterais da calvária. Sua face interna apresenta sulcos para o trajeto das artérias meníngeas médias e o seio sagital superior
– O **occipital** (Figuras 24.6 a 24.8) forma a parte posterior do crânio na base do crânio
  • Uma pequena porção anterior é denominada **clivo**
  • Os forames (aberturas) incluem o grande **forame magno** e os **canais condilares**. O **forame jugular** é formado em parte pelo occipital e em parte pela parte petrosa do temporal

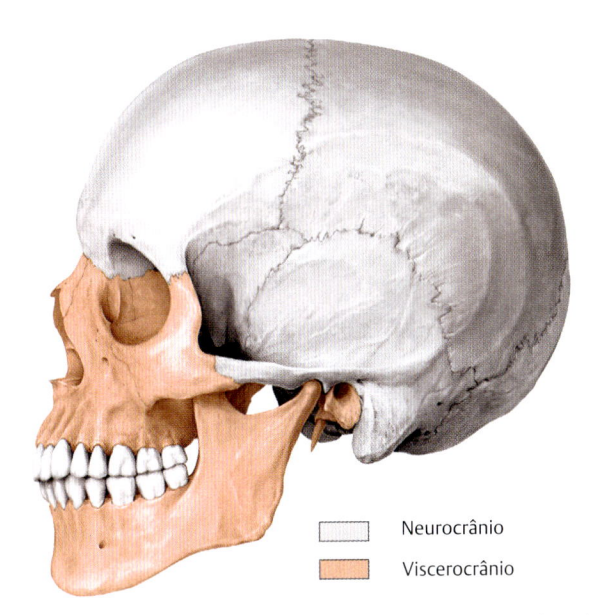

Tabela 24.1 Ossos do neurocrânio e do viscerocrânio.

Neurocrânio	**Viscerocrânio**
• Frontal	• Nasal
• Esfenoide (com exceção dos processos pterigoides)	• Lacrimal
	• Etmoide (com exceção da lâmina cribriforme)
• Temporal (parte escamosa, parte petrosa)	
• Parietal	• Esfenoide (processos pterigoides)
• Occipital	• Maxila
• Etmoide (lâmina cribriforme)	• Zigomático
	• Temporal (parte timpânica, processo estiloide)
• Ossículos da audição	• Mandíbula
	• Vômer
	• Concha nasal inferior
	• Palatino
	• Hioide

A maior parte do etmoide encontra-se no viscerocrânio; a maior parte do esfenoide pertence ao neurocrânio. O temporal está dividido entre os dois (Figura 24.1).

Figura 24.1 Ossos do neurocrânio e do viscerocrânio. Vista lateral esquerda. (De Schuenke M, Schulte E, Schumacher U. THIEME Atlas of Anatomy, Vol 3. Ilustrações de Voll M e Wesker K. 3rd ed. New York: Thieme Publishers; 2020.)

Legenda da figura:
☐ Neurocrânio
☐ Viscerocrânio

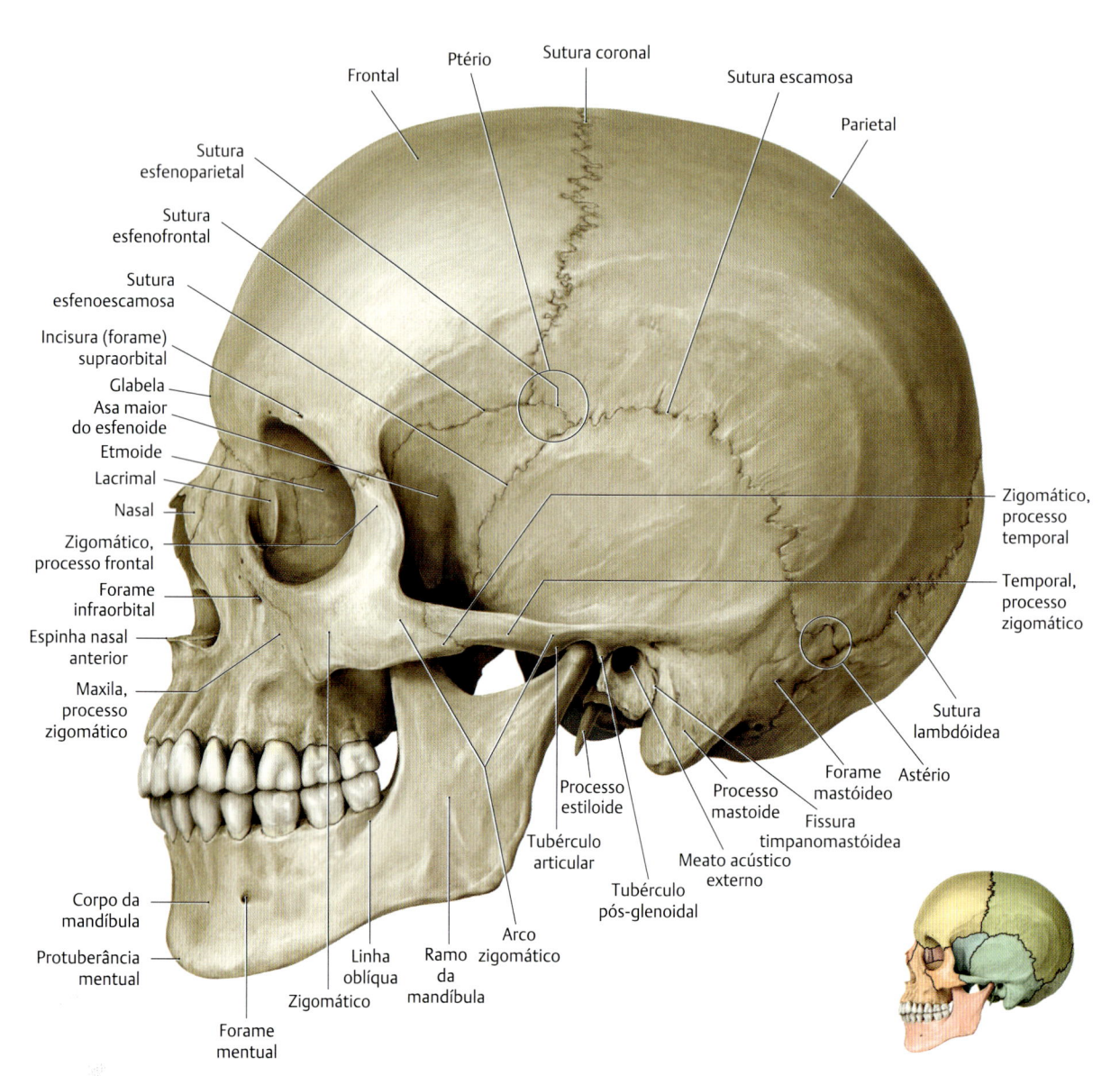

Figura 24.2 Parte lateral do crânio. Vista lateral esquerda. (De Schuenke M, Schulte E, Schumacher U. THIEME Atlas of Anatomy, Vol 3. Ilustrações de Voll M e Wesker K. 3rd ed. New York: Thieme Publishers; 2020.)

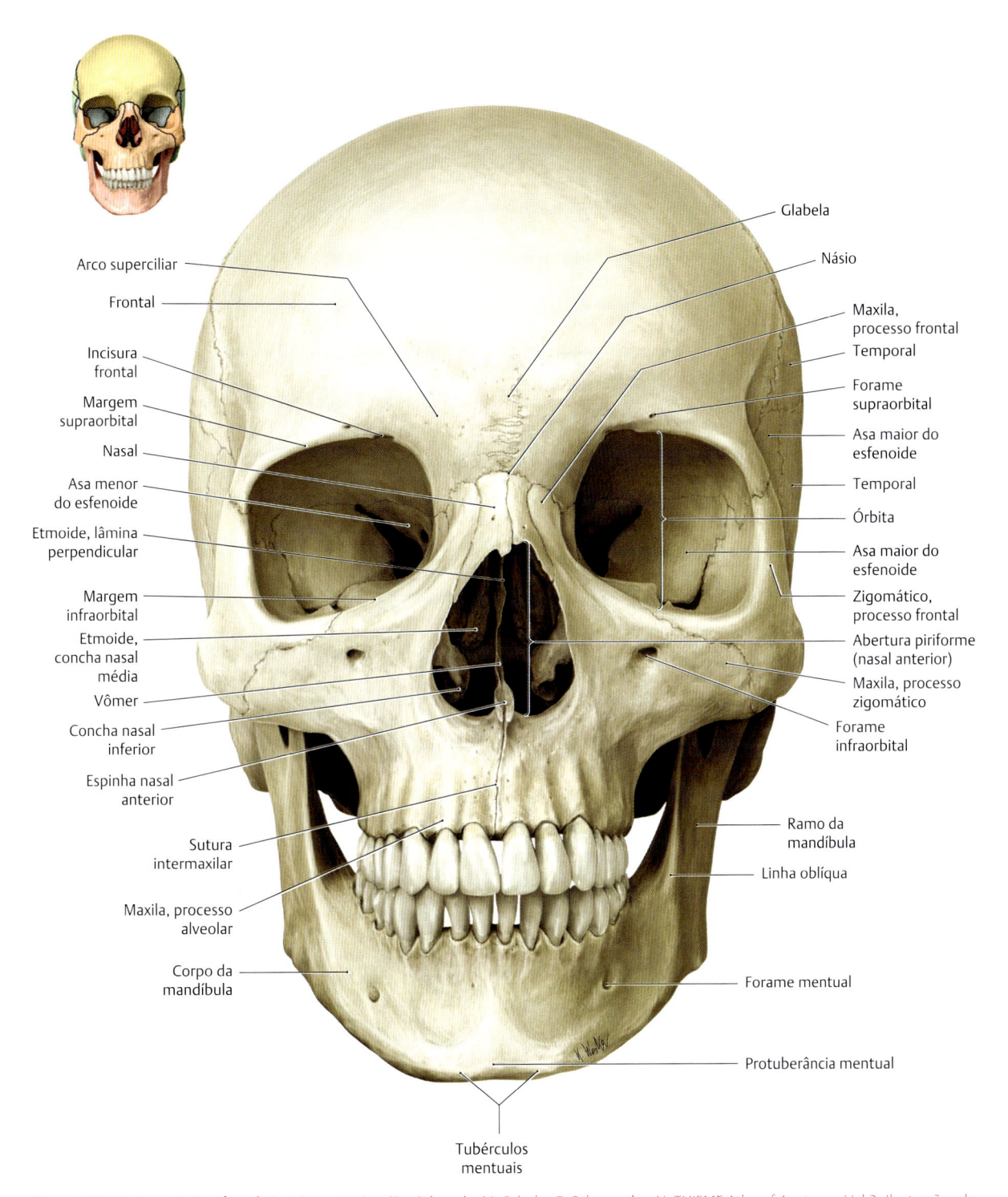

Glabela

Násio

Arco superciliar

Frontal

Maxila, processo frontal

Temporal

Incisura frontal

Forame supraorbital

Margem supraorbital

Asa maior do esfenoide

Nasal

Temporal

Asa menor do esfenoide

Órbita

Etmoide, lâmina perpendicular

Asa maior do esfenoide

Margem infraorbital

Zigomático, processo frontal

Etmoide, concha nasal média

Abertura piriforme (nasal anterior)

Vômer

Maxila, processo zigomático

Concha nasal inferior

Forame infraorbital

Espinha nasal anterior

Ramo da mandíbula

Sutura intermaxilar

Linha oblíqua

Maxila, processo alveolar

Corpo da mandíbula

Forame mentual

Protuberância mentual

Tubérculos mentuais

Figura 24.3 Parte anterior do crânio. Vista anterior. (De Schuenke M, Schulte E, Schumacher U. THIEME Atlas of Anatomy, Vol 3. Ilustrações de Voll M e Wesker K. 3rd ed. New York: Thieme Publishers; 2020.)

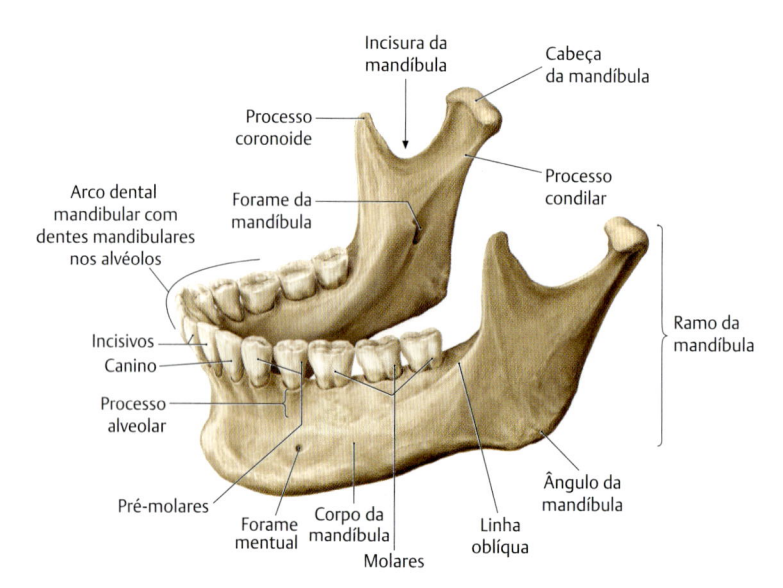

Figura 24.4 Mandíbula. Vista oblíqua, lateral esquerda. (De Schuenke M, Schulte E, Schumacher U. THIEME Atlas of Anatomy, Vol 3. Ilustrações de Voll M e Wesker K. 3rd ed. New York: Thieme Publishers; 2020.)

BOXE 24.1 CORRELAÇÃO CLÍNICA

FRATURAS DA FACE

A estrutura do esqueleto facial leva a padrões característicos de linhas de fratura (classificadas como fraturas de Le Fort I, II e III).

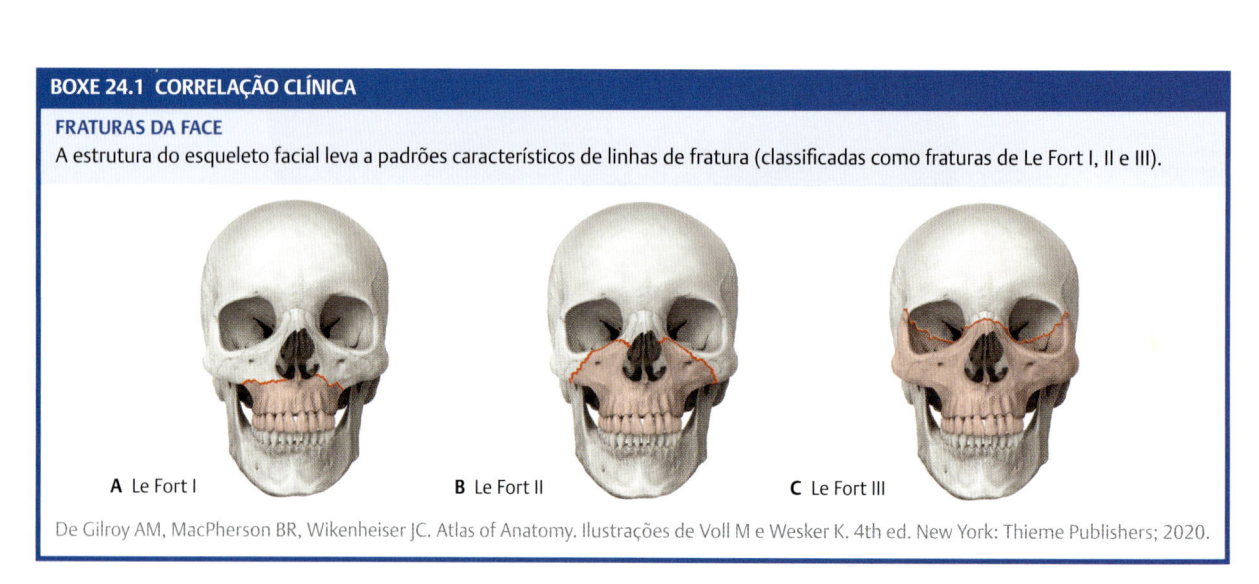

A Le Fort I **B** Le Fort II **C** Le Fort III

De Gilroy AM, MacPherson BR, Wikenheiser JC. Atlas of Anatomy. Ilustrações de Voll M e Wesker K. 4th ed. New York: Thieme Publishers; 2020.

- Inferiormente, os **côndilos occipitais** articulam-se com a primeira vértebra cervical
- A face interna apresenta sulcos para os seios sigmoide e transverso da dura-máter
- A face externa caracteriza-se pela presença das **linhas nucais superior** e **inferior** e pela **protuberância do occipital externa**
- Os dois **temporais** (Figuras 24.2, 24.7 a 24.10) formam parte das fossas média e posterior do crânio
  - A **parte escamosa** externa forma a parte lateral do crânio, enquanto a **parte petrosa** interna envolve a orelha média e a orelha interna (neurocrânio), e a **parte timpânica** envolve o meato acústico externo e a membrana timpânica (viscerocrânio)
  - Os processos incluem um **processo mastoide** composto de uma rede de **células mastóideas**, a parte posterior do **arco zigomático** e um longo **processo estiloide** pontudo
  - Os forames (aberturas) incluem o **meato acústico interno**, o **meato acústico externo**, o **canal carótico** e o **forame estilomastóideo**

- A **fossa mandibular** e o **tubérculo articular** do temporal articulam-se com a mandíbula
- O **esfenoide** (Figuras 24.11 e 24.12) forma a parte posterior da órbita e o assoalho e a parede lateral da fossa média do crânio entre o frontal e o temporal
  - O esfenoide possui duas **asas maiores**, que formam partes da fossa média e das paredes laterais do crânio
  - Duas **asas menores** formam a parte posterior da fossa anterior do crânio e terminam nos **processos glinoides anteriores**
  - O **corpo do esfenoide** envolve o **seio esfenoidal**
  - Uma estrutura em formato de sela na linha mediana, a **sela turca**, contém a **fossa hipofisial** e é limitada anteriormente pelo **tubérculo da sela** e posteriormente pelo **dorso da sela** e seus **processos glinoides posteriores**
  - Os dois **processos pterigoides**, cada um deles com uma **lâmina medial** e uma **lâmina lateral**, projetam-se inferiormente (viscerocrânio)
  - Os pares de aberturas incluem o **canal óptico**, a **fissura orbital superior**, o **forame redondo**, o **forame oval** e o **forame espinhoso**.

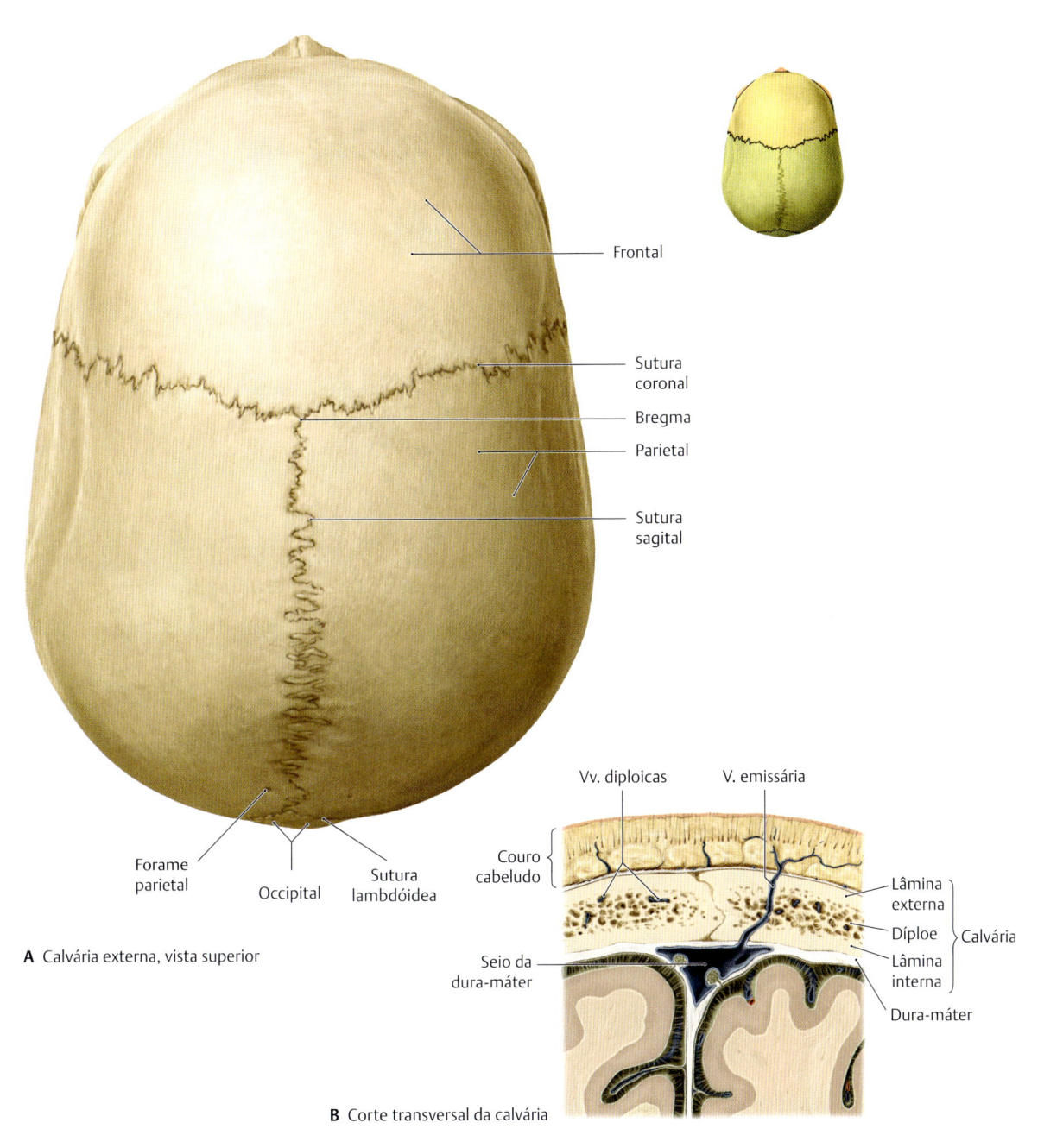

A Calvária externa, vista superior

Frontal

Sutura coronal

Bregma

Parietal

Sutura sagital

Forame parietal

Occipital

Sutura lambdóidea

Vv. diploicas

V. emissária

Couro cabeludo

Seio da dura-máter

Lâmina externa

Díploe

Lâmina interna

Dura-máter

Calvária

B Corte transversal da calvária

Figura 24.5 Calvária. Os ossos da calvária – o frontal, o occipital e os dois parietais – são compostos de três lâminas: uma lâmina externa densa; uma lâmina interna fina; e uma lâmina média, a díploe. (De Schuenke M, Schulte E, Schumacher U. THIEME Atlas of Anatomy, Vol 3. Ilustrações de Voll M e Wesker K. 3rd ed. New York: Thieme Publishers; 2020.)

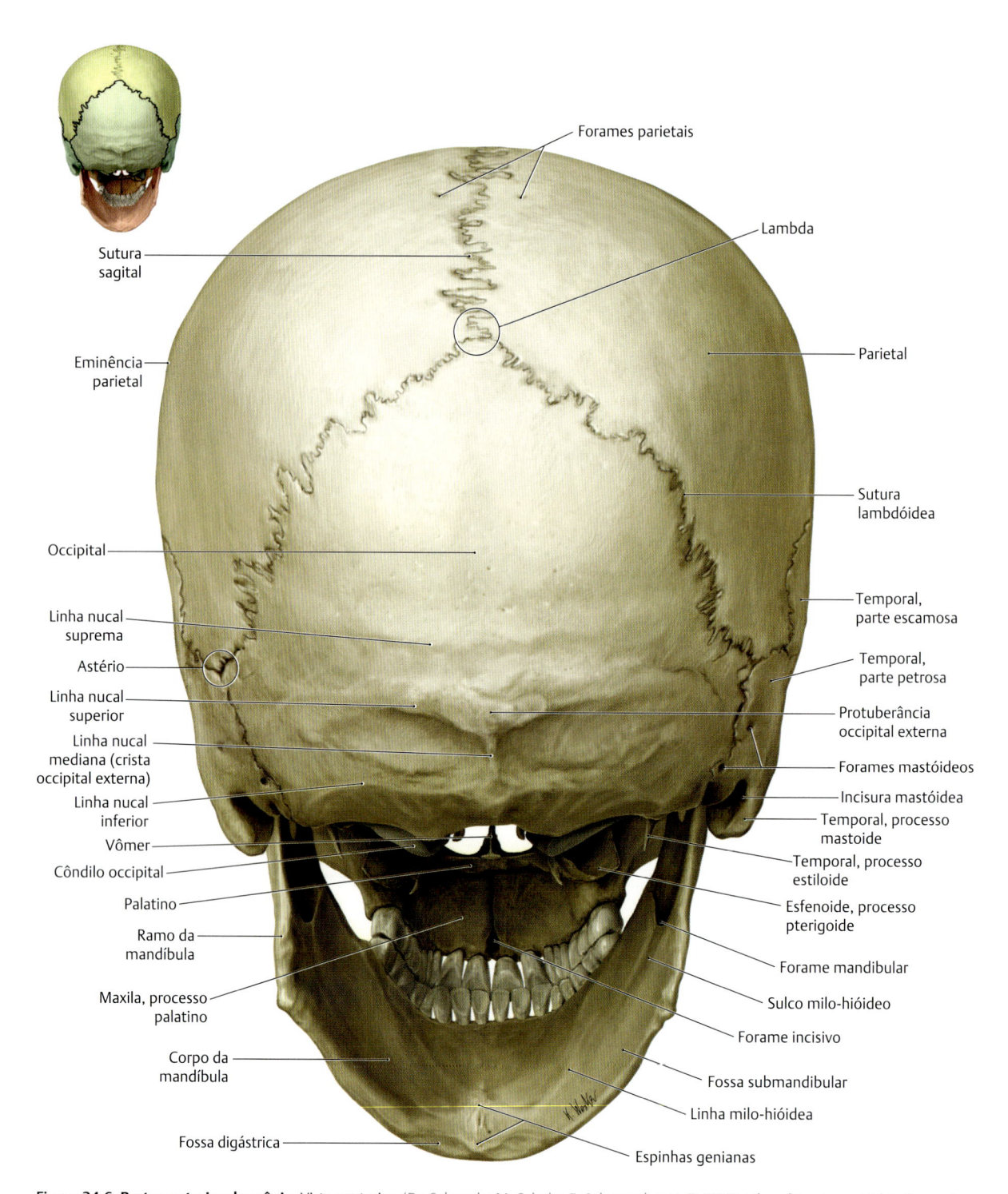

Figura 24.6 Parte posterior do crânio. Vista posterior. (De Schuenke M, Schulte E, Schumacher U. THIEME Atlas of Anatomy, Vol 3. Ilustrações de Voll M e Wesker K. 3rd ed. New York: Thieme Publishers; 2020.)

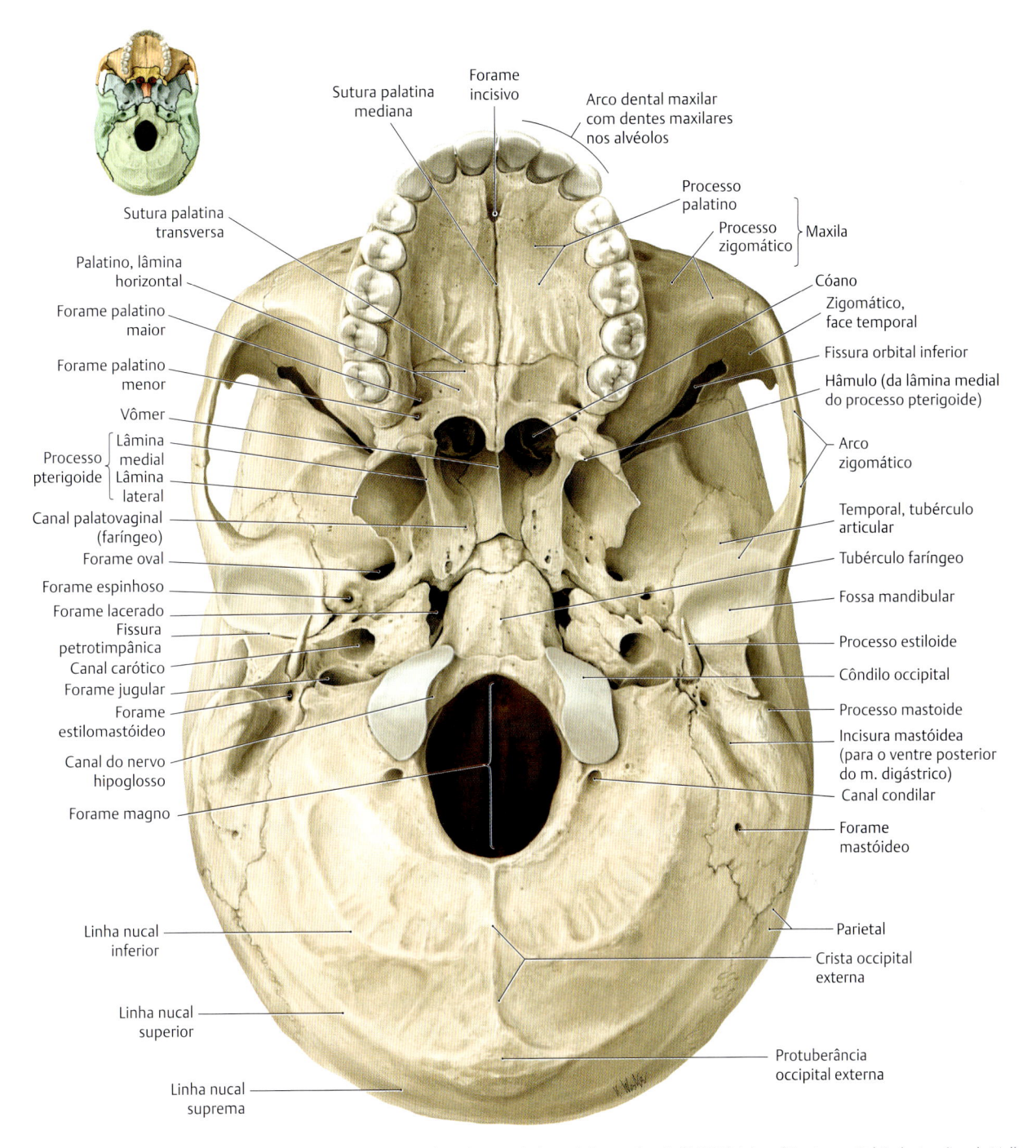

Figura 24.7 Base do crânio: exterior. Vista inferior. (De Schuenke M, Schulte E, Schumacher U. THIEME Atlas of Anatomy, Vol 3. Ilustrações de Voll M e Wesker K. 3rd ed. New York: Thieme Publishers; 2020.)

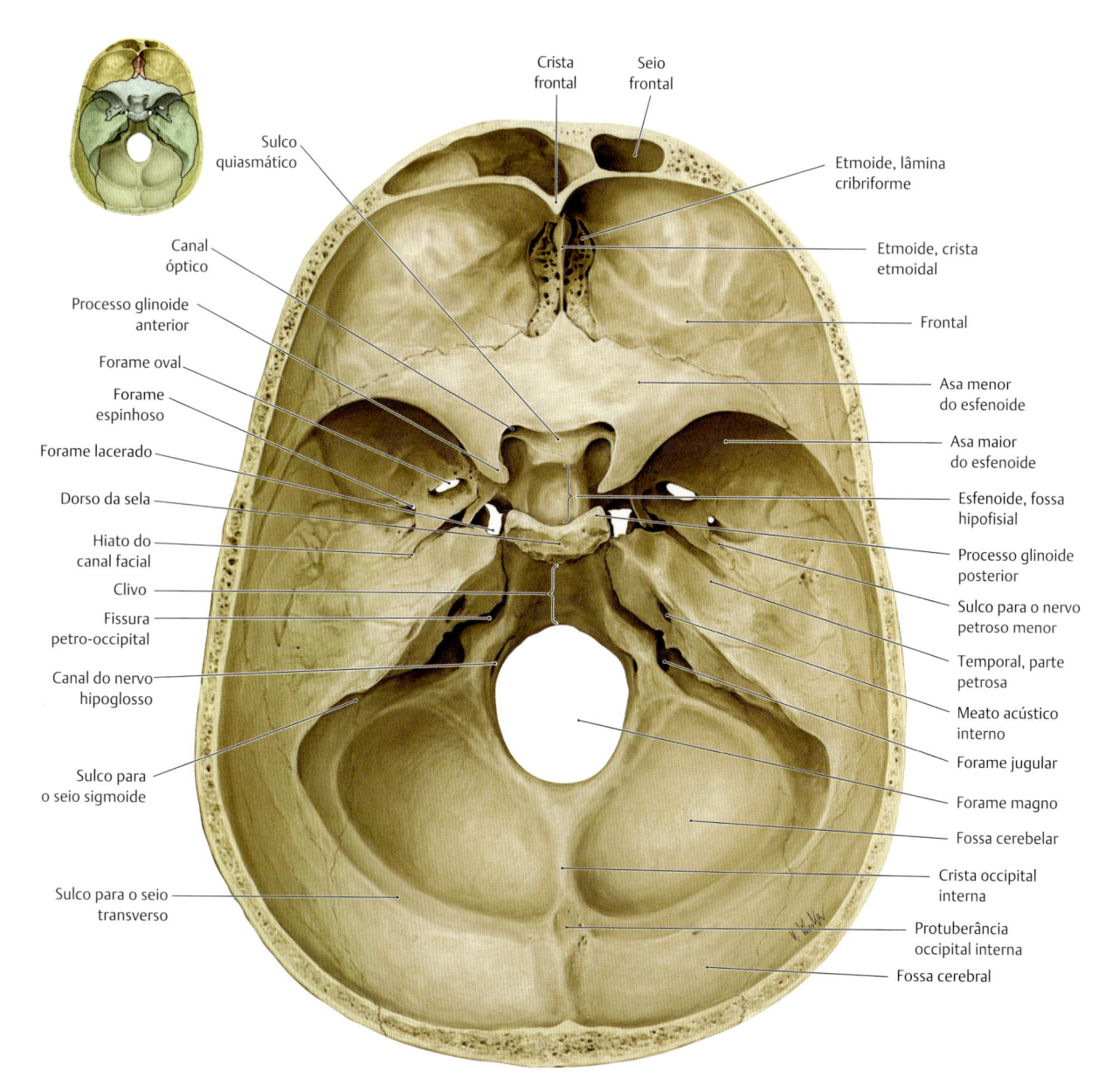

Crista frontal

Seio frontal

Sulco quiasmático

Etmoide, lâmina cribriforme

Canal óptico

Etmoide, crista etmoidal

Processo glinoide anterior

Frontal

Forame oval

Asa menor do esfenoide

Forame espinhoso

Asa maior do esfenoide

Forame lacerado

Esfenoide, fossa hipofisial

Dorso da sela

Processo glinoide posterior

Hiato do canal facial

Sulco para o nervo petroso menor

Clivo

Fissura petro-occipital

Temporal, parte petrosa

Canal do nervo hipoglosso

Meato acústico interno

Forame jugular

Sulco para o seio sigmoide

Forame magno

Fossa cerebelar

Crista occipital interna

Sulco para o seio transverso

Protuberância occipital interna

Fossa cerebral

Figura 24.8 Base do crânio: interior. Vista superior. (De Schuenke M, Schulte E, Schumacher U. THIEME Atlas of Anatomy, Vol 3. Ilustrações de Voll M e Wesker K. 3rd ed. New York: Thieme Publishers; 2020.)

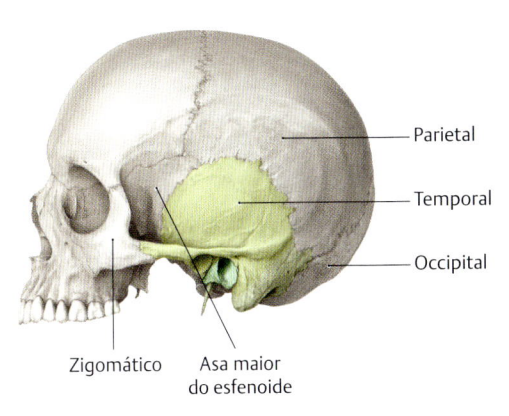

A Vista lateral esquerda

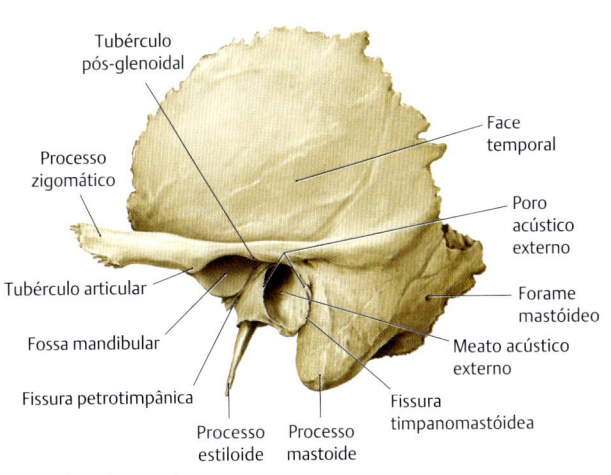

A Vista lateral esquerda

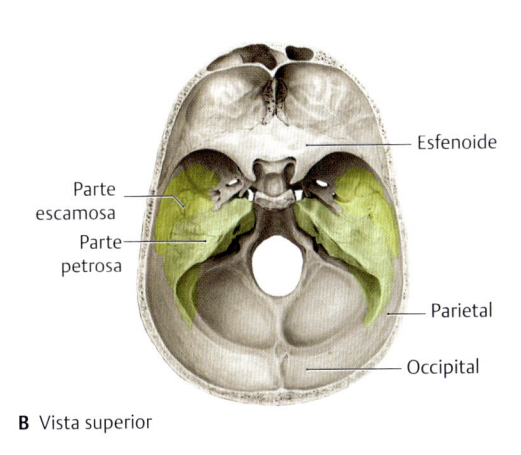

B Vista superior

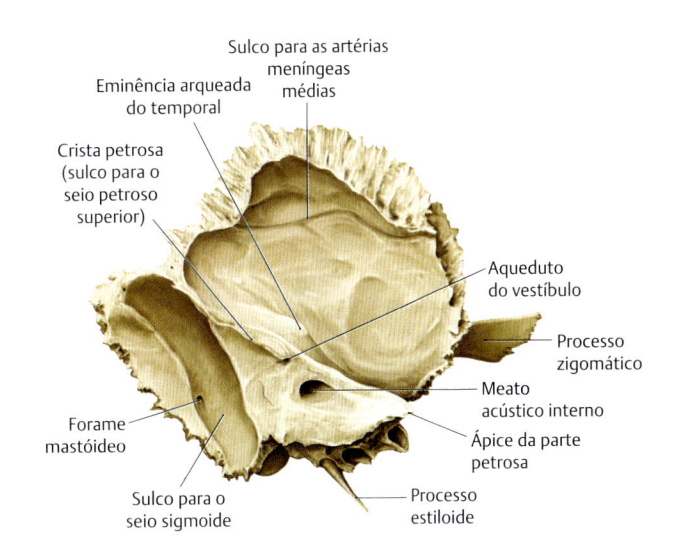

B Vista medial

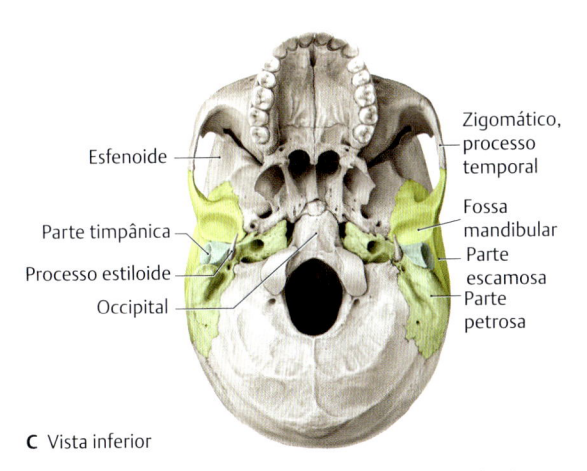

C Vista inferior

Figura 24.9 Temporal *in situ*. Parte escamosa (*verde claro*), parte petrosa (*verde pálido*), parte timpânica (*verde escuro*). (De Schuenke M, Schulte E, Schumacher U. THIEME Atlas of Anatomy, Vol 3. Ilustrações de Voll M e Wesker K. 3rd ed. New York: Thieme Publishers; 2020.)

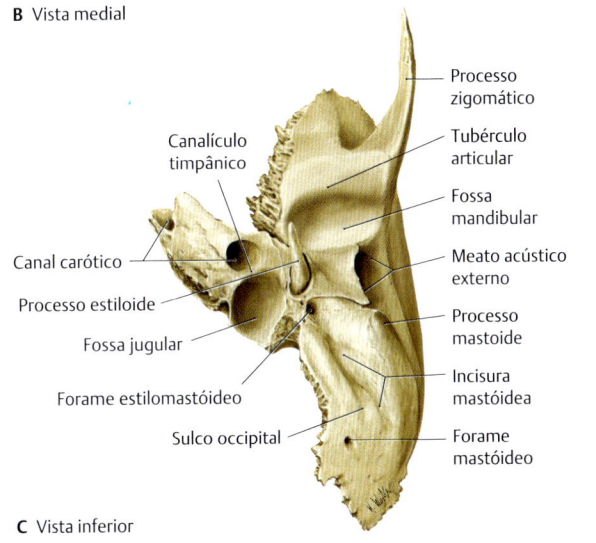

C Vista inferior

Figura 24.10 Temporal. (De Schuenke M, Schulte E, Schumacher U. THIEME Atlas of Anatomy, Vol 3. Ilustrações de Voll M e Wesker K. 3rd ed. New York: Thieme Publishers; 2020.)

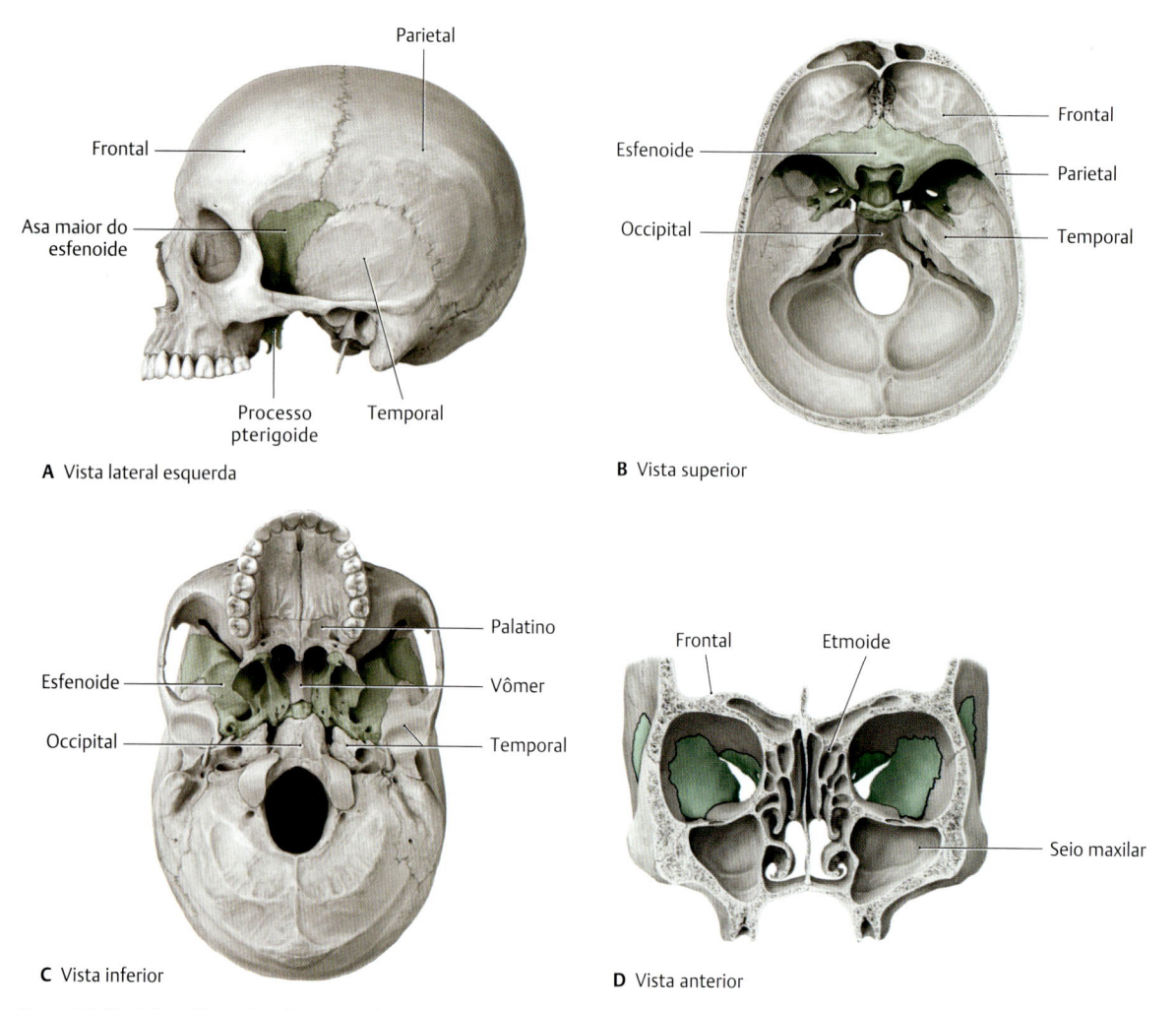

A Vista lateral esquerda

B Vista superior

C Vista inferior

D Vista anterior

Figura 24.11 Esfenoide *in situ*. (De Schuenke M, Schulte E, Schumacher U. THIEME Atlas of Anatomy, Vol 3. Ilustrações de Voll M e Wesker K. 3rd ed. New York: Thieme Publishers; 2020.)

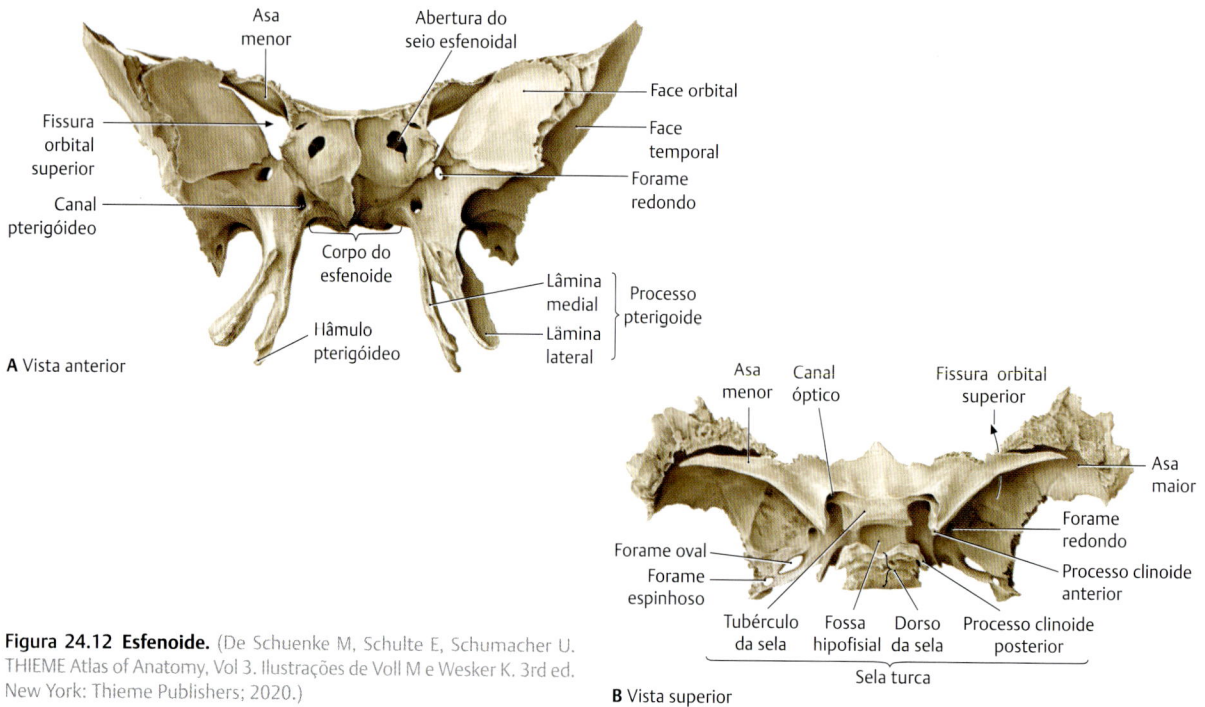

A Vista anterior

B Vista superior

Figura 24.12 Esfenoide. (De Schuenke M, Schulte E, Schumacher U. THIEME Atlas of Anatomy, Vol 3. Ilustrações de Voll M e Wesker K. 3rd ed. New York: Thieme Publishers; 2020.)

Viscerocrânio

O **viscerocrânio**, ou esqueleto facial, é composto de 15 ossos: o etmoide; a mandíbula e o vômer; e os pares de concha nasal inferior, da maxila, e de ossos nasal, lacrimal, zigomático e palatino (Figuras 24.2, 24.3 e 24.15).

– O **etmoide** (Figuras 24.13 e 24.14) forma parte da fossa anterior do crânio, as paredes mediais das órbitas, e partes do septo nasal e das paredes nasais laterais
  • A **lâmina cribriforme** (neurocrânio) situa-se na fossa anterior do crânio acima da cavidade nasal
  • A **lâmina perpendicular** forma parte do septo nasal
  • Os processos etmoidais incluem a **crista etmoidal** superiormente e as **conchas nasais superior** e **média** inferiormente na parede lateral da cavidade nasal
  • Numerosas **células etmoidais** de paredes finas formam os **seios etmoidais**
– Os dois **ossos da maxila** (Figuras 24.2, 24.3 e 24.15) formam o maxilar, a parede inferior da órbita, e partes do nariz e do palato
  • O **arco dental maxilar** contém os **alvéolos** para os dentes superiores
  • Os **processos palatinos** formam a parte anterior do palato, enquanto os **processos frontais** formam parte do nariz externo
  • Um **forame infraorbital** abre-se na face
  • Um grande **seio maxilar** na maxila situa-se abaixo de cada órbita
– A **mandíbula** (Figuras 24.2 e 24.4) forma o maxilar inferior

• Um **corpo da mandíbula** horizontal une-se posteriormente com um **ramo** vertical de cada lado
• Em cada lado, na junção entre o corpo e o ramo da mandíbula, forma-se o **ângulo da mandíbula**
• A extremidade superior de cada ramo da mandíbula apresenta um **processo coronoide**, que é separado do **processo condilar** posterior pela **incisura da mandíbula**
• A **cabeça** do processo condilar articula-se com a fossa mandibular do temporal
• Os forames incluem o **forame mentual** externamente e o **forame mandibular** internamente
• O **arco dental mandibular** contém alvéolos que abrigam os dentes inferiores
– Os dois **ossos nasais** (Figura 24.3) formam a ponte do nariz
– Os dois **lacrimais** (Figura 24.2) formam as paredes mediais anteriores das órbitas e contêm **fossas para os sacos lacrimais**
– Os dois **zigomáticos** (Figura 24.2) formam as proeminências ósseas das bochechas, as partes anteriores dos arcos zigomáticos e as paredes laterais das órbitas
– O dois **palatinos** (Figura 24.7) apresentam partes verticais que formam as paredes laterais posteriores da cavidade nasal e **lâminas horizontais** que formam as partes posteriores do palato
– O **vômer** (Figura 24.15) forma a parte posteroinferior do septo nasal
– As duas **conchas nasais inferiores** (Figura 24.15) formam os processos mais inferiores, semelhantes a um pergaminho, nas paredes laterais da cavidade nasal.

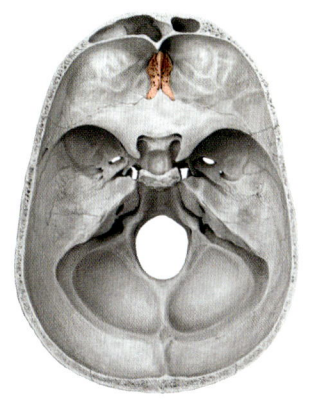

A Vista superior

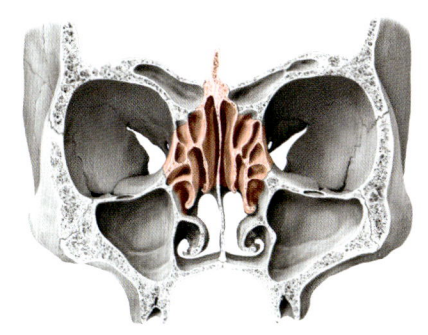

B Vista anterior

Figura 24.13 Etmoide *in situ*. (De Schuenke M, Schulte E, Schumacher U. THIEME Atlas of Anatomy, Vol 3. Ilustrações de Voll M e Wesker K. 3rd ed. New York: Thieme Publishers; 2020.)

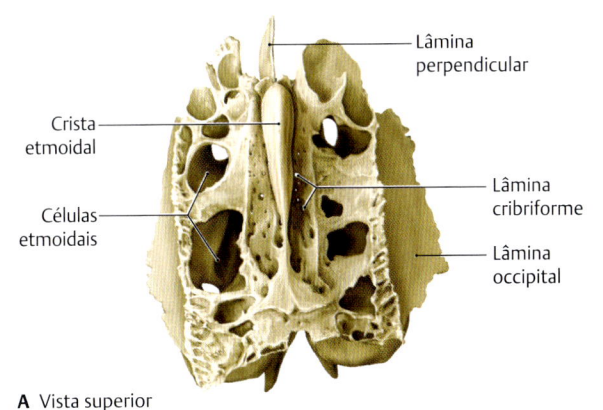

A Vista superior

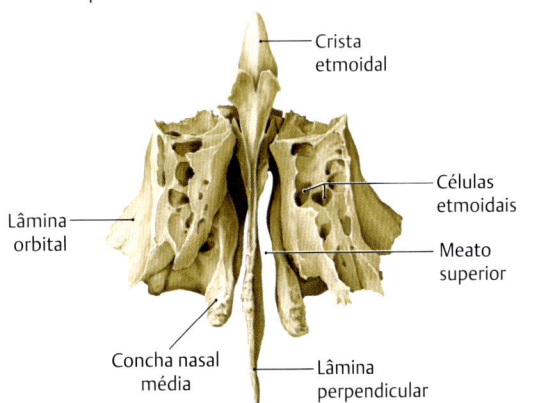

B Vista anterior

Figura 24.14 Etmoide. (De Schuenke M, Schulte E, Schumacher U. THIEME Atlas of Anatomy, Vol 3. Ilustrações de Voll M e Wesker K. 3rd ed. New York: Thieme Publishers; 2020.)

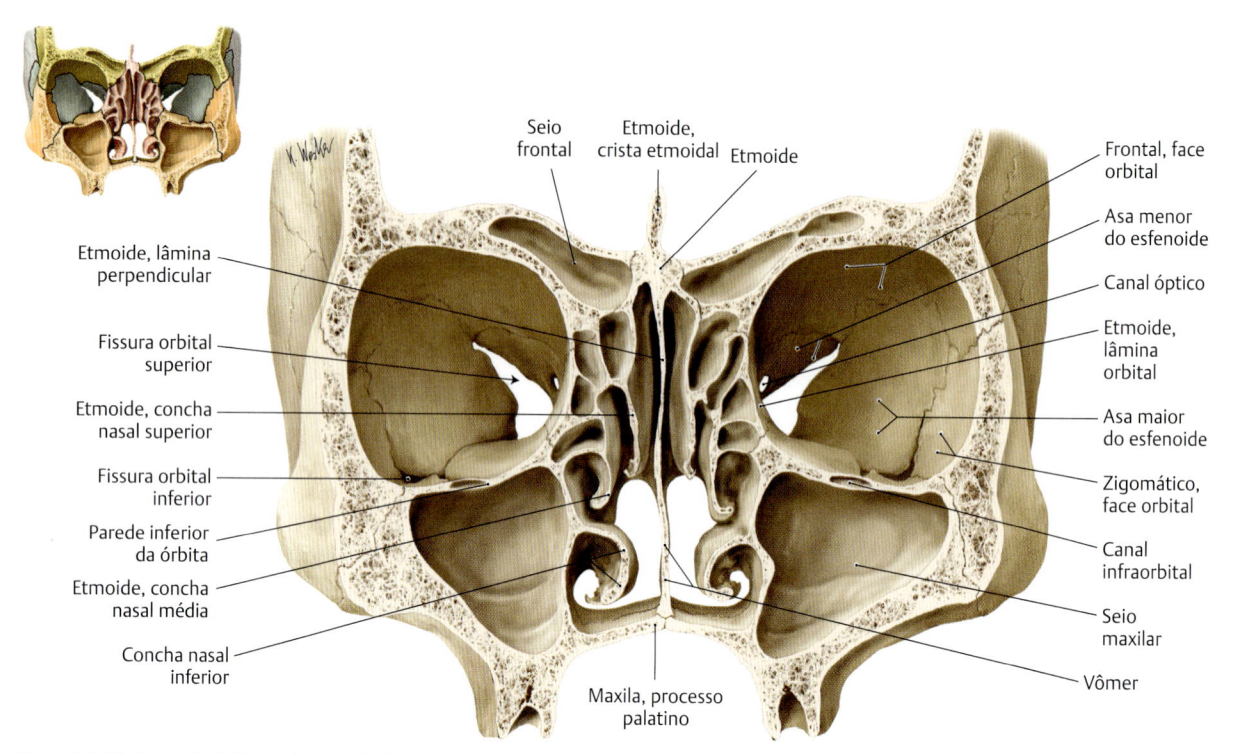

Seio frontal

Etmoide, crista etmoidal

Etmoide

Etmoide, lâmina perpendicular

Fissura orbital superior

Etmoide, concha nasal superior

Fissura orbital inferior

Parede inferior da órbita

Etmoide, concha nasal média

Concha nasal inferior

Maxila, processo palatino

Frontal, face orbital

Asa menor do esfenoide

Canal óptico

Etmoide, lâmina orbital

Asa maior do esfenoide

Zigomático, face orbital

Canal infraorbital

Seio maxilar

Vômer

Figura 24.15 Ossos da órbita e das cavidades nasais. Corte frontal, vista anterior. (De Schuenke M, Schulte E, Schumacher U. THIEME Atlas of Anatomy, Vol 3. Ilustrações de Voll M e Wesker K. 3rd ed. New York: Thieme Publishers; 2020.)

Suturas do crânio

— Durante o desenvolvimento, os ossos da calvária crescem externamente a partir de seu centro para os ossos adjacentes; por fim, os ossos fundem-se para formar articulações fibrosas denominadas **suturas**

— Embora existam numerosas suturas menores, as principais suturas da calvária (Figuras 24.2 a 24.6) são as seguintes

- A **sutura sagital** entre os parietais direito e esquerdo
- A **sutura coronal** entre o frontal e os parietais
- A **sutura lambdóidea** entre o occipital e os parietais
- As **suturas escamosas** entre os parietais e os temporais

— Ao nascimento, o crescimento dos ossos do crânio e a formação das suturas estão incompletos. Grandes áreas fibrosas, conhecidas como **fontículos**, permanecem entre os ossos e possibilitam o crescimento contínuo do encéfalo. O maior desses fontículos, o **fontículo anterior**, situado na junção do frontal com os parietais, fecha-se entre 18 e 24 meses de vida (Figura 24.16)

— As junções das suturas e de outros pontos proeminentes do crânio são úteis para medir seu crescimento e do encéfalo, determinar a raça, o sexo e a idade, e localizar as estruturas cranianas profundas (Tabela 24.2).

BOXE 24.3 CORRELAÇÃO CLÍNICA

FRATURAS DE CRÂNIO NO PTÉRIO

Os ossos finos que compõem o ptério cobrem os ramos anteriores da artéria meníngea média, uma ramificação da artéria maxilar que segue o seu trajeto profundamente ao osso no espaço extradural. Em decorrência dessa relação, as fraturas de crânio no ptério podem levar à ocorrência de hemorragia extradural potencialmente fatal (ver Capítulo 26, Boxe 26.3).

BOXE 24.2 CORRELAÇÃO COM O DESENVOLVIMENTO

CRANIOSSINOSTOSE

O fechamento prematuro das suturas do crânio, uma condição conhecida como craniossinostose, resulta em uma variedade de malformações do crânio, cujo formato depende da sutura envolvida. A *plagiocefalia*, a deformidade mais comum, indica o fechamento prematuro da sutura coronal ou lambdóidea em um lado e cria uma aparência assimétrica. A *escafocefalia* caracteriza-se por um crânio longo e estreito produzido pelo fechamento precoce da sutura sagital. Sem tratamento, a craniossinostose pode levar a um aumento da pressão intracraniana, a convulsões e ao desenvolvimento tardio do crânio e do encéfalo. Normalmente, a cirurgia constitui o tratamento recomendado para reduzir a pressão intracraniana e corrigir as deformidades dos ossos da face e do crânio.

Tabela 24.2 Pontos de referência do crânio.

Ponto de referência	Localização do ponto ou da área
Násio	Junção das suturas frontonasal e internasal
Glabela	Proeminência mais anterior do frontal no ápice do násio
Bregma	Junção das suturas coronal e sagital
Ptério	Área que abrange a junção dos ossos frontal, parietal, esfenoide e temporal ao longo da sutura esfenoparietal
Vértice	Ponto mais elevado do crânio ao longo da sutura sagital
Lambda	Junção das suturas lambdóidea e sagital
Astério	Junção das suturas que unem os ossos occipital, temporal e parietal

Ver Figuras 24.2 a 24.6.

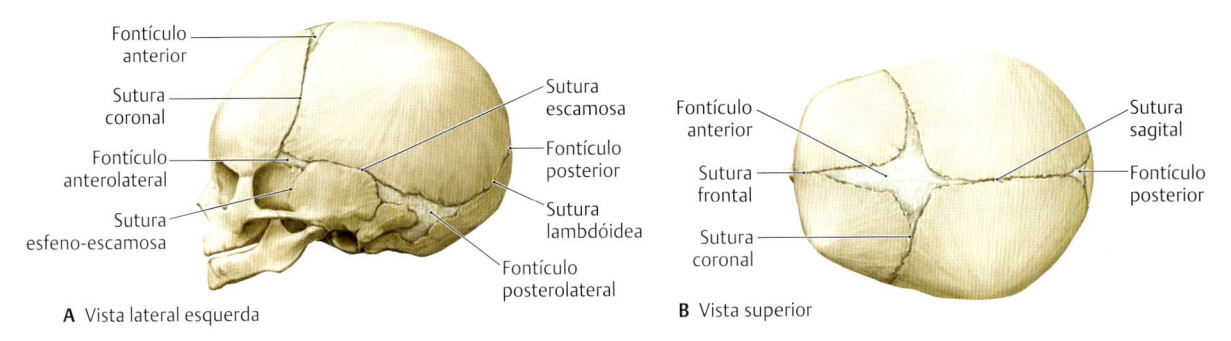

Figura 24.16 Crânio neonatal. (De Schuenke M, Schulte E, Schumacher U. THIEME Atlas of Anatomy, Vol 3. Ilustrações de Voll M e Wesker K. 3rd ed. New York: Thieme Publishers; 2020.)

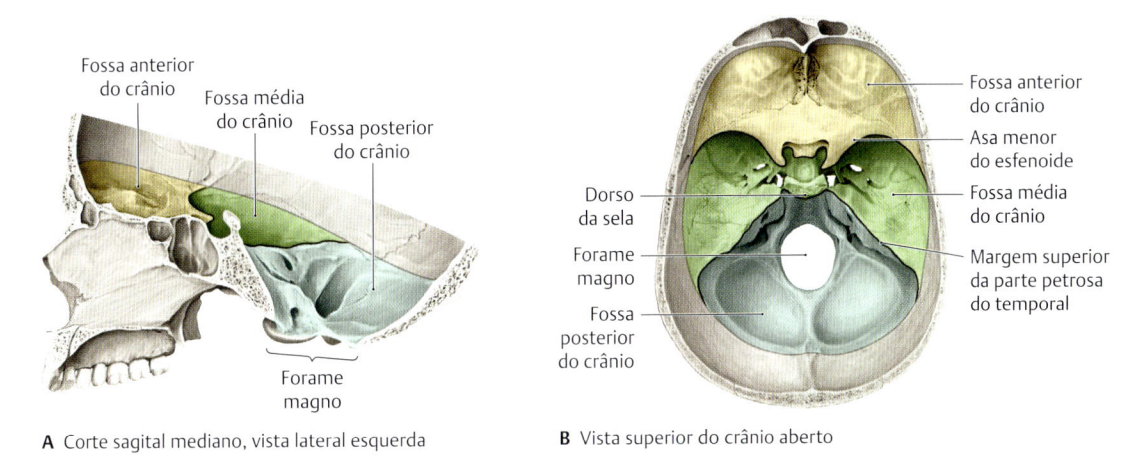

Figura 24.17 Fossas do crânio. O interior da base do crânio é constituído por três fossas sucessivas que se tornam progressivamente mais profundas no sentido fronto-occipital. (De Schuenke M, Schulte E, Schumacher U. THIEME Atlas of Anatomy, Vol 3. Ilustrações de Voll M e Wesker K. 3rd ed. New York: Thieme Publishers; 2020.)

Fossas do crânio

— O assoalho da cavidade do crânio é dividido em três fossas, ou espaços (Figuras 24.8 e 24.17)
  • A **fossa anterior do crânio**, formada pelo frontal, pelo etmoide e pela asa menor do esfenoide, contém o lobo frontal do encéfalo e os bulbos olfatórios (ver Capítulo 26, Seção 26.2, para conhecer uma descrição do encéfalo)
  • A **fossa média do crânio**, formada pelas asas maior e menor do esfenoide e pelas partes petrosa e escamosa do temporal, contém os lobos temporais do encéfalo, o quiasma óptico e a hipófise. A fossa hipofisial separa as metades direita e esquerda da fossa média do crânio

  • A **fossa posterior do crânio**, formada principalmente pelo occipital e pelas partes petrosas dos temporais, contém a ponte, o bulbo e o cerebelo. O bulbo sai do crânio através do forame magno localizado no assoalho da fossa, e sulcos nas paredes posterior e laterais acomodam os seios transverso e sigmoide da dura-máter
— Os forames nas fossas anterior, média e posterior possibilitam a passagem dos vasos sanguíneos e dos nervos através do crânio (Figura 24.18) (ver Seções 24.3 e 24.4; ver também Capítulo 26, Seção 26.3, para se informar sobre as artérias e as veias da cabeça e os nervos cranianos, respectivamente).

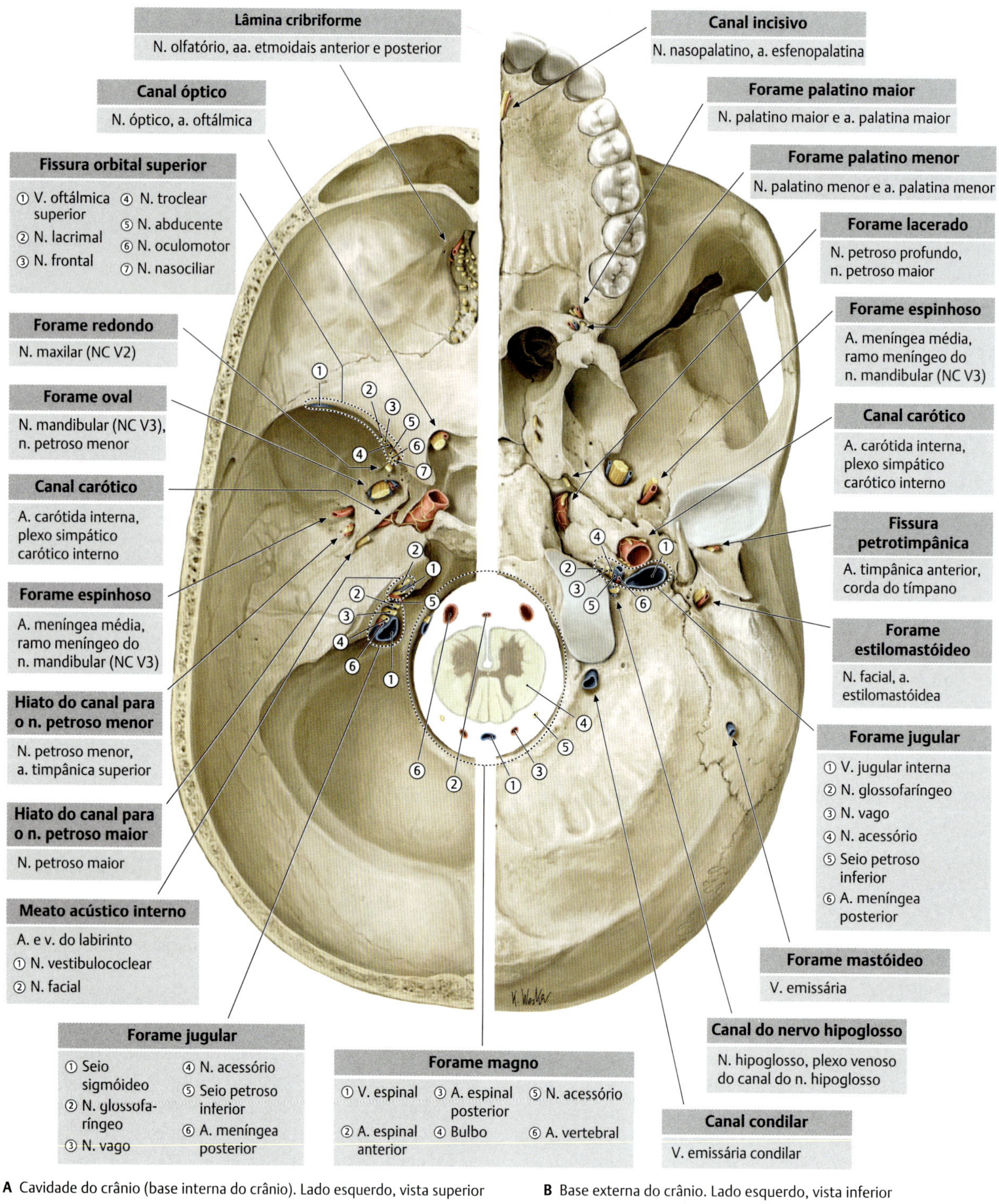

Lâmina cribriforme
N. olfatório, aa. etmoidais anterior e posterior

Canal óptico
N. óptico, a. oftálmica

Fissura orbital superior
① V. oftálmica superior ④ N. troclear
② N. lacrimal ⑤ N. abducente
③ N. frontal ⑥ N. oculomotor
⑦ N. nasociliar

Forame redondo
N. maxilar (NC V2)

Forame oval
N. mandibular (NC V3), n. petroso menor

Canal carótico
A. carótida interna, plexo simpático carótico interno

Forame espinhoso
A. meníngea média, ramo meníngeo do n. mandibular (NC V3)

Hiato do canal para o n. petroso menor
N. petroso menor, a. timpânica superior

Hiato do canal para o n. petroso maior
N. petroso maior

Meato acústico interno
A. e v. do labirinto
① N. vestibulococlear
② N. facial

Forame jugular
① Seio sigmóideo ④ N. acessório
② N. glossofa-ríngeo ⑤ Seio petroso inferior
③ N. vago ⑥ A. meníngea posterior

Forame magno
① V. espinal ③ A. espinal posterior ⑤ N. acessório
② A. espinal anterior ④ Bulbo ⑥ A. vertebral

Canal incisivo
N. nasopalatino, a. esfenopalatina

Forame palatino maior
N. palatino maior e a. palatina maior

Forame palatino menor
N. palatino menor e a. palatina menor

Forame lacerado
N. petroso profundo, n. petroso maior

Forame espinhoso
A. meníngea média, ramo meníngeo do n. mandibular (NC V3)

Canal carótico
A. carótida interna, plexo simpático carótico interno

Fissura petrotimpânica
A. timpânica anterior, corda do tímpano

Forame estilomastóideo
N. facial, a. estilomastóidea

Forame jugular
① V. jugular interna
② N. glossofaríngeo
③ N. vago
④ N. acessório
⑤ Seio petroso inferior
⑥ A. meníngea posterior

Forame mastóideo
V. emissária

Canal do nervo hipoglosso
N. hipoglosso, plexo venoso do canal do n. hipoglosso

Canal condilar
V. emissária condilar

A Cavidade do crânio (base interna do crânio). Lado esquerdo, vista superior

B Base externa do crânio. Lado esquerdo, vista inferior

Figura 24.18 Estruturas neurovasculares que entram na cavidade do crânio ou que saem dela. (De Schuenke M, Schulte E, Schumacher U. THIEME Atlas of Anatomy, Vol 3. Ilustrações de Voll M e Wesker K. 3rd ed. New York: Thieme Publishers; 2020.)

24.2   Ossos do pescoço

A maioria dos ossos do pescoço faz parte da coluna vertebral, do esqueleto do tórax ou do cíngulo do membro superior (ver Capítulo 1, Figura 1.5 A).

— Sete vértebras cervicais sustentam a cabeça sobre a coluna vertebral e proporcionam inserção para os músculos do pescoço

— O manúbrio do esterno forma o limite da linha média inferior da parte anterior do pescoço

— As clavículas formam os limites laterais do pescoço

— O **hioide**, um pequeno osso em formato de U, situa-se anteriormente à vértebra C3 no pescoço (Figura 24.19)

  • É constituído de um **corpo** e pares de **cornos maiores** e **menores**

  • O hioide não se articula diretamente com nenhum outro osso do esqueleto, porém ele é fixado por músculos e ligamentos à mandíbula, aos processos estiloides dos temporais, à laringe, às clavículas, ao esterno e às escápulas.

24.3   Artérias da cabeça e do pescoço

As artérias da cabeça e do pescoço são ramos das **artérias subclávias** e **carótidas comuns** direita e esquerda (ver Capítulo 5, Figura 5.6).

— O tronco braquiocefálico origina-se a partir do arco da aorta e se divide posteriormente à articulação esternoclavicular direita para formar as artérias subclávia direita e carótida comum direita

— As artérias subclávia esquerda e carótida comum esquerda são ramos diretos do arco da aorta no mediastino superior do tórax.

Artéria subclávia

As artérias subclávias entram no pescoço através da abertura superior do tórax e passam lateralmente entre os músculos escalenos anterior e médio. Dois ramos, a artéria vertebral e o tronco tireocervical, surgem medialmente de cada lado aos músculos escalenos anteriores e irrigam as estruturas da cabeça e do pescoço (Figura 24.20). Outros ramos irrigam as estruturas na base do pescoço e no desfiladeiro torácico.

— A **artéria vertebral** passa posteriormente no pescoço para ascender através dos forames transversos das vértebras C1-C6 e entra no forame magno na base do crânio

• No pescoço, contribui com a única artéria espinal anterior e com os pares de artérias espinais posteriores que irrigam a parte superior da medula espinal

• No crânio, dá origem às **artérias cerebelares inferiores posteriores**

• Termina com a sua união à artéria vertebral contralateral para formar uma única **artéria basilar**, que irriga a circulação posterior do encéfalo

— O **tronco tireocervical** é curto e se ramifica em quatro artérias

• A **artéria tireóidea inferior**, que é o maior ramo e segue medialmente para irrigar a laringe, a traqueia, o esôfago e as glândulas tireoide e paratireoides

• As **artérias supraescapular** e **cervical transversa**, que irrigam os músculos do dorso e da região escapular

• A **artéria cervical ascendente**, um pequeno ramo que irriga os músculos do pescoço

— O **tronco costocervical** origina-se posteriormente a partir da artéria subclávia e se ramifica nas

• **Artéria cervical profunda**, que irriga os músculos da parte posterior do pescoço

• **Artéria intercostal suprema**, que irriga os músculos do primeiro espaço intercostal

— A artéria torácica interna origina-se do lado inferior da artéria subclávia. Desce para o tórax por ambos os lados do esterno para irrigar os músculos do tórax e do esterno (ver Capítulo 5, Seção 5.2).

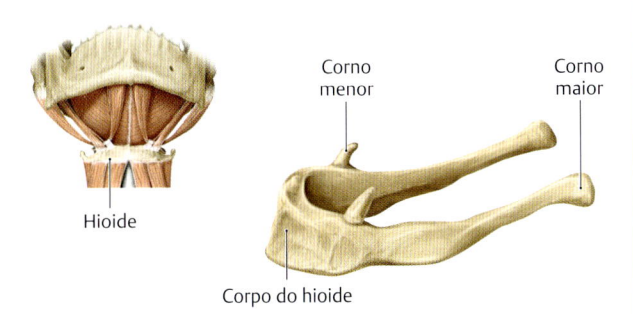

Figura 24.19   Hioide. O hioide está suspenso no pescoço por músculos situados entre o assoalho da boca e a laringe. (De Schuenke M, Schulte E, Schumacher U. THIEME Atlas of Anatomy, Vol 3. Ilustrações de Voll M e Wesker K. 3rd ed. New York: Thieme Publishers; 2020.)

BOXE 24.4   CORRELAÇÃO CLÍNICA

SÍNDROME DO ROUBO DA SUBCLÁVIA

Geralmente, o "roubo da subclávia" resulta de uma estenose da artéria subclávia esquerda localizada proximalmente à origem da artéria vertebral. Quando o braço esquerdo é exercitado, pode ocorrer um fluxo sanguíneo insuficiente para o braço. Em consequência, o sangue é "sequestrado" da circulação da artéria vertebral, causando então uma inversão do fluxo sanguíneo da artéria vertebral no lado *afetado*. Isso leva a um fluxo sanguíneo deficiente na artéria basilar e pode privar o encéfalo de sangue, o que produz uma sensação de atordoamento.

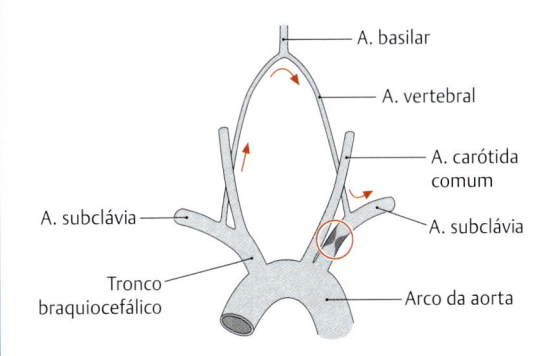

Síndrome do roubo da subclávia. O *círculo vermelho* indica a área de estenose; as *setas* indicam a direção do fluxo sanguíneo. (De Schuenke M, Schulte E, Schumacher U. THIEME Atlas of Anatomy, Vol 3. Ilustrações de Voll M e Wesker K. 3rd ed. New York: Thieme Publishers; 2020.)

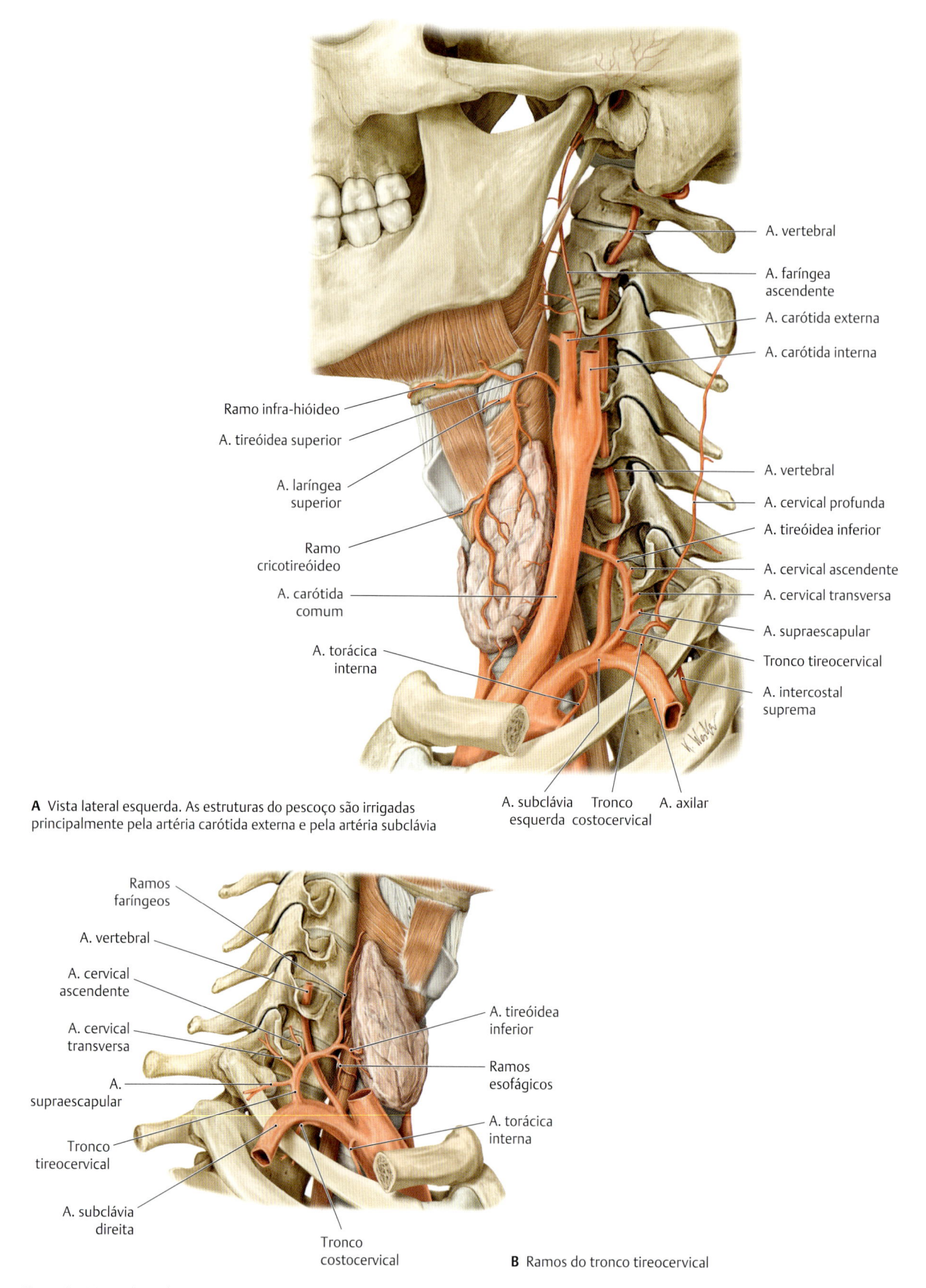

A. vertebral

A. faríngea
ascendente

A. carótida externa

A. carótida interna

Ramo infra-hióideo

A. tireóidea superior

A. laríngea
superior

Ramo
cricotireóideo

A. carótida
comum

A. torácica
interna

A. vertebral

A. cervical profunda

A. tireóidea inferior

A. cervical ascendente

A. cervical transversa

A. supraescapular

Tronco tireocervical

A. intercostal
suprema

A Vista lateral esquerda. As estruturas do pescoço são irrigadas
principalmente pela artéria carótida externa e pela artéria subclávia

A. subclávia   Tronco   A. axilar
esquerda costocervical

Ramos
faríngeos

A. vertebral

A. cervical
ascendente

A. cervical
transversa

A.
supraescapular

Tronco
tireocervical

A. subclávia
direita

A. tireóidea
inferior

Ramos
esofágicos

A. torácica
interna

Tronco
costocervical

B Ramos do tronco tireocervical

Figura 24.20 Artérias do pescoço. (A. De Gilroy AM, MacPherson BR, Wikenheiser JC. Atlas of Anatomy. Ilustrações de Voll M e Wesker K. 4th ed.
New York: Thieme Publishers; 2020; **B.** De Schuenke M, Schulte E, Schumacher U. THIEME Atlas of Anatomy, Vol 3. Ilustrações de Voll M e Wesker
K. 3rd ed. New York: Thieme Publishers; 2020.)

Sistema das artérias carótidas

O sistema das artérias carótidas irriga estruturas do pescoço, da face, do crânio e do encéfalo, e consiste em pares de artérias carótidas comuns, carótidas externas e carótidas internas e seus ramos.

— A **artéria carótida comum** entra no pescoço a partir do tórax e ascende, junto com a veia jugular interna e o nervo vago, em uma bainha de fáscia, a **bainha carótida**
  • Seus únicos ramos, as **artérias carótidas externas** e **carótidas internas**, originam-se de sua bifurcação no nível da vértebra C4 (Figura 24.21)
— A **artéria carótida externa** irriga a maioria das estruturas da face da cabeça, com exceção do encéfalo e das órbitas. A artéria carótida externa dá origem a seis ramos no pescoço

antes de seguir o seu trajeto posteriormente à mandíbula e, por fim, bifurcar-se em dois ramos terminais: as **artérias maxilar** e **temporal superficial** (Tabela 24.3)

1. A **artéria tireóidea superior** irriga a glândula tireoide e, através da **artéria laríngea superior**, a laringe.
2. A **artéria lingual** irriga a parte posterior da língua e o assoalho da boca, partes da cavidade oral, a tonsila, o palato mole, a epiglote e a glândula sublingual.
3. A **artéria facial** ascende profundamente para a glândula submandibular, que ela irriga, e cruza a mandíbula inferiormente para entrar na face. Passa lateralmente ao ângulo da boca e termina próximo ao ângulo medial do olho como **artéria angular**. Os ramos da artéria facial são os seguintes.

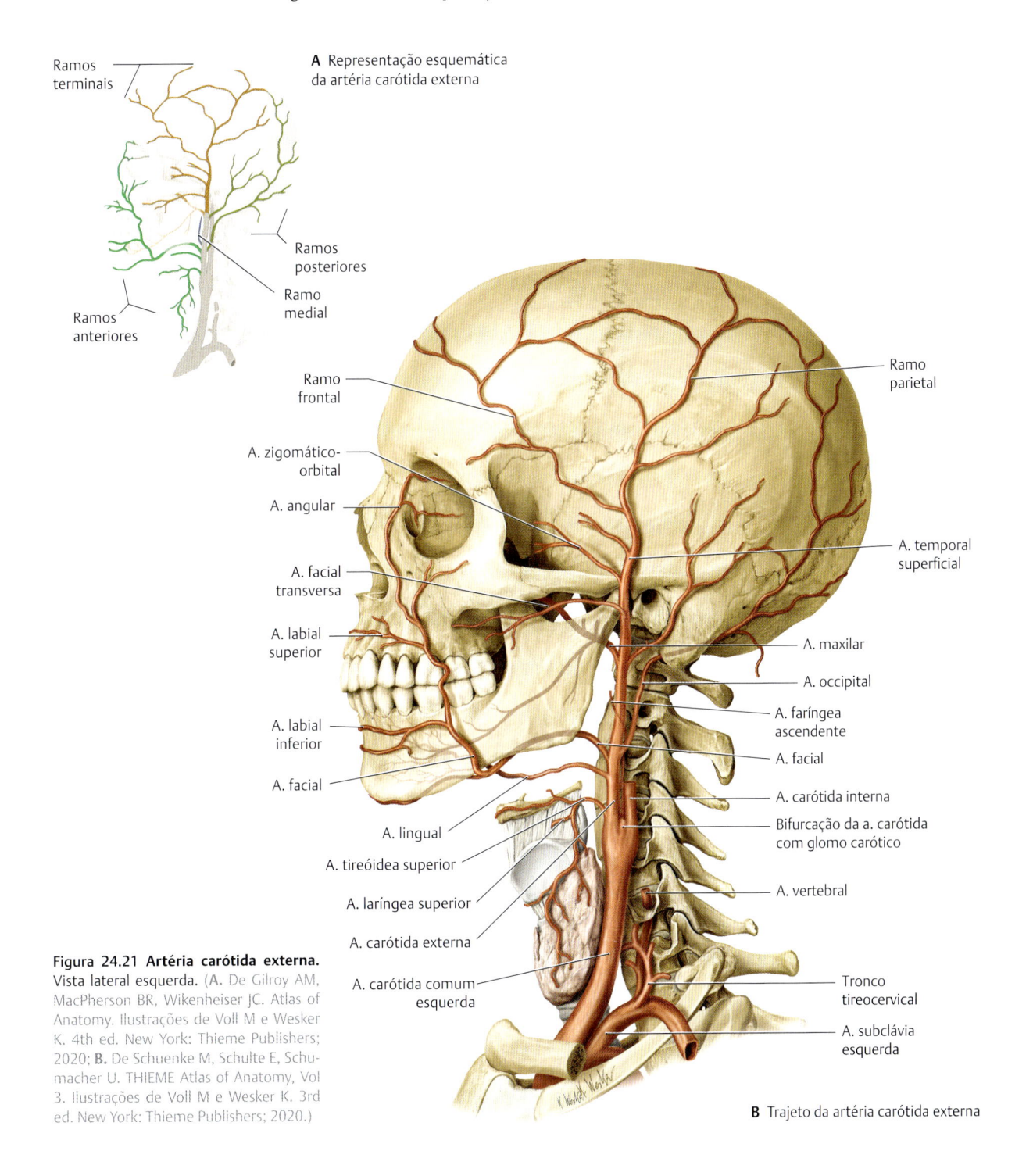

A Representação esquemática da artéria carótida externa

Ramos terminais

Ramos posteriores

Ramo medial

Ramos anteriores

Ramo frontal

A. zigomático-orbital

A. angular

A. facial transversa

A. labial superior

A. labial inferior

A. facial

A. lingual

A. tireóidea superior

A. laríngea superior

A. carótida externa

A. carótida comum esquerda

Ramo parietal

A. temporal superficial

A. maxilar

A. occipital

A. faríngea ascendente

A. facial

A. carótida interna

Bifurcação da a. carótida com glomo carótico

A. vertebral

Tronco tireocervical

A. subclávia esquerda

Figura 24.21 Artéria carótida externa.
Vista lateral esquerda. (**A.** De Gilroy AM, MacPherson BR, Wikenheiser JC. Atlas of Anatomy. Ilustrações de Voll M e Wesker K. 4th ed. New York: Thieme Publishers; 2020; **B.** De Schuenke M, Schulte E, Schumacher U. THIEME Atlas of Anatomy, Vol 3. Ilustrações de Voll M e Wesker K. 3rd ed. New York: Thieme Publishers; 2020.)

B Trajeto da artéria carótida externa

- ○ A **artéria submentual** e o **ramo tonsilar** no pescoço
- ○ As **artérias labiais superior** e **inferior** e o **ramo nasal lateral** na face.
4. A **artéria occipital** fornece ramos para os músculos posteriores do pescoço.
5. A **artéria faríngea ascendente** emite ramos para a faringe, a orelha e os músculos profundos do pescoço.
6. A **artéria auricular posterior** passa posteriormente para irrigar o couro cabeludo atrás da orelha.
- A artéria maxilar origina-se posteriormente à mandíbula e segue um trajeto medial através das **fossas infratemporal** e **pterigopalatina** (ver Capítulo 27, Seções 27.5 e 27.6). Os ramos de suas três partes, as **partes mandibular, pterigóidea** e **pterigopalatina**, irrigam a maioria das estruturas da face (Tabela 24.4; Figuras 24.22 e 24.23)
- A artéria temporal superficial passa superiormente pela região temporal anterior até a orelha e termina como **artérias frontal** e **parietal** no couro cabeludo. Seus ramos na face (Figura 24.21 e Tabela 24.4) incluem os seguintes
  - A **artéria facial transversa**, que irriga a glândula e o ducto parótidos e cruza anteriormente para irrigar a pele da face
  - A **artéria zigomático-orbital**, que irriga a parte lateral da órbita
  - A **artéria temporal média**, que irriga a região temporal

- A **artéria carótida interna** é a continuação da artéria carótida comum (Figuras 24.24 e 24.25)
  - É descrita em quatro partes
    - ○ Uma parte cervical no pescoço, que não possui ramos
    - ○ Uma parte petrosa, que segue o seu trajeto no canal carótico do temporal
    - ○ Uma parte cavernosa, que atravessa o **seio cavernoso** (um seio venoso lateral à sela turca; ver Capítulo 26, Figuras 26.6 e 26.7)
    - ○ Uma parte cerebral, que emerge da fossa média do crânio posteriormente à órbita
  - Existem dois receptores localizados na artéria carótida interna próximo à sua origem
    - ○ O **seio carótico**, que é um barorreceptor que responde às mudanças da pressão arterial e é visível como uma pequena dilatação próximo à origem da artéria carótida interna
    - ○ O **glomo carótico**, que é uma pequena massa de tecido localizada próximo ao seio carótico e é um quimiorreceptor que monitora os níveis sanguíneos de oxigênio. A estimulação do glomo carótico desencadeia um aumento da frequência cardíaca, da frequência respiratória e da pressão arterial

Tabela 24.3 Ramos anterior, médio e posterior da artéria carótida externa.

Ramo	Artéria	Divisões e distribuições
Ramos anteriores	A. tireóidea superior	Ramo glandular (para a glândula tireoide); a. laríngea superior; ramo esternocleidomastóideo
	A. lingual	Ramos dorsais da língua (para a base da língua, o arco palatoglosso, a tonsila, o palato mole e o epiglote); a. sublingual (para a glândula sublingual, a língua, o assoalho da boca e a cavidade oral); a. profunda da língua
	A. facial	A. palatina ascendente (para a parede da faringe, o palato mole e a tuba auditiva); ramo tonsilar (para as tonsilas palatinas); a. submentual (para o assoalho da boca e a glândula submandibular); aa. labiais; a. angular (para a raiz do nariz)
Ramo medial	A. faríngea ascendente	Ramos faríngeos; a. timpânica inferior (para a mucosa da orelha interna); a. meníngea posterior
Ramos posteriores	A. occipital	Ramos occipitais; ramo descendente (para os músculos posteriores do pescoço)
	A. auricular posterior	A. estilomastóidea (para o n. facial no canal facial); a. timpânica posterior; ramo auricular; ramo occipital; ramo parotídeo

Nota: ver ramos terminais na Tabela 24.4.

Tabela 24.4 Ramos terminais da artéria carótida externa.

Artéria		Divisões e distribuições	
A. temporal superficial		A. facial transversa (para os tecidos moles abaixo do arco zigomático); ramos frontais; ramos parietais; a. zigomático-orbital (para a parede lateral da órbita)	
A. maxilar	Parte mandibular	A. alveolar inferior (para a mandíbula, os dentes e a gengiva); a. meníngea média; a. auricular profunda (para a articulação temporomandibular e o meato acústico externo); a. timpânica anterior	
	Parte pterigóidea	A. massetérica; ramos temporais profundos; ramos pterigóideos; a. bucal	
	Parte pterigopalatina	A. alveolar superior posterior (para os molares maxilares, o seio maxilar e a gengiva); a. infraorbital (para os alvéolos maxilares)	
		A. palatina descendente	A. palatina maior (para o palato duro)
			A. palatina menor (para o palato mole, a tonsila palatina e a parede da faringe)
		A. esfenopalatina	Aa. nasais posteriores laterais (para a parede lateral da cavidade nasal e as conchas nasais)
			Ramos septais posteriores (para o septo nasal)

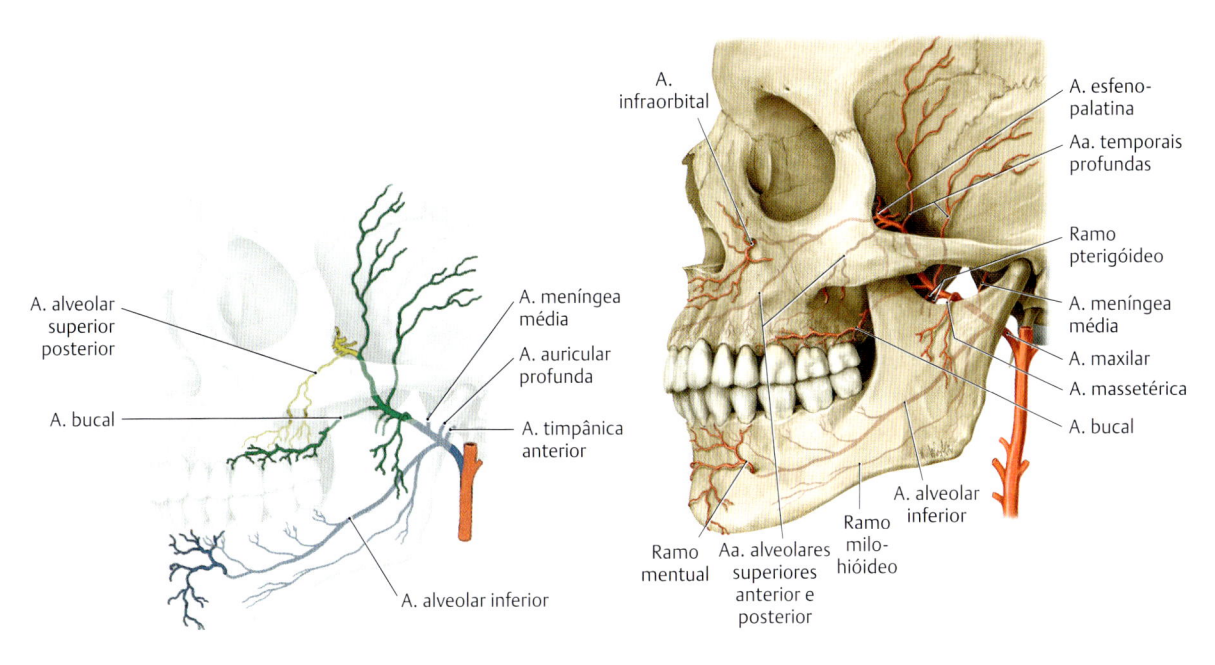

A Divisões da artéria maxilar: parte mandibular (*azul*), parte pterigóidea (*verde*), parte pterigopalatina (*amarelo*)

B Trajeto da artéria maxilar

Figura 24.22 Artéria maxilar. Vista lateral esquerda. (**A.** De Gilroy AM, MacPherson BR, Wikenheiser JC. Atlas of Anatomy. Ilustrações de Voll M e Wesker K. 4th ed. New York: Thieme Publishers; 2020; **B.** De Schuenke M, Schulte E, Schumacher U. THIEME Atlas of Anatomy, Vol 3. Ilustrações de Voll M e Wesker K. 3rd ed. New York: Thieme Publishers; 2020.)

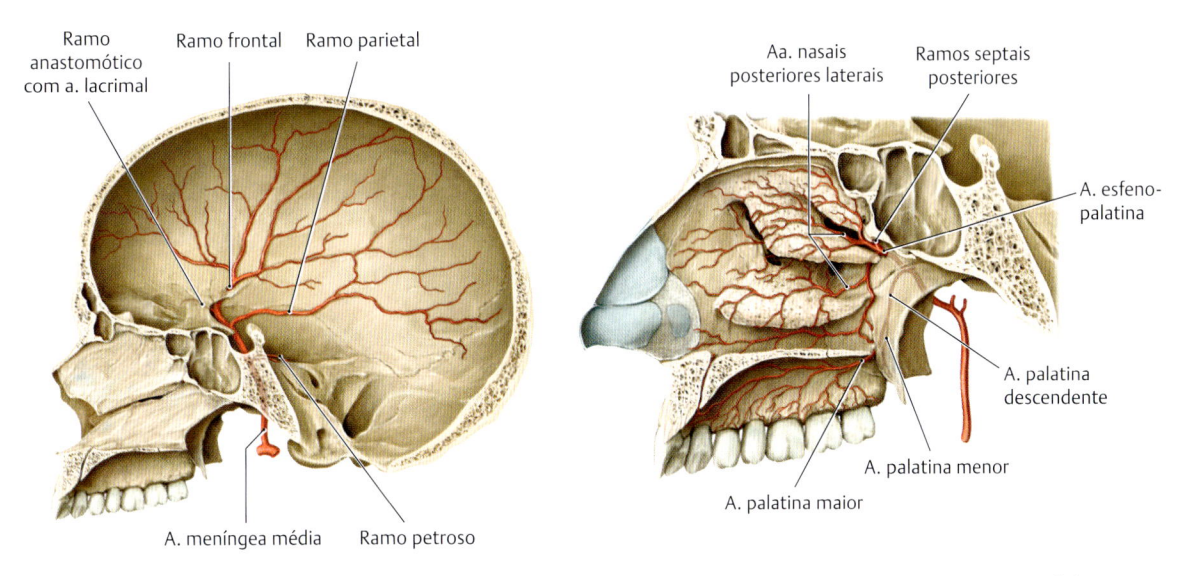

A Artéria meníngea média direita. Crânio aberto, vista medial

B Parede lateral da cavidade nasal direita e palato, vista medial

Figura 24.23 Ramos profundos da artéria maxilar. (De Schuenke M, Schulte E, Schumacher U. THIEME Atlas of Anatomy, Vol 3. Ilustrações de Voll M e Wesker K. 3rd ed. New York: Thieme Publishers; 2020.)

- A **artéria oftálmica**, que surge de dentro do crânio como primeiro ramo principal da artéria carótida interna, passa pelo canal óptico para irrigar o conteúdo da órbita, incluindo a retina, através de sua **artéria central da retina**
    - Ramos da artéria oftálmica, as **artérias supraorbital** e **supratroclear** para a parte anterior do couro cabeludo e as **artérias etmoidais** para a cavidade nasal, anastomosam-se com ramos da artéria carótida externa (Boxe 24.5)
- As **artérias cerebrais anterior** e **média** originam-se da artéria carótida interna para irrigar a circulação anterior do encéfalo (ver Capítulo 26, Seção 26.2).

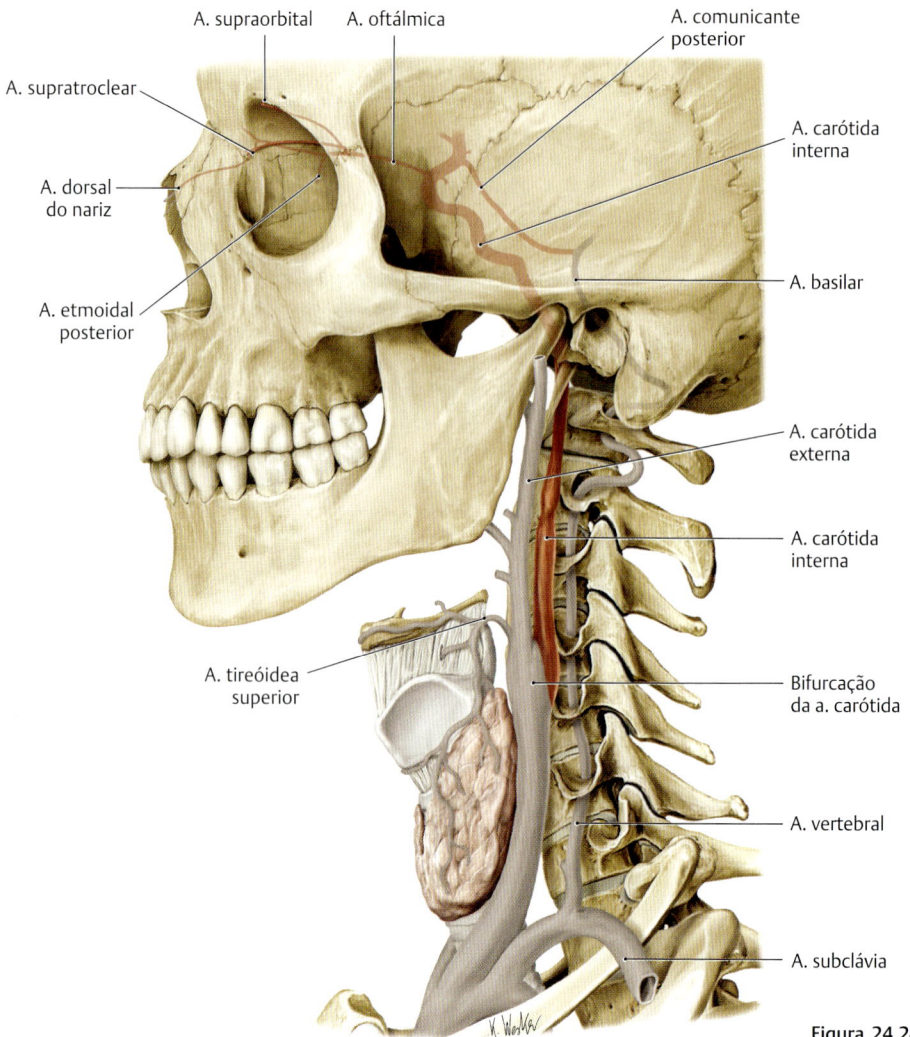

A. supraorbital

A. oftálmica

A. comunicante posterior

A. supratroclear

A. carótida interna

A. dorsal do nariz

A. etmoidal posterior

A. basilar

A. carótida externa

A. carótida interna

A. tireóidea superior

Bifurcação da a. carótida

A. vertebral

A. subclávia

Figura 24.24 Artéria carótida interna. Vista lateral esquerda. (De Gilroy AM, MacPherson BR, Wikenheiser JC. Atlas of Anatomy. Ilustrações de Voll M e Wesker K. 4th ed. New York: Thieme Publishers; 2020.)

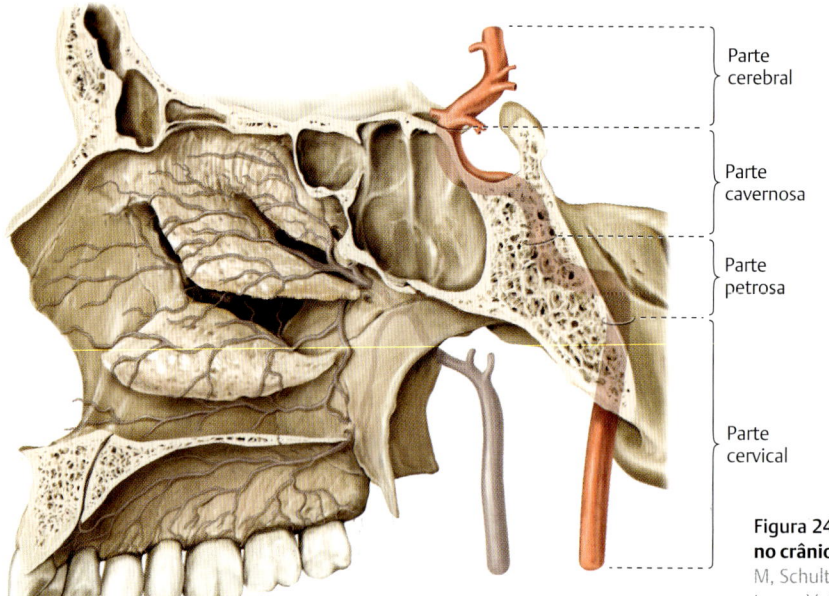

Parte cerebral

Parte cavernosa

Parte petrosa

Parte cervical

Figura 24.25 Trajeto da artéria carótida interna no crânio. Lado direito, vista medial. (De Schuenke M, Schulte E, Schumacher U. THIEME Atlas of Anatomy, Vol 3. Ilustrações de Voll M e Wesker K. 3rd ed. New York: Thieme Publishers; 2020.)

BOXE 24.5 CORRELAÇÃO CLÍNICA

ANASTOMOSES ENTRE AS ARTÉRIAS CARÓTIDA EXTERNA E CARÓTIDA INTERNA

A artéria carótida externa irriga as regiões superficial e profunda da face, as cavidades nasal e oral e o pescoço, enquanto a artéria carótida interna irriga o encéfalo e a órbita. Existem áreas de sobreposição e anastomoses importantes entre essas circulações que podem se tornar clinicamente significativas, como a colateralização do suprimento sanguíneo para o encéfalo, a transmissão de infecções da face para a circulação cerebral e a ligação acurada da origem de uma epistaxe. As principais áreas de anastomoses incluem ramos da artéria facial e das artérias oftálmicas na órbita e as artérias esfenopalatina e etmoidal no septo nasal.

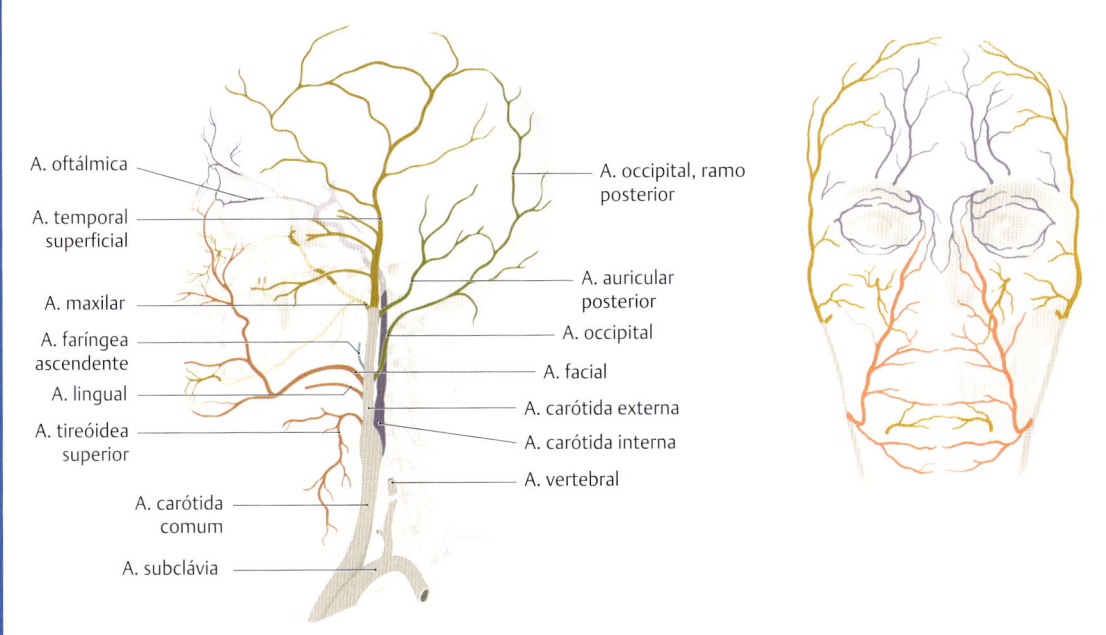

A Vista lateral esquerda   **B** Vista anterior

Anastomoses entre ramos das artérias carótida externa e carótida interna. Os ramos da artéria carótida externa estão agrupados por cor: anterior = vermelho; medial = azul; posterior = verde; terminal = marrom. Os ramos da artéria carótida externa (p. ex., a artéria facial, em vermelho) comunicam-se com ramos terminais da artéria carótida interna (p. ex., a artéria oftálmica, em roxo). (De Schuenke M, Schulte E, Schumacher U. THIEME Atlas of Anatomy, Vol 3. Ilustrações de Voll M e Wesker K. 3rd ed. New York: Thieme Publishers; 2020.)

24.4   Veias da cabeça e do pescoço

— As veias superficiais e profundas da cabeça e do pescoço drenam o sangue quase exclusivamente para as veias jugular externa e jugular interna, embora algumas também se comuniquem com o plexo venoso vertebral da coluna vertebral (Figuras 24.26 e 24.27)

— As veias superficiais geralmente acompanham o trajeto das artérias, porém as veias são, em geral, mais numerosas, mais variáveis e mais interconectadas do que as artérias

— As veias superficiais mais proeminentes em cada lado da cabeça são as seguintes
  • As **veias supratrocleares** e **supraorbitais**, que drenam para a veia angular
  • A **veia angular**, que se une com a veia facial profunda e continua inferiormente como veia facial
  • O **plexo venoso pterigóideo**, que drena as áreas irrigadas pela artéria maxilar, incluindo a órbita, a cavidade nasal e a cavidade oral (drena para as veias maxilares e facial profunda)
  • A **veia facial profunda**, que se origina do plexo venoso pterigóideo e drena o sangue para a veia facial
  • A **veia facial**, que drena para a **veia jugular interna**

  • As **veias temporais superficiais** e **maxilares**, que se unem para formar a veia retromandibular
  • A **veia retromandibular**, que se une à **veia auricular posterior** para formar a **veia jugular externa**
  • A **veia occipital**, que drena para a veia jugular externa
— As veias jugulares externas direita e esquerda formam-se posteriormente ao ângulo da mandíbula pela união das veias auriculares posteriores com a divisão posterior das veias retromandibulares
  • Cruzam o músculo esternocleidomastóideo no pescoço e drenam para a veia subclávia
  • Drenam o couro cabeludo e o lado da face
  • Suas tributárias incluem as veias retromandibular, auricular posterior, occipital, cervical transversa, supraescapular e jugular anterior
— As **veias jugulares internas** direita e esquerda formam-se no forame jugular, na base do crânio; essas veias descem para dentro da bainha carótida com a artéria carótida comum e o nervo vago
  • As veias jugulares internas unem-se à veia subclávia na raiz do pescoço para formar a veia braquiocefálica. A junção das veias jugulares internas com a veia subclávia é denominada **junção jugulossubclávia** ou **ângulo venoso**. O ducto torácico e o ducto linfático direito terminam nessa junção, respectivamente

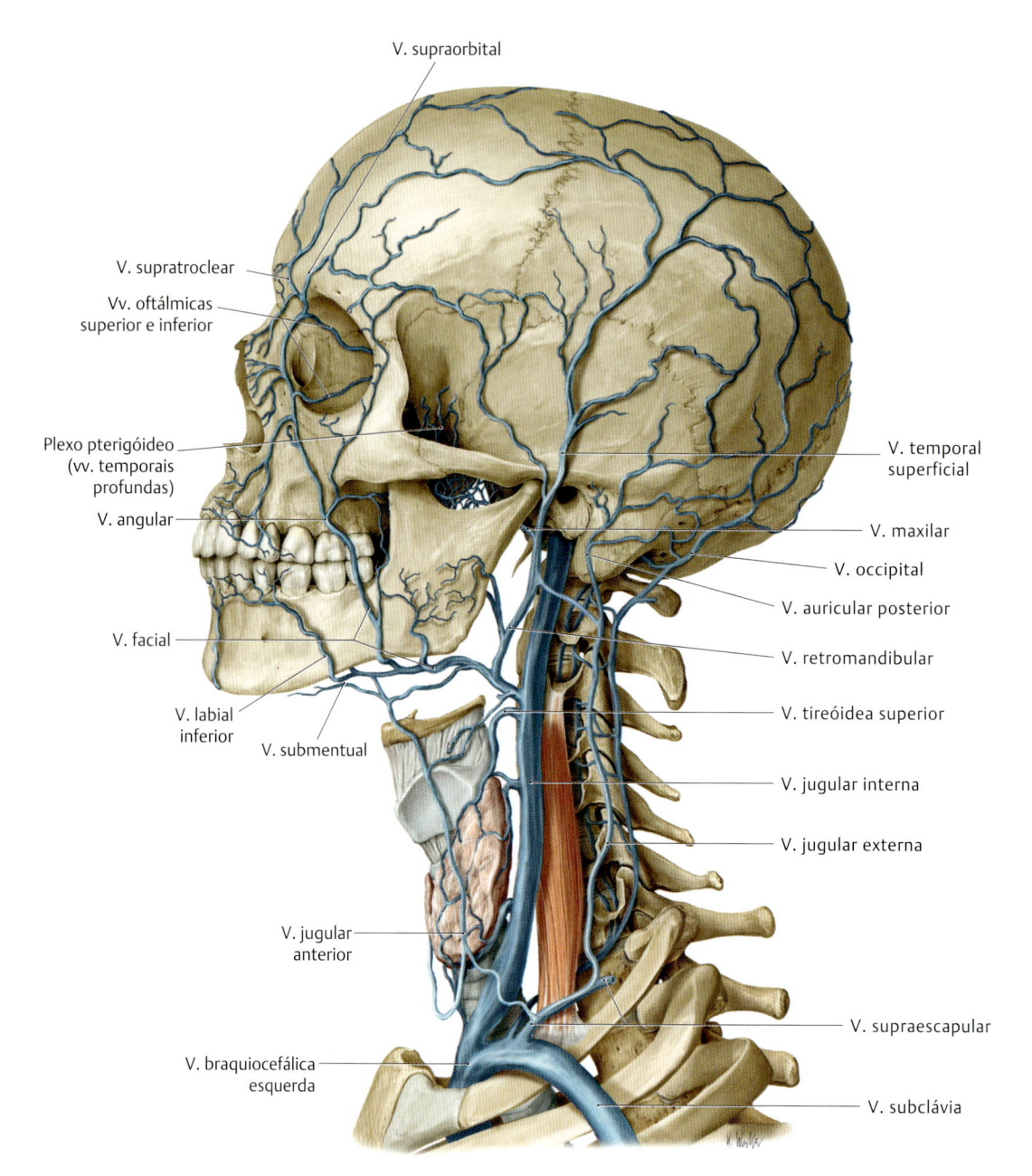

V. supraorbital

V. supratroclear

Vv. oftálmicas
superior e inferior

Plexo pterigóideo
(vv. temporais
profundas)

V. angular

V. facial

V. labial
inferior

V. submentual

V. jugular
anterior

V. braquiocefálica
esquerda

V. temporal
superficial

V. maxilar

V. occipital

V. auricular posterior

V. retromandibular

V. tireóidea superior

V. jugular interna

V. jugular externa

V. supraescapular

V. subclávia

Figura 24.26 Veias superficiais da cabeça e do pescoço. Vista lateral esquerda. (De Gilroy AM, MacPherson BR, Wikenheiser JC. Atlas of Anatomy. Ilustrações de Voll M e Wesker K. 4th ed. New York: Thieme Publishers; 2020.)

- Drenam o encéfalo, a face anterior e o couro cabeludo, bem como as vísceras e os músculos profundos do pescoço
- Suas tributárias incluem os seios venosos da dura-máter, a veia facial, a veia lingual, as veias faríngeas, e as veias tireóideas superior e média
- Uma pequena **veia jugular anterior** origina-se de cada lado das veias superficiais próximo ao hioide
  - Desce até a base do pescoço e termina na veia jugular externa ou na veia subclávia

- Um **arco venoso jugular** pode conectar as veias jugulares anteriores direita e esquerda na base do pescoço acima do esterno
- As veias profundas da órbita e do encéfalo drenam o sangue para os **seios venosos da dura-máter**, que consistem em canais venosos formados dentro do revestimento externo do encéfalo que não têm nenhum correspondente arterial (ver Capítulo 18, Seção 18.1). Os seios venosos da dura-máter drenam finalmente para a veia jugular interna.

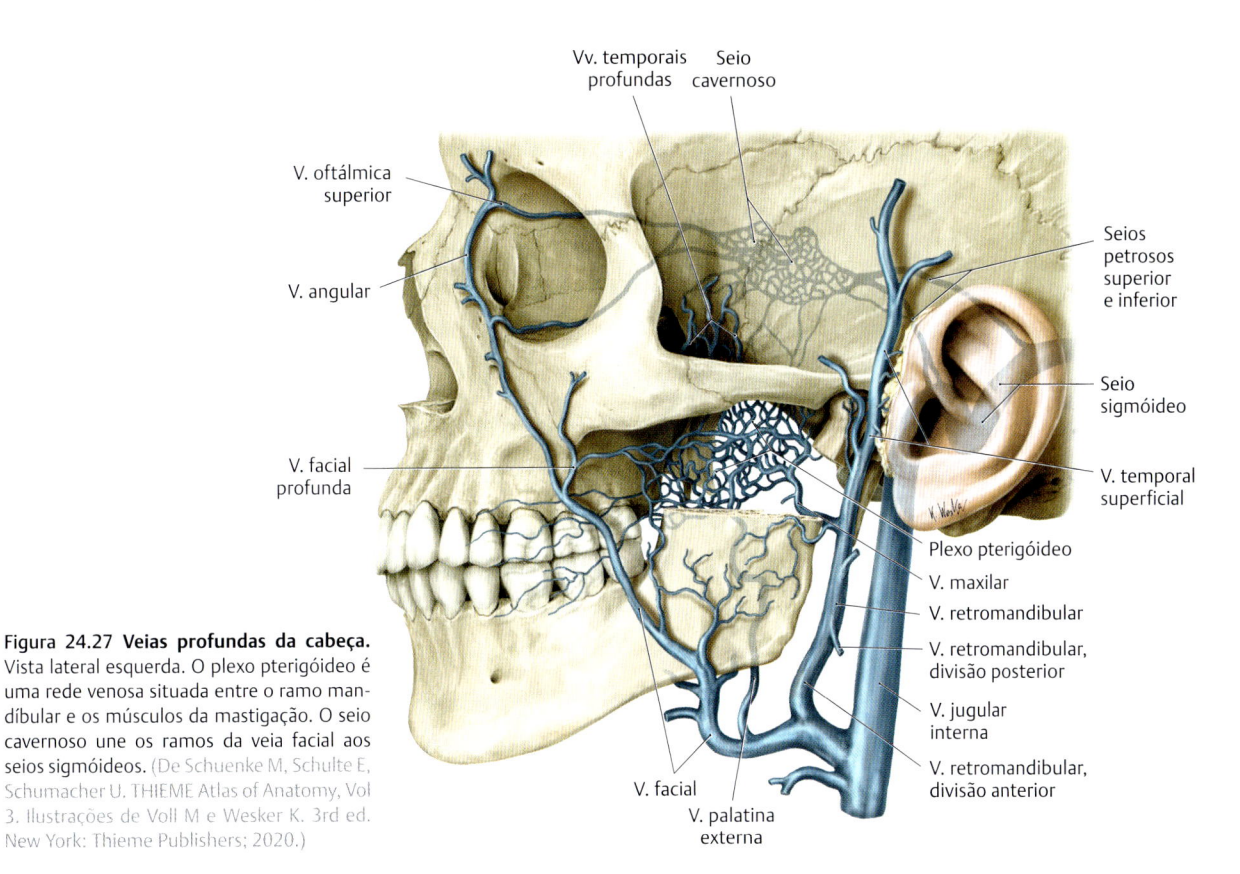

Figura 24.27 Veias profundas da cabeça. Vista lateral esquerda. O plexo pterigóideo é uma rede venosa situada entre o ramo mandíbular e os músculos da mastigação. O seio cavernoso une os ramos da veia facial aos seios sigmóideos. (De Schuenke M, Schulte E, Schumacher U. THIEME Atlas of Anatomy, Vol 3. Ilustrações de Voll M e Wesker K. 3rd ed. New York: Thieme Publishers; 2020.)

BOXE 24.6 CORRELAÇÃO CLÍNICA

ANASTOMOSES VENOSAS COMO VIAS DE INFECÇÃO

As extensas anastomoses entre as veias superficiais da face e as veias profundas da cabeça (p. ex., plexo pterigóideo) e os seios da dura-máter (p. ex., seio cavernoso) são clinicamente muito importantes. Geralmente, as veias na zona de perigo triangular da face não têm válvulas. Por conseguinte, as infecções bacterianas da face são facilmente propagadas para a cavidade do crânio. Por exemplo, uma infecção do lábio pode se propagar pela veia facial até o seio cavernoso, resultando então em trombose do seio cavernoso (infecção que leva à formação de coágulos e pode causar oclusão do seio) ou até mesmo meningite.

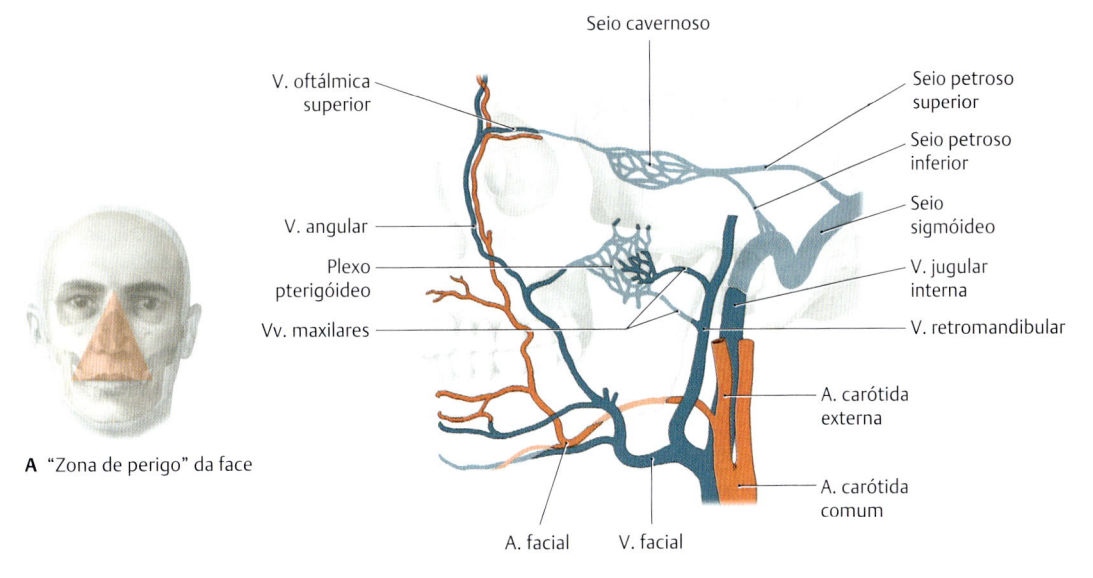

A "Zona de perigo" da face

B Anastomoses venosas na região facial

A "zona de perigo" e as anastomoses venosas na região facial. (De Schuenke M, Schulte E, Schumacher U. THIEME Atlas of Anatomy, Vol 3. Ilustrações de Voll M e Wesker K. 3rd ed. New York: Thieme Publishers; 2020.)

24.5 Drenagem linfática da cabeça e do pescoço

- Os linfonodos superficiais da cabeça e do pescoço estendem-se ao longo da veia jugular externa
  - Recebem a linfa das áreas locais e a drenam para os linfonodos cervicais profundos
  - Os grupos de linfonodos superficiais incluem os linfonodos occipitais, retroauriculares, mastóideos, parotídeos, cervicais anteriores e cervicais laterais (Figura 24.28 e Tabela 24.5)

Tabela 24.5 Linfonodos cervicais superficiais.

Linfonodos	Região de drenagem
Linfonodos retroauriculares	Occipital
Linfonodos occipitais	
Linfonodos mastóideos	
Linfonodos parotídeos superficiais	Região parotideoauricular
Linfonodos parotídeos profundos	
Linfonodos cervicais anteriores superficiais	Região esternocleidomastóidea
Linfonodos cervicais laterais superficiais	

- Por fim, a linfa das estruturas na cabeça e no pescoço drena para os **linfonodos cervicais profundos** que estão localizados ao longo da veia jugular interna profundamente ao músculo esternocleidomastóideo (Figura 24.29 e Tabela 24.6). Existem dois grupos de linfonodos cervicais profundos
  - Os **linfonodos cervicais profundos superiores**, conhecidos como grupo jugulodigástrico, situam-se próximo às veias facial e jugular interna e o ventre posterior do músculo digástrico. Os linfonodos submandibulares e submentuais também drenam para esse grupo. Os linfonodos cervicais profundos superiores drenam a linfa para os linfonodos cervicais profundos inferiores ou diretamente para os troncos linfáticos jugulares
  - Os **linfonodos cervicais profundos inferiores** geralmente estão associados à parte inferior da veia jugular interna, porém alguns linfonodos também são encontrados na área ao redor da veia subclávia e do plexo braquial. Os linfonodos cervicais profundos inferiores drenam a linfa diretamente para os troncos linfáticos jugulares
- Os vasos linfáticos dos linfonodos cervicais profundos unem-se para formar **troncos linfáticos jugulares**
  - À direita, esses troncos drenam a linfa direta ou indiretamente (através do ducto torácico direito) na junção jugulossubclávia direita (ângulo venoso direito)
  - À esquerda, esses troncos unem-se ao ducto torácico, que drena a linfa na junção jugulossubclávia esquerda (ângulo venoso esquerdo).

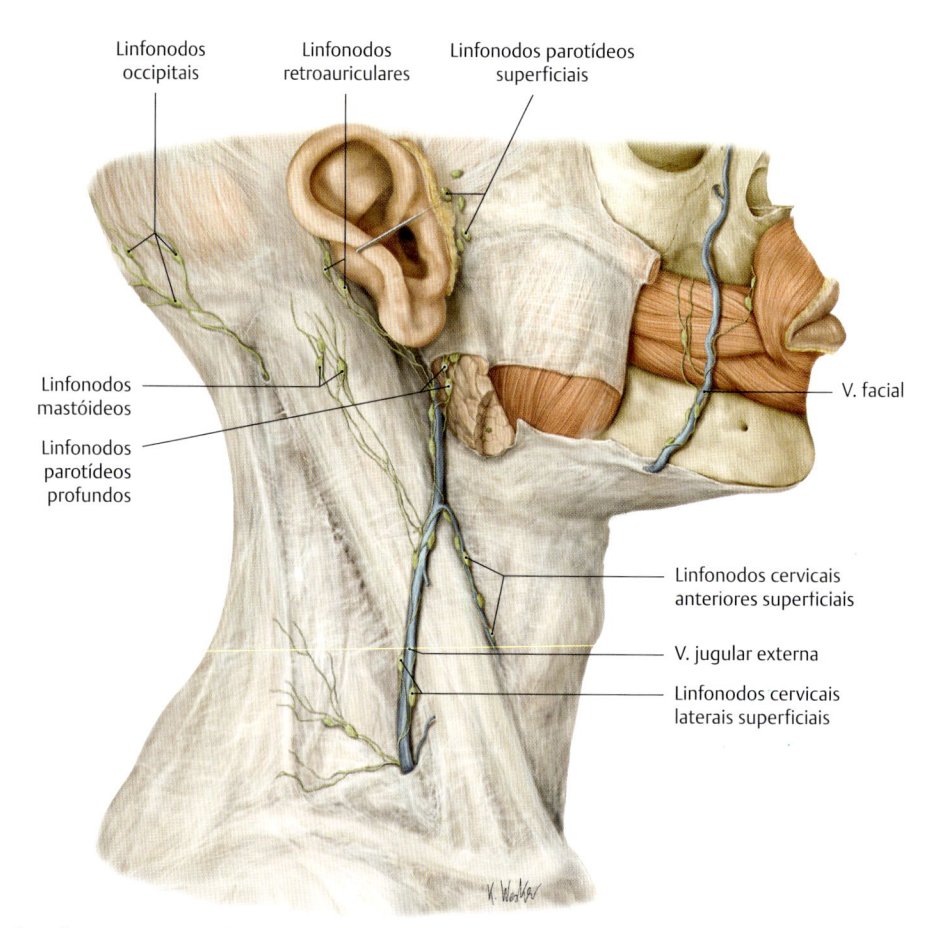

Figura 24.28 Linfonodos cervicais superficiais. Vista lateral direita. (De Schuenke M, Schulte E, Schumacher U. THIEME Atlas of Anatomy, Vol 3. Ilustrações de Voll M e Wesker K. 3rd ed. New York: Thieme Publishers; 2020.)

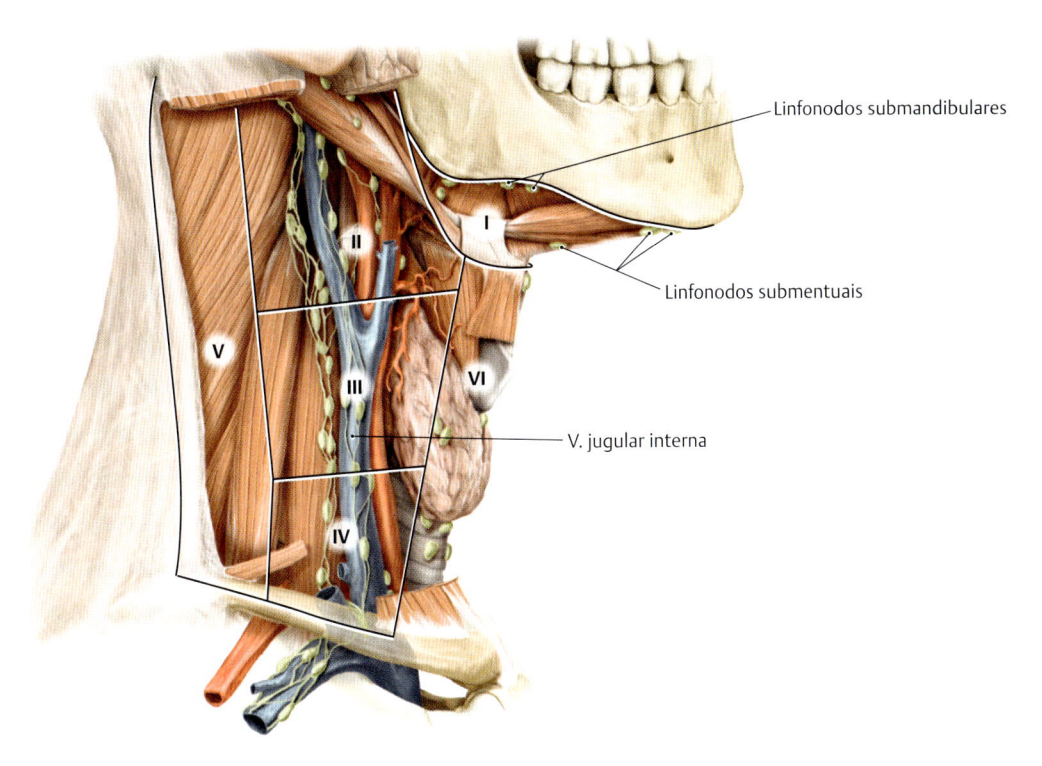

Figura 24.29 Linfonodos cervicais profundos. Vista lateral direita. (De Schuenke M, Schulte E, Schumacher U. THIEME Atlas of Anatomy, Vol 3. Ilustrações de Voll M e Wesker K. 3rd ed. New York: Thieme Publishers; 2020.)

Tabela 24.6 Linfonodos cervicais profundos.

Nível	Linfonodos		Região de drenagem
I	Linfonodos submentuais		Face
	Linfonodos submandibulares		
II	Grupo de linfonodos jugulares laterais	Grupo lateral superior	Região cervical posterior, região laringotraqueotireóidea
III		Grupo lateral médio	
IV		Grupo lateral inferior	
V	Linfonodos no triângulo cervical posterior		Região cervical posterior
VI	Linfonodos cervicais anteriores		Região laringotraqueotireóidea

24.6 Nervos da cabeça e do pescoço

A inervação das estruturas da cabeça e do pescoço é uma combinação complexa de nervos somáticos e autônomos que surgem da medula espinal cervical, de nervos cranianos e tronco simpático. A seguir, consta uma breve visão geral. Para conhecer uma discussão mais detalhada, ver Capítulo 25, Seção 25.4, e Capítulo 26, Seções 26.3 e 26.4

– Os nervos somáticos da cabeça e do pescoço incluem:
  • Os nervos espinais C1 a C4, que inervam estruturas da cabeça e do pescoço
    ◦ O **plexo cervical** deriva dos ramos anteriores dos nervos espinais cervicais C1 a C4

  ◦ Os **nervos suboccipital**, **occipital maior** e **occipital terceiro** derivam dos ramos posteriores dos nervos espinais cervicais
  • Os nervos espinais C5 a T1, cujos ramos anteriores formam o plexo braquial que inerva o membro superior (ver Capítulo 18, Seção 18.4)
  • Os nervos cranianos (NC I a NC XII), que se originam do encéfalo
– Os nervos autônomos da cabeça e do pescoço incluem
  • Os nervos parassimpáticos, que surgem em associação a quatro dos nervos cranianos (NC III, NC VII, NC XI e NC X)
  • Os nervos simpáticos, que se originam do tronco simpático cervical.

25 Pescoço

O pescoço estende-se da base do crânio até as clavículas e o manúbrio do esterno. Contém estruturas neurovasculares vitais que suprem a cabeça, o tórax e o membro superior. O pescoço também contém elementos musculoesqueléticos que sustentam e movimentam a cabeça e as vísceras dos sistemas digestório, respiratório e endócrino.

25.1 Regiões cervicais

As regiões cervicais, que são definidas por limites musculares e esqueléticos, são, em grande parte, mais descritivas e estruturais do que funcionais; entretanto, são úteis para compreender as relações topográficas no pescoço, que frequentemente desempenham um papel significativo na prática médica (Tabela 25.1 e Figura 25.1). Consulte a Seção 25.8 para obter detalhes das relações anatômicas nessas regiões.

- A **região cervical anterior** (trígono cervical anterior) estende-se da linha mediana do pescoço até a margem anterior do músculo esternocleidomastóideo
  - A região é ainda dividida em **trígonos submandibular, submentual, muscular** e **carótico**
  - A região anterior contém a maioria das vísceras cervicais, o que inclui a parte inferior da faringe, o esôfago, a laringe, a traqueia, a glândula tireoide e as glândulas paratireoides
- A **região esternocleidomastóidea** é uma área estreita definida pelas margens anterior e posterior do músculo esternocleidomastóideo
  - Inferiormente, as cabeças esternal e clavicular do músculo definem a pequena **fossa supraclavicular menor**
  - Essa região contém partes das principais estruturas vasculares do pescoço
- A **região cervical lateral** (trígono cervical lateral) estende-se da margem posterior do músculo esternocleidomastóideo até a margem anterior do músculo trapézio
  - O ventre posterior do músculo omo-hióideo divide essa região em **trígonos omoclavicular** e **occipital**
  - Os músculos escalenos e os plexos cervical e braquial estão localizados nessa região
- A **região cervical posterior** estende-se da margem anterior do músculo trapézio até a linha mediana posterior do pescoço
  - Contém o músculo trapézio e os músculos suboccipitais, a artéria vertebral e ramos posteriores do plexo cervical
- A **raiz do pescoço**, uma área de transição para as estruturas que passam entre o tórax e o pescoço, é envolvida pela abertura superior do tórax, que é formada pelo manúbrio do esterno, as primeiras costelas e suas cartilagens costais e a primeira vértebra torácica
  - Contém a traqueia, o esôfago, as artérias carótida comum e subclávia, as veias braquiocefálicas, os nervos vago e frênico, o tronco simpático, o ducto torácico e o ápice de cada pulmão.

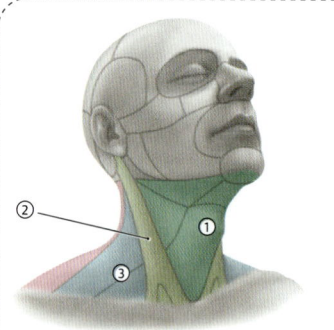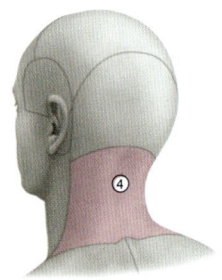

A Vista oblíqua anterior direita

B Vista oblíqua posterior esquerda

De Schuenke M, Schulte E, Schumacher U. THIEME Atlas of Anatomy, Vol 3. Ilustrações de Voll M e Wesker K. 3rd ed. New York: Thieme Publishers; 2020.

Tabela 25.1 Regiões cervicais.

Região	Divisões	Conteúdo
① Região (trígono) cervical anterior	Trígono submandibular (digástrico)	Glândula e linfonodos submandibulares, n. hipoglosso (NC XII), a. e v. faciais
	Trígono submentual	Linfonodos submentuais
	Trígono muscular	Músculos esternotireóideo e esterno-hióideo, glândulas tireoide e paratireoide
	Trígono carótico	Bifurcação da carótida, glomo carótico, nn. hipoglosso (NC XII) e vago (NC X)
② Região esternocleidomastóidea*		M. esternocleidomastóideo, a. carótida comum, v. jugular interna, n. vago (NC X), linfonodos jugulares
③ Região cervical lateral (trígono posterior)	Trígono omoclavicular (subclávio)	A. subclávia, a. subescapular, linfonodos supraclaviculares
	Trígono occipital	N. acessório (NC XI), tronco do plexo braquial, a. cervical transversa, plexo cervical (ramos posteriores)
④ Região cervical posterior		Músculos da nuca, a. vertebral, plexo cervical

*A região esternocleidomastóidea também contém a fossa supraclavicular menor.

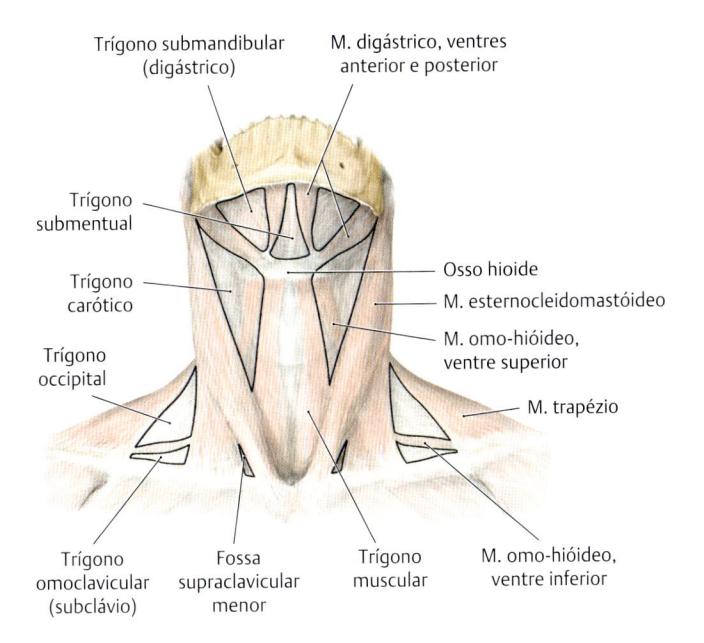

A Vista anterior

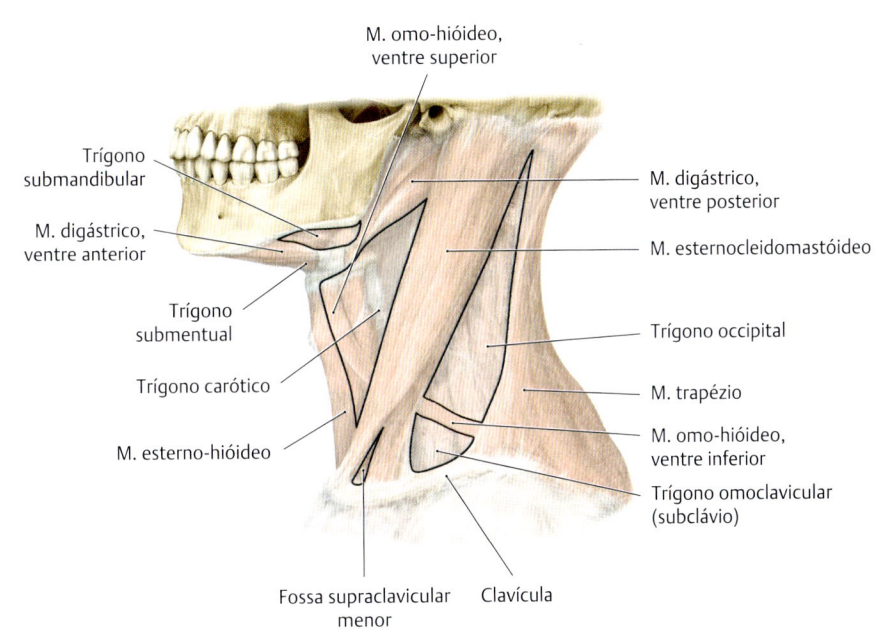

B Vista lateral esquerda

Figura 25.1 Regiões cervicais. (De Gilroy AM, MacPherson BR, Wikenheiser JC. Atlas of Anatomy. Ilustrações de Voll M e Wesker K. 4th ed. New York: Thieme Publishers; 2020.)

25.2 Fáscia cervical profunda

A **fáscia cervical profunda** é dividida em quatro camadas que circundam e compartimentalizam as estruturas do pescoço (Figura 25.2 e Tabela 25.2).

- A **camada de revestimento** (lâmina superficial) da **fáscia cervical profunda**, que consiste em uma fina camada localizada profundamente em relação à pele, envolve todo o pescoço, porém se divide para envolver os músculos esternocleidomastóideo e trapézio e contém nervos cutâneos, vasos superficiais e vasos linfáticos superficiais do pescoço
- A **camada pré-traqueal** (lâmina pré-traqueal) na parte anterior do pescoço apresenta uma lâmina (camada) muscular

que envolve os músculos infra-hióideos, e uma lâmina visceral, que envolve as vísceras da parte anterior do pescoço
- A **camada pré-vertebral** envolve a coluna vertebral e os músculos profundos do pescoço, e é contínua à **fáscia da nuca** posteriormente
- A **bainha carótica**, uma condensação das camadas pré-traqueal, pré-vertebral e de revestimento, forma um tubo cilíndrico estreito que envolve o feixe neurovascular do pescoço: a veia jugular interna, a artéria carótida comum e o vago nervo
- O **espaço retrofaríngeo**, uma região potencial entre a camada visceral da lâmina pré-traqueal e a lâmina pré-vertebral, estende-se da base do crânio superiormente até o mediastino superior inferiormente.

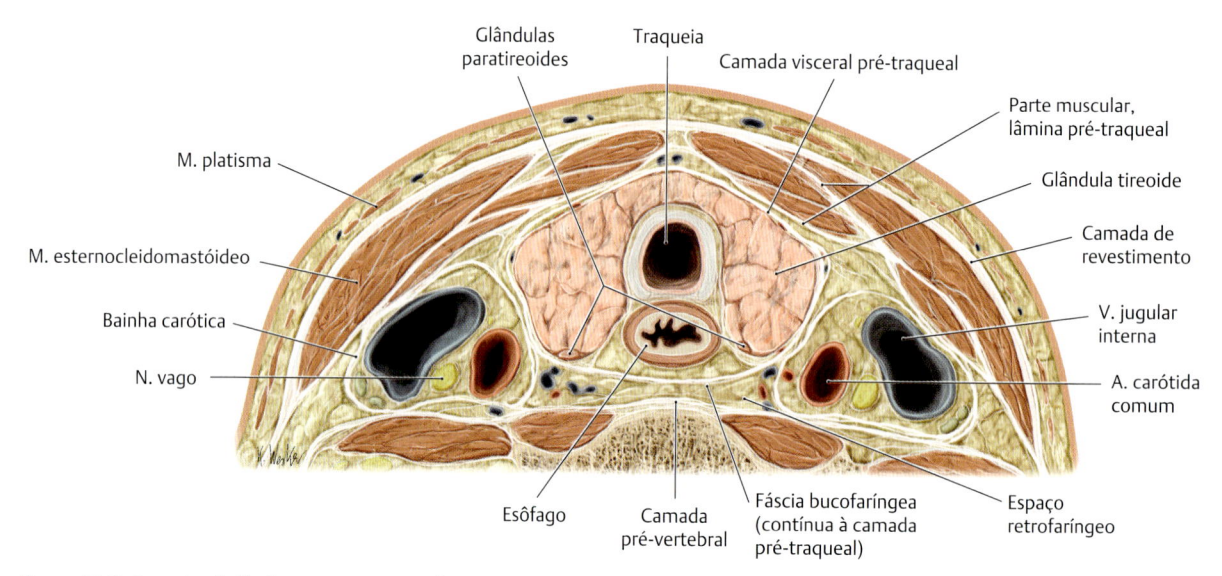

Figura 25.2 Camadas de fáscia na parte anterior do pescoço. Corte transversal do pescoço no nível da vértebra C6, vista superior. (De Schuenke M, Schulte E, Schumacher U. THIEME Atlas of Anatomy, Vol 3. Ilustrações de Voll M e Wesker K. 3rd ed. New York: Thieme Publishers; 2020.)

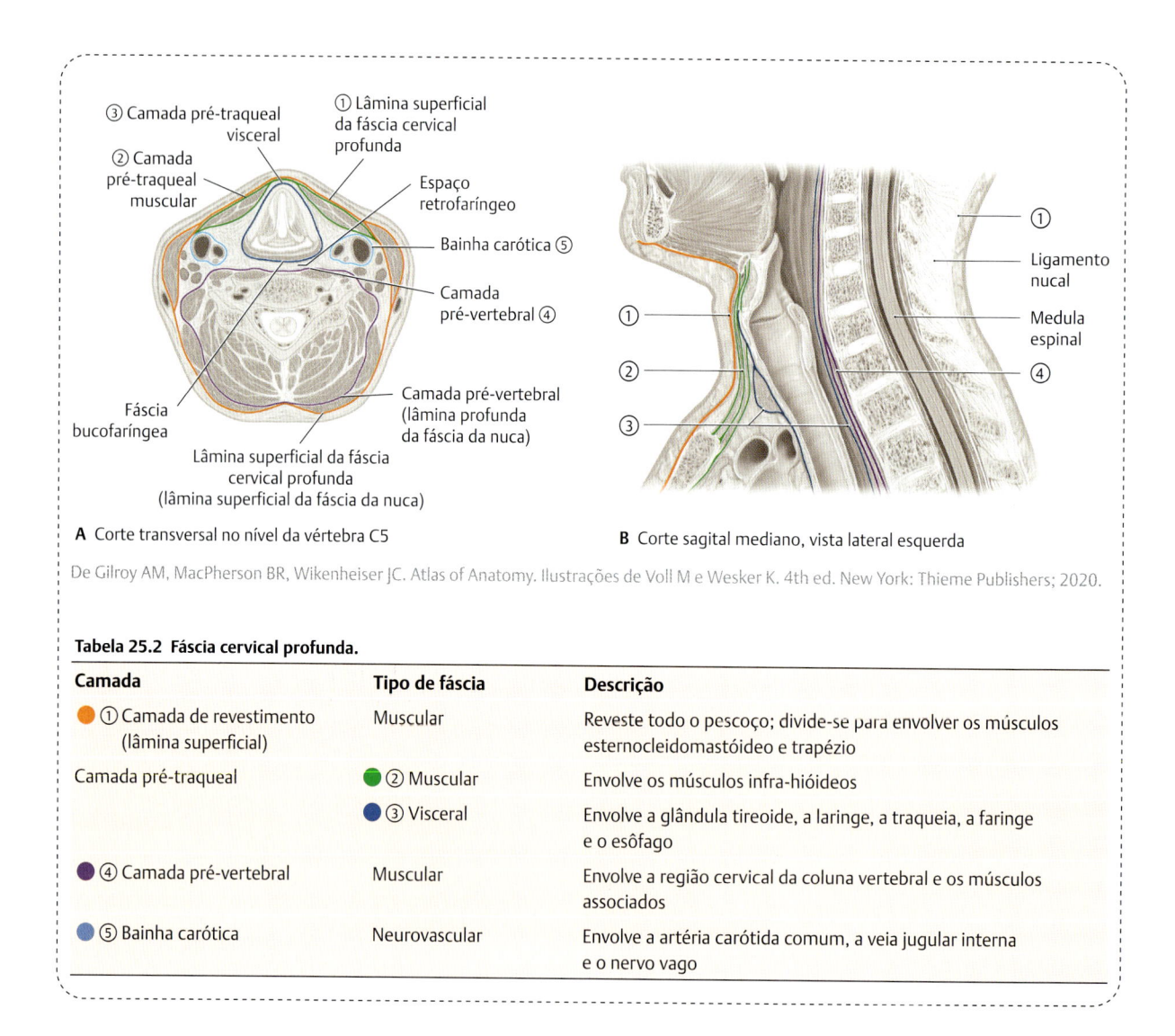

A Corte transversal no nível da vértebra C5

B Corte sagital mediano, vista lateral esquerda

De Gilroy AM, MacPherson BR, Wikenheiser JC. Atlas of Anatomy. Ilustrações de Voll M e Wesker K. 4th ed. New York: Thieme Publishers; 2020.

Tabela 25.2 Fáscia cervical profunda.

Camada	Tipo de fáscia	Descrição
● ① Camada de revestimento (lâmina superficial)	Muscular	Reveste todo o pescoço; divide-se para envolver os músculos esternocleidomastóideo e trapézio
Camada pré-traqueal	● ② Muscular	Envolve os músculos infra-hióideos
	● ③ Visceral	Envolve a glândula tireoide, a laringe, a traqueia, a faringe e o esôfago
● ④ Camada pré-vertebral	Muscular	Envolve a região cervical da coluna vertebral e os músculos associados
● ⑤ Bainha carótica	Neurovascular	Envolve a artéria carótida comum, a veia jugular interna e o nervo vago

25.3 Músculos do pescoço

– A camada muscular mais superficial do pescoço é formada por três músculos (Figura 25.3 e Tabela 25.3)

- O **platisma**, envolvido pela lâmina superficial da fáscia cervical, é um músculo de expressão facial e, portanto, subcutâneo que se estende na face anterolateral do pescoço
- O **músculo esternocleidomastóideo**, envolvido pela camada de revestimento da fáscia cervical profunda, é um visível ponto de referência que divide o pescoço em regiões cervical anterior e cervical lateral

- O músculo trapézio, também dentro da camada de revestimento da fáscia cervical, é um músculo do cíngulo do membro superior que se estende até o pescoço e forma a margem posterior da região cervical lateral

– Os músculos que se inserem no osso hioide situam-se entre os músculos superficiais e profundos do pescoço

- Os **músculos supra-hióideos**, isto é, os **músculos digástrico**, **estilo-hióideo**, **milo-hióideo**, **gênio-hióideo** e **hioglosso**, formam o assoalho da boca e elevam o hioide e a laringe durante a deglutição e a fonação (ver Tabela 27.9)
- Os **músculos infra-hióideos** do pescoço, isto é, os músculos **omo-hióideo**, **esterno-hióideo**, **esternotireóideo** e **tíreo-hióideo**, abaixam o hioide e a laringe durante a deglutição e a fonação (Figura 25.4 e Tabela 25.4)

– Os músculos profundos do pescoço situam-se profundamente à lâmina pré-vertebral e incluem os músculos pré-vertebrais e escalenos (Figura 25.5 e Tabela 25.5).

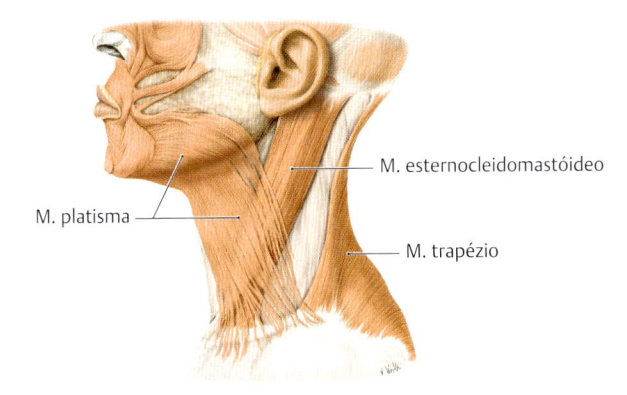

M. esternocleidomastóideo

M. platisma

M. trapézio

Figura 25.3 Musculatura superficial do pescoço. Vista lateral esquerda. (De Schuenke M, Schulte E, Schumacher U. THIEME Atlas of Anatomy, Vol 3. Ilustrações de Voll M e Wesker K. 3rd ed. New York: Thieme Publishers; 2020.)

BOXE 25.1 CORRELAÇÃO CLÍNICA

TORCICOLO CONGÊNITO

O torcicolo congênito é uma condição em que um dos músculos esternocleidomastóideos (ECM) é anormalmente curto, o que causa inclinação da cabeça para um dos lados com o mento apontando para cima em direção ao lado oposto. Acredita-se que esse encurtamento seja o resultado de um toco-traumatismo (laceração ou distensão do músculo ECM), causando sangramento e tumefação do músculo e subsequente formação de tecido cicatricial.

Tabela 25.3 Músculos superficiais do pescoço.

Músculo		Origem	Inserção	Inervação	Ação
Platisma		Pele na parte inferior do pescoço e na parte superior lateral do tórax	Mandíbula (margem inferior), pele na parte inferior da face e no ângulo da boca	Ramo cervical do n. facial (NC VII)	Abaixa e enruga a pele da parte inferior da face e a boca, tensiona a pele do pescoço, ajuda no abaixamento forçado da mandíbula
Esternocleidomastóideo	Cabeça esternal	Esterno (manúbrio)	Osso temporal (processo mastoide), osso occipital (linha nucal superior)	*Motora*: n. acessório (NC XI) *Dor e propriocepção*: plexo cervical (C2, C3, [C4])	*Unilateral*: inclina a cabeça para o mesmo lado, realiza a rotação da cabeça para o lado oposto *Bilateral*: estende a cabeça, ajuda na respiração quando a cabeça está fixa
	Cabeça clavicular	Clavícula (terço medial)			
Trapézio		Parte descendente	Osso occipital, processos espinhosos de C1-C7	Clavícula (terço lateral)	Desloca a escápula obliquamente para cima, realiza a rotação da cavidade glenoidal superiormente

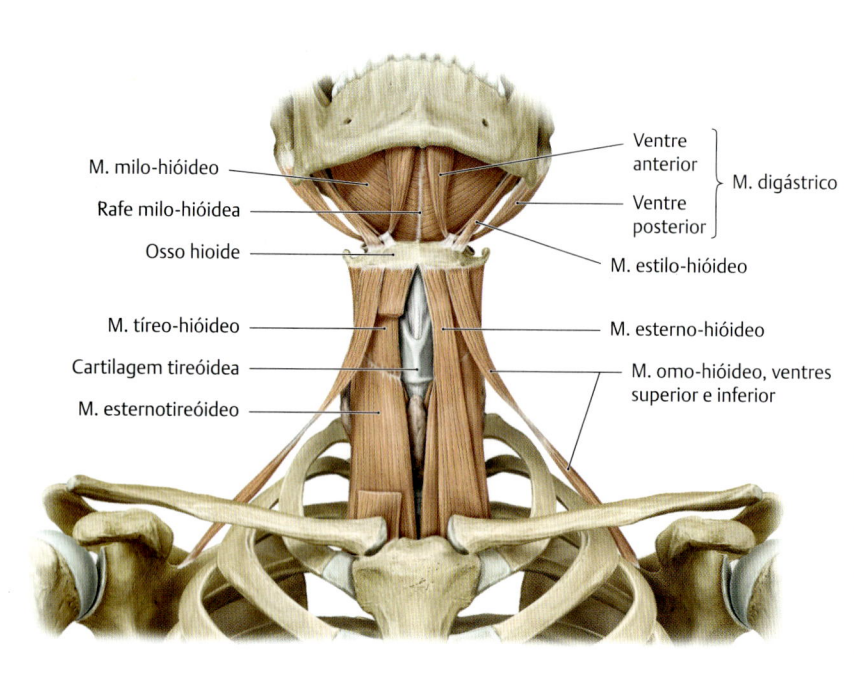

Figura 25.4 Músculos supra-hióideos e infra-hióideos. Vista anterior. O músculo esterno-hióideo foi seccionado no lado direito. Ver Capítulo 27, Tabela 27.9, para obter informações sobre os músculos supra-hióideos. (De Schuenke M, Schulte E, Schumacher U. THIEME Atlas of Anatomy, Vol 3. Ilustrações de Voll M e Wesker K. 3rd ed. New York: Thieme Publishers; 2020.)

Tabela 25.4 Músculos infra-hióideos.

Músculo	Origem	Inserção	Inervação	Ação
Omo-hióideo	Escápula (margem superior)	Osso hioide (corpo)	Alça cervical do plexo cervical (C1-C3)	Abaixa (fixa) o hioide, abaixa a laringe e o hioide para a fonação e as fases terminais da deglutição*
Esterno-hióideo	Manúbrio do esterno e articulação esternoclavicular (face posterior)			
Esternotireóideo	Manúbrio do esterno (face posterior)	Cartilagem tireóidea (linha oblíqua)	Alça cervical (C1-C3)	
Tíreo-hióideo	Cartilagem tireóidea (linha oblíqua)	Osso hioide (corpo)	C1 por meio do n. hipoglosso (NC XII)	Abaixa e fixa o hioide, eleva a laringe durante a deglutição

*O m. omo-hióideo também tensiona a fáscia cervical (com um tendão intermediário).

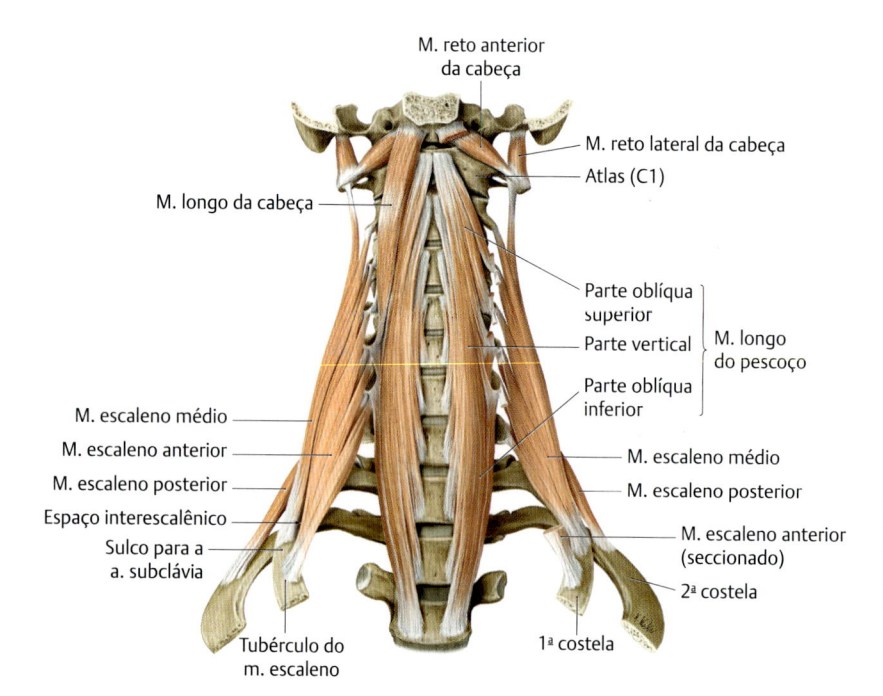

Figura 25.5 Músculos profundos do pescoço. Músculos pré-vertebrais e escalenos, vista anterior. *Removidos do lado esquerdo*: músculos longo da cabeça e escaleno anterior. (De Schuenke M, Schulte E, Schumacher U. THIEME Atlas of Anatomy, Vol 3. Ilustrações de Voll M e Wesker K. 3rd ed. New York: Thieme Publishers; 2020.)

Tabela 25.5 Músculos profundos do pescoço.

Músculos		Origem	Inserção	Inervação	Ação
Músculos pré-vertebrais					
Longo da cabeça		C3-C6 (tubérculos anteriores dos processos transversos)	Osso occipital (parte basilar)	Ramos anteriores de C1-C3	Flexão da cabeça nas articulações atlantoccipitais
Longo do pescoço	Parte vertical (intermédia)	C5-T3 (faces anteriores dos corpos vertebrais)	C2-C4 (faces anteriores)	Ramos anteriores de C2-C6	*Unilateral*: inclina e roda a coluna cervical para o lado oposto
	Parte oblíqua superior	C3-C5 (tubérculos anteriores dos processos transversos)	Atlas (tubérculo anterior)		*Bilateral*: flexão da coluna cervical para frente
	Parte oblíqua inferior	T1-T3 (faces anteriores dos corpos vertebrais)	C5-C6 (tubérculos anteriores dos processos transversos)		
Reto anterior da cabeça		C1 (massa lateral)	Osso occipital (parte basilar)	Ramos anteriores de C1 e C2	*Unilateral*: flexão lateral da cabeça na articulação atlantoccipital
Reto lateral da cabeça		C1 (processo transverso)	Osso occipital (parte basilar, lateralmente aos côndilos occipitais)		*Bilateral*: flexão da cabeça na articulação atlantoccipital
Músculos escalenos					
Escaleno anterior		C3-C6 (tubérculos anteriores dos processos transversos)	1ª costela (tubérculo do m. escaleno)	Ramos anteriores de C4-C6	*Com costelas móveis*: eleva as costelas superiores (durante a inspiração forçada)
Escaleno médio		C1-C2 (processos transversos), C3-C7 (tubérculos posteriores dos processos transversos)	1ª costela (posteriormente ao sulco para a a. subclávia)	Ramos anteriores de C3-C8	*Com costelas fixas*: flexiona a coluna cervical para o mesmo lado (unilateral), flexiona o pescoço (bilateral)
Escaleno posterior		C5-C7 (tubérculos posteriores dos processos transversos)	2ª costela (face externa)	Ramos anteriores de C6-C8	

25.4 Nervos do pescoço

Os nervos do pescoço incluem os nervos espinais cervicais e torácicos, os nervos do tronco simpático cervical e os nervos cranianos.

Nervos cervicais

Os nervos espinais C1-C4 inervam as regiões cervicais (Tabela 25.6).
- Os ramos anteriores dos nervos espinais cervicais C1-C4 formam o **plexo cervical**, que possui componentes sensitivos e motores
  - Os nervos sensitivos do plexo, os **nervos occipital menor** (C2), **auricular magno** (C2-C3), **cervical transverso** (C2-C3) e **supraclaviculares** (C3-C4), inervam a pele das regiões cervicais anterior e lateral e da parte lateral do couro cabeludo. Emergem atrás do ponto médio da margem posterior do músculo esternocleidomastóideo, uma localização conhecida como **ponto de Erb** (ponto nervoso do pescoço) (Figura 25.6)
  - A **alça cervical** (C1-C3), a parte motora do plexo, possui uma raiz superior e outra inferior, inerva todos os músculos infra-hióideos, com exceção do músculo tíreo-hióideo, e geralmente situa-se em local anterior à veia jugular interna (Figura 25.7)

- O nervo frênico, que se origina dos ramos anteriores dos nervos espinais C3-C5, desce em direção à face do músculo escaleno anterior e entra no tórax, onde inerva o diafragma com inervações sensitiva e motora. Ele transmite também a sensibilidade das pleuras mediastinal e diafragmática e dos pericárdios fibroso e parietal
- Os ramos posteriores dos nervos espinais cervicais C1 a C3 formam três nervos, que proporcionam as inervações motora e cutânea à parte posterior do pescoço e do couro cabeludo: os **nervos suboccipital** (C1), **occipital maior** (C2) e **occipital terceiro** (C3) (Figura 25.8).

Plexo braquial

O plexo braquial, que inerva o membro superior, forma-se a partir dos ramos anteriores de C5-T1. Emerge através do **sulco interescalênico** (o espaço entre os músculos escaleno anterior e escaleno médio), na região lateral do pescoço, antes de continuar na axila (ver Capítulo 18, Seção 18.4). Normalmente, surgem quatro ramos da parte supraclavicular do plexo para inervar os músculos do ombro e do cíngulo do membro inferior quando atravessa o pescoço: n. dorsal da escápula, n. supraescapular, n. subclávio e n. torácico longo.

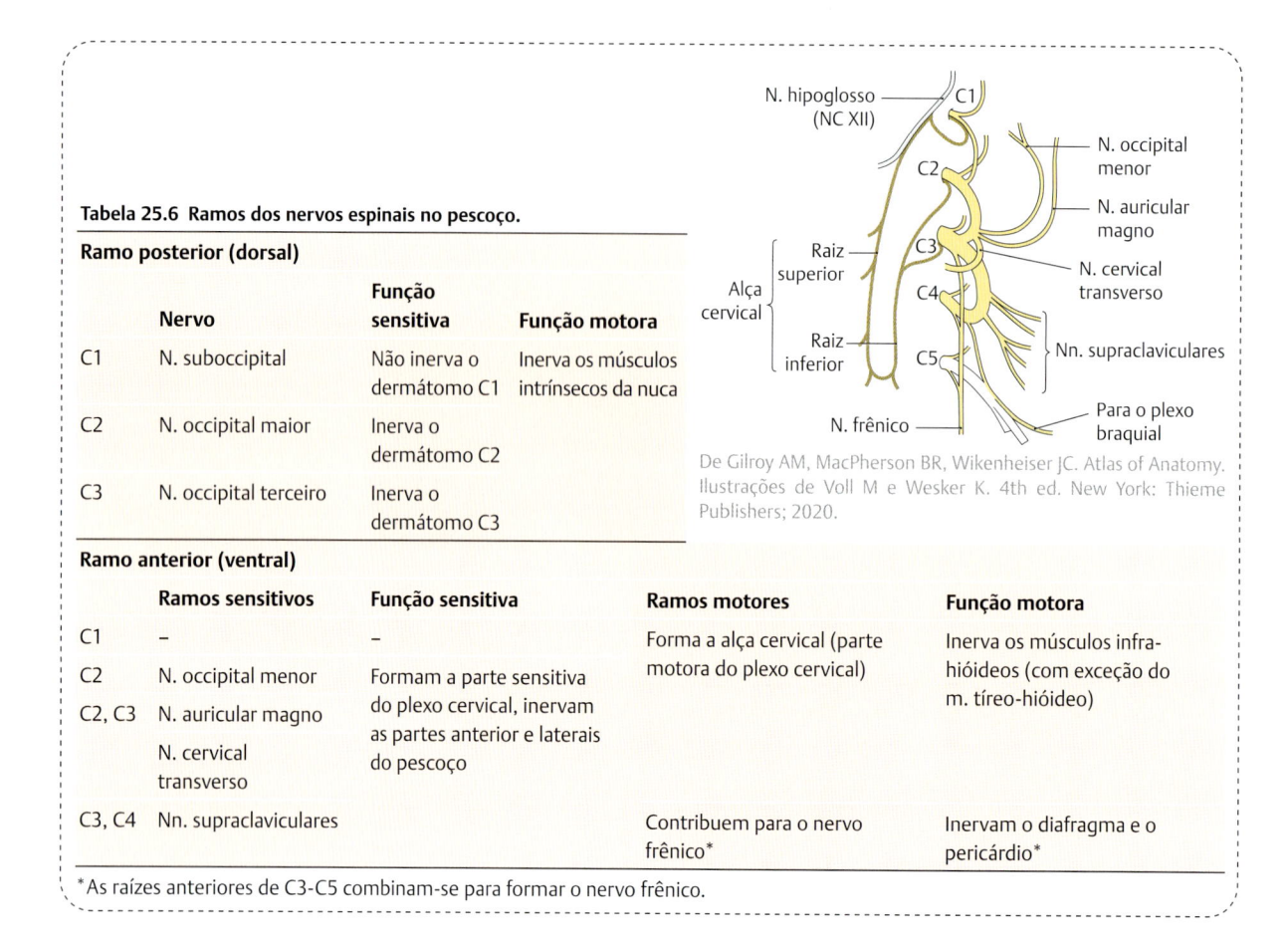

Tabela 25.6 Ramos dos nervos espinais no pescoço.

Ramo posterior (dorsal)

	Nervo	Função sensitiva	Função motora
C1	N. suboccipital	Não inerva o dermátomo C1	Inerva os músculos intrínsecos da nuca
C2	N. occipital maior	Inerva o dermátomo C2	
C3	N. occipital terceiro	Inerva o dermátomo C3	

Ramo anterior (ventral)

	Ramos sensitivos	Função sensitiva	Ramos motores	Função motora
C1	–	–	Forma a alça cervical (parte motora do plexo cervical)	Inerva os músculos infra-hióideos (com exceção do m. tíreo-hióideo)
C2	N. occipital menor	Formam a parte sensitiva do plexo cervical, inervam as partes anterior e laterais do pescoço		
C2, C3	N. auricular magno			
	N. cervical transverso			
C3, C4	Nn. supraclaviculares		Contribuem para o nervo frênico*	Inervam o diafragma e o pericárdio*

*As raízes anteriores de C3-C5 combinam-se para formar o nervo frênico.

De Gilroy AM, MacPherson BR, Wikenheiser JC. Atlas of Anatomy. Ilustrações de Voll M e Wesker K. 4th ed. New York: Thieme Publishers; 2020.

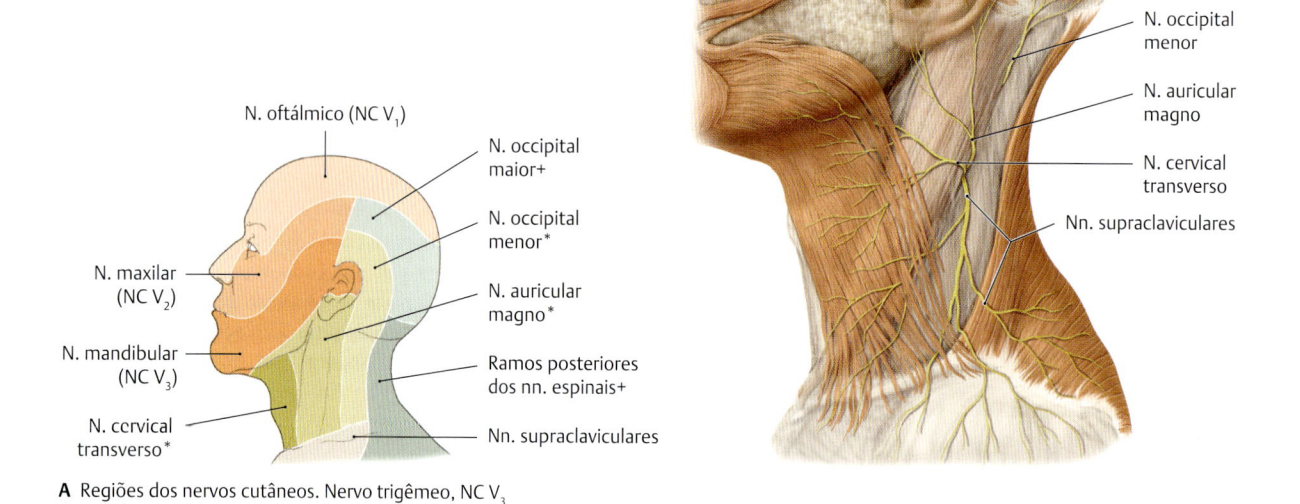

A Regiões dos nervos cutâneos. Nervo trigêmeo, NC V₃ (*laranja*), ramos posteriores (+), ramos anteriores (*)

B Ramos sensitivos do plexo cervical

Figura 25.6 Inervação sensitiva da região anterolateral do pescoço. Vista lateral esquerda. (De Gilroy AM, MacPherson BR, Wikenheiser JC. Atlas of Anatomy. Ilustrações de Voll M e Wesker K. 4th ed. New York: Thieme Publishers; 2020.)

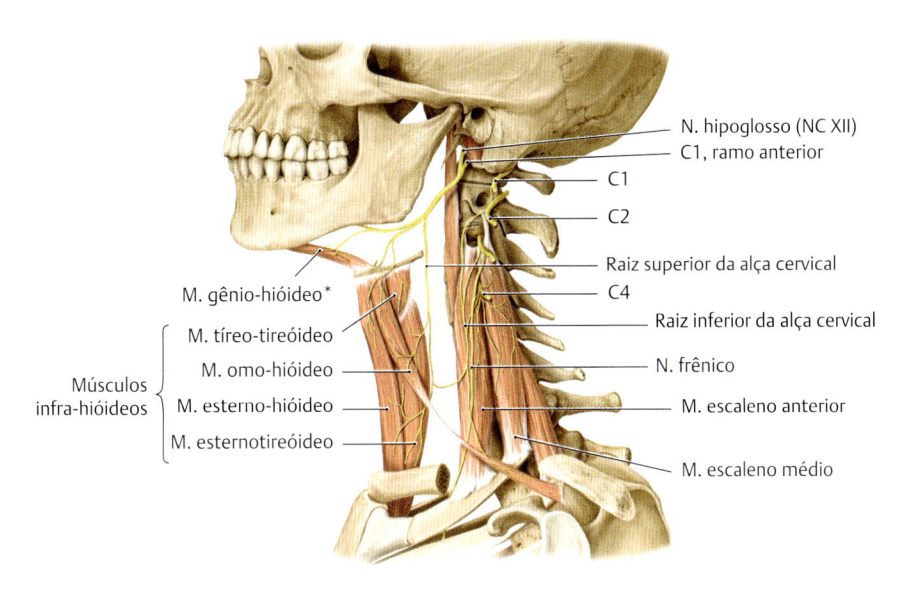

Figura 25.7 Nervos motores do plexo cervical. Vista lateral esquerda. *Inervados pelo ramo anterior de C1 (distribuído pelo n. hipoglosso). (De Schuenke M, Schulte E, Schumacher U. THIEME Atlas of Anatomy, Vol 3. Ilustrações de Voll M e Wesker K. 3rd ed. New York: Thieme Publishers; 2020.)

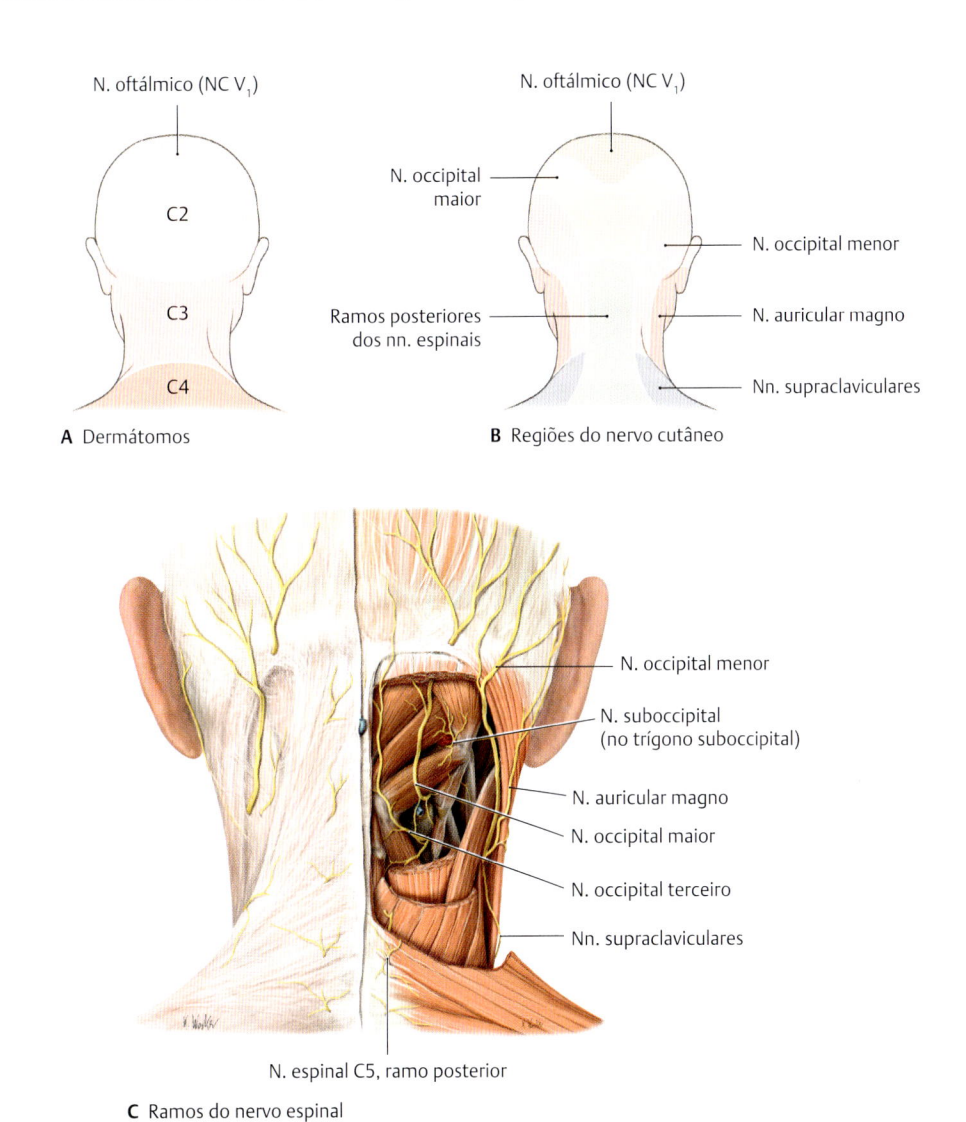

Figura 25.8 Inervação sensitiva da região cervical posterior. Vista posterior. (De Gilroy AM, MacPherson BR, Wikenheiser JC. Atlas of Anatomy. Ilustrações de Voll M e Wesker K. 4th ed. New York: Thieme Publishers; 2020.)

Tronco simpático cervical

O tronco simpático cervical, uma continuação do tronco simpático torácico, estende-se pelo pescoço até o nível da vértebra C1, onde se localiza anterolateralmente à coluna vertebral e posteriormente à bainha da carótida (Figuras 25.18 e 25.20).

— O tronco simpático cervical não recebe ramos comunicantes brancos dos nervos espinais cervicais. As fibras pré-ganglionares que fazem sinapse nos gânglios cervicais originam-se dos nervos espinais torácicos e ascendem pelo tronco simpático até a região cervical

— As fibras pós-ganglionares dos gânglios cervicais simpáticos distribuem-se ao longo de três vias:

- Ramos comunicantes cinzentos para se unir aos nervos espinais cervicais
- Nervos cardíacos cervicais (cardiopulmonares) para o plexo cardíaco no tórax
- Plexos nervosos simpáticos que envolvem os vasos (plexos periarteriais), particularmente ao longo das artérias carótida externa, carótida interna e vertebral, para inervar estruturas da cabeça e do pescoço (ver Capítulo 26, Seção 26.4)

— O tronco simpático cervical possui gânglios cervicais superior, médio e inferior

- O **gânglio cervical superior** situa-se anteriormente à vértebra C1 e posteriormente à artéria carótida interna. Possui os seguintes ramos
  - O **nervo cardíaco cervical superior**
  - Ramos do **plexo nervoso faríngeo**
  - Um **nervo carótico interno**, que forma o **plexo carótico interno**
  - Um **nervo carótico externo**, que forma o **plexo carótico externo**
  - Ramos comunicantes cinzentos que se unem aos ramos anteriores dos nervos espinais C1-C4
- O **gânglio cervical médio** localiza-se no nível da vértebra C6, e dá origem ao **nervo cardíaco cervical médio**, que se une ao plexo cardíaco no tórax, e a ramos comunicantes cinzentos para os ramos anteriores dos nervos espinais C5 e C6
- O **gânglio cervical inferior** habitualmente combina-se com o gânglio torácico mais superior (T1) para formar o **gânglio estrelado**, situado anteriormente ao processo transverso da vértebra C7. Dá origem ao **nervo cardíaco cervical inferior**, que desce pelo tórax, e a ramos comunicantes cinzentos para os ramos anteriores dos nervos espinais C7 e C8.

Nervos cranianos no pescoço

São encontrados quatro nervos cranianos no pescoço.

— O nervo glossofaríngeo (nervo craniano [NC] IX) emite ramos para a língua e para a faringe na cabeça e desce pelo pescoço para inervar o glomo carótico e o seio carótico (ver Capítulo 26, Figura 26.28). Inerva um músculo, o músculo estilofaríngeo

— O nervo vago (NC X) desce pela bainha carótica no pescoço antes de entrar no tórax. Seus ramos para as estruturas cervicais originam-se das partes torácica e cervical do nervo (ver Capítulo 26, Figura 26.30)

- Um **nervo laríngeo superior** origina-se da parte cervical de cada nervo vago e inerva a parte superior da laringe por meio de seus ramos interno e externo
- O **nervo laríngeo recorrente direito** origina-se da parte cervical inferior do nervo vago direito e percorre ao redor da artéria subclávia no pescoço

- O **nervo laríngeo recorrente esquerdo** origina-se da parte torácica do nervo vago esquerdo. Percorre ao redor do arco da aorta e ascende ao pescoço entre a traqueia e o esôfago
- Os **nervos cardíacos cervicais** conduzem fibras motoras viscerais (parassimpáticas pré-sinápticas) e fibras sensitivas viscerais para o plexo cardíaco

— O nervo acessório (NC XI), que deriva das raízes dos segmentos superiores da medula espinal cervical, entra no crânio pelo forame magno. Após sair do crânio pelo forame jugular, inerva o músculo esternocleidomastóideo e, em seguida, cruza a região cervical lateral para inervar o músculo trapézio (ver Capítulo 26, Figura 26.31)

- A raiz craniana une-se ao nervo vago
- A raiz espinal inerva o músculo esternocleidomastóideo; em seguida, cruza a região cervical lateral para inervar o músculo trapézio

— O nervo hipoglosso (NC XII), que sai do crânio através do canal hipoglosso e segue um trajeto anterior até a região submandibular, entra na cavidade oral para inervar os músculos da língua

- Ao longo de seu trajeto, fibras de C1 unem-se brevemente ao nervo hipoglosso, divergindo, por fim, para inervar os músculos gênio-hióideo e tíreo-hióideo e para formar a raiz superior da alça cervical (ver Figura 25.7).

25.5 Esôfago

O esôfago é um tubo muscular que une a faringe no pescoço ao estômago no abdome (ver Capítulo 7, Seção 7.7).

— A parte cervical do esôfago começa no nível vertebral C6, que corresponde à margem inferior da cartilagem cricóidea. A parte cervical do esôfago é posterior à traqueia, anterior às vértebras cervicais e contínua à parte laríngea da faringe superiormente

— Na junção faringoesofágica, a parte **cricofaríngea** do músculo constritor inferior da faringe forma o esfíncter esofágico superior

— As artérias tireóideas inferiores, que são ramos das artérias subclávias através dos troncos tireocervicais, irrigam a parte cervical do esôfago. As artérias são acompanhadas por veias de nome semelhante

— Os vasos linfáticos da parte cervical do esôfago drenam nos linfonodos paratraqueais e cervicais profundos

— Os nervos laríngeos recorrentes, que são ramos do nervo vago (NC X), e as fibras vasomotoras do tronco simpático cervical inervam o esôfago no pescoço.

25.6 Laringe e traqueia

A laringe, que constitui parte das vias respiratórias superiores, é responsável pela produção dos sons. Comunica-se superiormente com a faringe e inferiormente com a traqueia, e se localiza anteriormente às vértebras C3-C6. A traqueia, que é a parte superior da árvore bronquial, desce pelo tórax, onde se continua com os brônquios.

Esqueleto laríngeo

O esqueleto laríngeo é formado por três cartilagens ímpares e dois conjuntos de cartilagens pares (Figura 25.9). Com exceção da epiglote (cartilagem elástica), todas são formadas de cartilagem hialina.

- A **cartilagem tireóidea**, que é a maior das nove cartilagens, possui duas **lâminas** que se unem na linha mediana para formar a **proeminência laríngea** (pomo de Adão). O **corno superior** da cartilagem tireóidea insere-se ao osso hioide, enquanto o **corno inferior** articula-se com a cartilagem cricóidea na **articulação cricotireóidea**
- A **cartilagem cricóidea**, a única parte do esqueleto laríngeo que forma um anel completo em torno das vias respiratórias, articula-se superiormente com a cartilagem tireóidea e inferiormente insere-se na primeira cartilagem traqueal. A parte anterior da cartilagem cricóidea, o **arco**, é curta, enquanto a **lâmina**, que constitui a parte posterior, é alta
- A **epiglote**, uma cartilagem em formato de folha que constitui a parede anterior do ádito da laringe na raiz da língua, insere-se inferiormente na cartilagem tireóidea e anteriormente no osso hioide
- As duas **cartilagens aritenóideas** piramidais, que se articulam com a margem superior da lâmina da cartilagem cricóidea, possuem um ápice que se articula com as minúsculas **cartilagens corniculadas** e um **processo vocal** que se fixa à cartilagem tireóidea por meio dos ligamentos vocais
- Os pequenos pares de cartilagens corniculadas e **cartilagens cuneiformes** aparecem como tubérculos na **prega ariepiglótica**. Embora as cartilagens corniculadas se articulem com as cartilagens aritenóideas, as cartilagens cuneiformes não se articulam com as outras cartilagens.

Membranas e ligamentos da laringe

As membranas da laringe conectam as cartilagens da laringe entre si, ao osso hioide e à traqueia (Figuras 25.9 a 25.11).
- A **membrana tíreo-hióidea** fixa a cartilagem tireóidea ao osso hioide superiormente
- O **ligamento cricotraqueal** fixa a cartilagem cricóidea à primeira cartilagem traqueal inferiormente

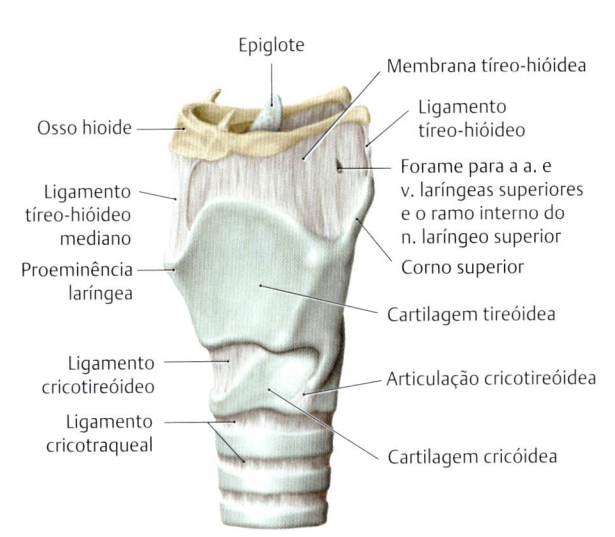

A Vista oblíqua anterior esquerda

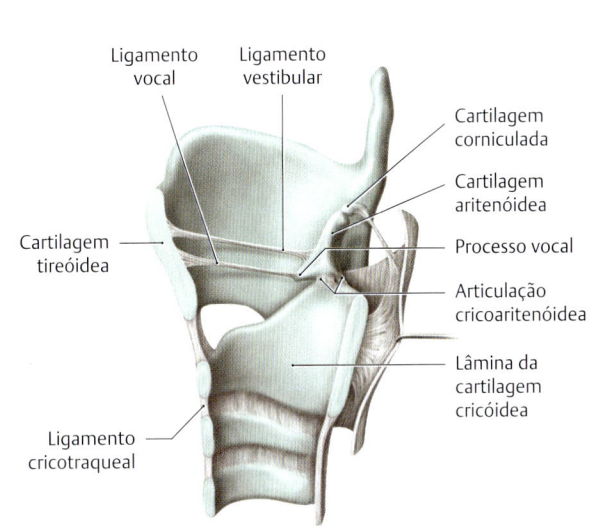

B Corte sagital visto pela face medial esquerda. *Removidos*: osso hioide e ligamento tíreo-hióideo. A cartilagem aritenóidea altera a posição das pregas vocais durante a fonação

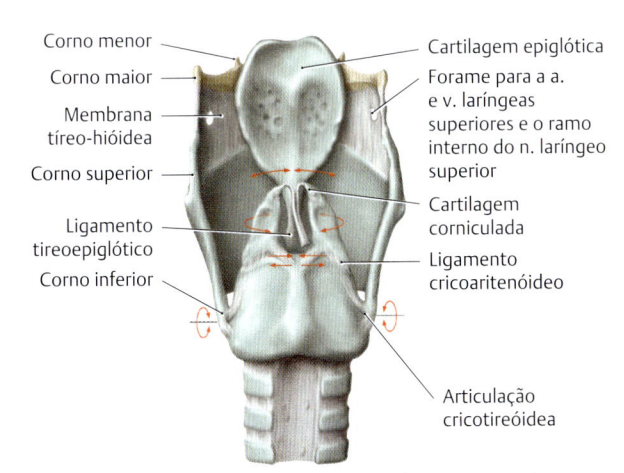

C Vista posterior. As *setas* indicam o sentido do movimento das várias articulações

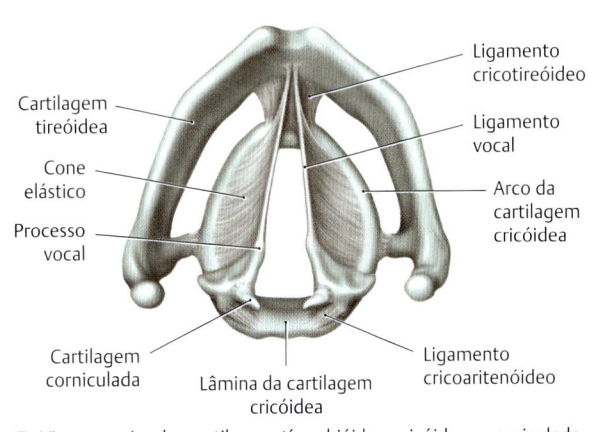

D Vista superior das cartilagens tíreo-hióidea, cricóidea e corniculada

Figura 25.9 Estrutura da laringe. (A e C. De Gilroy AM, MacPherson BR, Wikenheiser JC. Atlas of Anatomy. Ilustrações de Voll M e Wesker K. 4th ed. New York: Thieme Publishers; 2020; **B** e **D**. De Schuenke M, Schulte E, Schumacher U. THIEME Atlas of Anatomy, Vol 3. Ilustrações de Voll M e Wesker K. 3rd ed. New York: Thieme Publishers; 2020.)

- A **membrana quadrangular** estende-se posteriormente a partir da margem lateral da epiglote até a cartilagem aritenóidea em ambos os lados
  - A margem superior livre dessa membrana forma o **ligamento ariepiglótico** que, quando coberto pela túnica mucosa, é conhecido como **prega ariepiglótica**
  - A margem inferior livre é o **ligamento vestibular** que, quando coberto pela túnica mucosa, é conhecido como **prega vestibular** ou prega vocal falsa
- A **membrana cricotireóidea** conecta as cartilagens cricóidea e tireóidea, e se estende em direção superior profundamente à cartilagem tireóidea como **cone elástico** (Figuras 25.9 D e 25.12 C)
- A margem superior livre do cone elástico forma o **ligamento vocal**, que se estende do ponto médio da cartilagem tireóidea até os processos vocais da cartilagem aritenóidea. O ligamento vocal e o **músculo vocal** formam a **prega vocal**.

BOXE 25.2 CORRELAÇÃO CLÍNICA

TRAQUEOSTOMIA E CRICOTIREOIDOTOMIA

Quando ocorre uma obstrução das vias respiratórias superiores, o acesso às vias respiratórias pode ser restabelecido por meio de duas abordagens diferentes. A *traqueostomia* é um procedimento cirúrgico que consiste na introdução de um tubo de traqueostomia através de uma incisão realizada na parte proximal da traqueia. Em geral, esse procedimento é usado para o manejo a longo prazo das vias respiratórias. A *cricotireoidotomia* é um procedimento relacionado que consiste em uma incisão realizada na membrana cricotireóidea. Essa intervenção, que habitualmente é realizada em emergências, é tecnicamente menos difícil do que a traqueostomia e apresenta menos complicações.

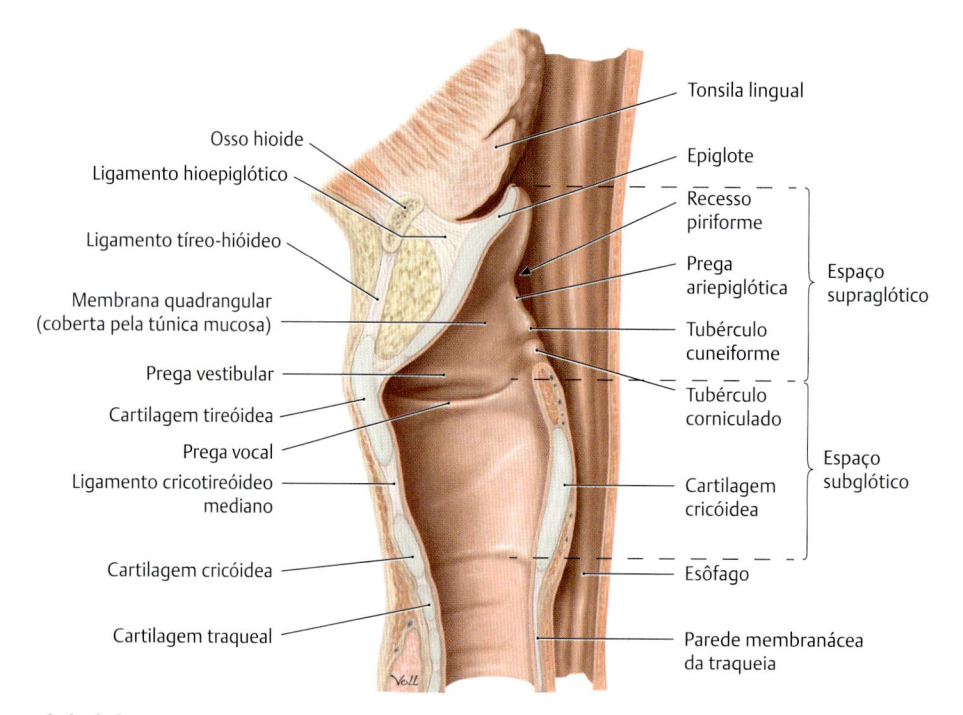

Figura 25.10 Cavidade da laringe. Corte sagital mediano visto pelo lado esquerdo. (De Schuenke M, Schulte E, Schumacher U. THIEME Atlas of Anatomy, Vol 3. Ilustrações de Voll M e Wesker K. 3rd ed. New York: Thieme Publishers; 2020.)

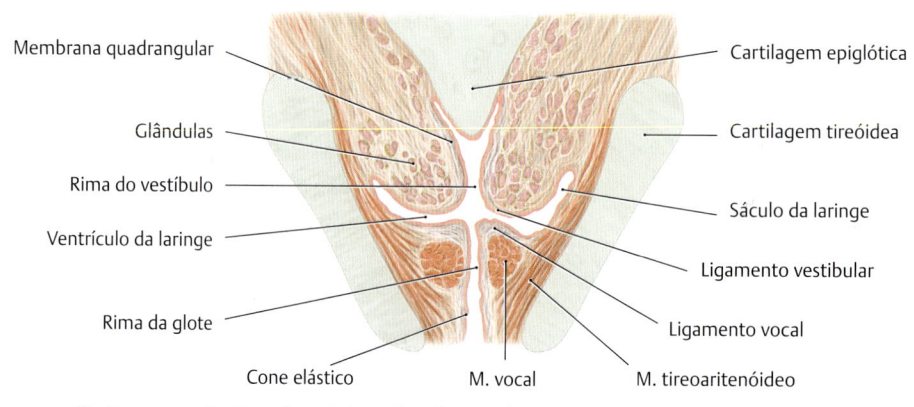

Figura 25.11 Pregas vestibulares e vocais. Corte frontal. (De Schuenke M, Schulte E, Schumacher U. THIEME Atlas of Anatomy, Vol 3. Ilustrações de Voll M e Wesker K. 3rd ed. New York: Thieme Publishers; 2020.)

Cavidade laríngea

A cavidade da laringe começa no ádito da laringe e se estende até a margem inferior da cartilagem cricóidea (Figuras 25.10 e 25.11).

— As pregas vestibulares e vocais definem os espaços dentro da cavidade da laringe
  • O **vestíbulo da laringe** (espaço supraglótico) localiza-se acima das pregas vestibulares
  • A **rima do vestíbulo** é a abertura entre as duas pregas vestibulares
  • Os **ventrículos da laringe** são recessos da cavidade da laringe entre as pregas vestibular e vocais
  • Os **sáculos da laringe** são as extremidades cegas dos ventrículos da laringe
  • A **rima da glote** é a abertura entre as duas pregas vocais
  • A **cavidade infraglótica** (espaço subglótico) é a parte inferior da cavidade da laringe que se localiza abaixo das pregas vocais e que se estende até a margem inferior da cartilagem cricóidea
— O som é produzido à medida que o ar passa pela cavidade da laringe entre as pregas vocais. As variações no som surgem de mudanças na posição, na tensão e no comprimento dessas pregas
— As pregas vestibulares protegem as vias respiratórias, porém não desempenham nenhum papel na produção do som.

Músculos da laringe

A laringe possui grupos de músculos extrínsecos e intrínsecos.

— Os músculos extrínsecos estão inseridos no osso hioide e movem a laringe e o hioide juntos. Incluem os músculos supra-hióideos (ver Capítulo 27, Tabela 27.9), que formam o assoalho da boca e que elevam a laringe, e os músculos infra-hióideos (Tabela 25.4), que a abaixam
— Os músculos intrínsecos movimentam as cartilagens da laringe, o que modifica o comprimento e a tensão dos ligamentos vocais e o tamanho da rima da glote (Tabela 25.7 e Figura 25.12)
— Dois músculos são particularmente importantes dos pontos de vista clínico e anatômico
  • O **músculo cricoaritenóideo posterior** é o único músculo que realiza a abdução das pregas vocais e que abre a rima da glote

  • O **músculo cricotireóideo**, que é inervado pelo ramo externo do nervo laríngeo superior, é o único músculo intrínseco que não é inervado pelo nervo laríngeo inferior (uma continuação do nervo laríngeo recorrente).

Neurovasculatura da laringe (Figuras 25.13, 25.15 e 25.16)

— As artérias laríngeas superior e inferior são ramos das artérias tireóideas superior e inferior, respectivamente. As artérias laríngeas são acompanhadas de veias da laringe, que se unem às veias tireóideas
— Os ramos laríngeos superior e inferior do nervo vago (NC X) fornecem toda as inervações motora e sensitiva da laringe
  • O **nervo laríngeo superior** divide-se em um ramo sensitivo interno, que inerva a túnica mucosa do vestíbulo e a face superior das pregas vocais, e em um ramo motor externo, que inerva o músculo cricotireóideo
  • O **nervo laríngeo inferior**, uma continuação do nervo laríngeo recorrente, inerva a túnica mucosa da parte infraglótica da laringe, bem como todos os músculos intrínsecos da laringe, com exceção do músculo cricotireóideo.

BOXE 25.3 CORRELAÇÃO CLÍNICA

PARALISIA DO NERVO LARÍNGEO RECORRENTE DURANTE A TIREOIDECTOMIA

Os nervos laríngeos recorrentes no pescoço são vulneráveis a danos durante a tireoidectomia, visto que seguem um trajeto imediatamente posterior à glândula tireoide. O dano unilateral resulta em rouquidão; a lesão bilateral provoca desconforto respiratório e afonia (incapacidade de falar). Pode ocorrer pneumonia por aspiração como complicação.

Traqueia

A traqueia é a extensão das vias respiratórias inferiores à laringe, estende-se da margem inferior da cartilagem cricóidea até o nível dos discos intervertebrais T4-T5 no tórax, onde se bifurca nos dois brônquios principais dos pulmões (ver Capítulo 7, Seção 7.7). Na região cervical (Figura 25.18).

— Situa-se profundamente à lâmina superficial, à camada muscular da fáscia cervical, e aos músculos esterno-hióideo e esternotireóideo

---

Tabela 25.7 Ações dos músculos da laringe.

Músculo	Ação	Efeito sobre a rima da glote
① M. cricotireóideo*	Tensiona as pregas vocais	Nenhum
② M. vocal		
③ M. tireoaritenóideo	Realiza a adução das pregas vocais	Fecha a rima
④ M. aritenóideo transverso		
⑤ M. cricoaritenóideo posterior	Realiza a abdução das pregas vocais	Abre a rima
⑥ M. cricoaritenóideo lateral	Realiza a adução das pregas vocais	Fecha a rima

*Esse músculo é inervado pelo ramo externo do nervo laríngeo superior. Todos os outros músculos intrínsecos são inervados pelo nervo laríngeo recorrente.

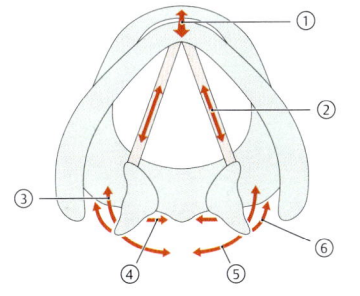

A Músculos da laringe, vista superior

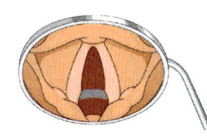

B Rima da glote aberta

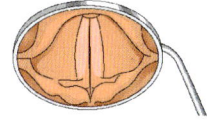

C Rima da glote fechada

De Schuenke M, Schulte E, Schumacher U. THIEME Atlas of Anatomy, Vol 3. Ilustrações de Voll M e Wesker K. 3rd ed. New York: Thieme Publishers; 2020.

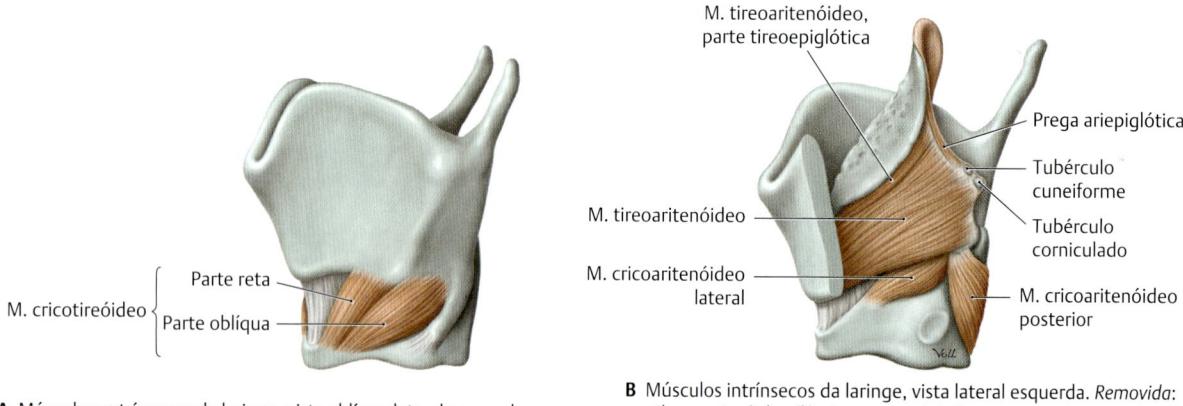

A Músculos extrínsecos da laringe, vista oblíqua lateral esquerda. *Removida*: epiglote

B Músculos intrínsecos da laringe, vista lateral esquerda. *Removida*: cartilagem tireóidea (lâmina esquerda). *Expostos*: epiglote e músculo tireoaritenóideo

C Vista lateral esquerda. *Removidas*: cartilagem tireóidea (lâmina esquerda) e epiglote

D Vista posterior

Figura 25.12 Músculos da laringe. Os músculos da laringe movimentam as cartilagens da laringe umas em relação com as outras, o que afeta a tensão e/ou a posição das pregas vocais. (De Schuenke M, Schulte E, Schumacher U. THIEME Atlas of Anatomy, Vol 3. Ilustrações de Voll M e Wesker K. 3rd ed. New York: Thieme Publishers; 2020.)

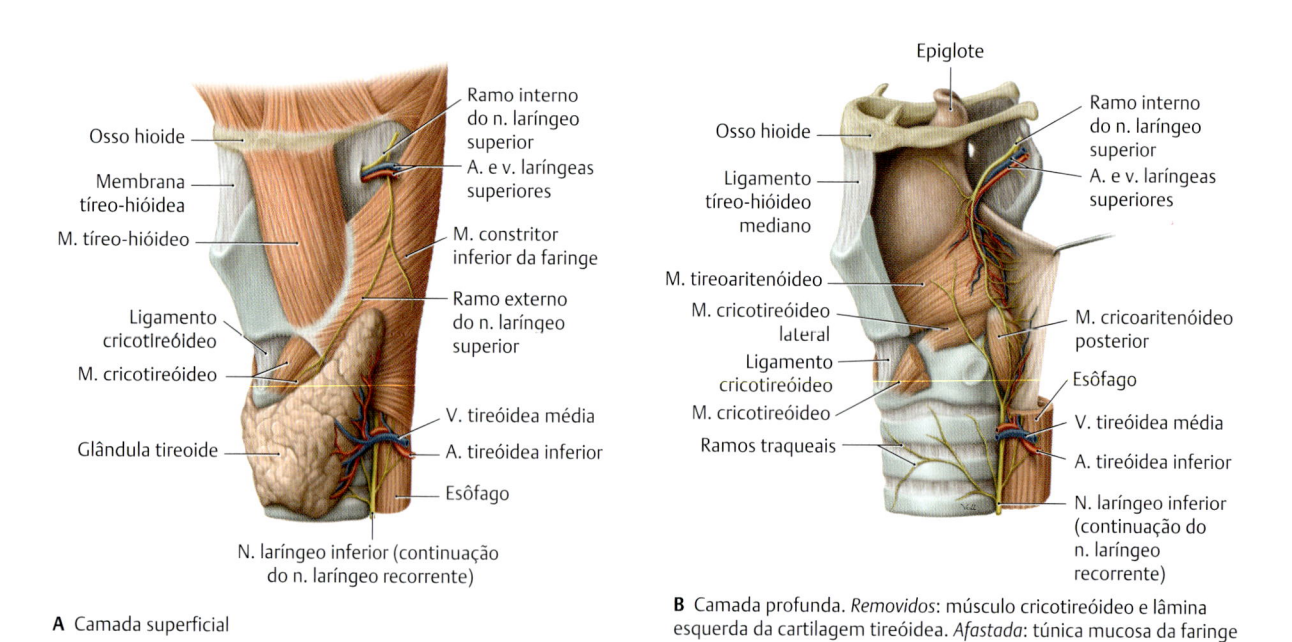

A Camada superficial

B Camada profunda. *Removidos*: músculo cricotireóideo e lâmina esquerda da cartilagem tireóidea. *Afastada*: túnica mucosa da faringe

Figura 25.13 Neurovasculatura da laringe. Vista lateral esquerda. (De Schuenke M, Schulte E, Schumacher U. THIEME Atlas of Anatomy, Vol 3. Ilustrações de Voll M e Wesker K. 3rd ed. New York: Thieme Publishers; 2020.)

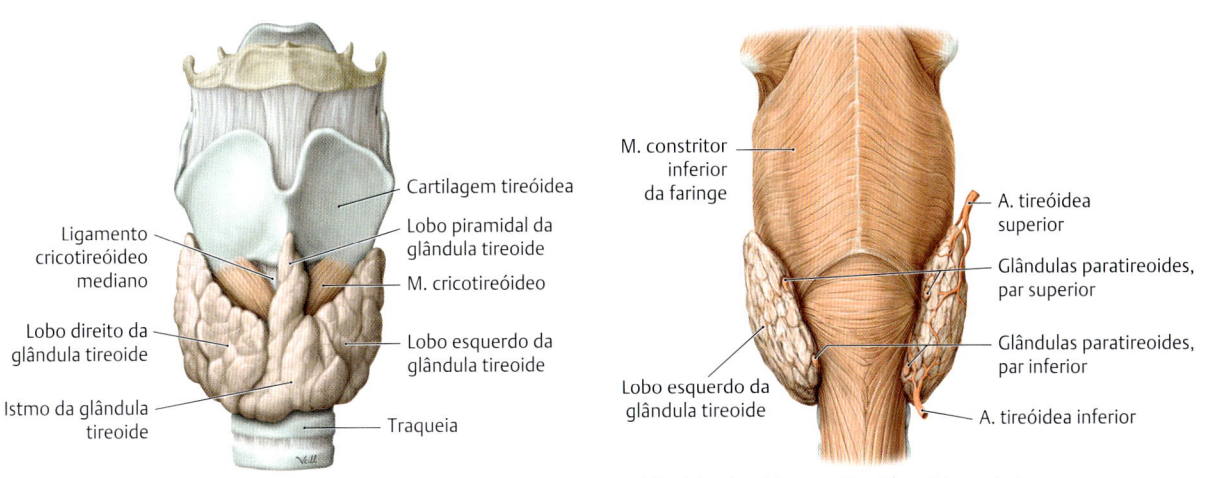

A Glândula tireoide. Vista anterior

B Glândulas tireoide e paratireoides, vista posterior

Figura 25.14 Glândulas tireoide e paratireoides. (**A.** De Gilroy AM, MacPherson BR, Wikenheiser JC. Atlas of Anatomy. Ilustrações de Voll M e Wesker K. 4th ed. New York: Thieme Publishers; 2020; **B.** De Schuenke M, Schulte E, Schumacher U. THIEME Atlas of Anatomy, Vol 3. Ilustrações de Voll M e Wesker K. 3rd ed. New York: Thieme Publishers; 2020.)

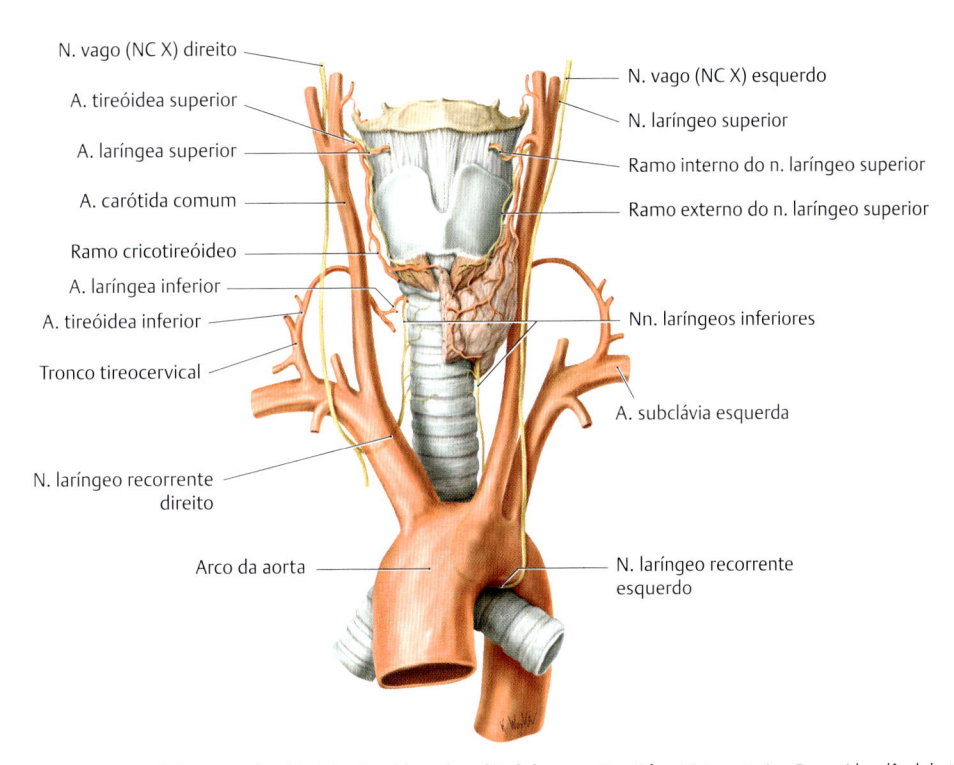

Figura 25.15 Artérias e nervos da laringe, da glândula tireoide e das glândulas paratireoides. Vista anterior. *Removida*: glândula tireoide (metade direita). (De Gilroy AM, MacPherson BR, Wikenheiser JC. Atlas of Anatomy. Ilustrações de Voll M e Wesker K. 4th ed. New York: Thieme Publishers; 2020.)

- O istmo da glândula tireoide cruza as segunda, a terceira e a quarta cartilagens traqueais. Os lobos da tireoide são laterais e descem até a quinta ou sexta cartilagem traqueal
- O esôfago situa-se posteriormente e a separa da coluna vertebral
- As artérias carótidas comuns ascendem lateralmente à traqueia
- Os nervos laríngeos recorrentes ascendem lateral ou posterolateralmente a ela (no sulco entre a traqueia e o esôfago)
- É irrigada pela artéria tireóidea inferior e drenada pelas veias tireóideas inferiores
- A linfa drena para os linfonodos pré-traqueais e paratraqueais
- Recebe inervação dos ramos do nervo vago e do tronco simpático.

25.7 Glândulas tireoide e paratireoides

As glândulas tireoide e paratireoides são glândulas endócrinas localizadas na região cervical anterior (Figura 25.14).

Glândula tireoide

A **glândula tireoide**, a maior glândula endócrina do corpo, secreta o **hormônio tireoidiano**, que regula a taxa metabólica, e a **calcitonina**, que regula o metabolismo do cálcio.

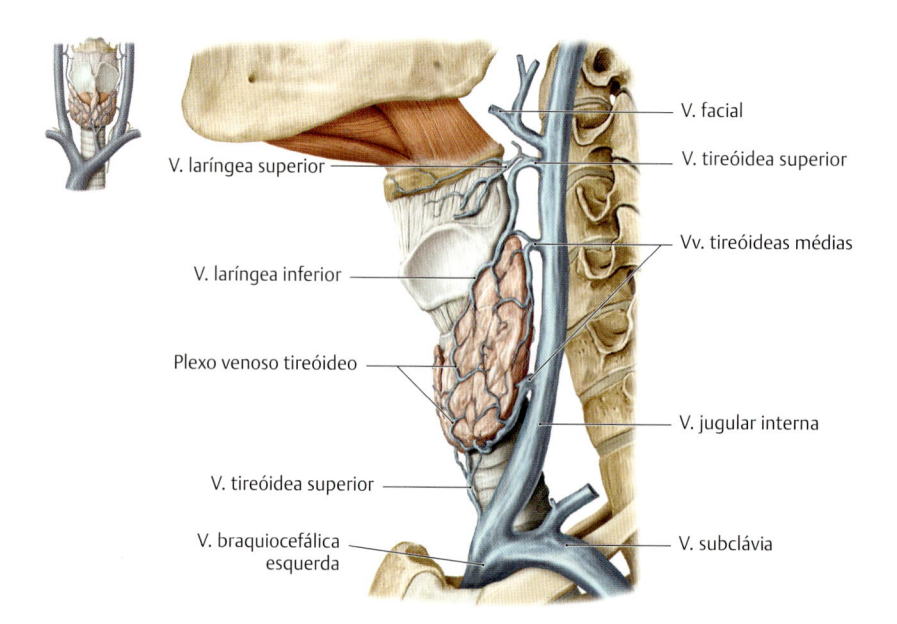

V. facial

V. tireóidea superior

V. laríngea superior

Vv. tireóideas médias

V. laríngea inferior

Plexo venoso tireóideo

V. jugular interna

V. tireóidea superior

V. braquiocefálica esquerda

V. subclávia

Figura 25.16 Veias da laringe e das glândulas tireoide e paratireoides. Vista lateral esquerda. *Nota*: em geral, a veia tireóidea inferior drena para a veia braquiocefálica esquerda. (De Schuenke M, Schulte E, Schumacher U. THIEME Atlas of Anatomy, Vol 3. Ilustrações de Voll M e Wesker K. 3rd ed. New York: Thieme Publishers; 2020.)

BOXE 25.4 CORRELAÇÃO COM O DESENVOLVIMENTO

CISTO DO DUCTO TIREOGLOSSO

O cisto do ducto tireoglosso é uma cavidade preenchida de líquido na linha mediana do pescoço imediatamente inferior ao osso hioide. Resulta da proliferação do epitélio que permaneceu no ducto tireoglosso durante a descida da glândula tireoide de sua origem embrionária na língua até a sua posição pós-natal no pescoço. O cisto pode aumentar e comprimir a traqueia e o esôfago; neste caso, pode ser cirurgicamente removido.

- A glândula tireoide situa-se profundamente aos músculos esterno-hióideo e esternotireóideo (músculos infra-hióideos) e anterolateralmente à laringe e à traqueia entre os níveis das vértebras C5 e T1
- A glândula tireoide possui lobos direito e esquerdo (laterais) conectados por um **istmo** estreito localizado anteriormente às segunda e terceira cartilagens traqueais
- O **lobo piramidal**, que é encontrado em cerca de 50% da população, é um remanescente do ducto tireoglosso embrionário, que se estende do istmo até o osso hioide
- A glândula tireoide é envolvida por uma cápsula fibrosa. A lâmina pré-traqueal do pescoço situa-se fora da cápsula da glândula tireoide (ver Figura 25.2).

Glândulas paratireoides

As **glândulas paratireoides**, que são glândulas endócrinas pequenas e ovoides localizadas na face posterior da glândula tireoide, secretam o **paratormônio**, que regula o metabolismo do fósforo e do cálcio (Figura 25.14 B).

- Normalmente, existem quatro glândulas, duas superiores e duas inferiores, embora o número possa variar de duas a seis glândulas
- As glândulas paratireoides superiores são constantes na sua posição próxima à margem inferior da cartilagem cricóidea. A posição das glândulas paratireoides inferiores pode variar desde o polo inferior da glândula tireoide até a parte superior do mediastino.

Neurovasculatura das glândulas tireoide e paratireoides

- A artéria tireóidea superior, um ramo da artéria carótida externa, e a artéria tireóidea inferior do tronco tireocervical irrigam a glândula tireoide (Figura 25.15). A artéria tireóidea inferior geralmente fornece o principal suprimento para as glândulas paratireoides
- As **veias tireóideas superior** e **média** drenam o sangue para as veias jugulares internas; as **veias tireóideas inferiores** o fazem para as veias braquiocefálicas no mediastino (Figura 25.16). A drenagem venosa das glândulas paratireoides une-se às veias tireóideas
- Os vasos linfáticos da glândula tireoide podem drenar diretamente nos linfonodos cervicais profundos superiores e inferiores ou indiretamente passando inicialmente pelos linfonodos pré-laríngeos, pré-traqueais e paratraqueais
- As glândulas paratireoides drenam com a glândula tireoide para os linfonodos cervicais profundos inferiores e os linfonodos paratraqueais
- Os plexos simpáticos cardíaco e tireóideos superior e inferior originam-se dos gânglios simpáticos cervicais superior, médio e inferior para suprir a inervação vasomotora das glândulas tireoide e paratireoides
- As glândulas tireoide e paratireoides estão sob controle hormonal e, portanto, carecem de inervação secretomotora.

25.8 Topografia do pescoço

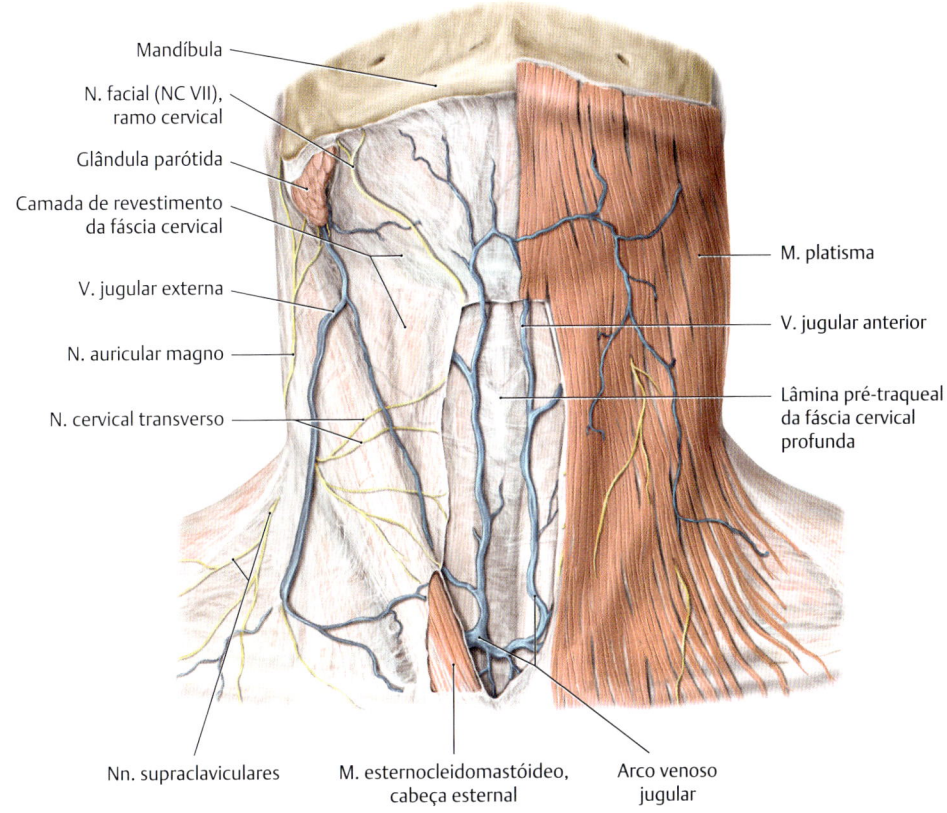

Mandíbula

N. facial (NC VII), ramo cervical

Glândula parótida

Camada de revestimento da fáscia cervical

V. jugular externa

N. auricular magno

N. cervical transverso

M. platisma

V. jugular anterior

Lâmina pré-traqueal da fáscia cervical profunda

Nn. supraclaviculares

M. esternocleidomastóideo, cabeça esternal

Arco venoso jugular

A Dissecção superficial

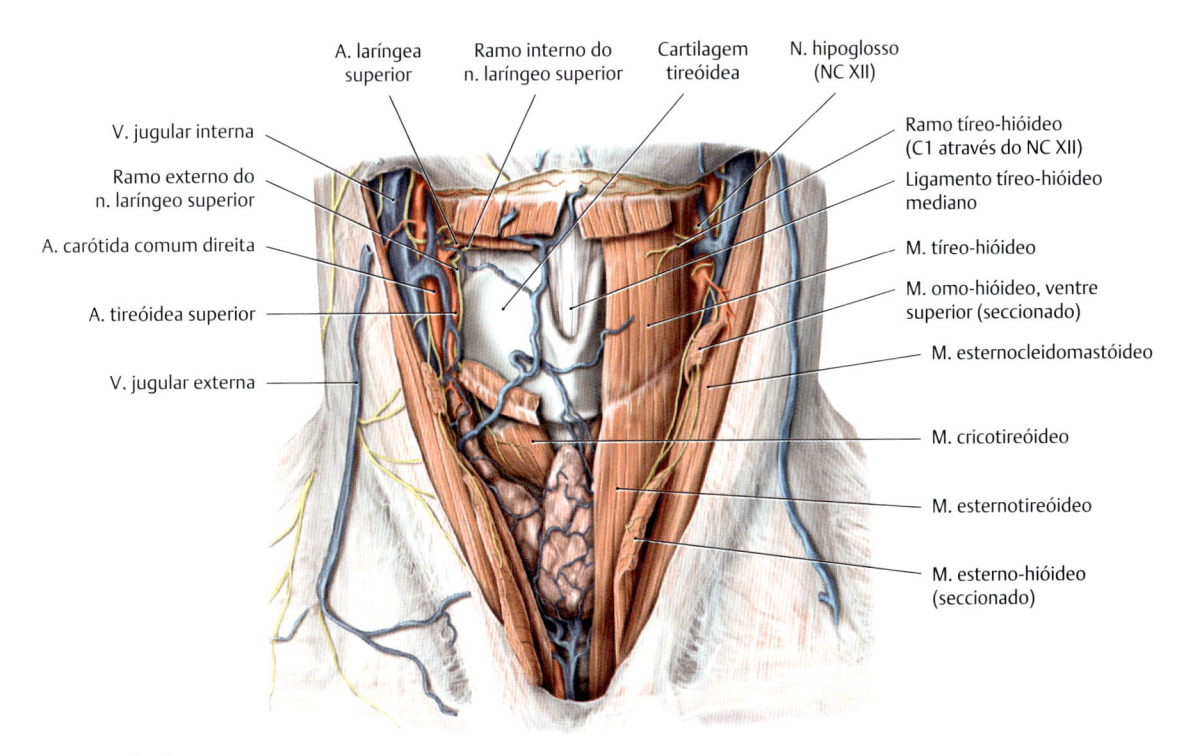

A. laríngea superior

Ramo interno do n. laríngeo superior

Cartilagem tireóidea

N. hipoglosso (NC XII)

V. jugular interna

Ramo externo do n. laríngeo superior

A. carótida comum direita

A. tireóidea superior

V. jugular externa

Ramo tíreo-hióideo (C1 através do NC XII)

Ligamento tíreo-hióideo mediano

M. tíreo-hióideo

M. omo-hióideo, ventre superior (seccionado)

M. esternocleidomastóideo

M. cricotireóideo

M. esternotireóideo

M. esterno-hióideo (seccionado)

B Dissecção profunda

Figura 25.17 Topografia da região cervical anterior. Vista anterior. (**A.** De Schuenke M, Schulte E, Schumacher U. THIEME Atlas of Anatomy, Vol 3. Ilustrações de Voll M e Wesker K. 3rd ed. New York: Thieme Publishers; 2020; **B** e **C.** De Gilroy AM, MacPherson BR, Wikenheiser JC. Atlas of Anatomy. Ilustrações de Voll M e Wesker K. 4th ed. New York: Thieme Publishers; 2020.)

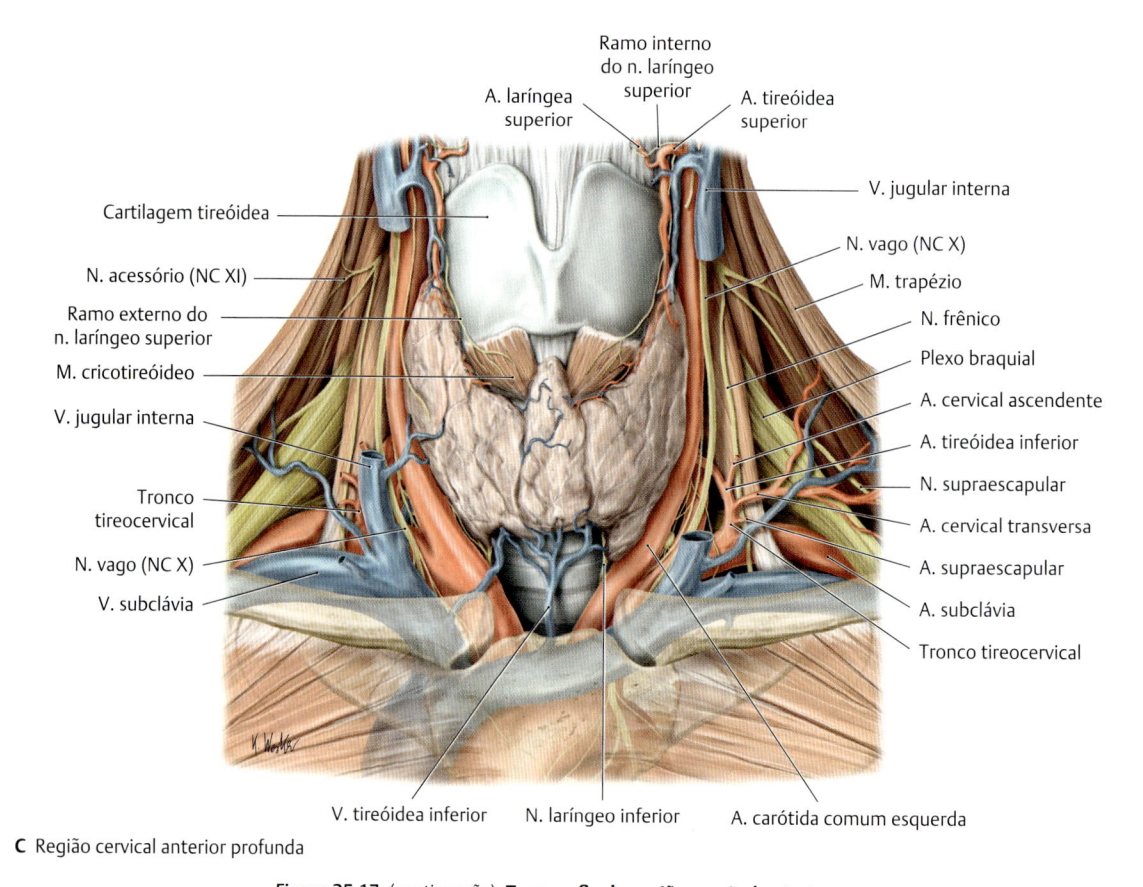

C Região cervical anterior profunda

Figura 25.17 (*continuação*) **Topografia da região cervical anterior.**

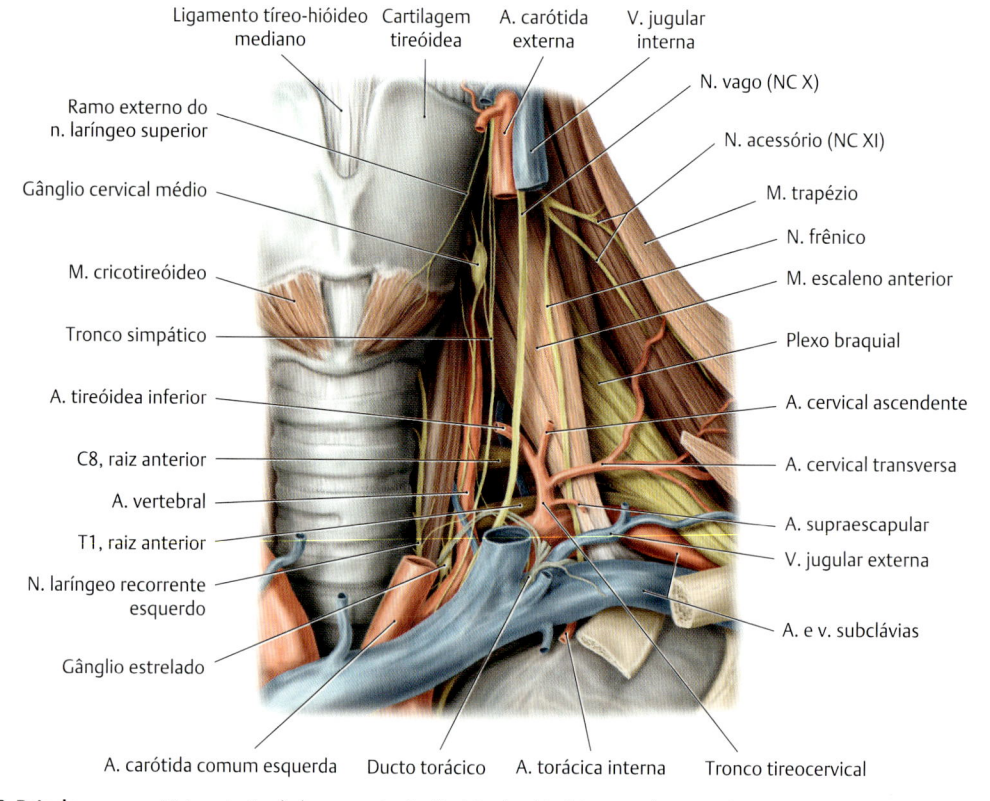

Figura 25.18 Raiz do pescoço. Vista anterior, lado esquerdo. A glândula tireoide foi removida e a artéria carótida comum e a veia jugular interna seccionadas para revelar as estruturas profundas na raiz do pescoço. (De Schuenke M, Schulte E, Schumacher U. THIEME Atlas of Anatomy, Vol 3. Ilustrações de Voll M e Wesker K. 3rd ed. New York: Thieme Publishers; 2020.)

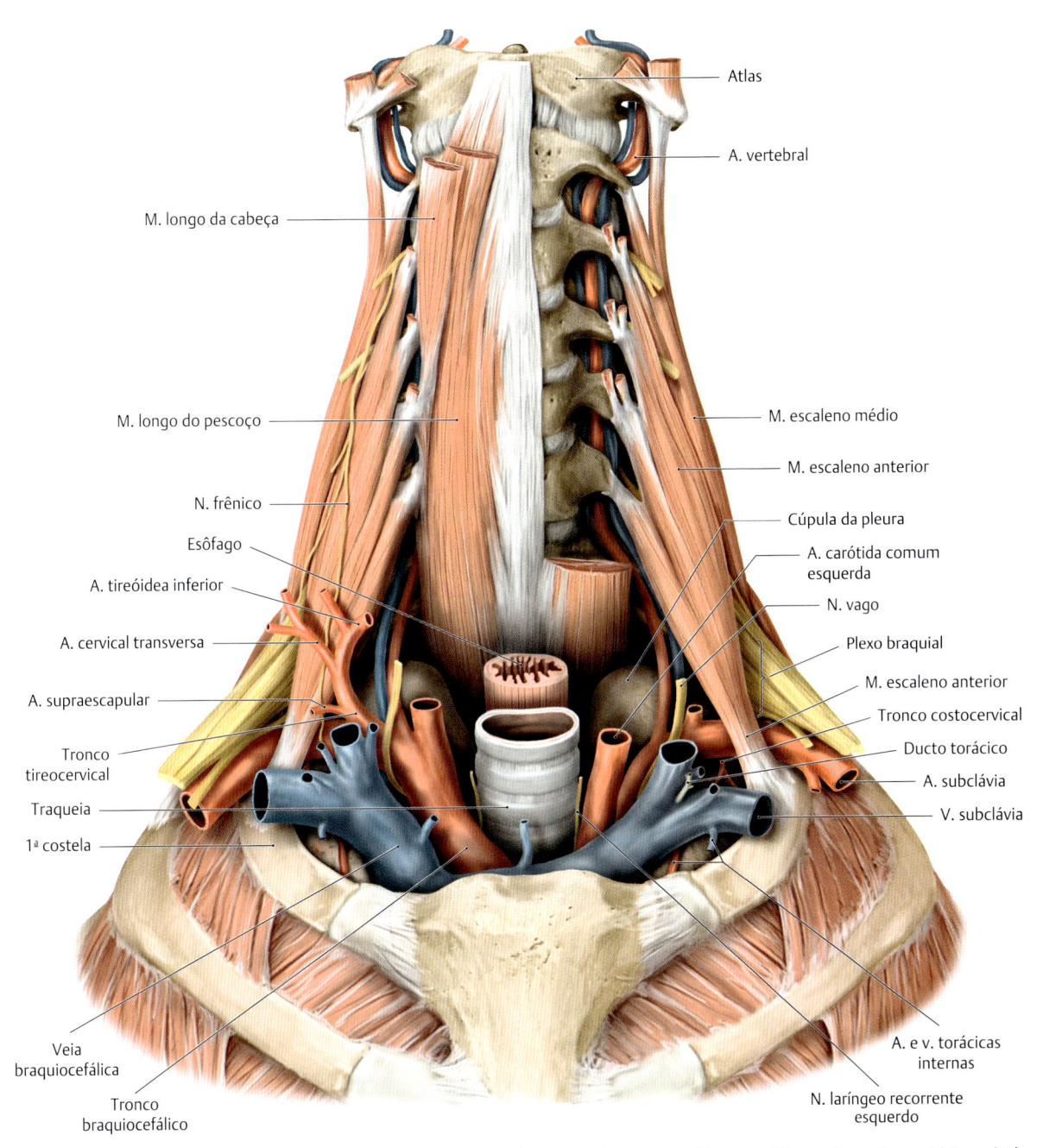

Figura 25.19 Abertura superior do tórax. Vista anterior. As vísceras do pescoço foram removidas e o esôfago, a traqueia, a artéria carótida comum e as veias jugulares foram dissecados para mostrar as relações entre as estruturas que passam pela abertura superior do tórax. Os músculos pré-vertebrais do lado esquerdo foram seccionados para mostrar o trajeto da artéria vertebral. (De Schuenke M, Schulte E, Schumacher U. THIEME Atlas of Anatomy, Vol 3. Ilustrações de Voll M e Wesker K. 3rd ed. New York: Thieme Publishers; 2020.)

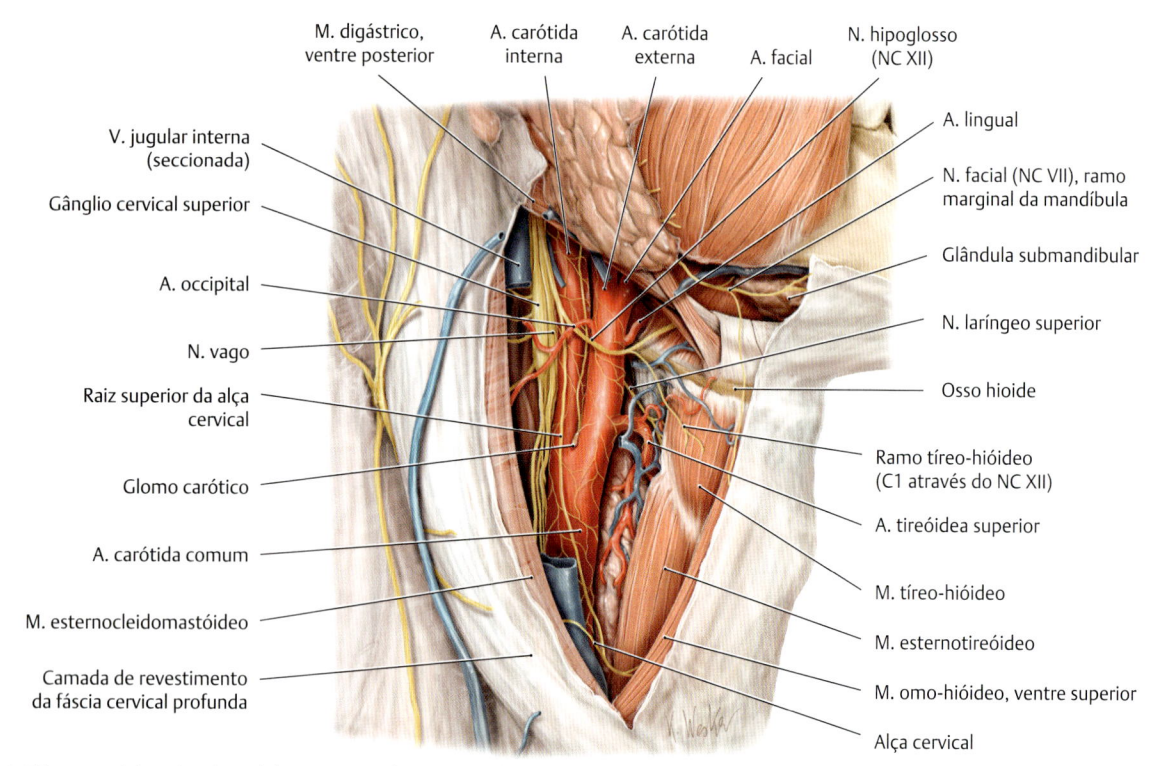

M. digástrico, ventre posterior — A. carótida interna — A. carótida externa — A. facial — N. hipoglosso (NC XII)

V. jugular interna (seccionada)

Gânglio cervical superior

A. occipital

N. vago

Raiz superior da alça cervical

Glomo carótico

A. carótida comum

M. esternocleidomastóideo

Camada de revestimento da fáscia cervical profunda

A. lingual

N. facial (NC VII), ramo marginal da mandíbula

Glândula submandibular

N. laríngeo superior

Osso hioide

Ramo tíreo-hióideo (C1 através do NC XII)

A. tireóidea superior

M. tíreo-hióideo

M. esternotireóideo

M. omo-hióideo, ventre superior

Alça cervical

A Trígono carótico, vista lateral direita. *Removidas*: veias jugular interna e facial

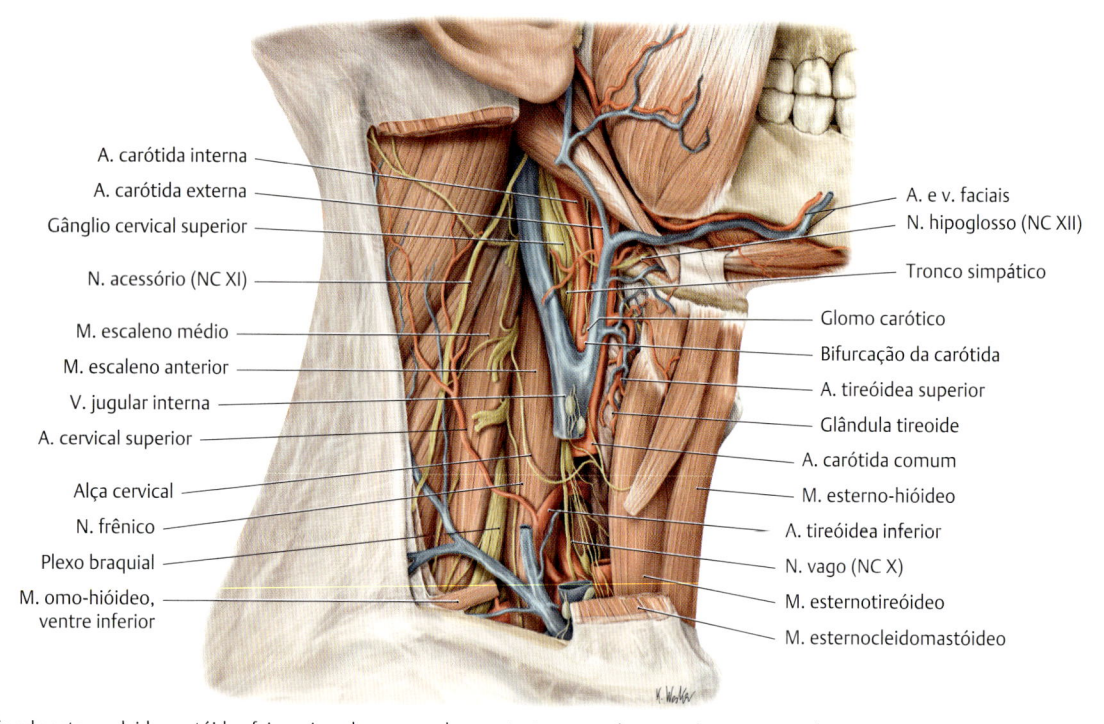

A. carótida interna

A. carótida externa

Gânglio cervical superior

N. acessório (NC XI)

M. escaleno médio

M. escaleno anterior

V. jugular interna

A. cervical superior

Alça cervical

N. frênico

Plexo braquial

M. omo-hióideo, ventre inferior

A. e v. faciais

N. hipoglosso (NC XII)

Tronco simpático

Glomo carótico

Bifurcação da carótida

A. tireóidea superior

Glândula tireoide

A. carótida comum

M. esterno-hióideo

A. tireóidea inferior

N. vago (NC X)

M. esternotireóideo

M. esternocleidomastóideo

B O músculo esternocleidomastóideo foi seccionado para revelar as estruturas no trígono carótico e na raiz do pescoço

Figura 25.20 Região cervical lateral. Vista lateral direita. (**A.** De Gilroy AM, MacPherson BR, Wikenheiser JC. Atlas of Anatomy. Ilustrações de Voll M e Wesker K. 4th ed. New York: Thieme Publishers; 2020; **B.** De Schuenke M, Schulte E, Schumacher U. THIEME Atlas of Anatomy, Vol 3. Ilustrações de Voll M e Wesker K. 3rd ed. New York: Thieme Publishers; 2020.)

26 Meninges, Encéfalo e Nervos Cranianos

A parte encefálica das meninges, que é contínua às meninges da medula espinal, e os 12 nervos cranianos que se originam do encéfalo constituem partes essenciais da anatomia macroscópica da cabeça e da região do pescoço, e são discutidos detalhadamente nessa unidade. Entretanto, o estudo do encéfalo geralmente faz parte do currículo de neuroanatomia, de modo que este capítulo fornecerá apenas uma sucinta visão geral.

26.1 Meninges

As meninges do encéfalo, que o recobrem e o protegem, são constituídas pela fibrosa e externa **dura-máter**, pela intermediária e delgada **aracnoide-máter**, e pela interna e delicada **pia-máter** (Figura 26.1).

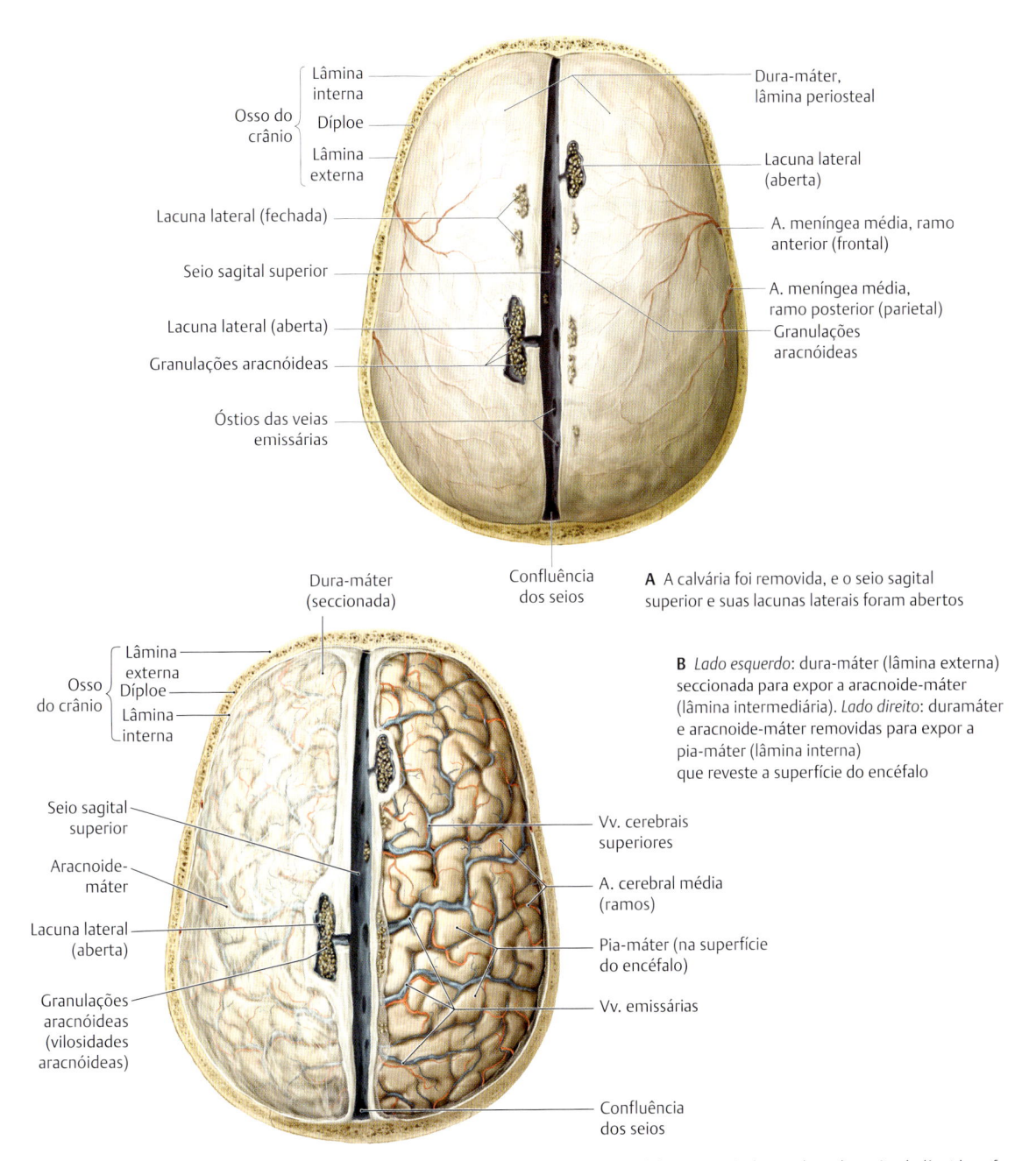

A A calvária foi removida, e o seio sagital superior e suas lacunas laterais foram abertos

B *Lado esquerdo*: dura-máter (lâmina externa) seccionada para expor a aracnoide-máter (lâmina intermediária). *Lado direito*: duramáter e aracnoide-máter removidas para expor a pia-máter (lâmina interna) que reveste a superfície do encéfalo

Figura 26.1 Membranas das meninges. Crânio aberto, vista superior. As granulações aracnóideas, que são locais de reabsorção do líquido cefalorraquidiano no sangue venoso, consistem em protrusões da aracnoide-máter para o sistema de seios venosos. (De Schuenke M, Schulte E, Schumacher U. THIEME Atlas of Anatomy, Vol 3. Ilustrações de Voll M e Wesker K. 3rd ed. New York: Thieme Publishers; 2020.)

Dura-máter

- A dura-máter, uma membrana externa resistente que envolve o encéfalo, é composta por uma **lâmina periosteal (endosteal)** e por uma **lâmina meníngea**. As duas lâminas são inseparáveis, exceto onde envolvem os seios venosos que drenam o sangue do encéfalo (p. ex., o seio sagital superior; ver Figura 26.4, mais adiante)
  - A lâmina periosteal externa, que é formada pelo periósteo do crânio, está aderida firmemente à face interna do crânio, particularmente nas suturas. Essa lâmina termina no forame magno e não é contínua à dura-máter ao redor da medula espinal
  - A lâmina meníngea interna, uma lâmina membranácea forte que está aderida à superfície interna da lâmina periosteal, fornece bainhas para os nervos cranianos quando estes atravessam os forames do crânio. Essa lâmina está firmemente aplicada, embora não fixada, à **aracnoide-máter** subjacente. Prossegue pelo canal vertebral como dura-máter da medula espinal (Figura 26.2)
- As artérias meníngeas médias, que são ramos das artérias maxilares, irrigam a maior parte da dura-máter com contribuições das artérias oftálmica, occipital e vertebral. As artérias são acompanhadas de veias que drenam o sangue no plexo pterigóideo venoso
- Os ramos do nervo trigêmeo (nervo craniano [NC] V) transmitem as sensações da dura-máter das fossas anterior e média do crânio. Os nervos espinais C1, C2 e C3 e pequenos ramos do nervo vago (NC X) inervam a dura-máter da fossa posterior do crânio.

Septos da dura-máter

Invaginações da lâmina meníngea da dura-máter formam septos membranáceos incompletos que separam e sustentam partes do encéfalo (Figura 26.3).

- A **foice do cérebro**, um septo vertical falciforme que separa os hemisférios cerebrais direito e esquerdo, está fixada anteriormente à crista etmoidal e à crista interna do osso frontal, e é contínua posteriormente ao tentório do cerebelo. A margem inferior livre da foice do cérebro não tem nenhuma inserção

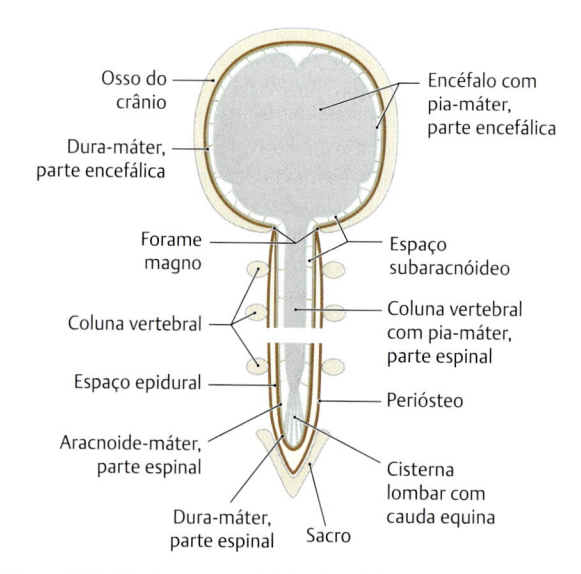

Figura 26.2 Meninges na cavidade do crânio e medula espinal. As duas lâminas da dura-máter (periosteal e meníngea) formam uma única unidade estrutural na cavidade do crânio, que está aderida à superfície interna do crânio. Entretanto, no canal vertebral, a dura-máter está separada do periósteo das vértebras pelo espaço extradural. (De Schuenke M, Schulte E, Schumacher U. THIEME Atlas of Anatomy, Vol 3. Ilustrações de Voll M e Wesker K. 3rd ed. New York: Thieme Publishers; 2020.)

- O **tentório do cerebelo**, uma continuação horizontal da foice do cérebro, separa os lobos occipitais do cérebro dos hemisférios do cerebelo na fossa posterior do crânio
  - Liga-se aos processos clinoides posteriores e à parte petrosa dos ossos temporais anteriormente e aos ossos parietal e occipital posterolateralmente
  - A **incisura do tentório** em formato de U separa as inserções da parte petrosa de cada lado e conecta as fossas média e posterior do crânio
- A **foice do cerebelo**, um septo vertical que separa os hemisférios do cerebelo, é contínua superiormente ao tentório do cerebelo e se insere posteriormente à crista occipital
- O **diafragma da sela**, uma pequena prega da dura-máter fixada aos processos clinoides anterior e posterior, forma um teto sobre a sela turca, que envolve a hipófise.

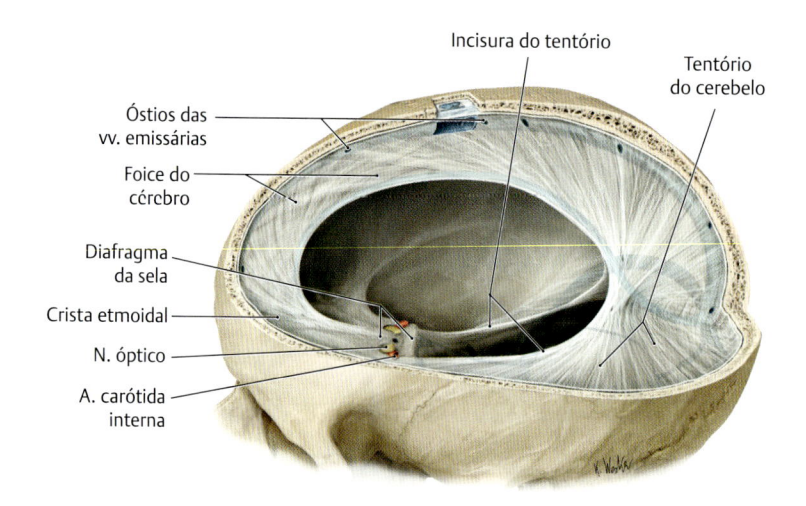

Figura 26.3 Septos da dura-máter. Vista oblíqua anterior esquerda. (De Schuenke M, Schulte E, Schumacher U. THIEME Atlas of Anatomy, Vol 3. Ilustrações de Voll M e Wesker K. 3rd ed. New York: Thieme Publishers; 2020.)

BOXE 26.1 CORRELAÇÃO CLÍNICA

HERNIAÇÃO DO TENTÓRIO DO CEREBELO

Uma elevação da pressão dentro da fossa média do crânio criada por edema ou por uma lesão expansiva como um tumor pode comprimir o tecido cerebral e forçar parte do lobo temporal a se projetar através da incisura do tentório. A pressão exercida sobre o tronco encefálico adjacente pode ser fatal nessa situação. O nervo oculomotor (NC III) também pode ser distendido ou lesionado, resultando então em uma dilatação pupilar fixa (perda da função parassimpática) e em um olhar "para baixo e para fora" em decorrência da paralisia da maior parte dos músculos extrínsecos do bulbo do olho.

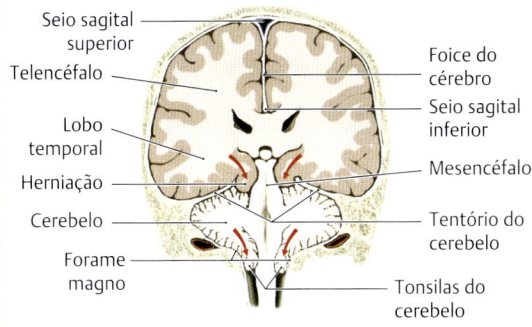

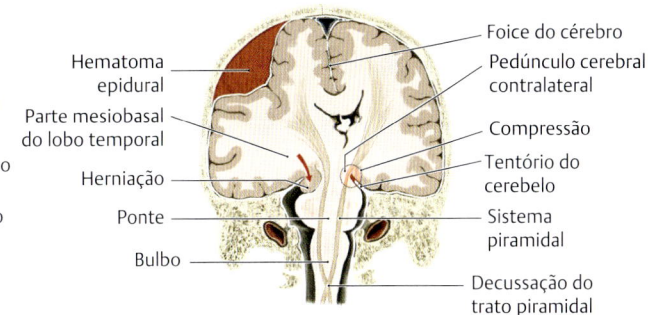

A As herniações axiais são habitualmente causadas por um edema cerebral generalizado e podem ser potencialmente fatais. À medida que as partes inferiores dos lobos temporais são empurradas através da incisura do tentório, a pressão é exercida sobre o tronco encefálico, que contém os centros respiratório e circulatório

B As herniações laterais são causadas por uma massa unilateral (p. ex., tumor ou hemorragia intracraniana). Quando um lobo temporal sofre herniação através da incisura do tentório, o lado contralateral pode ser comprimido contra a margem do tentório, resultando então em sintomas que se desenvolvem no lado oposto da lesão

Potenciais locais de herniação abaixo das margens livres das meninges. Corte frontal, vista anterior. (De Schuenke M, Schulte E, Schumacher U. THIEME Atlas of Anatomy, Vol 3. Ilustrações de Voll M e Wesker K. 3rd ed. New York: Thieme Publishers; 2020.)

Seios da dura-máter

Os **seios da dura-máter** são espaços venosos sem válvulas que se formam em consequência da separação das lâminas periosteal e meníngea da dura-máter. A maioria das grandes veias do cérebro, do crânio, da órbita e da orelha interna drena através dos seios da dura-máter e para as veias jugulares internas no pescoço (Figuras 26.4 e 26.5; Tabela 26.1).
— A **confluência dos seios** na margem posterior do tentório do cerebelo é uma junção dos seios sagital superior, reto, occipital e transverso
— O **seio sagital superior** estende-se para a margem superior fixa da foice do cérebro e termina na confluência dos seios
— O **seio sagital inferior** estende-se para a margem inferior livre da foice do cérebro e termina no seio reto

— O **seio reto** estende-se para o espaço formado pela união da foice do cérebro com o tentório do cerebelo. Recebe o seio sagital inferior e a **veia cerebral magna**, e drena na confluência dos seios
— Os dois **seios transversos** seguem ao longo das margens posterolaterais fixas do tentório do cerebelo. Posteriormente, unem-se na confluência dos seios e, anteriormente, drenam para os seios sigmóideos, formando então sulcos nos ossos occipital e parietal ao longo de seu percurso
— Os dois **seios sigmóideos** seguem o seu trajeto pelos sulcos profundos dos ossos occipital e temporal e drenam para as veias jugulares internas no forame jugular
— O **seio occipital** segue o seu trajeto na margem livre da foice do cerebelo e termina na confluência dos seios

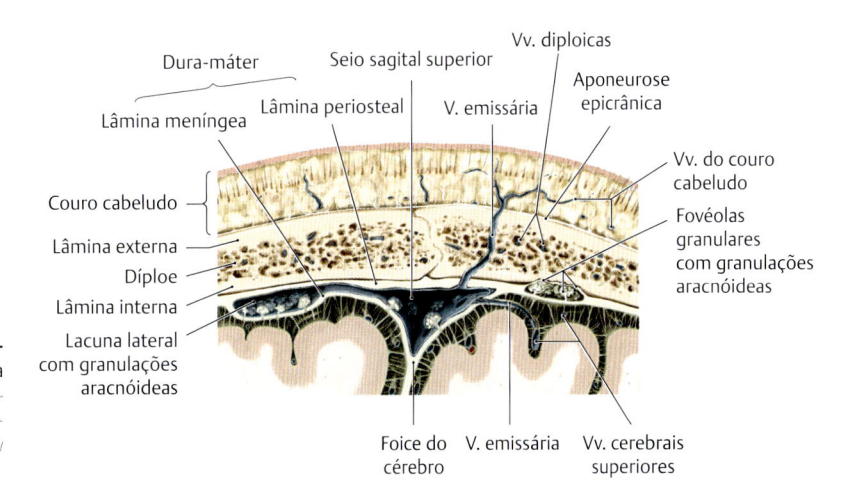

Figura 26.4 Estrutura de um seio da dura-máter. Seio sagital superior, corte frontal, vista anterior. (De Schuenke M, Schulte E, Schumacher U. THIEME Atlas of Anatomy, Vol 3. Ilustrações de Voll M e Wesker K. 3rd ed. New York: Thieme Publishers; 2020.)

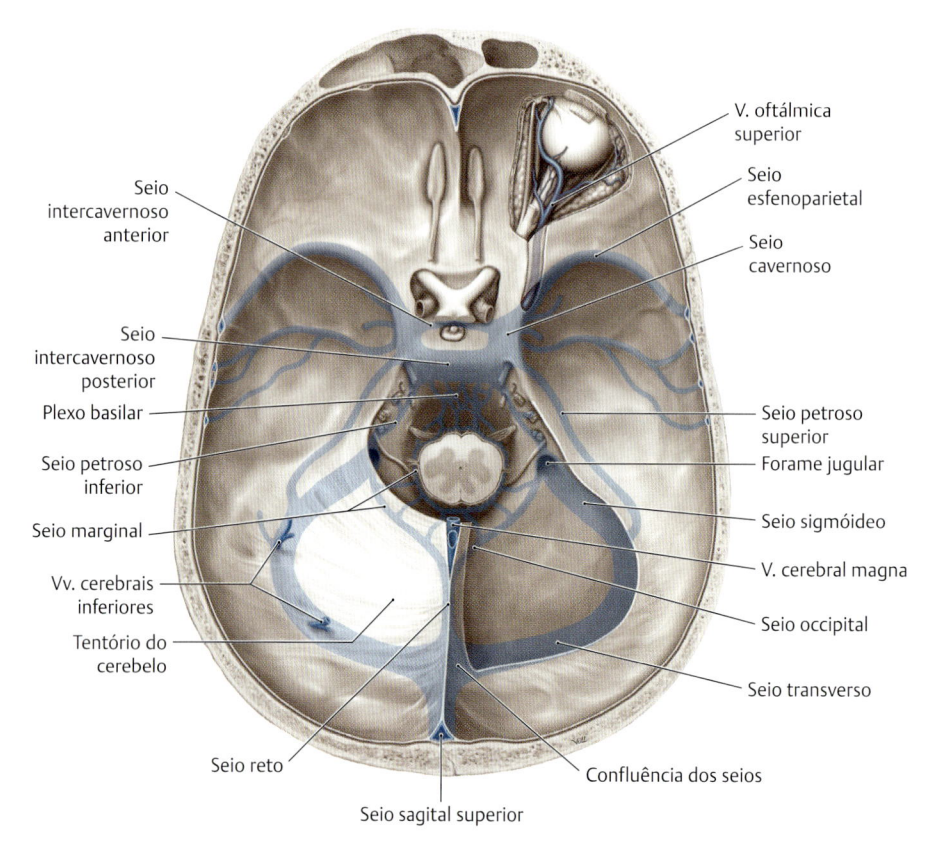

Figura 26.5 Seios da dura-máter na cavidade do crânio. Cavidade do crânio aberta com o sistema de seios da dura-máter indicados em *azul*, vista superior. *Removidos do lado direito*: tentório do cerebelo e teto da órbita. (De Schuenke M, Schulte E, Schumacher U. THIEME Atlas of Anatomy, Vol 3. Ilustrações de Voll M e Wesker K. 3rd ed. New York: Thieme Publishers; 2020.)

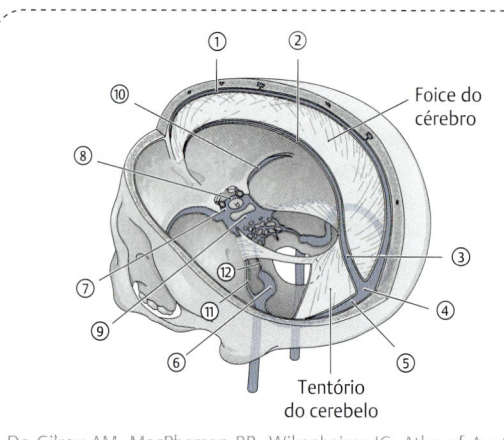

De Gilroy AM, MacPherson BR, Wikenheiser JC. Atlas of Anatomy. Ilustração de Voll M e Wesker K. 4th ed. New York: Thieme Publishers; 2020.

Tabela 26.1 Principais seios da dura-máter.

Grupo superior	Grupo inferior
① Seio sagital superior	⑦ Seio cavernoso
② Seio sagital inferior	⑧ Seio intercavernoso anterior
③ Seio reto	⑨ Seio intercavernoso posterior
④ Confluência dos seios	⑩ Seio esfenoparietal
⑤ Seio transverso	⑪ Seio petroso superior
⑥ Seio sigmóideo	⑫ Seio petroso inferior

Nota: o seio occipital também é incluído no grupo superior.

— Os dois **seios cavernosos**, localizados em ambos os lados da sela turca, possuem características que os diferenciam dos outros seios da dura-máter (Figuras 26.6 e 26.7)
  • Cada seio cavernoso contém um grande plexo de veias de paredes finas
  • Várias estruturas importantes estão associadas a cada seio cavernoso
    ○ A artéria carótida interna, que é circundada pelo plexo carótico interno simpático
    ○ O nervo oculomotor (NC III)
    ○ O nervo troclear (NC IV)
    ○ Os nervos oftálmico e maxilar (NC V_1, V_2), que são divisões do nervo trigêmeo
    ○ O nervo abducente (NC VI)

BOXE 26.2 CORRELAÇÃO CLÍNICA

TROMBOFLEBITE DO SEIO CAVERNOSO

Pode ocorrer tromboflebite do seio cavernoso secundariamente à tromboflebite da veia facial. Embora geralmente o sangue do ângulo do olho, dos lábios, do nariz e da face drene inferiormente, ele também pode drenar através das veias da órbita para o seio cavernoso. As infecções da face, particularmente as da zona perigosa da face (que se estende da ponte do nariz até os ângulos da boca), podem disseminar trombos infectados para o seio cavernoso (ver Boxe 24.6, mais adiante). Isso pode afetar os nervos que atravessam o seio (NC III, NC IV, NC V_1 e V_2 e NC VI) e resultar em meningite aguda.

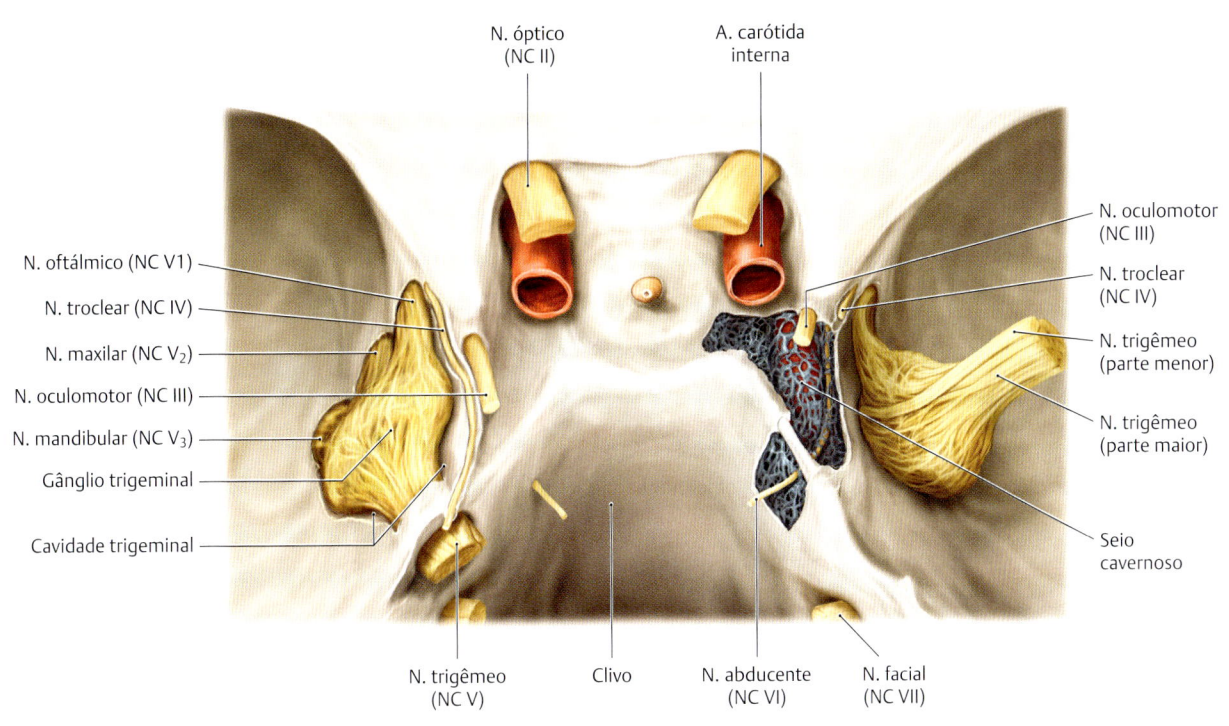

Figura 26.6 Trajeto dos nervos cranianos pelo seio cavernoso. Vista cranial. Sela turca com seio cavernoso parcialmente aberto no lado direito. No lado direito, a parede lateral da dura-máter e o teto do seio cavernoso foram removidos, e o gânglio trigeminal foi seccionado e retraído lateralmente. NC: nervo craniano. (De Gilroy AM, MacPherson BR, Wikenheiser JC. Atlas of Anatomy. Ilustrações de Voll M e Wesker K. 4th ed. New York: Thieme Publishers; 2020.)

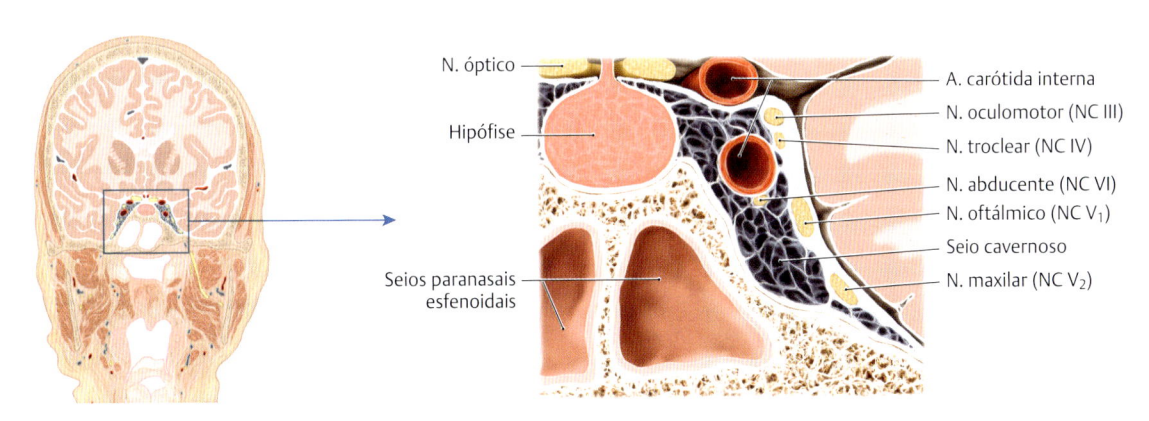

Figura 26.7 Seio cavernoso. Fossa média do crânio, corte frontal, vista anterior. (De Gilroy AM, MacPherson BR, Wikenheiser JC. Atlas of Anatomy. Ilustrações de Voll M e Wesker K. 4th ed. New York: Thieme Publishers; 2020.)

- Os seios cavernosos recebem as veias oftálmicas superior e inferior, os seios esfenoparietais, as veias cerebrais superficiais médias e as veias centrais da retina
- Os seios cavernosos drenam nos seios petrosos superior e inferior posteriormente e no plexo pterigóideo venoso inferiormente
- Os **seios intercavernosos** anterior e posterior (Figura 26.5) conectam os seios cavernosos direito e esquerdo
- Os dois **seios petrosos superiores**, que drenam os seios cavernosos, seguem o seu trajeto nas margens fixas do ten-

tório do cerebelo ao longo do ápice da parte petrosa dos ossos temporais, e desembocam nos seios sigmóideos
- Os dois **seios petrosos inferiores** drenam os seios cavernosos, passam por um sulco entre a parte petrosa dos ossos temporais e a parte basilar do osso occipital, e desembocam nos seios sigmóideos na origem das veias jugulares internas. Os seios petrosos inferiores comunicam-se com o plexo venoso vertebral através de um **plexo basilar**.

Aracnoide-máter e pia-máter (Figuras 26.1, 26.4 e 26.8)

— A **aracnoide-máter** é uma fina membrana fibrosa e avascular subjacente à lâmina meníngea da dura-máter
  • O líquido cefalorraquidiano (LCR) no espaço subaracnóideo comprime a aracnoide-máter contra a dura-máter, porém as duas membranas não são fixadas. Reticuladas **trabéculas aracnóideas** fixam a aracnoide-máter à **pia-máter** subjacente
  • Delicadas projeções digitiformes da aracnoide-máter, as **vilosidades aracnóideas**, perfuram a dura-máter para possibilitar a reabsorção de LCR na circulação venosa; essas vilosidades são particularmente numerosas no seio sagital superior. Formam agregações, denominadas **granulações aracnóideas**, que se projetam para os seios venosos maiores da dura-máter, podendo então empurrar a dura-máter à sua frente em direção ao osso parietal e formar "depressões"
  • Também ocorrem congregações de granulações aracnóideas nas **lacunas laterais**, que consistem em expansões laterais do seio sagital superior
— A **pia-máter** é uma membrana fina e altamente vascular que está aderida à superfície do encéfalo e acompanha estreitamente seus contornos.

Espaços meníngeos

— O **espaço extradural** entre o crânio e a dura-máter não é um espaço natural, visto que a dura-máter está aderida ao crânio. Os vasos meníngeos que irrigam o crânio e a dura-máter percorrem esse espaço

— O **espaço subdural** entre a dura-máter e a aracnoide-máter é um espaço potencial que apenas fica aberto em condições patológicas como o hematoma subdural. As veias cerebrais superficiais ("veias emissárias") cruzam esse espaço conectando a circulação venosa do encéfalo com os seios venosos da dura-máter
— O **espaço subaracnóideo**, situado entre a aracnoide-máter e a pia-máter, contém LCR, artérias e veias
  • As **cisternas subaracnóideas** são espaços que se formam nos locais onde o espaço subaracnóideo aumenta ao redor dos grandes pregueamentos do encéfalo. As maiores dessas cisternas são as **cisternas cerebelobulbar**, **pontobulbar**, **interpeduncular**, **quiasmática**, **colicular** e **circundante** (ver Seção 26.2 e Figura 26.11, mais adiante).

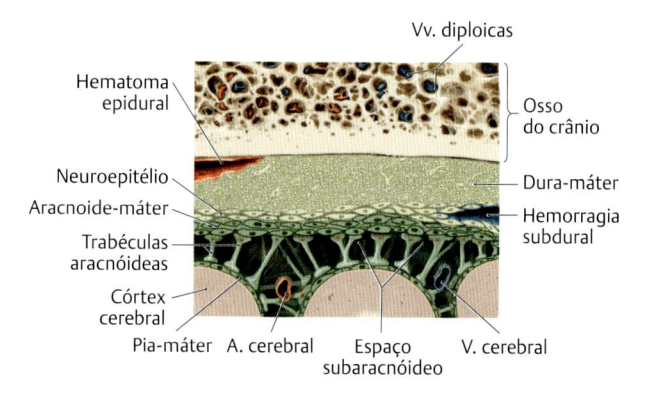

Figura 26.8 Espaços meníngeos. Meninges, corte frontal, vista anterior. (De Schuenke M, Schulte E, Schumacher U. THIEME Atlas of Anatomy, Vol 3. Ilustrações de Voll M e Wesker K. 3rd ed. New York: Thieme Publishers; 2020.)

BOXE 26.3 CORRELAÇÃO CLÍNICA

HEMORRAGIA EXTRACEREBRAL

O sangramento de vasos entre os ossos do crânio e o encéfalo (hemorragia extracerebral) aumenta a pressão intracraniana e pode provocar dano ao tecido cerebral. Com base na sua relação com as membranas das meninges, três tipos de hemorragias cerebrais são distinguidos.

As hemorragias extradurais originam-se comumente de uma laceração da artéria meníngea média após fratura de crânio no ptério e resultam em sangramento dentro do espaço extradural. A disseminação da hemorragia é habitualmente limitada pelas linhas de sutura, visto que a dura-máter está fixada ao crânio nesses pontos. Como resultado, o acúmulo local de sangue exerce uma compressão sobre o encéfalo nessa região.

Os hematomas subdurais resultam de laceração das veias emissárias quando elas atravessam o espaço entre o seio da dura-máter

e o córtex cerebral. Os indivíduos idosos são mais suscetíveis a esse tipo de hemorragia, visto que, com a retração do encéfalo, essas veias atravessam uma lacuna maior e se tornam mais vulneráveis à lesão por traumatismo cranioencefálico. Essa condição pode simular um acidente vascular encefálico de evolução lenta com nível flutuante de consciência e sinais neurológicos localizados.

A maioria dos casos de hemorragia subaracnóidea ocorre em decorrência da ruptura de aneurismas associados aos vasos do círculo arterial do cérebro (círculo de Willis) e, com mais frequência, de aneurismas associados aos vasos da circulação cerebral anterior. Essas hemorragias no espaço subaracnóideo começam com uma cefaleia súbita e intensa, rigidez de nuca e sonolência, mas podem progredir e ter graves consequências como hemiplegia e coma.

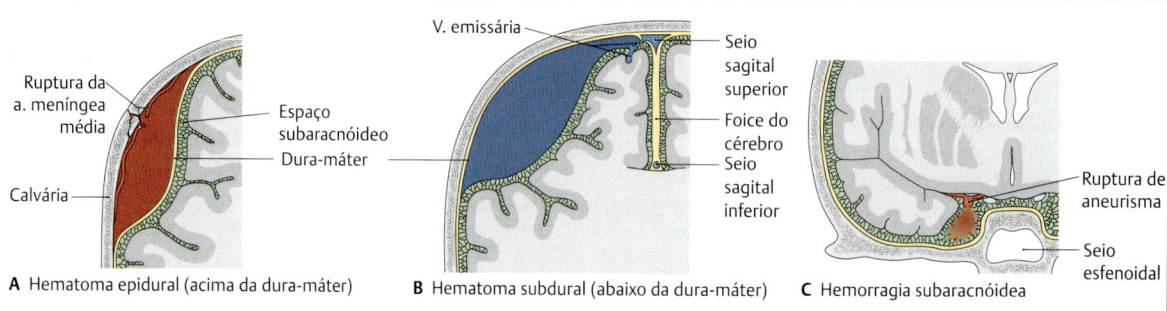

Hemorragias extracerebrais. (De Schuenke M, Schulte E, Schumacher U. THIEME Atlas of Anatomy, Vol 3. Ilustrações de Voll M e Wesker K. 3rd ed. New York: Thieme Publishers; 2020.)

26.2 Encéfalo

O encéfalo, que está envolvido pelos ossos do crânio, é a maior porção da parte central do sistema nervoso. Comunica-se com a parte periférica do sistema nervoso por meio da medula espinal e dos nervos espinais, como também pelos 12 pares de nervos cranianos.

Regiões do encéfalo

As principais regiões do encéfalo são o cérebro, o diencéfalo, o tronco encefálico (mesencéfalo, ponte, bulbo) e o cerebelo (Figura 26.9).

- O **cérebro** (telencéfalo) é a maior parte do encéfalo e o centro de integração na parte central do sistema nervoso
  - A foice do cérebro situa-se em uma **fissura longitudinal** do cérebro entre os **hemisférios cerebrais direito e esquerdo**
- Cada hemisfério cerebral é ainda dividido em **lobos frontal**, **parietal**, **occipital** e **temporal**, que ocupam as fossas anterior e média do crânio
- Posteriormente, o cérebro repousa sobre o tentório do cerebelo
- A camada superficial do cérebro (córtex) forma **giros**, que são separados por **sulcos**
- O **diencéfalo** forma o núcleo central do cérebro e é constituído pelo **tálamo**, pela **hipófise** e pelo **hipotálamo**
- O **mesencéfalo**, parte mais anterior do tronco encefálico, atravessa a incisura do tentório entre as fossas média e posterior do crânio
  - Está associado aos nervos oculomotor (NC III) e troclear (NC IV)
- A **ponte**, a parte média do tronco encefálico, situa-se na parte anterior da fossa posterior do crânio abaixo do mesencéfalo

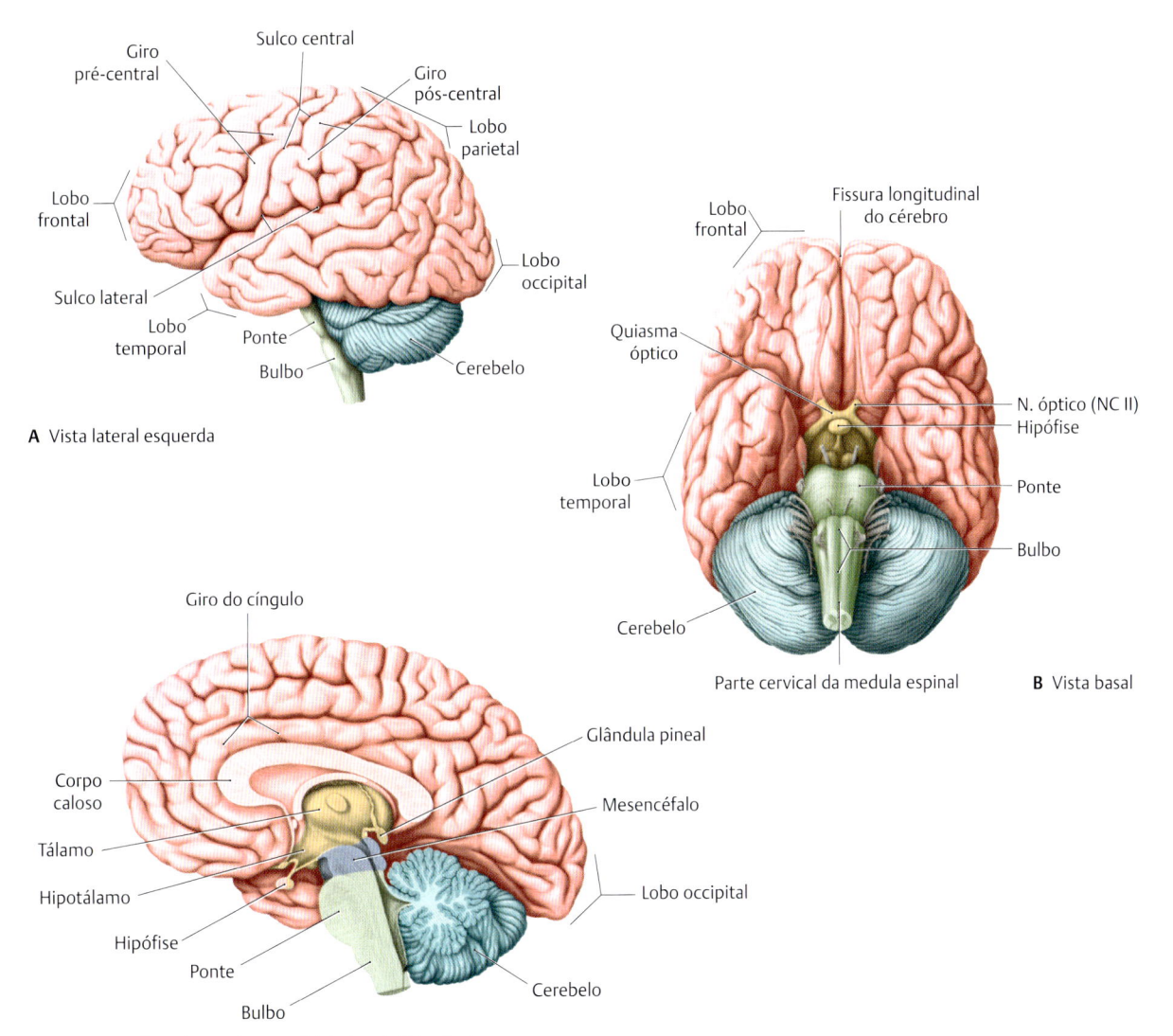

A Vista lateral esquerda

B Vista basal

C Corte sagital mediano, vista medial do hemisfério direito

Figura 26.9 Encéfalo do adulto. (De Gilroy AM, MacPherson BR, Wikenheiser JC. Atlas of Anatomy. Ilustrações de Voll M e Wesker K. 4th ed. New York: Thieme Publishers; 2020.)

- Vários tratos de fibras ascendentes e descendentes unem a ponte ao cerebelo
- A ponte está associada aos nervos trigêmeo (NC V), abducente (NC VI) e facial (NC VII)
— O **bulbo**, parte mais posterior do tronco encefálico, une o encéfalo à medula espinal
  - Contém núcleos dos nervos vestibulococlear (NC VIII), glossofaríngeo (NC IX), vago (NC X) e hipoglosso (XII)
— O **cerebelo**, que ocupa grande parte da fossa posterior do crânio, situa-se inferiormente ao cérebro e é separado dele pelo tentório do cerebelo
  - Consiste em dois hemisférios e em uma pequena parte média, o verme do cerebelo.

Sistema ventricular e líquido cefalorraquidiano

O encéfalo e a medula espinal estão suspensos no líquido cefalorraquidiano (LCR). O ambiente flutuante criado pelo LCR reduz a pressão do encéfalo sobre os nervos e os vasos em sua superfície inferior.

— O LCR é produzido nos **plexos corióideos**, que consistem em redes vasculares nos quatro ventrículos (espaços) do encéfalo. Os primeiros dois desses ventrículos são grandes e pareados; o terceiro e o quarto são menores e estão localizados na linha mediana (Figura 26.10)
  - Os **1º** e **2º ventrículos (ventrículos laterais)**, que consistem em cavidades pareadas que ocupam grande parte de cada hemisfério cerebral, comunicam-se com o 3º ventrículo por meio dos **forames interventriculares**
  - O **3º ventrículo**, um espaço semelhante a uma fenda entre as duas metades do diencéfalo, comunica-se pos-

teriormente com o 4º ventrículo por meio de uma passagem estreita, o **aqueduto do mesencéfalo**, que atravessa o mesencéfalo
  - O **4º ventrículo**, um espaço em forma de pirâmide que se estende da ponte até o bulbo, é contínuo ao canal espinal inferiormente e ao espaço subaracnóideo através das **aberturas mediana** e **lateral** em seu teto
— O LCR circula pelos ventrículos e penetra no espaço subaracnóideo e nas cisternas subaracnóideas através das aberturas mediana e lateral do 4º ventrículo. Flui superiormente através das fissuras e dos sulcos do cérebro, e é reabsorvido na circulação venosa por meio das granulações aracnóideas que se projetam para o seio sagital superior (Figura 26.11).

BOXE 26.4 CORRELAÇÃO CLÍNICA

HIDROCEFALIA

A hidrocefalia, que se refere a um acúmulo excessivo de líquido cefalorraquidiano (LCR) nos ventrículos do encéfalo, pode ocorrer como resultado de uma obstrução parcial do fluxo do LCR no sistema ventricular, interferência na reabsorção do LCR na circulação venosa ou, em raros casos, produção excessiva de LCR. O excesso de LCR nos ventrículos causa a sua dilatação e exerce uma compressão sobre o córtex circundante, resultando em separação dos ossos da calvária e consequente aumento característico do tamanho da cabeça. O tratamento envolve a colocação de uma derivação (*shunt*) entre os ventrículos e o abdome, o que possibilita a drenagem do LCR para a cavidade peritoneal, onde ele pode ser facilmente absorvido.

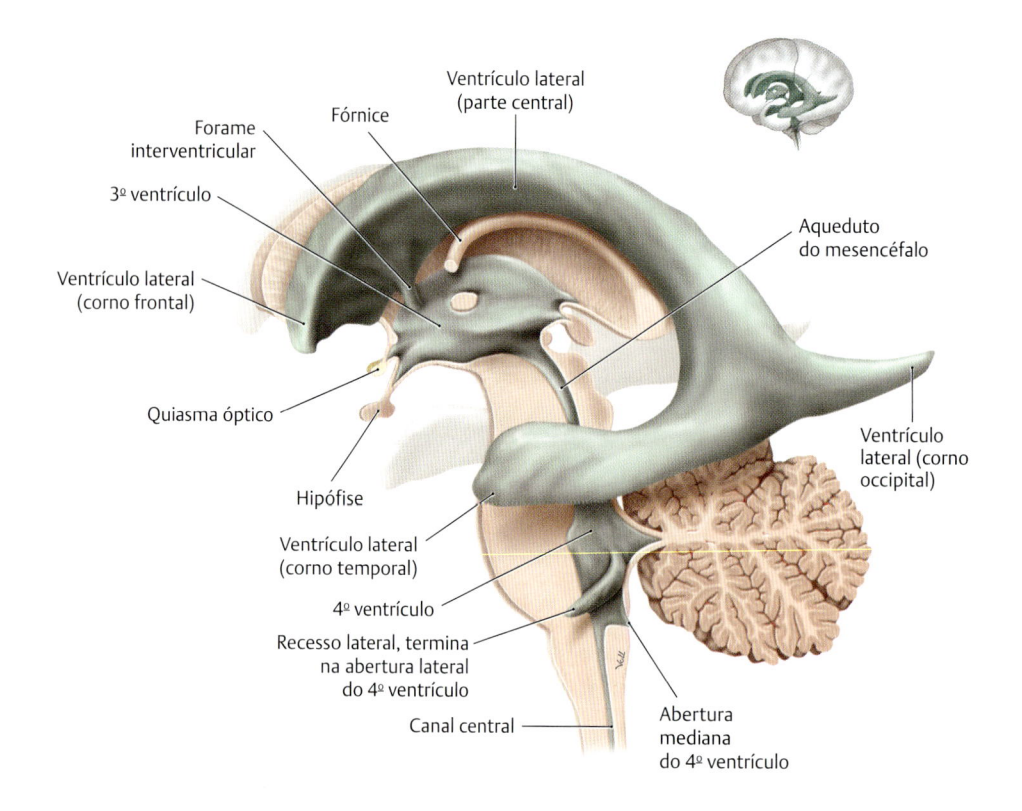

Figura 26.10 **Sistema ventricular** *in situ*. Sistema ventricular com estruturas adjacentes, vista lateral esquerda. (De Schuenke M, Schulte E, Schumacher U. THIEME Atlas of Anatomy, Vol 3. Ilustrações de Voll M e Wesker K. 3rd ed. New York: Thieme Publishers; 2020.)

8 CABEÇA E PESCOÇO

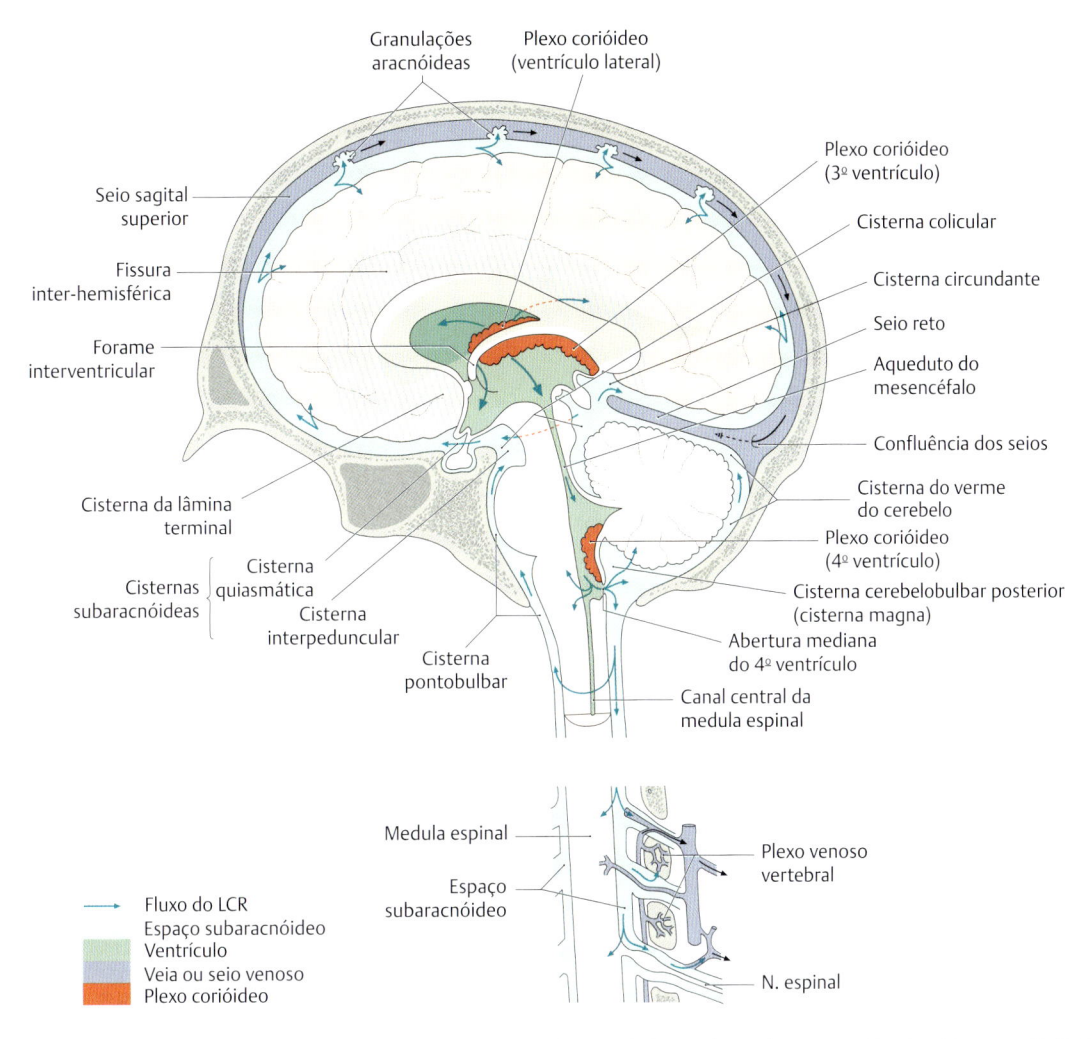

Figura 26.11 Circulação do líquido cefalorraquidiano (LCR). (De Schuenke M, Schulte E, Schumacher U. THIEME Atlas of Anatomy, Vol 3. Ilustrações de Voll M e Wesker K. 3rd ed. New York: Thieme Publishers; 2020.)

Artérias do encéfalo

Em virtude de sua elevada demanda metabólica, o encéfalo recebe um sexto do débito cardíaco e um quinto do oxigênio consumido pelo corpo em repouso. Essa irrigação, que é proveniente das artérias carótida interna e vertebral, é dividida em **circulações cerebrais anterior** e **posterior** (Figura 26.12), que se unem na superfície ventral do encéfalo para formar o **círculo arterial do cérebro** (círculo de Willis).

— A artéria carótida interna supre a circulação cerebral anterior (ver Capítulo 24, Figura 24.25)
  • Sua **parte petrosa** segue um percurso sinuoso quando entra no crânio e prossegue pelo canal carótico horizontal e medialmente no osso temporal. Pequenos ramos penetram na orelha média e no canal pterigóideo
  • A **parte cavernosa** cruza o forame lacerado e segue anteriormente dentro do seio cavernoso (Figura 26.13). Pequenos ramos irrigam as meninges, a hipófise e os nervos cranianos no seio cavernoso
  • A **parte cerebral** da fossa média do crânio dá origem à artéria oftálmica (ver Capítulo 28, Figura 28.12) e imediatamente faz uma volta em formato de U para seguir um percurso posterior, onde se divide nas artérias cerebral anterior e cerebral média
— As artérias vertebral e basilar suprem a circulação cerebral posterior

• A artéria vertebral entra no crânio através do forame magno e fornece ramos para a medula espinal e o cerebelo antes de se unir à artéria vertebral oposta para formar uma única artéria basilar

BOXE 26.5 CORRELAÇÃO CLÍNICA

ACIDENTE VASCULAR ENCEFÁLICO

O acidente vascular encefálico (AVE) é a manifestação de uma deficiência neurológica em decorrência de um comprometimento vascular cerebral. O *AVE isquêmico* é geralmente causado por um êmbolo que provoca obstrução de uma das artérias cerebrais principais. Embora os vasos do círculo arterial do cérebro (círculo de Willis) possam fornecer uma circulação colateral para evitar a obstrução, as anastomoses entre os vasos são, com frequência, incompletas ou de tamanho insuficiente para possibilitar um fluxo adequado. O *AVE hemorrágico* é geralmente causado por ruptura de um aneurisma, mais frequentemente do aneurisma sacular, que sangra dentro do espaço subaracnóideo. Os sintomas surgem pouco depois do evento cerebral e estão relacionados com a área acometida do cérebro. Podem incluir dificuldade na fala, na compreensão da linguagem ou na marcha, problemas de visão, paralisia ou dormência contralateral, e cefaleia.

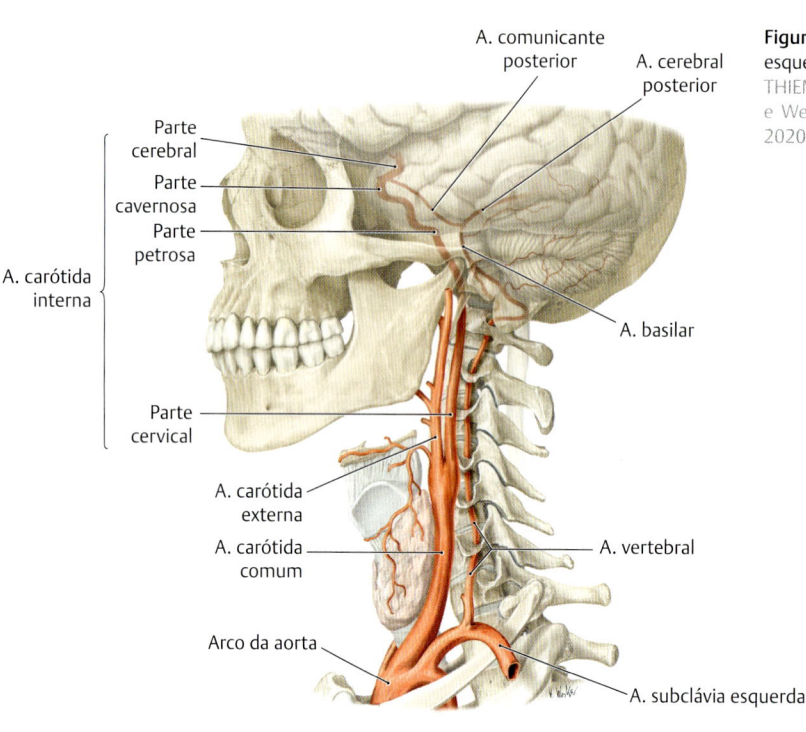

Figura 26.12 Artéria carótida interna. Vista lateral esquerda. (De Schuenke M, Schulte E, Schumacher U. THIEME Atlas of Anatomy, Vol 3. Ilustrações de Voll M e Wesker K. 3rd ed. New York: Thieme Publishers; 2020.)

- Os ramos intracranianos da artéria vertebral são a artéria cerebelar inferior posterior e as artérias espinais anterior e posterior
- A **artéria basilar** ascende na superfície ventral do tronco encefálico e distribui ramos para o tronco encefálico, o cerebelo e o cérebro. Termina como **artérias cerebrais posteriores direita** e **esquerda**
  - Os principais ramos da artéria basilar são a **artéria cerebelar inferior anterior** e a **artéria cerebelar superior**
- O **círculo arterial do cérebro** (círculo de Willis), uma importante anastomose arterial na superfície ventral do encéfalo, irriga o encéfalo e une as circulações das artérias carótida interna e vertebral (Figuras 26.14 e 26.15)
- Uma pequena **artéria comunicante anterior** une as duas artérias cerebrais anteriores ligando as circulações cerebrais anteriores direita e esquerda
- Um par de **artérias comunicantes posteriores** une as artérias carótida interna e cerebral posterior em cada lado, completando então a comunicação entre as circulações cerebrais anterior e posterior
- Os vasos que formam o círculo arterial do cérebro são os seguintes
  - As artérias comunicantes anteriores
  - As artérias cerebrais anteriores
  - As artérias carótidas internas
  - As artérias comunicantes posteriores
  - As artérias cerebrais posteriores
- As artérias cerebrais que se originam do círculo arterial do cérebro fornecem o suprimento sanguíneo dos hemisférios cerebrais (Tabela 26.2).

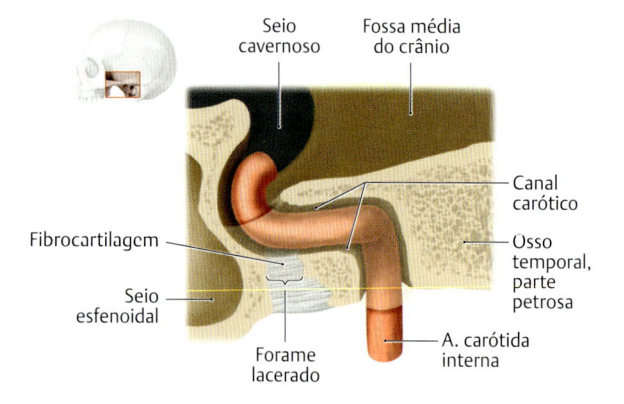

Figura 26.13 Forame lacerado e artéria carótida interna no canal carótico. Vista lateral esquerda. O forame lacerado não é uma verdadeira abertura e é ocluído durante a vida por uma camada de fibrocartilagem. Aparece como uma abertura somente no crânio morto. Está estreitamente relacionado com a artéria carótida interna que atravessa o canal. (De Schuenke M, Schulte E, Schumacher U. THIEME Atlas of Anatomy, Vol 3. Ilustrações de Voll M e Wesker K. 3rd ed. New York: Thieme Publishers; 2020.)

Tabela 26.2 Distribuição das artérias cerebrais.

Artéria	Origem	Distribuição
Cerebral anterior	Artéria carótida interna	Polo frontal e superfícies medial e superior dos hemisférios cerebrais
Cerebral média	Artéria carótida interna	A maior parte das superfícies laterais dos hemisférios cerebrais
Cerebral posterior	Artéria basilar	Polo occipital e parte inferir do lobo temporal

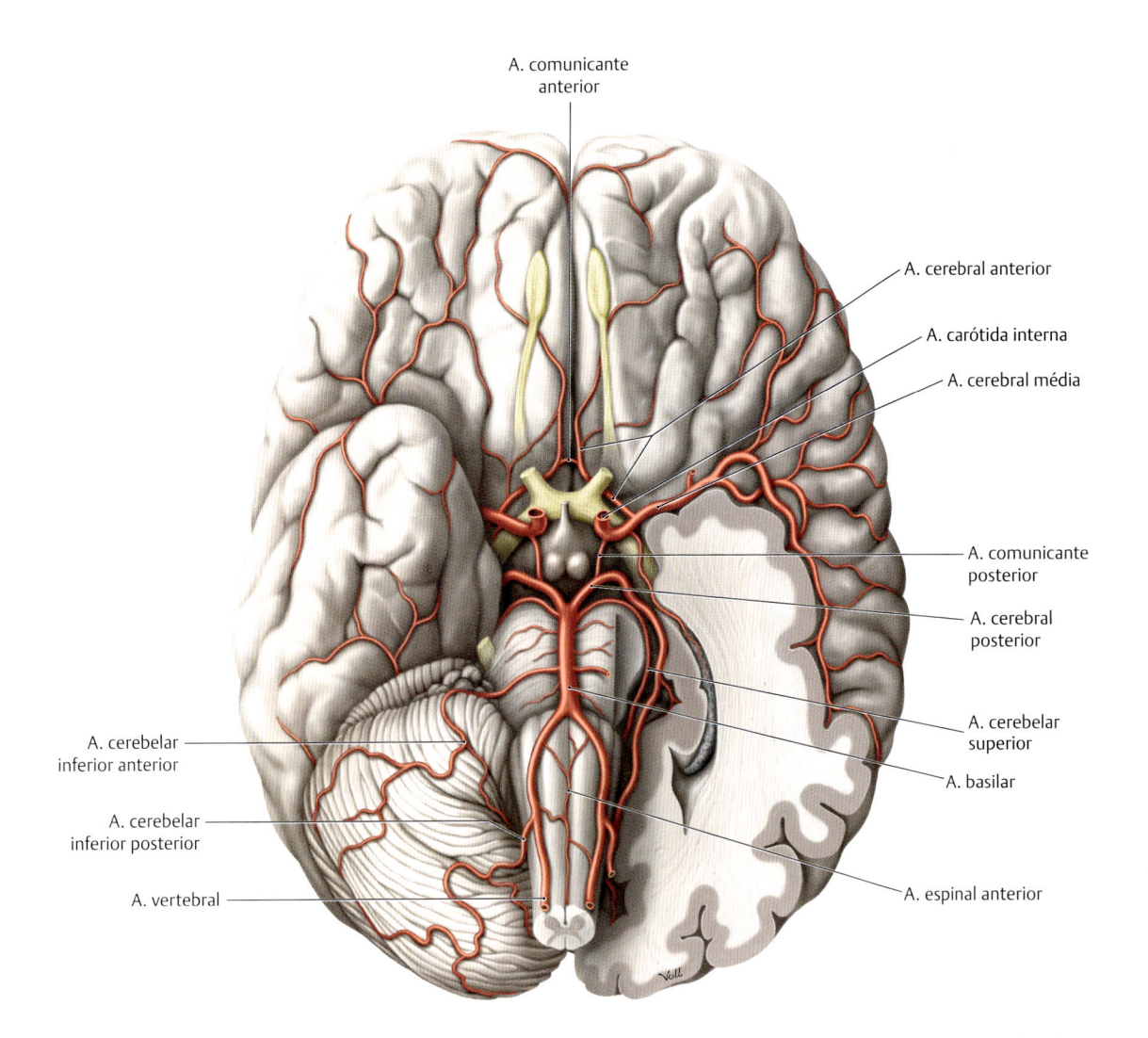

Figura 26.14 Artérias do encéfalo. Vista inferior (basal). (De Schuenke M, Schulte E, Schumacher U. THIEME Atlas of Anatomy, Vol 3. Ilustrações de Voll M e Wesker K. 3rd ed. New York: Thieme Publishers; 2020.)

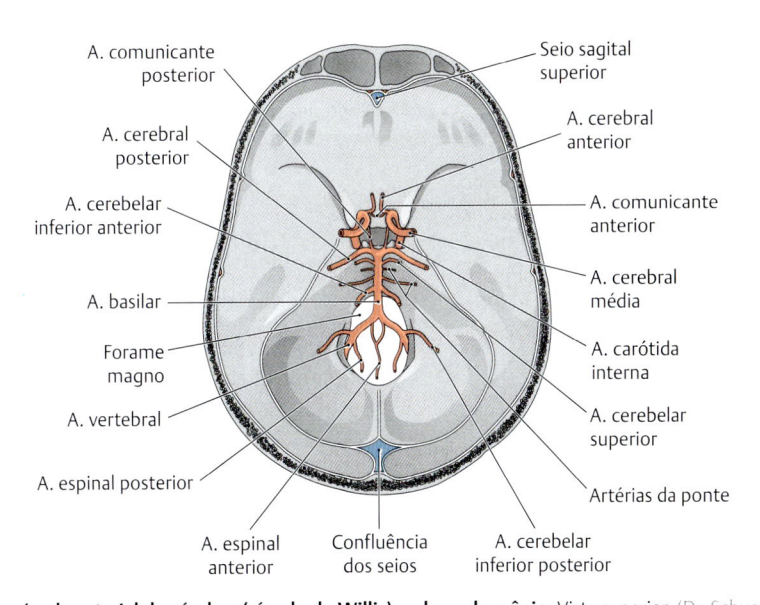

Figura 26.15 Projeção do círculo arterial do cérebro (círculo de Willis) na base do crânio. Vista superior. (De Schuenke M, Schulte E, Schumacher U. THIEME Atlas of Anatomy, Vol 3. Ilustrações de Voll M e Wesker K. 3rd ed. New York: Thieme Publishers; 2020.)

Veias do encéfalo

As veias que drenam o sangue do encéfalo possuem paredes delgadas e carecem de válvulas e, em geral, drenam para um dos seios da dura-máter (Figura 26.16).

— As veias superficiais (externas) que drenam os hemisférios cerebrais são

- As **veias cerebrais superiores**, que drenam as faces superolateral e medial. Essas "veias emissárias" atravessam o espaço subdural e drenam para o seio sagital superior (Figura 26.17)
- As **veias cerebrais médias**, que drenam a parte lateral dos hemisférios e desembocam no seio cavernoso e, a partir daí, nos seios petroso e transverso

- As **veias cerebrais inferiores**, que drenam as faces inferiores do encéfalo e se unem com as veias cerebral superior ou **basilares**

— As veias basilares drenam as pequenas veias cerebrais anteriores e veias cerebrais médias profundas

— As **veias cerebrais internas** drenam os 3º e 4º ventrículos, bem como as partes profundas do cérebro. Unem-se para formar a **veia cerebral magna**

— A veia cerebral magna recebe as veias basilares e se une com o seio sagital inferior para formar o seio reto

— As **veias cerebelares superior** e **inferior** drenam o sangue do cerebelo para os seios da dura-máter adjacentes ou, superficialmente, na veia cerebral magna.

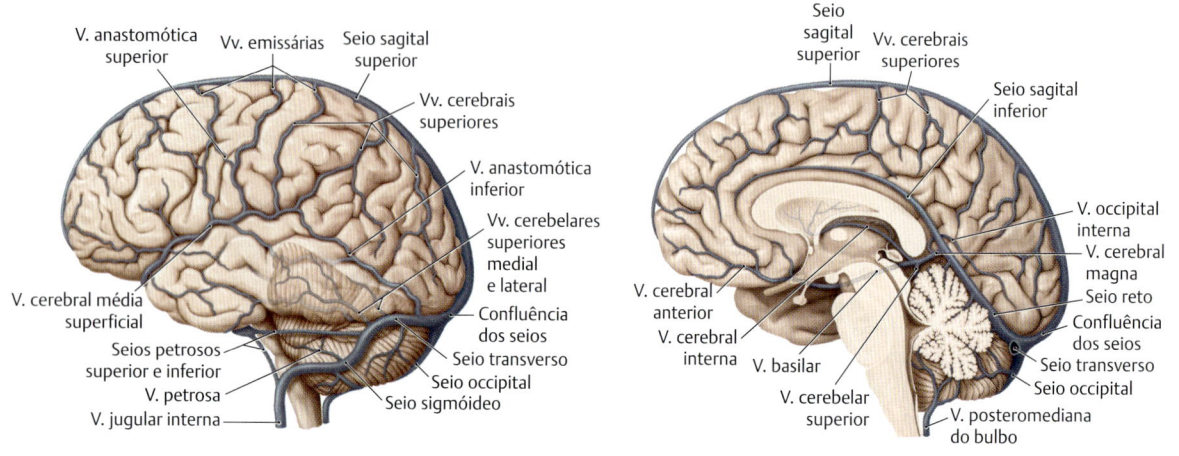

A Vista lateral do hemisfério esquerdo

B Vista medial do hemisfério direito

Figura 26.16 Veias cerebrais. (De Schuenke M, Schulte E, Schumacher U. THIEME Atlas of Anatomy, Vol 3. Ilustrações de Voll M e Wesker K. 3rd ed. New York: Thieme Publishers; 2020.)

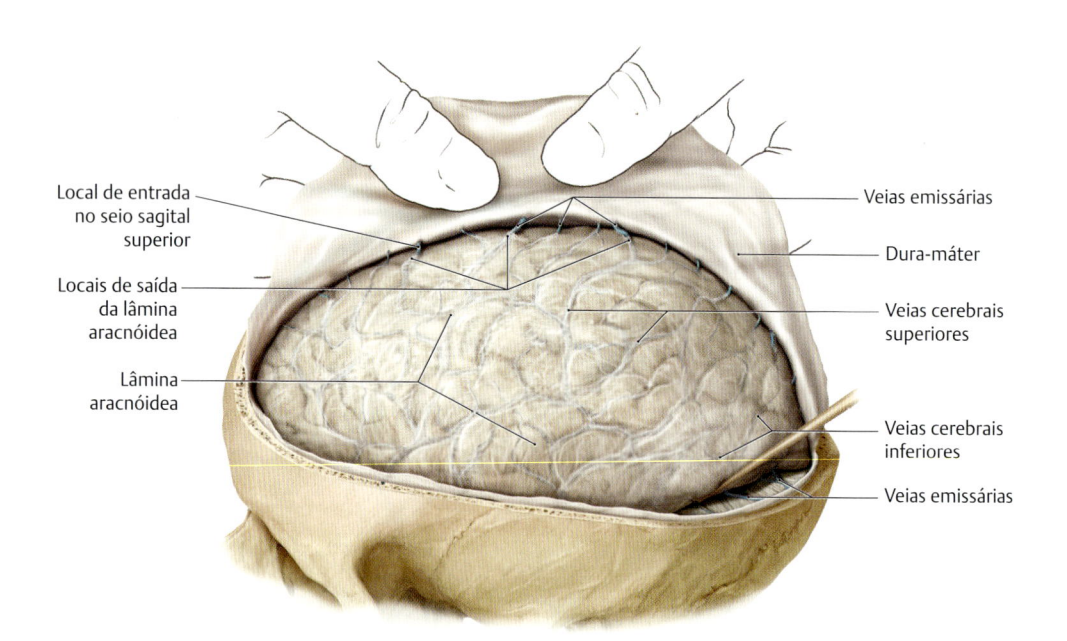

Figura 26.17 Veias emissárias. Vista superior esquerda; a dura-máter foi aberta e rebatida para cima. Antes das veias cerebrais superficiais terminarem no seio da dura-máter, elas deixam o espaço subaracnóideo por uma curta distância e seguem o seu trajeto entre as lâminas aracnóidea e meníngea da dura-máter até o seio sagital superior. A lesão desses segmentos das veias cerebrais, denominadas "veias emissárias", leva à hemorragia subdural. (De Schuenke M, Schulte E, Schumacher U. THIEME Atlas of Anatomy, Vol 3. Ilustrações de Voll M e Wesker K. 3rd ed. New York: Thieme Publishers; 2020.)

26.3 Nervos cranianos

Os 12 nervos cranianos originam-se da base do encéfalo (Figuras 26.18 e 26.19; Tabelas 26.3 e 26.4). À semelhança dos nervos espinais, os nervos cranianos podem estimular músculos ou transmitir a sensação de uma estrutura periférica para a parte central do sistema nervoso. Alguns nervos cranianos também transportam fibras da parte parassimpática da divisão autônoma do sistema nervoso. São encontrados sete tipos de fibras nervosas (isoladamente ou em combinação) nos nervos cranianos.

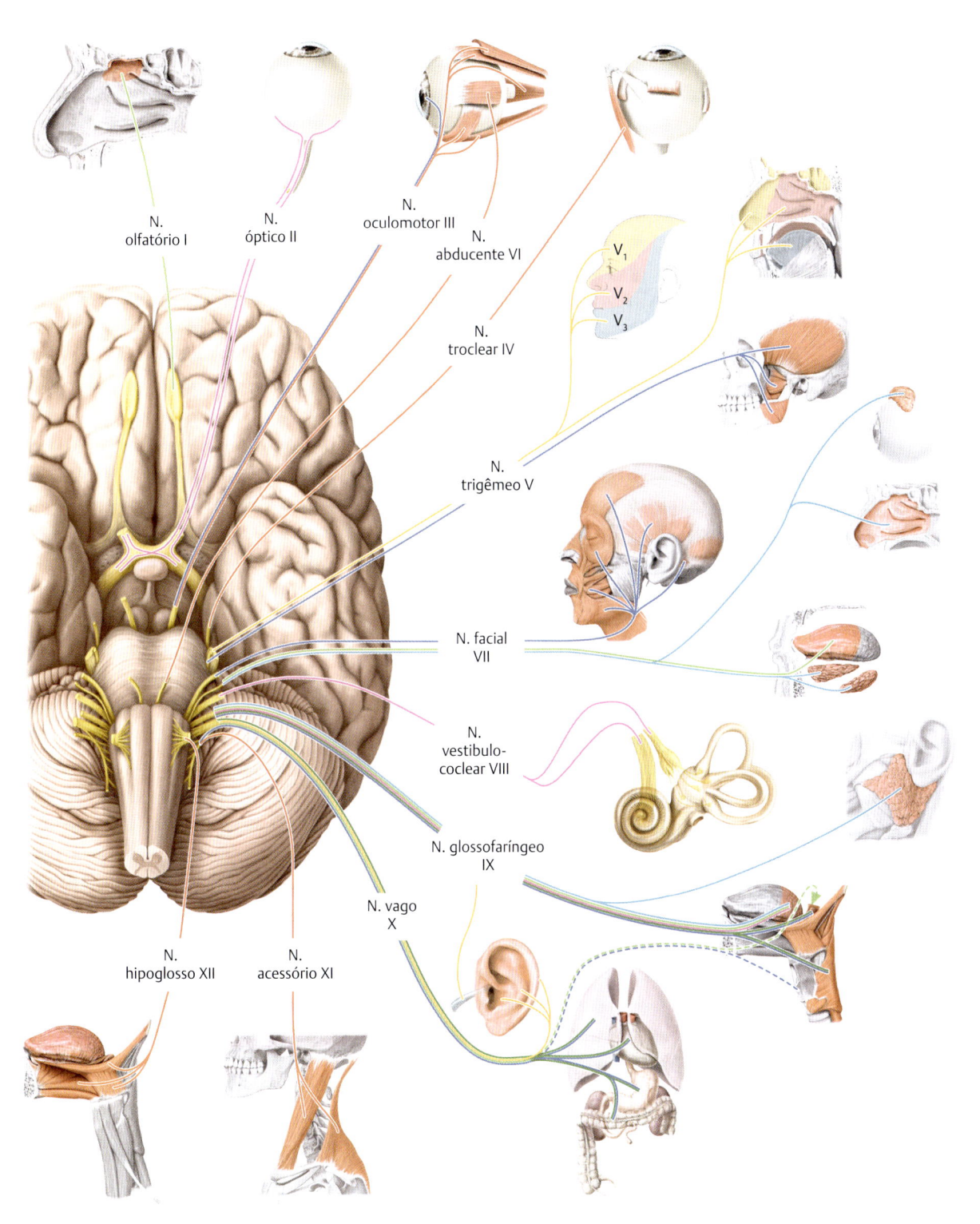

Figura 26.18 Nervos cranianos. Vista inferior (basal). Os 12 pares de nervos cranianos (NC) são numerados de acordo com a ordem de saída do tronco encefálico (ver Tabela 26.3 para conhecer uma explicação do código de cores). (De Gilroy AM, MacPherson BR, Wikenheiser JC. Atlas of Anatomy. Ilustrações de Voll M e Wesker K. 4th ed. New York: Thieme Publishers; 2020.)

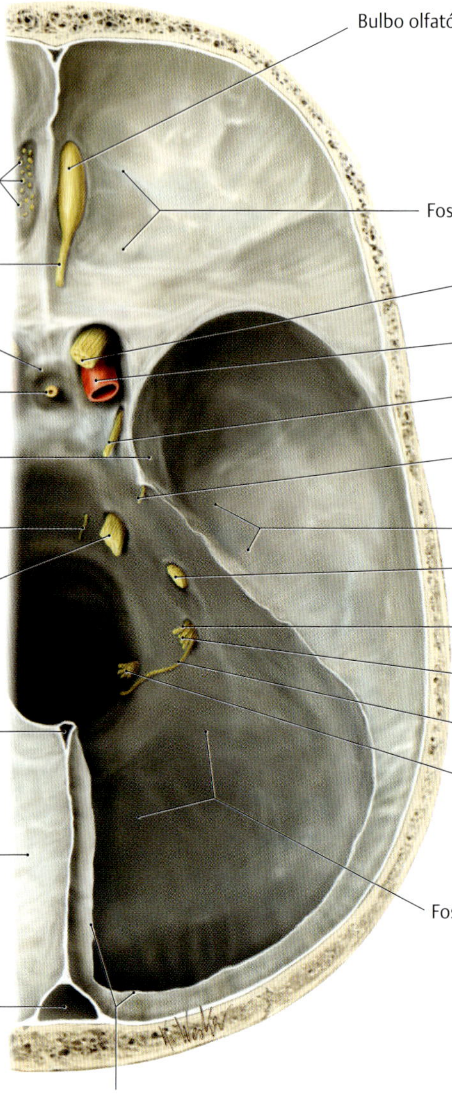

Figura 26.19 Saída dos nervos cranianos da cavidade do crânio. Cavidade do crânio (vista superior da base interior do crânio), lado direito. *Removidos*: encéfalo e tentório do cerebelo. As extremidades dos nervos cranianos foram seccionadas para revelar as fissuras, a fossa ou a cavidade dural onde atravessam a fossa do crânio. (De Schuenke M, Schulte E, Schumacher U. THIEME Atlas of Anatomy, Vol 3. Ilustrações de Voll M e Wesker K. 3rd ed. New York: Thieme Publishers; 2020.)

Tabela 26.3 Classificação das fibras dos nervos cranianos.

Tipo de fibra	Função
Motora somática geral	● Inerva os músculos voluntários
Motora visceral geral (parassimpática)	● Constitui a parte craniana do sistema parassimpático, inerva os músculos involuntários e as glândulas
Motora visceral especial (motora branquial)	● Inerva os músculos que se desenvolvem a partir da faringe primitiva (arcos faríngeos)
Sensitiva somática geral	● Conduz sensações como toque, temperatura, dor e pressão
Sensitiva somática especial	● Conduz impulsos do olho para a visão e da orelha para a audição e o equilíbrio
Sensitiva visceral geral	● Transmite as informações de vísceras como os corpos caróticos, o coração, o esôfago, a traqueia e o sistema digestório
Sensitiva visceral especial	● Transmite informações sobre o olfato e o paladar

Ver Figura 26.18 para conhecer uma explicação do código de cores.

Tabela 26.4 Nervos cranianos: visão geral de suas funções.

Nervo craniano		Passagem através do crânio	Território sensitivo (aferente)/órgão-alvo (eferente)
NC I: n. olfatório		Osso etmoide (lâmina cribriforme)	Olfato: fibras sensitivas viscerais especiais da mucosa olfatória da cavidade nasal
NC II: n. óptico		Canal óptico	Visão: fibras sensitivas somáticas especiais da retina
NC III: n. oculomotor		Fissura orbital superior	Inervação motora somática: músculo levantador da pálpebra superior e quatro músculos extrínsecos do bulbo do olho (músculos retos superior, medial e inferior; e oblíquo inferior)
			Inervação parassimpática: fibras pré-ganglionares para o gânglio ciliar; fibras pós-ganglionares para os músculos intraoculares (músculo ciliar e músculo esfíncter da pupila)
NC IV: n. troclear		Fissura orbital superior	Inervação motora somática: para um músculo extraocular (músculo oblíquo superior)
NC V: n. trigêmeo	NC V$_1$	Fissura orbital superior	Sensibilidade somática geral: da órbita, cavidade nasal, seios paranasais, dura-máter das fossas anterior e média do crânio, e face
	NC V$_2$	Forame redondo	Sensibilidade somática geral: da cavidade nasal, seios paranasais, porção superior da parte nasal da faringe, parte superior da cavidade oral, dura-máter das fossas anterior e média do crânio, e face
	NC V$_3$	Forame oval	Sensibilidade somática geral: da parte inferior da cavidade oral, orelha, dura-máter das fossas anterior e média do crânio, e face
			Inervação motora branquial: para os oito músculos derivados do primeiro arco faríngeo (branquial) (incluindo os músculos da mastigação)
NC VI: n. abducente		Fissura orbital superior	Inervação motora somática: para um músculo extraocular (músculo reto lateral do bulbo do olho)
NC VII: n. facial		Meato acústico interno	Sensibilidade somática geral: da orelha externa
			Paladar: fibras sensitivas viscerais da língua (dois terços anteriores) e palato mole
			Inervação parassimpática: fibras pré-ganglionares para os gânglios submandibular e pterigopalatino; fibras pós-ganglionares para glândulas (p. ex., lacrimal, submandibular, sublingual, do palato) e mucosa da cavidade nasal, palato e seios paranasais
			Inervação motora branquial: para os músculos derivados do segundo arco faríngeo (incluindo os músculos da expressão facial, o estilo-hióideo, o digástrico [ventre posterior] e o estapédio)
NC VIII: n. vestibulococlear		Meato acústico interno	Audição e equilíbrio: fibras sensitivas somáticas especiais da cóclea (audição) e do aparelho vestibular (equilíbrio)
NC IX: n. glossofaríngeo		Forame jugular	Sensibilidade somática geral: da cavidade oral, faringe, língua (terço posterior) e orelha média
			Paladar: sensibilidade visceral especial da língua (terço posterior)
			Sensibilidade visceral geral: do glomo e seio caróticos
			Inervação parassimpática: fibras pré-ganglionares para o gânglio ótico; fibras pós-ganglionares para as glândulas parótidas e glândulas bucais e labiais
			Inervação motora branquial: para um músculo derivado do terceiro arco faríngeo (músculo estilofaríngeo)
NC X: n. vago		Forame jugular	Sensibilidade somática geral: da orelha e da dura-máter da fossa posterior do crânio
			Paladar: sensibilidade visceral especial da epiglote e da raiz da língua
			Sensibilidade visceral geral: do glomo para-aórtico, parte laríngea da faringe e laringe, sistema respiratório e vísceras toracoabdominais
			Inervação parassimpática: fibras pré-ganglionares para pequenos gânglios inominados próximo a órgãos-alvo ou inseridas nas paredes musculares lisas; fibras pós-ganglionares para glândulas, mucosa e músculo liso da faringe, laringe, e vísceras torácicas e abdominais
			Inervação motora branquial: para os músculos faríngeos e laríngeos derivados do quarto e do sexto arco faríngeo; distribui também fibras motoras branquiais do NC XI
NC XI: n. acessório		Forame jugular	Medula espinal: inervação sensitiva motora: para os músculos trapézio e esternocleidomastóideo
			Raiz craniana (atualmente considerada como parte do N. vago [NC X]): inervação motora branquial para os músculos laríngeos (com exceção do músculo cricotireóideo) por meio do plexo faríngeo e do NC X
NC XII: n. hipoglosso		Canal do nervo hipoglosso	Inervação motora somática: para todos os músculos intrínsecos e extrínsecos da língua (exceto o músculo palatoglosso)

O **nervo olfatório** (**NC I**) conduz fibras sensitivas especiais que transmitem a sensação do olfato a partir da face superior das paredes lateral e septal da cavidade nasal (Figura 26.20).

— Os neurônios olfatórios atravessam a lâmina cribriforme do osso etmoide e fazem sinapse com neurônios secundários no **bulbo olfatório**

• Os axônios desses neurônios secundários formam o **trato olfatório**

• O bulbo e o trato olfatórios são extensões do córtex cerebral.

O **nervo óptico** (**NC II**) consiste em um grupo de fibras nervosas sensitivas especiais que se originam na **retina** e convergem para o **disco do nervo óptico** na parte posterior do bulbo do olho (Figura 26.21; ver também Capítulo 28, Seção 28.1).

— O nervo sai da órbita pelo canal óptico e se une ao nervo óptico contralateral para formar o **quiasma óptico**

— O quiasma óptico é um centro de redistribuição onde as fibras nervosas da metade medial de cada nervo óptico cruzam para o lado oposto

— Dois **tratos ópticos** divergem a partir do quiasma. Cada trato óptico contém fibras nervosas da metade medial de um olho e da metade lateral do outro olho.

O **nervo oculomotor** (**NC III**), o **nervo troclear** (**NC IV**) e o **nervo abducente** (**NC VI**) inervam estruturas da órbita (Figura 26.22; ver também Capítulo 28, Seção 28.1). Atravessam o seio cavernoso antes de entrar na órbita através da fissura orbital superior.

— O nervo oculomotor possui componentes somáticos e viscerais

• As fibras motoras somáticas gerais inervam quatro dos músculos extrínsecos do bulbo do olho (músculos reto superior, reto medial, reto inferior e oblíquo inferior), que movimentam o bulbo do olho, e o músculo levantador da pálpebra superior, que eleva a pálpebra

• As fibras motoras viscerais gerais conduzem as fibras parassimpáticas pré-ganglionares que fazem sinapse no **gânglio ciliar** e inervam o **músculo esfíncter da pupila** (que contrai a pupila) e o **corpo ciliar** (que modifica a curvatura da lente do olho) (ver Capítulo 28, Figura 28.7)

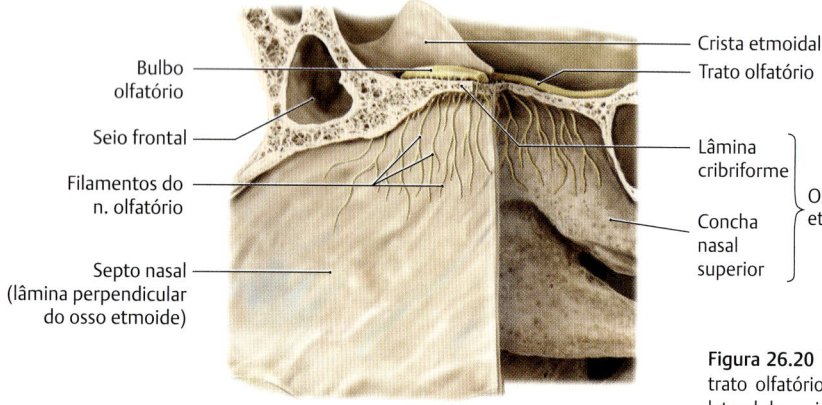

Figura 26.20 Nervo olfatório (NC I). Filamentos, bulbo e trato olfatórios. Parte do septo nasal esquerdo e parede lateral da cavidade nasal direita, vista lateral esquerda. (De Schuenke M, Schulte E, Schumacher U. THIEME Atlas of Anatomy, Vol 3. Ilustrações de Voll M e Wesker K. 3rd ed. New York: Thieme Publishers; 2020.)

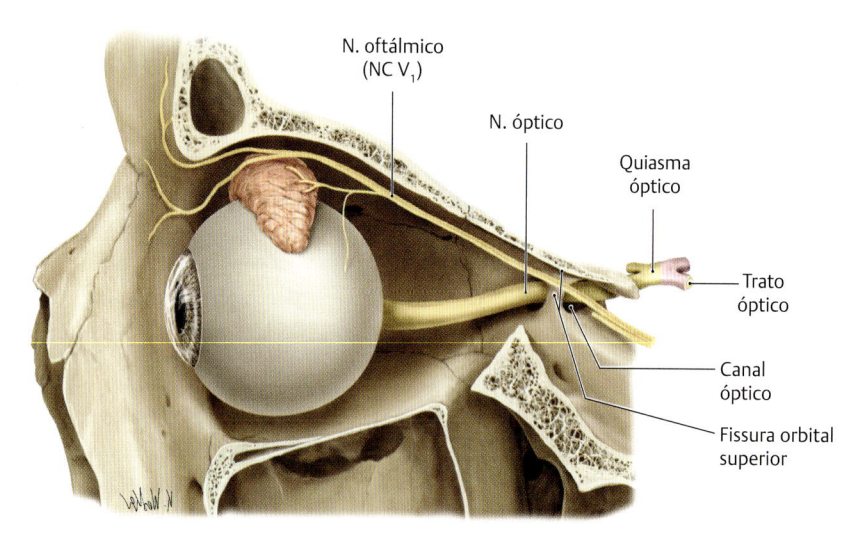

Figura 26.21 Nervo óptico (NC II). Nervo óptico na órbita esquerda, vista lateral esquerda. (De Schuenke M, Schulte E, Schumacher U. THIEME Atlas of Anatomy, Vol 3. Ilustrações de Voll M e Wesker K. 3rd ed. New York: Thieme Publishers; 2020.)

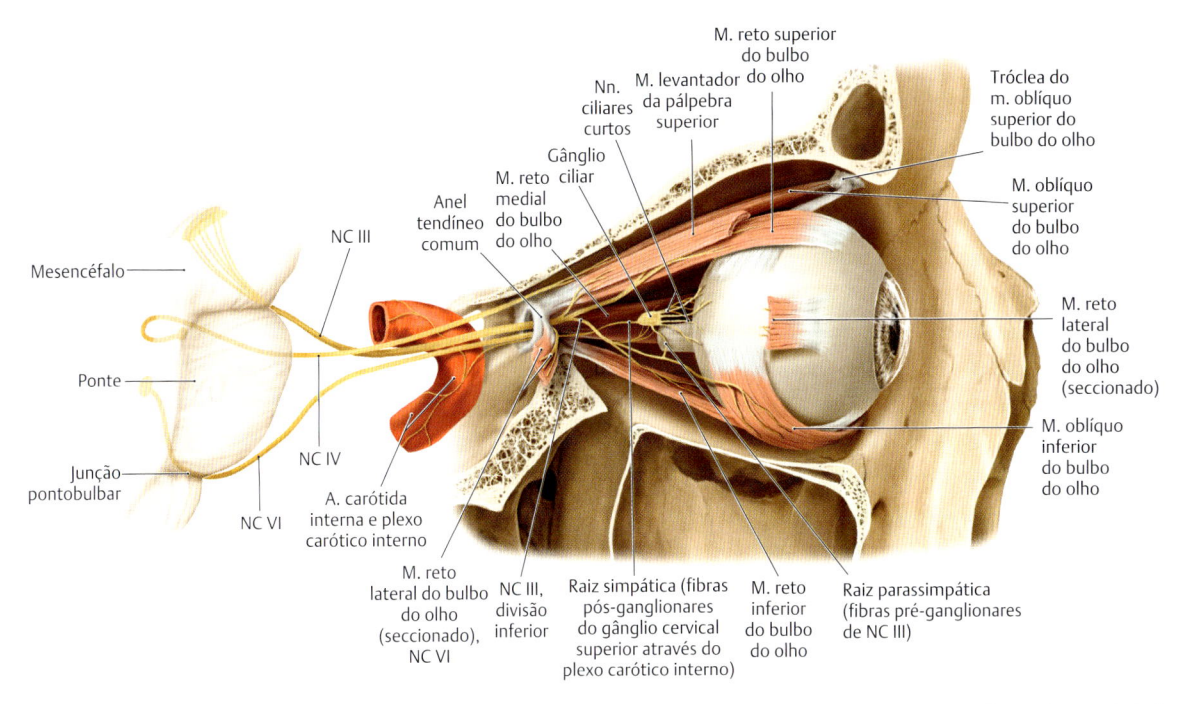

Figura 26.22 Nervos oculomotor (NC III), troclear (NC IV) e abducente (NC VI). Trajeto dos nervos que suprem os músculos extrínsecos do bulbo do olho, órbita direita, vista lateral. (De Gilroy AM, MacPherson BR, Wikenheiser JC. Atlas of Anatomy. Ilustrações de Voll M e Wesker K. 4th ed. New York: Thieme Publishers; 2020.)

– O nervo troclear conduz fibras motoras somáticas gerais e inerva o músculo oblíquo superior, que produz a depressão e a rotação medial do olho
– O nervo abducente conduz fibras motoras somáticas gerais e inerva o músculo reto lateral, que realiza a abdução do olho.
O **nervo trigêmeo** (**NC V**) é o principal nervo sensitivo da face (Figuras 26.23 e 26.24). Seu pequeno componente motor inerva os músculos da mastigação.
– Os neurônios sensitivos somáticos gerais, que formam a raiz sensitiva, fazem sinapse nos núcleos sensitivos que estão distribuídos ao longo do tronco encefálico e para baixo na parte cervical da medula espinal
– Uma pequena raiz motora no nervo mandibular (NC V$_3$) contém fibras motoras branquiais

– Ramos do nervo trigêmeo estão associados espacialmente aos gânglios parassimpáticos da cabeça e distribuem fibras parassimpáticas pós-ganglionares para seus órgãos-alvo
– O nervo trigêmeo possui três divisões
  1. O **nervo oftálmico** (**NC V$_1$**) (ver Capítulo 28, Seção 28.1)
     ◦ Contém apenas fibras sensitivas somáticas
     ◦ Atravessa a parede do seio cavernoso e a fissura orbital superior dentro da órbita
     ◦ Está associado ao **gânglio ciliar** (ver Capítulo 24, Seção 24.4)
     ◦ Distribui fibras motoras viscerais do nervo facial (NC VII) para a glândula lacrimal através do nervo lacrimal
     ◦ Inerva a órbita, a córnea e a pele na parte superior do nariz, na fronte e no couro cabeludo

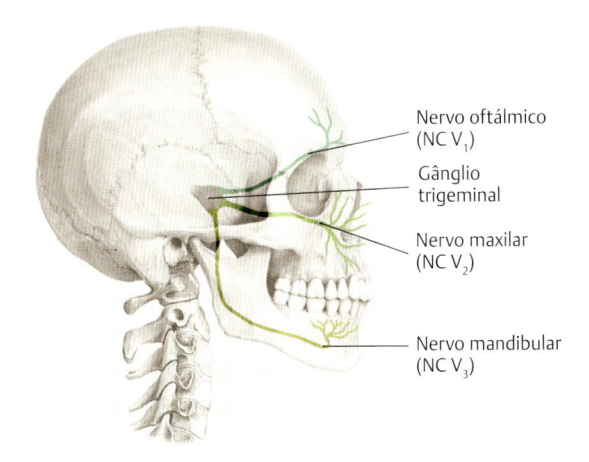

Nervo oftálmico (NC V$_1$)
Gânglio trigeminal
Nervo maxilar (NC V$_2$)
Nervo mandibular (NC V$_3$)

Figura 26.23 Divisões do nervo trigêmeo. Vista lateral direita. (De Schuenke M, Schulte E, Schumacher U. THIEME Atlas of Anatomy, Vol 3. Ilustrações de Voll M e Wesker K. 3rd ed. New York: Thieme Publishers; 2020.)

BOXE 26.6 CORRELAÇÃO CLÍNICA

NEURALGIA DO TRIGÊMEO

A neuralgia do trigêmeo, uma patologia da raiz sensitiva do nervo trigêmeo (NC V), afeta mais comumente o nervo maxilar (NC V$_2$) e, com menos frequência, o nervo oftálmico (NC V$_1$). O distúrbio caracteriza-se por dor unilateral semelhante a um choque elétrico na área suprida pelo nervo trigêmeo. Em geral, a duração da dor é de vários segundos a alguns minutos. Com a progressão da condição, a dor pode ser de maior duração, e se pode observar um período mais curto entre as crises. A dor pode ser iniciada pelo toque de um ponto-gatilho na face ao mastigar, falar, escovar os dentes ou fazer a barba. Acredita-se que a neuralgia do trigêmeo seja causada pela perda de mielina na raiz sensitiva em decorrência da pressão exercida por um vaso sanguíneo anormal. A cirurgia para destruir a raiz nervosa ou o gânglio pode ser efetiva, mas pode levar a uma parestesia facial permanente.

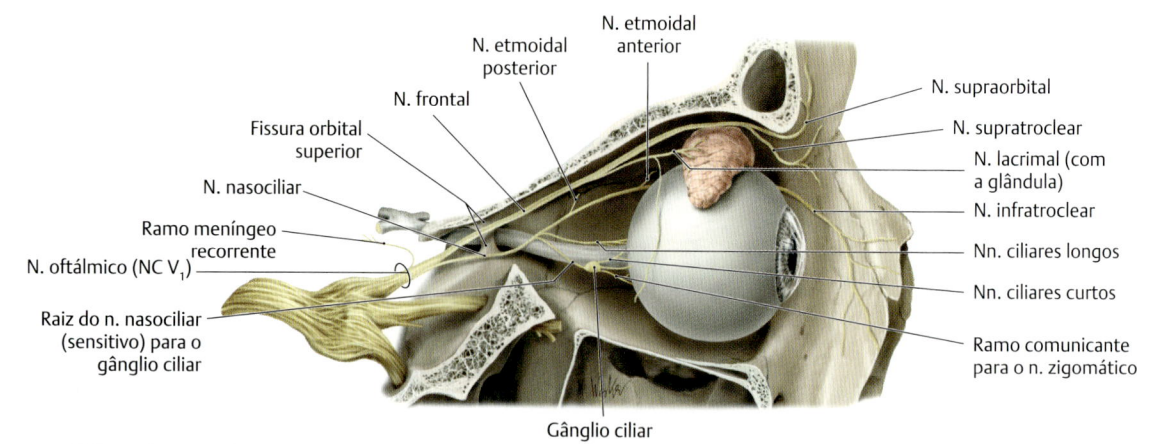

A Nervo oftálmico (NC V₁), órbita direita parcialmente aberta

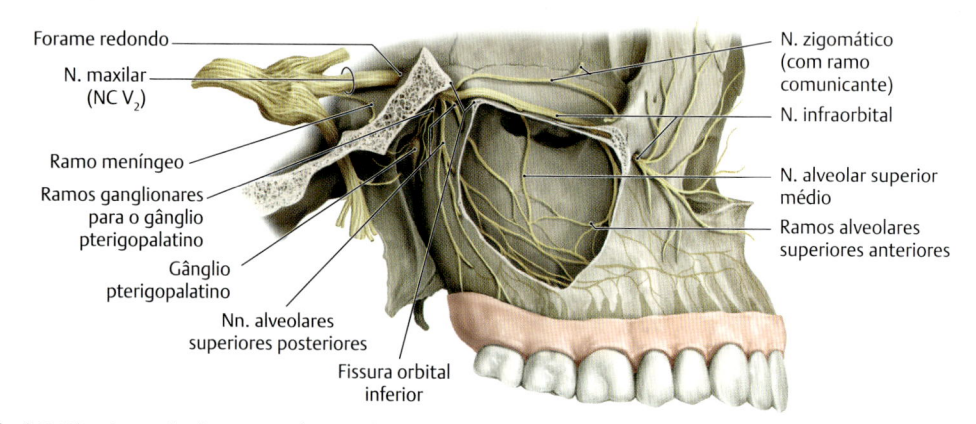

B Nervo maxilar (NC V₂), seio maxilar direito parcialmente aberto com remoção do arco zigomático

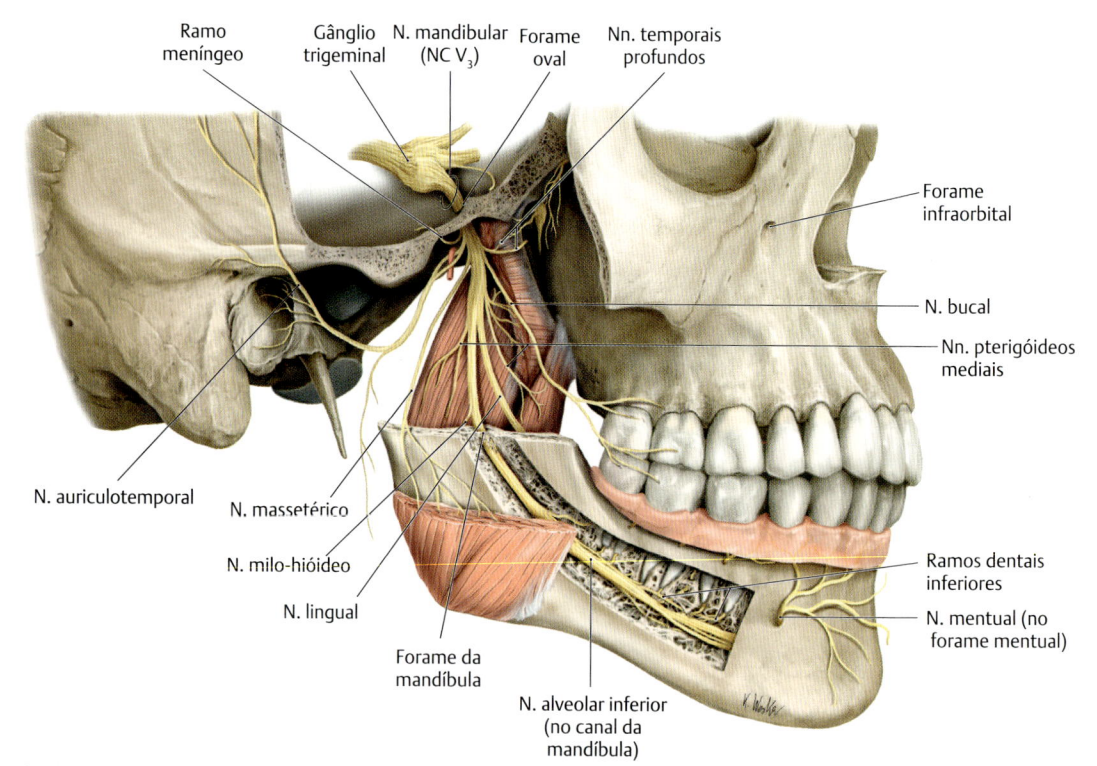

C Nervo mandibular (NC V₃), mandíbula parcialmente aberta com remoção do arco zigomático. *Nota*: o nervo milo-hióideo origina-se do nervo alveolar inferior imediatamente antes do forame da mandíbula

Figura 26.24 Nervo trigêmeo (NC V). Trajeto das divisões do nervo trigêmeo. (De Schuenke M, Schulte E, Schumacher U. THIEME Atlas of Anatomy, Vol 3. Ilustrações de Voll M e Wesker K. 3rd ed. New York: Thieme Publishers; 2020.)

◦ Atua como componente sensitivo do reflexo corneal por meio do **ramo nasociliar**

◦ Tem como ramos os nervos **lacrimal**, **frontal** e **nasociliar**

2. O **nervo maxilar** (**NC V₂**) (ver Capítulo 27, Seção 27.6)

◦ Contém apenas fibras sensitivas somáticas

◦ Segue o seu trajeto através do seio cavernoso e do forame redondo para entrar na **fossa pterigopalatina**

◦ Está associado ao **gânglio pterigopalatino** (ver Seção 26.4)

◦ Distribui fibras motoras viscerais para as glândulas do palato e a cavidade nasal através dos nervos nasopalatinos e palatinos maior e menor

◦ Distribui fibras motoras viscerais para a glândula lacrimal através do ramo zigomático que se une ao nervo lacrimal do NC V₁

◦ Inerva a pele da parte média da face (da pálpebra inferior até o lábio superior) e as estruturas associadas à maxila, como o seio maxilar, o palato duro, a cavidade nasal e os dentes maxilares

◦ Tem como ramos os **nervos infraorbital**, **zigomático**, **palatinos maior** e **menor**, **alveolar superior** e **nasopalatino**

3. O **nervo mandibular** (**NC V₃**) (ver Capítulo 27, Seções 27.4 e 27.5)

◦ Contém fibras sensitivas somáticas e motoras branquiais

◦ Atravessa o forame oval para entrar na **fossa infratemporal**

◦ Está associado aos **gânglios ótico** e **submandibular** (ver Seção 26.4)

◦ Distribui fibras motoras viscerais do nervo facial (NC VII) para as glândulas submandibulares e sublinguais através do nervo lingual

◦ Distribui fibras motoras viscerais do nervo glossofaríngeo (NC IX) para a glândula parótida através do nervo auriculotemporal

◦ Possui um componente sensitivo que inerva a pele da parte inferior da mandíbula e da face lateral, bem como as estruturas associadas à mandíbula, como os dentes inferiores, a **articulação temporomandibular**, o assoalho da boca e a parte anterior da língua

◦ Possui um componente motor que inerva os **músculos digástrico** (ventre anterior), **milo-hióideo**, **tensor do véu palatino** e **tensor do tímpano**, bem como os **músculos da mastigação** (ver Capítulo 27, Seções 27.2 e 27.8)

◦ Apresenta o **ramo meníngeo** e os **nervos bucal**, **auriculotemporal**, **lingual** e **alveolar inferior** (para os músculos anteriormente citados).

O **nervo facial** (**NC VII**) é o principal nervo motor da face, mas também apresenta componentes sensitivos e viscerais (Figuras 26.25 a 26.27). Contém uma raiz motora que inerva os músculos da expressão facial e um nervo intermédio que conduz fibras sensitivas especiais (para o paladar) e fibras motoras viscerais (parassimpáticas) e sensitivas somáticas. Tanto a raiz motora quanto o nervo intermédio atravessam o meato acústico interno no **canal do nervo facial** do osso temporal.

— A raiz motora

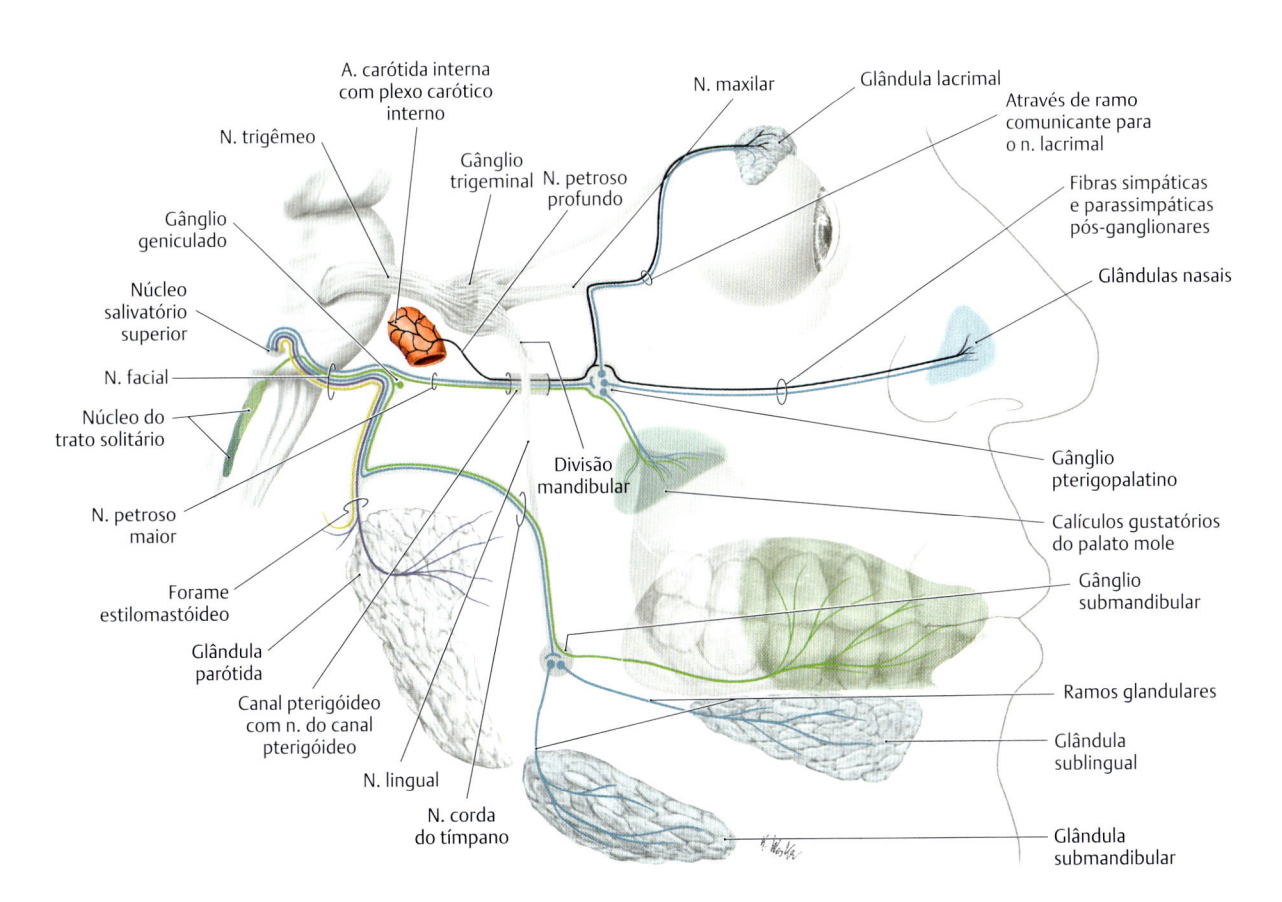

Figura 26.25 Trajeto do nervo facial. Fibras motoras viscerais (parassimpáticas) e sensitivas viscerais especiais (gustatórias) mostradas em *azul* e *verde*, respectivamente. As fibras simpáticas pós-ganglionares são mostradas em *preto*, vista lateral direita. (De Gilroy AM, MacPherson BR, Wikenheiser JC. Atlas of Anatomy. Ilustrações de Voll M e Wesker K. 4th ed. New York: Thieme Publishers; 2020.)

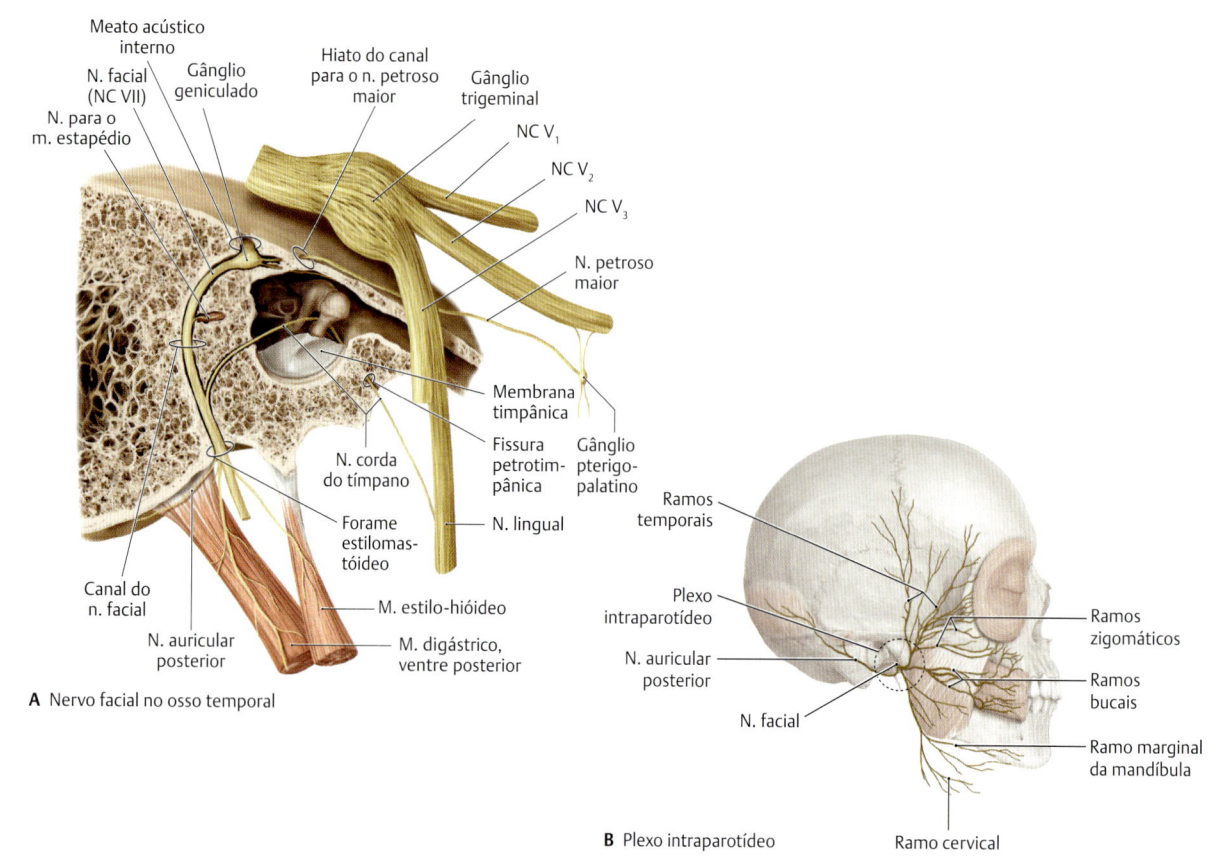

A Nervo facial no osso temporal

B Plexo intraparotídeo

Figura 26.26 Nervo facial (NC VII). Ramos do nervo facial, vista lateral direita. (**A.** De Gilroy AM, MacPherson BR, Wikenheiser JC. Atlas of Anatomy. Ilustrações de Voll M e Wesker K. 4th ed. New York: Thieme Publishers; 2020; **B.** De Schuenke M, Schulte E, Schumacher U. THIEME Atlas of Anatomy, Vol 3. Illustrations by Voll M and Wesker K. 3rd ed. Ilustrações de Voll M e Wesker K. 3rd ed. New York: Thieme Publishers; 2020.)

- Sai do crânio através do forame estilomastóideo
- Contém fibras motoras branquiais que
  - Inervam os **músculos estilo-hióideo**, **estapédio** e **digástrico** (ventre posterior) (ver Capítulo 27, Figuras 27.28 e 27.29)
  - Formam a maior parte do nervo auricular posterior, que inerva os músculos auriculares posteriores e o ventre posterior do músculo occipitofrontal
  - Formam os nervos do **plexo intraparotídeo** na glândula parótida que inerva os músculos da expressão facial (ver Capítulo 27, Seção 27.1). Os ramos do plexo intraparotídeo são os **ramos temporal**, **zigomático**, **bucal**, **marginal da mandíbula** e **cervical**
- Os três ramos do **nervo intermédio** surgem de dentro do canal do nervo facial e são
  - O **nervo petroso maior** (parassimpático), que atravessa a fossa média do crânio e se combina com o **nervo petroso profundo** (simpático) para formar o **nervo do canal pterigóideo** (ver Capítulo 27, Seção 27.6). As fibras motoras viscerais (parassimpáticas) fazem sinapse no gânglio pterigopalatino e se distribuem para as glândulas da mucosa nasal e do palato, bem como para a glândula lacrimal
  - O nervo **corda do tímpano**, que atravessa a cavidade da orelha média, sai pela fissura petrotimpânica para a fossa infratemporal e segue o seu percurso com o nervo lingual do NC V_3. Ele conduz

  - Fibras motoras viscerais que fazem sinapse no gânglio submandibular e inervam as glândulas salivares submandibulares e sublinguais
  - Fibras sensitivas viscerais especiais para o paladar a partir da parte anterior da língua e do palato
- Fibras sensitivas somáticas gerais conduzidas pelo nervo auricular posterior, que transmitem sensações da orelha externa para o **gânglio geniculado**, o gânglio sensitivo do nervo facial, localizado no osso temporal.

BOXE 26.7 CORRELAÇÃO CLÍNICA

PARALISIA DE BELL

A paralisia de Bell refere-se à paralisia dos músculos faciais em decorrência de uma lesão do nervo facial (NC VII). Em geral, os sintomas começam subitamente e afetam apenas um lado da face. Consistem em queda do ângulo da boca, do supercílio e da pálpebra inferior, e também incapacidade de sorrir, assobiar, inflar as bochechas, franzir a fronte, piscar ou fechar os olhos voluntariamente. O paladar é afetado nos dois terços anteriores da língua (em virtude do comprometimento do nervo corda do tímpano). A produção diminuída de lágrimas leva ao ressecamento dos olhos (em decorrência do comprometimento do nervo petroso maior), a sensibilidade a sons é aumentada (em decorrência da paralisia do músculo estapédio), e a mandíbula e a língua deslocam-se para o lado oposto (por causa da paralisia do ventre posterior do músculo digástrico).

BOXE 26.8 CORRELAÇÃO CLÍNICA

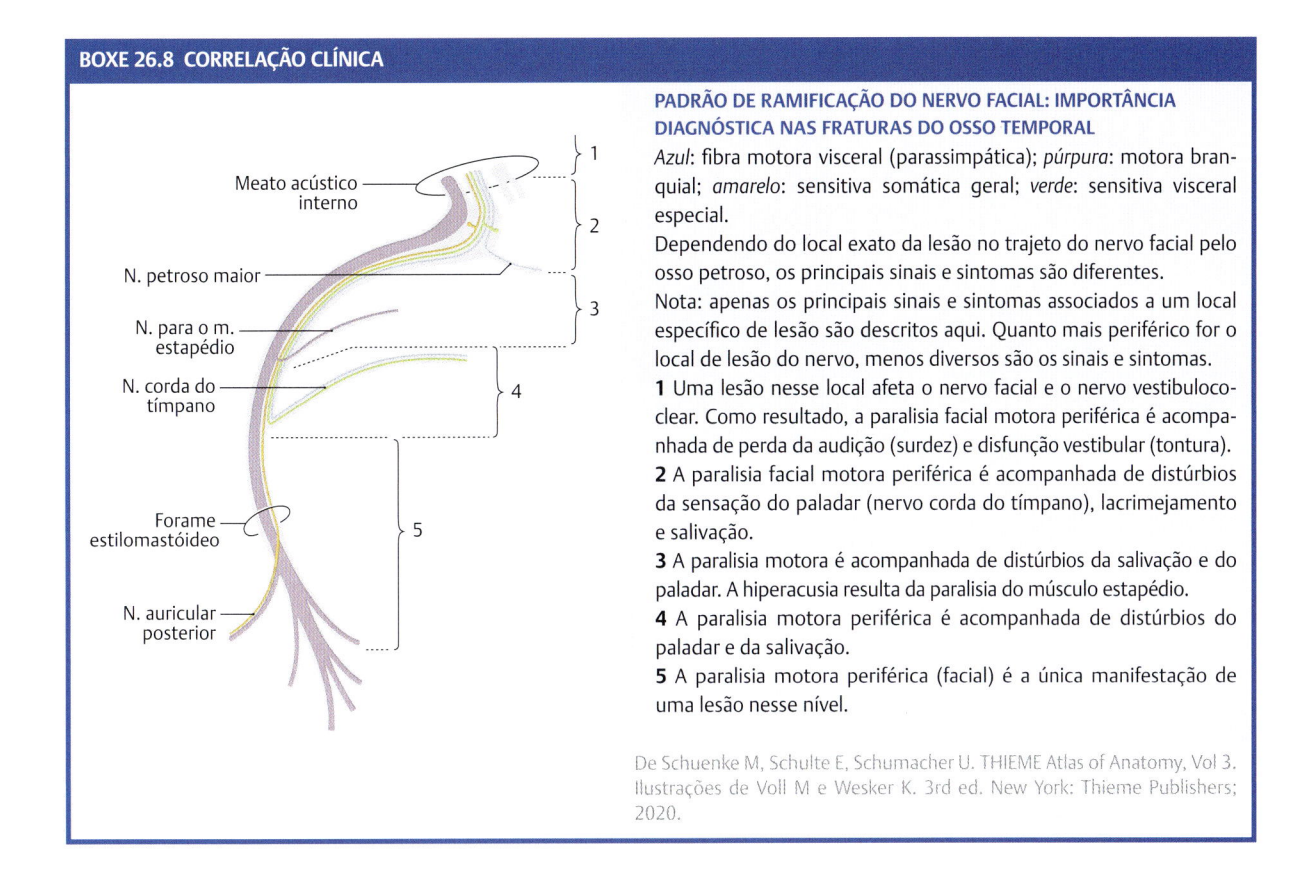

Meato acústico interno

N. petroso maior

N. para o m. estapédio

N. corda do tímpano

Forame estilomastóideo

N. auricular posterior

PADRÃO DE RAMIFICAÇÃO DO NERVO FACIAL: IMPORTÂNCIA DIAGNÓSTICA NAS FRATURAS DO OSSO TEMPORAL

Azul: fibra motora visceral (parassimpática); *púrpura*: motora branquial; *amarelo*: sensitiva somática geral; *verde*: sensitiva visceral especial.

Dependendo do local exato da lesão no trajeto do nervo facial pelo osso petroso, os principais sinais e sintomas são diferentes.

Nota: apenas os principais sinais e sintomas associados a um local específico de lesão são descritos aqui. Quanto mais periférico for o local de lesão do nervo, menos diversos são os sinais e sintomas.

1 Uma lesão nesse local afeta o nervo facial e o nervo vestibulococlear. Como resultado, a paralisia facial motora periférica é acompanhada de perda da audição (surdez) e disfunção vestibular (tontura).

2 A paralisia facial motora periférica é acompanhada de distúrbios da sensação do paladar (nervo corda do tímpano), lacrimejamento e salivação.

3 A paralisia motora é acompanhada de distúrbios da salivação e do paladar. A hiperacusia resulta da paralisia do músculo estapédio.

4 A paralisia motora periférica é acompanhada de distúrbios do paladar e da salivação.

5 A paralisia motora periférica (facial) é a única manifestação de uma lesão nesse nível.

De Schuenke M, Schulte E, Schumacher U. THIEME Atlas of Anatomy, Vol 3. Ilustrações de Voll M e Wesker K. 3rd ed. New York: Thieme Publishers; 2020.

O **nervo vestibulococlear** (**NC VIII**) é o nervo sensitivo da audição e do equilíbrio. Ele entra no osso temporal com o nervo facial através do meato acústico interno.

– Os dois ramos do nervo vestibulococlear conduzem fibras sensitivas especiais (Figura 26.27; ver também Capítulo 28, Seção 28.2)

- O **nervo coclear** inerva a **cóclea** e seu **órgão espiral**, o órgão da audição
- O **nervo vestibular**, que contém os **gânglios vestibulares**, inerva o **utrículo**, o **sáculo** e os **canais semicirculares**, os órgãos do equilíbrio.

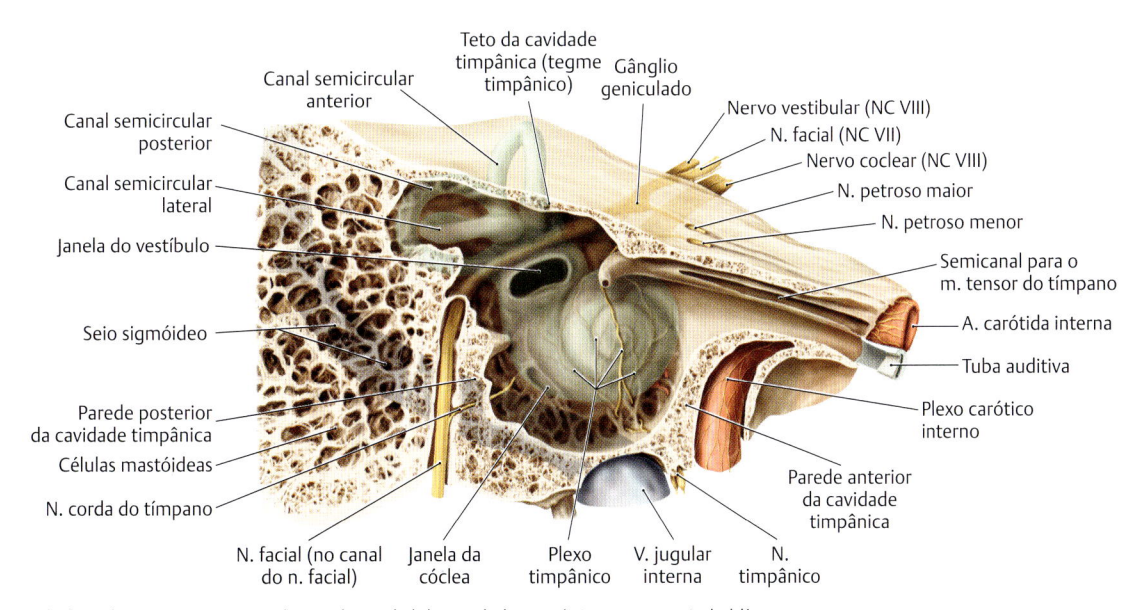

Canal semicircular anterior

Canal semicircular posterior

Canal semicircular lateral

Janela do vestíbulo

Seio sigmóideo

Parede posterior da cavidade timpânica

Células mastóideas

N. corda do tímpano

Teto da cavidade timpânica (tegme timpânico)

Gânglio geniculado

Nervo vestibular (NC VIII)

N. facial (NC VII)

Nervo coclear (NC VIII)

N. petroso maior

N. petroso menor

Semicanal para o m. tensor do tímpano

A. carótida interna

Tuba auditiva

Plexo carótico interno

Parede anterior da cavidade timpânica

N. facial (no canal do n. facial)

Janela da cóclea

Plexo timpânico

V. jugular interna

N. timpânico

A Nervo vestibulococlear no osso temporal, parede medial da cavidade timpânica, corte sagital oblíquo

Figura 26.27 Nervo vestibulococlear (NC VIII). (A. De Gilroy AM, MacPherson BR, Wikenheiser JC. Atlas of Anatomy. Ilustrações de Voll M e Wesker K. 4th ed. New York: Thieme Publishers; 2020; **B.** De Schuenke M, Schulte E, Schumacher U. THIEME Atlas of Anatomy, Vol 3. Ilustrações de Voll M e Wesker K. 3rd ed. New York: Thieme Publishers; 2020.)

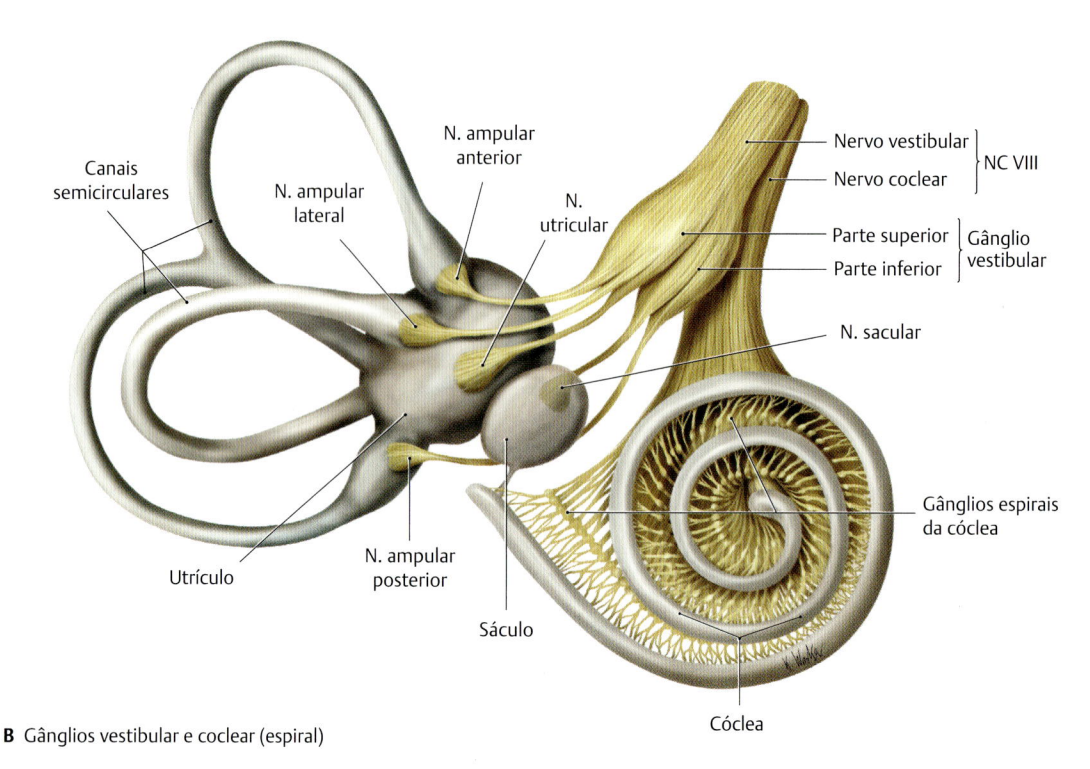

Canais semicirculares

N. ampular lateral

N. ampular anterior

N. utricular

Nervo vestibular | NC VIII
Nervo coclear |

Parte superior | Gânglio
Parte inferior | vestibular

N. sacular

Gânglios espirais da cóclea

Utrículo

N. ampular posterior

Sáculo

Cóclea

B Gânglios vestibular e coclear (espiral)

Figura 26.27 (*continuação*) **Nervo vestibulococlear (NC VIII).**

O **nervo glossofaríngeo** (**NC IX**) sai do crânio através do forame jugular e contém componentes sensitivos especiais (paladar), sensitivos viscerais, motores somáticos e motores viscerais (Figuras 26.28 e 26.29; Tabela 26.5).
- As fibras motoras somáticas inervam o **músculo estilofaríngeo**
- As fibras motoras viscerais surgem com o **nervo timpânico**, um ramo do nervo glossofaríngeo. Este conduz fibras sensitivas e motoras viscerais e segue o seu percurso pela **cavidade timpânica** da **orelha média** (ver Capítulo 28, Seção 28.2), onde contribui para o **plexo timpânico**. Dá origem ao nervo petroso menor
  - O **nervo petroso menor** atravessa a fossa média do crânio e o forame oval conduzindo fibras motoras viscerais

(parassimpáticas pré-ganglionares) que fazem sinapse no gânglio ótico. Fibras pós-ganglionares seguem o seu trajeto com o nervo auriculotemporal (NC V$_3$) para inervar a glândula parótida
- As fibras sensitivas do plexo timpânico inervam a cavidade timpânica e a **tuba auditiva**
- Fibras sensitivas especiais transmitem a sensação do paladar do terço posterior da língua
- Fibras sensitivas viscerais transmitem informações das **tonsilas**, do **palato mole**, do terço posterior da língua, da **faringe** e, por meio do **ramo para o seio carótico**, de receptores no glomo carótico e no seio carótico na bifurcação da artéria carótida comum.

BOXE 26.9 NOTAS ANATÔMICAS

NERVOS PETROSOS DA CABEÇA

Três nervos petrosos estão associados à inervação autonômica da cabeça. Dois nervos conduzem *nervos parassimpáticos pré-ganglionares*:
- O nervo petroso maior, um ramo do NC VII, forma a parte parassimpática do nervo do canal pterigóideo, que faz sinapse no gânglio pterigopalatino. As fibras pós-ganglionares seguem o seu trajeto através do n. zigomático (NC V$_2$) para o n. lacrimal (NC V$_1$) na órbita, onde inervam a glândula lacrimal. Inervam também as glândulas na cavidade nasal através de ramos do nervo maxilar (NC V$_2$)

- O nervo petroso menor, um ramo do NC IX, origina-se do plexo timpânico na orelha média e faz sinapse no gânglio ótico. As fibras pós-ganglionares seguem um trajeto curto com o nervo auriculotemporal (NC V$_3$) antes de inervar a glândula parótida.

Um nervo conduz *fibras simpáticas pós-ganglionares*:
- O nervo petroso profundo origina-se do plexo carótico interno e forma o componente simpático do nervo do canal pterigóideo. Essas fibras atravessam a fossa pterigopalatina sem fazer sinapse no gânglio e se distribuem para a glândula lacrimal e as glândulas nasais pelos mesmos trajetos do nervo petroso maior.

Tabela 26.5 Ramos do nervo glossofaríngeo.

①	N. timpânico
②	Ramo para o seio carótico
③	Ramo para o músculo estilofaríngeo
④	Ramos tonsilares
⑤	Ramos linguais
⑥	Ramos faríngeos

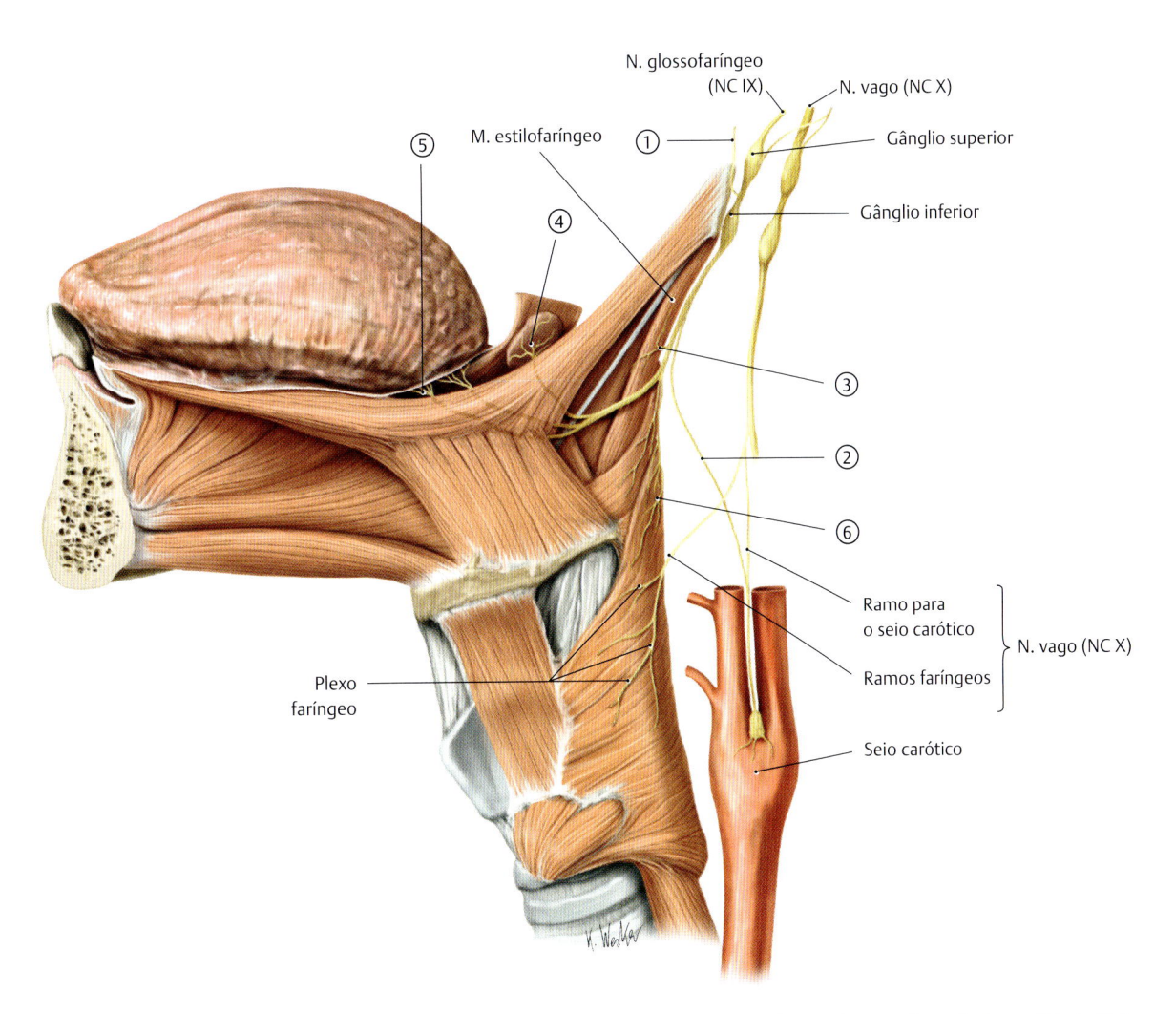

Figura 26.28 Nervo glossofaríngeo (NC IX). Trajeto do nervo glossofaríngeo, vista lateral esquerda. Os números são explicados na Tabela 26.5.
(De Schuenke M, Schulte E, Schumacher U. THIEME Atlas of Anatomy, Vol 3. Ilustrações de Voll M e Wesker K. 3rd ed. New York: Thieme Publishers; 2020.)

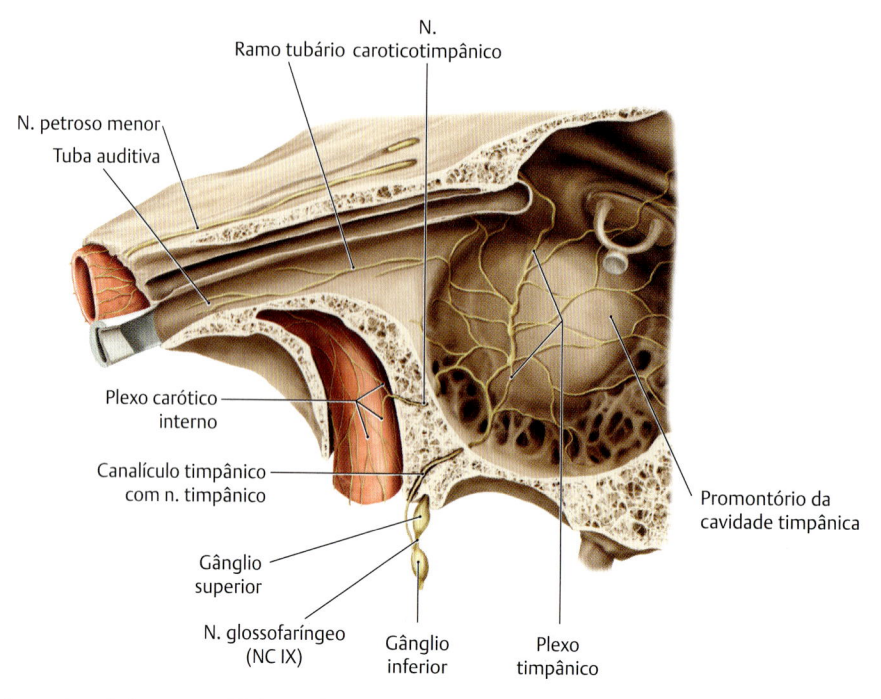

A Nervo glossofaríngeo na cavidade timpânica, vista anterolateral esquerda

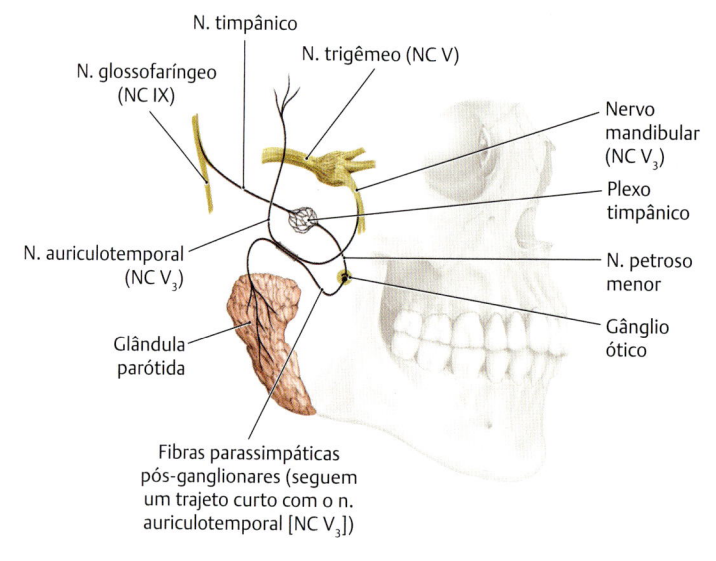

B Fibras motoras viscerais do nervo glossofaríngeo, vista lateral direita

Figura 26.29 Ramos do nervo glossofaríngeo. (De Schuenke M, Schulte E, Schumacher U. THIEME Atlas of Anatomy, Vol 3. Ilustrações de Voll M e Wesker K. 3rd ed. New York: Thieme Publishers; 2020.)

O **nervo vago** (**NC X**) possui a distribuição mais extensa de todos os nervos cranianos (Figura 26.30 e Tabela 26.6).

- As fibras motoras branquiais inervam os músculos do palato mole (com exceção do músculo tensor do véu palatino), da faringe (com exceção do músculo estilofaríngeo) e da laringe, bem como o músculo palatoglosso da língua
- As fibras motoras viscerais inervam o músculo liso e as glândulas da faringe, a laringe, os órgãos torácicos, o intestino anterior e o intestino médio do abdome
- As fibras sensitivas somáticas gerais transmitem a sensação da dura-máter na fossa posterior do crânio, da pele da orelha externa e do meato acústico externo
- As fibras sensitivas viscerais transmitem a sensação da túnica mucosa da parte inferior da faringe, da laringe, dos

pulmões e das vias respiratórias, do coração, do intestino anterior e do intestino médio do abdome, dos quimiorreceptores do glomo para-aórtico e dos barorreceptores do arco da aorta

- As fibras sensitivas especiais conduzem a sensação do paladar da epiglote
- O nervo vago apresenta segmentos cervical, torácico e abdominal
  - No pescoço
    - Cada nervo vago sai do crânio através do forame jugular e desce para dentro da bainha carótica do pescoço
    - Seus ramos são os **ramos faríngeos**, o **nervo laríngeo superior**, os **ramos cardíacos cervicais**

Tabela 26.6 Ramos do nervo vago no pescoço.	
①	Ramos faríngeos
②	N. laríngeo superior
③R	N. laríngeo recorrente direito
③L	N. laríngeo recorrente esquerdo
②	Ramos cardíacos cervicais

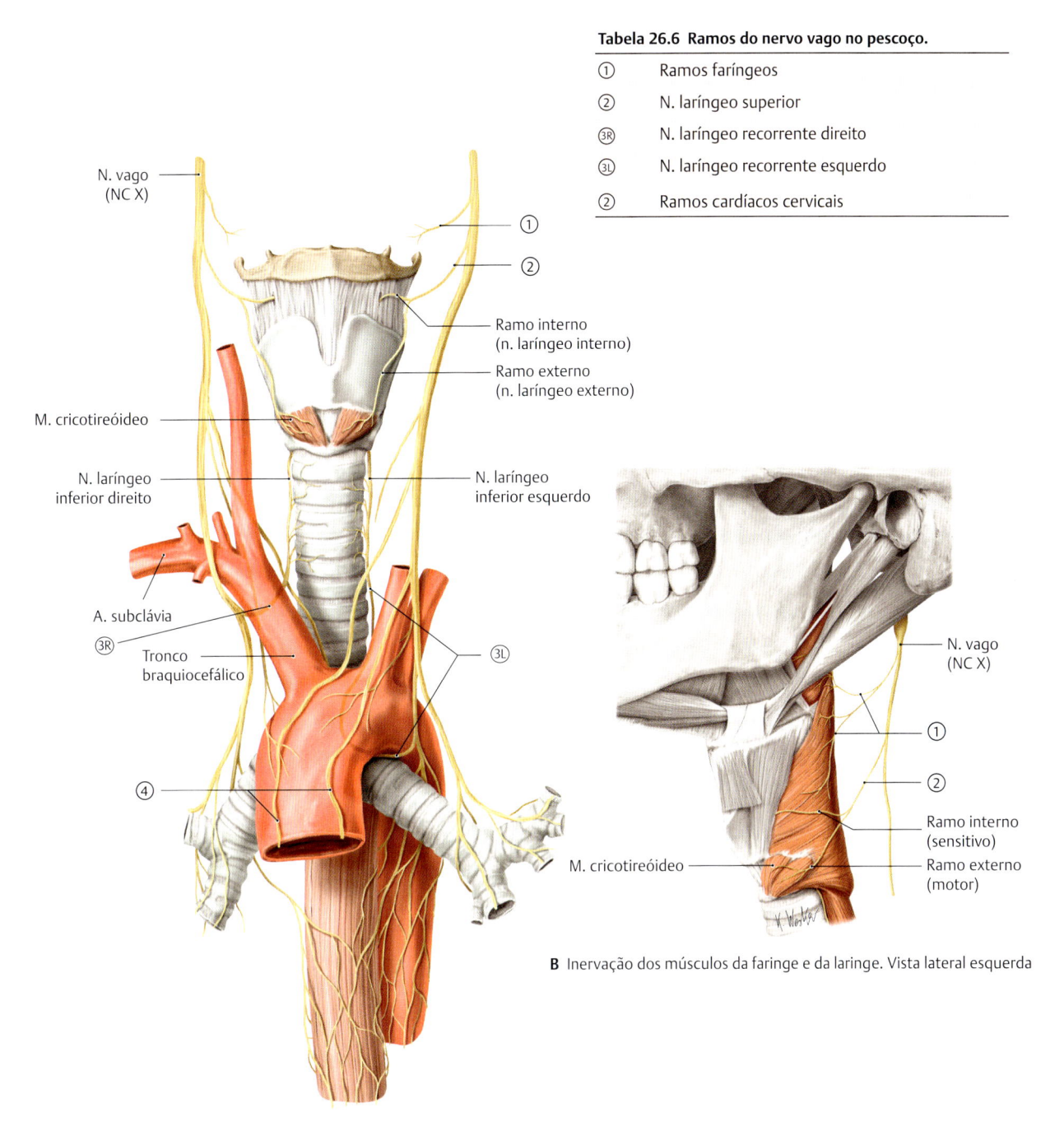

A Ramos do nervo vago no pescoço. Vista anterior

B Inervação dos músculos da faringe e da laringe. Vista lateral esquerda

Figura 26.30 Nervo vago (NC X). Os números estão explicados na Tabela 26.6. (De Schuenke M, Schulte E, Schumacher U. THIEME Atlas of Anatomy, Vol 3. Ilustrações de Voll M e Wesker K. 3rd ed. New York: Thieme Publishers; 2020.)

(parassimpáticos) e o **nervo laríngeo recorrente direito** (que se origina do nervo vago direito e percorre ao redor da artéria subclávia direita)

• No tórax

  ◦ Os nervos vagos direito e esquerdo entram no tórax posteriormente às articulações esternoclaviculares e se unem na superfície do esôfago como plexo esofágico (ver Capítulo 5, Seção 5.2)

  ◦ Seus ramos incluem o nervo laríngeo recorrente esquerdo (que se origina do nervo vago esquerdo e percorre ao redor do arco da aorta, onde se torna conhecido como **nervo laríngeo inferior**) e os ramos cardíacos torácicos e pulmonares (parassimpáticos)

• No abdome

  ◦ Os troncos vagais direito e esquerdo originam-se do plexo esofágico e atravessam o hiato esofágico do diafragma na forma dos troncos vagais anterior e posterior

  ◦ Seus ramos parassimpáticos distribuem-se para órgãos do intestino anterior, do intestino médio e do retroperitônio.

O **nervo acessório** (**NC XI**) contém fibras motoras somáticas gerais que se originam em um núcleo dos segmentos superiores da medula espinal (Figura 26.31).

— O nervo emerge com cinco ou seis nervos espinais cervicais superiores e ascende para dentro do canal vertebral. Entra no crânio através do forame magno e sai pelo forame jugular com os nervos vago (NC X) e glossofaríngeo (NC IX)

— Inerva o músculo esternocleidomastóideo e, em seguida, cruza a região lateral do pescoço para inervar o músculo trapézio

— Tradicionalmente, acreditava-se que esse nervo tivesse uma raiz espinal, conforme descrito anteriormente, e uma raiz craniana a partir do núcleo ambíguo no bulbo. As duas raízes seguem juntas através do forame jugular antes da raiz craniana se separar para se unir ao nervo vago. A opinião atual considera a raiz craniana como parte do nervo vago; a raiz espinal é atualmente considerada como o nervo acessório (NC XI).

O **nervo hipoglosso** (**NC XII**) contém apenas fibras motoras somáticas gerais (Figura 26.32).

— O nervo hipoglosso sai do crânio através do canal do nervo hipoglosso e segue um trajeto para frente, medialmente ao ângulo da mandíbula, para penetrar na cavidade oral

— Inerva todos os músculos da língua, com exceção do músculo palatoglosso.

BOXE 26.10 CORRELAÇÃO CLÍNICA

LESÃO DO NERVO HIPOGLOSSO

A lesão do nervo hipoglosso provoca paralisia ipsilateral da metade da língua. Quando a língua é projetada anteriormente, a ponta desvia-se para o lado paralisado, visto que a ação do músculo genioglosso no lado não afetado não tem nenhuma oposição. Os sintomas manifestam-se principalmente por uma fala arrastada. Com o passar do tempo, a língua torna-se fraca e sofre atrofia.

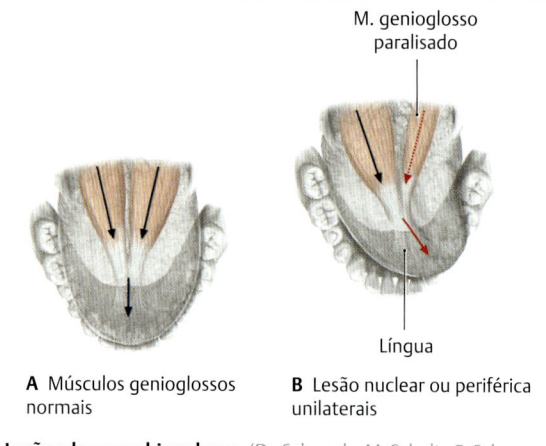

A Músculos genioglossos normais **B** Lesão nuclear ou periférica unilaterais

Lesões do nervo hipoglosso. (De Schuenke M, Schulte E, Schumacher U. THIEME Atlas of Anatomy, Vol 3. Ilustrações de Voll M e Wesker K. 3rd ed. New York: Thieme Publishers; 2020.)

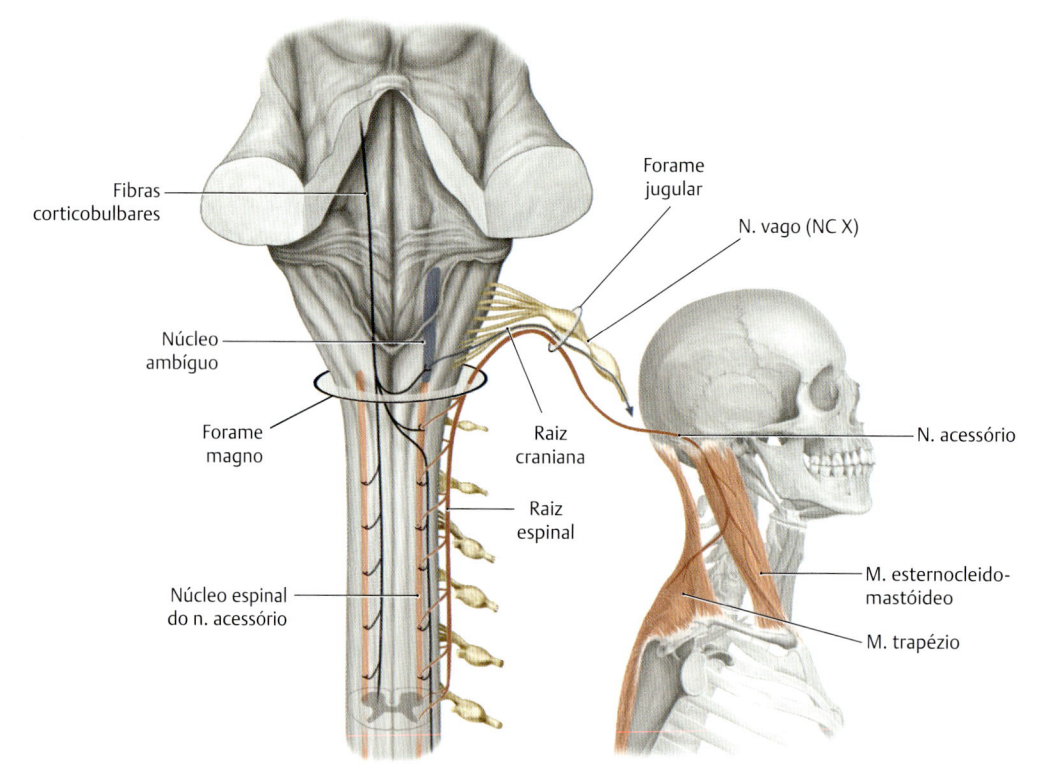

Figura 26.31 Nervo acessório (NC XI). Tronco encefálico com cerebelo removido, vista posterior. (De Schuenke M, Schulte E, Schumacher U. THIEME Atlas of Anatomy, Vol 3. Ilustrações de Voll M e Wesker K. 3rd ed. New York: Thieme Publishers; 2020.)

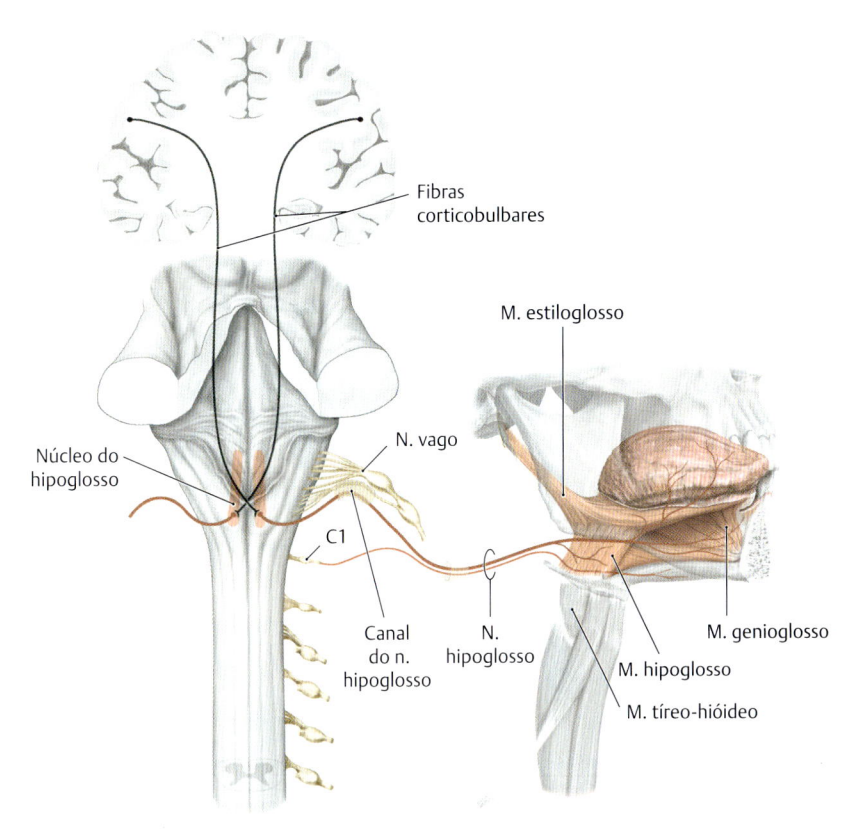

Figura 26.32 Nervo hipoglosso (NC XII). Tronco encefálico com o cerebelo removido, vista posterior. *Nota*: C1, que inerva os músculos tíreo-hióideo e gênio-hióideo, segue um percurso curto com o nervo hipoglosso. (De Schuenke M, Schulte E, Schumacher U. THIEME Atlas of Anatomy, Vol 3. Ilustrações de Voll M e Wesker K. 3rd ed. New York: Thieme Publishers; 2020.)

26.4 Nervos autônomos da cabeça

– Os nervos simpáticos da cabeça originam-se na forma de fibras pós-ganglionares a partir dos gânglios cervicais superiores (Figura 26.33 e Tabela 26.7; ver também Capítulo 25, Seção 25.4)
  • O **plexo carótico interno** de fibras simpáticas envolve a artéria carótida interna e seus ramos dentro do crânio. Um **plexo carótico externo** semelhante acompanha os ramos da artéria carótida externa na face
  • As fibras simpáticas frequentemente seguem o seu percurso com os nervos parassimpáticos, porém não fazem sinapse nos gânglios parassimpáticos
– A porção craniana da parte parassimpática (motora visceral) está associada aos nervos oculomotor (NC III), facial (NC VII), glossofaríngeo (NC IX) e vago (NC X) (Figura 26.34 e Tabela 26.8)

  • As fibras parassimpáticas pré-ganglionares que seguem o seu percurso com os nervos oculomotor (NC III), facial (NC VII) e glossofaríngeo (NC IX) fazem sinapse nos quatro gânglios parassimpáticos da cabeça: os gânglios ciliar, pterigopalatino, submandibular e ótico
  • Os nervos parassimpáticos que seguem o seu percurso com o nervo vago (NC X) estendem-se até o tórax e o abdome, e fazem sinapse nos gânglios dos plexos nervosos dessas regiões
  • Os gânglios parassimpáticos da cabeça geralmente estão ligados ou estreitamente associados a um ramo do nervo trigêmeo (NC V). As fibras parassimpáticas pós-ganglionares seguem o seu trajeto até o seu órgão-alvo ao "serem transportadas" nesses ramos do nervo trigêmeo.

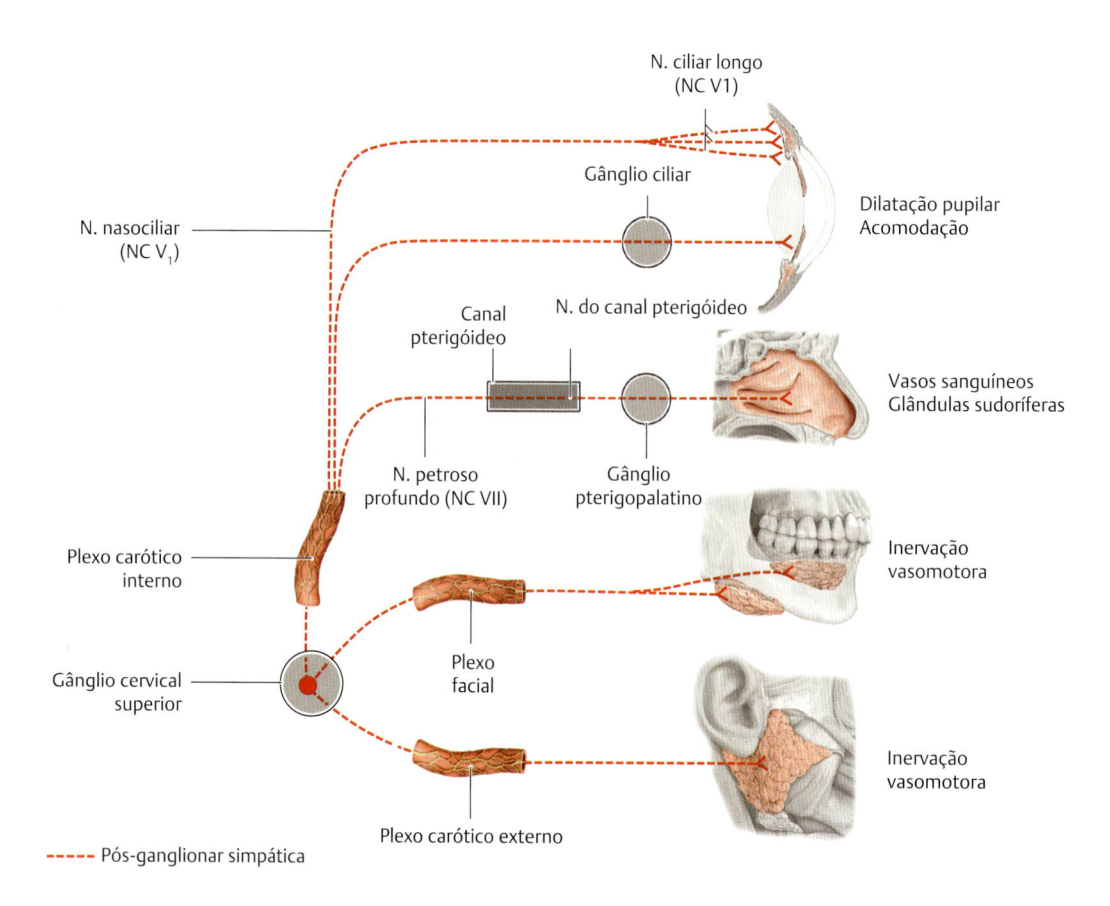

N. ciliar longo
(NC V1)

Gânglio ciliar

Dilatação pupilar
Acomodação

N. nasociliar
(NC V$_1$)

Canal
pterigóideo

N. do canal pterigóideo

Vasos sanguíneos
Glândulas sudoríferas

N. petroso
profundo (NC VII)

Gânglio
pterigopalatino

Plexo carótico
interno

Inervação
vasomotora

Gânglio cervical
superior

Plexo
facial

Inervação
vasomotora

Plexo carótico externo

- - - - Pós-ganglionar simpática

Figura 26.33 Inervação simpática da cabeça. As fibras pré-ganglionares simpáticas da cabeça originam-se no corno lateral da medula espinal T1-T3. Saem para dentro do tronco simpático e ascendem para fazer sinapse no gânglio cervical superior. Em seguida, as fibras pós-ganglionares seguem o seu trajeto com os plexos arteriais (a. carótida interna, a. facial e a. carótida externa). Embora frequentemente essas fibras sigam o seu percurso com as fibras parassimpáticas através dos gânglios parassimpáticos, elas não fazem sinapse nesses gânglios. À semelhança das fibras parassimpáticas, os nervos simpáticos podem "ser transportados" em ramos do nervo trigêmeo (NC V) para alcançar o seu órgão-alvo. (De Schuenke M, Schulte E, Schumacher U. THIEME Atlas of Anatomy, Vol 3. Ilustrações de Voll M e Wesker K. 3rd ed. New York: Thieme Publishers; 2020.)

Tabela 26.7 Fibras simpáticas da cabeça.

Núcleo	Trajeto das fibras pré-sinápticas	Gânglio	Fibras pós-sinápticas	Órgãos-alvo
Corno lateral da medula espinal (T1-L2)	Entram no tronco simpático e ascendem para o gânglio cervical superior	Gânglio cervical superior	Plexo ACI → n. nasociliar (NC V$_1$) → nn. ciliares longos (NC V$_1$)	Músculo dilatador da pupila (midríase)
			Fibras pós-ganglionares → gânglio ciliar* → nn. ciliares curtos (número limitado de fibras)	Músculo ciliar (poucas fibras simpáticas contribuindo para a acomodação)
			Plexo ACI → n. petroso profundo → n. do canal pterigóideo → gânglio pterigopalatino* → ramos do n. maxilar (NC V$_2$)	Glândulas da cavidade nasal Glândulas sudoríferas Vasos sanguíneos
			Plexo facial → gânglio submandibular*	Glândula submandibular Glândula sublingual
			Plexo carótico externo	Glândula parótida

*Atravessa sem fazer sinapse; →, contínuo com; ACI, artéria carótida interna.

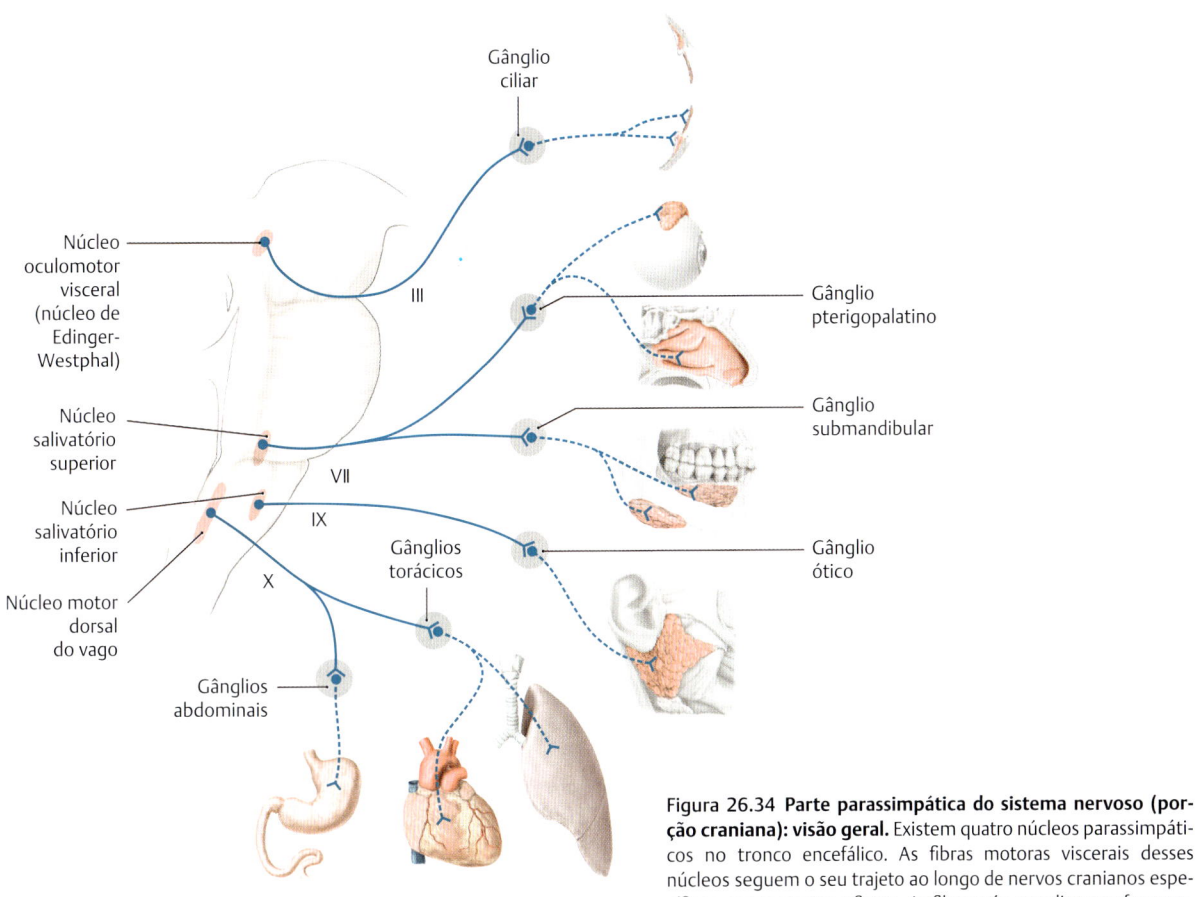

— Fibras pré-ganglionares parassimpáticas
---- Fibras pós-ganglionares parassimpáticas

Figura 26.34 Parte parassimpática do sistema nervoso (porção craniana): visão geral. Existem quatro núcleos parassimpáticos no tronco encefálico. As fibras motoras viscerais desses núcleos seguem o seu trajeto ao longo de nervos cranianos específicos, como mostra a figura. As fibras pós-ganglionares frequentemente seguem o seu trajeto com ramos do nervo trigêmeo (NC V) para alcançar seus órgãos-alvo. (De Gilroy AM, MacPherson BR, Wikenheiser JC. Atlas of Anatomy. Ilustrações de Voll M e Wesker K. 4th ed. New York: Thieme Publishers; 2020.)

Tabela 26.8 Gânglios parassimpáticos da cabeça.

Núcleo	Trajeto das fibras pré-sinápticas	Gânglio	Fibras pós-sinápticas	Órgãos-alvo
Núcleo oculomotor visceral (núcleo de Edinger-Westphal)	N. oculomotor (NC III)	Gânglio ciliar	Nn. ciliares curtos (NC V_1)	Músculo ciliar (acomodação) Músculo esfíncter da pupila (miose)
Núcleo salivatório superior	Nervo intermédio (raiz do NC VII) → n. petroso maior → n. do canal pterigóideo	Gânglio pterigopalatino	• N. maxilar (NC V_2) → n. zigomático → anastomose → n. lacrimal (NC V_1) • Ramos orbitais • Ramos nasais superiores posteriores • Nn. nasopalatinos • Nn. palatinos maior e menor	• Glândula lacrimal • Glândulas da cavidade nasal e dos seios paranasais • Glândulas da gengiva • Glândulas do palato duro e do palato mole • Glândulas da faringe
	Nervo intermédio (raiz do NC VII) → n. corda do tímpano → n. lingual (NC V_3)	Gânglio submandibular	Ramos glandulares	Glândula submandibular Glândula sublingual
Núcleo salivatório inferior	N. glossofaríngeo (NC IX) → n. timpânico → n. petroso menor	Gânglio ótico	N. auriculotemporal (NC V_3)	Glândula parótida
Núcleo motor dorsal (vagal)	N. vago (X)	Gânglios próximos a órgãos	Fibras finas em órgãos, não individualmente nomeadas	Vísceras torácicas e abdominais

→, contínuo com.

27 Regiões Anterior, Lateral e Profunda da Cabeça

A anatomia da cabeça pode ser dividida em regiões menores situadas anterior e lateralmente ao neurocrânio e que formam as estruturas superficiais e profundas da face. Essas regiões incluem o couro cabeludo; a região parotídea; as fossas temporal, infratemporal e pterigopalatina; e as cavidades nasal e oral.

27.1 Couro cabeludo e face

O **couro cabeludo** recobre o neurocrânio e se estende das linhas nucais superiores do osso occipital, que marcam o limite superior do pescoço, até a margem supraorbital do osso frontal. A face estende-se da fronte até o mento e até as orelhas de cada lado.

— O couro cabeludo é composto de cinco camadas (Figura 27.1)
  • Pele
  • Tecido conjuntivo, que contém os vasos do couro cabeludo
  • Aponeurose dos músculos **occipitofrontal**, **temporoparietal** e **auricular superior**
  • Tecido areolar frouxo
  • Periósteo do crânio (pericrânio)
— Os músculos da expressão facial situam-se na camada de tecido conjuntivo frouxo da face e do couro cabeludo. Sua

origem nos ossos da face e a sua inserção na pele sobrejacente possibilitam a realização dos movimentos faciais (Figura 27.2; Tabelas 27.1 e 27.2)

— Em sua maioria, as artérias que irrigam a face e o couro cabeludo são ramos da artéria carótida externa (ver Capítulo 24, Figura 24.21) e são as seguintes
  • As artérias labiais superior e inferior, a artéria nasal lateral e os ramos angulares da artéria facial, que irrigam a face entre o olho e o lábio inferior
  • O ramo mentual da artéria alveolar inferior, que irriga o mento
  • As artérias temporal superficial, auricular posterior e occipital, que irrigam as partes laterais e posterior do couro cabeludo
  • As artérias supratroclear e supraorbital, que são ramos da artéria oftálmica (um ramo da artéria carótida interna) e que irrigam a parte anterior do couro cabeludo. Essas artérias anastomosam-se com a artéria angular na face e formam uma conexão entre as circulações da artéria carótida interna e artéria carótida externa (ver Capítulo 24, Boxe 24.5)

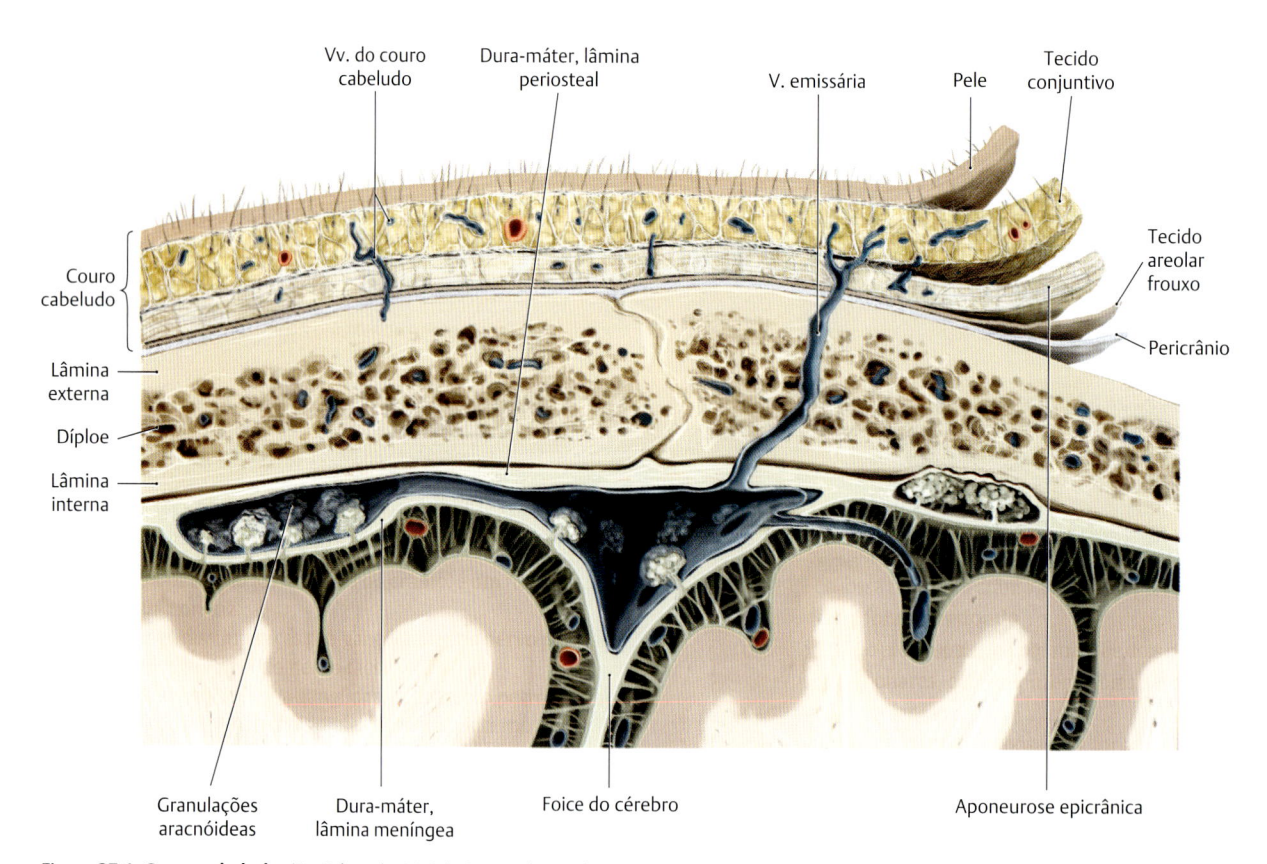

Figura 27.1 Couro cabeludo. (De Schuenke M, Schulte E, Schumacher U. THIEME Atlas of Anatomy, Vol 3. Ilustrações de Voll M e Wesker K. 3rd ed. New York: Thieme Publishers; 2020.)

— As veias superficiais da cabeça drenam a face e o couro cabeludo. Em sua maioria, essas veias acompanham as artérias com nomes e territórios semelhantes, porém drenam o sangue para as veias facial e retromandibular, que desembocam nas veias jugular interna e jugular externa, respectivamente
— As veias do couro cabeludo possuem conexões profundas com
  - As **veias diploicas**, que seguem o seu trajeto na díploe do crânio
  - As **veias emissárias**, que drenam o sangue através do crânio a partir dos seios da dura-máter

> ### BOXE 27.1 CORRELAÇÃO CLÍNICA
>
> #### INFECÇÕES DO COURO CABELUDO
>
> As infecções do couro cabeludo disseminam-se com facilidade pela calvária através da camada de tecido conjuntivo frouxo. A disseminação para a nuca é inibida pela inserção do músculo occipitofrontal aos ossos occipital e temporal. Lateralmente, a disseminação é inibida além dos arcos zigomáticos pela inserção da aponeurose epicrânica através da fáscia temporal. Todavia, as infecções podem se disseminar anteriormente para as pálpebras e para o nariz sob o músculo frontal. Além disso, as veias emissárias podem transportar infecções por via intracraniana até os seios da dura-máter, podendo então resultar em meningite.

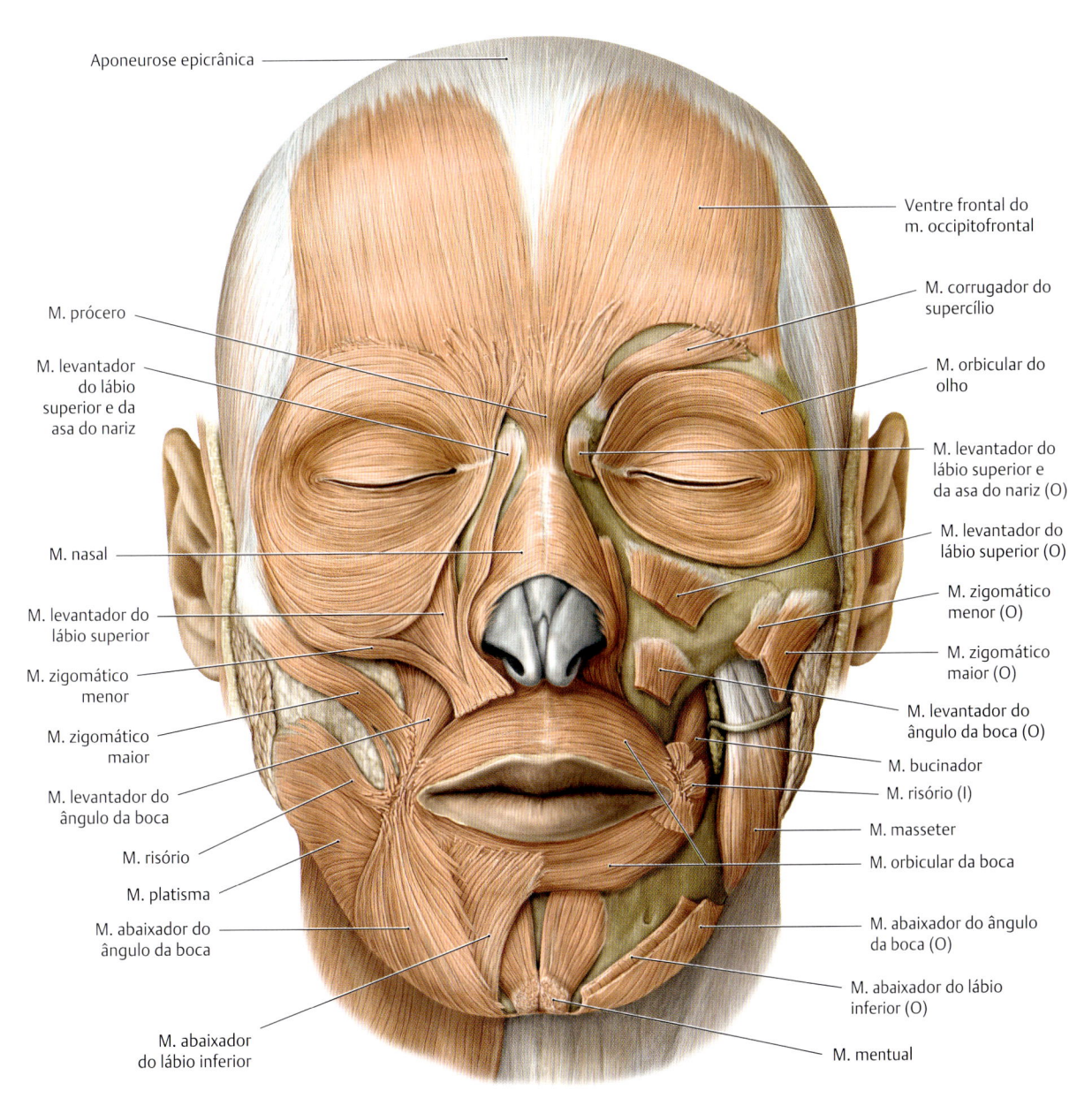

A Vista anterior. As origens (O) e as inserções (I) dos músculos estão indicadas no lado esquerdo da face

Figura 27.2 Músculos da expressão facial. (De Schuenke M, Schulte E, Schumacher U. THIEME Atlas of Anatomy, Vol 3. Ilustrações de Voll M e Wesker K. 3rd ed. New York: Thieme Publishers; 2020.)

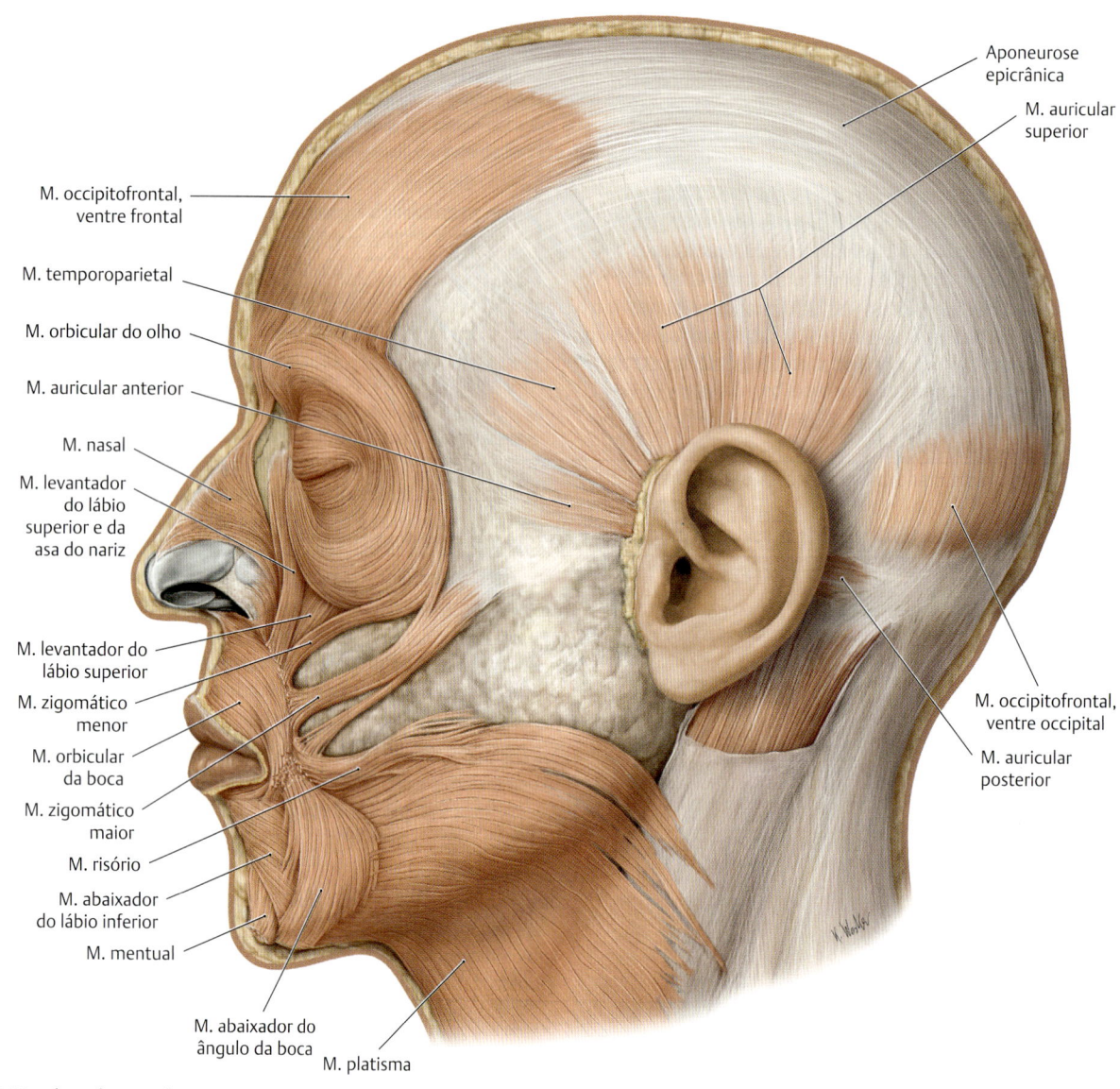

B Vista lateral esquerda

Figura 27.2 (*continuação*) **Músculos da expressão facial.**

Tabela 27.1 **Músculos da expressão facial: fronte, nariz e orelha.**

Músculo	Origem	Inserção*	Principal(is) ação(ões)**
Calvária			
Occipitofrontal (ventre frontal)	Aponeurose epicrânica	Pele e tela subcutânea dos supercílios e da fronte	Eleva os supercílios, pregueia a pele da fronte
Rima das pálpebras e nariz			
Prócero	Osso nasal, processo lateral da cartilagem do septo nasal (parte superior)	Pele da parte inferior da fronte entre os supercílios	Traciona o ângulo medial dos supercílios para baixo produzindo pregas transversais sobre a ponte do nariz
Orbicular do olho	Margem orbital medial, ligamento palpebral medial; osso lacrimal	Pele ao redor da margem da órbita, tarsos superior e inferior	Atua como músculo esfíncter da órbita (fecha as pálpebras) • A parte palpebral fecha levemente • A parte orbital fecha firmemente (como ao piscar)
Nasal	Maxila (acima da crista do dente canino)	Cartilagens nasais	Alarga as narinas levando as asas do nariz em direção ao septo nasal

Continua

Tabela 27.1 Músculos da expressão facial: fronte, nariz e orelha. (*Continuação*)

Músculo	Origem	Inserção*	Principal(is) ação(ões)**
Levantador do lábio superior e da asa do nariz	Maxila (processo frontal)	Cartilagem alar do nariz e lábio superior	Eleva o lábio superior
Orelha			
Mm. auriculares anteriores	Fáscia temporal (parte anterior)	Hélice da orelha	Tracionam a orelha superior e anteriormente
Mm. auriculares superiores	Aponeurose epicrânica na parte lateral da cabeça	Parte superior da orelha	Elevam a orelha
Mm. auriculares posteriores	Processo mastoide	Convexidade da concha da orelha	Tracionam a orelha superior e posteriormente

*Não existem inserções ósseas para os músculos da expressão facial.
**Todos os músculos da expressão facial são inervados pelo nervo facial (NC VII) por meio dos ramos temporal, zigomático, bucal, mandibular ou cervical que se originam do seu plexo intraparotídeo.

Tabela 27.2 Músculos da expressão facial: boca e pescoço.

Músculo	Origem	Inserção*	Principal(is) ação(ões)**
Boca			
Zigomático maior	Osso zigomático (face lateral, parte posterior)	Pele no ângulo da boca	Traciona o ângulo da boca para cima e lateralmente
Zigomático menor		Lábio superior imediatamente medial ao ângulo da boca	Traciona o lábio superior para cima
Levantador do lábio superior e da asa do nariz	Maxila (processo frontal)	Cartilagem alar do nariz e lábio superior	Eleva o lábio superior
Levantador do lábio superior	Maxila (processo frontal) e região infraorbital	Pele do lábio superior, cartilagens alares do nariz	Eleva o lábio superior, dilata a narina, eleva o ângulo da boca
Abaixador do lábio inferior	Mandíbula (parte anterior da linha oblíqua)	Lábio inferior na linha mediana; une-se ao músculo do lado oposto	Traciona o lábio inferior para baixo e lateralmente
Levantador do ângulo da boca	Maxila (abaixo do forame infraorbital)	Pele no ângulo da boca	Eleva o ângulo da boca, ajuda a formar o sulco nasolabial
Abaixador do ângulo da boca	Mandíbula (linha oblíqua abaixo dos dentes canino, pré-molar e primeiro molar)	Pele no ângulo da boca; une-se ao m. orbicular da boca	Traciona o ângulo da boca para baixo e lateralmente
Bucinador	Mandíbula, processos alveolares da maxila e da mandíbula, rafe pterigomandibular	Ângulo da boca, m. orbicular da boca	Pressiona a bochecha contra os dentes molares atuando com a língua para manter o alimento entre as superfícies oclusais e fora do vestíbulo da boca; expele o ar da cavidade oral/resiste à distensão ao soprar. *Unilateral*: move a boca lateralmente
Orbicular da boca	Superfície profunda da pele. Superiormente: maxila (plano mediano) Inferiormente: mandíbula	Túnica mucosa dos lábios	Atua como músculo esfíncter oral: • Comprime e protrai os lábios (p. ex., ao assobiar, sugar e beijar) • Resiste à distensão (ao soprar)
Risório	Fáscia massetérica	Pele do ângulo da boca	Retrai o ângulo da boca, como na careta
Mentual	Mandíbula (fossa incisiva)	Pele do mento	Eleva e protrai o lábio inferior
Pescoço			
Platisma	Pele na parte inferior do pescoço e parte lateral superior do tórax	Mandíbula (margem inferior), pele na parte inferior da face, ângulo da boca	Abaixa e enruga a pele da parte inferior da face e da boca; tensiona a pele do pescoço; auxilia no abaixamento forçado da mandíbula

*Não há inserções ósseas para os músculos da expressão facial. **Todos os músculos da expressão facial são inervados pelo nervo facial (NC VII) por meio dos ramos temporal, zigomático, bucal, marginal ou cervical que se originam de seu plexo intraparotídeo.

— Os principais nervos sensitivos da face e do couro cabeludo (Figura 27.3) são
- Os **nervos supraorbital** e **supratroclear** (nervo craniano [NC] V_1)
- O nervo infraorbital e os **ramos zigomático temporal** e **zigomático facial do nervo zigomático** (V_2)
- Os nervos auriculotemporal, bucal e **mental** (um ramo do nervo alveolar inferior) (V_3)
- O **nervo auricular magno** e o **nervo occipital menor**, que são ramos anteriores de C2 e C3 através do plexo cervical

- Os **nervos occipital maior** e **occipital terceiro**, que são ramos posteriores de C2 e C3, respectivamente
— Os nervos motores da face e do couro cabeludo (Figura 27.4) são:
- Os ramos temporal, zigomático, bucal e marginal do nervo facial (NC VII), que inervam os músculos da face
- Os ramos temporal e auricular posterior do nervo facial, que inervam os músculos do couro cabeludo
- Os ramos musculares da divisão mandibular do nervo trigêmeo (NC V_3), que inervam os músculos da mastigação.

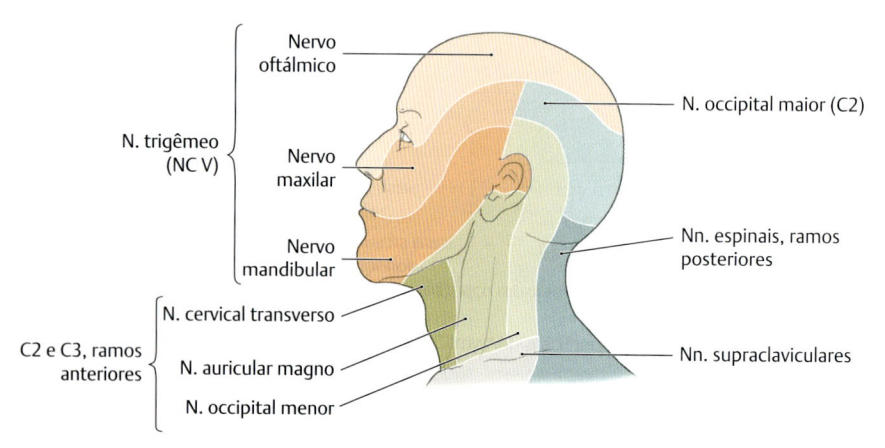

A Inervação cutânea da cabeça e do pescoço, vista lateral esquerda. As regiões occipital e cervical posterior são inervadas pelos ramos dorsais (*em azul*) dos nervos espinais (o nervo occipital maior é o ramo posterior de C2)

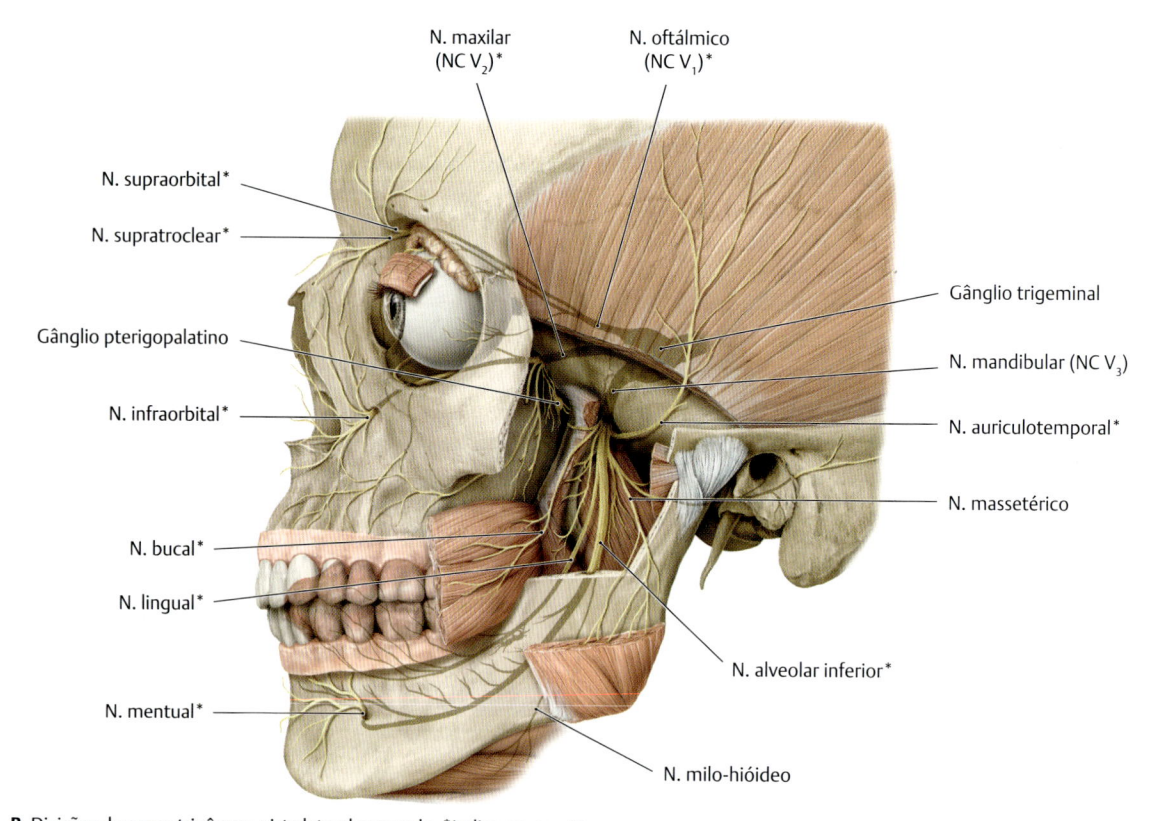

B Divisões do nervo trigêmeo, vista lateral esquerda. *Indica nn. sensitivos

Figura 27.3 Inervação cutânea da face. (De Gilroy AM, MacPherson BR, Wikenheiser JC. Atlas of Anatomy. Ilustrações de Voll M e Wesker K. 4th ed. New York: Thieme Publishers; 2020.)

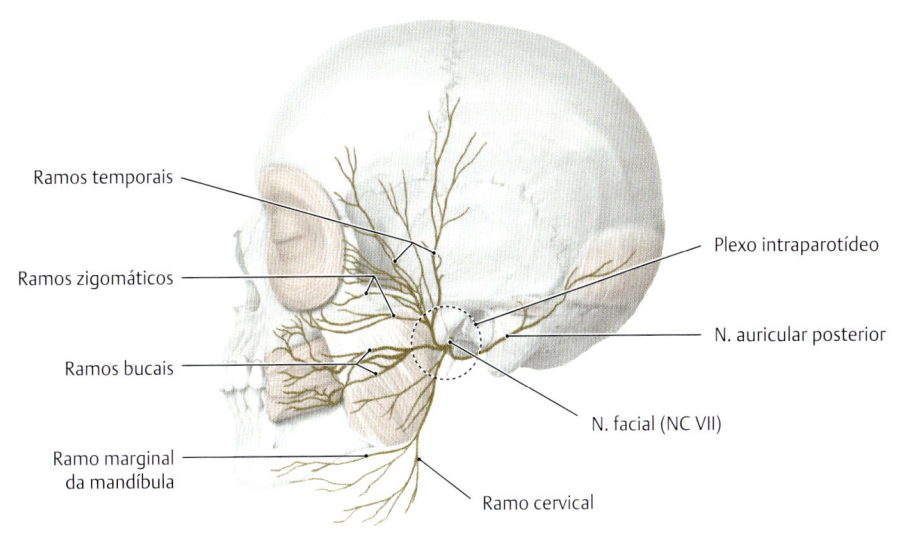

Ramos temporais

Ramos zigomáticos

Ramos bucais

Ramo marginal da mandíbula

Plexo intraparotídeo

N. auricular posterior

N. facial (NC VII)

Ramo cervical

A Inervação motora dos músculos da expressão facial

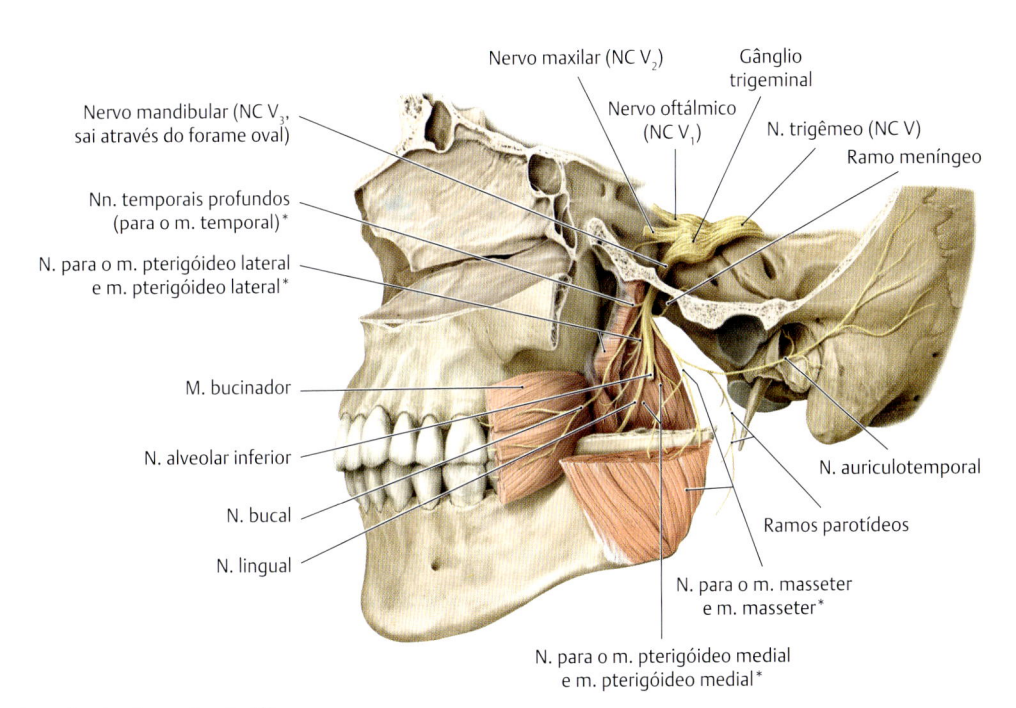

Nervo maxilar (NC V₂)

Gânglio trigeminal

Nervo mandibular (NC V₃, sai através do forame oval)

Nervo oftálmico (NC V₁)

N. trigêmeo (NC V)

Ramo meníngeo

Nn. temporais profundos (para o m. temporal)*

N. para o m. pterigóideo lateral e m. pterigóideo lateral*

M. bucinador

N. alveolar inferior

N. bucal

N. lingual

N. auriculotemporal

Ramos parotídeos

N. para o m. masseter e m. masseter*

N. para o m. pterigóideo medial e m. pterigóideo medial*

B Inervação motora dos músculos da mastigação (*)

Figura 27.4 Inervação motora da face. Vista lateral esquerda. **A.** Cinco ramos do nervo facial (NC VII) são responsáveis pela inervação motora dos músculos da expressão facial. **B.** O nervo mandibular, uma divisão do nervo trigêmeo (NC V3), é responsável pela inervação motora dos músculos da mastigação. (De Gilroy AM, MacPherson BR, Wikenheiser JC. Atlas of Anatomy. Ilustrações de Voll M e Wesker K. 4th ed. New York: Thieme Publishers; 2020.)

27.2 Articulação temporomandibular e músculos da mastigação

A **articulação temporomandibular** (ATM), a articulação entre a cabeça da mandíbula e a fossa mandibular do osso temporal, está localizada na fossa infratemporal. A fossa mandibular é uma depressão da parte escamosa do osso temporal; o tubérculo articular situa-se anteriormente, enquanto o meato acústico externo está localizado posteriormente (Figura 27.5).

– A articulação é envolvida por uma cápsula articular fibrosa e estabilizada externamente por vários ligamentos: o **ligamento lateral**, o mais resistente deles, reforça a cápsula fibrosa

que circunda a articulação. Os **ligamentos esfenomandibular** e **estilomandibular** sustentam a articulação durante a mastigação (Figura 27.6)

– Dentro da articulação e fixado à cápsula articular, há um disco articular fibrocartilagíneo que divide a cavidade articular em uma parte superior para os movimentos de deslizamento e uma parte inferior para os movimentos de dobradiça

– Quatro músculos – os **músculos temporal**, **masseter**, **pterigóideo lateral** e **pterigóideo medial** – atuam na articulação temporomandibular para movimentar a mandíbula durante a mastigação (Figuras 27.7 e 27.10; Tabela 27.3). Estão localizados na região parotídea e nas fossas temporal e infratemporal.

Todos esses músculos são inervados pelo NC V$_3$, o nervo mandibular, que é uma divisão do nervo trigêmeo

- Os músculos da mastigação atuam principalmente para fechar a mandíbula e movimentar os dentes superiores contra os inferiores em um movimento de trituração. A boca é aberta principalmente pelos músculos supra-hióideos com o auxílio do músculo pterigóideo lateral
- O músculo temporal é o mais forte desses músculos e realiza aproximadamente metade do trabalho da mastigação
- O músculo masseter, que tem partes superficial e profunda, eleva a mandíbula e fecha a boca
- O músculo pterigóideo lateral inicia a abertura da boca, que em seguida é continuada pelos músculos supra-hióideos. Em decorrência de sua fixação ao disco articular, ele orienta o movimento da articulação
- O músculo pterigóideo medial segue um trajeto quase perpendicular ao músculo pterigóideo lateral e contribui para a **alça dos músculos mastigatórios**
- Os músculos masseter e o pterigóideo medial formam uma alça muscular que suspende a mandíbula. Ao combinar as ações dos dois músculos, a alça possibilita o vigoroso fechamento das mandíbulas.

BOXE 27.2 CORRELAÇÃO CLÍNICA

LUXAÇÃO DA ARTICULAÇÃO TEMPOROMANDIBULAR

Durante o bocejo (ou outras atividades nas quais a boca abre-se amplamente), a cabeça da mandíbula move-se para frente a partir da fossa mandibular para o tubérculo articular. Em alguns indivíduos, esse movimento pode causar deslizamento da cabeça da mandíbula anteriormente ao tubérculo articular, onde trava a mandíbula na posição protraída. Os ligamentos que sustentam a articulação ficam distendidos, o que provoca um intenso espasmo (trismo) dos músculos masseter, pterigóideo medial e temporal.

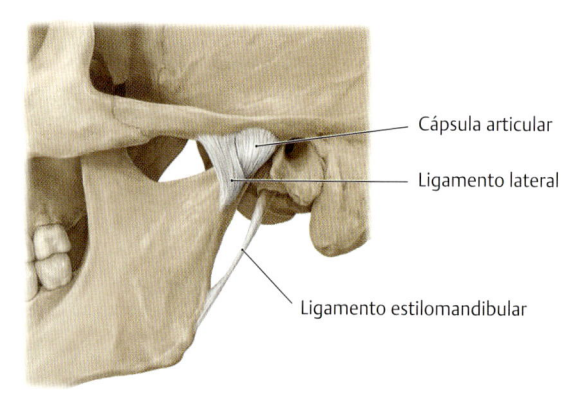

A Vista lateral da articulação temporomandibular esquerda

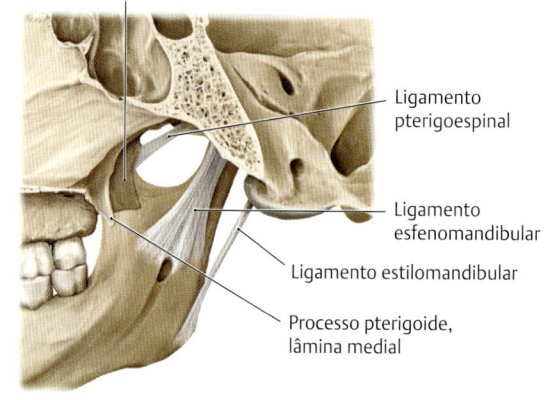

B Vista medial da articulação temporomandibular direita

Figura 27.6 Ligamentos da articulação temporomandibular. (De Schuenke M, Schulte E, Schumacher U. THIEME Atlas of Anatomy, Vol 3. Ilustrações de Voll M e Wesker K. 3rd ed. New York: Thieme Publishers; 2020.)

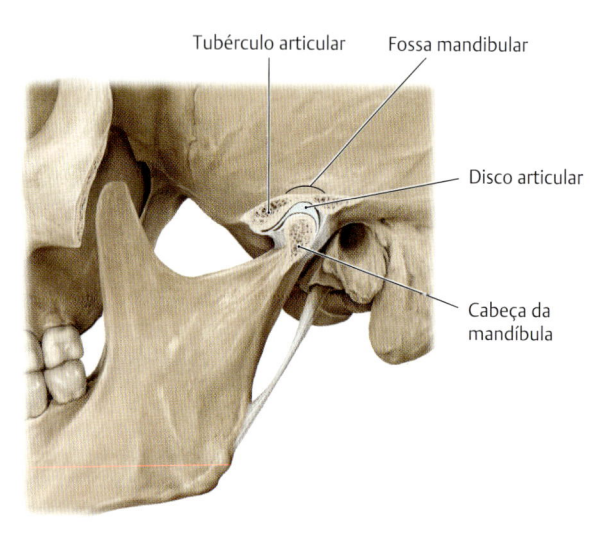

Figura 27.5 Articulação temporomandibular. A cabeça da mandíbula articula-se com a fossa mandibular na articulação temporomandibular. **Corte sagital, vista lateral esquerda.** (De Gilroy AM, MacPherson BR, Wikenheiser JC. Atlas of Anatomy. Ilustrações de Voll M e Wesker K. 4th ed. New York: Thieme Publishers; 2020.)

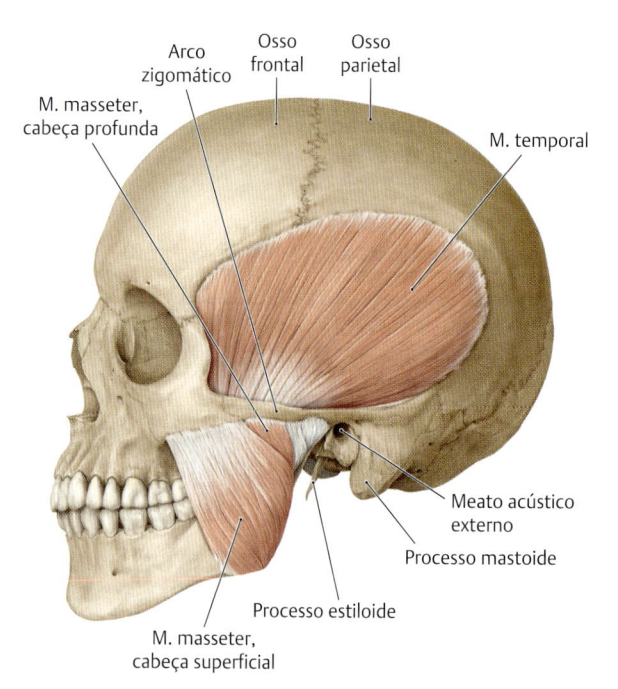

Figura 27.7 Músculos masseter e temporal. Vista lateral esquerda. (De Schuenke M, Schulte E, Schumacher U. THIEME Atlas of Anatomy, Vol 3. Ilustrações de Voll M e Wesker K. 3rd ed. New York: Thieme Publishers; 2020.)

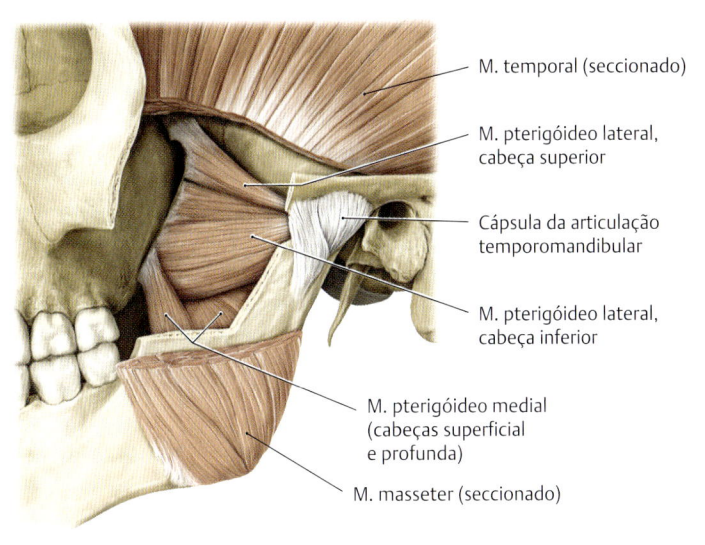

A M. pterigóideo lateral. *Removido*: processo coronoide da mandíbula

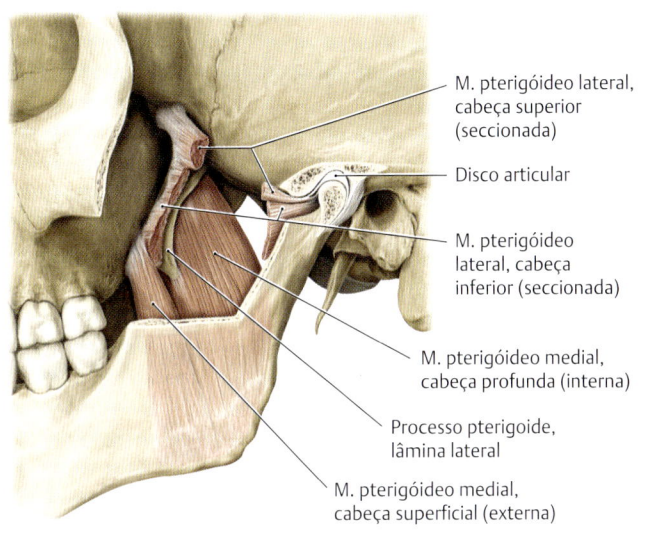

B M. pterigóideo medial. *Removidos*: mm. temporal e masseter. *Seccionado*: m. pterigóideo lateral

Figura 27.8 Músculos pterigóideo lateral e pterigóideo medial. Vista lateral esquerda. (De Schuenke M, Schulte E, Schumacher U. THIEME Atlas of Anatomy, Vol 3. Ilustrações de Voll M e Wesker K. 3rd ed. New York: Thieme Publishers; 2020.)

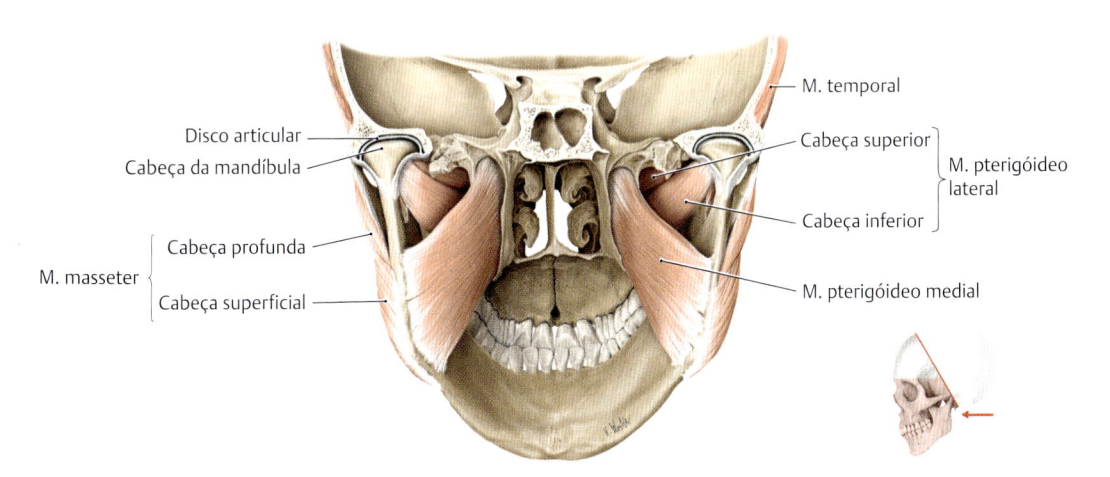

Figura 27.9 Alça dos músculos mastigatórios. Vista posterior oblíqua. *Mostrada*: alça muscular formada pelos músculos masseter e pterigóideo medial que envolvem a mandíbula. (De Schuenke M, Schulte E, Schumacher U. THIEME Atlas of Anatomy, Vol 3. Ilustrações de Voll M e Wesker K. 3rd ed. New York: Thieme Publishers; 2020.)

Tabela 27.3 Músculos da mastigação.

Músculo		Origem	Inserção	Inervação	Ação
Masseter		Cabeça superficial: arco zigomático (dois terços anteriores)	Ângulo da mandíbula (tuberosidade massetérica)	N. mandibular (NC V$_3$) através do n. massetérico	Eleva (músculo inteiro) e protrai (fibras superficiais) a mandíbula
		Cabeça profunda: arco zigomático (terço posterior)			
Temporal		Fossa temporal (linha temporal inferior)	Processo coronoide da mandíbula (ápice e superfície medial)	N. mandibular (NC V$_3$) através dos nn. temporais profundos	*Fibras verticais*: elevam a mandíbula *Fibras horizontais*: retraem a mandíbula *Unilateral*: movimento lateral da mandíbula (mastigação)
Pterigóideo lateral	Cabeça superior	Asa maior do osso esfenoide (crista infratemporal)	Articulação temporomandibular (disco articular)	N. mandibular (NC V$_3$) através do n. pterigóideo lateral	*Bilateral:* protrai a mandíbula (traciona o disco articular para a frente) *Unilateral:* movimentos laterais da mandíbula (mastigação)
	Cabeça inferior	Lâmina lateral do processo pterigoide (superfície lateral)	Mandíbula (processo condilar)		
Pterigóideo medial	Cabeça superficial	Maxila (túber)	Tuberosidade pterigóidea na superfície medial do ângulo da mandíbula	N. mandibular (NC V$_3$) através do n. pterigóideo medial	*Bilateral*: eleva a mandíbula com o músculo masseter; contribui para a protrusão *Unilateral*: pequenos movimentos de trituração
	Cabeça profunda	Face medial da lâmina lateral do processo pterigoide e fossa pterigóidea			

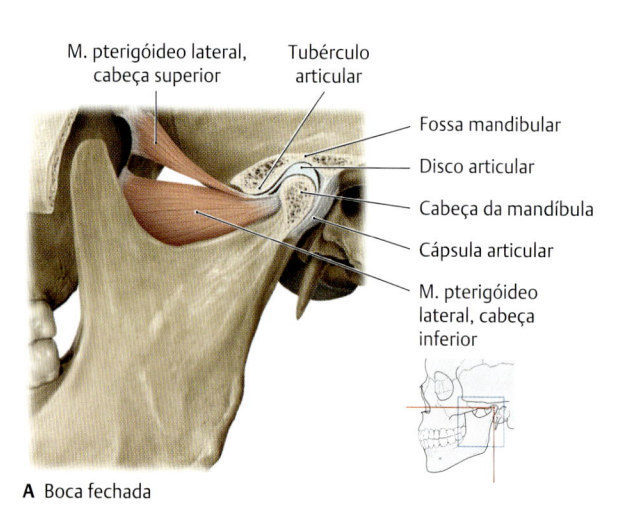

A Boca fechada

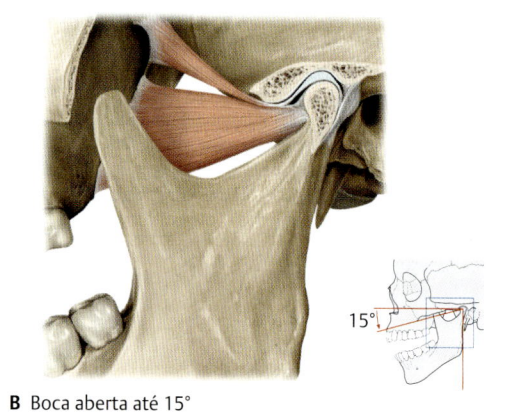

B Boca aberta até 15°

C Boca aberta além de 15°

Figura 27.10 Movimento da articulação temporomandibular.
Vista lateral esquerda. Durante os primeiros 15° de abaixamento da mandíbula (abertura da boca), a cabeça da mandíbula permanece na fossa mandibular. A partir de 15°, a cabeça da mandíbula desliza para a frente sobre o tubérculo articular. (De Gilroy AM, MacPherson BR, Wikenheiser JC. Atlas of Anatomy. Ilustrações de Voll M e Wesker K. 4th ed. New York: Thieme Publishers; 2020.)

27.3   Região parotídea

A região parotídea situa-se superficialmente ao ramo da mandíbula e inclui a glândula parótida e suas estruturas circundantes (Figuras 27.11 e 27.12).

- A **glândula parótida**, a maior das três glândulas salivares, situa-se anteriormente à orelha na parte lateral da face
  - A parte superficial da glândula situa-se sobre o músculo masseter
  - Uma parte profunda da glândula curva-se ao redor da margem posterior do ramo da mandíbula
  - Uma resistente fáscia parotídea derivada da fáscia cervical profunda envolve a glândula
  - O nervo glossofaríngeo (NC IX) dá origem a fibras secretomotoras (parassimpáticas) para a glândula parótida e faz sinapse no gânglio ótico. Fibras pós-ganglionares acompanham o nervo auriculotemporal do NC V$_3$

- O **ducto parotídeo (de Stensen)** cruza o músculo masseter superficialmente para perfurar o músculo bucinador e entrar na boca, onde se abre no vestíbulo da boca oposto ao dente segundo molar superior
- O plexo intraparotídeo, formado pelo nervo facial (NC VII), está localizado dentro da glândula parótida e dá origem a cinco ramos que inervam os músculos da face: os ramos temporal, zigomático, bucal, marginal da mandíbula e cervical (ver Figura 27.24, mais adiante)
- As estruturas que atravessam ou que estão localizadas dentro da glândula parótida são:
  - O plexo intraparotídeo do nervo facial (NC VII)
  - A veia retromandibular, formada pelas veias temporal superficial e maxilar
  - A artéria carótida externa e a origem de seus ramos terminais, as artérias temporal superficial e maxilar
  - Os linfonodos parotídeos, que drenam a glândula parótida, a orelha externa, a fronte e a região temporal.

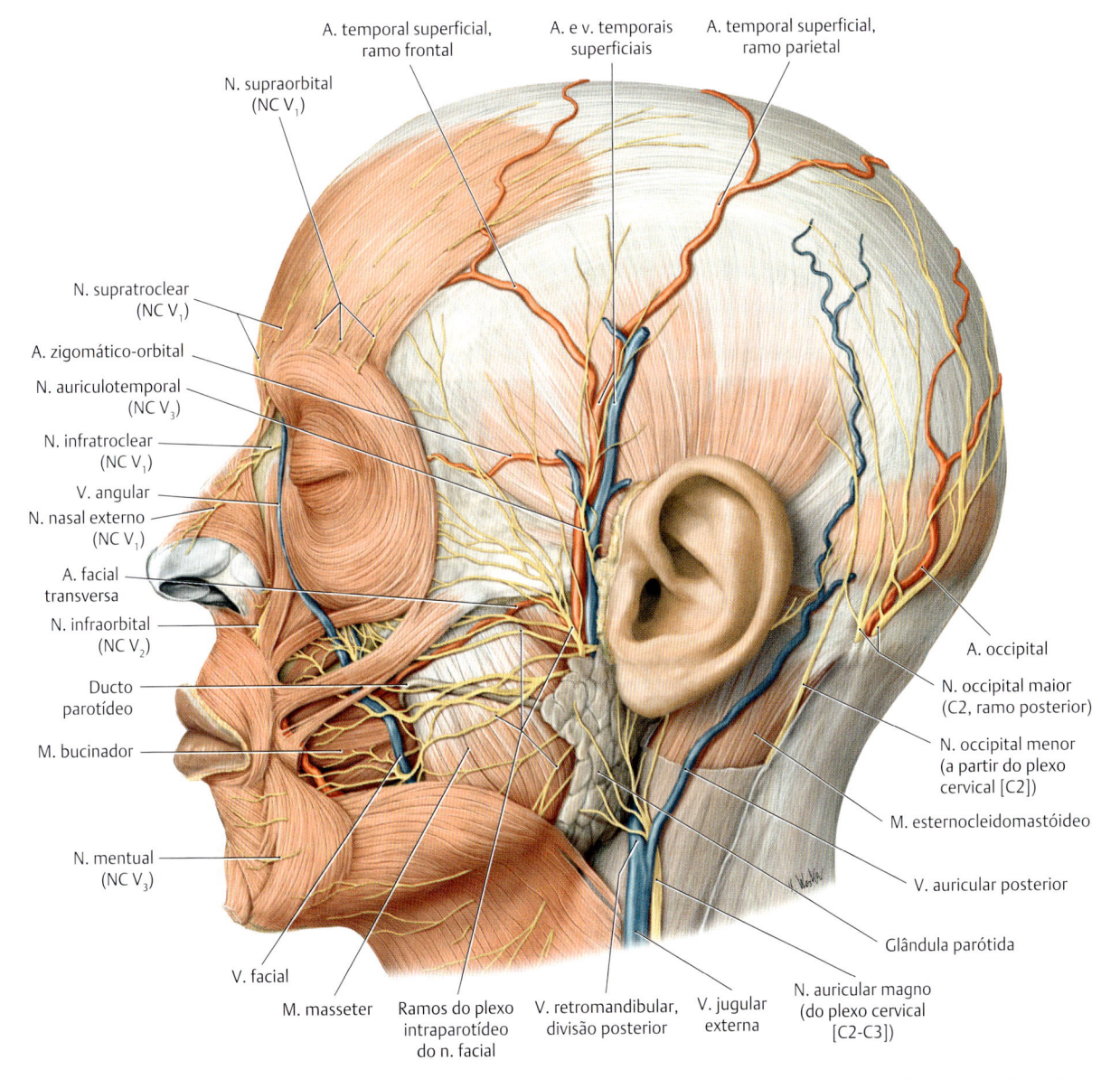

Figura 27.11 Glândula parótida. Vista lateral esquerda. *Nota*: o ducto parotídeo penetra no músculo bucinador para se abrir em oposição ao dente segundo molar superior. (De Gilroy AM, MacPherson BR, Wikenheiser JC. Atlas of Anatomy. Ilustrações de Voll M e Wesker K. 4th ed. New York: Thieme Publishers; 2020.)

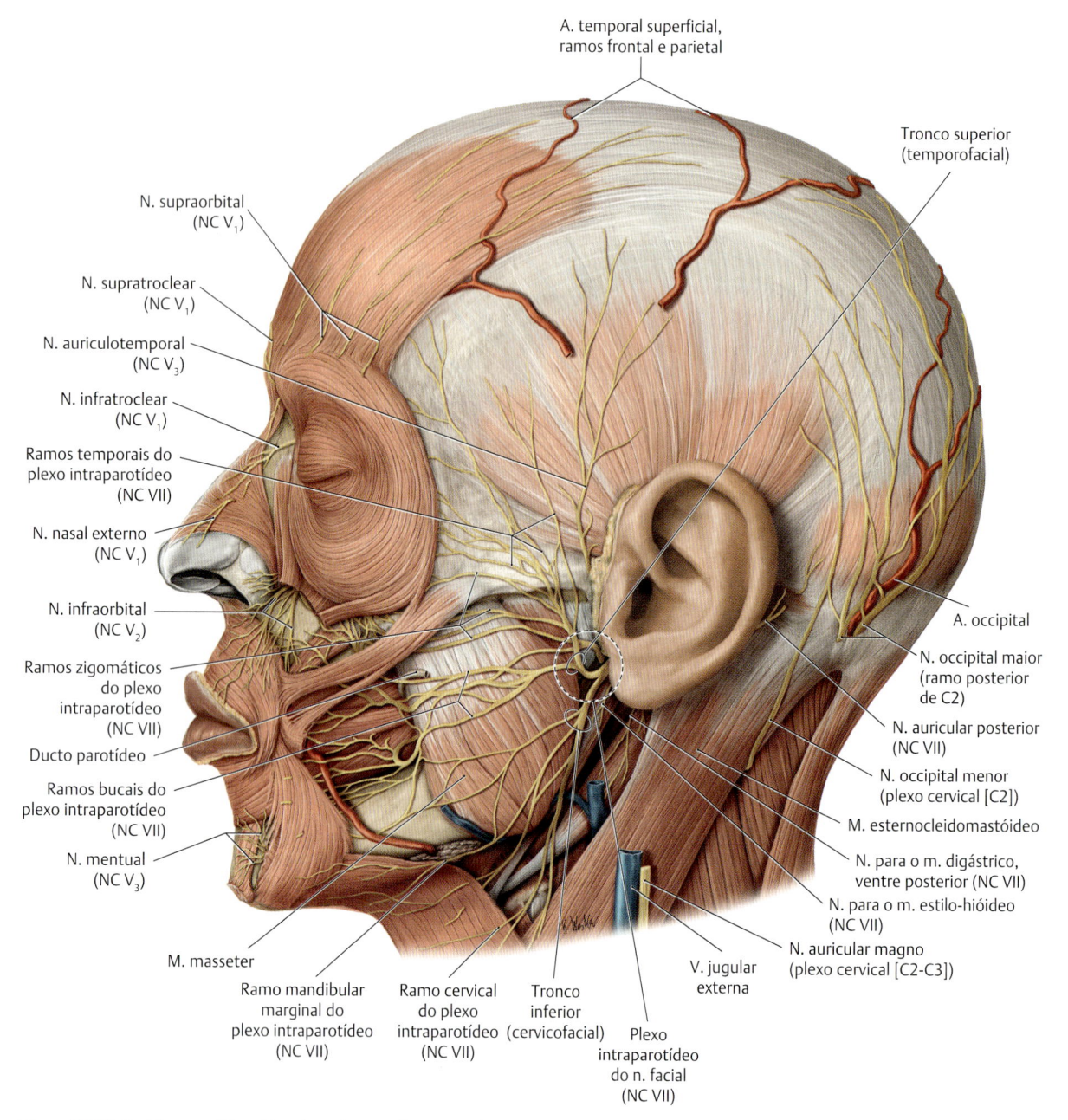

A. temporal superficial, ramos frontal e parietal

Tronco superior (temporofacial)

N. supraorbital (NC V$_1$)

N. supratroclear (NC V$_1$)

N. auriculotemporal (NC V$_3$)

N. infratroclear (NC V$_1$)

Ramos temporais do plexo intraparotídeo (NC VII)

N. nasal externo (NC V$_1$)

N. infraorbital (NC V$_2$)

Ramos zigomáticos do plexo intraparotídeo (NC VII)

Ducto parotídeo

Ramos bucais do plexo intraparotídeo (NC VII)

N. mentual (NC V$_3$)

A. occipital

N. occipital maior (ramo posterior de C2)

N. auricular posterior (NC VII)

N. occipital menor (plexo cervical [C2])

M. esternocleidomastóideo

N. para o m. digástrico, ventre posterior (NC VII)

N. para o m. estilo-hióideo (NC VII)

N. auricular magno (plexo cervical [C2-C3])

M. masseter

Ramo mandibular marginal do plexo intraparotídeo (NC VII)

Ramo cervical do plexo intraparotídeo (NC VII)

Tronco inferior (cervicofacial)

Plexo intraparotídeo do n. facial (NC VII)

V. jugular externa

Figura 27.12 **Região parotídea.** Vista lateral esquerda. *Removidos*: glândula parótida, músculo esternocleidomastóideo e veias da cabeça. (De Gilroy AM, MacPherson BR, Wikenheiser JC. Atlas of Anatomy. Ilustrações de Voll M e Wesker K. 4th ed. New York: Thieme Publishers; 2020.)

27.4 Fossa temporal

A fossa temporal situa-se superior e medialmente à região parotídea e recobre a face lateral da cabeça (Figuras 27.13 e 27.14).
— Os limites da fossa temporal são os seguintes:
  • Anteriormente, o processo frontal do zigomático e o processo zigomático do frontal
  • Lateralmente, o arco zigomático
  • Medialmente, o frontal, o parietal, a asa maior do esfenoide e a parte escamosa do temporal
  • Inferiormente, a fossa infratemporal
— A fossa temporal contém
  • O músculo temporal e a **fáscia temporal**
  • A artéria e a veia temporais superficiais
  • Os **ramos temporais profundos** da artéria maxilar

  • Os **nervos temporais profundos** e o nervo auriculotemporal do nervo mandibular, uma divisão do nervo trigêmeo (NC V$_3$).

27.5 Fossa infratemporal

A fossa infratemporal situa-se profundamente ao ramo da mandíbula e segue superiormente com a fossa temporal (Figura 27.15).
— Os limites ósseos da região infratemporal são os seguintes
  • Anteriormente, a parede posterior da maxila
  • Posteriormente, a fossa mandibular do temporal
  • Medialmente, a lâmina lateral do processo pterigoide do esfenoide
  • Lateralmente, o ramo da mandíbula
  • Superiormente, o temporal e a asa maior do esfenoide

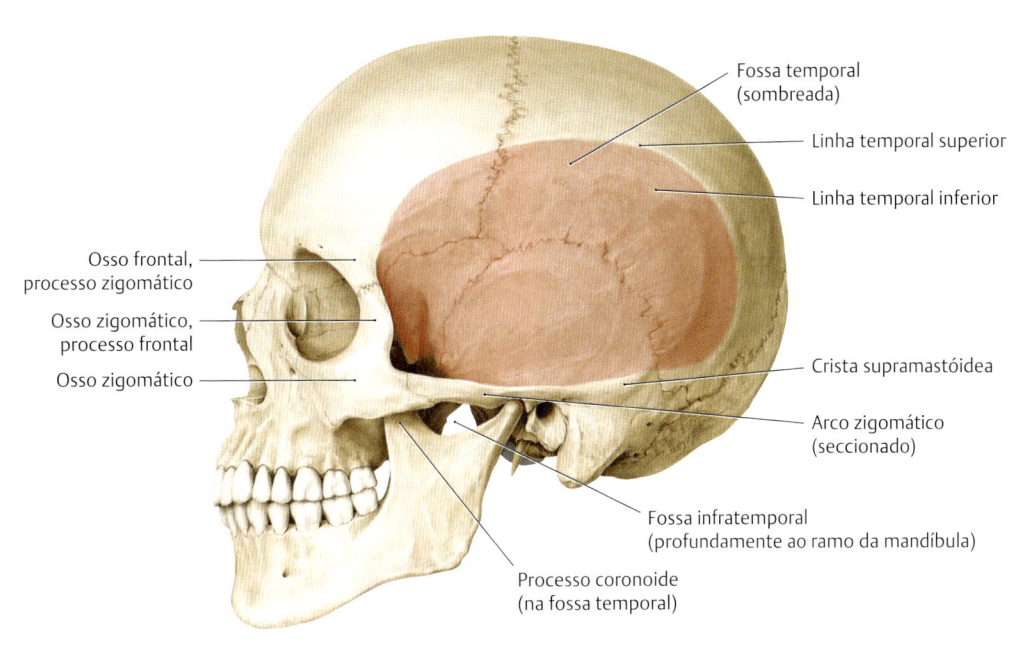

Fossa temporal
(sombreada)

Linha temporal superior

Linha temporal inferior

Osso frontal,
processo zigomático

Osso zigomático,
processo frontal

Osso zigomático

Crista supramastóidea

Arco zigomático
(seccionado)

Fossa infratemporal
(profundamente ao ramo da mandíbula)

Processo coronoide
(na fossa temporal)

Figura 27.13 Fossa temporal. Vista lateral esquerda. A fossa temporal situa-se na superfície lateral do crânio medial e superiormente ao arco zigomático. (De Gilroy AM, MacPherson BR, Wikenheiser JC. Atlas of Anatomy. Ilustrações de Voll M e Wesker K. 4th ed. New York: Thieme Publishers; 2020.)

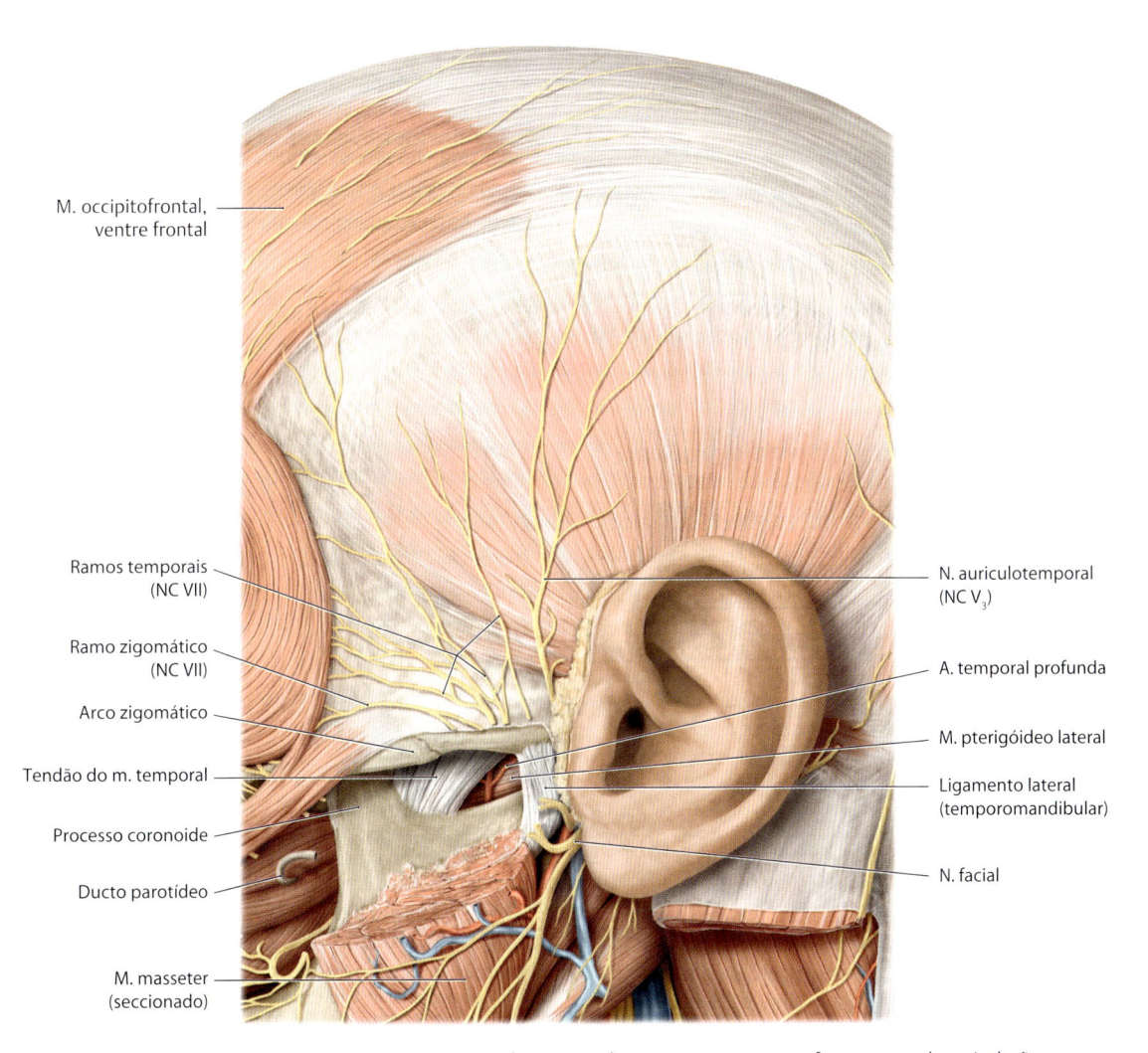

M. occipitofrontal,
ventre frontal

Ramos temporais
(NC VII)

Ramo zigomático
(NC VII)

Arco zigomático

Tendão do m. temporal

Processo coronoide

Ducto parotídeo

M. masseter
(seccionado)

N. auriculotemporal
(NC V$_3$)

A. temporal profunda

M. pterigóideo lateral

Ligamento lateral
(temporomandibular)

N. facial

Figura 27.14 Topografia da fossa temporal. Vista lateral esquerda. *Seccionado*: m. masseter. *Expostas*: fossa temporal e articulação temporomandibular. (De Baker EW. Anatomy for Dental Medicine, 2nd ed. New York: Thieme; 2015.)

— A fossa infratemporal comunica-se com a órbita anteriormente, com a fossa pterigopalatina medialmente, e com a fossa média do crânio superiormente
— O conteúdo da fossa infratemporal (Figuras 27.16 e 27.17) abrange
   • A articulação temporomandibular
   • Os músculos pterigóideo medial e pterigóideo lateral, e a parte inferior do músculo temporal
   • A artéria maxilar e seus ramos (Tabela 27.4)
   • O plexo venoso pterigóideo

• O nervo mandibular, que é uma divisão do nervo trigêmeo (NC V$_3$), e seus ramos
• O gânglio ótico
• A corda do tímpano do nervo facial (NC VII)
— O nervo mandibular (NC V$_3$), que é o nervo da fossa infratemporal e a única divisão do nervo trigêmeo que conduz fibras sensitivas e fibras motoras somáticas gerais, distribui as fibras parassimpáticas (motoras viscerais) pós-ganglionares que se originam dos gânglios ótico e submandibular (Figuras 27.4 e 27.18; Tabela 27.5).

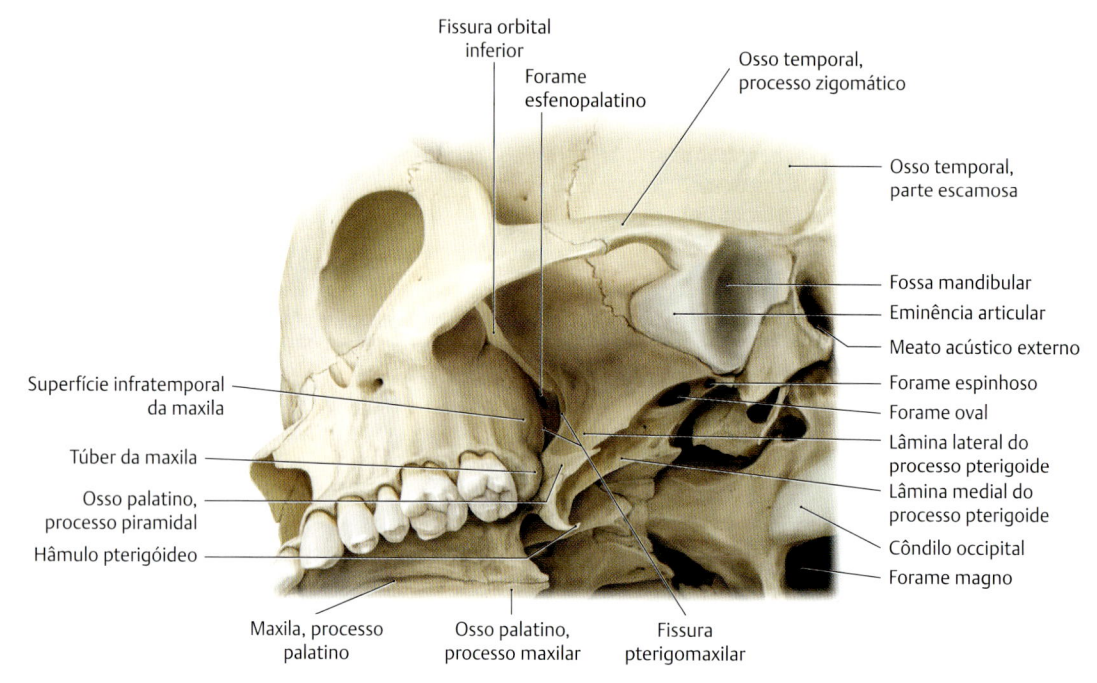

Figura 27.15 Limites ósseos da fossa infratemporal. Vista externa oblíqua da base do crânio. (De Gilroy AM, MacPherson BR, Wikenheiser JC. Atlas of Anatomy. Ilustrações de Voll M e Wesker K. 4th ed. New York: Thieme Publishers; 2020.)

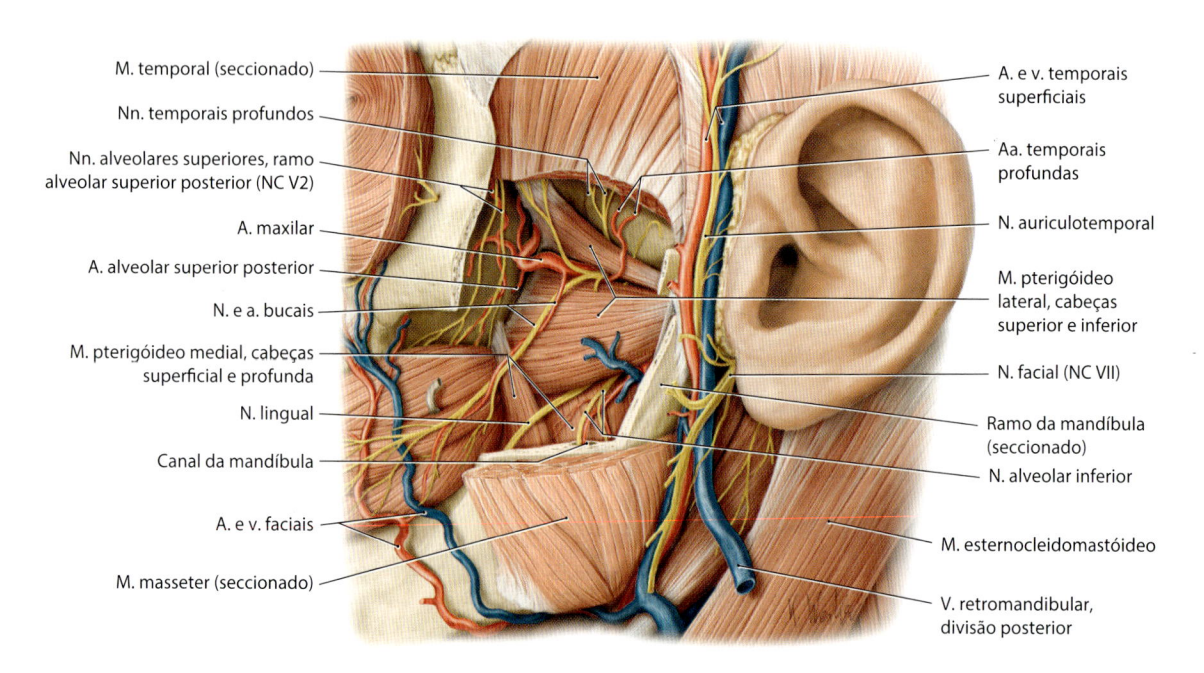

Figura 27.16 Fossa infratemporal: camada superficial. Vista lateral esquerda. *Removido*: ramo da mandíbula. (De Gilroy AM, MacPherson BR, Wikenheiser JC. Atlas of Anatomy. Ilustrações de Voll M e Wesker K. 4th ed. New York: Thieme Publishers; 2020.)

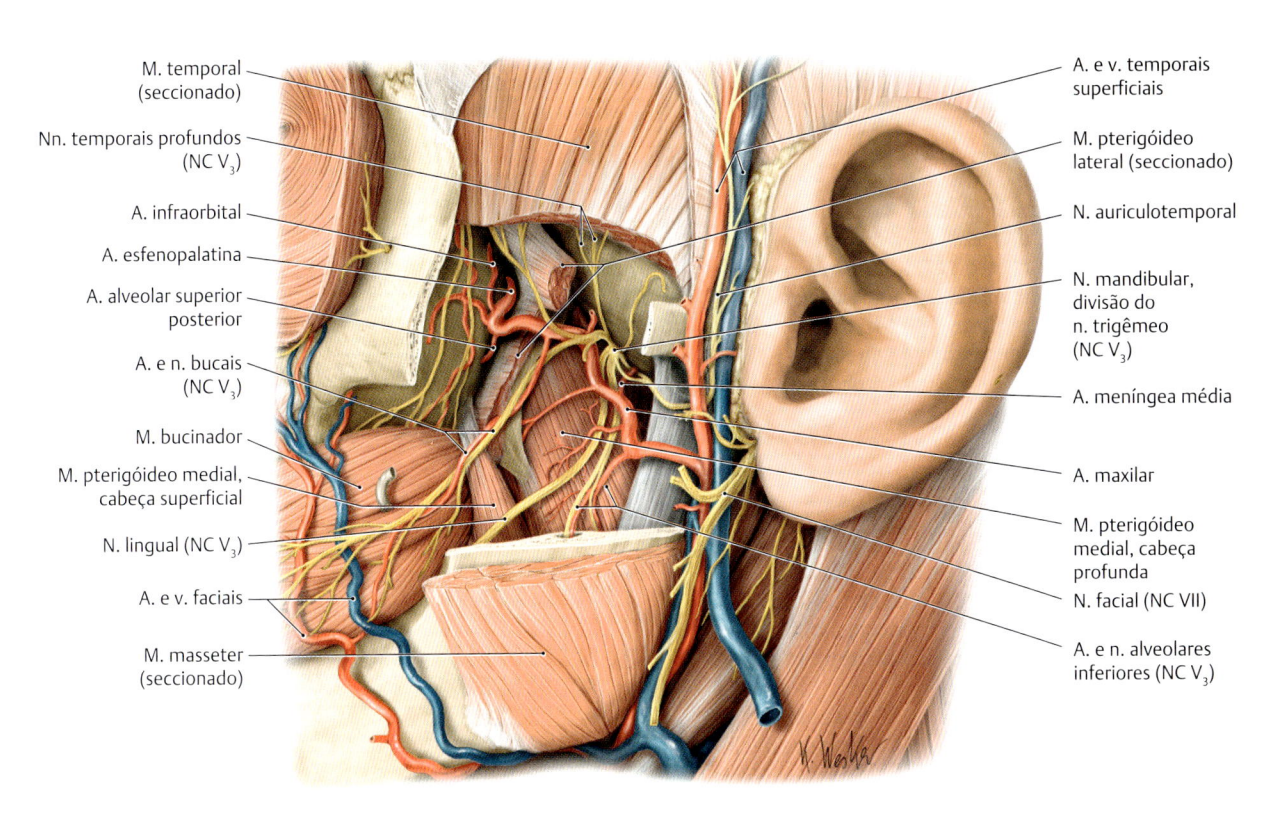

M. temporal (seccionado)

Nn. temporais profundos (NC V₃)

A. infraorbital

A. esfenopalatina

A. alveolar superior posterior

A. e n. bucais (NC V₃)

M. bucinador

M. pterigóideo medial, cabeça superficial

N. lingual (NC V₃)

A. e v. faciais

M. masseter (seccionado)

A. e v. temporais superficiais

M. pterigóideo lateral (seccionado)

N. auriculotemporal

N. mandibular, divisão do n. trigêmeo (NC V₃)

A. meníngea média

A. maxilar

M. pterigóideo medial, cabeça profunda

N. facial (NC VII)

A. e n. alveolares inferiores (NC V₃)

Figura 27.17 Fossa infratemporal: dissecção profunda. Vista lateral esquerda. *Removido*: músculo pterigóideo lateral (ambas as cabeças). *Expostos*: a fossa infratemporal profunda e o nervo mandibular quando entra no canal da mandíbula através do forame oval no teto da fossa.

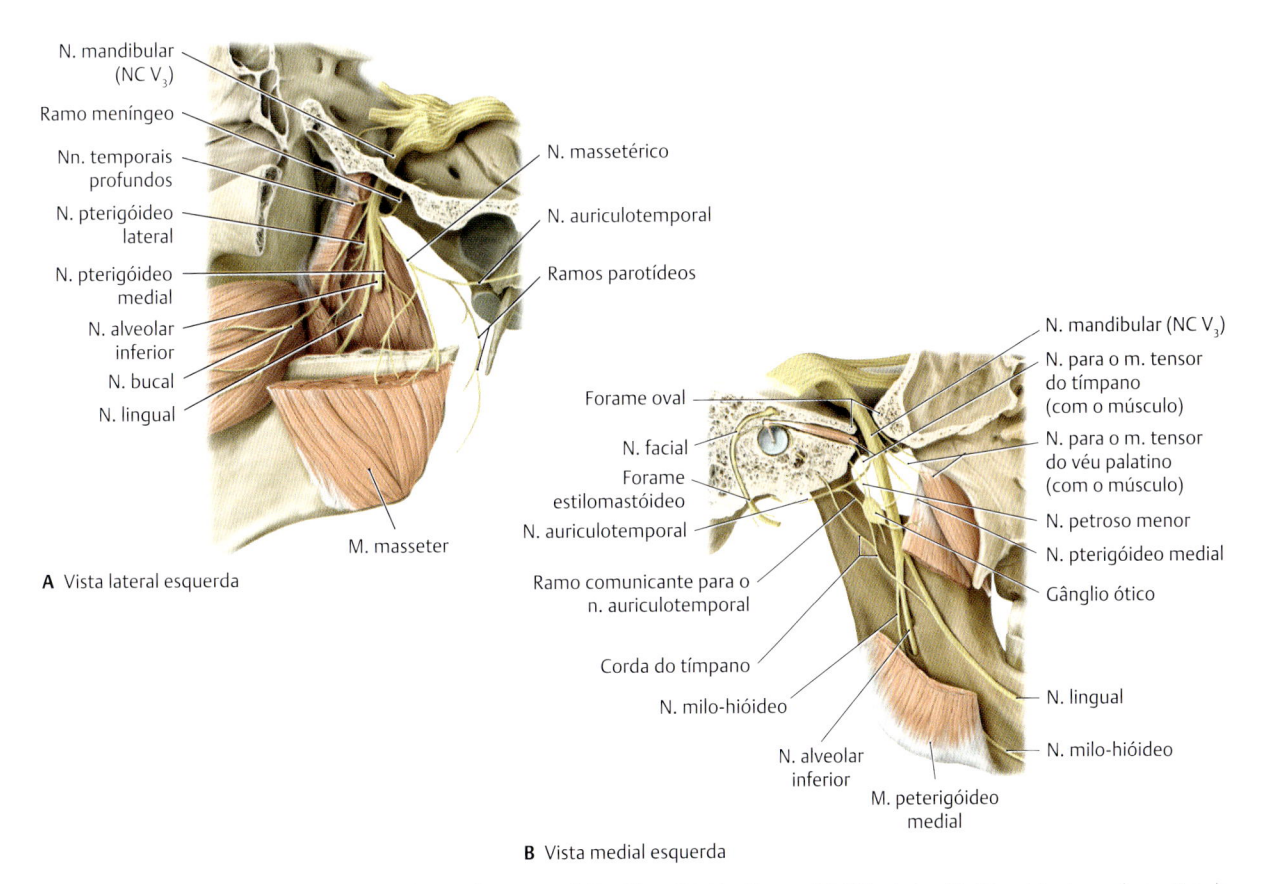

N. mandibular (NC V₃)

Ramo meníngeo

Nn. temporais profundos

N. pterigóideo lateral

N. pterigóideo medial

N. alveolar inferior

N. bucal

N. lingual

N. massetérico

N. auriculotemporal

Ramos parotídeos

M. masseter

A Vista lateral esquerda

Forame oval

N. facial

Forame estilomastóideo

N. auriculotemporal

Ramo comunicante para o n. auriculotemporal

Corda do tímpano

N. milo-hióideo

N. alveolar inferior

M. peterigóideo medial

N. mandibular (NC V₃)

N. para o m. tensor do tímpano (com o músculo)

N. para o m. tensor do véu palatino (com o músculo)

N. petroso menor

N. pterigóideo medial

Gânglio ótico

N. lingual

N. milo-hióideo

B Vista medial esquerda

Figura 27.18 Nervo mandibular (NC V₃) na fossa infratemporal. (De Gilroy AM, MacPherson BR, Wikenheiser JC. Atlas of Anatomy. Ilustrações de Voll M e Wesker K. 4th ed. New York: Thieme Publishers; 2020.)

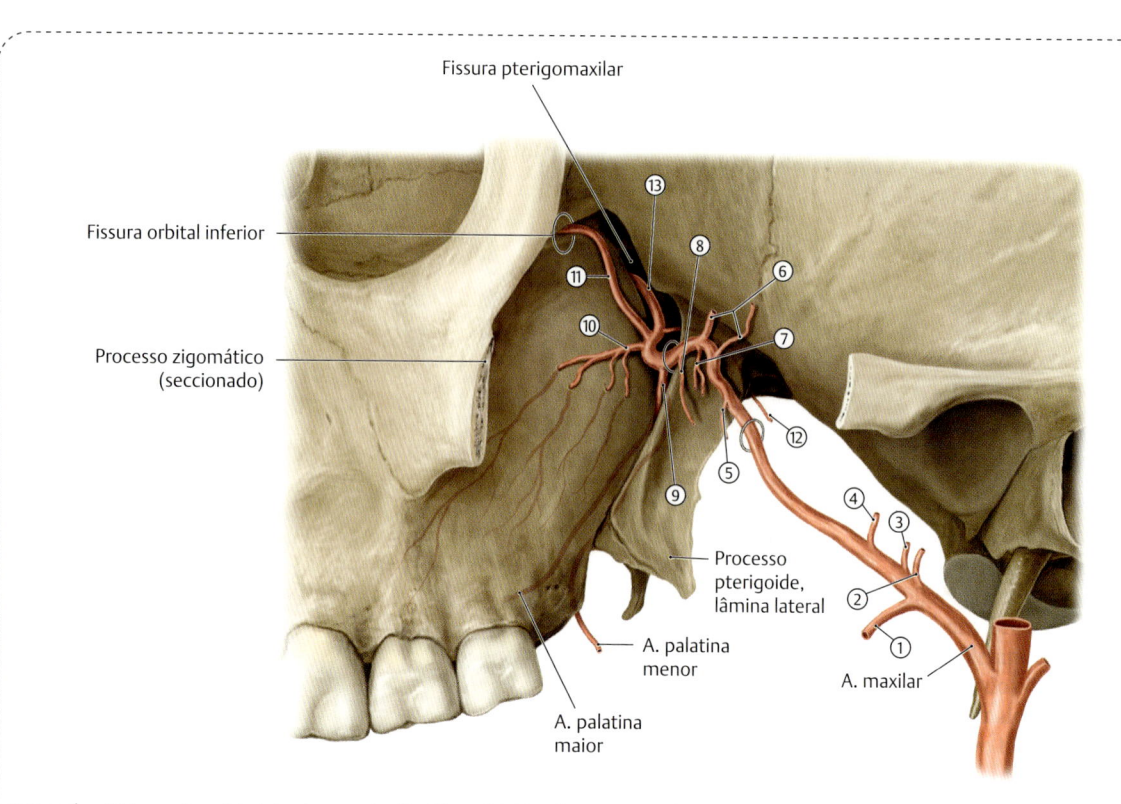

Ramos da artéria maxilar, vista lateral esquerda. (De Gilroy AM, MacPherson BR, Wikenheiser JC. Atlas of Anatomy. Ilustrações de Voll M e Wesker K. 4th ed. New York: Thieme Publishers; 2020.)

Tabela 27.4 Ramos da artéria maxilar.

Parte	Artéria		Distribuição
Parte mandibular (entre a origem e o primeiro círculo ao redor da artéria)	① A. alveolar inferior		Mandíbula, dentes, gengiva
	② A. timpânica anterior		Cavidade timpânica
	③ A. auricular profunda		Articulação temporomandibular, meato acústico externo
	④ A. meníngea média		Calvária, dura-máter, fossas anterior e média do crânio
Parte pterigóidea (entre os círculos ao redor da artéria)	⑤ A. massetérica		Músculo masseter
	⑥ Aa. temporais profundas		Músculo temporal
	⑦ Ramos pterigóideos		Músculos pterigóideos
	⑧ A. bucal		Túnica mucosa da boca
Parte pterigopalatina (do segundo círculo através da fissura pterigomaxilar)	⑨ A. palatina descendente	A. palatina maior	Palato duro
		A. palatina menor	Palato mole, tonsila palatina, parede da faringe
	⑩ A. alveolar superior posterior		Molares maxilares, seio maxilar, gengiva
	⑪ A. infraorbital		Alvéolos maxilares, incisivos e caninos maxilares, seio maxilar e pele da parte média da face
	⑫ A. do canal pterigóideo		Parte nasal superior da faringe, tuba auditiva e seio esfenoidal
	⑫ A. esfenopalatina	Aa. nasais posteriores laterais	Parede lateral da cavidade nasal, coanos
		Ramos septais posteriores	Septo nasal

Tabela 27.5 Nervos da fossa infratemporal.

Nervo	Fibras nervosas	Distribuição
Ramos musculares (NC V₃)	Motoras branquiais	Músculos da mastigação; milo-hióideo; tensor do tímpano; tensor do véu palatino; ventre anterior do m. digástrico
Auriculotemporal (NC V₃)	Sensitivas gerais	Aurícula, região temporal e articulação temporomandibular
	Motoras viscerais do n. glossofaríngeo (NC IX)	Glândula parótida
Alveolar inferior (NC V₃)	Sensitivas gerais	Dentes da mandíbula; o ramo mentual inerva a pele do lábio inferior e do mento
Lingual (NC V₃)	Sensitivas gerais	Dois terços anteriores da língua, assoalho da boca e gengiva lingual da mandíbula
Bucal (NC V₃)	Sensitivas gerais	Pele e túnica mucosa da bochecha
Meníngeo (NC V₃)	Sensitivas gerais	Dura-máter e fossa média do crânio
Corda do tímpano (NC VII)	Sensitivas especiais para o paladar	Dois terços anteriores da língua
	Motoras viscerais	Glândulas submandibulares e sublinguais através do gânglio submandibular e n. lingual (NC V₃)

27.6 Fossa pterigopalatina

A **fossa pterigopalatina**, um espaço estreito de localização medial à fossa infratemporal, é um importante centro de distribuição dos ramos do nervo maxilar, uma divisão do nervo trigêmeo (NC V₂), e dos ramos acompanhantes da artéria maxilar.

— Os limites ósseos da fossa pterigopalatina (Figura 27.19) são os seguintes
  • Superiormente, o ápice da órbita
  • Anteriormente, o seio maxilar
  • Posteriormente, a lâmina lateral do processo pterigoide do esfenoide
  • Lateralmente, a **fissura pterigomaxilar**
  • Medialmente, a lâmina perpendicular do palatino

— O conteúdo da fossa pterigopalatina abrange
  • A parte pterigopalatina da artéria maxilar, seus ramos e veias acompanhantes
  • O nervo do canal pterigóideo
  • O gânglio pterigopalatino
  • O nervo maxilar, uma divisão do nervo trigêmeo (NC V₂), e seus ramos

— A fossa pterigopalatina comunica-se anteriormente com a órbita, medialmente com a cavidade nasal e o palato, e posteriormente com a fossa média e a base do crânio (Tabela 27.6)

— A artéria maxilar estende-se da fossa infratemporal até a fossa pterigopalatina através da fissura pterigomaxilar (Tabela 27.4). Seus ramos acompanham os do nervo maxilar (NC V₂) para inervar o nariz, o palato e a faringe

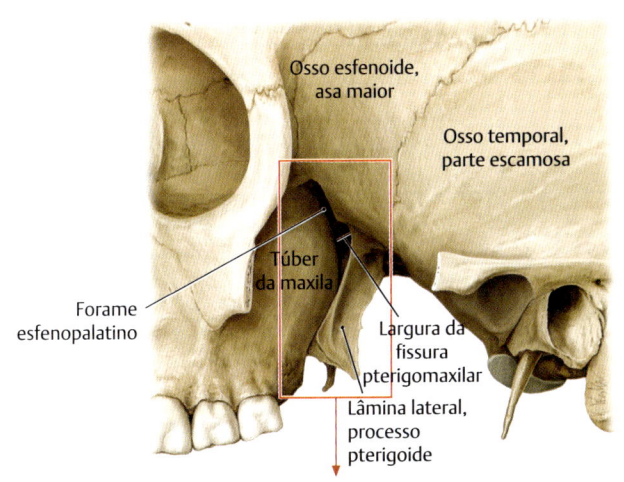

A Vista lateral esquerda. Abordagem lateral através da fossa infratemporal via fissura pterigomaxilar

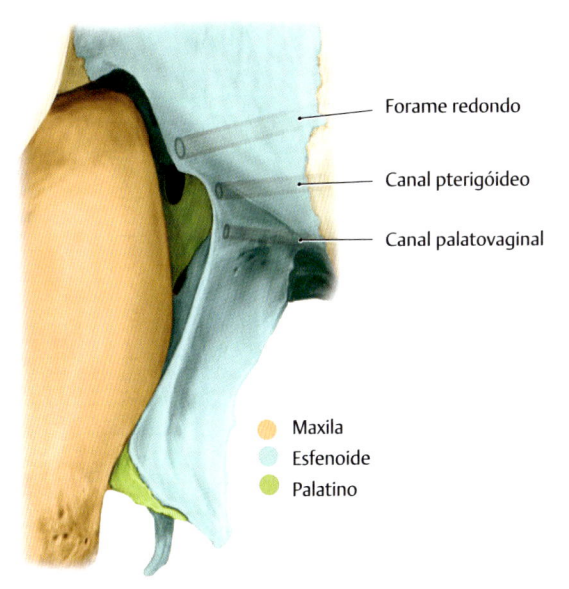

B Vista lateral esquerda. Essa versão com código de cores mostra a localização da função do palatino

Figura 27.19 Fossa pterigopalatina. (De Gilroy AM, MacPherson BR, Wikenheiser JC. Atlas of Anatomy. Ilustrações de Voll M e Wesker K. 4th ed. New York: Thieme Publishers; 2020.)

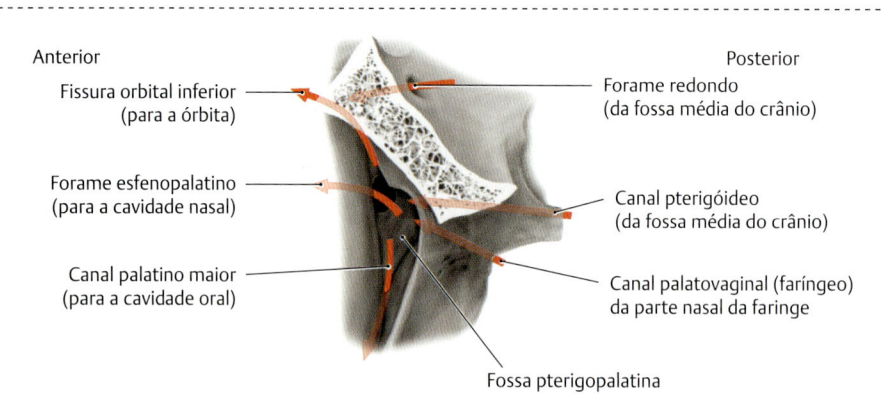

Anterior

Fissura orbital inferior
(para a órbita)

Forame esfenopalatino
(para a cavidade nasal)

Canal palatino maior
(para a cavidade oral)

Posterior

Forame redondo
(da fossa média do crânio)

Canal pterigóideo
(da fossa média do crânio)

Canal palatovaginal (faríngeo)
da parte nasal da faringe

Fossa pterigopalatina

De Gilroy AM, MacPherson BR, Wikenheiser JC. Atlas of Anatomy. Ilustrações de Voll M e Wesker K. 4th ed. New York: Thieme Publishers; 2020.

Tabela 27.6 Comunicações da fossa pterigopalatina.

Comunicação	Direção	Via de passagem	Estruturas transmitidas
Fossa média do crânio	Posterossuperiormente	Forame redondo	• N. maxilar (NC V$_2$)

Fossa média do crânio	Posteriormente na parede anterior do forame lacerado	Canal pterigóideo	• N. do canal pterigóideo, formado a partir do
			  ◦ N. petroso maior (fibras parassimpáticas pré-ganglionares a partir do NC VII)
			  ◦ N. petroso profundo (fibras simpáticas pós-ganglionares a partir do plexo carótico interno)
			• A. do canal pterigóideo
			• Vv. do canal pterigóideo

Órbita	Anterossuperiormente	Fissura orbital inferior	• Ramos do n. maxilar (NC V$_2$)
			  ◦ N. infraorbital
			  ◦ N. zigomático
			• A. e vv. infraorbitais
			• Vv. comunicantes entre a v. oftálmica inferior e o plexo pterigoide de vv.

Cavidade nasal	Medialmente	Forame esfenopalatino	• N. nasopalatino (NC V$_2$), ramos nasais posteriores superomediais e superolaterais • A. e vv. esfenopalatinas
Cavidade oral	Inferiormente	Canal palatino maior (forame)	• N. palatino maior (NC V$_2$) e a. palatina descendentes • Ramos que emergem através dos canais palatinos menores ◦ Nn. palatinos menores (NC V$_2$) e aa. palatinas menores
Parte nasal da faringe	Inferoposteriormente	Canal palatovaginal (faríngeo)	• Ramos faríngeos do m. maxilar (V$_2$) e a. faríngea
Fossa infratemporal	Lateralmente	Fissura pterigomaxilar	• A. maxilar, parte pterigopalatina (terço) • N., a. e v. alveolares superiores posteriores

— O **nervo do canal pterigóideo**, que entra na fossa pterigopalatina a partir da fossa média do crânio, é um nervo autônomo que conduz
  • Fibras parassimpáticas pré-ganglionares do **nervo petroso maior**, um ramo do nervo facial (NC VII)
  • Fibras simpáticas pós-ganglionares do **nervo petroso profundo**, que se origina do plexo carótico interno
— O gânglio pterigopalatino recebe fibras sensitivas gerais do nervo maxilar (NC V$_2$) e fibras parassimpáticas e simpáticas do nervo do canal pterigóideo. Apenas as fibras parassimpáticas fazem sinapse no gânglio; as fibras sensitivas gerais e simpáticas passam através do gânglio sem fazer sinapse (Tabela 27.7)

— O nervo maxilar, uma divisão do nervo trigêmeo (NC V$_2$):
  • Estende-se da fossa média do crânio até a fossa pterigopalatina através do **forame redondo**
  • Suspende o gânglio pterigopalatino por meio de dois pequenos **nervos ganglionares**, que conduzem fibras sensitivas gerais do nervo maxilar
  • Distribui fibras parassimpáticas pós-ganglionares (secretomotoras) e simpáticas (vasoconstritoras) para as glândulas lacrimais, nasais, palatinas e faríngeas
  • Distribui fibras sensitivas gerais para a parte média da face, o seio maxilar, os dentes da maxila, a cavidade nasal, o palato, e a parte superior da faringe.

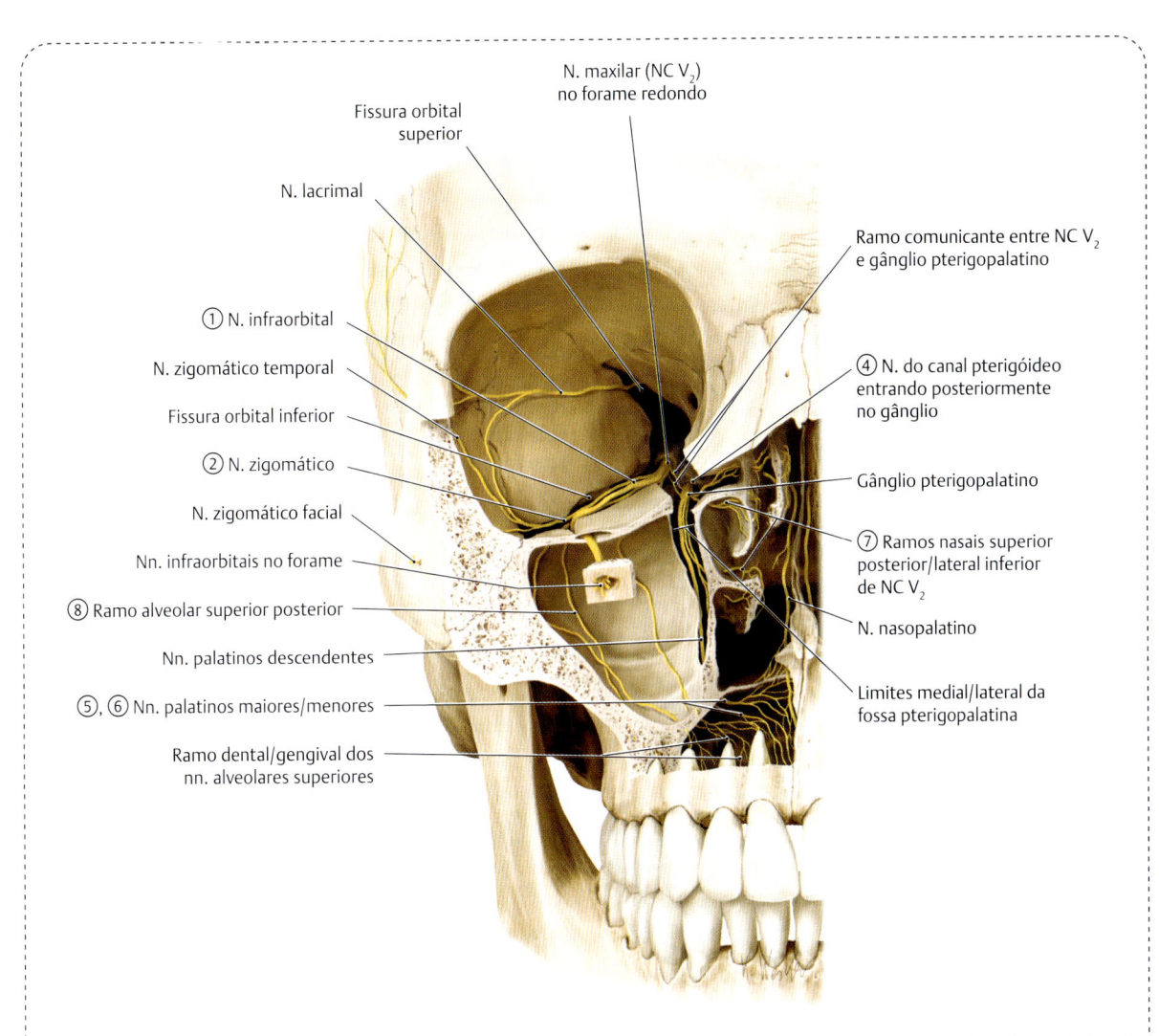

N. maxilar (NC V₂)
no forame redondo

Fissura orbital
superior

N. lacrimal

① N. infraorbital

N. zigomático temporal

Fissura orbital inferior

② N. zigomático

N. zigomático facial

Nn. infraorbitais no forame

⑧ Ramo alveolar superior posterior

Nn. palatinos descendentes

⑤, ⑥ Nn. palatinos maiores/menores

Ramo dental/gengival dos
nn. alveolares superiores

Ramo comunicante entre NC V₂
e gânglio pterigopalatino

④ N. do canal pterigóideo
entrando posteriormente
no gânglio

Gânglio pterigopalatino

⑦ Ramos nasais superior
posterior/lateral inferior
de NC V₂

N. nasopalatino

Limites medial/lateral da
fossa pterigopalatina

Visão frontal da fossa pterigopalatina. (De Gilroy AM, MacPherson BR, Wikenheiser JC. Atlas of Anatomy. Ilustrações de Voll M e Wesker K. 4th ed. New York: Thieme Publishers; 2020.)

Tabela 27.7 Nervos da fossa pterigopalatina.

Nervo	Inervação motora	Distribuição sensitiva
① N. infraorbital (NC V₂)		Pele da parte média da face, seio maxilar, dentes e gengiva
② N. zigomático (NC V₂) – ramo comunicante do n. zigomático temporal		Pele da parte lateral da bochecha, têmpora
③ Ramos orbitais (NC V₂)		Órbita, seios etmoidais e seio esfenoidal
④ N. do canal pterigóideo (NC VII)	Motora visceral (parassimpática pré-ganglionar e simpática pós-ganglionar) para as glândulas da túnica mucosa do nariz e o palato; glândula lacrimal	
⑤ N. palatino maior (NC V₂)		Palato duro e gengiva do palato
⑥ N, palatino menor (NC V₂)		Palato mole, tonsila palatina
⑦ Ramos nasais posteriores superomediais e superolaterais (NC V₂)		Septo nasal, parte lateral superior da parede do nariz, seios etmoidais
⑧ Ramo alveolar superior posterior (NC V₂)		Seio maxilar, bochechas, gengiva, dentes molares da maxila

27.7 Cavidade nasal

A **cavidade nasal** está localizada no meio da face, entre as órbitas e os seios maxilares e acima da cavidade oral.

Estrutura da cavidade nasal

O nariz possui uma parte externa e um par de cavidades nasais internas separadas pelo septo nasal (Figuras 27.20 e 27.21).
— A parte externa do nariz é constituída:
  • Anteriormente, pelas **cartilagens alares** e **nasal lateral**, que formam a **asa do nariz** e os **ramos** que circundam as narinas e o **ápice** do nariz
  • Posteriormente, pelos ossos frontal, maxilar e nasal, que formam a **raiz**, ou ponte, do nariz
— As cavidades nasais são espaços em formato de pirâmide que se comunicam anteriormente com o exterior por meio das **narinas** (estruturas nasais anteriores) e posteriormente com a parte nasal da faringe por meio dos **coanos**
— As paredes laterais das cavidades nasais são formadas pelas conchas nasais superior e média do osso etmoide; pelas conchas nasais inferiores; e pelos ossos maxilar, palatino, lacrimal e nasal
  • As conchas nasais superior, média e inferior são processos ósseos semelhantes a um pergaminho que se projetam para dentro da cavidade nasal
  • Os **meatos nasais superior**, **médio** e **inferior** são recessos abaixo das respectivas conchas nasais
— O septo nasal forma a parede medial de cada cavidade nasal, e é constituído pelo vômer, pela lâmina perpendicular do osso etmoide e por uma cartilagem
— O **palato duro**, que é constituído pelos ossos maxilar e palatino, forma o assoalho das cavidades nasais e as separa da cavidade oral (ver Seção 27.8)
— Os **seios paranasais** são cavidades cheias de ar nos ossos do crânio que se comunicam com as cavidades nasais (Figura 27.22 e Tabela 27.8)

• Os dois **seios frontais**, que geralmente são assimétricos, situam-se acima da raiz do nariz e drenam no meato nasal médio através do **ducto nasofrontal** para dentro do **hiato semilunar**
• Os **seios esfenoidais**, que se formam no corpo do osso esfenoide, situam-se entre os seios cavernosos direito e esquerdo e drenam para o **recesso esfenoetmoidal** na parte posterossuperior das cavidades nasais acima da concha nasal superior
• Os **seios etmoidais** compreendem a parede medial da órbita e são formados por numerosas células etmoidais de paredes finas. Localizam-se entre as órbitas, acima das cavidades nasais, e drenam nos meatos nasais superior e médio
• Os dois **seios maxilares**, os maiores dos seios paranasais, localizam-se em cada lado das cavidades nasais, inferiormente às órbitas, e drenam nos meatos nasais médios
— Um **ducto nasolacrimal** drena as lágrimas do canto medial de cada olho e desemboca no meato inferior, de cada lado.

> **BOXE 27.3 CORRELAÇÃO CLÍNICA**
>
> **INFECÇÃO DOS SEIOS MAXILARES**
>
> As infecções que surgem na cavidade nasal podem se disseminar para qualquer um dos seios paranasais, porém os seios maxilares são os mais comumente afetados. O muco acumula-se dentro dos seios maxilares e é incapaz de drenar, visto que seus óstios estão localizados na parte superior das paredes superomediais. Comumente, os óstios também ficam obstruídos por uma inflamação das túnicas mucosas dos seios (sinusite maxilar). Em geral, a sinusite maxilar ocorre após um resfriado comum ou infecção pelo vírus *influenza*, mas também pode surgir em decorrência de disseminação de infecções dos dentes maxilares posteriores.

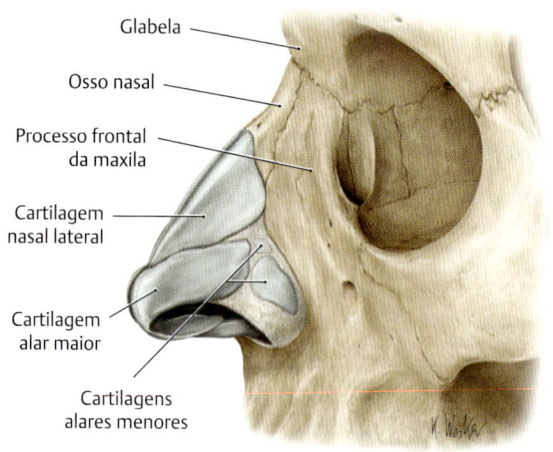

A Vista lateral esquerda

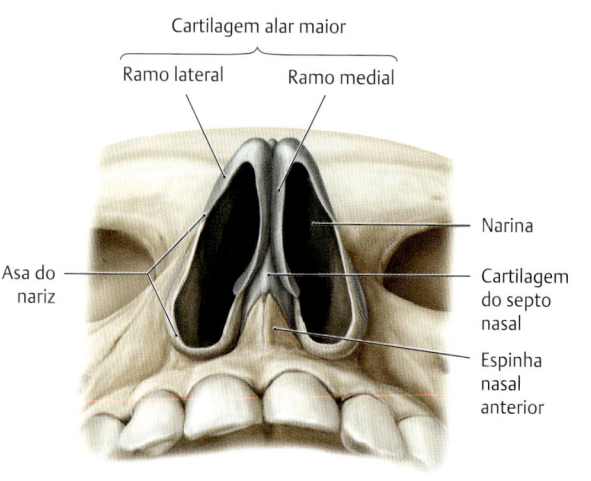

B Vista inferior

Figura 27.20 Esqueleto do nariz. O esqueleto do nariz é composto de uma parte óssea superior e uma parte cartilaginosa inferior. As partes proximais das narinas (asas) são compostas de tecido conjuntivo com pequenos pedaços de cartilagem. (De Schuenke M, Schulte E, Schumacher U. THIEME Atlas of Anatomy, Vol 3. Ilustrações de Voll M e Wesker K. 3rd ed. New York: Thieme Publishers; 2020.)

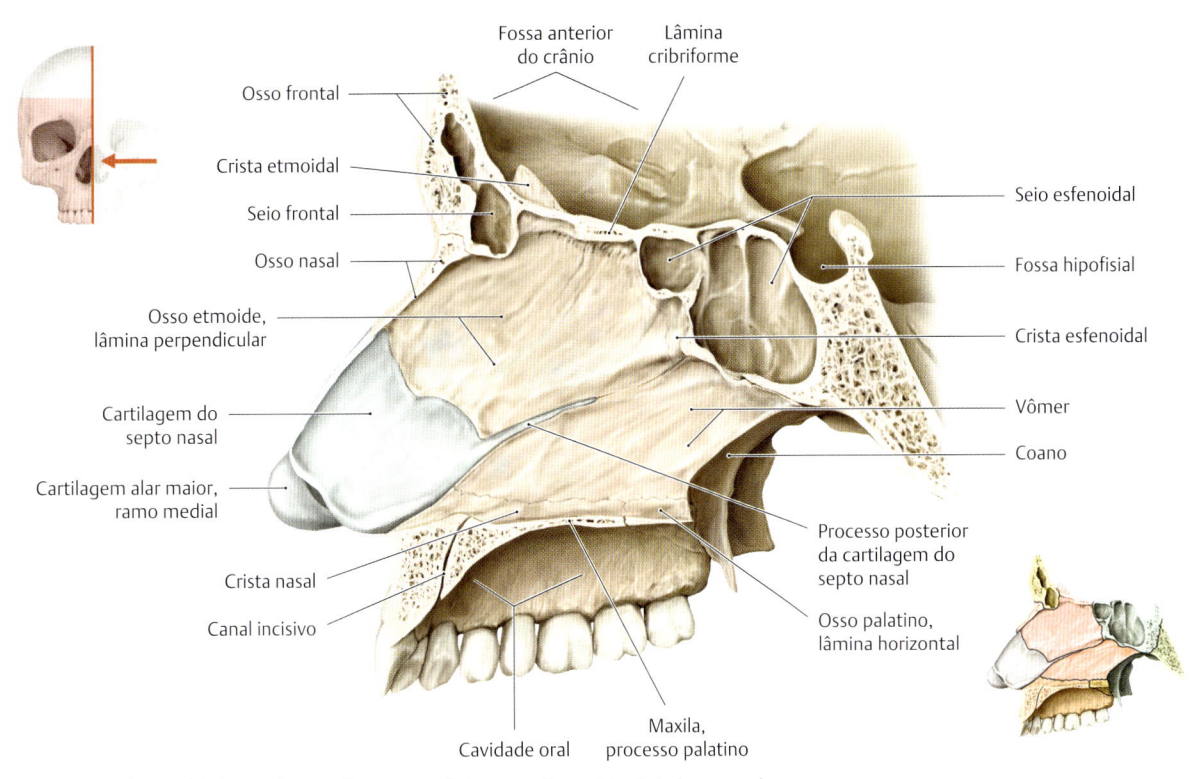

A Septo nasal na cavidade nasal esquerda, corte sagital paramediano visto do lado esquerdo

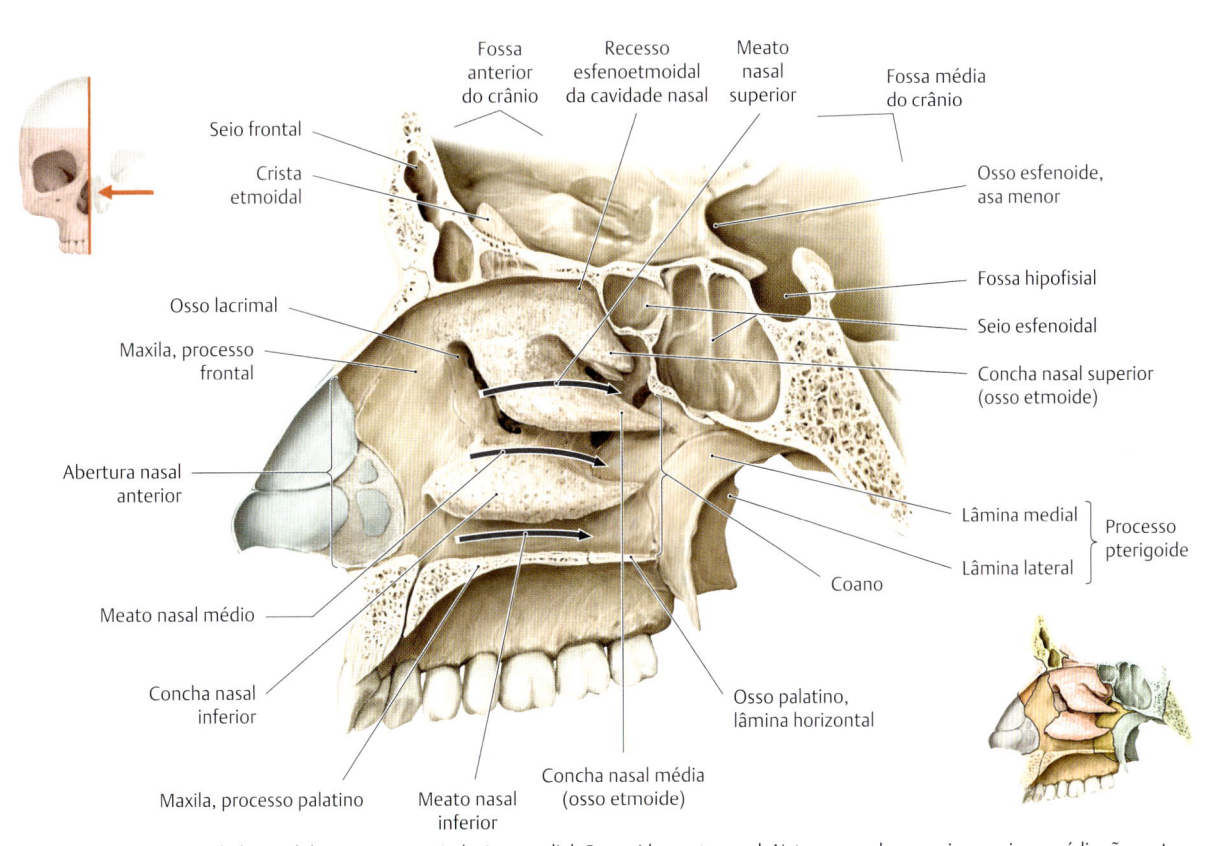

B Parede lateral da cavidade nasal direita, corte sagital, vista medial. *Removido*: septo nasal. *Nota*: as conchas nasais superior e média são partes do osso etmoide, enquanto a concha nasal inferior é um osso separado. As *setas* indicam o sentido do fluxo de ar pelas conchas nasais

Figura 27.21 Ossos da cavidade nasal. As cavidades nasais esquerda e direita são limitadas por paredes laterais e separadas pelo septo nasal. O ar entra na cavidade nasal pelas narinas e segue o seu trajeto por três passagens: os meatos nasais superior, médio e inferior (**B**, *setas*). Essas passagens são separadas pelas conchas nasais superior, média e inferior. O ar sai do nariz por meio dos coanos e entra na parte nasal da faringe. (De Schuenke M, Schulte E, Schumacher U. THIEME Atlas of Anatomy, Vol 3. Ilustrações de Voll M e Wesker K. 3rd ed. New York: Thieme Publishers; 2020.)

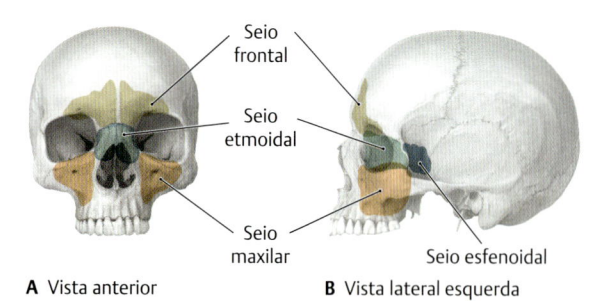

A Vista anterior **B** Vista lateral esquerda

Figura 27.22 Localização dos seios paranasais. Os seios paranasais (frontal, maxilar, esfenoidal e seios etmoidais) são cavidades cheias de ar que reduzem o peso do crânio. (De Schuenke M, Schulte E, Schumacher U. THIEME Atlas of Anatomy, Vol 3. Ilustrações de Voll M e Wesker K. 3rd ed. New York: Thieme Publishers; 2020.)

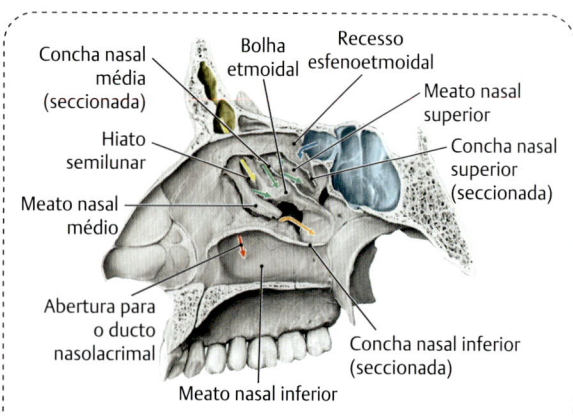

Aberturas dos seios paranasais e do ducto nasolacrimal. Cavidade nasal direita, corte sagital, vista medial. As secreções mucosas dos seios do ducto nasolacrimal drenam para o nariz. (De Schuenke M, Schulte E, Schumacher U. THIEME Atlas of Anatomy, Vol 3. Ilustrações de Voll M e Wesker K. 3rd ed. New York: Thieme Publishers; 2020.)

Tabela 27.8 Passagens nasais nas quais desembocam os seios.

Seios/ducto		Passagem nasal	Via
Seio esfenoidal (*azul*)		Recesso esfenoetmoidal	Direta
Seios etmoidais (*verde*)	Células etmoidais posteriores	Meato nasal superior	Direta
	Células etmoidais anteriores e médias	Meato nasal médio	Bolha etmoidal
Seio frontal (*amarelo*)		Meato nasal médio	Ducto nasofrontal para o hiato semilunar
Seio maxilar (*laranja*)		Meato nasal médio	Hiato semilunar
Ducto nasolacrimal (*vermelho*)		Meato nasal inferior	Direta

Inervação e vascularização da cavidade nasal

– A artéria carótida externa, através de seus ramos maxilar e facial, e a artéria carótida interna, através de seu ramo oftálmico, irrigam a cavidade nasal. A área de sobreposição entre as circulações externa e interna é designada como área de Kiesselbach (Figura 27.23)

• Os ramos nasais da artéria maxilar são

  ◦ As artérias nasais posteriores laterais e septais posteriores, que são ramos da artéria esfenopalatina

  ◦ A artéria palatina maior, um ramo da artéria palatina descendente

• Os ramos da artéria facial incluem a artéria nasal lateral e uma artéria do septo nasal, um ramo da artéria labial superior

• Os ramos da artéria oftálmica incluem as artérias etmoidal anterior e etmoidal posterior

– As veias que drenam a cavidade nasal formam um plexo venoso submucoso que drena para as veias oftálmica, facial e esfenopalatina

– O nervo olfatório (NC I) e os nervos oftálmico (NC V_1) e maxilar (NC V_2), divisões do nervo trigêmeo, inervam o nariz (Figura 27.24)

• Os nervos olfatórios, que são responsáveis pelo olfato, originam-se do epitélio olfatório no teto da cavidade nasal. Passam através da lâmina cribriforme e terminam nos bulbos olfatórios

• Os nervos infratroclear e etmoidal anterior, ramos do NC V_1, e o nervo infraorbital, ramo do NC V_2, inervam a parte externa do nariz

• Os nervos etmoidal anterior e etmoidal posterior, ramos do NC V_1, inervam a parte externa do nariz e a túnica mucosa da cavidade nasal anterossuperior através dos ramos nasais internos, externos, mediais e laterais

• Os ramos nasais posteriores do nervo nasopalatino no septo e os ramos nasais do nervo palatino maior nas paredes laterais (ambos ramos do NC V_2) inervam a túnica mucosa da cavidade nasal posteroinferior.

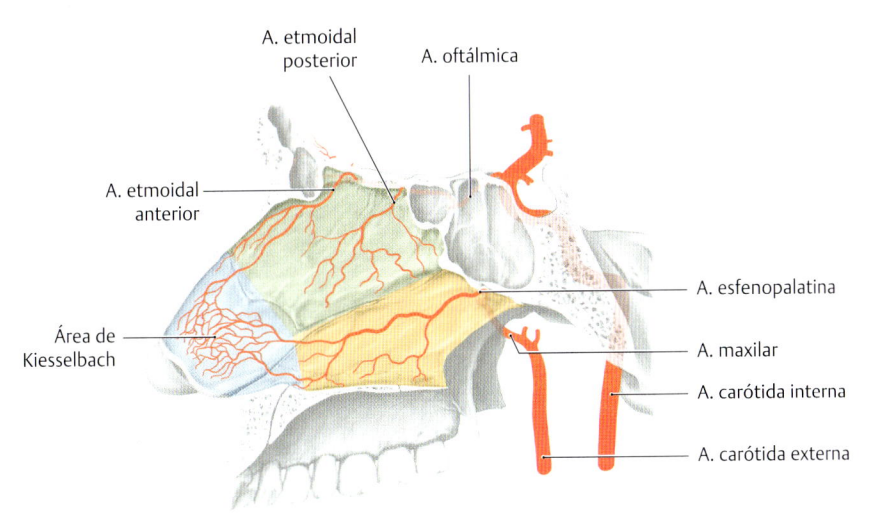

A Artérias do septo nasal, vista lateral esquerda

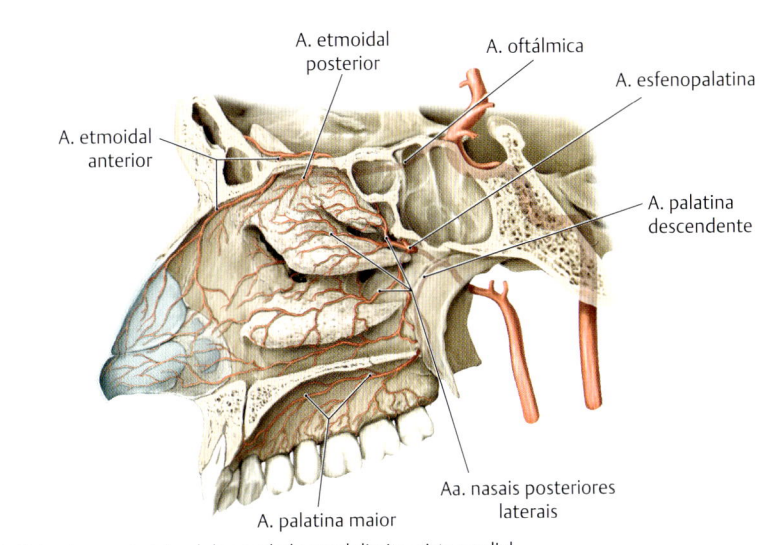

B Artérias da parede lateral da cavidade nasal direita, vista medial

Figura 27.23 Artérias da cavidade nasal. (De Schuenke M, Schulte E, Schumacher U. THIEME Atlas of Anatomy, Vol 3. Ilustrações de Voll M e Wesker K. 3rd ed. New York: Thieme Publishers; 2020.)

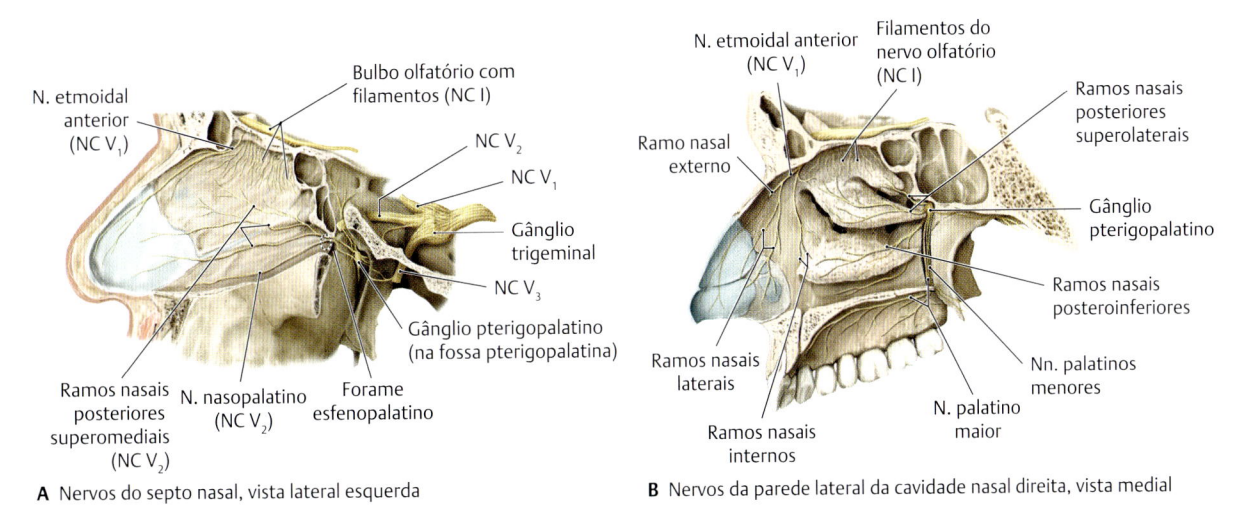

A Nervos do septo nasal, vista lateral esquerda

B Nervos da parede lateral da cavidade nasal direita, vista medial

Figura 27.24 Nervos da cavidade nasal. (De Schuenke M, Schulte E, Schumacher U. THIEME Atlas of Anatomy, Vol 3. Ilustrações de Voll M e Wesker K. 3rd ed. New York: Thieme Publishers; 2020.)

27.8 Região oral

A cavidade oral, que está localizada abaixo da cavidade nasal e anteriormente à faringe, é delimitada superiormente pelo palato, inferiormente pela língua e pelo assoalho muscular, anteriormente pelos lábios, posteriormente pela úvula palatina, e lateralmente pelas bochechas (Figura 27.25).

Lábios, bochechas, gengiva, dentes e cavidade oral

— Os **lábios** formam a moldura da boca e circundam a **rima da boca**, a abertura da cavidade oral
  • Os lábios contêm o músculo orbicular da boca, que é semelhante a um esfíncter, e as partes labial superior e labial inferior. Externamente, são recobertos por pele; internamente, são revestidos pela túnica mucosa da cavidade oral
  • O **filtro**, uma depressão externa na linha média do lábio superior, estende-se superiormente até o septo nasal
  • Os **frênulos dos lábios** são pregas de túnica mucosa na linha média que fixam as superfícies internas dos lábios superior e inferior às gengivas
— As **bochechas**, que são contínuas aos lábios, formam as paredes da boca e a **região da bochecha** da face
  • O músculo bucinador, que é inervado pelo ramo bucal do nervo facial (NC VII), forma a parede móvel da bochecha
  • Os corpos adiposos das bochechas, que consistem em coxins encapsulados de gordura situados superficialmente aos músculos bucinadores, são proporcionalmente grandes nos lactentes e reduzidos nos adultos
  • O osso zigomático e o arco zigomático formam o "osso da bochecha"

> **BOXE 27.5 CORRELAÇÃO COM O DESENVOLVIMENTO**
>
> **FENDA LABIAL**
> A fenda labial é um defeito congênito que ocorre no início da vida embrionária, quando o processo maxilar e o processo nasal mediano não se fundem. Ocorre em cerca de 1:1.000 nascidos vivos e é mais comum no sexo masculino. A fenda labial pode ser unilateral ou bilateral e é descrita como completa, quando se estende até o nariz, e incompleta, quando aparece incisura no lábio. Em geral, a cirurgia corretiva é realizada quando o lactente tem cerca de 10 semanas de vida.

— Os dentes estão ancorados nos **alvéolos** dos **arcos dentais maxilar** e **mandibular** (Figuras 27.26)
  • As crianças têm 20 dentes decíduos, que são substituídos a intervalos previsíveis entre 7 e 25 anos de idade
  • Os adultos têm 32 dentes, constituídos pelos dentes incisivos, caninos, pré-molares e molares. Os dentes são numerados de 1 a 16 da direita para a esquerda no arco dental maxilar e de 17 a 32 da esquerda para a direita no arco dental mandibular
— As **gengivas**, que consistem em um tecido fibroso coberto pela túnica mucosa da cavidade oral, estão firmemente fixadas à maxila e à mandíbula
— A cavidade oral, ou boca, é dividida em duas regiões: o **vestíbulo da boca** e a **cavidade própria da boca** (Figura 27.27)
  • O vestíbulo da boca é o espaço estreito entre os lábios e as bochechas e os arcos dentais maxilar e mandibular
  • A cavidade própria da boca é o espaço delimitado anterior e lateralmente pelos arcos dentais superior e inferior. Superiormente, o **palato** forma o teto e, inferiormente, a língua repousa sobre um assoalho muscular

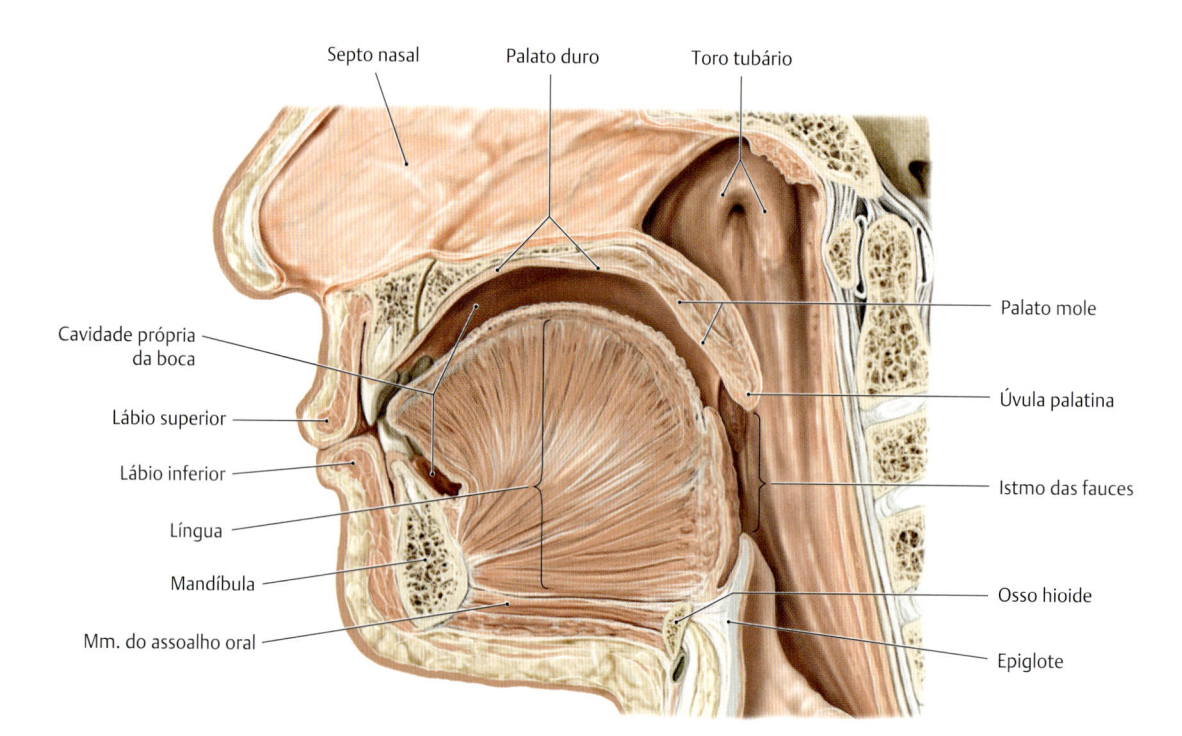

Figura 27.25 Organização e limites da cavidade oral. Corte sagital mediano, vista lateral esquerda. (De Schuenke M, Schulte E, Schumacher U. THIEME Atlas of Anatomy, Vol 3. Ilustrações de Voll M e Wesker K. 3rd ed. New York: Thieme Publishers; 2020.)

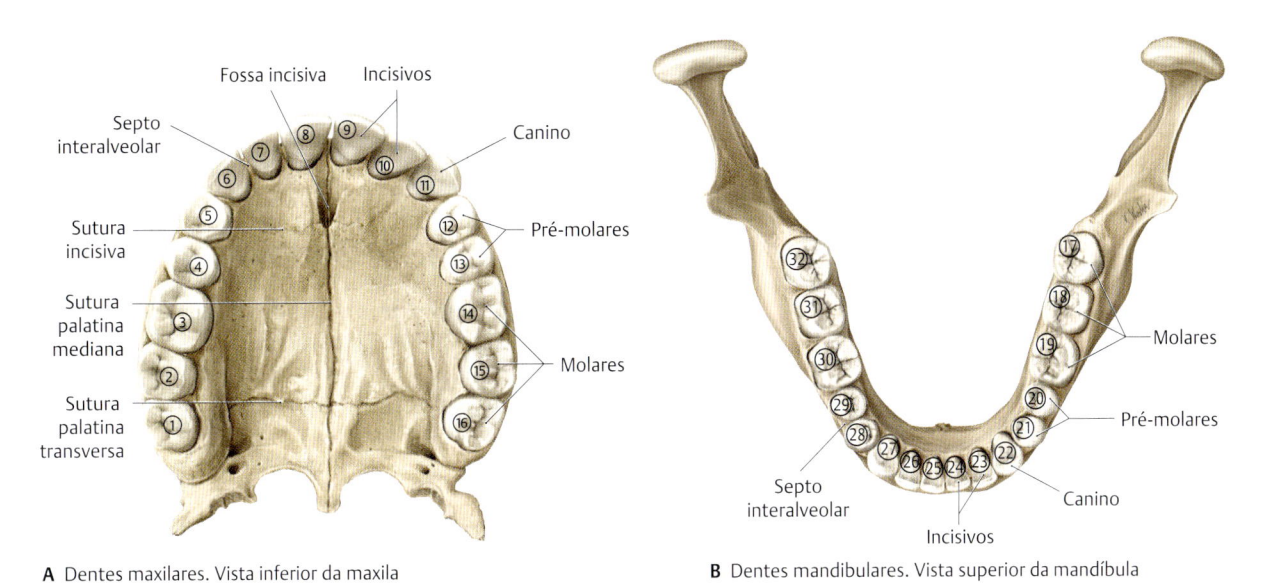

A Dentes maxilares. Vista inferior da maxila

B Dentes mandibulares. Vista superior da mandíbula

Figura 27.26 Dentes permanentes. (De Gilroy AM, MacPherson BR, Wikenheiser JC. Atlas of Anatomy. Ilustrações de Voll M e Wesker K. 4th ed. New York: Thieme Publishers; 2020.)

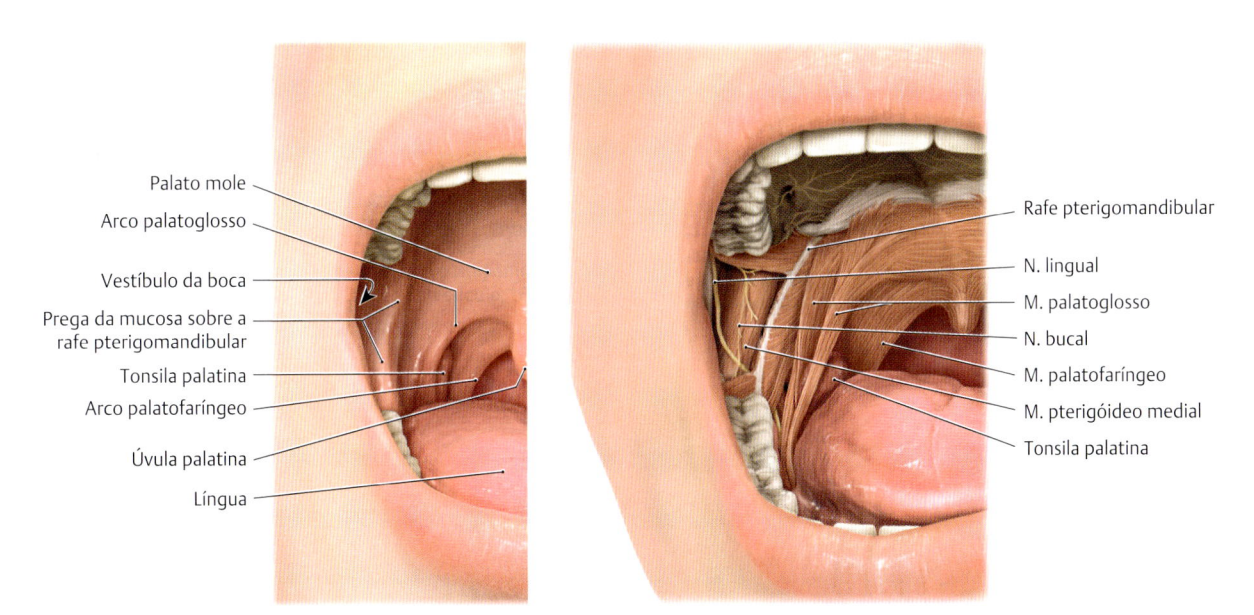

Figura 27.27 Topografia da cavidade oral. Lado direito, vista anterior. (De Gilroy AM, MacPherson BR, Wikenheiser JC. Atlas of Anatomy. Ilustrações de Voll M e Wesker K. 4th ed. New York: Thieme Publishers; 2020.)

— A cavidade oral conecta-se posteriormente com a faringe através de um espaço estreito, o **istmo das fauces**

— Os músculos que formam o assoalho da boca, os **músculos supra-hióideos**, estão inseridos no osso hioide no pescoço (Figura 27.28 e Tabela 27.9). Possuem uma inervação complexa com contribuições dos nervos trigêmeo e facial e do nervo espinal C1 por meio do nervo hipoglosso (Figura 27.29; ver também Capítulo 25, Figura 25.7)

— As artérias lingual, facial e maxilar, que são ramos da artéria carótida externa, irrigam os lábios, as bochechas, o assoalho da boca, e os dentes superiores e inferiores

— O nervo trigêmeo (NC V) transmite as sensações da boca
  • O nervo alveolar superior, um ramo do nervo maxilar (NC V$_2$), inerva os dentes superiores
  • Os nervos alveolar inferior, lingual e bucal, que são ramos do nervo mandibular (NC V$_3$), inervam a bochecha, os dentes inferiores e o assoalho da boca

— As fibras motoras viscerais conduzidas pela corda do tímpano (NC VII) fazem sinapse no gânglio submandibular localizado no assoalho da boca. As fibras pós-ganglionares seguem o seu trajeto através do nervo lingual para inervar as glândulas submandibulares e sublinguais (Figura 27.29).

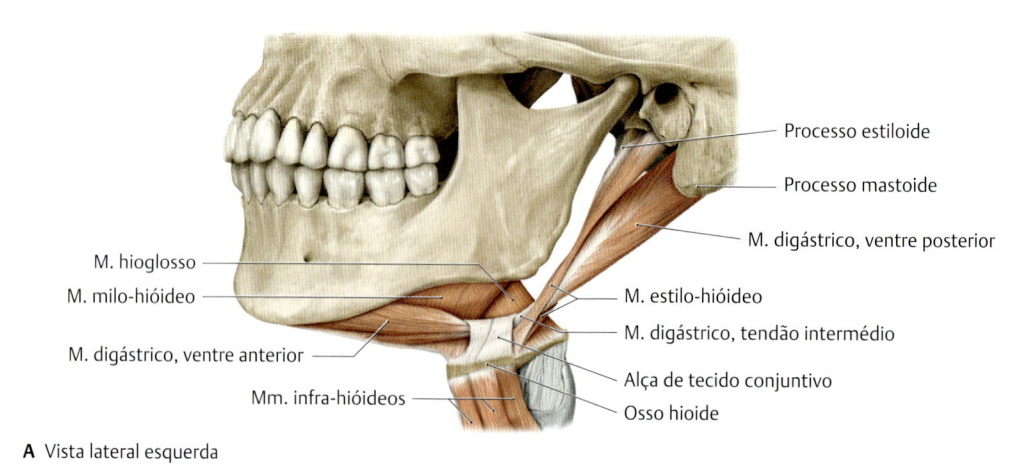

A Vista lateral esquerda

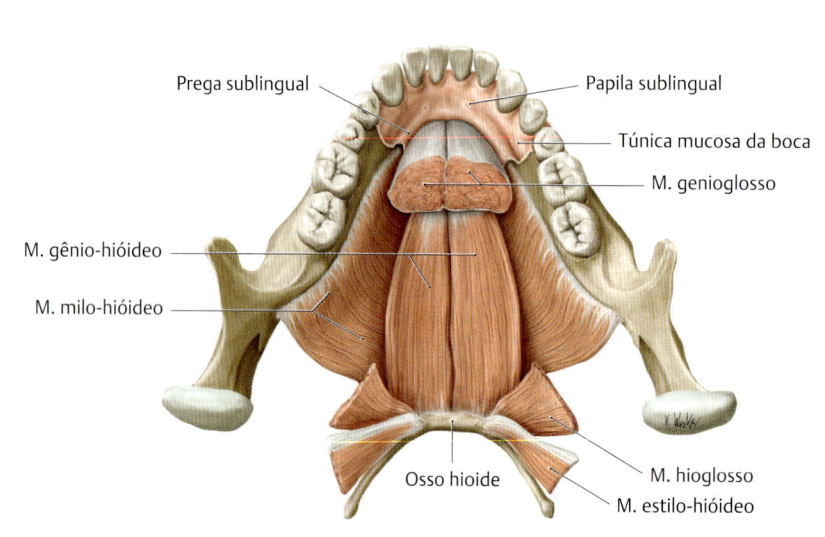

B Vista superior da mandíbula e do osso hioide

Figura 27.28 Músculos do assoalho da boca: músculos supra-hióideos. (De Gilroy AM, MacPherson BR, Wikenheiser JC. Atlas of Anatomy. Ilustrações de Voll M e Wesker K. 4th ed. New York: Thieme Publishers; 2020.)

Tabela 27.9 Músculos supra-hióideos.

Músculo		Origem	Inserção/Colocação		Inervação	Ação
Digástrico	Ventre anterior	Mandíbula (fossa digástrica)	Osso hioide (corpo)	Através de um tendão intermediário com uma alça fibrosa	N. milo-hióideo (a partir do NC V_3)	Eleva o osso hioide (durante a deglutição), ajuda na abertura da mandíbula
	Ventre posterior	Osso temporal (incisura mastóidea, medial ao processo mastoide)			N. facial (NC VII)	
Estilo-hióideo		Osso temporal (processo estiloide)		Através de um tendão bifurcado		
Milo-hióideo		Mandíbula (linha milo-hióidea)		Através do tendão intermédio de inserção (rafe milo-hióidea)	N. milo-hióideo (a partir do NC V_3)	Tensiona e eleva o assoalho da boca, desloca o osso hioide para a frente (durante a deglutição), ajuda na abertura e no movimento lateral da mandíbula (mastigação)
Gênio-hióideo		Mandíbula (espinha mentual inferior)		Corpo do osso hioide	Ramo anterior de C1 por meio do n. hipoglosso (NC XII)	Desloca o osso hioide para a frente (durante a deglutição), ajuda na abertura da mandíbula
Hioglosso		Osso hioide (margem superior do corno maior)	Laterais da língua		N. hipoglosso (NC XII)	Abaixa a língua

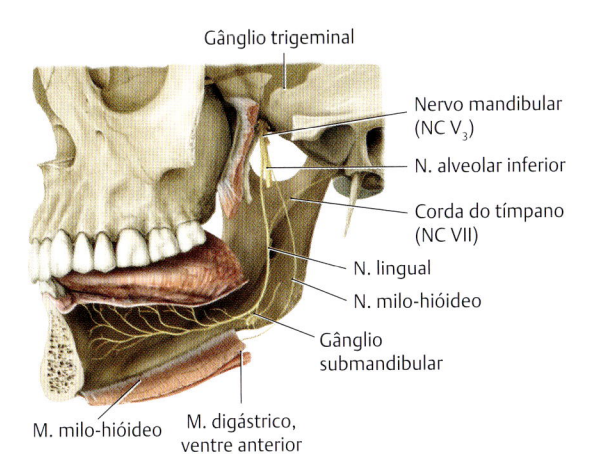

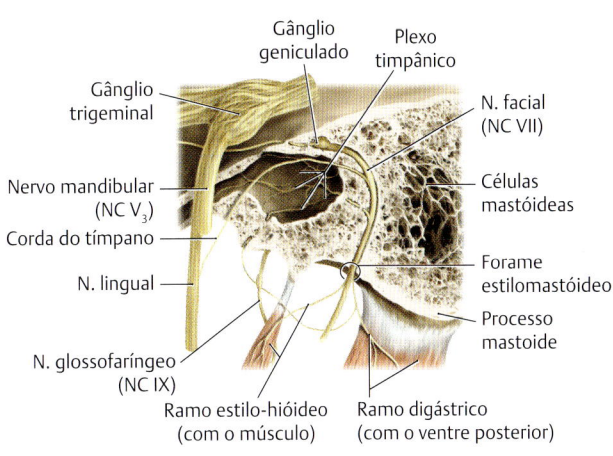

A Nervo milo-hióideo (NC V₃). Vista lateral esquerda com remoção da metade esquerda da mandíbula

B Nervo facial (NC VII). Corte sagital da parte petrosa do osso temporal esquerdo no nível do processo mastoide, vista lateral

Figura 27.29 Nervos do assoalho da boca. (De Schuenke M, Schulte E, Schumacher U. THIEME Atlas of Anatomy, Vol 3. Ilustrações de Voll M e Wesker K. 3rd ed. New York: Thieme Publishers; 2020.)

Palato

O palato forma o teto da cavidade oral e o assoalho da cavidade nasal, e separa a cavidade oral da faringe posteriormente.

- A túnica mucosa do nariz recobre a superfície superior, enquanto a túnica mucosa da boca, densamente ocupada por glândulas palatinas secretoras de muco, reveste a superfície inferior
- O palato é constituído pelas regiões anterior e posterior
  - O **palato duro**, formado pelos processos palatinos dos ossos maxilares e pelos processos horizontais dos ossos palatinos, forma os dois terços anteriores do palato (Figura 27.30)
  - O **palato mole**, que constitui o terço posterior do palato, apresenta uma parte aponeurótica anterior fixada ao palato duro e uma parte muscular posterior com uma margem posterior livre que termina em uma projeção cônica, que é denominada **úvula palatina** (Figura 27.25)

- Durante a deglutição, os músculos do palato mole podem tensioná-lo e elevá-lo contra a parede posterior da faringe para impedir a passagem do alimento dentro da cavidade nasal. Além disso, podem tracionar o palato para baixo contra a língua de modo a impedir a entrada do alimento na faringe. Os músculos do palato mole são os músculos **tensor do véu palatino**, **levantador do véu palatino**, **músculo da úvula palatina**, **palatoglosso** e **palatofaríngeo** (Figura 27.31 e Tabela 27.10)
- Os dois **arcos palatoglossos** e **palatofaríngeos**, formados pelos **músculos palatoglosso** e **palatofaríngeo**, respectivamente, ancoram o palato mole à língua e à faringe (Figura 27.27)
- As artérias palatina maior, palatina menor e esfenopalatina, que são ramos da artéria maxilar, irrigam o palato (Figuras 27.23B e 27.32)
- Os nervos palatino maior, palatino menor e nasopalatino, que são ramos do nervo maxilar (NC V₂), conduzem a inervação sensitiva do palato (Figura 27.24 B).

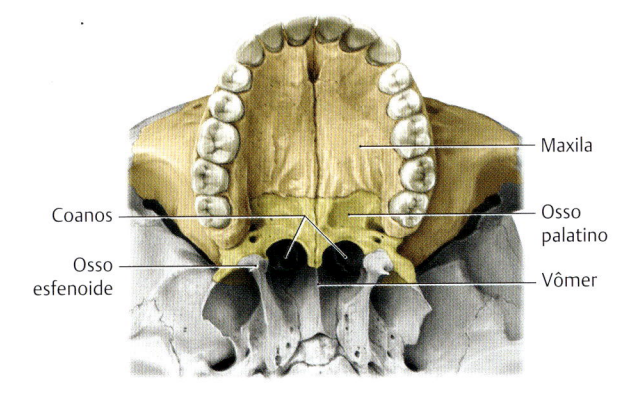

Figura 27.30 Palato duro. Vista inferior. (De Schuenke M, Schulte E, Schumacher U. THIEME Atlas of Anatomy, Vol 3. Ilustrações de Voll M e Wesker K. 3rd ed. New York: Thieme Publishers; 2020.)

BOXE 27.6 CORRELAÇÃO COM O DESENVOLVIMENTO

FENDA PALATINA

A fenda palatina é um defeito congênito que ocorre no início da vida embrionária, quando os processos palatinos laterais não se fundem entre si, com o septo nasal e/ou com os processos palatinos medianos. A fenda palatina é observada em cerca de 1:2.500 nascidos vivos e é mais comum no sexo feminino. A fenda (fissura ou abertura) é descrita como completa quando envolve o palato mole e o palato duro e incompleta quando aparece como uma "abertura" no teto da boca (habitualmente no palato mole). Em ambos os casos, geralmente a úvula palatina fica também dividida. A fenda conecta a cavidade oral diretamente à cavidade nasal. O tratamento inicial envolve o uso de um dispositivo protético, denominado obturador palatino, de modo a vedar a fenda até a realização de uma cirurgia corretiva quando o lactente tem 6 a 12 meses de vida.

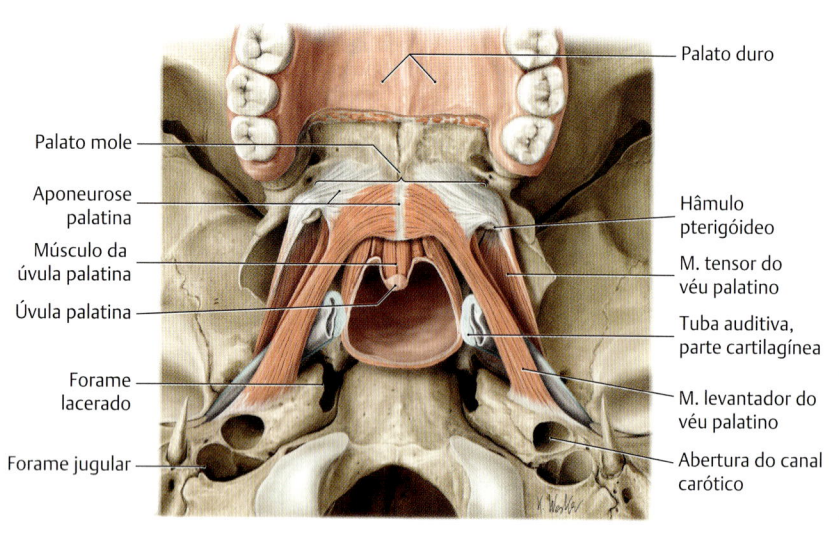

Palato duro

Palato mole

Aponeurose palatina

Músculo da úvula palatina

Úvula palatina

Forame lacerado

Forame jugular

Hâmulo pterigóideo

M. tensor do véu palatino

Tuba auditiva, parte cartilagínea

M. levantador do véu palatino

Abertura do canal carótico

Figura 27.31 Músculos do palato mole. Vista inferior. O palato mole forma o limite posterior da cavidade oral e a separa da parte oral da faringe. (De Gilroy AM, MacPherson BR, Wikenheiser JC. Atlas of Anatomy. Ilustrações de Voll M e Wesker K. 4th ed. New York: Thieme Publishers; 2020.)

Tabela 27.10 Músculos do palato mole.

Músculo	Origem	Inserção	Inervação	Ação
Tensor do véu palatino	Lâmina medial do processo pterigoide (fossa escafoide); osso esfenoide (espinha); cartilagem da tuba auditiva	Aponeurose palatina	N. pterigóideo medial (NC V$_3$)	Tensiona o palato mole; abre a entrada da tuba auditiva (durante a deglutição e o bocejo)
Levantador do véu palatino	Cartilagem da tuba auditiva; osso temporal (parte petrosa)		N. vago através do plexo faríngeo	Eleva o palato mole até a posição horizontal
Músculo da úvula palatina	Úvula palatina (túnica mucosa)	Aponeurose palatina; espinha nasal posterior		Encurta e eleva a úvula palatina
Palatoglosso	Língua (laterais)	Aponeurose palatina		Eleva a língua (parte posterior); traciona o palato mole em direção à língua
Palatofaríngeo				Tensiona o palato mole; durante a deglutição, traciona as paredes da faringe superior, anterior e medialmente

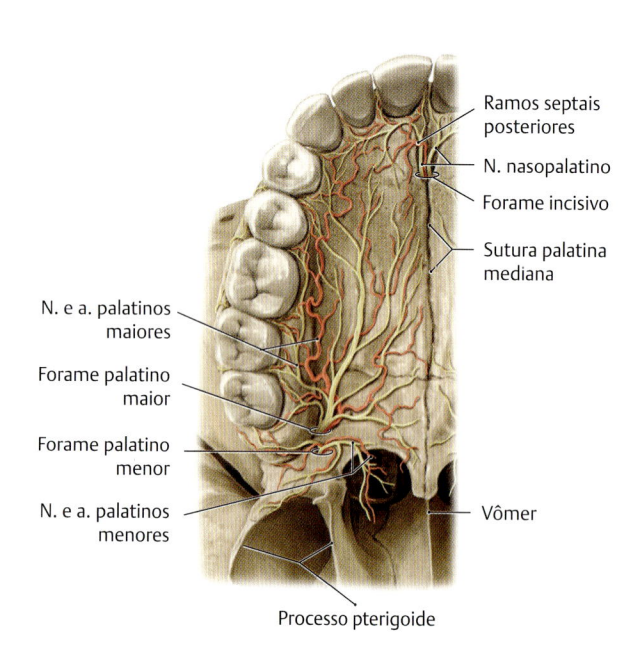

Ramos septais posteriores

N. nasopalatino

Forame incisivo

Sutura palatina mediana

N. e a. palatinos maiores

Forame palatino maior

Forame palatino menor

N. e a. palatinos menores

Vômer

Processo pterigoide

Figura 27.32 Inervação e vascularização do palato duro. Vista inferior. O palato duro recebe inervação sensitiva principalmente dos ramos terminais do nervo maxilar, uma divisão do nervo trigêmeo (NC V$_2$). As artérias do palato duro originam-se da artéria maxilar. (De Schuenke M, Schulte E, Schumacher U. THIEME Atlas of Anatomy, Vol 3. Ilustrações de Voll M e Wesker K. 3rd ed. New York: Thieme Publishers; 2020.)

Língua

A língua é um órgão muscular multifuncional envolvido na fala, no paladar e na manipulação do alimento durante a fase inicial da deglutição. Dois terços da língua estão localizados na cavidade oral, enquanto o restante forma a parede anterior da parte oral da faringe, a parte da faringe posterior à cavidade oral.

— A língua é constituída de três partes (Figura 27.33)
  - A **raiz da língua**, que é a parte posterior fixada
  - O **corpo da língua**, a maior parte, situado entre a raiz e o ápice da língua
  - O **ápice da língua**, a ponta anterior
— O **sulco terminal**, um sulco situado no dorso da língua, separa os dois terços anteriores da língua do terço posterior. Uma pequena depressão no centro do sulco, o **forame cego**, marca a origem embrionária da glândula tireoide
— Numerosas papilas linguais, muitas das quais contêm botões gustativos, conferem à túnica mucosa dos dois terços anteriores da língua a sua textura rugosa
  - As **papilas circunvaladas**, as maiores das papilas linguais, estão dispostas em uma fileira diretamente anterior ao sulco terminal da língua
  - As **papilas folhadas** são encontradas nas pequenas pregas laterais da túnica mucosa da língua e não são bem desenvolvidas
  - As **papilas filiformes** contêm terminações nervosas aferentes que são sensíveis ao toque, mas não ao paladar. São altamente queratinizadas e facilitam a atividade de lambedura
  - As **papilas fungiformes** são mais numerosas no ápice e nas margens da língua

— A **tonsila lingual** consiste em um grupo de nódulos linfoides distribuídos pela túnica mucosa da parte posterior da língua. As tonsilas linguais possuem criptas que são irrigadas por glândulas localizadas abaixo delas
— O **frênulo da língua**, uma prega de túnica mucosa na linha média, fixa a superfície inferior da língua ao assoalho da cavidade oral e restringe o seu movimento
— Os músculos extrínsecos da língua, que se originam fora dela e que são responsáveis principalmente pelos movimentos da língua, são o **genioglosso**, o **hioglosso** e o **estiloglosso** (Figura 27.34 e Tabela 27.11). O músculo palatoglosso atua sobre a língua, porém na realidade é um músculo do palato inervado pelo nervo vago (NC X)
— Os músculos intrínsecos da língua não têm inserções ósseas e são responsáveis pela mudança do formato da língua. Eles são os **músculos longitudinal superior** e **longitudinal inferior** e os **músculos transverso da língua** e **vertical da língua**
— Todos os músculos extrínsecos e intrínsecos da língua são inervados pelo nervo hipoglosso (NC XII)
— As artérias linguais, que são ramos das artérias carótidas externas, irrigam a língua. As veias linguais acompanham as artérias e drenam o sangue para a veia jugular interna
— Fundamentalmente, a linfa da língua drena nos linfonodos cervicais profundos e jugulares do pescoço, embora a drenagem de várias partes da língua siga quatro vias diferentes (Figura 27.35 e Tabela 27.12). Essas vias de drenagem podem ser clinicamente importantes na metástase de tumores da língua
— Os cinco nervos cranianos (nervos trigêmeo, facial, glossofaríngeo, vago e hipoglosso) que inervam a língua conduzem fibras motoras, sensitivas gerais e sensitivas especiais (Figura 27.36 e Tabela 27.13).

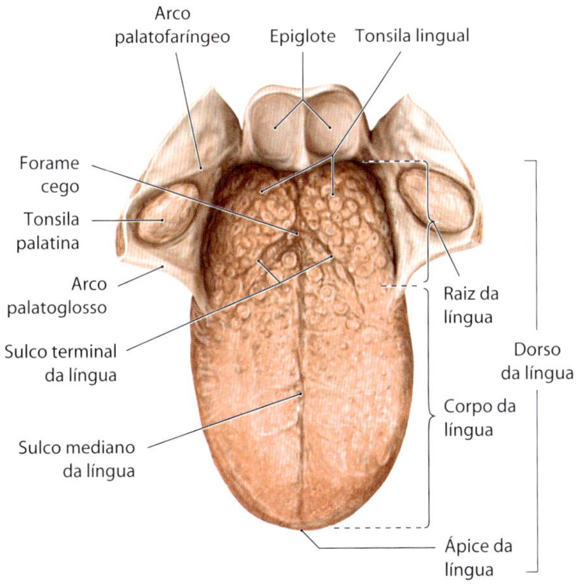

Figura 27.33 Estrutura da língua. Vista superior. O sulco terminal em formato de V divide a língua em uma parte anterior (oral, pré-sulcal) e outra posterior (faríngea, pós-sulcal). (De Schuenke M, Schulte E, Schumacher U. THIEME Atlas of Anatomy, Vol 3. Ilustrações de Voll M e Wesker K. 3rd ed. New York: Thieme Publishers; 2020.)

Tabela 27.11 Músculos da língua.*

Músculo extrínsecos	Músculos intrínsecos
• Genioglosso	• Longitudinal superior
• Hioglosso	• Longitudinal inferior
• Estiloglosso	• Transverso
	• Vertical

*Todos os músculos extrínsecos e intrínsecos da língua são inervados pelo n. hipoglosso (NC XII).

Tabela 27.12 Drenagem linfática da língua.

Região da língua	Padrão de drenagem	Principais linfonodos
Raiz	Bilateral	Cervicais profundos superiores
Parte medial do corpo	Bilateral	Cervicais profundos inferiores
Partes laterais do corpo	Ipsilateral	Submandibulares
Ápice e frênulo	Linha mediana – bilateral Laterais – ipsilateral	Submentuais

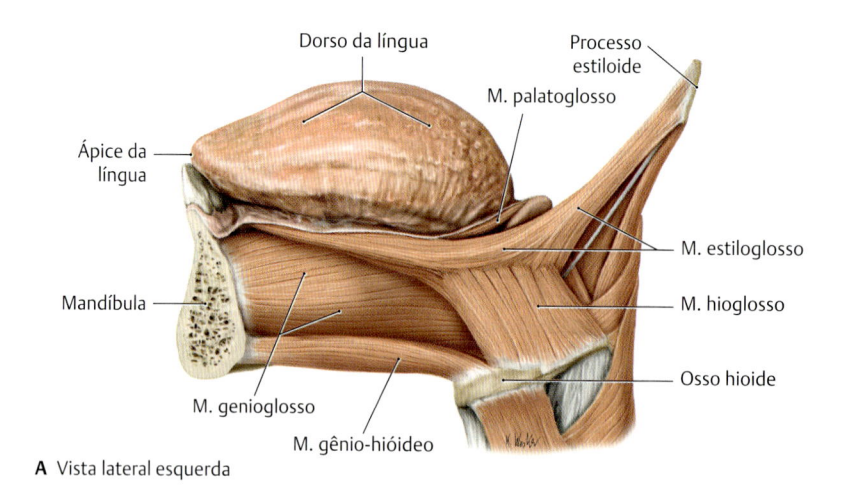

A Vista lateral esquerda

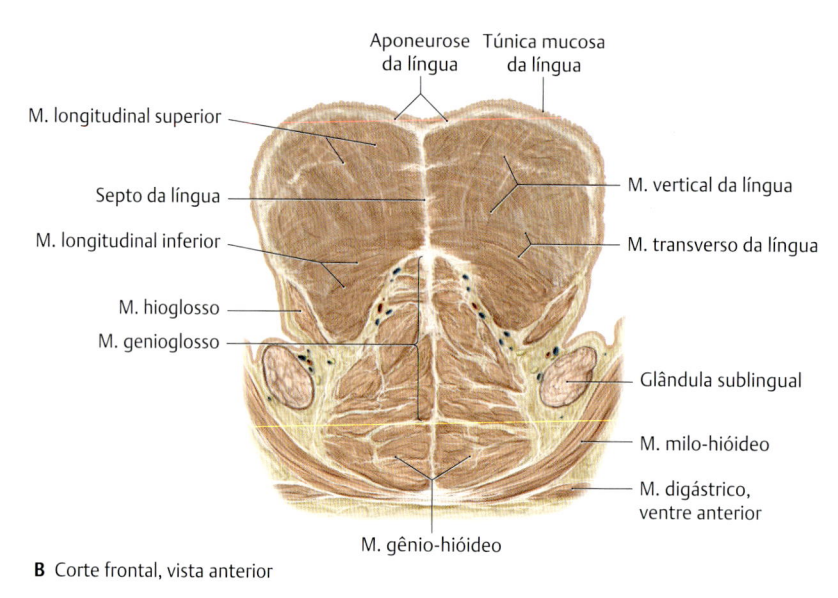

B Corte frontal, vista anterior

Figura 27.34 Músculos extrínsecos da língua. (De Schuenke M, Schulte E, Schumacher U. THIEME Atlas of Anatomy, Vol 3. Ilustrações de Voll M e Wesker K. 3rd ed. New York: Thieme Publishers; 2020.)

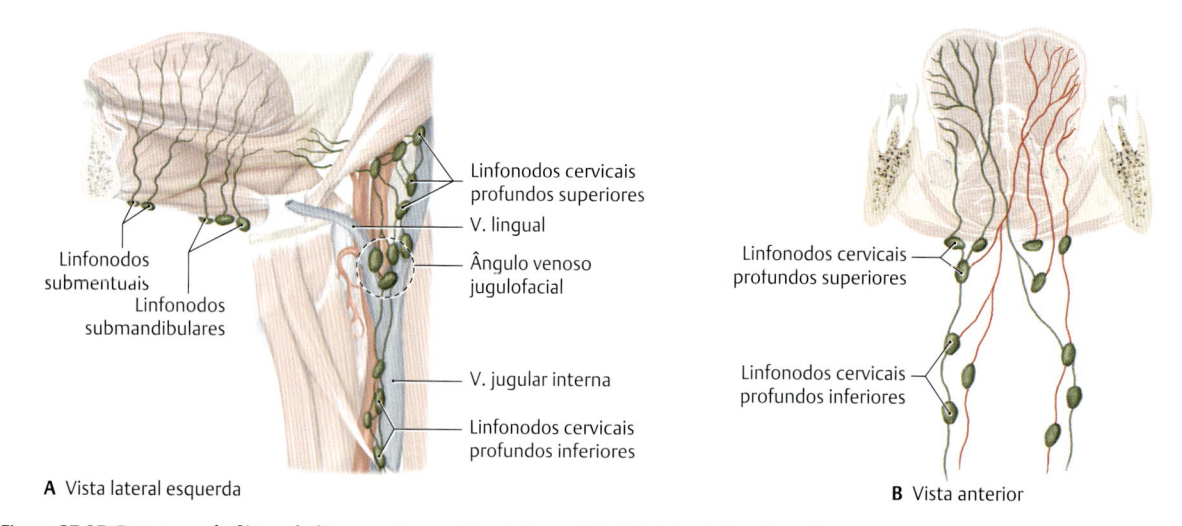

A Vista lateral esquerda

B Vista anterior

Figura 27.35 Drenagem linfática da língua e do assoalho da boca. A linfa flui dos linfonodos submentuais e submandibulares da língua e do assoalho da boca, que finalmente drenam para os linfonodos jugulares ao longo da veia jugular interna. Como os linfonodos recebem drenagens ipsilateral e contralateral (**B**), as células tumorais podem se disseminar amplamente por essa região (p. ex., o carcinoma espinocelular metastático, particularmente na margem lateral da língua, frequentemente metastatiza para o lado oposto). (De Schuenke M, Schulte E, Schumacher U. THIEME Atlas of Anatomy, Vol 3. Ilustrações de Voll M e Wesker K. 3rd ed. New York: Thieme Publishers; 2020.)

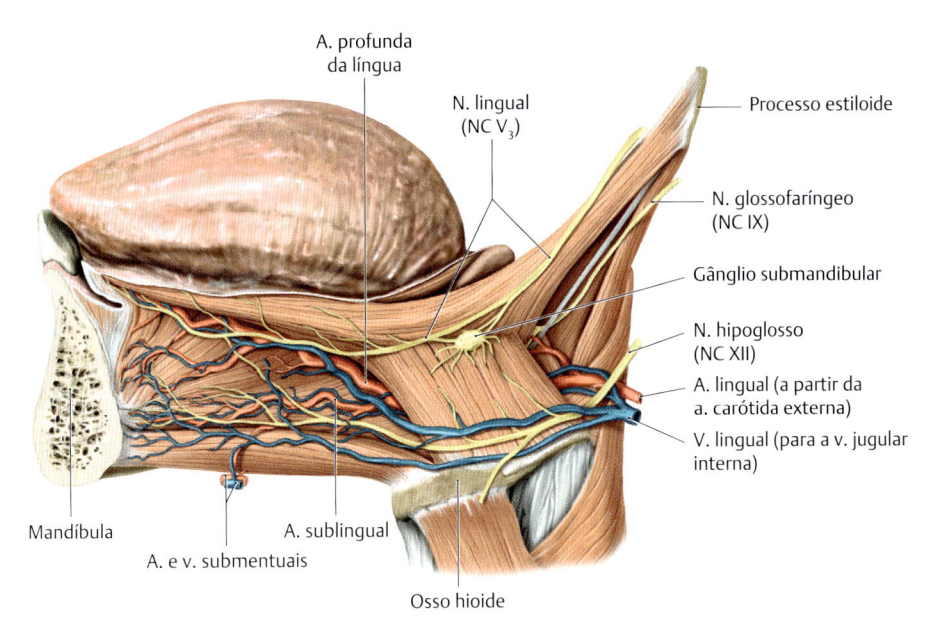

Figura 27.36 Inervação e vascularização da língua. Vista lateral esquerda. (De Schuenke M, Schulte E, Schumacher U. THIEME Atlas of Anatomy, Vol 3. Ilustrações de Voll M e Wesker K. 3rd ed. New York: Thieme Publishers; 2020.)

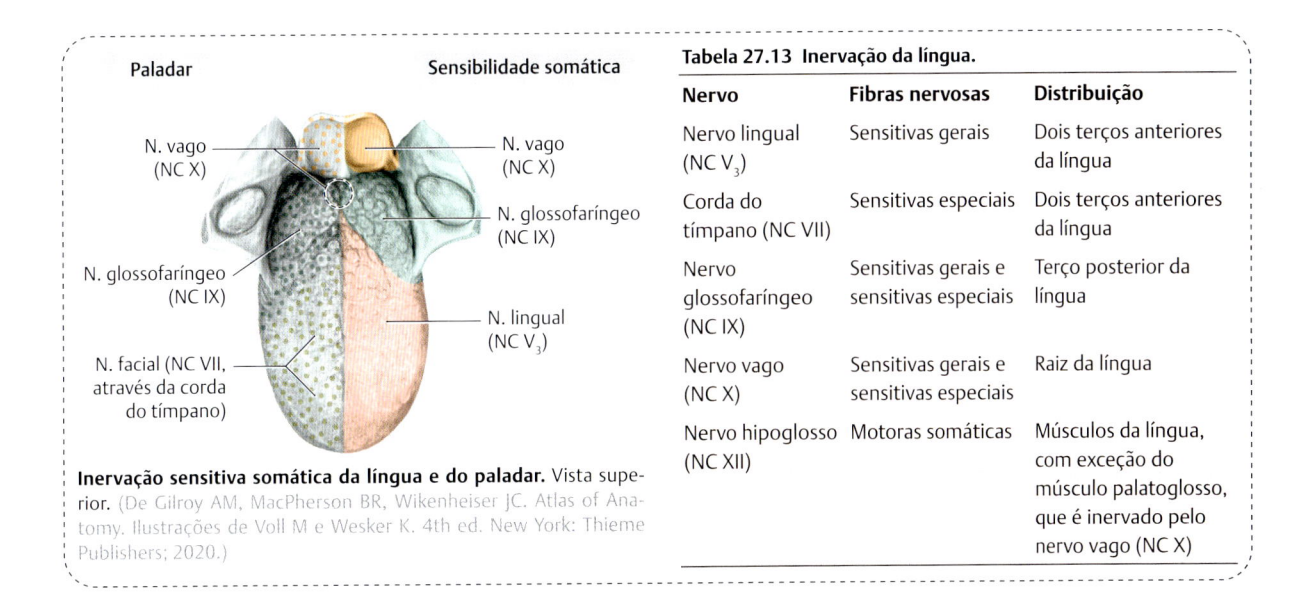

Inervação sensitiva somática da língua e do paladar. Vista superior. (De Gilroy AM, MacPherson BR, Wikenheiser JC. Atlas of Anatomy. Ilustrações de Voll M e Wesker K. 4th ed. New York: Thieme Publishers; 2020.)

Tabela 27.13 Inervação da língua.

Nervo	Fibras nervosas	Distribuição
Nervo lingual (NC V₃)	Sensitivas gerais	Dois terços anteriores da língua
Corda do tímpano (NC VII)	Sensitivas especiais	Dois terços anteriores da língua
Nervo glossofaríngeo (NC IX)	Sensitivas gerais e sensitivas especiais	Terço posterior da língua
Nervo vago (NC X)	Sensitivas gerais e sensitivas especiais	Raiz da língua
Nervo hipoglosso (NC XII)	Motoras somáticas	Músculos da língua, com exceção do músculo palatoglosso, que é inervado pelo nervo vago (NC X)

Glândulas salivares

A saliva é produzida e secretada na boca por três pares de glândulas salivares: as glândulas parótida, sublingual e submandibular (Figura 27.37).

— A **glândula sublingual**, a menor das três glândulas, situa-se profundamente à túnica mucosa do assoalho da boca e forma as **pregas sublinguais**, nas quais secreta a saliva por meio de numerosos ductos pequenos

— A **glândula submandibular** possui uma parte superficial localizada no pescoço e uma parte profunda situada no assoalho da boca que se conectam em torno da margem posterior do músculo milo-hióideo. O **ducto submandibular** (**de Wharton**) abre-se por meio da **papila sublingual** na base do frênulo da língua

— A **glândula parótida**, a maior das três glândulas, localiza-se na região parotídea, na face lateral da cabeça, anterior-

mente à orelha. O ducto parotídeo abre-se no vestíbulo da boca, na papila do ducto parotídeo localizada em oposição ao segundo molar maxilar (ver Seção 27.3)

— As artérias facial, lingual, maxilar e temporal superficial irrigam as glândulas salivares. As artérias são acompanhadas por veias com nomes semelhantes que drenam o sangue para a veia retromandibular

— As glândulas sublingual e submandibular recebem fibras parassimpáticas secretomotoras por meio da corda do tímpano (um ramo do NC VII) e do gânglio submandibular

— A glândula parótida recebe as fibras secretomotoras (parassimpáticas) do nervo glossofaríngeo (NC IX) que fazem sinapse no gânglio ótico

— A inervação simpática para as glândulas origina-se como fibras pós-ganglionares a partir do gânglio cervical superior e acompanha os ramos da artéria carótida externa.

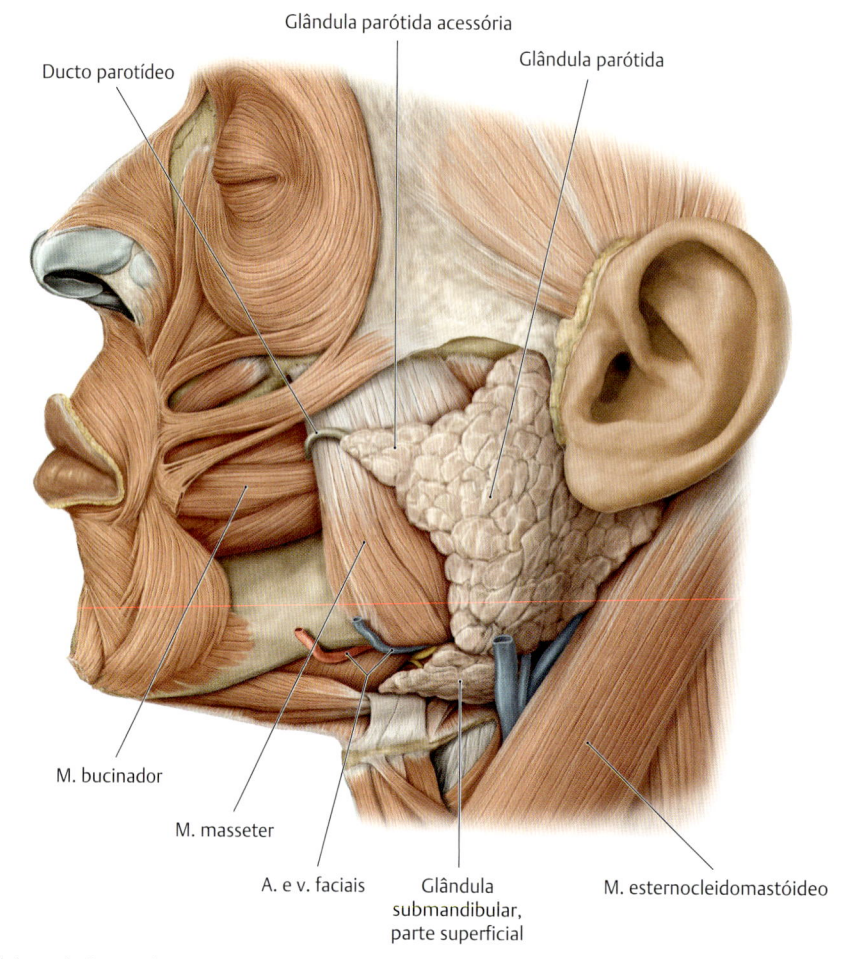

A Glândula parótida, vista lateral esquerda

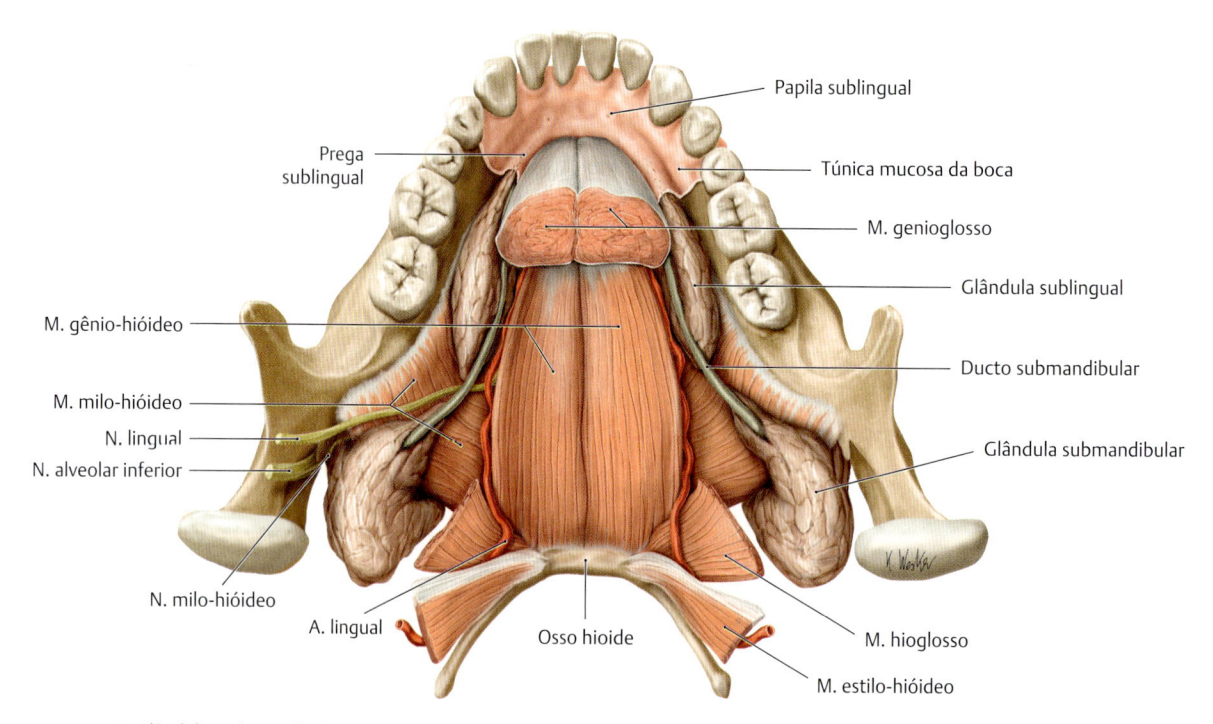

B Glândulas submandibular e sublingual, vista superior após remoção da língua

Figura 27.37 Glândulas salivares. (De Schuenke M, Schulte E, Schumacher U. THIEME Atlas of Anatomy, Vol 3. Ilustrações de Voll M e Wesker K. 3rd ed. New York: Thieme Publishers; 2020.)

27.9   Faringe e tonsilas

A **faringe**, um tubo fibromuscular que faz parte das vias respiratórias superiores e da parte superior do sistema digestório, transmite o ar da cavidade nasal para a traqueia e o alimento da cavidade oral para o esôfago.

Regiões da faringe

A faringe, que se estende da base do crânio até a face inferior da laringe (cartilagem cricóidea), é dividida em três regiões (Figuras 27.38 e 27.39): a parte nasal da faringe, a parte oral da faringe e a parte laríngea da faringe.

– A **parte nasal da faringe**, que é a porção mais superior da faringe, situa-se posteriormente à cavidade nasal e acima do palato mole. O teto é formado pelo corpo do osso esfenoide. Anteriormente, a parte nasal da faringe comunica-se com a cavidade nasal por meio dos coanos em pares
  • Os óstios das tubas auditivas estão localizados na parede lateral da faringe. Acima do óstio, a parte cartilagínea da tuba faz protrusão na faringe para formar uma protuberância, o **toro tubário**
  • Uma **prega salpingofaríngea**, formada pelo **músculo salpingofaríngeo** profundamente à túnica mucosa, estende-se inferiormente a partir do toro tubário
– A **parte oral da faringe**, situada posteriormente à cavidade oral, estende-se superiormente até o palato mole e inferiormente até a parte superior da laringe. A parte posterior da língua forma o limite anterior

• A parte oral da faringe é separada da cavidade oral por dois arcos, o arco (prega) palatoglosso anterior e o arco (prega) palatofaríngeo posterior, que são formados pelos músculos palatoglosso e palatofaríngeo, respectivamente. Ambos os músculos são inervados pelo nervo vago (NC X)
• A tonsila palatina situa-se entre esses arcos na fossa tonsilar
• O espaço entre a base da língua e a epiglote é dividido por uma prega mediana de túnica mucosa. Os espaços de cada lado da prega são denominados **valéculas**

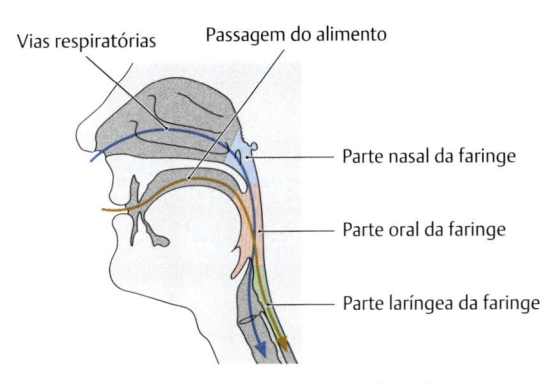

Figura 27.38 Regiões da faringe. Corte sagital mediano, vista lateral esquerda. A *seta azul* indica o fluxo de ar, enquanto a *seta laranja* indica a passagem do alimento. (De Schuenke M, Schulte E, Schumacher U. THIEME Atlas of Anatomy, Vol 3. Ilustrações de Voll M e Wesker K. 3rd ed. New York: Thieme Publishers; 2020.)

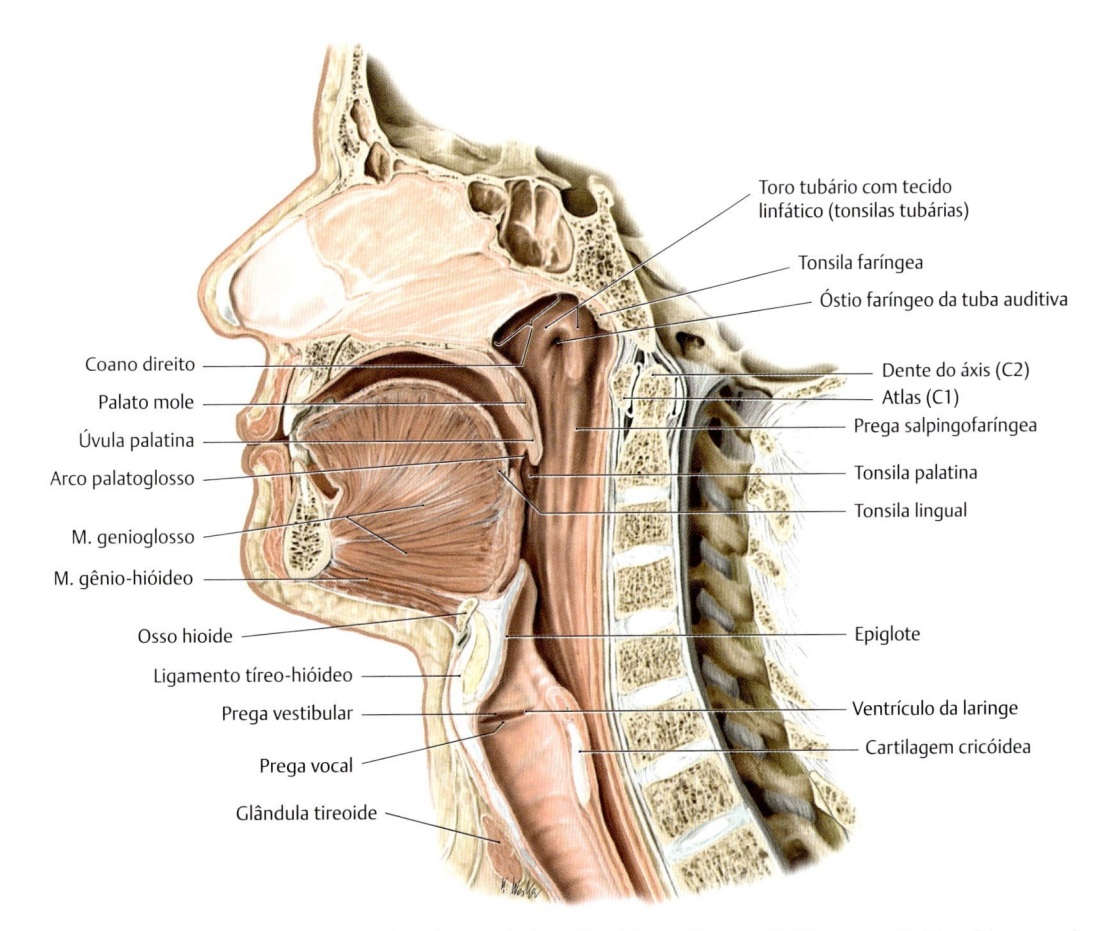

Figura 27.39 Faringe. Corte sagital mediano, vista lateral esquerda. (De Gilroy AM, MacPherson BR, Wikenheiser JC. Atlas of Anatomy. Ilustrações de Voll M e Wesker K. 4th ed. New York: Thieme Publishers; 2020.)

— A **parte laríngea da faringe**, situada posteriormente à laringe, estende-se desde a epiglote até a margem inferior da cartilagem cricóidea, onde se estreita e segue com o esôfago
  - A parte laríngea da faringe comunica-se com a laringe por meio do **ádito da laringe**
  - O ádito da laringe é separado por **pregas ariepiglóticas** das fossas revestidas de muco nas paredes laterais da faringe denominadas **recessos piriformes**.

BOXE 27.7 CORRELAÇÃO CLÍNICA

RECESSOS PIRIFORMES

Os recessos piriformes são pequenas fossas que estão situadas de cada lado do ádito da laringe. Em certas ocasiões, pequenos objetos estranhos que são deglutidos ou inalados ou pedaços de alimento (como amendoim) podem ficar alojados nesses espaços. Nesses casos, os nervos laríngeo interno e laríngeo inferior, que estão situados profundamente à túnica mucosa nessa área, podem ser vulneráveis à lesão.

Músculos da faringe

As paredes da faringe são formadas por uma camada circular externa e por uma camada longitudinal interna de músculo esquelético (Figuras 27.40 e 27.41; Tabelas 27.14 e 27.15). Os músculos da faringe coordenam-se com os músculos do assoalho da boca e do palato mole durante a deglutição (Figura 27.42).

— Os **músculos constritores superior**, **médio** e **inferior da faringe** impelem o bolo alimentar para baixo através das partes oral e laríngea da faringe; todos são inervados pelo nervo vago (NC X)

— Os músculos longitudinais, os **músculos salpingofaríngeo** e **palatofaríngeo**, que são inervados pelo nervo vago (NC X) e pelo plexo faríngeo, e o **músculo estilofaríngeo**, que é inervado pelo nervo glossofaríngeo (NC IX), elevam a faringe para impedir a entrada do alimento na parte nasal da faringe.

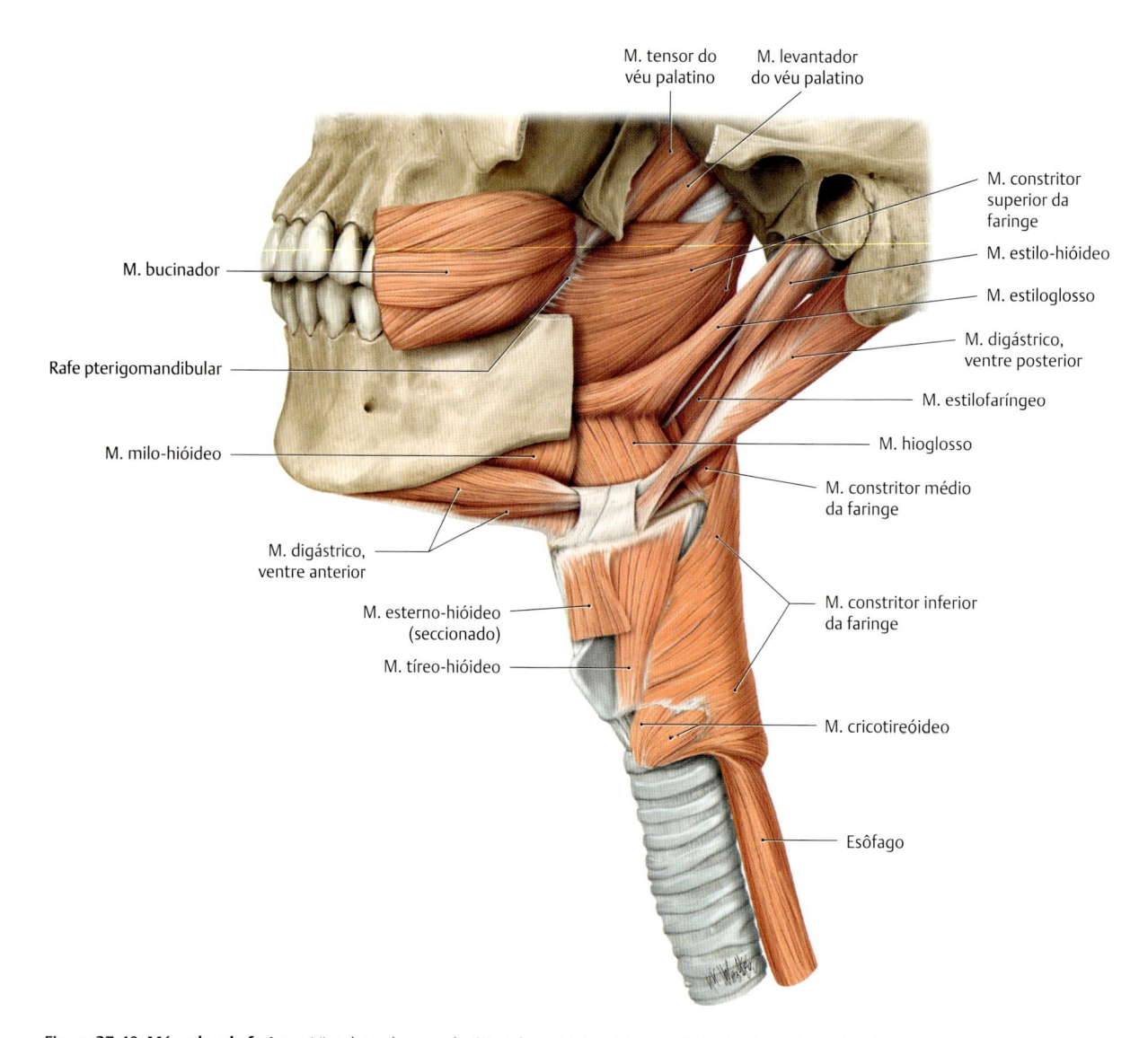

Figura 27.40 Músculos da faringe. Vista lateral esquerda. (De Gilroy AM, MacPherson BR, Wikenheiser JC. Atlas of Anatomy. Ilustrações de Voll M e Wesker K. 4th ed. New York: Thieme Publishers; 2020.)

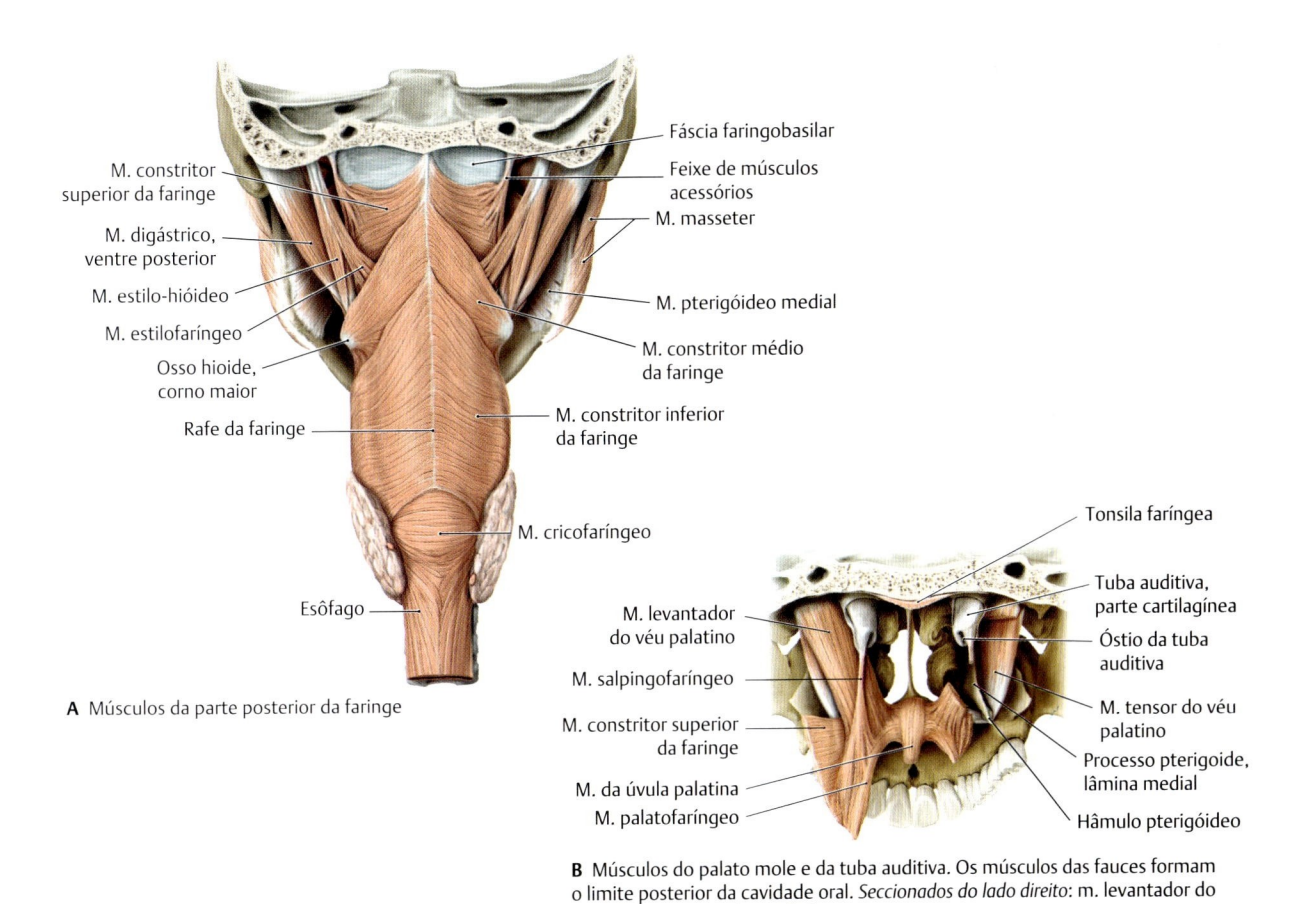

A Músculos da parte posterior da faringe

B Músculos do palato mole e da tuba auditiva. Os músculos das fauces formam o limite posterior da cavidade oral. *Seccionados do lado direito*: m. levantador do véu palatino e m. salpingofaríngeo

C Músculos na faringe aberta

Figura 27.41 Músculos da faringe. Vista posterior. (**A** e **B**. De Schuenke M, Schulte E, Schumacher U. THIEME Atlas of Anatomy, Vol 3. Ilustrações de Voll M e Wesker K. 3rd ed. New York: Thieme Publishers; 2020; **C**. De Gilroy AM, MacPherson BR, Wikenheiser JC. Atlas of Anatomy. Ilustrações de Voll M e Wesker K. 4th ed. New York: Thieme Publishers; 2020.)

Tabela 27.14 Músculos da faringe: músculos constritores da faringe.

Músculo	Origem	Inserção	Inervação	Ação
Constritor superior da faringe	Hâmulo pterigóideo, rafe pterigomandibular, linha milo-hióidea da mandíbula, lateral da língua	Tubérculo faríngeo do osso occipital através da rafe da faringe mediana	N. vago (NC X) através do plexo faríngeo	Constrição da parte superior da faringe
Constritor médio da faringe	Cornos maior e menor do osso hioide, ligamento estilo-hióideo	Rafe da faringe		Constrição da parte média da faringe
Constritor inferior da faringe	Lâmina tireóidea, corno inferior do osso hioide, cartilagem cricóidea	Rafe da faringe; o m. cricofaríngeo envolve a junção faringoesofágica	N. vago através do plexo faríngeo, n. laríngeo recorrente e n. laríngeo externo (NC X)	Constrição da parte inferior da faringe; músculo cricofaríngeo: esfíncter entre a parte laríngea da faringe e o esôfago

Tabela 27.15 Músculos da faringe: músculos levantadores da faringe.

Músculo	Origem	Inserção	Inervação	Ação
Palatofaríngeo (arco palatofaríngeo)	Aponeurose palatina (superfície superior) e margem posterior do osso palatino	Cartilagem tireóidea (margem posterior) ou parte lateral da faringe	N. vago (NC X) através do plexo faríngeo	*Bilateralmente*: eleva a faringe anteromedialmente
Salpingofaríngeo	Parte cartilagínea da tuba auditiva (superfície inferior)	Ao longo da prega salpingofaríngea até o m. palatofaríngeo		*Bilateralmente*: eleva a faringe; pode também abrir a tuba auditiva
Estilofaríngeo	Processo estiloide (superfície medial da base)	Parte lateral da faringe misturando-se com os músculos constritores da faringe, o músculo palatofaríngeo e a cartilagem tireóidea (margem posterior)	N. glossofaríngeo (NC IX)	*Bilateralmente*: eleva a faringe e a laringe

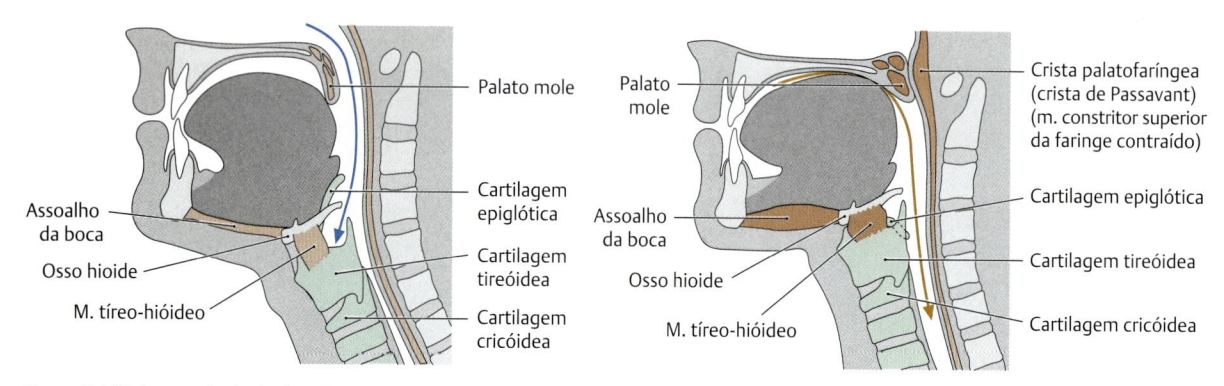

Figura 27.42 Anatomia da deglutição. Como parte das vias respiratórias, no adulto a laringe está localizada na entrada do sistema digestório (**A**). Assim, durante a deglutição, as vias respiratórias precisam ser brevemente ocluídas para impedir a entrada do alimento na traqueia. Durante a fase reflexiva da deglutição, os músculos no assoalho da boca e o músculo tíreo-hióideo elevam a laringe, enquanto a epiglote cobre o ádito da laringe e oblitera as vias respiratórias inferiores. Além disso, o palato mole tensiona, eleva e opõe-se à parede posterior da faringe, vedando as vias respiratórias superiores (**B**). (De Schuenke M, Schulte E, Schumacher U. THIEME Atlas of Anatomy, Vol 3. Ilustrações de Voll M e Wesker K. 3rd ed. New York: Thieme Publishers; 2020.)

Tonsilas

- As **tonsilas**, que consistem em massas de tecido linfoide encontradas no revestimento mucoso da faringe, formam um anel circular incompleto, denominado **anel linfático da faringe** (anel de Waldeyer), ao redor da parte superior da faringe (Figura 27.43). Elas incluem:
  - Uma **tonsila faríngea** (também conhecida como adenoide) na túnica mucosa do teto e da parede posterior da faringe
  - **Tonsilas tubárias** em pares, que são extensões da tonsila faríngea e se situam próximo aos óstios da tuba auditiva
  - **Tonsilas palatinas** pareadas nas fossas entre os arcos palatoglosso e palatofaríngeo
  - **Tonsilas linguais** no terço posterior do dorso da língua
  - Pares de **faixas laterais** situadas ao longo das pregas salpingofaríngeas
- As tonsilas são irrigadas por ramos das artérias facial, palatina ascendente, lingual, palatina descendente e faríngea ascendente
- Os vasos linfáticos das tonsilas drenam para o linfonodo jugulodigástrico próximo ao ângulo da mandíbula antes de drenar para os linfonodos cervicais profundos
- Um plexo nervoso tonsilar é formado pelos nervos glossofaríngeo (NC IX) e vago (NC X).

Inervação e vascularização da faringe

- A faringe é irrigada por ramos diretos e indiretos da artéria carótida externa. Esses ramos são as artérias facial, lingual, palatina ascendente, palatina descendente e faríngea ascendente (ver Capítulo 24, Figura 24.21)
- A drenagem venosa da faringe passa pelo plexo venoso faríngeo para a veia jugular interna (ver Capítulo 24, Figura 24.26)
- A inervação sensitiva da túnica mucosa da faringe varia de acordo com a região (Figura 27.44)
  - O nervo maxilar (NC V$_2$) inerva a parte superior da parte nasal da faringe
  - O nervo glossofaríngeo (NC IX) inerva principalmente a parte oral da faringe, embora seu território se estenda para a parte nasal e a parte laríngea da faringe
  - O nervo vago (NC X), através do nervo laríngeo interno, inerva a parte laríngea da faringe.

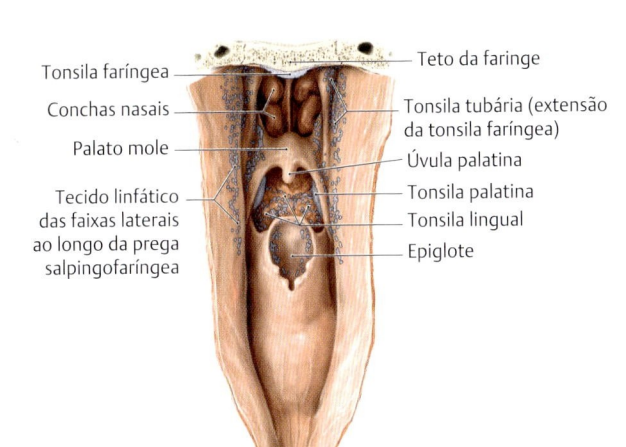

Figura 27.43 Tonsilas: anel linfático da faringe (anel de Waldeyer). Vista posterior da faringe aberta. (De Schuenke M, Schulte E, Schumacher U. THIEME Atlas of Anatomy, Vol 3. Ilustrações de Voll M e Wesker K. 3rd ed. New York: Thieme Publishers; 2020.)

Legendas da Figura 27.43:
- Tonsila faríngea
- Conchas nasais
- Palato mole
- Tecido linfático das faixas laterais ao longo da prega salpingofaríngea
- Teto da faringe
- Tonsila tubária (extensão da tonsila faríngea)
- Úvula palatina
- Tonsila palatina
- Tonsila lingual
- Epiglote

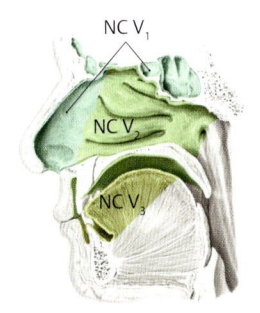
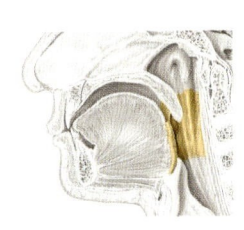
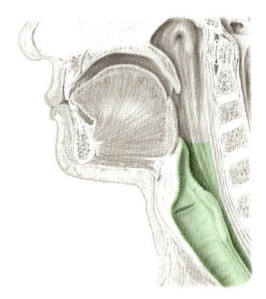

A N. maxilar na parte nasal da faringe

B N. glossofaríngeo na parte oral da faringe

C N. vago na parte laríngea da faringe

Figura 27.44 Inervação sensitiva da faringe. (De Schuenke M, Schulte E, Schumacher U. THIEME Atlas of Anatomy, Vol 3. Ilustrações de Voll M e Wesker K. 3rd ed. New York: Thieme Publishers; 2020.)

BOXE 27.10 CORRELAÇÃO CLÍNICA

FÁSCIA E POTENCIAIS ESPAÇOS TECIDUAIS NA CABEÇA

Os limites fasciais são fundamentais para delinear as vias de disseminação de infecção. Os potenciais espaços na cabeça, mostrados nessa figura, tornam-se espaços verdadeiros quando são infiltrados por produtos de uma infecção. Esses espaços são definidos por ossos, músculo e fáscia e, inicialmente, confinam uma infecção, porém acabam permitindo a sua disseminação através das comunicações existentes entre os espaços.

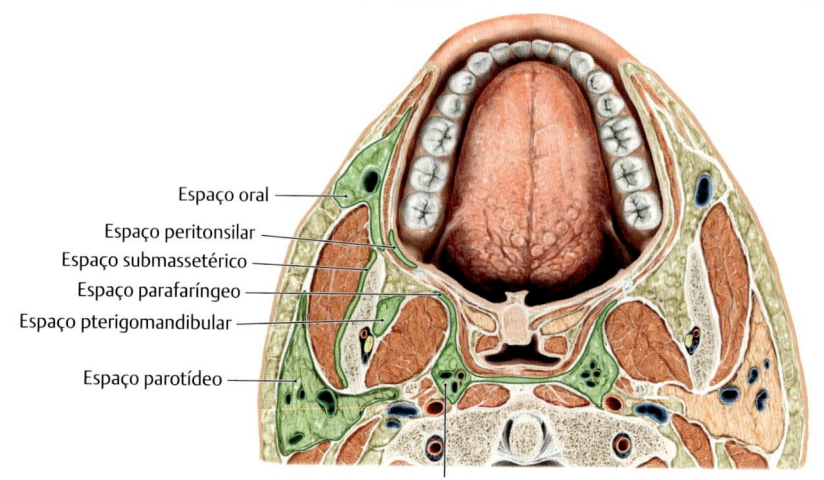

Corte transversal no nível da fossa tonsilar, vista superior. (De Gilroy AM, MacPherson BR, Wikenheiser JC. Atlas of Anatomy. Ilustrações de Voll M e Wesker K. 4th ed. New York: Thieme Publishers; 2020.)

28   Olho e Orelha

O olho, que é o órgão da visão, e a orelha, que contém os órgãos da audição e do equilíbrio, são os órgãos dos sentidos anatomicamente mais complexos. Os olhos, que estão contidos nas órbitas ósseas, constituem uma característica proeminente da face. As orelhas apresentam componentes superficiais e profundos que estão relacionados com os ossos temporais em ambos os lados da cabeça.

28.1   Olho

A anatomia do olho é constituída por órbita, pálpebras e aparelho lacrimal, bulbo do olho e seis músculos extrínsecos do bulbo do olho.

Órbita

As duas **órbitas** situam-se em cada lado da parte superior da cavidade nasal, acima dos seios maxilares e abaixo das fossas anteriores do crânio (ver Capítulo 24, Figura 24.15). Essas cavidades têm a forma de pirâmides quadrangulares, com o ápice dirigido posteriormente e a base abrindo-se para a face (Figura 28.1).

— A órbita é formada por sete ossos do crânio:
- O frontal, que forma o teto
- A maxila, que forma o assoalho
- O etmoide
- O lacrimal
- O palatino

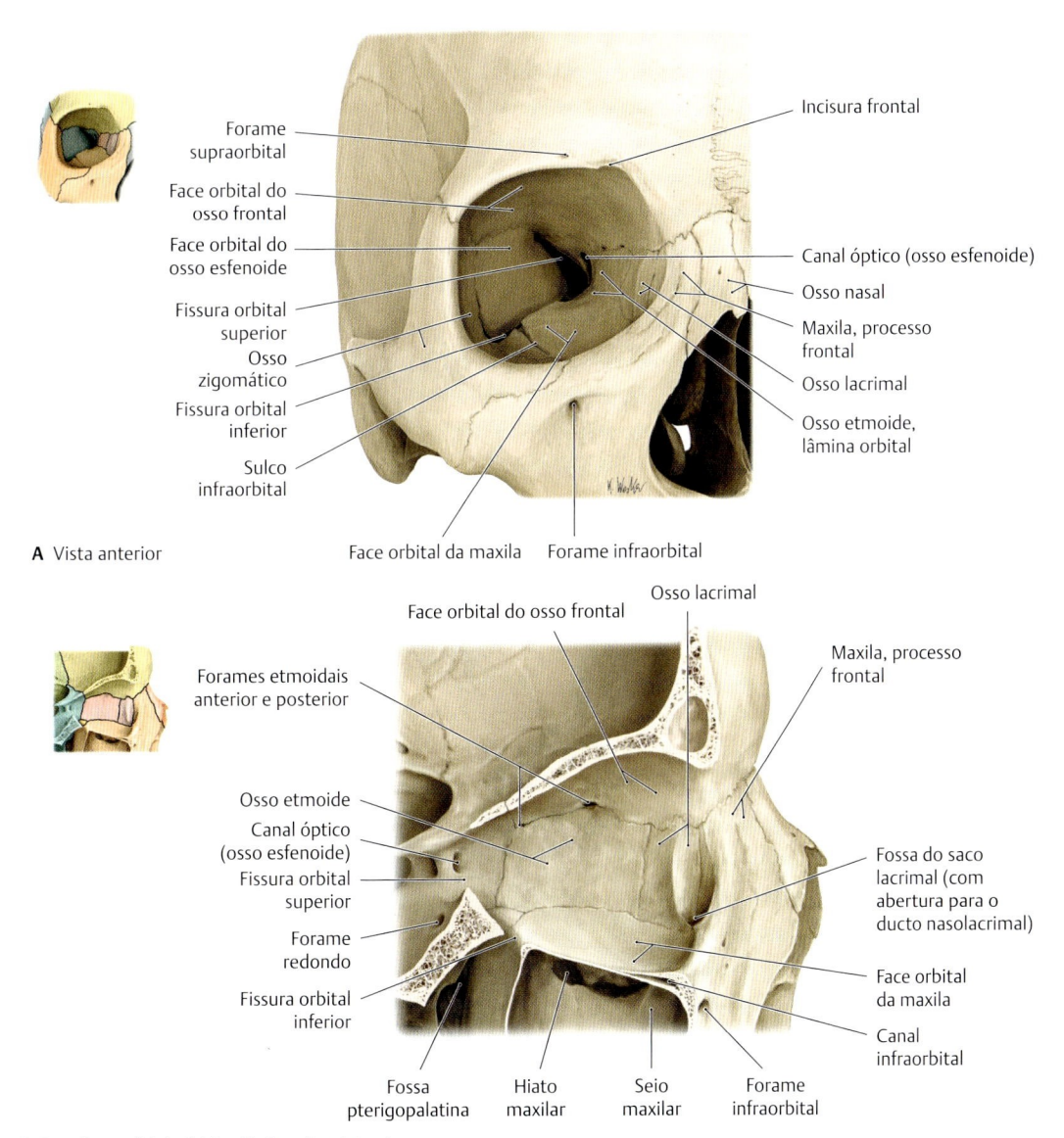

A Vista anterior

B Parede medial da órbita direita, vista lateral

Figura 28.1 Ossos da órbita. (De Schuenke M, Schulte E, Schumacher U. THIEME Atlas of Anatomy, Vol 3. Ilustrações de Voll M e Wesker K. 3rd ed. New York: Thieme Publishers; 2020.)

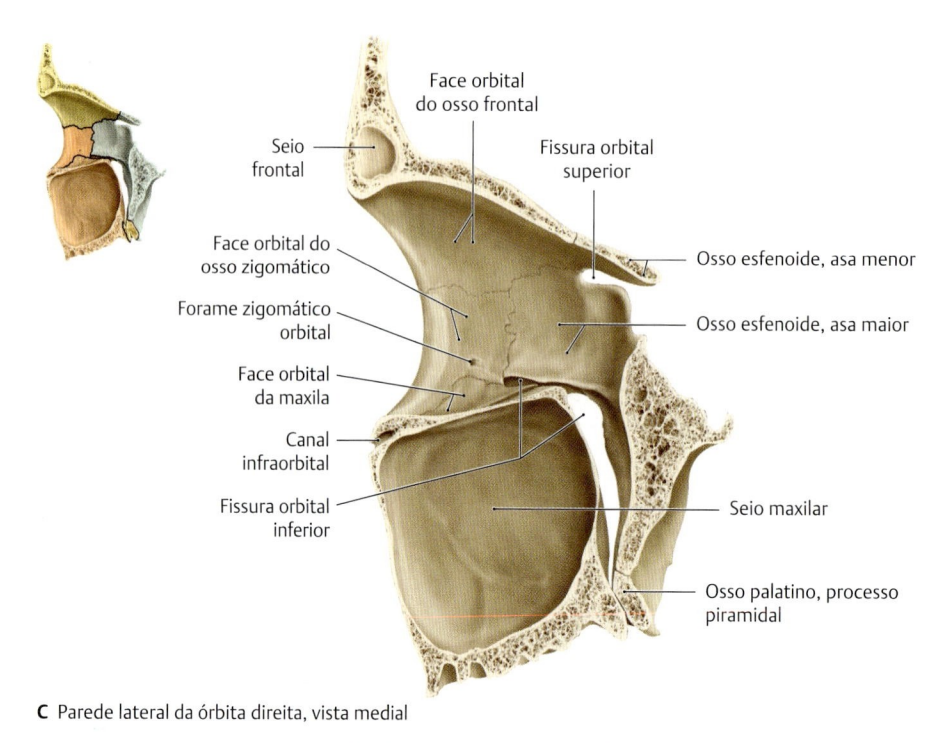

C Parede lateral da órbita direita, vista medial

Figura 28.1 (*continuação*) **Ossos da órbita.**

- Os esfenoides, que formam a parede medial
- O zigomático, que, junto com o esfenoide, forma a parede lateral
— O bulbo do olho ocupa a parte anterior da órbita, e é acompanhado de seis músculos extrínsecos, vasos oftálmicos e seis nervos cranianos (nervos óptico [NC II], oculomotor [NC III], troclear [NC IV], trigêmeo [NC V], abducente [NC VI] e facial [NC VII]) (Figura 28.2). Essas estruturas são sustentadas e envolvidas por uma gordura periorbital
— Três aberturas no ápice da órbita possibilitam a passagem de nervos e vasos entre a fossa média do crânio e a órbita: o **canal óptico**, a **fissura orbital superior** e a **fissura orbital inferior** (Tabela 28.1)
— Várias outras aberturas transmitem nervos e vasos para a face – os **forames supraorbital** e **infraorbital**, a **incisura fron-**tal e o **forame zigomático orbital** – e para a cavidade nasal – os **forames etmoidal anterior** e **etmoidal posterior**. O **canal nasolacrimal**, uma passagem entre a órbita e a cavidade nasal, transmite o **ducto nasolacrimal**
— Um **anel tendíneo comum** no ápice da órbita circunda o canal óptico e parte da fissura orbital superior, e serve de origem para quatro dos músculos extrínsecos do bulbo do olho (Figura 28.3). O nervo óptico (NC II) e a artéria oftálmica entram na órbita através do canal óptico e, assim, atravessam o anel tendíneo. As outras estruturas que entram através de parte da fissura orbital superior envolvida pelo anel são os **ramos superior** e **inferior** do nervo oculomotor (NC III), o **nervo nasociliar**, um ramo do nervo oftálmico (NC V$_1$), e o nervo abducente (NC VI).

Tabela 28.1   Aberturas na órbita para as estruturas neurovasculares.

Abertura*	Nervos	Vasos
Canal óptico	N. óptico (NC II)	A. oftálmica
Fissura orbital superior	N. oculomotor (NC III) N. troclear (NC IV) N. abducente (NC VI) N. trigêmeo, nervo oftálmico (NC V$_1$) • N. lacrimal • N. frontal • N. nasociliar	V. oftálmica superior
Fissura orbital inferior	N. infraorbital (NC V$_2$), n. zigomático (NC V$_2$)	A. e v. infraorbitais, v. oftálmica inferior
Canal infraorbital	N. infraorbital (NC V$_2$)	A. e v. infraorbitais
Forame supraorbital	N. supraorbital (ramo lateral)	A. supraorbital
Incisura frontal	N. supraorbital (ramo medial)	A. supratroclear
Forame etmoidal anterior	N. etmoidal anterior	A. e v. etmoidais anteriores
Forame etmoidal posterior	N. etmoidal posterior	A. e v. etmoidais posteriores

*O canal nasolacrimal transmite o ducto nasolacrimal.

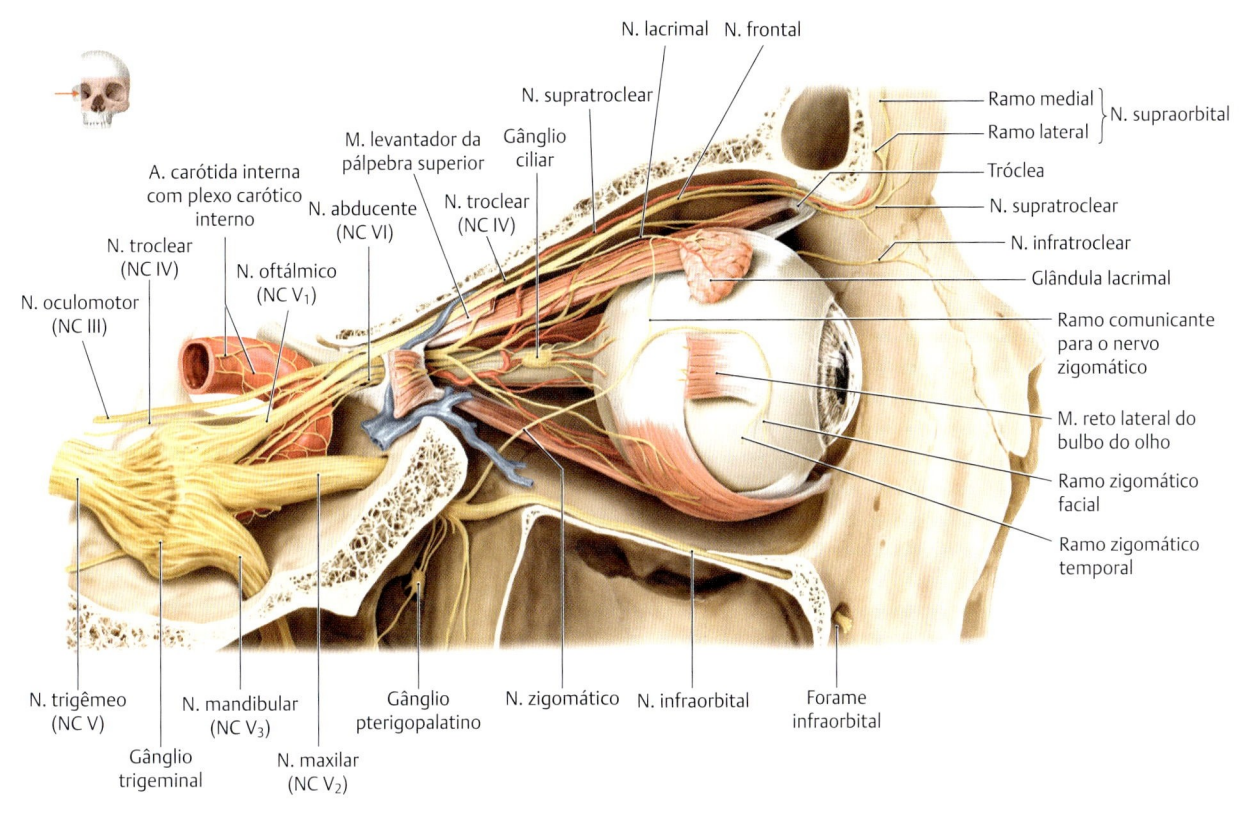

Figura 28.2 Topografia da órbita. Órbita direita, vista lateral. (De Schuenke M, Schulte E, Schumacher U. THIEME Atlas of Anatomy, Vol 3. Ilustrações de Voll M e Wesker K. 3rd ed. New York: Thieme Publishers; 2020.)

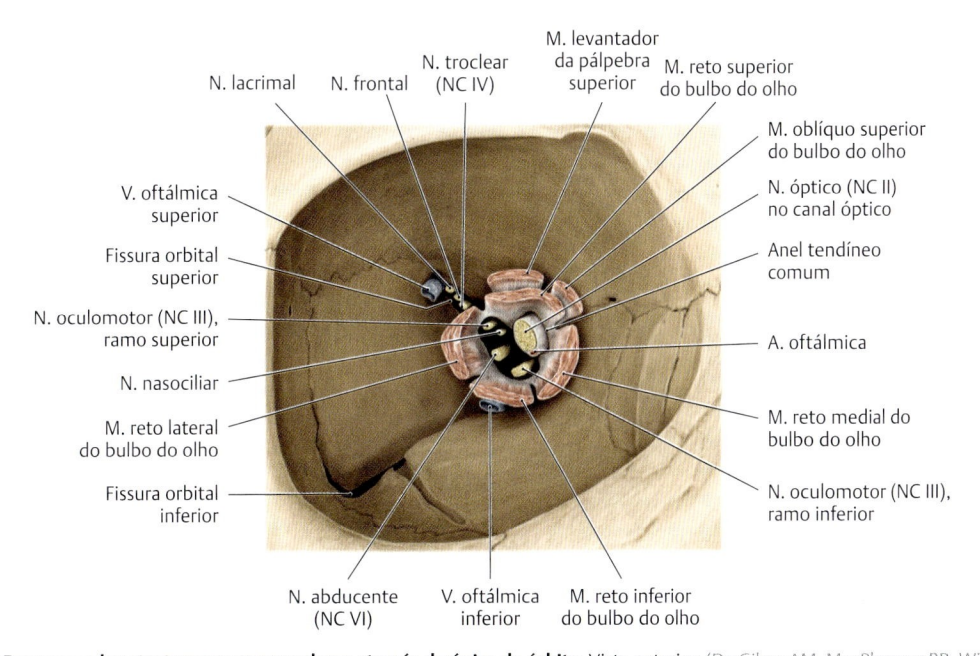

Figura 28.3 Passagem de estruturas neurovasculares através do ápice da órbita. Vista anterior. (De Gilroy AM, MacPherson BR, Wikenheiser JC. Atlas of Anatomy. Ilustrações de Voll M e Wesker K. 4th ed. New York: Thieme Publishers; 2020.)

Região orbital, pálpebras e aparelho lacrimal

As **pálpebras** superiores e inferiores são pregas móveis de pele que protegem o bulbo do olho de lesões, de irritações e da luz. São separadas uma da outra pela **rima das pálpebras** (Figura 28.4).

- As pálpebras são cobertas externamente pela pele e, internamente, pela **túnica conjuntiva da pálpebra**. Essa membrana interna fina reflete-se nos **fórnices superior** e **inferior** da conjuntiva na parte anterior do bulbo do olho como **túnica conjuntiva do bulbo**. Quando os olhos estão fechados, as túnicas conjuntivas da pálpebra e do bulbo formam o **saco da conjuntiva**
- As **placas tarsais**, ou **tarsos**, são faixas de tecido conjuntivo denso que fornecem sustentação para as pálpebras superior e inferior. Os tarsos estão fixados aos **ligamentos palpebral medial** e **palpebral lateral**, que se conectam às margens medial e lateral da órbita, respectivamente. As glândulas tarsais nos tarsos lubrificam as margens das pálpebras para impedir que elas adiram uma à outra
- O **músculo orbicular do olho** (ver Capítulo 27, Figura 27.2), que é inervado pelo nervo facial (nervo craniano [NC] VII), fecha o olho de maneira semelhante a um esfíncter. O **músculo levantador da pálpebra superior**, que é inervado pelo nervo oculomotor (NC III) e está inserido ao tarso superior, abre o olho ao elevar a pálpebra superior
- O **septo orbital**, que consiste em uma fina lâmina membranácea, estende-se da margem orbital, onde é contínuo ao periósteo, até os tarsos das pálpebras. Na pálpebra superior, o septo orbital também se une com o tendão do músculo levantador da pálpebra superior. Ele sustenta a gordura orbital dentro da órbita e ajuda a limitar a disseminação de infecções para a órbita e a partir dela
- O **aparelho lacrimal** produz e drena as lágrimas que limpam e lubrificam a superfície externa do olho (Figura 28.5)
- A **glândula lacrimal**, que produz e secreta lágrimas, está localizada na fossa da glândula lacrimal, na face supralateral da órbita. A glândula é estimulada por fibras parassimpáticas secretomotoras do nervo facial (NC VII) (ver Capítulo 26, Figura 26.25)
- O piscar dos olhos espalha as lágrimas pelo olho em direção ao ângulo medial, onde drenam, através dos **pontos lacrimais** (aberturas) **superior** e **inferior**, para dentro dos **canalículos lacrimais** e o **saco lacrimal**, a parte superior dilatada do ducto nasolacrimal
- O **ducto nasolacrimal** é uma estrutura membranácea que começa no ângulo medial do olho e termina no meato nasal inferior. As lágrimas drenam para a cavidade nasal através desse ducto.

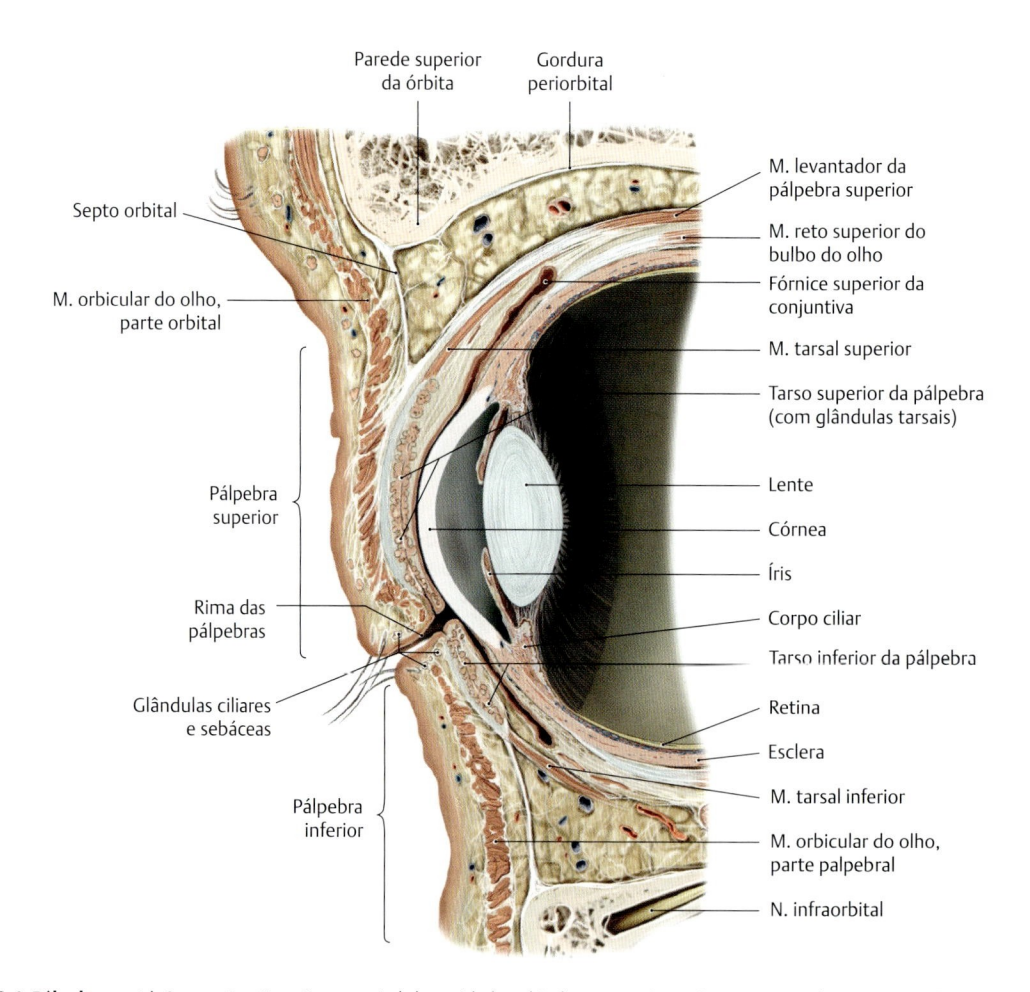

Figura 28.4 Pálpebras e túnica conjuntiva. Corte sagital da cavidade orbital anterior. (De Gilroy AM, MacPherson BR, Wikenheiser JC. Atlas of Anatomy. Ilustrações de Voll M e Wesker K. 4th ed. New York: Thieme Publishers; 2020.)

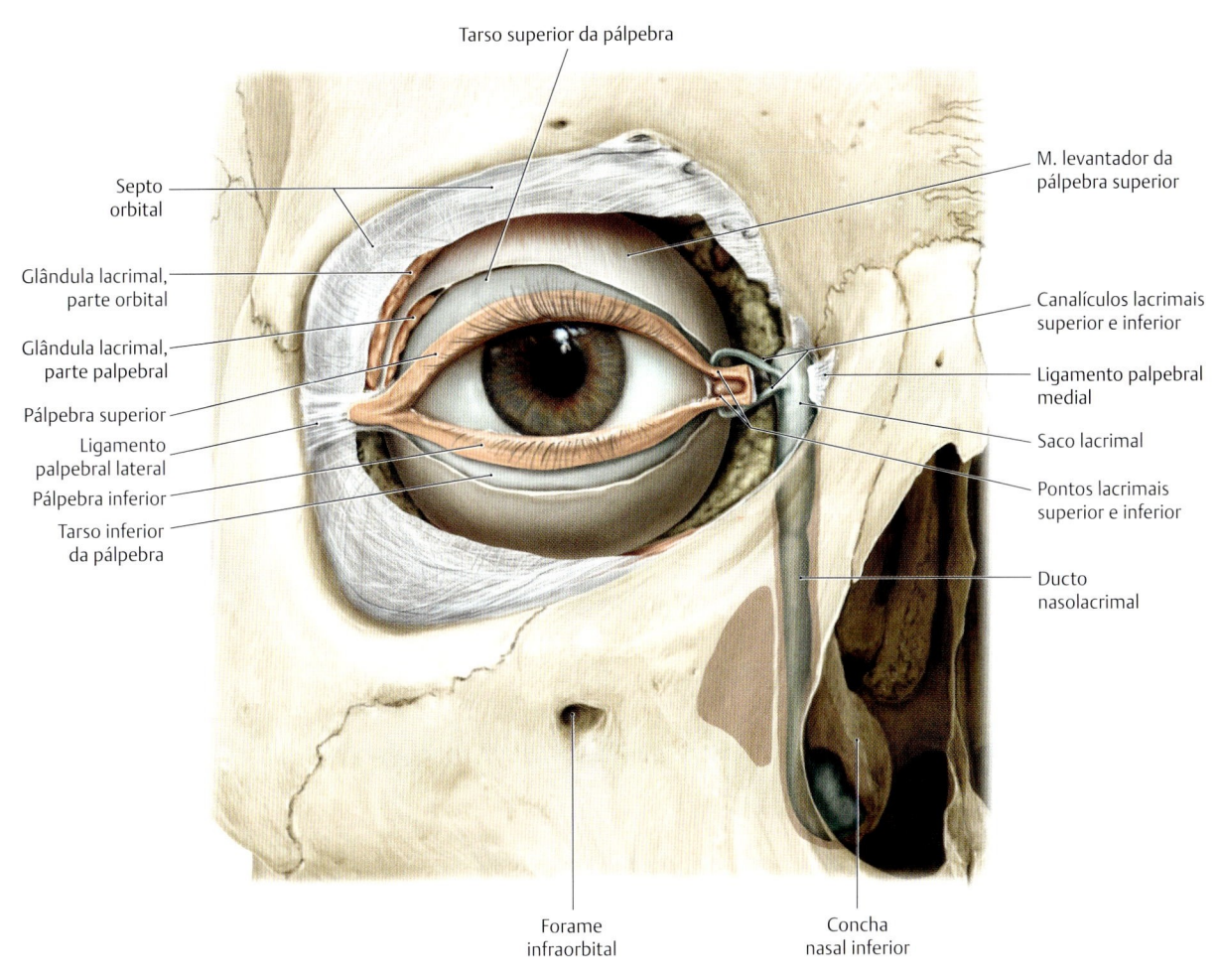

Figura 28.5 Aparelho lacrimal. Olho direito, vista anterior. *Removido*: septo orbital (parcialmente). *Seccionado*: músculo levantador da pálpebra superior (tendão de inserção). (De Schuenke M, Schulte E, Schumacher U. THIEME Atlas of Anatomy, Vol 3. Ilustrações de Voll M e Wesker K. 3rd ed. New York: Thieme Publishers; 2020.)

Bulbo do olho

O bulbo do olho, o órgão da visão, possui três camadas concêntricas que formam suas paredes externas: a esclera, a corioide e a retina (Figura 28.6).

- A **esclera**, que é a parte branca do olho, forma os cinco sextos posteriores da camada fibrosa externa do olho; a **córnea**, a parte transparente da esclera, forma a sexta parte anterior. Essa camada externa é, em grande parte, avascular, porém proporciona uma estrutura ao bulbo do olho
- A **corioide**, a camada vascular média, fornece oxigênio e nutrientes à retina subjacente (Figura 28.7)
  - O **corpo ciliar** liga a corioide à circunferência da íris. Fibras musculares lisas curtas, denominadas **fibras zonulares**, que fixam o corpo ciliar à lente, controlam a espessura e o poder de refração da lente e, portanto, o foco do olho
  - A **íris**, um diafragma muscular ajustável, circunda uma abertura central, a **pupila** (Figura 28.8)

- O **músculo esfíncter da pupila** da íris responde à estimulação parassimpática para contrair a pupila
- O **músculo dilatador da pupila** da íris responde à estimulação simpática para dilatar a pupila
- A **retina**, que é a camada sensitiva interna, possui uma **parte óptica** posterior, que é sensível à luz, e uma **parte cega**, que se estende anteriormente sobre o corpo ciliar e a íris
  - O **disco do nervo óptico**, um ponto na retina onde o nervo óptico sai do bulbo do olho, carece de fotorreceptores e, portanto, é insensível à luz e conhecido como **ponto cego**
  - A **mácula lútea** da retina, um ponto lateral ao disco do nervo óptico, é uma área de intensa acuidade visual
  - A **fóvea central**, uma depressão na mácula lútea, é a área de maior acuidade visual
- A luz atravessa quatro meios refrativos antes de incidir na retina do olho:
  - A córnea, o principal meio refrativo para a luz que entra no olho

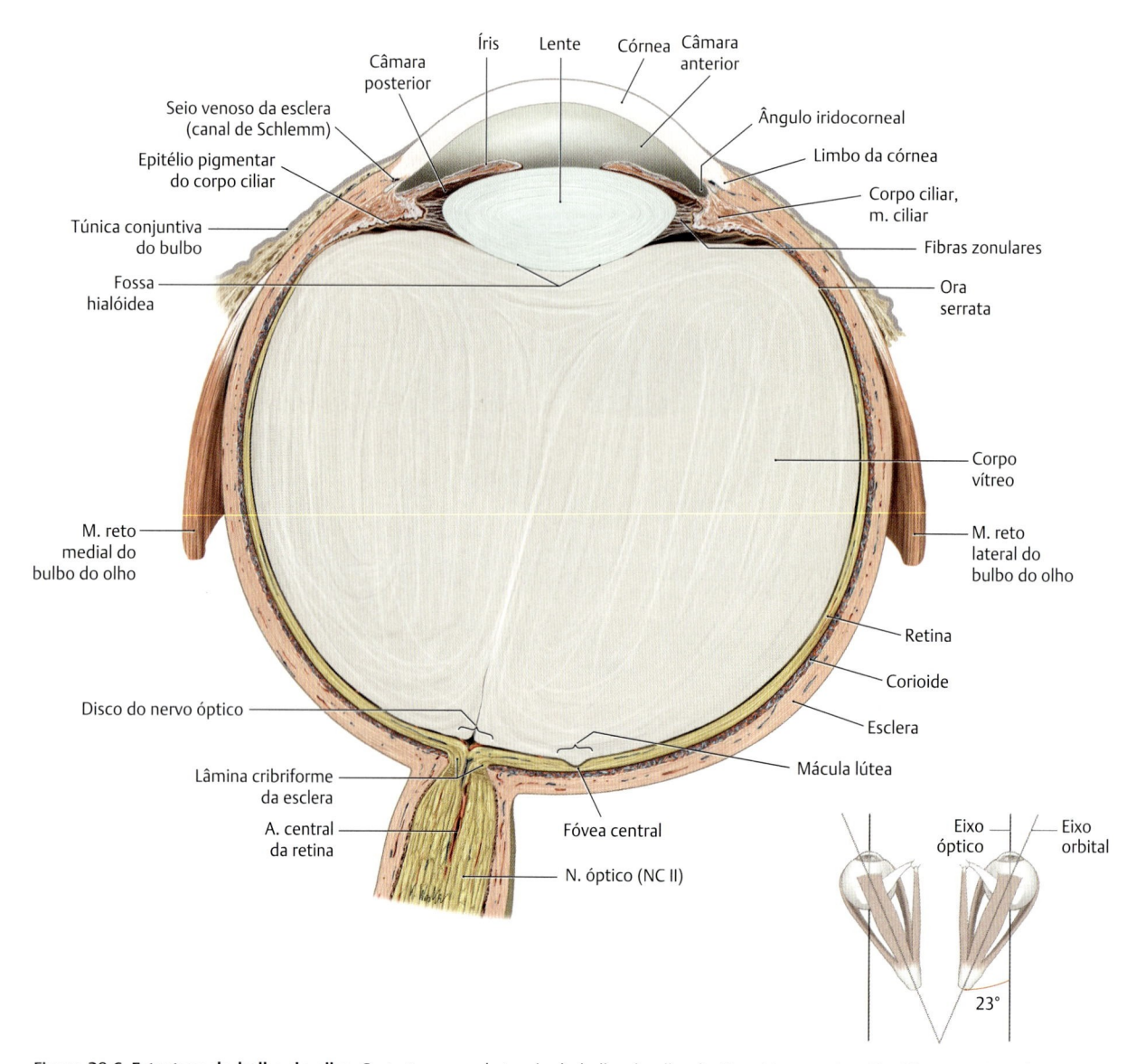

Figura 28.6 Estrutura do bulbo do olho. Corte transversal através do bulbo do olho direito, vista superior. (De Gilroy AM, MacPherson BR, Wikenheiser JC. Atlas of Anatomy. Ilustrações de Voll M e Wesker K. 4th ed. New York: Thieme Publishers; 2020.)

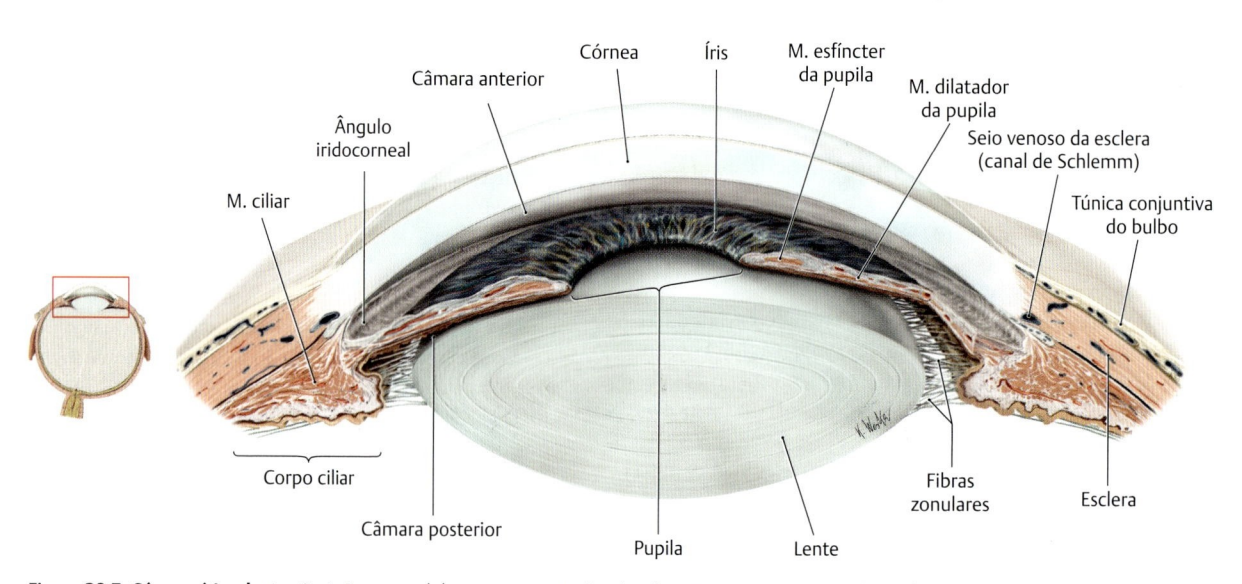

Figura 28.7 Córnea, íris e lente. Corte transversal do segmento anterior do olho, vista anterossuperior. (De Gilroy AM, MacPherson BR, Wikenheiser JC. Atlas of Anatomy. Ilustrações de Voll M e Wesker K. 4th ed. New York: Thieme Publishers; 2020.)

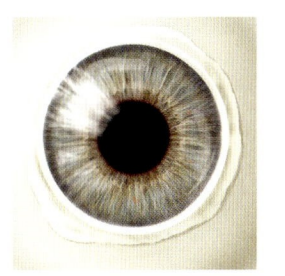

A Tamanho normal da pupila

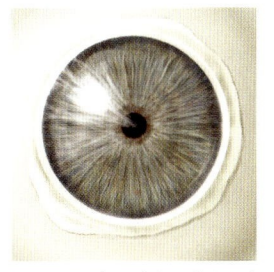

B Constrição máxima (miose)

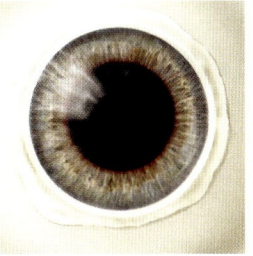

C Dilatação máxima (midríase)

Figura 28.8 Pupila. O tamanho da pupila é regulado por dois músculos intraoculares da íris: o músculo esfíncter da pupila, que produz estreitamento da pupila (inervação parassimpática); e o músculo dilatador da pupila, que a aumenta (inervação simpática). (De Schuenke M, Schulte E, Schumacher U. THIEME Atlas of Anatomy, Vol 3. Ilustrações de Voll M e Wesker K. 3rd ed. New York: Thieme Publishers; 2020.)

BOXE 28.1 CORRELAÇÃO CLÍNICA

PRESBIOPIA E CATARATA

A lente do olho sofre alterações relacionadas com a idade que afetam a visão no indivíduo idoso. A perda de elasticidade da lente e a subsequente perda de acomodação diminuem a capacidade do indivíduo de focar objetos de perto, uma condição conhecida como presbiopia. A opacidade da lente ou de sua cápsula, condição conhecida como catarata, reduz a quantidade de luz que alcança a retina, resultando então em um borramento visual. O tratamento consiste na remoção cirúrgica da lente afetada e sua substituição por um implante de plástico.

BOXE 28.2 CORRELAÇÃO CLÍNICA

GLAUCOMA

O glaucoma refere-se a um grupo de doenças oculares que envolvem uma elevação da pressão intraocular e a atrofia do nervo óptico. No glaucoma de ângulo aberto primário, que é a forma mais comum, os canais venosos no ângulo entre a córnea e a íris, que possibilitam a drenagem do humor aquoso das câmaras anterior e posterior, estão bloqueados. O consequente acúmulo de humor aquoso resulta na elevação da pressão intraocular e em dano final ao nervo óptico. Isso leva a uma perda gradual da visão periférica, que progride para a visão tubular. A pressão exercida sobre a retina pode levar à cegueira.

- O **humor aquoso**, uma solução aquosa que preenche as **câmaras anterior** e **posterior** do olho situadas anteriormente à lente e ao corpo ciliar. O equilíbrio entre a sua produção e a sua drenagem determina a pressão intraocular
- A **lente**, um disco bicôncavo transparente que focaliza os objetos na retina por meio da mudança de sua espessura. No processo de **acomodação**, que é mediado por estimulação parassimpática, ocorre a contração do músculo ciliar, que produz o espessamento da lente e a focalização dos objetos próximos. Quando ocorre o relaxamento do músculo ciliar, a lente torna-se plana, permitindo então ao olho focalizar objetos distantes (Figura 28.9)
- O **corpo vítreo**, uma substância gelatinosa que preenche a câmara do olho posteriormente à lente.

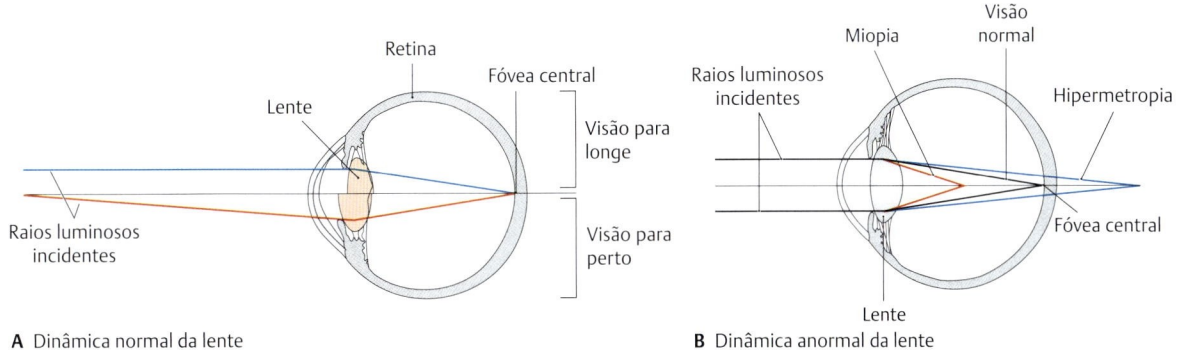

A Dinâmica normal da lente

B Dinâmica anormal da lente

Figura 28.9 Refração da luz pela lente. Corte transversal, vista superior. No olho normal (emétrope), os raios luminosos sofrem refração na lente (e na córnea) para um ponto focal na superfície da retina (fóvea central). A tensão das fibras zonulares com relaxamento do músculo ciliar achata a lente em resposta aos raios paralelos provenientes de uma fonte distante (visão para longe). A contração do músculo ciliar com relaxamento das fibras zonulares faz com que a lente assuma um formato mais arredondado (visão para perto). (De Gilroy AM, MacPherson BR, Wikenheiser JC. Atlas of Anatomy. Ilustrações de Voll M e Wesker K. 4th ed. New York: Thieme Publishers; 2020.)

Músculos extrínsecos do bulbo do olho

— Os seis músculos extrínsecos que controlam o movimento do bulbo do olho (Figura 28.10 e Tabela 28.2) são os seguintes
  • Quatro músculos retos, os **músculos reto superior**, **reto medial**, **reto inferior** e **reto lateral do bulbo do olho**, que se originam a partir de um **anel tendíneo comum** no ápice da órbita

  • Dois músculos oblíquos, o **músculo oblíquo superior**, que se origina próximo ao ápice e se estende de volta através da tróclea para se inserir no bulbo do olho, e o **músculo oblíquo inferior**, que se origina da face medial da parede inferior da órbita
— Os músculos possibilitam as seis direções principais do olhar, que constituem os movimentos normais do bulbo do olho testados durante a avaliação clínica da mobilidade ocular.

Neurovasculatura da órbita

A região orbital é uma área de anastomoses arteriais e venosas (Figura 28.11; ver Capítulo 24, Seções 24.3 e 24.4).
— Ramos da artéria carótida externa, a artéria infraorbital (um ramo da artéria maxilar) e as artérias faciais anastomosam-se com a artéria supraorbital, ramo da artéria carótida interna. Essa potencial anastomose pode desempenhar uma importante função no caso de uma ligadura da artéria maxilar (p. ex., na epistaxe grave)
— A anastomose entre a veia angular extracraniana e as veias oftálmicas superiores intracranianas pode servir de conduto para infecções bacterianas da face que seguem por vias venosas intracranianas
— A artéria oftálmica irriga a maior parte das estruturas da órbita (Figura 28.12). Um de seus ramos, a **artéria central da retina**, segue o seu trajeto dentro do nervo óptico e constitui o único suprimento arterial da retina através de seus ramos terminais
  • A artéria oftálmica anastomosa-se com a artéria facial por meio de seu ramo, a artéria supratroclear e com a artéria maxilar por meio das artérias etmoidal anterior e etmoidal posterior e a artéria meníngea média
— As **veias oftálmicas superior** e **inferior**, que drenam as estruturas na órbita, drenam o sangue principalmente para o seio cavernoso, porém se comunicam também com a veia facial e o plexo venoso pterigóideo (Figura 28.13)

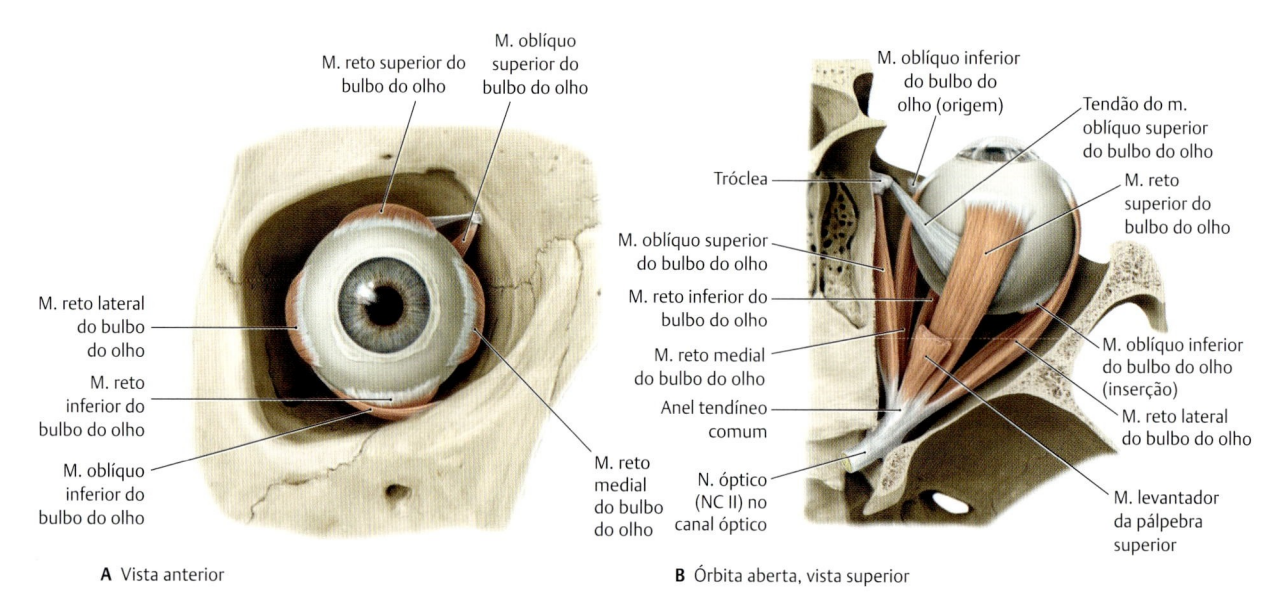

A Vista anterior   **B** Órbita aberta, vista superior

Figura 28.10 Músculos extrínsecos do bulbo do olho. Olho direito. (De Schuenke M, Schulte E, Schumacher U. THIEME Atlas of Anatomy, Vol 3. Ilustrações de Voll M e Wesker K. 3rd ed. New York: Thieme Publishers; 2020.)

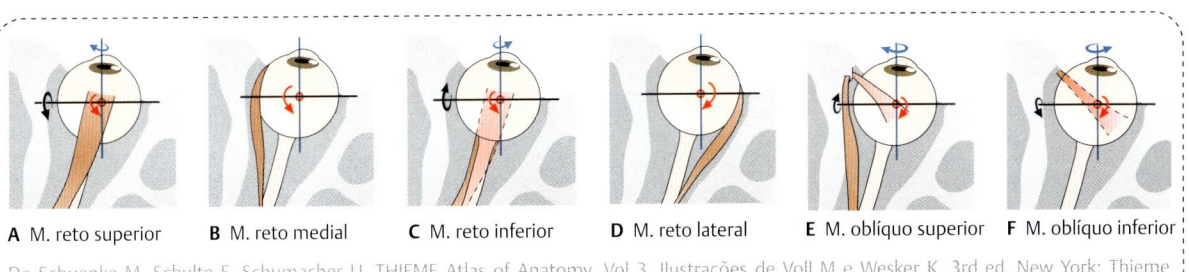

A M. reto superior   **B** M. reto medial   **C** M. reto inferior   **D** M. reto lateral   **E** M. oblíquo superior   **F** M. oblíquo inferior

De Schuenke M, Schulte E, Schumacher U. THIEME Atlas of Anatomy, Vol 3. Ilustrações de Voll M e Wesker K. 3rd ed. New York: Thieme Publishers; 2020.

Tabela 28.2 Ações dos músculos extrínsecos do bulbo do olho.

| Músculo | Origem | Inserção | Ação* | | | Inervação |
			Eixo vertical (*vermelho*)	Eixo horizontal (*preto*)	Eixo anteroposterior (*azul*)	
Reto superior	Anel tendíneo comum (tendão anular comum)	Esclera do bulbo do olho	Elevação	Adução	Rotação medial	N. oculomotor (NC III), ramo superior
Reto medial			–	Adução	–	N. oculomotor (NC III), ramo inferior
Reto inferior			Depressão	Adução	Rotação lateral	
Reto lateral			–	Abdução	–	N. abducente (NC VI)
Oblíquo superior	Osso esfenoide⁺		Depressão	Abdução	Rotação medial	N. troclear (NC IV)
Oblíquo inferior	Margem medial da órbita		Elevação	Abdução	Rotação lateral	N. oculomotor (NC III), ramo inferior

*Inicia com o olhar dirigido anteriormente. ⁺O tendão de inserção do músculo oblíquo superior atravessa uma alça tendínea (tróclea) fixada à margem superomedial da órbita.

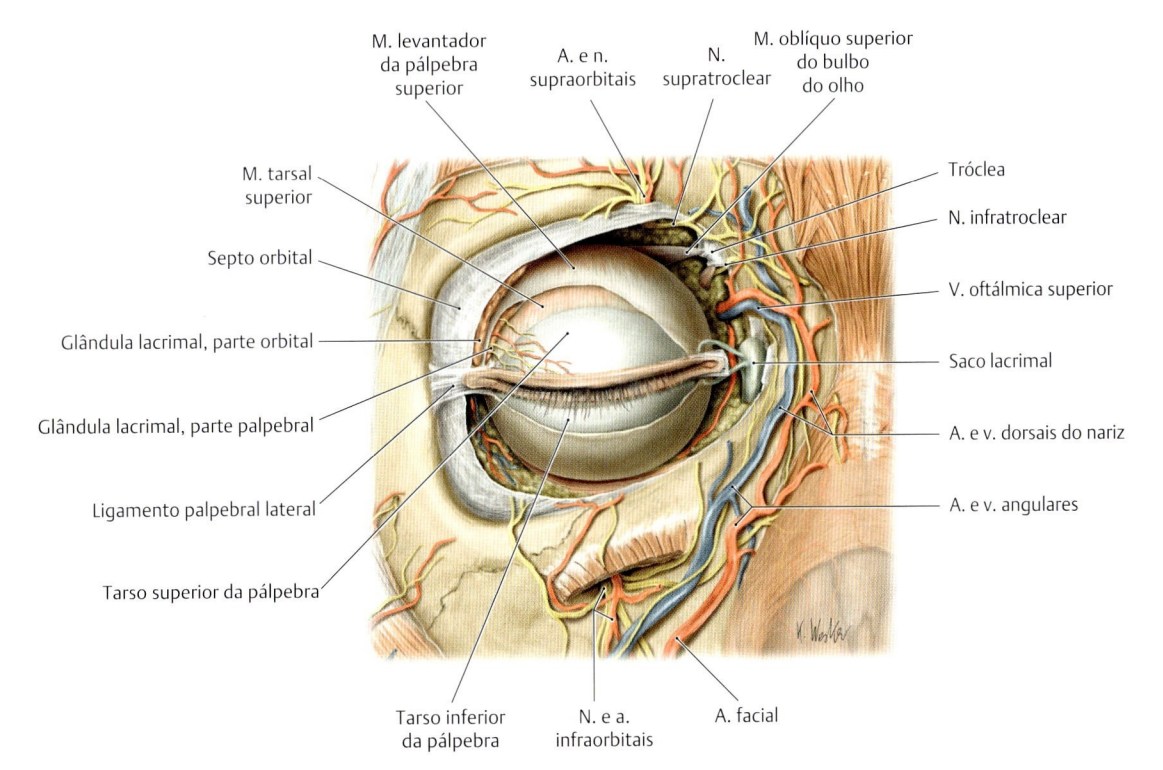

Figura 28.11 Estruturas neurovasculares da região orbital. As estruturas anteriores da órbita foram expostas por meio da remoção parcial do septo orbital. (De Schuenke M, Schulte E, Schumacher U. THIEME Atlas of Anatomy, Vol 3. Ilustrações de Voll M e Wesker K. 3rd ed. New York: Thieme Publishers; 2020.)

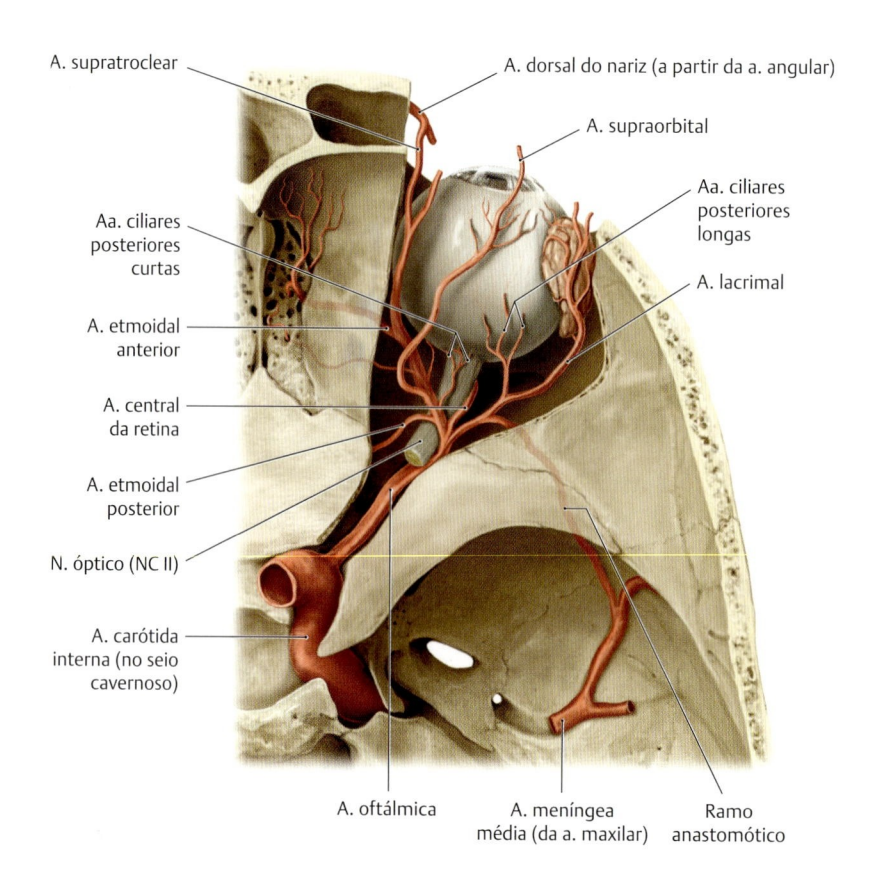

Figura 28.12 Artérias da órbita. Órbita direita, vista superior. *Abertos*: canal óptico e parede superior da órbita. (De Schuenke M, Schulte E, Schumacher U. THIEME Atlas of Anatomy, Vol 3. Ilustrações de Voll M e Wesker K. 3rd ed. New York: Thieme Publishers; 2020.)

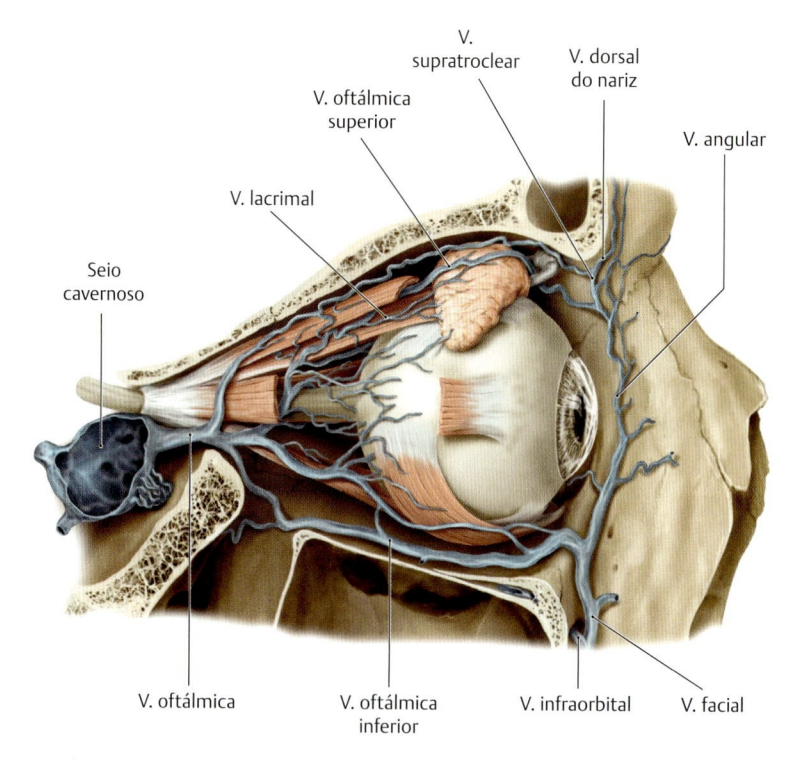

Figura 28.13 Veias da órbita. Órbita direita, vista lateral. *Removida*: parede lateral da órbita. *Exposto*: seio maxilar. (De Schuenke M, Schulte E, Schumacher U. THIEME Atlas of Anatomy, Vol 3. Ilustrações de Voll M e Wesker K. 3rd ed. New York: Thieme Publishers; 2020.)

BOXE 28.5 CORRELAÇÃO CLÍNICA

LESÃO DO NERVO OCULOMOTOR

O nervo oculomotor inerva a maior parte dos músculos extrínsecos do bulbo do olho. Na paralisia desses músculos, o olho é dirigido para baixo e para fora em virtude da ação sem oposição dos músculos reto lateral (inervado pelo nervo abducente) e oblíquo superior (inervado pelo nervo troclear) (**A**). O músculo dilatador da pupila também não apresenta oposição, de modo que a pupila permanece totalmente dilatada. A paralisia do músculo levantador da pálpebra superior provoca a queda da pálpebra superior (**B**).

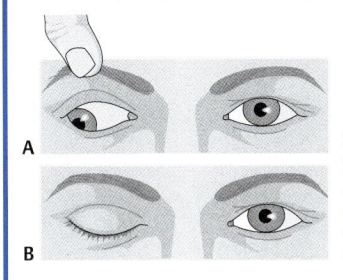

De Schuenke M, Schulte E, Schumacher U. THIEME Atlas of Anatomy, Vol 3. Ilustrações de Voll M e Wesker K. 3rd ed. New York: Thieme Publishers; 2020.

- O nervo oculomotor (NC III), o nervo troclear (NC IV) e o nervo abducente (NC VI) inervam os músculos extrínsecos do bulbo do olho
- O nervo oftálmico, uma divisão do nervo trigêmeo (NC V$_1$), transporta fibras sensitivas gerais das estruturas na órbita e distribui fibras autônomas pós-ganglionares para os órgãos-alvo da órbita e da face
- O nervo facial (NC VII) fornece a inervação secretomotora (parassimpática) para a glândula lacrimal
— A inervação autônoma das estruturas da órbita é constituída por
  - Fibras simpáticas do plexo carótico, que inervam o corpo ciliar e o músculo dilatador da pupila (responsável pela dilatação da pupila)
  - Fibras parassimpáticas do nervo oculomotor (NC III), que fazem sinapse no gânglio ciliar e seguem o seu trajeto através dos curtos nervos ciliares para inervar o corpo ciliar e o músculo esfíncter da pupila (responsável pela constrição da pupila)
  - Fibras parassimpáticas do nervo facial (NC VII), que fazem sinapse no gânglio pterigopalatino e seguem o seu percurso através do nervo zigomático (NC V$_2$) para inervar a glândula lacrimal (responsável pela secreção das lágrimas).

— As estruturas da órbita são inervadas por seis nervos cranianos (nervos óptico, oculomotor, troclear, trigêmeo, abducente e facial). Todos esses nervos atravessam o seio cavernoso antes de entrar na órbita em seu ápice (Tabela 28.3; Figuras 28.14 e 28.15)
  - O nervo óptico (NC I) transmite imagens da retina

BOXE 28.6 CORRELAÇÃO CLÍNICA

SÍNDROME DE HORNER

A síndrome de Horner é um caleidoscópio de sintomas que resultam da ruptura do tronco simpático cervical no pescoço. A ausência de inervação simpática manifesta-se no lado afetado da face por constrição pupilar (miose), olhos encovados (enoftalmia), queda da pálpebra superior (ptose), perda da sudorese (anidrose) e vasodilatação.

Tabela 28.3 Nervos da órbita.

Nervo	Fibras nervosas	Distribuição
Óptico (NC II)	Sensitivas especiais para a visão	Retina
Oculomotor (NC III)	Motoras somáticas	Músculos da órbita, com exceção dos músculos reto lateral e oblíquo superior
	Parassimpáticas: fazem sinapse no gânglio ciliar; as fibras pós-sinápticas seguem o seu trajeto com os nn. ciliares curtos (NC V$_1$)	Músculo esfíncter da pupila e corpo ciliar
Troclear (NC IV)	Motoras somáticas	M. oblíquo superior
Oftálmico (NC V$_1$)		
Lacrimal	Sensitivas gerais	Glândula lacrimal, parte lateral superior do bulbo do olho
Frontal		
– Supratroclear	Sensitivas gerais	Parte anterior do couro cabeludo
– Supraorbital	Sensitivas gerais	Parte anterior do couro cabeludo
Ciliar curto	Sensitivas gerais Parassimpáticas (NC III) e simpáticas	Corpo ciliar e íris
Nasociliar		
– Etmoidais anterior e posterior	Sensitivas gerais Sensitivas gerais	Cavidade nasal, seios etmoidal e esfenoidal Parte externa do nariz, túnica conjuntiva, saco lacrimal
– Infratroclear	Sensitivas gerais	Íris e córnea
– Ciliar longo	Simpáticas (plexo carótico)	M. dilatador da pupila
Abducente (NC VI)	Motoras somáticas	M. reto lateral
Facial (NC VII)	Parassimpáticas: fazem sinapse no gânglio pterigopalatino; as fibras pós-sinápticas seguem o seu trajeto com o n. zigomático (NC V$_2$)	Glândula lacrimal

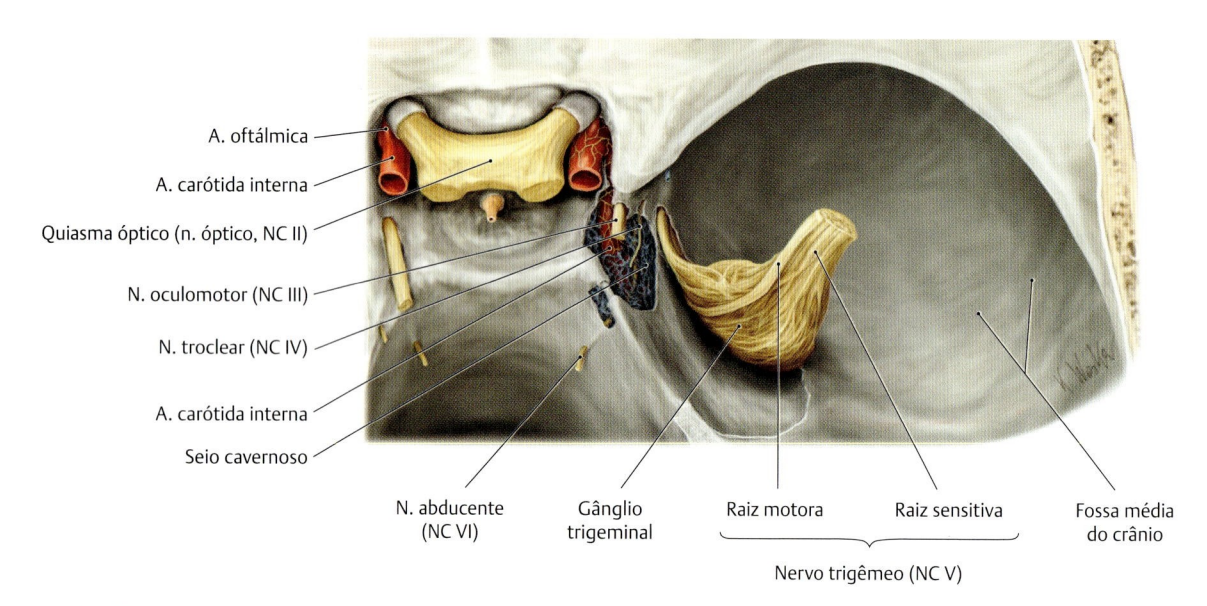

Figura 28.14 Trajeto intracavernoso dos nervos cranianos que entram na órbita. Vista superior da sela turca e da fossa média do crânio, lado direito. As paredes lateral e superior do seio cavernoso foram abertas e o gânglio trigeminal foi afastado lateralmente. Os três nervos cranianos que inervam os músculos oculares (NC III, NC IV e NC VI) atravessam o seio cavernoso com NC V_1 e NC V_2 e com a artéria carótida interna. Todos os nervos seguem um trajeto ao longo da parede lateral do seio, com exceção do NC VI, que segue um percurso diretamente através do seio em estreita proximidade com a artéria. Em virtude dessa relação, o NC VI pode ser danificado em decorrência de uma trombose do seio ou de um aneurisma intracavernoso da artéria carótida interna. (De Gilroy AM, MacPherson BR, Wikenheiser JC. Atlas of Anatomy. Ilustrações de Voll M e Wesker K. 4th ed. New York: Thieme Publishers; 2020.)

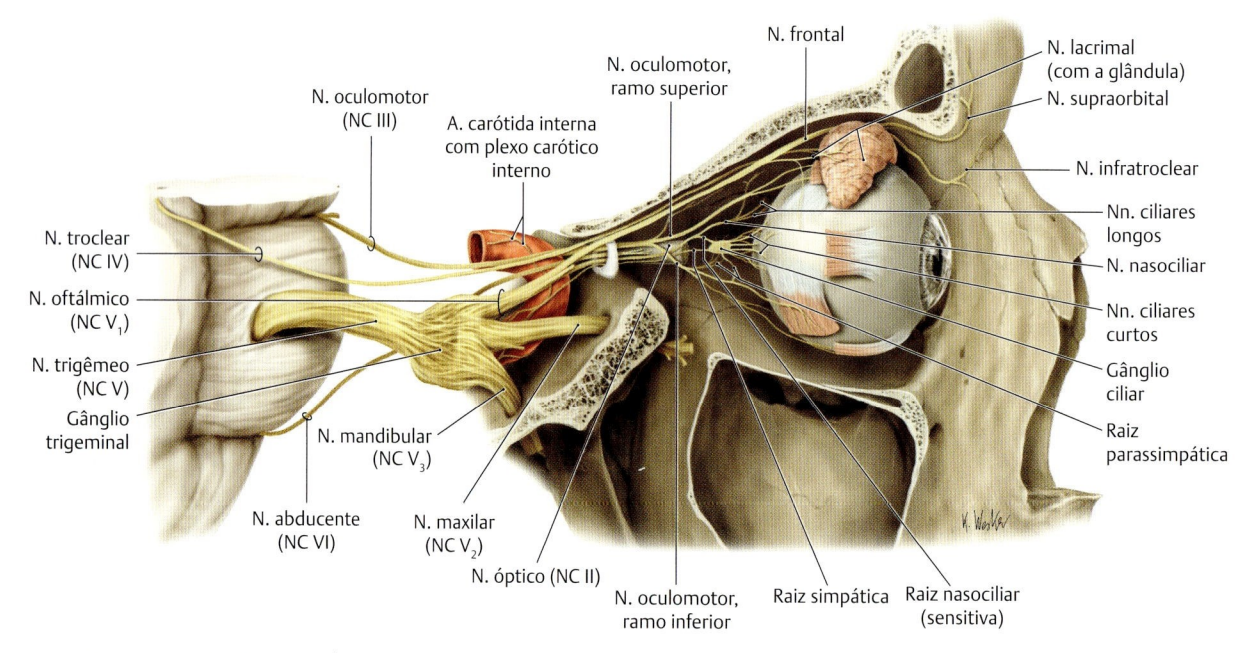

Figura 28.15 Inervação da órbita. Órbita direita, vista lateral. *Removida*: parede do osso temporal. (De Schuenke M, Schulte E, Schumacher U. THIEME Atlas of Anatomy, Vol 3. Ilustrações de Voll M e Wesker K. 3rd ed. New York: Thieme Publishers; 2020.)

28.2   Orelha

A orelha, que contém os órgãos da audição e do equilíbrio, é dividida em partes externa, média e interna (Figura 28.16).

Orelha externa

A orelha externa recebe e conduz o som.

— O ouvido, a parte externa visível da orelha externa, é em sua maior parte constituído por um esqueleto de cartilagem elástica recoberta por pele (Figura 28.17)

- Inferiormente, encontra-se o **lóbulo** da orelha macio (não cartilagíneo)
- Anteriormente, a pequena parte que se projeta posteriormente sobre a abertura do meato acústico externo é denominada **trago**, que é separado do **antitrago** por uma pequena incisura
- A margem posterior do ouvido é definida pela **hélice**, que se curva em torno da **escafa** e termina na **concha da orelha**, uma depressão na entrada do meato acústico externo
- A margem da **antélice** começa no antitrago e se curva superiormente para formar a **cimba da concha**. Superiormente, seus ramos divergem para formar a **fossa triangular**

— O **meato acústico externo**, que é um canal que se estende por 2 a 3 cm a partir do ouvido até a membrana timpânica, conduz as ondas sonoras para a orelha média. O terço externo do meato acústico é cartilaginoso, enquanto os dois terços internos são formados pelo osso temporal. Glândulas ceruminosas e sebáceas na tela subcutânea que reveste a parte cartilagínea secretam o cerume

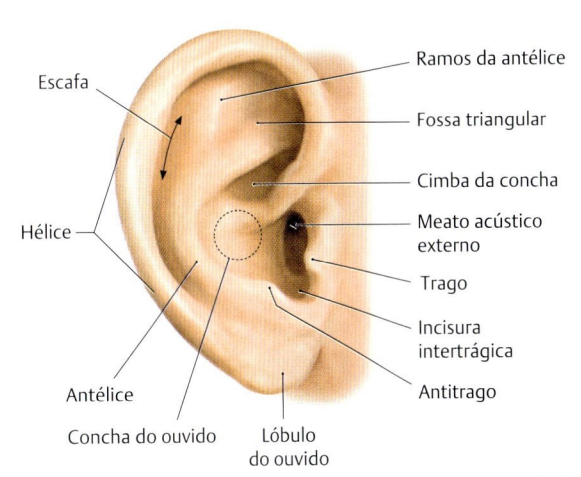

Figura 28.17 Estrutura do ouvido. Ouvido direito, vista lateral. (De Gilroy AM, MacPherson BR, Wikenheiser JC. Atlas of Anatomy. Ilustrações de Voll M e Wesker K. 4th ed. New York: Thieme Publishers; 2020.)

— A **membrana timpânica**, uma membrana fina e transparente, separa a orelha externa da orelha média

- A membrana timpânica é coberta externamente pela pele enquanto é revestida internamente por uma túnica mucosa
- A face externa côncava da membrana possui uma depressão central conforme denominada **umbigo da membrana timpânica**
- Uma parte superior delgada da membrana timpânica, a **parte flácida**, é distinta do restante da membrana, que forma a **parte tensa**

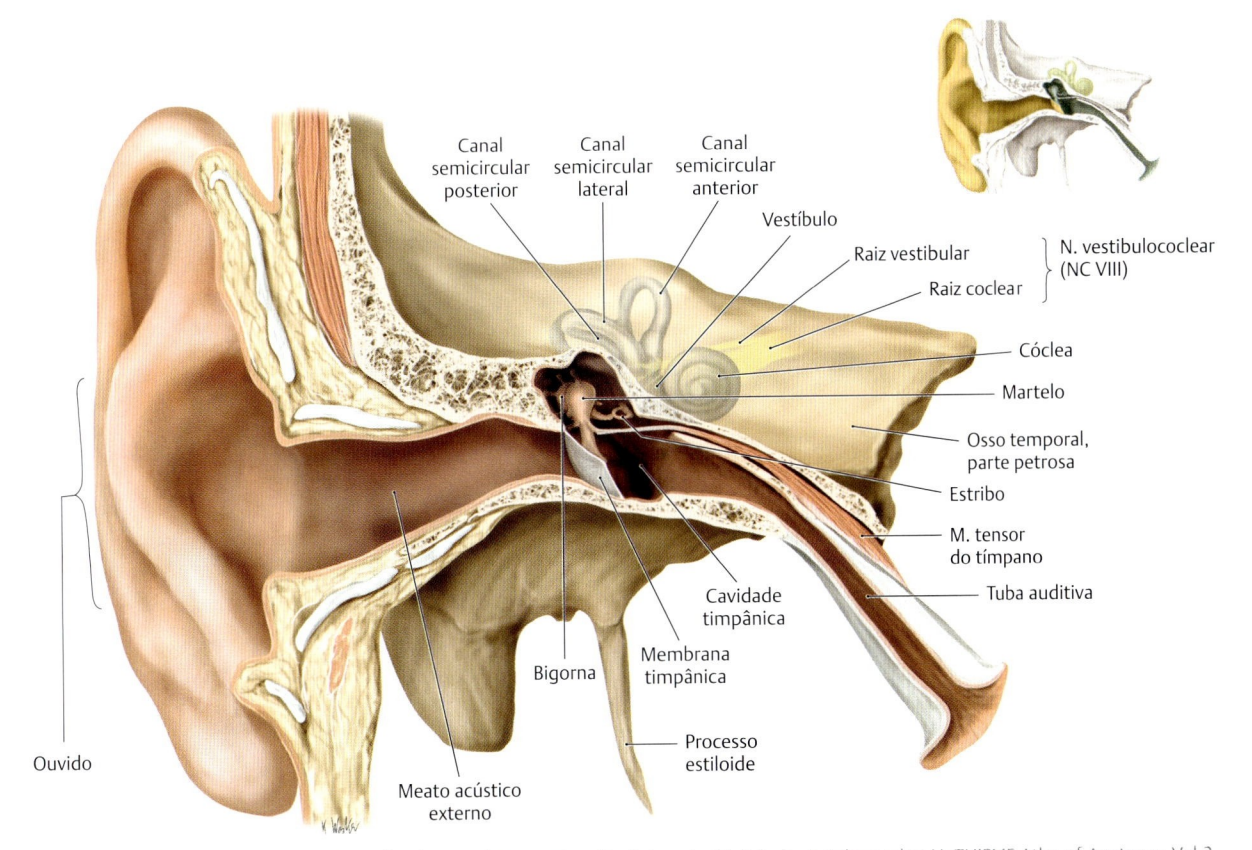

Figura 28.16 Orelha. Corte frontal da orelha direita, vista anterior. (De Schuenke M, Schulte E, Schumacher U. THIEME Atlas of Anatomy, Vol 3. Ilustrações de Voll M e Wesker K. 3rd ed. New York: Thieme Publishers; 2020.)

— A orelha externa é irrigada pela artéria auricular posterior e pelos ramos auriculares anteriores da artéria temporal superficial
— A sensibilidade da orelha externa é transmitida pelo plexo cervical e por três nervos cranianos (Figura 28.18)
  • O nervo auricular magno (plexo cervical) do ouvido
  • O nervo auriculotemporal, um ramo do NC V$_3$, do ouvido e da face externa da membrana timpânica
  • O ramo auricular do nervo vago (NC X) da face externa da membrana timpânica
  • O nervo glossofaríngeo (NC IX) da face interna da membrana timpânica.

Orelha média

— A orelha média, também conhecida como **cavidade timpânica**, é uma câmara preenchida de ar localizada na parte petrosa do osso temporal (Figuras 28.19 a 28.21)
  • Anteriormente, a **tuba auditiva**, que conecta a cavidade timpânica à parte nasal da faringe, ajuda a igualar a pressão na orelha média
  • Posteriormente, o **ádito** ao **antro mastóideo** (uma cavidade no processo mastoide do osso temporal) conecta a cavidade timpânica à rede óssea de **células mastóideas**

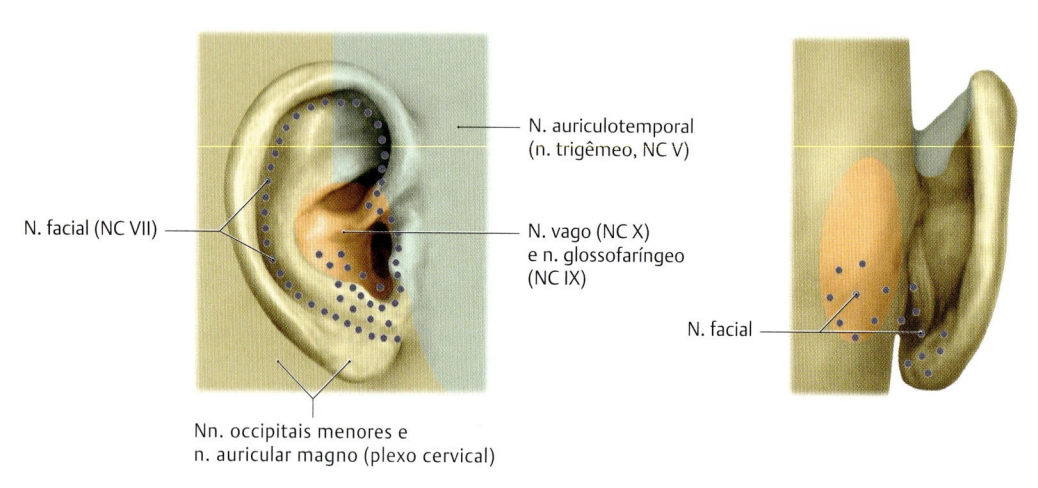

A Ouvido direito, vista lateral **B** Ouvido direito, vista posterior

Figura 28.18 Inervação do ouvido. (De Schuenke M, Schulte E, Schumacher U. THIEME Atlas of Anatomy, Vol 3. Ilustrações de Voll M e Wesker K. 3rd ed. New York: Thieme Publishers; 2020.)

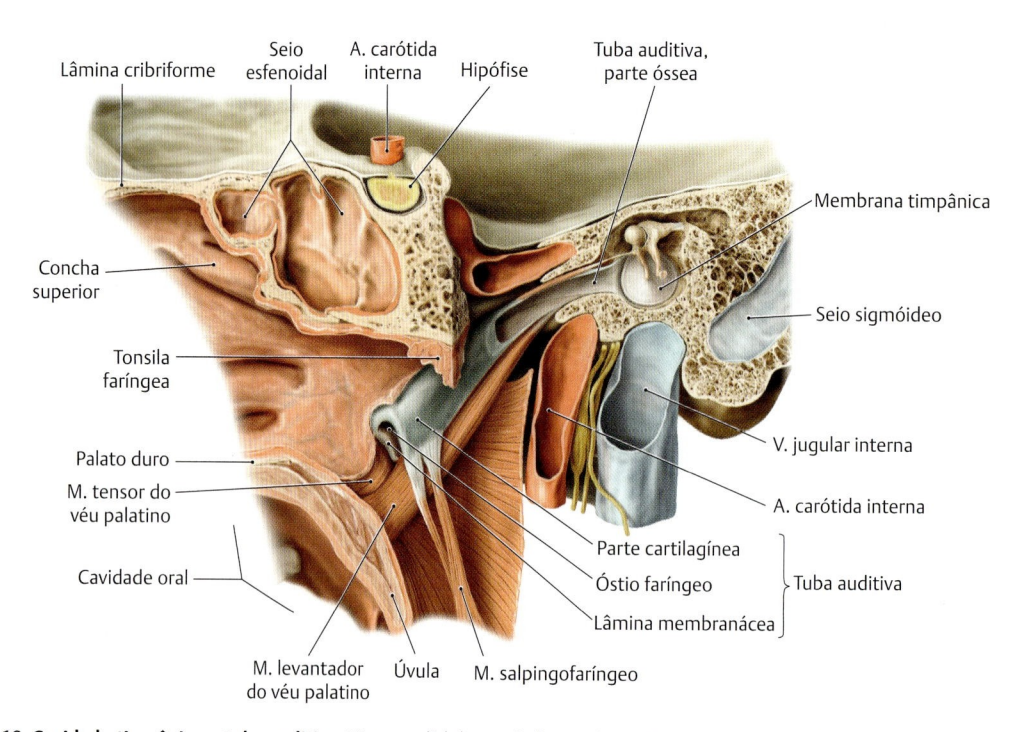

Figura 28.19 Cavidade timpânica e tuba auditiva. Vista medial da cavidade timpânica aberta. (De Gilroy AM, MacPherson BR, Wikenheiser JC. Atlas of Anatomy. Ilustrações de Voll M e Wesker K. 4th ed. New York: Thieme Publishers; 2020.)

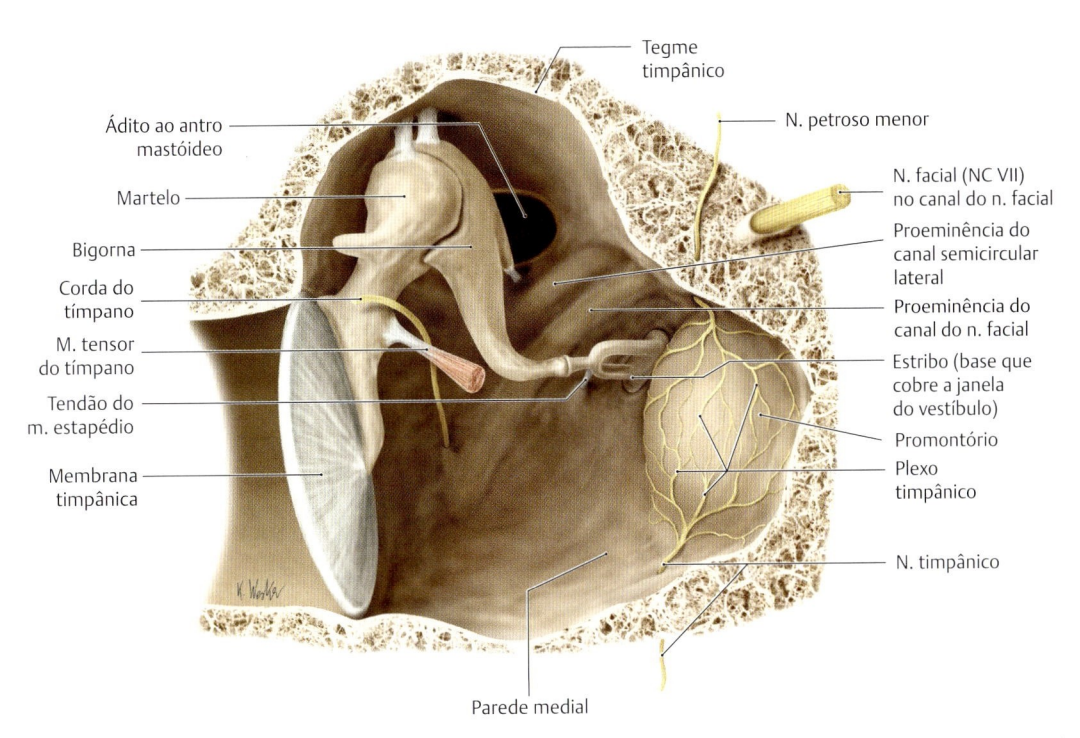

Figura 28.20 Cavidade timpânica. Cavidade timpânica direita, vista anterior. *Removida*: parede anterior. (De Gilroy AM, MacPherson BR, Wikenheiser JC. Atlas of Anatomy. Ilustrações de Voll M e Wesker K. 4th ed. New York: Thieme Publishers; 2020.)

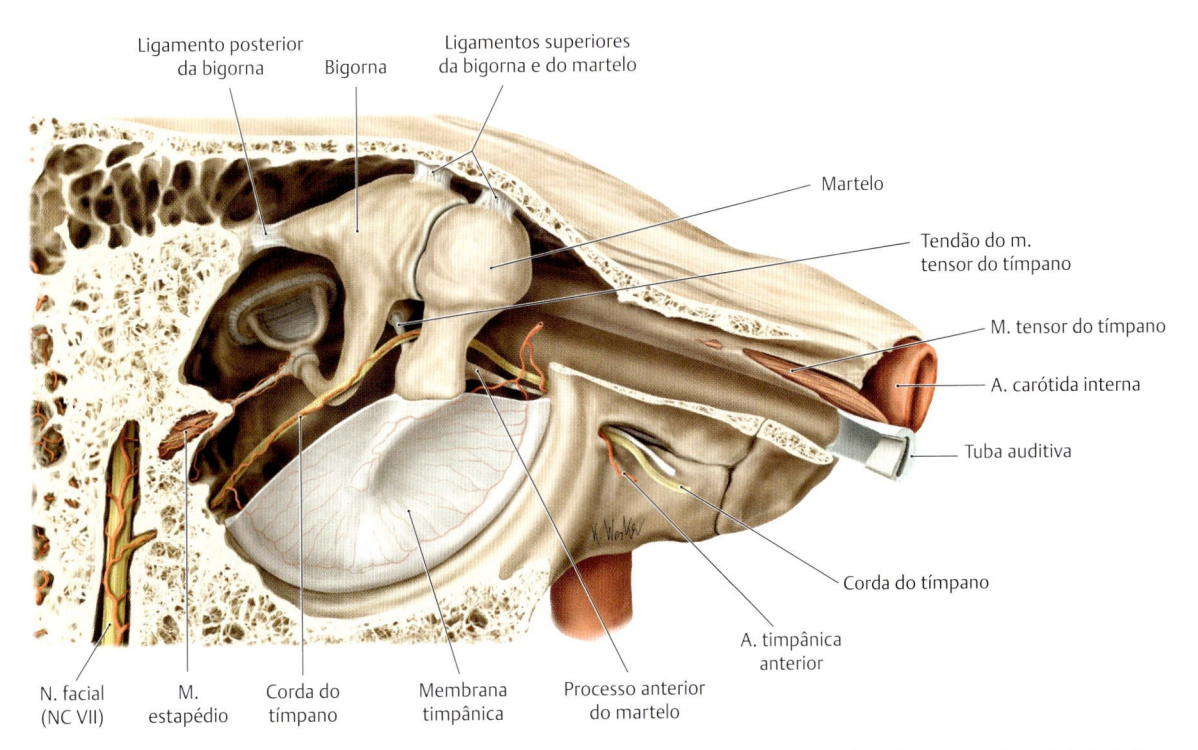

Figura 28.21 Músculos e relações neurovasculares na cavidade timpânica. Orelha média direita, vista lateral. (De Schuenke M, Schulte E, Schumacher U. THIEME Atlas of Anatomy, Vol 3. Ilustrações de Voll M e Wesker K. 3rd ed. New York: Thieme Publishers; 2020.)

- O **tegme timpânico**, uma delgada lâmina óssea, forma o teto da cavidade timpânica e a separa da fossa média do crânio
- A parede medial, que separa a cavidade timpânica da orelha interna, possui um **promontório**, que é coberto pelo plexo nervoso timpânico, e duas aberturas, a **janela do vestíbulo** e a **janela da cóclea** (Figura 28.20)
- Os **ossículos da audição** – o **martelo**, a **bigorna** e o **estribo** da orelha média – articulam-se entre si por meio de articulações sinoviais e formam uma cadeia óssea entre a membrana timpânica e a janela do vestíbulo da orelha interna
  - O cabo do martelo está inserido na membrana timpânica, enquanto a sua cabeça articula-se com a bigorna
  - A **bigorna** articula-se com o martelo e com o estribo
  - A cabeça do **estribo** articula-se com a bigorna, e a sua base encaixa-se na janela do vestíbulo do labirinto ósseo da orelha interna
- Os músculos da orelha média amortecem os movimentos dos ossículos da audição, diminuindo, assim, o som transmitido a partir da orelha externa
  - O **músculo tensor do tímpano**, que é inervado por um ramo do nervo mandibular (NC V_3), diminui a lesão produzida por sons altos ao tensionar a membrana timpânica
  - O **músculo estapédio**, que é inervado por um ramo do nervo facial (NC VII), amortece as vibrações do estribo sobre a janela do vestíbulo
- A orelha média é irrigada pelas artérias faríngea ascendente, maxilar e auricular posterior, que são ramos da artéria carótida externa, e por um pequeno ramo da artéria carótida interna
- A corda do tímpano, um ramo do nervo facial (NC VII), não tem ramos na orelha média, porém passa entre o martelo e a bigorna para sair da cavidade através de uma pequena abertura no osso temporal
- O nervo glossofaríngeo (NC IX) transmite as sensações provenientes da cavidade timpânica e da tuba auditiva. As fibras parassimpáticas pré-ganglionares transportadas no nervo timpânico (um ramo do nervo glossofaríngeo) fazem sinapse no gânglio ótico. As fibras pós-ganglionares unem-se com as fibras simpáticas do plexo carótico interno para formar o plexo timpânico (ver Figura 26.29).

BOXE 28.7 CORRELAÇÃO CLÍNICA

OTITE MÉDIA

A otite média é uma infecção da orelha média que ocorre comumente em crianças frequentemente após uma infecção das vias respiratórias superiores. O líquido que se acumula na orelha média pode diminuir temporariamente a audição, e a inflamação do revestimento da cavidade timpânica pode bloquear a tuba auditiva.

BOXE 28.8 CORRELAÇÃO CLÍNICA

HIPERACUSIA

O músculo estapédio protege a delicada orelha interna ao modificar as vibrações dos sons muito altos à medida que estes são transmitidos pela orelha média até o estribo. A paralisia do músculo em consequência de uma lesão do nervo facial provoca uma extrema sensibilidade ao som, uma condição conhecida como hiperacusia.

Orelha interna

- A orelha interna, que contém o órgão da audição, o aparelho auditivo e o aparelho vestibular, que é órgão do equilíbrio, está encerrada na parte petrosa do osso temporal (Figuras 28.22 e 28.23) e é constituída pelas seguintes estruturas
  - Uma **cápsula ótica óssea**, que forma as paredes do osso labirinto ósseo

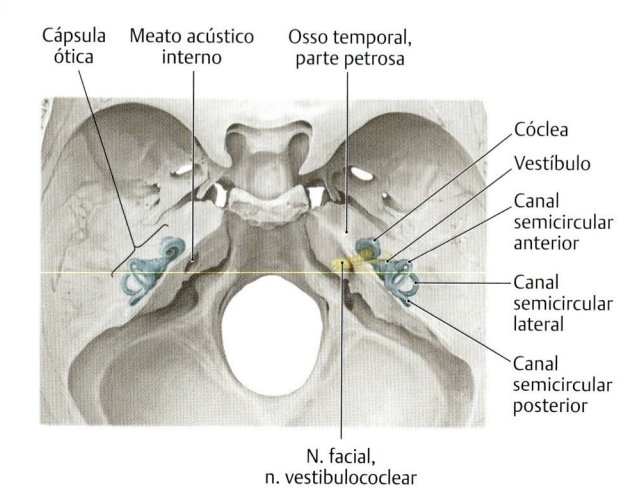

Figura 28.22 Projeção da cápsula ótica da orelha interna no crânio. Parte petrosa do osso temporal, vista superior. (De Schuenke M, Schulte E, Schumacher U. THIEME Atlas of Anatomy, Vol 3. Ilustrações de Voll M e Wesker K. 3rd ed. New York: Thieme Publishers; 2020.)

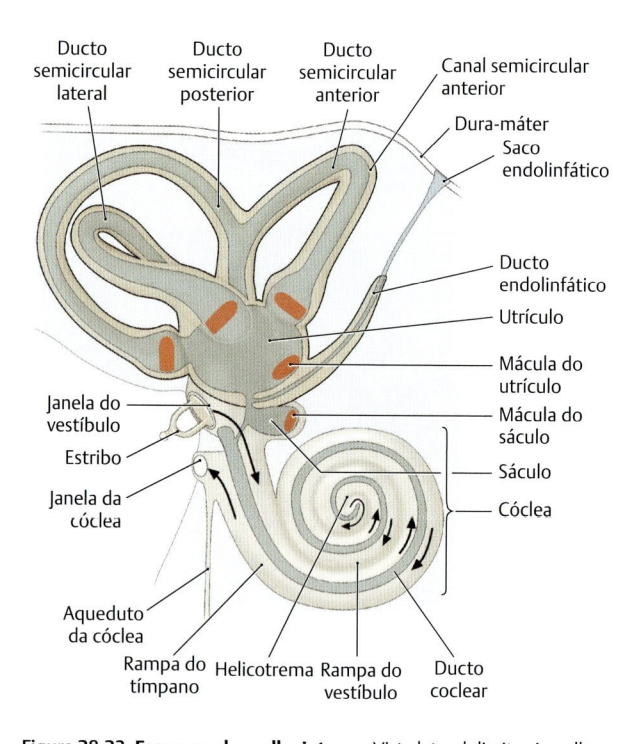

Figura 28.23 Esquema da orelha interna. Vista lateral direita. A orelha interna está inserida na parte petrosa do osso temporal. É formada por um labirinto membranáceo preenchido com endolinfa que flutua em um labirinto ósseo de formato semelhante cheio de perilinfa. (De Schuenke M, Schulte E, Schumacher U. THIEME Atlas of Anatomy, Vol 3. Ilustrações de Voll M e Wesker K. 3rd ed. New York: Thieme Publishers; 2020.)

- O **labirinto ósseo**, uma série de câmaras e canais dentro da cápsula ótica, que contém um líquido, a **perilinfa**. Inclui a **cóclea**, o **vestíbulo** e os **canais semicirculares**
- O **labirinto membranáceo**, que consiste em uma série de sacos e ductos suspensos dentro do labirinto ósseo e é preenchido por um líquido, a **endolinfa**. O labirinto membranáceo é constituído pelas seguintes estruturas
  - ○ O **ducto coclear** contido na cóclea
  - ○ O **utrículo** e o **sáculo** contidos no vestíbulo
  - ○ Os **ductos semicirculares**, contidos nos canais semicirculares
- — O aparelho auditivo é constituído pelas seguintes estruturas
  - A **cóclea**, um espaço dentro do labirinto ósseo que inclui o **canal espiral da cóclea**, que faz dois giros e meio em torno de seu eixo, o **modíolo da cóclea** (Figura 28.24). O giro basal da cóclea forma o promontório na parede medial da orelha média e contém a janela da cóclea, que é fechada por uma membrana
  - O **ducto coclear**, que constitui parte do labirinto membranáceo, é um ducto em fundo cego preenchido com endolinfa e suspenso no canal espiral da cóclea (Figura 28.24)
    - ○ O ducto coclear divide o canal espiral da cóclea em dois canais, a **rampa do vestíbulo** e a **rampa do tímpano**, que são contínuos entre si no helicotrema, um espaço no ápice do canal
    - ○ Na base da cóclea, a rampa do vestíbulo situa-se contra a janela do vestíbulo, enquanto a rampa do tímpano está localizada contra a janela da cóclea

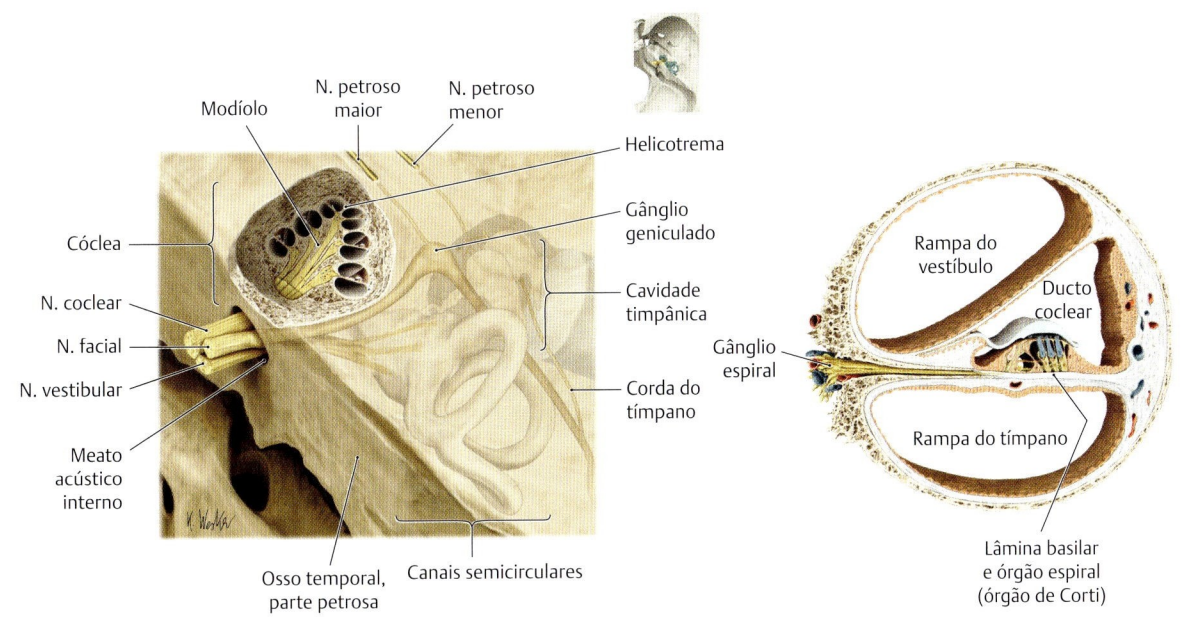

A Localização da cóclea. Vista superior da parte petrosa do osso temporal com corte transversal da cóclea

B Compartimentos do canal espiral da cóclea, corte transversal

Figura 28.24 Aparelho auditivo. (De Schuenke M, Schulte E, Schumacher U. THIEME Atlas of Anatomy, Vol 3. Ilustrações de Voll M e Wesker K. 3rd ed. New York: Thieme Publishers; 2020.)

- O **órgão espiral** (órgão de Corti), que contém os receptores sensitivos da audição, está inserido na **lâmina basilar** no assoalho do ducto coclear
- — A sequência da transmissão do som através da orelha envolve os seguintes processos (Figura 28.25)
  1. A transmissão das ondas sonoras da orelha externa e do meato acústico externo até a membrana timpânica da orelha média. As ondas causam vibração dos ossículos da audição e, por sua vez, da janela do vestíbulo que está fixada na base do estribo.
  2. A transmissão das vibrações da janela do vestíbulo para a perilinfa da rampa do vestíbulo, o que cria ondas de pressão que deslocam a lâmina basilar e o órgão espiral do ducto coclear. As terminações nervosas do órgão espiral transmitem impulsos ao encéfalo ao longo do nervo coclear.
  3. A transmissão das ondas de pressão da perilinfa da rampa do vestíbulo ao longo da rampa do tímpano até a janela da cóclea, com dissipação na cavidade timpânica.

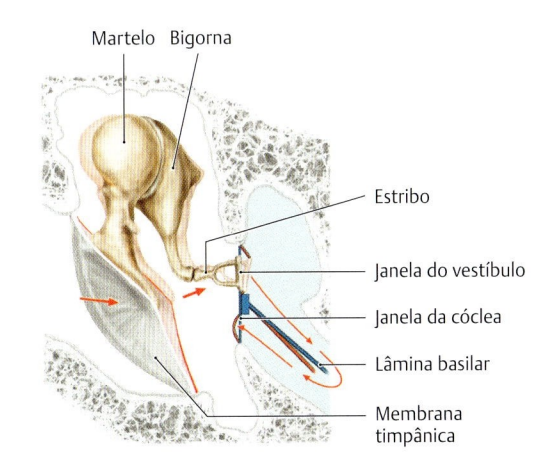

Figura 28.25 Propagação das ondas sonoras pela cadeia de ossículos. (De Schuenke M, Schulte E, Schumacher U. THIEME Atlas of Anatomy, Vol 3. Ilustrações de Voll M e Wesker K. 3rd ed. New York: Thieme Publishers; 2020.)

– O aparelho vestibular consiste nas seguintes estruturas (Figura 28.26)
- O vestíbulo do labirinto ósseo, que se comunica com a cóclea e com os canais semicirculares
  ◦ Uma pequena extensão, o **aqueduto do vestíbulo**, comunica-se com a fossa posterior do crânio e contém o **saco endolinfático**, um espaço de armazenamento membranáceo para o excesso de endolinfa
- O utrículo e o sáculo, que constituem parte do labirinto membranáceo, situam-se no vestíbulo
  ◦ O utrículo comunica-se com os ductos semicirculares, enquanto o sáculo comunica-se com o ducto coclear
  ◦ Tanto o utrículo quanto o sáculo contêm campos sensitivos especializados, denominados **máculas**, que ocupam diferentes posições no espaço e que são sensíveis ao movimento da endolinfa nos planos horizontal e vertical
- Três canais semicirculares do labirinto ósseo, que estão dispostos perpendicularmente entre si e que se comunicam com o vestíbulo. Cada canal possui uma dilatação em uma extremidade denominada **ampola óssea**

- Três ductos semicirculares, que são partes do labirinto membranáceo contido dentro dos canais semicirculares, comunicam-se com o utrículo
  ◦ Uma **ampola** em uma extremidade de cada ducto semicircular contém a **crista ampular**, uma área de epitélio sensitivo. As cristas ampulares respondem ao movimento da endolinfa dentro dos ductos causado pela rotação da cabeça
– O labirinto membranáceo recebe o seu suprimento sanguíneo da artéria do labirinto, um ramo da artéria basilar, através de sua artéria cerebelar inferior anterior
– Os **nervos vestibular** e **coclear** no meato acústico interno formam o nervo vestibulococlear (NC VIII) (ver Capítulo 26, Figura 26.27)
- O nervo vestibular inerva os órgãos do aparelho vestibular: as máculas do utrículo e do sáculo e as cristas ampulares dos canais semicirculares. Os corpos celulares dos neurônios situam-se dentro do gânglio vestibular no meato acústico interno
- O nervo coclear inerva o órgão espiral (órgão de Corti) na cóclea. Os corpos celulares dos neurônios situam-se no gânglio espiral da cóclea no modíolo.

BOXE 28.9 CORRELAÇÃO CLÍNICA

DOENÇA DE MÉNIÈRE

A doença de Ménière é um distúrbio da orelha interna que resulta do bloqueio do ducto coclear. Os episódios recorrentes caracterizam-se por tinido (repique ou zumbido), vertigem (ilusão de movimento) e perda auditiva. A perda auditiva pode variar na sua intensidade e de uma orelha para a outra, porém torna-se finalmente permanente.

BOXE 28.10 CORRELAÇÃO CLÍNICA

VERTIGEM, TINIDO E PERDA AUDITIVA

Um traumatismo na orelha pode causar três tipos de sintomas: vertigem, tinido e perda auditiva. A vertigem refere-se à ilusão de movimento ou tontura e resulta de lesão dos canais semicirculares. O tinido refere-se a um zumbido das orelhas e é um distúrbio que envolve o ducto coclear. As causas de perda auditiva podem ser periféricas ou de localização central. Ocorre surdez condutiva quando há comprometimento na transmissão das ondas sonoras através do meato acústico até os ossículos da audição. Ocorre surdez neurossensitiva quando há lesão da via entre a cóclea e o encéfalo.

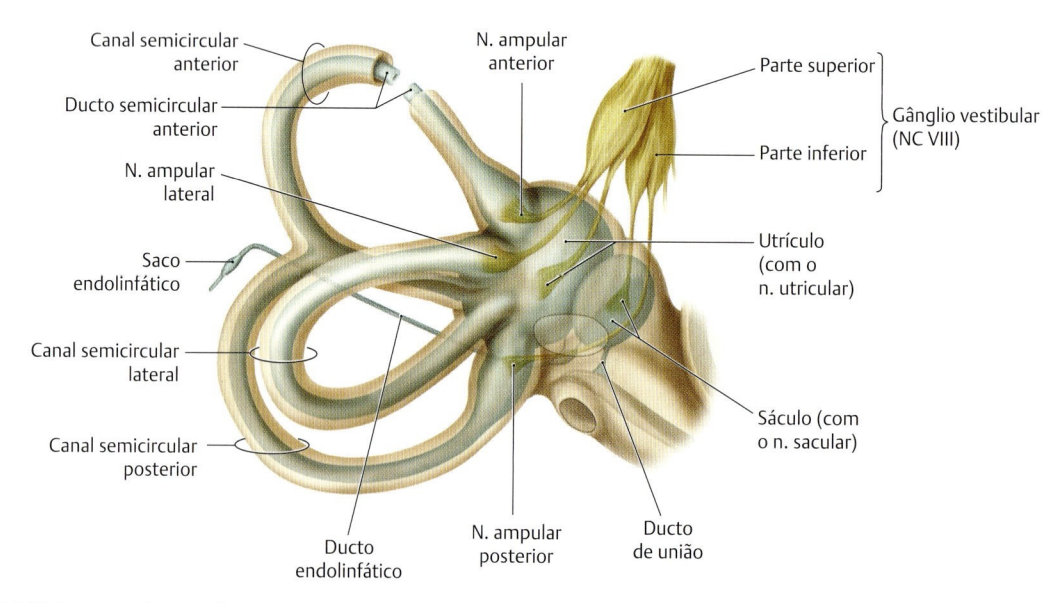

Figura 28.26 Estrutura do aparelho vestibular. (De Gilroy AM, MacPherson BR, Wikenheiser JC. Atlas of Anatomy. Ilustrações de Voll M e Wesker K. 4th ed. New York: Thieme Publishers; 2020.)

29 Fundamentos da Imagem Clínica da Cabeça e do Pescoço

A ultrassonografia oferece detalhes com resolução excelente das estruturas superficiais do pescoço (como a tireoide [Figura 29.1] e os vasos sanguíneos cervicais) de forma rápida, pouco dispendiosa e segura – isto é, sem exposição à radiação. Um exame dos órgãos mais profundos e das estruturas intracranianas requer tomografia computadorizada (TC) ou ressonância magnética (RM). A TC é um exame rápido e mais útil em emergências como traumatismo ou condições clínicas agudas (Figura 29.2). A TC também é mais esclarecedora para avaliar ossos e base do crânio. Contudo, a RM é o exame de imagem mais indicado para situações não emergenciais que afetam cabeça e pescoço. O contraste mais nítido de tecidos moles oferecido pela RM é extremamente apropriado às estruturas encefálicas e à investigação de tumores de cabeça e pescoço (Tabela 29.1).

As estruturas vasculares são um foco importante da radiologia para estudar a anatomia da cabeça e do pescoço. Os vasos sanguíneos podem ser examinados por ultrassonografia (Figura 29.3), angiotomografia computadorizada (ATC), angiorressonância magnética (ARM) ou angiografia radioscópica por cateter (Figura 29.4). A TC oferece detalhes mais precisos para avaliar ossos e espaços preenchidos por ar no crânio (Figura 29.5), mas os tecidos moles do encéfalo são mais bem avaliados por RM (Figuras 29.6 e 29.7).

As radiografias de crânio têm pouca utilidade na prática clínica, mas podem ser úteis como um exame de triagem para avaliar anomalias do desenvolvimento ou anormalidades adquiridas do crânio (inclusive forma ou dimensões anormais) de crianças (Figura 29.8).

Tabela 29.1 Relevância das modalidades de exame de imagem para avaliar cabeça e pescoço.

Radiografias	Usadas principalmente para examinar o crânio e os tecidos moles do pescoço de crianças. Também são realizadas em exames angiográficos (radioscopia) dos vasos sanguíneos do pescoço e das estruturas intracranianas
Tomografia computadorizada (TC)	Excelente para uma avaliação extremamente detalhada do crânio e da base craniana, dos seios paranasais e da coluna cervical, como também para o exame dos planos profundos do pescoço
Ressonância magnética (RM)	Excelente para avaliação de tecidos moles do pescoço, das órbitas, dos nervos cranianos e do encéfalo
Ultrassonografia	Utilizada principalmente para examinar tireoide e vasos sanguíneos cervicais. Também é usada para investigar outras anormalidades das estruturas mais periféricas dos tecidos moles do pescoço, especialmente nas crianças (p. ex., linfonodos, cistos da fenda branquial, cistos do ducto tireoglosso)

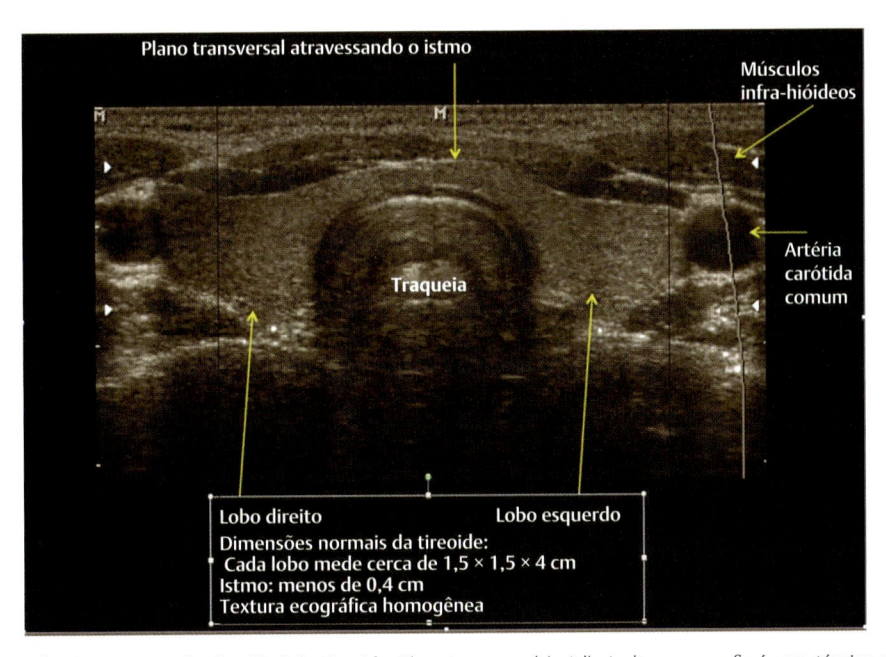

Figura 29.1 Imagem de ultrassonografia da glândula tireoide. Plano transversal (axial). A ultrassonografia é uma técnica especialmente adequada ao exame da glândula tireoide porque esta está localizada abaixo da pele e dos tecidos subcutâneos do pescoço. Isso permite utilizar um transdutor linear de alta frequência, que fornece imagens ultrassonográficas com a mais alta resolução possível. A glândula tireoide é homogeneamente ecoica e ligeiramente mais ecogênica (mais branca) que os músculos. Observe que os planos fasciais ecogênicos delineiam os músculos infra-hióideos. A artéria carótida comum parece "preta" em razão do líquido (sangue) que ela contém. As ondas de ultrassom não atravessam bem o ar, de forma que a traqueia aparece como uma sombra curvilínea situada à frente do ponto em que as ondas sonoras são refletidas pela estrutura cheia de ar. (Cortesia do Dr. Joseph Makris, Baystate Medical Center.)

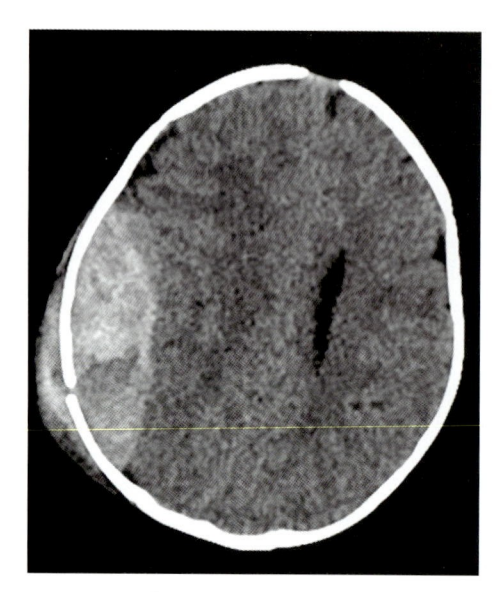

Figura 29.2 Tomografia computadorizada (TC) de crânio demonstrando um volumoso hematoma epidural. Imagem única de TC de crânio no plano axial obtida de um paciente inconsciente depois de um grave acidente automobilístico. Havia um volumoso hematoma epidural à direita (*branco* = hemorragia aguda no cérebro) comprimindo e deslocando as estruturas cerebrais. Esse paciente precisou ser submetido imediatamente à drenagem cirúrgica do hematoma. (Cortesia do Dr. Joseph Makris, Baystate Medical Center.)

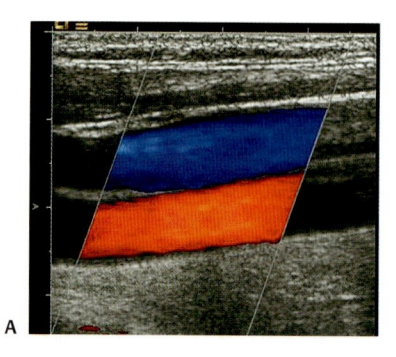

A

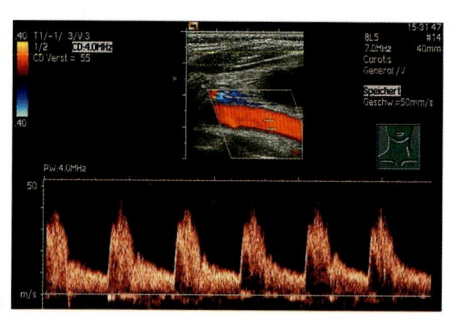

B

Figura 29.3 Imagens de ultrassonografia da artéria carótida comum e da veia jugular. A pele está na parte superior (superficial) da imagem. **A.** O ecodoppler colorido é uma técnica usada para avaliar movimentos, especialmente o fluxo sanguíneo dentro dos vasos. A quadrícula trapezoide delimitada na imagem representa a "janela" do ecodoppler colorido. A parte de fora dessa janela é a imagem obtida simplesmente por ultrassonografia em escala cinza. Observe que, em escala cinza, os vasos sanguíneos aparecem em *preto*. As escalas de cor *vermelha* e *azul* indicam a direção do fluxo e fornecem uma estimativa das suas velocidades. **B.** A ultrassonografia espectral é usada para obter uma representação gráfica da relação entre velocidade do fluxo *versus* tempo. Nessa imagem, a janela espectral está representada pelas linhas paralelas curtas dentro do vaso mais profundo. O traçado espectral ilustrado é arterial. Observe o pico sistólico e o platô diastólico. Esse vaso sanguíneo mais profundo é a artéria carótida comum. (De Schmidt G. Clinical Companions Ultrasound, Stuttgart: Thieme Publishers: 2007.)

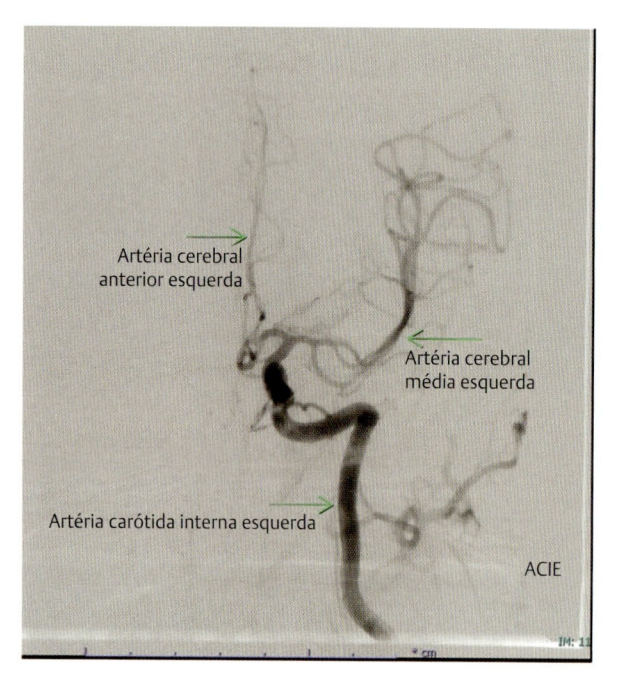

Artéria cerebral anterior esquerda

Artéria cerebral média esquerda

Artéria carótida interna esquerda

ACIE

Figura 29.4 Imagem de angiografia da artéria carótida interna esquerda. Incidência anteroposterior. Nesse exame radioscópico, os ossos foram subtraídos digitalmente de forma a realçar os vasos sanguíneos. A imagem é uma fotografia negativa dos raios X, na qual o contraste intravascular parece preto. O cateter (introduzido na virilha do paciente e avançado até a aorta) entrou na artéria carótida interna esquerda. Em seguida, foi injetado um contraste diretamente dentro dessa artéria e imagens radioscópicas foram obtidas da região durante a injeção. Observe que, em condições normais, os vasos sanguíneos são lisos e não apresentam dilatação focal ou difusa, e seu calibre é homogêneo, afilando lentamente à medida que se avança em direção distal, sem estreitamento ou interrupção repentina. (Cortesia do Dr. Joseph Makris, Baystate Medical Center.)

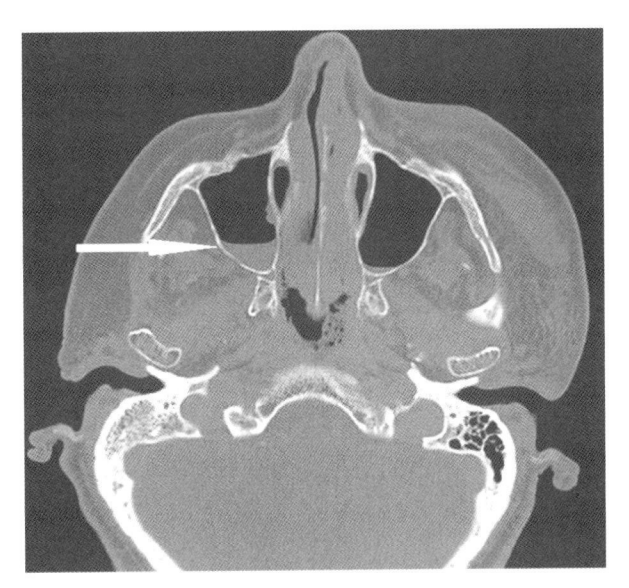

Figura 29.5 **Tomografia computadorizada (TC) obtida no nível da cavidade nasal e dos seios maxilares.** Plano transversal (axial), incidência inferior. A TC é a melhor técnica para examinar seios paranasais porque o contraste excelente obtido permite diferenciar prontamente ar e osso de outras estruturas. Os seios paranasais preenchidos com ar são nitidamente contrastados dos tecidos moles e ainda mais dos ossos, que aparecem em branco. Esse recurso também torna a TC ideal para examinar a base do crânio. Observe que, nesse paciente, havia algum líquido no seio maxilar direito, formando um nível hidroaéreo (o paciente estava em posição supina, de forma que o líquido depositou-se na parte posterior da cavidade sinusal), e as células aéreas da mastoide direita estavam cheias de líquido, em vez de ar. Compare o lado direito anormal com o lado esquerdo normal. Esse paciente tinha sinusite maxilar e mastoidite à direita. (Cortesia do Dr. Joseph Makris, Baystate Medical Center.)

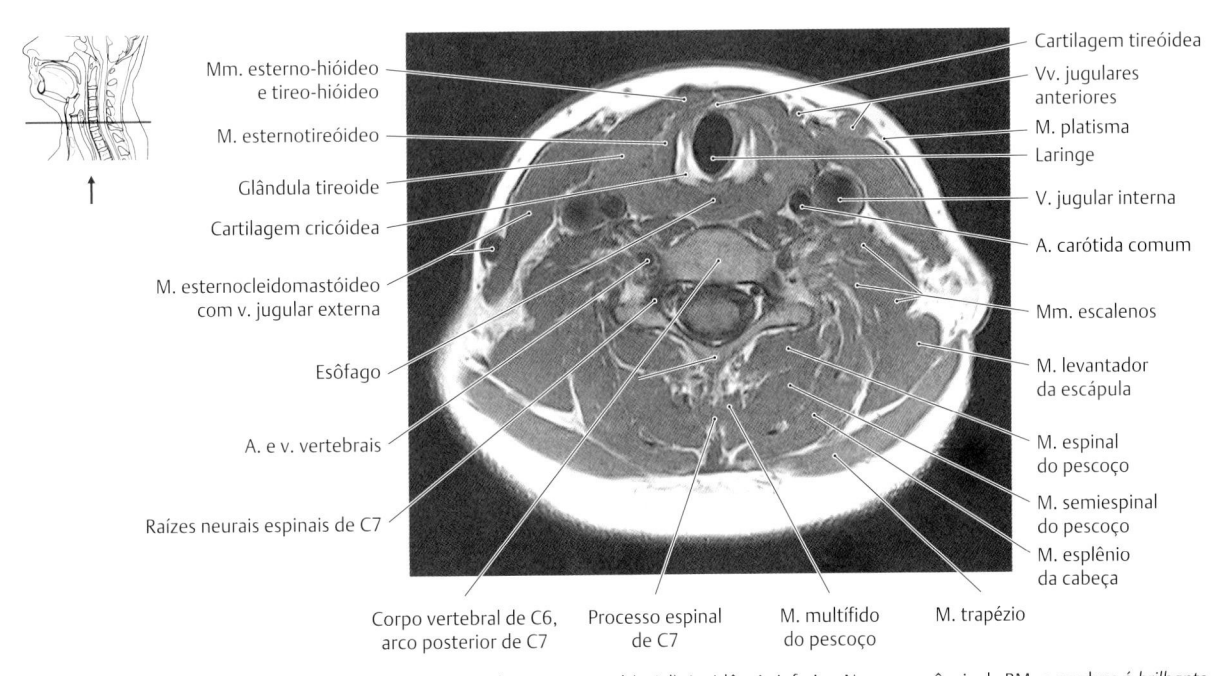

Figura 29.6 **Ressonância magnética (RM) do pescoço.** Plano transversal (axial), incidência inferior. Nessa sequência de RM, a gordura é *brilhante* e os músculos são *cinzentos*. Os planos adiposos existentes entre os músculos permitem diferenciar os músculos adjacentes e identificar os espaços cervicais. (De Moeller TB, Reif E. Pocket Atlas of Sectional Anatomy, Vol. 1, 4th ed. New York: Thieme Publishers; 2013.)

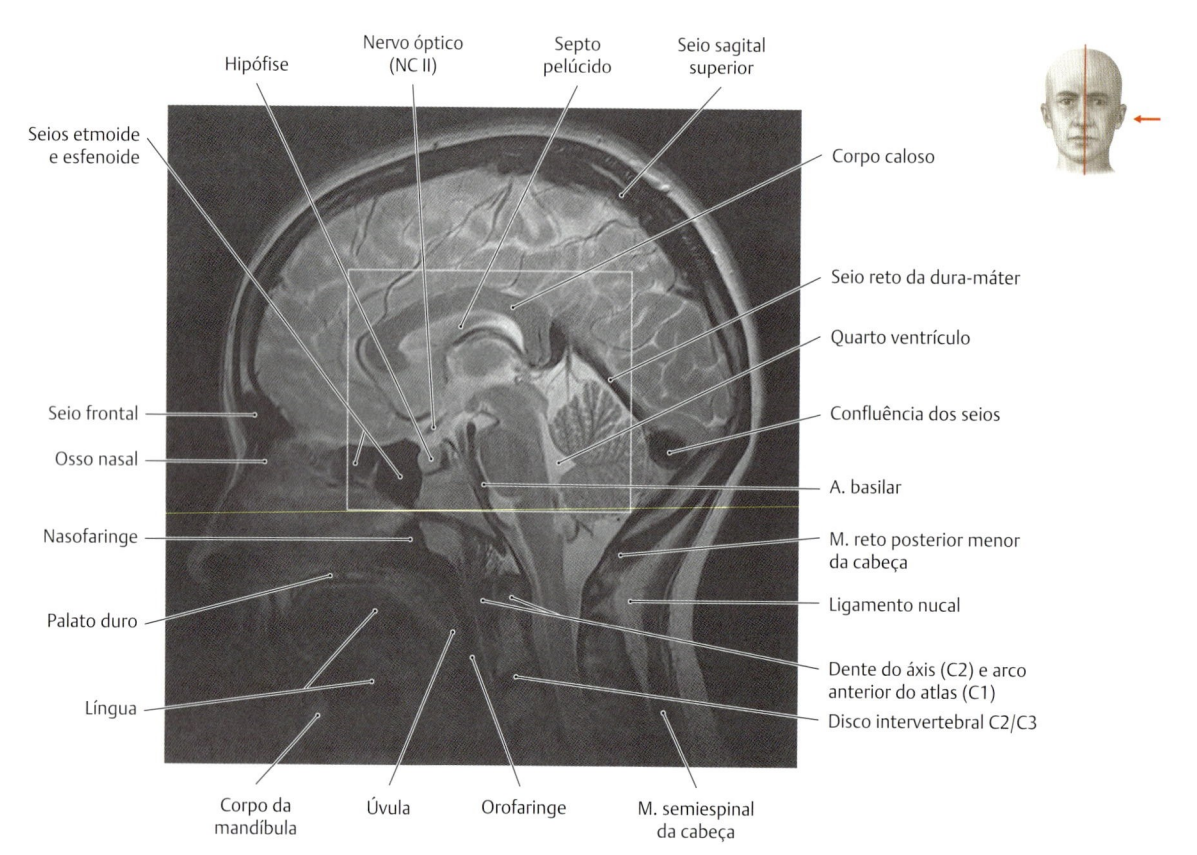

Hipófise
Nervo óptico (NC II)
Septo pelúcido
Seio sagital superior
Seios etmoide e esfenoide
Corpo caloso
Seio reto da dura-máter
Quarto ventrículo
Seio frontal
Confluência dos seios
Osso nasal
A. basilar
Nasofaringe
M. reto posterior menor da cabeça
Palato duro
Ligamento nucal
Dente do áxis (C2) e arco anterior do atlas (C1)
Língua
Disco intervertebral C2/C3
Corpo da mandíbula
Úvula
Orofaringe
M. semiespinal da cabeça

Figura 29.7 Ressonância magnética (RM) do crânio. Corte sagital mediano. Nessa sequência de RM, os líquidos são *brilhantes* (observe que o líquido cefalorraquidiano dentro do quarto ventrículo é brilhante) e os tecidos moles são representados em tonalidades de *cinza*. Contudo, observe as diferenças sutis na escala cinza que permitem diferenciar os diversos tipos de tecidos moles. Esse recurso torna a técnica de RM mais eficaz que a tomografia computadorizada (TC) para examinar o encéfalo. As estruturas do tronco encefálico e o corpo caloso estão nitidamente definidos. A pequena quantidade de líquido interposta entre os sulcos cerebrais realçam a arquitetura macroscópica do encéfalo. As camadas de couro cabeludo e do crânio também aparecem claramente. (De Moeller TB, Reif E. Pocket Atlas of Sectional Anatomy, Vol. 1, 4th ed. New York: Thieme Publishers; 2013.)

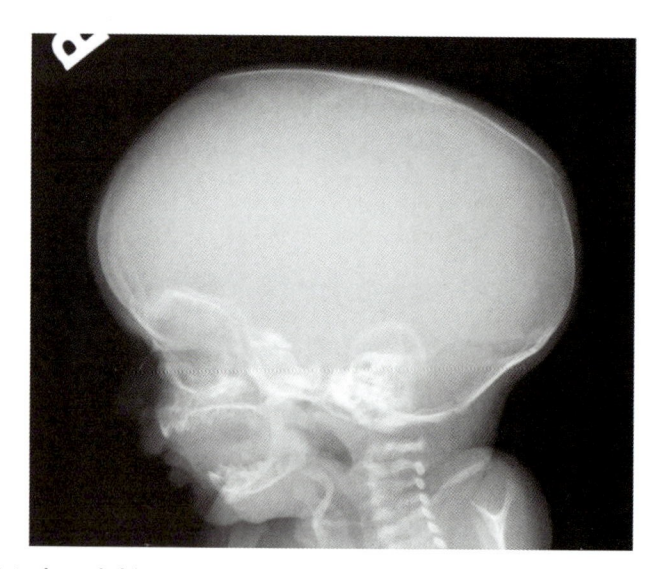

Figura 29.8 Radiografia de crânio de um bebê. Essa criança foi avaliada porque tinha um "crânio com formato anormal". Observe o aspecto alongado do crânio (escafocefalia) dessa criança com craniossinostose da sutura sagital – fusão prematura da sutura sagital. Normalmente, as suturas cranianas permanecem abertas durante a infância para permitir que o encéfalo e a cabeça cresçam. Uma fusão prematura da sutura sagital limita o crescimento transversal do crânio. Para compensar essa alteração, o crânio torna-se anormalmente longo. Os bebês com essa anomalia devem passar por correção cirúrgica para reabrir a sutura fechada. (Cortesia do Dr. Joseph Makris, Baystate Medical Center.)

Questões de Revisão da Parte 8 | Cabeça e Pescoço

1. Qual osso do crânio abriga os forames óptico, oval e espinhoso?
   A. Frontal.
   B. Temporal.
   C. Esfenoide.
   D. Etmoide.
   E. Occipital.

2. A veia jugular interna:
   A. Está localizada dentro da bainha carótica.
   B. Recebe drenagem venosa proveniente do cérebro.
   C. É um vaso tributário da veia braquiocefálica.
   D. Recebe sangue proveniente da veia facial.
   E. Todas as opções anteriores.

3. Qual das seguintes estruturas está localizada dentro da foice cerebral?
   A. Seio sagital inferior.
   B. Seio transverso.
   C. Seio sigmoide.
   D. Seio cavernoso.
   E. Terceiro ventrículo.

4. A artéria vertebral:
   A. Ascende e atravessa os forames transversos de todas as sete vértebras cervicais.
   B. Tem sua origem no primeiro segmento da artéria axilar.
   C. Termina depois de se reunir com a artéria cerebral posterior.
   D. Irriga os ramos que irrigam a tireoide.
   E. Fornece sangue à circulação cerebral posterior.

5. Um homem foi levado ao pronto-socorro depois que sua esposa notou algo errado com o lado esquerdo de seu rosto durante o café da manhã. O problema desse paciente foi atribuído ao nervo que emerge do forame estilomastóideo, uma condição conhecida como paralisia de Bell. Qual dos seguintes problemas é provável que esse paciente tenha?
   A. Ele não consegue abrir o olho esquerdo.
   B. Ele não consegue levantar seu supercílio do lado esquerdo.
   C. Ele não consegue colocar a língua para fora e para o lado direito.
   D. Ele não consegue mastigar.
   E. Ele não consegue sentir quando seu maxilar esquerdo é pressionado.

6. Um paciente chegou ao pronto-socorro com uma fratura de mandíbula causada por uma rebatida de beisebol com balanceio excessivo do taco na direção da face. Qual nervo é mais provavelmente afetado por essa lesão?
   A. Nervo lingual.
   B. Nervo hipoglosso.
   C. Ramos zigomáticos do nervo facial.
   D. Nervo alveolar inferior.
   E. Nervo corda do tímpano.

7. Qual é o músculo da mastigação que tem sua inserção no processo condilar da mandíbula e seu disco articular e na cápsula da articulação temporomandibular (ATM)?
   A. Músculo pterigóideo medial.
   B. Músculo pterigóideo lateral.
   C. Músculo temporal.
   D. Músculo masseter.
   E. Músculo bucinador.

8. Um homem tem acromegalia secundária a um tumor hipofisário secretor de hormônio do crescimento. Os médicos planejam fazer ressecção transesfenoidal do tumor. Durante essa operação, retira-se parte do septo nasal inferoposterior. Qual osso forma essa parte do septo nasal?
   A. Vômer.
   B. Etmoide.
   C. Palatino.
   D. Temporal.
   E. Esfenoide.

9. A glândula lacrimal é inervada pelo(s):
   A. Nervo facial (VII).
   B. Neurônios pós-ganglionares com corpos celulares localizados no gânglio pterigopalatino.
   C. Neurônios parassimpáticos.
   D. Nervo lacrimal.
   E. Todas as opções anteriores.

10. Um menino de 2 anos atendido por seu pediatra estava visivelmente irritado e puxava sua orelha. Quando sua mãe pediu em tom normal para ele se sentar e ficar quieto, ele tapou os ouvidos gritando de dor e lhe pediu que não gritasse com ele. Ao exame clínico, a criança tinha febre e sua membrana timpânica estava vermelha e abaulada. O pediatra confirmou o diagnóstico de otite média e prescreveu antibióticos. A sensibilidade extrema da criança ao som (hiperacusia) sugeria que a infecção tivesse afetado o músculo estapédio. O nervo que inerva esse músculo é um ramo de qual nervo?
   A. Divisão maxilar do trigêmeo.
   B. Divisão mandibular do trigêmeo.
   C. Nervo facial.
   D. Nervo glossofaríngeo.
   E. Nervo vago.

11. A inervação do músculo esterno-hióideo é:
   A. Alça cervical (*ansa cervicalis*).
   B. Nervo facial.
   C. Nervo hipoglosso.
   D. Nervo acessório.
   E. Nervo laríngeo recorrente.

12. Em um restaurante *fast-food*, um homem estava tendo uma discussão animada com seus amigos quando começou a tossir depois de engolir um pedaço de frango. Ele logo se tornou incapaz falar ou tossir. Dois paramédicos que estavam fazendo uma pausa em uma mesa próxima rapidamente vieram em sua ajuda: um deles ficou atrás do homem e lhe aplicou vigorosas compressões abdominais (manobra de Heimlich). Depois de várias tentativas infrutíferas de desalojar o alimento aspirado, os paramédicos decidiram realizar um procedimento de emergência para

desobstrução das vias respiratórias. Qual é o local mais indicado para realizar esse procedimento de forma que as vias respiratórias sejam abertas abaixo das pregas vocais?
  A. Acima do osso hioide.
  B. Entre o osso hioide e a cartilagem tireóidea.
  C. Entre as cartilagens tireóidea e cricóidea.
  D. Entre as cartilagens tireóidea e aritenóidea.
  E. Acima do manúbrio na fossa jugular.

13. Um homem desenvolveu um nódulo no pescoço. O nível de calcitonina estava elevado e a biopsia demonstrou um carcinoma medular da tireoide. Em seguida, ele foi submetido à tireoidectomia. Depois da operação, sua voz ficou rouca. Qual nervo mais provavelmente foi lesado durante a operação?
  A. Glossofaríngeo.
  B. Hipoglosso.
  C. Alça cervical (*ansa cervicalis*).
  D. Laríngeo recorrente.
  E. Frênico.

14. Um menino com um histórico de vômitos teve diagnóstico de obstrução do sistema digestório. Ele ficou gravemente desidratado e tinha a fontanela anterior deprimida. Em que momento esse sinal não seria mais perceptível em uma criança desidratada?
  A. 1 mês.
  B. 3 meses.
  C. 6 meses.
  D. 12 meses.
  E. 24 meses.

15. Os linfonodos jugulodigástricos situados perto do nervo facial e das veias jugulares internas também são conhecidos como:
  A. Linfonodos paróticos.
  B. Linfonodos cervicais profundos superiores.
  C. Linfonodos cervicais profundos inferiores.
  D. Linfonodos retroauriculares.
  E. Linfonodos cervicais laterais.

16. Um paciente teve uma grave elevação da pressão intracraniana atribuída a um tumor cerebral que impedia a circulação de líquido cefalorraquidiano (LCR). Foi colocado um *shunt* para reduzir a pressão porque o líquido não conseguia voltar ao sistema venoso. Em condições normais, onde ocorre essa reabsorção?
  A. Plexo coroide.
  B. Forame interventricular.
  C. Aqueduto cerebral.
  D. Orifícios laterais.
  E. Granulações aracnóideas.

17. O nervo vago (NC X):
  A. Emerge do crânio através do forame carótico.
  B. Inerva o seio carótico.
  C. Passa pela fissura orbitária superior.
  D. Inerva todos os músculos do palato mole.
  E. Nenhuma das opções anteriores.

18. Uma mulher obesa de 40 anos tinha episódios frequentes de cefaleia. Ao exame oftalmológico, o médico descobriu que ela tinha edema de papila (dilatação do disco óptico) e suspeitou que houvesse hipertensão intracraniana. A TC de crânio não detectou acidentes vasculares encefálicos (AVEs) ou tumores. O diagnóstico dessa paciente era hipertensão intracraniana idiopática (pseudotumor cerebral).

Outra complicação dessa doença é o desvio do tronco encefálico para baixo, o que causa estiramento do nervo abducente. Como o médico poderia diagnosticar essa complicação se ocorresse nessa paciente?
  A. Ela não conseguiria movimentar os olhos em direção lateral.
  B. Ela não conseguiria movimentar os olhos em direção medial.
  C. Ela não conseguiria movimentar os olhos para cima.
  D. Ela não conseguiria movimentar os olhos para baixo.
  E. Ela não conseguiria movimentar os olhos para dentro.

19. Um bombeiro de 61 anos ficou 12 horas preso em um edifício que desabou após um terremoto. Embora tenha sofrido fratura de tíbia, o médico socorrista também ficou preocupado com uma laceração profunda no couro cabeludo que se estendia ao longo da parte superior de sua cabeça. Uma infecção dessa ferida poderia espalhar para:
  A. Seios venosos durais através de veias emissárias.
  B. Pescoço ao longo dos tecidos areolares frouxos.
  C. Em direção lateral além dos arcos zigomáticos.
  D. Espaço epidural.
  E. Todas as opções anteriores.

20. Um dentista especializado no alívio de dor facial está tentando fazer um procedimento para injetar anestésico na fossa pterigopalatina por abordagem lateral. A agulha passa pela incisura mandibular, atravessa a fossa infratemporal e entra na fissura pterigomaxilar. Qual das seguintes estruturas estaria em risco durante o procedimento?
  A. Artéria maxilar.
  B. Divisão mandibular do nervo trigêmeo (NC III).
  C. Plexo venoso pterigóideo.
  D. Gânglio ótico.
  E. Todas as opções anteriores.

21. Qual das seguintes estruturas drena para o meato inferior da cavidade nasal?
  A. Ducto nasolacrimal.
  B. Seio frontal.
  C. Seio etmoide.
  D. Seio esfenoide.
  E. Seio maxilar.

22. Qual dos seguintes vasos acompanha o nervo óptico em sua passagem pelo canal óptico?
  A. Artéria supratroclear.
  B. Artéria supraorbital.
  C. Artéria oftálmica.
  D. Veia oftálmica.
  E. Nervo oftálmico.

23. Qual é o nervo que inerva o músculo da orelha média responsável por alterar o formato da membrana timpânica?
  A. Nervo óptico.
  B. Nervo oculomotor.
  C. Nervo troclear.
  D. Nervo trigêmeo.
  E. Nervo facial.

24. Os ramos do plexo cervical:
  A. Têm suas origens nos ramos anteriores de C1 a C4.
  B. Inervam o músculo esternocleidomastóideo.
  C. Contêm fibras pré-ganglionares que formam sinapses nos gânglios parassimpáticos do crânio.
  D. Incluem apenas nervos cutâneos.
  E. Incluem o nervo occipital maior.

25. A intubação é necessária durante procedimentos cirúrgicos porque relaxantes musculares e outros fármacos administrados durante a cirurgia tornam os pacientes incapazes de relaxar completamente as pregas vocais. A paralisia de quais músculos impede o relaxamento das pregas vocais?
A. Músculos tireoaritenóideos.
B. Músculos cricoaritenóideos posteriores.
C. Músculos cricotireóideos.
D. Músculos aritenóideos transversos.
E. Músculos aritenóideos laterais.

26. Toda a inervação da laringe (sensorial e motora) é transmitida por qual nervo?
A. Nervo vago.
B. Nervo glossofaríngeo.
C. Nervo laríngeo recorrente.
D. Nervo laríngeo superior.
E. Nenhuma das opções anteriores.

27. Qual é a única cartilagem laríngea que circunda completamente as vias respiratórias?
A. Tireóidea.
B. Cricóidea.
C. Epiglótica.
D. Aritenóidea.
E. Corniculada.

28. Um homem envolveu-se em uma luta de faca e recebeu uma facada entre o músculo esternocleidomastóideo e o ventre superior do músculo omo-hióideo. Ele teve um sangramento abundante em decorrência da perfuração da artéria carótida comum. Que outra estrutura localizada dentro da mesma bainha fascial também pode ter sido atingida?
A. Veia jugular externa.
B. Nervo frênico.
C. Veia jugular interna.
D. Artéria tireóidea superior.
E. Tronco simpático.

29. Um homem com longo histórico de tabagismo procurou seu dentista para fazer uma limpeza. O dentista percebeu uma lesão na parte lateral do corpo da língua e encaminhou o paciente ao otorrinolaringologista, que fez biopsia da lesão e confirmou que o paciente tinha carcinoma de células escamosas da língua. A TC de crânio e pescoço do paciente demonstrou metástase para os linfonodos. Qual é a cadeia principal de linfonodos que drena o tumor desse paciente?
A. Cadeia cervical profunda superior.
B. Cadeia cervical profunda inferior.
C. Cadeia cervical superficial anterior.
D. Cadeia submandibular.
E. Cadeia submentual.

30. Todos os seguintes ossos fazem parte das paredes ou assoalho nasal, exceto:
A. Frontal.
B. Etmoide.
C. Maxilar.
D. Vômer.
E. Palatino.

31. A ação do músculo pterigóideo medial é:
A. Levantar a mandíbula.
B. Contrair o palato mole.

C. Levantar o palato mole.
D. Levantar o osso hioide.
E. Retrair a mandíbula.

32. Um homem de 63 anos queixava-se de dificuldade para falar, mastigar e engolir. Durante o exame físico, você observa que a língua do paciente está atrofiada e que, quando solicitado a colocar a língua para fora e dizer "ahh", sua língua é desviada para a esquerda. Ao avaliar o prontuário médico do seu paciente, você descobre que ele foi submetido a um procedimento cirúrgico recente envolvendo a artéria carótida comum. Lesão de qual nervo teria mais chances de causar os déficits observados?
A. Nervo glossofaríngeo direito.
B. Nervo hipoglosso direito.
C. Nervo hipoglosso esquerdo.
D. Nervo lingual direito.
E. Nervo lingual esquerdo.

33. A divisão mandibular do nervo trigêmeo (NC V_3) passa pelo forame oval e entra na:
A. Fossa infratemporal.
B. Fossa pterigopalatina.
C. Órbita.
D. Cavidade nasal.
E. Cavidade oral.

34. Um homem com hipertensão e um longo histórico de tabagismo teve vários ataques isquêmicos transitórios (AITs). Durante sua avaliação, você detecta um sopro na carótida. Exames subsequentes revelaram uma grave estenose da artéria carótida interna por aterosclerose. Os AITs foram causados por embolia da placa aterosclerótica. Qual dos seguintes vasos sanguíneos é o primeiro ramo da artéria carótida interna suscetível a receber o material embólico?
A. Artéria tireóidea superior.
B. Artéria lingual.
C. Artéria facial.
D. Artéria maxilar.
E. Artéria oftálmica.

35. Um paciente teve tromboflebite do seio cavernoso direito causada por uma infecção da pele facial. A infecção estendeu-se pela veia angular até a veia oftálmica superior e daí para o seio cavernoso. Qual das seguintes opções também é um sintoma que esse paciente poderia ter?
A. Distensão das veias jugulares direitas.
B. Incapacidade de sorrir.
C. Incapacidade de mastigar com o lado direito.
D. Perda da visão do olho direito.
E. Perda de sensibilidade do maxilar direito.

36. Qual dos seguintes vasos é um ramo da artéria carótida interna?
A. Artéria cerebral posterior.
B. Artéria occipital.
C. Artéria labiríntica.
D. Artéria oftálmica.
E. Artéria meníngea média.

37. Um paciente faz ultrassonografia dos vasos sanguíneos cervicais. Como o ultrassonografista pode diferenciar rapidamente a veia jugular normal da artéria carótida adjacente?
A. A veia tem cor azul na imagem de ecodoppler colorido.
B. A veia pode ser facilmente colapsada por compressão suave.

C. A veia tem cor preta na imagem em escala cinza.

D. A veia normal é ecogênica.

38. Um paciente apresentou perda auditiva pós-traumática e se suspeita que teve fratura da base do crânio e, possivelmente, lesão nos ossículos da orelha média. Qual das seguintes modalidades de exame de imagem seria mais apropriada para avaliar isso?

A. Ultrassonografia.

B. RM.

C. Radiografias simples.

D. Angiografia.

E. TC.

Respostas e explicações

1.   **C.** O osso esfenoide forma a órbita posterior e o assoalho da fossa craniana média entre os ossos frontal e temporal. Os forames do osso esfenoide são o óptico, o oval, o rotundo, o espinhoso e a fissura orbital superior (ver Capítulo 24, Seção 24.1).

A. O osso frontal forma a fronte, a cobertura e a borda superior da órbita, e o assoalho da fossa craniana anterior.

B. O osso temporal forma parte das fossas cranianas média e posterior. Seus forames são os meatos acústicos interno e externo, o canal carótico e o forame estilomastóideo.

D. O osso etmoide forma parte da fossa craniana anterior, as paredes mediais da órbita, e partes do septo nasal e das paredes laterais do nariz.

E. O osso occipital forma a maior parte da fossa craniana posterior. Seus forames são o forame magno, os canais condilares e os forames jugulares.

2.   **E.** A veia jugular interna está localizada dentro da bainha carótica (A), recebe drenagem venosa do encéfalo (B), é um vaso tributário da veia braquiocefálica (C) e recebe sangue da veia facial (D) (ver Capítulo 24, Seção 24.4).

A. A veia jugular interna estende-se para dentro da bainha carótica junto com a artéria carótida comum e o nervo vago. As respostas B, C e D também estão corretas (E).

B. A drenagem venosa cerebral circula principalmente pelas veias jugulares internas. As respostas A, C e D também estão corretas (E).

C. A veia jugular interna reúne-se às veias subclávias para formar as veias braquiocefálicas. As respostas A, B e D também estão corretas (E).

D. A veia facial é um vaso tributário da veia jugular interna. As respostas A, B e C também estão corretas (E).

3.   **A.** O seio sagital inferior estende-se ao longo da borda inferior da foice cerebral e termina como seio reto (ver Capítulo 26, Seção 26.1).

B. O seio transverso estende-se ao longo das bordas posterolaterais do tentório cerebelar.

C. O seio sigmóideo estende-se pelos sulcos existentes nos ossos occipital e temporal.

D. Os seios cavernosos estão localizados em posição lateral à sela turca, entre as duras-máteres meníngea e periosteal.

E. O terceiro ventrículo está situado entre os tálamos direito e esquerdo do diencéfalo.

4.   **E.** As artérias vertebrais direita e esquerda reúnem-se para formar a artéria basilar. Juntas, essas artérias irrigam a circulação posterior do cérebro (ver Capítulo 26, Seção 26.2).

A. A artéria vertebral ascende entre os forames transversos das vértebras C1 a C6.

B. A artéria vertebral é um ramo da artéria subclávia.

C. A artéria vertebral termina no ponto em que se reúne com a artéria vertebral contralateral para formar a artéria basilar.

D. A artéria vertebral não irriga os ramos arteriais da glândula tireoide.

5.   **B.** O nervo facial (NC VII) emerge pelo forame estilomastóideo e é responsável pela inervação dos músculos da expressão facial, inclusive o músculo occipitofrontal, que levanta os supercílios (ver Capítulo 26, Seção 26.3).

A. O músculo levantador da pálpebra superior eleva a pálpebra e é inervado pelo NC III (oculomotor). Além do levantador da pálpebra superior, o músculo occipitofrontal ajuda a levantar o supercílio; mas, como o NC III não foi afetado, o paciente consegue abrir seus olhos. Contudo, ele não consegue fechá-los completamente porque tem uma paralisia do músculo orbicular do olho.

C. O NC XII (hipoglosso) inerva a maior parte da musculatura da língua. Uma lesão do nervo hipoglosso esquerdo poderia causar a incapacidade de realizar protrusão da língua para o lado direito.

D. Os músculos mastigatórios são inervados pela divisão mandibular do NC V (trigêmeo). Embora sua capacidade de mastigar não tenha sido afetada, o paciente tinha certa dificuldade de comer em consequência da paralisia do músculo bucinador, que ajuda a posicionar os alimentos na cavidade oral.

E. A sensibilidade da região maxilar é transmitida pela divisão maxilar do nervo trigêmeo.

6.   **D.** O nervo alveolar inferior estende-se para dentro do canal mandibular e pode ter ser sido lesado nesse caso (ver Capítulo 26, Seção 26.3).

A. O nervo lingual atravessa a fossa infratemporal e entra no assoalho bucal.

B. O nervo hipoglosso estende-se em direção anterior por baixo do ângulo da mandíbula antes de entrar na boca pela borda posterior do músculo milo-hióideo.

C. Os ramos zigomáticos do nervo facial estendem-se em posição lateral ao músculo masseter à medida que cruzam a maxila.

E. O nervo corda do tímpano acompanha o nervo lingual na fossa infratemporal e no assoalho bucal.

7.   **B.** O músculo pterigóideo lateral tem sua inserção no processo condilar da mandíbula e seu disco articular e sua cápsula na articulação temporomandibular (ATM) (ver Capítulo 27, Seção 27.2).

A. O músculo pterigóideo medial tem sua inserção na tuberosidade pterigóidea localizada na superfície medial do ângulo da mandíbula.

C. O músculo temporal tem sua inserção no ápice e na superfície medial do processo coronoide da mandíbula.

D. O músculo masseter tem sua inserção na tuberosidade massetérica localizada no ângulo da mandíbula.

E. O músculo bucinador tem sua inserção no ângulo da boca e no músculo orbicular da boca.

8. **A.** O vômer forma as partes inferior e posterior do septo nasal (ver Capítulo 27, Seção 27.7).

B. O osso etmoide, por meio de sua placa perpendicular, forma as partes superior e posterior do septo nasal.

C. O osso palatino forma a placa posterior e não contribui para o septo nasal.

D. O osso temporal forma a base e a face lateral do crânio, e não contribui para o septo nasal.

E. Embora parte do osso esfenoide seja retirada durante esse procedimento, ele não contribui para o septo nasal.

9. **E.** A glândula lacrimal é inervada pelas fibras motoras viscerais (parassimpáticas pré-ganglionares, letra C) do ramo petroso maior do nervo facial (letra A). O neurônio pós-ganglionar é o ramo zigomático do nervo maxilar (V$_2$), que tem seu corpo celular localizado no gânglio pterigopalatino (letra B) e daí suas fibras inervam a glândula lacrimal. O nervo lacrimal (letra D) fornece inervação sensorial à glândula lacrimal, às conjuntivas e às pálpebras superiores (ver Capítulo 26, Seção 26.3).

A. A glândula lacrimal é inervada pelas fibras motoras viscerais (parassimpáticas pré-ganglionares do ramo petroso maior do nervo facial. As respostas B, C e D também estão corretas (E).

B. O ramo zigomático do nervo facial emite fibras parassimpáticas pós-ganglionares a partir do gânglio pterigopalatino para a glândula lacrimal. As respostas A, C e D também estão corretas (E).

C. As fibras parassimpáticas do nervo zigomático inervam a glândula lacrimal. As respostas A, B e D também estão corretas (E).

D. O nervo lacrimal fornece inervação sensorial à glândula lacrimal, às conjuntivas e às pálpebras superiores. As respostas A, B e C também estão corretas (E).

10. **C.** O nervo estapédio origina-se do nervo facial no canal facial e inerva o músculo estapédio, que arrefece as ondas sonoras transmitidas pela orelha média (ver Capítulo 28, Seção 28.2).

A. O nervo maxilar emite fibras para a órbita, a cavidade nasal e a cavidade oral, mas não tem ramos na orelha média.

B. O nervo mandibular inerva o músculo tensor do tímpano, que contrai a membrana timpânica.

D. O nervo glossofaríngeo transmite a sensibilidade originada da cavidade timpânica e da tuba auditiva, e se reúne às fibras simpáticas do plexo carótico interno para formar o plexo timpânico.

E. O nervo vago transmite a sensibilidade originada da superfície externa da membrana timpânica.

11. **A.** A alça cervical (*ansa cervicalis*) inerva todos os músculos infra-hióideos, com exceção do tireo-hióideo (ver Capítulo 25, Seção 25.3, e Capítulo 21, Tabela 21.4).

B. O ramo cervical do nervo facial inerva o músculo platisma.

C. O nervo hipoglosso inerva apenas os músculos da língua, inclusive o genioglosso, o hioglosso e os músculos intrínsecos da língua.

D. O nervo acessório inerva os músculos trapézio e esternocleidomastóideo, e contribui para o plexo faríngeo, que ajuda a controlar os músculos da faringe.

E. O nervo laríngeo recorrente – um ramo do nervo vago – inerva os músculos intrínsecos da laringe.

12. **C.** A traqueostomia (ou cricotireotomia) de emergência é realizada para estabilizar uma via respiratória em pacientes com insuficiência respiratória quando não há tempo para realizar o procedimento no centro cirúrgico. A abordagem mais rápida para estabelecer uma via respiratória é fazer uma incisão na membrana cricotireóidea (ver Capítulo 25, Seção 25.6).

A. Acima do osso hioide significa acima das pregas vocais e também é uma área de acesso difícil, pois os músculos milo-hióideos estão presentes.

B. A membrana tireo-hióidea está localizada entre o osso hioide e a cartilagem tireóidea, e se situa acima das pregas vocais.

D. A área entre as cartilagens tireóidea e aritenóidea é uma localização muito posterior para ter acesso às vias respiratórias e também está no mesmo nível das pregas vocais.

E. Acima do manúbrio está a fossa jugular, que é uma área de acesso possível às vias respiratórias (traqueostomia), mas ela está situada mais abaixo da membrana cricotireóidea. Além disso, fazer uma incisão na cartilagem traqueal ou tentar obter acesso às vias respiratórias entre as cartilagens traqueais também é muito difícil sem os recursos disponíveis de um centro cirúrgico. Outra vantagem da cricotireotomia em comparação com a traqueostomia é que, nessa área, existem menos estruturas em risco de lesão, como vasos sanguíneos, o nervo laríngeo recorrente, a glândula tireoide e o esôfago.

13. **D.** O nervo laríngeo recorrente é um dos ramos do nervo vago, que se estende ao longo do sulco traqueoesofágico em posição lateral e posterior à glândula tireoide. Uma lesão desse nervo causa rouquidão, entre outras complicações (ver Capítulo 25, Seção 25.6, e Capítulo 26, Seção 26.3).

A, B, C e **E.** Os nervos glossofaríngeo, hipoglosso, da alça cervical (*ansa cervicalis*) e frênico não cursam suficientemente próximos da glândula tireoide para que fiquem em risco durante uma cuidadosa operação da glândula.

14. **E.** A fontanela anterior é uma área fibrosa localizada na junção entre os ossos frontal e parietal. Ela se fecha em torno dos 18 a 24 meses de vida (Capítulo 24).

A, B, C e **D.** A fontanela anterior fica aberta até 18 a 24 meses de vida.

15. **B.** Os linfonodos cervicais profundos superiores estão localizados entre as veias jugular e facial e o ventre anterior do músculo digástrico (ver Capítulo 24, Seção 24.5).

A. Os linfonodos paróticos são os linfonodos que se localizam sobre a glândula parótida na região lateral da face.

C. Os linfonodos cervicais profundos inferiores estão localizados perto da parte inferior da veia jugular interna no pescoço.

D. Os linfonodos retroauriculares são os linfonodos que se localizam ao longo da borda posterior do ouvido.

E. Os linfonodos cervicais laterais são os linfonodos superficiais que se localizam ao longo da veia jugular externa no pescoço.

16. **E.** O LCR é reabsorvido ao sistema venoso por meio das granulações aracnóideas, que são protrusões localizadas dentro do seio sagital superior (ver Capítulo 26, Seção 26.2).

A. O LCR é produzido nos plexos coroides localizados em cada um dos quatro ventrículos (primeiro e segundo [ou laterais], terceiro e quarto).

B. O forame interventricular é a comunicação entre os ventrículos laterais.

C. O aqueduto cerebral é a comunicação entre o terceiro e o quarto ventrículos.

D. Os orifícios laterais são comunicações entre o quarto ventrículo e o espaço subaracnóideo.

17. **E.** Nenhuma das respostas anteriores descreve o nervo vago corretamente (ver Capítulo 26, Seção 26.3).

A. O nervo vago emerge do crânio através do forame jugular junto com os nervos glossofaríngeo e espinal acessório.

B. O seio carótico é inervado pelo nervo glossofaríngeo.

C. Os nervos oculomotor (III), troclear (IV), abducente (VI) e oftálmico (V$_1$) e a veia oftálmica passam pela fissura orbital superior.

D. O nervo vago inerva todos os músculos do palato mole, com exceção do músculo tensor do véu palatino, que é inervado pela divisão mandibular do nervo trigêmeo.

18. **A.** O nervo abducente inerva os músculos retos laterais, que movimentam os olhos para os lados (ver Capítulo 26, Seção 26.3).

B. O movimento dos olhos em direção medial é efetuado por ação dos músculos retos mediais, que são controlados pelos nervos oculomotores.

C. O movimento dos olhos para cima é efetuado pelos músculos reto superior e oblíquo inferior, que são controlados pelos nervos oculomotor e troclear.

D. O movimento dos olhos para baixo é efetuado pelos músculos reto inferior e oblíquo superior, que são controlados pelos nervos oculomotores.

E. O movimento de rotação interna dos olhos, também conhecido como intorção ou rotação ao longo do eixo longitudinal dos olhos, é efetuado pelos músculos oblíquos superiores, que são controlados pelos nervos trocleares. Em condições normais, esse movimento é impedido pela ação dos músculos oblíquos inferiores.

19. **A.** As veias emissárias comunicam-se com as veias do couro cabeludo e podem transportar agentes infecciosos às estruturas intracranianas através dos seios venosos durais (ver Capítulo 27, Seção 27.1).

B. A inserção do músculo occipitofrontal ao crânio impede que infecções do couro cabeludo se espalhem para o pescoço.

C. A inserção da aponeurose epicrânica aos arcos zigomáticos impede que haja uma adicional dispersão lateral de processos infecciosos.

D. A dispersão de infecções às estruturas intracranianas ocorre através das veias emissárias, que se comunicam com os seios durais, mas não através do espaço epidural.

E. Não se aplica à questão.

20. **E.** A fossa infratemporal contém a artéria maxilar e alguns dos seus ramos, o nervo mandibular, o plexo pterigóideo e o gânglio ótico, assim como os músculos pterigóideos medial e lateral (ver Capítulo 27, Seção 27.5).

A. A fossa infratemporal contém a artéria maxilar, mas as respostas B, C e D também estão corretas (E).

B. A fossa infratemporal contém o nervo mandibular, mas as respostas A, C e D também estão corretas (E).

C. A fossa infratemporal contém o plexo pterigóideo, mas as respostas A, B e D também estão corretas (E).

D. A fossa infratemporal contém o gânglio ótico, mas as respostas A, B e C também estão corretas (E).

21. **A.** O ducto lacrimal drena as lágrimas dos ângulos mediais dos olhos para dentro do meato inferior (ver Capítulo 27, Seção 27.7, e Capítulo 28, Seção 28.1).

B. O seio frontal drena para o meato médio através do ducto frontonasal.

C. O seio etmoide drena para os meatos superior e médio.

D. O seio esfenoide drena para o recesso esfenoetmoidal localizado na região posterossuperior da cavidade nasal.

E. O seio maxilar drena para o meato médio.

22. **C.** Apenas a artéria oftálmica e o nervo óptico entram na órbita através do canal óptico (ver Capítulo 24, Seção 24.1, e Capítulo 28, Seção 28.1).

A. Artéria supratroclear é um ramo da artéria oftálmica, que se localiza na órbita e irriga o couro cabeludo.

B. Artéria supraorbital é um ramo da artéria oftálmica, que se localiza na órbita e irriga o couro cabeludo.

D. A veia oftálmica entra na órbita através da fissura orbital superior.

E. O nervo oftálmico (divisão V$_1$ do NC V) entra na órbita através da fissura orbital superior.

23. **D.** A divisão mandibular do nervo trigêmeo inerva o músculo tensor do tímpano, que atenua os danos causados pelas ondas sonoras, aumentando a tensão da membrana timpânica (ver Capítulo 28, Seção 28.2).

A. O nervo óptico transmite inervação sensorial a partir da retina neural para o núcleo geniculado lateral.

B. O nervo oculomotor inerva a maioria dos músculos extraoculares e dos músculos intrínsecos dos olhos.

C. O nervo troclear inerva o músculo extraocular oblíquo superior do olho.

E. O nervo facial inerva o músculo estapédio, que atenua as vibrações do estribo sobre a janela do vestíbulo.

24. **A.** O plexo cervical tem sua origem nos ramos anteriores de C1 a C4 (ver Capítulo 25, Seção 25.4).

B. O nervo acessório (NC XI) inerva o músculo esternocleidomastóideo.

C. Apenas os nervos oculomotores, facial e glossofaríngeo contêm fibras parassimpáticas pré-ganglionares que estabelecem sinapses na cabeça.

D. O plexo cervical tem ambos os componentes sensoriais e motores. Os nervos sensoriais desse plexo – nervos occipital menor, auricular maior, cervical transverso e supraclavicular – inervam a pele das regiões anterior e lateral do pescoço e a área lateral do couro cabeludo. A alça cervical (*ansa cervicalis*) faz parte do plexo motor e inerva a maioria dos músculos infra-hióideos.

E. O nervo occipital maior é inervado pelos ramos posteriores dos nervos espinais de C1-C3 e, por essa razão, não é um ramo do plexo cervical.

25. **B.** Os músculos cricoaritenóideos posteriores são os únicos que relaxam as pregas vocais. Vale lembrar que a anestesia causa outras alterações que também exigem intubação (ver Capítulo 25, Seção 25.6).

A. O músculo tireoaritenóideo fecha as pregas vocais.

C. Os músculos cricotireóideos contraem as pregas vocais.

D. Os músculos aritenóideos transversos fecham as pregas vocais.

E. Os músculos aritenóideos laterais fecham as pregas vocais.

26. A. Toda a inervação da laringe – sensorial e motora – é transmitida pelos ramos laríngeos superior e inferior (recorrente) do nervo vago (NC X) (ver Capítulo 25, Seção 25.6).

B. O nervo glossofaríngeo (NC IX) inerva a cavidade timpânica e a tuba auditiva, a faringe (inervação sensorial e motora), as tonsilas, o palato, o terço posterior da língua (inervação sensorial e gustativa) e o músculo estilofaríngeo. Esse nervo também inerva o corpo e os seio caróticos.

C. O nervo laríngeo recorrente é um ramo do nervo vago que inerva todos os músculos da laringe (exceto os músculos cricotireóideos) e confere sensibilidade à metade inferior da laringe (das pregas vocais para baixo).

D. O nervo laríngeo superior inerva os músculos cricotireóideos, que ajudam a aumentar a tensão das pregas vocais, e confere sensibilidade à metade superior da laringe (acima das pregas vocais).

E. Não se aplica à questão.

27. B. A cartilagem cricóidea é a única cartilagem da laringe que circunda as vias respiratórias por inteiro (ver Capítulo 25, Seção 25.6).

A. A cartilagem tireóidea com formato de "U" tem duas lâminas, que se reúnem na linha média para formar uma proeminência laríngea.

C. A cartilagem epiglótica – a única com formato de folha – forma a parede anterior da abertura laríngea na base da língua.

D. As duas cartilagens aritenóideas articulam-se com as bordas superiores das lâminas cricóidea. Seus processos vocais estão fixados à cartilagem tireóidea por meio dos ligamentos vocais.

E. As cartilagens corniculadas parecem pequenos tubérculos localizados dentro da prega ariepiglótica.

28. C. A artéria carótida comum, a veia jugular interna e o nervo vago ficam contidos dentro da bainha carótica (ver Capítulo 25, Seção 25.2).

A. A veia jugular externa não se localiza dentro da bainha carótica.

B. O nervo frênico localiza-se sobre o músculo escaleno anterior e atrás da bainha carótica.

D. A artéria tireóidea superior é um ramo da artéria carótida externa e não se localiza dentro da bainha carótica.

E. O tronco simpático está localizado atrás da bainha carótica.

29. D. Os linfonodos submandibulares são as principais estruturas de drenagem linfática da parte lateral do corpo da língua (ver Capítulo 27, Seção 27.8).

A. Os linfonodos cervicais profundos superiores são as principais estruturas de drenagem linfática da base da língua.

B. Os linfonodos cervicais profundos inferiores são as principais estruturas de drenagem linfática do corpo da língua.

C. Os linfonodos cervicais superficiais anteriores são as principais estruturas de drenagem linfática dos músculos cutâneos anteriores do pescoço e não fazem parte das cadeias linfáticas que drenam alguma parte da língua.

E. Os linfonodos submentuais são as principais estruturas de drenagem linfática do ápice e do frênulo linguais.

30. A. Os ossos etmoide, maxilar, vômer, palatino, lacrimal, nasal e concha nasal inferior formam o esqueleto ósseo da cavidade nasal (ver Capítulo 27, Seção 27.7).

B. O osso etmoide forma a placa cribriforme localizada na cobertura da cavidade nasal, as conchas nasais superior e média das paredes laterais, e parte do septo nasal.

C. O osso maxilar forma a parte anterior do palato localizado no assoalho da cavidade nasal.

D. O osso vômer forma parte do septo nasal.

E. O osso palatino forma a parte posterior do palato localizada no assoalho da cavidade nasal.

31. A. O músculo pterigóideo medial forma uma alça com o músculo masseter para elevar a mandíbula (ver Capítulo 27, Seção 27.2 e Tabela 27.3).

B. O músculo tensor do véu palatino contrai o palato mole.

C. O músculo levantador do véu palatino eleva o palato mole.

D. Os músculos supra-hióideos – inclusive o digástrico, o genio-hióideo, o estilo-hióideo e o milo-hióideo – elevam o osso hioide. O músculo pterigóideo medial somente pode elevar o osso hioide elevando primeiramente a mandíbula.

E. A parte posterior do músculo temporal retrai a mandíbula.

32. C. O nervo hipoglosso (NC XII) inerva todos os músculos da língua, com exceção do palatoglosso. Quando esse nervo é lesado, os músculos do lado afetado sofrem atrofia e não conseguem atuar na protrusão da língua. Isso causa um desvio da língua para o lado da lesão (lado esquerdo nesse paciente). O NC XII pode ser lesado durante procedimentos cirúrgicos que envolvam a artéria carótida comum porque está localizado perto da bifurcação das carótidas (ver Capítulo 26).

A. O músculo estilofaríngeo é a única estrutura muscular inervada pelo nervo glossofaríngeo.

B. Uma lesão do nervo hipoglosso direito causaria atrofia do lado direito da língua e desvio à direita durante a protrusão lingual.

D. O nervo lingual direito – um ramo da divisão mandibular do nervo trigêmeo – transmite sensibilidade originada da parte anterior da língua. Além disso, esse nervo transporta fibras parassimpáticas (através do nervo corda do tímpano) às glândulas submandibulares e sublinguais, como também a sensibilidade gustativa originada da parte anterior da língua.

E. O nervo lingual esquerdo – um ramo da divisão mandibular do nervo trigêmeo – transmite a sensibilidade originada da parte anterior da língua. Através do nervo corda do tímpano, o nervo lingual esquerdo também transporta fibras parassimpáticas para as glândulas submandibulares e sublinguais, como também transmite a sensibilidade gustativa originada da parte anterior da língua.

33. A. A divisão mandibular entra na fossa infratemporal, de onde emite ramos motores aos músculos da mastigação e ramos sensoriais à língua, aos dentes mandibulares, à cavidade oral e à pele das regiões inferior e lateral da face (ver Capítulo 26, Seção 26).

B. A divisão maxilar do nervo trigêmeo passa por dentro do forame rotundo para entrar na fossa pterigopalatina.

C. O ramo oftálmico do nervo trigêmeo passa pela fissura orbitária superior para entrar na órbita.

D. O ramo maxilar do nervo trigêmeo inerva a cavidade nasal.

E. O nervo lingual passa pela fossa infratemporal e entra na cavidade oral.

34. **E.** As artérias carótidas internas não têm ramos no pescoço. As artérias oftálmicas são os primeiros ramos principais das artérias carótidas internas (ver Capítulo 26, Seção 26.2).

    A. A artéria tireóidea superior é um ramo da artéria carótida externa.

    B. A artéria lingual é um ramo da artéria carótida externa.

    C. A artéria facial é um ramo da artéria carótida externa.

    D. A artéria maxilar é um ramo da artéria carótida externa.

35. **E.** O seio cavernoso contém os nervos oculomotores, troclear, abducente e oftálmico e as divisões maxilares do nervo trigêmeo. A divisão maxilar do nervo trigêmeo confere sensibilidade à região maxilar (ver Capítulo 26, Seção 26.1).

    A. A distensão venosa jugular é causada por uma redução do retorno venoso ao coração.

    B. A incapacidade de sorrir é causada por uma lesão do nervo facial.

    C. A incapacidade de mastigar é causada por uma lesão da divisão mandibular do nervo trigêmeo.

    D. A perda de visão é causada por uma lesão do nervo óptico, que não atravessa o seio cavernoso. É preciso lembrar que existem outras causas de perda da visão, nenhuma das quais relacionada com o seio cavernoso.

36. **D.** A artéria oftálmica é o primeiro ramo da artéria carótida interna na fossa craniana anterior (ver Capítulo 24, Seção 24.3).

    A. A artéria cerebral posterior é o ramo terminal da artéria basilar.

    B. A artéria occipital é um ramo da artéria carótida externa.

    C. A artéria labiríntica é um ramo da artéria basilar.

    E. A artéria meníngea média é um ramo da artéria maxilar, que é um dos ramos da artéria carótida externa.

37. **B.** A ultrassonografia é uma técnica dinâmica na qual as estruturas examinadas são exibidas em tempo real à medida que o ultrassonografista manipula a sonda. Veias e artérias podem ser rápida e facilmente diferenciadas umas das outras com a aplicação de uma suave pressão no transdutor. Uma pressão menor provoca um transitório colapso das veias, enquanto uma pressão maior faz com que as artérias continuem distendidas (ver Capítulo 21).

    A. As cores vermelho e azul indicam apenas a direção do fluxo sanguíneo em relação com o transdutor (vermelho na direção do transdutor).

    C. Enquanto as veias normais aparecem em preto (*i. e.*, são anecoicas), o mesmo acontece com as artérias normais. Os líquidos (inclusive sangue normal não coagulado) aparecem em preto nas imagens de ultrassonografia em escala cinza.

    D. As veias normais não são ecogênicas. Ecos dentro dos vasos podem indicar trombo ou alguma outra anormalidade.

38. **E.** A TC tem uma excelente resolução espacial e é ideal para avaliar os ossos da base do crânio e a anatomia/integridade dos ossículos minúsculos da orelha média (ver Capítulo 21).

    A. A ultrassonografia poderia não ser uma boa opção para avaliar ossos e estruturas profundas.

    B. Embora a RM possa ter sensibilidade para detectar um edema associado às lesões da base do crânio, esta técnica é menos sensível para fraturas e tem menos resolução espacial em comparação com a TC.

    C. As radiografias não podem demonstrar claramente os ossos da base do crânio ou os ossículos da orelha média em razão da sobreposição do crânio.

    D. A angiografia pode ser realizada para avaliar a integridade vascular depois de um traumatismo, mas não seria útil no caso descrito aqui.

Índice Alfabético